HANDBUCH DER NEUROCHIRURGIE

HERAUSGEGEBEN VON

H. OLIVECRONA
STOCKHOLM

W. TÖNNIS
KÖLN/RH.

VIERTER BAND / ERSTER TEIL

KLINIK UND BEHANDLUNG DER RAUMBEENGENDEN INTRAKRANIELLEN PROZESSE
I

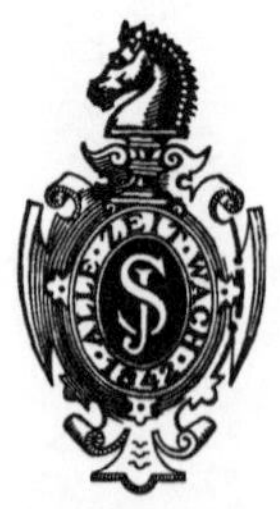

SPRINGER-VERLAG
BERLIN · GÖTTINGEN · HEIDELBERG
1960

KLINIK UND BEHANDLUNG DER RAUMBEENGENDEN INTRAKRANIELLEN PROZESSE

I

BEARBEITET VON

P. BRANDT · J. GERLACH · T. GORDH · F. J. IRSIGLER
O. KLEINSASSER · A. MATTOS-PIMENTA · T. RIECHERT
G. SIMON · W. UMBACH · W. VOLLAND

MIT 271 ZUM TEIL FARBIGEN ABBILDUNGEN

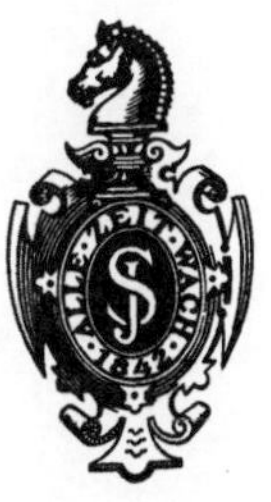

SPRINGER-VERLAG
BERLIN · GÖTTINGEN · HEIDELBERG
1960

ISBN 978-3-642-48752-1   ISBN 978-3-642-48751-4 (eBook)
DOI 10.1007/978-3-642-48751-4

Inhaltsverzeichnis.

Allgemeine Operationslehre.

Von Dr. F. J. Irsigler-Krugersdorp (Transvaal/Südafr. Union). Mit 30 Abbildungen.

Anaesthesie.

Von Dozent Dr. TORSTEN GORDH-Stockholm (Schweden)
unter Mitarbeit von Dr. EMERIC GORDON-Stockholm (Schweden). Mit 15 Abbildungen.

Mißbildungen des Schädels und des Gehirns.

Von Professor Dr. J. GERLACH-Würzburg. Mit 35 Abbildungen.

Erkennung, Differentialdiagnose und Behandlung der Geschwülste und Entzündungen der Schädelknochen einschließlich Orbita.

Von Professor Dr. J. GERLACH-Würzburg und Dr. G. SIMON-Würzburg. Mit 58 Abbildungen.

Pathologie der Geschwülste des Hirnschädels.

Von Dr. O. KLEINSASSER-Köln. Mit 70 Abbildungen.

Sonstige Erkrankungen der Schädelknochen von gewisser neurochirurgischer Bedeutung.

Von Professor Dr. W. Volland-Köln und Dr. O. Kleinsasser-Köln. Mit 16 Abbildungen.

Die operative Behandlung des Hydrocephalus.

Von Professor Dr. T. Riechert-Freiburg i. Br. und Dozent Dr. W. Umbach-Freiburg i. Br.
Mit 28 Abbildungen.

Die tierischen Parasiten und Pilzinfektionen im zentralen Nervensystem.

Von Dr. A. MATTOS-PIMENTA-Sao Paulo (Brasilien) und Dr. P. BRANDT-Martinez (Argentinien).
Mit 19 Abbildungen.

Allgemeine Operationslehre.

Von

F. J. IRSIGLER.

Mit 30 Abbildungen

A. Einleitung.

Die Tätigkeit des Hirnchirurgen spielt sich im Rahmen einer Arbeitsgemeinschaft ab. Ist er selbst Leiter einer Abteilung, so muß er, auch wenn er nach außen als Alleinverantwortlicher erscheint, doch einen Teil der Verantwortung, vor allem bei den operativen Eingriffen, stillschweigend an seine Mitarbeiter: Ärzte, Schwestern und technisches Hilfspersonal, abtreten. Ein im entscheidenden Augenblick nicht funktionierendes Diathermiegerät, Nachlässigkeit in der Asepsis und viele andere Dinge, die der Operateur nicht selbst tun und nicht einmal in jedem einzelnen Falle selbst überwachen kann, können dem Kranken und dem Ruf des Hirnchirurgen und seiner Abteilung nicht geringen Schaden zufügen.

Bei Eingriffen, die unter teilweiser oder vollständiger Ausschaltung des Bewußtseins des Patienten ausgeführt werden, ist heutzutage an allen größeren Kliniken ein Fachanaesthesist tätig, dem die Beobachtung des Kranken während der Operation obliegt, und der sich mit dem Operateur in die Verantwortung für die verabreichten Narkosemittel teilt.

Als Leiter einer Abteilung muß sich der Hirnchirurg der hohen Kunst der Menschenführung befleißigen. Da er angewiesen ist auf seine Mitarbeiter, so muß er es verstehen, das Äußerste an gutem Willen, Wissen und Können aus einem jeden von ihnen herauszuholen und gleichzeitig alle zusammen auf *ein* gemeinsames Ziel auszurichten.

Da die Neurochirurgie ein besonders hohes Maß an Geduld, Selbstdisziplin und Geistesgegenwart erfordert, so wird derjenige am ehesten auch mit schwierigen Situationen fertig werden, der eine gründliche Ausbildung in allgemeiner Chirurgie genossen hat. Von dort kamen auch immer die wirklich fruchtbringenden und in die Zukunft weisenden Anregungen.

B. Präoperative Periode.

1. Präoperativer Wasser- und Elektrolyt-Haushalt.

a) Allgemeines.

Jede Verletzung, einschließlich der operativen, bedeutet einen Eingriff in den vom Zwischenhirn und wahrscheinlich noch von anderen Stellen des Zentralorgans aus gesteuerten Wasser- und Elektrolythaushalt des Körpers, der das „milieu intérieur" von CLAUDE BERNARD erhält, für das CANNON den modernen Ausdruck „Homöostase" geprägt hat. An dieses humorale Gleichgewicht der Säfte sind alle vitalen Funktionen des Körpers einschließlich der psychischen Funktionen gebunden[1].

---

[1] Ich verweise hier auch auf HOFF, F.: Klinische Physiologie und Pathologie. Stuttgart: Georg Thieme 1952.

Operationen in der Schädelhöhle belasten dieses Steuerungssystem besonders stark: Der *Blutverlust* erfordert spezielle blutsparende Maßnahmen; mit dem Hochfrequenzapparat und den Silberclips von CUSHING beginnt die moderne Hirnchirurgie. Die *Dauer* hirnchirurgischer Eingriffe spannt die humoralen und hormonalen Reserven des Körpers nicht selten aufs äußerste an. Jede *Hirndrucksteigerung* mit ihren pathophysiologischen Folgen für die autonomen Hirnstammgebiete setzt die Widerstandskräfte des Kranken herab, noch ehe er in die Hände des Neurochirurgen kommt. Schließlich kommt bei allen Eingriffen in der *Hypophysen-Hypothalamusgegend* zum örtlichen Operationstrauma hinzu, daß solche Kranken gewöhnlich bereits an einem geschädigten Wasser-, Elektrolyt- und Hormonhaushalt leiden — etwa in der Form einer chromischen Wasserretention — der klinisch nicht ohne weiteres zutage tritt.

Zu dieser *Gruppe der besonders Gefährdeten* gehören neben den Tumoren der Hypophyse selbst und denen, die extrasellär wachsen, vor allem die suprasellären Geschwülste: Kraniopharyngiome, Ependymome des Hypophysenstieles, Gliome des Zwischenhirns und Spongioblastome der Sehnervenkreuzung sowie die sellanahen Meningiome, in erster Linie das Meningiom des medialen Keilbeinflügels und des Tuberculum sellae. Auch Blutungen, Verletzungen und Tumoren der basalen Abschnitte des Stirnhirns sowie die tiefen Gliome des Schläfenlappens können schwere Störungen des Säftehaushaltes verursachen, sei es durch direkten Druck auf den Hypophysenstiel und die Hypophyse selbst, sei es durch Kompression der vorderen Hirnarterien. Schließlich sind hier zu nennen die Aneurysmen im vorderen Willisii-Abschnitt, besonders die Aneurysmen der A. communicans anterior und des Anfangsteils der A. cerebralis anterior. CHAVANY u. Mitarb. sprechen geradezu von einer „forme hypothalamique" intrakranieller Aneurysmen, die mit schweren Störungen des Blutchemismus und fluktuierenden Bewußtseinstrübungen einhergeht. Solche Kranke können abwechselnd das Bild des akuten Wassermangels und das eines allgemeinen Ödems des Unterhautzellgewebes und der Lungen darbieten.

Das Verständnis für den Wasser- und Elektrolythaushalt und seine Störungen wird erleichtert, wenn man sich die folgenden, hier etwas schematisch dargestellten Tatsachen vor Augen hält[1].

1. Die Gesamtwassermenge des Körpers beträgt etwa 60% des Körpergewichtes. Diese Wassermenge befindet sich in zwei durch Zellmembranen voneinander getrennten Depots. Die Zellen speichern etwa 70% der Gesamtwassermenge, während ungefähr 28% (oder angenähert 15% des Körpergewichtes) in den extracellulären Räumen, den Saftspalten des Gewebes und in der Blutflüssigkeit untergebracht sind. (21% sind interstitielles Gewebswasser, während die restlichen 7% dem Plasmavolumen entsprechen.)

Zwischen diesen beiden Depots besteht ein freier Wasseraustausch durch die semipermeablen Zellmembranen. Dieser Austausch erfolgt so, daß der osmotische Druck zu beiden Seiten der Zellmembran etwa konstant bleibt: *Gesetz von der Konstanz des inneren Milieus.* Er wird aber innerhalb und außerhalb der Zellen nicht in der gleichen Weise und nicht durch die gleichen Elektrolyte erhalten. Für den osmotischen Druck im extracellulären Raum ist praktisch allein das Na-Ion verantwortlich. 44% der Gesamt-Na-Menge des Körpers sind dort untergebracht. Innerhalb der Zellen wird der osmotische Druck hingegen in erster Linie durch das Kalium, daneben durch die Anwesenheit von HCO_3, Phosphaten und Eiweiß, aufrechterhalten. 98% der gesamten Kaliummenge des Körpers befinden sich intracellulär.

2. Alle Flüssigkeitsveränderungen des Körpers, z. B. *verminderte Aufnahme beim Dursten, vermehrter Verlust durch* die Haut (Schwitzen und Verdunsten), durch Lunge und Atemwege, durch die Nieren und den Verdauungskanal, betreffen zunächst allein das *extracelluläre Wasserdepot,* dessen osmotischer Druck durch die Natriumionen bestimmt wird. *Diese Tatsache gibt dem Natrium eine einzigartige, zentrale Stellung im gesamten Wasser- und Elektrolythaushalt des Körpers.*

---

[1] Vgl. dazu WILKINSON, A. W.: Body fluids in Surgery. Edinburgh u. London: E. & S. Livingstone 1955.

Der umgekehrte Vorgang liegt vor bei der sog. *Wasserretention*, die schließlich in die *Wasserintoxikation* übergeht. Ihre klinischen Kennzeichen sind: Übelkeit und Erbrechen, extreme Prostration (eine Art nervöser Erschöpfung), delirante Verwirrtheit bis zum Stupor und Koma und gelegentlich Konvulsionen.

Diese Erscheinungen sind wahrscheinlich in der Hauptsache zurückzuführen auf einen Natriummangel in den extracellulären Depots (Hyponatriämie). Aus diesem Grunde sind Kranke mit niedriger Natriumkonzentration in Blut und Gewebe, z.B. als Folge einer latenten Nebenniereninsuffizienz, zu dieser Form der Elektrolytstörung besonders prädisponiert; sie geht nicht selten mit einer Acidose einher.

Der Zustand kann ferner ausgelöst werden, wenn der Flüssigkeitsbedarf für längere Zeit durch Wasser allein ohne Zusatz von Kochsalz oder durch Glucoselösung gedeckt wird; *daher die Wichtigkeit der Kochsalzzufuhr in der postoperativen Periode und bei Bewußtseingetrübten.* Schließlich ist ein dritter auslösender Faktor der diagnostische Wasserversuch (s. S. 10).

3. Entgegen den ständig wechselnden Umständen im Wasserhaushalt sucht der Körper das Volumen des zirkulierenden Blutes konstant zu erhalten: *Gesetz von der Konstanz der zirkulierenden Blutmenge.* Vermindert sich diese, so tritt Wasser aus den Gewebsspalten, das dort hauptsächlich zwischen den Fasern der quergestreiften Muskulatur gespeichert ist, in die Gefäße über. Die Menge der so zur Verfügung stehenden Flüssigkeit beträgt ungefähr 5% des Körpergewichtes oder etwa $^1/_{12}$ der Gesamtwassermenge des Körpers. Ist diese Wasserreserve erschöpft, so kommt es zu den Erscheinungen der sog. *Austrocknung,* zur Verminderung der zirkulierenden Blutmenge und endlich zum Kreislaufzusammenbruch.

Der Vorgang kann verbunden sein mit einer *Kochsalzretention*, die dazu beiträgt, Wasser in den Geweben festzuhalten, von wo aus der Wasservorrat des Blutplasmas ergänzt werden kann. Daraus erhellt, daß eine solche NaCl-Retention eine Schutzregulation darstellt, die das Blutvolumen auch bei vermehrtem Wasserverlust auf einem der in Punkt 2 genannten Wege möglichst lang konstant zu erhalten sucht (BORST).

4. Zwei Formen der sog. „*Austrocknung*" müssen unterschieden werden, wenn sie sich in praxi auch oft überschneiden oder ineinander übergehen. Beiden Formen liegt primär eine Veränderung im extracellulären Wasser- und Elektrolythaushalt zugrunde, und beide führen sie zur Mobilisation von Wasser, in dem saure und basische Radikale gelöst sind.

a) Der reine Wassermangel führt zur Hyperionie („Übersalzung") des Gewebs- und Blutwassers und zum Übertritt von Wasser aus den Zellen in die extracellulären Räume. Dieser Wasserverlust aus den Zellen, eine Art intracellulärer Austrocknung, geht einher mit Schrumpfung und schließlich Untergang der Zellen (vor allem des Muskelgewebes), die sich widerspiegelt in einer vermehrten Ausscheidung des aus den Zellen frei gewordenen Kaliums sowie N_2-haltiger Stoffwechselschlacken im Harn. So zieht die Störung schließlich den Gesamtkörper in Mitleidenschaft, führt zum katabolischen Gewebsabbau und zum Mangel an dem wichtigsten intracellulären Kation, dem Kalium.

b) Der Salz-, d.h. Na-Mangel, als dessen Prototyp man die akute Nebennierenrinden-Insuffizienz ansehen kann, geht umgekehrt mit einer Verminderung des osmotischen Druckes der Gewebsflüssigkeit einher. Da wegen der Eigenschaften der Zellmembran die osmotische Druckdifferenz nicht durch Austritt von Ionen aus den Zellen wettgemacht werden kann, so muß Wasser aus den Gewebsspalten und der Blutflüssigkeit in die Körperzellen übertreten. Es kommt zur Überwässerung und Schwellung (cellulary overhydration), wie sie ähnlich auch beim Sauerstoffmangel erfolgt. In der Addison-Krise (s. Kap. V: Postoperative Störungen) kommt es somit zu einem Wasserverlust in zwei Richtungen: einmal mit dem Natrium in den Harn, und dann aus den Gewebsspalten und dem Blutplasma in die Zellen. Das macht es verständlich, warum diese Form der Austrocknung so besonders rasch zur Hämokonzentration und zum irreversiblen Kreislaufzusammenbruch führt (SOFFER).

1*

b) Ursachen der Austrocknung (Wassermangel, Exsiccose, Hunger- und Durstzustand).

Der Zustand der Austrocknung kann bei unseren Kranken auftreten:

1. als Folge *mangelhafter Nahrungs- und Flüssigkeitsaufnahme* im Verlaufe einer progredienten Hirndrucksteigerung, die zu Appetitmangel, Übelkeit und Erbrechen führt. Ein wichtiger Faktor ist dabei die Senkung des Bewußtseinsniveaus, die zum Erlahmen der Durstempfindung und des Trinktriebes, schließlich auch zur Inkontinenz führt.

Eine aktive Nahrungsverweigerung kommt vor bei Stirnhirnkranken und im Verlauf von psychotisch-negativistischen Reaktionen bei hypothalamusnahen Erkrankungen und z.B. nach Operationen von Hypophysentumoren.

2. als Folge eines *gesteigerten Flüssigkeitsverlustes* a) aus dem Verdauungskanal (gehäuftes Erbrechen, Durchfälle bei der akuten Nebennierenrinden-Insuffizienz); b) durch die Haut (Verdunstung und Schwitzen) — meist noch gefördert durch eine gestörte Temperaturregulierung und Vasomotoreninnervation; c) aus den Lungen und Atemwegen — man denke an die Hyperventilation bei der Acidose; und endlich d) aus den Nieren — erhöhte Diurese aus mancherlei Ursachen, Polyurie beim Diabetes insipidus und bei der Hyperglycämie.

Die unzureichende Flüssigkeitsaufnahme kann ebenso wie der gesteigerte Wasserverlust bei bewußtseinsgetrübten und inkontinenten Kranken leicht und selbst für längere Zeit der Beobachtung entgehen.

Durstempfinden und Trinktrieb sind nicht allein abhängig vom Bewußtseinsniveau des Kranken und seiner Fähigkeit, den Trinktrieb zu befriedigen, sondern auch von der Intaktheit gewisser Osmoreceptoren im Stirnhirn- oder vielleicht genauer im Versorgungsgebiet der vorderen Hirnarterien (Verney 1947), die die Ausscheidung des antidiuretischen Hormons und damit die Harnmenge regulieren.

Die Schweißzentren liegen nach neueren Untersuchungen (Ranson) im präoptischen Gebiet des Hypothalamus, wo auch das Zentrum für die Steuerung der Wärmeabgabe lokalisiert wird. Die sog. zentrale (hypothalamische) Hyperthermie ist daher nicht selten vergesellschaftet mit profusen Schweißausbrüchen. Aspirin, verabreicht in der Absicht, das hohe Fieber zu senken, kann den an sich schon bedrohlichen Zustand besonders bei Kindern noch verschlimmern.

Wenn der Schweiß auch weniger Salz enthält (etwa 0,2—0,3 %) als die Körperflüssigkeiten, so führt doch profuses und anhaltendes Schwitzen rasch zu einem lebensgefährlichen Wasser- und Salzmangel; innerhalb weniger Stunden können so dem Körper mehrere Liter Wasser und 30 oder mehr Gramm an Natriumchlorid verlorengehen. Man vergleiche das mit der beweglichen Wasserreserve, von der wir oben gesprochen haben, die etwa 5 % des Körpergewichts entspricht; das sind bei einem Erwachsenen etwa 3—4 Liter. Schweißausbrüche dieser Art können somit die Wasser- und Kochsalzreserven des Körpers rasch erschöpfen, falls nicht für eine entsprechende Aufnahme von Wasser *und* Salz gesorgt wird.

Die tägliche Erfahrung lehrt, daß Kinder und Säuglinge durch die Austrocknung besonders gefährdet sind. Alle raumfordernden Prozesse, besonders die Geschwülste der hinteren Schädelgrube, führen bei den kleinen Patienten rasch zu Appetitmangel und Erbrechen und damit zu einer fortschreitenden Unterernährung und Austrocknung mit den unvermeidlichen Verschiebungen im Ionengleichgewicht des Blutes in Richtung der Acidose oder Alkalose, die das Leben bedrohen. Auch bei den chronischen subduralen Ergüssen der Säuglinge gehört das Erbrechen zu den führenden Symptomen (Guthkelch). Die tief eingesunkenen Schädelnähte und Fontanellen sind ein Warnungssignal.

Während der tägliche Wasserumsatz beim Erwachsenen etwa $^1/_6$—$^1/_7$ seiner extracellulären Flüssigkeitsdepots ausmacht, entspricht beim Kind der tägliche Wasserumsatz beinahe der Hälfte seiner Blut- und Gewebsflüssigkeit; hier hat also schon ein geringes Zuviel oder Zuwenig weitreichende Folgen.

c) Kalium-Mangel.

Hier ist der Ort, um einiges über die Rolle des Kaliums im Wasserhaushalt des Körpers zu sagen. Fast die gesamte Menge — etwa 134 g bei Erwachsenen — ist in den Körperzellen, vorwiegend im Muskel, gespeichert. Die Veränderungen im Kaliumhaushalt können daher mit Recht als ein Index für den Zellstoffwechsel angesehen werden.

Unter den klinischen Erscheinungen des *Kaliummangels* stehen solche von seiten der Muskulatur, einschließlich der glatten Muskulatur der Eingeweide, der Gefäße und des

Herzens, im Vordergrund, neben Bewußtseinstörungen, die von deliranter Verwirrtheit bis zum Koma reichen. Leider gehen weder die klinischen Erscheinungen noch auch das Elektrokardiogramm dem K^+-Gehalt des Blutes streng parallel, der in der Norm zwischen 4,1 und 5,6 mEq./l[1] oder 16—22 mg-% schwankt. (Werte unter 3,5 mEq. und über 7,0 mEq./l sind unter allen Umständen krankhaft und gehen meistens auch einher mit Veränderungen im EKG.)

Folgende Umstände prädisponieren zu einem Kalium-Mangel:

1. *Alle Zustände von chronischer Unterernährung* und Austrocknung.

2. *Patienten, die längere Zeit künstlich ernährt* werden müssen. Intravenösen Infusionen von Kochsalz oder Glucose sollte dann eine genügende Menge von Kalium zugesetzt werden, etwa 0,55 g von Kaliumchlorid auf 100 cm³, das sind 5,5 g KCl auf den Liter Infusionsflüssigkeit. Das Gemisch von DARROW eignet sich ebenfalls gut für diesen Zweck.

Eine vollwertige Diät enthält zwischen 2 und 4 g Kalium je Tag. Besonders kaliumreich sind Fruchtsäfte und Fleischbrühen.

3. *Starker oder anhaltender Verlust von Körpersäften*, z.B. Erbrechen oder Durchfälle. Sowohl die Acidose wie die Alkalose gehen gewöhnlich mit einem starken Kaliummangel einher. Man denke an die hypokalämische Alkalose nach anhaltendem Erbrechen.

4. *Längere Verabreichung von Adrenocorticotropin (ACTH)* und Nebennierenrindenpräparaten, und zwar sowohl von 11-Oxysteroiden wie auch Desoxycorticosteron. HENCH empfiehlt zur Vorbeugung die zusätzliche Verabreichung von 1—2 g Kaliumchlorid 1—3mal täglich. Die androgenen Wirkstoffe scheinen Kaliumretention zu bewirken (ZONDEK). (Über postoperative Störungen im Zusammenhang mit dem Kaliumstoffwechsel siehe Kapitel V.)

d) Urämie.

Die Vermehrung des Reststickstoffes im Blut ist eine häufige Begleiterscheinung schwerer Formen der Wasser-, Elektrolyt- und der Kaliumstoffwechselstörung. Der normale Gehalt an sog. Reststickstoff schwankt zwischen 20 und 40 mg-%. Die Urämie geht einher mit einer Erhöhung des Harnstoffgehaltes im Blut (Azotämie), obwohl der Harnstoff selbst nicht die Ursache der klinischen Erscheinungen ist und nur als quantitativer Index dient für den Grad der Stickstoffretention.

Für uns sind vor allem jene Fälle von Interesse, bei denen ein normaler Blutdruck und eine tägliche Mindestharnmenge von 800 cm³ einen normalen Filtrationsdruck in den Nierenglomeruli gewährleisten und die Ursache der Stickstoffretention außerhalb der Nieren zu suchen ist (extrarenale Urämie), sei es im Hypothalamus (s. Abb. 1), sei es in anderen, mit dem Elektrolyt- und N_2-Stoffwechsel spezifisch korrelierten Gebieten des Zentralorgans. Bestimmte Teile des Stirnhirns, besonders die von der vorderen Hirnarterie versorgten, scheinen dabei in erster Linie in Frage zu kommen.

Urämisches Erbrechen und Diarrhoen sehen wir bei unseren Kranken selten, dagegen wohl die typische „große" Atmung der Acidose als Zeichen der gleichzeitigen Übersäuerung des Blutes. Wie bei der renalen Urämie so können auch bei den cerebral bedingten (neurogenen) Formen Reststickstoffwerte von 150 mg-% und mehr erreicht werden und mit den sog. Rokitansky-Cushingschen Erosionen und Blutungen aus der Schleimhaut des Verdauungskanals einhergehen (SWEET u. Mitarb.); sie erinnern an die akuten Duodenalulcera bei schweren Verbrennungen und an die Schleimhauterosionen, die zu dem Bild der akuten „Alarmreaktion" von SELYE gehören.

e) Bewußtseinszustand.

Wie bereits angedeutet, besteht eine enge Wechselwirkung zwischen der Funktion der autonomen Zentren, die das unter der Herrschaft der endokrinen Drüsen stehende humorale Milieu des Körpers regulieren, und dem Sensorium. Es sei hier daran erinnert,

---

[1] mEq./l bedeutet: Milli-Äquivalent je Liter, das sind so viel Milligramm eines Stoffes, als sein Atom- (Molekular-) Gewicht anzeigt, gelöst in 1000 cm³ Wasser. Atomgewichte (abgerundet) von: Na = 23, Cl = 35, K = 39.

daß die klassische Beobachtung von Simmonds (1914) eine 46jährige Frau betraf, die seit 2 Tagen bewußtlos war und im Koma starb. Auf solche Beobachtungen gründete sich später der Begriff des „pituitären" Komas.

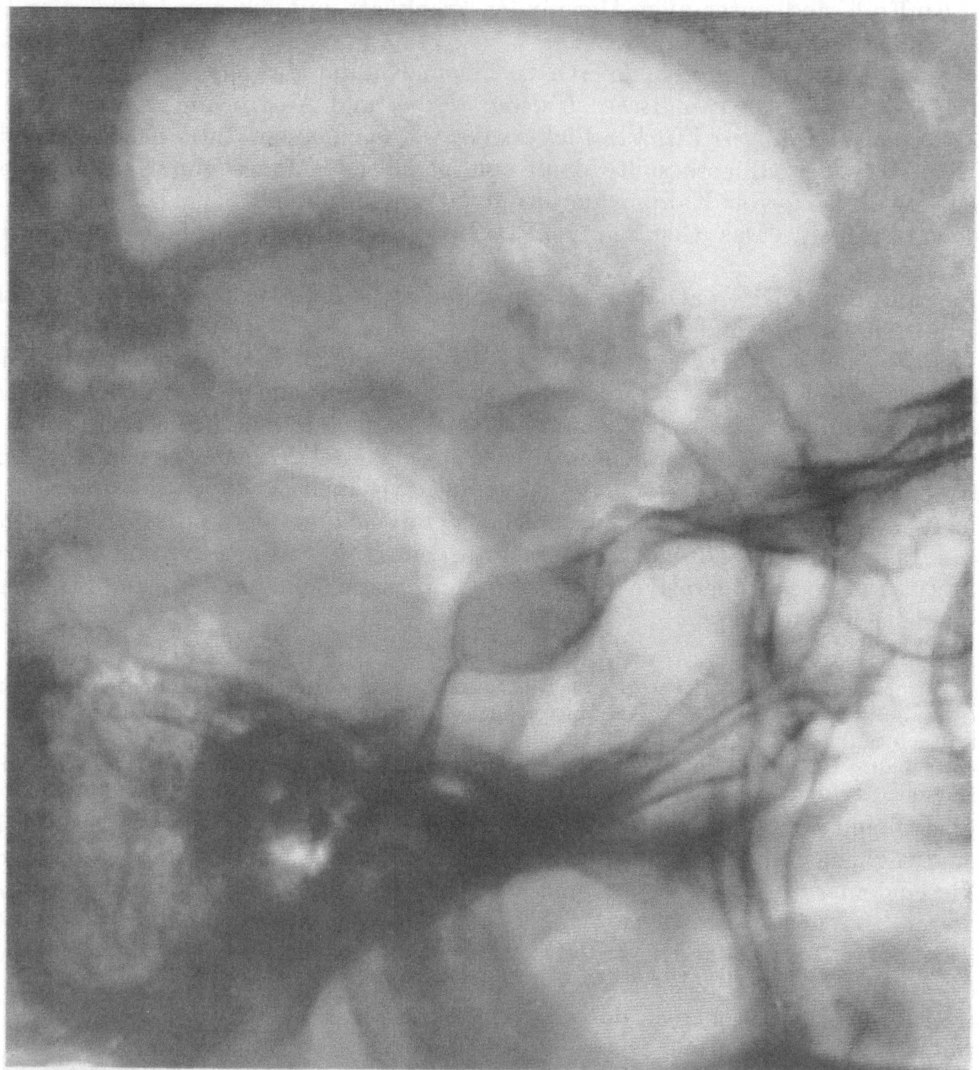

Abb. 1 [1]. 50jähriger Mann, aufgenommen unter der Diagnose Akromegalie. Nachlassen der Sehkraft. Beiderseits optische Atrophie mit scharfen Papillengrenzen. Keine Hemianopsie. Röntgen: Verdünnung des Dorsum sellae und des Sellabodens. Keine Ballonsella. Blutdruck 200/150 mm Hg. Vergrößerung des linken Herzens, Lungenstauung. Keine Glykosurie, normale Traubenzuckerbelastungskurve. *Cisternales Luft-Encephalogramm:* Suprasellärer Weichteilschatten mit rundlichem Füllungsdefekt im vorderen Teil des 3. Ventrikels; kein Monroi-Verschluß (Luft über den Stirnhirnpolen). Subfrontale Chiasmafreilegung nach Dandy auf der rechten Seite: solider Tumor über dem Chiasma, wahrscheinlich Gliom des Hypothalamus; keine Probeexcision. Vom 3. Tag nach der Operation an zunehmende Kopfschmerzen, Unruhe, Hyperthermie und profuses Schwitzen bei kühler Haut; Stupor, Hyperpnoe und Durchfälle. Azotämie mit einem Rest-N_2 von 156 mg-%;
normale Cl- und K-Werte im Plasma. Tod am 6. Tag post operationem. — Sektion verweigert.
(Aus der neurochirurgischen Abteilung in Pretoria.)

Die sorgfältige und anhaltende Beobachtung von Veränderungen im Bewußtseinszustand der Kranken ist daher von größter Bedeutung und gibt gelegentlich wertvollere Hinweise als zeitraubende quantitative Laboratoriumsuntersuchungen.

---

[1] Anmerkung: Siehe hierzu auch den Abschnitt Stickstoff-Retention im Kapitel V, S. 111.

Das Sensorium kann gestört sein in Richtung einer gesteigerten oder verminderten Erregbarkeit. Man unterscheidet dementsprechend eine erethische und eine lethargische Form. Die erstgenannte ist verwandt mit dem sog. „sham-rage" im Tierexperiment, auch was die Lokalisation der Störung im Hypothalamusgebiet angeht. Uns interessieren hier vor allem die lethargischen Formen. Man kann eine Art Stufenleiter der zunehmenden Trübung des Sensoriums aufstellen.

Leichtere Grade äußern sich in rascher Ermüdbarkeit, Konzentrationsschwäche und Neigung zum traumlosen Einschlafen: Mitten in der Rede fallen dem Kranken die Augenlider zu. VINCENT *und die französische Schule* legen großen Wert auf die Beobachtung des Kau- und Schluckaktes sowie der Reaktion des Kranken auf schmerzhaftes Kneifen der Haut des Halses oder in der Umgebung der Brustwarzen: Kommt es dabei statt der zielgerichteten Beugung des Armes zu einer Strecksynergie, die aus Adduktion, Streckung und Pronation des Ellbogens besteht, so deutet das auf eine Enthemmung subcorticaler Automatismen, die schließlich in die echte ein- oder beidseitige Enthirnungsstarre übergehen kann. Auf diesem Stadium verliert der Kranke gewöhnlich auch die Kontrolle über seine Sphincteren, zuerst den der Blase, dann auch über den Schließmuskel des Mastdarms. Die doppelte Inkontinenz ist immer begleitet von anderen Zeichen des Versagens der vitalen Zentren wie Störungen der Atmung, der Schweißabsonderung, der Blutdruck- und Temperaturregulierung.

Es versteht sich von selbst, daß in diesem Rahmen auf die wohlbekannten Erscheinungen der Zisterneneinklemmung wie Pupillenstörungen, doppelseitige Pyramidenbahnzeichen usf. geachtet werden muß. Die Beziehungen zwischen der zunehmenden Bewußtseinstrübung und dem Ausfall der vom N. occulomotorius versorgten Muskeln hat FISCHER-BRÜGGE dargestellt.

Die Intensität und Dauer der Bewußtseinstrübung ist ein zuverlässiger Gradmesser für die Funktion der autonomen Zentren (JEFFERSON 1951), und nicht mit Unrecht hat man den Verlust des Bewußtseins bezeichnet als die gewöhnlichste Form des Stoffwechselzusammenbruchs des Körpers (WELT u. Mitarb.).

Es muß hier allerdings darauf hingewiesen werden, daß selbst schwere Störungen des Sensoriums ohne solche (mit den gegenwärtigen Methoden nachweisbare) Veränderungen im Elektrolytgehalt des Blutes beobachtet werden können.

Es ist nun nicht nur so, daß mit zunehmender Desorganisation des Wasser- und Salzhaushaltes auch die Trübung des Sensoriums zunimmt, sondern auch umgekehrt: Mit zunehmender Bewußtseinstrübung werden die autonomen Regulationen mehr und mehr außer Kraft gesetzt. Der Kranke ist schließlich nicht mehr imstande, den Durst zu empfinden, oder er ist zu schwach, seinen Trinktrieb zu befriedigen. So wird aus dem wechselseitigen Abhängigkeitsverhältnis schließlich eine Art Circulus vitiosus, der nur durch einen rechtzeitigen Eingriff unterbrochen werden kann mit dem Ziele, die prima causa nocens zu beseitigen.

f) Vorbehandlung bei Störungen des Wasser- und Elektrolythaushaltes.

1. Bei allen Kranken, wo die Störung solche Grade erreicht hat, daß die periphere Zirkulation bedroht ist, bedarf es einer präoperativen Vorbehandlung. Um sie rasch und wirksam zu machen, wird sie meist durch intravenöse Flüssigkeitszufuhr erfolgen müssen. Dazu können ebensogut Plasmaersatzlösungen wie Periston oder Makrodex wie die gewöhnliche 5%ige Traubenzucker- oder Ringer-Lösung dienen. Bei den Zeichen einer Anämie oder einer starken Hypoproteinämie wird man zum Ersatz teilweise Vollblut oder Blutkonserven verwenden. Eine hinreichende zirkulierende Blutmenge ist sichergestellt, wenn der Blutdruck stabilisiert und die Atmung regelrecht ist, und wenn die Harnmenge und Harnkonzentration normale Werte erreicht haben. Das spezifische Gewicht des Urins schwankt normalerweise zwischen 1010 und 1025. Auf Zeichen der Wasserretention muß man sorgfältig achten (s. unten). Bei gefährdeten Patienten sind tägliche Bestimmung des Körpergewichtes sowie eine über mehrere Tage sich erstreckende Bilanzkurve der täglichen Wassereinfuhr und -ausscheidung erforderlich. 500—800 cm³ Wasser sind notwendig, um die durchschnittliche Tagesmenge der harnfähigen Stoffwechselschlacken des Erwachsenen auszuscheiden.

2. Die Austrocknung bedarf ferner einer Korrigierung, wenn sie kompliziert ist durch die klinischen Zeichen einer Acidose oder Alkalose. Die Störungen der p_H-Konzentration

des Blutes führen zu charakteristischen Veränderungen der Atmung, an denen man sie erkennt. Die „große" Atmung bei der Acidose ist wohlbekannt. Sie ist ein Zeichen der Verminderung der sog. Alkalireserve oder Bicarbonat-Konzentration des Blutes (unter 23 mEq. oder 52 Vol.-% CO_2). Umgekehrt ist für eine schwere Alkalose die periodisch aussetzende Atmung kennzeichnend, die an die Cheyne-Stokessche Form der Atmungsstörung erinnert. Die Messung der Alkalireserve und die Bestimmung des Kaliumspiegels im Blut sowie ein Elektrokardiogramm leihen der Diagnose und Behandlung eine wertvolle Stütze. Unter besonderen Verhältnissen, z.B. bei einer Niereninsuffizienz mit Ödemen, bei einer diabetischen Acidose mit Koma oder bei einem schwer ausgetrockneten Säugling mit hypokalämischer und hypochlorämischer Alkalose wird die sachgemäße Vorbehandlung am besten im Einvernehmen mit dem Internisten oder Kinderspezialisten erfolgen. Auf Einzelheiten kann ich hier nicht eingehen.

3. Die Einverleibung größerer Flüssigkeitsmengen, etwa 1 Liter oder mehr, und zwar auch von Glucoselösungen, ob sie nun per os, parenteral oder rectal erfolgt, ist bei Hirn-*druckgeschädigten* gefährlich und kann zu irreversiblen Störungen der Membranfunktionen führen. Die Verdünnung der Na-Ionen in den extracellulären Wasserdepots führt zur Hypo-Ionie der Gewebs- und Blutflüssigkeit und zum Übertritt von Wasser in die Zellen, der sog. Wasserintoxikation. Eine besondere Bedeutung kommt bei diesem Vorgang dem Kaliummangel zu. Hirnödem und Schwellung hängen ohne Zweifel zusammen mit einer Störung der Blut-Hirnschranke und der Ionenkonzentration des Gewebes (PETERS und SELBACH). Naturgemäß sind Patienten mit Tumoren der hinteren Schädelgrube oder mit Verdacht darauf und solche mit progredienten Hirndruckzeichen besonders gefährdet. Sie können die Auffüllung ihres Flüssigkeitsdefizits mit einer akuten Zisterneneinklemmung und Atemlähmung bezahlen. Diese Zusammenhänge waren schon CUSHING bekannt. Auf die Gefahr rectaler Einläufe hat u. a. DE TAKATS (1931) hingewiesen.

OLIVECRONA hat bei Hypophysenadenomen niemals irgendwelche Nachteile der Korrigierung einer vorhandenen Austrocknung gesehen[1].

Eine zweite Gruppe von Gefährdeten sind ältere arteriosklerotische Individuen mit Neigung zur Wasserretention und zum arteriellen Hochdruck. Sie gehören zum Teil zu den sog. Salz-Wasserfettsüchtigen von H. ZONDEK. Eine hinzukommende renale Insuffizienz erhöht die Gefahr. Solche Patienten sind besonders bedroht von einer akuten Überladung des Kreislaufes mit Herzversagen und akutem Lungenödem. Warnungssignale sind Kopfschmerzen, Tachykardie und feuchtes Rasseln über den abhängigen Lungenpartien.

Es hat sich im übrigen herausgestellt, daß die präoperative Infusion von hydrolisierten Eiweißgemischen wie Amigen oder auch von Kohlenhydraten in der Absicht, Unterernährten Calorien zuzuführen und die Operationsgefährdung zu verringern, nur geringen Einfluß hat auf den postoperativen Stoffwechsel (PETERS 1948, WILKINSON u. Mitarb.).

4. Ein präoperativer Diabetes insipidus, wie er gelegentlich bei Tumoren in der Nähe des Hyphphysenstiels, etwa einem suprasellären Kraniopharyngiom, beobachtet wird, bedarf der spezifischen Vorbehandlung mit einem Hypophysenhinterlappenextrakt (Pitressin) in Dosen von 0,5—1,0 cm³. Die Einspritzungen werden gewöhnlich 2mal am Tage gemacht. Auch das Schnupfenlassen von pulverisiertem Hinterlappenextrakt und das Betupfen der Nasenschleimhäute mit einer Lösung des Hormons erweisen sich in manchen Fällen als genügend wirksam.

g) Hormonhaushalt.

Zustände von unzureichender oder abwegiger Funktion des hypothalamisch-hypophysären Systems und der von ihm abhängigen Erfolgsorgane, vor allem der Nebennierenrinde, spielen bei allen sellanahen Prozessen eine wichtige Rolle. Der Erfolg einer Operation hängt mit davon ab, solche Zustände rechtzeitig zu erkennen und zu korri-

---

[1] Persönliche Mitteilung an den Verfasser 1956.

gieren. Sie sind heute in vielen Fällen einer Behandlung zugänglich, die daher einen wesentlichen Teil der präoperativen Vorbereitung ausmacht.

Hormonale Dysregulationen dieser Art, meist unter dem Sammelnamen ,,Hypopituitarismus'' zusammengefaßt, kommen — auch im neurochirurgischen Krankengut — offenbar häufiger vor, als man früher vermutet hat. So hat GRANT bei 65 von 71 intrasellären Tumoren, d. i. bei 91 % seiner Fälle, Zeichen eines ,,Hypopituitarismus'' gefunden. Die Veröffentlichungen der letzten Jahre stimmen darin überein, daß mit den heute zur Verfügung stehenden Funktionsproben eine latente hormonale Dysfunktion vielfach auch dort aufgedeckt werden kann, wo Vorgeschichte, Aussehen und neurologischer Befund wenig oder gar keine Hinweise auf endokrine Abweichungen geben.

Es handelt sich wohl meist um eine Druckschädigung der Hypophyse selbst und des Hypothalamus, sei es von außen, sei es von innen — man denke an die Fröhlichsche Dystrophie beim Hydrocephalus internus — sowie ihrer Verbindungsbahnen, unter denen der Tractus supraoptico-hypophyseus eine hervorragende Rolle spielt. Infiltrierende Geschwülste können in diese Strukturen einwachsen. Daneben spielen aber vielleicht auch Zisterneneinklemmungen in den sellanahen Zisternen eine Rolle, die sich durch charakteristische Veränderungen im Gefäßbild zu erkennen geben (FISCHER-BRÜGGE).

Auf die Mannigfaltigkeit der klinischen Bilder kann ich hier nicht eingehen. Einige Hinweise, vor allem auf die selteneren Formen und die ,,formes frustes'' der hypophysären Mangelfunktionen müssen hier genügen (ich verweise auf H. ZONDEK, Die Krankheiten der endokrinen Drüsen, 1953).

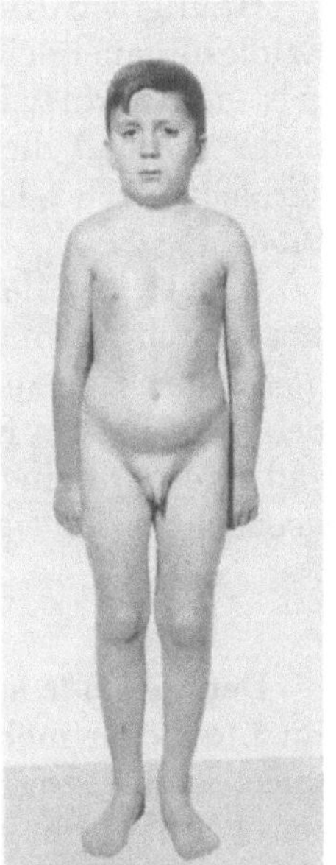

Abb. 2. 13jähriger Junge mit einem suprasellären cystischen Kraniopharyngiom, das im Luft-Encephalogramm einen Füllungsdefekt im Boden des 3. Ventrikels verursacht hatte. Keine supraselläre Verkalkung. Visus: Links fast erblindet, rechts temporaler Gesichtsfeldausfall und Herabsetzung der Sehschärfe. — Hypophysärer (proportionierter) Zwergwuchs vom Typus des Lorain-Levischen Infantilismus. Körpergröße des Patienten 128 cm (Durchschnitt, dem Alter und Geschlecht entsprechend, 150 cm), Körpergewicht des Patienten 29 kg (Durchschnitt 41 kg). Infantiles Genitale. Operation: Entleerung und Fensterung der Cyste. Mit gebessertem Visus entlassen. (Neurochirurgische Universitätsklinik in Berlin.)

Die Abb. 2 zeigt eine *pituitäre Nanosomie* vom Lorain-Levischen Typus bei einem 13jährigen Jungen mit einem suprasellären Kraniopharyngiom, das im Luftbild einen Füllungsdefekt im Boden des dritten Ventrikels verursacht hat.

Hypophysentumoren bei Jugendlichen können zu einer Dystrophia cachectico-genitalis führen oder zu einem Zwergwuchs, der mit Hypergenitalismus gepaart ist. Solche Fälle sind von H. ZONDEK beschrieben worden.

Die Kachexie bei der Simmondsschen Form des Pan-Hypopituitarismus braucht keineswegs immer deutlich ausgeprägt zu sein; sie kann sogar fehlen, wie SHEEHAN und SCHÜPBACH betont haben. Ja, es gibt Varianten mit myxomatösem Habitus, der durch einen hohen Cholesterinspiegel im Blut und erniedrigten Grundumsatz unterstrichen wird.

Ein ,,sekundäres'' Myxödem bei einem Hypophysenadenom mit vergrößerter Sella ist zuerst von H. ZONDEK (1926) beschrieben worden. BESANÇON und KLOTZ fanden ein Myxödem bei einem Hauptzellenadenom, und seitdem sind zahlreiche Fälle von ,,hypophysärem Myxödem'' mitgeteilt worden.

Der Mangel an thyreotropem Hormon kann sich auch äußern in einer Neigung zu subnormalen Körpertemperaturen; manche Patienten klagen über eine auffallende Überempfindlichkeit gegen Kälte.

Ein Nachlassen der *Geschlechtsfunktionen* muß eine sorgfältige Anamnese aufzudecken suchen. Mangel an Libido und Potenz wird von vielen Patienten nicht genügend gewürdigt. Verspätete Knochenreifung und Osteoporose der Wirbelsäule vor und nach der Pubertät können Zeichen eines Hypogonadismus sein. Ein eunuchoider Habitus kommt bei beiden Geschlechtern vor.

Die Störungen des inneren Stoffwechsels sind gelegentlich flüchtig oder wechselnd in ihrem Charakter.

Häufig findet sich eine diabetische Stoffwechsellage mit verschiedenen Graden der Hyperglykämie, so fanden Tönnis, Oberdisse und Weber eine manifeste oder latente diabetische Stoffwechselstörung bei 40 % ihrer Hypophysenadenome. Der Radoslavsche Versuch zeigt in diesen Fällen nicht selten eine Insulinresistenz an.

Dieser hypophysäre Diabetes geht — und zwar auch im jugendlichen und mittleren Lebensalter — gerne einher mit einem arteriellen Hochdruck und arteriosklerotischen Gefäßveränderungen. Gelegentlich ist die Störung nur vorübergehend — Zondek spricht von einem Diabetes undulans — oder kann gar mit Episoden von Hypoglykämie abwechseln, die durch eine vermehrte Glucosetoleranz und erhöhte Insulinempfindlichkeit gekennzeichnet sind.

Die psychischen Symptome, oft nur angedeutet oder episodenhaft, variieren von leichten Orientierungsstörungen über das amnestisch-konfabulatorische Korsakoff-Syndrom bis zum vollentwickelten pituitären Koma.

Häufig betrifft die hormonale Dysregulation nicht alle von der Hypophyse abhängigen Erfolgsorgane gleichzeitig oder gleich stark; ein solcher dissoziierter Hormonausfall spiegelt sich darin wider, daß z.B. Wachstum und Geschlechtsfunktionen stärker betroffen sind, während die Nebennierenrinde, die den lebenswichtigen Wasser-Salzhaushalt beherrscht, noch relativ intakt ist (Tönnis, Oberdisse und Weber 1952, Tytus u. Mitarb. 1955).

In vielen Fällen und bei den sog. Abortiv-Formen wird die hypophysäre Dysfunktion erst durch besondere *Belastungsproben* oder durch quantitative Laboratoriumsuntersuchungen aufgedeckt, die freilich eine sorgfältige Anamnese, Untersuchung und laufende Beobachtung am Krankenbett nicht ersetzen können. Manche von ihnen sind zeitraubend und erfordern eine subtile Technik; sie werden daher am besten einer besonderen „Stoffwechsel-Station" anvertraut. Hier können wir nur kurz darauf eingehen.

α) Wasserversuch

Der Gesunde scheidet eine in einem „Stoß" zugeführte größere Wassermenge — etwa ein Liter oder mehr — gleichgültig, ob sie getrunken oder parenteral, etwa als Traubenzuckerlösung, zugeführt wurde, zum größten Teil innerhalb der dem „Wasserstoß" folgenden 4 Std wieder aus. Diese vermehrte Diurese geht mit einer Verdünnung des Harnes einher, dessen spezifisches Gewicht vorübergehend beträchtlich unter 1010 absinken kann.

Die Unfähigkeit zu dieser künstlich hervorgerufenen Harnflut äußert sich in einer *Wasserretention* sowie in einer fehlenden oder ungenügenden Harnverdünnung. Sie kann verschiedene Ursachen haben, vor allem eine kardiale oder renale Insuffizienz (Volhardscher Wasserversuch).

In der Form des Robinson-Power-Kepler-Testes hat der Wasserversuch Eingang gefunden in die funktionelle Diagnostik der Nebennierenrinde, vor allem bei Addison-Kranken.

Die Stockholmer Klinik benutzt die Methode nach Luft und Sjögren (1953), die sich dort in zahlreichen Untersuchungen des Wasserhaushaltes vor und nach Hypophysektomien bewährt hat.

Der Kranke mit Nebenniereninsuffizienz ist unfähig, die zugeführte Wassermenge innerhalb der angegebenen Zeit auszuscheiden, auch bleibt die Senkung des spezifischen Gewichtes des Harns bei ihm aus. Cortison befähigt einen solchen Patienten wieder zu einer normalen Diurese und Harnverdünnung, und zwar auf dem Wege über eine Senkung der Harnkonzentration, die bei gleichbleibender Schlackenmenge eine größere Harnmenge erfordert (Luft u. Mitarb., Ikkos u. Mitarb.).

Die plötzliche Zufuhr von einem Liter oder noch mehr Wasser ist jedoch bei Nebennierenrinden-Geschädigten nicht ohne Gefahr, gleichgültig, ob es sich um eine primäre oder hypophysenabhängige adrenale Insuffizienz handelt, etwa bei einem sellanahen Tumor. Auf die Gefahr der Wasserretention bei allgemeiner Hirndrucksteigerung habe ich oben hingewiesen (S. 1). PETTE (1937) hat über Todesfälle berichtet und sie mit der Wasserbelastungsprobe in Zusammenhang gebracht.

TÖNNIS hat als erster nachdrücklich auf die Gefahr der *Wasserretention nach der Operation von Hypophysenadenomen* hingewiesen. Er beschreibt 3 Fälle von tödlichem postoperativen Hirnödem; in einem Fall waren nur 800 cm³ zum Zwecke der Wasserbelastung zugeführt worden; bei den beiden anderen Patienten wurde der Volhardsche Wasserversuch mit einem Liter Flüssigkeit ausgeführt. In allen 3 Fällen war eine Wasserretention deutlich erkennbar. TÖNNIS und seine Mitarbeiter OBERDISSE und WEBER haben 1952 an einem großen Beobachtungsgut eine Neigung zur Wasserzurückhaltung (und peripheren Kreislaufinsuffizienz) bei 57 % der chromophilen und bei 86 % der chromophoben Adenome gefunden. Die Autoren empfehlen, daß zum Diureseversuch nur 500 bis 800 cm³ Wasser verwendet werden sollen, und daß in allen Fällen, wo eine Wasserretention festgestellt wird, die Operation aufgeschoben werden soll, bis unter geeigneter Vorbehandlung mit Quecksilberdiureticis und peripheren Kreislaufmitteln ein Optimum des Wasserhaushaltes erreicht ist.

Auch WHITTAKER und WHITEHEAD haben auf die Gefahr einer chronischen Wasserretention bei Insuffizienz der Vorderhypophyse hingewiesen. Der Wasserversuch kann bei solchen Kranken, die keinerlei Ödeme aufzuweisen brauchen, zu einer akuten Natriumverdünnung und Hypoionie der extracellulären Flüssigkeitsdepots mit groben Bewußtseinsstörungen führen. WYNN und GARROD haben deshalb empfohlen, die Wasserprobe zu unterlassen, wenn der Natriumspiegel des Blutplasmas unter 130 mEq./l (oder 300 mg- %) gefunden wird.

Zur Behandlung der kritischen Hyponatriämie empfiehlt SALMON Cortison 25 mg intramuskulär alle 6 Std.

In diesem Zusammenhang soll darauf hingewiesen werden, daß den Hormonen der Nebennierenrinde offenbar eine spezifische Schutzwirkung gegenüber den Folgen einer Wasservergiftung zukommt; aus diesem Grunde macht ein Mangel an Corticoiden besonders empfindlich gegenüber einer plötzlichen und übermäßigen Wasserzufuhr. Wahrscheinlich ist die Verdünnung des Natriums in den extracellulären Flüssigkeitsspeichern verantwortlich für die cerebralen Erscheinungen wie Bewußtseinstrübung, flüchtigen Reflexanomalien und echten epileptischen Krampfanfällen (ZIMMERMANN und WANGENSTEEN). Diese Hypoionie führt zum Übertritt von Wasser und vielleicht auch von Natrium in die Zellen, wodurch der extracelluläre Natriummangel noch verschlimmert wird (GAUNT und BIRNIE, bei ZIMMERMANN und WANGENSTEEN 1952, WILSON u. Mitarb., bei WISE 1956).

Für besondere Zwecke, z. B. nach Hypophysektomien (IKKOS u. Mitarb.), sowie zur Diagnose eines latenten Diabetes insipidus dient der *Durstversuch*. Er löst eine extracelluläre Hyperionie aus, die den primären physiologischen Reiz darstellt für die Sekretion des antidiuretischen Hormons. Steigt das spezifische Gewicht des Harns während des Durstens auf mehr als 1010, so kann daraus geschlossen werden, daß das supra-optico-hypophysäre System intakt ist. — HICKEY und HARE (1944) verwenden zum gleichen Zweck die Infusion einer 2,5 %igen NaCl-Lösung (s. bei WELT u. Mitarb.).

β) Adrenalinversuch und Adrenocorticotropin-Test nach THORN u. Mitarb. (1948).

Bei diesen beiden Proben wird die prozentuale Verminderung der Zahl der Eosinophilen im zirkulierenden Blut als Zeichen der Ansprechbarkeit der Nebennierenrinde bestimmt. LUFT u. Mitarb. betrachten die Nebennierenrinde als insuffizient, wenn die Senkung der Eosinophilen weniger als 40 % des Ausgangswertes beträgt.

Der *Adrenalinversuch* beruht auf der Annahme einer selektiven Reizung der diencephalo-hypophysären Achse durch das Hormon des Nebennierenmarks, von dem 0,3 mg. unter die Haut eingespritzt werden. Die Annahme ist aber nicht unwidersprochen geblieben (FRAWLEY u. Mitarb.), und der Wert der Methode ist daher noch fraglich. Sie sollte immer kombiniert werden mit einer quantitativen Messung der Corticoid-Ausscheidung im Urin.

Zur Feststellung der Vollständigkeit einer Hypophysektomie hat sich die Methode in der Olivecronaschen Klinik bewährt. Dabei hat sich herausgestellt, daß eine Eosinopenie nach Adrenalin nur bei Gegenwart von Cortison eintritt (LUFT u. Mitarb. 1955).

Beim *Thorn-Test* wird die Stimulierbarkeit mit ACTH (Adrenocorticotropin) geprüft, von dem 25 mg. intravenös oder intramuskulär eingespritzt werden. Diese (relativ geringe) Menge des Hormons soll bei intakter Nebennierenrinde die initiale Phase der Alarmreaktion von SEYLE auslösen, die mit einer akuten Involution des Thymus und der Lymphknoten und mit einer Eosinopenie einhergeht. Es gibt mehrere Modifikationen der Probe (FRAWLEY, FRAWLEY und THORN), deren Empfindlichkeit und Verläßlichkeit durch Wiederholung des Versuches und gleichzeitige Corticoidbestimmung im Harn erhöht wird. Sie erlaubt auch eine primäre Nebennierenrinden-Insuffizienz von der hypophysenabhängigen oder sekundären Form zu differenzieren. Für den Neurochirurgen, der es fast immer mit der zuletzt genannten zu tun hat, ist dies freilich von geringerem praktischen Wert. Übrigens ist auch die Zuverlässigkeit dieser Probe für neurochirurgische Zwecke angezweifelt worden (TYTUS u. Mitarb.).

γ) Insulin-Toleranzprobe und Bestimmung der 17-Ketosteroide im Harn.

Beide Methoden wurden zuerst durch FRASER und SMITH (1941) zur Diagnose und Differentialdiagnose (gegenüber der Anorexia nervosa) der Simmondsschen Kachexie benutzt und eignen sich auch für neurochirurgische Zwecke, z. B. zum Nachweis eines Hormonmangels vor der Operation von Hypophysengeschwülsten (CAUGHEY u. Mitarb.).

Eine erhöhte Insulinempfindlichkeit äußert sich in einem abnorm tiefen Abfall bis zu 30 oder 25 mg-% des Blutzuckers und einer verzögerten Rückkehr zur Norm nach intravenöser Injektion von 0,1 E Insulin je Kilogramm Körpergewicht. Klinische Zeichen der manifesten Hypoglykämie bis zum Koma können beobachtet werden. Auf der anderen Seite gibt es aber gerade bei der hypophysärbedingten diabetischen Stoffwechsellage Fälle von sog. Insulinresistenz (s. oben unter Hormonhaushalt).

Die neutralen 17-Ketosteroide, das Endprodukt des androgenen Stoffwechsels in Nebennierenrinde und Hoden, werden bestimmt mit Hilfe von Farbreaktionen die die oestrogene Fraktion nicht mit erfassen. Die im Harn ausgeschiedene Gesamtmenge schwankt beträchtlich und ist abhängig vom Geschlecht und vor allem vom Lebensalter. Sie ist größer bei Männern (im Durchschnitt 15 mg in 24 Std) als bei Frauen (im Mittel 10 mg), sehr gering bei Kindern und nach Hypophysektomien. Über 70 Jahren kann die Ausscheidung auf die Hälfte der Werte des geschlechtsreifen Erwachsenen fallen. Bei der Simmondsschen Kachexie und Addisonschen Krankheit können die Werte auf Null absinken. Auch andere Faktoren wie Unterernährung, Anämie, Infektionen vermindern die Ausscheidung (SOFFER).

Sie ist erhöht bei Tumoren der Nebennierenrinde und vor allem beim Cushingschen Adenom. Die Hauptzellen- und eosinophilen Adenome mit Kompression der Sehbahnen sind dagegen ausgezeichnet durch eine niedrige Ketosteroid- und Gesamt-Corticoid-Ausscheidung, wie TÖNNIS u. Mitarb. gefunden haben; das gleiche wurde von BRILMAYER auch bei 4 Fällen von Ependymom des Hypophysenstiels festgestellt.

Die sehr niedrigen Werte nach Hypophysektomie steigen in einem Teil der Fälle bei Cortisonverabreichung etwas an; LUFT u. Mitarb. haben daraus geschlossen, daß das Cortison teilweise zu 17-Ketosteroiden umgebaut wird.

h) Hormonale Vorbehandlung.

Eine präoperative Behandlung mit Wirkstoffen der Nebennierenrinde oder dem übergeordneten corticotropen Hormon hat sich an allen Kliniken, wo sie bisher geübt wurde, als wirksam erwiesen. Wenn die Erfahrungen auch erst wenige Jahre zurückreichen, so muß eine solche Vorbehandlung heute bereits bei allen Eingriffen in der Nähe des Hypophysenstiels — also vor allem bei den Hypophysenadenomen selbst, den Kraniopharyngiomen und bei den Hypophysektomien, als obligat gelten. Erst sie hat radikale oder fast radikale Eingriffe dieser Art möglich gemacht und den Verlauf und die Prognose nach der Operation entscheidend verbessert.

Ich verweise hier auf die folgenden Veröffentlichungen: CAUGHEY u. Mitarb. (1952), INGRAHAM u. Mitarb. (1952); die Arbeiten aus der Stockholmer Klinik über die Hypophysektomie: LUFT und OLIVECRONA (1953), LUFT und OLIVECRONA (1955), IKKOS u. Mitarb. (1955), LUFT u. Mitarb. (1955). Weiter die Arbeiten aus der Tönnisschen Klinik: TÖNNIS u. Mitarb. (1952), TÖNNIS u. Mitarb. (1955), BRILMAYER (1955). Ferner: RAAF u. Mitarb. (1954), TYTUS u. Mitarb. (1955), WITT u. Mitarb. (1955).

BRILMAYER sowie TÖNNIS u. Mitarb. (1955) haben gefunden, daß sich ein insuffizientes hypophysär-adrenales System in der Mehrzahl der Fälle (etwa 88 %) erfolgreich stimulieren läßt, und daß die Wirkung sich auch in die postoperative Phase erstreckt, soweit sie sich aus der Corticoid-Ausscheidung im Harn ablesen läßt. Der Effekt war am deutlichsten nach Stimulierung mit Adrenocorticotropin und fehlte bei den relativ seltenen Fällen von primärer Nebenniereninsuffizienz. Obwohl die Transplantation frischer Kalbshypophysen wirksam ist, ziehen die genannten Autoren die medikamentöse Verabreichung der Wirkstoffe vor. Zur Operationsvorbereitung geben sie in der Regel am Operationstage und den beiden folgenden Tagen Cortison, das dann für einige Tage durch ACTH ersetzt wird.

Die Vorbehandlung mit dem *Nebennierenrinden-Wirkstoff* der Hypophyse (ACTH) erfordert im allgemeinen 3—5 Tage. Es wird intramuskulär als wäßrige Lösung oder in Gel-Form eingespritzt, in Dosen von 20—25 mg alle 6 Std, d. i. 80—100 mg pro die. Man muß sich fragen, ob ein solches Verfahren nicht etwas umständlich und zeitraubend ist, besonders in Fällen von dringenden Eingriffen. Auch muß man damit rechnen, daß der Wirkstoff teilweise im Gewebe inaktiviert werden kann, während andere Patienten eine Überempfindlichkeit gegen das Hormon entwickeln.

Ein weiterer Nachteil besteht darin, daß das ACTH — allerdings meist nur bei länger dauernder Verabreichung — ähnlich wie das Desoxycorticosteron (dessen Ausschüttung es beschleunigt) die Kochsalzretention fördert, was bei älteren Leuten mit Neigung zum Hochdruck sowie bei organischen Nierenerkrankungen nicht gleichgültig ist.

Die Frage der Salzretention ist allerdings noch nicht eindeutig geklärt. Nach ZONDEK bewirkt die einmalige Darreichung von Adrenocorticotropin eine vermehrte Natrium- und Chlorausscheidung. LUFT und OLIVECRONA (1953) nehmen eine Wasser- und Elektrolytretention nur während der ersten Tage der Verabreichung an; ihr folgt ein Stadium der vermehrten Wasserausscheidung. In diesem Stadium wird dann zweckmäßig operiert.

Weiter ist empfohlen worden, während der ACTH-Behandlung die Kochsalzzufuhr stark einzuschränken, auf etwa 1 g pro die und in jedem Falle den vermehrten Kaliumverlust im Harn durch tägliche Zugabe von 1—2 g Kaliumchlorid wettzumachen. Einzelne Neurochirurgen wie INGRAHAM u. Mitarb., RAAF u. Mitarb. schreiben dem ACTH eine besonders günstige Wirkung auf das postoperative Hirnödem zu.

Im ganzen dürfte sich die ACTH-Vorbereitung wenig eignen für Kranke mit rasch zunehmender Hirndrucksteigerung, bei akuten Einklemmungserscheinungen und für solche Patienten, bei denen die Gefahr einer raschen Erblindung bevorsteht — kurz in allen Fällen, wo Eile not tut.

Auch im Hinblick auf die Natriumchlorid- und Wasser-retinierende Wirkung der *11-Oxy-(Gluco-) Corticoide* (Cortison) sind die Auffassungen der Neurochirurgen noch geteilt. Während LUFT und OLIVECRONA (1953) sie in Rechnung stellen, wird sie von TYTUS u. Mitarb. abgelehnt. Diese nehmen im Gegenteil an, daß die Oxysteroide den Wasser*austritt* aus den Zellen begünstigen und daher eine dehydrierende Wirkung auf das Hirngewebe haben. Auch RAAF u. Mitarb. erwarten vom Cortison — wegen seiner antiphlogistischen Wirkung — eine Minderung der Ödembereitschaft des Hirngewebes in der akuten postoperativen Phase.

Nach SOFFER haben alle Corticoide mit einer OH-Gruppe am C_{17}-Atom, zu denen Cortison und Hydrocortison gehören, die Eigenschaft, eine negative Na-Bilanz herbeizuführen, d. h. die Natriumausscheidung zu begünstigen.

Einstimmigkeit herrscht hinsichtlich der bekannten Wirkung der Glucosteroide auf den Kohlenhydratstoffwechsel. Infolge der durch sie angeregten Gluconeogenese und

Blutzuckererhöhung wirken sie „diabetogen", d.h. sie können eine diabetische Stoffwechsellage verschlimmern, unter Umständen bis zum Coma diabeticum, und den Bedarf an Insulin steigern.

Für die präoperative Vorbehandlung wird jetzt der intramuskulären Verabreichung des Cortisons der Vorzug gegeben. Die Wirkung beginnt — im Gegensatz zur peroralen Darreichung — nicht vor Ablauf von 24 Std, hält dann aber mindestens 4 Tage an (Tytus u. Mitarb.).

Die Behandlung beginnt 1 oder 2 Tage vor der Operation mit einer täglichen Einzeldosis von 100—200 mg (Ingraham u. Mitarb., Witt u. Mitarb.). Kinder erhalten die Hälfte. Die gleiche Menge wird am Morgen des Operationstages eingespritzt. Nach dem Eingriff wird die Behandlung mit fallenden Dosen im allgemeinen nicht länger als eine Woche fortgesetzt. Wegen der Gefahr der akuten adrenocorticalen Insuffizienz soll die Behandlung nicht plötzlich abgebrochen werden. Man muß auch in Rechnung stellen, daß den Glucocorticoiden eine hemmende Wirkung auf alle Prozesse der Wundheilung und Regeneration eignet. Störungen der Wundheilung, Wundinfektionen und fistelnde Osteitis am Knochenlappen sind dem Cortison in die Schuhe geschoben worden (Caughey u. Mitarb.). Vorbeugende Gaben von antibiotischen Mitteln werden mit Recht empfohlen.

In Tierversuchen von Taylor u. Mitarb. hat sich eine ungünstige Wirkung der Corticoide (Cortison, DOCA, Oestradiol) auf die Wundheilung und Fibroblastenwucherung nicht bestätigt.

Zur Vorbereitung auf die Hypophysektomie geben Luft und Olivecrona (1955) 50 mg Cortison täglich für mindestens 4 Tage.

Zusammenfassend kann gesagt werden, daß sich die kurzfristige Vor- und Nachbehandlung mit Cortison oder ACTH bei allen sellanahen Eingriffen bewährt hat. Die günstige Wirkung erstreckt sich nach den bisher vorliegenden Beobachtungen auf den postoperativen Kreislaufkollaps und die Hyperthermie. Die Wirkung auf das postoperative Hirnödem bedarf weiterer Erfahrungen. Dies ist deswegen von besonderer Bedeutung, weil bei der heutigen Operationstechnik dem postoperativen Hirnödem wahrscheinlich mehr Todesfälle zur Last zu legen sind als dem Blutverlust. Ich verweise auf die zusammenfassende Arbeit von Hoessly und Olivecrona (1955) über die Meningiome.

Bei aller Wichtigkeit der hormonalen Vorbereitung sollten nun aber gewisse praktischchirurgische Gesichtspunkte nicht vernachlässigt werden. Ich rechne dazu vor allem:

1. Diagnostische Verfahren zur Feststellung, welche örtlichen Beziehungen ein sellanaher Prozeß zum 3. Ventrikel hat.

Die Mehrzahl der in diese Gruppe fallenden Tumoren ist durch ein „klassisches" neurologisches Syndrom ausgezeichnet, das in der Regel diagnostische Hilfsuntersuchungen überflüssig macht. Jede Abweichung von dem typischen Syndrom muß eine Luftdarstellung der Hirnkammern und womöglich der subarachnoidalen Räume veranlassen, um Größe und Ausdehnung der Geschwulst sowie ihre Beziehungen zur Nachbarschaft, d.h. zum dritten Ventrikel und zur suprasellären (Lindgren), sowie den basalen Zisternen vor der Operation möglichst genau ausfindig zu machen. Dazu gehören, um nur einige praktische Beispiele zu nennen, etwa ein Foster-Kennedysches Syndrom, eine Augenmuskelparese oder homonyme Gesichtsfelddefekte bei einem anscheinend intrasellären Hypophysenadenom; oder ein Diabetes insipidus bei einem suprasellären Kalkherd oder einem medialen Keilbeinflügelmeningiom; oder eine Fröhlichsche Dystrophie bei einem Meningiom des Tuberculum sellae und ähnliches.

In geeigneten Fällen und natürlich bei Aneurysmen im vorderen Willisii-Abschnitt wird das Angiogramm über das Bestehen von Zisterneneinklemmungen (Fischer-Brügge) sowie über Größe und Wachstumsrichtung eines Aneurysmas etwa der A. communicans ant. die gewünschte Auskunft geben.

Das Unterlassen solcher diagnostischer Hilfsmaßnahmen kann zu unangenehmen Überraschungen intra operationem führen, ja dem Operierten das Leben kosten.

2. Die schonende Druckentlastung. Sie ist bei allen drucksteigernden intrakraniellen Prozessen *die* wesentliche Voraussetzung einer erfolgreichen chirurgischen Behandlung.

Dies gilt insbesondere für alle Kranken mit den Zeichen der Zisterneneinklemmung, beim Hydrocephalus occlusus, besonders bei Kindern, und bei den Tumoren der hinteren Schädelgrube. *Intensität und Dauer der Bewußtseinsstörung sind dabei ein verläßlicher Gradmesser* der bereits bestehenden Schädigung der vitalen Hirnstammzentren.

Die Druckentlastung erfolgt in allen geeigneten Fällen durch eine präliminäre Ventrikeldrainage nach POPPEN (S. 21).

Unter den supratentoriellen Prozessen eignen sich manche zur Punktion und schonenden Entleerung, die wohl meist — ebenso wie die Punktion des erweiterten Ventrikels der Gegenseite — intra operationem erfolgen wird. Hierzu gehören z.B. abgekapselte Blutungen oder Abscesse, Gliomcysten und die cystischen Ependymome der Großhirnhemisphären des Kindesalters (ZÜLCH 1951) sowie die suprasellären Cysten, die eine bestimmte Größe erreicht haben. Die Punktion kann aber unter besonderen Umständen und in Notfällen die einzige chirurgische Maßnahme sein, die sich für den Augenblick verantworten läßt.

Ähnliches gilt für die subduralen Ergüsse im Säuglingsalter, die ein Bohrloch und Drain erfordern, wenn wiederholte Punktionen durch die Fontanelle oder die erweiterte Coronarnaht nicht zum Ziele führen.

Für viele suprasselläre Cysten war früher, d. h. vor der Einführung der Hormon-Vorbehandlung, die wiederholte Entleerung durch Punktion die einzige Maßnahme, die gerechtfertigt schien. Ein klassisches Beispiel dieser Art haben CAIRNS u. Mitarb. (1941) mitgeteilt. Später kam die transventrikuläre Freilegung (TÖNNIS) und Fensterung solcher Cysten auf dem Wege der intraduralen Chiasmafreilegung nach DANDY (vgl. Abb. 3) in Übung. Erst die Hormon-Vorbehandlung hat große und selbst radikale Eingriffe an diesen Geschwülsten möglich gemacht.

2. Latente Organerkrankungen, die die Indikation und Prognose beeinflussen.

a) Extracerebrale Neoplasmen mit Hirnmetastasen.

Unter den bösartigen Geschwülsten, die Hirnmetastasen machen, stehen die bronchogenen Carcinome und die Hypernephrome obenan. Dann folgen der Brustdrüsenkrebs bei der Frau, das maligne Melanom und das Chorionepitheliom, das auch im Hoden vorkommen kann.

Die Bedeutung der bronchogenen Carcinome für die sekundären Hirngeschwülste tritt mehr und mehr in den Vordergrund.

KNIGHTS (1954) hat fast in einem Viertel der 102 Fälle von Hirnmetastasen, die er untersucht hat, ein primäres Bronchuscarcinom gefunden. Die Hälfte seiner 38 weiblichen Patienten hatte einen Brustdrüsenkrebs.

STÖRTEBECKER (1954), der aus der Stockholmer Klinik 158 Fälle von Hirnmetastasen (unter 4444 Hirntumoren) veröffentlicht hat, gibt folgende Häufigkeitszahlen:

Hypernephrom . . . . 20,2 %
Lunge, einschließlich Mediastinum . . . 15,8 %
Melanosarkom der Haut . . . . 7,6 %
Brustdrüsenkrebs . . . . 7,0 %
Verdauungstrakt . . . . 9,5 %

In einem Drittel seiner Fälle (32,3 %) wurde der Primärtumor nicht gefunden.

GÄRTNER (1955) fand unter 124 Fällen von Hirnmetastasen 104 Carcinome, von denen 55 vom Bronchialbaum ausgegangen waren.

Die Frühdiagnose des Bronchuskrebses ist durch die systematische Mikroskopie des Bronchialsekretes, Bronchoskopie mit Probeexcision und Bronchographie außerordentlich gefördert worden. Die cerebralen Symptome können die ersten Erscheinungen des Leidens sein oder das klinische Bild beherrschen. Bei Erwachsenen, besonders bei Männern, sollte man immer speziell nach Symptomen, die auf die Lungen und den Thorax hindeuten, in der Vorgeschichte forschen und nötigenfalls zur Sicherheit eine Röntgenaufnahme der Brust machen. In allen verdächtigen Fällen empfiehlt sich eine wiederholte Untersuchung des Bronchialsekretes.

Die *Hypernephrome* beginnen oft mit einer massiven, aber schmerzlosen Hämaturie. Der Tastbefund kann negativ sein. Das Pyelogramm zeigt manchmal schon im Beginn die charakteristische Deformierung und Füllungsdefekte der Nierenkelche oder eine Verdrängung des Harnleiters nach lateral; indessen schließt ein negatives Pyelogramm einen Grawitz-Tumor nicht aus. Auf dem Röntgenbild der Lungen können die charakteristischen „Kanonenkugel"-ähnlichen hämatogenen Metastasen erscheinen.

Nicht selten ist eine sog. „Spontan-Fraktur" etwa eines langen Röhrenknochens das erste klinische Zeichen — wie ein Blitz aus heiterem Himmel; die Röntgenaufnahme bestätigt dann die neoplastische Ätiologie.

STÖRTEBECKER hat 1951 aus der Stockholmer Klinik zusammenfassend über die Hirnmetastasen bei Hypernephromen berichtet. 17 von den 19 Fällen sind operiert worden. Ungefähr 10% aller Hypernephrome metastasieren in das Gehirn (GUTTING, bei STÖRTEBECKER 1951). Ungefähr 13% aller metastatischen Hirntumoren stammen von Hypernephromen. In den meisten Fällen handelt es sich um solitäre operable Geschwülste, und die Erfahrung lehrt, daß die Operation sich sehr wohl lohnt, bevor Blindheit als Folge der Stauungspapillen eingetreten ist. Deswegen, und auch, um den Kranken von seinen quälenden Kopfschmerzen zu befreien, soll die Operation nicht zu lange hinausgeschoben werden. Die Prognose ist bei *den* Kranken am günstigsten, wo der Primärtumor frühzeitig entdeckt und entfernt worden ist.

Für die Diagnose eines *malignen Melanoms* sind die regionären Lymphdrüsen, der Tastbefund über der Leber und die Untersuchung des Augenhintergrundes von Bedeutung.

Die Palpation der Lymphdrüsen am Hals und in den Leisten sollte jede neurologische Untersuchung ergänzen, desgleichen bei älteren Männern die rectale Untersuchung und nötigenfalls die Feststellung des Restharns.

Bei älteren Patienten mit kurzer Vorgeschichte und massiven neurologischen Ausfällen wird die Differentialdiagnose immer zwischen Glioblastom und Hirnmetastasen zu entscheiden haben. Eine sorgfältige Röntgenuntersuchung der Lungen, des Magen-Darmkanals und der Nieren und Harnwege, einschließlich Pyelogramm, wird die Entdeckung eines Primärtumors erleichtern. Das cerebrale Angiogramm liefert häufig wertvolle artdiagnostische Hinweise in Form der Tönnisschen aneurysmatischen „Gefäßfisteln" (LORENZ, RIECHERT) und der grobfleckigen und fadenförmigen Tumoranfärbungen (KRAYENBÜHL und RICHTER), die für die Diagnose eines Glioblastoma multiforme ausgewertet werden können.

b) Erkrankungen der Kreislauforgane.

1. Herz. Wichtig für den Neurochirurgen ist vor allem die rechtzeitige Erkennung eines drohenden Versagens des linken Herzens. Es spielt beim Zustandekommen der postoperativen Lungenkomplikationen eine wichtige Rolle, auf die wir in Kapitel V zurückkommen. Das Elektrokardiogramm und die Schirmdurchleuchtung des Thorax, ergänzt durch einen Bariumschluck zur Darstellung des Oesophagus und eines vergrößerten linken Atriums, geben wertvolle Hinweise.

Unter den ätiologischen Faktoren der sog. Linksdekompensation interessiert uns vor allem die *arterielle Hypertonie*. Neben der essentiellen soll man die anderen Formen der Hypertonie nicht übersehen; unter den renalen vor allem die bei angeborener polycystischer Degeneration der Nieren, die oft erst im mittleren Lebensalter klinische Erscheinungen macht, und das Phäochromocytom (Sympathoblastom), das auch bei Kindern beobachtet wurde; schließlich die Hypertonie der oberen Körperhälfte bei der Isthmusstenose der Aorta, die — ebenso wie die angeborene Cystenniere — nicht selten mit Aneurysmen des Circulus Willisii zusammen vorkommt.

Sa fand WRIGHT unter 304 Fällen von Aortenstenose 16mal gleichzeitig ein Aneurysma des Circulus Willisii; BIGELOW fügte drei weitere Fälle hinzu; in acht von diesen Fällen handelte es sich um multiple Aneurysmen.

Das Zusammenvorkommen von Hirnaneurysmen mit polycystischer Degeneration der Nieren haben FORSTER und ALPERS betont; BIGELOW hat 44 Fälle dieser Art zusammengestellt; 7mal lagen multiple Aneurysmen vor.

Schließlich ist kürzlich durch SCHAMROTH u. Mitarb. ein Fall von Aortenstenose mit doppelseitiger Cystenniere beschrieben worden.

Der 43jährige Mann hatte einen arteriellen Hochdruck — der Blutdruck war höher in den Armen als in den Beinen —, eine Linkshypertrophie des Herzens und ein charakteristisches Pyelogramm. Die Diagnose einer Aortenstenose wurde thorakoskopisch bestätigt.

Von besonderem Interesse ist die Blutdrucksteigerung beim arterio-venösen Aneurysma des Gehirns und bei Tumoren der hinteren Schädelgrube.

Beim arterio-venösen Aneurysma findet sich hin und wieder eine Blutdruckerhöhung, manchmal nur auf einer Seite des Körpers (RÖTTGEN). Herz- und Pulsveränderungen können hinzukommen.

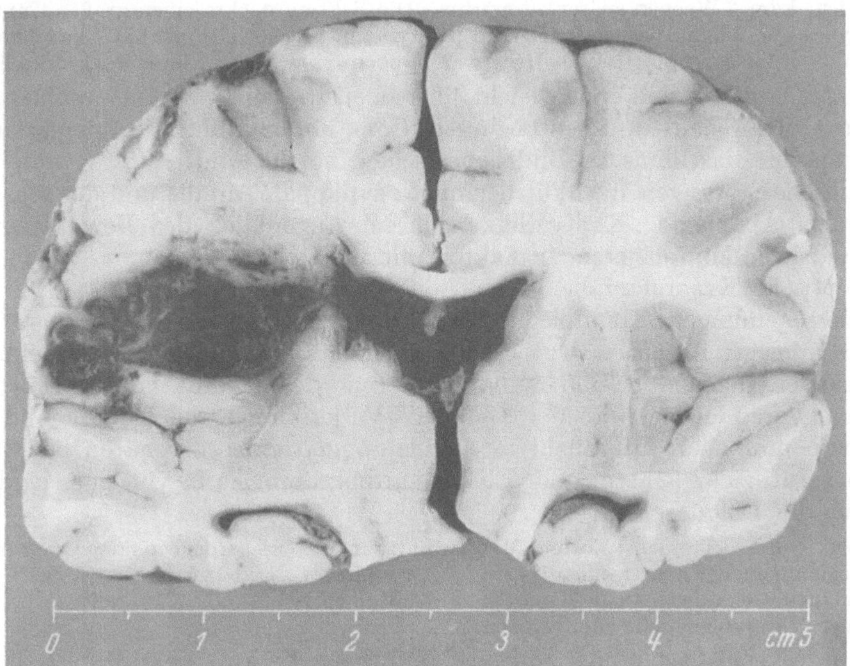

Abb. 3. 15jähriger Negerjunge mit apoplektischer Hirnblutung bei einem arteriovenösen Aneurysma der rechten Zentralregion. Durchbruch der Blutung in den Ventrikel (nach der operativen Freilegung). Wegen der Veränderungen am Herzen (s. Text) war zuerst die Diagnose auf Mitralstenose mit Thrombose der A. Sylvii gestellt worden. (Aus der neurochirurgischen Abteilung in Pretoria.)

NB. Man vergleiche damit die Abb. 98 auf S. 440 von F. HILLER: „Die Zirkulationsstörungen des Rückenmarks und Gehirns" im Handbuch der Neurologie von O. BUMKE und O. FOERSTER, Bd. 11. Berlin: Springer 1936.

Der Befund über dem Herzen kann gelegentlich zu Fehldiagnosen führen, wie eine eigene Beobachtung zeigt:

15jähriger Negerjunge. Apoplektische Hirndrucksteigerung mit linksseitiger Hemiplegie. Lumballiquor stark blutig. Herzspitzenstoß hebend, präsystolisches Geräusch, zeitweise mit systolischem Schwirren über der Mitralis. Blutdruck 140/80. EKG: leichte Links-Dekompensation. Diagnose: Mitralstenose, Thromboembolie der rechten A. fossae Sylvii. Erst bei der zweiten subarachnoidalen Blutung Überweisung zur Arteriographie. Das Arteriogramm zeigt ein großes arteriovenöses Aneurysma im rechten Rolando-Gebiet. Tod 3 Tage nach der Operation, die während der akuten Hirnblutung gemacht wurde, und bei der sich unterhalb der prä-Rolandischen Windungen eine ältere abgekapselte neben einer frischen Blutung fand, die in die Tiefe reichte. Das Blut wurde mit dem Sauger soweit wie möglich entfernt; größere corticale Gefäße wurden nicht unterbunden. Bei der Sektion fand sich ein breiter Einbruch der Blutung in den Ventrikel (Abb. 3).

Es ist noch umstritten, ob in Fällen von Hirntumoren, besonders Tumoren der hinteren Schädelgrube, wirklich eine dauernde Blutdrucksteigerung im Sinne einer arteriellen Hypertension vorkommt.

Wir haben kürzlich einen 16jährigen Jungen beobachtet, der seit 3 Monaten über Kopfschmerzen, Erbrechen, Schwindel und Sehverschlechterung geklagt hatte und beim Gehen sehr stark schwankte. Es war bei ihm außerdem ein labiler Hochdruck aufgefallen. Die systolischen Werte schwankten zwischen 140 und 160, die diastolischen zwischen 80 und 110 mm Hg; die höchsten gefundenen Werte waren 160/120 mm Hg. Das Elektrokardiogramm zeigte eine deutliche Links-Hypertrophie mit zahlreichen Vorhof-Extrasystolen. Im Urin wurden geringe Mengen von Eiweiß gefunden. Die Diagnose des einweisenden Arztes schwankte zwischen einem Kleinhirntumor, einem malignen Hochdruck mit Nierenschädigung und einem Phäochromocytom.

Wir fanden bei der Untersuchung eine hochgradige ältere Stauungspapille mit Exsudaten, eine doppelseitige Abducensparese, eine starke cerebelläre Ataxie und Koordinationsstörung beim Finger-Nasen-und Kniehacken-Versuch und einen Horizontal-Nystagmus, der beim Blick nach rechts gröber war als nach links. Die Reflexe waren beiderseits sehr schwach, das Babinski-Zeichen fehlte. Wir fanden einen Blutdruck von 158/110 mm Hg. Ein Eingriff wurde verweigert.

Der Patient kam 3 Wochen später ad exitum. Die Sektion deckte einen großen Tumor im Dach des 4. Ventrikels auf, allem Anschein nach ein Ependymom. Die Geschwulst hatte zu einem mächtigen Hydrocephalus occlusus geführt. Das Herz war hypertrophiert, die Nieren makroskopisch gesund.

Akute Myokardinfarkte können leicht übersehen werden, wenn sie apoplektiform mit massiven neurologischen Ausfällen beginnen (Cole und Sugarman), oder wenn die cerebralen Symptome das klinische Bild beherrschen; solche sind:

1. Psychische Störungen, die akut beginnen; synkopale Anfälle und das klassische Bild der cerebralen Apoplexie. Kopfverletzungen im Augenblick des Bewußtseinsverlustes können als dritter komplizierender Faktor mit ins Spiel kommen.

2. Epileptische Krampfanfälle.

3. Herderscheinungen: Hemiplegie, manchmal vorübergehend oder vom Typus der Hemiplegia alterna; Aphasie. Unter solchen Umständen muß man an einen akuten Myokardschaden denken, besonders bei älteren Patienten mit hohem Blutdruck und sklerotischen Veränderungen an den Gefäßen (Verkalkungen im Röntgenbild!). In der Vorgeschichte muß man auf flüchtige Erscheinungen einer coronären oder cerebralen vasculären Insuffizienz achten. Ein Elektrokardiogramm kann von entscheidender Bedeutung für die Diagnose sein.

Umgekehrt wird bei einem akuten Myokardinfarkt ein Elektroencephalogramm nicht selten fokale Abweichungen der elektrischen Spannungsproduktion der Hirnrinde aufdecken, auch wenn keine groben neurologischen Ausfälle bestehen. Wood gibt an, daß 7,7% aller Myokardinfarkte mit cerebraler Thromboembolie einhergehen.

Auf dem Sektionstisch findet man bei Kranken, die an einem Myokardinfarkt mit cerebralen Ausfalls- oder Reizerscheinungen zugrunde gegangen sind, vielfach statt der erwarteten massiven Blutung oder Erweichung nur ein Hirnödem, sklerotische Veränderungen an den Gefäßen, oder petechiale Blutungen (Bean und Read). Die cerebralen Symptome sind in diesen Fällen die Folge einer akuten Ischämie oder Hypoxie des Hirngewebes im Zusammenhang mit einem plötzlichen Blutdruckabfall, der bei einer latenten coronären oder cerebrovasculären Insuffizienz zu apoplektiformen Erscheinungen führen kann, besonders bei Hypertonikern und älteren Leuten. "Any kind of apoplexy but especially the non-hemorrhagie variety, must suggest the possibility of coronary thrombosis, even in the absence of cardiac symptoms" (Stürup).

Unter den extrakardialen Faktoren, die zu einem plötzlichen Blutdruckabfall Veranlassung geben können, sind zu nennen: akuter Blutverlust, alle Formen der „Austrocknung", die zum peripheren Gefäßkollaps führen, Venaesectio, stark wirkende Diuretica, ganglionblockierende Mittel und Sympathicusausschaltung, schließlich die Spinalanaesthesie (Kety u. Mitarb.).

Was die *kongenitalen Herzfehler* angeht, so wurden die Isthmusstenose der Aorta und ihre Beziehungen zur Hypertonie und zu Aneurysmen des Circulus arteriosus oben schon erwähnt.

Die Endocartitis lenta, eine häufige Komplikation der angeborenen Bildungsfehler des Herzens, kann zu Embolien im Gehirn ebenso wie in anderen Organen führen. Auch an die Möglichkeit sog. paradoxer Hirnabscesse bei Septumdefekten des Herzens muß man denken.

Endlich kann eine sekundäre Polycythämie — eine Folge der Mischung von venösem und arteriellem Blut, der sog. Rechts-Links-Verschiebung, wie sie z. B. bei der Fallotschen Tetralogie vorkommt — Anlaß geben zu cerebralen Thrombosen und Hirnblutungen.

Eine *Polycythaemia vera* wurde beschrieben bei hämangiomatösen Mißbildungen des Kleinhirns; gelegentlich mag es sich um ein zufälliges Zusammentreffen handeln. In anderen Fällen verschwand die Polycythämie nach der Entfernung des Hämangioms (CARPENTER, SCHWARTZ und WALKER).

Die Polycythämie kann Veränderungen am Augenhintergrund machen, die von einer Stauungspapille nicht zu unterscheiden sind; es ist dann notwendig, durch eine Ventrikelpunktion bzw. eine Angiographie einen Tumor auszuschließen.

Bei allen Kranken mit den Zeichen einer organischen Herzaffektion wird man das Maß der Operationsgefährdung sorgfältig abwägen gegenüber dem zu erwartenden Erfolg. Zur Vorbereitung auf den geplanten Eingriff dürfte der Rat eines Herzspezialisten nicht zu entbehren sein. Dem Blutdruck und Wasserhaushalt muß man besondere Aufmerksamkeit schenken, denn diese Kranken sind sehr empfindlich sowohl gegenüber einem abnormen Flüssigkeitsverlust wie gegenüber einer excessiven Flüssigkeitsaufnahme. Die präoperative Sauerstoffzufuhr scheint ein geeignetes Mittel zu sein, um die Arterialisation des Blutes zu heben und den Gefahren der Hypoxie vorzubeugen.

2. Auch den *peripheren Kreislauf* sollte man bei der Voruntersuchung nicht ganz vernachlässigen.

Postoperative Thromboembolien als Folge von Varicen kommen in der Hirnchirurgie kaum vor. Hämorrhoiden können nach der Operation zu schmerzhaften Einklemmungen führen oder profus zu bluten anfangen.

Die *Thrombendangitis obliterans* (v. WINIWARTER-BUERGER) kann sich nicht allein in einer peripheren Gangrän, sondern auch in Form der sog. Phlebitis migrans und in einer Carotisthrombose äußern.

Die Poly- (Peri-) Arteritis nodosa kann zu multiplen mykotischen Aneurysmen und massiven Hirnblutungen führen (JEWESBURY).

c) Störungen der zentralen Kreislaufregulation.

Den Störungen der zentralen Kreislaufregulation haben sich TÖNNIS und seine Schule in jahrelangen Untersuchungen zugewandt.

Kreislaufbelastungsproben wie die orthostatische Belastungsprüfung nach SCHELLONG, sind sowohl bei Hirnverletzungen wie bei Hirngeschwülsten vor und nach der Operation von Bedeutung. Sie liefern einen Maßstab für die vorhandenen Kompensationsmöglichkeiten. Es lassen sich dabei jene Fälle aussondern, die keine Ausgleichsmöglichkeiten besitzen.

Das Ausmaß der durch solche Belastungsproben erkennbaren Störungen ist einmal abhängig vom Grade der Hirndrucksteigerung und zweitens von der Lokalisation der Hirngeschwulst bzw. der Verletzung. Hochgradige Hirndrucksteigerung geht immer einher mit Störungen der zentralen Kreislaufregulation, gleichgültig, wo der Tumor sitzt. Bei geringen Druckerscheinungen sind es vor allem die Geschwülste des caudalen Hirnstammes und des Hypothalamus, die die Ausgleichsmöglichkeiten beeinträchtigen.

So wichtig solche Kreislaufbelastungsproben auch sind, sie erfassen doch nur einen Teil des zentralen Regulationssystems, in das unter anderem der gesamte hormonale und Stoffwechselapparat (Gasaustausch, Körpertemperatur, Grundumsatz, Wasser- und Salzhaushalt) eingebaut sind.

3. Präoperative Bekämpfung des Hirndruckes.

a) Konservative Behandlung (Entwässerung, Osmotherapie).

Sie geht zurück auf die experimentellen Untersuchungen von WEED und McKIBBEN (1919). Sie haben in zahlreichen Tierversuchen beobachtet, daß durch intravenöse Injektionen von hypertonischen Lösungen eine Schrumpfung des Gehirns, das durch eine

Schädellücke freigelegt worden war, hervorgerufen wird. Von da an hat sich die Osmo-
therapie in der Behandlung des gesteigerten Hirndruckes trotz mancher Widerstände —
Dandy hat die Entwässerung mit hypertonischen Kochsalz- und Zuckerlösungen als
wertlos bezeichnet — doch durchgesetzt. Sie wird heutzutage fast überall angewendet.
Einen „Beitrag zur Geschichte der Osmotherapie" hat Heep 1941 im Zentralblatt für
Neurochirurgie veröffentlicht.

Von den zur Osmotherapie vorgeschlagenen hypertonischen Lösungen wird heute wohl am meisten
die 50%ige Traubenzuckerlösung (Dextrose) gebraucht. Eine 50%ige Saccharose- (Rohrzucker-)
Lösung ist indessen vorzuziehen, wo es auf reine Entwässerung ohne Zufuhr von Calorien ankommt,
weil die Saccharose nicht resorbiert, sondern unverändert ausgeschieden wird (Schwartz und Elman
1938).

Die hypertonische Kochsalzlösung ist nicht ungefährlich und wird heute nur noch
selten verwendet.

Eine sehr starke entwässernde Wirkung hat auch die gesättigte (25—50%ige) Lösung
von Magnesiumsulfat ($MgSO_4$).

Man gibt den Trauben- bzw. Rohrzucker in 50%iger wäßriger Lösung, 100—200 cm³,
intravenös, ein bis mehrere Male am Tage. Eine verstärkte Wirkung wird erreicht durch
zusätzliche rectale Verabreichung von gesättigtem Magnesiumsulfat (Bittersalz), 100 bis
120 cm³. Dieses Mittel ist jedoch stark irritierend und sollte daher als langsamer Tropf-
einlauf, etwa 50 Tropfen je Minute, gegeben werden, und zwar auch bei benommenen
Patienten. Dieser rectale Tröpfler kann alle 4 Std wiederholt werden. Wird das Bittersalz als einmaliges Klysma (etwa 400 cm³) gegeben, so muß man Vorsorge treffen, daß
die Lösung nicht wieder ausgestoßen wird.

Die Wirkung der genannten Mittel wird unterstützt durch Weck- und Gefäßmittel.
Von Nikethamid (Coramin) gibt man 2—5 cm³ (Tönnis), von Coffein. Natriumbenzoicum
0,5 g alle 4 Std (Kennedy und Wortis). Loew hat gefunden, daß starke Schwellungs-
zustände des Gehirns auch auf Verabreichung des sympathicolytischen Pendiomid günstig
reagieren. Die Fragen der Entstehung und Verhütung des Hirnödems sind im übrigen
noch wenig geklärt. Sicher spielen dabei Verschiebungen im extra- und intracellulären
Elektrolythaushalt eine bedeutsame Rolle[1].

Man wird weiter versuchen, die Flüssigkeitsaufnahme auf 500—800 cm³ je Tag zu
beschränken.

Auf eine „Austrocknung" und Demineralisierung laufen auch die diätetischen Maßnahmen hinaus.

Schönbauer gibt seinen Kranken für 2 Tage vor der Operation eine salz- und fettfreie Reis-
Obstkost (Apfelreis) und konnte dadurch eine Senkung der postoperativen Sterblichkeit erzielen. Ähnlich soll die Reisdiät nach Kempner wirken, die 2000 Calorien und weniger als $^1/_2$ g NaCl täglich enthält.

Es empfiehlt sich nicht, während einer rigorosen Entwässerung starke Diuretica zu
geben; ein zu plötzlicher Kochsalzverlust kann akute Elektrolytstörungen und urämische
Erscheinungen auslösen. Auf die Möglichkeit cerebrovasculärer Komplikationen ist oben
hingewiesen worden (s. unter Myokardinfarkte).

Eine andere Gefahr der zu intensiven oder lang dauernden Entwässerungsbehandlung
besteht darin, daß dadurch einem postoperativen Unterdruckzustand Vorschub geleistet
werden kann (s. Kapitel V).

Sympathicolytische Mittel ebenso wie die intravenöse Injektion von 50 cm³ 50%iger
Glucose (oder Saccharose) kann gelegentlich mit Vorteil dazu benutzt werden, um die
Hirndruckerscheinungen vorübergehend zu bessern und die neurologische Untersuchung
benommener Patienten zu erleichtern.

b) Operative Methoden der Druckentlastung.

Die zu plötzliche Entlastung eines stark gesteigerten intrakraniellen Druckes kann
gefährlich sein und selbst zum Tode führen, der meist unter Hyperthermie und Atem-

---

[1] Ich verweise hier auf das Übersichtsreferat von H.-W. Schega in Langenbecks Archiv (1955).

lähmung erfolgt. Beim Hydrocephalus occlusus sind in solchen Fällen auf dem Sektionstisch gelegentlich subependymäre Blutungen gefunden und als Folge eines akuten Ventrikelkollapses gedeutet worden.

Man wird deshalb meist versuchen, um das Operationsrisiko zu vermindern, einen gesteigerten Hirndruck vor dem Haupteingriff so schonend wie möglich herabzusetzen und bis zur Operation auf möglichst normaler Höhe zu halten. Das geschieht heute meist durch die *präliminäre Dauerdrainage* der Hirnkammern, um deren Einführung sich INGRAHAM und CAMPBELL (1941), J. L. POPPEN (1943), CRAWFORD, BERIN u. a. verdient gemacht haben.

α) Präliminare Dauerdrainage.

Es ergibt sich dabei manchmal von selbst, diesen Eingriff mit einer Schätzung der Ventrikelgröße zu verbinden, die DANDY 1923 als selbständigen Eingriff empfohlen hat.

Technik. Man wählt zur Ventrikeldrainage die Vorderhörner der Hirnkammern. Der Patient liegt auf dem Rücken, mit leicht erhöhtem und flektiertem Kopf, der durch eine harte Nackenstütze gehalten wird.

Der Eingriff wird in örtlicher Betäubung gemacht, nur bei Kindern ist gelegentlich eine leichte Allgemein- oder rectale Basisnarkose erforderlich. Nach der üblichen Vorbereitung des Operationsfeldes wird die Mittellinie des Kopfes markiert und knapp hinter der Stirn-Haargrenze — bei Glatzköpfen orientiert man sich nach der Kranznaht — etwa 3—4 cm neben der Mittellinie beiderseits ein 3—4 cm langer Hautschnitt angelegt, der auch das Periost durchtrennt. Der Schnitt wird gewöhnlich parallel zum Längsblutleiter gemacht, man kann ihn auch quer dazu anlegen oder so, daß er in den Hautschnitt einer später geplanten Trepanation hineinpaßt. Das Periost wird mit einem scharfen Raspatorium nach beiden Seiten zurückgeschoben und rasch ein kleiner dreizinkiger selbsthaltender Wundsperrer eingesetzt, der die Wunde kräftig spreizt und die Blutstillung besorgt. Man geht auf beiden Seiten genau in der gleichen Weise vor. Nach Anlegen eines Bohrloches wird die Dura kreuzförmig incidiert. Man bekommt dadurch Zutritt zum Subduralraum und kann die Hirnrinde inspizieren. Die Untersuchung des Subduralraumes ist besonders bei Kindern und Säuglingen wichtig. Man achtet auf die Pulsation der Hirnoberfläche und darauf, ob das Hirn in die kleine Knochenlücke vordrängt.

Dann coaguliert man in einem gefäßfreien Bezirk punktförmig die weichen Häute und führt an dieser Stelle die Ventrikelpunktionskanüle in Richtung auf das Vorderhorn ein, das ist etwa parallel zur Mittellinie und senkrecht zur Hirnoberfläche. Manchmal kann man den Widerstand des Ventrikelependyms deutlich fühlen. Man zieht dann den Mandrin aus der Kanüle heraus, und sobald der erste Liquortropfen erscheint, mißt man die Tiefe, bis zu der die Kanüle vorgedrungen ist. Man bekommt dadurch ein ziemlich zuverlässiges Maß von der Größe der Hirnkammern. Eine normale Hirnkammer wird bei der hier beschriebenen Technik durchschnittlich in einer Tiefe von 5—6 cm angetroffen. Ist der gemessene Abstand kleiner als 4 cm, so kann man sicher sein, daß der Ventrikel erweitert ist, und das ist in gewissen Fällen die einzige Information, die man zu erhalten wünscht, z. B. wenn es sich darum handelt, die Differentialdiagnose zwischen einem Tumor der hinteren Schädelgrube und einem supratentoriellen Tumor zu machen. Findet sich ein symmetrischer Hydrocephalus, so wird man wohl meist, besonders bei schlechtem Allgemeinzustand oder bei Zeichen der Austrocknung eine präliminare Ventrikeldrainage anschließen. Sie hat im Vergleich mit wiederholten Ventrikelpunktionen, die nur eine vorübergehende Druckentlastung schaffen, und bei denen plötzliche Druckschwankungen unvermeidlich sind, den Vorteil, daß der Druck in schonender Weise auf die gewünschte Höhe eingestellt und konstant gehalten werden kann.

Ohne viel vom Liquor abzulassen, zieht man die Kanüle heraus und führt einen dünnen (Nr. 8) Gummikatheter oder Polythenkatheter in den Punktionskanal bis in den Ventrikel vor. Den gemessenen Abstand von der Hirnoberfläche markiert man sich auf dem Katheter. Bei richtiger Lage beginnt der Liquor aus dem äußeren Katheterende abzuträufeln. Dieses wird sodann abgeklemmt. Man schließt die Wunde in Schichten, ohne die Lage des Katheters zu verändern, der in einen der Hautfäden mit eingeknotet wird. Der Katheter wird unter Bildung einer Doppelschleife mit Heftpflaster auf der Haut fixiert und mit Hilfe einer abgeschliffenen Hohlnadel und eines Glaszwischenstückes an einen dünnen Gummischlauch angesetzt, der mit einer sterilen Auffangflasche verbunden ist. Wir verwenden dazu eine etwa 1 Liter fassende Glasflasche, an deren Hals zwei seitliche Ansatzstücke angebracht sind. An das obere wird der Drainschlauch angeschlossen. Das untere, dem Druckausgleich dienende, wird mit steriler Gaze bedeckt. Der Hals der Flasche ist wasserdicht verschlossen. Der Schlauch muß dem Kopf des Patienten eine gewisse Bewegungsfreiheit gewähren. Er kann über eine Rolle geführt werden.

Die Flasche wird am Kopfende des Bettes festgemacht (Abb. 4).

Die Druckhöhe läßt sich durch Höher- und Tieferstellen der Flasche beliebig verändern. Sie ergibt sich aus dem Höhenunterschied zwischen der Ventrikelpunktionsöffnung und der Mündung des Verbindungsschlauches in das Auffanggefäß. Sie soll in der Regel 12—15 cm betragen.

In den Fällen, wo der Ventrikel nur wenig oder gar nicht erweitert ist und der Liquor nicht spontan aus der Kanüle abfließt, erübrigt sich die Einführung eines Katheters.

Man kann den Ventrikelkatheter dazu benutzen, um zu beliebiger Zeit, etwa nach 1—2 Tagen, wenn sich der Druck stabilisiert hat, oder kurz vor der Operation, Luft in die Hirnkammern zur Ventrikulographie einzublasen.

Zur präoperativen Druckentlastung mit dem Ventrikelkatheter genügen im allgemeinen 2—5 Tage. In dieser Zeit wird man zweckmäßig durch Bluttransfusionen oder Infusion von Nährlösungen den Allgemeinzustand des Patienten zu heben versuchen.

Während der Operation läßt man den Ventrikelkatheter liegen und sorgt für eine gute Drainage, um eine maximale Druckentlastung zu erhalten.

Nach der Operation empfiehlt es sich, den Katheter für einige Stunden zu verschließen, um eine mäßige Drucksteigerung zu erzeugen, die einer venösen Nachblutung entgegenwirkt (Poppen).

Etwa 2 Tage nach der Operation wird der Katheter für einige Stunden abgeklemmt. Verträgt der Kranke das gut, so öffnet man ihn, läßt den Liquor ablaufen und entfernt den Katheter. Wenn nötig, kann man ihn auch länger, etwa 8—10 Tage liegen lassen, ohne eine Infektion befürchten zu müssen.

Beim Säugling benutzt man zur Exploration des Subduralraumes und zur Ventrikeldrainage entweder die große Fontanelle oder besser die meist etwas gesprengte Coronarnaht. Eine nicht zu feine Lumbalpunktionsnadel wird durch eine winzige Hautincision bis in die Hirnkammerlichtung geführt und dann durch einen dünnen Polythenkatheter ersetzt. Dieser kleine Eingriff kann ohne Betäubung ausgeführt werden.

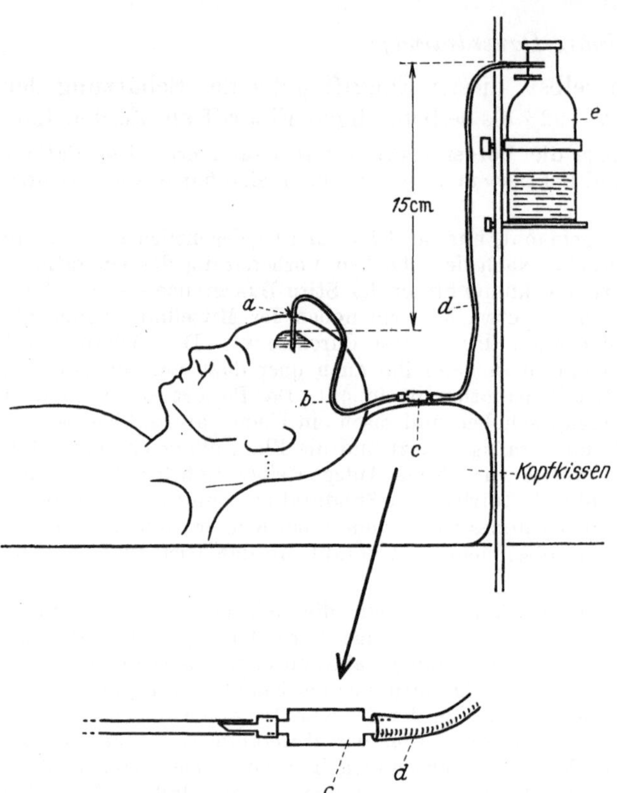

Abb. 4. Ventrikeldrainage (schematisch). *a* Hautnaht, um den Katheter (*b*) geknotet; *c* Glaszwischenstück (mit vorgeschalteter Hohlnadel); *d* Gummischlauch zum Auffanggefäß (*e*).

β) Subtemporale Dekompression nach Cushing (1920).

Dieser Eingriff hat in den ersten Jahren der modernen Hirnchirurgie eine große Rolle gespielt, wie schon daraus hervorgeht, daß ihm Cushing eine große Bedeutung beigemessen hat. Heute wird die subtemporale Entlastung nicht mehr so oft ausgeführt, weil die Hirntumoren mit größerer Sicherheit lokalisiert und gewöhnlich direkt operativ angegangen werden.

Die Dekompression nach Cushing ist heute eigentlich nur noch angezeigt in Fällen von unklarer Hirndrucksteigerung mit drohender Erblindung ohne lokalisierbaren Tumor, wenn konservative Methoden wie Entwässerung, spinale oder Ventrikeldrainage nicht zum Ziele führen. Zur Bekämpfung eines posttraumatischen Hirnödems wird der Eingriff wohl kaum noch gemacht. Zu widerraten ist die Cushingsche Dekompression bei malignen Gliomen; sie führt meist zu einem entstellenden Hirnprolaps und verlängert unnötig die Leidenszeit dieser Kranken.

Technik. In der Schläfengegend wird ein etwa 7—8 cm langer Hautschnitt in Richtung der Fasern des Temporalismuskels gemacht, der fingerbreit vor dem Ohr bis zum Jochbogen heruntergeführt wird. Im unteren Wundwinkel trifft man gewöhnlich die A. temporalis superficialis, die umstochen wird. Dann durchtrennt man die Fascie und den Schläfemuskel mit dem Diathermie-Messer in der Faserrichtung des Muskels bis zu seinem Ansatz an der Schläfeschuppe. Nach Durchtrennung des Periostes und Einsetzen eines Kleinhirnsperrers mit abgewinkelten Armen wird von einem Bohrloch aus die dünne Schläfeschuppe abgetragen, so daß eine etwa kreisrunde Knochenlücke entsteht, deren Durchmesser ungefähr 5 cm beträgt. Ist die Dura stark gespannt, so wird zuerst das Unterhorn des Ventrikels punktiert. CUSHING hat vorgeschlagen, die Muskelnähte vor der Eröffnung der Dura anzulegen, sie brauchen dann beim Wundverschluß nur angezogen und geknotet zu werden. Beim Eröffnen der Dura müssen durchschnittene Äste der A. meningica media mit Silberclips versorgt werden. Die Dura wird durch radiäre Einschnitte bis an den Rand der Knochenlücke gespalten. Ihre Zipfel werden über den Knochenrand zurückgelegt, brauchen aber nicht hochgenäht zu werden. Man soll die weichen Häute nicht verletzen. Das Wesentliche ist der Wundschluß; er erfolgt in 4 oder 5 Schichten; zuerst der Muskel in einer oder zwei Etagen mit lockeren, dünnen Seidenknopfnähten, die die Ernährung des Muskels nicht beeinträchtigen und das Knochenfenster lückenlos schließen. Darauf die Galea, jeweils mit enggestellten Seidenknopfnähten. Schließlich als letzte Schicht die Hautnaht ohne Spannung und unter tadelloser Adaptation der Wundränder, die eine unsichtbare Narbe gewährleistet. Ein Drain erübrigt sich.

OLIVECRONA empfiehlt, nur das äußere Durablatt wegzunehmen.

Das Anlegen einer subtemporalen Entlastungslücke im Verlauf einer osteoplastischen Trepanation wird auf S. 68 (Abb. 21) beschrieben.

γ) *Ventrikulostomie des dritten Ventrikels* (DANDY 1922, STOOKEY und SCARFF 1936).

Durch diesen Eingriff will man einen Verschlußhydrocephalus der ersten 3 Hirnkammern, z.B. bei einem Aquäduktverschluß, entlasten, indem eine Verbindung zwischen dem 3. Ventrikel und den basalen Zisternen hergestellt wird.

Der Zugang erfolgt wie zur osteoplastischen subfrontalen Freilegung des Chiasmas nach DANDY meist auf der rechten Seite. Steht das Gehirn unter starkem Druck, so muß das Vorderhorn des Ventrikels teilweise entleert werden. Die Dura wird über dem Stirnhirn T-förmig eröffnet. Man dringt dann, wie auf S. 77 beschrieben, bis zur Sehnervenkreuzung vor und eröffnet breit die Cisterna chiasmatica und lateralis. Im hinteren Chiasmawinkel wölbt sich, wenn nicht zu viel Liquor abgelassen wurde, die Lamina terminalis des 3. Ventrikels als dünne, durchscheinende Membran vor. Sie wird mit einer spitzen Pinzette oder einem Häkchen perforiert und die Öffnung bis auf etwa Erbsengröße erweitert. Der Liquor sprudelt unter Druck heraus. Eine besondere Blutstillung ist bei behutsamem Vorgehen nicht erforderlich. Der Schluß der Wunde erfolgt in der üblichen Weise.

DANDY (1922) hat den subtemporalen Zugang vorgeschlagen und perforiert nach Anheben des Schläfelappenpols die dünne Seitenwand des Infundibulums; auf diese Weise wird eine Verbindung hergestellt zur Cisterna lateralis und interpeduncularis.

Auch STOOKEY und SCARFF (1936) benutzen zur Kommunikation neben der Cisterna chiasmatis die Cisterna interpeduncularis, indem sie zusätzlich den Boden des 3. Ventrikels hinter dem Chiasma perforieren. SCARFF hat später (1951) über Ergebnisse nach der von STOOKEY und ihm selbst angegebenen Methode berichtet: bei 19 von 34 Patienten mit einem Verschluß-Hydrocephalus wurde der intrakranielle Druck für die Dauer und befriedigend herabgesetzt. Die einfache Fensterung des 3. Ventrikels nach vorn lieferte nicht ganz so gute Dauerresultate. KRAYENBÜHL und seine Mitarbeiter WERNER und MARTIN (1950) haben in 17 Fällen von Verschluß-Hydrocephalus die supra-chiasmatische Fensterung ausgeführt und bei 10 Kranken eine dauernde Besserung erhalten; zwei Fälle rezidivierten nach 2 und 3 Jahren. Bei einem Patienten mit einem inoperablen Hämangiom des Kleinhirns wurde autoptisch 4 Monate nach der Operation die Öffnung in der Lamina terminalis klaffend offen gefunden. Nach den Erfahrungen dieser Autoren ergibt das Verfahren die besten Resultate bei den Geschwülsten des hinteren Abschnittes des dritten Ventrikels.

Es wird diesem Eingriff vielfach zur Last gelegt, daß der Liquor aus dem Ventrikelsystem zum Teil in den Subduralraum abfließt. Dieser Einwand trifft aber nicht ganz zu, weil bei richtiger Technik der Liquor in die basalen Zisternen abgeleitet wird. Es wird ihm damit der Weg zu den Stellen der Resorption geöffnet. Voraussetzung ist allerdings, daß die basalen Zisternen untereinander und mit den Subarachnoidalräumen über der Konvexität des Gehirns kommunizieren, d.h. daß die Liquorwege hinter den Foramina Magendii und Luschka bis zu den Pacchionischen Granulationen offen sind. Dies ist freilich keineswegs immer der Fall, und dann muß der Erfolg der Operation ausbleiben oder kann höchstens vorübergehend sein. Bei Säuglingen und im frühen Kindesalter sind die subarachnoidalen Räume sehr wahrscheinlich noch zu gering entwickelt, um eine regelrechte Liquorströmung zuzulassen (Ingraham und Matson).

Eine andere praktisch bedeutungsvolle Ursache für das Unwegsamwerden der subarachnoidalen Maschen an der Hirnbasis und über der Konvexität ist durch Krayenbühl und Lüthy herausgestellt worden, nämlich rezidivierende subarachnoidale Blutungen beim Hirnaneurysma, die zum Liquor-Rückstau und „Hydrocephalus male resorptivus" führen.

Viele Kliniken ziehen heute das Torkildsensche Verfahren der Ventrikulostomie des 3. Ventrikels vor.

δ) Ventrikulo-cisternostomie nach Torkildsen (1939).

Dabei wird eine künstliche Verbindung zwischen dem Hinterhorn der erweiterten Seitenkammer und der Cisterna cerebello-medullaris hergestellt.

Der Eingriff wird von einem Mittellinienschnitt aus gemacht, der über dem Epistropheus-Dornfortsatz beginnt und oberhalb des Inions etwas nach der Seite in die Gegend der Hinterhornspitze abbiegt. Die Nackenmuskulatur wird mit kräftigen Kleinhirnsperrern auseinandergehalten. Den hinteren Atlasbogen nimmt man gewöhnlich fort, wie auf S. 85 genau beschrieben werden wird. Von einem Bohrloch aus wird dann das Hinterhorn punktiert, aber nur teilweise entleert. Man ersetzt die Punktionskanüle durch einen dünnen Gummi- oder Polythen-Katheter, in den ein oder zwei Seitenöffnungen geschnitten werden. Das äußere Ende des Katheters, aus dem bei richtiger Lage der Liquor abträufelt, wird zunächst zugeklemmt. Man eröffnet nun die Dura über der hinteren Zisterne durch einen kleinen Längsschnitt, der erlaubt, die Kleinhirntonsillen und die Gegend des Foramen Magendii zu inspizieren. Die Zisterne ist in diesen Fällen immer leer wegen des Verschlusses der Liquorwege kranialwärts davon. Die Arachnoidea wird breit eröffnet und das Katheterende hineingelegt und durch eine Naht an die Dura fixiert. Die Gesamtlänge des Katheters beträgt im Durchschnitt 10—12 cm. Man muß sich vor dem Schluß der Dura nochmals überzeugen, daß der Ventrikelliquor ungehindert in die Zisterne abfließt. Der Katheter wird zwischen Galea und Knochen gelagert. Um eine Knickung am Knochenrand des Bohrloches zu vermeiden, macht man an dieser Stelle mit dem Luer eine seichte Knochenrinne. Man kann den Katheter auf seinem Wege zur Zisterne durch eine Knopfnaht an die Galea fixieren. Ein schichtweiser Verschluß der Wunde beschließt den Eingriff.

Ähnlich wie bei der Ventrikulostomie des 3. Ventrikels kann auch die Torkildsensche Umgehungsoperation nur dann ihren Zweck erfüllen, wenn die Zisternen durchgängig sind und mit den Subarachnoidalräumen sowohl des Rückenmarkes wie über dem Großhirn kommunizieren. Der Erfolg ist unbefriedigend, wenn Verwachsungen und Verklebungen der weichen Häute bestehen, wie sie nach Traumen, Infektionen und wiederholten Subarachnoidalblutungen zurückbleiben können.

Paine und McKissock haben kürzlich über die Erfolge der Torkildsenschen Operation bei 25 Fällen von nicht-neoplastischen Aquäduktstenosen berichtet; in $^3/_4$ der Fälle waren die Ergebnisse zufriedenstellend.

RIECHERT hat das Torkildsensche Verfahren, das übrigens auf PAYR und HILDEBRAND zurückgeht, modifiziert, indem er den Katheter von der hinteren Schädelgrube aus durch ein Fenster im Tentorium durch den Hinterhauptslappen hindurch in den Ventrikel einführt.

HYNDMAN eröffnet die Hirnkammer durch den Scheitellappen und macht nach Koagulation der medialen Ventrikelwand eine Verbindung mit der Cisterna ambiens. Ich verweise hier auch auf das Kapitel über Hydrocephalus in diesem Handbuch.

4. Die Unterredung mit dem Kranken und seinen Angehörigen.

Jeder Neurochirurg soll persönlich vor der Operation mit einem erwachsenen und schweigsamen nahen Verwandten, dem Ehepartner oder den Eltern des Patienten sprechen und seine Auffassung über den Eingriff, die Erfolgsaussichten und das Operationsrisiko darlegen, nicht zuletzt, um auch die Meinung der Angehörigen zu erfahren. Eine solche Unterredung ist besonders wichtig vor Operationen, die schwer oder blutreich zu werden versprechen, und bei Kranken, bei denen ein infiltrierender Tumor vermutet wird. In solchen Fällen kann es klüger sein, die Entscheidung den Angehörigen zu überlassen und ihnen die Aussichten und Möglichkeiten anderer Behandlungsmethoden, etwa der Strahlentherapie oder einer palliativen Dekompression, sachlich zu schildern.

Indessen darf eine solche Unterredung beim Zuhörer nicht den Eindruck erwecken, daß der Operateur sich seiner Sache nicht sicher sei, denn ein uneingeschränktes Vertrauen muß auf beiden Seiten vorhanden sein.

Es ist nicht ratsam, im Falle etwa eines Glioblastoms, vor der Operation dem Patienten selbst „die volle Wahrheit" zu sagen, auch wenn der Kranke selbst darauf besteht. Einmal kann man vor dem Eingriff seiner Diagnose selten ganz sicher sein, was die Geschwulstart angeht, und dann wird man eine solche Mitteilung kaum als eine zweckmäßige psychische Vorbereitung des Kranken auf die Operation betrachten können.

Hier mögen einige Bemerkungen zur Frage wiederholter Eingriffe und zur Frage der Operation beim Glioblastom Platz finden.

Wiederholte Operationen sind bei Meningiomen, Hypophysengeschwulsten, Kraniopharyngiomen und Acusticustumoren gelegentlich durchaus gerechtfertigt, wahrscheinlich auch bei manchen Astrocytomen und beim Oligodendrogliom. Der Standpunkt CUSHINGs, der bis 15mal an dem gleichen Patienten operierte, gilt heute wohl als überholt.

Was das *Glioblastom* angeht, so halte ich den Standpunkt, die Operation grundsätzlich zu verwerfen, nicht für gerechtfertigt. Denn selbst bei einem anscheinend eindeutigen Arteriogramm kann, wie ich es selbst erfahren habe, einmal ein Irrtum unterlaufen. Auch eine Probepunktion aus der Geschwulst ist nicht unter allen Umständen beweisend. Man wird also doch in den meisten Fällen, wenn nicht der Allgemeinzustand und die neurologischen Ausfälle hoffnungslos geworden sind, zur Operation raten und die Trepanation (entgegen der Auffassung von MCKENZIE) mit einer subtemporalen Entlastung verbinden; hingegen ist es ratsam, die Dura zu schließen (OLIVECRONA).

In der Mehrzahl der Fälle wird es möglich sein, durch ein partielles Absaugen der Geschwulst oder Entleerung einer Cyste eine, wenn auch nur vorübergehende, Druckherabsetzung zu erreichen. Wenngleich eine Lebensverlängerung durch eine solche Operation kaum zu erwarten ist, so kann man doch den Kranken für den Rest seines Lebens von quälenden Kopfschmerzen und von der Gefahr der Erblindung befreien und die ihm noch zugemessene Zeitspanne lebenswert machen.

Die neueren radioaktiven Methoden (Radonkapseln, Kobaltnadeln) eröffnen hier vielleicht neue Aussichten (s. Bd. I dieses Handbuches).

5. Unmittelbare Operationsvorbereitung.

Zur Schonung der Psyche besonders empfindlicher Patienten gehört, daß man ihnen den Zeitpunkt der Operation nicht zu früh bekannt macht. Auch soll man Sorge tragen für eine gute und ungestörte Nachtruhe vor dem Eingriff.

Bei Operationen in Allgemeinnarkose wird der Narkotiseur sein Teil zur psychischen Beruhigung und medikamentösen Vorbereitung des Kranken beitragen. Es sei hier verwiesen auf den Abschnitt über Anaesthesie von T. Gordh in diesem Handbuch.

Stark wirkende Beruhigungsmittel sind im allgemeinen nicht erforderlich; man wird mit Mitteln aus der Salicyl- oder Barbitursäurereihe in der üblichen Dosierung auskommen. Die lang wirkenden Barbiturate wie Veronal und Luminal gibt man besser nur vor Operationen in örtlicher Betäubung, weil sich sonst ihre Wirkung auf das Atemzentrum addiert zur medikamentösen Narkosevorbereitung, die dem Narkotiseur obliegt.

Veronal[1] (Diäthyl-Barbitursäure), das erste der in großem Umfange verwendeten Barbitursäure-Derivate, wird auch heute noch an vielen Kliniken gebraucht. Sein Natriumsalz ist bekannt unter dem Firmennamen Medinal. Die Dosierung ist 0,3—0,6 g.

Luminal[2] (auch unter der Firmenbezeichnung Gardenal) ist Phenyläthyl-Barbitursäure. Die übliche Dosis beträgt je nach dem Alter 0,03—0,2 g.

Zu den kurz wirkenden Barbituraten gehören das Phanodorm[3] (mittlere Dosis 0,2 g), das Nembutal[4] und das Seconal[5]; von den beiden letztgenannten werden im Mittel 0,1 g verabreicht.

Die potenzierte Narkose mit Phenothiazin-Präparaten wird auf S. 58 genannt.

Ist die Operation für den späten Vormittag oder den Nachmittag angesetzt, so soll der Kranke am Operationstage nicht zu früh geweckt werden und am Morgen etwas zu trinken bekommen (Tee mit Milch, Fruchtsäfte, Fleischbrühe). Man kann auch eine kleine Infusion von Traubenzucker und Aminosäuren machen.

Die sog. Reinigungseinläufe sollten längst vergessen sein. Sie haben in der Hirnchirurgie noch die besonders gefährliche Eigenschaft, daß sie — vor allem bei ausgetrockneten Patienten — leicht zur Wasserretention führen und die Entwicklung eines Hirnödems fördern (s. Wasserhaushalt).

Andererseits können eingedickte Kotballen im Rectum zu lästiger Stuhlverhaltung, Meteorismus und Appetitlosigkeit nach der Operation Veranlassung geben. Man wird dem zuvorkommen durch ein kleines (100—150 cm³) Öl- oder Seifenwasserklysma am Abend vor der Operation. Gelegentlich hat auch schon ein langes Glycerin-Suppositorium den gewünschten Effekt.

Die Vorbereitung des Operationsfeldes wird unter Asepsis (Kapitel II) besprochen.

6. Schriftliche Zusammenfassung vor der Operation.

Es kann nicht genug empfohlen werden, daß der Neurochirurg, nachdem alle diagnostischen Maßnahmen abgeschlossen und der Beschluß zur Operation gefaßt ist, eine kurze *schriftliche Zusammenfassung* abfaßt. Sie soll die wichtigsten Punkte der Vorgeschichte, den neurologischen Befund und die Ergebnisse der Voruntersuchungen enthalten. Die Diagnose hinsichtlich Lokalisation und Geschwulstcharakter, die Indikationsstellung und das Operationsrisiko sollen in dem Resümee kurz erläutert werden. Ein Hinweis auf frühere Erfahrungen und auf ähnliche Fälle aus dem Schrifttum wird dem Leser zeigen, in welcher Richtung sich die Gedankengänge der einzelnen Untersucher vor der Operation bewegt haben.

Nichts ist so lehrreich, besonders für einen vielbeschäftigten Operateur, als die Lektüre einer solchen Zusammenfassung *nach* der Operation. In Fällen, wo die Meinungen der Mitarbeiter hinsichtlich der Diagnose stark auseinandergehen, pflegen sich erfahrungsgemäß die einzelnen Aspekte im Lichte des Operationsbefundes stark zu verschieben, oft, ohne daß die Beteiligten sich dessen bewußt sind. Eine objektive Selbstkritik erfordert aber, daß wir an unsere Irrtümer und Fehler erinnert werden, um daraus zu lernen.

Auch eine spätere wissenschaftliche Auswertung der Krankengeschichten wird durch solche „Zusammenfassungen" außerordentlich gefördert.

---

[1] Barbitone (B.P.).

[2] Phenobarbitone (B.P.).

[3] Cyclobarbitone (B.P.).

[4] Pentobarbitone (B.P.), das Natriumsalz der Äthyl-methyl-butyl-Barbitursäure.

[5] Firmenname für das Natriumsalz der Propyl-methyl-carbinyl-allyl-Barbitursäure.

C. Der neurochirurgische Operationssaal.
Instrumentarium. Asepsis.

Der Operationssaal steht im Mittelpunkt der neurochirurgischen Tätigkeit. Der Neurochirurg widmet der Arbeit im Operationssaal einen großen Teil seiner Zeit und den größten Teil seiner Energie. Dieser Raum muß daher so eingerichtet sein, daß ihn der Operateur gern betritt und mit Genugtuung verläßt.

An vielen Stellen bestehen heute noch keine selbständigen Abteilungen, und der mit den neurochirurgischen Eingriffen betraute Operateur hat sich daher in den größeren Rahmen einer allgemein-chirurgischen oder selbst einer Nervenklinik einzufügen. Dort, wo selbständige neurochirurgische Abteilungen geplant sind, sollte man sich die Erfahrungen zunutze machen, die gewonnen worden sind, seitdem es eine Neurochirurgie als Spezialfach gibt.

1. Der Operationssaal.

Der Operationssaal darf weder von den Krankensälen noch auch von der Röntgenabteilung zu weit entfernt liegen. Der Transport von Frischoperierten sowie von Kranken, an denen diagnostische Eingriffe, besonders eine Ventrikelpunktion ausgeführt worden sind, soll auf ein Mindestmaß an Zeit und Entfernung beschränkt werden. Die Korridore, Türen und Aufzüge müssen breit genug sein, um Krankenbetten mit daran angebrachten Infusionsgeräten mühelos verschieben zu können.

Eine eigene *Röntgenabteilung*, die auf die speziellen neurochirurgischen Zwecke zugeschnitten ist, und auch Schirmdurchleuchtungen (Myelographien) sowie die Durchführung von cerebralen Angiographien gestattet, erleichtert und vertieft zugleich die Arbeit auf einer neurochirurgischen Station. Die Ventrikulographien macht man wohl besser im aseptischen Operationssaal. Die Besprechung der Röntgenbilder erfolgt möglichst nicht in der Dunkelkammer, sondern in einem mit Schaukästen ausgerüsteten Konferenzzimmer, das notfalls auch als Laboratorium, z.B. zum Anfertigen und Aufbewahren von Schnellpräparaten, dienen kann.

Jede neurochirurgische Abteilung sollte über 2 Operationsräume verfügen. Der größere bleibt den streng aseptischen Eingriffen vorbehalten, die unter normalen Umständen die große Mehrzahl aller Operationen ausmachen. Hat dieser Raum eine genügende Größe, etwa 8×8 m im Geviert oder mehr, so kann in ihm notfalls ein zweiter Operationstisch Platz finden. 5×6 m im Geviert ist etwa die Größe für einen Raum mit einem Operationstisch. Die Höhe der Operationsräume soll nicht unter 4 m betragen. Zweckmäßigerweise werden beide Operationssäle von *einem* Sterilisierraum aus, der zwischen ihnen liegt, bedient. Der „septische" Operationssaal, in dem unter anderem die penetrierenden Kopfverletzungen versorgt werden, soll nicht zu weit entfernt sein von der Unfallstation.

Ein Vorbereitungszimmer, in dem die Allgemeinnarkose vor den großen Eingriffen eingeleitet wird, ist dem Operationssaal benachbart.

Der Waschraum für Schwestern und Ärzte soll einen breiten Durchblick sowohl in das Vorbereitungszimmer wie auch in den Operationssaal gestatten.

Zuschauer, der Kameramann und der Zeichner nehmen am besten Platz auf einer erhöhten „Galerie", die von außen, aber nicht vom Operationssaal aus zugänglich ist. Ein Haustelephon erleichtert die Verständigung. Müssen diese Leute im Operationssaal untergebracht werden, so stehen sie auf fahrbaren Fußbänken, die mit einem Geländer versehen sind.

Pendeltüren und Schiebefenster beschränken das Eindringen von Wasserdampfschwaden und lästigem Lärm aus dem Sterilisierraum auf ein erträgliches Maß.

Der Operationssaal muß zum Verdunkeln eingerichtet sein, und zwar geräuschlos und staubfrei.

Eine Klimaanlage ist in heißen Ländern sehr angenehm. Die Temperatur im Operationssaal soll 17—18° C nicht überschreiten.

Die Zufuhr von Frischluft soll verbunden sein mit einer Filteranlage, die die Gefahr von Luftinfektionen herabsetzt.

Die Wände des Operationssaales sind mit Fliesen in neutralem Grau belegt oder mit Ölfarbe gestrichen.

Im modernen neurochirurgischen Operationssaal werden immer mehr neue Spezialmaschinen (Stimulator für die Reizung der Hirnrinde, Elektroencephalograph, Apparate zur Unterkühlung und zur laufenden Registrierung der Körpertemperatur des Patienten, Elektrokardiograph, Filmkameras usw. — ganz abgesehen von Narkose- und Infusionsgeräten) gebraucht. Diesem Bestreben wird begegnet durch sinnvolle Aufstellung dieser Apparaturen und eine feststehende Organisation, die das Verhalten und die Pflichten aller Glieder des Mitarbeiterstabes festlegt, und die rigoros befolgt werden muß. Die Einzelheiten müssen sich freilich den örtlichen Bedingungen und den persönlichen Wünschen des Abteilungsleiters anpassen.

Die übersichtliche Organisation des Operationssaaldienstes erleichtert die Arbeit, trägt bei zur Entspannung der „Atmosphäre" im Operationssaal, stärkt das Vertrauen in die Zusammenarbeit und läßt jedermann teilnehmen an der Freude über einen errungenen Erfolg.

Die übersichtliche Organisation bewährt sich besonders dann, wenn unvorhergesehene Zwischenfälle eintreten, etwa ein plötzlicher Atemstillstand oder Blutdruckabfall; ebenso im Falle von dringlichen Eingriffen, für die alle notwendigen Instrumente steril und gebrauchsfertig bereit liegen sollen. Eine Ventrikelpunktion, die Entleerung einer Cyste oder das Anlegen einer Dekompressionslücke über der hinteren Schädelgrube bei akuten Einklemmungserscheinungen kann, rechtzeitig und flink ausgeführt, das Leben eines Patienten retten.

Wenn möglich, soll ein Teil der genannten Maschinen und Apparate, z.B. das Diathermiegerät, der Elektroencephalograph, der Stimulator und die Saugflaschen, in einem kleinen Abteil für sich oder zumindest hinter einer Glaswand aufgestellt werden können. Der EEG-Apparat erfordert noch besondere Abschirmvorrichtungen. Elektrische Kabel und Gummischläuche sollen soweit wie möglich unterirdisch verlegt werden.

Abb. 5 veranschaulicht eine zweckmäßige Anordnung der Personen und Hilfsgeräte während einer Gehirnoperation am liegenden Patienten.

Die Beleuchtung im Operationssaal ist für hirnchirurgische Eingriffe von größter Bedeutung. Nur künstliche Beleuchtung erfüllt die modernen Anforderungen.

Das *Oberlicht*, das durch die Operationslampe geliefert wird, ist die Hauptquelle der Beleuchtung während der Operation. Die Operationslampe muß leicht und geräuschlos schwenkbar, ausziehbar und horizontal verschiebbar sowie leicht zu reinigen sein. Sie soll diffuses, möglichst schattenfreies Licht liefern, auch beim Arbeiten in der Tiefe des Operationsfeldes.

Von größtem Nutzen ist ein zusätzlicher Scheinwerfer mit langem Arm, der ein schmales, scharfes Lichtbündel wirft. Für gewöhnlich wird er so aufgestellt, daß die Lampe sich hinter dem rechten Ohr des Operateurs befindet. Der Scheinwerfer wird durch den Narkotiseur oder die Zubringer-Schwester nach den Anweisungen des Operateurs bedient.

Das *Kopflicht* (die Stirnlampe, Abb. 7) ist häufig eine Quelle des Ärgers. Verschiedene Modelle sind in Gebrauch. Die Baileysche Stirnlampe ist durch Case vervollkommnet worden. Gummibänder haben sich im allgemeinen mehr bewährt als halbstarre Haltebügel. Das Aufsetzen muß vorher eingeübt und die Haltebänder auf die individuelle Kopfweite des Operateurs eingestellt werden. Jeder Operateur sollte nur sein eigenes Kopflicht benutzen. Ersatzlämpchen müssen in genügender Anzahl zur Verfügung stehen. Das gut isolierte Kabel wird mit einer Tuchklemme am Rücken des Operateurs befestigt und muß den Bewegungen seines Kopfes freien Spielraum gewähren. Die Lämpchen sollen leicht auswechselbar und der Lichtkegel muß mühelos fokussierbar sein. Auch muß die Lampe je nach Bedarf ein mehr zerstreutes oder gesammeltes Strahlenbündel liefern.

Das Kopflicht darf weder die Asepsis gefährden noch auch den Assistenten die Sicht beeinträchtigen. Stundenlanges pausenloses Operieren bei verdunkeltem Operationssaal

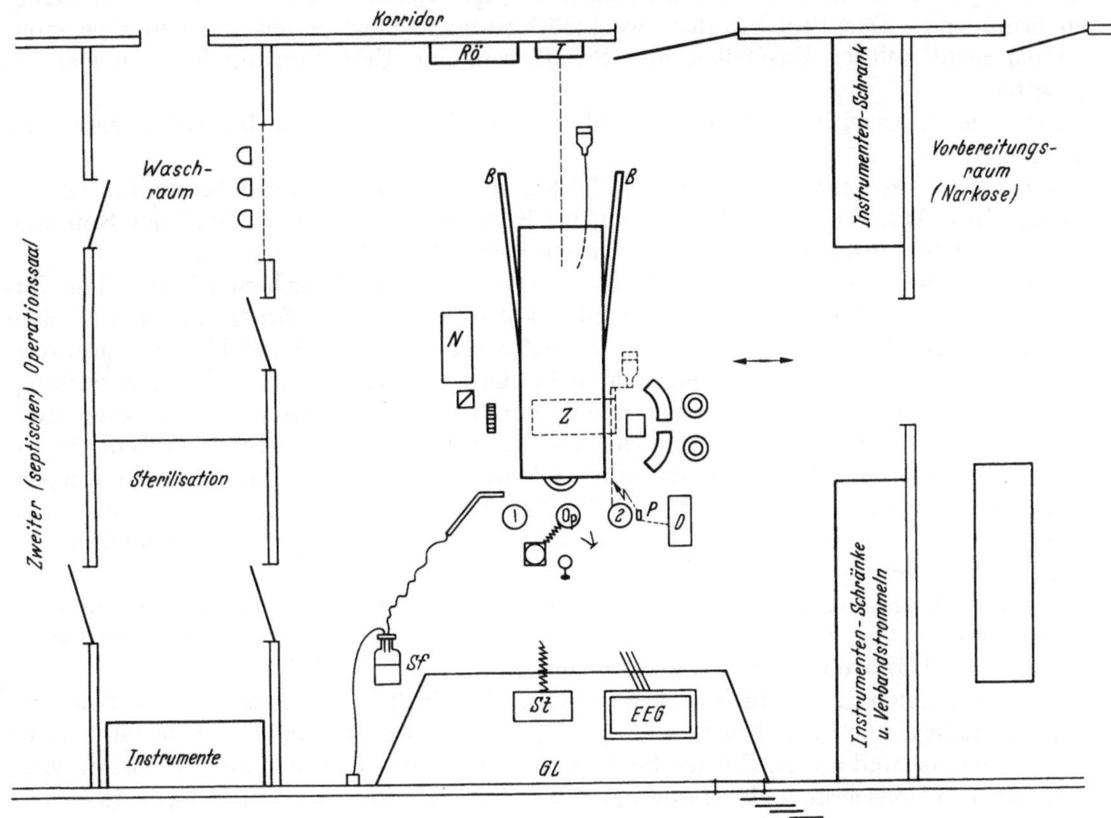

Abb. 5. Organisation des Operationssaales.

Op	Operateur;	◎	Abwurfschalen;
1	Erster Assistent;		Narkotiseur;
2	Zweiter Assistent;	N	Narkose-Apparat;
	Waschschüssel;		Blutdruckapparat;
	Scheinwerfer;		Infusionsgerät;
	Batterie für Kopflicht;	B	Bedienungshebel des Operationstisches;
	Sauger;		Fußschemel auf Holzrost mit Abfallbehälter;
Sf	Saugflasche;		
	Diathermie-Elektrode;	↔	Zubringeschwester;
D	Diathermie-Gerät;	Rö	Röntgen-Schaukasten;
P	Pedal zum Diathermiegerät;	T	Rectale Temperaturregistrierung;
	Behälter für fortlaufende Spülung;	Gl	Glasveranda ("Galerie"), erhöht, für Zuschauer, Photo und Film (Zugang von außen); darunter:
	Instrumentenschwester;		
Z	Zureichetisch;	St	Stimulator für die Rindenreizung;
	Nachschubtische für Instrumente;	EEG	Elektro-Encephalograph (abgeschirmt).

spannt die Nerven unnötig an. Zumindest sollte das Tätigkeitsfeld der Instrumentenschwester dann durch eine kleine Nebenlampe erleuchtet werden.

Der *Operateur* muß sich genügende Ellbogenfreiheit sowohl den Assistenten wie auch allzu neugierigen Zuschauern gegenüber wahren. Breitbeiniges Stehen, unterbrochen durch Sitzpausen während der Phasen, die geduldige Kleinarbeit erfordern, ist am wenigsten ermüdend. Das Problem der zweckmäßigsten Sitzgelegenheit für den Operateur ist noch nicht gelöst. Zweifellos sind Sitzpausen eine Erleichterung bei langwierigen Eingriffen.

Der *erste Assistent*, gewöhnlich zur linken Seite des Operateurs, bedient zweckmäßig den Sauger.

Der *zweite Assistent* kann in vielen Fällen durch eine geschulte Schwester ersetzt werden. Ihre Aufgabe ist die Bedienung der Koagulations-Elektrode und der Spülung, wenn diese laufend aus einer Infusionsflasche gespeist wird.

Die *Instrumentenschwester* steht etwas erhöht auf einem Fußschemel hinter dem Zureichetisch, der bei Operationen am liegenden Patienten über die Brust bzw. den Rücken des Kranken geschwenkt wird. Er muß in Griffweite des Operationsfeldes sein und darf die Atemexkursionen des Patienten nicht behindern. Durch eine leichte Körperdrehung erreicht die Instrumentenschwester mühelos den Instrumententisch und ein oder zwei Nachschubtische. Das Zureichen der Instrumente darf nicht senkrecht über dem Operationsfeld erfolgen. Der Operateur streckt seine Hand der Instrumentenschwester entgegen, macht die vereinbarte Handbewegung (z.B. Pinzette, Schere, Clip nach oben oder unten usw.), öffnet seine Hand und die Schwester legt das verlangte Instrument „mit Nachdruck" in der gebrauchsfertigen Position in die Hand des Operateurs.

Der Zureichetisch trägt lediglich die Instrumente, die für die jeweilige Operationsphase benötigt werden. Er soll stabil und nicht zu klein sein. Er dient nicht zum Aufstützen der ruhenden Hand eines untätigen Assistenten.

Bei Operationen in Allgemeinnarkose bedient der Narkotiseur nicht nur den Narkoseapparat, sondern auch den Blutdruckapparat, der zweckmäßig auf einem feststehenden Fuß montiert ist und an die Blutleerbinde am Oberarm des Kranken angeschlossen wird. Auch das Infusionsgerät steht unter der Obhut des Narkotiseurs. Bei Operationen in örtlicher Betäubung übernimmt eine „Blutdruckschwester" die Kontrolle des Blutdruckes, des Pulses, der Atmung und der Infusion. Sie sitzt auf einem Schemel unter den sterilen Abdecktüchern und trägt ihre Befunde laufend in eine Narkosekarte ein.

Wenn das Diathermiegerät durch einen Fußschalter bedient wird, so ist es zweckmäßig, eine eigene Hilfe dafür anzustellen, damit sich die Assistenten ganz ihren Pflichten im Operationsfeld zuwenden können. Das ist besonders wichtig bei langwierigen Eingriffen und in kritischen Phasen einer Operation.

An der Wand des Operationssaales in direkter Sicht des Operateurs befindet sich ein Röntgen-Schaukasten und — falls die Abteilung darüber verfügt — ein Temperatur-Registrierapparat, der die rectale Temperatur des Kranken während des Eingriffes laufend anzeigt. Ein solches Gerät ist besonders nützlich bei Kleinkindern und Säuglingen.

Hier finden einige Worte Platz über den Saugapparat, die Diathermie und die Spülung.

Der *Saugapparat* bedeutet ebenso wie die Verwendung der Diathermie einen wesentlichen Fortschritt in der neurochirurgischen Operationstechnik. Beide sind durch Cushing eingeführt worden, obgleich schon Fedor Krause (1908) einen Glassauger dazu benutzt hat, um Hirntumoren aus ihrem Bett zu „lupfen". Zum Saugen diente ursprünglich eine gewöhnliche Glasspritze mit angesetztem Gummikatheter. Durch Zurückziehen des Spritzenkolbens wurde der Sog erzeugt. Auf diese primitive Methode muß man auch heute noch unter schwierigen Umständen, z.B. in Feldlazaretten, zurückgreifen; sie war während des ersten Weltkrieges allgemein in Gebrauch. Heute sind die meisten Operationssäle angeschlossen an einen zentralen Saugapparat oder verfügen über eigene Sauggeräte. Der Sog wird erzeugt durch eine Wasserstrahlpumpe oder auf elektrischem Wege. Für neurochirurgische Zwecke ist es von Vorteil, zwei voneinander unabhängige Saugapparate im Operationssaal zu haben. Ihre Saugkraft sollte innerhalb gewisser Grenzen regulierbar sein. Die Druckschläuche, wenngleich von erforderlicher Dicke, dürfen nicht zu schwer in der Hand liegen. Sterile Reserveschläuche und Saugflaschen mit wasserdichtem Gummistopfen müssen während der Operation griffbereit sein. Der wasserdichte Verschluß sollte vor jeder Operation nachgesehen werden; er darf sich beim Hin- und Herbewegen der Saugschläuche nicht lockern.

Es gibt Sauger aus Glas und aus Metall. Sie sind meist gebogen oder abgewinkelt, gleich- oder ungleichschenklig (Abb. 8). Das Zurechtbiegen von Metallsaugern während einer Operation ist nicht zu empfehlen. Die Länge und lichte Weite der Sauger schwanken und werden dem jeweiligen Operationsakt angepaßt. Die größeren haben eine Lichtung bis zu 10 mm, sie werden nach Eröffnung der Dura ersetzt durch kleinere, die kleinsten haben eine runde Lichtung von 2 mm. Diese verstopfen jedoch leicht, z. B. durch Knochensägemehl oder Blutgerinnsel. Der Schaum, der bei Anwendung von Wasserstoffsuperoxydlösung entsteht, blockiert leicht auch größere Sauger.

Die Metallsauger haben vielfach eine seitliche Öffnung, die mit dem Zeigefinger nach Belieben zugemacht werden kann, wodurch die Saugkraft bis zu einem gewissen Grade dosiert wird; sie ist am größten bei geschlossenem Loch.

Bei den Glassaugern, von denen meist drei verschiedene Größen verwendet werden, wird dasselbe erreicht durch einen Drosselhahn an der Wasserstrahlpumpe.

Die dünnen Metallsauger können auch zum Coagulieren mit dem Diathermiestrom verwendet werden.

Die *Technik des Saugens* erfordert Übung und Erfahrung. Die Sicht des Operateurs darf nicht behindert werden. Der Sauger wird locker wie eine Schreibfeder zwischen Daumen und Zeigefinger meist der linken Hand gehalten. Der ausgekochte Saugschlauch, der mit einer Tuchklemme am Zureichetischchen verankert wird, muß genügende Bewegungsfreiheit gewähren. Glassauger mit spaltförmiger Mundöffnung sollen immer etwas schräg (gekantet) gehalten werden, nur bei größeren Flüssigkeitsmengen, die rasch abgesaugt werden sollen, z. B. Spülflüssigkeit, taucht das ganze Ende des Saugers unter den Flüssigkeitsspiegel ein.

Der den Sauger bedienende Assistent muß bereit sein, auf das Kommando „stop" den Saugschlauch sofort zuzudrücken. Er muß ferner dafür sorgen, daß besonders in kritischen Situationen der Sauger durchgängig bleibt, ihn daher von Zeit zu Zeit durchspritzen und, wenn nötig, einen zweiten, einwandfreien Sauger rechtzeitig bereithalten.

Der Sauger wird verwendet: 1. Um das Operationsfeld trocken zu halten. Das ist besonders wichtig bei Verwendung des Diathermiestromes, weil sonst eine ungewünschte Erhitzung des Gewebes auftreten kann (s. unter Blutstillung). Blut, Liquor, Ringerlösung werden schonend abgesaugt. Das Leersaugen der Zisternen schafft Raum und erleichtert den Zugang zu den Strukturen an der Hirnbasis. Auch Eiter, nekrotisches oder verflüssigtes Hirngewebe werden mit dem Sauger entfernt. Der Sauger, verlängert durch einen dünnen Gummikatheter, ermöglicht ferner, subdurale Blut- und Eiteransammlungen durch ein Bohrloch zu entfernen.

2. Um Rauchschwaden, die bei der Koagulation entstehen und die Sicht behindern, wegzusaugen.

3. Um blutende Gefäßstümpfe in die Saugöffnung hineinzusaugen, anzuspannen und in richtige Position zu bringen, so daß sie mit einem Silberclip verschlossen werden können. Zum gleichen Zweck werden auch solide Tumoren und Tumoranteile mit dem Sauger aus ihrem Bett gelupft und hochgehalten.

4. Um weiche, diffuse, verfettete oder nekrotische Tumoren oder Geschwulstteile aus ihrer Kapsel oder aus dem Gehirn auszusaugen. In letzterem Falle kann man mit dem Sauger den Tumor, z. B. ein Glioblastom oder Astrocytom, gegen die normale Hirnsubstanz abgrenzen, weil diese dem Absaugen widersteht.

Der flüssige Inhalt der Saugflasche, die von Zeit zu Zeit gewechselt werden muß, gibt eine ungefähre Vorstellung von dem Blutverlust während der Operation. Wenn er durch Gaze filtriert wird, bekommt man meist genügend Material zur mikroskopischen Untersuchung abgesaugter Gewebsanteile.

a) Diathermiegerät.

Es ist seit CUSHING (1928) ein unentbehrliches Zubehör eines jeden neurochirurgischen Operationssaales. Die zuerst verwendeten Apparate waren im allgemeinen zu stark. Der ungenügend dosierte Hochfrequenzstrom kann an den Hirngefäßen schwer stillbare Blutungen erzeugen, wie es CUSHING anfänglich selbst erlebt hat. Die vervollkommneten Apparate liefern Strom von hoher Spannung und niedriger Stromstärke. Der Apparat muß unter ständiger technischer Aufsicht stehen und muß sowohl Koagulationsstrom wie hochfrequenten Schneidestrom liefern. Für beide Verwendungsarten muß der Strom beliebig regulierbar sein. Die Einschaltung erfolgt entweder mit Hilfe eines Fußschalters durch einen Assistenten oder durch eine Hilfsperson, die ausschließlich das Diathermiegerät bedient. Andere, in Deutschland vielfach gebrauchte Modelle haben den Schaltknopf am Handgriff des Elektrotoms selbst.

Es ist von Vorteil, wenn die Bedienungshebel am Gerät abnehmbar und sterilisierbar sind, so daß sie durch den Assistenten während der Operation bedient werden können, der die nötige Stromstärke und Stromart nach Bedarf einstellt. Die Stromstärke und Stromqualität (Koagulation bzw. Schneiden) gibt der Operateur jeweils an. Es empfiehlt sich, erst mit einer niedrigen Stromstärke zu beginnen und sich durch Anlegen der aktiven Elektrode an den freiliegenden Schläfenmuskel zu überzeugen, daß der Apparat funktioniert, und daß die gerade benötigte Stromstärke eingestellt ist. Man erkennt das an dem Zucken der Muskelfasern, sobald der Strom eingeschaltet wird. Das Gewebe darf nicht verkocht werden, die Spitzen der Pinzette müssen von Zeit zu Zeit gereinigt werden.

Die faradischen Eigenschaften des Hochfrequenzstromes können am Gehirn einen epileptischen Anfall auslösen. Auch das hat bereits CUSHING erfahren, als er 1928 die Gefäße der Pia bei einem Patienten mit einem Meningiom der Fossa Sylvii coagulierte. Der Patient mußte unter Äthernarkose gesetzt werden.

Ebenso nachteilig wie der faradische ist auch der thermische Nebeneffekt des Hochfrequenzstromes. Flüssigkeiten erhitzen sich unter der Einwirkung des elektrischen Stromes und können durch Wärmeentwicklung das Gewebe schädigen oder selbst verkochen. Vor dem Einschalten des Stromes muß also das betreffende Gebiet trockengesaugt und dann trocken gehalten werden. Das Coagulieren darf nur unter Sicht des Auges erfolgen. Besonders empfindlich gegen die Wärmewirkung sind erfahrungsgemäß die vitalen Zentren des Hirnstammes. Es kann dabei zu Schock, Krämpfen und selbst Atemstillstand kommen. Trotzdem kann, wie die Erfahrung lehrt, der Kleinhirnwurm ohne Gefahr mit dem Elektrotom gespalten werden. Das Überspringen von Funken ist unbedingt zu vermeiden. Die Kontakte am Apparat und am Handgriff müssen von Zeit zu Zeit kontrolliert werden.

Wichtig ist das richtige Anlegen der aktiven Elektrode an die Diathermiepinzette. Es muß sehr sanft und mit möglichst breiter Kontaktfläche erfolgen. Am besten eignet sich dazu die lanzettförmige Elektrode. Das Anlegen erfolgt erst auf das Kommando „Strom". Auf das Kommando „Stop" unterbricht der Assistent prompt den Kontakt. Wenn sich zur gleichen Zeit zwei leitende Instrumente in der Tiefe der Hirnwunde befinden, muß der Assistent wissen, an welches er die Elektrode anzulegen hat. Für die Koagulation mit dem elektrischen Strom verwendet man eine besonders lange, schlanke anatomische Pinzette oder eine Bajonett-Pinzette. Auch ein dünner Metallsauger kann zum Coagulieren verwendet werden.

Man wartet vergeblich auf eine Wirkung des Stromes, wenn die Diathermiepinzette irgendwo einen Nebenschluß hat, indem sie den Knochenrand, ein feuchtes Wattebäuschchen u. a. berührt; ein Grund mehr, nur unter guter Sicht zu coagulieren.

GULEKE hat sich um die technische Vervollkommnung der Hochfrequenzapparate und Elektroden für die Hirnchirurgie große Verdienste erworben. Die Gefahr faradischer Reizwirkungen auf die Hirnrinde, die epileptische Krämpfe intra operationem auslösen können, muß so klein wie möglich gehalten werden. Das geschieht einmal durch Vorschalten von Kondensatoren, mit denen alle modernen Apparate, z.B. die von Sanitas und Siemens-Reiniger ausgerüstet sind; ferner durch Anwendung von Apparaten, die einen Strom von möglichst hoher Frequenz (1 Million Hertz und mehr) bei möglichst niedriger Stromstärke liefern. Die durch das Gewebe durchfließende Strommenge, und nicht die Spannung, ist verantwortlich für die Erwärmung der Gewebe, die proportional mit dem Quadrat der Stromstärke ansteigt.

Ein Apparat, der diese Voraussetzungen weitgehend erfüllt, ist der auf GULEKEs Anregung konstruierte Senderöhren-Apparat von Siemens-Reiniger.

GULEKE hat ferner bipolare Operationselektroden für die Hirnchirurgie angegeben, bei denen die Gefahr seitlicher Stromschleifen wesentlich kleiner ist als bei den unipolaren Elektroden, und die auch das Durchfließen großer Strommengen durch den Körper des Patienten verhindern.

Alles in allem bedeutet die Einführung des Diathermiestromes durch CUSHING einen Meilenstein in der Entwicklung der Gehirnchirurgie. Der Operationsschock und der Blutverlust werden bei sachkundiger Anwendung erheblich vermindert.

Ich verweise auf die *zusammenfassenden Darstellungen* von H. VON SEEMEN (1932) und G. M. BLECH (1938) sowie auf den Abschnitt „Das elektrische Operieren am Gehirn" von N. GULEKE in: „Die Eingriffe am Gehirnschädel, Gehirn, an der Wirbelsäule und am Rückenmark" im 2. Band von „Allgemeine und spezielle chirurgische Operationslehre", begründet von MARTIN KIRSCHNER; herausgegeben von N. GULEKE und R. ZENKER. 2. Auflage. Springer-Verlag, Berlin-Göttingen-Heidelberg, 1950.

b) Spülung.

Sie erfolgt mit körperwarmer Ringer- oder Kochsalzlösung, deren Temperatur zwischen 37 und 38° C gehalten wird. Zu diesem Zweck wird ein eingetauchtes Thermometer durch die Instrumenten- oder Laufschwester — besonders sorgfältig während des intraduralen Aktes der Operation — in kurzen Zeitabständen abgelesen. Das Thermometer muß genügend lang sein und das mühelose Ablesen auf eine gewisse Entfernung gestatten. Durch Nachgießen von heißer Lösung wird die Temperatur konstant gehalten. Die Zufuhr der Spülflüssigkeit zum Operationsfeld erfolgt entweder durch einen Gummischlauch aus einem hochgestellten Infusionsgefäß, dessen Quetschhahn durch den zweiten Assistenten bedient wird, oder man verwendet einfache Glasspritzen, die 30—50 cm³ fassen und mit einem Gummiballon versehen sind (sog. Asepto-Spritzen, Abb. 8). Sie werden aus dem Mischgefäß gefüllt und dem Assistenten oder Operateur zugereicht. Diese Methode hat den Vorteil, daß sie das Infusionsgerät und ein Schlauchsystem erspart.

c) Operationstisch.

Hirnchirurgische Eingriffe kann man im allgemeinen auf jedem modernen Operationstisch machen, an dem Kopf- und Schulterstützen angebracht werden können. Alle Teile müssen gut gepolstert sein. Schwammgummiunterlagen sind empfehlenswert. BERING und MATSON empfehlen elektrisch geheizte Decken für Operationen an Säuglingen. Der Tisch muß sowohl Beckenhoch- wie Kopfhochlagerung gestatten. Auch eine Neigung des Tisches um seine Längsachse ist sehr wünschenswert. Der Brustteil muß für sich selbst aufrichtbar sein, um den Oberkörper des Patienten in Schräg- und Sitzlagen bringen zu können. Gutgepolsterte Schulterstützen sind unentbehrlich für Kleinhirnoperationen in Bauchlage des Patienten, bei denen Brust und Bauch des Patienten genügende Bewegungsfreiheit für die Atmung behalten müssen.

Bei den meisten Operationstischen erfolgt das Verstellen der einzelnen Teile durch Radantrieb, der unter dem Kopfteil angebracht ist; bei Hirnoperationen ist das hinderlich. Geeigneter sind daher solche Tische wie der von Stille-Stockholm, bei denen das Räderwerk ersetzt ist durch lange Hebel, die vom Fußende her bedient werden. Dadurch fällt auch das lästige Kurbeln weg (Abb. 6).

Tische, die sich für neurochirurgische Operationen besonders bewährt haben, sind die deutschen Modelle *Maquet* (Heidelberg) und *Admi* (Badenstedt).

Sehr beliebt sind auch die sog. Universal-Operationstische wie der „Große Heidelberger", von dem ein technisch vervollkommnetes „Modell 5000" mit einem erweiterten Bereich von Einstellmöglichkeiten zur Verfügung steht.

Ein wesentlicher Teil des neurochirurgischen Operationstisches ist die *Kopfstütze* Sie am Brustteil des Tisches angebracht wird. Verschiedene Modelle sind in Gebrauch. die haben Ring-, Napf- oder Hufeisenform und müssen erschütterungsfrei verstellbar sein, d. h. sowohl eine maximale Flexion wie Extension des Kopfes erlauben. Sie sollen ferner auch nach den Seiten geneigt werden können. Zweckmäßig sind sie auf einem Kugelgelenk montiert (s. Lagerung in Kapitel III). Für Kleinhirnoperationen ist von Bailey

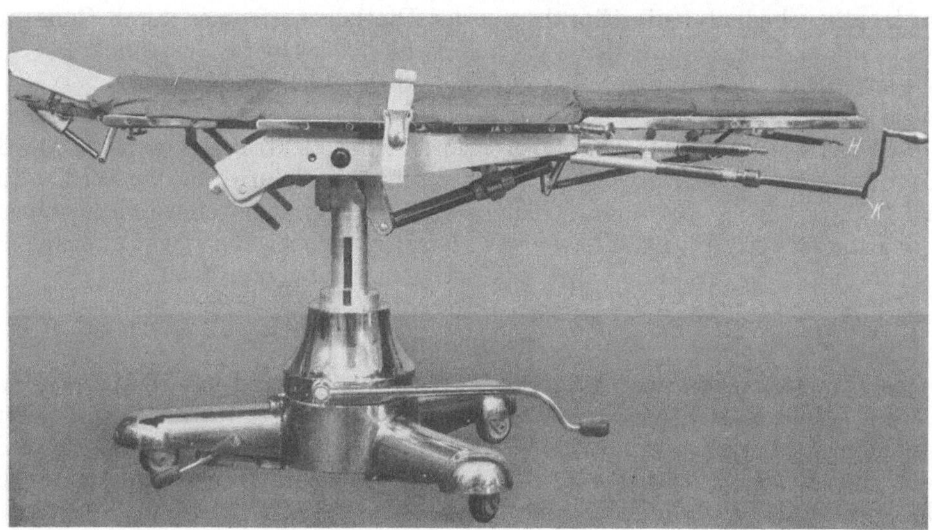

Abb. 6. Operationstisch für neurochirurgische Eingriffe nach Stille, Stockholm. Eine ebene Kopfstütze (für Operationen am Großhirn) sowie Handhalter sind angebracht. Mit Ausnahme der Kopfstütze können sämtliche Teile des Tisches vom Fußende her mit Hilfe einer Kurbel *(K)* verstellt werden. Der Hebel *(H)* dient zum Verstellen und Fixieren des Fußstückes.

schon vor mehr als 20 Jahren eine Kopf- und Schulterstütze angegeben worden, die auch heute noch trotz mancher Verbesserungsversuche vorzügliche Dienste leistet.

Alle diese Stützen sind für Erwachsene konstruiert. Bei Kindern und Säuglingen muß man oft durch Veränderung der Polsterung u. ä. improvisieren. Bei Operationen in Rückenlage genügt bei ihnen oft ein größerer Sandsack, der trogförmig zurechtmodelliert wird und den Kopf des kleinen Patienten in der gewünschten Lage fixiert.

Eine verstellbare *Nackenstütze*, die nicht zu voluminös ist und in der Gegend der Protuberantia occipitalis externa angreift, ist notwendig für die Punktion der Hinterhörner nach Dandy und für die Ventrikulographie. Man kann den Brustteil des Operationstisches dabei mehr oder weniger steil aufrichten. Die Nackenstütze kann zur Not durch eine harte Rolle, ein Spreukissen oder einen Sandsack ersetzt werden.

Manche Operationen werden am sitzenden Patienten ausgeführt, z. B. Eingriffe am Ganglion gasseri, in der mittleren Schädelgrube oder selbst über dem Kleinhirn bei Erwachsenen.

Für die Operationen am sitzendenPatienten muß eine besondere Haltevorrichtung für den Kopf am Operationstisch angebracht werden. Meist dient dazu ein lyraförmig gekrümmter Metallbügel der am Bruststück befestigt wird. Er trägt ein Stirnkissen sowie zwei seitliche, flügelartig abstehende Polster, die die Mastoidgegenden abstützen. Es sind auch Spezialtische für die Operationen am sitzenden Patienten konstruiert worden.

Der *McKissock-Tisch* besitzt eine hufeisenförmige verstellbare Kopfstütze die das Gesicht des Patienten von vorne und unten her stützt.

Alle Operationstische für Eingriffe am sitzenden Patienten müssen so konstruiert sein, daß mit wenigen, vorher eingeübten Handgriffen eine augenblickliche Umlagerung des Patienten in die horizontale Lage und eventuell Beckenhochlagerung möglich ist.

2. Instrumentarium (Abb. 7 und 8).

Der Neurochirurg benutzt heute für seine Operationen nicht allein die in der Allgemeinchirurgie seit jeher üblichen Instrumente, sondern hat auch Instrumente übernommen und zum Teil modifiziert, die in Spezialdisziplinen der Chirurgie, z.B. in der Augenheilkunde, Otolaryngologie und in der Orthopädie in Gebrauch sind. Außerdem sind im Laufe der Zeit eine Reihe von besonderen Instrumenten für neurochirurgische Zwecke entwickelt worden.

Es ist hier nicht möglich, alle diese Spezialinstrumente zu beschreiben. Die folgende Aufzählung berücksichtigt nur die in der Hirnchirurgie am meisten gebrauchten Instrumente.

1. Gefäßklemmen und Wundklammern. Sie dienen zur Blutstillung an der Kopfschwarte. Die sog. Halsted-Klemmen, auch „Moskitos" genannt, in 2 Größen, sind gerade und mit feiner Spitze. Die etwas größeren Cushing-Klemmen sind ebenfalls gerade oder mit abgebogener Spitze. Sie sichern die Blutstillung auf der konkaven Seite des Hautschnittes, während die kleineren Moskito-Klemmen am Lappen selbst verwendet werden. Sie beanspruchen dort aber Platz und sind daher beim Zurückpräparieren des Lappens im Wege. Am besten ersetzt man sie durch Michel-Klemmen, die in Abständen von ungefähr 1 cm mit einer besonderen Kreuzschnabel-Pinzette auf den Wundrand aufgesetzt werden, so daß sie die Galea mit fassen. Zu ihrer Entfernung bedarf es einer eigenen Zange. Die Michel-Klemmen können nur einmal gebraucht werden. Sie sog. *Kölner Sparklammern* sind mit einer Feder versehen und werden mit der Hand aufgesetzt und entfernt. Sie sind fast unbegrenzt haltbar. Es gibt verschiedene Typen von solchen Sparklammern.

2. Wundhaken und Wundsperrer. Zwei- bis vierzinkige, stumpfe und scharfe Volkmann-Haken werden gebraucht, die stumpfen für den Hautrand, die spitzen für den Muskel. Die Schnittränder des Schläfenmuskels können auch mit kleinen Langenbeck-Häkchen auseinander gehalten werden.

Eine große Hilfe bedeuten die selbsthaltenden Wundsperrer (ADSON, JANSEN). Es sind verschiedene Größen im Gebrauch, meist mit drei oder vier scharfen oder stumpfen Zinken, die größeren haben leicht gebogene Handgriffe. Sie dienen zum Spreizen der Haut- und Muskelwunde. Die kleineren von ihnen sind unentbehrlich beim Anlegen von Bohrlöchern für die Ventrikelpunktion. Die größeren können in einem Scharniergelenk abgewinkelt werden und werden gebraucht bei Kleinhirnoperationen sowie zum Auseinanderhalten der Fasern des Temporalismuskels beim vertikalen Zugang zur mittleren Schädelgrube. Sie passen sich der Kopfwölbung an und sind deshalb trotz ihrer Länge bei der Operation nicht im Wege.

3. Messer und Scheren. Für das Arbeiten in der Tiefe des Operationsfeldes sind schlanke, lange Handgriffe zweckmäßig. Bewährt haben sich die sog. Bard-Parker-Messer mit auswechselbaren Klingen. OLIVECRONA benützt Messer mit auswechselbaren Gilette-Klingen. Besondere Messer benutzt man für die Durchschneidung der Trigeminuswurzel und für die Chordotomie. Sie bedürfen, um scharf zu bleiben, besonders sorgfältiger Aufbewahrung und Pflege. Die schneidende Spitze der Chordotomie-Messer ist gewöhnlich abgewinkelt oder sichelförmig gebogen und sollte nicht länger als 4 mm sein. Neue Messer müssen vor dem Gebrauch meist erst auf die entsprechende Länge abgeschliffen werden. Vorzüglich eignet sich für die Chordotomie auch ein abgebrochenes Stück einer Rasierklinge,

das in eine entsprechend lange Péan-Klemme, einen Nadelhalter u. ä. eingespannt wird;
die Abwinkelung gegen den Schaft kann dabei zweckentsprechend gewählt werden.

Zur Eröffnung der Dura mater und zum Umschneiden des Duralappens dienen gebogene oder gewinkelte Scheren, deren stumpfes Blatt an der Dura-Innenfläche entlang-
gleitet. Die bekanntesten Modelle sind die von Schmieden und Taylor. Auch die sog.
Metzenbaum-Schere (Abb. 8r) kann zum Umschneiden der Dura verwendet werden. Sie
dient gewöhnlich zum Durchtrennen von feinen Gefäßen und Adhäsionen in der Tiefe

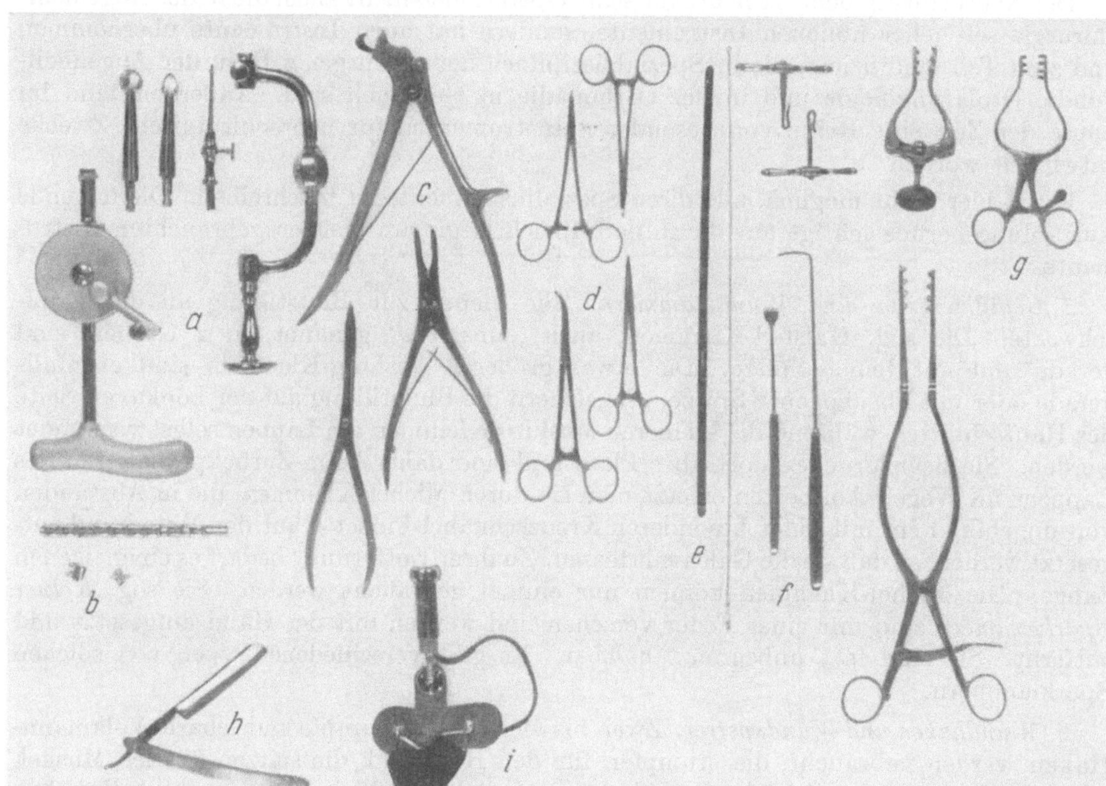

Abb. 7. Einige der gebräuchlichsten hirnchirurgischen Instrumente. (a) Handbohrer mit verschiedenen Ansätzen (Stille, Doyen). (b) Kölner Sparklammern, lose und auf Metallstab aufgereiht. (c) Knochenstanze
nach Dahlgren-Hudson (de Vilbiss). Darunter ein Übersetzungs-Luer und eine Knochenfaßzange.
(d) Klemmen zur Blutstillung an der Kopfschwarte: Cushing (gerade, gebogen zur Fläche und zur Kante),
Halsted (sog. Moskito-Klemme). (e) Durahführungssonde (federnd), daneben Gigli-Säge mit 2 Handgriffen.
(f) Wundhaken nach Volkmann und v. Langenbeck. (g) Wundsperrer: klein (Jansen, Adson), mittel
(gekrümmt), groß (für Kleinhirn und Laminektomie, mit abwinkelbaren Armen). (h) Rasiermesser. (i) Kopflicht (Stirnlampe).

des Operationsfeldes. Olivecrona hat eine besonders lange, gewinkelte sog. Guillotine-
oder Alligator-Schere für Trigeminus-Operationen sowie eine Spezialschere für das Tentorium cerebelli angegeben, die nach dem Prinzip der Hayekschen Kneifzange arbeitet.
Auch Dandy hat eine Trigeminusschere angegeben.

4. Pinzetten. Sie müssen besonders leicht federn, so daß auch stundenlanges Hantieren nicht ermüdet. Die sog. Bajonettpinzetten sind unschätzbar beim Arbeiten in
tiefen Wundhöhlen. Es gibt davon 2 Größen, die 15 cm und 20 cm lang sind. Für die
Dura verwendet man eine kurze chirurgische Pinzette mit feiner Spitze. Die sog. Dia-
thermiepinzetten sind lang und schlank und haben ebenfalls eine feine Spitze, mit der
man auch kleine Gefäße sicher fassen kann.

5. Knocheninstrumente. Zum Arbeiten am Knochen bedient man sich der folgenden
Instrumente:

Von den *Hohlmeißelzangen nach* LUER gibt es alle möglichen Größen und Formen. Sie sind gerade oder abgewinkelt, einfach oder mit Übersetzung. Sie werden nach den verschiedensten Autoren benannt. Für besonders dünne Knochen eignet sich am besten der spitze Rongeur nach JANSEN oder ZAUFAL. Sehr wichtig für hirnchirurgische Eingriffe ist die Hohlmeißelzange nach CAIRNS, die ein kräftiges und ein flaches Blatt besitzt. Je ein Modell für die linke und für die rechte Hand ist erforderlich. Das flache Blatt wird zwischen Dura und Knochen eingeschoben. Ein ähnliches Modell stammt von PEIPER.

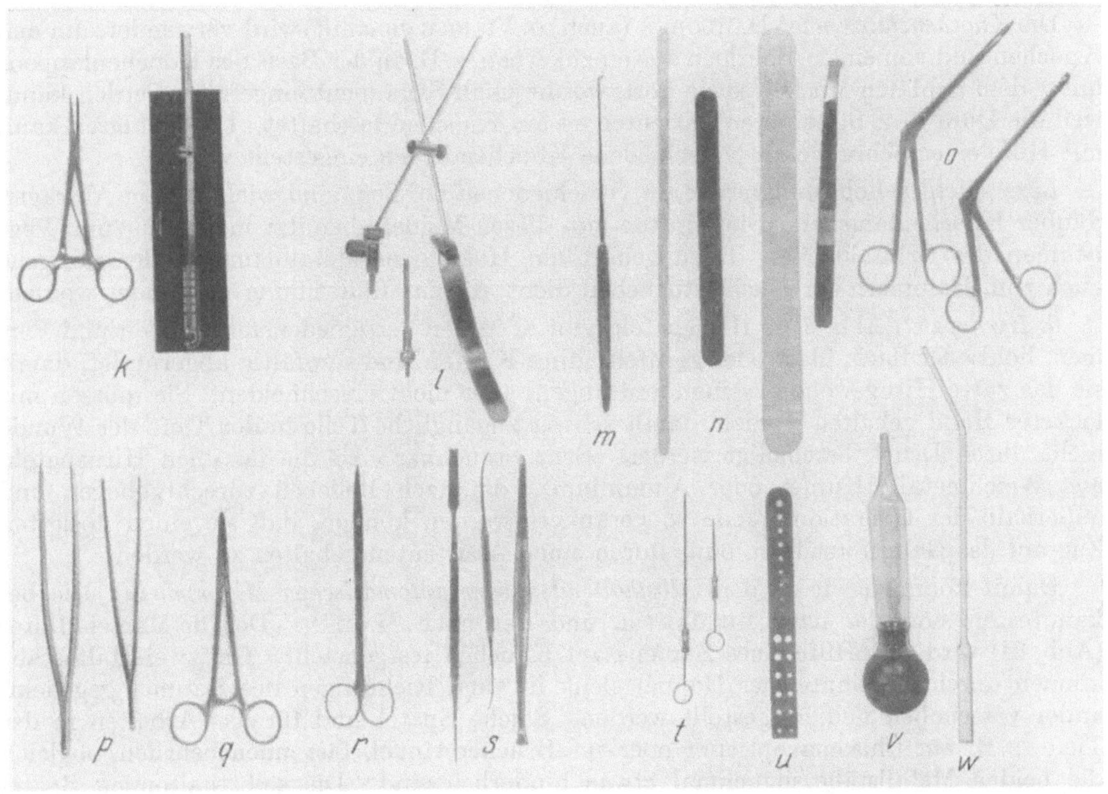

Abb. 8. (k) Clip-Haltezange und McKenzie-Cliphalter. (l) De Martelscher selbsthaltender Hirnspatel mit Bohrer für den Haltestift (ein Blatt ist eingesetzt). (m) Stumpfes Häkchen. (n) Hirnspatel (aus Aluminium, flexibel, schmal und breit, dazwischen ein flacher Spatel mittlerer Breite, ganz rechts ein Spezialspatel für Trigeminus-Operationen nach FRAZIER). (o) Gewinkelte Tumor-Faßzangen (Probeexcision, Hypophyse). (p) Lange Diathermie-Pinzetten. (q) Nadelhalter. (r) Metzenbaum-Schere (lang, gekrümmt). (s) Verschiedene Haken (Dissektoren). (t) Ventrikelkanülen (lang, kurz). (u) Maßstab aus Metall. (v) Glasspritze mit Gummiballon für die Spülung (sog. „Asepto"). (w) Abgewinkelter Glassauger (Neurochirurgische Universitätsklinik Berlin).

Das wichtigste Instrument für die Trepanation ist der *Bohrer*. Der Handbohrer arbeitet sehr schonend, aber bei dicken Schädelknochen kann das Setzen der Bohrlöcher mit dem Handbohrer sehr zeitraubend und ermüdend sein. Trotzdem wird er von manchen Neurochirurgen ausschließlich gebraucht.

Elektrisch betriebene Bohrer erleichtern und beschleunigen die Arbeit sehr. Bei dem sehr verbreiteten Modell nach DE MARTEL verhindert eine automatische Ausschaltvorrichtung, die in Gang kommt, sobald die lamina vitrea durchbohrt ist, eine Verletzung der Dura. Sie kann vorkommen, wenn die Dura mater abnorm dünn und zerreißlich oder am Knochen adhärent ist.

Der Knochen zwischen je zwei benachbarten Bohrlöchern wird mit Hilfe der *Gigli-Säge* durchgesägt. Wenn man sich Ärger ersparen will, darf man nur erstklassige Sägen verwenden, die sich nicht aufdrehen und reißen. Sie bedürfen auch besonderer Wartung.

Zu der Säge gehören 2 Handgriffe. Die Sägen müssen vor jeder Operation auf Risse und Knickstellen nachgesehen werden. Zum Einführen der Gigli-Säge und zum Schutz der Dura während des Sägens benutzt man eine federnde Duraführungssonde, die mit einem seitlichen Dorn versehen ist. An ihm wird die Säge vor dem Durchführen verankert. Das abgerundete Ende der Führungssonde ist mit einer Metallauflage versehen und wird mit vorsichtig tastenden Bewegungen zwischen Knochen und Dura vorgeschoben, bis es auf dem Grund des nächsten Bohrloches erscheint. Dann wird es mit einem schlanken Elevatorium aus dem Bohrloch herausgehebelt.

Die *Knochenstanze nach* DAHLGREN (auch DE VILBISS genannt) wird verwendet, um den Knochenrand von einem Bohrloch aus einzukerben, z.B. an der Basis des Knochenlappens unter dem Schläfen-Muskel, sowie dort, wo die Gigli-Säge nicht eingeführt werden kann, weil die Dura — z.B. bei alten Patienten — am Knochen festhaftet. Der Dahlgren kann mit Hilfe einer Schraube auf verschiedene Knochendicken eingestellt werden.

Lexer-Meißel, hohl und gerade, in verschiedenen Größen, sind wichtig zum Abtragen dünner Knochenlamellen. Die feinsten von diesen Meißeln benutzt man z.B. zum Wegnehmen des Orbitaldaches. Dazu gehört ein Holz- oder Metallhammer, der übrigens auch zum Hämmern der Muskelstückchen dient, die zur Blutstillung verwendet werden.

6. Hirnspatel (Abb. 8n). Hirnspateln gibt es in den verschiedensten Größen und Formen, hohl oder flach, glatt oder geriffelt. Ihre Kanten sind sorgfältig abgerundet, damit sie das zarte Hirngewebe auseinanderdrängen, aber nicht einschneiden. Sie müssen mit lockerer Hand gehalten werden, damit schwer zugängliche Teile in der Tiefe der Wunde nicht durch Druck beschädigt werden. Sehr brauchbar sind die flexiblen Hirnspateln aus Weichmetall (Kupfer oder Aluminium), die nach Belieben zurechtgebogen und außerhalb der Operationswunde so verankert werden können, daß sie einen dosierten Zug auf das Gehirn ausüben, ohne durch einen Assistenten gehalten zu werden.

Damit kommen wir zu den *selbsthaltenden oder automatischen Hirnspateln*. Die bekanntesten sind der nach DE MARTEL und der nach MARTIN. Der de Martel-Halter (Abb. 8l) wird mit Hilfe eines Zapfens am Knochen festgemacht. Die zwei Haltestäbe können durch ein sinnreiches Doppelgelenk in allen Richtungen des Raumes gegeneinander verschoben und festgestellt werden. Solche Spatel sind für das Arbeiten in der Tiefe, z.B. am Chiasma opticum oder im Brückenwinkel, fast unentbehrlich, obgleich die beiden Metallstäbe manchmal etwas hinderlich sind. Die selbsthaltenden Spatel haben gegenüber den durch einen Assistenten gehaltenen Hirnspateln den Vorteil, daß sie ihre Position auf den Millimeter genau festhalten und einen konstanten dosierbaren Druck oder Zug auf das Gewebe ausüben. Es gibt auch Spatel, die mit einem Lämpchen ausgerüstet sind, sog. *Leuchtspatel*. Sie werden u. a. mit Vorteil gebraucht bei der Trigeminus-Operation nach FRAZIER. Allerdings verdunkelt in der Tiefe sich ansammelndes Blut das Lämpchen sehr rasch und oft gerade dann, wenn das Licht am nötigsten ist. Für den gleichen Eingriff werden auch besonders schmale Spateln mit einer T-förmigen Verbreiterung am Ende verwendet.

Bevor ein Hirnspatel eingesetzt wird, soll seine dem Hirn zugewendete Fläche mit einer Lage Preßwatte bedeckt werden, die entsprechend der Spatelbreite und -länge zugeschnitten ist, so daß sie die Ränder des Spatels um einige Millimeter überragt. Die Preßwatte dient zum Schutz der weichen Häute und der Hirnrinde. Das Halten der Hirnspateln erfordert Übung. Die Hand muß, bevor sie den Hirnspatel ergreift, fest aufgestützt werden, weil sie sonst rasch ermüdet, was zu einer Verkrampfung der Finger- und Handmuskeln führt, oder der Spatel gleitet unversehens in die Tiefe und richtet dort Schaden an.

7. Zum Anhaken und Hochheben der uneröffneten Dura gebraucht man scharfe *Durahäkchen*. Ihre Krümmung darf nicht zu stark sein. Die auf dem Markt befindlichen Modelle müssen oft erst zurechtgebogen werden, wobei leider die Spitze leicht beschädigt wird.

Das sog. stumpfe Häkchen (Abb. 8m) dient zum Explorieren in der Tiefe und zum Weghalten zarter Gebilde, z.B. von Nervenwurzeln oder Gefäßen. Das Häkchen soll rechtwinklig abgebogen und der kurze Schenkel soll nicht länger als 3—4 mm sein.

8. Die Diathermie-Elektroden haben verschiedene Formen, je nachdem sie zum Coagulieren, Schneiden oder Verkochen verwendet werden. Die gebräuchlichsten sind: Nadel oder Pfriem, Kugel, Lanzette (gerade oder abgewinkelt), schließlich Schlingen von verschiedenem Durchmesser. Die letztgenannten dienen zum Aushöhlen von soliden, weichen, z.B. verfetteten oder gefäßreichen Tumoren, ein Vorgehen, für das CUSHING die Bezeichnung „scalloping" geprägt hat. Es ist wichtig, besonders bei gefäßreichen Geschwülsten, den „Schnitzel" zuerst zu coagulieren. Plattenförmige Elektroden dienen zum Verkochen größerer solider Geschwülste, z.B. der Meningiome. Zu ihrer Verwendung wird das Kabel zur indifferenten Elektrode an eine der beiden Plattenelektroden angeschlossen, die dadurch ebenfalls zu einer aktiven Elektrode wird.

9. Silberclips. Sie sind von CUSHING angegeben und von McKENZIE verbessert worden; dieser hat den platten Silberdraht eingeführt.

Die Silberclips bedeuten eine wesentliche Erleichterung der Blutstillung an den Hirnarterien und größeren Venen und sind unentbehrlich zum Abklemmen der Äste der Meningica media an den Schnitträndern der Dura mater. Die Clips werden vor der Operation aus feinem Silberdraht in die nötige Länge geschnitten, zurechtgebogen und in die Querrinnen des McKenzieschen Cliphalters (Abb. 8k) sorgfältig eingesetzt, wie die Reiterchen auf dem Waagebalken einer Mikrowaage. Die Ränder der Silberclips dürfen nicht schneiden. Sie werden zum Gebrauch in eine leichte und handliche Cliphaltezange eingesetzt. Bei exaktem Sitz in der Längsrinne der Cliphaltezange fallen sie nicht vorzeitig heraus und lösen sich beim Schließen der Haltezange mühelos von ihr. Es gibt kurze gerade (ungefähr 11 cm lange) und längere, abgewinkelte Cliphaltezangen. Die letztgenannten sind unentbehrlich für die Stillung arterieller Blutungen in der Tiefe, z.B. am Porus acusticus internus, oder an einem tiefsitzenden Aneurysma.

Verschiedene technische Mängel, die den Silberclips anhaften, werden nicht selten zu einer Quelle des Ärgers für den Operateur und zu einer Lebensgefahr für den Patienten. Verbesserte Clips sind deshalb vielfach konstruiert worden. Eine empfehlenswerte Lösung dieses technischen Problems ist der von OLIVECRONA angegebene Silberclip (1953). Er eignet sich besonders für Aneurysmen und kann, wenn nötig, wieder mühelos entfernt werden, ohne das Gefäß anzureißen. Der Olivecronasche Clip wird mit einer Spezialzange angesetzt und abgenommen. Vorschläge für einen verbesserten Silbercliphalter, in dem die Clips nicht klemmen, stammen auch von DREW und von DUANE.

10. Die Ventrikelpunktionskanüle (Abb. 8t) ist eines der wichtigsten Instrumente in der Hand des Neurochirurgen. Sie dient nicht nur zur Punktion der Hirnkammern, einer intracerebralen Cyste oder Blutung usw., sondern ist auch ein unschätzbares Tastinstrument, gleichsam der verlängerte Finger des Neurochirurgen. Der Geübte erkennt an dem Widerstand, dem die eindringende Kanüle begegnet, nicht nur das gesunde Hirngewebe, das Ependym der normalen Ventrikelwand, die Falx oder das Tentorium, sondern lernt auch eine harte Absceßwand oder ein Meningiom unterscheiden von einem erweichten Gliom. Einen charakteristischen Widerstand geben auch die paraventrikulären Knoten der tuberösen Sklerose; man hat dabei den Eindruck, wie wenn die Punktionsnadel in Sand eindringt.

Es gibt verschiedene Modelle von Hirnpunktionsnadeln. Die gebräuchlichste ist wohl die von CAIRNS modifizierte Cushingsche Kanüle. Sie ist 9,5 cm lang, hat eine abgerundete Spitze und eine seitliche Öffnung sowie eine Zentimeter-Einteilung. Es gibt davon auch kürzere, die nur 4 cm lang sind. Diese eignen sich besser zur Drainage des Ventrikels während der Operation (falls man zu diesem Zweck nicht einen weichen dünnen Gummikatheter verwenden will; s. Kapitel II, Ventrikeldrainage). Der Mandrin der Hohlnadel muß sich sehr leicht einschieben und herausziehen lassen, darf aber nicht herausfallen. Ein kurzer Gummischlauchansatz erleichtert das Ansetzen einer 5 cm oder 10 cm fassenden

Rekord- oder besser Ganzglasspritze, die sowohl zum Saugen wie zum Einspritzen von Luft zur Ventrikulographie dient.

11. Als Nahtmaterial verwenden wir ausschließlich schwarze Seide von verschiedener Stärke (Nr. 0000 bis 0). Sie heilt bei guter Technik und perfekter Asepsis zum Unterschied von Catgut und anderem Nahtmaterial reaktionslos ein. Die Erfahrung lehrt, daß im allgemeinen zu dicke Seide Verwendung findet. Für die Naht der Galea und besonders für die Hautnaht müssen die dünnsten Stärken verwendet werden, soll die Narbe unsichtbar sein.

Abb. 8q zeigt den von uns verwendeten Nadelhalter.

Von den Nadeln sind die mit federndem Öhr vorzuziehen. Für das Nähen in der Tiefe verwendet man möglichst dünne, gebogene, runde Nadeln. Die scharfen Nadeln dienen zur Hautnaht, für die auch gerade, sog. Schneidernadeln gebraucht werden können.

3. Asepsis.

Sie umfaßt alle Vorkehrungen, um eine Infektion der Operationswunde zu verhüten. Die Asepsis hat sich aus der Antisepsis entwickelt, die Joseph Lister um 1867 in Form der Carbolsäure in die Chirurgie einführte, und die sich auf die Untersuchungen von Louis Pasteur und Robert Koch über die Bakterien als Erreger der Wundinfektion stützten. Die in der Allgemeinchirurgie üblichen Prinzipien, die zu besprechen ich hier unterlassen muß, gelten in der Hirnchirurgie mit besonderer Strenge. Eine bakterielle Verschmutzung des Gehirns und seiner Hüllen bei oder nach einer intrakraniellen Operation bedeutet auch heute noch trotz der Sulfonamidverbindungen und Antibiotica eine ernste und nicht selten tödliche Komplikation.

Die Maßnahmen zur Sicherung einer störungsfreien Heilung der Operationswunde beginnen auf der Krankenstation. Patienten mit Infektionsherden an der Haut, im Nasen-Rachenraum, in den Luftwegen usw. müssen — abgesehen von dringlichen Eingriffen, die das Leben retten sollen — warten, bis diese Infekte abgeheilt sind. Kinder und Säuglinge sind besonders empfindlich gegenüber den durch die Luft übertragenen Keimen. Sie sollen deshalb während des Aufenthaltes auf der Krankenstation nicht mit den erwachsenen Patienten und Besuchern in Berührung kommen. Ärzte und Pflegepersonal sollten beim Betreten des Kindersaales Gesichtsmasken anlegen, besonders, wenn sie selbst gerade eine Nasen-Racheninfektion haben. Wenn möglich sollten Kinder einige Tage vor dem Eingriff auf der Station beobachtet werden, um latente Infektionsherde, Exantheme usw. nicht zu übersehen.

Die *präoperative Vorbereitung des Operationsfeldes* beginnt mit dem Abrasieren der Kopfhaare am Abend vor dem Eingriff oder unmittelbar vor der Operation. Wichtig ist natürlich, besonders bei Frauen, daß der Kopf jeden Tag vor der Operation ordentlich gewaschen wird. Geschieht das Rasieren früher, so können sich in kleinsten Verletzungen, die durch das Rasiermesser auf der Kopfhaut verursacht werden, Keime ansiedeln. Bei Frauen soll man mit der Opferung des Kopfhaares sparsamer sein als bei Männern. Bei Hypophysenoperationen und Eingriffen in der Stirnhirngegend z.B. wird es meist angängig sein, bei weiblichen Patienten die Haare über dem Hinterhaupt stehenzulassen, es sei denn, daß eine Punktion der Hinterhörner erforderlich ist. Umgekehrt bei Eingriffen über der hinteren Schädelgrube: Die Haare können geschont werden bis zur Scheitelhöhe, das ist etwa bis zu einer Linie, die beide Schläfen verbindet. Bei kleineren Eingriffen in der Temporalregion mit linearem Hautschnitt (subtemporale Dekrompression, Durchschneidung der Trigeminuswurzel usw.) genügt für gewöhnlich das Rasieren eines Viertelsektors des Kopfumfanges.

Abb. 9 zeigt einige Vorbilder, wie man bei Frauen vorgehen kann.

Das Rasieren erfolgt am besten nicht mit einem Apparat, sondern mit einem scharfen geraden Rasiermesser (Abb. 7h) nach gründlichem Waschen mit Seife und Wasser. Bei Frauen müssen die langen Haare zuerst mit der Schere gekürzt werden. Auch Flaumhaare in der Schläfengegend, hinter den Ohren, am Nacken müssen sorgfältig entfernt werden. Kräftige Schaumbildung erleichtert die Arbeit und verhindert Schürfwunden und Kratzer auf der Haut. Nach dem Rasieren wird das Operationsfeld mit Kochsalzlösung, dann mit 70%igem Alkohol und schließlich mit Äther gewaschen. Schließlich wird ein steriler Kopfverband angelegt, den der Patient bis zu seiner Ankunft im Operationssaal trägt.

Für die Asepsis im Operationssaal gelten die allgemein bekannten Regeln und Sterilisationsvorschriften, die hier nicht wiederholt werden.

Die oft lange Zeit in Anspruch nehmenden Eingriffe, das Operieren im verdunkelten Operationssaal, der Gebrauch von Instrumenten und Geräten, die durch Kabel und Schläuche mit der nichtsterilen Umgebung verbunden sind, gefährden die Asepsis im neurochirurgischen Operationssaal bedeutend mehr als in andern Teilgebieten der operativen Chirurgie. Die verschiedenen Gewebsschichten, die bei der Eröffnung der Schädel-

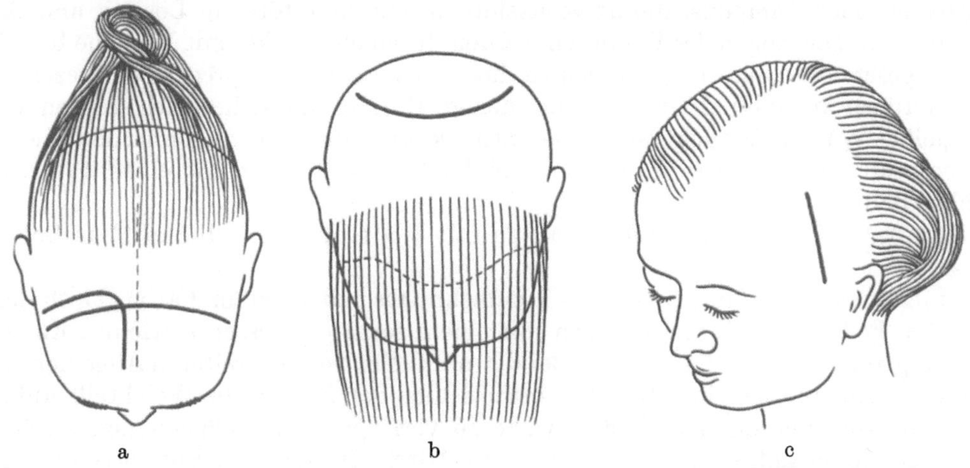

Abb. 9a—c. Sparsames Rasieren für die Kraniotomie bei Frauen.

höhle durchtrennt werden, sind nicht gleichmäßig empfindlich gegenüber einer Keiminvasion; besonders infektionsgefährdet sind das subcutane Gewebe, der Knochen und der Subarachnoidalraum.

Besondere Beachtung hinsichtlich der Sterilität verdient die Spülflüssigkeit. Erweist sich das Suchen nach einem „Loch in der Asepsis" als erforderlich, so sollte es an dieser Stelle beginnen. Operateur und Assistenten sollen ihre behandschuhten Hände von Zeit zu Zeit, so besonders vor dem Eröffnen der Dura, in steriler Kochsalzlösung waschen. Spitze Knochensplitter, die beim Arbeiten mit dem Rongeur abspringen, können nicht allein Augenverletzungen machen, sondern auch dadurch, daß sie von einer Brille, vom unbedeckten Gesicht, von der Stirnlampe abprallen und in das Operationsfeld zurückfallen, die Wunde infizieren. Der Assistent hält deshalb seine flache Hand schützend über das Operationsfeld, sobald die Knochenzange angesetzt wird.

An dieser Stelle muß auch hervorgehoben werden, daß die neueren, zur Blutstillung verwendeten absorbierbaren Schaumstoffe, sowohl der Fibrin- wie der Gelschwamm (der jetzt den Fibrinschwamm weitgehend verdrängt hat), als potenzielle Keimträger in Frage kommen.

Nach OLIVECRONA ist beim Fibrinschwamm die Gefahr einer Hepatitisinfektion nicht ganz auszuschließen. Auch beim Gelschwamm liegt eine gewisse Infektionsmöglichkeit vor, und häufige bakteriologische Kontrollen sind notwendig; es sind Packungen in den Handel gekommen, aus denen auf dem Nährboden Staphylokokken gezüchtet wurden[1].

---

[1] Persönliche Mitteilung an den Verfasser 1956.

Der Rücken des Operateurs, der Assistenten und der Instrumentenschwester wird durch lange sterile Tücher abgedeckt, die mit Tuchklemmen in Schulterhöhe befestigt werden. Jede Person, die den Operationssaal betritt, muß eine Gesichtsmaske sowie eine Kopfkappe, die bei Frauen das ganze Kopfhaar verbergen und eng anliegen soll, tragen und waschbare Linnenüberzüge über den Schuhen haben. Personen, die Infektionen des Mundes und Rachens haben, sind vom Betreten des Operationssaales ausgeschlossen. Die Praxis hat gezeigt, daß Infektionen im Operationsgebiet meist nicht durch Instrumente oder Tücher, sondern durch bestimmte „Fokusträger" verursacht werden.

Das Sprechen ist im Operationssaal auf das Notwendigste zu beschränken und soweit wie möglich durch eine Zeichensprache zu ersetzen. Neugierige Zuschauer und das technische Hilfspersonal werden hinter eine Glaswand verbannt oder bleiben wenigstens in respektvoller Entfernung vom Operationstisch.

Nachdem der Patient auf dem Operationstisch gelagert ist, beginnt das Waschen, Entfetten und Sterilisieren der Haut des Operationsfeldes. Es geschieht mit sterilen Kompressen oder Tampons, die abwechselnd in eine keimtötende Lösung und Alkohol getaucht sind. Die Augen des Patienten werden durch eine dicke, mit Vaseline bestrichene Gazelage geschützt. Besser eignet sich zu diesem Zweck ein entsprechend zugeschnittener steriler Lappen aus dünner Guttapercha, dessen Ränder mit Hilfe eines sterilen Tupfers, der in heißes Wasser getaucht ist, an der Stirn knapp über den Augenbrauen und an den Schläfen sanft angedrückt wird, wobei sie an der Haut festhaften und einen wasserdichten Abschluß bilden.

Die äußeren Gehörgänge stopft man zu mit Wattepfropfen, die mit Vaseline bestrichen sind.

Es folgt dann das Anzeichnen des Hautschnittes mit einer in Farbe (Methylenblau) getauchten Feder oder durch Anritzen mit einem scharfen Messer, sowie das Einspritzen der Lösung zur örtlichen Betäubung. Bei der nunmehr weitverbreiteten Allgemeinnarkose verfolgt das Einspritzen eines Lokalanaestheticums den Zweck, die Weichteile aufzuquellen und die Blutung aus der Kopfschwarte zu verringern. Im allgemeinen genügt dazu eine 1%ige Novocainlösung ohne Zusatz von Adrenalin, das den Puls beschleunigt und den Blutdruck unnötig und vorzeitig erhöht.

Wir benutzen zur Lokalanaesthesie gerne eine Spritze, die mit einem Gummischlauch versehen ist, der in die Lösung eintaucht. Diese Spritze braucht, wenn die Injektionsnadel einmal unter die Haut eingeführt ist, nicht abgenommen zu werden, weil sie sich beim Zurückziehen des Spritzenkolbens selbst aus dem Reservoir nachfüllt.

Die einzelnen Schichten der Kopfweichteile — Periost, Galea und Unterhautzellgewebe — werden der Reihe nach infiltriert, und zwar etwas peripher von dem angezeichneten Hautschnitt, und von mehreren Quaddeln aus, die mit einer kurzen, feinen Nadel gesetzt werden. Die Infiltration selbst erfolgt mit einer 8—12 cm langen, etwa 0,9 mm dicken Nadel. Die Basis des Hautlappens und — wenn der Schnitt die Schläfengegend erreicht — der Schläfenmuskel werden mit einem besonderen Depot versehen. Man muß darauf achten, daß das Lokalanaestheticum nicht in eine Vene eingespritzt wird. Man wird im allgemeinen mit etwa 100—150 cm³ Lösung auskommen.

Auf diese Weise werden nicht allein die Kopfweichteile, sondern auch der Knochen unempfindlich gemacht, so daß selbst große Operationen am Gehirn und ausgedehnte Schädelverletzungen ohne Allgemeinnarkose durchgeführt werden können, wie jahrelange Erfahrungen an vielen Kliniken vor der Einführung der Allgemeinnarkose in die Hirnchirurgie gezeigt haben.

Die Haut kann schließlich noch mit einem Spray aus Mastisol, der die Oberfläche klebrig macht, und mit einer Lage von dünnem Baumwollgewebe bedeckt werden.

Die sog. Oberflächenantiseptica wie Jodtinktur, Merthiolat usw. sind in der Hirnchirurgie heute nicht mehr beliebt. An ihre Stelle kann eine gründliche Vorbereitung mit den neueren oberflächenentspannenden Mitteln (Detergentia) z.B. Hexachlorophen (das unter dem Namen pHisoderm in den Handel kommt) treten, die übrigens sowohl zur

Vorbereitung des Operationsfeldes wie auch zur Desinfektion der Hände benutzt werden können.

Endlich folgt die Abdeckung des Operationsfeldes mit sterilen Tüchern, die entweder mit dünner Seide und feiner Nadel an der Haut festgenäht oder mit Tuchklemmen festgemacht werden. Die Tücher werden so angeordnet, daß sich ihre Ränder unter leichter Spannung der Schädelwölbung anlegen.

D. Lagerung zur Operation. Gebräuchliche Schnittführungen.

1. Lagerung zur Operation.

Es ist ein allgemeiner chirurgischer Grundsatz, durch eine zweckentsprechende Lagerung des Patienten die Gebilde, denen der Eingriff gilt, dem Auge und der Hand des Operateurs so nahe wie möglich zu bringen, ohne dabei Atmung und Kreislauf des Kranken ungebührlich zu behindern oder zu belasten. Bei den oft lange währenden hirnchirurgischen Eingriffen kommt dazu noch die Gefahr der Schädigung bestimmter Hautstellen, die während der Operation einem langen Drucke ausgesetzt sind, besonders, wenn der Kranke in Allgemeinnarkose ist, sowie die Gefahr von elektrischen Verbrennungen durch die Anwendung des Diathermiegerätes.

Der Neurochirurg sollte es sich deshalb zum Grundsatz machen, besonders vor schwierigeren Eingriffen die Lagerung des Patienten zur Operation entweder selbst vorzunehmen oder mindestens zu überprüfen, bevor der Operationstisch steril abgedeckt wird. Es ist gut, bei dieser Gelegenheit gleich auch die Operationslampe in die richtige Position zu bringen.

Im folgenden werden die gebräuchlichsten Lagerungen zur Operation am Gehirn beschrieben.

a) Horizontallage.

α) Rückenlage mit leichter Kopfhochlagerung.

Sie ist die gewöhnliche Lage für alle Eingriffe am Stirnhirn, in der vorderen Schädelgrube, am medialen Drittel des Keilbeinflügels, am Chiasma und Fasciculus opticus, an der Hypophyse, dem vorderen Teil des 3. Ventrikels und der Mehrzahl der Aneurysmen des vorderen Abschnitts des Circulus Willisii.

Der Kopf des Patienten ruht auf einer Kopfstütze oder wird zwischen Sandsäcken fixiert, je nach Bedarf in der Mittelebene des Körpers oder leicht nach einer Seite geneigt.

Das Kopfende des Operationstisches wird gewöhnlich etwas höher gestellt. Eine solche leichte Kopfhochlagerung verringert den Hirndruck und die venöse Blutung. Auch ein leichter Grad von Hypotension wird dadurch eingeleitet. Das erleichtert die Operation sehr.

Die Trendelenburgsche Beckenhochlagerung kann angezeigt sein bei der Versorgung von Verletzungen der großen Sinus der Dura mater zur Verhinderung einer Luftembolie.

Wie im Kapitel II ausgeführt wurde, muß die Kopfstütze verstellbar sein, so daß der Kopf des Patienten nötigenfalls stark in den Nacken gebeugt, d.h. in extreme Streckstellung gebracht werden kann. Das ist besonders wichtig beim intraduralen Zugang zum Chiasma und bei der Radikaloperation des Meningioms der Siebbeinplatte. Ein Kissen zwischen den Schulterblättern und unter dem Nacken des Patienten erleichtert und fixiert die gewünschte Kopfhaltung.

Eine starke Seitwärtsdrehung des Kopfes ist nötig bei Freilegung der vorderen Parietalregion, des mittleren Sinusdrittels sowie beim osteoplastischen Zugang zum Schläfenhirn und Hirnstamm von „oben", d.h. von der mittleren Schädelgrube aus. Ein steifes Spreukissen oder ein Sandsack unter der gleichnamigen Schulter des Patienten erleichtert diese Seitwärtsdrehung des Kopfes. Die Arme des Patienten werden seitlich neben dem Rumpf auf gut gepolsterten Armhaltern fixiert, zur Not kann man sie auch mit breiten Heft-pflasterstreifen festmachen. An den einen Oberarm wird die Blutdruckmanschette an-gelegt.

Die intravenöse Dauertropfinfusion — gewöhnlich verbunden mit dem Bluttrans-fusionsgerät — erfolgt zweckmäßig in die V. saphena magna des gesunden Beines (bei Patienten mit halbseitiger Lähmung), die fingerbreit über und etwas medial vom inneren Knöchel aufgesucht wird. Der N. saphenus liegt hier meist dorsal und medial von der Vene. Wird die V. cubitalis zur Infusion benutzt, soll der Arm auf einer gepolsterten Schiene fixiert werden.

Bei kleinen Kindern und Säuglingen ist die V. saphena über dem Knöchel manchmal zu dünn zur Aufnahme selbst der feinsten Hohlnadel. Man muß dieses Gefäß dann in

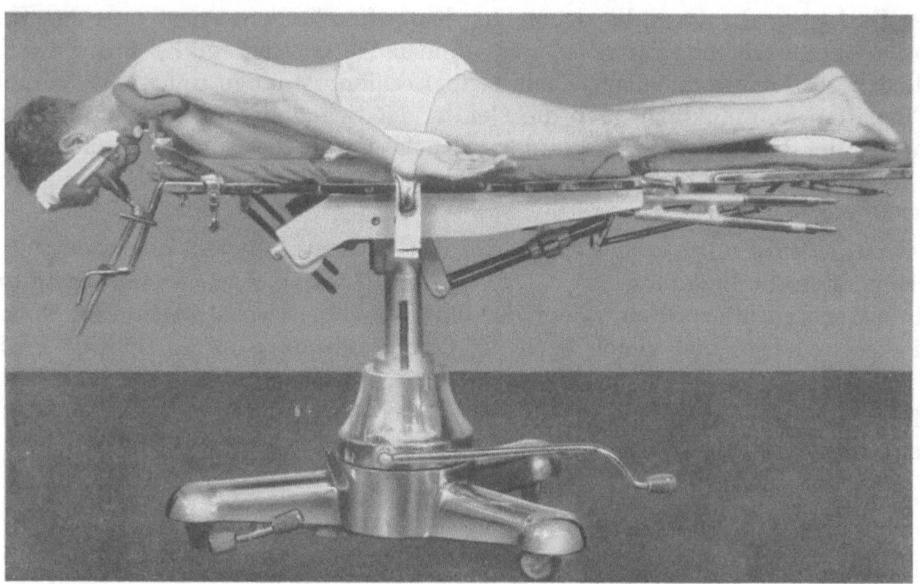

Abb. 10. Lagerung zur Freilegung der hinteren Schädelgrube auf dem Operationstisch nach Stille. Beachte die folgenden Punkte: 1. Gut gepolsterte und leicht verstellbare Kopfstütze. 2. Freier Zugang zu den oberen Luftwegen. 3. Schulterstützen aus Schaumgummi, die die Gebilde der Achselhöhle nicht schnüren oder drücken. 4. Freie Brust- und Bauchatmung. 5. Kissen unter dem Darmbeinkamm. 6. Knie in leichter Flexion durch Unterstützung der Knöchelgegend.

der Fossa ovalis am Oberschenkel kurz vor der Einmündung in die Schenkelvene aufsuchen. Ein dünner Polythen-Katheter, der ein Stück weit herzwärts in das Gefäß vorgeschoben wird, ist zweckmäßiger als eine starre Hohlnadel.

Die indifferente Plattenelektrode des Diathermiegerätes wird mit losen Bindentouren an einem Oberschenkel des Patienten festgemacht. Bei Kindern legt man sie unter das Gesäß.

Ein Sandsack ist nötig, um die Lendenwirbelsäule des Patienten zu stützen, und ein Rollkissen unter den Kniekehlen hält die Beine in leichter Beugestellung.

β) Bauchlage.

Sie wird gewählt für die Eingriffe in der hinteren Schädelgrube, zur Freilegung der Gegend des Foramen occipitale magnum und der oberen Cervicalregion sowie zur Frei-legung des hinteren Sinusdrittels, der Vierhügelgegend und des hinteren Parietal- und des Occipitallappens des Großhirns.

Die *Kopfstütze*, meist von Hufeisenform, ist bei dieser Lagerung besonders wichtig. Sie muß gut gepolstert sein, um Druckstellen über der Stirn und den Jochbeinen des Patienten zu vermeiden, die Atemwege freizuhalten — besonders bei Operationen in örtlicher Betäubung —, und eine extreme Flexion des Kopfes erlauben. Nur auf diese Weise bekommt man einen guten Zugang besonders bei Patienten mit kurzem, plumpem Hals und dicken Nackenweichteilen (Abb. 10).

Die unbehinderte Beweglichkeit der Brust- und Bauchwand ist bei dieser Lage von entscheidender Bedeutung nicht nur für die Atmung, sondern desgleichen auch für den Kreislauf. Die Erfahrung lehrt, daß vielen intra- und postoperativen Komplikationen dadurch wirksam vorgebeugt werden kann.

Ein flaches Membran-Stethoskop, versehen mit genügend langen Gummischläuchen, wird zweckmäßig mit Heftpflasterstreifen über der hinteren Brustwand befestigt, um die Atmung während aller Phasen der Operation kontrollieren zu können.

Der Zugang zum Brückenwinkel und zur Trigeminuswurzel nach DANDY wird erleichtert durch eine Neigung der Kopfstütze und des Operationstisches nach der Gegenseite.

Unentbehrlich sind gutgepolsterte *Schulterstützen*. Sie ermöglichen freie Atembewegungen der Brust- und Bauchwand. Sie können nötigenfalls, vor allem bei Kindern, durch Kissen oder Sandsäcke ersetzt werden, die sich der Schulterwölbung und den Achselfalten des Patienten gut anmodellieren lassen. Schaumgummiunterlagen und Sandsäcke unter den Darmbeinkämmen erleichtern ebenfalls die Brust- und Bauchatmung. Ein Roll- oder Keilkissen stützt die Knöchelgegend und hält die Knie in leichter Beugestellung.

b) Vertikal- und Schräglagen.

Sie eignen sich für die Eingriffe in der Schläfen-, Scheitel- und Hinterhauptsgegend. An vielen Kliniken wird die Trigeminusoperation nach FRAZIER nur am sitzenden Patienten ausgeführt. Manche Neurochirurgen bevorzugen diese Lagerung auch bei Eingriffen in der Occipitalgegend, über der hinteren Schädelgrube und am oberen Halsmark, z. B. bei der hohen (mesencephalen) Chordotomie und bei der Traktotomie nach SJÖQVIST.

Die für Operationen am sitzenden Patienten eigens konstruierten Tische, z. B. der McKissock-Tisch, eignen sich nicht für Kinder. Für Kleinhirnoperationen bei Kindern ist im allgemeinen die Bauchlage vorzuziehen.

Der McKissock-Tisch hat eine hufeisenförmige Kopfstütze, die von ventral her den Kopf in jeder gewünschten Lage fixiert. Der Kopf kann an der Stütze durch straff gespannte Heftpflasterstreifen fixiert werden, die aber das Operationsfeld nicht behindern dürfen.

Der Rücken des sitzenden Patienten und seine Arme müssen, besonders in Allgemeinnarkose, durch Kissen gut abgestützt werden. Es ist in allgemeiner Betäubung oft nicht ganz leicht, dem Oberkörper des Patienten die nötige Stabilität zu geben.

Der Patient sitzt auf der Diathermie-Elektrode. Zur Infusion wird gewöhnlich die V. saphena magna über dem Knöchel benutzt.

Die Sitzlage hat den Nachteil, daß die Patienten zu einer orthostatischen Hypotonie neigen. Sie kann in einen gefährlichen Kreislaufkollaps übergehen und bei älteren Patienten mit Sklerose der Hirngefäße sogar zu einer cerebralen Ischämie und selbst zu einer Hirnerweichung führen.

Solche Fälle sind zuerst von VINCENT und später von ZEHNDER beschrieben worden. Es handelte sich um Kranke, bei denen eine retroganglionäre Durchschneidung der Trigeminuswurzel nach FRAZIER durchgeführt wurde. Die genannten Autoren sprechen von einer „vasoreflektorischen Apoplexie", weil man vermutete, daß die Unterbrechung der A. meningea media mit verantwortlich sei für diese Zwischenfälle. Die gegenwärtige Auffassung geht aber dahin, daß eine cerebrale und kardiale Hypoxie zugrunde liegt. Bei der Obduktion dieser Fälle wurden hämorrhagische Erweichungen im Gehirn gefunden. Ich habe im Jahre 1942 einen 74jährigen Mann operiert, der nach einer linksseitigen temporalen Trigeminus-Durchschneidung an einer ausgedehnten Erweichung des linken Schläfenlappens und Bronchopneumonie gestorben ist. Vor dem Eingriff war der intrakranielle Druck durch eine Lumbalpunktion herabgesetzt worden.

Auch bei hohen Chordotomien am sitzenden Patienten kann es zu einem gefährlichen und selbst irreversiblen Blutdruckabsturz intra operationen kommen. Wir haben kürzlich auf diese Weise einen 35jährigen Mann verloren, bei dem auf dem Sektionstisch eine frische Nebennierenblutung als Todesursache angesprochen wurde.

Es scheint also Vorsicht geboten bei alten Patienten mit Zeichen von Hypertonie und Arteriosklerose sowie bei Chordotomien. Vorsorglich läßt man die Beine des Patienten, bevor er in die sitzende Stellung gebracht wird, bis zur Mitte der Oberschenkel mit elastischen Binden auswickeln. Auch ist eine lokale Betäubung in diesen Fällen vorzuziehen, und Blutdruck und Puls müssen während des Eingriffes besonders sorgfältig unter Kontrolle gehalten werden.

Zur Erzielung einer *Halbschräglage,* die sich für die Punktion der Hinterhörner nach Dandy eignet, wird der Rückenteil des Operationstisches in die gewünschte Lage gebracht und der Kopf des Patienten durch eine Nackenstütze gehalten, die sich der Protuberantia occipitalis externa und den Warzenfortsätzen fest anlegt. Die Hals- und Lendenwirbelsäule werden durch feste Kissen unterstützt. Ein Keilkissen, das am Operationstisch festgemacht wird und die gebeugten Oberschenkel des Patienten stützt, verhindert das Herunterrutschen, das zudem hierbei weniger vorkommt, weil diese Eingriffe gewöhnlich unter örtlicher Betäubung vorgenommen werden.

c) Seitenlagen.

Sie werden gelegentlich für den temporalen Zugang sowie zur Freilegung der hinteren Schädelgrube und des Halsmarkes gebraucht. Bei Anwendung der modernen Inhalationsnarkose sind sie nicht besonders schwierig und bieten manche Vorteile hinsichtlich der Übersichtlichkeit und Blutstillung, vorausgesetzt, daß eine zweckentsprechende Beleuchtung zur Verfügung steht.

2. Gebräuchliche Schnittführungen.

Bei jeder osteoplastischen Trepanation muß der Hautlappen so angelegt werden, daß er eine übersichtliche Freilegung des Teiles des Gehirns und der Schädelhöhle, in dem der krankhafte Herd aufgesucht werden soll, gewährleistet, und daß eine genügende Blutversorgung des Hautlappens selbst sichergestellt ist.

Was den ersten Teil dieser Forderung betrifft, so sind die früher gebräuchlichen Schemata und Hilfsmittel, die auf einer festen Zuordnung bestimmter Hirnabschnitte zu bestimmten Punkten des Schädels beruhen, heute verlassen, weil sich der Blick des Neurochirurgen nunmehr weniger auf bestimmte Hirnabschnitte, als vielmehr auf bestimmte Abschnitte der Schädelhöhle richtet (Tönnis).

Angesichts der großen individuellen Variationen der Schädelform sind bestimmte fixe Orientierungspunkte, die sich durch Abtasten leicht finden lassen, von großem Nutzen für das Anlegen des Hautlappens. Die wichtigsten dieser Orientierungspunkte sind die folgenden (Abb. 11):

1. Glabella. Das ist die vertiefte Fläche oberhalb der Nasenwurzel zwischen den medialen Enden der beiden Arcus superciliares.

2. Bregma: der Schnittpunkt der Sutura coronaria und sagittalis.

3. Zygoma: ein Punkt oberhalb der Mitte des Jochbogens (Arcus zygomaticus). Unter, d. h. medial vom Zygoma liegt der Schläfenlappen des Gehirns. Etwas oberhalb und nach vorn vom Zygoma ist das Pterion, das etwa der Spitze des kleinen Keilbeinflügels entspricht.

4. Inion. Es bezeichnet den leicht tastbaren Knochenhöcker der Protuberantia occipitalis externa.

5. Warzenfortsatz (Mastoid).

Für die Orientierung über der hinteren Schädelgrube ist auch der leicht palpable Dornfortsatz des 2. Halswirbels von Nutzen.

Blutversorgung der Kopfhaut (s. dazu Abb. 2). Die Blutversorgung der Weichteile des Kopfes erfolgt zum allergrößten Teil aus Ästen der A. carotis externa. Der wichtigste dieser Äste ist die A. temporalis superficialis, die, unter der Haut der Schläfengegend gelegen, dort sicht- und tastbar ist und sich alsbald in einen Ramus parietalis und frontalis aufteilt. Der letztgenannte läuft in einem scheitelwärts konvexen Bogen quer über die Schläfe nach vorne zur Stirn und anastomosiert dort mit den Aa. frontalis lateralis (= supraorbitalis) und *frontalis medialis* aus der A. ophthalmica. Mit diesen 2 Arterien beteiligt sich die A. carotis interna an der Blutversorgung des Kopfes oberhalb der Glabella.

Der zweite wichtige Ast der A. carotis externa zur Kopfhaut ist die A. occipitalis. Ihr mittlerer Abschnitt liegt unmittelbar am Knochen unter den Ansätzen der tiefen Schicht der Nackenmuskeln (Mm. splenius und longissimus capitis). Man trifft sie bei der Freilegung der hinteren Schädelgrube ungefähr 2 Finger breit seitlich von der Protube-

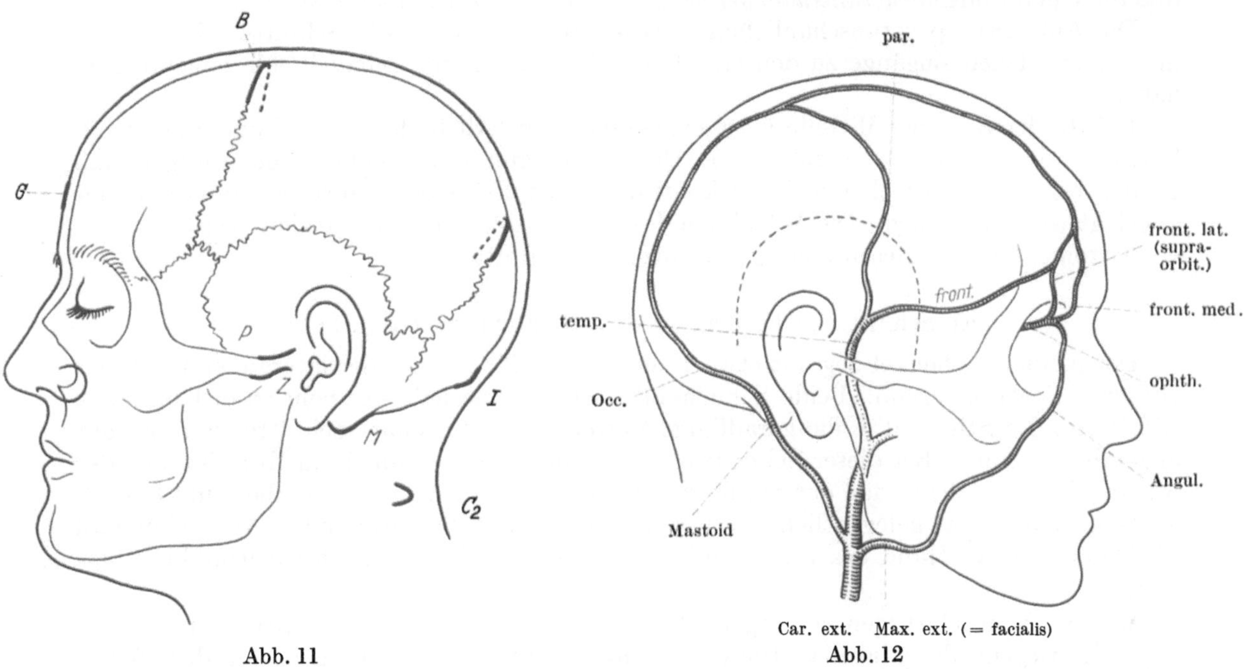

Abb. 11   Abb. 12

Abb. 11. Orientierungspunkte am knöchernen Schädel (zur Anlegung der Hautschnitte). *G* Glabella; *B* Bregma; *Z* Zygoma; *P* Pterion; *M* Mastoidfortsatz; *I* Inion (= Protuberantia occipitalis externa); *C₂* Dorn des Epistropheus.

Abb. 12. Blutversorgung der Kopfhaut. Car. ext. = A. carotis externa am Hals; Occ. = A. occipitalis; temp. = A. temporalis superficialis und ihre Äste: par. = Ramus parietalis, front. = Ramus frontalis; Max. ext. = A. maxillaris externa (= A. facialis); Angul. = A. angularis; ophth. = A. ophthalmica und ihre Äste: front. lat. = A. frontalis lateralis (= supraorbitalis), front. med. = A. frontalis medialis. Angedeutet ist der Hautschnitt zur Freilegung des rechten Schläfenlappens.

rantia occipitalis externa, wo sie unter dem Ansatz der Sehne des M. trapezius in das derbe Unterhautfettgewebe eintritt, lateral begleitet vom N. occipitalis major. Sie schickt ein Ästchen in das Emissarium mastoideum. Ihre Endäste verzweigen sich unter reicher Anastomosenbildung mit den Ausläufern der A. temporalis superficialis hinter dem Ohr, im M. occipitalis und über dem Hinterkopf.

Die tiefen Muskeläste der A. occipitalis anastomosieren mit der A. vertebralis. Diese Verbindungen können bei einem Verschluß der A. carotis interna stark hypertrophieren und das Blut aus der Carotis externa auf dem Umweg über die A. occipitalis zur A. basialis und selbst, wie im Arteriogramm gezeigt wurde, in den Internakreislauf überleiten (RICHTER).

In ihren Grundzügen sind die *Schnittführungen* für alle osteoplastischen Trepanationen heutzutage weitgehend festgelegt. Das schließt natürlich nicht aus, daß manche Schulen gewisse Schnitte bevorzugen; selbst jeder Neurochirurg hat bis zu einem gewissen Grade seine individuelle „Handschrift".

Die Hautschnitte haben im allgemeinen die Form eines Hufeisens, und zwar eines Halbkreises bis Dreiviertel-Kreisbogens oder entsprechender Abschnitte einer Ellipse. Der Stiel des Lappens richtet sich dabei nach der Hauptarterie, die den Lappen versorgt; in den meisten Fällen ist dies die A. temporalis superficialis oder einer ihrer Äste, über dem Occiput die A. occipitalis.

Die beiden Enden des Bogenschnittes läßt man in der Haut allmählich auslaufen.

Kurze Querbalken, die mit dem Messer eingeritzt oder mit Farbe und Feder angezeichnet werden, erleichtern bei größeren Lappen die Adaptation der Wundränder beim Wundschluß.

Wir bevorzugen die von DANDY angegebenen Schnittführungen, die gewährleisten, daß die Operationsnarbe *innerhalb der behaarten Kopfhaut liegt und unsichtbar ist.*

Die Abb. 18a—p veranschaulichen in schematischer Weise die Schnitte, die sich für die verschiedenen Zugänge zu den einzelnen Abschnitten der Schädelhöhle eingebürgert haben.

Bei Herden nahe der Mittellinie ist es vielfach erforderlich, den Schnitt über die Mittellinie nach der Gegenseite auszudehnen. Dies sollte dann immer so ausgiebig erfolgen, daß 2 oder besser 3 Bohrlöcher auf der kontralateralen Seite des Sinus sagittalis superior angelegt werden können. Die Mittellinie des Kopfes sollte immer markiert werden.

Es folgt nun eine Beschreibung der einzelnen Schnitte:

a) Schnitt zur Freilegung des Stirnlappens (Abb. 18a).

Der mediale Schenkel beginnt etwa 1 cm von der Mittellinie, der laterale endet in der vorderen Schläfengegend. Beide Schnittenden liegen innerhalb der behaarten Kopfhaut. Die Breite des Stieles, d. i. die geradlinige Verbindung der beiden Schnittenden, beträgt ungefähr 7—8 cm. Bei dieser Schnittführung kommt man kaum je in Konflikt mit der Stirnhöhle, es sei denn, daß der Sinus frontalis ungewöhnlich weit nach oben und lateralwärts ausladet, was gelegentlich bei akromegalen Schädeln vorkommt. Auf jeden Fall wird man sich an Hand des Röntgenbildes vorher von der Größe der Stirnhöhle überzeugen.

Manche Neurochirurgen verlängern den medialen Schenkel des Schnittes nach unten bis in die Gegend der Glabella. Dieser Teil des Schnittes muß dann genau in der Mittellinie der Stirn liegen, und bei der Wundnaht müssen die Wundränder durch eine besonders sorgfältige Naht der Galea und der Haut exakt adaptiert werden, soll die Narbe so wenig wie möglich sichtbar sein. Nach meiner Erfahrung werden bei dieser Schnittverlängerung die Bewegungen der Stirnhaut, ż. B. beim Stirnrunzeln, beeinträchtigt.

Für die *subfrontale Freilegung des Chiasma opticum und der Hypophyse* braucht der Schnitt im allgemeinen nicht ganz so weit nach hinten zu reichen wie bei der Freilegung des Stirnlappens. Er verläuft vielmehr nur etwa eine bis eineinhalb Daumenbreiten hinter der Stirnhaargrenze (Abb. 13).

Wenn man die Basis des Lappens etwas breiter macht, indem man den lateralen Schenkel über dem Zygoma ausmünden läßt, kann man mit diesem Schnitt auch die vordere Zentralregion freilegen (Abb. 18a, Schnitt *S'*).

Manche, besonders amerikanische, Neurochirurgen benutzen nach dem Vorgehen von CUSHING, FRAZIER und HEUER zur Freilegung der Frontalregion und des Chiasmas einen größeren, schläfenwärts gestielten Schnitt, dessen Stirnschenkel horizontal durch oder knapp oberhalb der Augenbraue verläuft (Abb. 18b). Er ist meines Erachtens zeitraubender, und, wenn der vordere Schenkel des Schnittes nicht in die Tiefe einer Stirnfalte gelegt wird, bleibt die Narbe später doch sichtbar.

Wir haben einen ähnlichen Schnitt gelegentlich benutzt bei ausgedehnten Knochentumoren des Stirnbeins, wo das kosmetische Resultat weniger ins Gewicht fällt (Abb. 14).

Die Abb. 18c zeigt die Schnittführung beim sog. *lateralen Zugang zur Hypophyse,* der auf CUSHING zurückgeht. E. SACHS bildet ihn in seinem Lehrbuch (1949) auf S. 301 ab.

b) Fronto-temporaler Lappen (Abb. 18d).

Der Schnitt beginnt etwa fingerbreit von der Mittellinie an der Stirnhaargrenze und verläuft im großen Bogen fast im rechten Winkel und senkrecht herab zum Zygoma. Der laterale Schenkel muß tief bis zur Schläfenhaargrenze herunterreichen; das ermöglicht die Wegnahme der Schläfenschuppe bis auf den Boden der mittleren Schädelgrube, die meist im Sinne einer subtemporalen Dekompression gemacht wird.

Dieser Schnitt eignet sich besonders für die Meningiome des kleinen Keilbeinflügels (Abb. 15) und die Aneurysmen in der vorderen und mittleren Schädelgrube und jene im Sinus cavernosus (DANDY 1937). Auch bei diesem Schnitt wird der mediale Schenkel gelegentlich in der Mittellinie bis zur Glabella herunter verlängert; das ist jedoch meistens nicht notwendig.

c) Doppelseitige Freilegung der vorderen Schädelgrube.

Ein bilateraler frontaler Lappen zur Freilegung beider Stirnhirne ist von E. SACHS (1925) und SOUTTARD (1928) angegeben worden. TÖNNIS hat diesen Schnitt vervollkommnet und zur Standardmethode bei der Operation der Siebbeinmeningeome ausgebaut (1938). Der große Lappen ist frontalwärts gestielt (Abb. 18e). Der Hautschnitt verläuft im Bogen von einer Schläfe zur anderen und kreuzt die Mittellinie etwa einen Querfinger hinter der Kranznaht. Da der Stiel des Hautlappens die ganze Stirne einschließt, macht das Umklappen nach vorne manchmal etwas Schwierigkeiten, und TÖNNIS hat deshalb ursprünglich einen senkrechten Schnitt in der Mittellinie bis zur Stirnhaargrenze hinzugefügt. Dieser Zusatzschnitt ist aber keineswegs immer notwendig.

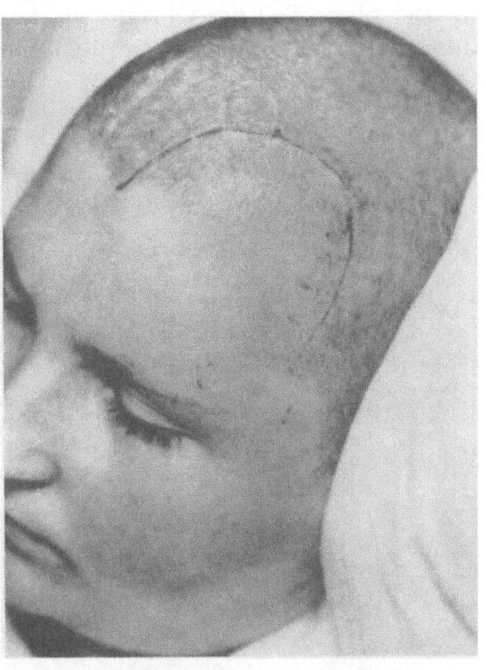

Abb. 13. Operationsnarbe nach subfrontaler intraduraler Freilegung des Chiasma opticum nach DANDY auf der linken Seite. 27jährige Frau. Siebenter Tag nach der Operation eines suprasellären Kraniopharyngeoms mit Füllungsdefekt im 3. Ventrikel. Die Mittellinie ist markiert. Rechts sieht man die Narbe von der Punktion des Vorderhorns während der Operation. (Neurochirurgische Universitätsklinik Berlin.)

d) Zur Operation fronto-basaler Verletzungen und Tumoren sowie von Geschwülsten in der Umgebung der Orbita

werden je nach der Lage des Falles verschiedene Lappenschnitte gewählt, die das betreffende Gebiet ein- oder doppelseitig freilegen, und deren untere Schenkel durch die Augenbrauen oder knapp darüber verlaufen (Abb. 18f). Die Abbildung illustriert den sog. Schmetterlingsschnitt, wie ihn KRÜGER verwendet hat. Bei einseitiger Freilegung wird der Horizontalschnitt ergänzt durch einen Medianschnitt in Richtung der Glabella.

Abb. 16 zeigt einen erweiterten *Krönlein-Schnitt* zur Radikaloperation eines gefäßreichen Knochentumors des linken Orbitaldaches. Die Geschwulst war vorher von anderer Seite anoperiert und die Operation wegen Blutung abgebrochen worden.

e) Schnitt zur osteoplastischen Freilegung der Schläfenschuppe und der mittleren Schädelgrube (Abb. 18g und 12).

Falls nicht der große, unter b. beschriebene frontotemporale Lappen oder ein Vertikalschnitt wie zur subtemporalen Dekompression gewählt wird, kann ein relativ kleiner Lappen umschnitten werden, der über dem Zygoma beginnt und hinter dem Ohr an der

Basis des Warzenfortsatzes endet. Der Schnitt muß vorne und hinten bis an die Schädelbasis herabreichen. Das hintere Schnittende führt in die Nachbarschaft des Sinus transversus und der Warzenfortsatzzellen. Beim Umbrechen des Knochenlappens muß man
auf diese Gebilde, besonders auf ein ungewöhnlich großes Antrum mastoideum achten.
Der Hautlappen wird gut versorgt durch den Ramus parietalis der A. temporalis superficialis, deren frontaler Ast gewöhnlich in den Schnitt fällt und durchtrennt werden muß.

Der obere Teil der Ohrmuschel kann nach vorne heruntergeschlagen und durch eine
dünne Seidenknopfnaht aus dem Operationsfeld herausgehalten werden. Haut- und

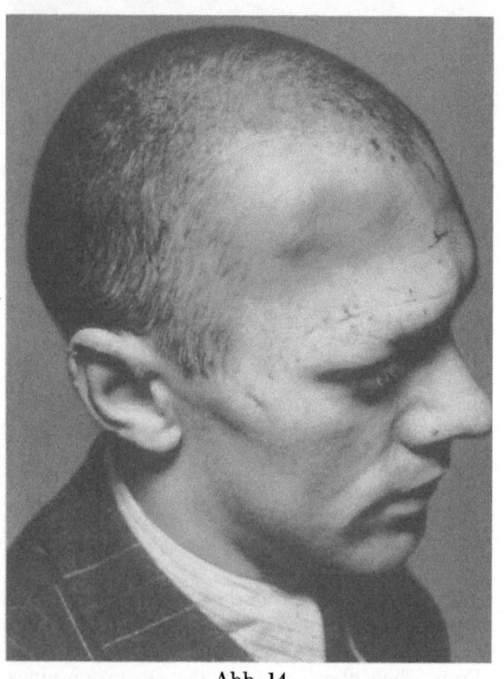

Abb. 14

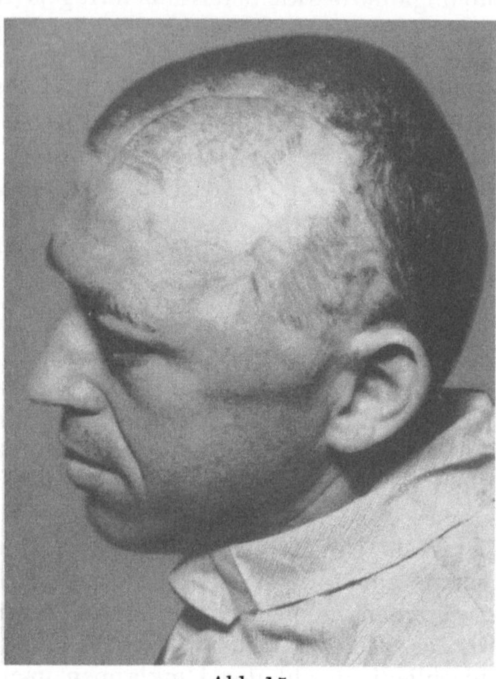

Abb. 15

Abb. 14. 26jähriger Mann. Großer, rasch wachsender, von der rechten Stirnhöhle ausgehender Tumor des
Stirnbeins von cystisch-wabiger Struktur. Destruktion der hinteren Wand des Sinus frontalis, des Orbital-
daches und des Processus zygomaticus ossis frontalis. Hautnarbe 14 Tage nach der Operation.
(Neurochirurgische Universitätsklinik Berlin.)

Abb. 15. 36jähriger Mann. Linksseitiges Keilbeinmeningiom „en plaque". Die breite atrophische Hautnarbe
stammt von einem Operationsversuch, der auswärts gemacht worden war. Das Lichtbild zeigt die Operationsnarbe 5 Wochen nach der Radikaloperation vom fronto-temporalen Zugang aus. (Neurochirurgische
Universitätsklinik Berlin.)

Knochenlappen erhalten bei dieser Schnittführung eine gemeinsame Basis in der Schläfengegend, indem der Knochen zusammen mit den Weichteilen nach lateralwärts umgebrochen wird (sog. Wagnerscher Lappen).

f) Die Schnitte zur Freilegung des Parietallappens und der Rolandoschen Zentralwindungen
werden ebenfalls in der Schläfengegend gestielt. Sie reichen meistens bis an die
Medianlinie. Abb. 18h zeigt eine solche Schnittführung. Diese Lappen müssen oft, bei
den parasagittalen Meningiomen des mittleren Sinusdrittels immer, die Mittellinie um
2—3 cm, bei doppelseitigen Tumoren um 5—6 cm überschreiten (OLIVECRONA).

g) Doppellappen.

Statt allzu große Lappen zu bilden, die eine breite Basis haben müssen, wenn die Ernährung des Lappens nicht gefährdet werden soll, macht man besser nach dem Vorgehen
von DANDY einen sog. *Doppellappen* (Abb. 18i).

h) Zur Freilegung der hinteren Parietal- und der Occipitalregion

werden Lappen umschnitten, die entweder occipitalwärts oder in der hinteren Temporalgegend gestielt sind (Abb. 18k—m). Der mediale Schenkel verläuft gewöhnlich nahe oder in
der Mittellinie und endet am Inion. Ist vor der Operation eine Punktion der Hinterhörner zur Ventrikulographie ausgeführt worden, so wird der kleine Hautschnitt in den
Lappenschnitt mit eingepaßt (Abb. 18k, rechte
Seite).

Beim *kombinierten supra- und infratentoriellen Zugang zum Kleinhirnbrückenwinkel*
und zu den Meningiomen der hinteren Schädelgrube muß der mediale Schenkel des Schnittes
bis zu einem Punkt 3 cm unterhalb des Inions
herabgeführt werden, während der laterale
Wundschenkel etwa 1 cm unterhalb und medial von der Spitze des Warzenfortsatzes beginnt und etwa 7 cm hinter dem Ohr nach
aufwärts verläuft. Der Scheitel des Bogenschnittes liegt ungefähr 4 cm über dem Sinus
lateralis, dessen Lage auf dem Röntgen-Bild
bestimmt werden kann (Abb. 18m). So lautet
die Vorschrift BAILEYs (1939), der den zuerst
von NAFFZIGER (1928) angegebenen Zugang
verbessert hat. Der Naffzigersche Schnitt be-
nutzte die Hälfte des „Armbrust-Schnittes"
zur Freilegung des Kleinhirns (s. den folgenden Abschnitt i) und bildete einen in
der Temporo-parietal-Region gestielten occipitalen Lappen, ähnlich wie in Abb. 18l angedeutet.

E. SACHS nennt diesen Zugang ideal bei
Tumoren im vorderen Teil des Kleinhirnwurms und in der Vierhügelgegend.

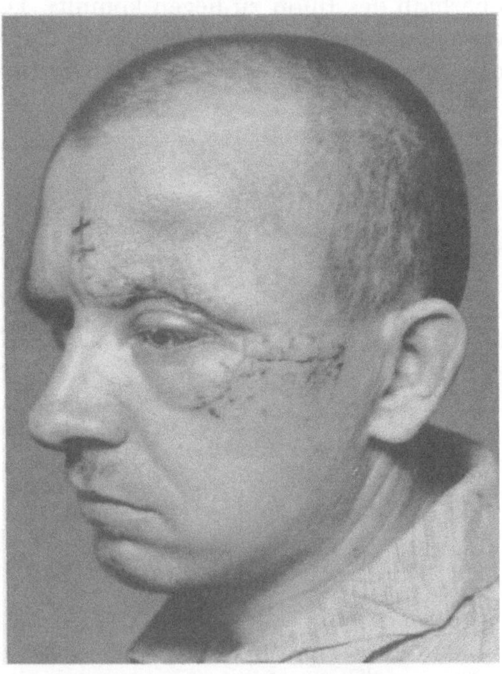

Abb. 16. Erweiterter Krönlein-Schnitt zur Operation eines gefäßreichen Knochentumors des
linken Orbitaldaches. Die Geschwulst war auswärts anoperiert und die Operation wegen Blutung abgebrochen worden. (Neurochirurgische
Universitätsklinik Berlin.)

i) Beiderseitige Freilegung der hinteren Schädelgrube nach DANDY-OLIVECRONA

Die Schnitte gehen auf FEDOR KRAUSE (1908) zurück. KRAUSE bildete einen U-
förmigen Hautlappen, der später von DANDY und OLIVECRONA zu einem breiten Bogenschnitt von einem Warzenfortsatz zum anderen erweitert wurde. Der Scheitel des Bogens
liegt auf Höhe des Inions oder etwas darunter (Abb. 18n). Die A. occipitalis und der
lateral von ihr gelegene N. occipitalis major werden etwa 2 Querfinger rechts und links
von der Mittellinie angetroffen und durchtrennt. Beide Gebilde liegen hier, in straffes
Bindegewebe eingehüllt, unter der Haut. Die Arterie wird umstochen. Die Durchtrennung des Nerven hat eine Anaesthesie in seinem Versorgungsgebiet zur Folge, die
sich später meist zurückbildet; manche Kranke klagen vorübergehend über schmerzhafte
Paraesthesien.

Der Schnitt führt bis auf das Periost, und der Hautgalealappen wird dann bis unterhalb
des Ansatzes der Nackenmuskeln abpräpariert. Bei kräftigem Zug am Lappen löst sich
dieser mühelos und fast von allein in der richtigen Schicht ab. Die Nackenmuskulatur
wird $^1/_2$—$^3/_4$ cm unterhalb ihres Ansatzes an der Linea nuchae terminalis der Hinterhautschuppe quer durchtrennt.

Dieser Schnitt gibt in den meisten Fällen eine gute Übersicht, und die Wundheilung
ist bei exakter Nahttechnik ungestört (s. Abb. 17a u. b).

4*

Cushing hat den sog. *Ankerschnitt* (cross bow incision) verwendet, der namentlich bei Patienten mit kurzem, plumpem Hals eine bessere Übersicht gibt als der einfache Bogenschnitt nach Dandy-Olivecrona. Beim Cushingschen Vorgehen wird dem queren Bogenschnitt ein vertikaler Medianschnitt hinzugefügt, der nach abwärts bis zu einem Punkt etwas oberhalb des Dornfortsatzes des Epistropheus reicht (Abb. 18o). Das Wesentliche ist aber, daß der Bogenschnitt höher, nämlich ungefähr 2 Querfinger (3—4 cm) oberhalb des Inion zu liegen kommt. Das hat unter anderem den Vorteil, daß man von diesem Schnitt aus das Hinterhorn des Ventrikels bequem erreichen kann, wenn — wie dies meist der Fall ist — vor der Eröffnung der Dura eine entlastende Ventrikelpunktion

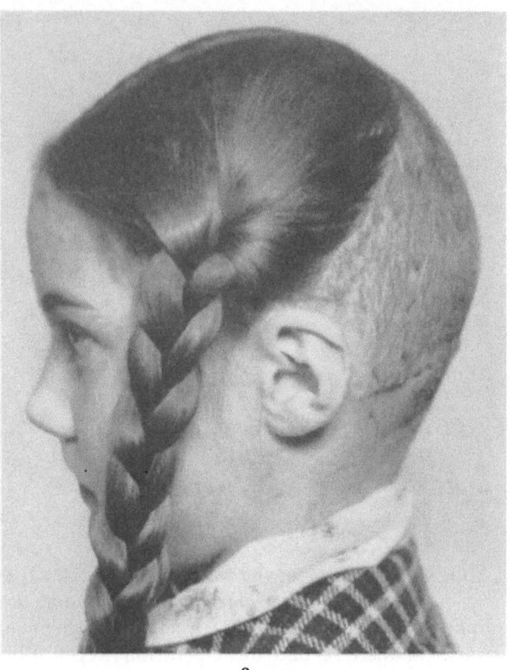
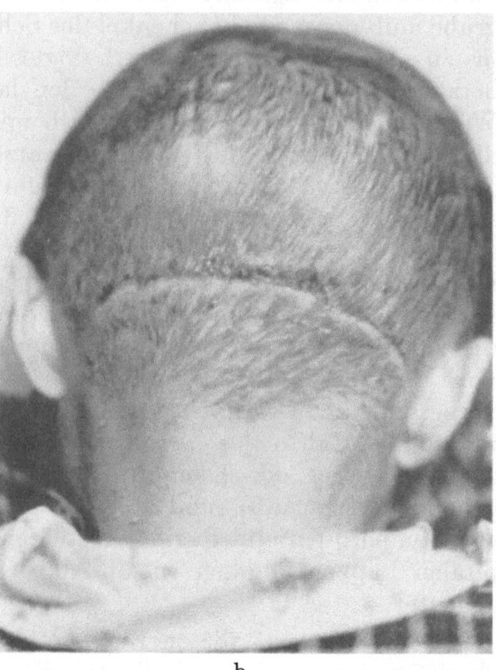

a   b

Abb. 17a u. b. 8jähriges Mädchen. Ependymom der hinteren Schädelgrube, zapfenförmig in den Spinalkanal hineinreichend und mit dem Boden der Rautengrube verwachsen. Subtotale Entfernung. Lichtbild der Narbe am 13. Tag nach dem Eingriff, a von der Seite, b von hinten gesehen. Beachte die Narben über den Hinterhörnern, die von einer Ventrikulographie herrühren. (Neurochirurgische Universitätsklinik Berlin.)

gemacht werden muß. Man braucht dann nur den Wundrand auf der betreffenden Seite mit einem stumpfen Volkmann-Haken hochzuziehen, das Periost zu incidieren und ein Bohrloch anzulegen, wie es in der Abb. 18o angedeutet ist. Dieses Vorgehen wird von Krayenbühl-Zürich bevorzugt.

Bei der tiefer liegenden Incision nach Dandy-Olivecrona ist das nicht möglich. Hier muß entweder ein eigenes Bohrloch an der üblichen Stelle über dem Hinterhorn angelegt werden, oder man punktiert mit der stumpfen Hirnnadel durch das bereits vorher zur Ventrikulographie angelegte Bohrloch.

Eine Ventrikelpunktion intra operationem erübrigt sich natürlich, wenn vor der Operation eine Ventrikel-Dauerdrainage angelegt worden ist, wie das jetzt wohl meist getan wird (s. Kapitel I).

Ein Vorteil des Cushingschen Verfahrens ist auch darin zu suchen, daß der Hautschnitt und Muskelschnitt in zwei verschiedenen Ebenen liegen, nämlich der Muskelschnitt caudal von der Hautincision. Bekanntlich lehren die Erfahrungen in der Allgemeinchirurgie, daß eine Operationsnarbe fester und zuverlässiger ist, wenn übereinanderliegende Gewebsschichten nicht in der gleichen Vertikalen durchtrennt werden, sondern so, daß die Incisionen in den einzelnen Etagen räumlich gegeneinander verschoben sind.

Dahingegen nimmt der exakte Verschluß der Wunde beim Ankerschnitt erheblich mehr Zeit in Anspruch als beim einfachen Bogenschnitt. Auch ist beim Cushingschen

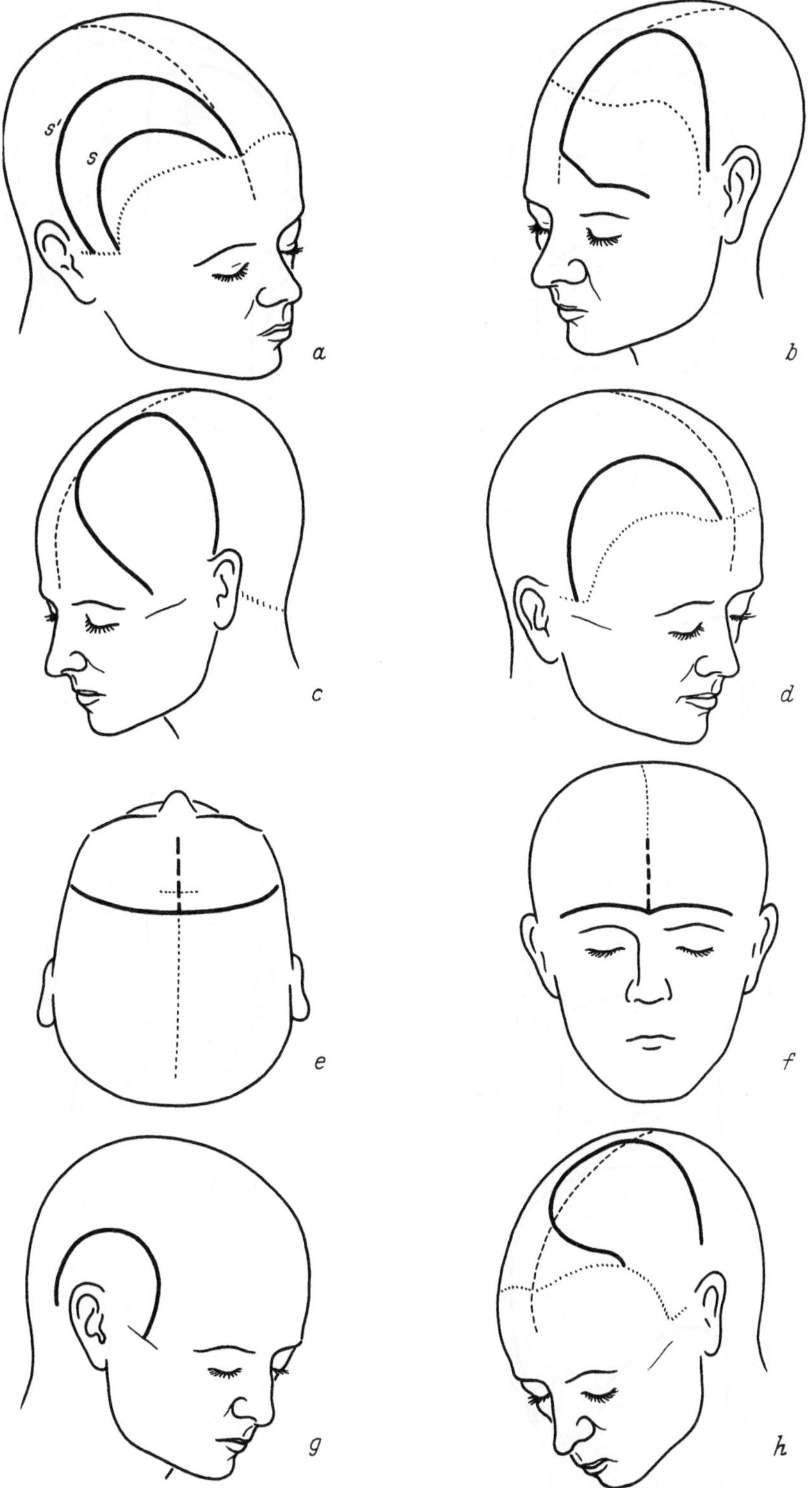

Abb. 18 a—p. Gebräuchliche Schnittführungen (s. Text).

Verfahren die Gefahr einer Störung der Wundheilung und einer Liquorfistel größer. Der schwache Punkt ist die Stelle, wo der Bogen- und der Mittellinienschnitt zusammentreffen.

Dieser Nachteil der Freilegung nach Cushing wird von manchen so ernst genommen, daß sie die Methode heute als veraltet bezeichnen.

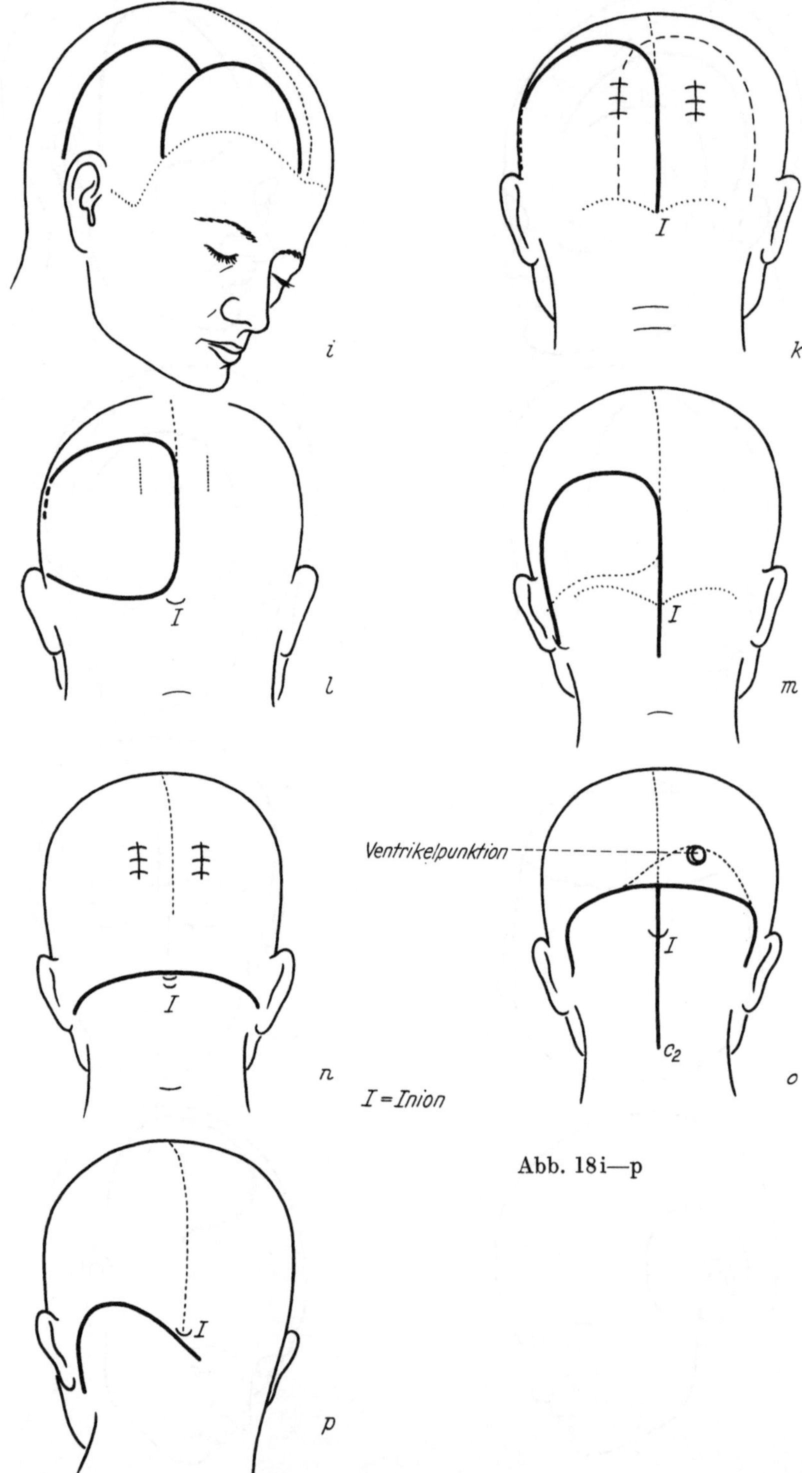

Abb. 18i—p

k) Zur einseitigen Freilegung der hinteren Schädelgrube und des Brückenwinkels dient der Winkel- oder Hakenschnitt nach Dandy, der in Abb. 18p angedeutet ist.

l) Medianschnitt zur Freilegung der hinteren Schädelgrube.

Er führt von einem Punkt etwa fingerbreit oberhalb des Inions bis in die Gegend des zweiten Halswirbeldornfortsatzes. Beide Knochenpunkte lassen sich leicht tasten.

Dieser Schnitt erfordert am wenigsten Zeit, und auch der Verschluß der Operationswunde geht schnell vonstatten und ist sehr zuverlässig. Wenn man sich streng an die Medianebene hält, ist der Blutverlust besonders klein. Der Schnitt genügt in den meisten Fällen bei Kindern und Jugendlichen (INGRAHAM und MATSON). Bei Verwendung kräftiger Wundsperrer gibt er auch beim Erwachsenen einen ausreichenden Zugang, vor allem zu den Gebilden in und nahe der Mittellinie. Nötigenfalls kann die Muskulatur nahe ihrem Ansatz an der Hinterhautschuppe quer nach einer oder auch nach beiden Seiten auf eine Strecke von 1—2 cm eingekerbt werden. Die Traktotomie der spinalen Trigeminuswurzel nach SJÖQVIST kann mühelos vom Mittellinienschnitt aus gemacht werden.

TÖNNIS hat empfohlen, beim Medianschnitt nach Anlegen von zwei paramedianen Bohrlöchern die Weichteile mittels einer durchgreifenden Naht durch beide Galearänder fest am Knochen zu verankern.

E. Die Trepanation (Kraniotomie).

Bevor wir zu der Technik der Trepanation im allgemeinen übergehen, sollen kurz die Blutstillung und die Folgen von Gefäßunterbindungen am Gehirn besprochen werden.

1. Die Blutstillung.

Die Blutstillung am Gehirn erfolgt nur ausnahmsweise durch Umstechung oder Ligatur. Ein Beispiel dafür ist die Umstechung der Rindengefäße bei der Rindenexcision und bei arterio-venösen Mißbildungen sowie bei Aneurysmen. Für den letztgenannten Zweck sind eigene Schlingen- (Faden-) Führer und Tiefenknoter konstruiert worden (NORLÉN und BARNUM), so wie sie in der allgemeinen Chirurgie gebraucht werden.

Die *A. meningica media* wird bei der osteoplastischen Freilegung in der Temporalgegend angetroffen. Sie läuft entweder in einer Knochenrinne oder in einem geschlossenen Knochenkanal der Schläfenschuppe und des großen Keilbeinflügels. Sie kann beim Umbrechen des Knochens abreißen, und der zentrale Stumpf des Gefäßes muß dann abgebunden oder coaguliert werden. Nötigenfalls muß man dazu vom Knochenrand etwas wegknabbern. Eine Blutung aus dem Knochenkanal wird mit Wachs verschmiert. Bei der retroganglionären Trigeminus-Durchschneidung nach FRAZIER ist die Durchtrennung der Meningica an der Stelle, wo sie das Foramen spinae verläßt, ein wichtiger Akt der Operation. Sie kann dort verdoppelt sein oder in seltenen Fällen fehlen. Das Gefäß wird mit einem stumpfen Häkchen rundherum frei gemacht und dann coaguliert. Es kann auch unterbunden oder mit einem Silberclip verschlossen werden. Nur selten ist es nötig, das Foramen spinae mit einem Wachskügelchen oder dem zugespitzten Ende eines durch Auskochen sterilisierten Streichhölzchens zu verschließen.

Weiter müssen auch die großen Sinus der Dura, z. B. der Längsblutleiter und der Sinus transversus, wenn ihre Unterbrechung oder Resektion erforderlich ist (s. Gefäßunterbindungen S. 58), doppelt umstochen werden, am besten mit kräftiger Seide oder dünnem Zwirn.

Unentbehrlich für die Blutstillung bei jeder Trepanation ist der elektrische Koagulationsstrom, dessen Handhabung in Kapitel II besprochen wurde. Er findet Verwendung an der Galea, am Muskel, auf der Duraoberfläche, bei der Incision einer Geschwulstkapsel sowie für kleinere und mittlere Venen des Gehirns.

Die Arterien und die großen Zuflüsse zu den Blutleitern der Dura müssen mit Silberclips versorgt werden, desgleichen die Ausläufer der A. meningica media am Duraschnittrand, wo die Koagulation zur Schrumpfung der Dura führt. Blutungen aus der Dura nahe dem Knochenrand werden am zuverlässigsten gestillt, indem die Dura mit feinen Seidenknopfnähten an das Periost oder die Galea hochgenäht wird. Sickerblutungen auf der Dura-Oberfläche werden nach dem Vorgehen von Dandy durch Aufstreuen und Andrücken von Knochenmehl gestillt.

Blutungen aus der Diploe der Schädelknochen und aus den venösen Emissarien stillt man am besten durch *Wachs*. Die Horsleysche Vorschrift für die Zusammensetzung des von ihm eingeführten Knochenwachses lautet: Bienenwachs 87 Teile, Olivenöl 12 Teile, Salicylsäure 1 Teil.

Das Wachs darf weder zu weich noch krümelig sein. Die Operationsschwester muß es vor dem Zureichen kräftig kneten und zu kleinen Kügelchen formen. Beim Verschluß von venösen Emissarien ist es wichtig, daß das Periost zuerst sorgfältig abgeschabt wird, weil sonst das Wachs nicht haftet. Es wird entweder durch Fingerdruck oder mit Hilfe der Pinzette oder eines feinen Elevatoriums angepreßt und dann mit einem kleinen Wattebausch verschmiert. Der Rest des Wachses wird entfernt.

Die Silberclips werden in Kapitel II (Instrumentarium S. 39) besprochen.

Der *Muskelpreßsaft*, angewandt in Form von aufgelegten gehämmerten Muskelstückchen, ist eines der vorzüglichsten Blutstillungsmittel und auch heute noch durch nichts übertroffen. Die Muskelstückchen werden entweder aus dem M. temporalis während der Operation, oder — wenn der Bedarf voraussichtlich größer ist, z. B. bei Aneurysmen — vor der Operation aus dem M. vastus lateralis am Oberschenkel entnommen. Die Fascia lata muß sorfgältig geschlossen werden, um eine Muskelhernie zu verhüten. Die Operationsschwester schneidet daraus kleine Blöcke und hämmert sie zu flachen Stückchen, die auf kleinen Plättchen aus Handschuhgummi zugereicht werden. Der Gummi ist „geschwänzt" ebenso das Wattebäuschchen, das auf den Gummi daraufgelegt und sanft angedrückt wird. („Geschwänzt" bedeutet: mit einem schwarzen Seidenfaden versehen, s. Preßwatte, weiter unten.)

Man muß Vorsorge treffen, daß der Muskel wirklich auf die blutende Stelle zu liegen kommt; das Andrücken erfolgt mit dem Finger oder in der Tiefe der Wunde mit einem Instrument und erfordert, soll die Blutung stehen, gelegentlich geraume Zeit und Geduld.

Der Muskel ist unentbehrlich zur Blutstillung an den großen Sinus der Dura mater und bei Blutungen aus wichtigen Arterien, z. B. der A. cerebralis anterior und ihrer Hauptäste, die nicht verschlossen werden dürfen, ebenso für die sog. Muskelumlagerung oder Muskelumhüllung von Aneurysmen nach Norman Dott.

Auch Sickerblutungen aus einer Tumorkapsel nach Aushöhlung der Geschwulst können erfolgreich durch Eindrücken von Muskelstückchen gestillt werden.

Die Verwendung von zu vielen oder zu großen Muskelstücken ist nicht ratsam; sie verfallen allmählich einer Art Autolyse und können unliebsame meningitische Reaktionen nach der Operation auslösen.

Ein Konkurrent ist dem Muskel erwachsen, seitdem der Fibrinschwamm 1944 durch Ingraham und Bailey in die neurochirurgische Technik eingeführt wurde. Er wird aus menschlichem Fibrin gewonnen und kommt in sterilen Blöcken und Platten in Schaumform gepreßt in den Handel. Er ist in den letzten Jahren übrigens weitgehend durch den absorbierbaren Gelatine-Schwamm (gel-foam) ersetzt worden, den Correl und Wise zuerst verwendet haben. Die Operationsschwester schneidet daraus je nach Bedarf Streifchen oder kleine quadratische Blöcke, die auf die Blutung aufgelegt und mit einem feuchten Wattebausch bedeckt werden. Mit dem Sauger übt man dann einen sanften Druck aus, und nach der Entfernung des Wattebäuschchens soll das Gelschwämmchen fest auf der Unterlage haften.

Die Keimfreiheit von Fibrin- und Gelatineschwamm muß durch gelegentliche bakteriologische Kontrollen nachgeprüft werden (s. Kapitel II unter Asepsis). Die Klinik von Olivecrona verwendet das *Oxycel*, das immer zuverlässig steril und für gewisse Zwecke besser ist als „Gelfoam".

Wir kommen damit zur *Preßwatte*, einem unentbehrlichen Hilfsmittel in der Gehirnchirurgie, das abgesehen von der Blutstillung verschiedenen anderen Zwecken dient.

Die Preßwatte muß von ausgezeichneter Qualität sein. Ist sie zu hart, so verliert sie die Adsorptionsfähigkeit, ist sie zu weich, so fasert sie auf oder reißt aus, und es besteht die Gefahr, daß man ein Stück davon oder das ganze Wattebäuschchen in der Tiefe der Hirnwunde verliert. Selbst langes Suchen kann dann vergeblich sein.

Die Preßwatte muß vor der Operation in entsprechende Stückchen geschnitten werden, deren Größen auf den Millimeter genau festgelegt sind. Die gebräuchlichsten Größen sind die folgenden:

kleine Quadrate von 9 mm Seitenlänge,

Rechtecke von 6×20 mm Seitenlänge,

schmale Streifchen von 6×55 mm Seitenlänge,

rechteckige Platten von 9×55, 16×55 und 35×60 mm Seitenlänge.

Für bestimmte Zwecke finden auch ganz kleine Stücke, z. B. von 3 mm Seitenlänge, Verwendung, die ebenso wie bestimmte Formen, z. B. dreieckige oder halbmondförmige Stücke, während der Operation zurechtgeschnitten werden.

Diese Wattestückchen müssen bei größeren Eingriffen in genügender Anzahl und in allen oben genannten Größen zur Verfügung stehen. Die Mehrzahl von ihnen ist „geschwänzt", d. h. auf der Schmalseite mit einem schwarzen kräftigen Faden versehen, an dem sie mit einem verläßlichen Knoten festgemacht sind. Der Faden soll 7—8 cm lang sein. Die Vorbereitung dieser „Wätteli". wie sie an der Züricher Klinik genannt werden, erfordert geduldige Kleinarbeit. Auf dem Zureichetisch erscheinen sie, sobald die Dura eröffnet wird, säuberlich nach Größen geordnet, die „Schwänze" parallel nebeneinander liegend. Es muß auch eine genügende Anzahl von ungeschwänzten Wattebäuschchen von den gleichen Größen wie oben vorhanden sein.

Alle Wattebäuschchen werden mit Ringerlösung oder mit Thrombinlösung oder verdünnter Wasserstoffsuperoxydlösung feucht gehalten.

Die Verwendungsmöglichkeiten der Wattebäuschchen sind sehr vielseitig. Sie dienen einmal zum vorläufigen Blutstillen, etwa auf der Dura mater, über einer Pachionischen Granulation oder einer kleinen Verletzung der Hirnrinde. In der Hirnrinde bilden sich gelegentlich kleine arterielle Hämatome, die man aussaugen und mit einem „Wätteli" oder Gel-Schwämmchen bedecken muß. Das Suchen nach dem blutenden Gefäß vergrößert meist nur den Defekt. Bei Hautlappen, die die Mittellinie überschreiten, wird der freigelegte Sinus sagittalis superior zuerst flink mit feuchter Watte bedeckt, die einige Minuten mit der flachen Hand angedrückt und später schrittweise durch Muskelstückchen ersetzt wird. Die Preßwatte dient weiter zum Abstopfen z. B. der Cisternen des Gehirns oder einer eröffneten Hirnkammer, zum Wegstopfen der Hirnsubstanz rund um ein Meningiom, das nach der Eröffnung der weichen Häute aus seinem Bett ausgelöst wird, sowie zum Wegstopfen von Nerven und wichtigen Gefäßen, die geschont werden müssen.

Der freie Knochenrand wird vor der Eröffnung der Dura mit sanft angedrückten Streifen von Preßwatte „abgedeckt", der gestielte Duralappen zwischen 2 Lagen von Preßwatte gelagert. Weiter dient die Watte zum Bedecken frei liegender Knochenabschnitte sowie der nicht von Dura bedeckten Hirnoberfläche. Sie wird dort mit Ringerlösung feucht gehalten und sanft angedrückt. Dabei wirkt sie gleichzeitig blutstillend. Zur Markierung der Reizpunkte an der Hirnrinde dienen ganz kleine Quadratchen aus Preßwatte.

Will man sich von der exakten Blutstillung in schwer zugänglichen Höhlen oder Geschwulstkapseln überzeugen, so legt man das Ende eines langen geschwänzten Streifchens hinein und wartet, ob sich dieser „Docht" aus der Tiefe her blutig-rot anfärbt.

Zur Blutstillung werden schließlich noch eine Reihe von anderen Substanzen mit örtlicher blutstillender Wirkung sowie Lösungen verwendet. Die Thrombinlösung ist zuerst durch PUTNAM (1943) angegeben worden. Allgemein gebräuchlich ist die verdünnte, oben bereits genannte Wasserstoffsuperoxydlösung. Man träufelt sie entweder in die Wunde, auf die Hirnoberfläche usw., oder man stopft die Wundhöhle mit entfetteter Watte aus, die zu diesem Zweck in lose Stücke gezupft und mit H_2O_2 getränkt wird. Dann wartet man einige Minuten ab. Der Sauger darf dabei nicht verwendet werden, weil ihn der sich bildende Schaum sofort verstopft.

Die Blutstillung in der Gehirnchirurgie erfordert Zeit und Geduld. Es ist aber besser, vor dem endgültigen Schluß der Wunde eine viertel oder selbst eine halbe Stunde abzuwarten — eine Teepause erfrischt alle Beteiligten — und sich dann durch wiederholtes Ausspülen der Wunde mit körperwarmer Ringerlösung von der Zuverlässigkeit der Hämostase zu überzeugen, als wie später und zu ungelegener Zeit die Wunde wieder eröffnen zu müssen. Sehr wichtig ist, daß vor Schluß der Dura der Blutdruck für längere Zeit innerhalb normaler Werte gehalten wird.

In Ausnahmefällen, in denen man sich der Hämostase trotz aller Mühe nicht ganz sicher ist, kann man es sich leisten, ein dünnes weiches Gummidrain in den Subduralraum einzuführen und durch ein separates Knopfloch neben der Hauptwunde herauszuleiten. Ein vorsorglich durch die Wundränder gelegter Seidenfaden wird nach Entfernung des Drains beim ersten Verbandwechsel zugezogen und geknotet. Eine Infektionsgefahr oder Liquorfistel ist bei diesem Vorgehen kaum zu befürchten.

Die in den letzten Jahren entwickelten Methoden *der kontrollierten Blutdrucksenkung* und noch mehr die der Temperatursenkung und der potenzierten Narkose mit Hilfe der Phenothiazin-Präparate (s. W. Wirth im Zbl. Neurochir. 1954, Heft 4/5, S. 225) haben neue Ausblicke eröffnet und werden voraussichtlich dem Neurochirurgen Mittel an die Hand geben, um auch in Fällen von sehr schwieriger Blutstillung und selbst von akuter Massenblutung intra operationem der bedrohlichen Lage Herr zu werden.

Die *kontrollierte Hypothermie* geht zurück auf Laborit und Huguenard (1954). Sie ist in raschem Ausbau begriffen. Ich muß hier auf den Abschnitt Anaesthesie in diesem Handbuch verweisen, möchte aber dieses Kapitel über Blutstillung nicht abschließen, ohne zu erwähnen, daß selbst das so sauerstoffempfindliche Hirngewebe im Zustande der künstlichen Temperatursenkung eine minutenlang anhaltende Unterbrechung des Kreislaufes zumindest im Tierversuch ohne Schaden zu ertragen vermag (Cahn und Mitarbeiter 1954). Auf diese Weise lassen sich nach den bisher vorliegenden Erfahrungen Schäden durch vorübergehenden Sauerstoffmangel, z. B. bei längerer Abklemmung der A. carotis interna, auch beim Menschen vermeiden oder verringern[1].

2. Folgen von Gefäßunterbindungen am Gehirn.

a) Arterien.

Die Folgen der *Unterbindung der Halsschlagadern* sind schon sehr frühzeitig untersucht und immer wieder ausgiebig diskutiert worden. Schon 1868 hat Pilz (zitiert nach Schorstein 1940) über nicht weniger als 600 Fälle berichtet. Viele namhafte Chirurgen, Augenärzte und Neurochirurgen haben Beiträge zu diesem interessanten und praktisch so wichtigen Kapitel der Gefäßchirurgie geliefert. Die Anwendungsmöglichkeiten dieses Eingriffs haben seit der Einführung der cerebralen Angiographie durch Moniz (1927) noch erheblich zugenommen und dementsprechend auch das Schrifttum. Ich gebe hier nur eine gedrängte Zusammenfassung über den gegenwärtigen Stand der Erfahrungen.

Es scheint nunmehr Einstimmigkeit zu bestehen, daß die einzeitige Unterbindung der Carotis interna gefährlicher ist als die der Communis; die Interna sollte nur in Notfällen und nur bei Jugendlichen unter 35 Jahren einzeitig ligiert werden. Allein auch die akute Unterbrechung der Communis kann zu schweren Störungen im Hirnkreislauf führen. Die Erfahrungen an 34 Fällen von Kriegsverletzungen und chirurgischen Unterbindungen der Carotis communis oder interna, die von Zülch und Herberg (1949) zusammengestellt wurden, zeigen, daß unter den Verhältnissen des Krieges selbst bei jüngeren Patienten schwere und irreversible Ausfälle auftreten können, besonders bei Unterbindung der

---

[1] *Anmerkung bei der Korrektur:* Ich verweise auf die Arbeit von E. H. Botterell u. Mitarb. [J. Neurosurg. **13**, 1 (1956)], sowie auf das Referat von R. A. Frowein und F. Loew über Potenzierte Narkose-kontrollierte Hypothermie-kontrollierte Blutdrucksenkung [Zbl. Neurochir. **14**, 325 (1954)].

Gefäße auf der linken Seite, wo der Kollateralkreislauf anscheinend schwerer in Gang kommt als rechts.

Die *Folgen der Unterbindung* hängen ab: 1. vom Allgemeinzustand des Patienten und insbesondere von der Leistungsfähigkeit des großen Kreislaufs; 2. von den individuellen, anatomischen wie funktionellen Voraussetzungen zur Entwicklung eines ausreichenden Kollateralkreislaufs durch den Circulus arteriosus Willisii via die Aa. communicantes ant. und post. Die cerebrale Angiographie erlaubt es, diese Verhältnisse mit einer für die Praxis ausreichenden Verläßlichkeit festzustellen. Daher sollte die Röntgendarstellung des Hirnkreislaufs einschließlich des Kreislaufs bei gekreuzter Kompression der Halsgefäße jeder einzeitigen Ligatur vorausgehen; dies gilt in verstärktem Maße für die akute subarachnoidale Blutung nach der Ruptur eines Hirnaneurysmas. Es werden dabei auch doppelseitige oder multiple Aneurysmen rechtzeitig entdeckt.

In besonderen Fällen empfiehlt sich eine spezielle Darstellung der Externa und ihrer Äste, z. B. bei arteriovenösen Aneurysmen und Gefäßmißbildungen des Gehirns oder bei manchen Meningiomen.

Die Vorprobe *nach* MATAS mit Hilfe der digitalen Kompression hat hinsichtlich der notwendigen Dauer der Kompression zahlreiche Modifikationen erfahren; das dürfte darauf hindeuten, daß die Zuverlässigkeit dieser Probe nicht absolut ist. DANDY, dem noch keine arteriographischen Erfahrungen zur Verfügung standen, hat ihr großen Wert beigemessen und gemeint, es genüge im allgemeinen, die Carotis 5—10 min lang abzudrücken; er läßt aber (1937) nicht unerwähnt, daß manche Chirurgen fordern, die Kompression auf eine halbe Stunde oder noch länger auszudehnen.

Über die Brauchbarkeit der Elektroencephalographie als Vorprobe sind die Meinungen noch geteilt (ROGERS, POPPEN 1951, FALCONER). Die Messung des Druckes in den Netzhautgefäßen nach BAILLIART hat nicht allgemein Eingang gefunden (MILLETTI).

Der entscheidende Faktor für die Blutversorgung des Gehirns nach der Carotisligatur ist der *Körperkreislauf*; das ist übereinstimmend durch JEFFERSON, SCHORSTEIN, JOHNSON, POPPEN u. a. betont worden. Ein normaler Blutdruck während und nach der Unterbindung ist ceteris paribus die Voraussetzung für eine ununterbrochene und hinreichende Sauerstoffversorgung des Gehirns. Demgegenüber scheint das Alter des Patienten nach den Beobachtungen von SCHORSTEIN (1940) keine ausschlaggebende Rolle zu spielen.

Der zweite wichtige Faktor sind die *lokalen Bedingungen im Schädelraum selbst und im Gehirn*. Eine frische massive Subarachnoidalblutung schafft ungünstige Voraussetzungen für die Ligatur der Carotis. KRAYENBÜHL und LÜTHY empfehlen, die Unterbindung auszusetzen, bis die intrakraniellen Druckverhältnisse zur Norm zurückgekehrt sind, weil das in die Subarachnoidalmaschen ergossene Blut zu Liquorresorptionsstörungen und Schädigung der Hirnsubstanz führt. Arterielle Gefäßspasmen, die bis 3 Wochen nach der Ruptur eines intrakraniellen Aneurysmas im Gefäßbild dargestellt werden können (NORLÉN und BARNUM), kommen hinzu. Eine chronische allgemeine Hirndrucksteigerung und die Kompression wichtiger Gebilde, besonders an der Hirnbasis, durch den Druck eines wachsenden Aneurysmas erhöhen das Risiko (JEFFERSON).

Für die sog. infraklinoidalen, genauer ausgedrückt: die proximal vom Circulus Willisii gelegenen Aneurysmen (DOTT), kann die Carotisligatur als die Methode der Wahl bezeichnet werden; wenn aber SCHORSTEIN sagt: "In supraclinoid aneurysms it (i.e. carotid ligation) is highly dangerous", so widersprechen dem die Erfahrungen an anderen Kliniken. KRAYENBÜHL und RICHTER haben unter anderem 4 Fälle von erfolgreicher Unterbindung der Communis und Interna oder aller 3 Carotiden bei supraklinoidalen Aneurysmen beschrieben.

Acht von den 14 durch KRAYENBÜHL und STOLBA katamnestisch untersuchten Kranken hatten ein leichtes psychorganisches Syndrom ohne praktische Bedeutung; fünf Kranke waren geistig und körperlich intakt; die Patienten standen bis zu 10 Jahren nach der Unterbindung unter Beobachtung. Zusammenfassend betonen KRAYENBÜHL und seine Mitarbeiter, daß die Carotisligatur bei strenger Indikationsstellung gute Dauerresultate liefert.

POPPEN (1951) erwähnt unter 101 einzeitigen Ligaturen der Interna einen Todesfall, der der Unterbindung zur Last zu legen war, und 8 Hemiplegien. TÖNNIS (1952) berichtet über 10 Carotisligaturen ohne Zwischenfälle, darunter eine bei einem supraklinoidalen Aneurysma.

Die Unterbindung gibt bei den sackförmigen Aneurysmen im allgemeinen bessere Resultate als bei den arterio-venösen Gefäßmißbildungen (OLIVECRONA und RIIVES) und den traumatischen arterio-venösen Aneurysmen im Sinus cavernosus (OLIVECRONA 1944), die zu einem *pulsierenden Exophthalmus* führen (Abb. 19 a u. b). Allein auch das gilt nicht ohne Ausnahme; BERGSTRAND, OLIVECRONA und TÖNNIS, KRAYENBÜHL u. Mitarb. u. a. haben über erfolgreiche Unterbindungen bei den arteriovenösen Gefäßmißbildungen des Gehirns berichtet.

Die nachteiligen Folgen der Carotisligatur sind in der Regel nicht einer Thromboembolie zuzuschreiben, sondern vielmehr der mangelhaften Sauerstoffversorgung der betreffenden Hirnhälfte,

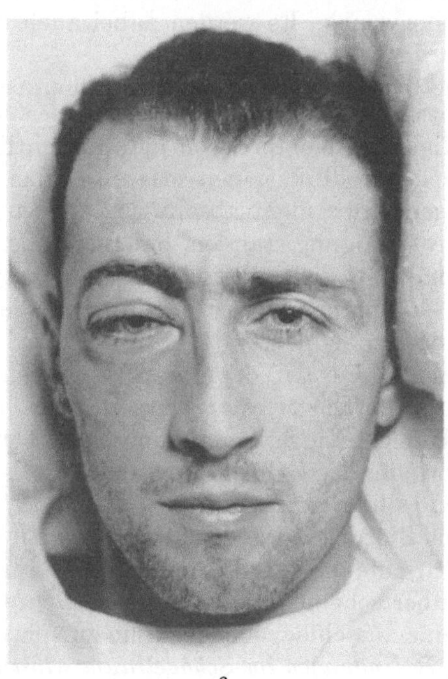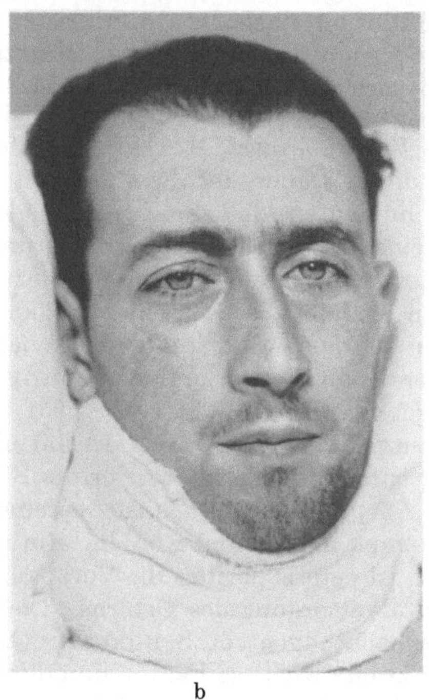

a   b

Abb. 19 a u. b. *Pulsierender Exophthalmus* nach stumpfer Kopfverletzung durch Absturz mit dem Flugzeug; geheilt durch zweizeitige Carotisligatur am Hals. Keine Knochenverletzung im Röntgenbild. Systolisches Gefäßgeräusch, auch vom Verletzten wahrgenommen, und am besten hörbar über der rechten Schläfengegend; es verschwand bei Kompression der rechten Halsschlagader und auch, wenn die V. angularis am rechten inneren Augenwinkel zugedrückt wurde. Außerdem bestand eine Diplopie (a). Drosselung der rechten Carotis communis mit einem Streifen aus der Fascia lata, bis das Gefäßgeräusch fast vollständig verschwand. Sechs Tage später wurde auch die Carotis interna mit einem Fascienstreifen unterbunden. (b) zeigt den Kranken 3 Tage danach; er wurde später als Kampfflieger abgeschossen. (Neurochirurgische Universitätsklinik in Berlin.)

die sich nach dem Wegfall des Kurzschlusses durch eine Gefäßmißbildung besonders rasch auswirken kann (OLIVECRONA und RIIVES).

Der *zweizeitigen Unterbindung* — erst der Communis und nach einigen Tagen der Interna — wird heute im allgemeinen der Vorzug gegeben. Die Communisligatur führt zu einer Druckherabsetzung im distalen Versorgungsgebiet um 40—60 % (SWEET u. BENNETT); infolge der Entwicklung eines Kollateralkreislaufs kehrt indessen der Druck schon nach wenigen Wochen wieder etwa zur Norm zurück. Will man daher eine dauernde Druckherabsetzung im intrakraniellen Gefäßgebiet bewerkstelligen, so muß die Communisunterbindung durch eine Ligatur der Interna (oder Externa) in einer zweiten Sitzung vervollständigt werden.

Wichtig ist schließlich der *Zustand der Gefäßwand* an der Unterbindungsstelle und die *Art der Unterbindung* selbst. Eine Thromboembolie mit cerebralen Spätstörungen, die erst nach Tagen auftreten, geht mit Vorliebe aus von einem arteriosklerotischen Plaque der Gefäßwand und kann durch unvorsichtiges Palpieren des Halses ausgelöst werden

(POPPEN). In vielen Fällen genügt übrigens ein vorsichtiges Drosseln, wie es schon DANDY empfohlen hat, bis zum Verschwinden eines Gefäßgeräusches oder des Pulses in der A. temporalis. TÖNNIS bevorzugt nach dem Vorgehen von DANDY die Drosselung mit einem Faszienstreifen aus der Fascia lata, wie sie zuerst durch KERR ausgeführt wurde (zitiert nach DANDY 1937). Ein solcher Streifen schrumpft durch Wasserverlust und bewirkt dabei eine schonende, zunehmende Verkleinerung der Gefäßlichtung.

POPPEN (1950) hat eine besondere Methode der Drosselung angegeben, bei der die Intima, ohne verletzt zu werden, durch Raffnähte halskrausenartig eingefaltet wird. POPPEN wie TÖNNIS legen besonderen Wert auf die Ausschaltung des Halssympathicus als vorbeugende Sicherungsmaßnahme.

Der Gebrauch von gerinnungshemmenden Stoffen ist bei rupturierten Hirnaneurysmen nicht ungefährlich.

Treten cerebrale Erscheinungen sofort oder innerhalb weniger Stunden nach der Ligatur auf, so ist diese so rasch wie möglich zu beseitigen: trotzdem bleibt die Prognose meist ernst (FALCONER).

Die Unterbindung der *A. cerebralis anterior* proximal von der A. communicans anterior ist ungefährlich, wenn das Arteriogramm die Durchgängigkeit der letzteren erwiesen hat. Distal von dieser Stelle führt die Unterbrechung der Anterior der dominanten Hemisphäre anscheinend immer zu schweren Störungen, lang dauernder Bewußtlosigkeit und schließlich zum Tode (DANDY). Wird das Gefäß während einer Operation versehentlich verletzt, so muß die Blutung durch geduldiges Aufdrücken von Muskelstückchen gestillt werden. Nach POPPEN lassen sich die schweren Schädigungen vermeiden, wenn man für die Aufrechterhaltung eines normalen Blutdruckes Sorge trägt. Im übrigen spielen bei den Verletzungen und Ligaturen in diesem Gefäßabschnitt wahrscheinlich auch noch angeborene Anomalien und Varietäten, z. B. das Vorhandensein einer funktionstüchtigen Heubnerschen Arterie (d. i. eine embryonale persistierende Verbindung zwischen Cerebralis anterior und media), eine praktisch wichtige Rolle (FALCONER).

Rupturierte Aneurysmen im Bereich der Endäste der Cerebralis anterior, z. B. der A. pericallosa, die zur Ischämie in ihrem Versorgungsgebiet führen, sind meist von schweren, gelegentlich aber rückbildungsfähigen Ausfällen, wie z. B. einer Beinlähmung, gefolgt (KRANYEBUHL u. RICHTER).

Auch die übrigen Hirnarterien großen und mittleren Kalibers wie die *A. fossae sylvii* und ihre Äste, zumindest auf der linken Seite beim Rechtshänder, führen bei akuter Unterbrechung zu neurologischen Ausfällen, die den bekannten Gefäßsyndromen entsprechen (FOIX und HILLEMAND, HILLER). Die *A. cerebralis posterior* kann gelegentlich direkt aus der Carotis interna entspringen in Gestalt einer besonders stark entwickelten A. communicans posterior. Nach MONIZ u. a. wird dies sogar in 15—20% der Fälle beobachtet. Die Unterbrechung der Konvexitätsäste führt, wie die Erscheinungen bei der Einklemmung im Tentoriumschlitz beweisen, zu ausgedehnten Erweichungen im Occipitallappen und bei linksseitigem Sitz zu Alexie.

Die A. chorioidea anterior hat durch die 1953 von COOPER inaugurierte Methode der operativen Behandlung des Parkinsonismus vorübergehend neurochirurgisches Interesse gewonnen. Sie wird jetzt kaum noch geübt[1]; ihr Versorgungsgebiet variiert stark, und die durch ihre Unterbrechung erzeugten Ausfälle sind schwer vorauszusehen.

Über einseitige komplikationslose Unterbindungen der *A. vertebralis* haben unter anderem DANDY, TÖNNIS und FALCONER berichtet. TÖNNIS hebt jedoch hervor, daß nach seinen und anderen Erfahrungen die A. vertebralis der einen Seite nicht selten stärker ausgebildet ist als die der Gegenseite. Es liegt nahe, solche Gefäßasymmetrien und -variationen, die übrigens auch die großen Äste der Vertebralis (wie die A. cerebelli post. inf.) betreffen, verantwortlich zu machen für die sich teilweise widersprechenden Folgen nach einseitiger Unterbindung.

Von den Ästen der A. basialis hat die A. cerebelli inferior posterior neurochirurgische Bedeutung, weil man sie immer trifft bei Operationen von Tumoren in der Umgebung des Foramen occipitale magnum. Bei der Traktotomie der spinalen Trigeminuswurzel nach

---

[1] Siehe COOPER, I. S.: The Neurosurgical alleviation of Parkinsonismus. Springfield, Ill.: Ch. C. Thomas 1956.

Sjöqvist muß sie meistens vorsichtig beiseite gedrängt werden. Über einseitige Unterbrechung, die ohne Folgen geblieben ist, haben unter anderem E. Sachs und Tönnis berichtet. Tönnis erwähnt auch einen Fall von einem vermutlichen Spasmus dieses Gefäßes, der zu postoperativem Bewußtseinsverlust führte. Seine Patientin erwachte ohne weitere Folgen nach einer Stellatum-Anaesthesie.

Die Erfahrungen der Neurochirurgen stehen in einem gewissen Widerspruch zu den Beobachtungen von Wallenberg, Merritt und Finland u. a. bei arterio-sklerotischen und embolischen Verschlüssen, die meist mit einer gekreuzten Sensibilitätsstörung für Schmerz und Temperatur (Gesicht auf der Herdseite, Rumpf und Gliedmaßen auf der Gegenseite) einhergehen und von einer herdgleichseitigen sympathischen Lähmung (Hornersches Syndrom) sowie einer Facialis- und Gaumenparese begleitet sind. Es ist nicht ausgeschlossen, daß bei den Spontanverschlüssen eine Mitbeteiligung der A. vertebralis und basialis sowie ihrer Äste eine Rolle spielt beim Zustandekommen des sog. Wallenbergschen Syndroms. So fand Krayenbühl (1955) in 4 Fällen von obliterierender Thrombose des distalen Abschnittes der A. vertebralis ein Übergreifen des Prozesses auf die A. cerebelli posterior inferior und die A. basilaris.

Die corticalen Endäste der *A. cerebelli superior und inferior* anterior müssen gelegentlich bei Tumoren des Oberwurms und bei ausgedehnten Resektionen der Kleinhirnhemisphären unterbrochen werden.

Über die Syndrome nach der Unterbrechung der A. cerebelli sup., insbesondere den sog. Gaumensegelnystagmus, haben Klingler und Irsigler berichtet.

b) Venen.

Die Unterbindung der großen corticalen Venen des Gehirns, vor allem der V. centralis Rolandi sowie der Gruppe der Sylviischen Venen (Vv. cerebrales mediae) führt allemal zu Stauungsblutungen, Ödem und Nekrose in den abhängigen Hirngebieten. Das gleiche gilt auch für die sog. Vv. cerebri internae, die V. magna Galeni und ihre paarige Wurzelvene. Die V. Galeni ist besonders bei Operationen von Pinealomen einer Verletzung ausgesetzt, die zum Tode führt (s. auch Trepanation — Spezielles). Eine spontane Thrombose dieser Vene kann zu symmetrischen Thalamusblutungen führen (Schaltenbrand).

Die *corticalen arteriovenösen Aneurysmen* des Gehirns haben meist mehrere venöse Abflüsse. Es ist anzuraten, die Zu- und Abfuhr dieser Gefäßmißbildungen vor einer geplanten Operation im cerebralen Gefäßbild — Arterio- und Phlebogramm oder in Serienaufnahmen — möglichst sorgfältig zu studieren; man gewinnt dadurch wertvolle Hinweise für den Eingriff, der den Operateur vor nicht geringe Schwierigkeiten stellen kann (Bergstrand, Olivecrona und Tönnis). Die Mehrzahl der großen venösen Abflüsse kann gewöhnlich ohne Gefahr unterbunden werden (Olivecrona und Riives); doch bleibt es empfehlenswert, vorher den einen oder anderen arteriellen Zufluß zu unterbrechen und damit die Blutzufuhr zu vermindern; das Gebilde schrumpft dann meist und wird erheblich blutärmer. Die Exstirpation wird dadurch erleichtert. Bei unvorsichtigem und vorzeitigem Unterbrechen der venösen Abflüsse kann es zu lebensgefährlichen Blutungen oder schweren Dauerschädigungen des Gehirns kommen. Man kann auch so vorgehen, daß man, bevor man ein größeres Gefäß endgültig unterbricht, dieses erst für einige Minuten mit einer anatomischen Pinzette behutsam komprimiert und die Folgen abwartet.

Die Darstellung des Kreislaufes durch die Carotis externa im cerebralen Gefäßbild ist in diesen Fällen wichtig, weil die arteriellen Zuflüsse gelegentlich — so z. B. fünfmal unter den von Olivecrona und Riives veröffentlichten 60 Fällen — vornehmlich aus der Carotis externa kommen. Bei solchen Patienten empfiehlt sich eine präliminäre Ligatur der Carotis externa (Hayne und Mitarbeiter).

Bassett hat für die Operation solcher Gefäßmißbildungen den schwachen elektrischen Schneidestrom empfohlen.

Hinsichtlich der Gefäßmißbildungen des Gehirns verweise ich auf die Monographie von BERGSTRAND, OLIVECRONA und TÖNNIS (1936[1]).

Die großen anastomotischen Venen von TROLARD (V. fronto-parietalis) und LABBÉ (V. temporo-occipitalis) sind besonders stark entwickelt, wenn die Sylviische Venengruppe klein an Zahl und dünnkalibrig ist (KRAYENBÜHL-RICHTER). Die Unterbrechung der Labbéschen Vene, die notwendig ist beim Zugang zum Brückenwinkel „von oben" (s. Trepanation — Spezielles), kann in solchen Fällen, besonders auf der linken Seite, zu einer irreversiblen Hirnschädigung und selbst zum Tode führen.

Die Unterbrechung der größeren Venen, die die Rinde des Hinterhauptlappens zum Längsblutleiter drainieren, führt zu homonymen Gesichtsfelddefekten. Die Koagulation kleinerer Rindenvenen zum Sinus sagittalis superior, der sog. Vv. ascendentes und zum S. transversus und petrosus superior, bleibt ohne Folgen, doch soll man sich vor einer doppelseitigen Unterbindung hüten.

Von den großen Blutleitern der harten Hirnhaut haben chirurgisches Interesse vor allem der Sinus sagittalis superior und der Sinus transversus.

Der *große Längsblutleiter* kann in seinem vorderen Drittel, d. h. bis zur Einmündung der V. centralis Rolandi bzw. einer stark entwickelten V. Trolard in der Regel ohne Gefahr unterbunden und reseziert werden. Eine Stirnhirnschädigung kann indessen zurückbleiben. Hinter diesem Punkt darf der Längsblutleiter nur dann unterbunden werden, wenn er bereits — sei es durch Thrombose, sei es durch die einwachsende Geschwulst — verschlossen ist. Das ergibt sich aus OLIVECRONAs Erfahrungen beim parasagittalen Meningiom. Bei einem teilweisen Verschluß kann die Resektion vielleicht gewagt werden (JAEGER). Unter allen Umständen muß aber die Einmündungsstelle der Zentralvene durchgängig bleiben.

Eine vom Sinus sagittalis superior ausgehende Thrombose der V. centralis kann sich in charakteristischen Jackson-Anfällen äußern, die im Bein beginnen und auf den Arm übergreifen.

Über die spontanen venösen Thrombosen des Gehirns verweise ich auf die zusammenfassende Arbeit von C. SYMONDS (1952).

Die Unterbindung des *Sinus transversus* (auch lateralis genannt) kommt in Frage bei der Operation von Meningiomen der hinteren Schädelgrube, die das Tentorium durchwachsen, sowie als ein wichtiger Akt beim kombinierten suprainfratentoriellen Zugang zum Brückenwinkel und zur Vierhügelregion nach NAFFZIGER-BAILEY (s. Trepanation — Spezielles).

Die Ligatur des linken Sinus transversus ist gewöhnlich ungefährlich, besonders dann, wenn er schon teilweise oder ganz verschlossen ist. Der Grund dafür liegt darin, daß der rechte Sinus transversus in der Norm der größere ist und gleichsam die Fortsetzung des großen Längsblutleiters darstellt. Vor einer geplanten Unterbindung des rechten Sinus transversus ist es dagegen ratsam, auf dem Röntgenbild, am besten einer Aufnahme nach TOWNE, oder durch ein Phlebogramm die Durchgängigkeit des linken Sinus transversus sicherzustellen. Ein verläßliches Mittel ist auch der einseitige Queckenstedt-Versuch: Ist ein Sinus transversus (oder die V. jugularis interna) auf einer Seite verschlossen, so führt die Kompression der kontralateralen Halsvenen *allein* zur Erhöhung des lumbalen Liquordruckes, während die Kompression auf der Verschlußseite unwirksam bleibt.

3. Technik der Trepanation. Allgemeines.

a) Bildung des Hautlappens.

Der Hautschnitt wird mit einem scharfen Skalpell entsprechend der angezeichneten Linie gemacht und führt senkrecht zur Hautoberfläche durch die sämtlichen Weichteile bis auf das Periost. Die Blutstillung geschieht durch die eng nebeneinandergesetzten Finger der Assistenten, die, ohne die Kopfhaut zu verziehen, zu beiden Seiten und in

---

[1] *Anmerkung bei der Korrektur:* Siehe auch die Monographie von H. OLIVECRONA und J. LADENHEIM: Congenital arteriovenous aneurysms of the carotid and vertebral arterial systems. Berlin-Göttingen-Heidelberg: Springer 1957.

nahem Abstand von der Markierungslinie mit Hilfe einer untergelegten Gazekompresse die Kopfweichteile gleichmäßig und so lange komprimieren, bis sämtliche Klemmen oder Klammern in dem betreffenden Wundabschnitt durch den Operateur eingesetzt worden sind. Das „Klavierspielen" mit den Fingern ist unerwünscht.

Der Hautschnitt erfolgt je nach der Größe des Lappens in zwei oder mehr Etappen, jeweils genau so weit, wie die beschriebene Fingerkompression reicht. Bei guter Technik soll es dabei nicht bluten, besonders bei Säuglingen muß jeder Blutstropfen gespart werden. Ist der Hautschnitt geführt, so ziehen die komprimierenden Finger die Wundränder senkrecht zum Schnitt auseinander, wodurch die Wunde etwas zum Klaffen kommt.

Die zur Blutstillung verwendeten Klemmen sind in Kapitel II unter Instrumentarium beschrieben worden. Sie werden in regelmäßigen Abständen von ungefähr 1 cm an den Schnittrand der Galea angesetzt. Werden Michel- oder Sparklammern verwendet, die viel weniger Raum beanspruchen als die Arterienklemmen, so werden sie ebenfalls eng nebeneinander auf den Wundrand gesetzt, so daß sie zwischen ihren Zinken das gefäßführende Unterhautzellgewebe komprimieren.

Nach jeder Etappe wird ein schmaler Gazestreifen in den Wundspalt eingelegt.

Die Klemmen werden nach Vollendung des Hautschnittes in Längsreihen angeordnet und mit Hilfe von Mullstreifen oder großen Sicherheitsnadeln gebündelt.

Das Zurückpräparieren des Hautlappens geschieht in Richtung auf seine Basis. Die meisten Lappen werden gegen die Schädelbasis, nach temporal, frontal oder occipital gestielt. Die Durchtrennung erfolgt mit dem schräggestellten Skalpell zwischen Galea und Periost, beide müssen unverletzt bleiben. Ein Assistent ist dabei behilflich, indem er mit zwei scharfen vierzinkigen Volkmann-Haken den Lappen anhebt und das Gewebe, der fortschreitenden Ablösung folgend, unter Spannung hält. Der Lappen wird so um 180° gedreht und mit der spiegelglatten Galea-Oberfläche nach oben auf einem doppelt gefalteten Gazetuch ausgebreitet, in das er nach Koagulation größerer Blutpunkte eingeschlagen wird, nachdem die Galea mit einer feuchten Wattelage bedeckt ist. Die Gaze wird mit Tuchklammern verankert, so daß die Lappenbasis etwas komprimiert und der Lappen selbst unter leichtem Zug gehalten wird. Durch Unterschieben eines Mullstreifens unter die Lappenbasis kann die Blutzufuhr noch etwas mehr gedrosselt werden.

Das Coagulieren von spritzenden Gefäßen der Subcutis ist verpönt, weil es Anlaß gibt zu Wundrandnekrosen und Störungen der Wundheilung. Durchtrennte Äste der A. temporalis superficialis muß man umstechen.

Ein frontalwärts gestielter Lappen muß über die geradlinige Verbindung des Schnittenden hinaus nach vorne unterminiert werden, soweit das bei äußerster Ausnutzung des Hautschnittes möglich ist. Auf diese Weise wird der Knochen ein Stück weit über den Hautlappen hinaus freigelegt, und man kann dann einen kreisrunden Knochenlappen aussägen (Abb. 24 u. 25).

Das Mobilisieren des Hautlappens in einem alten Narbengebiet muß sorgfältig geschehen. Das Messer gerät allzu leicht in die falsche Schicht, indem entweder der Knochen vom Periost entblößt wird oder umgekehrt das Messer in das Unterhautfettgewebe einschneidet, was zu einer örtlichen Nekrose der Haut Anlaß geben kann.

b) Incision des Periosts.

Es folgt nunmehr die Durchtrennung des Periosts (= Pericranium) mit dem scharfen Skalpell oder dem elektrischen Messer. Die Durchtrennung geschieht nahe dem Wundrand. Die Knochenhaut wird sodann mit einem scharfen, nicht zu schmalen Raspatorium vom Knochen abgelöst, so daß dieser auf einen Streifen von ungefähr $1^1/_2$ cm Breite freiliegt. Das Zurückschieben des Periosts soll auf der konkaven Seite des Schnittes etwas weiter erfolgen als auf der Lappenseite. Man nützt auf diese Weise den Hautschnitt besser aus. Venöse Blutungen aus bloßgelegten Emissarien werden mit Wachs gestillt.

OLIVECRONA überläßt das Durchtrennen des Periosts der Gigli-Säge, ein Verfahren, das vorzuziehen ist, wo es auf Schnelligkeit ankommt.

c) Aussägen des Knochenlappens.

Der Knochenlappen soll im allgemeinen möglichst exakt über dem gesuchten Herd, Tumor usw. angelegt werden, um ein unnötiges Freilegen von Dura und Hirnoberfläche zu vermeiden. Nur in den relativ seltenen Fällen, wo eine sehr starke Hirndrucksteigerung besteht, die sich auf keine Weise vermindern läßt, muß der Hautlappen von vornherein größer angelegt werden, um auch einen entsprechend größeren Knochenlappen bilden zu können. Dadurch wird man meist einer Einklemmung des vordrängenden Gehirns und einer Verletzung der Hirnrinde am Knochenrand wirksam begegnen können. Das nachträgliche Wegknabbern von Knochen, besonders über dem Sinus sagittalis superior, kostet Zeit und Blut und hinterläßt außerdem eine Knochenlücke im Schädeldach.

Auf der freigelegten Knochenoberfläche achtet man auf krankhafte Veränderungen wie Höckerbildungen (Exostosen), abnorme Vascularisation u. ä.

Wenn irgend möglich, soll der Knochenlappen am Schläfenmuskel gestielt werden. Ist auch der Hautlappen schläfenwärts gestielt, so wird der Knochen in Zusammenhang mit den Weichteilen umgebrochen, d. h. es wird ein Wagnerscher Lappen gebildet. Für gewöhnlich allerdings erfolgt die Stielung des Hautlappens entweder nach vorne oder nach hinten, dem Dandyschen Prinzip folgend, den Hautlappen in anderer Richtung zu stielen als den Knochen. Das ergibt sich schon daraus, daß die Stielung des Hautgalealappens sich richten muß nach der besten Ernährung, während der Knochen am Muskel gestielt wird. Dieses Prinzip bewährt sich nicht nur bei frontalen, sondern auch bei occipitalen Lappen.

Das Aussägen des Knochens erfolgt von mehreren Bohrlöchern aus, und zwar mit der Gigli-Säge. Die Basis, der sog. Stiel, wird nach dem Durchsägen der Peripherie durchgebrochen, so daß der Knochen am Muskel und seiner Fascie wie an einem Scharnier hängenbleibt. Die Breite des Stieles soll im allgemeinen 5—6 cm nicht überschreiten, sie kann an dünnen Knochen größer sein als an dicken.

Die Bohrlöcher werden im Bereich des von der Knochenhaut entblößten Knochens am besten nach einem gewissen Schema angelegt, und zwar nicht zu weit voneinander entfernt. Man benützt entweder den Hand- oder den elektrischen Bohrer. Bei Verwendung des elektrischen Bohrers muß man einer zu starken Erhitzung des Knochens während des Bohrens durch Aufträufeln von kalter Ringerlösung zuvorkommen. In dickem Knochen müssen die Bohrlöcher in kleinerem Abstand angelegt werden als in dünnem. Das Durchbohren eines dicken Schädelknochens mit dem Handbohrer kann Schweiß kosten, aber selbst der elektrische Bohrer kann versagen. Man muß dann versuchen, mit dem Dahlgren oder einem schlanken Übersetzungs-Luer zum Ziele zu kommen. Man soll die Stellen stärkster Wölbung der Schädelkalotte beim Anlegen der Bohrlöcher womöglich vermeiden und muß darauf achten, die Dura nicht zu verletzen. Sie ist bei älteren Leuten, besonders Frauen, oft dünn und haftet dem Knochen fest an. Es empfiehlt sich dann, neue Bohrlöcher anzulegen und von diesen aus die Ablösung der Dura zu versuchen. In der Umgebung von Meningiomen kann es aus dem Knochen lebensbedrohlich bluten. Die Blutung läßt sich vorerst nur mit einem Wachspfropf, der in das Bohrloch hineingepreßt wird, stillen. Normalerweise genügt dafür ein feuchtes Wattebäuschchen.

Bei Kindern und Jugendlichen kann der Knochen über der Konvexität papierdünn sein, z. B. über Ependymomen des Großhirns oder beim Verschlußhydrocephalus. Er kann dann einfach mit einer kräftigen Schere durchgeschnitten werden.

Das Knochensägemehl wird aufgehoben, um zur Blutstillung verwendet oder als Knochenersatz in die Bohrlöcher und in die Sägerinne eingestrichen zu werden. Eine sichtbare Eindellung der Haut über einem Bohrloch an der Stirn einer Frau und bei kahlköpfigen Männern wirkt sehr unschön. Solche entstellenden Gruben werden entweder durch feine Drahtnetze aus rostfreiem Stahl oder Tantalum oder mit Hilfe einer Plastik nach WORINGER ausgefüllt.

Vor dem Einführen der Gigli-Säge muß die Dura mit der federnden Duraführungssonde von einem Bohrloch zum nächsten vorsichtig vom Knochen abgehebelt werden. Man geht zu diesem Zweck mit einem schlanken Elevatorium in das Bohrloch ein und versucht, zwischen Knochen und Dura zu gelangen. Schließlich tastet man sich, stets in enger Fühlung mit dem Knochen bleibend, mit der Führungssonde in Richtung zum benachbarten Bohrloch durch, von dem aus man mit einer zweiten Sonde der ersten entgegenkommen kann. Gelingt das nicht ohne Verletzung der Dura, so muß man zwischen beiden Bohrlöchern ein neues anlegen. Die Durasonde darf nicht unter einem zu scharfen Winkel eingeführt werden, weil sie sonst die Dura leicht durchlöchert.

In die am stärksten blutenden Bohrlöcher wird die Gigli-Säge zuletzt eingeführt. Bei dickem Knochen kann das auf Schwierigkeiten stoßen. Man muß dann mit dem Luer von der Tabula interna und externa etwas abknabbern oder ein neues Bohrloch anlegen.

Das Sägen mit der Gigli-Säge geschieht in zügigem Hin und Her. Die Säge soll am Knochenrand nicht allzu scharf abgewickelt werden. Der Kopf des Patienten wird dabei durch einen Assistenten festgehalten. Der Knochen wird, wenn er nicht allzu dünn ist, in schräger Richtung durchgesägt, und zwar so, daß von der Tabula externa mehr wegfällt als von der Interna. Auf diese Weise entsteht eine trichterförmige, gegen das Gehirn sich verengende Knochenöffnung, in die der zurückgelegte Knochenlappen genau hineinpaßt, ohne auf das Gehirn zu drücken oder sich seitlich zu verschieben.

Die Bohrlöcher nahe der Lappenbasis liegen gewöhnlich innerhalb des Muskels. Dieser muß daher an der betreffenden Stelle vorher mit dem elektrischen Messer durchtrennt und eingekerbt werden. Das Periost wird incidiert und zurückgeschoben. Muskel und Periost werden mit zweizinkigen scharfen Volkmann-Haken vor einer Verletzung durch den Bohrer geschützt. Die Lappenbasis kann durch Einkerben des Knochens von den Bohrlöchern aus mit der Dahlgren-Zange schmäler gemacht werden, so daß der Knochen ohne Gewaltanwendung an dieser Stelle durchgebrochen werden kann. Man kann die Lappenbasis auch mit der Gigli-Säge durchsägen, muß dann aber den Muskel zuerst vom Knochen abhebeln und während des Sägens mit Hilfe eines schmalen Spatels vor einer Verletzung schützen.

Eine Eröffnung des Sinus frontalis oder eines großen Antrum mastoideum kann vorkommen. Ist die Schleimhaut intakt geblieben, so genügt es, die Stelle durch eine Wachsplombe zu verschließen. In größere Öffnungen wird Penicillinpulver eingestreut und die Öffnung dann mit sterilem Wachs verschmiert. Man kann das Loch auch mit einem Gelatineschwämmchen oder Muskelstückchen verschließen. Das genügt, um einer Infektion vorzubeugen in allen Fällen, wo am Schluß der Operation die Dura genäht wird. Muß hingegen die Dura offengelassen werden, so wird zusätzlich ein Durazipfel oder ein Fascien- (Galea-) Läppchen darübergesteppt.

Hautlappen, die die Mittellinie überschreiten, sollten stets so angelegt werden, daß auf der gegenüberliegenden Seite mindestens 2 Bohrlöcher zu liegen kommen. Das Abhebeln der Dura über dem Sinus sagittalis superior muß mit besonderer Sorgfalt geschehen. Trotzdem läßt sich z. B. bei einem parasagittalen Meningeom gewöhnlich ein gewisser Blutverlust nicht vermeiden, weil das Blut sowohl aus der Diploe wie von der Dura kommt. Über dem Sinus sollte der Knochen ganz zuletzt durchgesägt werden, damit der Knochendeckel danach sofort umgebrochen und die Blutstillung unter Sicht vorgenommen werden kann. Sie geschieht, wenn sie beträchtlich ist, zuerst durch minutenlanges Andrücken von feuchter Watte, die später — am besten nach Ende des intraduralen Aktes — schrittweise durch gehämmerten Muskel oder in Thrombinlösung getränkte Gelschwämmchen ersetzt wird. Bei einem Meningeom können Blutungen aus dem Sinus sagittalis, auf die man nicht vorbereitet ist, lebensbedrohliche Ausmaße annehmen.

Ist der Knochenlappen ausgesägt und seine Basis nicht zu breit gewählt, so federt er gewöhnlich von alleine etwas hoch. Man kann dann mit einem Elevatorium in die Sägerinne eingehen und den Knochen so weit lupfen, daß man beide Daumen darunterschieben kann. Nun folgt das Umbrechen. Dabei muß eine Verletzung der Dura an der Lappenbasis durch den scharfen Bruchrand vermieden werden. Zu diesem Zweck wird der Knochen, wie es die Abb. 20 zeigt, mit beiden Händen angefaßt und kräftig in radiärer Richtung gezogen, so, als wollte man den Knochen gleichsam losreißen. Unter anhaltendem Zug im Bogen nach aufwärts wird das Umbrechen schließlich vollendet und der Knochendeckel umgeklappt.

Die Duraoberfläche wird sogleich mit feuchter Watte bedeckt.

Eine Blutung aus dem Knochenlappen kann man nach dem Vorgehen von DANDY so stillen, daß man den Knochen von seinem Muskelansatz ablöst und somit seiner Blutzufuhr beraubt. Er bleibt dann nur an der Fascie hängen. Gelegentlich, besonders bei Jugendlichen und bei sehr schmalem Stiel, kann auch diese noch abreißen. Der Knochendeckel wird dann als freies Autotransplantat wieder eingesetzt.

Bei dem Dandyschen Verfahren der Ablösung des Knochens kann es zur Bildung von Randsequestern kommen, besonders, wenn eine leichte Wundinfektion hinzutritt. Lang dauernde Fistelabsonderungen können schließlich dazu zwingen, die Wunde wieder zu eröffnen und die Sequester oder sogar den ganzen Knochenlappen zu entfernen (s. Störungen der Wundheilung, Kapitel V). *Trotzdem bleibt die Ablösung des Knochens vom Muskel die zuverlässigste Maßnahme zur Verhütung von Nachblutungen aus dem Knochen.*

Nicht selten kommt es beim Umbrechen des Knochens zu einer Verletzung der A. meningica media oder eines ihrer Äste. Für gewöhnlich genügt für die Blutstillung die Koagulation. Ist das Gefäß besonders dick, wie vielfach bei Meningiomen, so

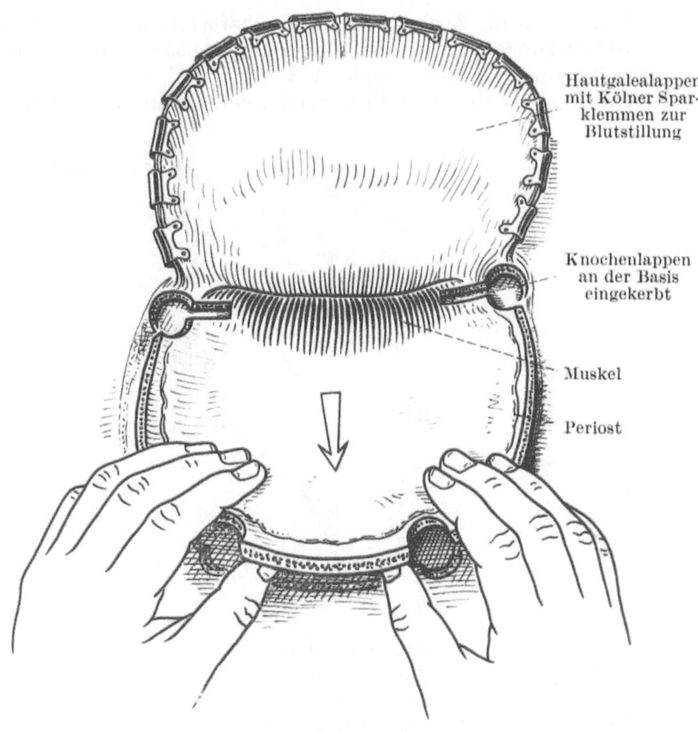

Abb. 20.
Anheben und Umbrechen des ausgesägten Knochenlappens.

wird es durch Ligatur verschlossen. Gelegentlich muß die Arterie nahe am Foramen spinae aufgesucht und dort zuverlässig versorgt werden (s. oben, Blutstillung).

Die Knocheninnenfläche sollte durch Abspülen von Sägemehl und Blut gereinigt, und kleine Blutpunkte sollten mit Wachs verschmiert werden. Man achtet dabei auch auf Unregelmäßigkeiten, vermehrte oder auffallend geschlängelte Gefäßkanäle, wurmstichiges Aussehen u. ä.

Es ist vielfach zweckmäßig, an der Basis des Knochenlappens, d. h., dort, wo der Knochen vom Muskel bedeckt ist, eine *Dekompressionslücke mit der Luerschen* Zange anzubringen. Sie dient als Sicherheitsventil gegen postoperative Drucksteigerungen und ist besonders bei bösartigen Gliomen angezeigt. Der Knochenlappen wird zu diesem Zweck kräftig auf die Unterlage gestützt und entweder mit der Hand unter Zwischenlagerung eines Mullstreifens oder mit Hilfe einer eigenen Knochenfaßzange festgehalten (Abb. 21).

Schließlich wird der Knochenlappen in ein Mulltuch eingeschlagen, das an seiner Basis fest angezogen wird, und mit Hilfe von Tuchklemmen unter leichtem Zug außerhalb des Operationsfeldes verankert.

Nach perforierenden Verletzungen und früheren Operationen bleiben oft ausgedehnte Verwachsungen der Dura mit der Knocheninnenfläche zurück. Das Lupfen und Umklappen des Knochendeckels kann dann zu Verletzungen der Dura und selbst des Gehirns führen. Man muß in solchen Fällen schrittweise und unter Sicht vorgehen, indem man die Dura scharf mit dem Messer vom

Knochen abzulösen trachtet. Nicht selten tut man sich leichter, wenn man den ganzen Knochenlappen ringsherum aussägt.

Ist das Aussägen vollendet, so reinigen Operateur und Assistenten ihre Handschuhe von Sägemehl und Blut in einer Waschschüssel mit steriler Kochsalzlösung.

Die Arbeit am Knochen kann viel Zeit und Kraft erfordern. Manche Neurochirurgen ziehen es daher vor, diesen Teil der Trepanation durch einen geübten Assistenten machen zu lassen. Der Operateur kann dann seine ganze Aufmerksamkeit und Energie dem intraduralen Akte zuwenden.

Früher, als die Technik der Bluttransfusion noch wenig ausgebaut war, wurde oft die Trepanation in zwei Sitzungen ausgeführt. Nach dem Aussägen des Knochens wurde die Wunde vorläufig wieder zugenäht und der intradurale Akt nach mehreren Tagen unter Wiedereröffnung der Wunde angeschlossen, so wie es O. Foerster noch getan hat (Zülch). *Dieses Verfahren ist heute verlassen.*

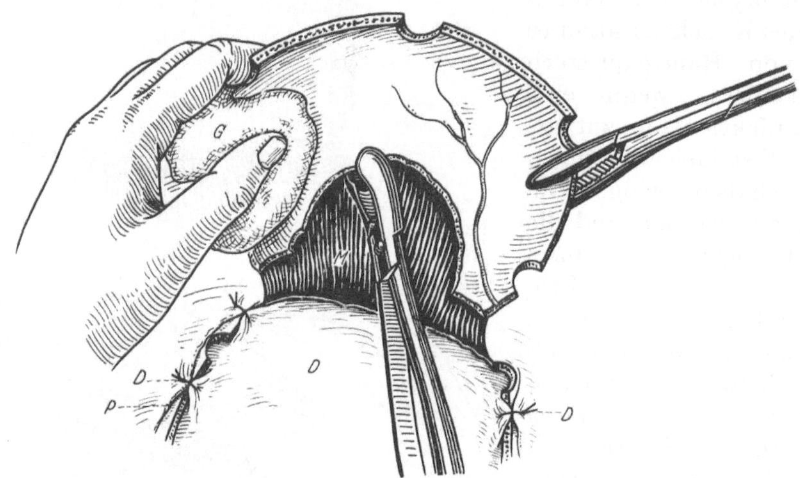

Abb. 21. Anlegen einer subtemporalen Entlastungslücke während einer osteoplastischen Kraniotomie. Der Knochenlappen ist am Schläfenmuskel (*M*) gestielt und wird mit der Hand und einer Knochenfaßzange hochgehalten und fixiert. *G* Mullappen; *D* Dura am Periost (*P*) durch Knopfnähte hochgenäht. (Nach einer Abbildung in Nelson, New Loose-Leaf Surgery, Vol. II, 1937. Kap. VII: G. Horrax, Surgery of the Brain.)

Die im Ausbau begriffene Methode der kontrollierten Blutdrucksenkung erlaubt es — neben der blutsparenden Operationstechnik und rechtzeitigen Blutübertragung — einen übermäßigen Blutverlust zu vermeiden.

d) Eröffnung der Dura mater.

Bevor die Dura eröffnet wird, muß sie mit warmer Ringerlösung klargespült und auf pathologische Veränderungen, Gefäßmißbildungen u. ä. inspiziert werden. Sie kann über Tumoren stark verdünnt sein. Stärker blutende Stellen werden mit Wattebäuschchen oder Gelschwämmchen bedeckt. Bei Meningiomen kann die Dura sehr blutreich sein, besonders in der Nähe des Längsblutleiters. Auch kann ein Meningiom die Dura durchwachsen oder eine spitze Exostose kann sie in der Gegend des Meningiom-„nabels" durchspießen.

Blutungen in der Nähe des Knochenrandes werden am besten gestillt durch Hochnähen der Dura. Sie wird mit Seidenknopfnähten an das Periost angeheftet und die Fäden unter Spannung geknotet. Das verhindert am sichersten die Bildung eines extraduralen Hämatoms, und die Hochnaht der Dura sollte daher nur dort als überflüssig betrachtet werden, wo der erhöhte Hirndruck selbst die harte Hirnhaut an den Knochen anpreßt. Dandy, der die Hochnaht der Dura angegeben hat, macht sie vor dem Schluß der Wunde. Es ist aber in vielen Fällen vorzuziehen, die harte Hirnhaut schon am Beginn, bevor sie eröffnet wird, in der beschriebenen Weise am Knochenrand hochzunähen, wie es Tönnis tut.

Bei stark erhöhtem intrakraniellen Druck ist die Dura gespannt und pulsiert nicht. Sie darf dann erst eröffnet werden, wenn der Hirndruck zuvor genügend herabgesetzt ist. Das kann auf verschiedene Weise erfolgen.

Sind vorher Bohrlöcher zur Ventrikulographie angelegt worden, so wird man zuerst versuchen, durch Punktion eines Ventrikels Luft und Liquor vorsichtig abzulassen. Das darf nicht zu plötzlich geschehen, man zieht den Mandrin der Ventrikelkanüle nur teilweise heraus, so daß der Liquor langsam abträufelt.

Sind keine Ventrikelbohrlöcher gemacht, und ist keine präliminäre Ventrikeldrainage angelegt worden, so muß auf der der Operation gegenüberliegenden Seite, am besten über dem Vorderhorn, ein Bohrloch angelegt werden. Bei Großhirngeschwülsten ist der *kontralaterale Ventrikel* gewöhnlich erweitert und kann zudem stark verdrängt sein. Das muß man beim Einführen der Ventrikelkanüle berücksichtigen. Ist der Ventrikel erreicht, so läßt man unter den gleichen Vorsichtsmaßregeln wie oben Liquor abträufeln. Die Kanüle läßt man am besten während des ganzen intraduralen Aktes in der Hirnkammer liegen — es ist zweckmäßig, dazu kurze Kanülen zu verwenden —, oder man ersetzt sie durch einen dünnen Gummikatheter, dessen äußeres Ende mit einer Moskitoklemme am Abdecktuch verankert wird. Die kleine Hautwunde über dem Bohrloch kann sofort wieder zugenäht werden.

Die Gefahr, daß durch Entleerung des kontralateralen Ventrikels eine bereits bestehende Verdrängung des Gehirns noch zunimmt, besteht wohl nur theoretisch.

Gelingt es nicht, den kontralateralen Ventrikel zu erreichen, oder schafft seine Punktion nicht genügend Entlastung, so wird man versuchen, auf der Seite der Operation durch einen Schlitz in der Dura die homolaterale Hirnkammer mit der Punktionskanüle zu erreichen. Aber selbst wenn das gelingt, wird die Entlastung meist nur gering sein. Es bedeutet dann eine große Erleichterung, wenn eine intracerebrale Cyste angetroffen wird. Bei diesen Punktionsversuchen wird man gleichzeitig auf anomale Resistenzen achten, weil diese wertvolle Anhaltspunkte über Sitz und Art der gesuchten Läsion liefern können. Eine solche Punktion vor der breiten Eröffnung der Dura, gegebenenfalls in verschiedenen Richtungen, ist besonders zu empfehlen in Fällen, wo ein Hirnabsceß vermutet wird.

Man kann versuchen, durch intravenöse Injektion von hypertonischer Zucker- oder Salzlösung die Dura zu einer gewissen Entspannung zu bringen, wie es schon CUSHING getan hat.

Heutzutage wird man in allen Fällen, wo man derartige Schwierigkeiten erwartet, eine *präliminäre Ventrikeldrainage* (s. Kapitel I) anlegen. Bei supratentoriellen Geschwülsten gelingt die Druckherabsetzung aber nicht immer oder nicht ausreichend. Dann bleibt nichts übrig, als den Haut- und Knochenlappen von vornherein so groß anzulegen, daß eine Einklemmung und Verletzung des vordrängenden Hirns in der Knochenlücke möglichst vermieden wird. Das erleichtert auch die rasche Orientierung und das Auffinden des Tumors, der durch Absaugen rasch verkleinert werden muß. Auf diese Weise kommt man der Gefahr des Hirnprolapses zuvor (Abb. 22).

Bei Geschwülsten der hinteren Schädelgrube kann es zu einer „*nach oben*", d. h. *kranialwärts gerichteten Einpreßung von Kleinhirnteilen*, vor allem des Oberwurms, in den Tentoriumschlitz und zu einer Druckwirkung auf das Mittelhirn, sowohl seinen Hauben- wie Fußanteil, kommen. CAIRNS, LE BEAU, ECKERT u. a. haben auf diese Form der Zisterneneinklemmung hingewiesen. Im klinischen Bild muß man auf die Zeichen einer Oculomotorius-Parese sowie auf eine Einschränkung der vertikalen Blickbewegungen achten, die die Gefahr der drohenden Mittelhirnschädigung ankündigen (TÖNNIS, RIESSNER und ZÜLCH). Leider ist die Prüfung der Blickbewegungen bei solchen Kranken, die meistens bereits ein getrübtes Sensorium haben, oft nicht zuverlässig. Eine plötzliche Herabsetzung des supratentoriellen Druckes durch eine Ventrikelpunktion (mit oder ohne Ventrikulographie) kann in derartigen Fällen ebenso eine irreversible Einklemmung im Tentoriumschlitz zur Folge haben wie eine unvorsichtige infratentorielle Druckentlastung durch eine Lumbalpunktion. Ausgezeichnete Mittel zur wirksamen, wenn auch kurz dauernden Druckherabsetzung vor, während und nach der Operation haben wir in Form der ganglionblockierenden *Hexamethonium-* und *Thiophanabkömmlinge* wie Arfonad und Pendiomid in die Hand bekommen. Diese Mittel setzen nicht allein den Blutdruck herab, sondern sie erleichtern offenbar erheblich den venösen Rückfluß aus dem Gehirn, und zwar unabhängig von ihrer depressorischen Wirkung, ja unter Umständen noch bevor diese eintritt oder auch wenn sie ausbleibt (GORDON u. LADENHEIM; LOEW; WIKLUND).

Es liegt auf der Hand, daß diesen Mitteln eine bedeutsame Rolle zukommt bei der Operation von Hirnaneurysmen, Gefäßmißbildungen und anderen raumfordernden Prozessen wie besonders gefäßreichen Tumoren, die mit starker Hirnschwellung und Druckerhöhung einhergehen, ja, daß sie in manchen Fällen eine erfolgreiche Operation überhaupt erst möglich machen.

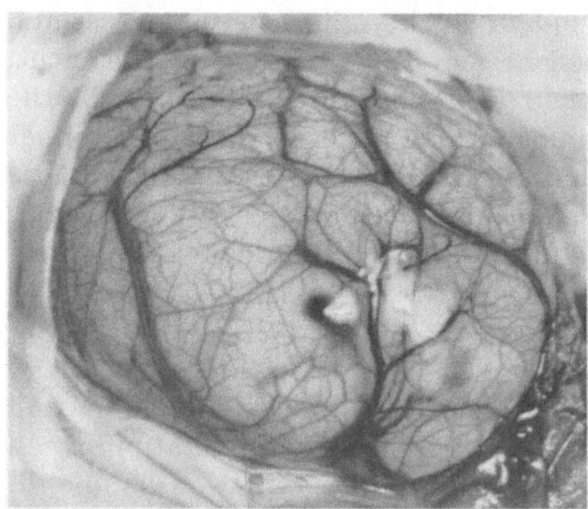

Abb. 22. Operations-Lichtbild. 3jähriges Mädchen mit einem großen cystischen Ependymom des rechten Parietallappens. Die Cyste wurde vor der Duraeröffnung punktiert. Man sieht die Punktionsstelle an der Hirnrinde in der unteren Hälfte des Bildes. Es wurden 20 cm³ bräunlicher Flüssigkeit entleert. Die Dura wurde am Längsblutleiter (im Bilde oben) gestielt. Die Trepanationslücke ist im Verhältnis zum Tumor zu klein, deswegen drängt das Gehirn trotz der Entleerung der Cyste stark vor (Neurochirurgische Universitätsklinik Berlin.)

Die Eröffnung der Dura mater beginnt in einem gefäßfreien Bezirk unweit des Knochenrandes von einem kleinen Schlitz aus, der mit dem Messer unter Anheben der harten Hirnhaut mit einem scharfen Durahäkchen gemacht wird. Sobald die Öffnung klafft, wird ein schmaler Hohlspatel unter die Dura in Richtung des beabsichtigten Schnittes eingeschoben und der Schnitt mit der Duraschere am Knochenrand entlang fortgesetzt. Statt des Hirnspatels kann man auch ein geschwänztes feuchtes Wattebäuschchen in den Duraschlitz einführen, das durch das stumpfe innere Scherenblatt auf der Hirnoberfläche entsprechend der fortschreitenden Eröffnung vorgeschoben wird und diese vor Verletzungen schützt.

Am Schnittrand eröffnete Äste der A. meningica werden mit Silberclips verschlossen.

Ein völliges Ausschneiden der Dura verhindert zwar eine Nachblutung, allein das Einnähen dieses freien Transplantates ist zeitraubender und — was noch mehr ins Gewicht fällt —, es kann zu flächenhaften Verwachsungen mit der Hirnoberfläche kommen (OLIVECRONA), von der aus das Transplantat ernährt wird. Gestielte Lappen sind daher vorzuziehen.

Dünne Gefäße, die von der Durainnenfläche zur Hirnrinde verlaufen, spannen sich beim Zurückschlagen des Duralappens an und werden coaguliert und durchtrennt.

Schließlich wird der Duralappen umgeklappt und zwischen 2 Lagen angefeuchteter Preßwatte ausgebreitet.

e) Das intradurale Vorgehen.

Es richtet sich natürlich nach dem vorliegenden Befund und gehört in die spezielle Operationslehre. Hier werden nur einige allgemeine Richtlinien gegeben.

1. Die Inspektion und Palpation der Hirnoberfläche kann wertvolle Hinweise geben auf Sitz, Art und Ausdehnung einer subcorticalen Läsion.

Bei der allgemeinen Hirndrucksteigerung finden wir die Kuppen der Hirnwindungen abgeflacht, die Hirnfurchen zwischen ihnen verstrichen, die Venen prall gefüllt. Die subarachnoidalen Räume über der Konvexität enthalten wenig Liquor. Bei einem Verschluß der Liquorwege sind sie „trocken".

Bei subcorticalen Tumoren ist die Hirnoberfläche blaß, anämisch, die Windungen stark verbreitert, das Gehirn steht unter starker Spannung und quillt aus der Knochenlücke hervor. Ist der Hirndruck vor der Eröffnung der Dura nicht genügend herabgesetzt worden und die Knöchenlücke zu klein, so besteht die Gefahr, daß die Hirnrinde aufplatzt (Abb. 22).

Arterio-venöse Fisteln findet man nicht nur bei corticalen Gefäßmißbildungen, sondern auch bei malignen Gliomen und gelegentlich bei Hirnmetastasen. Man kann das arterielle Blut oft auf größere Strecken als einen hellroten Faden in einer dunklen Vene erkennen.

In der Umgebung von nicht mehr ganz frischen Blutungen, etwa aus einem Aneurysma, sind die weichen Häute meist gelb bräunlich bis grünlich verfärbt und eigentümlich fluorescierend. Diese Verfärbung ist ein verläßlicher Wegweiser beim Aufsuchen der Blutungsquelle. Über Abscessen und Hirnerweichungsherden erscheinen die weichen Häute weißlich, wohl als Folge einer perivasculären Leukocyteninfiltration der subpialen Spalten (PENFIELD).

Die Konsistenz der Hirnoberfläche stellt man durch behutsames Palpieren mit den Zeigefingerkuppen fest. Sie ist über Geschwülsten, die nicht zu tief sitzen, erhöht, gummiartig oder aber vermindert, ja selbst schwappend, wenn die Geschwulst zu einer umschriebenen Erweichung oder Einschmelzung geführt hat. Über einer subcorticalen Cyste fühlt sich die Hirnoberfläche prall-elastisch an und sinkt nach Entleerung der Cyste durch Punktion dellenförmig ein.

Bei intraventrikulären Tumoren kann man, wie TÖNNIS gelehrt hat, nicht selten einen charakteristischen Tastbefund erheben. Streicht man mit den Fingerkuppen mit leisen Bewegungen über die Hirnrinde hinweg, so bekommt man den Eindruck, als ob sich diese über den Tumor hin und her verschieben läßt.

Die freiliegende Hirnoberfläche soll man durch wiederholtes Berieseln mit körperwarmer (36—38° C) Ringerlösung vor Austrocknung schützen und mit einer Lage von feuchter Watte bedecken. Man kann auch einen Teil des Duralappens über sie ausbreiten.

2. Erweist es sich als notwendig, Zugang zu tiefer gelegenen Strukturen zu gewinnen, so müssen vorher die Zisternen eröffnet, der Liquor aus ihnen abgesaugt und die Zisternen sorgfältig mit feuchter, geschwänzter Watte abgestopft werden. Die zarten Zisternenwände, d. h. die Pia-arachnoidea, reißen meist von selbst ein, oder sie werden mit spitzer Pinzette oder mit dem Durahäkchen eingerissen. Ein eingelegtes Wattebäuschchen dient als Docht zum Absaugen des Liquors, wobei sich eine abnorme Farbe des Liquors (gelblich, bräunlich, blutig) der Watte mitteilt. Das Absaugen des Liquors aus den Zisternen kann längere Zeit in Anspruch nehmen, der Zeitverlust wird aber reichlich aufgewogen durch den besseren Zugang und die bessere Übersicht. Manchmal kann es zweckmäßig sein, das Ende eines dünnen Gummikatheters in die Zisterne einzuführen und einen konstanten schwachen Saugstrom an ihm wirken zu lassen. Das Entleeren der basalen Zisternen führt bei Operationen unter örtlicher Betäubung nicht selten zu unangenehmem Brechreiz und Erbrechen, was die venöse Blutung vermehren kann. TÖNNIS empfiehlt zur Verhütung dieser Komplikation das Einatmen von Sauerstoff oder eine leichte Evipan-Narkose.

Auch der subdurale Raum, z. B. längs der Falx cerebri, muß vor dem Eindringen in die Tiefe sorgfältig abgestopft werden. Das gleiche gilt für einen eröffneten Ventrikel.

Das Vordringen in die Tiefe erfolgt durch sanftes Beiseitedrängen der Hirnoberfläche mit Hirnspateln, wobei die Hirnrinde durch eine Lage dünner Watte vor dem Spateldruck geschützt wird. Oft müssen beim Eingehen einzelne Venenstämmchen, die den Subduralspalt überbrücken und sich beim Wegdrängen des Gehirns anspannen, coaguliert und durchschnitten werden.

3. *Rindenincisionen und -resektionen.* Sie werden vielfach ausgeführt, um bestimmte Teile der Hirnrinde, die krankhaft verändert sind, z. B. epileptogene Foci oder auch normale Hirnrinde — sog. Topektomie — zu entfernen, oder sie erweisen sich als notwendig, um zu tiefer gelegenen Teilen, Gewächsen, Blutungen, Aneurysmen, Abscessen oder zur Hirnkammer vorzudringen.

Der wichtigste Akt ist dabei die Unterbrechung der Arterien. Früher war es üblich, die corticalen Arterien mit runder, gebogener Nadel doppelt zu umstechen und das Gefäß zwischen den 2 Umstechungen zu durchtrennen. Heute erfolgt die Blutstillung meist mit Silberclips und die Durchtrennung des Gefäßes geschieht nach Coagulation mit der Metzenbaum-Schere.

Die Resektionslinie wird am besten vorher mit Hilfe von winzigen Wattetupferchen, die auf die Hirnrinde aufgelegt werden, markiert. Führt die Incision in die Nähe der motorischen Zone, so tut man gut daran, die Grenzen der Rolandoschen Rinde durch elektrische Reizung festzulegen.

Entsprechend der Resektionslinie werden dann die weichen Häute und die oberflächliche Schicht der Hirnrinde mit dem Koagulationsstrom verschorft. Das führt zu einer Obliteration der Subarachnoidalspalten und verhindert das Einsickern von Blut in diese.

Die Incision des Hirngewebes erfolgt mit der Nadelelektrode und dem elektrischen Schneidestrom. Unter Allgemeinnarkose sind selbst in der Umgebung der motorischen Rinde keine faradischen Effekte (Konvulsionen) zu befürchten. Unter örtlicher Betäubung können solche aber auftreten und unliebsame Formen annehmen. Es bleibt dann nichts übrig, als das vordrängende Gehirn, dessen Gefäße sich während der motorischen Entladung strotzend füllen und zu bersten drohen, mit feuchter Watte zu bedecken und unter sanftem Druck mit der flachen Hand zurückzudrängen, während der Patient unter Narkose gesetzt wird und eine intravenöse Dosis eines rasch und kurz wirkenden Barbiturats erhält (Evipan-Natrium, Somnifen). Corticale Anfälle dieser Art, die gelegentlich sogar in einen Status epilepticus übergehen, kann man übrigens auch beim Ausschneiden von Hirn-Duranarben erleben.

Die weiße Substanz des Gehirns wird am besten mit Hilfe von Hirnspateln stumpf durchtrennt, wobei diese sowohl nach der Tiefe, wie nach den Seiten hin schrittweise vordringen. Dabei spannen sich kleine arterielle Äste an, die mit Silberclips versorgt werden müssen. Werden sie, ohne unterbrochen zu sein, durchtrennt, so schlüpfen die Stümpfe zurück, und die Blutstillung ist dann zeitraubend und führt zu unliebsamer Beschädigung des Hirngewebes.

Die Incision der Hirnrinde verläuft entweder geradlinig oder bogenförmig. Die Incision kann später, wenn nötig, zu einer geschlossenen kreisförmigen Rindenresektion erweitert werden. Um in die Tiefe zu gelangen, genügen oft lineare Einschnitte von 3—4 cm Länge, die meist im Verlauf einer Windung, z. B. der zweiten Frontal-Windung oder der oberen oder mittleren Schläfenwindung, geführt werden. Unter sanftem Spreizen mit Hirnspateln dringt man schrittweise in die Tiefe vor. Die Rindenincision wird auf der gefäßarmen Windungskuppe gemacht.

Bessere Übersicht, z. B. zur transventrikulären Operation eines suprasellären Kraniopharyngioms, gewinnt man durch Anlegen einer trichterförmigen Excision aus dem Hirngewebe, deren Durchmesser auf der Hirnoberfläche 4 cm nicht zu überschreiten braucht. Man dringt bis auf das Ventrikelependym vor und entfernt den umschnittenen stumpfkegelförmigen Teil des Gehirns, der im Durchschnitt 10—20 g wiegt. Bevor dann die Hirnkammer mit dem elektrischen Schneidestrom eröffnet wird, muß die Wand des Resektionstrichters sorgfältig mit Wattebäuschchen ausgelegt werden, um das Einfließen von Blut in den Ventrikel zu verhindern.

Im Prinzip das gleiche Vorgehen empfiehlt sich bei der Ausschneidung einer Hirnduranarbe.

Die sog. subpiale Rindenexcision, die zuerst von Horsley (1908) ausgeführt worden ist, dient zur Entfernung eines circumscripten corticalen Focus, der als Ursache von Jackson-Anfällen angesprochen wird. Dabei werden die weichen Häute über der betreffenden Windung, die durch elektrische Reizung festgestellt wird, mit Hilfe einer stumpfen Sonde, die über der Windungskuppe subpial eingeführt wird, von der Hirnrinde bis in die benachbarten Furchen hinein stumpf abgelöst. Nach Durchtrennung der weichen Häute wird dann der entsprechende Teil der Windung bis in die weiße Substanz hinein abgesaugt oder mit einem schmalen Hirnspatel abgetragen. Umschriebene Sickerblutungen kann man mit Gel-Schwämmchen stillen.

Bezüglich der *elektrischen Reizung der Hirnrinde* verweise ich auf das Kapitel Epilepsie in diesem Handbuch.

4. Wundschluß, Drainage und Verband. Der Wundschluß nach einer Trepanation ist von größter Wichtigkeit. Fehler und Nachlässigkeiten, die dabei gemacht werden, können ein gutes Operationsresultat zunichte machen. Die heutige Technik, insbesondere der Galeanaht, geht auf CUSHING zurück.

Wir beschreiben zunächst den Wundschluß bei der Trepanation über dem Großhirn (Wundschluß bei Kleinhirnoperationen — siehe dieses Kapitel am Schluß, S. 90).

Bevor man mit dem Schluß der Wunde beginnt, muß man sicher sein, daß die Hämostase am Gehirn perfekt ist. Die Maßnahmen zur Blutstillung sind oben bereits besprochen worden.

Der systolische Blutdruck muß vor Beginn der Duranaht normale Werte erreicht haben. Man muß sich auch überzeugen, daß sämtliche Wattebäuschchen entfernt worden sind.

Der Verschluß der Dura ist wichtig, denn die Dura ist nicht nur die sicherste Barriere gegen eine eindringende Infektion von außen, sondern hat auch die Aufgabe, eine Liquorfistel und einen Hirnprolaps mit ihren deletären Folgen zu verhindern. Die Duranaht ist von entscheidender Bedeutung an den Stellen der Wunde, die nicht von Muskulatur bedeckt sind, z. B. längs dem Sinus sagittalis superior. In Fällen, wo man mit einer länger dauernden postoperativen Hirndrucksteigerung rechnen muß, kann die Dura unter dem Temporalis-Muskel offen gelassen werden. Das empfiehlt sich jedoch nicht bei malignen Gliomen und solchen Tumoren, die den Balken infiltrieren. Ein fester Verschluß der Dura mater verhindert bei diesen unheilbar Kranken nicht nur die Bildung eines häßlichen Hirnprolapses, sondern auch eine unnötige und manchmal qualvolle Verlängerung ihres Lebens und Leidens.

Die *Naht der Dura* erfolgt mit kleinen, runden Nadeln und dünner Seite. Enggestellte Knopfnähte sind besser als eine fortlaufende Naht. Ist während der Operation jedoch der Ventrikel eröffnet worden, so ist eine sorgfältige, wasserdichte, fortlaufende Naht der Dura vorzuziehen. Die Nähte sollen nicht unter zu starker Spannung stehen und sollen wasserdicht sein. Drohen die Nähte einzureißen, so muß man entweder eine Lücke unter dem Schläfenmuskel belassen, oder man muß eine *Duraplastik* machen. In den meisten Fällen genügt dazu ein gestielter Lappen aus der Galea oder aus der Fascie des Schläfenmuskels, der mobilisiert und in den Defekt hineingenäht wird. GERMAN empfiehlt, ein gestieltes Läppchen aus der Falx zu bilden. Größere Defekte, z. B. in einem Narbengebiet oder nach Entfernung eines Meningeoms, müssen durch einen freien Lappen aus der Fascia lata gedeckt werden. Auch anderes, körperfremdes Material ist zum Duraersatz empfohlen worden, z. B. dünner Handschuhgummi (SORGO 1942), Amnionshaut, Fibrinfilm und Guttaperchafolien.

BROWN und Mitarbeiter haben auf Grund experimenteller und klinischer Erfahrungen zum Duraersatz einen Film aus Polythen, das ist ein Kunststoff aus polymerisiertem Äthylen, empfohlen.

Die *Duraplastik hat bei den offenen Hirnverletzungen* des letzten Krieges eine bedeutsame Rolle gespielt und technische Förderung erfahren. TÖNNIS und seine Schule haben frühzeitig erfahren, daß für einen ungestörten Wundheilverlauf der möglichst wasserdichte Verschluß der Dura wesentlich ist. SORGO (1943) hat darauf hingewiesen, daß durch den primären Duraverschluß die intraduralen Kreislaufverhältnisse weitgehend der Norm angenähert werden; er hat auch die sog. *Umkipp-Plastik angegeben.* Dabei wird das äußere Blatt der Dura in einer dem zu deckenden Defekt entsprechenden Ausdehnung abgelöst (was sich mit einem scharfen Duramesser bewerkstelligen läßt), in den Defekt hineingeschlagen und wasserdicht genäht. Vorsorglich werden in der stehenbleibenden Brücke an der Lappenbasis einige Verstärkungsknopfnähte gelegt.

Bevor der letzte Durafaden geknotet wird, spült man mit körperwarmer Ringerlösung so lange aus, bis diese nicht mehr blutig angefärbt ist. Man muß darauf achten, daß eingelegte Gel-Schwämmchen dabei nicht wieder herausgespült werden.

In Fällen, wo ein größerer oder stark gekrümmter Knochenlappen gebildet worden ist, oder wo ein größerer Defekt im Gehirn als Folge der Fortnahme einer Geschwulst zurückbleibt, oder wo man (wie z. B. beim subduralen Hämatom) einen postoperativen Unterdruckzustand erwartet, muß die Dura durch eine oder zwei Nähte je nach der Größe des Lappens am Knochendeckel verankert werden, so daß der epidurale Spalt verschwindet oder zumindest stark verkleinert wird. Zu diesem Zweck macht man, bevor der Knochenlappen zurückgelegt wird, nahe seinem Zentrum ein oder zwei Bohrlöcher von etwa 2 mm Durchmesser. Durch diese werden die Enden einer Durahaltenaht durchgefädelt und straff an das Periost angenäht. Auf diese Weise wird die harte Hirnhaut zeltdachförmig hochgezogen und der Knocheninnenfläche angenähert (Abb. 23). Kleine blutende Stellen auf der Dura bedeckt man mit Knochenmehl oder Gel-Schwämmchen.

Nunmehr wird der *Knochendeckel*, nachden die Blutstillung noch einmal überprüft worden ist, in die Trepanationationslücke zurückgelegt und situiert.

Knochen, der krankhaft verändert, z. B. von Meningiom durchwachsen ist, oder wo man Verdacht hat, daß eine solche Veränderung besteht, haben wir früher abgetrennt, ausgekocht und wieder eingesetzt. Es ist jedoch besser, solche Knochenteile endgültig wegzunehmen und den Defekt plastisch zu decken.

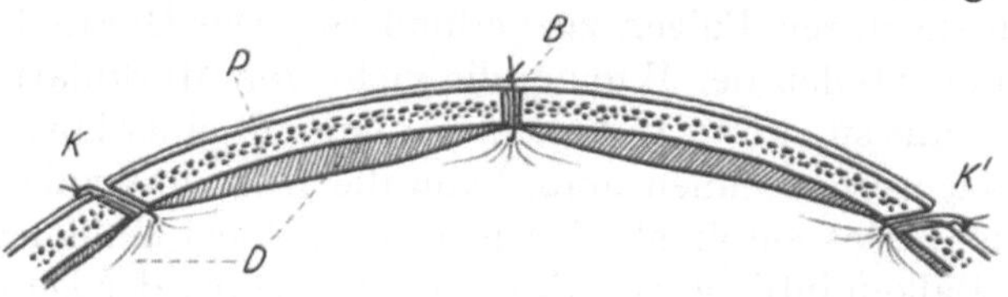

Abb. 23. Verankerung der Dura im Zentrum des Knochenlappens nach Poppen (schematisch). Der Knochen ist schräg nach außen ausgesägt. An seinen Rändern *K* und *K'* ist die Dura (*D*) an das Periost (*P*) hochgenäht und das Periost über dem Sägespalt durch Knopfnähte geschlossen. *B* Bohrloch im Knochenlappen, durch den der Durahaltefaden hindurchgeführt ist; er wird am Periost festgenäht.

Hinsichtlich der *Schädelplastiken*, für die bis zum 2. Weltkrieg allo- oder autoplastisches Material verwendet worden ist, verweise ich hier auf die Publikation von D. W. Krüger im Zbl. Neurochir. 1954, Heft 4/5, S. 260 und auf die Neurochirurgentagung in Bad Ischl vom 7.—11. September 1954.

Die früher geübten autoplastischen Verfahren mit Periost-Knochenspänen aus Tibia, Beckenkamm u. a. sind heute verlassen. Auch die Verwendung gestielter Periost-Knochenlappen, wobei ein der Schädellücke entsprechendes Stück der Tabula externa ausgemeißelt und über die Lücke geschoben wird — mit der Periostseite nach außen (Müller-König) oder nach innen (von Hacker, Garrè) — tritt heute zurück gegenüber den Fremdkörperplastiken.

Als plastisches Material werden jetzt vorwiegend die schnell härtenden Acrylsäure-Polymerisate wie Plexiglas, Paladon, Palavit u. a. verwendet, die viele Vorteile gegenüber den autoplastischen Verfahren bieten. Krüger hat nach seinem Bericht bis 1952 180 Schädelplastiken mit Acryl-Paladon ausgeführt, darunter 51 bei fronto-basalen Defekten.

Zur Fixation des Knochendeckels sind früher Bronze-Aluminium-Drähte oder Silberdrähte in Gebrauch gewesen. Heute verwendet man rostfreien, sehr dünnen Stahldraht. Ein bis drei solcher Drähte genügen. Dazu benötigt man die doppelte Anzahl von Bohrlöchern, die paarweise genau einander gegenüberliegen müssen. Beim Anlegen der Bohrlöcher und Durchfädeln der Drahtschlingen muß die Dura vor Verletzungen geschützt werden. Zu diesem Zweck sind besondere Instrumente angegeben worden. Man kann dasselbe wohl auch mit gekehlten Hirnspateln erreichen, die sanft zwischen Dura und Knochen eingeführt werden, und das durchgesteckte und leicht umgebogene Drahtende herausleiten.

Nach anderen und meinen eigenen Erfahrungen kommt man in vielen Fällen ohne eine Drahtfixation aus. Gelegentlich geht eine schleichende Infektion von der Stelle einer solchen Drahtnaht aus. Im übrigen hat die Drahtfixation des Knochenlappens nicht den Zweck, einer postoperativen Hirndrucksteigerung entgegenzuwirken. Es ist vielmehr der Sinn der intraduralen Operation, einer solchen zuvorzukommen. Auch wird ihr durch eine subtemporale Dekompression wirksam begegnet. Tritt eine Drucksteigerung dennoch auf, so ist es besser, während der ersten paar Tage nach dem Eingriff den intrakraniellen Druck durch Lumbalpunktionen oder Ventrikeldrainage herabzusetzen und nötigenfalls den Knochenlappen durch Elastoplast oder Heftpflasterbinden am Hochgedrücktwerden zu verhindern.

Ist der Knochenlappen situiert und die Periostnaht vollendet, so folgt das Einnähen des Hautgalealappens. Auch hier wird die Blutstillung auf der Oberfläche und am Schnittrand der Galea noch einmal kontrolliert, indem jeder Blutpunkt mit der Koagulationspinzette berührt wird. Bei größeren Lappen ist es manchmal besser, ein subgaleales Drain aus weichem, zusammengerolltem Handschuhgummi (Zigarettendrain, Penrosedrain) einzulegen, das stets neben der Hauptwunde durch eine kleine Hautincision (Knopflochdrain) herausgeleitet und beim ersten Verbandwechsel nach 24 Std, spätestens nach 48 Std, entfernt wird. Es darf nicht wieder eingesetzt werden.

Die exakte Naht der Galea, durch CUSHING zum ersten Male in ihrer Bedeutung gewürdigt, kann als ein Grundpfeiler der modernen neurochirurgischen Operationstechnik betrachtet werden. Sie erfolgt mit dünner (Stärke 000—0000) schwarzer Seide und kleiner runder Nadel in Form einer lückenlosen Reihe von Knopfnähten in einem Abstand von $^3/_4$—1 cm. Die Fadenenden müssen kurz abgeschnitten werden. Nur größere arterielle Äste, wie z. B. die der A. temporalis superficialis oder der A. occipitalis, werden durch Umstechungen versorgt. Im übrigen ist die Blutstillung an der Subcutis Aufgabe der Hautnaht.

Die Hautnaht ist nach der Naht des Periosts und der Galea die dritte, oberflächlichste Schicht des Wundverschlusses. Sie erfolgt entweder mit dünnen, scharfen, gebogenen Nadeln oder mit dünnen geraden Nadeln, sog. Schneidernadeln, unter exaktester Adaption der Wundränder. Die Nadeln müssen so dünn sein, daß die Stichkanäle später unsichtbar sind. Nirgends darf subcutanes Fettgewebe vorquellen. Die dünnen Seidenknopfnähte dürfen unter keiner Spannung stehen. Bei der Hautnaht soll man nicht vergessen, daß die resultierende Narbe die Handschrift des Neurochirurgen darstellt, die der Patient sein Leben lang mit sich herumträgt.

Die Wunde wird zum Schluß entweder mit trockenen oder in 70%igen Alkohol getränkten Gazekompressen bedeckt. HALSTED (1913) hat die Silberfolien empfohlen, die einen luftdichten, nichtreizenden und keimfreien Abschluß gewährleisten, aber beim Verbandwechsel leicht abblättern. Sie werden noch heute in vielen Kliniken verwendet.

Schließlich folgt der *Verband* mit steriler Rollwatte, der den ganzen Kopf mit Ausnahme des Gesichtes bis zu den Augenbrauen, die Schläfen und die Ohren mit einschließt. Hinter die Ohrmuscheln legt man etwas Watte, um sie vor Druck zu schützen.

Den Verband kann man mit rasch trocknender Steifgaze fixieren, doch ist der Cushingsche Stärkeverband heute wohl meist ersetzt durch elastische Binden. Die Bindentouren werden gut, aber nicht zu straff angezogen. Die Steifgaze schrumpft etwas beim Trocknen und übt dadurch einen leichten Druck auf die Wunde aus, vorausgesetzt, daß der Verband nicht zu dick ist. Schnürende Stellen werden mit der Schere eingeschnitten. Vom vierten Tag an verwenden wir statt der Steifgaze elastische Kreppbinden.

4. Trepanation — Spezielles.

a) Zugänge zu den einzelnen Punkten der Schädelhöhle.

α) *Transfrontale, intradurale Freilegung der vorderen Schädelgrube.*

Das ist der Zugang zum Orbitaldach und Opticus-Kanal, zum prä- und suprasellären Raum, zur Sehnervenkreuzung, zu den oralen Stammganglien und zum vorderen Teil des dritten Ventrikels und des Circulus Willisii.

Die Stielung des Hautlappens erfolgt gewöhnlich, wie in Kapitel III besprochen, nach frontalwärts, während der Knochenlappen am vorderen Anteil des Schläfenmuskels gestielt wird.

Bei der *einseitigen Freilegung* kommt man im allgemeinen mit 5 Bohrlöchern aus. Es ist wichtig, eines der Bohrlöcher möglichst weit vorne in der Gegend des Stirnhöckers über der Mitte der Augenbraue anzulegen, was erleichtert wird durch die oben (S. 64) beschriebene Unterminierung des Hautlappens. Ein zweites Bohrloch setzt man unter den vorderen Anteil des Schläfenmuskels. Wenn man von diesen beiden Bohrlöchern aus den Knochen, der hier meist nicht sehr dick ist, mit der Dahlgren-Stanze einkerbt, so bleibt nur eine schmale Knochenbrücke übrig, die ohne Mühe umgebrochen werden kann. Es ist weiter wichtig, den Knochen seitlich, d. h. unter dem Schläfenmuskel möglichst weit bis an die Schädelbasis wegzunehmen. Dadurch entsteht eine subtemporale Entlastungslücke, deren Größe man dem Zweck der Operation und dem vorliegenden Befund anpaßt.

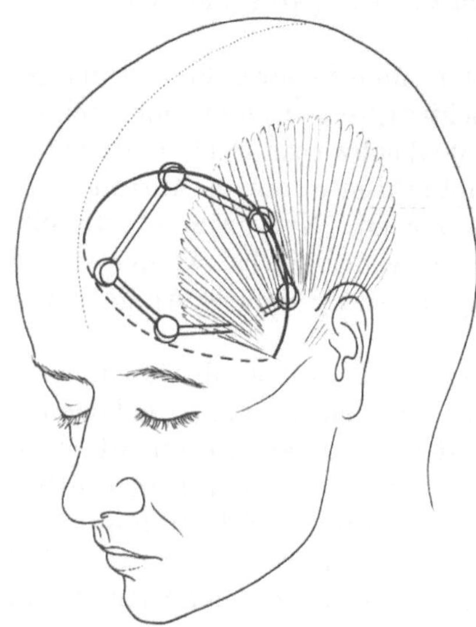

Abb. 24. Die 5 Bohrlöcher zur Chiasma-Freilegung nach Dandy. *M* Schläfenmuskel; —— ausgezogene Linie = Hautschnitt; - - - -gestrichelt = Grenze der Unterminierung des Hautgalealappen.

Es erübrigt sich, über der Stirn vom Knochenrand nachträglich etwas wegzuknabbern, wenn das Bohrloch über dem Stirnhöcker genügend weit vorne sitzt. Das nächste Bohrloch, medial und nach oben vom letztgenannten, soll möglichst nahe der Mittellinie gemacht werden. Die letzten 2 Bohrlöcher dritteln den hinteren Bogen des Schnittes. Auf diese Weise entsteht ein Knochenlappen von annähernd kreisförmigem Umfang (Abb. 24).

Bei der *doppelseitigen Freilegung* wird nach dem Vorgehen von E. Sachs, Souttard und Tönnis ein großer bifrontaler Knochenlappen ausgesägt und an einem Schläfenmuskel gestielt, während auf der gegenüberliegenden Seite der Temporalismuskel etwa 1 cm von seinem Knochenansatz an der Schläfenschuppe durchtrennt wird. Am Schluß der Operation wird der Muskel nach Einfügen des Knochens dort wieder zusammengenäht. Bei der einseitigen Stielung am Schläfenmuskel muß der Knochendeckel vorne über der Stirn ganz ausgesägt werden. Häufig findet sich aber über der Glabella ein von der Tabula interna des Stirnbeines ausgehender keilförmiger Knochenhöcker, der das Einführen der Gigli-Säge an dieser Stelle erschwert oder unmöglich macht. Man durchtrennt deshalb am besten beide Schläfenmuskeln nahe ihrem Ansatz und bricht den Knochenlappen stirnwärts um. Das erspart das Durchsägen an der genannten Stelle. Der Knochen wird in toto weggenommen und später wieder eingepaßt.

Die Säge- bzw. Umbruch-Linie über der Stirne braucht nicht zu weit nasenwärts zu liegen. Passiert aber doch eine Eröffnung der Stirnhöhle, so knabbert man den Knochenrand nach Ablösen des Periosts etwas weiter ab und näht die Dura dort sorgfältig an das Periost hoch. Man kann auch ein Fascienläppchen darüber steppen.

Es empfiehlt sich, die Dura gleich zu Beginn, dem Knochenrand folgend, ringsherum hochzunähen.

Das weitere Vorgehen richtet sich nach dem Zweck der Operation.

Wir kehren zunächst wieder zur einseitigen Freilegung zurück.

Beim *intraduralen Vorgehen* wird die harte Hirnhaut türflügelartig eröffnet oder hufeisenförmig umschnitten und entweder nach vorn oder schläfenwärts gestielt. Das beste ist eine Stielung am Längsblutleiter. Bei der Freilegung der Sehnervenkreuzung hat diese Art der Duraeröffnung den Vorteil, daß der Stirnlappen des Gehirns nach Senkung der Kopfstütze und Hyperextension des Kopfes, der Schwere folgend, gleichsam von selbst vom Boden der vorderen Schädelgrube zurückweicht. Dadurch wird der Zugang und die Übersicht ganz wesentlich erleichtert. Die Dura kann auch durch einen T-förmigen Schnitt eröffnet werden wie bei der transfrontalen intraduralen Freilegung nach Dandy.

Beim sog. *extraduralen Vorgehen* (CUSHING und EISENHARDT) wird die Dura über dem Stirnhirn nicht eröffnet. Sie wird vielmehr stumpf vom Boden der vorderen Schädelgrube nach hinten bis zum scharfen Rand des kleinen Keilbeinflügels abgelöst, wo sie fester haftet. An dieser Stelle wird sie dann eröffnet und die Öffnung nach medial und lateral soweit als nötig erweitert. Von da an ist das Vorgehen dann wie beim intraduralen Zugang. Die Übersicht ist aber im allgemeinen weniger gut als bei diesem, und zwar wegen des fehlenden Zurücksinkens des Stirnhirnpoles.

Die Zisternen in der Umgebung des Chiasmas müssen eröffnet und leergesaugt werden.

Bei der *doppelseitigen* Freilegung wird die Dura vorne vom Längsblutleiter aus bogenförmig nach beiden Schläfen hin umschnitten, bleibt aber am hinteren Wundrand auf 3—4 Querfinger uneröffnet, um einer Quetschung der Hirnrinde durch den Knochenrand an dieser Stelle vorzubeugen. Die Meningiome der Siebbeinplatte werden nach TÖNNIS zugänglich gemacht durch Umstechung und Durchtrennung des Längsblutleiters und der Hirnsichel in ihrem vordersten Abschnitt. Die Durchtrennung erfolgt zwischen zwei kräftigen Haltefäden, die später wieder miteinander verknotet werden, so daß die Stirnhirnpole in ihre normale Lage zurücksinken.

Im folgenden wird zunächst der Zugang zur Sehnervenkreuzung und zu den benachbarten Gebilden geschildert.

Als Wegweiser beim Vordringen an der Basis des Gehirnes dient der scharfe Rand des kleinen Keilbeinflügels. Man geht also nicht von vorne, sondern mehr von lateral ein. Es kommt dabei gewöhnlich zuerst der weißliche Strang des Riechnerven in Sicht, dessen zarte Fäserchen gelegentlich nahe der Siebbeinplatte abreißen. Die Folge ist eine halbseitige Anosmie, die auffallenderweise vielen Patienten unbemerkt bleibt oder zumindest keine wesentlichen Störungen verursacht.

Weiter medialwärts vordringend, erreicht man schließlich den vorderen Clinoidfortsatz. Die Arachnoidea der Cisterna lateralis reißt gewöhnlich schon vorher ein, und die Entleerung der Zisterne, die mit Watte abgestopft wird, erleichtert den weiteren Zugang, so daß schließlich mit Hilfe der Stirnlampe und nötigenfalls eines Stablämpchens nicht nur der gleichseitige Fasciculus opticus und die Carotis interna, sondern auch der präselläre Raum und selbst der Opticus auf der Gegenseite dem Auge zugänglich wird.

Vor der Eröffnung des Diaphragma sellae bzw. der Tumorkapsel empfiehlt sich eine Punktion mit langer, dünner Nadel, um ein intraselläres Aneurysma auszuschließen. Die Nadel muß dabei fest auf der Spritze sitzen, am besten durch einen sog. Bajonettverschluß.

Intraselläre Tumoren kommen gewöhnlich vor dem Chiasma zwischen den beiden Sehnerven heraus, die sie auseinanderdrängen, anspannen und abplatten. Auch die Chiasmaplatte wird dabei durch die Geschwulst ausgewalzt und zugleich nach oben und hinten gedrängt. Nicht selten findet man den Opticus durch den von unten andrängenden Tumor so stark angehoben, daß bei seinem Eintritt in den Opticuskanal ein deutlicher Knick entsteht. Eine Schnür- oder Druckfurche kann ferner auch an jener Stelle entstehen, wo die A. cerebralis anterior den Fasciculus oder das Chiasma opticum kreuzt.

Die genannten Druckwirkungen können sich noch ungünstiger gestalten, wenn der intrakranielle Abschnitt des Sehnerven besonders kurz ist. Eine solche Varietät wird als Vorlagerung des Chiasmas bezeichnet (BROUWER).

TÜRCK hat 1852 einen Fall von Hypophysentumor publiziert, in welchem beide Nn. optici durch die A. communicans anterior eingekerbt waren.

Sehr viel weniger leicht zugänglich ist der hintere Chiasmawinkel. Nicht allein aus diesem Grunde, sondern auch wegen der Nachbarschaft des dritten Ventrikels und des Hypophysenstieles ist das Operationsrisiko bei Geschwülsten, die so weit hinten liegen, erheblich größer. Man wird selbst zur Opferung eines Fasciculus opticus sich entschließen müssen, wenn seine Funktion bereits erheblich gelitten hat. Auf diese ungünstige Lokalisation wird man aufmerksam gemacht durch atypische Gesichtsfeldausfälle, z. B. eine homonyme (Tractus-) Hemianopsie, Augenmuskelstörungen oder Hirndruckzeichen, auf die man in der Anamnese besonders achten muß. Eine Luftfüllung der Hirnkammern ist in solchen Fällen immer angezeigt und wird nicht selten einen anderen Zugang, z. B. von lateral her (Abb. 18c) unter Teilresektion eines Schläfenlappens erforderlich machen.

Die präsellären Meningiome (= Meningiome des Tuberculum sellae) und die intrasellären Hypophysengeschwülste machen im allgemeinen so charakteristische neurologische Ausfälle, daß sich spezielle diagnostische Maßnahmen erübrigen. Kennzeichnend ist das Fehlen von Hirndruckerscheinungen. Dieser Umstand erleichtert ihre Operation. Finden sich Hirndrucksymptome bei Verdacht auf eine Hypophysengeschwulst, so sollte das immer Anlaß sein, eine Luftfüllung der Hirnkammern vor der Operation vorzunehmen. Man wird dann meist entweder eine extraselläre Ausbreitung der Geschwulst in den Stirn- oder Schläfenlappen oder einen Verschluß am Foramen Monroi oder am Aquaeductus Sylvii finden. Für eine supraselläre Ausdehnung kennzeichnend sind eine Verdrängung der Chiasmazisterne nach oben oder hinten sowie eine „Amputation" des vorderen Teiles des dritten Ventrikels im Luftbild der Hirnkammern. Dabei brauchen nicht immer Erscheinungen von erhöhtem Hirndruck zu bestehen, weshalb diese Veränderungen nicht selten auf zisternalen oder lumbalen Encephalogrammen zur Darstellung kommen.

Die suprasellären Cysten, Kraniopharyngeome, auch Rathkesche Taschen- oder Erdheim-Geschwülste genannt, können wegen ihrer Nachbarschaft mit den empfindlichen Gebilden des Hypothalamus meist nicht radikal operiert werden. Man begnügt sich daher gewöhnlich mit einer wiederholten Entleerung durch Punktion, oder man macht eine Kommunikation der Cyste mit dem Vorderhorn des Ventrikels, um den Hydrocephalus internus zu entlasten.

Die *Punktion einer solchen Cyste* geschieht von einem Bohrloch über dem Vorderhorn der Seitenkammer aus. Die Ventrikelkanüle wird etwas mehr gegen die Mittellinie zu eingeführt als bei der Vorderhornpunktion und erreicht durch den Balken hindurch den Seitenventrikel, in den sich von unten her (wie auf dem Ventrikulogramm meist zu sehen ist) der obere Cystenpol vorwölbt. Beim behutsamen Vorschieben der Kanüle, deren Richtung man nach Durchbohren der Hirnrinde nicht mehr ändern darf, trifft man in einer Tiefe von ungefähr 5—6 cm den Ventrikel und 1—2 cm tiefer die Cyste. Die Punktionsflüssigkeit enthält die charakteristischen glänzenden Cholesterinkristalle. Die Punktion, die übrigens auch von der Seite her gemacht werden kann, muß meist nach einiger Zeit wiederholt werden.

Das von Tönnis angegebene *transventrikuläre Vorgehen* hat den Zweck, eine bleibende Verbindung („Fensterung") zwischen der Cyste und dem Seitenventrikel zu schaffen und dadurch die Hirndruckerscheinungen und den Druck auf die Sehnervenkreuzung zu beseitigen. Das Vorgehen empfiehlt sich in den Fällen, wo die Luftfüllung der Hirnkamnern einen Füllungsdefekt, sei es im Gebiet des Foramen Monroi, sei es am Boden des Vorderhorns im Bereich der Stammganglien, erkennen läßt. Der osteoplastische Lappen braucht nicht größer zu sein als wie der zur üblichen Chiasmafreilegung nach Dandy. Nach Eröffnung der Dura über dem Stirnhirn dringt man entweder von einer etwa 4 cm langen linearen Rindenincision in der mittleren Stirnwindung gegen das Vorderhorn des Ventrikels vor, oder man macht an der gleichen Stelle eine kegelförmige Rindenexcision, deren Durchmesser 3 cm nicht zu überschreiten braucht (s. oben, Rindenexcision, S. 71). Nach Spaltung des Ventrikelependyms übersieht man dann die einzelnen Strukturen, die die Wand des Ventrikels bilden bzw. sich in die Hirnkammer vorwölben. Ein biegsames Stablämpchen, in die Ventrikellichtung eingeführt, tut oft gute Dienste.

Der gleiche Zugang empfiehlt sich zur Operation von Meningiomen und Ependymomen im vorderen Teil der Seitenkammer sowie der sog. Kolloid-Cysten im Foramen Monroi, der Papillome des Plexus chorioideus, der Gliome des Septum pellucidum und der oralen Stammgangliengeschwülste.

Bei der transventrikulären Freilegung eines Cholesteatoms der Fossa Sylvii konnte ich nach Entfernung der Geschwulstmassen die Gebilde am Boden der mittleren Schädelgrube wie in einem anatomischen Atlas überblicken.

Auch die Durchtrennung der frontalen Fasern der Capsula interna zur Behebung des Parkinsontremors (Browdersche Operation) geschieht auf transventrikulärem Wege nach Incision des Caput nuclei caudati.

Einen neuen Zugang zum Raum ventral vom Balkenknie hat TÖNNIS 1936 angegeben. Dieser Raum, zwischen den beiden Gyri subcallosi gelegen, ist jener Teil der interhemisphärischen Spalte, der nach hinten durch die Lamina terminalis des dritten Ventrikels und die Lamina rostralis des Balkenknies begrenzt wird. Er ist deshalb von chirurgischer Bedeutung, weil die Aneurysmen der A. communicans anterior, die sich nach hinten und oben entwickeln, in diesem Raum gelegen und am besten auf dem von TÖNNIS beschriebenen Wege erreichbar sind (Abb. 26).

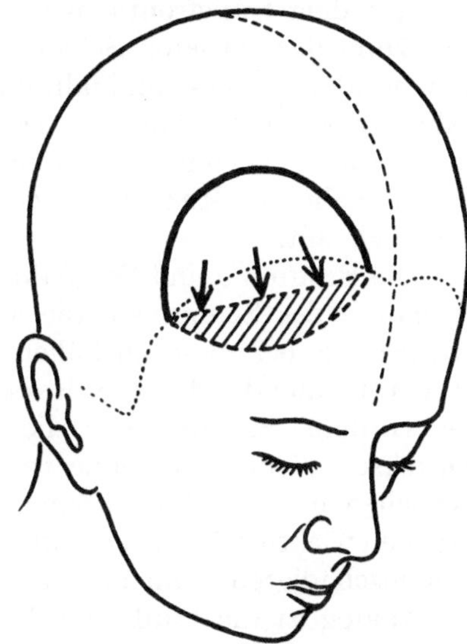

Abb. 25. Unterminierung des Hautgalealappens bei der Chiasmafreilegung nach DANDY.

Der Zugang erfolgt von einem frontalen, die Mittellinie etwas überschreitenden osteoplastischen Lappen. Nach Eröffnung der Dura dringt man von der Mantelkante aus unter Abstopfen der Cisterna interhemisphaerica und des Subduralraumes entlang der Hirnsichel in die Tiefe. Es bestehen gewöhnlich Verklebungen zwischen den beiden Stirnlappen, die vorsichtig gelöst werden müssen. Venen, die von der Hirnrinde zum Längsblutleiter verlaufen, werden coaguliert und durchtrennt. So gelangt man zu den beiden A. pericallosae bzw. den beiden vorderen Hirnarterien, die nahe nebeneinander im interhemisphärischen Spalt verlaufen. Sie werden behutsam freipräpariert und mit Wattebäuschchen zur Seite geschoben. Darauf liegt das Balkenknie vor, das in einer Ausdehnung von etwa 5 cm mit einer langen, spitzen anatomischen Pinzette in der Mittellinie gespalten wird. Die aus der Tiefe aufsteigenden vorderen Hirnarterien dienen als Wegweiser. Man gelangt auf diese Weise in den oben beschriebenen Raum und damit zum gesuchten Aneurysma.

In dem in der Abb. 26 dargestellten Fall bestand ein kirschgroßes Hämatom im vorderen Teil des Balkens.

Zur Freilegung von Cysten des Septum pellucidum und eines vergrößerten Cavum septi pellucidi, das durch Monroi-Verschluß Druckerscheinungen machen kann, hat DANDY schon 1933 die vordere Hälfte des Balkens gespalten.

NAFFZIGERs *Operation* beim sog. malignen Exophthalmus besteht in der ein- oder doppelseitigen Entfernung des Orbitaldaches, die gewöhnlich verbunden wird mit einer subtemporalen Entlastungslücke. Der Eingriff geschieht von einem osteoplastischen frontalen Lappen aus, ohne Eröffnung der Dura. Bei der Wegnahme des Daches der Augenhöhle mit

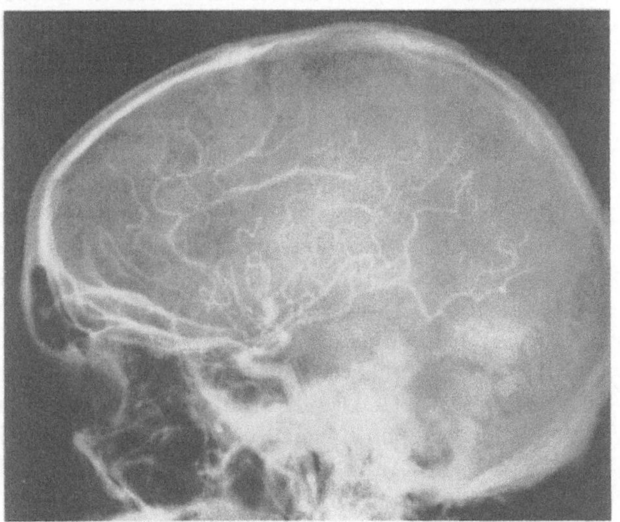

Abb. 26. 30jähriger Mann mit einem Aneurysma der A. communicans anterior. Massive subarachnoidale Blutung. Laterales Arteriogramm. Freilegung mit dem Zugang nach TÖNNIS. Das Aneurysma war in den Balken rupturiert und wurde mit Muskel umhüllt. Nach 1½ Jahren beschwerdefrei und voll arbeitsfähig. (Aus der Neurochirurgischen Abteilung des Allgemeinen Krankenhauses in Pretoria.)

Hilfe kleinster Lexer-Meißel muß man daran denken, daß die Stirnhöhle und die Ethmoidal-Zellen gelegentlich die Orbita weit nach lateralwärts überlagern.

Auf dem transfrontalen intraduralen Weg werden auch die traumatischen Defekte der Dura der vorderen Schädelgrube operativ angegangen, die zu einer Kommunikation der basalen Subarachnoidalräume mit den Ethmoidalzellen bzw. der Stirnhöhle und zur Rhinorrhea führen können. Das Loch in der Dura, gewöhnlich durch narbige Verwachsungen mit der Umgebung kenntlich gemacht, liegt meist im Bereich der Lamina cribriformis nahe der Mittellinie. Zum Verschluß des Loches wird ein gestielter Galealappen hineingenäht.

Die Eröffnung und Wegnahme des Daches des Canalis opticus ist angezeigt: 1. bei den Tumoren des Sehnerven, die aus der Orbita nach hinten in den Sehnervenkanal einwachsen, 2. bei manchen Fällen von Turmschädel, wobei die Fasciculi optici zwischen der A. carotis und der dorsalen Kanalwand eingeklemmt werden können, und 3. bei Frakturen der vorderen Schädelgrube, die in den knöchernen Sehnervenkanal hineinreichen und zur Druckschädigung des Sehnerven durch ein intra-canaliculäres Hämatom oder durch einen Knochensplitter führen können. Diese Fälle sind selten. Anamnese und Röntgenbild ergeben wichtige Anhaltspunkte. Die Operation läuft auf den Versuch einer Dekompression des geschädigten Sehnerven hinaus.

Analog ist die Indikation bei der sog. Kanaloperation nach SCHLOFFER, die bei drohender Erblindung beim Turmschädel gemacht wird. SCHLOFFER ist ursprünglich zweizeitig vorgegangen. Der Eingriff wird heute nur noch selten ausgeführt.

Von praktischer Bedeutung ist dagegen die operative Eröffnung des Sehnervenkanals bei den *Geschwülsten des Sehnerven und seiner Scheiden*, die das Chiasma nicht in Mitleidenschaft ziehen. Es handelt sich meist um Kinder unter 6 Jahren.

Früher ist die chirurgische Behandlung dieser Geschwülste wenig erfolgreich gewesen (CUSHING, DANDY). Während des letzten Krieges wurde durch IRSIGLER, TÖNNIS und LÖHLEIN ein zweizeitiges Verfahren entwickelt, das nach den bisherigen Erfahrungen eine bessere Prognose verspricht, obwohl es sich in den meisten Fällen um Gliome vom Typus der Spongioblastome handelt.

In einem ersten intrakraniellen Akt wird auf intraduralem Wege nach DANDY das Chiasma freigelegt, der Befund am Fasciculus opticus kontrolliert und der Sehnerv knapp vor dem Chiasma mit einem Trigeminusmesser quer durchtrennt. Die unter ihm liegende A. ophtalmica wird zwischen 2 Silberklemmen durchgeschnitten. Es wird dann über dem Kanaldach ein lateralwärts gestieltes Duraläppchen umschnitten, vom Knochen abgelöst und türflügelartig umgeschlagen. Das Kanaldach wird mit einem sehr feinen, scharfen Meißel eröffnet. Die losen Knochenstückchen werden entfernt, und dann wird die Wegnahme des Kanaldaches mit einer spitzen, feinen Luerschen oder Jansen-Zange vervollständigt. Die mediale Wand des Kanals muß geschont werden, weil man sonst die Keilbeinhöhle eröffnet. Das Kanaldach ist besonders auf der lateralen Seite länger als sein Boden. Man soll den Fasciculus opticus übersichtlich bis zu seinem Eintritt in den Muskeltrichter, den sog. Anulus tendineus communis (Zinii), freilegen. Das bedeutet die Schaffung einer Knochenrinne von etwa 1—1$^1/_2$ cm Länge. Die Länge des intracanaliculären Abschnittes des Sehnerven ist gewissen Schwankungen unterworfen, sie beträgt im Durchschnitt $^3/_4$—1 cm. Es empfiehlt sich, den Sehnerven, der bei seinem Eintritt in den knöchernen Kanal von einer Durascheide begleitet wird, gut zu mobilisieren und dann möglichst weit nach vorne in Richtung der Orbita vorzuschieben. Das Duraläppchen wird zum Schluß zurückgeschlagen, braucht aber nicht angenäht zu werden. Es soll den subarachnoidalen Raum gegen die Augenhöhle zu abschließen.

Der zweite, ophthalmochirurgische Akt folgt 8—12 Tage nach der intrakraniellen Operation und besteht in der Enucleation des Bulbus und des Sehnervenstumpfes samt dem Tumor. Er macht im allgemeinen keine Schwierigkeiten. Die Gefahr einer aufsteigenden Infektion der Meningen von der Orbita aus ist nach den vorliegenden Erfahrungen nicht gegeben.

Ich habe in einem Falle intra operationem eine lebhafte Blutung aus dem peripheren Stumpf der A. ophthalmica erlebt. Das Blut überschwemmte im Nu das ganze Operationsfeld. Es gelang zwar, die Blutung mit Muskel zu stillen, aber das Kind ist am folgenden Tage an einer zentralen Hyperthermie gestorben.

In einem zweiten Falle kam es zu einer Nachblutung am Nachmittag des Operationstages. Die Wunde wurde wieder eröffnet und ein großes intradurales Hämatom entfernt. Auch in diesem Falle stammte die Blutung aus dem peripheren Ophthalmicastumpf, von dem die Silberklemme abgerutscht war. Es wurde wieder ein Clip daraufgesetzt und die Wunde geschlossen. Die histologische Untersuchung zeigte in diesem Falle überraschenderweise ein Tuberkulom des Sehnerven mit umschriebener Meningitis tuberculosa. Die Nachuntersuchung der 50jährigen Patientin 14 Monate nach der Operation ergab eine normale Zellzahl im Liquor cerebro-spinalis.

β) Zugang zur mittleren Schädelgrube und zur Fossa Sylvii.

Den besten Zugang gewährt hier ein großer fronto-temporaler osteoplastischer Lappen (Abb. 15). Er eignet sich ebensogut für die Meningiome des Keilbeinflügels wie zur Freilegung von Aneurysmen des Circulus Willisii.

Zur Freilegung des Schläfenlappens genügt meist ein kleinerer osteoplastischer Lappen, der den Ohransatz umkreist (Abb. 18g). Der Knochen wird in diesem Falle nicht abgelöst, sondern im Zusammenhang mit den Weichteilen schläfenwärts umgebrochen.

Schließlich bleibt der Vertikalschnitt vor dem Ohr wie zur subtemporalen Entlastung (Abb. 9c).

Welche Schnittführung auch gewählt werden mag, immer ist es wesentlich, daß der Knochen bis zur Schädelbasis weggenommen wird. Das hat unter anderem den Vorteil, daß ein subtemporales Entlastungsventil in der Schläfenschuppe zurückbleibt.

Der Schläfenlappen des Gehirns läßt sich, nötigenfalls nach Punktion des Unterhorns, mit einem breiten Hirnspatel hochdrängen, und man kann dann auf dem Grunde der mittleren Schädelgruppe nach medialwärts vordringen. Bei den Keilbeinmeningiomen und bei den Tumoren der Schädelbasis (Chondrome, Cholesteatome und Nasopharynx-Geschwülste) kann der Knochen stark verdünnt oder arrodiert sein. Beim *extraduralen* Vorgehen stößt man immer zuerst auf die A. meningica media, deren Versorgung oben besprochen wurde. Es kann zu einer sehr störenden Blutung aus einem erweiterten Foramen spinae kommen. Gute Beleuchtung (Stirnlampe, Stablampe, Leuchtspatel) ist wesentlich. Bei längeren Eingriffen ersetzt ein selbsthaltender de Martel-Spatel einen zweiten Assistenten.

Das *intradurale* Vorgehen ist notwendig zur Exploration des Schläfenhirns bei den Tumoren, Abscessen und Blutungen in diesem Hirnabschnitt. Die Blutungen sind häufig eine Komplikation eines Aneurysmas der A. fossae Sylvii oder der A. communicans posterior. Zugang zum Mark des Schläfenhirns verschafft man sich durch eine Rindenincision oder Excision, die im Bereich der oberen oder mittleren Schläfenwindung ausgeführt wird. Eine Resektion des ganzen Schläfenlappens ist (beim Rechtshänder) nur auf der rechten Seite angängig. Das Unterhorn des Ventrikels wird dabei eröffnet, und man überblickt den Boden der mittleren Schädelgrube sowie das Tentorium cerebelli bis zu seinem freien Rand.

γ) Der temporale (supra- oder transtentoriale) Zugang zum Tentorium cerebelli, zum Kleinhirnbrückenwinkel und Hirnstamm (Mittelhirn, Crus cerebri), und zum Clivus Blumenbachii.

Von diesem Zugang aus lassen sich die Geschwülste des Kleinhirnbrückenwinkels wie die Neurinome des Octavus und des Trigeminus, Cholesteatome und die Meningiome in der Nachbarschaft des Sinus transversus, die das Tentorium durchwachsen, operieren. Der Eingriff erfordert in vielen Fällen entweder eine Teilresektion aus dem Schläfenlappen oder eine Unterbrechung größerer venöser Zuflüsse vom Schläfen- und Hinterhauptslappen zum Tentorium und zum Sinus transversus. Es handelt sich im wesentlichen um die Gruppe der Vena Labbé. Der Eingriff ist daher auf der linken Seite beim Rechtshänder nicht ohne Gefahr. Um die Methode haben sich NAFFZIGER, FAY und SORGO verdient gemacht. Walker benutzt einen ähnlichen Zugang zur interkollikulären mesencephalen Traktotomie.

Der Zugang erfolgt von einem, in der temporo-occipitalen Region gestielten Hautlappen, der hintere Schenkel des Schnittes muß bis an die Basis des Warzenfortsatzes herangeführt werden. Auf eine venöse Blutung aus dem Emissarium mastoideum und eine Eröffnung der Mastoidzellen muß man gefaßt sein. Es ist aber besser, sie in Kauf zu nehmen, als wie die Knochenlücke zu klein zu machen. Bei gespannter Dura muß man vor ihrer Eröffnung das Unterhorn des Ventrikels durch Punktion entleeren. Die Dura wird entweder nach hinten oder parietalwärts gestielt. Ein selbsthaltender Spatel ist unentbehrlich zum Hochdrängen des Gehirnes. Dieser Akt wird außerdem dadurch erschwert, daß das Gehirn durch eine oder mehrere Brückenvenen am Tentorium und am Sinus transversus verankert ist. Wenn sie größer sind, muß man sie zwischen Silberclips durchtrennen, die kleineren kann man ungestraft coagulieren. Schrittweise dringt man bis zum freien Rand des Tentoriums vor, das sich bei größeren Tumoren im Brückenwinkel kuppelförmig oder höckerig nach oben vorwölbt. Bei genügender Sicht und guter Beleuchtung kann man im Tentoriumschlitz hinten die tentorielle Oberfläche der Kleinhirnhemisphäre, medial und oben den Hirnschenkel sehen (Abb. 27). Der Zugang wird erleichtert durch Eröffnung und Leersaugen der Cisterna ambiens. Man gelangt damit in den sog. Raum von Bichat.

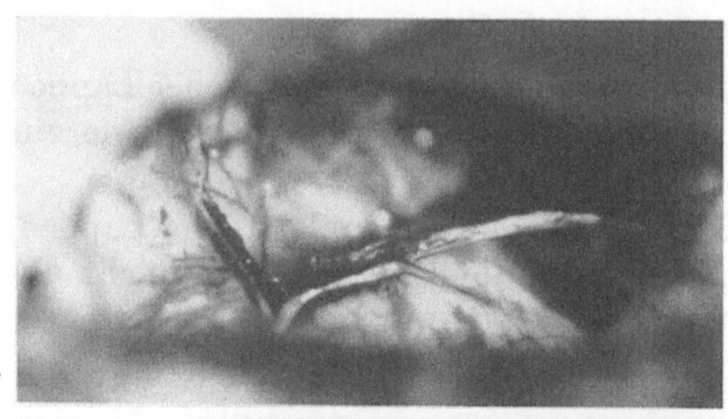
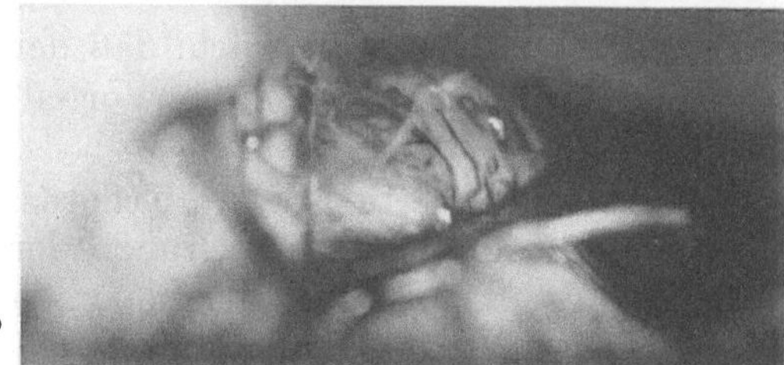

Abb. 27a u. b. *Transtentorielle Freilegung eines rechtsseitigen Acusticusneurinoms* von temporal bei einem 31jährigen Mann. Operationssitus mit Einblick in den rechten Brückenwinkel; a Scharfeinstellung auf das Tentorium; es ist gespalten und seine Ränder sind mit Haltefäden angezügelt: b Scharfeinstellung auf den Tumor, in dessen Kapsel feine Gefäße verlaufen. Nach hinten vom Tumor (im Bilde links) sieht man unscharf einen Teil der rechten Kleinhirnhemisphäre (*K*). Neurochirurgische Universitätsklinik Berlin.)

Der nächste Akt ist die Spaltung des Tentoriums. Es wird nahe seinem Ansatz an der Felsenbeinkante geschlitzt und dann mit der Duraschere unter Vorschieben eines Wattebäuschchens quer zu seiner Faserrichtung bis zu seinem freien Rand durchgeschnitten. Olivecrona hat dafür eine besondere Schere angegeben. Auf diese Weise entstehen 2 Lappen, die mit langen Haltefäden angeschlungen und auseinander gehalten werden, so daß ein etwa 2 cm breiter, radiärer Spalt im Kleinhirnzelt klafft. Am Schnittrand blutende Stellen werden mit Silberclips verschlossen.

Die Meningiome dieser Region können durch das Tentorium nach oben und unten durch- und selbst in den Sinus transversus einbrechen. Dieser kann, wenn er durch den Tumor bereits obliteriert ist, ohne Gefahr durchtrennt oder reseziert werden. Ist er dagegen durchgängig, so darf er nur verschlossen werden, wenn der Sinus transversus auf der Gegenseite genügend groß ist (s. Gefäßunterbindungen, S. 63).

Ich habe 1942 an der Berliner Klinik unter anderem ein rechtsseitiges Acusticusneurinom bei einer 42jährigen Frau und ein Cholesteatomrezidiv des linken Brückenwinkels bei einem 37jährigen Mann von temporal her operiert.

Das Neurinom wog 11,5 g, vom Cholesteatom wurden 45 g entfernt.

δ) *Zugang zum Hinterhauptslappen, zur Cisterna ambiens und zur Vierhügelplatte.*

Durch diesen Zugang werden freigelegt: 1. Tumoren (Pinealome, Teratome und Epidermoide), Parasiten sowie Aneurysmen und Gefäßmißbildungen der Vierhügelplatte, 2. benigne Tumoren und Gliome im hinteren Abschnitt des dritten Ventrikels, 3. Arachnoidalcysten in der Cisterna ambiens (Noetzel) sowie Cysten des Cavum Vergae (Dandy); endlich 4. die Geschwülste im Bereich des Oberwurms des Kleinhirns.

Wie aus dieser Aufstellung ersichtlich, sitzen die meisten dieser Tumoren in der Mittellinie, und da ihre Freilegung die Unterbrechung venöser Zuflüsse vom Occipitallappen zum Sinus sagittalis oder transversus notwendig macht, so wählt man gewöhnlich den Zugang von rechts in Kleinhirnlage des Patienten.

Die Schnittführungen sind oben besprochen (S. 51, Abb. 18 k—m). Die genannten Geschwülste machen gewöhnlich einen Verschlußhydrocephalus durch Obstruktion am Ausgang des dritten Ventrikels. Eine vorausgehende Ventrikelpunktion oder eine präoperative Ventrikeldrainage ist daher immer indiziert. Wenn eine Ventrikeldrainage nicht angelegt worden ist, so muß die Hirnkammer intra operationem punktiert und entleert werden.

Der Duralappen wird meist nach temporalwärts gestielt.

Der nächste Akt ist das Vordringen bis zum Splenium corporis callosi. Man kann dazu entweder — so wie es Dandy (1921) ursprünglich getan hat — entlang der Falx eingehen unter Abdrängen des Occipitallappens nach lateral, wobei eine oder zwei Venen mit Silberclips verschlossen werden, die zum Sinus sagittalis superior ziehen. Es handelt sich um die sog. Vv. posteriores oder ascendentes. Der andere Zugang ist an der Basis des Hinterhauptlappens zwischen diesem und dem Kleinhirnzelt. In diesem Falle muß man die Venen zum Sinus transversus unterbrechen, um den Hinterhauptslappen vom Tentorium gut abdrängen zu können. Man kommt gewöhnlich ohne eine Resektion aus dem Occipitallappen aus.

Van Wagenen (1931) ist transventrikulär vorgegangen. Er eröffnet das Hinterhorn des erweiterten Seitenventrikels und incidiert dann die mediale Ventrikelwand in Richtung auf den Tumor. Eine so breite Eröffnung der Hirnkammer ist jedoch in den meisten Fällen nicht nötig.

Nachdem der Hinterhauptslappen genügend mobilisiert ist — sei es von medial, sei es von unten her —, werden die subarachnoidalen Räume und der Interhemisphärenspalt sorgfältig mit Watte abgestopft.

Die Längsspaltung des hinteren Teiles des Balkens in der Mittellinie führt sodann unmittelbar auf das Dach (= Tela chorioidea) des dritten Ventrikels, die Zirbeldrüse und die Vierhügelplatte.

Im Prinzip in der gleichen Weise sind die meisten Hirnchirurgen vorgegangen (O. Foerster, Harris u. Cairns, Dandy, G. Horrax, Tönnis, Olivecrona, Guleke, E. Sachs u. a.).

Gelegentlich kann es notwendig werden — wie ich es selbst im Falle eines Pinealoms bei einem Kinde erlebt habe —, den Occipitallappen zu resezieren und das Tentorium zu spalten. Auch eine Spaltung der Falx cerebri, wobei der Sinus sagittalis inferior mit Silberclips verschlossen wird, kann unter Umständen die Übersicht in dieser schwer zugänglichen Gegend wesentlich erleichtern, besonders, wenn durch große Tumoren oder Verwachsungen die Orientierung schwierig ist. Eine Verletzung der Vv. cerebri internae oder der V. Galeni ist tödlich. Eine Spaltung des Tentoriums erweist sich dort als unumgänglich, wo ein Tumor, z. B. ein Pinealom, durch die Incisura tentorii in die hintere Schädelgrube hineinwächst. Das gleiche gilt für Tumoren des Oberwurms, die in umgekehrter Richtung nach oben sich ausbreiten können.

Den erweiterten kombinierten supra- und infratentoriellen Zugang werden wir später besprechen.

Den Gedanken, die Vierhügelgegend und das Mittelhirn von der hinteren Schädelgrube aus operativ zu erreichen, hat neuerdings Zapletal (1956) aufgegriffen und praktisch erprobt. Schon Fedor Krause (1913, 1926) ist in ähnlicher Weise vorgegangen; er hat zweizeitig operiert und das Tentorium mit einem Spatel kräftig angehoben. Zapletal geht am sitzenden Patienten von einem Mittellinienschnitt aus, der oberhalb des Inions beginnt und bis in die Gegend des fünften Halswirbeldorns reicht. Nach V-förmiger

Eröffnung der Dura und Durchtrennug der Venen zwischen Kleinhirn und Sinus rectus bzw. Tentorium sinkt das Kleinhirn der Schwere folgend nach hinten-unten. Dadurch wird der Zugang zum vorderen Teil des Vermis und zur Cisterna ambiens mit ihren Gebilden ohne Spaltung des Kleinhirnzeltes und ohne Unterbrechung des Sinus transversus frei. Nach den Erfahrungen des Autors ist diese Technik dem von WALKER (1942) vorgeschlagenen Weg zur mesencephalen Tractotomie überlegen.

ε) Der Zugang zur hinteren Schädelgrube.

Er unterscheidet sich insofern von der Trepanation über dem Großhirn, als über der hinteren Schädelgrube heutzutage meist eine osteoclastische Trepanation ausgeführt wird, d. h. es wird eine Kraniektomie gemacht. Auch die Dura bleibt über dem Kleinhirn gewöhnlich offen. Das dicke Muskellager zusammen mit einer derben Narbe geben bei einwandfreier Nahttechnik einen genügenden Schutz für die empfindlichen Teile in der hinteren Schädelgrube, auch ohne Zwischenlagerung von Knochen. Die von DE MARTEL inaugurierten osteoplastischen Methoden werden jetzt meist nur beim kombinierten supra- und infratentoriellen Zugang verwendet.

Ich gebe hier zunächst eine Beschreibung der heute meistgeübten Technik der doppelseitigen Kleinhirnfreilegung.

Die üblichen Hautschnitte sind oben geschildert worden. Gleichgültig, ob der Schnitt ober- oder unterhalb des Inions angelegt wird, der Hautgalealappen muß immer bis unterhalb des Ansatzes der Nackenmuskulatur an der Linea nuchalis terminalis abpräpariert werden; es sei denn, daß man den Muskelansatz nach dem Vorgehen von CONE und PENFIELD gänzlich opfert und den Knochen dann bis etwa eine Fingerbreite oberhalb der genannten Linie wegnimmt. Man gewinnt dadurch entschieden einen besseren Zugang, namentlich zu der dem Tentorium zugewendeten Oberfläche des Kleinhirns und zum Oberwurm. Das Vorgehen nach CONE und PENFIELD hat den Nachteil, daß der Verschluß der Wunde zeitraubender, schwieriger und bei nicht ganz exakter Technik weniger zuverlässig ist. Die an ihrem Ansatz abgeschnittene Muskulatur muß durch dünne Drähte am Knochenrand befestigt werden. Die Drähte werden durch Bohrlöcher hindurchgeführt und dann gewöhnlich unter nicht geringer Spannung der Muskeln angezogen und verknotet. Es ist kein Wunder, daß die Nähte dazu neigen, auszureißen, wodurch eine schwache Stelle in der entscheidend wichtigen Muskelnaht entsteht. Die durch dieses Vorgehen erreichbare Erweiterung der Knochenlücke schätzt TÖNNIS auf eine gute Fingerbreite.

Das subperiostale Ablösen der Nackenmuskeln von der Hinterhauptsschuppe geschieht am blutsparendsten mit dem elektrischen Messer. Man muß bedenken, daß die Protuberantia externa bei Kindern mit einem Tumor der hinteren Schädelgrube manchmal auffallend hoch, d. h. scheitelwärts, liegen kann. Außerdem kann der Knochen — auch bei Erwachsenen — papierdünn sein. Er ist oft dünner oder stärker gewölbt auf der Seite einer Kleinhirnhemisphären-Geschwulst. Gelegentlich erübrigen sich Bohrlöcher, und der Knochen läßt sich mit einer kräftigen Schere einfach ausschneiden. Bei chronischem Hirndruck muß man auf venöse Blutungen aus den erweiterten Emissarien seitlich neben dem Foramen magnum und hinter den Mastoidfortsätzen gefaßt sein und diese Öffnungen gut mit Wachs plombieren. Auch die Muskeläste der A. occipitalis können gelegentlich stärker bluten.

Man arbeitet sich, die Hinterhauptsschuppe schrittweise vom Periost entblößend, bis zum hinteren Rand des Foramen magnum vor, wo die sehnig-glänzende Membrana atlanto-occipitalis sichtbar wird, die im caudalen Abschnitt sehr dünn und mit der Dura mater fest verwachsen ist.

Die Wunde wird jetzt durch zwei kräftige Kleinhirnwundsperrer mit abwinkelbaren Armen gespreizt, die beiderseits in die Muskulatur eingesetzt werden. Wenn nötig, kann man mit Haltezügeln aus dickem Zwirn nachhelfen.

Es folgt nunmehr die *Fortnahme des Knochens*. Sie geschieht von je einem Bohrloch über der linken und rechten Kleinhirnhemisphäre. Bei Kindern und Patienten mit dünnem Knochen kommt man mit dem Handbohrer ebenso schnell zum Ziel wie mit dem de Martel. Bei kurzem Hals ist ein verlängertes Ansatzstück zum Bohrer von großem Nutzen. Das Periost muß vom Knochen sorgfältig abgeschabt sein, weil sonst der Bohrer leicht abgleitet. Dasselbe kann passieren bei stark gewölbter Hinterhauptsschuppe. Ein kräftiges Elevatorium, quer über die Membrana atlanto-occipitalis gelegt und durch einen Assistenten gehalten, verhindert gefährliche Nebenverletzungen.

Sehr dünner Knochen kann unter dem Druck des Bohrers einbrechen, und eine Blutung oder selbst eine Verletzung der Dura oder des Kleinhirns kann die Folge sein. Man muß also hier mit dem Bohrer vorsichtig zu Werke gehen.

Blutungen aus der Diploe können sehr lebhaft sein, bei Kindern selbst lebensgefährlich werden; sie werden zunächst mit heißen Kochsalzkompressen, dann endgültig mit Knochenwachs gestillt.

Liegt die Dura auf dem Grund des Bohrloches frei, so hebelt man sie mit einem schlanken Elevatorium ringsum vom Knochen ab und beginnt die Fortnahme des Knochens mit kleinen, später mit größeren Rongeurs. Die Cairnssche Zange tut gute Dienste. Die Hinterhauptsschuppe muß in der Mitte bis zum großen Hinterhauptsloch und seitlich bis fingerbreit an den hinteren Rand des Warzenfortsatzes weggenommen werden. Jeder Millimeter ist an dieser Stelle von Bedeutung. Über der Mittellinie kann es stärker bluten. Nach oben, d. h. scheitelwärts, soll man möglichst nahe an den Sinus transversus herangehen. (Dem Verlauf dieses Sinus entspricht auf der Außenseite der Hinterhauptsschuppe die Linea nuchalis terminalis, an der die Mm. trapezius und sternocleidomastoideus ansetzen.) Man erleichtert sich die Wegnahme des Knochens an dieser Stelle, indem man den stehengebliebenen Muskelansatz mit einem scharfen Raspatorium unterminiert und dann mit Haken hochhalten läßt oder mit Hilfe kräftiger Haltefäden hochzieht.

Wenn man die Bohrlöcher über den beiden Kleinhirnhemisphären zweckmäßig anlegt und mit der Luerschen Zange verbindet, wird der Mittelteil des Knochens gelockert und kann dann mühelos entfernt werden (GULEKE).

Als nächster wichtiger Akt folgt die Wegnahme des hinteren Atlasbogens. Den knöchernen Höcker des Tuberculum dorsale kann man mit der Pinzette gewöhnlich mühelos tasten. Unter kräftigem Zug schrägaufwärts an zwei streng symmetrisch in die Muskulatur eingesetzten scharfen Wundhaken schneidet man mit dem elektrischen Messer auf diesen Knochenhöcker ein, bis man ihn sehen kann. Sodann wird der Atlasbogen mit dem Raspatorium von allen Muskelansätzen säuberlich befreit und die Dura spinalis ventralwärts vom Knochen abgehebelt. Je besser der Knochen — besonders seitlich — freipräpariert wird, um so leichter und blutleerer gestaltet sich die Fortnahme mit Luerschen Zangen.

Dieser Akt ist bei dicker Nackenfettschicht und kräftiger Muskulatur etwas zeitraubend. In den Spalt, der durch Wegnahme des knöchernen Bogens entstanden ist, und in dem nunmehr die Dura frei liegt, legt man geschwänzte Watte ein. Sie dient zur Orientierung wie zur Blutstillung.

Die freigelegte Dura wird mit warmer Ringerlösung klargespült und die Wundränder mit feuchter Preßwatte frisch abgedeckt. Es folgt die Inspektion der Dura. Sie ist bei den hier in Frage stehenden Läsionen immer deutlich gespannt, oft ist sie zudem über einem Tumor stärker vorgewölbt oder verdünnt.

Bevor sie eröffnet wird, muß durch eine Ventrikelpunktion eine Druckentlastung geschaffen werden. Bei vorher angelegter Ventrikeldrainage braucht man den abgeklemmten Drainschlauch jetzt nur zu öffnen. Sonst wird entweder durch ein bereits angelegtes Bohrloch über dem Hinterhorn die Ventrikelkanüle eingeführt und bleibt dort liegen, nachdem der Mandrin vorsichtig gelüftet ist. Oder es wird unter Verziehen des Wundrandes nach oben und seitlich (beim Cushingschen Schnitt) ein Bohrloch angelegt und punktiert, wie oben beschrieben. Man kann die normale Punktionskanüle mit einer Länge

von 9 cm durch eine kürzere, die weniger stört, oder auch durch einen dünnen Gummikatheter ersetzen[1].

Die *Eröffnung der Dura* erfolgt immer zuerst über der Cisterna magna bzw. über einer
Kleinhirntonsille nach derselben Technik, wie über dem Großhirn beschrieben. Geht
man dabei vorsichtig vor, so bleibt das Dach der Cisterna magna zunächst unverletzt, und
man kann die Dura caudalwärts soweit als möglich schlitzen, und zwar genau in der

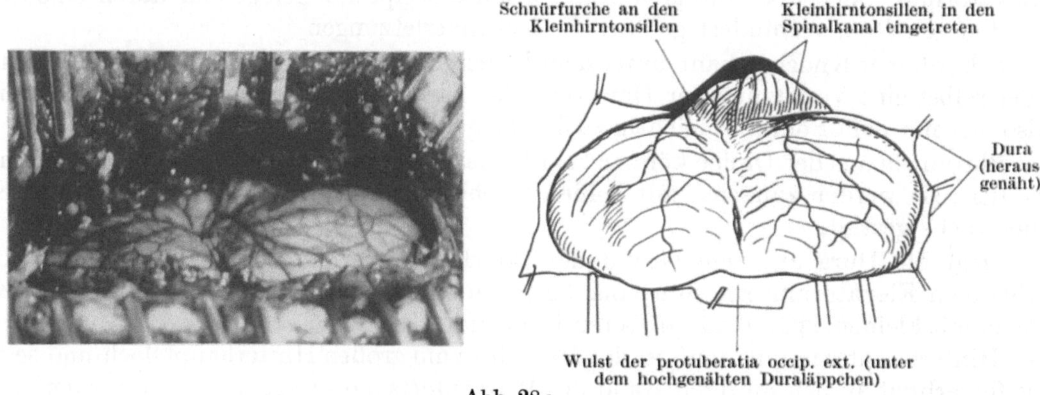

Abb. 28 a

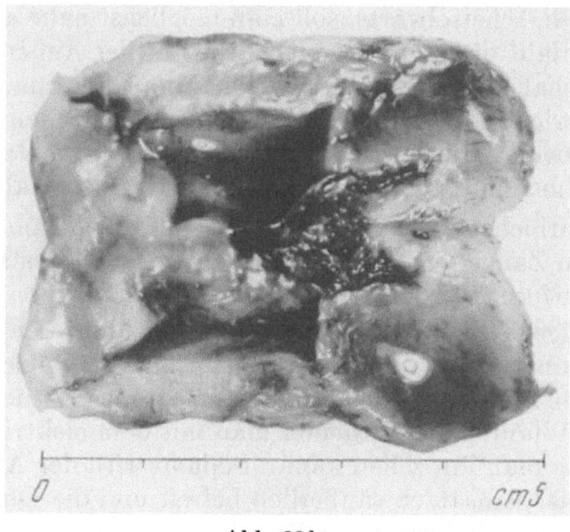

Abb. 28 b

Abb. 28 a u. b. *Operationslichtbild von einer doppelseitigen Freilegung der hinteren Schädelgrube* bei einem 12jährigen
Mädchen, das ein linksseitiges cerebelläres Astrocytom hatte. Dura bereits eröffnet. a *Operationssitus.* Beachte den linksseitigen (auf dem Bilde rechts) Tonsillendruckconus. An der Stelle, wo der Atlasbogen weggenommen worden ist, ist ein zweizinkiger Haken eingesetzt. Kleine fleckförmige subarachnoidale Blutung
über der rechten Kleinhirnhemisphäre; b *Der exstirpierte Tumor.*

Mittellinie. Die Eröffnung geschieht entweder mit der Duraschere oder besser, indem man
die Ränder des Duraschlitzes mit zwei scharfen Pinzetten faßt und vorsichtig auseinander-
zieht. Wieweit die Dura caudalwärts geöffnet werden muß, hängt ab vom vorliegenden
Befund. Sie muß aber zumindest bis zum caudalen Ende der Zisterne aufgemacht werden.
Die Duraränder werden sodann mit Haltefäden beiderseits angeschlungen oder sogleich
straff an der Muskulatur hochgenäht.

Nun erst wird die Arachnoides eröffnet, wodurch man Zugang zur Zisterne gewinnt.
Bei den Geschwülsten der hinteren Schädelgrube findet man auch die Kleinhirntonsillen

---

[1] M. Scott hat eine Punktionskanüle aus Gummi (Länge 8 cm) angegeben, die durch einen Metall-
mandrin versteift wird, und die zur Dauerdrainage des Ventrikels intra operationem verwendet
werden kann.

stets mehr oder weniger tief „eingetreten", manchmal bis in die Gegend des zweiten Halswirbels hinab. Als Zeichen der Einklemmung findet sich nicht selten eine deutliche Schnürfurche auf einer oder auf beiden Tonsillen, verursacht durch den hinteren Rand des Foramen magnum. Dieser „*Tonsillendruckkonus*" ist bei einseitigen Tumoren meist asymmetrisch, indem die Tonsille der Tumorseite tiefer eingetreten ist und die gegenüberliegende Tonsille nach der gesunden Seite verdrängt (Abb. 28a). Die Spaltung der Dura caudalwärts muß so weit erfolgen, daß eine genügende Entlastung gewährleistet und damit die Einklemmung mit ihren Gefahren, nämlich Kompression der Medulla oblongata und Atemlähmung, beseitigt ist.

Sind die Kleinhirntonsillen nicht herabgetreten, so ist das ein so gut wie untrügliches Zeichen dafür, daß ein raumverdrängender Prozeß in der hinteren Schädelgrube nicht vorliegt. In solchen Fällen ist es gefährlich, die Dura über der hinteren Schädelgrube breit zu eröffnen, denn ein suparatentorieller Tumor kann bei einer plötzlichen Entlastung über dem Kleinhirn zu einer akuten Einklemmung des Hirnstammes im Tentoriumschlitz und zum Atemstillstand intra operationem Anlaß geben.

Aus dem Gesagten geht hervor, wie wichtig die genaue *Feststellung der anatomischen Verhältnisse in der hinteren Zisterne ist.* Das sog. „Tonsillenzeichen" liefert wertvolle diagnostische Hinweise hinsichtlich des weiteren Vorgehens.

Sind die Kleinhirntonsillen von ihrer Einklemmung befreit, so kann die Dura nunmehr sternförmig über beiden Kleinhirnhälften eröffnet, ihre Zipfel über den Knochenrand zurückgelegt und am Periost oder an der Muskulatur hochgenäht werden.

An der Stelle, wo die Dura von der Tonsille auf die Kleinhirnhemisphäre übergeht, fällt gewöhnlich ein kleiner Arterienast in den Schnitt, der mit einem Clip verschlossen werden muß.

Bei der Incision der Dura über der Mittellinie muß man auf den Sinus occipitalis achten, der in seltenen Fällen stärker entwickelt sein kann, so daß er doppelt unterbunden oder zwischen 2 Silberklemmen durchtrennt werden muß. Gewöhnlich macht er indessen keine Schwierigkeiten.

Er verbindet einen Venenring, der das Foramen magnum umkreist, mit dem Confluens sinuum.

Der mediane Zipfel der Dura im oberen Wundwinkel wird über den knöchernen Wulst der Protuberantia occipitalis externa straff hochgenäht.

Bei den Tumoren der hinteren Schädelgrube kann es trotz der *entlastenden Ventrikelpunktion* vor der Eröffnung der Dura zu einer akuten Drucksteigerung kommen. Das bedrohliche Ereignis, angekündigt durch raschen Anstieg des systolischen Blutdruckes und beschleunigte, unregelmäßige Atmung, ist gewöhnlich die Folge einer arteriellen Blutung in den Tumor, in eine Cyste u. ä. In solchen Fällen bleibt nichts anderes übrig, als die Dura sofort breit aufzumachen, die Tonsilleneinklemmung zu beseitigen und durch Resektion aus dem Kleinhirn die Blutungsquelle aufzusuchen und zu versorgen.

Eine andere, nicht minder große Gefahr lauert nach Entfernung übergroßer Tumoren, die einen chronischen Verschluß der Liquorwege verursacht haben. Die plötzliche Entlastung und der zu rasche Liquorabfluß können zu einem Ventrikelkollaps und zur akuten Atemlähmung oder anderen lebensbedrohlichen Symptomen führen, die durch eine irreversible, in diesem Falle aufwärts gerichtete Einklemmung im Tentoriumschlitz („upward transtentorial herniation") mit Druck auf den Hirnstamm und seine Gefäße erzeugt werden. Man muß darauf vorbereitet sein, wenn nötig sofort künstliche Atmung einzuleiten, und die Blutübertragung muß besonders bei Kindern in diesem Augenblick gut funktionieren. Das Blut muß unter Umständen unter Druck oder intraarteriell infundiert werden. Bei solchen Zwischenfällen leistet ein *automatisches Atmungsgerät*, das griffbereit ist, unschätzbare Dienste.

Das Universitätskrankenhaus in Pretoria verfügt über zwei „POLIOMAT"-Geräte der Firma Dräger in Lübeck.

Wir benutzen den „*Poliomat*" bei Fällen von plötzlichem Atemstillstand, während und nach neurochirurgischen Eingriffen. Ist ein Intratrachealkatheter noch nicht eingelegt, so muß man sich zuerst vergewissern, daß die Luftwege frei sind.

Die Vorteile des Drägerschen Gerätes (Abb. 29) sind nach unseren Erfahrungen:

1. Der Anschluß an eine Sauerstoffflasche macht es sofort gebrauchsfertig.

2. Es erfolgt ein automatischer, rhythmischer Wechsel von intrathorakalem Druck und Sog, wobei das physiologische Verhältnis von Aus- und Einatmungsphase gewährleistet ist. Die Atemfrequenz ist regulierbar zwischen 12 und 40 je Minute.

3. Das Gerät kann ebenso schnell an eine Narkosegesichtsmaske wie an einen Intratrachealkatheter und eine Tracheotomiekanüle angeschlossen werden. Ein luftdichter Abschluß ist wesentlich.

4. Es erfolgt eine automatische Anfeuchtung der Einatmungsluft.

5. Durch eine eingebaute Absaugevorrichtung können die Atemwege nach Bedarf von Sekreten freigemacht werden, ohne die künstliche Atmung zu unterbrechen.

Da der Apparat bei hirnchirurgischen Patienten in der Regel nur für kürzere Zeitperioden verwendet wird, so besteht u. E. keine Gefahr der Überventilation.

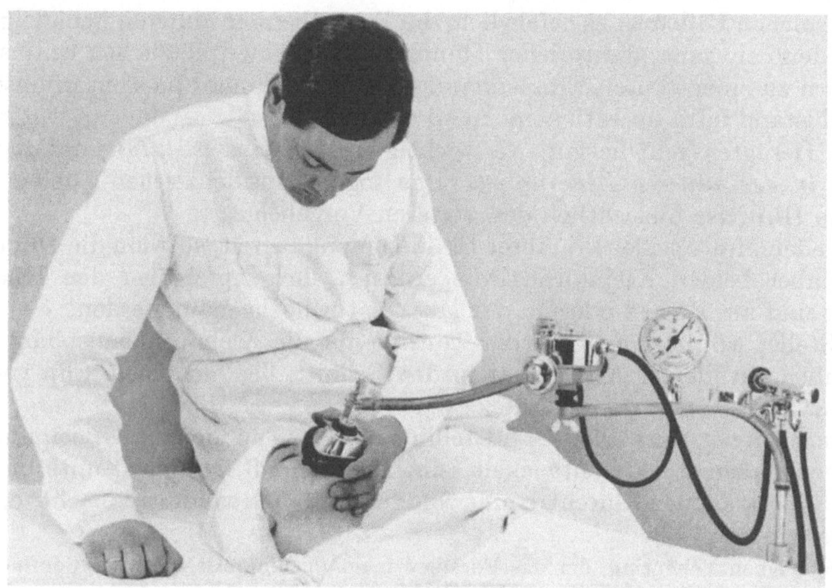

Abb. 29. *Das automatische Atmungsgerät „Poliomat"* von Dräger-Lübeck in Gebrauch (angeschlossen an die Gesichtsmaske).

Das *intradurale Vorgehen* richtet sich wie über dem Großhirn nach dem vorliegenden Befund. Es empfiehlt sich, wenn der krankhafte Herd nicht ohne weiteres zutage liegt, bei der Inspektion der hinteren Schädelgrube in systematischer Weise etwa so vorzugehen: Zunächst werden der Spinalkanal und der Brückenwinkel beiderseits sorgfältig abgestopft. Dann beginnt man mit einer Untersuchung der Gegend des Foramen Magendii und des Plexus chorioideus am Ausgang des vierten Ventrikels, indem man die Kleinhirntonsillen mit schmalen Hirnspateln auseinanderdrängt. Seitlich sieht man aus der Oblongata die obersten cervicalen Nervenwurzeln austreten; die A. cerebelli posterior inferior kommt im Bogen zwischen den Fasern der spinalen Accessoriuswurzel aus der Tiefe heraus.

Es folgt dann eine Besichtigung des Brückenwinkels auf beiden Seiten unter Eröffnung und Entleerung der Cisterna lateralis. Tumoren in dieser Gegend kündigen sich meistens durch arachnoidale Verklebungen und Cysten an.
Eine Revision des Raumes unterhalb des Tentoriums soweit es die Knochenlücke erlaubt, sollte nie unterlassen werden. Kleinere Venen, die hier zum Sinus transversus verlaufen, muß man coagulieren und durchtrennen, um das Kleinhirn abdrängen zu können. Man soll sich auch vor Augen halten, daß eine Teilresektion aus einer Kleinhirnhemisphäre besser ist als eine schwer kontrollierbare Quetschung und Druckschädigung derselben. Die Resektion wird nach den beim Großhirn angegebenen Regeln ausgeführt.

Schließlich wird, wenn nötig, der Kleinhirnwurm in der Mittellinie gespalten. Man kann dazu die Diathermie verwenden, doch ist hier einige Vorsicht mit dem Schneidestrom geboten, wie oben ausgeführt. Die Spaltung des Wurms führt auf das Dach des vierten

Ventrikels, *der in allen unklaren Fällen eröffnet* und *genau inspiziert werden muß*, und zwar bis zum Eingang in den Aquaeductus Sylvii.

Vor dem endgültigen Schluß einer Trepanationswunde über der hinteren Schädelgrube muß unter allen Umständen ein *freier Liquorfluß* durch den Aquädukt und vierten Ventrikel sichergestellt sein. Bestehen in diesem Punkt Unklarheiten, so kann man sich durch Einfließenlassen von körperwarmer Ringerlösung in die im Ventrikel liegende Punktionskanüle bzw. in den Ventrikelkatheter Klarheit verschaffen. Das Einspritzen der Lösung unter Druck soll man vermeiden. Man gießt die Lösung vielmehr in einen kleinen Glastrichter, der auf den Katheter oder die Ventrikelkanüle aufgesetzt wird und beobachtet unter leichtem Heben und Senken des Glastrichters, ob die Lösung von selbst einläuft. Ist die Passage frei, so erscheint die Lösung alsbald, gewöhnlich mit Luftbläschen vermischt, am Ausgang des vierten Ventrikels.

Besteht hingegen ein Verschluß, so muß dem durch eine sofort angeschlossene Umgehungsoperation, z. B. nach dem Torkildsenschen Verfahren, abgeholfen werden. Bei Tumoren gelingt es indessen fast immer, durch eine Radikaloperation oder Teilresektion einen freien Liquorabfluß herzustellen.

ζ) Die kombinierten supra- und infratentoriellen Verfahren.

Sie bezwecken eine gleichzeitige Freilegung über dem Occipitallappen und dem Kleinhirn. Der intrakranielle Raum wird von *einem* Schnitt aus, sowohl ober- wie unterhalb des Sinus transversus, eröffnet.

Die Methoden gehen zurück auf NAFFZIGER (1928), der zur Freilegung von Geschwülsten im Kleinbrückenwinkel, die weit nach vorne reichen, dem üblichen halbseitigen Bogenschnitt über dem Kleinhirn in einer zweiten Sitzung einen occipitalen Lappen hinzufügte, den er in der Temporo-Parietalgegend stielte. Entleerung des erweiterten Ventrikels, Durchtrennung des Sinus transversus auf der Tumorseite und Spaltung des Tentoriums erlauben dann den gewünschten Zugang.

Dieses Verfahren wurde später unter anderem durch E. SACHS empfohlen und 1937 durch BAILEY weiter ausgebaut, speziell für die Neurinome des Acusticus.

Das Verfahren eignet sich vorzüglich zur Operation von großen Geschwülsten des Brückenwinkels — eine Teilresektion aus der Kleinhirnhemisphäre erleichtert den Zugang noch mehr — sowie zur Freilegung von Meningiomen der hinteren Schädelgrube, die das Tentorium durchwachsen, und von Geschwülsten der Vierhügelplatte und im rostralen Teil des Kleinhirnwurms.

Wir gehen nach dem Vorschlag von BAILEY gewöhnlich von einem großen, suboccipital gestielten Hautmuskellappen aus. Der hufeisenförmige Hautschnitt wurde oben (Abb. 18m) beschrieben. Der Patient befindet sich in Kleinhirnlage. Von Bohrlöchern, die ober- und unterhalb des Sinus transversus angelegt werden, wird ein entsprechender Knochenlappen ausgesägt, an der Nackenmuskulatur gestielt und caudalwärts umgebrochen. Eine breite Querrinne in der freigelegten Dura bezeichnet den Verlauf des Sinus transversus. Notfalls kann über dem Cerebellum noch etwas von der Hinterhauptsschuppe abgetragen werden, so daß eine von den Nackenmuskeln bedeckte suboccipitale Dekompressionslücke entsteht.

Die Dura wird sodann, nachdem der Hydrocephalus internus durch Hinterhornpunktion entlastet ist, sowohl über dem Hinterhauptslappen des Großhirns wie über dem Kleinhirn eröffnet und der Sinus transversus zwischen 2 Umstechungen mit kräftiger Seide oder Zwirn durchtrennt. Man kann dann mit Hirnspateln sowohl ober- wie unterhalb des Kleinhirnzeltes in die Tiefe vordringen, wobei die Venen zum Sinus und zum Tentorium unterbunden und durchtrennt werden. Auf diese Weise werden Occipitallappen und Kleinhirn mobilisiert. Schließlich kann auch das Kleinhirnzelt noch beliebig weit in die Tiefe gespalten werden.

Eine gute Stirnlampe und selbsthaltende Hirnspateln sind bei diesem Zugang eine unschätzbare Hilfe.

Da der rechte Sinus transversus in der Regel stärker ausgebildet ist als der linke, ist eine Unterbindung des linken Sinus transversus in den meisten Fällen ungefährlich. Es empfiehlt sich jedoch, die anatomischen Verhältnisse vorher auf Röntgen-Aufnahmen des Schädels klarzustellen. In Zweifelsfällen gibt der Queckenstedtsche Versuch den Ausschlag (s. Gefäßunterbindungen — Venen, S. 63).

b) Wundschluß über dem Kleinhirn.

Mit dem Zunähen der Wunde bei einer suboccipitalen Trepanation darf man wie über dem Großhirn erst nach peinlichster Blutstillung beginnen. Man überzeugt sich davon durch wiederholtes Spülen mit körperwarmer Ringerlösung, die schließlich klar bleiben muß. Der Blutdruck muß innerhalb normaler Werte gehalten werden. Alle Nekrosen und nekroseverdächtigen Gewebsteile sollen mit dem Sauger vorsichtig entfernt werden, um postoperativen meningitischen Reizungen und Verklebungen vorzubeugen.

Die Dura bleibt über der ganzen Trepanationslücke offen, ihre Ränder werden durch straffe Hochnähte am Periost verankert.

Die Wundnaht selbst erfolgt durch enggestellte Einzelknopfnähte mit runder Nadel. Als Nahtmaterial dient nicht zu dicke, zugfeste, schwarze Seide. Für die Muskulatur verwendet man etwas kräftigere Nadeln als für die Galea.

Wesentlich ist eine zuverlässige, wasserdichte Naht der Muskelschicht. Der Muskelansatz darf deshalb nicht zu kurz oder lückenhaft sein. Die Muskelnaht muß mit besonderer Sorgfalt in der Mittellinie, d. h. über der Protuberantia externa sowie in den seitlichen Wundwinkeln gemacht werden. Den „schwachen" Punkt beim Cushingschen Schnitt haben wir oben erwähnt. Um die Spannung der Muskelnähte zu verkleinern, kann man den Kopf des Patienten etwas aus der Stütze „lupfen" und in leichte Dorsalflexion bringen.

Das Einführen von Drains ist abzulehnen.

Die Wundnaht erfolgt in 4 Schichten: Muskulatur, Fascie, Galea und Haut. Die Haut wird ohne jede Spannung genäht, die Hautnähte dienen lediglich der Wundrandadaption und werden mit dünnster Seide gemacht. Von Vorteil sind gerade Nadeln.

c) Verband.

Auf den sterilen Wundverband aus Mull kommen mehrere Lagen von Rollwatte. Sie werden durch ein vierfach gefaltetes steriles Tuch verstärkt, das mit Hilfe von langen Heftpflasterstreifen, die vom Scheitel bis auf den Rücken reichen, auf der Watte fixiert wird.

Den gleichen Dienst tut ein rasch trocknender Steifgazeverband, der den Kopf bis zu den Augenbrauen, den Hals und den oberen Brustabschnitt einbezieht. Er eignet sich besonders für Kinder und verhindert plötzliche Kopfbewegungen, vor allem eine Flexion des Kopfes, wobei die Wundnähte unter Spannung geraten. Der Steifgazeverband muß gut anmodelliert werden, ohne jedoch die Atmung zu behindern. Vorspringende Kanten und Falten schneidet man ein oder glättet sie, damit sie nicht scheuern. Die Ohrmuscheln werden durch Watte vor Druck geschützt.

Gipsverbände sind zu schwer, auch ist das Abnehmen eines Gipsverbandes zeitraubend und umständlich.

Kleinhirnoperationen in 2 Sitzungen werden heute nicht mehr ausgeführt. Sie sind durch die verbesserte Technik der Bluttransfusion und die der Operation stets vorausgehende Druckentlastung — am besten durch eine Ventrikeldrainage — selbst bei schlechtem Allgemeinzustand des Patienten überflüssig geworden.

F. Postoperative Periode und Nachbehandlung.

1. Transport auf die Krankenstation und Beobachtung im Wachzimmer.

Es ist eine bekannte Erfahrung, daß das Umlagern eines Frischoperierten vom Operationstisch in das Bett und der Transport vom Operationssaal in die Krankenstation immer zu einem vorübergehenden Blutdruckabfall führt. Nach Operationen in örtlicher Betäubung kommt dazu nicht selten ein vermehrter Brechreiz und Erbrechen. Es gilt daher als Regel, daß nach Hirnoperationen der Kranke zunächst für 2—4 Std, manchmal noch länger auf dem Operationstisch mit leicht erhöhtem Kopf liegenbleibt unter ständiger Aufsicht durch eine geschulte Pflegekraft. Danach soll der Operierte vom Operationstisch gleich in sein Bett gelegt werden, damit ein doppeltes Umlagern erspart wird. Das erfordert fahrbare Krankenbetten.

Das Infusionsgerät soll am Bett angebracht werden können, damit die Infusion bzw. die Blutübertragung während des Transportes auf die Krankenstation keine Unterbrechung erleidet.

Die Frischoperierten kommen in ein sog. *Wachzimmer,* wo sie unter der pausenlosen Aufsicht speziell geschulter Schwestern sind, die sich in geeigneten Zeitabständen ablösen.

Die Kranken bleiben zunächst, wenn nicht besondere Umstände ein Abweichen von dieser Regel erfordern, in leichter Kopfhochlagerung. Nach Operationen am Großhirn ist es zweckmäßig, den Kopf des Kranken nach der gesunden Seite zu drehen, besonders dann, wenn ein großer Tumor oder ein großer Teil einer Hemisphäre entfernt worden ist. Das gleiche gilt auch nach Ausräumung eines subduralen Hämatoms. Der Sinn dieser Maßnahme ist der, einer Verlagerung des Gehirns nach der operierten Seite vorzubeugen. Unter Umständen muß der Kopf in der gewünschten Lage durch Binden fixiert werden.

Das Wachzimmer, in dem mehrere Frischoperierte durch *eine* Pflegeperson beaufsichtigt werden können, soll ausgerüstet sein mit einem Saugapparat, einem Gerät zur Sauerstoff- und Kohlensäureatmung, einem Apparat zur Durchführung der künstlichen Atmung sowie einem sterilen Infusions- und Tracheotomie-Besteck. Außerdem gehören zur Einrichtung griffbereite sterile Punktionskanülen für die Hirnkammern. Die Temperatur im Wachzimmer soll zwischen 21 und 24° C gehalten werden, eine Klimaanlage kann durch ein Sauerstoffzelt ersetzt werden.

Der Frischoperierte soll nicht zu warm zugedeckt werden, um einen unnötigen Wasserverlust durch Schwitzen zu vermeiden.

Jeder Operateur wird seinen Kranken, kurz nachdem er in sein Bett gebracht ist, besuchen und sich persönlich von dem Stand seines Ergehens überzeugen. Ist der Patient schon ansprechbar, so kann man sich leicht durch Geben von einfachen Befehlen, z. B. Augenschließen, Zähnezeigen, Handdrücken usw., von der Reaktionsfähigkeit des Patienten ein Bild machen. Bei Kranken, die noch nicht ansprechbar sind, empfiehlt es sich, den Verband, die Kopflagerung und die Pupillen zu kontrollieren sowie den Blinzel- und Fußsohlenreflex ebenso wie die Reaktion auf Schmerzreize, die man durch Kneifen einer Hautfalte am Hals auslöst, zu prüfen. Veränderungen in der Hautfarbe, des Pulses und der Atmung fallen dabei von selbst auf.

Die vornehmste Pflicht der *Wachschwester* ist es, während der ersten 24 Std nach der Operation den Puls, die Atmung, den Blutdruck und die Temperatur des Kranken viertelstündlich zu messen und schriftlich, am besten in Form von Kurven, zu fixieren.

Die Schwester soll ferner auffällige Veränderungen des Bewußtseinszustandes wie Apathie, Neigung zum Eindösen, motorische Unruhe, delirante Verwirrtheit sowie Klagen über Brechreiz, starke Schmerzen, Durst und erschwerte Atmung in ihren schriftlichen Rapport aufnehmen und, wenn nötig, den wachhabenden Arzt verständigen. Ein rasches Ansteigen des Pulses über 120 oder ein Abfall des Blutdruckes unter 80 mm Hg sowie auffällige Veränderungen in der Reaktionsfähigkeit des Kranken, der Atmung, der Hautfarbe sowie Zuckungen des Gesichts oder der Gliedmaßen sollten dem Arzt unverzüglich gemeldet werden. Ein alarmierendes Zeichen ist es auch, wenn sich der Kopfverband rasch blutig färbt. Ein *diensttuender Anaesthesist* sollte für das Wachzimmer immer auf Abruf bereitstehen.

Das viertelstündliche Messen von Blutdruck und Temperatur wird eine geschulte Pflegerin so schonend vornehmen, daß die Nachtruhe des Kranken dadurch nicht beeinträchtigt wird.

Nach 24 Std können — einen ungestörten Verlauf vorausgesetzt — die viertelstündlichen durch halbstündliche, und nach abermals 24 Std durch stündliche Aufzeichnungen der vitalen Funktionen ersetzt werden. Das bedeutet jedoch kein Nachlassen der Wachsamkeit.

Es muß hier auf *vorübergehende postoperative Funktionsausfälle* von seiten der Hirnrinde aufmerksam gemacht werden, auf die zuerst Foerster und Schwab (1926) hingewiesen haben. Sie wurden später durch Röttgen, v. Stockert, Selbach und Tönnis (1938) in ihrem zeitlichen Ablauf genauer verfolgt. Es handelt sich vor allem um aphasische, apraktische und agnostische Leistungsausfälle, die dementsprechend am deutlichsten sind nach Eingriffen an der dominanten Großhirnhemisphäre.

Diese Störungen hängen offenbar zusammen mit dem veränderten Gewebsstoffwechsel des Gehirns, der sich makroskopisch in einer Volumvermehrung und Konsistenzveränderung des Hirngewebes zu erkennen gibt; diese fallen z. B. bei der Wiedereröffnung der Hirnwunde bei einer Nachblutung schon dem bloßen Auge auf.

Der veränderte Gewebschemismus äußert sich auch in der Zusammensetzung des Liquor cerebro-spinalis (Peters und Selbach), der in der postoperativen Periode regelmäßig eine Vermehrung des Eiweiß- und Zellgehaltes sowie eine Verschiebung der Wasserstoff-Ionenkonzentration nach der sauren Seite zeigt.

Klinisch pflegen die Symptome am zweiten bis dritten Tag nach der Operation nachweisbar zu werden, um im Verlauf der zweiten Woche spontan abzuklingen.

Entwickeln sie sich später oder halten sie länger an, so ist das ein Hinweis auf eine ernstere Schädigung des Gehirns etwa durch Thrombose, sekundäre Erweichung oder Blutung (Tönnis 1948).

2. Sorge für freie Luftwege.

Die oberen Luftwege verdienen, besonders nach Allgemeinnarkose, besondere Beachtung in der ersten postoperativen Zeit. Sie müssen freigehalten werden, sei es durch häufiges sog. blindes Absaugen der Sekrete der Mund- und Rachenhöhle mit Hilfe eines Gummikatheters, der durch die Nase eingeführt wird, sei es durch häufiges Auswischen des Nasen-Rachenraumes mit Hilfe eines in eine gebogene Kornzange gefaßten Mullstreifens. Empfehlenswert, aber weniger schonend als das Absaugen, ist die Verwendung eines Laryngoskops, mit dessen Hilfe man die Glottis zugänglich machen und einen dünnen Gummikatheter in die obere Luftröhre zum Saugen einführen kann. Diese Maßnahme kann in kurzen Abständen wiederholt werden, oder man legt einen intratrachealen Katheter mit aufblasbarer Manschette ein. Man muß dabei aber nicht übersehen, daß dieser unter Umständen bei längerem Liegen die Schwellung der Schleimhäute vermehren kann.

Kranke, die ansprechbar sind, soll man auffordern, tief durchzuatmen und kräftig abzuhusten. Solche mit getrübtem Sensorium müssen öfters von einer Seite auf die andere gedreht werden; mit dem Kopf des Patienten geht man dabei besonders behutsam um. Penicillin und Stremptomycin können, wenn man sie mit Hilfe eines Zerstäubers im Sauerstoffzelt inhalieren läßt („Aerosolisation") in höherer Konzentration in den Atemwegen zur Wirkung kommen, als dies bei ihrer parenteralen Verabreichung der Fall ist.

Die Gefahr einer Verlegung der Bronchien durch Schleim- und Sekretpfröpfe mit nachfolgendem massivem Lungenkollaps oder partiellen Atelektasen und Hypostasen ist größer bei Kranken mit länger dauernder Beeinträchtigung des Bewußtseins und Herabsetzung des Schluck- und Hustenreflexes sowie auch bei hemiplegischen Patienten. Solche Kranke kann man gelegentlich in der Nacht nach der Operation einige Züge Kohlensäure-Sauerstoff-Gemisch einatmen lassen.

Hat sich über den Lungen eine *Atelektase* entwickelt, was man am verminderten Atemgeräusch und am gedämpften Klopfschall erkennt, so muß man versuchen, mit Hilfe des Bronchoskops den Schleimpfropf abzusaugen. Der Erfolg dieser Maßnahme ist meist schlagartig, wenn auch nicht immer anhaltend, sie muß daher unter Umständen wiederholt werden. Der Kranke soll dann auf die gesunde Seite gelagert werden, um die Entfaltung der kollabierten Lunge zu erleichtern.

Der drohende Sauerstoffmangel bei Herz- und Kreislaufinsuffizienz, der sich in Dyspnoe, Cyanose und motorischer Unruhe des Patienten äußert, wird mit Sauerstoffinhalation durch einen Nasenschlauch bekämpft, dessen Ende bis etwas unterhalb des Gaumenzäpfchens eingeführt wird. Der Sauerstoff muß, um eine Austrocknung der Schleimhäute zu vermeiden, durch einen luftdicht verschlossenen, zur Hälfte mit Wasser gefüllten Erlenmeyer-Kolben geleitet werden. Man kann sich auch der Gesichtsmaske oder des Sauerstoffzeltes zu diesem Zweck bedienen.

Die *Tracheotomie* soll man nicht als ein ultimum refugium betrachten. Man muß sie rechtzeitig machen, will man sich nicht ihrer durch zahlreiche Erfahrungen an Hirnoperierten und Hirnverletzten bestätigten günstigen Wirkung berauben (DUNSMORE u. Mitarb).

Wichtig ist, die richtige Größe der Trachealkanüle zu wählen und die innere Kanüle täglich zu reinigen. Durch Einführen eines sterilen dünnen Katheters in die Trachealkanüle bis zur Bifurkation und darüber hinaus kann man nicht nur die Luftröhre und die großen Bronchien freihalten, sondern auch den Kranken selbst zum Abhusten anregen.

3. Ernährung. Sorge für Blasen- und Darmentleerung. Postoperative Schmerzbekämpfung.

a) Ernährung.

Im allgemeinen macht die Ernährung des Kranken nach einer Hirnoperation keinerlei Schwierigkeiten. Ist sein Bewußtsein klar und bestehen keine Schluckstörungen, so kann man schon nach wenigen Stunden, wenn der Frischoperierte über einen trockenen Mund oder Durst klagt, ihm etwas Flüssigkeit zu trinken geben und in der Folge den Flüssigkeitsbedarf in kleinen, etwa stündlichen Portionen, per os zuführen. Quälenden Durst bekämpft man vorteilhaft durch wiederholtes Anfeuchten von Lippen und Zunge des Patienten mit eisgekühltem Wasser; ist der Kranke ansprechbar, so kann er seinen Mund von Zeit zu Zeit mit Eiswasser ausspülen.

Nach 24 Std kann der Operierte mit halbfester, und nach 48 Std mit fester Kost ernährt werden.

Schwierigkeiten können auftreten bei länger dauernder Bewußtseinstrübung, bei Schluckstörungen, bei anhaltendem Brechreiz und Appetitmangel sowie dann, wenn der Kranke die Nahrungsaufnahme verweigert.

In diesen Fällen muß man zur Magensonde oder zur parenteralen Ernährung greifen.

Nach Operationen wegen Acusticustumors wird grundsätzlich sofort nach dem Eingriff eine dünne Nasensonde in den Magen eingeführt und die Sondenfütterung so lange fortgesetzt, bis der Kranke ohne Schwierigkeiten schlucken kann.

Bei anhaltendem Brechreiz und Erbrechen muß man — wenn keine Anzeichen einer intrakraniellen Komplikation vorliegen — an die Möglichkeit einer Magenatonie als Folge von Kaliummangel denken (s. Abschnitt über Wasser-Elektrolyt-Haushalt). Bei Hypokaliämie können Zustandsbilder entstehen, die an einen paralytischen Ileus erinnern.

Appetitmangel kann auch die Folge von Meteorismus sein und dieser die Folge einer Koteindickung im Enddarm. Auch benommene Kranke äußern kein Bedürfnis zur Nahrungsaufnahme.

Zur parenteralen Deckung des postoperativen Flüssigkeitsbedarfes bei normalem Verlauf erhalten Erwachsene innerhalb der ersten 24 Std nach dem Eingriff 1—2 Liter 5 %ige Glucoselösung oder besser eine Mischung von 5 % Glucose mit einem Gemisch von Aminosäuren (Peptiden), die durch fermentativen Abbau von Eiweiß gewonnen werden.

Wir verwenden gern das „Amigen" (Mead), eine 5 %ige Lösung von durch Pankreasfermente hydrolysiertem Casein, das kleine Mengen von $NaHCO_3$, Kochsalz und Kalium enthält. Davon werden 500—1000 cm³ auf einmal infundiert.

Für Kinder rechnet man 100—150 cm³ Flüssigkeit je Kilogramm Körpergewicht je Tag. Säuglinge unter 6 Monaten reichen aus mit 500 cm³ täglich.

Bei Fieber, starkem Schwitzen, Erbrechen und bei heißem Wetter muß man den zusätzlichen Wasserverlust mit in Rechnung setzen.

Erweist sich die künstliche Ernährung für mehrere Tage als notwendig, so muß man Gemische zuführen, die auf 2000 cm³ Wasser 100 g Glucose (= 5%) und die gleiche Menge von Aminosäuren enthalten. 500 cm³ normale Kochsalzlösung liefern mehr als die nötige Tagesmenge an NaCl. Von den Vitaminen wird der B-Komplex gewöhnlich in einer Tagesdosis verabreicht. Von Vitamin C kann man nach größeren Eingriffen 500—1000 mg je Tag injizieren oder der Infusionsflüssigkeit zusetzen.

b) Blasenentleerung.

Hinsichtlich der Blasenentleerung können bei bettlägerigen und benommenen Kranken in den ersten Tagen nach der Operation Schwierigkeiten auftreten. Es kann zur Harnretention kommen, die, wenn sie übersehen wird, zur Überdehnung der Blase und Ischuria paradoxa (Überlaufblase) führt. Man soll sich deshalb bei jeder Visite durch Palpation oder Perkussion von der Höhe des Blasenscheitels überzeugen und nicht verabsäumen, rechtzeitig einen Katheter einzuführen. Eine motorische Unruhe benommener und bewußtloser Patienten kann einfach durch eine übervolle Blase bedingt sein. Nur in seltenen Fällen wird ein Dauerkatheter notwendig sein; Harnantiseptica sind dann angezeigt.

Die Inkontinenz stirnhirngeschädigter Patienten kann die Geduld des Pflegepersonals auf eine harte Probe stellen.

Kranke, die sich vergeblich bemühen, im Liegen Wasser zu lassen, kann man versuchsweise mit dem Oberkörper etwas aufrichten, oder man legt ein Wärmekissen auf die Blasengegend. In diesem Falle muß man auf Hautverbrennungen achtgeben.

Gelegentlich wird die spontane Entleerung der Blase durch eine subcutane Injektion von Doryl oder Prostigmin (0,2—2 mg) erleichtert.

Eine Oligurie, d. i. Verminderung der täglichen Urinmenge auf 500 cm³ oder noch weniger ist meist die Folge einer Störung des Wasser-Salzhaushaltes oder einer Kreislaufinsuffizienz. Diese Komplikation erfordert deshalb besondere Maßnahmen, die an anderer Stelle besprochen werden.

c) Darmtätigkeit.

Auch die normale Darmtätigkeit kommt nach Hirnoperationen meist ohne Schwierigkeiten und von selbst in Gang. Überängstliche Kranke, die über Appetitmangel, aufgeblähten Leib und ähnliches klagen, kann man bis auf den 4. oder 5. Tag nach der Operation vertrösten. Bleibt eine Stuhlentleerung dann immer noch aus, so kann man ein Glas Bitterwasser (30 cm³ 50%iges Magnesiumsulfat) trinken lassen, oder man läßt ein langes Glycerinzäpfchen einführen. Künstliche Nachhilfe durch Klysma ist vor dem fünften postoperativen Tag kaum nötig.

Die postoperative Darmtätigkeit kommt leichter in Gang, wenn vor dem Eingriff für eine schonende Entleerung des Enddarmes gesorgt wurde, wie in Kapitel I ausgeführt.

d) Postoperative Schmerzbekämpfung.

Über Wundschmerzen klagen nur wenige Kranke nach einer Schädeltrepanation und dann nur vorübergehend. Sie erfordern keine besondere Behandlung, oder man kommt mit einem milden Sedativum oder Analgeticum aus. Man soll diese Mittel aber nicht vorenthalten, wenn es sich darum handelt, den Frischoperierten eine ungestörte Nachtruhe zu verschaffen. Ein zu enger Verband muß natürlich gelockert werden.

Ein Teil der zur örtlichen Betäubung eingespritzten Lösung sowie auch Blut und Gewebswasser aus der Wunde pflegen sich innerhalb der ersten 24—48 Std nach der Operation in die abhängigen Teile des Gesichtes und Halses zu senken. Das lockere Unterhautzellgewebe, besonders der Augenlider und der seitlichen Halspartien kann stark anschwellen, so daß der Kranke ein oder selbst beide Augen nicht öffnen kann und über Schmerzen in den Halsdrüsen klagt. Diese Erscheinungen klingen in kurzer Zeit von allein ab und erfordern keine Behandlung, es sei denn, daß man durch vorsichtiges Öffnen der Augenlider einer Sekretverhaltung im Bindehautsack vorbeugt oder in kaltes Wasser getauchte Watteläppchen auflegt.

Morphin-Präparate zur Schmerzbekämpfung sind zu vermeiden, nicht allein, weil sie bei intrakraniellen Erkrankungen die zentrale Atemsteuerung beeinträchtigen, sondern auch, weil sie die Wiederaufnahme der normalen Blasen- und Darmtätigkeit verzögern können. Sie erschweren auch die Beurteilung diagnostisch wichtiger Pupillendifferenzen.

Von ernsterer Bedeutung sind die symptomatischen Kopfschmerzen beim postoperativen Hirnödem und bei der intrakraniellen Nachblutung. 50 cm³ 50%ige Glucose oder Saccharose vermindern das Hirnödem und damit die Spannung der Dura, von deren Gefäßen diese Art Kopfschmerzen auszugehen pflegen.

Haben hypertonische Lösungen keinen Erfolg und halten die Kopfschmerzen unvermindert an, so muß man auf der Hut sein und darf andere Zeichen einer Nachblutung nicht übersehen (s. Abschnitt: Postoperative Nachblutung).

4. Wundheilung, Verbandwechsel.

Nach Großhirnoperationen macht man den ersten Verbandwechsel 24 Std nach dem Eingriff.

Der Kopf des Kranken wird zum Verbandwechsel auf eine harte Unterlage gelegt und soll beim Abnehmen und Anlegen der Binden nicht zu viel hin und her bewegt werden. Unvorsichtiges Drehen des Kopfes verursacht dem Patienten nicht allein unnötige Schmerzen, sondern drückt sich auch in einer Pulsbeschleunigung aus. Selbst der Blutdruck kann vorübergehend absinken. Der Kopfteil des Krankenbettes soll abnehmbar oder wenigstens so niedrig sein, daß man unbehindert und ohne den Kranken zu bewegen, an seinem Kopf hantieren kann. Hautnähte, die unter zu starker Spannung stehen, müssen entweder durchgeschnitten oder aber mit der sterilen Pinzette gelockert werden.

Gelegentlich hat sich, besonders bei größeren Lappen, schon nach 24 Std ein subgaleales Hämatom gebildet. Der Hautlappen ist hochgedrängt und fühlt sich beim Betasten schwappend an. Die Entleerung eines solchen Hämatoms muß unter strengster Asepsis geschehen, indem man mit einer Pinzette oder stumpfen *Sonde* an der Stelle der stärksten Spannung die Wundränder vorsichtig spreizt und unter sanftem Druck auf den Hautlappen das Blut ausfließen läßt. Noch besser ist es, den Lappen von der Seite her mit nicht zu dünner Nadel zu punktieren.

Ist ein Drain eingeführt worden, so wird es in der Regel nach 24 Std entfernt. Die kleine Hautwunde, durch die das Drain herausgeleitet worden ist, kann wenn nötig durch eine Seidenknopfnaht verschlossen werden.

Beim ersten Verbandwechsel muß man auch auf Druckstellen achten, die gelegentlich nach länger dauernden Eingriffen und bei bewußtseinsgetrübten Patienten an der Stirne, am Hinterkopf und an den Ohrmuscheln entstehen.

Nach 48 Stunden kann man sämtliche Hautfäden durchschneiden, sie werden aber noch nicht entfernt.

Hat sich wiederum ein Hämatom unter dem Lappen gebildet, so kann man versuchen, durch eine Punktion mit sehr dicker Nadel das Blut zu aspirieren. Die Punktion erfolgt von einem Punkt außerhalb der Operationswunde aus in schräger Richtung durch die Weichteile des Kopfes. Oft haben sich um diese Zeit bereits größere Blutgerinnsel gebildet, die die Nadel verstopfen und ein Absaugen verhindern. Es ist dann besser, ein paar Tage zu warten, weil erfahrungsgemäß das Hämatom dann wieder flüssig wird und abgesaugt werden kann. Gelegentlich muß man für 1—2 Tage ein Knopflochdrain einlegen.

Nur in seltenen Fällen wird es sich als notwendig erweisen, die Wunde teilweise wieder zu eröffnen und das Hämatom operativ auszuräumen, worauf Galea und Haut in der oben beschriebenen Weise wieder zugenäht werden. Ein Drain erübrigt sich in diesem Fall.

Am 4. oder 5. Tag kann man bei normalem Verlauf alle Fäden entfernen und einen lockeren Schutzverband anlegen. Auch kann der Kranke am 5. Tag zum ersten Male etwas aufstehen und 2 oder 3 Tage später, wenn keine spezielle Nachbehandlung erforderlich ist, nach Hause entlassen werden.

Haben sich größere Wundrandnekrosen gebildet, so wartet man unter Alkoholverbänden ihre Demarkation ab und deckt später den Defekt durch Sekundärnaht oder durch eine Lappenplastik.

5. Ernstere Störungen der Wundheilung.

a) Infektionen.

Eine ernstere Wundinfektion der Haut und der Weichteile ist glücklicherweise sehr selten. Ein Erysipel der Kopfhaut kann hohe Temperaturen und Benommenheit machen und durch Übergreifen auf die Meningen tödlich sein. Besonders gefährlich ist eine Phlegmone der Nackenweichteile nach cerebellären Operationen. Sie kündigt sich oft erst am 3. oder 4. Tag nach der Operation an durch örtliche Schwellung, Schmerzen und Allgemeinreaktionen wie Fieber, Bewußtseinstrübung und Milzschwellung. Entscheidend ist, ob es gelingt, eine rasch fortschreitende Phlegmone zur Absceßbildung zu bringen. Durch Anwendung von Sulfonamidverbindungen und Antibiotica wird man versuchen, einer Infektion der Liquorwege zuvorzukommen, selbst dann, wenn es zu einer Liquorfistel kommt. Über der hinteren Schädelgrube ist die Prognose sehr ernst, weil die Infektion wegen der fehlenden Durabarriere meistens rasch auf die subarachnoidalen Räume übergreift.

Ich habe 1943 einen jungen Mann am 4. Tage nach einer Traktotomie nach SJÖQVIST an einer Meningealphlegmone verloren, aus der hämolysierende Streptokokken und Anaerobier gezüchtet wurden.

Eine Infektion am Knochenlappen in Form einer chronischen Osteitis ist gewöhnlich harmloser. Randnekrosen gibt es gelegentlich, wenn der Knochen völlig von seiner Blutzufuhr abgelöst wurde, sowie als Folge einer zu starken Erhitzung beim Gebrauch des elektrischen Bohrers oder auch als Folge einer schleichenden Infektion, die nicht selten von der Stelle einer Drahtnaht ausgeht. Eine lokalisierte serös-eitrige Abscheidung aus der Wunde ohne Störung des Allgemeinbefindens sollte immer den Verdacht auf Infektion um einen versenkten Fadenknoten oder eine Drahtschlinge erwecken. Das Röntgenbild zeigt erst nach Wochen oder selbst Monaten die charakteristischen Veränderungen einer Osteomyelitis. Gelegentlich genügt die Entfernung der Drahtschlinge, manchmal muß man den Knochenrand abtragen. Es kommt aber auch vor, daß man nach monatelanger Eiterung eine Heilung erst durch Entfernung des ganzen Knochenlappens erreichen kann. Dies macht dann eine spätere plastische Deckung der Knochenlücke erforderlich.

Örtliche Wundstörungen der genannten Art gehen gelegentlich mit Jackson-Anfällen einher.

Den Gluco-Corticoiden wird — vielleicht zu Unrecht — ein ungünstiger Einfluß auf die Wundheilung nachgesagt (s. Abschnitt: Postoperative Störungen des Wasser- und Elektrolythaushaltes).

b) Liquorfistel.

Sie kommt vor bei Dehiszenzen in der Duranaht oder wenn die Dura teilweise oder ganz offen gelassen wurde, wie das über dem Kleinhirn die Regel ist.

Eine Liquorfistel ist gewöhnlich die Folge eines Fehlers in der Nahttechnik oder einer Infektion, besonders in Fällen, wo der Hirndruck nicht genügend herabgesetzt worden ist.

Eine Lücke in der Dura ist ungefährlich, wo die Wunde durch eine dicke Muskelschicht bedeckt ist. Sie kann aber Veranlassung zu einer Liquorfistel geben an Stellen, wo diese Muskelkulisse fehlt und besonders dann, wenn die Galea-Naht nicht exakt genug, wie CUSHING gelehrt hat, gemacht worden ist. Wurde die Dura über dem Großhirn nach lateralwärts gestielt, so kann es bei anhaltender Hirndrucksteigerung nach der Operation zu einer Nahtdehiszenz längs dem Sinus sagittalis superior kommen.

Der Liquor kann sich zunächst unter dem Hautlappen, d. h. subgaleal, ansammeln. Man merkt das beim Verbandwechsel oder bei Entleerung eines vermeintlichen Hämatoms. Man soll dann nicht warten, bis sich der Liquor einen Ausweg nach außen geschaffen hat, sondern die Wunde öffnen und die Duralücke durch eine saubere Plastik aus der Fascia lata zuverlässig schließen. Die Weichteile werden dann, genau wie oben beschrieben, in mehreren Schichten geschlossen.

Nicht selten führen *Lumbalpunktionen*, die eine nachhaltige Druckentlastung schaffen, ohne Wiedereröffnung der Wunde zum Ziele, und man soll deshalb die Behandlung zunächst mit Lumbalpunktionen beginnen. Verbände mit 70%igem Alkohol beugen einer Wundinfektion wenigstens zeitweise vor. Sickert nur wenig Liquor aus einer Drain-Öffnung oder durch eine kleine Lücke in der Hautnaht, so wird diese durch eine Seidenknopfnaht wasserdicht verschlossen. Durch Antibiotica, die in genügender Konzentration in die Cerebrospinalflüssigkeit übertreten, muß man versuchen, einer Infektion der Liquorwege vorzubeugen.

Der *postoperative Hirnprolaps*, in den Anfängen der Hirnchirurgie als „Fungus cerebri" eine der häufigsten und am meisten gefürchteten Komplikationen nach einer Trepanation, wird bei der heutigen Operationstechnik und besonders bei der Technik des Wundverschlusses kaum noch gesehen, über der hinteren Schädelgrube gelegentlich als subcutaner Prolaps bei malignen Tumoren, oder wenn die Muskelnaht stellenweise aufgeht. Das passiert gelegentlich beim Ankerschnitt nach CUSHING (Kapitel III, Schnittführungen).

Die wichtigste Vorbeugung besteht darin, daß man vor dem Wundschluß für einen ungehinderten Abfluß des Liquors in die spinalen Räume sorgt, wie das in der Operationstechnik beschrieben worden ist. Man kann auch hier versuchen, durch häufige Lumbalpunktionen, die ungefährlich sind, wenn der Atlasbogen weggenommen worden ist, sowie durch Druckverbände den Prolaps wenigstens zeitweise zu verkleinern und die Entstehung einer Liquorfistel zu verhindern. Der endgültige Verschluß des Defektes muß durch eine Fascienüberpflanzung erfolgen.

c) Sog. aseptische Meningitis.

Sie entwickelt sich nicht so selten nach Operationen von Cholesteatomen (Epidermoiden) des Großhirns, wo sie gerne intraventrikulär sitzen. Es gibt auch Cholesteatome im Spinalkanal.

Das Bild ist gekennzeichnet durch wochenlang anhaltende meningitische Erscheinungen, Hirndruckzeichen, Fieber bis 40° C, Pleocytose des Liquors und vermehrte Liquorproduktion, die tägliche Lumbalpunktionen oder eine spinale Dauerdrainage notwendig macht. Diese postoperative Komplikation kommt wahrscheinlich auch dann vor, wenn es gelingt, die Cholesteatom-Massen radikal auszuräumen. Es ist daher mit Recht vermutet worden, daß sie zurückzuführen ist auf toxische Wirkungen der *flüssigen* Bestandteile dieser Geschwulstart, im besonderen der freien Fettsäuren (KRIEG, VERBIEST).

Eine andere Ursache der vermehrten postoperativen Liquorsekretion wird vermutet in einer zu ausgedehnten Koagulation des Knochenlappens (OLIVECRONA) sowie in einer zu freigebigen Verwendung von gehämmertem Muskel zur intraduralen Blutstillung.

Der protrahierte Verlauf, die periodischen Temperatursteigerungen und die häufigen Lumbalpunktionen können schließlich zur Erschöpfung des Patienten führen.

In den meisten Fällen von sog. postoperativer aseptischer Meningitis handelt es sich streng genommen um eine *meningiale Reaktion*, hervorgerufen durch den Einstrom von Zerfallsprodukten aus dem ausgetretenen Blut und den nichtlebensfähigen Teilen der

Hirnsubstanz. Deshalb gehört zu einer sauberen Operationstechnik neben der exakten Blutstillung die behutsame Entfernung aller nekroseverdächtigen Gewebsteile vor dem Schluß der Wunde.

Eine ähnliche meningeale Reaktion wird in typischer Weise auch nach offenen Hirnverletzungen beobachtet (Tönnis 1948); sie kann mit erheblicher Eiweiß- und Zellvermehrung im Liquor einhergehen. Das klinische Bild ist gekennzeichnet durch Kopfschmerzen, Nackensteifigkeit und Temperaturerhöhung bei relativer Pulsverlangsamung. Delirante Bewußtseinstrübung muß dagegen stets den Verdacht auf eine bakterielle Infektion der weichen Häute erwecken.

d) Postoperative Hyperthermie (sog. zentrales Fieber).

Sie ist die Folge einer Schädigung der temperaturregulierenden Zentren im Hirnstamm und ist gekennzeichnet durch einen raschen Temperaturanstieg auf sehr hohe, selbst tödliche Werte (42^0 C und mehr). In auffallendem Kontrast dazu fühlt sich die Haut des Patienten meist kühl an und ist blaß, so daß die Kranken gar nicht fiebrig aussehen. Vielfach kommen andere Zeichen einer Hirnstammschädigung hinzu wie delirante Bewußtseinstrübung, niedriger Blutdruck, Zeichen der Enthirnungsstarre in Form von Streckkrämpfen und positiven Stützreaktionen. Der Zustand kann zum Tode führen, oder die Temperatur kann nach Tagen oder selbst Wochen mehr oder weniger plötzlich zur Norm absinken und der Kranke genesen.

Die zentrale Hyperthermie ist besonders gefürchtet nach Operationen von suprasellären Cysten und anderen Tumoren dieser Gegend, z. B. extrasellär wachsenden Hypophysenadenomen, sowie nach Pinealomen und nach plötzlicher Entleerung eines Verschluß-Hydrocephalus; endlich auch bei Eingriffen, die mit einer breiten Eröffnung des Ventrikelsystems einhergehen.

Die Behandlung ist schwierig und — wie angedeutet — nicht immer erfolgreich. Die ersten Maßnahmen zielen darauf ab, den Patienten abzukühlen oder mindestens seine Körperwärme konstant zu halten. Zudecken mit *einem* dünnen Linnen oder mit elektrisch oder eisgekühlten Decken sowie Eispackungen sind bei Kindern wirksamer als bei Erwachsenen. Eine Klimaanlage kann ersetzt werden durch 2 Ventilatoren oder durch ein Sauerstoffzelt, in dem die Temperatur künstlich unter der umgebenden Raumtemperatur gehalten werden kann. In dem Sauerstoffzelt der Firma Dräger-Lübek kann die Temperatur bis auf 8^0 unter die Raumtemperatur erniedrigt werden. In allen Fällen wird die Temperatur des Krankenzimmers so niedrig wie möglich (um 18^0 C) gehalten. Eine solche äußere Abkühlung wird auch vom Patienten angenehm empfunden.

Häufig wiederholte kühle Abreibungen der Haut des Patienten mit feuchten, in verdünnten Alkohol oder Essig getauchten Tüchern und Schwämmen tun gelegentlich gute Dienste. Drastischere Maßnahmen sind rectale Eiswassereinläufe, die ungefähr 15 min lang möglichst hoch in den Dickdarm gemacht werden sollen.

Sehr wirksam sind nach Tönnis die sog. *neuroplegischen oder lytischen Gemische*, wie sie durch Laborit und Huguenard eingeführt wurden. Sie bestehen aus einem Analgeticum (Piridosal), einem Antihistaminicum (Promethazin-Phenergan, identisch mit dem deutschen Atosil) und einem Neuroplegicum (Chlorpromazin-Largactil, in Deutschland Megaphen genannt). Zum Zwecke der Neuroplegie, d. h. der Dämpfung des autonomen Systems, wird neuerdings auch ein Gemisch von Mutterkornalkaloiden (Hydergin) empfohlen. Hinsichtlich der Pharmakologie verweise ich auf den Artikel von Wirth im Zbl. Neurochir. 1954, H. 4/5, S. 225. Alle diese Bemühungen können noch unterstützt werden durch hohe Dosen von Acetyl-Salicylsäure: 0,3 g bei Kindern rectal, 0,6—1,5 g als Einzeldosen beim Erwachsenen.

Die schweißtreibende Wirkung des Aspirins ist jedoch nicht gleichgültig; sie kann den Wasser- und Salzmangel und dadurch die Austrocknungserscheinungen verschlimmern; das muß bei der Flüssigkeitszufuhr in Rechnung gestellt werden (s. Kapitel V, Abschnitt: Postoperative Wasser-Elektrolytstörungen).

Anhaltende Sauerstoffzufuhr durch die Nasensonde — wenn kein Sauerstoffzelt zur Verfügung steht —, Bluttransfusionen und wiederholte Lumbalpunktionen werden ebenfalls empfohlen.

Lumbalpunktionen nach einer Trepanation sind ein bequemes Hilfsmittel, um den intrakraniellen Druck während der postoperativen Zeit zu kontrollieren, und erlauben außerdem die wichtige Feststellung einer Blutbeimengung zum Liquor.

Der Lumballiquor enthält nach jedem intraduralen Eingriff etwas Blut, besonders nach Operationen in der hinteren Schädelgrube. Diese Blutbeimischung kann die Ursache einer sonst nicht geklärten postoperativen Temperatursteigerung sein (FINLAYSON und PENFIELD). Normalerweise verschwindet das Blut vom 3. Tag nach der Operation aus dem Lumballiquor, und die Rückenmarksflüssigkeit zeigt dann Xanthochromie. Ist der Liquor stärker bluthaltig oder bestehen die Zeichen einer vermehrten Liquorabsonderung mit deutlicher Pleocytose im Sinne einer „meningealen Reaktion" (s. S. 97), so müssen die Lumbalpunktionen täglich, in Ausnahmefällen sogar mehrere Male am Tage wiederholt werden. Eine *spinale Dauerdrainage* kann gelegentlich angezeigt sein. Man benutzt dazu einen dünnen Polythen- (Kunstkautschuk-) Katheter, der durch eine dicke Lumbalnadel in den spinalen Subarachnoidalraum eingeführt und mit Heftpflasterstreifen auf der Haut fixiert wird. Der Kranke muß in Seitenlage gepflegt werden; Kinder kann man in einer Art Feldbett erhöht auf den Rücken lagern, ähnlich wie es INGRAHAM und MATSON (1954) abbilden. Eine Spezialnadel für die lumbale Dauerdrainage hat PARENTI angegeben.

Die Dauerdrainage der Cisterna magna hat DANDY 1924 in die Behandlung der eitrigen Meningitis eingeführt.

Einklemmungssymptome als Folge der lumbalen Liquorentnahme sind nach einer Trepanation nicht zu befürchten, weil durch den Eingriff eine Druckentlastung herbeigeführt und die Gefahr eines Druckconus beseitigt wird.

Die häufigste Ursache einer gefährlichen postoperativen Hirndrucksteigerung ist die intrakranielle Nachblutung.

6. Die postoperative intrakranielle Nachblutung.

Sie entwickelt sich innerhalb der ersten Stunden oder Tage nach dem Eingriff. Wird das Hämatom nicht rechtzeitig durch Wiedereröffnung der Operationswunde ausgeräumt, so führt es zum Tode. Nichts ist für einen Neurochirurgen niederdrückender, als ein solches Hämatom auf dem Sektionstisch zu finden.

Die Quelle der Nachblutung ist entweder der *Knochen*, die *Dura* oder das Gehirn selbst. Nicht selten findet sich sowohl ein intra- wie extradurales Hämatom; ist die Duranaht defekt oder aufgegangen, so fließen sie ineinander über. Die seltenen *arteriellen* Nachblutungen, z. B. aus einem Ast der A. cerebri anterior, der A. ophthalmica (s. S. 81), machen wenige Stunden nach Ende der Operation stürmische Erscheinungen wie zunehmende Bewußtseinstrübung, Blässe, fadenförmigen Puls. Sie können deshalb kaum übersehen werden.

Viel schwieriger ist die Diagnose der häufigeren *Nachblutungen aus der Dura und dem Knochen*. Jede fortschreitende Bewußtseinstrübung, die nach dem Erwachen aus der Allgemeinnarkose oder nach Operationen in örtlicher Betäubung innerhalb der ersten 24—48 Std nach dem Eingriff auftritt, muß den Verdacht auf eine intrakranielle Nachblutung erwecken. Ein sog. freies Intervall von mehreren Stunden ist meistens vorhanden. Manche Hämatome machen erst vom 2. oder 3. Tag nach der Operation an Symptome, und man darf sich dann nicht zufrieden geben mit der Diagnose eines postoperativen Hirnödems.

Der Verdacht auf eine intrakranielle Nachblutung kann gelegentlich zu einer Wiedereröffnung der Wunde 5—10 Tage nach der Operation zwingen.

Ich habe kürzlich ein großes epi- und subdurales Hämatom gesehen, das am 5. Tage nach der Operation eines frontalen Meningioms ausgeräumt wurde.

Der Patient war vom 2. Tag an zunehmend somnolent und schließlich komatös geworden. Er erwachte sofort nach der Entleerung der Blutung und begann in den folgenden Tagen über Schmerzen in der Brust zu klagen. Die Röntgenaufnahme zeigte 14 Tage nach der Operation 2 Absceß-Spiegel im linken Lungenunterfeld, offenbar als Folge der Aspiration während der Bewußtseinstrübung. Der Allgemeinzustand war dabei wenig beeinträchtigt. Unter Behandlung mit antibiotischen Mitteln heilten die Abscesse rasch ab.

Die Diagnose einer Nachblutung stützt sich auf die folgenden Punkte:

1. *Zunehmende Hirndruckerscheinungen.* Sie kündigen sich an durch eine Verlangsamung der Reaktionen des Kranken, seiner Antworten auf Fragen oder einfache Befehle, des willkürlichen Schluckaktes (Vincent) sowie seiner Reaktion auf Schmerzreize. Dazu kommen Kopfschmerzen, häufiges Gähnen, Somnolenz und schließlich Benommenheit und Koma mit terminalen Störungen der Atmung, Stridor oder Cheyne-Stokesscher Atmung.

2. Auftreten von *neurologischen Lokalzeichen*, die vor der Operation gefehlt haben; dazu gehören die Anisokorie, eine einseitige Facialisschwäche oder die motorische Schwäche eines Armes oder Beines. Besonders verdächtig ist eine mydriatische, lichtstarre Pupille auf der operierten Seite.

3. *Allgemeinzeichen* wie delirante Unruhe, Anstieg des Blutdruckes, besonders des systolischen Blutdruckes, Bradykardie und unregelmäßige Temperatursteigerung. Die Bradykardie macht später einer Pulsbeschleunigung Platz.

Ein unter Druck stehendes extradurales Hämatom kann den Knochenlappen sicht- und tastbar hochdrücken.

Die Bildung eines *intrakraniellen Hämatoms* wird nicht selten begünstigt durch eine nicht genügend beachtete *mechanische Behinderung der Atemwege.*

Der Verabreichung ganglionblockierender, den Blutdruck herabsetzender Mittel (Pendiomid, Thiophanium) kommt insofern differentialdiagnostische Bedeutung zu, als das Ausbleiben der Blutdrucksenkung einen Fingerzeig auf eine intrakranielle Komplikation geben kann (Loew und Tönnis 1952).

Was die *Differentialdiagnose gegenüber dem postoperativen Hirnödem angeht,* so soll man sich die folgenden Tatsachen vor Augen halten: Das Hirnödem macht klinisch erkennbare Zeichen einer Hirndrucksteigerung erst nach Ablauf von 24—48 Std nach dem Eingriff. Vor diesem Zeitpunkt können somit Hirndrucksymptome nicht auf ein Ödem bezogen werden. Das Hirnödem kommt ferner erfahrungsgemäß besonders bei malignen Gliomen, Hirnmetastasen und Hirnabscessen vor. Die Hirndruckerscheinungen neigen beim Ödem dazu, nicht progredient, sondern fluktuierend zu sein, und sie nehmen nach Zufuhr größerer Flüssigkeitsmengen, z. B. nach einer subcutanen Traubenzuckerinfusion, zu. Die Patienten klagen über vermehrte Kopfschmerzen. Umgekehrt tritt eine auffallende, wenn auch nur vorübergehende Besserung der Symptome ein, sobald eine hypertonische Lösung, z. B. 50 cm³ von 50%iger Glucose intravenös verabreicht wird. Endlich: *man darf sich mit der Diagnose eines Hirnödems erst dann zufrieden geben, wenn eine intrakranielle Blutung ausgeschlossen ist,* und das bedeutet praktisch in allen Zweifelsfällen die Wiedereröffnung der Wunde und Revision des Operationsfeldes. Dieser lebensrettende Eingriff wirkt sich im übrigen auch in den Fällen, in denen keine Blutung angetroffen wird, auf das postoperative Hirnödem im Sinne einer Entlastung günstig aus.

Der Eingriff selbst bedarf kaum einer besonderen Beschreibung. Meist genügt örtliche Betäubung oder eine ganz leichte Allgemeinnarkose. Bei erheblichen Störungen der Atmung sowie bei stuporösen Patienten empfiehlt sich die Einführung eines Intratracheal-Katheters. Strengste Asepsis ist eine Selbstverständlichkeit. In wenigen Minuten ist die Wunde eröffnet und der Knochenlappen zurückgeschlagen. Eine extradurale Blutung wird ausgeräumt. Eine teilweise Eröffnung der Duranaht gestattet die Inspektion des subduralen Raumes und des Gehirns. Ist auch ein subdurales Hämaton vorhanden, so muß die Dura ganz eröffnet werden. Die Blutungsquelle wird aufgesucht und nach den beschriebenen Regeln versorgt. Durch Klarspülung und Auffüllen mit körperwarmer Kochsalzlösung überzeugt man sich wiederholt von der Zuverlässigkeit der Blutstillung.

Ist die Blutung einmal ausgeräumt, so kann man sich Zeit lassen. Dann wird die Wunde wie gewöhnlich in Schichten geschlossen. Der Knochenlappen braucht meist nicht entfernt zu werden. Es empfiehlt sich jedoch, ihn nicht wieder einzusetzen, wenn keine Blutung gefunden wird und das Gehirn als Folge von Schwellung und Ödem stärker vordrängt. Ein Drain erübrigt sich.

7. Die postoperative intrakranielle Hypotonie.

Der intrakranielle Unterdruck ist die Folge einer krankhaft verminderten Liquorproduktion (Aliquorrhoea, SCHALTENBRAND), zu der sich wahrscheinlich Störungen der Liquorzirkulation gesellen.

Der Zustand kann schon vor der Operation vorhanden sein, und es sind bestimmte Zustände bekannt, die dazu prädisponieren. Dazu gehören:

1. höhere Grade der „Austrocknung", besonders bei Kindern und Säuglingen,
2. diffuse Hirnatrophie (SCHALTENBRAND und TÖNNIS),
3. häufige oder zu ausgiebige Lumbalpunktionen, sog. postpunktionelle Hypotonie,
4. Tumoren der Mittellinie, besonders Gliome des Septum pellucidum und des Balkens.

Zwei eigene Beobachtungen aus der Berliner Neurochirurgischen Klinik seien hier angeführt: a) Etwa 40jährige Frau mit einem ventrikulographisch nachgewiesenen Tumor der Mittellinie, wahrscheinlich Gliom des Septum pellucidum. Die Patientin hatte akute Perioden von Ventrikelkollaps, begleitet von plötzlichem Bewußtseinsverlust und schnarchender Atmung, die auf eine Auffüllung der Ventrikel mit körperwarmer Kochsalzlösung prompt verschwanden. Die Auffüllung wurde mehrere Male mit dem gleichen Erfolg gemacht. Es bestand ein bilateraler symmetrischer Hydrocephalus ohne Stauungspapillen. Der Ventrikel-Liquor war xanthochrom. Differentialdiagnostisch wurde auf Grund des Ventrikulogramms (Abb. 30) ein Tumor des dritten Ventrikels bzw. eine Kolloidcyste im Foramen Monroi erwogen, die letzte Diagnose wurde aber fallen gelassen wegen der fehlenden Hirndrucksteigerung. Über das weitere Schicksal der Patientin ist mir nichts bekannt.

b) 19jähriges Mädchen mit Apathie, Somnolenz, Blaseninkontinenz, Nackensteifigkeit und Hypertonie der Armmuskulatur, keine Streckkrämpfe. Der Lumballiquor war xanthochrom. Bei der Ventrikelpunktion wurde ein symmetrischer Hydrocephalus ohne Druckerscheinungen gefunden. Der Ventrikelliquor war orangefarbig. Das Ventrikulogramm zeigte neben einem großen subduralen Luftspiegel einen Füllungsdefekt, der auf einen Tumor der oralen Stammganglien bzw. des Septum pellucidum bezogen wurde. Die Sektion ergab eine infiltrierende Geschwulst des vorderen Balkens und des Septum pellucidum, die bis in den vierten Ventrikel durchgewachsen war.

Die Xanthochromie beruht nach WOLFF auf einer erhöhten Durchlässigkeit der beim Unterdruck erweiterten intrakraniellen Gefäße.

Postoperativ können Zustände von intrakraniellem Unterdruck beobachtet werden nach der Beseitigung eines Verschlußhydrocephalus, z. B. bei Tumoren der hinteren Schädelgrube (VINCENT und MAHOUDEAU), sowie nach Ausräumung großer subduraler Hämatome. Solche Patienten neigen zu einem Ventrikelkollaps und zu einer Schrumpfung des Hirngewebes. SPROCKHOFF nimmt als Ursache eine Schädigung des liquorsezernierenden *Plexus* chorioideus an. Die Erscheinungen können stürmisch auftreten oder sich langsam progredient bis zu Stupor und Koma steigern. Charakteristisch ist eine Temperatursteigerung, die excessive Grade erreichen kann, und, abgesehen von den prädisponierenden Faktoren, vor allem eine Zunahme der Kopfschmerzen, sobald sich der Kranke im Bett aufrichtet oder aufsteht. Im Liegen und bei Kompression der Jugalarisvenen am Hals verschwinden die Beschwerden fast schlagartig.

Behandlung. Leichtere Grade von postoperativem Unterdruck kann man bekämpfen durch Hochstellen des Fußendes des Bettes und vermehrte Flüssigkeitsaufnahme, die bei Patienten, die nicht bewußtseinsgetrübt sind, per os erfolgt. Die Wasserretention kann unterstützt werden durch Verabreichung des Hypophysen-Hinterlappenhormones Pitressin, von dem bekannt ist, daß es wegen seiner antidiuretischen Wirkung die Ausscheidung des Harnes, die normalerweise nach starker Flüssigkeitsaufnahme erfolgt, hintanhält. Die Dosis von Pitressin ist 0,5 cm³, d. s. 5 E. zweimal täglich.

Die intravenöse Zufuhr stark hypotonischer Lösungen, z. B. 1—2 Liter von 0,5% NaCl, wird nur in schweren Fällen angewendet in der Absicht, das Hirngewebe zum Aufquellen zu bringen. Eine cervicale Sympatektomie bzw. Sympaticus-Blockade ist mit Erfolg angewandt worden vor allem in den Fällen, wo nach der Ausräumung eines subduralen Hämatoms die betreffende Hirnhälfte keine Neigung zeigte, sich auszudehnen (Sunder-Plassmann). In diesen Fällen kann man schon intra operationem den Ventrikel punktieren und durch Einspritzen von Ringerlösung zur Erweiterung bringen, so daß sich die Hirnoberfläche an die Dura anlegt. Tritt der Zustand erst nach der Operation auf, so kann die Wiederauffüllung entweder durch Lumbalpunktion oder durch eine wiederholte Ventrikelpunktion gemacht werden. Tönnis (1948) hat die Wiederauffüllung der Hirnkammern mit Tyrodelösung empfohlen. Mahoudeau hat vorgeschlagen, kleine Mengen

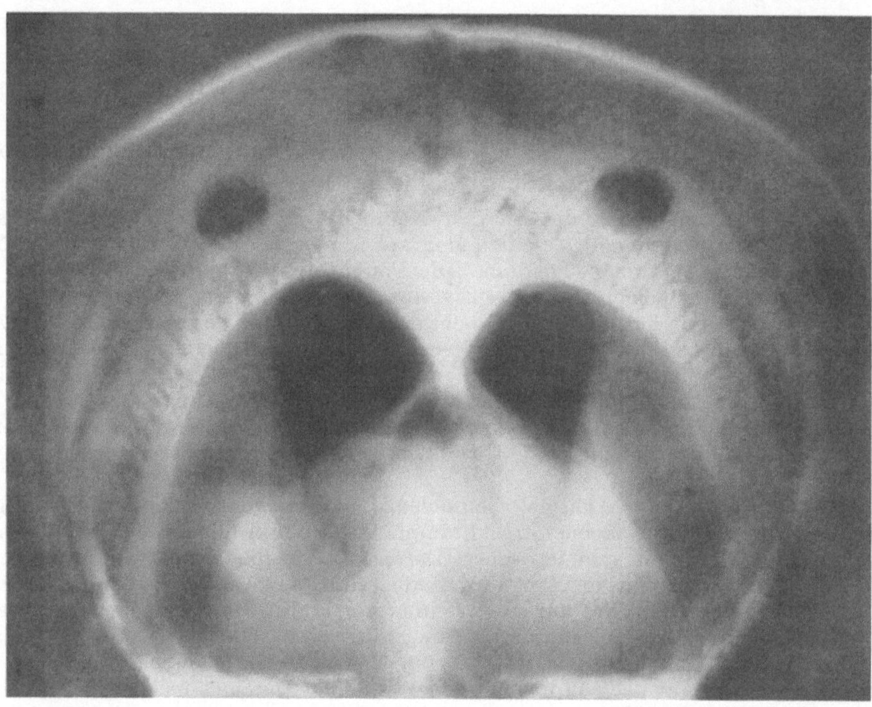

Abb. 30. *Ventrikulogramm* (Sagittal-Aufnahme der Hinterhörner) *von einem Fall von intrakraniellem Unterdruck* bei Tumor der Mittellinie (Füllungsdefekt im 3. Ventrikel). (Aus der Neurochirurgischen Universitätsklinik Berlin.)

von Luft in die Hirnkammern einzublasen. Hartmann hat zu diesem Zweck eine besondere Lösung angegeben, die in ihrer chemischen Zusammensetzung dem Liquor cerebrospinalis möglichst nahe kommt.

Die postoperative Hypotonie hat im allgemeinen eine gute Prognose und bildet sich bei reichlicher Flüssigkeitsaufnahme in vielen Fällen spontan zurück[1].

8. Frühepileptische Anfälle.

Man versteht darunter epileptische Entladungen motorischen Charakters, die während der Wundheilung, sei es nach einer penetrierenden Hirnverletzung, sei es nach einer Hirnoperation, auftreten. Sie beginnen meistens lokalisiert in Form von Jackson-Anfällen, können aber in allgemeine Konvulsionen und selbst in einen Status epilepticus übergehen. Man deutet sie als Folge einer lokalisierten Reizung der Hirnrinde durch eine Störung der normalen Wundheilung.

Die Prognose solcher Krampfanfälle ist im allgemeinen günstig, doch muß man auf die Entwicklung von allgemeinen Hirndruckzeichen und auf eine progrediente Zunahme

---

[1] Ich verweise auf das Kolloquium in Köln, Januar 1955. (Mitteilung von W. Tönnis.)

neurologischer Ausfallserscheinungen achten. Ist ein Knochendefekt vorhanden, so ergibt die Palpation der Weichteile über diesem einen Fingerzeig hinsichtlich der Bildung eines örtlichen Hämatoms oder eines Abscesses, die als Ursachen eines irritierenden Druckes auf die darunter liegende Hirnrinde in Frage kommen.

Im akuten Anfall wird man, um einem Status epilepticus vorzubeugen, hohe Dosen eines rasch und kurz wirkenden Barbiturates wie Evipan-Natrium, Pentothal-Natrium geben, die intravenös verabreicht werden. Von Luminal-Natrium können bis 0,8 g als intravenöse Einzeldosis injiziert werden. Bewährt hat sich auch das Somnifen, das rectal, intramuskulär oder intravenös gegeben werden kann. Zur Bekämpfung eines Status epilepticus werden 2—3 Ampullen zu 2 cm³ intravenös oder intramuskulär eingespritzt.

Paraldehyd wird in Dosen von 5—15 cm³ intramuskulär gegeben je nach Größe und Alter des Patienten. Bei Kindern werden 0,5 cm³/kg Körpergewicht als 10%ige ölige Lösung rectal verabreicht.

9. Postoperative Allgemein-Reaktionen.

a) Schock und Kollaps.

Bei der heutigen neurochirurgischen Technik mit ihrem schonenden und blutsparenden Operieren und dem rechtzeitigen Ersatz des Blut- und Flüssigkeitsverlustes werden Schock und Kollaps nach Eingriffen am Gehirn nicht mehr so häufig gesehen wie früher.

Die *Verminderung der zirkulierenden Blutmenge* steht im Vordergrund des klinischen Bildes, entweder primär und von Beginn an (Kollaps) oder als entscheidender Teil eines den gesamten neurohormonalen Regulationsapparat treffenden Zusammenbruchs, bei dem die Hormone der Nebenniere eine zentrale Stellung einnehmen (Schock).

Die Verminderung der zirkulierenden Blutmenge als Ursache und zugleich Folge des verminderten Schlagvolumens des Herzens kann auf verschiedene Weise zustande kommen:

1. Bei einem primären *Versagen des Herzens*. Hier ist es Aufgabe der präoperativen Vorsorge, die drohende Gefahr zu erkennen und die Kranken — je nach der Schwere des Falles — nur dringlichen und lebensrettenden Operationen zu unterwerfen, und selbst dann nur nach sachgemäßer Vorbereitung in Zusammenarbeit mit dem Internisten.

2. Bei einem Versagen des *venösen Rückflusses* zum Herzen. Hier sind die folgenden Faktoren für den Neurochirurgen von Wichtigkeit:

a) Blutverlust. Er ist bei Hirnoperationen im Durchschnitt erheblich größer als bei anderen Eingriffen. Er kann 2000 cm³ und mehr erreichen (COLLER und MADDOCK), das bedeutet fast die Hälfte der zirkulierenden Blutmenge beim Erwachsenen.

Zum Blutverlust addiert sich bei hirnchirurgischen Patienten nicht selten ein Mangel bzw. Verlust an Wasser und Elektrolyten durch Erbrechen, vermehrte Schweißabsonderung und beschleunigte Atmung, eine Folge der Schädigung der zentralen Vasomotoren und der Temperaturregulierung. Kranke, die schon präoperativ in einem Zustand der Austrocknung oder der pituitär-adrenalen Insuffizienz waren, sind hier besonders gefährdet (s. Kapitel I).

Auf die Addison-ähnlichen Zustände, die gekennzeichnet sind durch einen abnorm hohen Natrium- und Chlorverlust durch die Nieren mit einem entsprechenden Abfall dieser Elektrolyte im Blut werden wir im folgenden Abschnitt noch näher eingehen.

b) Abnorme Verteilung des Blutes im Gefäßsystem.

Die zirkulierende Blutmenge und damit der Rückfluß zum Herzen kann eine erhebliche Einschränkung erfahren auf zweierlei Weise: einmal kann ein Teil des Blutes in den sog. Depot-Organen und in abhängigen Körperteilen „versacken", letzteres besonders dann, wenn die Schwerkraft dazu beiträgt, ungünstige hämodynamische Druckverhältnisse zu schaffen. Für uns ist hier besonders wichtig das „Versacken" des Blutes in den Lungen bei bewußtseinsgetrübten oder kreislaufgeschädigten Patienten sowie in der unteren Körperhälfte, d. h. im Splanchnicus-Gebiet und in den Beinen. Die Gefahr eines orthostatischen Kollapses muß bei den Operationen am sitzenden Patienten besonders berücksichtigt werden (s. Kapitel III, Lagerung).

Weiter kann es zu einer abnormen Verteilung des Blutes auch kommen, wenn die Gesamtkapazität des Gefäßsystems über ein gewisses Maß hinaus vergrößert wird durch eine Erschlaffung des zentralen Vasomotoren-Tonus, z. B. bei Eingriffen in der Nähe der den Gefäßtonus regulierenden Zentren oder durch Sauerstoffmangel dieser Zentren bei fortschreitendem Erliegen des Kreislaufes.

Dazu kommt die Wirkung von sog. endogenen Kollapsgiften (Noxinen, P. GOHRBANDT), von denen man annimmt, daß sie vom Operationsgebiet aus den Kreislauf überschwemmen.

Endlich mögen auch psychische Einflüsse in Form von depressorischen Reflexen, die noch wenig bekannt sind, eine Rolle spielen.

Das klinische Bild des postoperativen Kreislaufkollapses ist jedem Chirurgen vertraut. Ein Blick in das Gesicht des Kranken und ein Griff nach dem Radialispuls genügt im allgemeinen zur Diagnose. Wichtig ist, daß diese lebensgefährliche Komplikation rechtzeitig erkannt wird. Man darf sich über den Ernst der Situation nicht durch eine auffallende Euphorie mancher Kranken täuschen lassen. Auch muß man sich hüten, einen motorischen oder deliranten Erregungszustand, mit dem sich das drohende Unheil ankündigen kann, etwa durch Morphin-Präparate zu bekämpfen. Ebenso zu widerraten sind zentrale Erregungsmittel bei torpiden, bewußtseinsgetrübten Kranken; alle diese Mittel vergrößern nur den Schaden, solange Kreislauf und Blutdruck nicht stabilisiert sind.

In der Frühdiagnose von Schock und Kollaps spielt die sorgfältige Beobachtung des Blutdruckes eine wichtige Rolle. Sie gehört zu den ersten Pflichten der Wachschwester im Frischoperiertenzimmer. Als alarmierend sollte stets ein langsam fortschreitender Abfall der diastolischen Blutdruckwerte angesehen werden, besonders, wenn er einhergeht mit einem niedrigen Hämoglobingehalt des Blutes.

Differentialdiagnostische Schwierigkeiten kann ein primäres Herzversagen verursachen, das aber für sich allein nach Hirnoperationen relativ selten auftritt. Man wird auf diese Möglichkeit schon bei der präoperativen Untersuchung des Kranken aufmerksam werden. Das klinische Bild der primären Herzdekompensation unterscheidet sich außerdem von dem des peripheren Kollapses. Beim kardialen Versagen stehen Cyanose, Dyspnoe, Stauung und Dilatation der peripheren und besonders der Halsvenen und Unregelmäßigkeit des Pulses im Vordergrund. Dabei ist der Puls voll im Gegensatz zum drahtartigen Kollapspuls. Die differentielle Diagnose hat indessen praktische Bedeutung insofern, als die intravenöse Zufuhr von größeren Flüssigkeitsmengen beim herzgeschädigten Patienten gefährlich und selbst tödlich sein kann.

Bei der Behandlung der schweren Kreislaufdekompensation, die das Bild von Schock und Kollaps kennzeichnet, muß man sich vor Augen halten, daß es sich zunächst nicht darum handelt, die verlorengegangenen Erythrocyten zu ersetzen, sondern die normale Blutverteilung wiederherzustellen durch Vergrößerung der zirkulierenden Blutmenge. Dies muß geschehen, bevor es zu einer irreversiblen Schädigung durch fortschreitenden Sauerstoffmangel aller lebenswichtigen Organe gekommen ist (sog. irreversibler Kollaps).

Zur Infusion kann man, wenn im Augenblick ein Blutspender oder eine Vollblut- oder Plasmakonserve nicht zur Hand ist, isotonische Salz- oder Traubenzuckerlösungen verwenden. Man muß aber bedenken, daß diese Blutersatzmittel schon nach ungefähr 2 Std wieder aus der Gefäßbahn verschwunden sind. Es besteht somit bei ihnen die Gefahr, daß es zu einem Rückfall der Erscheinungen kommt.

Einen wesentlichen Fortschritt bedeuten deshalb Blutersatzmittel, die Kolloide enthalten, die den onkotischen Druck des Blutes nicht verändern und wegen ihrer Molekülgröße die Gefäßwände nicht oder nur sehr langsam passieren. Die heute verwendeten kolloidalen Lösungen gehen auf Bayliss zurück, der eine 6%ige Lösung von Gummi arabicum verwendete, die sich aber nicht als ungefährlich herausstellte.

Die zur Zeit am meisten verwendeten Präparate sind:

1. *Periston* (Hecht und Weese 1943).

Das darin enthaltene Kolloid, „Kollidon" genannt, ist ein polymerisiertes Vinyl-pyrrolidon, mit einem mittleren Molekulargewicht von 40000—50000. Das Periston ist eine blutisotonische, gelbliche, viscöse Flüssigkeit, die vor der Anwendung auf Körpertemperatur erwärmt wird. Es wird als intravenöse Tropfinfusion in Mengen von 250—500 cm³, die nach Bedarf wiederholt werden, verabreicht. Die Dosis bei Kindern beträgt 15—25 cm³/kg Körpergewicht. Die Wirkungsdauer des Peristons wird auf etwa 2 Tage geschätzt.

2. *Dextran*, zuerst in Schweden (1944) entwickelt, ist ein Polysaccharid. Das ursprüngliche Präparat hatte ein Molekulargewicht zwischen wenigen Tausend bis mehreren Hunderttausend. Diese relativ weite Streuung wurde später in Form der „narrow fraction" auf optimale Molekulargrößen eingeengt. Es steht jetzt in 6- und 10%iger wäßriger Lösung mit und ohne Kochsalz- und Traubenzuckerzusatz in Flaschen von 540 cm³ zur Verfügung. 60 % des Dextrans sind nach 48 Std noch im Kreislauf (Brit. Encyclopaedia of Medical Practice 1952).

Hydrolysiertes Dextran ist in Deutschland erhältlich unter dem Firmennamen *Macrodex*. Seine Molekülgröße entspricht etwa der Größe der Plasmamoleküle.

Die *Menge der infundierten Flüssigkeit* richtet sich nach dem Effekt auf Puls, Blutdruck und Allgemeinzustand des Kranken. Die ersten 250—500 cm³ sollen je nach der

Schwere der Erscheinungen so rasch wie möglich verabreicht werden. Gelegentlich sind insgesamt 1—2 Liter und mehr notwendig, um den Kreislauf wieder zur Norm zurückzubringen. Es ist sehr zweckmäßig, die Infusion so anzubringen, daß jederzeit die Salz- oder Kolloidlösung durch Frischblut oder Blutkonserven ersetzt oder ergänzt werden kann. Das geschieht durch Zwischenschaltung einer Y-förmigen Glaskanüle am Infusionsschlauch. Überdies ist es ratsam, auch nach Stabilisierung des Blutdruckes mit einer Blut-Dauertropfinfusion fortzufahren.

Wir kommen damit zur *Bluttransfusion*. Die wirksamste und anhaltendste Bekämpfung aller Formen von Schock und Kollaps, die durch Verminderung der zirkulierenden Blutmenge zustande kommen, geschieht durch die Blutübertragung.

Die Methode und Technik der Bluttransfusion hat in den letzten Jahren manche wesentliche Vervollkommnung erfahren. Die frühere Schwierigkeit, eine genügende Anzahl von Spendern rechtzeitig zu beschaffen, ist heute in vielen Ländern überwunden, da geeignete Vollblutkonserven relativ billig und in ausreichender Menge zur Hand sind.

Die Erfahrungen in der Hirnchirurgie haben vor allem gelehrt, daß das Blut frühzeitig und in genügender Menge transfundiert werden muß. Erst dieser Grundsatz hat die einzeitige Operation selbst großer und blutreicher Meningiome möglich gemacht (OLIVE-CRONA). Die Blutübertragung dient also nicht allein zur Wiedergutmachung des akuten Blutverlustes während und nach der Operation und zur Bekämpfung von Schock und Kollaps, sondern mehr *noch zur Prophylaxe dieser Komplikationen*.

Zur Vorbereitung für Operationen, die voraussichtlich blutreich verlaufen werden, gehört die Bereitstellung einer genügenden Anzahl geeigneter Blutspender oder Voll-Blutkonserven. Die nötigen Untersuchungen auf Verträglichkeit (wie gekreuzte Agglutination und Untersuchung auf den Rhesusfaktor) sollten schon am Tage vor der Operation ausgeführt werden.

Bei den Agglutinationsproben muß man auch bedenken, daß alle hochmolekularen Plasmaersatz-Lösungen eine Art von Pseudo-Agglutination bewirken, die die Untersuchung auf Verträglichkeit stören kann. Es empfiehlt sich daher, eine Blutprobe zu entnehmen, bevor kolloidale Lösungen infundiert werden.

Bei Kindern ist es zweckmäßig, vor Beginn der Operation eine Vene freizulegen. Man muß bedenken, daß auch bei Erwachsenen, besonders bei fettreichen Frauen, intra operationem in kritischen Situationen wertvolle Zeit mit dem Aufsuchen einer kollabierten Vene verstreichen kann.

Kinder und Kranke mit chronischem Hirndruck sind besonders empfindlich gegenüber einem akuten Blutverlust, und die Katastrophe kann durch ein kleines Zuviel an Verlust herbeigeführt werden. Bei ihnen ist also Vorsorge besonders angezeigt.

Bei Operationen in örtlicher Betäubung muß man ferner bedenken, daß eine akute Hirnanämie leicht zu Brechneigung und Erbrechen führt, was den Eingriff verzögert und die venöse Blutung vermehrt.

Bei Operationen in Allgemeinnarkose, wie sie jetzt in allen größeren neurochirurgischen Kliniken ausgeführt werden, liegt die Verantwortung für den Zeitpunkt der Bluttransfusion während des Eingriffes in den Händen des Narkotiseurs, der auch die technische Ausführung derselben überwacht.

Die Wahl des richtigen Zeitpunktes, wann die Transfusion beginnen soll, erfordert eine gewisse Erfahrung sowohl von seiten des Operateurs wie des Narkotiseurs. Es ist verkehrt, sich nur nach den Blutdruckwerten zu richten. Der systolische Blutdruck kann, wie oben angedeutet, beim akuten Blutverlust sich relativ lange auf leidlicher Höhe halten. Ein verläßlicheres Warnungszeichen ist der konstante Abfall der diastolischen Blutdruckwerte, die deshalb bei der laufenden Blutdruckregistrierung während der Operation nicht vernachlässigt werden dürfen.

Umgekehrt ist es auch nicht richtig, zu früh mit der Blutübertragung zu beginnen, weil eine zu frühe Bluttransfusion oder selbst eine zu rasche Infusion von Salz- und Traubenzuckerlösungen den Blutverlust aus der Wunde vergrößert. Das muß vor allem der

Narkotiseur bedenken. Wenn irgend angängig, soll mit der Transfusion gewartet werden, bis der Tumor entfernt ist. Der übliche Blutdruckabfall nach dem Umbrechen des Knochenlappens, der sich besonders bei Meningiomen der Konvexität regelmäßig einstellt, gleicht sich meist von selbst wieder aus, wenn man etwas Zeit verstreichen läßt oder eine kleine Menge, 250—500 cm³, von Ringerlösung oder Plasma infundiert.

Auch hinsichtlich der Menge des transfundierten Blutes kann man sich an keine starren Regeln halten. In den meisten Fällen kommt man wohl mit einer oder zwei Transfusionen von je 500 cm³ aus. Gelegentlich müssen aber 2000 cm³ und mehr gegeben werden. Auch hier spielt die Erfahrung eine entscheidende Rolle. Abgesehen von Puls und Blutdruck gewinnt man wertvolle Anhaltspunkte aus der Farbe des Gesichtes und der Schleimhäute des Patienten, der Farbe und dem Turgor des freigelegten Gehirns, der Farbe des ergossenen Blutes und der Kraft des Blutstromes, mit der es aus kleinen arteriellen Ästen spritzt.

Als durchschnittliche Schnelligkeit der Bluttransfusion kann empfohlen werden, die ersten 250—500 cm³ innerhalb von 30—60 min zu übertragen. Es ist empfehlenswert, wie schon oben gesagt, daran eine Dauer-Tropfinfusion anzuschließen, indem man einen Tropfen Blut alle 2—3 sec träufeln läßt, was in der Stunde angenähert 60 cm³ Blut ergibt. Diese sog. Blut-Tropfinfusion ist besonders von CLEMENS empfohlen worden.

Bei besonders schweren Kollaps- und Schockzuständen mit völlig darniederliegendem Kreislauf — es mag sein, daß dabei spastische Zustände der Venen eine Rolle spielen — kann es angezeigt sein, die intravenöse Transfusion durch eine *intra-arterielle Blutübertragung* zu ersetzen. Wie aus der Arbeit von WIKLUND (1953) hervorgeht, wird die intraarterielle Transfusion gelegentlich auch an der Stockholmer Klinik gemacht. Sie erfordert aber eine besondere Apparatur und muß unter einem Druck erfolgen, der höher ist als der gerade noch meßbare systolische Blutdruck. Die Überlegenheit der intraarteriellen Transfusion ist aber noch umstritten. Man kann sich auch so helfen, daß man gleichzeitig 2 Transfusionen in zwei verschiedene Venen macht. Es kann übrigens auch die intravenöse Transfusion unter Druck gemacht werden.

Hinsichtlich der Technik und der Vorproben auf Verträglichkeit muß ich hier auf die Lehrbücher der Allgemein-Chirurgie verweisen. Eine zusammenfassende und kritische Darstellung dieser Fragen ist erst kürzlich durch P. GOHRBRANDT in der 7. Auflage der Chirurgischen Operationslehre (J. A. Barth, Leipzig) gegeben worden. In jeder modernen Klinik sind diese Aufgaben besonders geschulten Laboratoriumskräften übertragen. Diesen bzw. dem Narkotiseur obliegt die Verantwortung für die vorschriftsmäßige Ausführung dieser Verfahren.

Medikamentöse Behandlung von Schock und Kollaps. Bei der Verabreichung von sog. Kreislaufmitteln zur Bekämpfung von Schock und Kollaps muß man sich stets vor Augen halten, daß es sich hier dem Wesen nach um eine hämodynamische Störung handelt, und daß daher der Flüssigkeitsersatz die zentrale und vordringlichste Forderung ist. Von Kreislaufmitteln kann man also nur eine vorübergehende und unterstützende Wirkung erwarten. Sie versagen ganz, wenn die peripheren Gefäße bereits maximal verengert sind, oder wenn der Herzmuskel schon so stark geschädigt ist, daß er nicht mehr mit einer Steigerung des Minutenvolumens reagieren kann.

Entsprechend dem peripheren Sitz der hier in Frage stehenden Kreislaufstörung sind zentral wirkende Erregungsmittel wie Coramin oder Cardiazol nutzlos. Sie können sogar das Bild des „torpiden" Schockzustandes verschleiern. Eine günstige Wirkung kann nur erwartet werden von Mitteln, die den peripheren Gefäßtonus steigern, im wesentlichen also Abkömmlingen des Hormons des Nebennierenmarkes. Ihre Dosierung hat sich nach dem Grade der Auswirkung zu richten. Jede schematische Verabreichung, besonders in Form der stellenweise noch beliebten sog. „laufenden Stimulation" ist gefährlich.

Außerdem darf man nicht außer acht lassen, daß der Hirnkreislauf unter der Wirkung solcher Mittel leiden kann wegen der Teilnahme der Gehirngefäße an der allgemeinen Vasoconstriction. Dies gilt auch für die jetzt sehr gebräuchlichen sog. pressorischen Amine, deren Hauptvertreter das D-Nor-Adrenalin (Arterenol) ist. Es verengert die Hirngefäße, wie neuere Untersuchungen gezeigt haben. Trotzdem ist das Nor-Adrenalin zur Zeit eines der wirksamsten Kollaps-Mittel, das wegen seiner starken vasoconstrictorischen Fähigkeit, die sich auf Arterien, Capillaren und Venen erstreckt, den peripheren Gefäßwiderstand erhöht und so den arteriellen Blutdruck für Stunden und selbst Tage auf normaler Höhe zu halten imstande ist (v. EULER). Am geschädigten Herzmuskel erhöht es außerdem den Druck in der Aorta und steigert damit den Coronarkreislauf, der an der allgemeinen Vasoconstriction nicht teilnimmt.

Zur Stabilisierung des Blutdruckes nach Anwendung ganglionblockierender Mittel wie Arfonad zum Zwecke der künstlichen Blutdrucksenkung bei Hirnoperationen hat sich das Nor-Adrenalin nicht bewährt; seine Wirkung ist unter diesen Umständen nicht genügend kontrollierbar (WIKLUND, 1953).

Dosierung des Arterenols: 4 cm³ einer 1:1000-Lösung von Arterenol werden zu 1000 cm³ 5% Glucose oder physiologischer Kochsalzlösung zugesetzt. Die intravenöse Infusion beginnt mit 10 bis 15 Tropfen je Minute, alle 3 min wird unter anhaltender Kontrolle des Blutdruckes die Tropfenzahl um etwa 5 Tropfen je Minute erhöht, bis die gewünschte Blutdruckhöhe erreicht ist. Der Bewußtseinszustand des Kranken sowie Puls und Blutdruck müssen während der ganzen Dauer der Arterenol-Infusion unter Beobachtung gehalten werden.

TÖNNIS empfiehlt neben dem Arterenol aus der Reihe der sympathicomimetischen Amine besonders das *Veritol*[1] als peripheres gefäßverengerndes Mittel. Die intravenöse Dosis ist 0,25 cm³ der 2%igen Lösung; intramuskulär muß die zwei- bis dreifache Menge gespritzt werden.

b) Postoperative Lungenkomplikationen.

Sie sind für den Neurochirurgen von besonderem Interesse aus mehreren Gründen:

1. Zunächst kommt es in der unmittelbaren postoperativen Periode häufig zu Störungen von seiten der oberen Luftwege, besonders nach Operationen in Allgemeinnarkose und bei bewußtseinsgetrübten Kranken, die einen abgeschwächten Schluck- und Hustenreflex haben. Der freie Luftstrom durch die Nasen-Rachenhöhle und die Stimmritze wird durch die Ansammlung von Speichel, Schleim, Blut und eventuell Mageninhalt behindert. Wir sehen gelegentlich auch ein Ödem und selbst Verletzungen der Schleimhäute des Nasopharynx und der Glottis als Folge der intratrachealen Intubation, wenn diese nicht durch einen Fach-Anaesthesisten ausgeführt wurde.

Die Folgen sind, abgesehen von der Gefahr der Aspiration in die Lungen, ein verminderter Luftaustausch und ein Sauerstoffmangel aller Körpergewebe, der sich in einer Cyanose und deliranten Unruhe des Kranken äußert. Am bedrohlichsten ist eine komplette Verstopfung eines Teiles des Bronchialbaumes, die fast regelmäßig zu einem postoperativen fleckenförmigen oder massiven Lungenkollaps führt. Um dieser Komplikation vorzubeugen, bedarf es einer unausgesetzten Beobachtung und Pflege durch ein geschultes Wachpersonal, wie es oben schon besprochen wurde.

2. Sowohl nach Hirnverletzungen wie nach größeren Eingriffen am Gehirn kommt es nicht selten zum sog. *massiven Lungenödem,* dessen Ursachen noch nicht ganz geklärt sind. Folgendes kann darüber gesagt werden:

a) Die Bradykardie und die häufig auftretenden Störungen des Atmungs-Rhythmus zeigen eine Beteiligung des Vagus an, der nicht nur bei der Selbststeuerung der Atmung, der Entfaltung der Lungen und der Regulierung der Weite des Bronchialbaumes mitwirkt, sondern auch die sekretorische Tätigkeit der Schleimhäute der Atemwege und der Lungen entscheidend beeinflußt. Das Gebiet um den Vaguskern kann sowohl mechanisch, z. B. durch eine Druckverlagerung des Hirnstammes bei der Zisterneneinklemmung, als auch durch Sauerstoffmangel geschädigt werden. Bei höheren Graden von tentoriellem und tonsillärem Druckconus findet sich sehr häufig bei der Obduktion ein Lungenödem.

b) Zu den Zeichen des sog. zentralen Todes gehört, wie die Erfahrungen am Sektionstisch lehren, neben dem massiven Lungenödem eine Dilatation des Herzens und besonders der linken Herzkammer. Das und die gelegentlich anzutreffenden subendokardialen Blutungen weisen auf einen Zusammenhang mit dem Kreislauf hin. Wie aus neueren Untersuchungen hervorgeht, spielt vor allem eine starke

---

[1] Iso-propyl-methylamin, Pholedrine (B.P.).

Drucksteigerung im linken Vorhof und in den Lungenvenen eine verhängnisvolle Rolle bei der Entstehung des postoperativen Lungenödems. Dieser Druckanstieg im Lungenkreislauf steht offensichtlich im Zusammenhang mit der während der akuten Hirndruckphase auftretenden Verlangsamung der Schlagfolge des Herzens; zum Teil mag sie im weiteren Ablauf des Geschehens auch eine Folge der allgemeinen Blutdrucksteigerung sein, die schließlich zum Versagen des linken Herzens führt. Für die letztgenannte Auffassung spricht die Erfahrung, daß ein bereits vorhandenes Lungenödem zeitweilig zum Verschwinden gebracht werden kann durch eine künstliche Herabsetzung des erhöhten Blutdruckes. Tönnis (1950) hat solche Beobachtungen nach Peridural-Anaesthesie mitgeteilt.

c) Schließlich spielt sehr wahrscheinlich auch eine vermehrte Durchlässigkeit der Lungencapillaren eine Rolle bei der Entstehung des Lungenödems. Die oben bereits erwähnten endogenen Kollapsgifte, „Noxine", wahrscheinlich saure Stoffwechselprodukte, sowie der Sauerstoffmangel infolge der verminderten Arterialisierung des Blutes werden dabei wohl mit Recht als ursächliche Faktoren angeschuldigt.

Das Lungenödem wird verschlimmert durch die bei bewußtseinsgetrübten und kreislaufgeschwächten Kranken sehr häufig auftretende hypostatische Anschoppung der abhängigen Lungenpartien, und vor allem durch ein Zuviel an intravenöser Flüssigkeitszufuhr.

Bei der intravenösen Verabreichung größerer Flüssigkeitsmengen, die 2000 cm³ überschreiten, und bei einer intravenösen Tropfinfusion, die sich über mehr als 24 Std erstreckt, muß man besonders sorgfältig auf die *ersten Zeichen einer Stauung und zunehmenden Durchfeuchtung* der *Lungen achten.* Kurzatmigkeit, Orthopnoe, Dilatation der Halsvenen und kleinblasiges Rasseln über den abhängigen Lungenpartien beiderseits sind die Warnungssignale. Eine Röntgenaufnahme am Bett des Kranken, mit dem fahrbaren Apparat gemacht, kann die Frühdiagnose einer Stauung im Lungenkreislauf erleichtern, indem sie einen verdichteten und vergrößerten Hilusschatten zeigt. Gelegentlich wird dabei auch ein beginnender Pleuraerguß entdeckt. Eine Dilatation des linken Ventrikels weist auf die drohende Gefahr des kardialen Versagens hin. Das vollentwickelte Lungenödem zeigt sich auf dem Röntgen-Bild als eine diffuse, konfluierende Fleckung oder Schummerung der Lungenfelder, die von beiden Hili ausgeht.

Da bei den postoperativen Lungenkomplikationen das Vorbeugen wichtiger ist als die Behandlung, seien hier zusammenfassend die wesentlichen Punkte noch einmal kurz genannt:

1. Sorge für freie Luftwege, besonders bei bewußtseinsgetrübten Patienten und Kranken mit Schluckschwierigkeiten.

Verhinderung einer Aspiration in die Luftwege. Rechtzeitige Tracheotomie. Nach von Tönnis mitgeteilten Erfahrungen läßt sich das Lungenödem durch Sympathicolytica wie Novocain 1% oder Pendiomid beherrschen, wenn dabei die Luftwege (durch Absaugen) freigehalten werden.

2. Schonende, aber hinreichende Herabsetzung des intrakraniellen Druckes vor, während und nach der Operation. Ventrikeldrainage. Vorbeugung einer intrakraniellen Nachblutung.

3. Vorsorge für den Kreislauf. Keine Überlastung bei der intravenösen Flüssigkeitszufuhr [1].

Postoperative Lungenembolien sind glücklicherweise nach Hirnoperationen außerordentlich selten. Ich selbst verfüge nur über einen einzigen Fall. Es war eine 55jährige Frau, bei der nach der subtotalen Exstirpation eines Glioblastoms in der rechten Temporo-occipital-Region mehrere Infarktschübe der linken Lunge mit einem sanguinolenten Pleuraerguß auftraten. Als Quelle der Embolie haben wir eine Thrombose der linken Iliacalvene angenommen, weil das linke Bein ein bis in die Lendengegend aufwärts reichendes Ödem zeigte. Die Patientin wurde 8 Wochen nach der Operation aus der Klinik entlassen und ist 1 Jahr später am Rezidiv des Hirntumors gestorben.

---

[1] Intravenöse Injektionskanülen sollten nicht zu lange liegenbleiben wegen der Infektions- und Thrombosegefahr. Flügelkanülen erlauben einen öfteren Wechsel ohne Freilegung der Vene. Biegsame Kanülen aus Kunst-Kautschuk (Polythen u. ä.) bieten gewisse Vorteile; häufiges Sterilisieren macht sie jedoch brüchig, und man muß sich daher vor der Einführung in die Vene von der tadellosen Qualität der Kanüle überzeugen.

10. Die postoperativen Störungen des Wasser- und Elektrolythaushalts.

a) Allgemeines.

Auf dem geordneten Zusammenspiel von Hypophyse und Nebenniere, denen sich als dritter „Achsenpartner" der Hypothalamus zugesellt, beruht ganz vorzüglich die Fähigkeit des Körpers, außergewöhnlichen Anforderungen an seinen inneren Stoffwechsel und Säftehaushalt, wie sie Krankheit, Trauma, Narkose und Operation stellen, gerecht zu werden. Die Fähigkeit, sich einer solchen Situation, für die sich seit SELYE allgemein der Ausdruck „stress" eingebürgert hat, anzupassen, ist umgekehrt proportional zur Schockbereitschaft, und — im Falle der Operation — zur Operationsgefährdung.

Auf einen solchen „stress" antwortet der Körper mit einer Veränderung seines Säftehaushaltes, die sich ausdrückt:

1. in einer Retention von Wasser und Kochsalz,

2. in einem gesteigerten Abbau von Zelleiweiß, der einhergeht mit einer erhöhten Ausscheidung N_2-haltiger Schlacken im Harn.

Die Gesamtheit dieser Stoffwechselveränderungen wird zusammengefaßt unter dem Namen „katabolische Stoffwechselphase" (CUTHBERTSON 1930; MOORE u. BALL 1952). Sie wurde zuerst im Anschluß an Verletzungen wie Brüchen der langen Röhrenknochen genauer untersucht und schließlich in derselben Weise auch nach Operationen aller Art gefunden.

Genauere Charakterisierung der katabolischen Phase. Die Retention von Wasser äußert sich in einer Oligurie; sie ist ein Schockphänomen und Symptom der akuten Alarmreaktion. Nach größeren operativen Eingriffen bleibt die tägliche Harnmenge für die ersten 2 Tage gewöhnlich unter 1000 cm³, sie kann vorübergehend auf 700 und 500 cm³ fallen.

Die postoperative Oligurie wird nicht beeinflußt durch den Ersatz des Blutverlustes, auch nicht durch künstliche Flüssigkeitszufuhr (COOPER u. Mitarb. 1949); ihre Ursache ist wahrscheinlich eine vermehrte Ausschüttung von antidiuretischem Hormon seitens des Hypophysen-Vorderlappens [WISE (2) 1956].

Die Elektrolyt-Retention betrifft sowohl das Natrium wie das Chlor; für die Osmoregulation der extracellulären Flüssigkeitsdepots ist indessen fast ausschließlich das Natrium maßgeblich.

Der Abbau des körpereigenen Eiweißes betrifft vor allem die Muskelsubstanz, die, wie sich aus den ausgeschiedenen Stickstoffmengen ergibt, rasch, und in manchen Fällen, z. B. nach schweren Rückenmarksverletzungen, unaufhaltsam eingeschmolzen wird. Bei diesem Abbau des körpereigenen Gewebes wird das intracelluläre Kalium frei und erscheint in vermehrter Menge im Harn. Im Gegensatz zum Na und Cl, die zurückgehalten werden, kommt es nach schweren Verletzungen und Operationen daher zu einem Mangel an Kalium und zur Hypokaliämie.

Die katabolische Stoffwechsellage dauert, wenn keine besonderen Umstände wie z. B. eine Infektion hinzutreten, durchschnittlich 6—10 Tage, um darnach in günstigen Fällen allmählich zur Norm zurückzukehren.

Der *Stickstoffverlust* kann während dieser Phase relativ hohe Werte erreichen; so hat man gefunden, daß nach größeren Operationen 13—19 g Stickstoff je Tag ausgeschieden werden. Das entspricht, auf Eiweiß umgerechnet, 80—120 g oder beinahe 500 g Frischmuskel in 24 Std. So kann ein Operierter im Verlauf von 1—2 Wochen nach dem Eingriff mehrere Kilogramm an Gewebe (und Gewebswasser) verlieren.

Nach ausgedehnten Verbrennungen und großen Magen-Darmoperationen hat man noch höhere Werte gefunden.

Der Verlust an Körpersubstanz (Muskel und Fett) während der katabolischen Phase führt stets (und trotz der vorübergehenden Verminderung der Harnmenge) zu einem nachweisbaren *Gewichtsverlust*, der sich durch tägliches Wiegen des Frischoperierten ohne weiteres nachweisen läßt, wie es die Allgemeinchirurgen gelegentlich getan haben (ZIMMERMANN und WANGENSTEEN); jede Gewichtszunahme nach einer Operation muß den Verdacht auf eine abnorme postoperative Wasserretention erwecken (s. S. 99).

Eine solche katabolische Stoffwechselphase wurde auch nach Kraniotomien und größeren Hirnoperationen gefunden, wenngleich im allgemeinen der Stickstoff-Verlust nach Eingriffen am Gehirn etwas niedriger bleibt als etwa nach großen Magen- oder Gallenblasenoperationen. So fanden DREW und Mitarbeiter während der ersten 10 Tage nach einer Hirnoperation einen durchschnittlichen Stickstoffverlust von 12,7 g je Tag; eine positive N_2-Bilanz wird im allgemeinen nicht vor dem 5. postoperativen Tag erreicht (COOPER u. Mitarb. 1951).

Wesen der katabolischen Phase. Es kann kaum einem Zweifel unterliegen, daß nahe Beziehungen bestehen zwischen den posttraumatischen und postoperativen Stoffwechselveränderungen und der „*akuten Alarmreaktion*" von SELYE. Diese hat SELYE (1946) definiert als "the sum of all nonspecific systemic phenomena elicited by sudden exposure to stimuli to which the organism is quantitavely or qualitatively not adapted". In einer späteren Arbeit (1954) beschreibt der Autor als die *klassische Trias* der Alarmreaktion:

1. Hypertrophie und Hyperämie der Nebennieren,
2. Involution des Thymus und der Lymphknoten,
3. Hämorrhagien und Erosionen der Magen-Darmschleimhaut.

Im Hinblick auf den Stickstoff-Haushalt muß darauf hingewiesen werden, daß SELYE (1946) im Tierexperiment während der initialen Schockphase nach Verletzungen eine deutliche *Azotämie* gefunden hat.

Es liegt nahe, die beschriebenen Elektrolytveränderungen nach Verletzungen und Operationen in Parallele zu setzen mit den bekannten Effekten bestimmter Nebennierenrinden-Hormone, vor allem der Mineralo-Corticoide; insbesondere muß in diesem Zusammenhang auf die kochsalz- und wasserretinierende Wirkung des Desoxycorticosteron und des (1955 von WETTSTEIN synthetisierten) Aldosteron hingewiesen werden, von denen nunmehr feststeht, daß sie von der Nebenniere als aktive Wirkstoffe sezerniert werden.

Indessen bestehen doch gewisse Besonderheiten, die es nicht erlauben, die postoperative katabolische Phase ohne weiteres mit der Alarmreaktion zu identifizieren. Vor allem ist nicht sicher, ob beide in der gleichen Weise und durch die gleichen Hormone ausgelöst werden. So sind die Corticoide, die nach Zufuhr von Adrenocorticotropin und Cortison im Harn erscheinen, nicht identisch mit denen, die nach schweren Verletzungen im Harn auftreten.

Auch ist die Wirkung künstlich zugeführter Hormone bei Mensch und Tier abhängig von der Dauer der Verabreichung, von individuellen Verschiedenheiten und von Gegenregulationen, die sie im übergeordneten hypothalamo-hypophysären System auslösen; in diesem Zusammenhang muß besonders auf den Antagonismus zwischen Nebenniere und Hypophysen-Hinterlappen (antidiuretisches Hormon) hingewiesen werden (GAUNT u. Mitarb.).

ALBRIGHT (1942) hat vermutet, daß gewisse Komponenten der Alarmreaktion ausgelöst werden durch eine vermehrte Produktion von Gluco-Corticoiden (Cortison), bei gleichzeitig verminderter Ausschüttung von androgenen Wirkstoffen, den sog. N-Hormonen (zu denen die neutralen 17-Keto-steroide gehören), die den eiweißeinsparenden Stoffwechselanbau fördern, d. h. eine anabolische Stoffwechselphase einleiten.

Wenn auch die Rolle der einzelnen Nebennierenrinden-Wirkstoffe bei der Auslösung und Unterhaltung der postoperativen Reaktion noch nicht völlig geklärt ist, so steht doch fest, daß der hypophysär-adrenocorticale Funktionskreis und die mit ihm verbundenen und von ihm abhängigen endokrinen Stoffwechselapparate zu den entscheidenden Faktoren gehören, die den Körper instand setzen, die Folgen des Operationstraumas zu überwinden.

Intensität und Dauer der postoperativen katabolischen Stoffwechselphase sind — abgesehen von der Schwere des Operationstraumas und dem betroffenen Hirngebiet — auch abhängig von dem Zustand des Kranken vor dem Eingriff. Es scheint, daß unterernährte Patienten nach der Operation relativ geringere Stickstoffmengen ausscheiden als Vollernährte (WILKINSON). Auch ist bemerkenswert, daß nach den Untersuchungen von PETERS und WILKINSON u. Mitarb. die präoperative Zufuhr von hydrolysierten Eiweißgemischen wie Amigen ebenso wie die Verabreichung zusätzlicher Calorien in Form von Glucose nur geringen Einfluß hat auf den postoperativen Abbau des körpereigenen Eiweißes und Fettes. Die Wirkung der intravenösen Traubenzuckerlösung oder von Plasma und Plasmaersatzgemischen dürfte vorwiegend auf der (vorübergehenden) Vermehrung der zirkulierenden Blutmenge beruhen (s. Kapitel I).

b) Spezielle Formen der postoperativen Osmoregulationsstörung.

Abweichungen von den oben skizzierten Elektrolyt-Veränderungen, die sich im Rahmen der postoperativen Stoffwechselphase abspielen, können nach verschiedenen Richtungen in den Bereich des Pathologischen erfolgen. Die Klassifizierung der einzelnen Formen der postoperativen Osmoregulationsstörung geschieht bis zu einem gewissen Grade künstlich und a potiori; sie ist aber der Übersichtlichkeit halber doch nicht zu umgehen. Die klinischen Bilder gehen vielfach Hand in Hand oder ineinander über.

a) Stickstoff-Retention (Azotämie).

Urämische Bilder, zum Teil nur vorübergehender Natur, zum Teil hingegen zum Tode (im urämischen Koma) führend, wurden sowohl nach massiven Hirnblutungen wie nach Hirnverletzungen z. B. Hirnschüssen (WELT u. Mitarb.) beobachtet. Für uns sind hier von Interesse die Fälle von Hirntumoren und Hirnoperationen, bei denen eine erhebliche Stickstoffretention beobachtet wurde. Über solche Beobachtungen wurde von SWEET u. Mitarb. (1948) und McLARDY (1950) berichtet. Die Rest-N_2-Werte im Blute können hohe Werte erreichen; 200 und 300 mg-% und mehr. Es besteht immer eine starke Bewußtseinstrübung bis zum Koma und Inkontinenz, hinter der sich eine Oligurie verbergen kann, die einen peripheren Kreislaufkollaps begleitet.

SWEET u. Mitarb. fanden nach einer doppelseitigen frontalen Leukotomie eine — im übrigen vorübergehende Rest-N_2-Erhöhung von über 200 mg-% bei einer Stickstoff-Ausscheidung von 31,8 g pro die. Die Harnmengen lagen innerhalb der Norm. Interessant war eine schwere Hyperglykämie (ohne Aceton), die zunächst auf Insulin ungenügend ansprach, schließlich aber durch das Inselhormon gut unterdrückt werden konnte.

Es bestand außerdem eine hochgradige Hyper-Natrium- und Hyper-Chlorämie, die bis zum Tode 4 Wochen nach der Operation (an einer massiven Lungenembolie) anhielt.

Die Patientin hatte wiederholte schwere Magen-Darmblutungen, die zu einer erheblichen Anämie führten, und bei der Sektion wurden multiple *hämorrhagische Erosionen* der Oesophagusschleimhaut sowie oberflächliche Ulcerationen im Rectum gefunden. Die Nieren erwiesen sich makro- und mikroskopisch als gesund. Die Nebennierenrinden zeigten eine gewisse Verbreiterung und Stauung der Pars reticularis, bei völligem Fehlen von doppeltbrechendem Fett in der Fasciculata und Glomerulosa. Das Gewicht der Nebennieren entsprach der Norm.

Die beschriebenen *Schleimhautulcerationen* des Magen-Darmtrakts erinnern an die „CURLINGs Ulcera" nach schweren Verbrennungen. Ähnliche Schleimhautgeschwüre, die nach Hirnverletzungen und -operationen beobachtet wurden, werden gewöhnlich nach CUSHING benannt, der sie (1932) bei Zwischenhirnläsionen beschrieben hat. Sie sitzen mit Vorliebe im Magen und Duodenum, kommen auch nach Operationen in der hinteren Schädelgrube vor und können durch massive intestinale Blutungen oder Perforation zum Tode führen. INGRAHAM und MATSON erwähnen sie nach Kleinhirnoperationen bei Kindern (sog. Cushing-Rokitansky-Geschwüre).

Die Rest-N_2-Erhöhung ist wahrscheinlich z. T. eine Folge der Resorption von Blut aus dem Magen-Darmkanal (BORST).

Ähnliche Formen von Stickstoff-Retention mit Hyper-Chlorämie und erhöhten Chlorwerten im Liquor cerebrospinalis (ohne anatomisch oder klinisch feststellbare Nierenerkrankung) wurden gefunden bei einem Gliom des 3. Ventrikels und bei einem frontalen Astrocytom, bei dem eine Resektion des Stirnhirns ausgeführt worden war, sowie bei einem Meningiom des Tuberculum sellae (SWEET u. Mitarb.); nur die zuletzt genannte Patientin, eine Frau von 46 Jahren, überlebte die Operation.

Die Vermutung, daß für diese schweren Stoffwechsel- und Elektrolytstörungen bestimmte Abschnitte des Stirnhirns bzw. Verbindungen vom Stirnhirn zum Hypothalamus ursächlich anzuschuldigen sind, ist durch McLARDYs Untersuchungen (1950) an 22 Fällen von frontaler Leukotomie, die innerhalb der ersten 6 Monate nach dem Eingriff starben, gestützt worden.

Er fand bei den Operierten, die innerhalb der dritten Woche nach der Leukotomie ad exitum kamen, eine doppelseitige Läsion im Gebiet der hinteren orbitalen Rinde, entsprechend BRODMANNs Area 47. Sieben Patienten wären im Durchschnitt 2—5 Monate nach der Operation an Marasmus und schweren trophischen Störungen der Haut mit Blaseneruptionen zugrunde gegangen; bei ihnen zeigte die anatomische Untersuchung des Gehirns, daß der Leukotomieschnitt die Verbindungsbahnen zwischen dem Caput nuclei caudati und der agranulären Stirnhirnrinde (BRODMANNs Felder 6 und 8) getroffen hatte.

BORST fand bei 3 Patienten mit blutenden peptischen Geschwüren eine Hyperazotämie und NaCl-Retention, gepaart mit vermehrter Kaliumausscheidung. Er sieht in der Kochsalzretention eine Art Schutzmechanismus, der zur Vermehrung der extracellulären Flüssigkeitsdepots und damit der Plasmamenge führt; dadurch wird die Menge des zirkulierenden Blutes möglichst lange konstant erhalten, selbst bei einem vermehrten Flüssigkeitsverlust durch den Harn. Die Verabreichung von 10%iger Zuckerlösung, mit Citronensaft vermischt, unterstützt den Organismus in seinem Bestreben, das arterielle Gefäßsystem wieder aufzufüllen.

β) Austrocknung durch Wassermangel; extracelluläre Hyperionie; Kochsalz-Retention;
neurogene Hypernatriämie (Cooper 1953).

In den einfachsten Fällen ist sie die Folge eines reinen Flüssigkeitsmangels bei unzureichendem Ersatz während und nach der Operation, oder eines vermehrten Verlustes durch die Haut und durch die Nieren bei bewußtseinsgetrübten und inkontinenten Kranken. Manche Patienten sind zu schwach oder zu krank, um ihren Durst zu befriedigen. Auch kann der Antrieb zum Trinken fehlen im Rahmen einer allgemeinen Antriebsschwäche oder einer durch den Kaliummangel bedingten allgemeinen Muskelschwäche (hypokalämische Asthenie und Adynamie). Schließlich kann das Bewußtsein so getrübt sein, daß das Durstempfinden fehlt.

Eine Erhöhung der Körpertemperatur, sei es nun im Sinne einer zentralen Thermoregulationsstörung oder sei es als Folge einer Lungenanschoppung bei Patienten mit Hochdruck und Herzhypertrophie, oder einer Infektion der Harnwege, wird leicht zu einem zusätzlichen Flüssigkeitsverlust durch die Haut und Atemwege Anlaß geben.

Solche Fälle gehören in die Gruppe der einfachen Form der Austrocknung durch Wassermangel. Wie in Kapitel I besprochen wurde, führt der Zustand zu einer krankhaften Vermehrung der Gewebselektrolyte, vor allem zu einem Überschuß an Natrium.

In anderen, prognostisch weniger günstigen Fällen liegt indessen eine echte krankhafte *Kochsalz-Retention* vor. Über Beobachtungen dieser Art haben unter anderem Allott (1939), MacCarty und Cooper (1951), Welt u. Mitarb. (1952) berichtet. Es handelt sich dabei um Kranke mit Hypophysentumoren, um Aneurysmen im Gebiet der vorderen Hirnarterien, um Hirnverletzungen und um Patienten, an denen eine präfrontale Leukotomie (Lobotomie) ausgeführt worden war. Unter den 18 hierher gehörenden Fällen von Hirnverletzungen, die durch Cooper (1953) zusammengestellt wurden, hatten 16 eine Verletzung der orbitalen Stirnhirnrinde. MacCarty und Cooper (1951) sowie Gurdjian und Webster (1955) haben auf Grund ihrer Beobachtungen auf eine ursächliche Rolle der Unterbindung beider vorderen Hirnarterien geschlossen; sie wurde hin und wieder während der Operation von Geschwulsten der Hypophyse sowie bei Aneurysmen der A. communicans ant. ausgeführt.

Wie diese Art der Kochsalzretention zustande kommt, ist im einzelnen noch nicht klar. Erfahrungen im Tierversuch deuten auf die präoptischen und ventromedianen Gebiete des Zwischenhirns. Bestimmte Abschnitte der Stirnhirnrinde scheinen aber irgendwie mitbeteiligt zu sein, vielleicht in der Form von Osmoreceptoren. Auch ergeben sich hier funktionelle Zusammenhänge mit der Produktion des antidiuretischen Hormons (Verney), das an der Regulation des Natriumspiegels im Serum teilnimmt nicht minder als die Nebennierenrindenwirkstoffe.

Kennzeichnend für den Zustand ist der hohe Natrium- und Chlorspiegel im Blutplasma und dementsprechend niedrige Elektrolytwerte im Urin. Bei quantitativen Elektrolytbestimmungen im Blutplasma muß dabei berücksichtigt werden, daß der Natriumspiegel durch einen hohen Blutzuckergehalt heruntergedrückt wird; Wasser, das aus den Zellen austritt, führt zu einer Natriumverdünnung (Welt u. Mitarb.); das muß man in Rechnung stellen, besonders nach intravenösen Traubenzuckerinfusionen. Es kann somit der Zustand eintreten, daß trotz einer starken Natrium-Retention eine Erhöhung des Natriumspiegels im Blutplasma ausbleibt; Moore und Ball (1952) sprechen deshalb von einem „Natrium-Paradox". Es ist ferner nicht ausgeschlossen, daß ein Übertritt von Natrium in die Zellen zu dem relativen Natriummangel in den extracellulären Depots beiträgt. Mit dem Wasserverlust aus den Zellen hängt wahrscheinlich auch der Kalium-Mangel zusammen, der diese Fälle nicht selten kompliziert. Welt u. Mitarb. haben Kaliumwerte von 2,9 mÄq/l gefunden. (Die Normalwerte schwanken zwischen 4,1 und 5,6 mÄq/l.) Es liegt auf der Hand, daß ein Teil der klinischen Symptome wie die Bewußtseinstrübung, die abnorme Schwäche der Muskulatur und schließlich das Versagen des peripheren Kreislaufs mit der Hypokaliämie zusammenhängt. Das Elektrokardiogramm zeigt die von Perelson und Cosby (1940) beschriebenen Veränderungen; sie werden gewöhnlich gesehen, wenn die Kalium-Werte unter 3 mÄq/l (= etwa

12 mg-%) absinken, und bestehen in einer Abflachung bis Umkehr der T-Zacke und Verlängerung des Q—T-Intervalls.

Bei der von GURDJIAN und WEBSTER beschriebenen 40jährigen Frau bestand kein Kaliummangel; die Kaliumwerte waren im Gegenteil leicht erhöht. Sie hatte ein Aneurysma der A. communicans ant., das nach Unterbindung beider vorderen Hirnarterien total exstirpiert wurde. Am 5. Tag nach dem Eingriff war die Patientin etwas verwirrt, und die Blutuntersuchung ergab eine schwere Osmoregulationsstörung im Sinne einer Natrium- und Chlor-Retention, die sich unter Flüssigkeitszufuhr und Verabreichung von Quecksilber-Diuretica langsam zurückbildete; noch 2 Monate nach dem Eingriff erinnerte das psychische Verhalten der Kranken an das von Leukotomierten.

Es kann im Verlauf der Austrocknung zu einer starken Eindickung des Blutes und zu einer erheblichen Verminderung, ja zum Versiegen der Harnausscheidung mit starker Erhöhung der Rest-N_2-Werte kommen. Austrocknungserscheinungen können jedoch fehlen, und wenn der Zustand Wochen und Monate anhält, können sogar Ödeme auftreten.

COOPER (2) (1953) hat 2 Fälle von sog. neurogener Hypernatriämie beschrieben:

1. Transfrontale Exstirpation eines intraventrikulären Meningioms bei einer 58jährigen Frau, bei der vorher ein Torkildsen gemacht worden war. Sie wurde nach der Geschwulstentfernung zunehmend komatös, und die Na- und Cl-Werte im Plasma stiegen an; die Harnausscheidung war nicht beeinträchtigt. Die Patientin starb 1 Woche nach der Operation unter Hyperthermie und Blutdruckabfall an einer Atemlähmung.

2. Bei einem 56jährigen Mann mit einem Kraniopharyngiom mit Druck auf die vorderen Hirnarterien, Chiasma und Boden des 3. Ventrikels entwickelte sich *2 Monate nach der subtotalen Entfernung* eine extreme Muskelschwäche mit halbseitigen Ödemen und Anstieg der Plasma-Chloride, die durch eine salzfreie Kost nicht beeinflußt wurden. Die Natriumwerte im Blut und die Harnmenge waren innerhalb der Norm; Zeichen der Austrocknung fehlten. Der Kranke starb 5 Monate nach der Operation. — Es muß einigermaßen fraglich erscheinen, ob solche Fälle wirklich in die hier besprochene Gruppe von Elektrolytstörungen gehören.

Vorbeugung und Behandlung. Nach der Operation muß man für die *Zufuhr genügender Flüssigkeitsmengen* sorgen. Der Blutverlust, der sich bei einiger Erfahrung roh abschätzen läßt, soll durch Vollblut oder Blutkonserven ersetzt werden. Die Infusion beginnt in der Regel bereits intra operationem. Außerdem sollen etwa 1200—1500 cm³, zur Hälfte Kochsalz, zur Hälfte 5,5 % Traubenzucker, je 24 Std infundiert werden. Nur in besonderen Fällen wird man mehr als 2000 cm³ Infusionsflüssigkeit je Tag benötigen.

Die Harnmenge beträgt am ersten und zweiten Tag nach größeren Eingriffen selten mehr als 800 cm³, sie kann erheblich geringer sein; man soll aber bedenken, daß durchschnittlich 500 cm³ Harn nötig sind, um die 24 Std-Menge harnfähiger Schlacken auszuscheiden.

Ein fehlender Niederschlag bei Behandlung des Harns mit Silbernitrat ($AgNO_3$) deutet auf eine Kochsalzretention (MASON und ZINTEL).

In besonderen Fällen wird man einer über mehrere Tage sich erstreckenden *Flüssigkeitsbilanzkurve* für Ein- und Ausfuhr nicht entraten können. Sie stellt freilich, wenn sie brauchbar sein soll, besondere Anforderungen an Geduld und Sorgfalt des Pflegepersonals und liefert bei bewußtseinsgetrübten und inkontinenten Patienten meist nur Annäherungswerte, die indessen wertvolle diagnostische und therapeutische Anhaltspunkte liefern.

Wenn ein klinisch-chemisches Laboratorium zur Verfügung steht, wird man sich nicht entgehen lassen, den Blutchemismus durch laufende Bestimmungen der Elektrolytwerte (vor allem für Na, Cl und K) sowie des Rest-Stickstoffes und der Alkalireserve quantitativ zu verfolgen. Das EKG kann zur Diagnose höherer Grade von Kaliummangel und Kaliumüberschuß (Retention) herangezogen werden.

Zur *Behandlung* dient die perorale oder parenterale Zufuhr reichlicher Flüssigkeitsmengen, die kaliumhaltig sind. Der Kaliumgehalt muß sich nach den K-Werten im Blut und nach den klinischen Erscheinungen richten (im Durchschnitt 0,27—0,55 g Kaliumchlorid auf 100 cm³ Flüssigkeit).

Vorsicht ist geboten bei der Zufuhr größerer Traubenzuckermengen bei Patienten, die eine geschädigte Zuckertoleranz haben. Bei ihnen können trotz der Kochsalzretention die Natriumwerte im Plasma innerhalb der Norm gefunden werden. Die durch den Traubenzucker gesteigerte Glykosurie kann außerdem zur vermehrten Harnausschüttung führen und die Austrocknungserscheinungen verschlimmern.

Weiter wurden empfohlen: Einschränkung der Kochsalzzufuhr (auf etwa 1 g pro die)[1] sowie die Verabreichung von Quecksilberdiuretica und Hypophysenhinterlappen-Extrakt.

Wirkstoffe aus der Nebennierenrinde, vor allem die Gluco-Corticoide, empfehlen sich nicht, wenn ein Kaliummangel besteht, auf den Schwäche und Schlaffheit der Muskulatur hindeuten; diese Hormone können eine Hypokaliumämie verschlimmern; sie sind auch nicht ungefährlich bei älteren gefäßgeschädigten Patienten. SUMMERS und SHEEHAN haben massive Hirnblutungen nach Cortison beschrieben.

Polyurie als Komplikation der Salzretention. Der soeben besprochene Zustand der Kochsalzübersättigung der Blut- und Gewebsflüssigkeit wird gelegentlich kompliziert durch eine abnorm erhöhte Harnausscheidung, die sich bis zum echten Diabetes insipidus steigern kann. Von diesem sollte man aber nur sprechen, wenn die tägliche Harnmenge mehr als 3 Liter beträgt, der Urin stark verdünnt ist (spezifisches Gewicht andauernd unter 1010), und wenn ein krankhafter Zwang zum Wassertrinken besteht. Ein Diabetes insipidus kann ein Symptom der Erkrankung selbst sein, z. B. bei Hypophysenadenomen und bei Kraniopharyngiomen. Trotz der Zufuhr von Hypophysenhinterlappenextrakt kann diese Komplikation postoperativ zu einer unaufhaltsamen Austrocknung und zum irreversiblen Kreislaufzusammenbruch führen. Es gibt auch Fälle, die milder verlaufen, wo die Polyurie geringere Grade erreicht und nur vorübergehend vorhanden ist.

WELT u. Mitarb. berichten über eine Patientin, bei der sich am Tage nach der Reexploration wegen eines Kraniopharyngioms mit Einwachsen in den 3. Ventrikel ein akuter Diabetes insipidus entwickelte, der zu einer starken Bluteindickung führte. Die Natrium- und Chlorwerte im Plasma waren erhöht. Pituitrin und Zufuhr von 5% Traubenzucker führten nur zu einer vorübergehenden Besserung, die Patientin starb am 12. Tag nach dem Eingriff.

JEFFERSON (1951) schreibt in seinem Fall, einem Mann von 33 Jahren mit einer großen Cyste im 3. Ventrikel, der schon vor der Operation einen Diabetes insipidus hatte und 60 Std nach der subtotalen Exstirpation an einem akuten Kreislaufkollaps zugrunde ging, dem plötzlichen Chlorverlust eine entscheidende Rolle zu.

Eine leichte Form des Diabetes insipidus mit einer vorübergehend vermehrten Ausschüttung von wäßrigem Harn und Polydipsie wurde beobachtet nach Eingriffen an der Hypophyse und nach der Operation von suprasellären Cysten, anscheinend in Abhängigkeit von einer vermehrten Corticoidsekretion (LLOYD). Den gleichen Effekt hat man auch nach der postoperativen Zufuhr von Adrenocorticotropin beobachtet (INGRAHAM u. Mitarb.).

Verschiedene Autoren (GAUNT u. Mitarb.) nehmen einen Antagonismus zwischen Nebennierenrinde und Hypophysenhinterlappen in bezug auf den Wasserhaushalt an, wobei dem Hypophysenvorderlappen und dem von ihm gebildeten Adrenocorticotropin die Rolle eines Vermittlers zukommt (IKKOS u. Mitarb.). Die nach der dritten postoperativen Woche beobachtete Polyurie nach Hypophysektomie beim Menschen wird durch Cortison unterhalten, ohne welches sie spontan verschwindet (LUFT u. Mitarb.). Die Polyurie setzt somit entweder eine intakte Vorderhypophyse oder die Anwesenheit einer genügenden Menge von Corticoiden voraus.

γ) Salzmangel-Syndrome.

1. Cerebraler (neurogener) Salzmangel. Eine vermehrte Ausscheidung von Natrium und Chlor im Harn wurde sowohl bei diffusen Hirnerkrankungen wie der Bluthochdruckkrankheit und nach *bulbärer* Poliomyelitis als auch nach Hirnverletzungen und -operationen beschrieben (PETERS u. Mitarb., WELT u. Mitarb.).

Dem vermehrten Verlust entsprechen niedrige Werte dieser Elektrolyte im Plasma.

Nicht selten gehen eine Vermehrung des Reststickstoffes und Verschiebungen im Säure-Basengleichgewicht des Blutes mit diesen Elektrolytstörungen parallel. So kann sich eine hypochlorämische oder eine hypokalämische Alkalose entwickeln. Es muß dahingestellt bleiben, ob man in der *Hypokaliämie* einen wesentlichen Unterschied gegenüber den Addison-ähnlichen Zuständen (s. folgenden Abschnitt) erblicken darf. Auf jeden Fall

---

[1] Die im Durchschnitt aufgenommene Tagesmenge an NaCl beträgt 9—15 g.

läßt sich beim echten cerebralen Salzmangel mit Hilfe der Adrenalin- und der Thornschen Probe weder eine verminderte Funktion der Vorderhypophyse noch auch eine verringerte Ansprechbarkeit der Nebennierenrinde auf die adäquate Stimulierung feststellen.

Man hat daher an direkte Einflüsse des Zentralorgans auf die Nierentubuli gedacht, die die Rückresorption von NaCl regulieren (PETERS u. Mitarb.). Diese Auffassung findet eine experimentelle Stütze in den Untersuchungen von JUNGMANN und MEYER, die gefunden haben, daß man durch eine Stichverletzung in den Boden der Rautengrube eine Polyurie mit vermehrter Ausscheidung von Kochsalz im Harn hervorrufen kann.

WELT u. Mitarb. beschreiben ein Salzmangelsyndrom bei einem 68jährigen Mann mit einem Tumor (Ependymom?) des 4. Ventrikels, der mit dem Boden der Rautengrube verwachsen war. Am 2. Tage nach der teilweisen Exstirpation wurden, während das Allgemeinbefinden sich bereits besserte, stark erniedrigte Natrium- und Chlorwerte im Blut festgestellt. Der Reststickstoff war erhöht. Der Kranke erhielt 70 g Kochsalz innerhalb von 2 Tagen. Noch 14 Tage nach der Operation schied der Patient 25 g Kochsalz innerhalb 24 Std aus bei einer Einnahme von 9 g je Tag.

Die klinischen Erscheinungen wie Bewußtseinstrübung, allgemeine Schwäche und Blutdruckabfall erinnern an die bei der mit Kaliummangel einhergehenden Austrocknung. Ausgiebige Infusion von kochsalz- und kaliumhaltigen Lösungen ist angezeigt. Die Prognose ist im allgemeinen günstiger als bei der neurogenen Hypernatriämie. Es ist nicht ausgeschlossen, daß solche Zustände von Salzmangel gelegentlich unbeachtet bleiben und ohne besondere Behandlung abheilen.

Adrenocorticotropin und Desoxycorticosteron haben nur einen vorübergehenden Einfluß im Sinne einer vermehrten Salzretention, der eine Wasserretention parallel geht. Beide Hormone beschleunigen den Kaliumverlust und können daher den bereits bestehenden Kaliummangel verschlimmern.

2. Salzmangel bei hypophysär-adrenaler Insuffizienz. Die vermehrte Natriumausscheidung im Urin gehört zu den Kennzeichen der Nebennierenrindeninsuffizienz, sei sie nun primär oder die Folge einer ungenügenden ACTH-Produktion seitens des Hypophysenvorderlappens. Daher finden sich niedrige Natriumwerte im Blut häufig in Fällen, wo auch klinische Symptome auf eine hypophysär-adrenale Mangelfunktion hindeuten (SHEEHAN und SUMMERS), oder wo ein solcher Mangel durch quantitative Methoden sichergestellt ist.

Patienten mit Tumoren der Hypophyse und solchen im suprasellären Raum sind besonders gefährdet, weil sie vielfach schon vor dem Eingriff an einem chronischen Hormonmangel und seinen Folgen leiden. Sie können nach der Operation in einen bedrohlichen Zustand übergehen, der durch eine Bewußtseinstrübung bis zum deliranten Stupor und Koma mit Inkontinenz, hoher Temperatur und Blutdruckabfall, kurz durch die Symptome einer akuten Elektrolytstörung gekennzeichnet ist. CAUGHEY und Mitarbeiter fanden in 3 von ihren 4 Fällen erniedrigte Natriumwerte im Blut. Verweigerung der Nahrungsaufnahme kann den Salzmangel noch verschlimmern, und künstliche Ernährung ist dann unumgänglich.

Man muß bei einem solchen klinischen Bild natürlich in erster Linie an eine *intrakranielle Nachblutung* denken, die mit Sicherheit nur durch eine Wiedereröffnung der Operationswunde ausgeschlossen werden kann. Man darf den Eingriff nicht zu lange aufschieben und wertvolle Zeit verlieren. CAUGHEY u. Mitarb. haben bei 2 Patienten die Operationswunde sogar zweimal wiedereröffnet, und zwar am 5. und 8. bzw. 2. und 3. Tag post operationem. Über ähnliche Erfahrungen berichtet WISE (1) (1956).

3. Postoperative Wasserretention. Auf diese Form der Elektrolytstörung habe ich im Kapitel I bereits hingewiesen (s. unter „Wasserversuch"). Die postoperative Wasserretention spielt sowohl in der Allgemeinchirurgie (ZIMMERMANN und WANGENSTEEN) wie auch in der Hirnchirurgie, besonders in der Chirurgie der Hypophysenadenome eine wichtige Rolle. Sie kann in schweren Fällen zu cerebralen Erscheinungen wie Erbrechen, fortschreitender Bewußtseinstrübung und Krämpfen führen (sog. Wasserintoxikation). Sie wird heute gern im Rahmen des allgemeinen Adaptationssyndroms von SELYE als Schockphänomen aufgefaßt. Neben nervösen, hämodynamischen und renalen Faktoren spielt die *endokrine Dysregulation*, vor allem eine Insuffizienz des hypophysär-adrenalen Systems eine Rolle in der Ätiologie (Tönnis, Oberdisse u. Weber). Wise (1) hat vor kurzem (1956) unter anderem 2 Fälle von chromophobem Adenom der Hypophyse publiziert und mit Elektrolytbilanzkurven belegt.

In beiden Fällen entwickelte sich am 2. bzw. 4. Tag nach der Operation eine zunehmende Bewußtseinstrübung bis zum Stupor mit Hyperthermie. In einem Fall wurde bei der Wiedereröffnung der Operationswunde keine Nachblutung gefunden. In beiden Fällen bestand eine deutliche Oligurie, und der Na-Spiegel im Plasma war erniedrigt. Die Retention von Wasser wurde bei beiden Patienten auf $1^1/_2$—2 Liter innerhalb von 2 Tagen errechnet; die Kranken besserten sich rasch nach Zufuhr von hypertonischer (3%iger) NaCl-Lösung und wurden geheilt entlassen.

Die postoperative Zufuhr von Flüssigkeit, insbesondere von Traubenzucker, muß immer im Hinblick auf die Möglichkeit einer Wasserretention erfolgen, insbesondere nach hypophysennahen Eingriffen; Bewußtseinszustand, peripherer Kreislauf und Harnausscheidung müssen bei länger dauernden Infusionen unter ständiger Beobachtung gehalten werden. Schriftliche Bilanzkurven, und wo sie durchgeführt werden können, tägliche Gewichtskontrollen und Elektrolytbestimmungen können wertvolle Hinweise geben. Vorbeugen ist auch hier wichtiger als Heilen.

4. Die akute postoperative Nebennierenrinden-Insuffizienz (Addison-Krise). Hier liegt ein akutes Versagen der hypophysär-adrenalen Achse mit einem Ausfall der den Wasser- und Elektrolytstoffwechsel regulierenden Wirkstoffe vor. Ein solcher Zustand kann bei einem chronischen Hypophysenmangel, z. B. beim Simmonds-Sheehanschen Symptomenkomplex, und bei sellanahen Tumoren durch einen operativen Eingriff, außerdem durch Traumen aller Art, Infektionen u. ä. ausgelöst werden. Besonders wichtig als auslösende Faktoren sind aber für uns die *plötzliche Aufnahme einer größeren Wassermenge,* etwa zum Zwecke eines Wasserversuches, oder eine übermäßige Flüssigkeitszufuhr nach der Operation. Fälle, wo die *Röntgenbestrahlung* eines Hypophysenadenoms eine ähnliche Auswirkung hatte, sind durch Welt u. Mitarb., sowie Tönnis u. Mitarb. (1955) publiziert worden. List u. Mitarb. haben ein intraselläres Hypophysenadenom beschrieben, bei dem ohne operativen Eingriff mehrere Addison-Krisen auftraten unter dem Bild einer sog. pituitären Apoplexie. Die Krisen wurden durch Hormonsubstitution erfolgreich behandelt.

Klinisch ist der Zustand gekennzeichnet durch eine akute Bewußtseinsstörung von deliranter Verwirrtheit bis zum Koma, durch allgemeinen Verfall und Muskelschwäche, starkes Schwitzen, Singultus, Übelkeit und Erbrechen. Durchfälle können den Wasser- und Salzverlust verschärfen. Das Wesentliche ist aber der periphere Kreislaufkollaps, der eine Folge der Bluteindickung und akuten Austrocknung darstellt und rasches Handeln erfordert.

Der *Blutchemismus* ist schwer gestört im Sinne einer starken Natrium- und Chlorverarmung. Zu den Erscheinungen der akuten Austrocknung können die der Hypoglykämie hinzukommen. Die Kaliumwerte und der Rest-Stickstoff im Blute steigen an. Da mehr Natrium im Urin verlorengeht als Chlor, entwickelt sich rasch eine Acidose.

Aber auch hier gilt, daß die quantitativen Blutwerte nicht immer zuverlässige Indicatoren sind für den Grad der Lebensbedrohung, die tatsächlich besteht.

Das *Elektrokardiogramm* kann bei höheren Graden der *Hyperkaliämie* die charakteristischen Veränderungen aufweisen, zu denen gehören: Verbreiterung des QRS-Komplexes und Erhöhung der T-Zacke (P. Wood 1950, S. 326).

Der Tod ist entweder die Folge des Kreislaufzusammenbruchs oder des Kammerstillstandes, der ähnlich wie bei manchen Fällen von Urämie durch die Kaliumübersättigung des Blutes hervorgerufen ist.

Behandlung. Sie richtet sich nach der Schwere der Symptome, vor allem nach dem Zustand des Kreislaufes, der als erstes durch einen *intravenösen Dauertropf* aufgefüllt werden muß. Dazu können zwei, drei und selbst mehr Liter Flüssigkeit innerhalb der ersten 24 Std nach Beginn der Krise notwendig sein. Etwa die Hälfte davon wird als physiologische Kochsalzlösung, der Rest als 5,5 % Traubenzucker gegeben. Auf diese Weise werden etwa 10—15 g Kochsalz in 24 Std zugeführt; Tropfenfolge etwa 30—40 je Minute.

Der *Hormonersatz* geschieht sowohl mit Vollextrakt aus Nebennierenrinde (Anfangs-dosis 25—50 cm³ intravenös, dazu 20 cm³ subcutan) als auch mit Desoxycorticosteron, von dem 10—20 mg intramuskulär eingespritzt werden.

In schweren Fällen müssen diese Dosen erhöht oder kleinere Dosen mehrmals am Tage verabfolgt werden.

Die intravenöse Infusion wird so lange unterhalten, bis die Gefahr des Schocks über-wunden und der Patient imstande ist zu trinken.

In den folgenden Tagen werden die Dosen von Rindenextrakt und DOCA schrittweise und entsprechend dem klinischen Bild verringert.

Wärmezufuhr durch Einhüllen des Kranken in warme Decken und Erwärmen der Infusionsflüssigkeit auf Körpertemperatur sind im Beginn wichtig; nicht weniger wichtig ist die prophylaktische Gabe von Penicillin. Einige Antibiotica, wie z. B. das Terramycin, können zu Durchfällen führen und so die Austrocknung verschlimmern. Während der Zufuhr von DOCA muß man sorgfältig auf ein beginnendes Hautödem, das gewöhnlich zuerst im Gesicht und an den Augenlidern sichtbar wird, sowie auf die Zeichen eines Lun-genödems achten. Feuchtes Rasseln über den abhängigen Lungenabschnitten, Stauung der Halsvenen und andere Zeichen des drohenden Herzversagens müssen zur Verringerung der intravenösen Flüssigkeitszufuhr Veranlassung geben; gleichzeitig soll das DOCA womöglich ganz durch Rindenextrakt ersetzt werden.

Nur in den seltenen Fällen, wo klinische Ausfallssymptome bestehenbleiben oder wieder auftreten, wird der Hormonmangel eine *postoperative Dauerbehandlung* notwendig machen. Man verabreicht dann zu diesem Zweck das DOCA in Form von intramuskulären Implantaten (100 mg) und vervollständigt den Hormonersatz mit Testosteron-Implan-tationen (200 mg) und geringen Gaben von Trockenschilddrüse, 50—150 mg täglich. Extrazugaben von Kochsalz und Ascorbinsäure (100—500 mg pro die) wirken unter-stützend. In vielen Fällen genügt Cortison in Dosen von 12,5—25 mg oder noch weniger je Tag.

Nach den Erfahrungen der Stockholmer Klinik ertragen Hypophysektomierte einige Zeit nach der Operation leicht eine Unterbrechung der Substitutionstherapie selbst für 3—4 Wochen (LUFT und OLIVECRONA 1953).

Literatur.

ALBRIGHT, F.: Conference on bone and wound healing. Proc. of the 1. Conf. New York, N. Y., S. 9. New York: Josiah Macy jr., Foundation 1942.
ALLOTT, E. N.: Lancet **1939 I**, 1035.
BAILEY, P.: J. Amer. Med. Assoc. **98**, 1643 (1932).
— J. Amer. Med. Assoc. **103**, 564 (1934).
— J. Chir. et Ann. belge Chir. **1937**.
— Zbl. Neurochir. 4, 1 (1939).
BASSETT, R. C.: J. of Neurosurg. 8, 59 (1951).
BEAN, W. B., and C. T. READ: Amer. Heart J. **23**, 362 (1942).
BERGSTRAND, H., H. OLIVECRONA u. W. TÖNNIS: Gefäßmißbildungen und Gefäßgeschwülste des Gehirns. Leipzig: Georg Thieme 1936.
BERING jr., E. A.: J. of Neurosurg. 8, 450 (1951).
—, and D. D. MATSON: Ann. Surg. **137**, 407 (1953).
BIGELOW, N. H.: Arch. of Neur. **73**, 76 (1955).
BLECH, G. M.: Clinical Electrosurgery. New York: Oxford University Press. 1938.
BORST, J. G. G.: Acta med. scand. (Stockh.) **97**, 68 (1938).
BRILMAYER, H.: Klin. Wschr. **1955**, Nr 1/2.
BROWDER, JEFFERSON, H. A. KAPLAN and A. M. RABINER: Ann. Surg. **138**, 502 (1953).
BROWN, H.: J. of Neurosurg. 4, 505 (1947).
CAHN, J., M. DUBRASQUET et R. PIERRE: Anesth. et Analg. 11, 358 (1954).
—, et R. PIERRE: Anesth. et Analg. 11, 568 (1954).
CAIRNS, H.: Diskussionsbemerkung über Tentorium-Einklemmung. Ref. Zbl. Neurochir. 2, 266 (1937).
CARPENTER, G., H. G. SCHWARTZ and A. E. WALKER: Ann. Int. Med. **19**, 470 (1943).
CAUGHEY, J. W., JAMES and E. K. MACLEAD: Brit. Med. J. **1952**, 1216.
CHAVANY, J. A., G. GUIOT et P. POLOUTHINE: Presse méd. **1952**, 1803.

Cole, S. L., and J. N. Sugarman: Amer. J. Med. Sci. **223**, 35 (1952).

Coller, F. A., and W. G. Maddock: Surg. etc. **70**, 340 (1940).

Cone, W., and W. Penfield: Arch. of Neur. **35**, 1 (1936).

Cooper, D. R., V. Job and F. A. Coller: Ann. Surg. **129**, 1 (1949).

— I. S.: (1) Psychiatr. Quart. **27**, 317 (1953).

— (2) J. of Neurosurg. **10**, 389 (1953).

— E. H. Rynearson, C. S. MacCarty and M. H. Power: J. of Neurosurg. **8**, 295 (1951).

Correll, J. T., and E. C. Wise: Proc. Soc. Exper. Biol. a. Med. **58**, 233 (1945).

Cushing, H.: The control of bleeding in operations for brain tumors with a description of silver „clips" for the occlusion of vessels inaccessible to the ligature. Ann. Surg. **54**, 1 (1911).

— Tumors of the nervus accusticus. Philadelphia: W. B. Saunders Company 1917.

— In A. J. Ochsner, Surgical diagnosis and treatment, Bd. 1, S. 407. Philadelphia: Lea a. Febiger 1920.

— Meningioma arising from olfactory groove and their removal by aid of electro-surgery. Lancet **1927 I**, 1329.

— Electro-surgery as an aid to removal of intracranial tumors. Surg. etc. **47**, 6 (1928).

— Intracranial tumors. Springfield, Ill.: Ch. C. Thomas 1932.

— Papers relating to the pituitary body, hypothalamus and parasympathetic nervous system. Springfield, Ill.: Ch. C. Thomas 1932.

—, and L. Eisenhardt: Meningiomas arising from tuberculum sellae. Trans. Sect. ophthalm. Amer. Med. Assoc. **1928**, 322.

— — Arch. of Ophthalm. **1**, 1 (1929).

Cuthbertson, D. P.: Biochemic. J. **24**, 1244 (1930).

Dandy, W. E.: Operation for removal of pineal tumors. Surg. etc. **33**, 113 (1921).

— Operation for the total extirpation of tumors in the cerebello—pontine Angle. Bull. Johns Hopkins Hosp. **33**, 344 (1922).

— Prechiasmal intracranial tumors of the optic nerves. J. of Ophthalm. etc. **5** (1922).

— Bull. Johns Hopkins Hosp. **33**, 189 (1922).

— Method of localisation of brain tumors in comatose patients. Surg. etc. **36**, 641 (1923).

— Surg. etc. **39**, 760 (1924).

— Congenital cysts of cavum septi pellucidi (5th ventricle) and cavum vergae (6th ventricle). Diagnosis and treatment. Arch. of Neur. **25**, 44 (1931).

— Benign tumors in the 3rd ventricle of the brain. Springfield, Ill.: Ch. C. Thomas 1933.

— Carotid-cavernous aneurysms. Zbl. Neurochir. **2**, 77, 165 (1937).

— Orbital tumors, transcranial attack, S. 15 u. 168. New York: O. Piest 1941.

Darrow, D. C.: J. of Pediatr. **28**, 515 (1946).

Dott, N. M.: Med. Chir. Soc. Edinburgh **112**, 219 (1933).

Drew, J. H.: Verbesserter Clip-Halter. J. of Neurosurg. **10**, 439 (1953).

— C. E. Koop and R. P. Grigger: J. of Neurosurg. **4**, 7 (1947).

Duane jr., W.: J. of Neurosurg. **7**, 92 (1950).

Dunsmore, R. H., W. B. Scoville, F. Reilly and B. B. Whitcomb: J. of Neurosurg. **10**, 228 (1953).

Eckert, A.: J. of Neurosurg. **5**, 51 (1948).

Euler, U. S. v.: Sandoz J. Med. Sci. **1**, 101 (1954).

Falconer, M. A.: J. Neurol., Neurosurg. a. Psychiatry, N. S. **14**, 153 (1951).

Fay: Surg. Clin. N. Amer. **10**, 1427 (1930).

Finlayson and Penfield: Arch. of Neur. **46**, 250 (1941).

Fischer-Brügge, E.: Zbl. Neurochir. **4**, 72 (1939).

— Zbl. Chir. **74**, H. 4 (1949).

— Bruns' Beitr. **181**, 323 (1950).

— Acta neurovegetativa (Wien) **1**, 374 (1950).

Foerster, O.: Wien. klin. Wschr. **1928**, 986.

— Motorische Felder und Bahnen, Sensible Felder und Bahnen. In Handbuch der Neurologie von Bumke-Foerster, Bd. 6. Berlin 1936.

—, u. Schwab: Zit. bei W. Tönnis 1948, S. 597.

Forster, F. M., u. B. J. Alpers: Arch. of Neur. **50**, 669 (1943).

Frawley, T. F.: The Thorn test. Triangle. Sandoz J. Med. Sci. **2**, 146 (1956).

—, and G. W. Thorn: Proc. 2. Clin. ACTH Conf. Edit. J. R. Mote. Vol. I, Res. Philadelphia: Blakiston Son & Co. 1951.

Frazier, C. H.: Choice of method in operations upon the pituitary body. Surg. etc. **29**, 9 (1919).

— The surgery of the trigeminal tract. J. Amer. Med. Assoc. **77**, 1387 (1921).

Gärtner, J.: Zbl. Neurochir. **6**, 342 (1955).

Gaunt, R., J. H. Birnie and W. J. Eversole: Physiologic. Rev. **29**, 281 (1949).

German, W. J.: J. of Neurosurg. **1**, 60 (1944).

Gohrbandt, P.: Allgemeine Operationslehre. In Bier-Braun-Kümmel, Chirurgische Operationslehre, 7. Aufl., Bd. I. Leipzig: Johann Ambrosius Barth 1952.

GORDON, E., u. J. C. LADENHEIM: Acta chir. scand. (Stockh.) 109, 488 (1955).

GULEKE, N.: Die Eingriffe am Gehirnschädel, Gehirn, an der Wirbelsäule und am Rückenmark. In Allgemeine und Spezielle chirurgische Operationslehre von M. KIRSCHNER, 2. Aufl. Berlin 1950.

GURDJIAN, E. S., u. J. E. WEBSTER: Arch. of Neur. 73, 309 (1955).

GUTHKELCH, A. N.: Brit. Med. J. 1953, 233.

HARRIS, W., and H. CAIRNS: Lancet 1932 I, 3.

HARTMANN, A. F.: J. Amer. Med. Assoc. 103, 1349 (1934).

— F. W.: Arch. Surg. 63, 728 (1951).

HAYNE, R. A., C. L. G. KEMPE and W. COXE: J. of Neurosurg. 13, 259 (1956).

HEEP, W.: Zbl. Neurochir. 6, 67 (1941).

HILLER, F.: Die Zirkulationsstörungen des Gehirns und Rückenmarks. In Handbuch der Neurologie von BUMKE-FOERSTER, Bd. 11. Berlin 1936.

HOESSLY, G. F., and H. OLIVECRONA: J. of Neurosurg. 12, 614 (1955).

HORRAX, G.: Surgery of the brain. In: Nelson new loose-leaf surgery, Vol. II, Chapt. VII. New York: Thomas Nelson & Sons 1937.

—, and P. BAILEY: Arch. of Neur. 13, 423 (1925).

HORSLEY, V.: Brit. Med. J. 1909, 125.

HYNDMAN, O. R.: J. of Neurosurg. 3, 426 (1946).

IKKOS, D., R. LUFT and H. OLIVECRONA: J. Clin. Endocrin. 15, 553 (1955).

INGRAHAM, F. D., and O. T. BAILEY: J. of Neurosurg. 1, 23 (1944).

—, and J. B. CAMPBELL: Ann. Surg. 114, 1096 (1941).

—, and D. D. MATSON: Neurosurgery of infancy and childhood. Springfield, Ill.: Ch. C. Thomas 1954.

— D. D. MATSON and R. L. McLAURIN: New England J. Med. 246, 568 (1952).

IRSIGLER, F. J.: Klin. Mbl. Augenheilk. 110, 419 (1944).

— S. A. Med. J. 26, 581 (1952).

JAEGER, R.: J. of Neurosurg. 8, 103 (1951).

JEFFERSON, G.: Brit. J. Surg. 26, 267 (1938).

— Proc. Roy. Soc. Med. 45, 300 (1952).

— Surg. etc. 93, 444 (1951).

JUNGMANN, P., u. E. MEYER: Arch. exper. Path. u. Pharmakol. 73, 49 (1913); 77, 122 (1914).

KENNEDY, F., and WORTIS: Surg. etc. 63, 732 (1936).

KETY, S. S., B. D. KING and J. H. HAFKENSCHIEL: J. Clin. Invest. 27, 543 (1948).

KLINGLER, M.: Schweiz. Arch. Neur. 64, 253 (1949).

KNIGHTS, E. M.: J. of Neurosurg. 11, 306 (1954).

KRAUSE, FEDOR: Chirurgie des Gehirns und Rückenmarks 1908.

KRAYENBÜHL, H.: Schweiz. Arch. Neur. 47, 155 (1941).

— Schweiz. med. Wschr. 1946, Nr 37/38, 908.

— Neurochir. (Paris) 1, 45 (1955).

—, u. F. LÜTHY: Schweiz. Arch. Neur. 61, 7 (1948).

—, u. H. R. RICHTER: Die cerebrale Angiographie. Stuttgart: Georg Thieme 1952.

—, u. R. STOLBA: Confinia neur. (Basel) 6, 281 (1945).

—, A. WERNER u. F. MARTIN: Rev. Neurol. 83, 256 (1950).

—, u. M. G. YASARGIL: Die vaskulären Erkrankungen im Gebiet der Arteria vertebralis und Arteria basialis. Stuttgart: Georg Thieme 1957.

KRIEG, W.: Zbl. Neurochir. 1, 79 (1936).

KRÜGER, D. W.: Die plastische Deckung von Schädeldefekten. Zbl. Neurochir. 1954, H. 4/5, 260.

LABORIT, H., et P. HUGUENARD: Pratique de l'hibernotherapie en chirurgie et en medicine. Paris: Masson & Cie. 1954.

LE BEAU, J.: L'oedeme du cerveau: son rôle dans l'evolution des tumeurs et des abces intra-craniens. Paris. J. Rech. 1938, 223.

LINDGREN, E.: Röntgenologie einschließlich Kontrastmethoden. In Handbuch der Neurochirurgie, von H. OLIVECRONA u. W. TÖNNIS, Bd. II, S. 148. Berlin-Göttingen-Heidelberg: Springer 1954.

LIST, C. F., J. R. WILLIAMS and G. W. BALYEAT: J. of Neurosurg. 9, 177 (1952).

LLOYD, C. W.: Recent Progr. in Hormone Res. 7, 469 (1952).

LÖHLEIN, W., u. W. TÖNNIS: Arch. f. Ophthalm. 149, 318 (1949).

LOEW, F., u. W. TÖNNIS: Zbl. Neurochir. 12, 82 (1952).

LUFT, R., u. H. OLIVECRONA: Cancer (N. Y.) 8, 261 (1955).

— — J. of Neurosurg. 10, 301 (1953).

— H. OLIVECRONA, U. S. v. EULER u. D. IKKOS: Helvet. med. Acta 22, 338 (1955).

MacCARTY, C. S., u. I. S. COOPER: Proc. Staff Meet. Mayo Clin. 26, 185 (1951).

MARTIN, P., and H. CUSHING: Arch. of Ophthalm. 52, 209 (1923).

MASON, R. L., u. H. A. ZINTEL: Preoperative and postoperative treatment. Philadelphia and London: W. B. Saunders Company 1946.

McKENZIE, K. G.: Arch. of Neur. 36, 542 (1936).

McLARDY, T.: J. Neurol., Neurosurg. a. Psychiatry 13, 106 (1950).

Milletti, M.: Le diagnostic de la thrombose primitive de la carotid interne. Presse méd. 48, 635 (1946).
Moore, F. D., and M. R. Ball: The metabolic response to surgery. Springfield, Ill.: Ch. C. Thomas 1952.
Naffziger, H. C.: Surg. etc. 46, 241 (1928).
—, and O. W. Jones jr.: J. Amer. Med. Assoc. 99, 638 (1932).
Noetzel, H.: Zbl. Neurochir. 1940, 281.
Norlén, G., and A. S. Barnum: J. of Neurosurg. 10, 634 (1953).
—, and H. Olivecrona: J. of Neurosurg. 10, 404 (1953).
Olivecrona, H.: Die chirurgische Behandlung der Gehirntumoren. Berlin: Springer 1927.
— Die parasagittalen Meningiome. Leipzig: Georg Thieme 1934.
— Arch. klin. Chir. 180, 445 (1934).
— Acta chir. scand. (Stockh.) 91, 353 (1944).
—, and J. Riives: Arch. of Neur. 59, 567 (1948).
Paine, K. W. E., and W. McKissock: J. of Neurosurg. 12, 127 (1955).
Parenti, G. C.: Zbl. Neurochir. 6, 59 (1941).
Perelson, H. N., u. R. S. Cosby: Amer. Heart J. 37, 1126 (1949).
Peters, J. P.: Surgery (St. Louis) 24, 568 (1948).
— L. G. Welt, A. H. Sims and J. Orloff: Trans. Assoc. Amer. Physicians 63, 57 (1950).
—, G., u. H. Selbach: Arch. f. Psychiatr. 116, 531 (1943).
Poppen, J. L.: Zbl. Neurochir. 6, 355 (1938).
— Arch. of Neur. 41, 495 (1939).
— Arch. of Neur. 50, 587 (1943).
— J. of Neurosurg. 7, 532 (1950).
— J. of Neurosurg. 8, 75 (1951).
Putnam, T. J.: Ann. Surg. 118, 127 (1943).
Raaf, J., D. L. Stainsby and W. L. E. Larson: J. of Neurosurg. 11, 463 (1954).
Ranson, S. W.: The anatomy of the nervous system. Revised by S. L. Clark. Philadelphia and London: W. B. Saunders Company 1948.
Richter, H. R.: Acta radiol. (Stockh.) 40, 108 (1953).
Riechert, T.: Dtsch. Z. Nervenheilk. 160, 299 (1949).
— Die Arteriographie der Hirngefäße, 2. Aufl. Berlin u. München 1949.
— Dtsch. Z. Nervenheilk. 162, 8 (1950).
Robinson, F.: J. of Neurosurg. 5, 320 (1948).
Röttgen, P.: Zbl. Neurochir. 2, 18 (1937).
— H. Selbach, v. Stockert u. W. Tönnis: Zbl. Neurochir. 3, 12 (1938).
Rogers, L.: Brit. J. Surg. 32, 309 (1944).
Sachs, E.: Ann. Surg. 81, 1053 (1925).
— Diagnosis and treatment of brain tumors and care of the neurosurgical patient, 2. Aufl. St. Louis: C. V. Mosby Comp. 1949.
Salmon, H. A.: Brit. Med. J. 1956, 1397.
Scarff, J. E.: J. of Neurosurg. 8, 204 (1951).
Schaltenbrand, G.: Zbl. Neurochir. 1, 42 (1936).
—, u. H. Wolff: Ther. Gegenw. 1942, H. 1.
Schamroth, L.: Medical Proc. (Johannesburg) 2, 630 (1956).
Schorstein, J.: Brit. J. Surg. 28, 50 (1940).
Schwartz, H. G., and R. Elman: Proc. Soc. Exper. Biol. a. Med. 39, 506 (1938).
Seemen, H. v.: Allgemeine und spezielle Elektrochirurgie. Berlin 1932.
— Die praktische Bedeutung der Elektrochirurgie. Langenbecks Arch. u. Dtsch. Z. Chir. 284, 536 (1956).
Selye, H.: J. Clin. Endocrin. 6, 117 (1946).
— Textbook of endocrinology. Canada: University of Montreal 1947.
— Triangle. Sandoz J. Med. Sci. 1, 214 (1954).
Sheehan, H. L., and V. K. Summers: Brit. Med. J. 1954, 723.
Soffer, L. S.: Diseases of the adrenals, 2. Aufl. Philadelphia: Lea a. Febiger 1948.
Sorgo, W.: Zbl. Neurochir. 7, 73 (1942).
— Dtsch. Z. Chir. 257, 262 (1943).
Souttard: Brit. Med. J. 1928, 20.
Sprockhoff, H.: Nervenarzt 13, 341 (1940).
— Arch. klin. Chir. 200, 185 (1940).
Störtebecker, T. P.: J. of Neurosurg. 8, 185 (1951).
— J. of Neurosurg. 11, 84 (1954).
Stookey, B., and J. E. Scarff: Bull. Neur. Inst. New York 5, 348 (1936).
Strohmayer, R.: Zbl. Neurochir. 15, 104 (1955).
Stürup, H.: Acta med. scand. (Stockh.) 144, 189 (1952).
Summers, V. K., u. H. L. Sheehan: Brit. med. J. 1951, 564.

SUNDER-PLASSMANN, P.: Dtsch. med. Wschr. 1948, 185.

SWEET, W. H., and H. S. BENNETT: J. of Neurosurg. 5, 178 (1948).

— COTZIAS, J. SEED and P. YAKOVLEV: Res. Publ. Assoc. Nerv. Ment. Dis. 27, 795 (1948).

SYMONDS, C.: Ann. Roy. Coll. Surg. 10, 347 (1952).

TAKATS, G. DE: Amer. J. Surg. 11, 39 (1931).

THORN, G. W., P. H. FORSHAM, F. T. G. PRUNTY and A. G. HILLS: J. Amer. Med. Assoc. 137, 1005 (1948).

TÖNNIS, W.: Zbl. Neurochir. 1, 39 (1936).

— Zbl. Neurochir. 3, 1 (1938).

— Chirurg 1939, H. 23, 818.

— Die Chirurgie des Gehirns und seiner Häute (mit Beitr. von K. J. ZÜLCH u. H. LANGE-COSACK). In: Die Chirurgie von KIRSCHNER-NORDMANN, Bd. 3. Berlin 1948.

— Die Operationen am Schädelteil des Kopfes und am Gehirn. In BIER-BRAUN-KÜMMEL, Chirurgische Operationslehre, 7. Aufl., Bd. II. Leipzig: Johann Ambrosius Barth 1954.

— Acta neurochir. (Wien) 1, 52 (1950).

— Dtsch. Z. Nervenheilk. 162, 175 (1950).

— Regensburger Jb. ärztl. Fortbildg 2 (1951).

— Dtsch. med. J. 1952, Nr 1, 1.

— H. BRILMAYER u. F. MARGUTH: Dtsch. med. Wschr. 1955, 845.

— K. OBERDISSE u. E. WEBER: Acta neurochir. (Wien) 3, 113 (1952).

— R. RIESSNER u. K. J. ZÜLCH: Zbl. Neurochir. 5, 1 (1940).

TORKILDSEN: Acta clin. scand. (Stockh.) 85, 254 (1941).

— J. of Neurosurg. 5, 213 (1948).

— Arch. of Neur. 61, 96 (1949).

TYTUS, J. S., H. S. SELTZER and E. A. KAHN: J. of Neurosurg. 12, 555 (1955).

VAN WAGENEN, W. P.: Surg. etc. 53, 216 (1931).

VERBIEST, H.: Zbl. Neurochir. 4, 129 (1939).

VERNEY, E. B.: Lancet 1946 I, 739, 781.

— Proc. Roy. Soc. Lond., Ser. B 135, 25 (1947).

VINCENT, CL.: Soc. d'Etude sur l'Anésthesie et l'Analgesie. Paris, 3. Juli 1937.

— Bewußtseinsstörungen. Zit. bei TÖNNIS, 1948, S. 871.

WALKER, A. E.: Arch. of Neur. 48, 865, 884 (1942).

— Arch. Surg. 44, 953 (1942).

— A history of neurological surgery. Baltimore: Williams & Wilkins Co. 1951.

WALLENBERG: Arch. f. Psychiatr. 27, 504 (1895).

WEED, L. H., and P. S. McKIBBEN: Amer. J. Physiol. 48, 531 (1919).

WELT, L. G., D. W. SELDIN, W. P. NELSON, W. J. GERMAN and J. P. PETERS: Arch. Int. Med. 90, 355 (1952).

WHITTAKER, S. R. F., and T. P. WHITEHEAD: Brit. Med. J. 1954, 265.

WIKLUND, P. E.: J. of Neurosurg. 10, 617 (1953).

WILKINSON, A. W.: Body fluids in surgery. Edinburgh u. London: E. & S. Livingstone 1955.

— B. H. BILLING, G. NAGY and C. P. STEWART: Lancet 1950 I, 533.

WINFIELD, J. N., CH. L. FOX and W. L. MERSHEIMER: Ann. Surg. 134, 626 (1951).

WIRTH, W.: Zbl. Neurochir. 1954, H. 4/5, 225.

WISE, B. L.: (1) J. of Neurosurg. 13, 107 (1956).

— (2) J. of Neurosurg. 13, 223 (1956).

WOOD, P.: Diseases of the heart and circulation. „The Practitioner"-Series. London: Eyre & Spottiswoode 1950.

WRIGHT, C. J. E.: Arch. of Path. 48, 382 (1949).

WYNN, V., and O. GARROD: Brit. Med. J. 1, 505 (1955).

ZAPLETAL, B.: Zbl. Neurochir. 16, 64, 154 (1956).

ZEHNDER, M.: Zbl. Neurochir. 4, 351 (1939).

ZIMMERMANN, B., u. O. H. WANGENSTEEN: Surgery 31, 654 (1952).

ZONDEK, H.: Die Krankheiten der endokrinen Drüsen. Basel: Benno Schwabe & Co. 1953.

ZÜLCH, K. J.: Zbl. Neurochir. 14, 286 (1954).

—, u. HERBERG: Dtsch. Z. Nervenheilk. 161, 38 (1949).

Anaesthesie.

Von

Torsten Gordh
unter Mitarbeit von Emeric Gordon

Mit 15 Abbildungen.

Allgemeines.

Die allgemeinen Grundregeln innerhalb der Anaesthesie gelten selbstverständlich auch für die Neurochirurgie. Die Prinzipien betreffs Prämedikation, Kenntnis der Narkosestadien, sorgfältiger Überwachung und Kontrolle von Blutdruck, Puls und Atmung sind die gleichen. Dasselbe gilt für die Führung eines Anaesthesiejournals, Vermeiden jeder Hypoxie und Kohlendioxydretention sowie entsprechender Flüssigkeitstherapie während der Operation, wirkungsvolle Wiederbelebungsmaßnahmen und rasches Aufwachen aus der Narkose.

Innerhalb der Neurochirurgie bestehen jedoch gewisse Probleme, die bei der Wahl des Anaesthesiemittels und der Technik zu beachten sind, besonders dann, wenn es sich um intrakranielle Eingriffe handelt. Es sind dies folgende:

1. Die Schmerzempfindlichkeit der intrakraniellen Strukturen.
2. Die Wirkung der Anaesthesie auf die Hirnfunktionen.
3. Die Anaesthesie und der intrakranielle Druck.
4. Blutungsfaktoren.
5. Störungen der vitalen Funktionen während der Operation.
6. Die Bedeutung der Körperlage.

Diese sämtlichen Faktoren sind wichtig; sie stehen alle teilweise unter der Kontrolle des Anaesthesisten.

Ad 1. Von den intrakraniellen Strukturen sind die großen venösen Sinus und die in sie von der Hirnoberfläche einmündenden Venen, Teile der Dura an der Schädelbasis, die Duraarterien sowie die basalen Hirnarterien schmerzempfindlich. Nicht schmerzempfindlich sind dagegen das Cranium einschließlich der Venae diploae und emissariae, das Hirnparenchym, der größte Teil der Dura, das Ependym in den Ventrikeln mit den Plexus chorioidei. Von den äußeren Schichten sind Haut und Periost schmerzempfindlich, ganz besonders aber die Fascien über dem M. temporalis und der Occipitalmuskulatur ebenso wie die oberflächlichen Arterien des Schädels (Wolff 1948).

Ad 2. Die Anaesthesie spielt hinsichtlich des Charakters der elektrischen Aktivität eine große Rolle, wie durch Elektroencephalographie gezeigt werden konnte (Walker 1949). Durch Äthernarkose wird eine deutliche Verminderung der corticalen Frequenz mit Vergrößerung der Amplitude innerhalb sämtlicher Regionen des Gehirns verursacht (s. Abb. 1). Diese langsame Aktivität verbirgt den ganzen normalen α-Rhythmus und dämpft die allgemeine Reizbarkeit im Bereich der Cortex cerebri. Oberflächliche intravenöse Narkose mit Barbitursäurederivaten erhöht die Frequenz und vergrößert die Amplitude aller corticalen Regionen. Vertieft man die Narkose, so tritt fortschreitende Hemmung der corticalen Aktivität ein. Das Elektroencephalogramm wird durch Curare während der intravenösen Narkose nicht verändert (KIERSEY und Mitarbeiter 1951). Die genauesten Resultate erhält man bei Elektroencephalographie, wenn die Kraniotomie in Lokalanaesthesie ausgeführt wird. Diese Tatsache ist bei der Epilepsie wichtig, wo das subjektive Mitwirken des Patienten von Bedeutung ist. Man macht daher am besten eine Voroperation in Allgemeinbetäubung und führt die corticale Exploration eine Woche später in Lokalanaesthesie aus. Morphin in der gewöhnlichen Prämedikationsdosis scheint die corticale Aktivität nicht zu beeinflussen.

Ad 3. Die Tierversuche von WHITE und Mitarbeitern (1942) über den Einfluß verschiedener Faktoren auf das Hirnvolumen zeigten, daß den zur Anaesthesie verwendeten Mitteln ziemlich geringe Bedeutung zukommt. Die größten Veränderungen entstehen vor allem durch Anoxie und CO_2-Retention. Es sollen daher alle nur denkbaren Maß-

nahmen ergriffen werden, diese Komplikationen sowohl bei der Einleitung als auch während der Narkose zu vermeiden. Selbst durch kurze Perioden von Anoxie oder CO_2-Ansammlung werden Veränderungen im Hirnvolumen verursacht, die mindestens eine $^1/_2$ Std bestehenbleiben oder sogar während der ganzen Operation anhalten können. Aus diesem Grunde ist eine schonende Einleitung der Narkose ohne Behinderung der Luftwege, ohne Hustenreiz oder Exzitation absolut erforderlich. Eine eventuelle Intubation ist am besten entweder mit

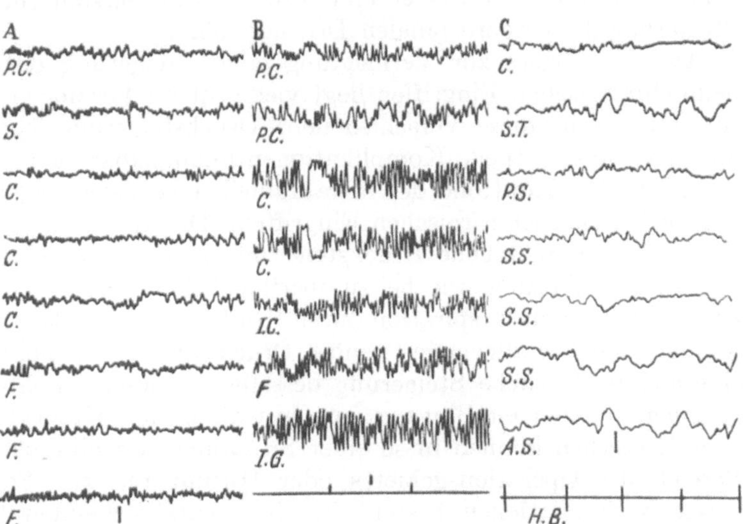

Abb. 1. Wirkung der Anaesthesie auf den Kurvenverlauf bei der Elektroencephalographie (WALKER). *A* Elektrocorticogramm bei Verwendung von Procain zur Lokalanaesthesie der Kopfhaut; *B* bei Pentothal sodium intravenös; *C* bei Äthernarkose.

Hilfe von muskelerschlaffenden Mitteln oder nach vorangegangener Oberflächenanaesthesie auszuführen. Wenn Curarepräparate zur Einleitung gegeben werden, muß man auf eine entsprechende Ventilation achten, um so einen Sauerstoffmangel oder eine CO_2-Retention zu vermeiden. Nur Narkoseapparate mit vollständiger CO_2-Absorption sollen verwendet werden, wobei auf einen reichlichen Gaszustrom geachtet werden muß, damit innerhalb des Systems keine CO_2-Retention entsteht.

Weitere experimentelle Untersuchungen bestätigten oben Gesagtes. So beobachtete DONDERS durch ein Schädelfenster unter Asphyxie starke Dilatation der Piaarterien und -venen. Diese Reaktion trat ein, noch bevor die Asphyxie allgemeine Blutdrucksteigerung hervorrief, und blieb während der Dauer derselben bestehen. SCHMIDT (1928), WOLFF und LENNOX (1930) haben gezeigt, daß diese Dilatation der Hirngefäße durch eine gesteigerte CO_2-Spannung bedingt ist und auch O_2-Mangel den gleichen Effekt hat. Die Blutzirkulation des Gehirns wird bei intrakranieller Drucksteigerung durch Vasodilatation, bei höherem Druck durch allgemeine Blutdrucksteigerung aufrechterhalten. Letztere kommt durch Anämie in der Medulla oblongata zustande (CUSHING, FORBES und WOLFF, FOG).

Änderungen des allgemeinen Blutdrucks wirken auch auf die Blutzirkulation des Gehirns. Blutdruckabfall ergibt nach FOG eine Dilatation der Piaarterien, Blutdrucksteigerung dagegen löst eine Kontraktion derselben aus.

Bei der Wirkung der verschiedenen Anaesthesiemittel auf den intrakraniellen Druck spielen also mehrere Faktoren eine Rolle. Die Bedeutung einer schonenden Einleitung der Narkose ohne Exzitation und Behinderung der Luftwege wurde bereits hervorgehoben. Perioden von Anoxie und CO_2-Ansammlung ergeben Drucksteigerung, unabhängig von der Art des Anaesthesiemittels. Äthernarkose ergibt nach klinischen Erfahrungen eine Zunahme des Hirnvolumens, auf die von Dandy schon früh aufmerksam gemacht wurde. Dasselbe bewirken auch Chloroform, Vinethene und Chloräthyl, während man von Avertin, Barbitursäurederivaten, Lachgas und Cyklopropan annimmt, daß diese den intrakraniellen Druck nicht steigern. Deren dämpfende Wirkung auf die Respiration kann jedoch, wenn vom Anaesthesisten nicht beachtet, durch Hypoxie und CO_2-Retention zu einer Steigerung des Hirndrucks führen. Bei ausgesprochenem Blutdruckabfall durch Avertin oder intravenöse Narkose konnten jedoch intrakranielle Drucksteigerungen, bedingt durch Dilatation der Arteriolen, nachgewiesen werden (Taarnhøj 1949). Diese Gefäßerweiterung verursacht ihrerseits wieder eine venöse Kompression im Schädel, die dann zu einer Steigerung des cerebrospinalen Druckes führt.

Das Wichtigste zur Vermeidung einer Steigerung des intrakraniellen Druckes bei neurochirurgischen Eingriffen liegt vielleicht im Vermögen und der Geschicklichkeit des Anaesthesisten, diese verschiedenen, Drucksteigerung bedingenden Faktoren zu verhindern und eventuelle Komplikationen unmittelbar zu beseitigen.

Ad 4. Die Kontrolle des intrakraniellen venösen Druckes ist ein weiterer wichtiger Faktor bei neurochirurgischen Eingriffen. Die dünnwandigen Hirngefäße sind besonders vulnerabel für plötzliche Drucksteigerungen wie z. B. bei Husten- und Brechreiz. Eine angestrengte Atmung wie bei zu oberflächlicher Narkose oder zu engen Luftwegen führt zu einer forcierten Exspiration durch Kontraktion der Bauchmuskeln. In diesem Zustand ist nicht nur der allgemeine venöse Druck erhöht, vielmehr verursacht jede Exspiration eine außerordentliche Steigerung desselben. Dieser erhöhte Druck führt unvermeidlich zu einer vermehrten Blutung im Operationsfeld (Hunter 1952). Eine Hustenattacke oder Erbrechen können in so einer Situation im schlimmsten Fall eine Gefäßruptur im Bereich des Operationsgebietes oder Hirninneren zur Folge haben. Die Prophylaxe dieser Komplikationen besteht in einer entsprechenden Oberflächenanaesthesie, Verwendung eines Intratrachealtubus, der nicht weit unter die Stimmbänder reicht und dessen Spitze daher nicht die überaus empfindliche Carina berührt, und einer Narkosetiefe, die ausreicht, sämtliche Hustenreflexe des Patienten auszuschalten.

Jede Maßnahme zur Verminderung des venösen Druckes innerhalb des Schädels und dadurch des intrakraniellen Druckes ist daher von vitaler Bedeutung und kann sogar für die Operabilität bestimmend sein (Hewer 1952). Wenn die arterielle Blutung natürlich auch wichtig ist, so ist doch die venöse störender, da sie, sickernd und diffus, schwieriger zu stillen ist.

Ad 5. Die Gefahr einer direkten Verletzung lebenswichtiger Zentren ist begreiflicherweise bei gehirnchirurgischen Eingriffen vorhanden, speziell bei Operationen in der Nähe der Pons und Medulla sowie bei Entfernung von großen Tumoren. Die Symptome, vor denen man besonders auf der Hut sein muß, sind vor allem Änderungen des systolischen und diastolischen Druckes, der Puls- und Atemfrequenz. Wenn derartige kritische Manipulationen vor sich gehen, ist es wichtig, keine Veränderungen in der Anaesthesie vorzunehmen, die ähnliche Symptome hervorrufen könnten. Oft ist es schwierig zu entscheiden, ob diese Veränderungen durch den chirurgischen Eingriff oder durch die Anaesthesie entstanden sind. Sollten sie durch chirurgische Manipulationen hervorgerufen worden sein, ist der Operateur unverzüglich zu warnen (Hewer).

Lebenswichtige Zentren von klinischer Bedeutung befinden sich im Boden des 3. Ventrikels, im Hypothalamus und im Boden des 4. Ventrikels in den hinteren Partien der Pons und Medulla oblongata. Die hypothalamischen Zentren können bei der Exstirpation von Hypophysentumoren, suprasellären und Sulcus olfactorius-Meningeomen verletzt werden. Das übliche Zeichen, daß nicht alles in Ordnung ist, ist der Blutdruckabfall (Hunter). Ein weiteres Gefahrenmoment bei Hirnoperationen sind Irritationen der lebenswichtigen Zentren im Boden des 4. Ventrikels. Diese können sowohl bei der

Exstirpation von Tumoren in der näheren Umgebung entstehen als auch durch Manipulationen, die eine Rotation des Hirnstammes zur Folge haben und dadurch eine relative Asphyxie bedingen. Das konstante Symptom ist hier die Bradykardie. Liegt die Ursache in einer Läsion der vitalen Zentren oder deren nächster Umgebung, so tritt Bradypnoe oder Apnoe ein. Wenn die Ursache eine Rotation des unverletzten Hirnstammes ist, so kommt es oft zu Blutdrucksteigerung. Wir finden also die klassischen Symptome: Hypertension, Bradykardie und Bradypnoe.

Das dritte und häufigste Symptom bei Irritationen lebenswichtiger Zentren ist eine erhöhte Pulsfrequenz. Es bedeutet in der Regel eine Steigerung des intrakraniellen Druckes, insofern ein Blutungsschock ausgeschlossen werden kann. Die Therapie besteht in einer Verminderung des Druckes durch Ventrikelpunktion. Außerdem findet sich Trachycardie auch des öfteren bei Patienten mit Kleinhirntumoren. Wenn nach Einleitung der Anaesthesie die Pulsfrequenz bei Erwachsenen auf 140/min und bei Kindern auf 160/min gestiegen ist, soll der Chirurg als erste Maßnahme bei der Operation eine Ventrikelpunktion durchführen oder am besten die Punktionsnadel während der Operation zur kontinuierlichen Drainage liegen lassen. Oben Gesagtes unterstreicht die Wichtigkeit einer ununterbrochenen und genauen Kontrolle von Blutdruck, Puls und Atmung während der Anaesthesie und Operation. Es ist ein eigenes Anaesthesiejournal zu führen, worin die Werte registriert und zu Kurven zusammengefügt werden.

Ad 6. Die Lage des Patienten am Operationstisch spielt in der Neurochirurgie eine große Rolle. Ein erhöhtes Kopfende trägt dazu bei, den venösen Druck im Kopf zu senken. Selbst der allgemeine Blutdruck wird in dieser Lage gesenkt. Je tiefer die Narkose, desto nachdrücklicher ist, auf Grund der erhöhten vasomotorischen Instabilität, die Wirkung von Lageveränderungen auf den Blutdruck. Bei der Anwendung der Hypotensionstechnik mit ganglienblockierenden Mitteln ist die orthostatische Hypotension dominierend. Diese Methode hat besonders in der Neurochirurgie Verwendung gefunden und soll später beschrieben werden. Bei Operationen am Trigeminus und dem Cerebellum wird von einem Teil der Neurochirurgen die sitzende Stellung bevorzugt. Diese birgt jedoch gewisse Gefahren in sich, die beachtet werden müssen.

Dadurch, daß der venöse Druck subatmosphärisch wird, ergibt sich ein gewisses Risiko für Luftembolie. Die Gefäße, von denen diese Gefahr hauptsächlich droht, sind die dem suboccipitalen Venenplexus zugehörigen und die der Emissarien im Mastoid. Eine weitere Möglichkeit zur Luftembolie kann durch Verletzungen des lateralen Sinus bei der Entfernung der Knochenplatte entstehen. Diesen Zwischenfällen, die nicht fatal zu sein brauchen, ist durch Aufmerksamkeit von seiten des Anaesthesisten abzuhelfen. Vor allen Dingen ist durch eine gleichmäßige Narkose, bei der Hustenreize sowie Behinderungen der Luftwege vermieden werden, ein Ansaugen von größeren Luftmengen zu verhindern. Wenn die Vv. jugulares von Zeit zu Zeit komprimiert werden, sind die offenstehenden Venen leichter zu bemerken. Schließlich soll bei Patienten in sitzender Stellung jede unmotivierte Änderung von Blutdruck und Puls als ein Warnungssignal für eine kleine Luftembolie betrachtet werden (HUNTER).

Neben der Gefahr für Luftembolie besteht die Gefahr einer schweren Hypotension durch Eintreten von vasomotorischer Instabilität während der Narkose, die der Narkosetiefe direkt proportional ist (GORDH). Ein Patient, der in horizontaler Lage in einer bestimmten Narkosetiefe gehalten wird, kommt in sitzender Stellung in tiefere Narkose dadurch, daß sich zur Narkosetiefe eine gewisse Hirnanämie-Hypoxie addiert. Patienten können deshalb in sitzender Stellung in einer mehr oberflächlichen Narkose gehalten werden; in horizontale Lage gebracht, wachen sie dann rasch auf. Ein Rachentubus kann daher in sitzender Stellung oft vertragen werden, während das in derselben Narkosetiefe in liegender nicht möglich ist (GORDH). Die ideale Lage bei Hirnoperationen ist deshalb eine Mittellage, wobei das Kopfende des Operationstisches um einen Winkel von 10—20° erhöht ist. Bei der Verwendung von ganglienblockierenden Mitteln zur Erzielung von Hypotension ist also innerhalb der Neurochirurgie die Körperlage von entscheidender

Bedeutung. Teilweise kann man dabei den Blutdruck durch Neigung des Operationstisches nach Wunsch modifizieren. Senkung des Kopfendes steigert den allgemeinen Blut-

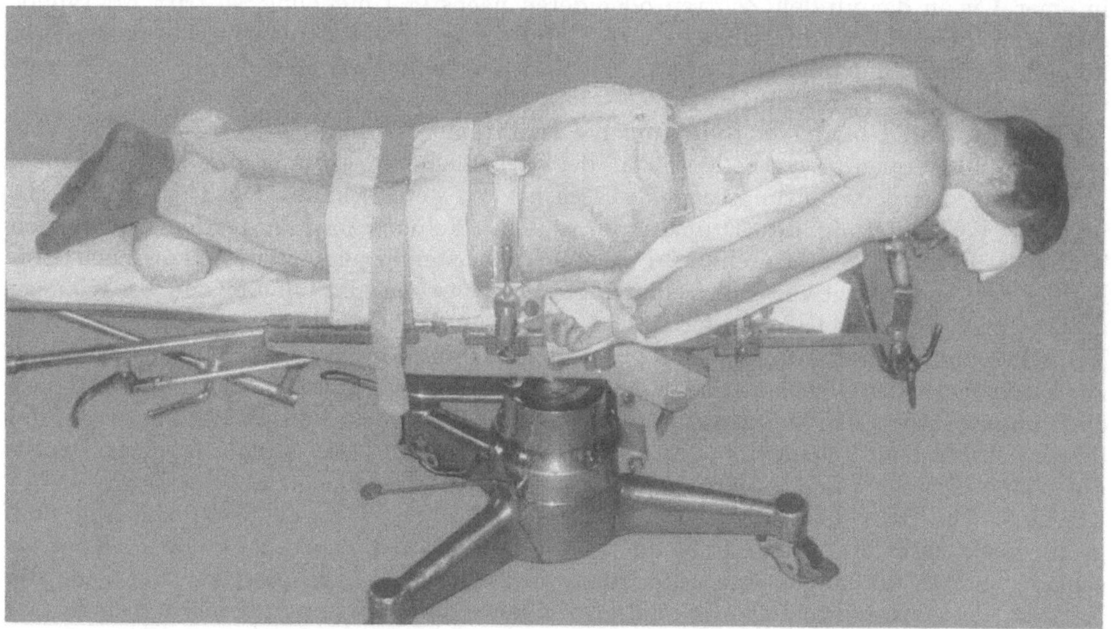

Abb. 2. Lage bei Operationen in der hinteren Schädelgrube, sog. „Cerebellumlage".

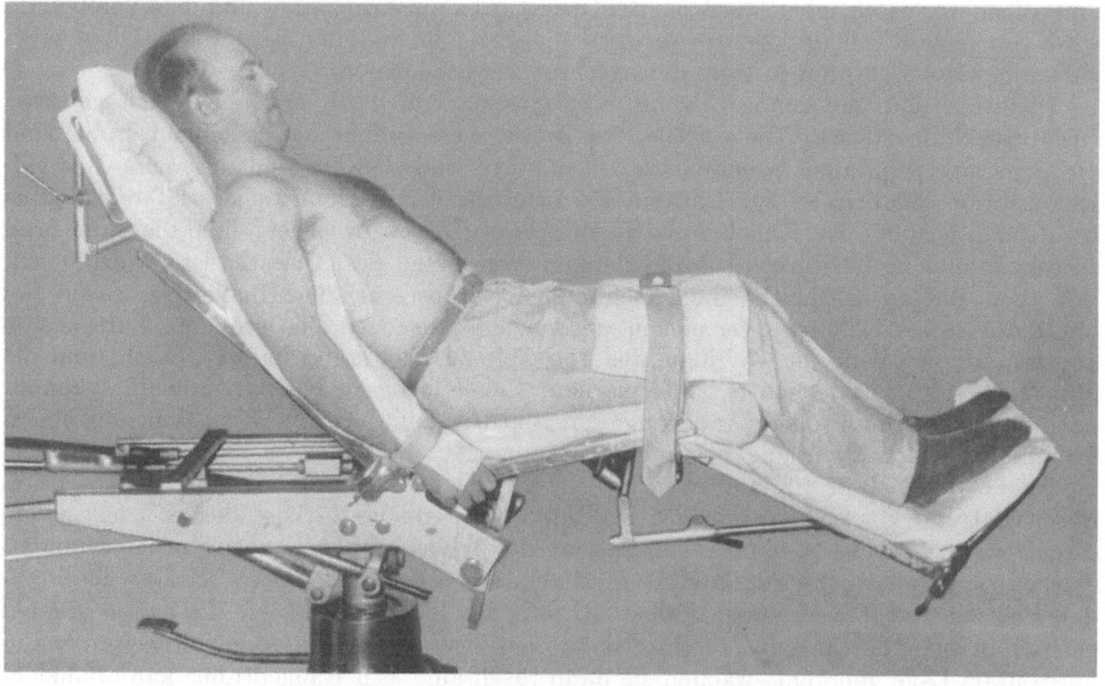

Abb. 3. Lage bei Operationen am N. trigeminus.

druck, erhöht das Schlagvolumen des Herzens und vermehrt die Durchblutung des Gehirns (Gordh, Johnson). Die typische Neigung des Operationstisches bei Hirnoperationen siehe Abb. 2.

Durch die vorgebeugte Lage, die bei Kleinhirnoperationen, Laminektomie usw. nötig ist, entstehen eine Anzahl spezieller Probleme, die vom Anaesthesisten und Operateur zu

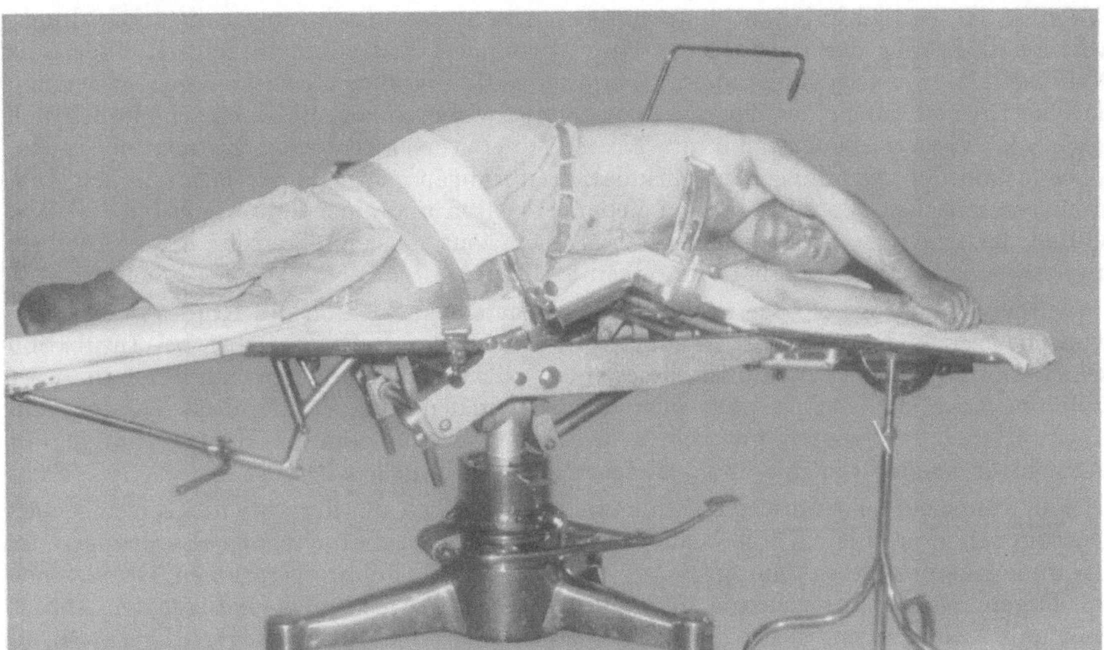

Abb. 4. Lage zur thorakalen Sympathektomie.

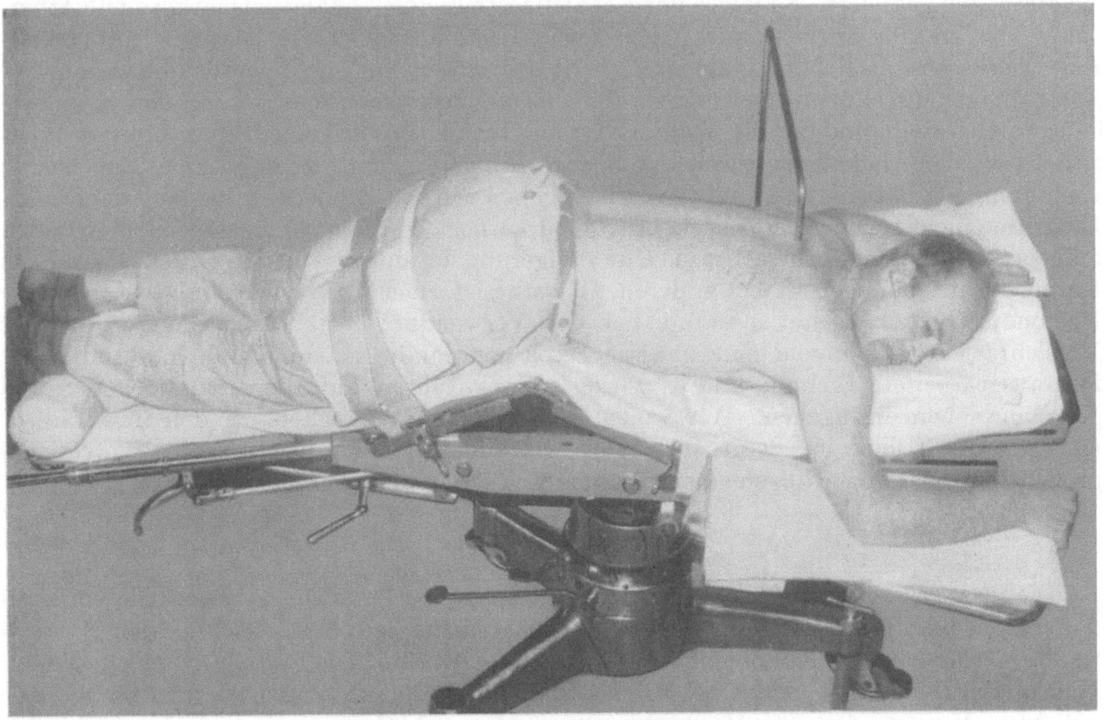

Abb. 5. Lage bei Discushernienoperationen.

beachten sind. Die Notwendigkeit, die Schultern auf speziellen Stützen oder Sandsäcken ruhen zu lassen, sowie Sandsäcke oder Stützen unter die Crista iliaca zu geben, um der Bauchatmung freien Spielraum zu lassen, ist wohl selbstverständlich. Bei jeder Art von Druck gegen die vordere Bauchwand, z. B. bei extremen Knickungen des Operationstisches, wie es bei der sog. Gallenlage der Fall ist, wird die V. cava gegen die Wirbelsäule komprimiert. Auch Druck gegen den unteren Brustkorb hat den gleichen Effekt. Wenn so die Cavazirkulation eingeschränkt wird, treten nach einiger Zeit Blutdruckabfall und Anstieg der Pulsfrequenz ein. Vermindert man dann in solchen Fällen die Narkosetiefe, so verschwinden diese Symptome. Man muß sich daher vergegenwärtigen, daß die Erleichterung eines Zuganges zur Lumbalwirbelsäule z. B. durch erhöhten Druck gegen die vordere Bauchwand auf Kosten einer verschlechterten Zirkulation in der V. cava und der darauffolgenden Zirkulationsstörungen geht. Es bestehen nämlich Anastomosen zwischen den extraduralen Venengeflechten und einer komprimierten V. cava, so daß der scheinbar bessere Zugang zum Operationsgebiet andererseits eine vermehrte und störende Blutung innerhalb desselben ergibt.

In der vorgebeugten Lage ist des öfteren eine starke Flexion des Kopfes nach vorne wünschenswert. Durch diese Stellung wird jedoch der Luftweg selbst bei Intubation sehr leicht eingeengt. Deshalb ist es besonders wichtig, sich zu vergewissern, ob in dieser fixierten Lage die Luftpassage auch zufriedenstellend ist. Andernfalls entsteht ein erschwerter Luftaustausch mit seiner deletären Wirkung auf die Hirnzirkulation mit vermehrter venöser Blutung und gesteigertem intrakraniellem Druck.

An jeder neurochirurgischen Klinik werden natürlich die dort für die verschiedenen Operationen erprobten Körperlagen verwendet. Die gebräuchlichen Lagerungen im Serafimerlazarett, Stockholm, z. B. für Eingriffe wie Kleinhirnoperationen, Operationen am Trigeminus, bei Discushernie und thorakaler Sympathektomie sind aus den Abb. 2, 3, 4 und 5 zu ersehen.

Die Form der Anaesthesie bei neurochirurgischen Eingriffen hat sich mit der allgemeinen Entwicklung der Anaesthesiologie gewandelt. Es wurden im Laufe der Zeit die Methoden geändert. So folgte der Lokalanaesthesie die Inhalationsnarkose mit Äther, dieser die rectale Narkose mit Äther sowie Kombinationen von Avertin mit Lokalanaesthesie, und schließlich ging man zur intravenösen Narkose mit oder ohne muskelerschlaffende Mittel über. Seitdem speziell ausgebildete Anaesthesisten an den Krankenhäusern angestellt sind, ist die Vollnarkose mit Intubation auf eine immer breitere Basis gestellt worden. Lokalanaesthesie allein war oftmals für den Patienten nicht angenehm; auch dann, als Basisnarkosen mit Avertin gegeben wurden, die jedoch bei lang dauernden Eingriffen nicht immer ausreichten. Die Äthernarkose wurde aus verschiedenen Gründen aufgegeben. Erstens verursachte sie eine Steigerung des intrakraniellen Druckes, zweitens traten danach häufiger als bei anderen Anaesthesieformen Erbrechen und postoperative Pneumonien auf. Weiter bestand bei der Verwendung von Diathermie trotz aller Vorsichtsmaßregeln immer eine gewisse Explosionsgefahr. Jede Klinik hat nun heute ihre ausgearbeitete Technik, und es würde zu weit führen, auf alle diese Methoden und Kombinationen einzugehen. Wir wollen uns daher hauptsächlich bei den in Professor OLIVECRONAs Klinik im Serafimerlazaret gebräuchlichen Methoden aufhalten, die im großen und ganzen zur allgemeinen Verwendung empfohlen werden können.

Lokalanaesthesie.

Die klassische Methode bei Gehirnoperationen ist die Lokalanaesthesie. Die vorderen Anteile des Kopfes empfangen ihre sensible Innervation hauptsächlich über den N. trigeminus. Die occipitale Region hinter den Ohren wird von den Spinalnerven innerviert: N. occipitalis major et minor, N. aricularis magnus, N. cutaneus colli (s. Abb. 6). Die sensiblen Nerven, die die Haut der Stirn, der Schläfengegend und des behaarten Kopfes versorgen, treten alle ungefähr in einer die Augenbrauen mit der Protuberantia occipitalis externa verbindenden, den Schädel umkreisenden Linie durch die Fascie unter die Haut bzw. unter die Galea. Sie streben von da nach der Scheitelhöhe, wo sie ihre Endausbreitung finden, verlaufen in diesem ganzen Gebiet subcutan bzw. subgaleal und sind deshalb durch Umspritzung sehr leicht zu unterbrechen. Die einfache subcutane oder subgaleale Umspritzung eines Operationsfeldes ist aus diesem Grunde ausreichend

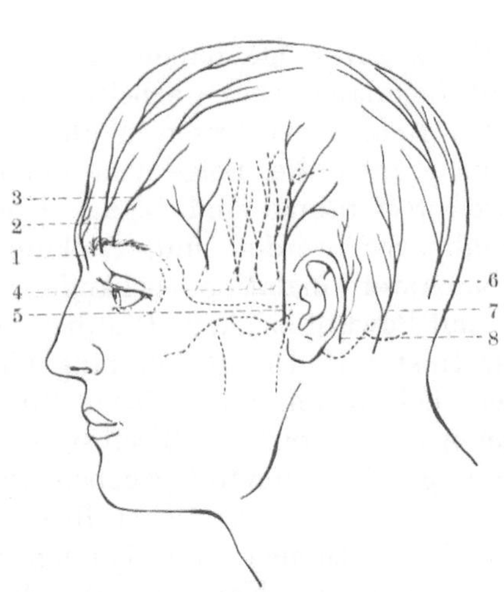

Abb. 6. Innervation der Kopfhaut (DOGLIOTTI). *1* N. supratrochlearis; *2* N. frontalis; *3* N. supraorbitalis; *4* Nn. temporales profundi (punktiert) und Rami temperofrontalis n. facialis; *5* N. auriculotemporalis; *6* N. occipitalis major; *7* N. occipitalis minor; *8* N. auricularis magnus

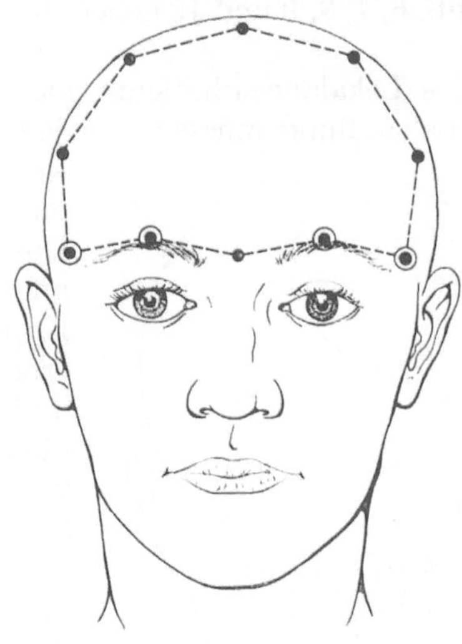

Abb. 7. Infiltration zur Bildung eines großen bilateralen Fronto-parietal-Lappens. An den mit Kreisen umgebenen Punkten sollen zusätzlich zur oberflächlichen Anaesthesie auch die tiefen Strukturen unterhalb der pascia infiltriert werden (DOGLIOTTI).

für Operationen am Schädel oder Gehirn. Nur innerhalb der Temporal-Nackenregion, wo das Cranium von Muskellagen überdeckt wird, ist es notwendig, in die Tiefe und unter die Muskulatur zu infiltrieren.

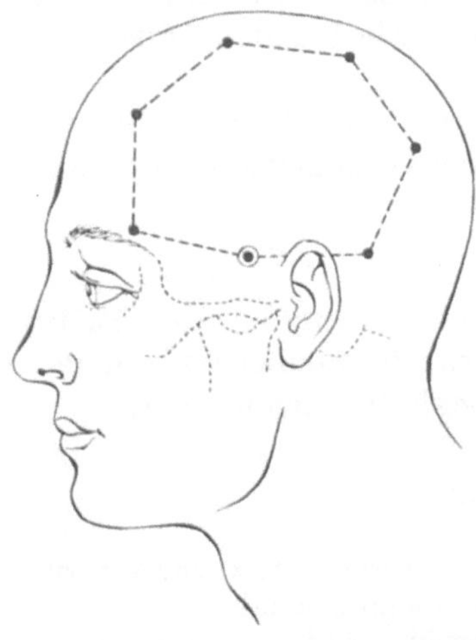

Abb. 8. Lokalanaesthesie zur Bildung eines Temporopartietallappens. Der mit einem Kreis umgebene Punkt kennzeichnet die Stelle der tiefen fächerförmigen Infiltration, die bis zum Knochen reichen soll (DOGLIOTTI).

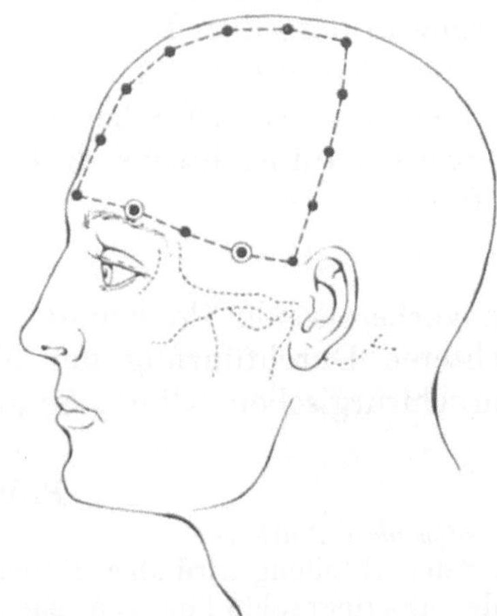

Abb. 9. Lokalanaesthesie zur Bildung eines unilateralen Fronto-parietal-Lappens. Die mit Kreisen umgebenen Punkte geben die Stellen an, an denen die Infiltration subfascial fächerförmig zu erfolgen hat (DOGLIOTTI).

Man geht mit der Kanüle senkrecht gegen den Knochen ein, dann denselben entlang und spritzt dabei so, daß Haut und Galea wie ein Wall vorgewölbt werden. Da hierzu relativ große Mengen Lokalanaesthetica injiziert werden, soll man das am wenigsten toxische wählen, 100—150 cm^3 $^1/_2$%iges Novocain mit Adrenalin (15 gtt/100 cm^3) reichen in der Regel für einen großen Lappen. Xylocain, das ungefähr gleich toxisch, jedoch doppelt so wirksam wie Novocain ist, kann in einer $^1/_4$%igen Lösung verwendet werden. Aus Abb. 6, 7, 8, 9 und 10 gehen die Anaesthesielinien für verschiedene Typen von Lappen hervor.

Jedes Lokalanaestheticum kann *toxische Reaktionen* zur Folge haben. Diese sowie deren Behandlung müssen von jedem Arzt, der mit Lokalanaesthesie arbeitet, gekannt werden. Die toxischen Reaktionen treten im allgemeinen rasch auf und können auch die Folge von klinischen Dosen sein. Leichtere Symptome sind Blässe, Übelkeit und Schwindelgefühl. Sie werden mit Senkung des Kopfendes und Sauerstoffinhalation behandelt. Die ernsten Symptome sind Bewußtlosigkeit, Blutdruckabfall und eventuell Atemstillstand. Die Behandlung hier ist dieselbe wie vorher, jedoch mit zusätzlicher Injektion von Analeptica. Bei Atemstillstand muß selbstverständlich künstliche Atmung mit Sauerstoff gegeben werden. In manchen Fällen verlaufen diese toxischen Reaktionen mit Krämpfen und Konvulsionen. Sie können rasch durch oberflächliche, intravenöse Narkose mit z. B. Evipan-Natrium, Pentothal usw. behoben werden, wobei 2—4 cm³ oftmals ausreichend sind. Man muß dabei gefaßt sein, gegen einen Atemstillstand vorzugehen, da die Patienten in diesem Zustand mit solchen im Schock zu vergleichen sind und nur sehr kleine Mengen intravenösen Narkoticums vertragen. Der Mechanismus dieser scheinbar paradoxen Behandlung liegt darin, daß die intravenösen Narkosemittel eine funktionelle Dezerebrierung zustandebringen und somit von der Hirnrinde ausgehende Impulse blockieren. Bei Tierversuchen sieht man, daß bei anatomischer Dezerebrierung in derselben Region genau das gleiche Bild wie bei tiefer intravenöser Narkose entsteht (GORDH 1945).

Alle kleineren Eingriffe bei Erwachsenen, wie z. B. Ventrikulographie und Angiographie, werden am leichtesten in Lokalanaesthesie nach vorangegangener Prämedikation durchgeführt.

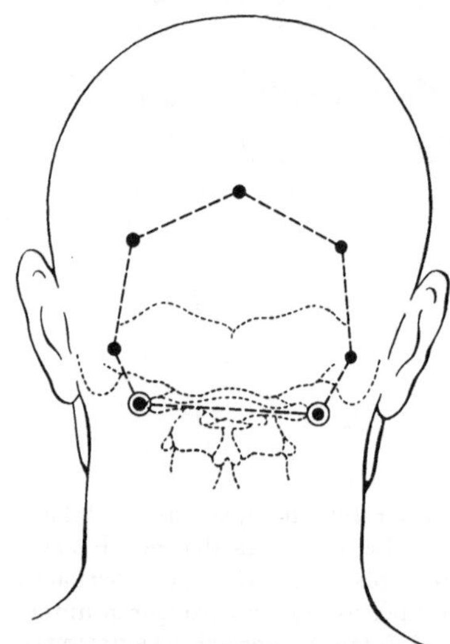

Abb. 10. Lokalanaesthesie zur Occipitallappenbildung. An den mit Kreisen umgebenen Punkten soll die tiefe Infiltration fächerförmig ausgeführt werden (DOGLIOTTI).

Prämedikation.

Eine vorbereitende Praemedikation ist wichtig zur Beruhigung des Patienten und zur leichteren Durchführung der Narkose. Folgendes Prämedikationsschema wird an der Neurochirurgischen Klinik, Serafimerlazarett, Stockholm angewendet.

Prämedikationsschema.

Für Patienten ohne Narkose:
> Auf der Abteilung wird allen Patienten, die operiert werden sollen bzw. zur Ventrikulographie oder Arteriographie kommen, nach Aufforderung vom Operationssaal
> > 0,2 g Luminal + 0,01 g Morphin
> gegeben. Bei Patienten unter 16 Jahren wird der Arzt gefragt.

Für Patienten mit Narkose:

> Rp. Morphini hydrochl.   0,1
> Scopolamini hydrobr.   0,004
> Aq. dest   ad   10

Mitteldosis: 1 cm³ = 0,01 g   Mo + 0,0004 g Scop.

Dosierungstabelle für Kinder:
> Kinder unter 1 Jahr erhalten nie Morphin
> > bis   2 Monate 0,2 mg Atropin subcutan
> > 2— 6 Monate 0,25 mg Atropin subcutan

<pre>
      6—12 Monate 0,5 mg Atropin subcutan
         1 Jahr   0,1 cm³ = 0,001   Morphin + 0,00004 Scopolamin
       2— 3 Jahre 0,2 cm³ = 0,002   Morphin + 0,00008 Scopolamin
       4— 6 Jahre 0,3 cm³ = 0,003   Morphin + 0,00012 Scopolamin
       7—10 Jahre   0,5 cm³ = 0,005   Morphin + 0,00020 Scopolamin
      11—15 Jahre   0,75 cm³ = 0,0075 Morphin + 0,00030 Scopolamin
      16—20 Jahre   1,0 cm³ = 0,01   Morphin + 0,00040 Scopolamin
</pre>

Dosierungstabelle für Erwachsene:

<pre>
      20—40 Jahre Frauen 1,0 cm³   Männer 1,5 cm³
      40—55 Jahre Frauen 1,0 cm³   Männer 1,0 cm³
      55—70 Jahre Frauen 0,5 cm³   Männer 0,5 cm³
      70—   Jahre Frauen 0,25 cm³   Männer 0,25 cm³
</pre>

Jede Dosis wird subcutan 1 Std vor der Operation gegeben.

Bei Schock oder Bewußtlosigkeit und wenn die Atmung schlecht oder der intrakranielle Druck erhöht ist, wird das Morphin entweder nur in kleineren Dosen gegeben, oder es wird ganz weggelassen. In solchen Fällen sollte überhaupt der Anaesthesist konsultiert werden. Für im übrigen gesunde Patienten kann obiges Schema ziemlich routinemäßig angewendet werden. Sollen Gehirnoperationen in Lokalanaesthesie ausgeführt werden, so wird an durch die Prämedikation nicht stark beeinflußte Patienten zusätzlich 0,20 g Fenemal subcutan verabreicht. Morphin kann selbstverständlich mit anderen Präparaten entsprechender Stärke und Wirkung ausgetauscht werden. Kinder von 2—10 Jahren sollten darüberhinaus noch eine zusätzliche Dosis von 0,0005 g Atropin erhalten. Kleinkinder unter 2 Jahren bekommen nur 0,003—0,004 g Atropin.

Spinalanaesthesie.

Bei neurochirurgischen Eingriffen in der unteren Körperhälfte wie z. B. bei Sympathektomie oder Operation bei Discushernie, besonders jedoch bei kräftigen, muskulösen und fettleibigen Patienten, ist die Spinalanaesthesie der Allgemeinbetäubung vorzuziehen. Dieser Typ von Patienten ist nämlich oft schwer zu narkotisieren, ist widerstandsfähiger gegen Narkosemittel, und es treten bei ihm außerdem während der Narkose häufiger Komplikationen auf. Die bei uns gebräuchliche Technik bei der Spinalanaesthesie ist folgende:

Absolute Sterilität mit Verwendung von sterilen Gummihandschuhen.

Anaestheticum: Tetracain gravis = 1% Tetracain in 10%iger Glucoselösung in Ampullen zu 2 cm³.

Es wird eine spezielle Kanüle, ANTONI-SISE-Nadel genannt, verwendet, die aus einer äußerst feinen Punktionsnadel, $^1/_2$ mm im Durchmesser, und einer Führungskanüle besteht. Nach Anlegen einer Hautquaddel mit 1 cm³ Ephedrin (0,05 g) wird bei dem auf der Seite liegenden Patienten die Führungskanüle zwischen die Dornfortsätze, z. B. L_3—L_4 eingestochen. Daraufhin wird die Punktionskanüle eingeführt und an das Ende ein Tropfen Anaesthesielösung gesetzt. Sie wird dann vorsichtig, ruhig und langsam weiter vorgeschoben, und wenn die Spitze das Ligementum flavum passiert hat und in den lockeren Periduralraum eingedrungen ist, wird der Tropfen durch den dort vorhandenen negativen Druck eingesaugt. Nun bleiben nur noch 2—3 mm, bis die Dura durchdrungen ist, dann fällt der Tropfen, und Liquor beginnt langsam aus der Nadel zu tropfen (s. Abb. 11).

Mit dieser Technik vermeidet man Schädigungen von Nervengewebe und -wurzeln. Weiter ist die Punktionsöffnung in der Dura minimal klein und dadurch wird das Nachsickern von Liquor in den Epiduralraum unbedeutend. Die Liquorhypotension nach der Spinalanaesthesie kann Kopfschmerzen zur Folge haben. Der Prozentsatz dieser beträgt bei der hier beschriebenen Technik 3—5.

Nachdem Liquor begonnen hat aus der Kanüle zu tropfen, injiziert man die Anaesthesielösung und erhält in der Regel mit 1,5 cm³ eine Anaesthesie bis zur Umbilicalregion.

Wünscht man eine höher reichende Anaesthesie, so wird das Kopfende des Operationstisches gesenkt, wobei die Anaesthesielösung, die hyperbar ist (spezifisches Gewicht 1040), in höhere Segmente gelangt. Das Prüfen der Höhe der Anaesthesie mit Nadel oder Klemme wird vom Patienten meist als unangenehm empfunden. Mit einem in Äther getränkten Wattebausch wird auf angenehmere Weise dasselbe erreicht. Der Verlust der Temperaturempfindung geht nämlich parallel mit der Ausschaltung der Schmerzempfindung.

Jeder Anaesthesist hat seine spezielle Technik mit seinem Anaesthesiemittel, doch scheinen die hier beschriebenen Finessen mit der feinen Kanüle und dem hängenden Tropfen immerhin wertvolle Hilfsmittel zur Vermeidung von Schäden und Komplikationen während sowie nach der Spinalanaesthesie zu sein.

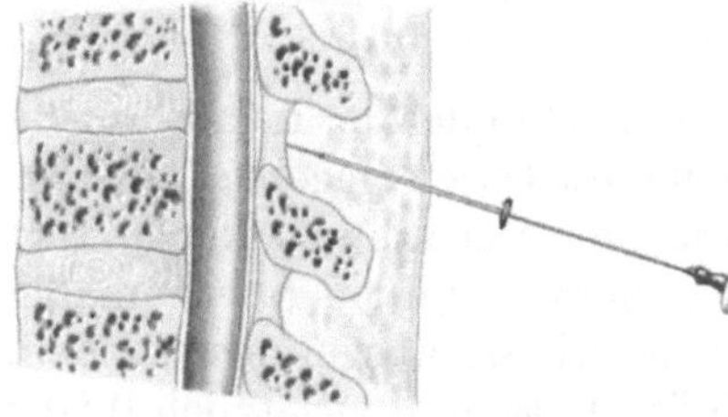

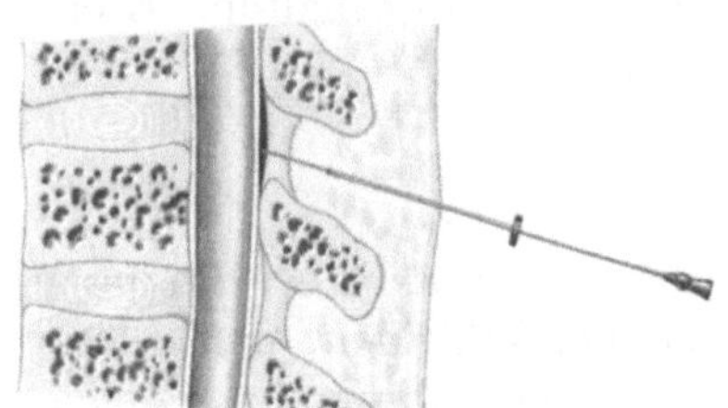

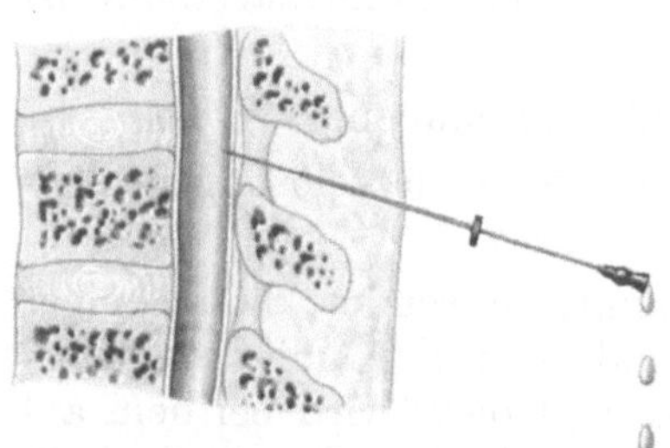

Abb. 11. Schematische Darstellung der Lumbalpunktionstechnik mit der Antoni-Sise-Nadel und „hängendem Tropfen" (Arner).

Narkose.

Inhalationsnarkose.

Die offene Äthernarkose mit Maske war Harvey Cushings traditionelle Anaesthesieform bei neurochirurgischen Eingriffen. Inzwischen hat sich gezeigt, daß Äther den intrakraniellen Druck steigert, und daß man das Explosionsrisiko nicht außer acht lassen darf. Deshalb wurde bei intrakraniellen Eingriffen die Äthernarkose vielerorts ganz aufgegeben. Auf Grund ihrer größeren Narkosebreite ist sie jedoch bei Kindern nach wie vor die sicherste Narkoseform.

Bei Operationen am Kopf ist immer die intratracheale Intubation auszuführen. Der Tubus wird an einen Narkoseapparat angeschlossen und so ein Gemisch von Lachgas, Sauerstoff und Äther gegeben. Eine besondere Gefahr ist hier die Anoxie, die man stets beachten muß; ganz besonders die langsam sich entwickelnde, die sehr schwer zu entdecken ist. Es ist deshalb angebracht, den Sauerstoffgehalt so hoch als möglich zu halten. Bei lang dauernden Operationen sollte man 50% nicht unterschreiten. Bei intrakraniellen Eingriffen kombiniert man immer die Lachgas-Äthernarkose mit der Lokalanaesthesie, weshalb die Narkose sehr oberflächlich gehalten werden kann.

Eine Lachgas-Sauerstoffnarkose ohne Äther erfordert immer eine Basisnarkose, da man andernfalls die Lachgaskonzentration nahe der Anoxie halten müßte. Eine gute Basisnarkose mit z. B. Avertin (90—100 mg/kg Körpergewicht) ergibt die Möglichkeit für eine Lachgas-Sauerstoffnarkose mit zufriedenstellendem Sauerstoffgehalt von 25%. *Dieser wird im Verlauf der Anaesthesie stufenweise bis zu 50% erhöht, um so der Gefahr einer chronischen Hypoxie zu entgehen.*

Besonders in den angelsächsischen Ländern ist bei gehirnchirurgischen Eingriffen eine Kombination von Lachgas-Sauerstoff mit einer oberflächlichen Trichloräthylennarkose eine sehr gebräuchliche Anaesthesieform. Man muß sich hierbei vergegenwärtigen, daß ein geschlossenes System mit Kohlendioxydabsorption nicht verwendet werden darf, da gefährliche Spaltungsprodukte des Trichloräthylens entstehen können. An dessen Stelle muß ein halboffenes System mit reichlichem Gaszustrom von etwa 8 Litern/min treten, um so einer Kohlendioxydretention im System zu entgehen.

Intravenöse Narkose.

Seit der Einführung des Evipan-Natriums (WEESE 1932) haben die intravenösen Narkosemittel eine immer größere Anwendung innerhalb der Anaesthesiologie und folglich auch innerhalb der Neurochirurgie gefunden. In der Wirkung der gebräuchlichen Anaesthesiemittel aus der Barbitursäuregruppe gibt es nur geringen Unterschied zwischen Evipan-Natrium, Eunarcon, Pentothal und anderen. Ein technisches Hilfsmittel zur intravenösen Narkose haben wir in Form einer Spezialnadel erhalten, die besonders für wiederholte Heparininjektionen geeignet ist und zuerst von T. OLOVSON angegeben wurde [Chirurg 12 (1940)]. Abb. 12 zeigt diese Nadel etwas verändert mit einem Zusatz zur intravenösen Dauertropfinfusion oder Bluttransfusion während der Operation. Die Injektionen werden durch eine Gummimembran am unteren Teil der Nadel gemacht. Am Ende der Nadel befindet sich das Anschlußstück zur Befestigung des Schlauches von der Tropf- bzw. Blutflasche. Durch diese Nadel können natürlich auch alle übrigen

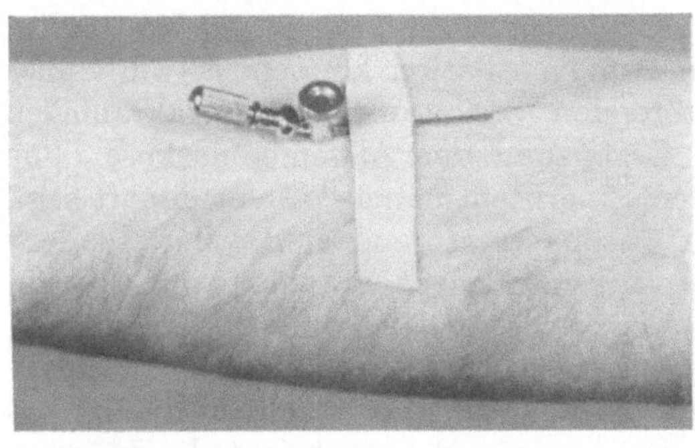
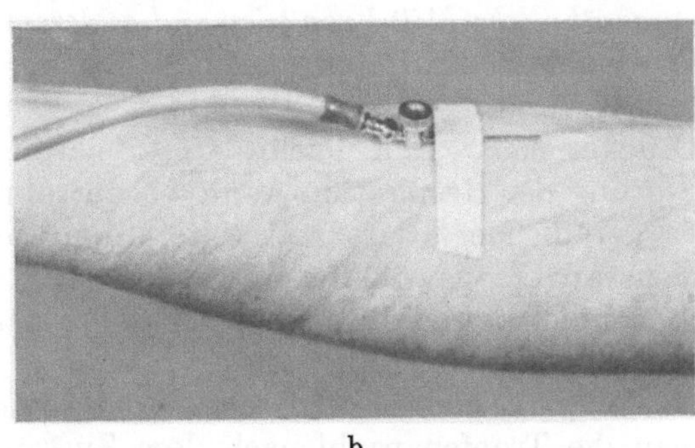

a   b

Abb. 12 a u. b. Kanüle für intravenöse Narkose, Dauertropfinfusion und Bluttransfusion (GORDH).

während der Anaesthesie erforderlichen Injektionen, wie z. B. Curare, Analeptica usw., gegeben werden.

Die intravenöse Narkose wird zur Einleitung und Ergänzung anderer Anaesthesieformen angewendet. So ist z. B. bei Lachgas-Sauerstoff kombiniert mit Lokalanaesthesie und vervollständigt durch curareähnliche oder ganglienblockierende Mittel die intravenöse Basisnarkose mit Barbitursäurederivaten zu bevorzugen. Die *intratracheale Intubation* ist in diesen Fällen erforderlich und der Wert dieser Maßnahme bei neurochirurgischen Eingriffen heute allgemein anerkannt. Die Intubation kann man entweder bei Patienten im wachen oder im bereits narkotisierten Zustand vornehmen. Im ersteren Fall wird vorher der Rachen, Larynx und Pharynx mit 2%iger Tetracainlösung als Spray und günstigerweise einen halben Kubikzentimeter intratrachial oberflächlich anaesthesiert. Da jedoch diese Prozedur oftmals für den Patienten unangenehm ist, so wird die Intubation in Narkose bevorzugt. Dadurch, daß man Larynx und Rachen sprayt, kann die Narkose oberflächlicher gehalten werden und eventuelle Manipulationen mit dem Kopf während der Narkose verursachen geringeren Hustenreiz.

Man soll immer den größtmöglichen Tubus verwenden und daher auch den oralen Weg bevorzugen. Bei der Intubation durch die Nase kommt es öfters zu Blutungen, wobei stets die Gefahr der Aspiration des Blutes besteht. Man verwendet daher am besten einen Tubus mit aufblasbarer Manschette, wodurch die Trachea ganz abgedichtet und das Aspirationsrisiko eliminiert wird. Das System mit dem Narkoseapparat wird vollkommen geschlossen gehalten, so daß sich bessere und sichere Möglichkeiten zur künstlichen Beatmung während der Narkose ergeben. Bei der Anaesthesie innerhalb der Neurochirurgie muß man nämlich immer darauf gefaßt sein, gegen einen durch die Operation oder Narkose verursachten Atemstillstand Maßnahmen, ergreifen zu müssen. Der Tubus darf nicht zu lang sein, da er sonst in einen Hauptbronchus zu liegen kommt oder die Carina irritiert und Hustenreize auslöst. Besonders bei Kindern kann der Tubus leicht zu tief eingeführt werden. Bei Veränderung der Körperlage, wie z. B. von der Rücken- in die vorgebeugte Cerebellumlage, ist es notwendig, sich zu vergegenwärtigen, daß durch Beugung des Kopfes gegen die Brust der Abstand von der vorderen Zahnreihe zur Carina verkürzt wird. Bei extremen Lagen des Kopfes wird der Tubus leicht geknickt, weshalb ein speziell armierter zu bevorzugen ist.

Muskelerschlaffende Mittel.

Curare und curareähnliche Präparate, die besonders zur Erleichterung der Intubation geeignet sind, finden natürlich auch innerhalb der Neurochirurgie ihre Anwendung. Der Verfasser selbst bevorzugt ein solches mit kurz dauernder Wirkung, wie z. B. Succinylcholinjodid (THESLEFF 1952) oder Succinylcholinchlorid (MAYRHOFER 1952). Die Atmung muß genau beobachtet werden, und es muß stets die Möglichkeit zu einer effektvollen künstlichen Atmung gegeben sein. *Überhaupt sollten in der Neurochirurgie Curare und curareähnliche Mittel von niemand anderem als ausgebildeten Anaesthesisten gegeben werden.* Die Kohlendioxydretention und Hypoxie durch Hypoventilation können ja, wie früher hervorgehoben wurde, der Anlaß zu einer störenden Steigerung des intrakraniellen Druckes sein. Eine leichte Curarisierung zur Ergänzung der Allgemeinnarkose ohne Störung der Respiration kann bei intrakraniellen Eingriffen manchmal vorteilhaft sein, da gerade hier Reize von seiten der Luftwege besonders störend sind. Man schließt dazu an die gewöhnliche Infusion eine zweite Infusionsflasche an, die 1 g Celocurin (Succinilcholinjodid) auf 500 cm³ einer 5%igen Glucoselösung, also eine 2⁰/₀₀ige Lösung enthält. 20—30 Tropfen dieser Lösung je Minute gegeben, bewirken eine gerade richtige Muskelrelaxation ohne Beeinflussung der Respiration. Selbstverständlich modifiziert man die Tropfenanzahl nach dem Zustand des Patienten und unterbricht die Infusion bei Verschlechterung der Atmung. Durch die kurz dauernde Wirkung des Celocurins schwindet die muskelerschlaffende Wirkung schon wenige Minuten nach Abbruch der Infusion.

Hypotensionsanaesthesie.

Um die Blutung bei Gehirnoperationen auf ein Minimum zu beschränken, hat man begonnen, sich einer Anaesthesietechnik zu bedienen, die die Möglichkeit gibt, den Blutdruck unter Kontrolle zu verringern und ihn bei 60—80 mm/Hg zu halten. Dabei kommen drei verschiedene Verfahren in Frage.

1. Arterielle Ausblutung und intravenöse Reinfusion des Blutes nach Beendigung der Operation (BILSLAND).

2. Hohe thorakale Sympathicusblockade durch Spinalanaesthesie (GILLIS).

3. Durch ganglienblockierende Mittel wie Hexapentamethonium, Pendiomid, Dystensin und ähnliche (ORGANE, ENDERBY u. a.).

Bei allen diesen Methoden wird die Körperlagerung ausgenutzt, und zwar so, daß das Operationsfeld höher als die übrigen Teile des Körpers zu liegen kommt. Die letztgenannte Methode — *Operation in Blutleere durch Ganglienblockade und Lagerung* — ist die am meisten gebräuchliche. Sie hat innerhalb der Neurochirurgie ein bestimmtes Indikationsgebiet gefunden und sich als besonders wertvoll bei Operationen von Aneurysmen, Meningeomen und tiefer gelegenen Tumoren erwiesen, und zwar nicht nur dadurch, daß die Blutung verringert, sondern auch daß der intrakranielle Druck bedeutend vermindert wird, und so technisch schwer zugängliche Gebiete leichter exploriert werden können. *Technik:* Nach Durchführung der Anaesthesie wird vor dem Beginn der Operation eine intravenöse Infusion angelegt. Beispielsweise werden zunächst etwa 20—30 mg Pendiomid langsam injiziert. Manchmal reicht diese Pendiomidmenge bereits zur Erzielung einer Blutdrucksenkung auf 60—70 mm Hg aus. Andernfalls müssen nach 10 oder eventuell 20 min erneut 15—25 mg Pendiomid nachgespritzt werden. Bei der ersten Injektion wird gleichzeitig entsprechend gelagert. Am günstigsten ist Tieflagerung der

Beine, da sie eine große Blutmenge aufnehmen können (Neigungswinkel 20—30°). Nach Beendigung der Operation kann der verminderte Blutdruck meist schon durch Hochlagerung der Beine allein normalisiert werden. Auch können zusätzlich Kreislaufmittel (Ephedrin, Sympatol, Noradrenalin u. ä.) gegeben werden, um den Blutdruck sofort zu erhöhen.

Der Blutdruck ist also durch Dosierung der ganglienblockierenden Mittel, Veränderung der Körperlage und Injektion von Kreislaufmitteln steuerbar. Abb. 13 zeigt eine typische Blutdruckkurve während einer Anaesthesie zur Operation eines intrakraniellen Aneurysmas.

Nach Entfernung der Knochenplatte und Eröffnung der Dura wird der Blutdruck durch intravenöse Injektion von 10 + 10 mg Dystensin auf 60—80 mm Hg gesenkt. Nachdem alle Ligaturen gelegt worden sind, wird der Blutdruck nach und nach erhöht, indem man das Kopfende des Operationstisches etappenweise senkt.

Die Kombination mit jedem Anaesthesieverfahren ist möglich. Bei Intratrachealnarkose sollen ganglienblockierende Mittel erst gegeben werden, wenn nach Verabreichung intravenöser Narkosemittel und Curare sowie erfolgter Intubation der Blutdruck beurteilbar ist. Bis zur Wiederherstellung normaler, stabiler Kreislaufverhältnisse ist der Operierte unter fortlaufender ärztlicher Überwachung zu halten. Um Mißerfolge zu vermeiden, sollen muskelerschlaffende und ganglienblockierende Mittel nur an Krankenhäusern verwendet werden, die über eine ausgebildete Anaesthesistengruppe verfügen.

Intraarterielle Bluttransfusionen.

In allen Fällen von intrakraniellen Eingriffen soll vor Beginn der Operation eine intravenöse Tropfinfusion angelegt werden, um bei Bedarf eine Bluttransfusion anschließen zu können. Bei übermäßigen und lebensbedrohlichen Blutverlusten kann in manchen Fällen eine intraarterielle Bluttransfusion lebensrettend sein. Die Möglichkeit hierzu sollte daher an neurochirurgischen Abteilungen stets vorhanden sein. Die Ausrüstung ist denkbar einfach. An ein gewöhnliches Bluttransfusionsgerät wird zwischen Pumpballon und Flasche über ein Seitenrohr ein Quecksilbermanometer angeschlossen. Zwischen Blutflasche und Arterie wird an die Leitung eine Klemme gelegt. Am leichtesten ist die A. femoralis zu erreichen, doch sind auch die Aa. radialis und brachialis dafür geeignet. Ist die direkte Punktion nicht möglich, so wird die Arterie freigelegt. Dann pumpt man auf, bis ein Druck von 150—200 mm Hg erreicht ist, und läßt durch Öffnen der Klemme Blut in Mengen von 50—100 cm³ mit Unterbrechungen einfließen. Wenn der Blutdruck auf etwa 100 mm Hg gestiegen ist, geht man zur gewöhnlichen intravenösen Infusion über.

Anaesthesie bei Röntgenuntersuchungen.

Zur Durchführung bestimmter Röntgenuntersuchungen innerhalb der Neurochirurgie ist die Zusammenarbeit mit dem Anaesthesisten erforderlich. Es sind das unter anderem: lumbale Encephalographie, Ventriculographie und cerebrale Angiographie. An Erwachsenen erfolgen diese Untersuchungen normalerweise in Lokalanaesthesie oder in oberflächlicher intravenöser Narkose. Für Kinder dagegen kommt nur die Vollnarkose in Frage, da bei ihnen ein absolutes Ruhigverhalten während der Dauer der Exponierungszeit anders nicht zu erreichen ist. Größere Kinder erhalten zur Einleitung Barbitursäurederivate intravenös. Nach Verabreichung von Curarepräparaten wird intubiert und dann mit Lachgas-Sauerstoff fortgesetzt. Bei Kleinkindern, denen die intravenöse Narkose nicht gegeben werden kann, beginnt man am geeignetsten mit Chloräthyl oder Divinyläther und geht dann auf Äthyläther bzw. seit Einführung der Intubation auf Lachgas-Sauerstoff (50:50) über. Zur Verringerung der Explosionsgefahr hat die Einleitung der Narkose in einem Vorbereitungsraum außerhalb des Röntgenuntersuchungszimmers zu erfolgen. Da der Patient sitzend untersucht wird, kann die Narkose oberflächlicher gehalten werden, als das in liegender Stellung der Fall sein müßte. Bei der

NARKOSE-JOURNAL
Serafimerlasarettet

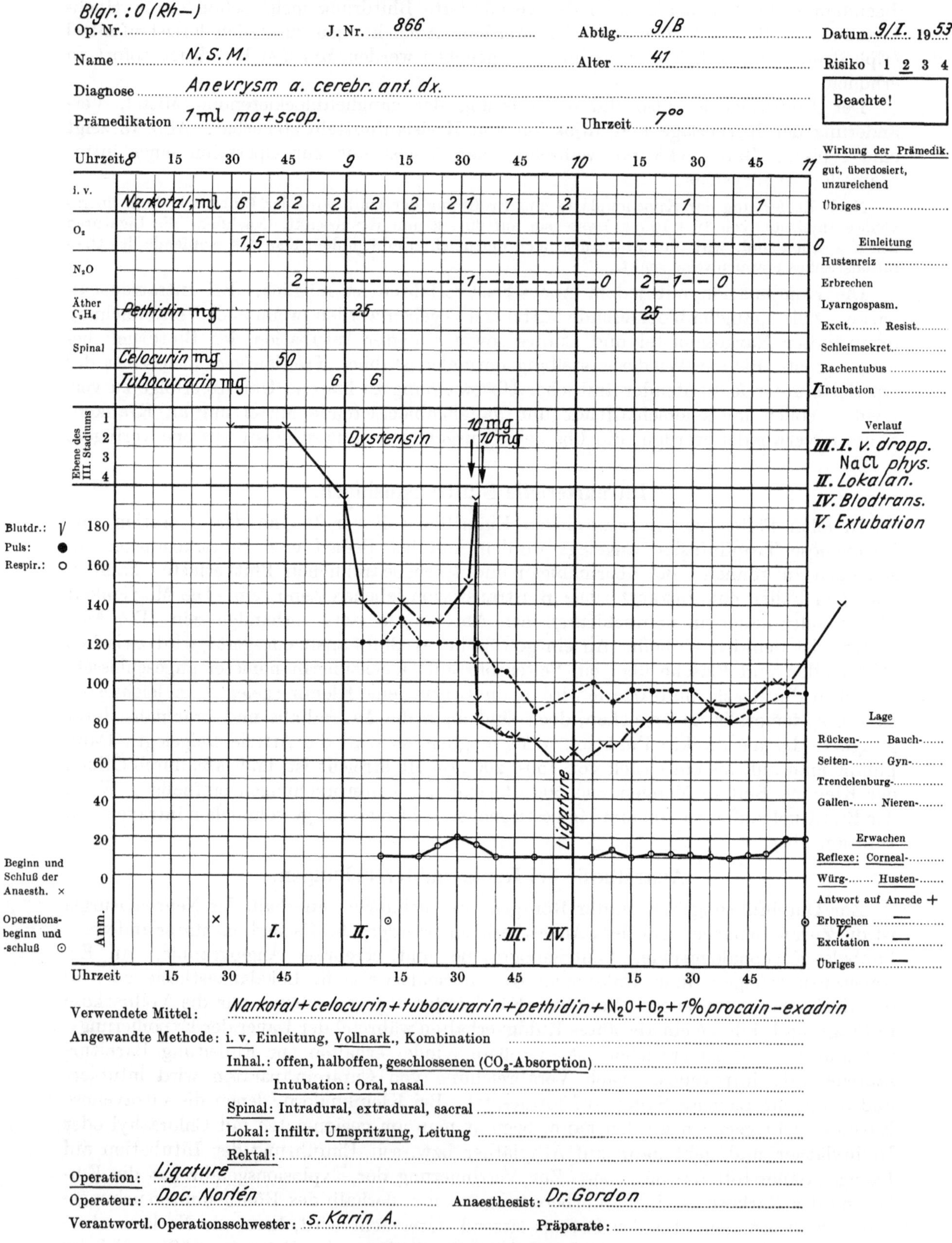

Abb. 13. Narkosejournal.

Encephalographie an kleinen Kindern muß man beim Injizieren von Luft oder Sauerstoff vorsichtig sein, da sie keine größeren Mengen davon vertragen. Sollte Blässe mit kleinem Puls und oberflächlicher Atmung eintreten, so wird die Narkose abgebrochen und nur reiner Sauerstoff weitergegeben. Erbrechen und KUSSMAULsche Atmung sind ernste Symptome von Druck auf vitale Zentren. Sofortige Ventrikelpunktion hat zu erfolgen, um den intrakraniellen Druck herabzusetzen (DE COLES 1953). Abb. 14 zeigt die Stellung bei der lumbalen Encephalographie an Kindern, wie sie am röntgenologischen Institut des Karolinska Krankenhauses in Stockholm gehandhabt wird.

Die Anaesthesie zur Ventrikulographie und cerebralen Angiographie an kleinen Kindern kann in gleicher Weise, wie oben beschrieben, ausgeführt werden. Es ist dabei von Vorteil, rectal Avertin oder Pentothal als Basisnarkose und zusätzlich Lokalanaesthesie zu geben, da die Kinder zur Untersuchung nicht sitzen müssen.

Hypothermie [1]

In den letzten Jahren sind nicht nur in der Allgemeinchirurgie, sondern auch in der Neurochirurgie in zunehmendem Maße AnaesthesieMethoden angewandt worden, die ein Operieren am Schädel und am Gehirn bei *herabgesetzter Körpertemperatur* ermöglichen.

LAZORTHES und CAMPAN, die sich 1952 dieses Verfahrens als erste bei Hirnoperationen bedienten, erwarteten dabei, daß durch die Temperatursenkung, Minderung des Sauerstoffverbrauchs und Neuroplegie diejenigen vegetativen Störungen wesentlich gedämpft würden, welche sonst nach sehr vielen Operationen am Hirn auftreten. Außerdem ließ sich

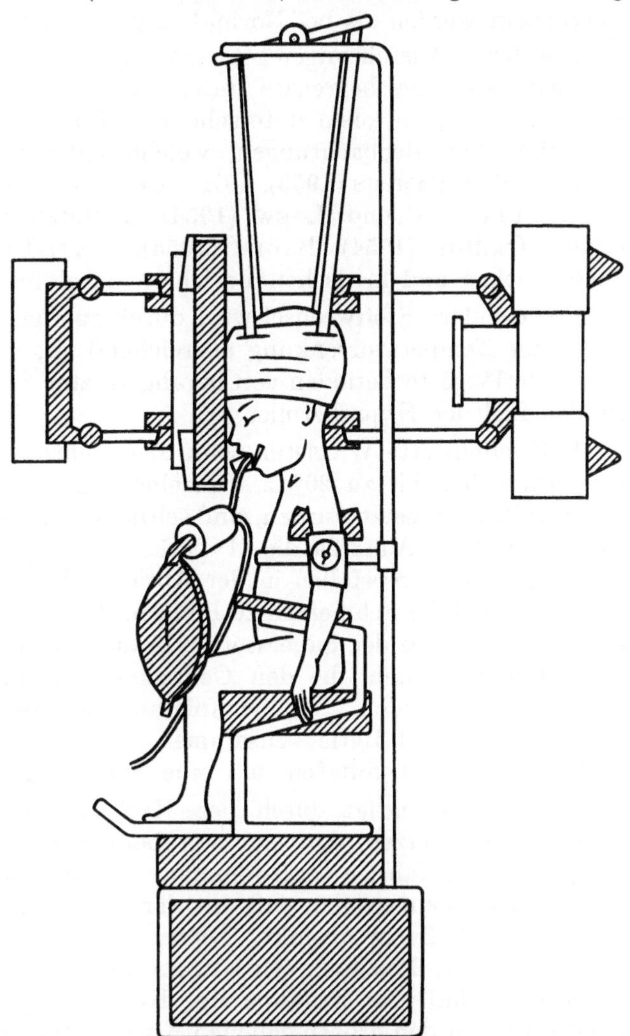

Abb. 14. Stellung zur lumbalen Encephalographie bei Kindern.

erwarten, daß es durch die Senkung von Temperatur und Stoffwechsel möglich sein würde, auch die *Hirndurchblutung stärker und länger* zu drosseln, als es bei Normaltemperatur möglich ist. Ein Operieren am Gehirn „in Blutleere", ähnlich wie in der Körperperipherie, hat sich aber bis jetzt praktisch als ebenso unmöglich wie unnötig erwiesen (Literatur) [2]. Im Zusammenhang mit der kontrollierten Hypotension, welche im vorhergehenden Kapitel beschrieben wurde, kommt es vielmehr bei bestimmten neurochirurgischen Eingriffen darauf an, im Augenblick einer unvorhergesehenen Blutung

---

[1] Dieses Kapitel wurde zusammen mit Dr. EMERIC GORDON geschrieben, Neurochir. Abt. Serafimerlazarett Stockholm.

[2] BALLANTINE, R., u. J. JACKSON: Anaesthesia 9, 1 (1954). — BOTTERELL, E. H., W. M. LOUGHEED, J. W. SCOTT u. S. L. VANDEWATER: J. of Neurosurg. 13, 1—42 (1956). — BURROWS, M. Mc., J. W. DUNDEE, I. Ll. FRANCIS, S. LIPTON u. C. B. SEDZIMIR: Anaesthesia 11, 4—18 (1956). — SEDZIMIR, C. B., u. J. W. DUNDEE: J. of Neurosurg. 15, 199—206 (1958).

(Aneurysma- und Angiomoperationen) die Durchblutung möglichst weitgehend zu drosseln, bis der operative Gefäßverschluß gelungen ist. Außerdem scheint es so zu sein, daß sich auch in der Hypothermie (um 30—32° C) ein Kollateralkreislauf nach Verschluß eines größeren Hirngefäßes leichter und mit weniger klinischen Komplikationen einspielt, als es bei Normaltemperatur möglich ist. Auch Atemstörungen, die während einer Hirnoperation auftreten, können in Hypothermie längere Zeit ohne hypoxische Schädigung überbrückt werden als bei Normaltemperatur.

Aus diesen Ausführungen geht schon hervor, daß die Hypothermie bei Hirnoperationen eine ganz spezielle, begrenzte Indikation haben muß, die sich in vielem von derjenigen bei anderen Operationen unterscheidet. Diese Erfahrungen sind erarbeitet worden aus den klinischen Beobachtungen, welche LAZORTHES und CAMPAN (1952), WORRINGER (1952—1955), PAMPUS (1953), RÖTTGEN (1953), ZETTLER (1953), HUNTER (1954), JENSEN (1954), FROWEIN und LOEW (1954), KUCHER und STEINBEREITHNER (1954), LOEW (1954), OEHMIG (1954), BAUER (1955), PETIT-DUTAILLIS (1955—1957) und TÖNNIS in ausführlichen und kritischen Berichten dargestellt haben.

Der celluläre Stoffwechsel wird durch eine gesenkte Körpertemperatur herabgesetzt. Wenn die Temperatursenkung ausreichend ist, nähert man sich einem Punkte, wo die Zellen verlängerte Perioden von herabgesetzter Sauerstoffzufuhr aushalten können. Dies ist das Ziel der Hypothermie.

1862 publizierte WALTHER seine Beobachtungen über die Erfolge bei Unterkühlung von Kaninchen bis zu 20° C. Einzelne Studien beim Tier oder bei Patienten, die zufällig Kälte ausgesetzt wurden, sind seitdem publiziert worden. Jedoch erst 1938 beschrieb TEMPLE FAY in Amerika die Hypothermie, induziert durch Unterkühlung. Sie wurde angewandt bei Krebsfällen in der Absicht, das Fortschreiten der Krankheit zeitlich zu verzögern und die Schmerzen zu lindern. BIGELOW u. Mitarb. machten 1950 die wichtige Beobachtung, daß der Sauerstoffverbrauch bei unterkühlten Tieren reduziert war, und sie waren die ersten, die den Gedanken vorbrachten, die Hypothermie in der Herzchirurgie anzuwenden. Nachher folgten Berichte von LABORIT und HUGUENARD (1951), die ihren „Coctail Lytic" zusammen mit der physikalischen Abkühlung des Körpers — durch Eis — benutzten, um eine Art von Hypothermie zu erzeugen.

Es war beabsichtigt, durch diese Hypothermie den Sauerstoffverbrauch der Hirnzelle soweit herabzusetzen, daß eine vorübergehende Abklemmung großer Hirngefäße bzw. der Carotiden gefahrlos vorgenommen werden konnte. BIGELOW u. Mitarb. konnten 1950 im Tierexperiment zeigen, daß mit der Herabsetzung der Körpertemperatur der Sauerstoffverbrauch linear absinkt. Dieses Resultat ist später auch von anderen bestätigt worden (LYNN, MELROSE, McMILLAN und CHURCHILL-DAVIDSON 1955) und man hat festgestellt, daß eine Senkung der Körpertemperatur um mindestens 10—15° C notwendig ist, um den größtmöglichen Nutzen eines reduzierten Stoffwechsels zu erreichen. Eine zusammenfassende Darstellung der bisherigen Kenntnisse über die Wirkung der Hypothermie auf das Zentralnervensystem, besonders auf seine Wiederbelebungszeit, hat M. SCHNEIDER (1956) gegeben.

Derartige extreme Werte — wie wünschenswert sie auch sein mögen — sind jedoch praktisch unter den heutigen Verhältnissen unmöglich durchzuführen, ohne ernste Störungen in lebenswichtigen Organfunktionen zu erhalten. Wenn die Körpertempartur sinkt, zeigt die Herzmuskulatur eine gesteigerte Irritationsbereitschaft, und das Risiko, Kammerflimmern zu erhalten, ist so groß, daß eine Temperatur von 28—27° C heute als die untere Grenze der Hypothermie bei erwachsenen Menschen betrachtet werden muß.

Die Herzmuskulatur junger Tiere und Kinder verträgt die Unterkühlung viel besser als die von erwachsenen Menschen, so daß diese oft zu sehr tiefen Temperaturen unterkühlt werden können (24—18° C), ehe das Herz Zeichen von Reizleistungsstörungen aufweist (ADOLPH 1951, CHURCHILL-DAVIDSON, McMILLAN, MELROSE und LYNN 1955). Die Ursache für diese gesteigerte Irritationsbereitschaft ist vorläufig noch unbekannt, und das

Eintreten von Kammerflimmern macht unter den heutigen Verhältnissen bei der klinischen Anwendung der Hypothermie die größte Gefahr aus.

Wenn wir die Körpertemperatur innerhalb relativ sichererer Grenzen halten, zeigt der Sauerstoffverbrauch trotzdem eine so starke Herabsetzung — 39 bzw. 25% des normalen Verbrauches und Äther, bzw. Thiapental-Anaesthesie bei 25° C (Ross 1954) — daß man dem optimalen Stadium, das mit Hypothermie zu erreichen ist, recht nahe kommt.

Um eine derartige Temperatursenkung beim Menschen — und warmblütigen Tier — zu erreichen, ist eine tiefe Narkose und vegetative Dämpfung erforderlich, um während der Abkühlung jede „Frierreaktion" des Körpers unbedingt zu vermeiden. Denn das Kältezittern verursacht eine deutliche Erhöhung des Sauerstoffverbrauchs, die nach PENROS (1949) 200—300% ausmachen kann.

Methoden der Abkühlung.

Es gibt verschiedene Methoden, um die Körpertemperatur zu senken, vorausgesetzt, daß man die wärmeproduzierenden Prozesse verhindern kann.

1. Oberflächenkühlung (Surface cooling). Diese Methode wird am meisten angewendet. Das Versuchstier oder der Patient wird im anaesthesierten Zustand entweder in eiskaltes Wasser gesenkt oder man umgibt ihn mit eisgefüllten Säckchen in einem Strom von Kaltluft. Diese Methoden — wenn sie auch recht wirksam sind — haben viele Unannehmlichkeiten. Es dauert oft 2—3 Std, bis die erforderliche Temperatur erreicht ist, und der direkte Kontakt zwischen Eis und Haut ruft recht oft Schüttelfrost hervor. Eine zuverlässigere und in allen Gesichtspunkten besser geeignete Methode der Oberflächenkühlung ist in Schweden von ADAMS-RAY und PERSSON ausgearbeitet worden (1953) unter Anwendung eines Apparates, indem man die Körpertemperatur mit Hilfe zirkulierender Luft senken und erhöhen kann. Die Vorteile dieser Methode sind bedeutend. Der Patient kann trocken gehalten werden und ist die ganze Zeit unter direkt sichtbarer Kontrolle. Die Lufttemperatur kann reguliert und Minute für Minute je nach dem Gebrauch geändert werden. Schüttelfrost kommt außerordentlich selten vor und es sieht aus — nach unseren eigenen Erfahrungen — als ob die Zirkulationsluft bei der Unterkühlung nicht tiefer als plus 15 bis plus 10° C zu sein brauchte. Funktionszeichnung und Plan des Apparates sind beschrieben in Abb. 15 und ausführlich von BOHM et al. beschrieben (1957).

Wenn ein solches Gerät nicht zur Verfügung steht, kann die Abkühlung des entblößten Patienten auch mit dem Luftstrom eines einfachen Ventilators durchgeführt werden, wie TÖNNIS und FROWEIN und LOENNECKEN mitgeteilt haben.

2. Blutabkühlung (pervasculär). Mit Hilfe eines langen Polyethylentubus erhält man einen arteriovenösen oder venovenösen Shunt. Das Blut wird während des Durchlaufes durch den Tubus, der in kaltes Wasser getaucht ist, unterkühlt. Mit dieser Methode ist immer ein Risiko für Thrombose, Hämolyse oder für Verlust von Thrombocyten verbunden. Die Unterkühlung kann durch diese Technik schneller ausgeführt werden als bei Oberflächenabkühlung. Aber es ist die Frage, ob diese Methode im Hinblick auf das gesteigerte Risiko für Kammerflimmern vorteilhafter ist. Ein großer Vorteil bei dieser Methode ist jedoch, daß Schüttelfrost kaum auftritt.

3. Abkühlung der großen Körperhöhlen. Die Anwendung eines abkühlenden Tubus, den man in die Bauchhöhle plaziert, oder das Perfundieren der Pleurahöhle mit unterkühlter Kochsalzlösung haben beide zufriedenstellende Ergebnisse beim Versuchstier gezeigt. Aber die letztere Methode weist eine höhere Frequenz der Reizleitungsstörungen auf als bei anderen Methoden.

Anaesthesie.

Mit Hinblick auf den bedeutend herabgesetzten Stoffwechsel bei der Hypothermie ist es ratsam, Narkosemittel zu wählen, die kurzwirkend sind und die hauptsächlich durch die Ventilation eliminiert werden. Aus demselben Grunde müssen kräftige Prämedikationsdosen sowie große Dosen von Barbitursäure vermieden werden. Cyclopropan hat den Nachteil, daß es die Irritabilität des Herzens auch bei normaler Temperatur steigert. Die Anwendung von Äther gibt zufriedenstellende Resultate. Da er aber den Sauerstoffverbrauch deutlich erhöht, ist vermutlich die beste Methode eine sehr leichte Anaesthesie (Thiopenton, Lachgas, kleine Dosen von Trilen und Pethidin) in der Kombination mit muskelerschlaffenden Mitteln (D-Tubocurarin oder Succinylcholin) um dem Schüttelfrost vorzubeugen. Der Platz des Chlorpromazines ist noch nicht endgültig ausgemacht. Sein leicht beruhigender und blutdrucksenkender Effekt macht dieses Mittel jedoch ausgesprochen gut anwendbar bei der Hypothermie entweder als Prämedikation oder in Kombination mit anderen Narkosemitteln. Das gleiche gilt vom Hydergin (CAMPAN 1954).

Es ist absolut notwendig, das *Elektrokardiogramm* während der gesamten Zeit genauestens zu verfolgen. Das Auftreten von Kammerextrasystolen oder Herzarhythmien muß als Vorbote zu Kammerflimmern, der gefährlichsten Komplikation bei der Hypothermie, betrachtet werden. Es sind verschiedene Methoden beschrieben worden, wie das Auftreten von Herzkammerflimmern verhindert werden kann.

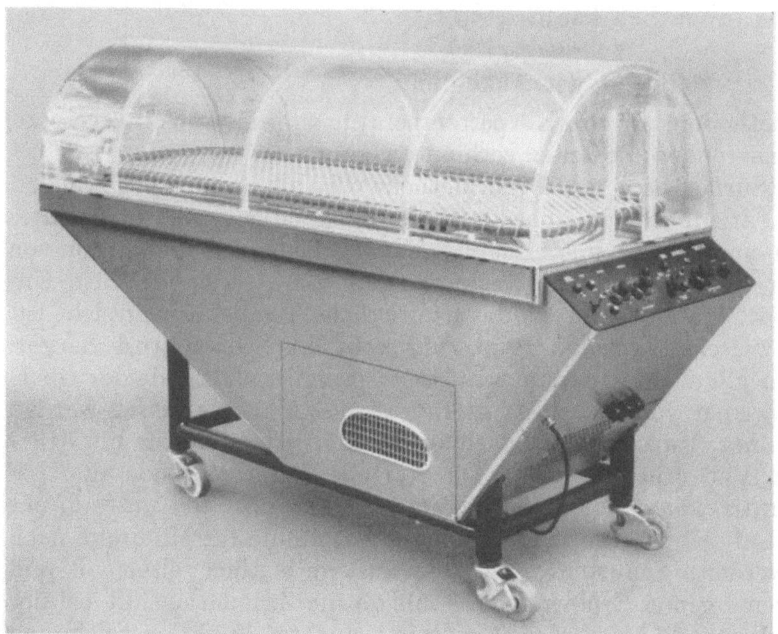

Abb. 15. Apparat für Luftkühlung.

Doch keine Methode scheint zufriedenstellend zu sein. Die Ansichten stimmen jedenfalls relativ gut darin überein, daß eine langsame Abkühlung nicht unter 28⁰ C und eine langsame Wiederaufwärmung das wirksamste sind, was wir unter den heutigen Verhältnissen tun können, um Kammerflimmern zu vermeiden. Wenn jedoch Kammerflimmern auftritt, darf keinerlei Zeit verlorengehen. Die Thorakotomie muß unmittelbar ausgeführt und mit Herzmassage begonnen werden. Danach soll die Defibrillierung mit elektrischem Schock versucht werden, so wie die intrakardiale Injektion von Adrenalin und Novocain.

Temperaturkontrolle muß jede Minute vorgenommen werden. Bei der Blutkühlung gibt die Rectaltemperatur ein zuverlässiges Bild der Körpertemperatur. Bei der Anwendung von anderen Methoden, speziell bei der Oberflächenabkühlung mit Luft, wird jedoch die Körpertemperatur nicht länger durch die Rectaltemperatur wiedergespiegelt, sondern man muß ebenfalls simultan die Temperatur im Oesophagus und in der Muskulatur registrieren. Die Geschwindigkeit der Abkühlung kann dann so reguliert werden, daß alle Punkte einen gleichmäßigen liniaren Temperaturfall aufweisen. Es ist außerdem wichtig zu wissen, daß bei der Oberflächenabkühlung die Körpertemperatur weiter fällt, auch wenn die aktive Unterkühlung aufgehört hat, was vermutlich darauf beruht, daß fortgesetzte Wärmeausstrahlung von den wärmeren Körperteilen erfolgt. Diesen weiteren Abfall der Temperatur vorwegzubestimmen, ist schwierig, aber in der Regel macht sie ungefähr 2—3⁰ C aus.

Wiederaufwärmung. Es ist wiederholt beobachtet worden (DELORME 1956), daß viele Patienten, die einen größeren chirurgischen Eingriff unter Hypothermie durchmachen, die Operation ohne Komplikationen zu tolerieren scheinen, um danach während der späteren Abschnitte der Wiederaufwärmungsperiode oder während der nächsten 24 Std eine rasche Verschlechterung des Zustandes zu zeigen. Man findet in diesen Fällen oft, daß die Körpertemperatur zum normalen Niveau oder gar darüber wieder erhöht ist, während die Herzfunktion (das Herzminutenvolumen) immer noch bedeutend herabgesetzt ist. „Das Herzminutenvolumen" kann sich nämlich fortgesetzt vermindern, wenn auch die Abkühlung aufgehört hat, oder sogar initial unter der Wiederaufwärmung. „Wenn das Herzminutenvolumen" fortgesetzt im Zusammenhang mit der steigenden Körpertemperatur steigt, so hinkt cardiac output unter allen Umständen nach. Es ist deshalb sicherer, langsam aufzuwärmen bis zu einer Körpertemperatur von 30—31° C und danach die weitere Aufwärmung zur Normaltemperatur dem Organismus selbst zu überlassen.

Da in den meisten Fällen der Hypothermie auch eine Hypotension vorliegt, müssen Vorsichtsmaßregeln beachtet werden, um eventuellen Komplikationen durch entstehende Nachblutung vorzubeugen. Eine Nachblutung kann eintreten, wenn der Blutdruck bei der Wiedererwärmung infolge ungenügender Neuroplegie sprunghaft zur normalen Höhe ansteigt.

Indikation für intrakranielle Operationen.

Die Indikationen für die Unterkühlung bei neurochirurgischen Eingriffen sind noch umstritten. Sie sollten auf folgende Eingriffe beschränkt werden:

1. *Arterielle Aneurysmen*
   a) große, schwer zugängliche Aneurysmen, die breitbasig sitzen und bei denen eine temporäre Ligatur von einem der Arterienäste vorgesehen ist;
   b) im akuten Stadium (d. h. innerhalb von 3 Wochen nach der letzten Blutung).
2. *Arteriovenöse Aneurysmen*
   die besonders ausgedehnt sind oder solche, die an besonders schwer zugänglichen Punkten liegen, z. B. intraventrikuläre oder auf der linken Seite, in der hinteren Schädelgrube oder in der Fissura Sylvii.
3. *Tumoren*
   besonders stark vascularisierte bzw. sehr große Meningiome.

Die Hypothermie ist ein neues Gebiet der Neurochirurgie. Die Entwicklung dieses Verfahrens dürfte noch nicht beendet sein. Es muß betont werden, daß die Hypothermie nur von Narkosefachärzten überwacht werden sollte, denn neben dem großen Vorteil bestehen besonders bei der tiefen Hypothermie (25—30° C) Komplikationsmöglichkeiten, deren Beherrschung eine besondere Erfahrung erforderlich macht.

Literatur.

ADAMS-RAY, J., och P. O. PERSSON: En ny metod för nedkylning av försöksdjur vid hypothermistudier. Kyltekn. Tidskr. **12**, 37 (1953).

ADOLPH, E. F.: Some differences in responses to low temperatures betweens warm-blooded and coldblooded vertebrates. Amer. J. Physiol. **166**, 92 (1951).

ARNER, O.: Complications following spinal anesthesia. Acta chir. scand. (Stockh.) Suppl. **167** (1952).

BANCROFT, F. W., and C. PILCHER: Surgical treatment of the nervous system. Philadelphia: J. B. Lippingcott Company 1948.

BIGELOW, W. G., J. C. CALLAGHAN and J. A. HOPPS: General hypothermia for experimental intracardial surgery. The use of electrophrenic respirations, an artificial pacemaker for cardiac standstill, and radiofrequency rewarming in general hypothermia. Ann. Surg. **132**, 531 (1950).

— W. K. LINDSAY and W. F. GREENWOOD: Hypothermia. Ann. Surg. **132**, 849 (1950).

BILSLAND, W. L.: Controlled hypotension by arteriotomy in intracranial surgery. Anaesthesia (Lond.) **6**, 20 (1951).

BOHM, E., E. GORDON, D. TOVI and P. O. PERSSON: A new device for induced Hypothermia in intracranial surgery. Acta chir. scand. (Stockh.) **113**, 1—8 (1957).

BRAUN, H.: Die örtliche Betäubung. Leipzig: Johann Ambrosius Barth 1925.

CHURCHILL-DAVIDSON, H. C.: Hypothermia. Brit. J. Anaesth. **27**, 313 (1955).

COLES, P. F. DE: Anesthesia for radiological investigations in neurosurgery. Anaesthesia (Lond.) **8**, 186 (1953).

Cushing, H.: Amer. J. Med. Sci. 74, 373 (1902).
Dandy, W. E.: Surgery of the brain. Lewis practice of surgery, vol. XII. Maryland, U.S.A.: W. F. Prior Co. 1935.
Delorme, E. J.: Hypothermia. Anaesthesia 11, 221 (1956).
Dogliotti, A. M.: Anesthesia. Chicago: S. B. Debour, Publ. 1939.
Donders, F. E.: Schmidts Jb. Med. 69, 16 (1851).
Dundee, J. W., W. E. B. Scott and P. R. Mesham: The production of hypothermia. Brit. Med. J. 1953, 1244.
Enderby, G. E.: Controlled circulation with hypotensive drugs and posture to reduce bleeding in surgery. Lancet 1950 I, 1145.
Fay, T., and G. C. Henny: Correlation of body segmental temperature and its relation to location of carcinomatous metastasis, clinical observations and reponse to methods of refrigeration. Surg. Gynec. Obstet. 66, 513 (1938).
Fog, M.: Om piaarteriernas vasomotoriske reaktioner. Köpenhamn: Munksgaards Förlag 1934.
Forbes, H. S., and H. G. Wolff: Arch. of Neur. 19, 1057 (1928).
Frowein, R. A., u. F. Loew: Zbl. Neurochir. 14, 325 (1954).
Gordh, T.: Die Technik der modernen Anästhesieverfahren. Langenbecks Arch. u. Dtsch. Z. Chir. 267, 254 (1951).
Griffiths, H. W. C., and J. Gillies: Thoraco-lumbar splanchnicectomy and sympathectomy. Anesthetic procedure. Anaesthesia (Lond.) 3, 134 (1948).
Hewer, A. J. H.: The practical aspects of neurosurgical anesthesia. Proc. Roy. Soc. Med. 45, 431 (1952).
Howland, W. S., and E. M. Papper: Circulatory changes during anesthesia for neurosurgical operations. Anesthesiology 13, 343 (1952).
Hunter, A. R.: The present position of anesthesia for neurosurgery. Proc. Roy. Soc. Med. 45, 427 (1952).
Johnson, S. R.: The effect of some anesthetic agents on the circulation in man. Acta chir. scand. (Stockh.) Suppl. 158 (1951).
Juvenelle, A. A.: Observations on Hypothermia. Proc. Roy. Soc. Med. 47, 410 (1954).
Kiersey, D. K., R. G. Bickford and A. Faulconer: Electro-encephalographic patterns produced by thiopental sodium during surgical operations. Brit. J. Anaesth. 23, 141 (1951).
Kucher, R., u. K. Steinbereithner: Anaesthesist 3, 47 (1954).
Labat, G.: Regional anesthesia. Philadelphia: W. B. Saunders Company 1923.
Laborit, H., et P. Huguenard: L'hibernation artificielle par moyens pharmacodynamique et physique en chirurgie. J. de Chir. 67, 631 (1951).
— — La pratique de l'hibernotherapie. Presse méd. 1951, 1329.
Lazorthes, G., et L. Campan: Presse méd. 60, 319 (1952).
Lewis, F. J., and S. A. Naizi: The use of CO^2 prevent ventricular fibrillation during intracardial surgery under hypothermia. Chicago: Surgical Forum 1955.
Mayrhofer, O.: Erfahrungen mit Succinylcholinchlorid, einem neuen kurzwirkenden Muskelrelaxans. Anaesthetist 1, 9 (1952).
McMillan, I. K., D. G. Melrose and R. B. Lynn: Hypothermia, some observations on bloodgas and electrolyte changes during surface cooling. Ann. Roy. Coll. Surg. 16/31, 186 (1955).
Penrod, K. E.: Oxygen consumption and cooling rates in immersion hypothermia in the dog. Amer. J. Physiol. 157, 436 (1949).
Pitkin, G. P.: Conduction anesthesia. Philadelphia u. London: J. B. Lippincott Company 1953.
Rosomoff, H. C., and Gilbert: Brain volume and cerebrospinal fluid pressure during hypothermia. Amer. J. Physiol. 183, 19 (1955).
Ross, D. N.: Physiological observations during hypothermia. Guy's Hosp. Rep. 103/2 (1954).
Schmidt, C. F.: Amer. J. Physiol. 84, 202 (1928).
Steinbereithner, K., F. Lembeck u. St. Hift: Künstlicher Winterschlaf. Wien u. Innsbruck, Urban & Schwarzenberg 1955.
Taarnhøj, P.: Effect of avertin and citodan (sodium evipan) on the cerebrospinal fluid pressure. Acta psychiatr. (Kobenh.) 24, 689 (1949).
Thesleff, S.: Succinylcholiniodide. Studies on its pharmacological properties and clinical use. Acta physiol. scand. (Stockh.) 27, Suppl. 99 (1952).
Vandewater, S. L., E. H. Botterell and W. M. Longheed: A method of anaesthesia and hypothermia in cerebralvascular surgery. Canad. Anaesth. Soc. J. 2, 319 (1955).
Virtue, R. W.: Hypothermia anaesthesia. Springfield, U.S.A.: Ch. C. Thomas 1955.
Walker, A. E.: Electrocorticography in epilepsy. Electroencephalogr. Clin. Neurophysiol. Suppl. 2 (1949).
Walther, A.: Beiträge zur Lehre von der tierischen Wärme. Virchows Arch. path. Anat. 25, 414 (1862).
White, J. C., M. Verlot, R. Silverstone and H. Beecher: Arch. Surg. 44, 1 (1942).
Wolff, H. G.: Headache and other head pain. London: Oxford University Press 1948.
—, and W. G. Lennox: Arch. of Neur. 23, 1097 (1930).

Mißbildungen des Schädels und des Gehirns.

Von

J. GERLACH.

Mit 35 Abbildungen.

Unter Mißbildungen verstehen wir Abweichungen von der normalen Morphologie
außerhalb der artgemäßen Variationsbreite, die auf einen abnormen Verlauf der bis zur
Reife sich abspielenden Entwicklungs- und Wachstumsvorgänge zurückzuführen sind.
Die Mißbildungen des Schädels und des Gehirns sind ebenso wie diejenigen des Rückenmarkes und der Wirbelsäule wegen der innigen Beziehungen der beiden Gebilde zueinander während der Entwicklung und auch im fertigen Zustand eng miteinander verbunden. Wenn trotzdem die Neurochirurgie der Mißbildungen des Schädels und der
Mißbildungen des Gehirns [und der Hirnhäute hier getrennt geschildert wird, so geschieht dies mit Rücksicht auf den Kliniker, für den der Schwerpunkt jeweils nur in
einer Region liegt, ohne daß dabei die andere außer acht gelassen werden darf. Eine
solche Trennung wird außerdem vorgenommen, um die Darstellung übersichtlich zu
machen.

A. Entwicklungsgeschichtliche und teratologische Vorbemerkungen.

Aus den umfangreichen Gebieten der allgemeinen Entwicklungsgeschichte und Teratologie sowie der speziellen Entwicklungsgeschichte des Schädels und des Gehirns werden
im folgenden wenige Grundzüge und einige Besonderheiten dargestellt, um das Verständnis
der Schädel- und Hirnmißbildungen und damit ihre sinnvolle neurochirurgische Beurteilung und Behandlung zu ermöglichen.

I. Allgemeines.

Am Anfang der Entwicklung des Menschen steht die aus Verschmelzung von Ei und
Spermium hervorgegangene Zygote bestimmter kernplasmatischer Konstitution, am Ende
der ausgereifte Organismus. Auf Grund der experimentellen Ergebnisse der Entwicklungsphysiologie läßt sich die Entwicklung in eine Reihe von typischen *Phasen* gliedern (F. E.
LEHMANN). Die *Primitiventwicklung* umfaßt zunächst das Stadium der Organisierung
der Individualität. Aus dem anfangs nur unscharf gegliederten Keim entwickelt sich
über die Gastrula ein dreischichtiges Gebilde, die *Neurula*, welche die erste Anlage der
großen Organsysteme enthält. In dieser Periode der *Grundplanbildung* erfolgt nicht nur
die morphologische Ordnung der Regionen des Keimes, sondern auch die Fixierung
wichtiger, formbildender Funktionen des Ganzen und der Teile. Das Dogma der schemati-
schen Keimblattspezifität der späteren Gewebe ist dabei heute verlassen. Die zweite
Phase, die der *primären Organogenese*, reicht vom Stadium der Neurula bis zu dem des
Schlundspaltenembryos. Bis dahin besteht noch eine große Ähnlichkeit zwischen den

Embryonen verschiedener Wirbeltierklassen. Erst in der nächsten Phase, der Entwicklung des Embryo zum Feten, gehen die Wege auseinander, und der Mensch erhält allmählich seinen charakteristischen Formhabitus. Durch gesteuerte Wachstumsprozesse und histologische Organisationen bekommen die Einzelorgane ihre relative Größe, Gestalt und Struktur. In der letzten Phase vor der Geburt schreiten die Wachstums- und Differenzierungsvorgänge fort, die erst mit der Reife ihren Abschluß finden.

Von den in diesen Phasen wirksamen morphodynamischen Prinzipien (F. E. Lehmann) seien nur die wichtigsten genannt: Musterarme morphogenetische Wirkungsfelder, die hochgradig plastisch sind, werden als Träger des Regulationsvermögens angesehen. Sie sind lokalisiert in einem formbildenden Blastem, dessen Einzelzellen in physiologischer Integration zusammenwirken. Gliedert sich ein solches Feld unter Abnahme der Regulationsfähigkeit in ein Muster von Teilbereichen in einem begrenzten organbildenden Areal, so spricht man von Segregation. Feldeigenschaft und Segregation sind die kennzeichnenden Erscheinungen der *Selbstorganisierung* von Keimzellen. Der Selbstorganisierung steht gegenüber die Ansprechbarkeit auf Wirkungen, die benachbarte Keimanlagen ausüben, und die man als *Induktion* durch Organisatoren bezeichnet. Oft gibt die Induktion den Anstoß zur Selbstorganisierung. Voraussetzung zu normalem Ablauf beider Vorgänge ist die Entstehung einer regelrechten Lage der Blasteme zueinander, die sich durch amöboide Gestaltungsbewegungen vollzieht und *Topogenese* genannt wird. Die Wechselbeziehungen zwischen den einzelnen Teilen von Embryo und Fet und das abgestimmte Wachstum spielen eine bedeutende Rolle im gesamten Entwicklungsablauf. Wie schon die normale Entwicklung durch erbliche und exogene Faktoren gesteuert wird, so spielen auch beim abnormen Entwicklungsverlauf und damit bei der Entstehung von Mißbildungen genetische und in der Umwelt liegende Ursachen eine Rolle. Es können dabei in der Erscheinung gleichartige Mißbildungen sowohl genetisch wie umweltbedingt sein (Werthemann). Die Hauptgruppen der exogenen Mißbildungsursachen beim Menschen sind nach Werthemann:

1. Sauerstoffmangel,
2. Virusinfektionen, vor allem Röteln und Toxoplasmose;
3. Mangelernährung, insbesondere Vitaminmangel,
4. Strahlenschädigungen,
5. intrauterine mechanische Schäden, in erster Linie die große Gruppe der amniogenen Noxen.

Die experimentellen Untersuchungen haben gezeigt, daß nicht so sehr die Art eines wirksamen Agens als vielmehr der Zeitpunkt seiner Einwirkung auf den Keim für die resultierende Mißbildung ausschlaggebend ist. Dies gilt sowohl für die Genmanifestation als für äußere Schädlichkeiten. Die Erklärung für diese *Phasenspezifität* der Mißbildungen liegt in der Tatsache, daß die einzelnen Entwicklungsvorgänge eine sehr unterschiedliche Störempfindlichkeit zeigen. Man spricht von teratogenetischen Terminationsperioden.

Die endogen und exogenen Faktoren können in der krankhaften Entwicklung folgende Auswirkungen haben (Grünwald nach P. Loustalot): Hemmungs- oder Exzeßbildung, falsches Muster, Unter- oder Überzähligkeit, Spaltbildung, Fusion, Fehllagerungen, Defekte, abnorme Gewebsqualität, Degenerationen. Mehrfache Mißbildungen an einem Individuum entstehen durch

1. Geneinwirkung (Polyphänie),
2. gleiche Empfindlichkeit der Teile,
3. Beeinflussung verschiedener Gebiete durch den Sondermechanismus einer abwegigen Entwicklung,
4. mechanische oder funktionelle Abhängigkeit.

Viele, insbesondere leichtere Mißbildungen und solche die äußerlich nicht sichtbar sind, führen zunächst nicht zu funktionellen Störungen und Krankheitszuständen. Es müssen sekundäre, exogene Schäden, sog. Zweitkrankheiten hinzutreten, um sie manifest werden zu lassen, z. B. Trauma oder Infektion. Diese Manifestation erfolgt daher oft erst im späteren Lebensalter. An das Vorliegen angeborener Mißbildungen ist also auch bei Kindern und Erwachsenen zu denken, bei denen von einer Fehlbildung nach der Geburt bzw. in der Kindheit und Jugend nichts bekannt war.

II. Entwicklung des Schädels.

Der Schädel durchläuft in der Ontogenese und in der Stammesentwicklung einen bindegewebigen, einen knorpeligen und einen knöchernen Zustand. Schon im binde-gewebigen Stadium liegt im Ventralteil des Schädels als mediane Achse wie auch bei der Wirbelsäule die Chorda dorsalis; sie reicht nicht bis zum vorderen Kopfende, sondern endet in einer Gegend, die der später entstehenden hinteren Lehne der Hypophysengrube entspricht. Dabei ist der Verlauf des vorderen Chordaendes bogenförmig, die Chorda liegt nach Entstehung des Knorpelcraniums teilweise im Knorpel der Schädelbasis, teil-weise, im mittleren Drittel, diesem ventral an, im retropharyngealen Bindegewebe. Die verschiedenen Abschnitte des vorderen Chordaendes, das im ausgewachsenen Zustand nicht mehr vorhanden ist, bilden sich zu verschiedenen Zeiten der Entwicklung zurück, am frühesten der außerhalb des Basisknorpels gelegene retropharyngeale. Der bogen-förmige Verlauf und die uneinheitliche Rückbildung machen es verständlich, daß von Chordaresten nicht ganz selten Geschwülste der Schädelbasis ausgehen. Vor dem vorderen Chordaende, im Bereich des späteren Sellabodens, findet sich in einem frühen Entwick-lungsstadium eine Lücke der Schädelbasis zum Durchtritt der Anlage des oralen Hypo-physenabschnittes, der RATHKEschen Tasche. Dieser Verbindungsgang des Schädel-inneren zur Mundhöhle bleibt noch eine Zeitlang in der Keilbeinanlage erhalten; seine Reste können ebenfalls zur Entstehung von Cysten und Tumoren Material liefern.

Der embryonale Schädel setzt sich aus axialen Bestandteilen, aus Sinneskapseln und aus dem visceralen Stützapparat des Anfangsteiles des Darmrohres zusammen. Der letztere, das *Splanchno*-cranium bleibt hier außer Betracht. Die beiden ersteren tragen zur Bildung der festen Hülle des Gehirns, des *Neuro*-craniums bei. Nach dem Verhalten zur Chorda unterscheidet man einen chordalen und einen prächordalen Teil des Schädels. Am Neurocranium liegen im chordalen Abschnitt die Occipital- und die Labyrinthregion, im prächordalen die Orbito-, Sphenoid- und Ethmoidalregion.

Im Knorpelstadium stellt sich der Schädel als sog. Primordialcranium dar. Bei Säugern und beim Menschen verknorpelt dabei überwiegend die Schädelbasis, und das Schädeldach bleibt zum Teil bindegewebig. Nur ein kleiner Teil des Primordialcraniums bleibt erhalten, der größere verknöchert, ein dritter Teil verschwindet. Erhalten bleiben die knorpelige Nasenscheidewand nebst den äußeren Nasenknorpeln, die Fibrocartilago basilaris und längere Zeit die Fugenknorpel der Schädelbasis. Der fertige knöcherne Schädel setzt sich seiner Herkunft nach aus zwei ganz verschiedenen Knochenarten zusammen: den sog. Primordial- oder Ersatzknochen und den sog. Deck- oder Beleg-knochen. Die Primordialknochen entstehen durch Verknöcherung von Knorpelgebilden des Primordialcraniums, die Deckknochen durch Verknöcherung des Bindegewebes der Haut und der Schleimhaut. Die Deckknochen lassen sich ihrer stammesgeschichtlichen Herkunft nach aus Bildungen des Hautskeletes ableiten. Sie überdecken in der Nasen-, Stirn-, Schläfen- und Scheitelgegend teilweise das Primordialcranium, und die ent-sprechenden Knorpelabschnitte gehen zugrunde. Primordial- und Deckknochen treten später zu einer einheitlichen Knochenkapsel zusammen. Die Deckknochen entstehen beim Menschen bereits in der sechsten Embryonalwoche, *vor* den Primordialknochen, die in der 8.—10. Woche auftreten (BONNET und PETER). Die Deckknochen bilden das Schädeldach und die knöcherne Grundlage des Gesichtes. Zu ihnen gehören der scheitel-wärts gelegene Teil der Hinterhauptsschuppe, die Schläfenschuppe, die Scheitelbeine, die Stirnbeine, die Jochbeine, die Oberkiefer und eine Reihe kleinerer Knochen. Als Primordialknochen entstehen das Hinterhauptsbein mit Ausnahme von Teilen der Schuppe, das Keilbein mit Ausnahme der medialen Lamellen der Flügelfortsätze, das Felsenbein und der Warzenfortsatz des Schläfenbeines, das Siebbein und die Nasenmuscheln. Genauere Angaben über Primordial- und Deckknochen wurden deshalb gemacht, weil an der Grenze dieser beiden Knochenarten bevorzugt Mißbildungen, insbesondere die Cephalocelen beobachtet werden.

Was die Genese der Primordialknochen betrifft, so sei hier lediglich das Os occipitale kurz behandelt, mit einem Hinweis auf die Entwicklung der beiden obersten Halswirbel. Das Os occipitale entsteht aus der Schuppenanlage, die teilweise nicht zu den Primordialknochen gehört, aus den Occipitalia lateralia und dem Os occipitale basilare. Die Bildung des Occipitale basilare erfolgt, auch beim Menschen noch ontogenetisch erkennbar, aus drei primären Wirbelanlagen, kranial vom Atlas. Das dem Atlas benachbarte Segment wird Proatlas genannt.

Der Atlas, der schon sehr früh in der Ontogenese eine Verknöcherung aufweist, besitzt als einziger Wirbel einen Hämalbogen, d. h. einen hypochordalen Bogen, der als vorderer Atlasbogen erscheint. Eine Anlage dieses Hypochordalbogens, die später rückgebildet wird, zeigt auch der Epistropheus. Der Wirbelkörper des Atlas wird zum Zahn des Epistropheus umgebildet; die Verschmelzung des Zahnes mit dem 2. Halswirbel und die Rückbildung der zwischen den bei den obersten Wirbeln vorhandenen hypoplastischen Bandscheibe ist etwa mit dem 6.—7. Lebensjahr beendet (Brocher). Kranial von der Spitze des Epistropheuszahnes zeigt sich auch normalerweise vorübergehend eine Andeutung des Proatlas, das sog. Ossiculum terminale Bergmann, das zwischen dem 2. und 12. Lebensjahr nachweisbar ist und in seltenen Fällen beim Erwachsenen persistieren kann (Brocher).

Für die Deckknochen entstehen im bindegewebigen Schädel jeweils ein oder mehrere Ossifikationszentren, für jedes Scheitelbein z. B. zwei. Diese, anfangs in weiter Distanz von einander befindlichen Knochenherde der einzelnen Knochen oder Deckknochenteile der Knochen wachsen an ihrer Peripherie konzentrisch an. Sie sind an ihrer Innen- und Außenfläche von dem bindegewebigen Periost bedeckt, wobei das innere Periost durch die harte Hirnhaut dargestellt wird. Dort, wo die knöcherne Einlagerung endet, vereinen sich beide Periostlagen zur sog. Zwischenmembran, aus der das Bindegewebe der Fontanellen und der Nähte wird. Mit dem fortschreitenden Wachstum der Knochen wird diese bindegewebige Zwischensubstanz immer mehr eingeengt. Es schließen sich zuerst die größeren Lücken, die Fontanellen. Die Nähte formen sich während des 1. Lebensjahres als Linien[1]. Die Zackung beginnt sich erst mit dem 3. Lebensjahr auszubilden (Martin). Der Fontanellenschluß ist in der Norm mit dem ersten Jahr beendet. Einzelne Nähte schwinden ebenfalls schon in früher Kindheit; so wird die Sutura frontalis in Stirnmitte in der Regel mit dem 2. Lebensjahr unsichtbar, in Ausnahmefällen persistiert sie bis zum Erwachsenenalter. Als Reste der embryonalen Suturae transversae zwischen der oberen und unteren Anlage der Hirnhauptsschuppe bleiben mitunter auch noch beim Erwachsenen die sog. Suturae mendosae bestehen. Man findet sie auf dem sagittalen Röntgenbild in Höhe der oberen Pyramidenkanten mit Einmündung in die Lambdanaht. In der Norm verschwinden sie im 6. Lebensjahr (Loepp-Lorenz). In der Mehrzahl der Fälle beginnt der physiologische Nahtverschluß im 3. Lebensjahrzehnt. Zuerst schließt sich die Sagittalnaht, es folgen Kranz- und Lambdanaht. Für den Beginn der physiologischen Nahtsynostose ist die individuelle Schwankungsbreite groß. Als spätester Termin wird das 5. Dezeninum angegeben. Bei Frauen sollen sich die Nähte später schließen als bei Männern (Martin). Das Keilbein verknöchert in seinen Verbindungen spät oder gar nicht (Wiegand 1949). Die Zackennähte schließen bei beginnender Verzahnung noch nicht fest. Bis etwa zum 10. Lebensjahr bleibt die Nahtverbindung so lose, daß sie durch Erhöhung des intrakraniellen Druckes verbreitert werden kann. An den Nahträndern ist normalerweise ein lacunärer osteoclastischer Abbau feststellbar. An der Schädelinnenfläche ist die Zackung einfacher als außen. Der Nahtverschluß beginnt an der Innenseite und schreitet nach außen fort. Das Wachstum des Schädels vollzieht sich überwiegend appositionell durch Vergrößerung der einzelnen Knochen an ihren

---

[1] Zur Nahtentwicklung vgl. Tönnis, ferner Wanke und Diethelm.

Rändern und durch Wachstum des Nahtbindegewebes. In den in der Kindheit vorhandenen physiologischen Impressiones digitatae sehen einige Untersucher den Ausdruck eines Wachstumsdruckes des Gehirns auf den Schädel (WIEGAND 1955).

Die Verknöcherung des Schädels ist erst mit dem 6.—7. Lebensjahre beendet, das Wachstum des Schädels endet erst nach dem 2. Lebensjahrzehnt. Die Entwicklung und Gestaltung des Neurocraniums steht in engen Beziehungen zur Entwicklung des Gehirns, die im wesentlichen bestimmend ist. Während des Wachstums ändern sich die Schädelproportionen. Man kann hierbei drei Perioden unterscheiden (LOEPP-LORENZ). In der ersten, vom 2.—5. Lebensjahr, wölben sich Hinterhaupt und Scheitel, Kalotte und Gesicht werden breiter, im 6. und 7. Lebensjahr er-

Tabelle 1. *Hirngewicht (nach ZIEHEN) und Schädelumfang (nach TANDLER) in verschiedenen Lebensaltern.*

Lebensalter	Hirngewicht in g	Schädelumfang in cm
1. Monat	455	34
1. Jahr	832	46
2. Jahr	977	48
8. Jahr	1202	51
14. Jahr	1280	54
20. Jahr	1400	56

folgt eine Verlängerung der Schädelbasis. In der zweiten Periode, vom 8. Jahre bis zur Pubertät, entwickelt sich das Stirnbein bevorzugt in die Breite, das Gesicht wird länger. Der postauriculäre Schädelabschnitt bleibt nach dem 9. Lebensjahr im Vergleich zum präauriculären im Wachstum zurück. Der Schädelumfang vergrößert sich etwa entsprechend dem Hirngewicht, wie die Tabelle 1 zeigt.

III. Entwicklung von Gehirn und Rückenmark.

Das Zentralnervensystem der Wirbeltiere entwickelt sich durch Invagination des dorsalen Ektoderms. Ein in der Mittellinie gelegener Ektodermstreifen verdickt sich zur Neuralplatte. Die seitlich von den Neuralwülsten eingefaßte Neuralplatte stülpt sich zur Neuralrinne ein, die sich nach Lösung vom Ektoderm zum Neuralrohr schließt. Ausgenommen von diesem Prozeß sind seitliche Teile der Neuralplatte, aus denen sich die paarigen, dem Neuralrohr beiderseits anliegenden Ganglienleisten bilden. Aus ihnen entwickeln sich unter anderem später die Hirnnerven- und die Spinalganglien sowie Anteile des vegetativen Nervensystems, insbesondere der Grenzstrang des Sympathicus. Der Schluß der Neuralrinne beginnt im allgemeinen an der Grenze zwischen dem späteren Gehirn und Rückenmark und schreitet von dort caudalwärts zur Urmundgegend sowie oralwärts zum Kopfende fort. Die Entstehung der Neuralplatte und des Neuralrohres ist nur möglich durch Induktion von den unterlagernden Keimteilen her (F. E. LEHMANN). Es ist dabei mit zwei Hauptorganisatoren zu rechnen, im Prächordalbereich mit dem Kopfentomesoderm, im chordalen Bereich mit dem Chordamesoderm. Die Bereitschaft zu dieser neuralen Induktion ist nur in einer kurzen Entwicklungsphase vorhanden. Die weitere Gliederung des induzierten Neuralrohres erfolgt durch Selbstorganisierung autonom. Am oralen Ende bleibt das Neuralrohr noch eine Zeitlang offen, bevor es sich völlig vom Ektoderm ablöst. Diese Öffnung wird vorderer Neuroporus genannt. Der Verschluß des hinteren Neuroporus erfolgt am Caudalende des Körpers hinter dem beim Menschen zu dieser Zeit noch offenen Urmundrest. Dort steht das Neuralrohr durch den Canalis neurentericus vorübergehend mit dem Darmkanal in Verbindung. Entwicklungsstörungen dieser Gegend sind nicht selten; ihnen verdanken insbesondere die sacrococcygealen Cysten, Fisteln und Teratome ihre Entstehung.

Aus dem Neuralrohr entwickeln sich Gehirn und Rückenmark. Der Hohlraum bildet sich einerseits in die Hirnventrikel, andererseits in den Zentralkanal des Rückenmarkes um. In den ersten Stadien der Hirnentwicklung zeigt das Neuralrohr am vorderen Ende zwei blasige Erweiterungen, eine prä- und eine epichordale. Aus der ersten entwickeln sich End- und Zwischenhirn, aus der letzteren Mittelhirn, Brücke, Kleinhirn und Oblongata. Der zweiblasige Zustand des Gehirns geht dabei über einen dreiblasigen in einen fünfblasigen über. Aus der Anlage des Diencephalon stülpen sich die Augenblasen aus.

Mit der erwähnten Längsgliederung des Zentralnervensystems kombiniert sich in der Ontogenese eine dorsoventrale Gliederung, die zu einer Einteilung des Neuralrohres in eine dorsale und eine ventrale Hälfte führt. Dach und Boden des Neuralrohres stellen dünne Membranen dar, die sog. Deck- bzw. Bodenplatte. Nur von den beiden Seitenwänden geht die Bildung des funktionierenden Nervengewebes von Hirn- und Rückenmark aus. Diese werden jederseits durch eine von caudal nach oral verlaufende Längsfurche, den Sulcus limitans von His, in die ventrale Grundplatte und die dorsale Flügelplatte geschieden. Die Ansichten darüber, wieweit nach rostral diese Gliederung reicht, gehen noch auseinander; sie gilt sicher für das Spinalrohr und das epichordale Gehirn. Für das Verständnis des funktionellen Aufbaus des Zentralnervensystems besitzt sie große Bedeutung. Aus dem Grundplattengebiet gehen nämlich die primären motorischen, aus dem Flügelplattengebiet die primären sensiblen Zentren hervor. Während im Gebiet des Spinalrohres die Wände allseitig massiv werden, bleiben im Bereich des Gehirns einige Wandabschnitte membranös, insbesondere entstehen so die Plexus chorioidei der Seitenventrikel, des dritten Ventrikels und der Rautengrube. Bei einigen niederen Tieren stülpt sich im Endhirnbereich, caudal von den Plexus, ein sackartiges Gebilde, die Paraphyse, im Zwischenhirnbereich, vor den Ganglia habenulae, der sog. Dorsalsack aus. Die Paraphyse kann auch bei Säugern vorübergehend in der Entwicklung rudimentär auftreten und zu Mißbildungen in Form von Cysten in der Gegend des Foramen Monroi Anlaß geben.

Die spätere Formentwicklung der einzelnen Abschnitte des Gehirns sowie des Rückenmarkes zu besprechen, würde zu weit führen. Auch die Histogenese, die Entstehung der geweblichen Eigenarten des Zentralnervensystems im allgemeinen und im besonderen muß außer Betracht bleiben. Die den Neurochirurgen beschäftigenden Mißbildungen entstehen überwiegend zu einem frühen Zeitpunkt der Ontogenese. Allerdings kann die Entwicklung zu jedem Zeitpunkt ihres Ablaufs gestört werden; sogar unmittelbar vor und noch nach der Geburt können Schäden wirksam werden, deren Folgezustände als Mißbildungen in Erscheinung treten (Becker).

B. Mißbildungen des Schädels.

I. Mißbildungen im Bereich der Schädelweichteile.

Mißbildungen der Schädelweichteile sind oft mit Mißbildungen der Schädelknochen und des Gehirns verbunden. Soweit sie als Teilerscheinungen zu diesen gehören, werden sie nicht gesondert behandelt. Ebenso bleibt die große Reihe von Mißbildungen, vor allem des Gesichtsschädels außer Betracht, die nicht in das Gebiet des Neurochirurgen fallen. Besprochen werden nur solche Fehlbildungen der Schädelweichteile, die entweder Beziehungen zum intrakraniellen Raum oder differentialdiagnostisches neurochirurgisches Interesse besitzen.

1. Weichteildefekte.

Isolierte angeborene Weichteildefekte des Schädels bei völlig geschlossener Schädelkapsel sind selten (Kahn und Lemmen). Die Behandlung besteht in alsbaldiger Deckung durch Lappenverschiebung.

2. Dermalsinus und Dermoidcysten.

Durch Störungen des Ablösungsvorganges des Neuralrohres vom Ektoderm kommt es vor allem im Gebiete des vorderen und hinteren Neuroporus zu Mißbildungen, die sich häufiger in der Lumbosacralgegend (vgl. Bd. II), seltener am Schädel bemerkbar machen. Entweder bleibt hierbei ein durchgehender, von mehrschichtigem Plattenepithel ausgekleideter Fistelgang zwischen Hautoberfläche und Zentralnervensystem ganz oder teilweise bestehen, oder es kommt zur Bildung epithelausgekleideter Cysten, die als

Epidermoidcysten bezeichnet werden, wenn sie nur epitheliale Anteile enthalten, als Dermoidcysten, wenn sie Anhangsgebilde der Haut, also Drüsen und Haare zeigen. Die Fistelgänge können sich mit den Cysten kombinieren. Epidermoidcysten sind in den Weichteilen sehr selten. Dermoidcysten können an jeder Stelle des Schädels vorkommen. Bevorzugt sind die große Fontanelle (MOUCHET), die Gegend der Lambdanaht, des Mastoids, des äußeren Orbitalrandes und vor allem die Occipitalregion. Die prallen Cysten sitzen oft in der Haut, im Fontanellenbereich unmittelbar auf der Dura. Im Mittellinienbereich können sie mit Cephalocelen verwechselt werden, von denen sie sich klinisch durch ihre Unabhängigkeit vom intrakraniellen Druck und durch fehlende Pulsation unterscheiden. Ein Eingriff ist stets angezeigt und technisch einfach durchzuführen. Die Cysten werden in toto exstirpiert, die Haut wird völlig geschlossen.

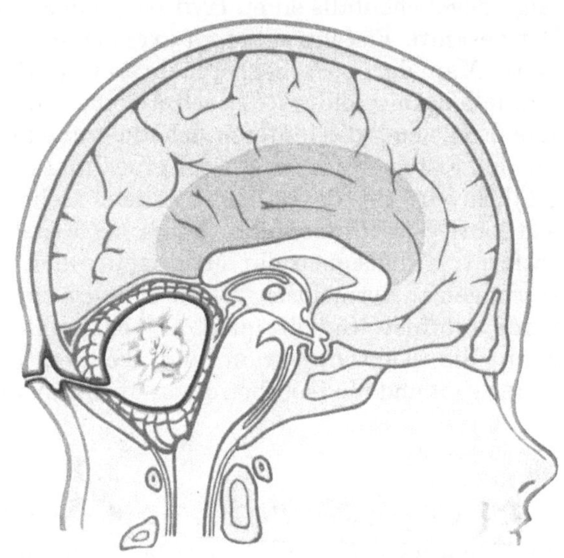

Abb. 1. Suboccipitaler Dermalsinus mit Dermoidcyste im Kleinhirn, äußerer Fistel und Verschlußhydrocephalus. (Nach INGRAHAM und MATSON.) Schema.

Beim Dermalsinus findet sich zumeist occipital in der Mittellinie ein Grübchen in der Haut, in dessen Nachbarschaft die Hautoberfläche gelegentlich naevusartig verfärbt ist. Eine Verdickung der Weichteile oder ein kleiner palpabler Tumor lenkt die Aufmerksamkeit auf die betreffende Stelle, vor allem dann, wenn die Anzeichen einer Weichteilinfektion vorliegen. Manchmal macht sich auch eine Fistelabsonderung bemerkbar. Die Fistelöffnung wird oft erst nach Rasur der Kopfhaut und bei guter Beleuchtung sichtbar (INGRAHAM und MATSON).

Die intrakraniellen Komplikationen werden wegen ihrer Verbindung mit den Weichteilveränderungen schon hier besprochen. Sie bestehen im Vorliegen eines in die Tiefe führenden Fistelganges, der sich bis zum 4. Ventrikel erstrecken kann, sowie in intrakraniellen Dermoidcysten, ferner in Infektionen, insbesondere Hirnabscessen. Gewöhnlich spielen sich diese Komplikationen in der hinteren Schädelgrube ab. Die Cysten können epidural, im Kleinhirn oder auch im 4. Ventrikel gelegen sein. Das klinische Bild ist dasjenige einer Geschwulst der hinteren Schädelgrube oder eines Verschlußhydrocephalus. Die Mißbildung kann sich bei Infektion auch zuerst durch eine Meningitis bemerkbar

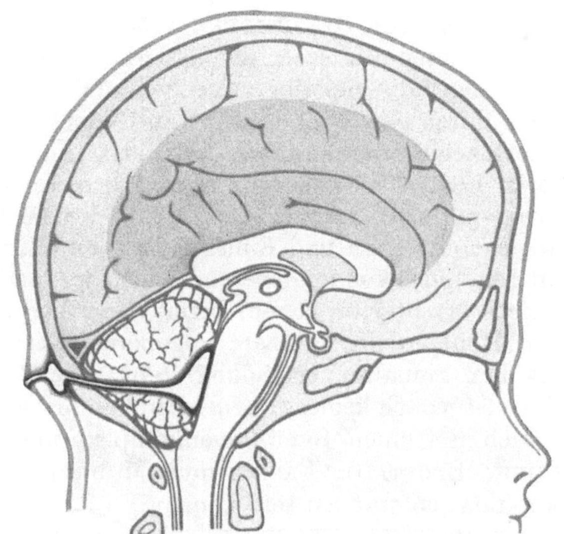

Abb. 2. Suboccipitaler Dermalsinus mit Dermoidcyste im 4. Ventrikel, äußerer Fistel und Verschlußhydrocephalus. (Nach INGRAHAM und MATSON.) Schema.

machen. Im Liquor finden sich mitunter abgestoßene Epithelien, die auf die Diagnose leiten können. Bei ungeklärten Meningitiden im Säuglingsalter ist eine genauere Inspektion der Occipitalregion und die Suche nach einer Fistelöffnung ratsam (INGRAHAM und MATSON). Auf den Röntgenbildern des Schädels ist der bei den ins Schädelinnere führenden Fistelgängen stets vorhandene kleine Knochendefekt in der Mittellinie meist sichtbar, am besten bei Einstellung auf die Occipitalschuppe. Das Ventrikulogramm zeigt gegebenenfalls einen Hydrocephalus internus. Die Behandlung muß operativ sein. Der gesamte Fistelgang ist zu excidieren, einschließlich der etwa vorhandenen Dermoidcyste. Man darf sich hierbei nicht auf die Entfernung einer oft gefundenen kleinen extrakraniellen Dermoidcyste beschränken, sondern muß die Operation von vorneherein auf eine Freilegung der hinteren Schädelgrube abstellen, jedenfalls sich sorgfältig überzeugen, wo der Fistelgang endet. Liegt eine Infektion vor, so wird die Operation schwieriger und gefährlicher, sie darf aber trotzdem nicht aufgeschoben werden. Unter Schutz durch Antibiotica wird ebenfalls der ganze Fistelgang mit eventuellen Cysten und Abscessen entfernt. Adhäsionen der Meningen sollen dabei gelöst werden, um Liquorzirkulationsstörungen zu vermeiden. Ist die Entfernung nicht möglich, so werden zunächst die Eiterherde eröffnet und drainiert. Nach Abklingen der entzündlichen Erscheinungen muß dann die Kapselresektion und Totalentfernung der Mißbildung nachgeholt werden. INGRAHAM und MATSON berichten über günstige Ergebnisse bei 10 so behandelten Kindern.

3. Hämangiome.

Die kongenitalen *Hämangiome* der Kopfschwarte finden sich cutan und subcutan, breitbasig oder gestielt, sie sitzen bevorzugt im Nahtbereich über den Fontanellen und am Tuber parietale. Der Form nach wird das Hämangioma simplex, cavernosum oder racemosum beobachtet. Klinisch ist die Abgrenzung gegen die Dermoide, die Cephalocelen, mit denen sie oft gemeinsam auftreten, und den Sinus pericranii nötig. Die Behandlung besteht entweder in operativer Entfernung oder in Anwendung des Kohlensäureschnees, der Röntgenstrahlen oder des Radiums (BLASE).

4. Sinus pericranii.

Bei dem von STROHMEYER 1850 beschriebenen Sinus pericranii handelt es sich um einen venösen Blutsack, der außerhalb des Schädelknochens in der Nachbarschaft des Sinus sagittalis superior gelegen ist (VARA LOPEZ und NEGRETE). Er steht mit dem Sinus durch eine oder mehrere im Knochen verlaufende Venen in Verbindung. SORGE unterscheidet vier Formen: den Varix simplex, den Varix racemosus communicans, den Varix herniosus des Sinus sagittalis sowie den nicht zu den Mißbildungen gehörigen Varix spurius communicans. Teils sind diese Formen rein venös, teils kongenitale Fisteln zwischen Arterien und Emissarienvenen (HAHN, VERNON). Beim Varix simplex liegt ein mit dem Sinus kommunizierendes venöses Angiom vor, beim Varix racemosus ein Konvolut varicös erweiterter Venen, beim Varix herniosus besteht eine größere, meist auch auf dem Röntgenbild sichtbare angeborene Knochenlücke, durch die der äußere Blutsack mit dem Sinus in Verbindung steht. Die Beziehung der extrakraniellen Blutcyste zum Sinus ist jedoch keineswegs in allen beschriebenen Fällen geklärt. Wahrscheinlich handelt es sich um einen Symptomenkomplex uneinheitlicher Genese, der sowohl angeboren (COHN, ENGSTADT, FÈVRE und MODEC) als auch posttraumatisch (GROSSEKETTLER, SCHALDA) entstanden sein kann.

Im klinischen Bild ist eine meist in der Nähe der Mittellinie gelegene, von bläulich schimmernder Haut bedeckte Geschwulst kennzeichnend, die bei aufrechter Haltung verschwindet, im Liegen, beim Bücken, Husten, Niesen oder bei Jugulariskompression sichtbar wird und an Größe zunimmt, ohne dabei Pulsation zu zeigen. Sie läßt sich leichter als eine Cephalocele durch Druck entleeren, ohne daß cerebrale Erscheinungen auftreten. Die subjektiven Beschwerden sind geringfügig oder fehlen ganz. Ähnlich gelegene Rankenangiome (VOLKMANN), die nicht mit dem Sinus kommunizieren, werden als Pseudosinus pericranii bezeichnet.

Die chirurgische Behandlung ist in jedem Falle angezeigt, auch wenn keine Beschwerden bestehen. Die Möglichkeit zufälliger kleiner Verletzungen bringt die Gefahr bedrohlicher Blutungen mit sich. Das operative Vorgehen gestaltet sich gewöhnlich nicht schwierig. Der Blutsack soll stets exstirpiert werden. Er wird zunächst, möglichst ohne Verletzung, freipräpariert und erst abgetragen, wenn der Stiel gut zugänglich ist. Nach Abschieben des Periostes wird die mehr oder weniger starke Knochenblutung durch

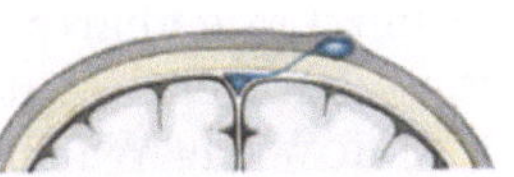

Abb. 3. Sinus pericranii.
Varix simplex. Schema.

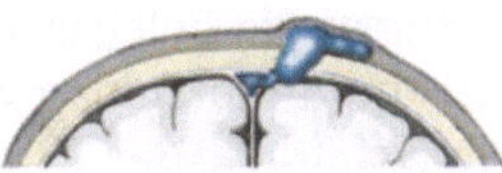

Abb. 4. Sinus pericranii.
Varix herniosus. Schema.

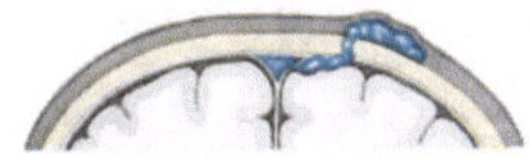

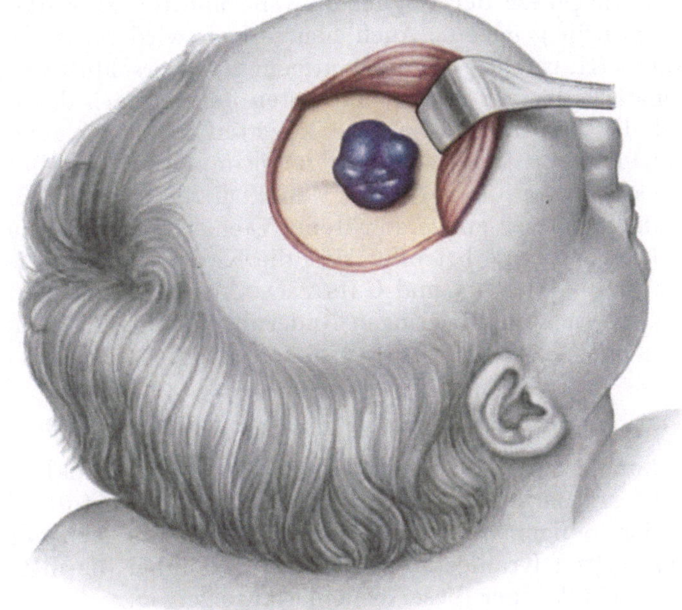

Abb. 5. Sinus pericranii.
Varix racemosus. Schema.

Abb. 6. Sinus pericranii. Varix simplex. Operationsbild nach dem
Leben.

Einstreichen der in der Neurochirurgie üblichen Wachsmischung (BURGDORF, SUDHOFF) gestillt. Einzelne Chirurgen empfehlen auch die Blutstillung mit Hilfe eines Muskelstückes (KRECKE) an Stelle von Wachs. Auch Fibrinschwamm kann verwendet werden.

II. Mißbildungen des knöchernen Schädels.

Von den Mißbildungen des knöchernen Schädels kommen diejenigen hier nicht in Betracht, die mit Lebensunfähigkeit verbunden oder einer neurochirurgischen Behandlung unzugänglich sind, wie die höheren Grade der Kranioschisis, die Holoacranie und die Meroacranie mit großen Lücken, bei denen es sich stets um kombinierte Mißbildungen mit schweren Defekten des Gehirns und oft auch der Sinnesorgane wie um die Holo- oder Meroanencephalie usw. handelt. Auch die mit Mikrocephalie verbundene Mikrocranie wird nur in Ausnahmefällen (LAITINEN) ein Gegenstand neurochirurgischer Bemühungen sein, seitdem man weiß, daß die Mikrocephalie fast stets primär und die Mikrocranie sekundär ist (SCHOB). Es kommen dann sinngemäß die Behandlungsmethoden der Kraniostenosen zur Anwendung. Als neurochirurgisch bedeutungsvolle Schädelmißbildungen bleiben zu besprechen: die Kraniostenosen, die angeborenen Schädeldefekte und eine Reihe von Abnormitäten der Schädelbasis und der kraniovertebralen Übergangsregion.

1. Die Kraniostenosen.

Die Kraniostenosen bilden eine Gruppe angeborener Mißbildungen des knöchernen Schädels, die gekennzeichnet ist durch Verbindung von Schädeldeformitäten mit vorzeitigem knöchernem Verschluß von Schädelnähten. Die häufigste Form, der *Turm-schädel,* war schon im Altertum bekannt. Der Zusammenhang von Deformität und Naht-synostose wurde jedoch erst 1839 von Sömmering festgestellt und 1851 von Virchow, dem wir die Klassifikation der pathologischen Schädelformen und die Bezeichnung „Kraniostenosen" verdanken, näher untersucht. Virchow hat festgestellt, daß eine regelmäßige Beziehung zwischen der Lokalisation des vorzeitigen Nahtverschlusses und der Art der Schädeldeformität besteht. Er hat uns damit keinen entscheidenden Einblick in die Pathogenese der fraglichen Abnormitäten verschafft, aber ein brauchbares Ein-teilungsprinzip gegeben. Auch heute noch wird seine Auffassung von vielen Autoren anerkannt (Hauberg). Bei vorzeitigem Nahtverschluß ist nach Virchow das Wachstum des Schädels, das vor und in den ersten Jahren nach der Geburt stattfindet, in der zum Verlauf der betroffenen Naht senkrechten Richtung stark verzögert oder aufgehoben. Der Schädel kann damit den Wachstumsimpulsen des Gehirns, die auf eine Vergrößerung des Schädelinnenraumes gerichtet sind, nicht in vollem Maße nachkommen. Kompen-satorisch kommt es zu verstärktem Wachstum parallel zu der vorzeitig verknöcherten Naht. In erster Linie betroffen sind die Kranz- und die Pfeilnaht. Übersicht und Schrift-tum siehe bei Laitinen und Gaist. Die hier für klinische Zwecke zugrunde gelegte Ein-teilung, die sich unter geringen Änderungen und Ergänzungen an einen Vorschlag von Fairman und Horrax (1949) anschließt, richtet sich nach der Beschaffenheit der Nähte:

a) Gruppe der Akrocephalien oder Turmschädel im weiteren Sinne.

Es kommt zu vorzeitigem Verschluß der Kranznaht beiderseits und teilweise der Pfeilnaht und zu einem übermäßigen Vertikalwachstum des Schädels. Da Kranz- und mehr oder weniger vollständig auch die Pfeilnaht sich vorzeitig schließen, spricht man von kompletten Kraniostenosen, denen gegenüber die inkompletten Kraniostenosen nur einen Verschluß einer dieser beiden Nähte zeigen.

b) Brachycephalie.

Hierbei liegt ein doppelseitiger prämaturer Kranznahtverschluß vor, der zu Breit-schädeligkeit führt. Es gibt Übergangsformen zu den Akrocephalien. Prämature Kranz-nahtsynostose kommt bei Mädchen häufiger vor als bei Knaben.

c) Skaphocephalie.

Sie ist dadurch gekennzeichnet, daß lediglich die Pfeilnaht vorzeitig verknöchert. Das übermäßige Schädelwachstum erfolgt in fronto-occipitaler Richtung. Dadurch ent-steht eine pathologische Längsschädeligkeit.

d) Plagiocephalie.

Sie ist durch verschiedenes Verhalten der Kranznaht auf beiden Seiten mit nur ein-seitiger Verknöcherung gekennzeichnet und tritt als Schiefschädeligkeit in Erscheinung.

Neurochirurgische Maßnahmen kommen in erster Linie bei den Akrocephalien, bei Skaphocephalie und bei der Brachycephalie in Frage.

Die formale Genese der Kraniostenosen ist durch die Annahme der Beeinflussung der Schädelform durch die vorzeitige Nahtverknöcherung keineswegs geklärt. Es gibt Kraniostenosen ohne Turmschädelbildung und Turmschädel mit offenen Nähten. Wir finden beim Turmschädel auch Formabweichungen anderer Art. So sieht Günther als das wesentliche Merkmal eines Turmschädels nicht die Nahtsynostose, sondern die Hypo-plasie der Schädelbasis an. Andere Untersucher (Wanke) halten die Basishypoplasie für sekundär. Stelzner betrachtet den Turmschädel als eine Dysplasie des Schädel-skletes, die einer Hypoplasie des prächordalen Mesenchyms ihre Entstehung verdankt und stets nur ein Teil eines Anomalienkomplexes ist. Er weist dabei besonders auf die

mit endokrinen Störungen verbundenen Kümmerformen hin und spricht von Akro-
cephalodysontogenese, ein Begriff, der die später zu besprechenden Sonderformen und
weitere zugehörige schädelferne Mißbildungen einschließt. Für die Formalgenese ist auf
die Tendenz des Neurocraniums zur Bildung eines kugeligen intrakraniellen Raumes
hingewiesen worden (WIEGAND 1949, STELZNER). Auf diese Art wird mit der kleinsten
Oberfläche der größte Rauminhalt verbunden, und damit würde das relativ zum Schädel
zu große Gehirn den größten Wachstumsraum erhalten.

Für die kausale Genese der frühzeitigen Nahtverlötungen hat man eine Reihe von
Erklärungen gegeben, von denen einige nur noch gelegentliche Bedeutung haben, so die
Annahme FOURNIERs von der Lues (BRONFENBRENNER) als Ursache und die VIRCHOW-
sche Entzündungstheorie der Synostosen. Nach THOMA ist die Materialspannung des
Knochens, insbesondere eine Störung der Relation zwischen Innen- und Außendruck
des Schädels in utero sowie das Auftreten von Schräg-
spannungen für die Turmschädelentstehung bedeutungsvoll.
Nach PARK und POWERS (FAIRMAN und HORRAX) hat man
den Verlust der normalen Wachtumsenergie des Nahtbindegewebes als Hauptursache des prämaturen Nahtverschlusses anzusehen. Die Frage, ob dabei endokrine Störungen von
Bedeutung sind, bleibt offen; man hat in ihnen, abgesehen
von den Nahtsynostosen ein wesentliches Moment für die
Entstehung der pathologischen Schädelformen gesehen, um
die es sich hier handelt (ISOLA). Zu erwähnen sind Experimente GUDDENs, der nach Unterbindung der V. jugularis
bei Tieren vorzeitige Nahtverknöcherung erreichen konnte.
Es wäre demnach denkbar, daß die Wachstumsstörungen
des Nahtbindegewebes durch embryonale Zirkulationsstörungen bedingt sein könnten. Kindliche Turmschädel
nach Röntgenbestrahlung der Mutter in der Schwangerschaft sind beschrieben worden (REISER). Auch Traumen,
die den Embryo bzw. Feten im Mutterleib treffen, wurden

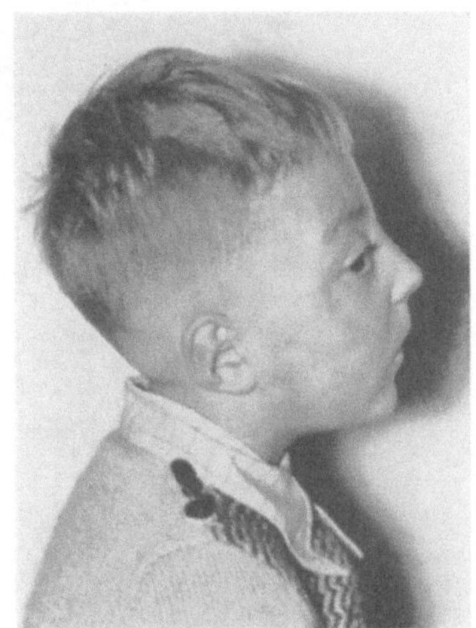

Abb. 7. Turmschädel, Kopfform.

angeschuldigt (IRION). Die kausale Genese der Kraniostenosen ist wahrscheinlich uneinheitlich; außer den besprochenen exogenen Ursachen kommen auch genetische in
Betracht (ECKHARDT, IRION, JENSCH, LEEUW-AALBERS, FUSS, SIEMENS). GÜNTHER spricht
ihnen die geringere Bedeutung zu und sieht die Mehrzahl der Fälle als nichterbliche,
sondern während der Entwicklung entstandene epigenetische Mißbildungen an. Dagegen
sind mehrfach turmschädelige Zwillinge bekanntgeworden (ENGERTH, MARQUE, SCHAL-
TENBRAND), auch sicher eineiige (FUSS). Für die Sonderform des Crouzon soll die Erblichkeit ein wichtiges Kennzeichen sein. Dafür, daß Kraniostenosen erblich vorkommen
können, sprechen Erfahrungen genetischer Untersuchungen am Tier (GREENE). WIEGAND
(1954) nimmt eine erbliche Störung in der Relation von Schädel- und Hirnwachstum
an, die durch eine mangelhafte Beschaffenheit des Kopforganisators wirksam wird (FUSS
nach WIEGAND). Die Kombination mit Mißbildungen an anderen Körperstellen (FORESTI,
GRAEPEL, ZELLWEGER, GIACCAI und ZABNIENSKA) ist nicht selten. McLAURIN und
MATSON berichten über gleichzeitiges Vorkommen mit Meningocelen und Herzvitien.
Derartige Mißbildungssyndrome beweisen keineswegs die Erblichkeit; vgl. Einleitung.

Die Gruppe der Turmschädel im weiteren Sinne oder Akrocephalien umfaßt die einfachen Turmschädel, die Dysostosis craniofacialis (CROUZON) und die Akrocephalo-
syndaktylie (APERT). Bei dem letztgenannten Syndrom handelt es sich um kombinierte
Mißbildungen, die sich in den wesentlichen, für die neurochirurgische Behandlung maß-
gebenden Merkmalen des Neurocraniums nicht von den unkomplizierten Turmschädel-
formen unterscheiden, zu denen es Übergänge gibt.

Der Turmschädel läßt sich nach GÜNTHER am besten kennzeichnen als Deformation
des Schädels nach oben, verbunden mit Unterentwicklung des Schädelgrundes und Ver-

kleinerung des Schädelumfangs. Läuft der Schädel dabei nach oben pyramidenförmig zu, so spricht man von Spitzkopf oder Oxycephalus, zeigt er mehr prismatische Form, so handelt es sich um Turricephalie im engeren Sinne. Das vermehrte Höhenwachstum erfolgt im Gebiet der großen Fontanelle, die drei Schädelgruben senken sich, die Kranznaht sowie die vorderen Abschnitte der Pfeilnaht sind knöchern verschlossen, die Schädelbasis ist hypoplastisch, vorwiegend im Mittelabschnitt (Loepp-Lorenz), die vordere Schädelgrube und die Augenhöhlen sind verkürzt, die Orbitaldächer steigen nach der Stirn zu steil an. Die Impressiones digitatae sind, meist bevorzugt im Bereich der vorderen Schädelgrube, vermehrt ausgeprägt. Der Augenabstand und der Orbitalachsenwinkel sind vergrößert (Materna). Die Löcher an der Schädelbasis sind verkleinert. Die Sella hat eine typische Form, eine Drucksella liegt nicht vor (Loepp-Lorenz). Als typische Maße und Indices gab Günther für den Turmschädel an: Kopfumfang verkleinert,

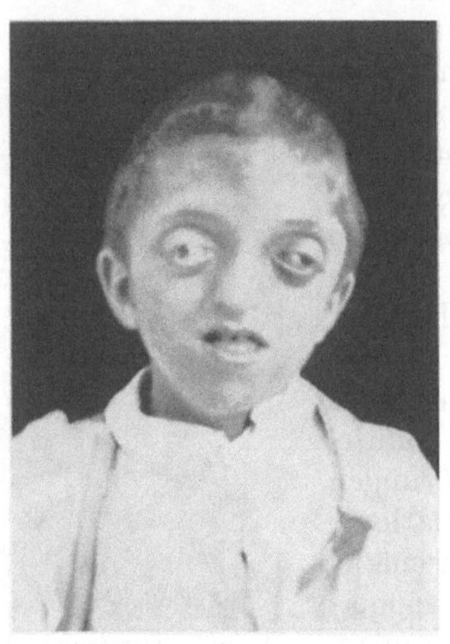 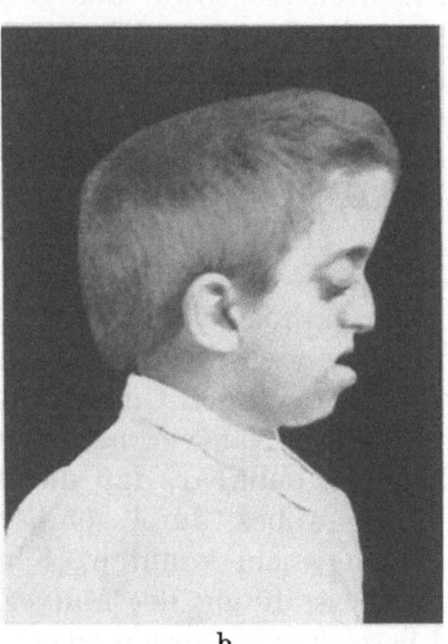

a   b

Abb. 8 a u. b. Dysostosis craniofacialis. (Nach Crouzon 1934.)

Längen-Höhenindex über 77, Längen-Calotten-Höhenindex über 58, Indexprodukt (Breite × Höhe durch Quadrat der Länge) über 0,67 erhöht. Höhenumfangsindex über 120, Längen-Breiten-Index des Kopfes meist über 86.

Bei der Dysostosis craniofacialis (Crouzon) sind neben den turricephalen Eigentümlichkeiten ein Fontanellenbuckel, eine Ausbuchtung der hinteren Schädelgrube nach caudal, eine Atrophie des Ober- und Zwischenkiefers und ubiquitäre Impressiones digitatae vorhanden. Ferner bestehen Hypertelorismus, Progenie, Zahnanomalien (Loepp-Lorenz) und manchmal Mißbildungen der Gehörknöchelchen. Im Gegensatz zum Verhalten beim einfachen Turmschädel sind die Fontanellen beim Morbus Crouzon bei der Geburt noch offen (K. H. Bauer nach Wiegand 1954). Die Dysostosis cleidocranialis gehört nicht in die Gruppe der Kraniostenosen und besitzt kein neurochirurgisches Interesse. Bei der Apertschen Krankheit kommt es zusätzlich auch zu einer prämaturen Synostose der Lambdanaht, der Schädel hat eine brachycephale Form, Gesichtsschädel und Sella sind normal (Loepp-Lorenz). Nebenbei besteht Syndaktylie an den Extremitäten.

Zu den knöchernen Anomalien des Schädels kommen beim Turmschädel primäre und sekundäre krankhafte Veränderungen des Gehirns (Erdheim) und der Sinnesorgane hinzu. Für den Neurochirurgen stehen dabei der erhöhte intrakranielle Druck und die Sehstörungen an erster Stelle. Gesteigerter Schädelinnendruck tritt bei einer großen Zahl von Turmschädelträgern auf, besteht aber keineswegs in jedem Stadium der Anomalie. Er wird durch das Mißverhältnis von Hirnwachstum und Schädelwachstum erklärt. Zusätzlich kommen vielleicht humorale Faktoren und Kreislaufstörungen (Barré und

Wenger) hinzu. Wenn Hirndruckerscheinungen fehlen, sprechen wir von kompensierten Kraniostenosen, wenn sie vorhanden sind, von dekompensierten. Als Zeichen abgelaufener intrakranieller Drucksteigerungen sehen wir den Wolkenschädel und die Opticusatrophie nach Stauungspapille, wogegen der floride erhöhte Hirndruck durch die bekannten klinischen Symptome, vor allem die Stauungspapille, gekennzeichnet ist. Loepp und Lorenz bezweifeln, daß die Impressiones digitatae Ausdruck der intrakraniellen Drucksteigerung seien, da andere röntgenologische Druckzeichen wie Drucksella und Dehiszenz der offengebliebenen Nähte beim Turmschädel fehlen. Dagegen sprechen die Untersuchungen von Wiegand (1955) für die Bewertung der vermehrten Impressiones digitatae als Zeichen erhöhten Hirndruckes.

Opticusatrophie schlechthin gehört zu den häufigsten Befunden beim Turmschädel, und die Frage ihrer Entstehung ist zur chirurgischen Behandlung von ganz besonderer Bedeutung. Sie verdankt diese sicher in einer Reihe von Fällen der allgemeinen intrakraniellen Druckerhöhung (Nordmann). Einige Untersucher, insbesondere Uthoff und Reyher glauben, daß dies stets der Fall sei, andere wie Behr und Schloffer nehmen an, daß auch ohne die intrakranielle Druckerhöhung der Opticus isoliert geschädigt werden könne (Brunner). Dies geschieht nicht etwa durch eine Einengung des Canalis opticus, die bei anatomischen Untersuchungen vermißt wurde. Von einigen Autoren wird angenommen, daß es infolge einer abnormen topographischen Beziehung der Sehnerven zur A. carotis interna zu einem Druck auf den Opticus durch dieses Gefäß kommt. Für eine derartige Annahme fehlen allerdings sichere anatomische Beweise, da die Zahl der Turmschädelfälle, in denen die kraniocerebrale Topographie im Sellabereich untersucht wurde, sehr gering ist. Denkbar sind noch andere Möglichkeiten der lokalen Opticusschädigung im Eintrittsbereich in den Canalis opticus. Wiegand (1949) macht die Steilstellung des Keilbeinkörpers mit Pressung der Öffnungen der Canales optici und abnormem Kanalverlauf verantwortlich. Die Sehstörungen beim Turmschädel, die in erster Linie durch die Opticusschädigung zustande kommen, sind sehr häufig und vielfach erheblich. Günther fand unter 277 Fällen 10% Amaurose. Ein Teil der Insassen von Blindenanstalten sind Turmschädelträger. Seitens der Augen werden außer der Beteiligung des Sehnerven noch Exophthalmus, Ptose, Nystagmus und Strabismus (Genis, Goufrein) beobachtet, die sich teilweise durch die Anomalien der knöchernen Augenhöhle, teilweise durch Augenmuskellähmungen infolge von Kernanlagestörungen erklären lassen. Auch einseitiger Exophthalmus kommt vor (Tita).

In einigen Fällen, besonders beim Syndrom von Crouzon, ergibt die Darstellung der Hirnkammern einen Hydrocephalus internus, der als parallele Mißbildung aufzufassen ist und seinerseits ebenfalls mit erhöhtem Hirndruck verbunden sein kann. Einige Untersucher halten die Entstehung des Hydrocephalus auch durch Behinderung der Liquorpassage, etwa infolge abgelaufener Meningitiden sowie durch Mißverhältnisse zwischen Liquorproduktion und Liquorresorption für möglich. Im übrigen entspricht die Form des Gehirns und der Liquorräume der veränderten Form des Schädelinnenraumes.

Von weiteren Mißbildungen beim Turmschädel, die klinisch an Bedeutung zurücktreten, seien seltene Verbildungen des olfactorischen Systems mit Geruchsstörungen, Hörstörungen sowie Vestibularisstörungen (Barré und Woringer) erwähnt, die zumeist den Charakter von Mittelohrtaubheit oder Schwerhörigkeit tragen und auf Stenosen des äußeren Gehörganges (Wiegand 1954) oder der Tube sowie seltener auf Mißbildungen der Gehörknöchelchen zurückzuführen sind.

Neurologische Ausfälle mannigfacher Art sind teilweise auf die Folgen intrakranieller Drucksteigerung, teilweise auf Beeinträchtigung der Hirnnerven an der Schädelbasis, teilweise auf leichtere Hirnmißbildungen wie Cysten und Dystopien zu beziehen. Erwähnt seien Störungen im Bereich des 3. (Mirimanoff), 4., 5., 6. und 8. Hirnnerven, insbesondere Trigeminusneuralgie (Brouwer), ferner Pyramidenzeichen, Schwachsinn und cerebelläre Ausfälle (Michon und Harmand). Epileptische Anfälle ereignen sich bei Turmschädelträgern nicht selten. Man sollte aber nicht von einer Turmschädelepilepsie sprechen

(Wiegand, 1954). Bei der pathologisch-anatomischen Untersuchung eines großen Epileptikermaterials fand Materna (nach Wiegand) auffallend oft prämature Synostosen ohne und mit Turmschädel, so daß Wiegand den Begriff der „primär synostotischen Epilepsie" eher für diskutabel hält. Auch Zirkulationsstörungen sollen zu Ausfällen führen können (Barré und Wenger).

Von den schädelfernen Mißbildungen ist die bereits erwähnte Syndaktylie nicht von klinischer Bedeutung, wohl aber die gelegentliche Erkrankung der blutbildenden Organe (Barkan) im Sinne von Störungen, die man zur Gruppe des hämolytischen Ikterus zu rechnen hat. Bauer sieht in einer derartigen Kombination (Acraniodyshämie nach Günther), den Ausdruck einer konstitutionellen mesenchymalen Störung. Vor Operation ist eine Blutuntersuchung einschließlich Resistenzprüfung der roten Blutkörperchen zu empfehlen.

Die Brachycephalie unterscheidet sich von der Gruppe der Turmschädel im wesentlichen dadurch, daß es hier nicht so ausgesprochen zur Höhen-, sondern mehr zur Breitenentwicklung des Schädels kommt. Auch die Skaphocephalie bzw. die vorzeitige Verknöcherung der Pfeilnaht, eventuell gleichzeitig mit anderen prämaturen Synostosen ist nicht selten. Ingraham und Matson fanden unter 120 operativ behandelten Patienten mit Kraniostenose die Sagittalnaht 59mal betroffen. Die neurochirurgisch wichtigen Störungen, die intrakranielle Druckerhöhung und Opticusschäden sind in gleicher Weise zu beobachten.

Für die *klinische Diagnose* und Beurteilung der Kraniostenosen und insbesondere des Turmschädels ist zunächst die Vorgeschichte bedeutungsvoll. Man wird die Frage der Erblichkeit prüfen, Erhebungen über die Entwicklung anstellen, ferner etwaige Hirndruckepisoden bzw. hydrocephale Krisen aus der Anamnese erschließen, das Verhalten des Sehvermögens ist zu erforschen. Wenn möglich, wird man die Gründe für vorübergehende Verschlimmerungen zu finden suchen, wobei besonders nach Schädeltraumen zu fragen ist. Die verminderte Raumkompensation macht die Turmschädelträger gegen Schädel-Hirnverletzungen empfindlich, weil für ein eventuelles Hirnödem nicht genügend Platz zur Verfügung steht. Auch nach epileptischen Erscheinungen ist zu fahnden. Die geklagten Beschwerden geben Anhaltspunkte dafür, ob erhöhter intrakranieller Druck oder eine Beeinträchtigung der Sehnerven vorliegt. Bei der Erhebung des Befundes ist die Inspektion wichtiger als die genaue Messung. Es wird sich zunächst um die Feststellung handeln, ob eine pathologische Schädelform vorliegt und welche. Die überhöhte Stirn, die abgerundete Kurzköpfigkeit und der Exophthalmus kennzeichnen den Turmschädelträger dem Geübten auf den ersten Blick. Differentialdiagnostisch sind Rachitis, Lues und Hydrocephalus congenitus in Erwägung zu ziehen. Der letztere unterscheidet sich leicht durch den vermehrten Schädelumfang. Eine genaue Betrachtung des Gesichtes erlaubt gegebenenfalls die Einordnung in das Crouzonsche Syndrom. Typisch hierfür ist die sichtbare Atrophie des Oberkiefers, damit in Zusammenhang der offene Biß, die breite Nasenwurzel mit der Papageiennase, ferner Exophthalmus meist hohen Grades und Strabismus. Gegenüber den einfachen Turmschädeln ist der Schädel besonders breit und kurz. Eine sagittale Gräte in Form des sog. Fontanellenbuckels kommt vor. Bei der Apertschen Kombination finden sich an den Extremitäten Syndaktylie und Arachnodaktylie. Es sind Mischfälle von Crouzon und Apert beschrieben worden, welche die Kennzeichen beider Störungen zeigen, auch Übergänge einfacher Turmschädel zu diesen.

Die Nahtsynostose und damit die Sicherung des Vorliegens einer Kraniostenose ergibt sich aus den stets anzufertigenden Röntgenbildern des Schädels, aus denen man gleichzeitig auch genauere Aufschlüsse über die Schädelform gewinnt. Die Mehrzahl der für den Schädel kennzeichnenden Merkmale, die oben erwähnt sind, kann aus den Röntgenbildern abgelesen werden. Zur röntgenologischen Darstellung der Canalis optici hat Wiegand ein Spezialverfahren angegeben.

Bei der klinischen Untersuchung ist auf genaue Erhebung eines neurologischen Befundes sowie auf eingehende augenärztliche Untersuchung, insbesondere Beurteilung der Orbitae und eines Exophthalmus, der Augenstellung (Strabismus), des Fundus, des

Visus und des Gesichtsfeldes großer Wert zu legen. ABELES behauptet, daß am Augenhintergrund markhaltige Sehnervenfasern auffallend häufig seien. Die Kombination von Turmschädel mit Schichtstar ist mehrfach beobachtet (AUBARET und GUILLOT, SOURDILLE, ESCHE-DUVAL, GENDRON). Rechtzeitige Operation ist in solchen Fällen nötig, um Opticusschäden nicht zu übersehen. Auch ohrenärztliche Beurteilung muß erfolgen (RUTTIN).

Die Indikation zu neurochirurgischen Maßnahmen[1] ergibt sich bei den Kraniostenosen einmal bei der intrakraniellen Drucksteigerung, zweitens zur Bekämpfung des Verfalles des Sehvermögens und Vermeidung der Amaurose, die diesen Kranken droht. Aber auch in den Fällen von Turmschädel, in denen weder eine intrakranielle Drucksteigerung noch eine nachweisbare Schädigung des Sehvermögens vorliegt, ist bei Kindern in den ersten Lebensmonaten eine vorbeugende Indikation zu operativen Eingriffen gegeben (INGRAHAM und MATSON, GROB, STOCKMANN, BETTEX). Die Ergebnisse sind hierbei besonders günstige, da sich die Anomalie erst im Laufe des ersten Lebensjahres voll entwickelt und da man ihre sekundären Auswirkungen auf den Schädelinhalt durch das frühzeitige Eingreifen vermeiden kann. Voraussetzung dazu ist eine einwandfreie röntgenologische Erfassung der Mißbildung, schon wenn klinisch nur geringer Verdacht besteht. Dazu müssen allerdings die Geburtshelfer und Pädiater auf die Beachtung von Kraniostenosen hingewiesen werden.

Droht der Verfall des Sehvermögens im Gefolge einer intrakraniellen Drucksteigerung, also durch Sehnervenschädigung nach Stauungspapille, so besteht die chirurgische Aufgabe lediglich darin, den intrakraniellen Druck herabzusetzen. Kommt es zu einem Nachlassen der Sehkraft ohne Drucksteigerung im Schädelinneren, so sind Eingriffe zur Entlastung der Sehnerven angezeigt. Durch vorbeugende Operationen sollen günstige Bedingungen für das weitere Schädelwachstum geschaffen werden. Das Lebensalter, in dem neurochirurgische Eingriffe vorgenommen werden, ist für die spezielle Indikationsstellung von Bedeutung. Die Öffnung der frühzeitig verknöcherten Nähte durch die *Nahtresektion* ist schon 1921 von MEHNER als kausale Therapie der Kraniostenosen empfohlen worden. Ihr Wert bleibt deshalb problematisch, weil mit der Nahtöffnung noch nicht das erforderliche Nahtbindegewebe mit genügender Wachstumsenergie geschaffen ist. WANKE hat über Erfolge mit der Kranznahtresektion berichtet, die von anderen (KRÜGER u. a., auch vom Verfasser) in einigen Fällen bestätigt worden sind. FABER und TOWNE haben 1927 die rinnenförmige Trepanation parallel zur Kranz- und Pfeilnaht ausgeführt und 1943 fünf derartige Fälle mitgeteilt. Solche Operationen sollten möglichst bereits in früher Kindheit vorgenommen werden. Sie haben oft den Wert einer Entlastungstrepanation, wie man sich am Auseinanderweichen der getrennten Knochenanteile überzeugen kann. Der Versuch mit diesem Verfahren ist bei dekompensierten Kraniostenosen bis etwa zum 5.—6. Lebensjahr zu empfehlen. Sie sind leicht durchführbar und wenig belastend. Aus diesem Grunde können sie bis zum selben Lebensalter auch prophylaktisch durchgeführt werden. Vor allem McLAURIN und MATSON haben sich für frühzeitige operative Behandlung dieser Art eingesetzt und über sehr gute Erfahrungen bei Operationen in den ersten 6 Lebensmonaten berichtet. Sie kontrollierten ihre Ergebnisse durch Schädelindexmessungen und stellten wesentliche Indexverbesserungen fest. KRÜGER weist für die Frühoperationen darauf hin, daß bei den Kleinstkindern der Kreislauflabilität besondere Rechnung zu tragen ist.

Zur Kranznahtresektion führt man in der Kranznahtebene einen bogenförmigen Schnitt von Schläfe zu Schläfe, der die Mittellinie im Bereich der ehemaligen großen Fontanelle kreuzt. Nach Anlegen eines Bohrloches wird entsprechend der Kranznaht mit einem schmalen Luer eine etwa 6—8 mm breite Knochenspalte ausgeknabbert, die vor der Höhe des Ohransatzes unterhalb der Schuppennaht der einen Seite über die Mittellinie zur entsprechenden Stelle der gegenseitigen Schläfengegend führt. Die Dura wird mit einem Dissektor sorgfältig vom Knochen abgelöst. Blutungen aus dem Knochen werden dabei mit Wachs, aus Duravenen oder aus dem Bereiche des Sinus, der mit

---

[1] Vgl. dazu SERFLING und PARNITZKE sowie WANKE und DIETHELM.

Vorsicht zu behandeln ist, durch Auflegen von Fibrinschwamm gestillt. Wenn erforderlich, kann von dem gleichen Schnitte aus, nach Abschieben des Periostes und Verziehung des occipitalen Wundrandes mit scharfen Haken auch die Pfeilnaht teilweise reseziert werden. Die Blutungen, die auf die gleiche Art behandelt werden, sind dabei naturgemäß lebhafter. Zu ihrer Vermeidung kann man die Knochenresektion auch knapp neben der Mittellinie vornehmen. Bei Pfeilnahtsynostosen werden die Weichteile durch Mittellinienschnitt von der Haargrenze bis hinter die Lambdaspitze incidiert. Es wird jederseits 2 cm neben der Mittellinie eine rinnenförmige Kraniektomie vorgenommen, die vor der Kranznaht beginnen und hinter der Lambdanaht enden soll. Eröffnung der Dura ist unzweckmäßig. Das Einbringen körperfremden Materials etwa von Supramid, Polyäthylenfilm, Tantal oder Wachs in die geschaffene Spalte, in der Absicht, einen erneuten knöchernen Verschluß zu verhindern, wird von den meisten Operateuren für nötig gehalten (McLaurin und Matson, Ingraham—Matson—Alexander, Wiegand und Klein). Ingraham und Matson verwenden Polyäthylenfilm, dem sie vor der Sterilisation durch Aufspannen eines 2,5 cm breiten Streifens über die Seitenkante eines nach dem Schädel gebogenen Spatels die passende Form geben. Die Befestigung erfolgt durch Nähte nach Anlegen kleiner Öffnungen mit dem Drillbohrer oder durch Anlegen speziell geformter Tantalklips (Fowler und Ingraham). Die Bedeckung der Knochenränder kann auch mit einem gefalteten dünnen Vitalliumblechstreifen erfolgen, der besonders gut gewebsverträglich ist (Klein).

Besteht ein erheblicher Exophthalmus, so kann man die Kranznahtresektion mit einer Fortnahme der äußeren Teile des kleinen Keilbeinflügels, der lateralen Orbitalwand und der seitlichen Teile des

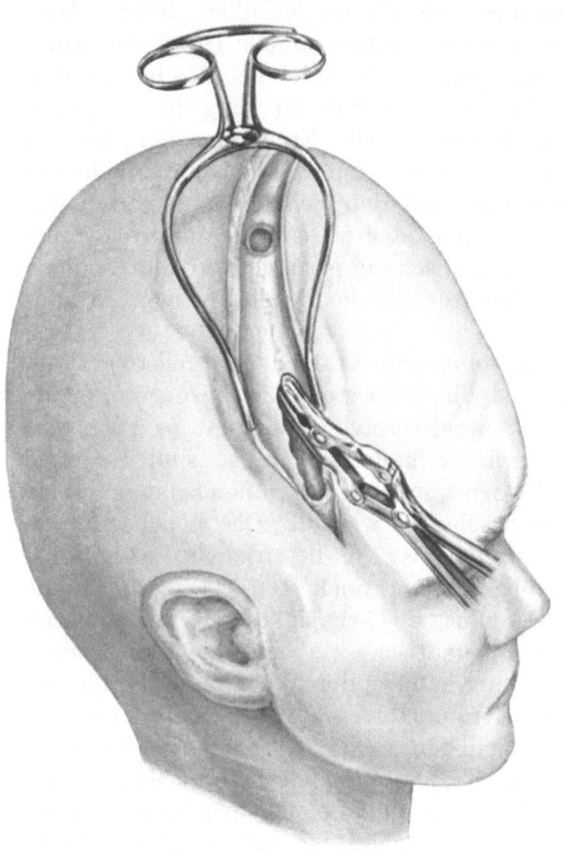

Abb. 9. Kranznahtresektion beim Turmschädel.

Orbitaldaches verbinden. Dura und Orbitalkapsel müssen dabei unverletzt bleiben, um einen pulsierenden Exophthalmus zu vermeiden (McLaurin und Matson). Der Eingriff wird bei Kindern im ersten und zweiten Lebensmonat rechts und links in 2 Sitzungen im Abstande von 8 Tagen durchgeführt (Ingraham und Matson).

Die von K. H. Bauer 1932 empfohlene *zirkuläre* spaltförmige Knochenresektion hat sich zur Herabsetzung des intrakraniellen Druckes beim Turmschädel als wirksamer Eingriff erwiesen (Bauer, Krüger, Benett-Keegan-Hunt); sie ist aber weniger abgestimmt auf den Ort der Störung als die Kranz- und Pfeilnahtresektion und ist auch ein größerer Eingriff. Es besteht danach die Gefahr, daß der Duralsack mit seinem wertvollen Inhalt der Möglichkeit von Massenbewegungen und -verschiebungen ausgesetzt wird, die sich bedrohlich auswirken können. Als Variation dieses Verfahrens hat Keegan 1935 vorgeschlagen, occipital in der Mittellinie eine Lücke von 3 cm Breite stehenzulassen, um die eben angedeuteten Gefahren zu vermeiden.

Den Übergang zu den rein dekompressiven Maßnahmen bilden Methoden, bei denen größere nicht mehr typisch spaltförmige Knochendefekte geschaffen werden. Schon 1888 resezierte Lane ein zollbreites Knochenstück zwischen der großen und der kleinen Fontanelle, anschließend noch Teile der Scheitelbeine. Die typische subtemporale Entlastungstrepanation ist bei Kraniostenosen ebenfalls schon frühzeitig durchgeführt worden, so in der CUSHINGSchen Klinik, ferner von KÜTTNER, STREBEL, MYSCH u. a. Die Erfolge waren unbefriedigend. In veränderter Form wird die Dekompression auch heute noch empfohlen (SOURDILLE, SCHÜLLER 1939). Das herausgesägte Knochenstück wird dabei mosaikartig in mehr oder weniger große Fragmente zerlegt. 1936 bildete KING neun Knochenfragmente beiderseits, FAIRMAN und HORRAX (1949) schufen in einem Falle von dekompensierter Brachycephalie auf der einen Seite eine größere Knochenlücke und eröffneten dort auch die Dura, auf der anderen Seite bildeten sie aus einem Knochendeckel drei rechteckige Stücke ohne Duraeröffnung. Sie wollen mit diesem Vorgehen gleichzeitig eine vorhandene Schädelasymmetrie bessern. Das Verfahren von KING, FAIRMAN und HORRAX wurde von HUBER durch Verminderung der Zahl der Knochenfragmente geändert: es wird dabei in einer oder zwei Sitzungen jederseits osteoplastisch mit großem Weichteilknochenlappen trepaniert, beide Deckel werden in der Mitte durchgebrochen, der Spalt wird mit Luer erweitert. Die Dura wird nur ausnahmsweise eröffnet. Nach HOEBERECHTS kann man in ähnlicher Weise eine Verbreiterung des Vorderabschnitts des Schädelraumes erreichen. Hierbei werden die beiden Knochendeckel durch Kranznahtresektion und Hinzufügen einer Resektionsspalte in Stirnmitte vorbereitet. Man geht dann noch beiderseits vom nasalen Ende dieser Spalte nach temporal, um die Deckel ausbrechen zu können[1].

Ein Operationsverfahren, das bisher noch nicht praktisch erprobt worden ist, hat WIEGAND (1955) auf Grund anatomischer Untersuchungen und theoretischer Erwägungen vorgeschlagen: es soll dabei

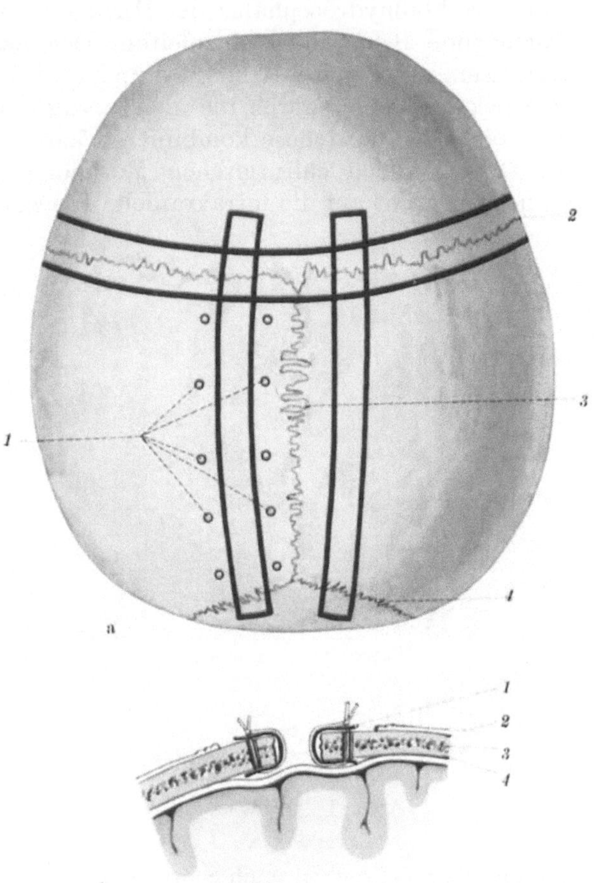

Abb. 10 a u. b. a. Rinnenförmige Knochenresektion bei Kranz- und Pfeilnahtsynostosen. *1* Bohrlöcher zur Folienbefestigung, *2* Kranznaht, *3* Pfeilnaht, *4* Lambdanaht. b. Verwendung der Polyäthylenfolie bei der Nahtresektion. *1* Polyäthylenfolie, *2* Periost, *3* Knochen, *4* Dura.

die Entlastung über dem Gebiet des Hirnschädels mit der geringsten Krümmung, d. h. mit dem größten Krümmungsradius ausgeführt werden. Diese Stelle liegt meist parieto-occipital, mitunter frontal oder fronto-parietal und ist im Einzelfalle zu bestimmen. Dort wird ein Weichteillappen gebildet, das Periost wird breitflächig im Bereich des freigelegten Bezirkes entfernt und ein Polyäthylenfilm entsprechender Größe auf den Knochen gelegt. Der Film wird mit Nähten an den Rändern der Periostlücke befestigt und die Wunde verschlossen. Bei Kindern unter 5 Jahren, für welche diese Methode geeignet ist, soll dann von der Duraseite eine Knochenresorption stattfinden, die zur Entlastung führt. Die Entfernung des Periostes und Auflage des Polyäthylens kann auch ringförmig durchgeführt werden, und das ganze Verfahren kann, vor allem bevor größere Erfahrungen über die Wirksamkeit vorliegen, mit dem Aussägen eines Knochendeckels zur sicheren und sofort wirksamen Entlastung verbunden werden. Den Deckel

---

[1] TÖNNIS bildet bei bifrontalem Zugang 3 Fragmente aus dem Stirnbein, RIECHERT ersetzt ausgesägte Knochenstücke durch eine Plastik, um das kosmetische Ergebnis zu verbessern. Die dekompressiven Verfahren kommen vor allem bei Erwachsenen in Betracht.

kann man durch eine Brücke mit dem übrigen Schädel in Verbindung lassen. Die geschaffenen Knochenspalten werden ebenfalls mit dem Polyäthylenfilm ausgelegt, der die Knochenbildung verhindern soll.

Bei intrakranieller Drucksteigerung erheblichen Grades ist vor der operativen Entlastung festzustellen, ob etwa eine ursächliche Liquorzirkulationsstörung, insbesondere ein Verschlußhydrocephalus der Hirnkammern, vorliegt. In diesem Falle ist eine entsprechende Behandlung einzuleiten. Der Balkenstich (Anton, Herzog) ist weitgehend verlassen, vgl. Kapitel Riechert und Umbach. Die diagnostische Klärung erfolgt durch Ventrikulographie, durch die gleichzeitig eine intrakranielle Neubildung, die sich selten mit einer Kraniostenose kombinieren kann, ausgeschlossen bzw. lokalisiert wird.

Die speziellen chirurgischen Methoden zur Behandlung der Sehnervenschädigung ohne Rücksicht auf die intrakranielle Druckschädigung setzen voraus, daß es eine solche Schädigung gibt (s. S. 155). Die mit den hierher gehörigen Verfahren erzielten Erfolge sprechen dafür, daß mindestens in einer Reihe von Fällen eine Opticusschädigung auch ohne erhöhten intrakraniellen Druck auftreten und unbehandelt bis zur Erblindung fortschreiten kann. Bei fortschreitender Sehschädigung ohne Druckerhöhung besteht die Anzeige zu den sog. „Kanaloperationen", d. h. Eingriffen, die eine Entlastung des Opticus in seinem ersten Abschnitt und im Eintrittsbereich in den Canalis opticus zum Ziele

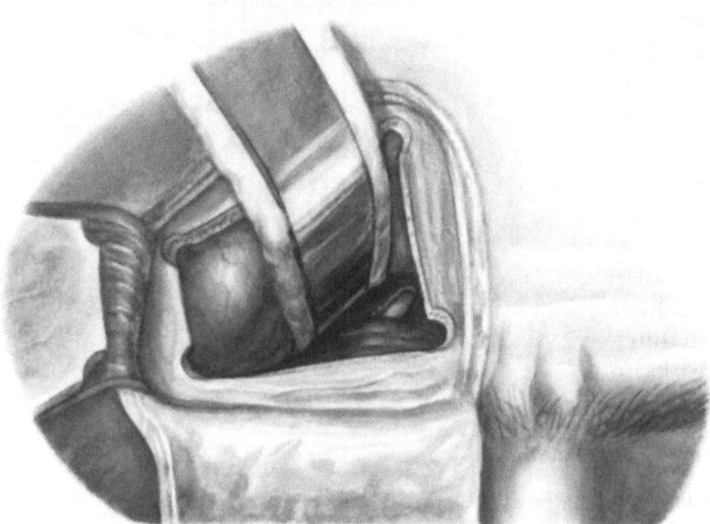

Abb. 11. Operation nach Schloffer.

haben. Beim Vorgehen nach Schloffer werden auf der Seite, die zur Kanaloperation vorgesehen ist, ein frontal gestielter Weichteillappen und ein Knochendeckel gebildet, dessen Basis möglichst nahe am Orbitalrand liegt, ohne daß jedoch die Stirnhöhlen eröffnet werden sollen. Die Dura bleibt geschlossen oder wird nur an einer kleinen Stelle mit dem Ziele der Entleerung der basalen Liquorräume eröffnet. Sie wird basal über dem Orbitaldach vom Knochen abgelöst. Alsdann wird mit einem Meißel das Orbitaldach seitlich und im peripheren Kanalbereich aufgeschlagen. Von der entstandenen Lücke aus wird mit feiner Luerscher Knochenzange das Dach des Canalis opticus entfernt. Dabei ist einmal sorgfältig jede Druckschädigung des Opticus, zweitens die Eröffnung der Keilbeinhöhle zu vermeiden. Die Entlastung ist abgeschlossen, wenn der freie scharfe Rand des Foramen opticum an einem Fragment sichtbar wird. Zaajer hat empfohlen, die Durascheide des Opticus im Eintrittsbereich in den Kanal zu spalten, ein Vorschlag, der befolgt werden sollte, wenn er sich ohne Verletzung des Fasciculus opticus durchführen läßt.

Hildebrand vermeidet die osteoplastische frontale Trepanation. Er legt im lateralen Drittel des oberen Orbitalrandes einen Schnitt, schiebt das Periost ab und meißelt dann ein schmales Stück des Orbitalrandes fort, um das Dach der Orbita freizulegen. Es wird von unten her eröffnet, und nun wird mittels einer Luerschen Knochenzange ein etwa 0,5 mm breiter Kanal bis zum Foramen opticum herausgeknappert. Auch hierbei besteht die Gefahr einer Quetschung des Opticus und einer Eröffnung der Keilbeinhöhle mit nachfolgender Infektion. Man kann das Operationsgebiet in der Tiefe schlechter übersehen als beim Vorgehen nach Schloffer, dafür ist die Operation weniger eingreifend. Der Bulbus muß vorsichtig beiseite gehalten werden. Einen derartigen Eingriff im Grenzgebiete des

Augenarztes und des Neurochirurgen wird auch der Ophthalmologe ausführen können, dessen Hilfe Turmschädelträger nicht selten wegen ihrer Sehstörungen in Anspruch nehmen. Die Operation nach HILDEBRAND wird heute kaum noch ausgeführt (ELSCHNIG nach RIECHERT und HEMMER).

Die entlastenden Eingriffe am Canalis opticus lassen sich auch mit den dekompressiven Trepanationen der verschiedenen Art gemeinsam ausführen, wenn der Zugang ausreichend ist (RIECHERT nach WIEGAND 1955, RIECHERT und HEMMER 1954).

2. Angeborene Schädeldefekte.

Die enge Verbindung der Mißbildungen des knöchernen Schädels und des Gehirns zeigt sich gerade bei den angeborenen Schädeldefekten. Sie stellen einen wesentlichen Teil im morphologischen Erscheinungsbild der Cephalocelen dar. Diese Lücken bleiben hier außer Betracht, da sie in dem entsprechenden Abschnitt ausführlich besprochen werden. Darüber hinaus gibt es eine Reihe von angeborenen Defekten des Schädels, die sich im Sitze von den eben genannten unterscheiden und mit Mißbildungen anderer Art kombiniert sein können. Ihre Lokalisation ist nicht bevorzugt in der Mittellinie, sondern häufiger seitlich, nicht selten liegen sie symmetrisch. Es handelt sich um Ossifikationsstörungen während der Ontogenese oder beim Neugeborenen um Ausbleiben des postnatalen Verschlusses noch vorhandener Lücken wie der Fissurae parietales (AMYOT, COHN, GREIG, JONKER) oder der Suturae mendosae. Manche Autoren sehen im Lückenschädel lediglich den Ausdruck einer lokalen Hirndrucksteigerung, wobei die Hirnwindungen ohne Liquormantel an den

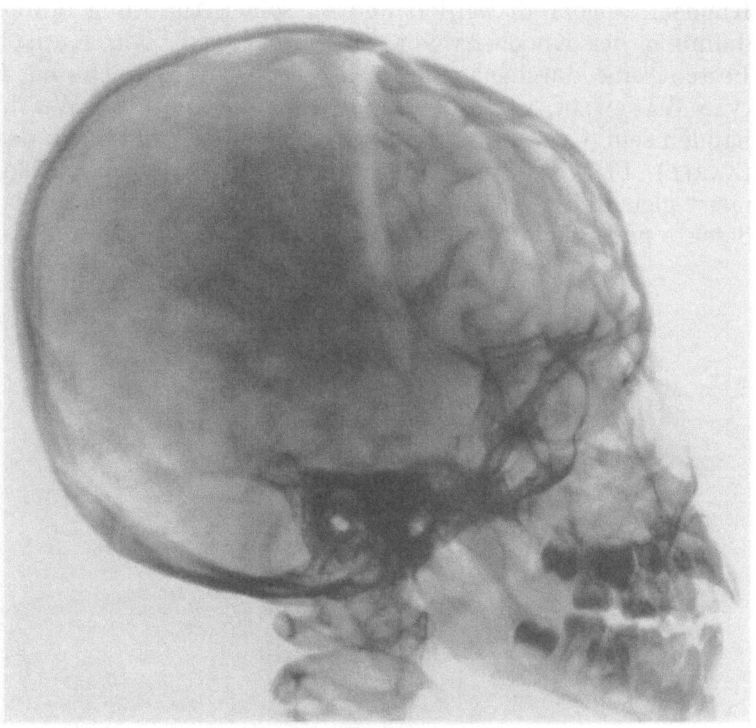

a

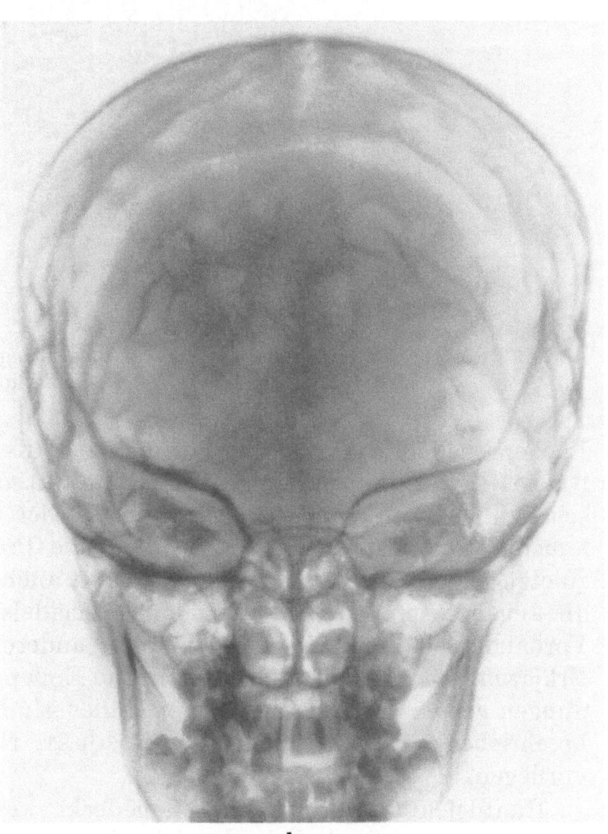

b

Abb. 12 a u. b. Zustand nach Kranznahtresektion im Röntgenbild.

Knochen angepreßt werden und zu seiner Auflösung führen. Liegt dabei nur eine Verdünnung des Knochens vor, so spricht man von Kuppenweichheit (Loepp-Lorenz). Besteht eine durchgehende Lücke, so ist die Bezeichnung Kraniofenestrie gebräuchlich (van Waalwijk, van Doorn und Boet). Defekte der Weichteile können gleichzeitig vorhanden sein (Carreno). Von kombinierten Mißbildungen des Schädels sind Turmschädel (Zarfl), Platybasie und Mikrocephalie beschrieben worden; an der Wirbelsäule treten meist gleichzeitig Spaltbildungen im Sinne der Spina bifida, am übrigen Skelet Radiusdefekte und Syndaktylie auf (Richard). Am Gehirn und am Rückenmark hat man bei

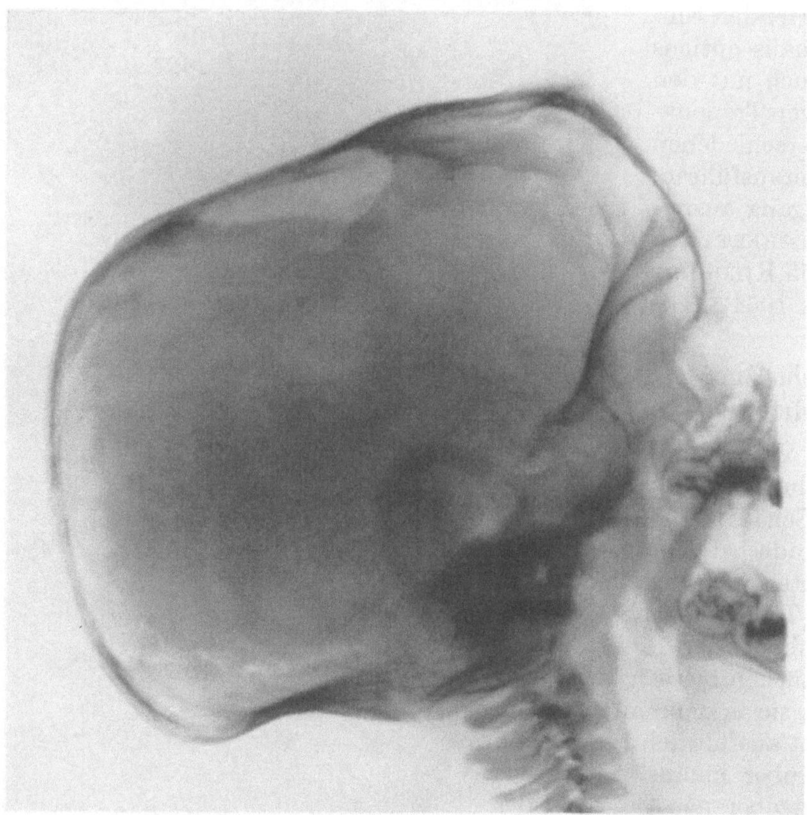

Abb. 13. Röntgenbild eines Lückenschädels (Beobachtung von Chefarzt Dr. Weickmann, Neurochirurgische Abteilung Berlin-Buch).

Lückenschädeln dysraphische Störungen (Faust), ferner porencephalische Cysten (Eberhardt), Hydrocephalus congenitus (Crisalli) sowie Teratome beobachtet. Bei 54 Lückenschädeln stellten Vogt und Wyatt in fast der Hälfte der Fälle Spina bifida, meist Myelomeningocele fest und fanden für diese die Prognose verschlechtert. Gerade durch die zuletzt genannten Kombinationen, die oft auch das klinische Bild bestimmen, verdienen die angeborenen Lückenbildungen des Schädels neurochirurgische Beachtung. Bei ihrem Vorhandensein ist nach den genannten anderen Fehlbildungen zu fahnden, welche die Erklärung für eine mitunter vorhandene Epilepsie oder für neurologische Ausfallserscheinungen geben. In einer Reihe von Fällen sind Erblichkeit und familiäres Vorkommen beschrieben worden (Lelong und Bosquet, Neurath), die bei anderen offenbar nicht vorliegen.

Hautdefekte müssen plastisch gedeckt werden. Die Deckung der Schädeldefekte ist nicht stets erforderlich, da sich ein Teil der Lücken späterhin spontan verschließt (Schleyer). Man wird sie vornehmen, wenn sie eine gewisse Größe überschreiten, und wenn nachteilige Folgen für die Regulierung des Schädelinnendruckes zu befürchten sind, außerdem mitunter aus kosmetischen Gründen, z. B. bei dem seltenen Sitz an der Stirn. Zustände erhöhten intrakraniellen Druckes sollen vorher behoben sein. In den ersten Lebensmonaten soll womöglich nicht operiert werden, da Säuglinge den Eingriff oft schlecht vertragen. Postoperative Todesfälle bei gleichzeitigem Vorliegen von Hirnmißbildungen z. B. Cysten (COSACK) sind mitgeteilt worden. Ein späterer Verschluß, wenn der Schädel sein Hauptwachstum beendet hat, ist insbesondere bei Verwendung von heteroplastischem Material erwünscht. Für die Technik der Defektdeckung gelten die gleichen Regeln wie bei den erworbenen Defekten. Man kann dazu körpereigenen Knochen, etwa aus der Nachbarschaft der Schädellücke oder auch Knorpel vom Rippenbogen verwenden. Aus der Reihe des nichtorganischen Materials sind Tantal, Supramit oder besser Paladon zu empfehlen. Ist die Dura defekt, so muß das freiliegende Gehirn vor Traumatisierung und Austrocknung geschützt werden. Man soll alsbald eine Deckung des Defektes durch Kopfschwartenplastik versuchen. Beschrieben sind noch angeborene Defekte im Keilbein mit Lücken im Orbitaldach und Exophthalmus (DANDY, LEWALD, ROBERTSON, INGRAHAM und MATSON). Plastische Deckung durch Knochen oder ein Tantalnetz ist angezeigt (INGRAHAM und MATSON).

3. Anomalien im Bereiche der Schädelbasis und des kraniovertebralen Grenzgebietes.

a) Basale Impression und Platybasie. (Übersicht und Schrifttum siehe ROHR.)

Bei der basalen Impression handelt es sich um eine Schädeldeformität, die vorwiegend die hintere Schädelgrube und den Anfangsteil des Wirbelkanales betrifft. Die um das große Hinterhauptsloch gelegenen Anteile des Os occipitale wölben sich in den intrakraniellen Raum vor, so daß das Foramen occipitale mit seiner Umgebung scheitelwärts verlagert erscheint und der Raum der hinteren Schädelgrube eingeengt wird. Das Foramen erfährt dabei in der Regel durch Medialrücken der Occipitalkondylen (O'CONNEL und TURNER) eine Verkleinerung, Deformierung und Seitenverschiebung. Eine entsprechende Verlagerung in Richtung auf den Scheitel zeigen auch die obersten Halswirbel. Der Zahn des Epistropheus rückt ins Schädelinnere. Mißbildungen dieser Wirbel sind oft mit der basalen Impression gleichzeitig vorhanden. So wird die teilweise oder vollständige Atlasassimilation beobachtet (BECKER, MAYERSZYK, SCHÜLLER), ferner Anomalien des Epistropheuszahnes, Halb- und Blockwirbelbildungen. Basale Impression, Atlasassimilation und Manifestation des Occipitalwirbels sind genetisch koordinierte Mißbildungen (H. BECKER), die sich im Gebiete der vier obersten Wirbelanlagen abspielen, von denen im Verlaufe der Ontogenese drei im Os basale aufgehen. Ihre Determinationszeit ist in die 3.—4. Embryonalwoche zu legen. Bei der Atlasassimilation verschiebt sich die Kraniovertebralgrenze nach caudal, bei der Manifestation des Occipitalwirbels nach kranial. Begrifflich ist die basale Impression streng von der Platybasie zu trennen (O'CONNEL und TURNER, BROCHER, ROHR), obwohl im Schrifttum oft beide Bezeichnungen für die basale Impression verwendet werden. Das wesentliche Kennzeichen der Platybasie ist der vergrößerte Basalwinkel, das ist ein Winkel, dessen Scheitelpunkt in Sellamitte liegt, dessen einer Schenkel zur Nasenwurzel und dessen anderer zum Vorderrande des Foramen occipitale magnun zieht. Seine Normalgröße liegt bei 135 ± 10^0 (WELCHER nach ACKERMANN und WOLFF). Auf die Unterschiede von Platybasie und basaler Impression und die neurochirurgische Bedeutung rudimentärer Formen für chronische Schmerzzustände wie Trigeminusneuralgie hat WEBER hingewiesen. Für die Genese der Platybasie kann man annehmen, daß es zu einer vorzeitigen Vereinigung der obersten Wirbelanlagen, d. h. einer Entwicklungsstörung im Clivusbereich mit geringer Hypoplasie der Lamina basilaris und mit Beibehaltung der anfänglichen Flachstellung des Clivus kommt. Ein vorzeitiger Verschluß der Sphenoccipitalnaht soll ebenfalls eine Rolle spielen (VIRCHOW nach DEREYMAEKER).

Die basale Impression, d. h. das Vorrücken des Foramen occipitale magnum mit seiner Nachbarschaft in den intrakraniellen Raum entsteht wahrscheinlich erst in einer späteren Periode, etwa um die Zeit der Geburt, und nimmt auch noch während des späteren Lebens langsam zu. Die eine Seite der Basis kann stärker imprimiert werden als die andere. Die Impression kann im Bereiche des Vorderrandes oder des Hinterrandes des Foramen mehr ausgeprägt sein. Formalgenetisch liegt eine Schwäche von Teilen des Hinterhauptbeines vor, insbesondere der Gegend lateral der Kondylen (Brocher). Auch die weitere Umgebung des Foramen wird in Mitleidenschaft gezogen. So zeigen die Felsenbeine sich an der Mißbildung insofern beteiligt, als sie im Pyramidenspitzenbereich ebenfalls scheitelwärts rücken, so daß die obere Pyramidenkante von lateral nach medial ansteigt.

Die hier behandelte primäre basale Impression kommt als Mißbildung sui generis und im Rahmen anderer Schädeldeformitäten wie der des Turmschädels und der Dysostosis cleidocranialis vor. Der anatomische Prozeß kann auch im Laufe des späteren Lebens noch fortschreiten. Demgegenüber handelt es sich bei der sog. sekundären oder symptomatischen Form der basalen Impression nicht um eine Mißbildung, sondern um die Folgen von Knochenerkrankungen, die mit erhöhter Nachgiebigkeit des Knochens verbunden sind. Die primäre basale Impression ist ebenso wie die Atlasassimilation nicht selten mit dem Klippel-Feil-Syndrom verbunden, mit dem sie genetisch zusammengehörig sind (H. Becker). Auch Mißbildungen des Zentralnervensystems kommen bei der Gruppe vor: in erster Linie dysraphische Störungen als Spina bifida (List), Syringobulbie und Syringomyelie (Bordas), ferner die Arnold-Chiarische Mißbildung (Rohr), auch halbseitig (Bagley und Smith) und Arachnoidalcysten.

Viele Fälle von basaler Impression werden zufällig bei röntgenologischen Untersuchungen aus anderen Gründen entdeckt (Ackermann und Wolff, Brocher). Dabei ist der Prozentsatz symptomloser Fälle je nach dem Krankengut unterschiedlich, im neurologischen höher, bis 80 % (Moreton nach Brocher), im neurochirurgischen geringer (in 8 von 21 Fällen, McRae nach Brocher).

Die knöcherne Anomalie wirkt sich in dreifacher Weise auf das Nervensystem aus: 1. Beengung des intrakraniellen Raumes mit Beeinträchtigung der Blut- und Liquorzirkulation. Betroffen sind die Stämme und Äste der Aa. vertebrales einerseits und das Gebiet der großen Cisterne und ihrer näheren und weiteren Umgebung andererseits. Meningeale Adhäsionsbildungen treten sekundär hinzu (Ackermann und Wolff). 2. Kompression der Medulla oblongata durch den Zahn des 2. Halswirbels. 3. Abnormer Verlauf der caudalen Hirn- und der obersten Spinalnerven.

Durch die eben geschilderten Einwirkungen wird das klinische Bild der basalen Impression (Kecht, Mayerszyk, Schüller) bestimmt: 1. Hirndruckerscheinungen mit Kopfschmerzen, Stauungspapille, Hydrocephalus sowie zentrale Kreislauf- und Atemstörungen, 2. Schädigung der langen Bahnen in Form von Mono-, Para- und Tetraplegien und ausgedehnte Sensibilitätsstörungen, Ataxien, Romberg, Gangstörungen, 3. Ausfälle im Bereich der Vagusgruppe, in erster Linie Gaumensegellähmung (Ackermann und Wolff), des Hypoglossus und der beiden oberen Cervicalnerven. Cerebellare Störungen werden fast regelmäßig beobachtet, ebenso ein Nystagmus (Scoville und Sherman, Ackermann und Wolff). Die oft bedrohlichen Symptome manifestieren sich mitunter erst im späteren Lebensalter (Scoville und Sherman). Sie entwickeln sich unter Auftreten von Nackenkopfschmerz, Übelkeit, Beklemmungen und Atemnot meist allmählich, selten rasch (Gustafson und Oldberg). Ein kurzer Nacken und eingeschränkte Beweglichkeit des Kopfes können den Verdacht auf basale Impression oder andere Anomalien der kraniovertebralen Übergangsregion erwecken. Bei einseitiger basaler Impression kommt es zu einer besonderen Form des Schiefhalses (Brocher). Durch Behinderung der Blutzirkulation des Rückenmarkes kann das Bild einer Syringomyelie hervorgerufen werden. Differentialdiagnostisch hat man ferner an Syringobulbie, an Tumoren der hinteren Schädelgrube und an Aneurysmen der A. vertebralis zu denken. Die diagnostische Lumbal- oder Suboccipitalpunktion ist bei den Anomalien wegen der Einklemmungsgefahr am Foramen occipitale magnum gefährlich. Sie gelingt meist auch nicht, wenn sie in

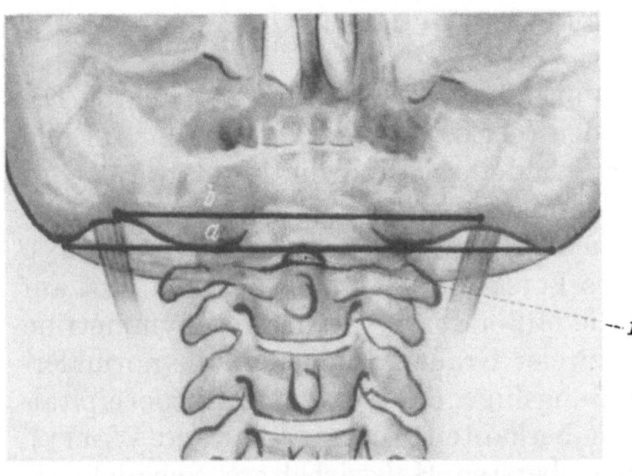

Abb. 14. Sagittalbild. *a* Bimastoidlinie; *b* Biventerlinie. Normales Verhalten.

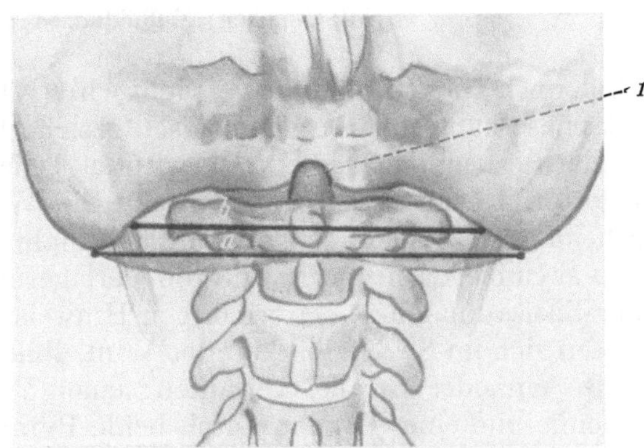

Abb. 15. Wie Abb. 14. Hochstand des Epistropheus bei basaler Impression.

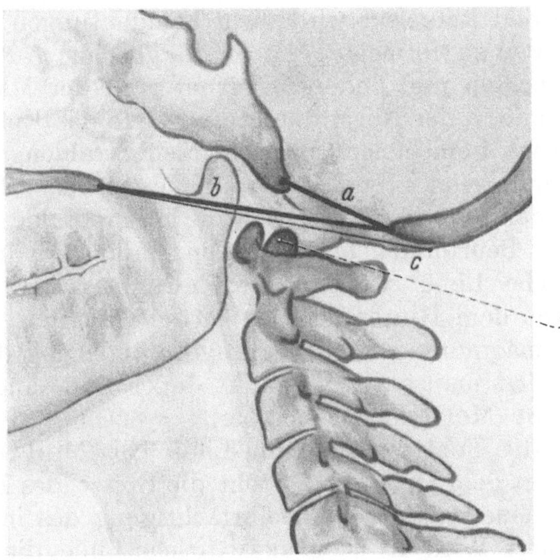

Abb. 16. Seitenbild. *a* Linie von McRae; *b* Linie von Chamberlain; *c* Linie von McGregor. Normales Verhalten.

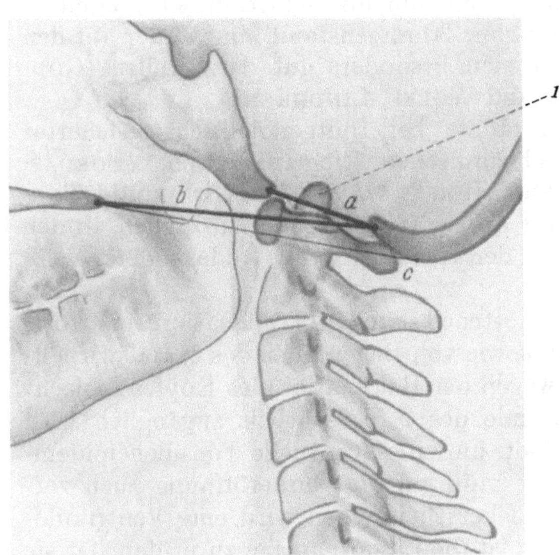

Abb. 17. Wie Abb. 16. Die Zahnspitze überschreitet die Linie von Chamberlain.

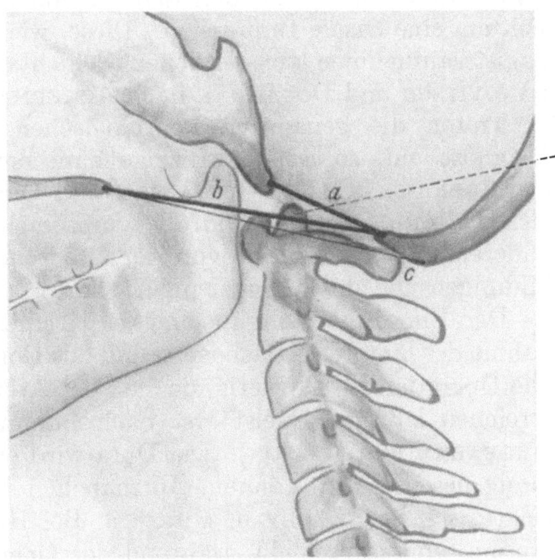

Abb. 18. Wie Abb. 16. Die Zahnspitze überschreitet die Linie von McRae.

Abb. 14—18. Halbschematische Darstellungen der Beziehungen der beiden obersten Halswirbel zu Schädelbasis. *1* Dens epistrophei

Unkenntnis der Mißbildung versucht wird (Nachtwey). Todesfälle wurden beobachtet. Die Diagnose kann nur röntgenologisch gesichert werden (O'Connel und Turner). Auf den Bildern erkennt man die vorgewölbten Teile der Schädelbasis und die kranialwärts verlagerten beiden ersten Halswirbel. Die Warzenfortsätze verdecken mitunter die entscheidenden Stellen, so daß Schrägaufnahmen angefertigt werden müssen (Lindgren). Die asymmetrische Form und die Verlagerung des Foramen occipitale magnum gibt auf der Basisaufnahme einen wichtigen Hinweis auf die Mißbildung. Geringere Asymmetrien lassen sich im Sagittalbild an der Winkelbildung zweier Graden aufdecken, die normalerweise einander parallel verlaufen: einer Verbindungslinie der beiden Atlantooccipitalgelenke und einer Graden durch beide Pyramidenoberkanten (Ackermann und Wolff). Für die Beurteilung der Beziehungen der beiden obersten Halswirbel zur Schädelbasis im Röntgenbild ist von besonderer Bedeutung die Bimastoidlinie, d. h. die Verbindungslinie der Spitzen beider Processus mastoidei, die nach Fischgold-Metzger am besten an einem sagittalen Schichtbild festgelegt wird. Um Fehldeutungen durch Größenschwankungen der Warzenfortsätze zu vermeiden, haben die gleichen Autoren die Biventerlinie durch den Ansatz des rechten und linken M. biventer an der Mastoidbasis angegeben. Während die Bimastoidlinie in der Norm durch die Spitze des Epistropheuszahnes geht, liegt die Biventerlinie etwa 1 cm höher. Im sagittalen Strahlengang ist ferner das Ansteigen der Pyramidenkanten von lateral nach medial erkennbar. Der vergrößerte Basalwinkel als Kennzeichen der Platybasie läßt sich im bitemporalen Röntgenbild gut feststellen. Als wertvoll zur Beurteilung einer basalen Impression im Seitenbild hat sich die sog. Chamberlainsche Linie erwiesen (W. E. Chamberlain, 1939). Es ist eine Verbindungslinie zwischen dem Hinterende des harten Gaumens und dem Hinterrande des Foramen occipitale magnum. Wegen der Lageveränderung des Foramen magnum in den fraglichen Fällen hat man als 2. Fixpunkt dieser Linie auch den tiefsten Punkt des Os occipitale bestimmt (McGregorsche Linie).

Schließlich ist noch die Foramen magnum-Linie von McRae bedeutungsvoll, die Verbindung des Basion mit dem Opisthion. Steht die Spitze des Dens epistrophei oberhalb dieser Linie, so ist eine gefährliche Beeinträchtigung des intrakraniellen Raumes im Oblongatabereich sicher. Wird die Chamberlainsche Linie, die auf den bitemporalen Röntgenaufnahmen des Schädels leicht festzulegen ist, durch die Spitze des Epistropheuszahnes in Richtung auf den Scheitel um mehr als 3,6 mm überschritten, so handelt es sich um eine basale Impression. Diese, wie auch der Zahnhochstand sind außer auf den Sagittalaufnahmen auf seitlichen Schichtaufnahmen besonders gut darzustellen (Goddanovitsch und Dogannan nach Ackermann und Wolff, Lindgren).

Treten die genannten neurologischen Symptome bei röntgenologisch gesicherter Diagnose auf, so ist die Anzeige zum neurochirurgischen Eingriff gegeben (Bordas, Chamberlain, Craig, Gustafson und Oldberg, Juhlin-Dannfelt, Laube und Turner, Oljenick). Bei Hirndrucksymptomen und Atemstörungen ist sie dringlich, in den anderen Fällen hängt sie von der Progrendienz der Ausfälle, dem Grade anderer Mißbildungen und dem Allgemeinzustand ab.

Der Eingriff besteht in einer suboccipitalen osteoclastischen Trepanation mit Fortnahme des hinteren Atlasbogens und des Dornes sowie von Bogenteilen des 2. Halswirbels. Die Operation ist schwierig, da sich der Atlas wegen der Reklination des Kopfes schlecht erreichen läßt und meist erst nach Laminektomie des 2. Halswirbels zugänglich wird (Ingraham und Matson). Die Dura wird eröffnet, um eine eventuelle Tonsilleneinklemmung beseitigen zu können. In manchen Fällen kann auf die Duraeröffnung auch verzichtet werden (Ferey u. Mitarb.). Bei Hirndruckerscheinungen wird eine Ventrikulographie vorausgeschickt, während der Operation ist die Liquorpassage zu prüfen. Ist sie gestört, und wird das Hindernis durch die Entlastung allein nicht beseitigt, so ist eine Ventrikulocisternostomie angebracht. Durch die Operation wird meist nur die Progredienz der Symptome verhindert (Scoville und Sherman), zu einer Rückbildung kommt es nicht. Manche Autoren stehen bei der basalen Impression auf einem im allgemeinen konservativen Standpunkt, der sich jedoch auf Fälle ohne Zeichen erhöhten Hirndruckes und ohne Oblongataschädigung beschränken sollte. Zur Therapie vgl. auch Kapitel RIECHERT und UMBACH in diesem Band.

b) Aplasie der pars basilaris.

In seltenen Fällen kommt es zu einer extremen basalen Impression, wenn die Pars basilaris des Os occipitale in der ersten Anlage fehlt oder hochgradig hypoplastisch ist. Es liegen hierbei andere anatomische Verhältnisse vor als bei der besprochenen Form der basalen Impression. Die Vorwölbung des Bodens der hinteren Schädelgrube überragt, auch röntgenologisch sichtbar, die Felsenbeine. Der Winkel zwischen dem Clivus und dem Epistropheuszahn, der in der Norm etwa 160° beträgt, wird spitz. Über die Form dieser Mißbildung in Frühstadien und beim Kind liegen bisher noch keine Mitteilungen vor, so daß die genauere formale Genese unbekannt ist (BROCHER). Nur 4 Fälle bei Erwachsenen sind bisher beschrieben, die alle letal verliefen. Die Vorgeschichte ging über Monate und Jahre; durch die starke Raumbeengung in der hinteren Schädelgrube werden stets nach anfänglichen subjektiven Beschwerden schwere neurologische Ausfälle verursacht. Das Bild entspricht in späteren Stadien dem eines Tumors der hinteren Schädelgrube mit Verschlußhydrocephalus, Hirndruck und cerebellaren Erscheinungen. Eine neurochirurgische Therapie, die nicht viel Aussicht auf Erfolg verspricht, ist bisher offenbar nicht versucht worden. Es müßte sich dabei um eine ausreichende suboccipitale Dekompression handeln.

c) Impression im Planum nuchae (RIECHERT).

Von der basalen Impression und der Platybasie zu unterscheiden ist die Impression im Planum nuchae (RIECHERT). Sie betrifft den Bereich der nuchalen Muskelansätze und stellt weniger eine Mißbildung als eine ungünstige Varietät dar. Sie führt erst nach Hinzutreten von Hilfsursachen wie Trauma, Entzündung zur Behinderung der Liquorpassage, erhöhtem Hirndruck und Hydrocephalus. Erst zuletzt treten, vor allem cerebellare, Herderscheinungen auf. Dadurch unterscheidet sich das klinische Bild von dem der basalen Impression. Die Therapie besteht in Kraniektomie der Schuppe und Behandlung erkennbarer Ursachen der Liquorzirkulationsstörungen.

d) Atlasassimilation, Manifestation des Occipitalwirbels und Fehlbildungen des Epistropheus.

Diese Mißbildungen der kraniovertebralen Übergangszone kommen, wie erwähnt, nicht selten bei basaler Impression und anderen Deformitäten im Bereich der hinteren Schädelgrube, ferner auch bei Anomalien der Halswirbelsäule zur Beobachtung (WEINBERG). HORI fand bei der Untersuchung von 480 Schädeln in 20 % Anomalien des Hinterhauptbeines, am häufigsten mehr oder minder ausgeprägte Zeichen der Manifestation des Occipitalwirbels. Entweder zeigt sich ein Condylus tertius (SAUER nach BROCHER), d. h. eine Lippenbildung, oder ein kleiner freier Knochen am vorderen Rande des Foramen occipitale magnum oder angedeutete Massae laterales am Occipitale, ferner ein Processus paracondyloideus oder paramastoideus als Rudiment eines Querfortsatzes. Schließlich können auch Reste eines Hämalbogens, einer hypochordalen Spange angedeutet sein. Bogenteile des Occipitalwirbels können als selbständige Knochenstücke, getrennt vom Os occipitale, vorkommen. Die teilweise oder völlige Verschmelzung des Atlas mit dem Occiput, die Atlasassimilation, ist demgegenüber seltener (BOSCO, CORREIA, LATARGET). Am Lebenden wurde sie zuerst von SCHÜLLER beobachtet und erst 1951 von McRAE und BARNUM analysiert (BROCHER). In den 25 Fällen dieser Autoren war stets der vordere Atlasbogen mit dem Vorderrande des Foramen occipitale magnum verschmolzen. Oft war der hintere Atlasbogen gespalten. Einige Male fand sich die Atlasassimilation kombiniert mit einer Manifestation des Occipitalwirbels. Die Assimilation ist oft asymmetrisch. Gewöhnlich verhält sich bei der Atlasassimilation der Zahn des 2. Halswirbels abnorm; er überragt manchmal die Chamberlainsche Linie oder sogar die Foramen magnum-Linie und nähert sich bei pathologischer Beweglichkeit gegen den Atlas dem hinteren Atlasbogen. Die Spaltung des letztgenannten Bogens ist nicht ganz selten, entgeht aber oft dem röntgenologischen Nachweis und hat ebensowenig neurochirurgische Bedeutung wie ein Offenbleiben des Foramen transversarium oder knöcherne Überbrückung des Sulcus A. vertebralis (Struther nach Brocher). Occipitalisation und Atlasassimilation führen nicht selten zu Einengung des Foramen occipitale magnum. Von den Fehlbildungen des Epistropheus ist das Os odontoideum (fälschlich auch als Densaplasie bezeichnet) die wichtigste. Sie entsteht, wenn die knöcherne Verbindung des Dens, der anlagemäßig einen Wirbelkörper des Atlas darstellt, mit dem Epistropheus unterbleibt. Wie die basale Impression bleibt auch diese Anomalie oft klinisch stumm, kann aber schon bei geringen Traumen zu bedrohlichen Symptomen führen. Ein wesentliches morphologisches Kennzeichen ist die abnorme Verschieblichkeit des freien Zahnes (McRae nach Brocher). Spaltung des in üblicher Weise mit dem 2. Halswirbel verbundenen Zahnes sowie Spina bifida des Epistropheus sind nicht von Interesse für den Neurochirurgen.

Alle derartigen Fehlbildungen gewinnen neurochirurgisches Interesse, wenn sie zur Beeinträchtigung der Liquorzirkulation (Sinz) oder zur Schädigung des verlängerten Markes (Bezi) sowie der caudalen Hirnnerven führen. Dies kann in jedem Lebensalter der Fall sein, und klinische Symptome müssen keineswegs von Geburt an bestehen, sie treten sogar meistens erst in späteren Lebensjahren auf. Es ist anzunehmen, daß zusätzliche schädigende Faktoren wie etwa Durchblutungsstörungen, Drucksteigerungen im Schädel durch Behinderung der Liquorzirkulation und Hirnödem sowie andere Noxen, die nicht sicher feststellbar sind, zum Offenbarwerden der Mißbildungen führen.

Die Symptome sind oft recht bedrohlich; im klinischen Bild sind wie bei der basalen Impression die Lokalzeichen in Form bulbärer Störungen (Grisel und Apert) sowie wechselnder Hirn- und Cervicalnervenausfälle von den Auswirkungen auf die Liquorzirkulation zu unterscheiden, die in Hirndruckzeichen und Hydrocephalus bestehen. Der Verdacht auf das Vorliegen von Atlasassimilation oder anderen Anomalien dieser Gegend muß auftauchen bei basaler Impression und beim Syndrom von Klippel-Feil, das solche Mißbildungen teilweise mitumfaßt, und beim Auftreten der erwähnten klinischen Zeichen. Die Diagnose kann nur durch eine spezielle Röntgenuntersuchung gesichert werden, bei der die Darstellung der Atlantooccipitalregion erforderlich ist.

Die Indikation zum neurochirurgischen Eingriff ist bei Vorliegen von Hirndruckzeichen und bulbären Störungen dringend. Wie bei der basalen Impression besteht der Eingriff in osteoclastischer suboccipitaler Trepanation und Laminektomie der beiden ersten Halswirbel (Oljenick). Die Mortalität der Eingriffe ist größer als bei der basilären Impression (Obrador und Sanchez-Juan). Die Dura ist dabei zu eröffnen, um gegebenenfalls andere intrakranielle Fehlbildungen und die Ursache einer Hirndrucksteigerung feststellen zu können. Dementsprechend ist auch eine Prüfung der Liquorpassage vorzunehmen. Kann eine Passagestörung durch die suboccipitale Entlastung nicht behoben werden, so treten wiederum die Verfahren der Hydrocephalusbehandlung in Erwägung (vgl. Kapitel Riechert und Umbach). Auch wenn die Liquorpassage frei ist, wird man trotzdem die Dura, wie in der Regel bei Operationen im Gebiet der hinteren Schädelgrube, offenlassen.

Bei abnormer Beweglichkeit zwischen Atlas und Epistropheus, wie sie unter anderem beim Os odontoideum vorkommt, ist eine Tibiaspanosteosynthese erfolgreich durchgeführt worden (Nievergelt).

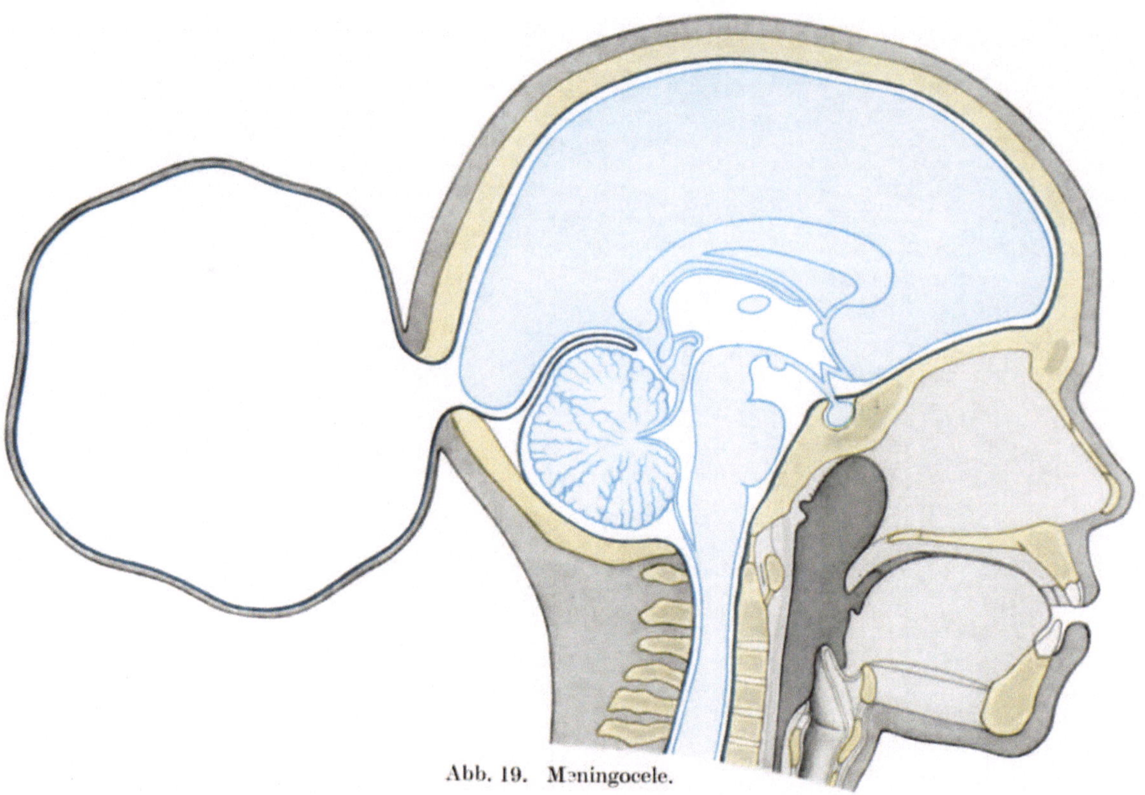

Abb. 19. Meningocele.

Abb. 19—22. Schematische Darstellung der Cephalocelenformen.

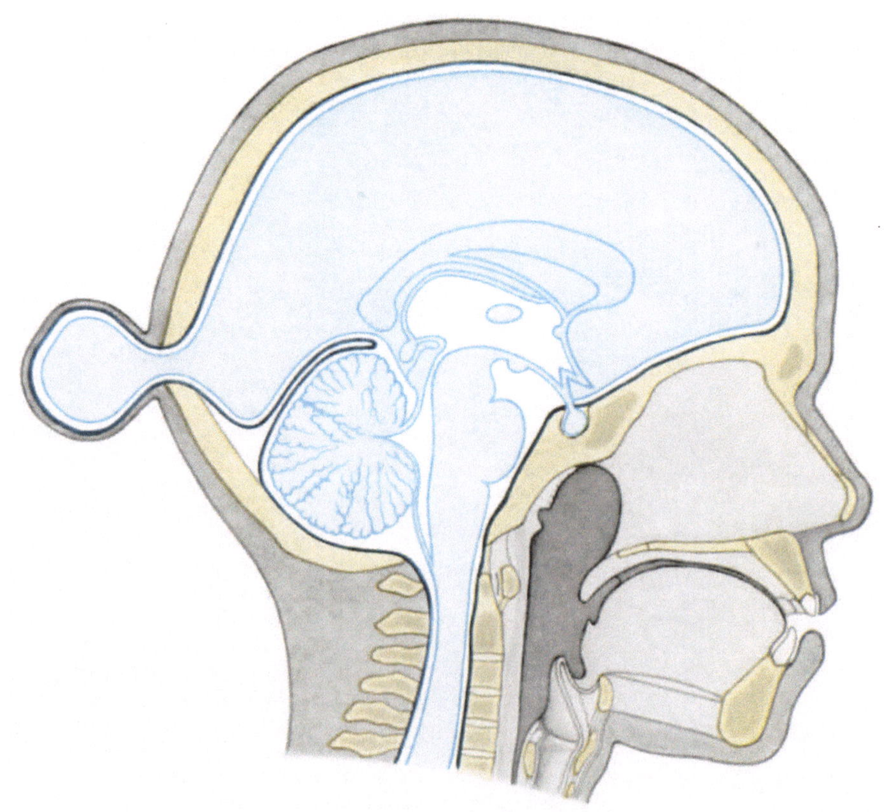

Abb. 20. Encephalocele.

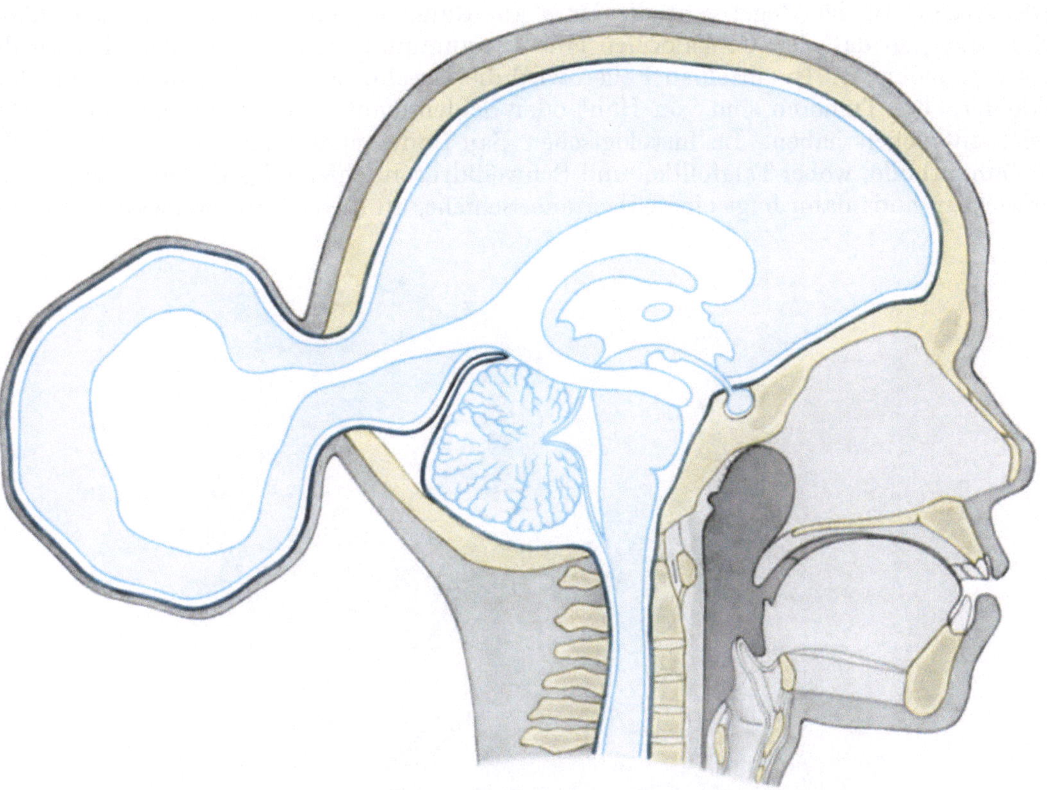

Abb. 21. Encephalocystocele.

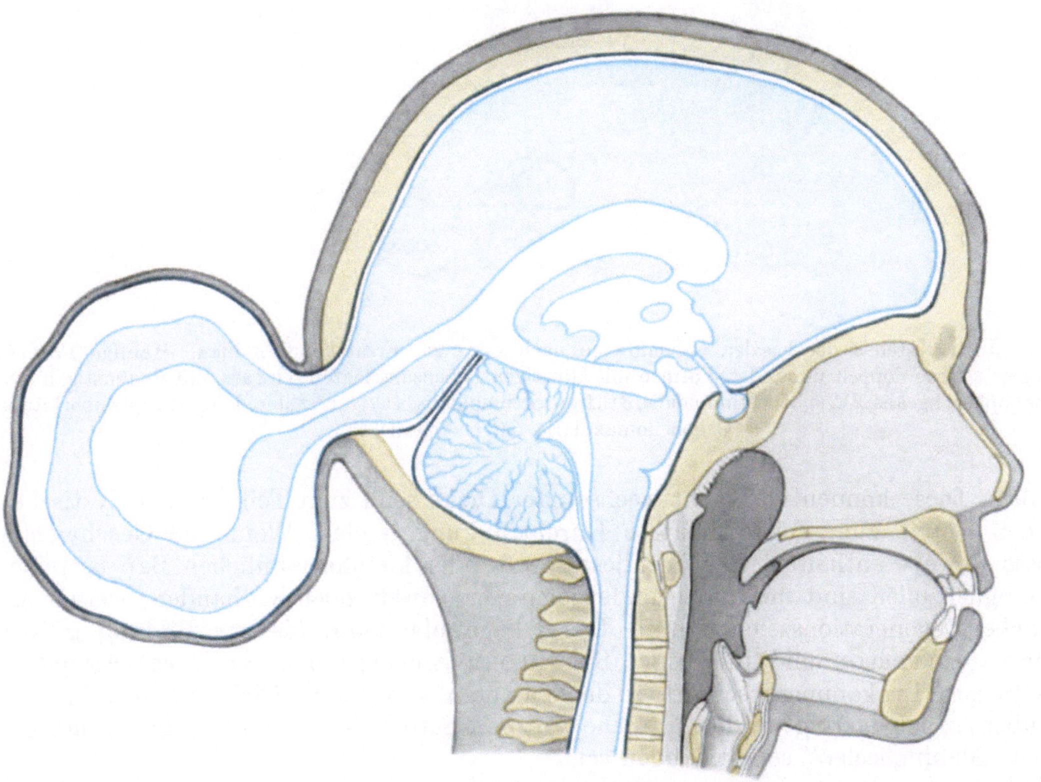

Abb. 22. Encephalocystomeningocele.

an der Basis. In der Regel geht die Dura am Rand der Knochenlücke in das äußere
Periost über, so daß den Cephalocelen eine Duraumhüllung fehlt oder lediglich an der
Basis vorhanden ist. In einzelnen Fällen wird die Geschwulst jedoch ganz von der Dura
umkleidet. Die Tumoren sind von Haut oder Schleimhaut umhüllt, je nachdem, wohin
sie sich entwickelt haben. Im histologischen Bau findet man zunächst eine Haut- oder
Schleimhauthülle, wobei Talgfollikel und Schweißdrüsen fehlen oder nur in geringer Zahl
nachweisbar sind; dann folgt eine subcutane Schicht, an die sich die weichen Häute an-

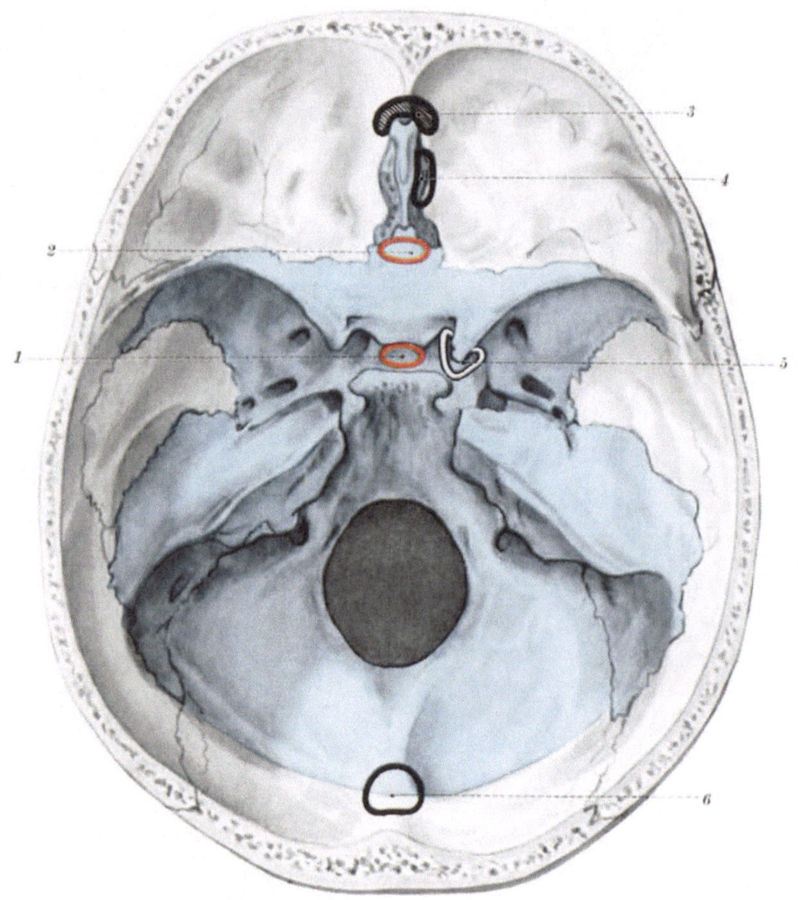

Abb. 23. Austrittsstellen der basalen Cephalocelen nach Cordes. Ersatzknochen blau. Häufige Formen
ausgezogen, seltene doppelt umrandet. Formen mit günstigen Lebensaussichten schwarz, mit ungünstigen rot.
1 C. sphenopharyngealis, *2* C. sphenoethmoidalis, *3* C. frontoethmoidalis, *4* C. transethmoidalis, *5* C. sphenoorbitalis
C. sphenomaxillaris, *6* C. occipitalis.

schließen. Diese können von recht wechselnder Dicke sein, zum Teil ein kleincystisches
Aussehen bieten, zum Teil ödematöse Durchtränkung zeigen. Wenn die Geschwülste
nervöses Gewebe enthalten, so kann dieses groß- oder kleinhirnähnlichen Bau besitzen.
Die Ganglienzellen sind meist zugrunde gegangen, soweit noch vorhanden, weisen sie
erhebliche Degenerationszeichen auf. Das Gliagewebe kann bis zur Bildung gliöser
Tumoren (Jefferson und de Veer, Rappoport) wuchern oder auch verschwinden.
Befinden sich Hirnkammerabschnitte in den Tumoren, so kann die Dicke der umgebenden
Hirnsubstanz sehr gering werden, manche Autoren halten es sogar für möglich, daß ein
Teil der „Meningocelen" so entstanden sei.

Nach der Lokalisation teilen wir die Cephalocelen im Anschluß an Cordes in solche
der Konvexität und solche der Basis ein. Diese Einteilung besitzt praktischen Wert,

weil das neuro-chirurgische Vorgehen bei den beiden Gruppen verschiedenartig ist. Zu den Cephalocelen der Konvexität gehören die Cephalocele occipitalis superior und inferior, die Cephalocele sagittalis, die Cephalocele interfrontalis und die lateralen Cephalocelen. Zu den Cephalocelen der Schädelbasis rechnen wir die frontoethmoidalen Cephalocelen, welche ihrerseits wieder die nasofrontalen, nasoethmoidalen und nasoorbitalen = vorderen orbitalen Cephalocelen umfassen, ferner die sphenoorbitalen oder hinteren orbitalen Cephalocelen, die sphenomaxillaren und die nasopharyngealen Cephalocelen.

Die occipitalen Cephalocelen sind die häufigsten von allen genannten. Die oberen occipitalen Cephalocelen liegen scheitelwärts vom Tentoriumansatz und enthalten gegebenenfalls Großhirn, die unteren, halswirbelwärts davon befindlich, Kleinhirn. Letztere sind von den beiden die häufigeren und auch größeren, bis zu Kindskopfgröße (AIMES und GUIBAL, FULLE, MASLOV) können sie erreichen. Ihre Bruchpforte geht oft ins Foramen occipitale magnum über. Bei großen occipitalen Cephalocelen können beide Formen ineinander übergehen, und als Inhalt kann dann Groß- und Kleinhirngewebe gleichzeitig auftreten. Auch Übergang in die Halswirbelsäule als Cephalocele occipitocervicalis kommt vor. Die kleineren occipitalen Cephalocelen sind häufiger Meningocelen, die großen fast stets Encephalocelen. Falx und Tentorium gehen auch in die großen Tumoren nicht hinein. Die occipitalen Cephalocelen sind mitunter durch eine sagittale Furche in zwei Hälften, entsprechend den Hemisphären des Großhirns, geteilt (RABOT), in denen dann jeweils Teile des Occipitallappens prolabiert sind. Neben

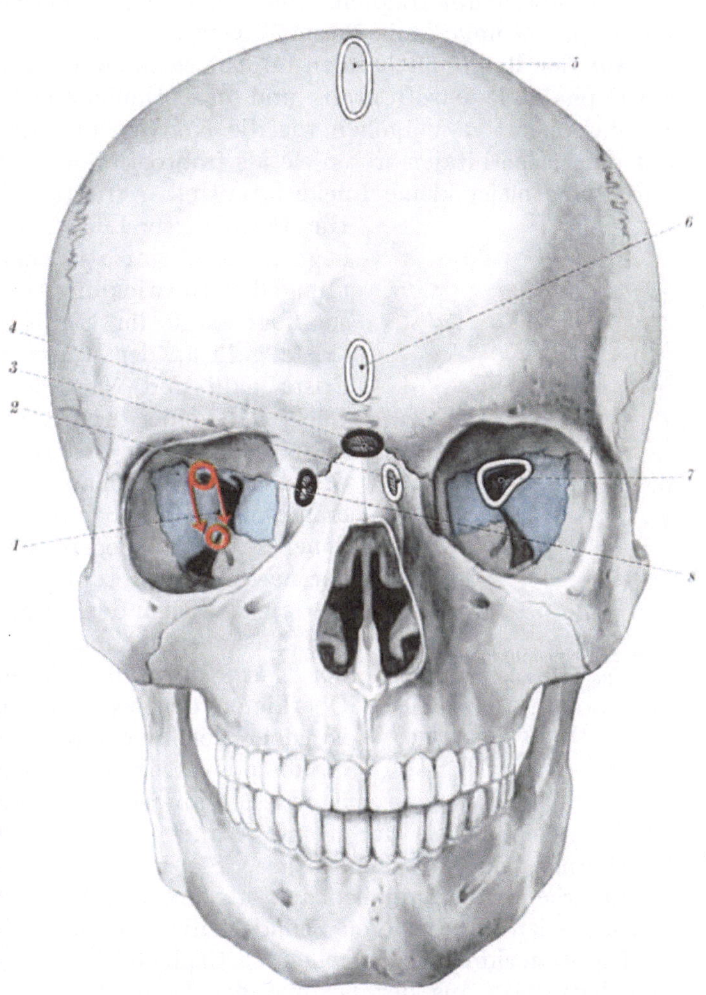

Abb. 24. Austrittsstellen der Cephalocelen am vorderen Schädelende. Ersatzknochen blau. Häufige Formen ausgezogen, seltene umrandet. Formen mit günstigen Lebensaussichten schwarz, mit ungünstigen rot. *1* C. sphenomaxillaris C. frontoethmoidalis, *2* C. nasoorbitalis, *3* C. nasoethmoidalis, *4* C. nasofrontalis, *5* C. sagittalis, *6* C. interfrontalis C. orbitales (anterior und posterior) *7* C. sphenoorbitalis, *8* C. nasoorbitalis.

Hirngewebe und Ventrikelwand können sie auch Teile des Plexus chorioideus enthalten. Durch die bereits in utero und auch später exponierte Lage der Säcke kommt es häufiger als bei anderen Formen zu Ulcerationen, Verdünnungen und auch Perforationen der Wand. Die sagittalen Cephalocelen sind ausgesprochen selten: Sie liegen im Bereich der großen Fontanelle (PERONI, PIQUET und TRAMBLIN, VERHAART) und können rein äußerlich mit den ebenfalls hier vorkommenden Dermoidcysten verwechselt werden. Auch paramedian gelegene sagittale Cephalocelen werden an dieser Stelle gefunden. Die interfrontalen Cephalocelen sind meist klein, nicht häufig und enthalten, über der Nasenwurzel in der Mittellinie gelegen, gewöhnlich Teile des Stirnhirnes mit oder ohne

Vorderhornabschnitte. Die lateralen Cephalocelen sind praktisch von geringer Bedeutung und theoretisch umstritten. Man nimmt an, daß es sich hier um Formen handelt, bei denen es bei einer ursprünglich median gelegenen Lückenbildung nach der Mitte zu zu einer sekundären Umwachsung kam. Die typischen Lokalisationen liegen im Gebiete der Kranz- und Lambdanaht. Ob es laterale Cephalocelen am äußeren Augenwinkel gibt, ist überhaupt fraglich. Bei den bisher beschriebenen Fällen handelt es sich meist um Verwechslungen mit Dermoidcysten.

Aus der Reihe der basalen Cephalocelen sind für die neurochirurgische Betrachtung die Cephalocele nasofrontalis und nasoethmoidalis herauszuheben, da sie im Hinblick auf das operative Vorgehen wie die Konvexitätsformen zu behandeln sind. Zusammen mit den nasoorbitalen treten sie als frontoethmoidale Cephalocelen aus der Schädelhöhle durch eine meist kleine Lücke unmittelbar frontal oder seitlich der Siebbeinplatte aus.

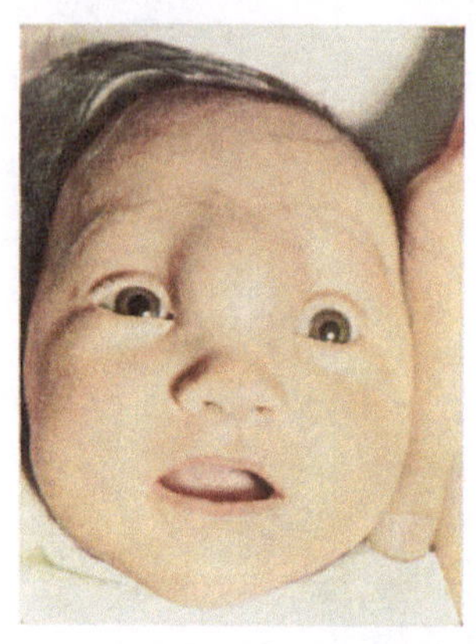

Abb. 25. Encephalocele nasofrontalis. [Eigene Beobachtung aus der Universitäts-Kinderklinik Würzburg (Prof. Dr. Ströder.)]

Die Form dieser Lücke zeigt wichtige Variationen: Entweder liegt die Siebbeinplatte abnorm tief, entsprechend einer Hemmung der Entwicklung, in der eine solche Lage vorausgeht; sie liegt dann im Siebbeinlabyrinth und inseriert mit der Crista galli an der Rückseite der Nasenbeine. Oder zwischen Crista galli und Nasenbeinen findet sich noch eine weitere Lücke. Bei einer dritten Variation befindet sich die Siebbeinplatte im Niveau der Basis und der Defekt ist neben der Crista galli und genau zwischen dem knorpeligen Primordialcranium (der Siebbeinplatte) und dem bindegewebig entstandenen Frontale gelegen. Dieser Zustand ist der häufigste. Bei der nasofrontalen Cephalocele verläuft der Knochenkanal von hier aus zwischen den basalen Abschnitten der Stirnbeine über den Nasenbeinen und öffnet sich median oder seitlich über der Nase, wobei die Nasenbeine oder der Stirnfortsatz des Oberkiefers oft gespalten sind. Die nasoethmoidale Cephalocele ist gekennzeichnet durch die Lage des Knochenkanals zwischen Siebbein einerseits und Stirn- und Nasenbein andererseits. Der Kanal hat abwärts gerichteten Verlauf. Von der Nasenhöhle ist diese Cephalocele durch eine Wand getrennt und erreicht die Oberfläche zwischen knöcherner und knorpeliger Nase. Sie hängt von dort außen gegen den Nasenflügel herab. Sie wird selten beobachtet. Deformitäten des Schädels anderer Art, vor allem Asymmetrien der vorderen Schädelgrube, kommen gleichzeitig vor.

Die weiterhin zu besprechenden Cephalocelen sind die basalen im eigentlichen Sinne. Die dritte Art aus der Gruppe der frontoethmoidalen Cephalocelen, die Cephalocele nasoorbitalis, auch Cephalocele orbitalis anterior genannt, ist durch Übergänge mit den nasoethmoidalen Cephalocelen verbunden. Von der gleichen Lücke heraustretend gelangen diese Mißbildungen durch eine von Stirn-, Sieb- und Tränenbein gebildete Öffnung in den vorderen Abschnitt der Orbita. Von praktischer Bedeutung wegen ihres nicht ganz seltenen Vorkommens sind die sphenoorbitalen Cephalocelen, die durch die Fissura orbitalis superior aus dem Schädelinneren austreten und sich hinter dem Bulbus, den sie nach vorn treiben, raumbeengend bemerkbar machen. Gegenüber der Cephalocele orbitalis anterior werden sie auch als Cephalocele orbitalis posterior bezeichnet. Ähnlich ist das Verhalten der Cephalocele sphenomaxillaris, die ebenfalls durch die Fissura orbitalis superior die Schädelhöhle verläßt, sich dann aber durch die Fissura orbitalis inferior in die Fossa sphenomaxillaris begibt. Sie kann von der Mundhöhle aus an der Innenseite des aufsteigenden Kieferastes gefühlt werden, hat aber nur sehr wenig klinische Bedeutung, weil sie meistens bei nicht lebensfähigen Mißbildungen vorkommt.

Die letzte Gruppe der basalen Cephalocelen, die nasopharyngealen Cephalocelen, werden nach der wechselnden Durchtrittsstelle durch die Basis eingeteilt in 1. die durch das Siebbein gehenden transethmoidalen, 2. die zwischen Sieb- und Keilbein austretenden

Zum Beitrag J. Gerlach und G. Simon

Auch die Abbildungen 22—24 auf den Seiten 254
bis 256 wurden nach Röntgenaufnahmen der Neurochirurgischen Univ.-Klinik Zürich (Prof. Dr. Krayenbühl) angefertigt.

Handbuch der Neurochirurgie, Bd. IV/1.

sphenoethmoidalen und 3. die das Keilbein durchsetzenden, oft an der Stelle des Türken-sattels befindlichen sphenopharyngealen Cephalocelen.

Die Häufigkeit der Cephalocelen im ganzen betrachtet ist erheblich geringer als die der Spina bifida und wird in den verschiedenen Statistiken sehr verschieden angegeben. Die Angaben schwanken zwischen 1:2155 und 1:5000 (SOKOLOV). Die relative Häufigkeit der einzelnen Formen ist recht unterschiedlich. Die occipitalen Cephalocelen überwiegen bei weitem. Von 90 Cephalocelen waren (WEISS) 43 occipitale, 19 nasofrontale, 15 naso-orbitale, 9 intranasale und 4 Cephalocelae orbitae posteriores.

In der klinischen Diagnostik und der neurochirurgischen Therapie sind die Cephalo-celen der Konvexität, einschließlich der nasofrontalen und nasoethmoidalen, gemeinsam zu besprechen, die basalen Cephalocelen dagegen unterscheiden sich in ihren klinischen Bildern soweit voneinander, daß sie, wenigstens hinsichtlich der Diagnostik, einzeln behandelt wer-den müssen. Einige für alle Cephalocelen typische Merkmale sollen vorweg besprochen werden.

Das Vorhandensein von Tumoren im Bereich der Mittellinie des Schädels von Geburt an wird zunächst den Verdacht auf Cephalocelen lenken. Läßt sich dann noch durch Betrachtung oder röntgenologisch eine Schädellücke feststellen, die sich an der Geschwulstbasis befindet, macht sich Pulsation bemerkbar und entstehen bei vorsich-tigem Druck auf den Tumor Hirndrucksymptome, so wird die Diagnose schon wahrscheinlicher. Sie ist leichter bei umfangreichen Cephalocelen, die manchmal schon vor der Geburt erkannt werden (GRAGERT), schwieriger bei geringer Größe.

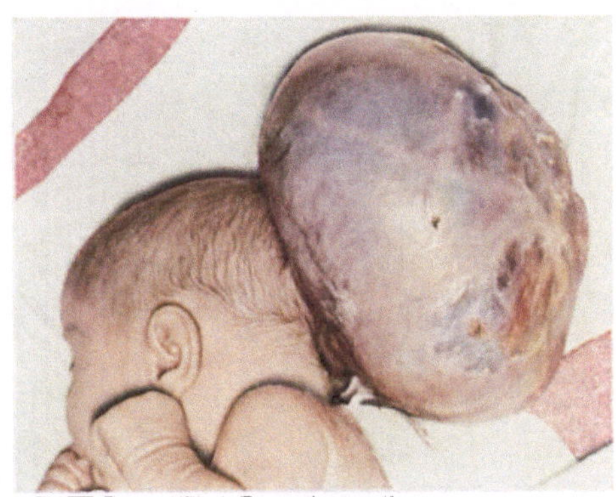

Abb. 26. Encephalocele occipitalis. [Eigene Beobachtung aus der Universitäts-Kinder-klinik (Prof. Dr. STRÖDER), Würzburg].

Der Sitz der Konvexitätscephalocele läßt keinen Schluß auf ihren Inhalt zu. Die großen Tumoren enthalten bei weiter Knochenlücke häufiger Gehirnsubstanz, bei enger Lücke Liquor bzw. Hirnhäute. Die Haut ist im allgemeinen dünner und glatt, wenn die Tumoren Flüssigkeit enthalten, da ihr Wachstum rascher erfolgt. Bei den Encephalocelen dagegen, die langsamer wachsen, ist die Hautbedeckung dick und mitunter faltig. Über den Inhalt der Säcke kann in manchen Fällen die Durchleuchtung aufklären, bei der dickere Hirnteile Verschattungen geben. Die Unterscheidung zwischen Meningocelen und Encephalocelen ist aber auf diesem Wege nicht einwandfrei möglich, da etwa Ence-phalocystocelen einerseits ganz durchscheinend sind und die Transparenz von Meningo-celen durch verschiedene Umstände, wie Blutungen, verlorengehen kann. Die Pulsation wird im allgemeinen bei Encephalocelen öfter bemerkt als bei Meningocelen, ist jedoch weder zur sicheren Unterscheidung beider Formen noch zur Identifizierung einer Cephalo-cele überhaupt zuverlässig. Auch die Fluktuation ist in gleicher Weise zu beurteilen: Sie erlaubt nicht die Diagnose: Cephalocele und nicht die Unterscheidung einzelner Formen nach dem Inhalt. Feste Konsistenz ist nicht beweisend für Gehirn als Inhalt, geringere nicht für Meningocele. Repositionsmöglichkeit kann vorhanden sein oder auch fehlen. Die Vergrößerung der Geschwulst bei Pressen, Husten, Schreien, Anstrengungen sowie die Reponibilität und die Auslösbarkeit von Hirnsymptomen durch Kompression sind ebenfalls keine Zeichen, die diagnostisch für Cephalocelen oder einzelne Formen von ihnen von ausschlaggebender Bedeutung sind. Andere Mißbildungen am Körper werden die Diagnose mitunter unterstützen. Neurologische Ausfälle können bei Cephalocelen vorhanden sein, je nach der funktionellen Eigenart des betroffenen Hirnabschnittes. Insbesondere bei den occipitalen Cephalocelen sind sie nicht selten. Man beobachtet Nystagmus, Strabismus, Störungen des Sehvermögens mit Sehnervenatrophie. Das Röntgenbild gibt zunächst über Sitz und Ausdehnung von Knochendefekten Auskunft. Ferner erlaubt es manchmal durch Weichteildarstellung, Hirngewebe von Flüssigkeit zu unterscheiden. Narkose ist bei Anfertigung der Bilder mitunter nötig. Wertvoll ist zur genaueren Diagnostik die Encephalographie. Mit diesem Verfahren kann man erkennen, ob Teile der inneren Liquorräume in die Geschwulst hineinreichen, ferner kann sich die Hirnsubstanz im luftgefüllten Subarachnoidalraum darstellen (Grob, Stockmann, Bettex). Auch die Angiographie kann Aufschlüsse geben. Insbesondere sieht man mitunter bei Encephalocelen größere Äste der Hirnarterien in die Mißbildung ziehen (Grob, Stockmann, Bettex). Encephalographie und Angiographie sind für die oft schwächlichen Träger der Mißbildungen jedoch Belastungen, auf die man in der Regel verzichten soll. Die Probepunktion wird man zur Diagnostik nur ausnahmsweise heranziehen und nur in Fällen, in denen vollkommen aseptisch punktiert werden kann. Der

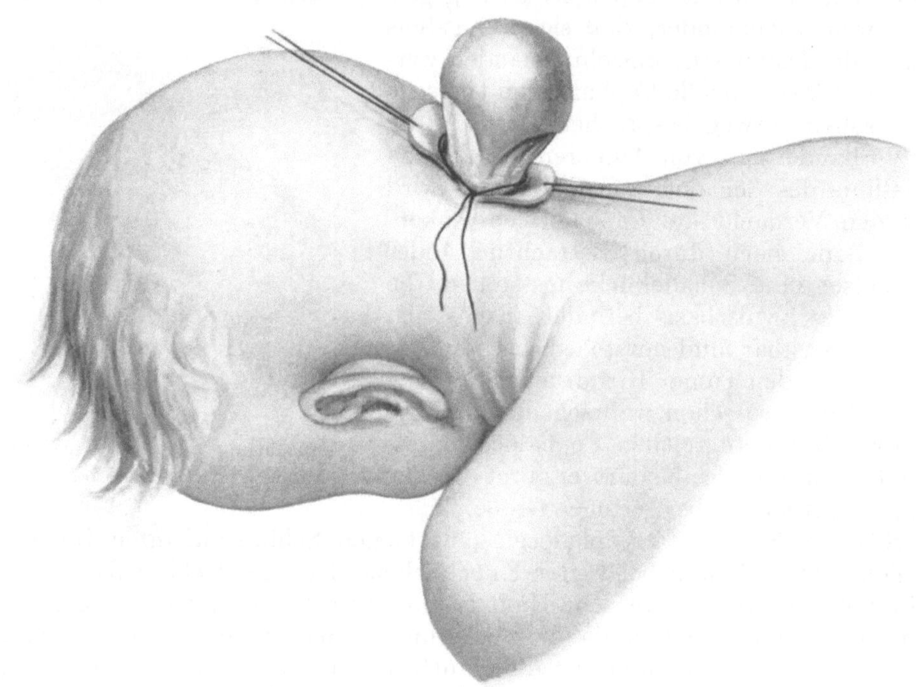

Abb. 27. Extrakranielle Operation der Cephalocele.

Nachweis von Liquor stützt dann die Diagnose, läßt aber keine Unterscheidung zwischen Myelocystocele und Meningocele zu. Eine Probeexcision sollte nur dann vorgenommen werden, wenn sich an sie die Radikaloperation anschließen kann. Meist ist sie entbehrlich.

In der Differentialdiagnose wird man in erster Linie die Gewächse zu erwägen haben, von denen Lipome und Sarkome besonders genannt seien. Auch Dermoidcysten und Atherome können mit Cephalocelen verwechselt werden. Die Cephalhämatome haben gewöhnlich anderen Sitz, mehr seitlich, sind nicht gestielt und bilden sich von selbst zurück. Die kalten Abscesse sollten ebenfalls leicht von Cephalocelen zu unterscheiden sein. Schwieriger, aber wichtiger ist die Differentialdiagnose gegenüber Gefäßmißbildungen und Gefäßgeschwülsten, von denen der Sinus pericranii und kongenitale Angiome und Aneurysmen der Schädelweichteile in Betracht kommen. Die Kombination der Cephalocelen mit Tumoren bereitet nicht selten erhebliche Schwierigkeiten der Diagnostik, Cephalocelen mit Angiomen sollen im Frontalbereich nicht ungewöhnlich sein.

Die Behandlung der Cephalocelen der Schädelkonvexität ist operativ. Nur, wenn die allgemeinen Lebensaussichten gering sind, wenn gleichzeitig andere, mit dem dauernden Leben unvereinbare Mißbildungen vorhanden sind oder, wenn Größe und Inhalt einer Cephalocele die Operation unmöglich machen, beschränkt man sich auf die Pflege, die sonst den Eingriffen vorausgeht. Decubitusprophylaxe, Infektionsbekämpfung und

Hebung des Allgemeinzustandes sind dabei hervorzuheben. Von der unblutigen Reposition und der Kompression ist man ganz abgekommen. Ebenso sind verlassen Punktionen (RODZINSKI) und Injektionen, für die früher das Jodglycerin beliebt war. Noch mehr verpönt ist die Ligatur der Cephalocele, ebenso die Abquetschung durch Klammern. Die Incision erfolgt meist unter falscher Diagnose und führt oft zu letalen Komplikationen.

Die Radikaloperation, die vor allem v. BERGMANN zuerst ausgeführt hat, ist heute das Verfahren der Wahl. Dabei werden die Cephalocelen der Konvexität stets von außen angegangen. Die Lagerung des Patienten erfolgt so, daß unnötiger Liquorfluß vermieden wird, die Stelle der Cephalocele liegt erhöht. Die Haut, die einwandfrei und ohne Ulcera sein muß, wird enthaart und in üblicher Weise vorbereitet; für Vermeidung von Wärmeverlusten und Störungen der Nahrungszufuhr ist ebenso Sorge zu tragen wie bei Spina bifida-Operationen. Bei der Narkose sollen plötzliche Liquordruckschwankungen vermieden werden. Wir werden heute von den moderneren Methoden auf diesem Gebiete Gebrauch machen und auch bei Säuglingen die Intratrachealnarkose anwenden. Die Operationen beginnen mit der Bildung von Hautlappen, die so groß und so angelegt sein müssen, daß eine sichere und spannungsfreie Deckung der Knochenlücke möglich ist. Bei den vorderen Encephalocelen empfiehlt TERNOVSKIJ einen schmetterlingsförmigen Zugang mit beiderseits frontal gestieltem, in der Mitte sehr niedrigem Lappen zur Schonung des Sinus sagittalis. Meist werden zwei oder drei halbmondförmige Lappen gebildet, deren Basis nach der Umschlagseite des Stieles der Geschwulst zur Haut hin liegt und die größtenteils vom Geschwulststiel selbst genommen werden. Sie werden bis zur Knochenlücke abpräpariert, anschließend wird der Stiel an seiner Austrittsstelle aus dem Schädel allseitig sorgfältig freipräpariert und der Knochenrand dargestellt. Danach erfolgt die breite Incision der Sackes von der Seite her, um das Innere einwandfrei übersehen zu können. Nunmehr erst kann man die endgültige Diagnose der Form (Meningocele, Encephalocele usw.) stellen. Nervöse Bestandteile werden, wenn möglich, reponiert, gelingt die Reposition nicht, werden sie abgetragen. Dabei ist auf sorgfältigste Blutstillung zu achten, die in üblicher Weise mit Silberklips und Diathermie erfolgt. Wird der Ventrikel eröffnet, so empfehlen einige Autoren, eine Verbindung mit den äußeren Liquorräumen zu belassen, andere versuchen, durch Übernähung einen Verschluß zu erreichen. Nach Versorgung eventueller nervöser Bestandteile des Inhaltes, bei Meningocelen unmittelbar nach der Eröffnung, wird der Sack abgetragen und der Hals vernäht. Vor einer Reposition von Hirngewebe ist mitunter Ventrikelpunktion nötig. Die Abtragung von extrakraniellem Hirngewebe wird meist bei günstigem Sitz der Mißbildung gut vertragen, da dieses ohnehin gewöhnlich geschädigt ist; mitunter wurden aber auch bedrohliche Störungen, wie Konvulsionen, Kreislaufregulationsstörungen und Atemstörungen beobachtet. Vorsicht ist daher geboten, insbesondere, wenn es sich um Cephalocelen im Bereich der hinteren Schädelgrube handelt. Bei allen Cephalocelenoperationen ist großer Wert auf einen festen Verschluß der Schädellücken zu legen, um die Entstehung von Prolapsen zu vermeiden. Bei schwächlichen Kindern und schlechtem Allgemeinzustand kommt hierbei zweizeitiges Vorgehen in Betracht. Mitunter verkleinern sich offengebliebene Lücken später spontan.

Zur Deckung der Defekte kommt Verwendung körpereigenen und körperfremden Materials in Frage. Bei der autoplastischen Deckung kann man entweder Knochen oder Weichteile verwenden. Von letzteren ist die Muskellappenüberpflanzung oder Übertragung von Fascia lata einfach. Eine knöcherne Deckung wird entweder mit Knochen vom Schädel aus der Nachbarschaft mit gestieltem Periost nach dem Verfahren von HACKER-GARRÉ oder freie Transplantation (ADAMS, DANDY) von Tibiaspänen (SWJERJEW), Scapula, Rippenknochen oder -knorpel oder konserviertem Knochen aus der Knochenbank (EDGERTON MILTON) empfohlen. Von körperfremdem Material ist tierischer Knochen Silber, Celluloid oder Paraffin nicht ratsam. Man wird wie anderswo zur Defektdeckung die neuen polymerisierten Kunststoffe, z. B. Plexiglas (DOBRIN), Supramit, besser Paladon oder das Metall Tantal (NOSIK, SCOVILLE) in Form von Platten oder engmaschigen Netzen benutzen.

Der Wundverschluß ist in mehrschichtiger Knopfnaht vorzunehmen, damit Liquorfisteln vermieden werden. Für versenkte Nähte wird resorbierbares Nahtmaterial benutzt. Haut- und versenkte Nahtreihen sollen sich nicht decken, Drainage und Tamponade der Wunde sind zu vermeiden. Eine Liquorfistel führt oft zu Meningitis. Die Anwendung von Antiseptizis während der Operation ist zu unterlassen, bei Infektionen stehen uns die Antibiotica zur Verfügung, die man in geeigneten Fällen bereits prophylaktisch verabreichen kann. Der postoperativ erhöhte Hirndruck läßt sich leicht an der Fontanelle feststellen, Lumbal- oder Ventrikelpunktionen können nötig werden, wenn nicht osmotische Therapie angezeigt ist. In der Nachbehandlung ist durch Hochlagerung erhöhtem Hirndruck und der Entstehung von Liquorfisteln vorzubeugen. Die Fäden sind nicht zu früh zu ziehen, meist nicht vor dem 10.—12. Tag, da die feste Vereinigung der Wundränder bei den Trägern der Mißbildungen meist verzögert ist.

Die nasoorbitalen oder vorderen orbitalen Cephalocelen gehören zwar bereits zu den basalen Cephalocelen, sind aber in der Regel noch leicht von außen erkennbar. Es handelt sich um rundliche bis ovale Geschwülste im Bereich des inneren Augenwinkels von der Größe einer Erbse bis zum Gänseei. Der größere Teil des Tumors liegt gewöhnlich in der Orbita; der Bulbus wird nach temporal oder nach temporal und abwärts verdrängt. Exophthalmus ist selten, pulsierender Exophthalmus noch seltener. Die Beweglichkeit des Bulbus nach innen oben ist eingeschränkt. Sehnervenatrophie, Amaurose sowie Faltenbildung der Netzhaut sind beschrieben, aber nicht häufig. Auch Mikrophthalmus soll gleichzeitig vorkommen. Die Orbita ist bei großen Cephalocelen erweitert. Der Tränensack kann nach medial verdrängt sein. Die Geschwulst ist glattwandig oder gelappt und sitzt dem Knochen breitbasig auf. Die allgemeinen Kennzeichen der Cephalocele sind nicht stets vorhanden. Der Knochendefekt unter der Tumorbasis ist oft gut tastbar und hat zumeist scharfe Ränder. Er kann sehr groß sein und sich von einem Augenwinkel bis zum anderen erstrecken. Die Haut ist gewöhnlich dünn und gespannt, oft stark vascularisiert. Von Hirn und Hirnhäuten können angiomartige Bildungen ausgehen. Die angeborene Tumorbildung kann anfangs geringfügig sein und übersehen werden, später anwachsen. Die Meningocelen und Encephalocystocelen vergrößern sich dabei rascher als die Encephalocelen, die nach dem ersten Lebensjahr stationär bleiben können.

Die Diagnose der nasoorbitalen Cephalocelen wird neben der Feststellung der allgemeinen typischen Symptome durch das Vorhandensein anderer Mißbildungen nahegelegt. Eine diagnostische Probepunktion sollte nur in Ausnahmefällen vorgenommen werden, da sie die Gefahr der Liquorfistel und Meningitis mit sich bringt. Differentialdiagnostisch kommen in erster Linie andersartige cystische Geschwülste in Erwägung. Die Dermoidcysten sind kongenital gewöhnlich sehr klein und wachsen erst nach der Pubertät. Ein bei ihnen tastbarer Knochenwall kann mit einem Defektrand verwechselt werden. Kongenitale Schleimcysten aus dem Bereich des Siebbeins sowie frontale Mucocelen können ähnliche Eigenschaften besitzen. Ferner kann die Mucocele lacrimalis und das Hygrom der Bursa trochlearis differentialdiagnostisch Schwierigkeiten machen. Die Lidbulbuscysten dürften kaum zu Täuschungen Anlaß geben, sie zeigen andere Eigenschaften. Selten wird eine Echinococcuscyste ausgeschlossen werden müssen, selten auch solide weiche Tumoren wie die Sarkome. Wichtig ist die Unterscheidung von den Angiomen, die ebenfalls kongenital auftreten, aber mit Cephalocelen kombiniert sein können. Im Prinzip ist die Behandlung der vorderen orbitalen Cephalocele die gleiche wie bei den Cephalocelen der Konvexität. Nur die Totalexstirpation der Geschwulst mit Deckung des Defektes ist angezeigt. Die Schwierigkeit kann größer sein als bei den Konvexitätscephalocelen. Der Tumor enthält häufig Teile des Frontalhirnes, die abgetragen oder reponiert werden dürfen. Das Material zur knöchernen Deckung kann am besten vom Arcus superciliaris in Form eines Periostknochenlappens entnommen werden. Unbehandelt sterben die Kinder meist an Meningitis nach Ulceration und Perforation des wachsenden Sackes. Aber auch bei operativer Behandlung waren die Aussichten bisher noch zweifelhaft und sind erst in den letzten Jahren gebessert worden. Von

22 Operierten starben nach Birch-Hirschfeld (zit. Cordes, 1929) 16. Swjerjew gibt (1949) bei 101 vorderen Encephalocelen eine Operationssterblichkeit von 30% an. Von den Überlebenden zeigten später 12% eine normale Entwicklung.

Die Cephalocele sphenoorbitalis oder orbitae posterior gehört zu den basalen Cephalocelen und ist selten. Die Lage der Austrittsöffnung variiert. Einmal befindet sie sich im Bereich der Fissura orbitalis superior, einmal mehr im Bereich des Canalis opticus, jedenfalls im allgemeinen im Grenzgebiet zwischen Os frontale und Os sphenoidale, also an der Grenze der Primordialknochen und der Belegknochen. Alle Formen, Encephalocele, Encephalocystocele und Meningocele sind beschrieben. Dem unmittelbaren Nachweis ist die hintere orbitale Cephalocele stets entzogen. Sie macht zunächst einmal die Erscheinungen einer retrobulbären Geschwulst. Der damit in Zusammenhang stehende Exophthalmus ist gewöhnlich beträchtlich. Er entwickelt sich in manchen Fällen erst nach der Geburt, vereinzelt sogar erst im späteren Lebensalter. Der Bulbus ist nicht nur nach vorn, sondern auch nach unten verdrängt, mitunter gleichzeitig nach außen oder nach innen. Der Knochendefekt ist naturgemäß kaum jemals palpatorisch feststellbar. Ein auffallendes Symptom ist die Pulsation des vorstehenden Auges (Gala), die etwa in der Hälfte der Fälle beobachtet wurde. Sie kann stärker oder schwächer sein und ist manchmal durch Carotiskompression zum Verschwinden zu bringen (Jaensch). In Rückenlage geht der Exophthalmus gewöhnlich zurück. Die Beweglichkeit des Augapfels ist eingeschränkt. Es bestehen Ptose und Verdickung des Oberlides, auch Ektropium, mitunter auch Mikrophthalmus (Cohen). In der Differentialdiagnose sind vor allem retrobulbäre Gefäßgeschwülste sowie intrakranielle arteriovenöse Aneurysmen abzugrenzen (Zeidler). Bei Cephalocelen fehlen Stauungssymptome am Bulbus, der außerdem zurückdrängbar ist. Bei Angiomen finden sich Schwankungen im Grade der Protrusio. Schädeldefekte und anderweitige Mißbildungen leiten auf die Diagnose, die nicht selten erst im späteren Lebensalter gestellt wird. Differentialdiagnostisch kommen auch noch Lipome, Fibrome und plexiforme Neurinome in Betracht. Auch hier, wie bei den vorderen orbitalen Cephalocelen, sind Mucocelen auszuschließen. Die Probepunktion ist ebenso gefährlich wie dort. Die Prognose der hinteren orbitalen Cephalocelen ist ohne Behandlung wesentlich besser als die der vorderen. Spontanperforationen und Todesfälle durch Meningitis wurden kaum bekanntgegeben. In der Indikationsstellung zum Eingriff wird man deshalb bei den hinteren orbitalen Cephalocelen zurückhaltender sein. Auch für die später zu erwähnenden intrakraniellen Operationen liegen sie ungünstig.

Die noch übrig bleibende Gruppe der basalen nasopharyngealen Cephalocelen enthält ebenfalls überwiegend seltene Formen. Nach dem Sitz der Knochenlücke unterscheiden wir die Cephalocele transethmoidalis, die Cephalocele sphenoethmoidalis und die Cephalocele sphenopharyngea. Bei der Erstgenannten liegt die Bruchpforte in der Lamina cribrosa oder zwischen Sieb- und Stirnbein. Die Tumoren treten auf einer Seite neben dem Septum ins Naseninnere herab und erzeugen eine Septumdeviation, Verkrümmung der Muscheln sowie Deformierung des Nasenrückens. In seltenen Fällen treten sie aus einem Nasenloch hervor. Dem Inhalt nach sind es oft Encephalocelen mit Stirnhirnanteilen. Sie können doppelseitig sein (Armenio).

Die sphenoethmoidalen Cephalocelen verlassen die Schädelhöhle durch einen Defekt zwischen dem Keilbeinkörper und dem Siebbein und können ihren weiteren Weg entweder in die hinteren Abschnitte der Nasenhöhle oder in den Nasen-Rachenraum nehmen. Im ersteren Falle wurde vereinzelt das Heraustreten durch eine Gaumenspalte in die Mundhöhle beobachtet (Virchow nach Cordes). Die Hypophyse kann dabei durch die Lücke mit nach außen gedrängt werden, der Inhalt der Geschwülste wird aus basalen Stirnhirnanteilen gebildet. Meistens sind andere und nicht unerhebliche Mißbildungen vorhanden, vor allem Hydrocephalus congenitus, Lippen- und Gaumenspalte.

Als dritte, seltenste Gruppe der nasopharyngealen basalen Cephalocelen sind schließlich die sog. sphenopharyngealen Cephalocelen zu nennen. Hier erfolgt der Austritt des

Schädelinhaltes noch weiter occipital durch Spalten im Keilbein. Gehen die Lücken durch die Sella, so ist naturgemäß die Hypophyse der Hauptinhalt der Säcke. Nebenbei kann sich darin auch noch Hirngewebe befinden. Die schleimhautüberzogenen Tumoren kommen im Nasen-Rachenraum zum Vorschein und können mit allen hier befindlichen Tumoren verwechselt werden.

Die transethmoidalen, sphenoethmoidalen und sphenopharyngealen Cephalocelen haben klinisch gemeinsame Kennzeichen. Wir können diese drei Formen in *klinischer* Hinsicht in solche einteilen, die in die Nasenhöhle austreten und solche, die im Nasen-Rachenraum erscheinen.

Zu den endonasal entwickelten gehören die transethmoidalen und ein Teil der spheno-ethmoidalen Cephalocelen. Ihre Diagnose ist häufig mit Schwierigkeiten verbunden. Oft werden sie mit Nasenpolypen (Hallermann, Nager, Natanson, O'Brien, Safranek, Swershewski) verwechselt. Die Vorgeschichte gibt nur selten Aufschluß, da von einer angeborenen Erkrankung gewöhnlich nichts berichtet wird. Man muß versuchen, fest-zustellen, ob schon von Geburt an eine Behinderung der Nasenatmung bestand. Gelegent-lich gelingt es, die Tumoren zu komprimieren und in die Schädelhöhle zu reponieren. Im Unterschied zu den Nasenpolypen sollen die Cephalocelen eine weißlich opake Beschaffen-heit und dickere Schleimhautbekleidung besitzen als die Polypen (Nager). Auch besteht gegenüber den Polypen ein anderer Sitz: die Cephalocelen sind medial zwischen mittlerer Muschel und Septum gelegen, die Polypen meist im mittleren Nasengang zwischen Seiten-wand und mittlerer Muschel. Bei kleineren Tumoren wird die Feststellung des Ausganges vom Nasendache, die bei den großen Geschwülsten unmöglich ist, die Diagnose erleichtern. Für die Erkennung wichtig ist die Feststellung von leichteren Abnormitäten der Gesichts-bildung, vor allem Verbreiterung und Auftreibung des Nasenrückens (Hallermann) sowie Vorwölbung der Glabella. Diese Zeichen kommen jedoch auch bei anderen intra-nasalen Tumoren vor und können bei den Cephalocelen fehlen. Andere Mißbildungen, die gleichzeitig vorhanden sind, werden auch hier Verdacht erwecken, z. B. Hydrocephalus. Der Liquorfluß aus der Nase kann ebenfalls bedeutungsvoll sein (Escher) und muß die Cephalocele differentialdiagnostisch erwägen lassen. Es ist zu bedenken, daß er nach Siebbeinfrakturen, bei intrakraniellen Geschwülsten und ohne sonst erkennbare Ursache vorkommen kann, ferner kann ein wäßriger Katarrh der Nebenhöhlen zu Irrtümern Anlaß geben. Die Röntgenaufnahme des Schädels kann Defekte der Basis erkennen lassen. In der Differentialdiagnose kommen neben Polypen noch Fibrome und Sarkome in Frage, selten Echinokokken oder Cystizerken. Probepunktion oder Probeecision kann zwar in manchen Fällen Aufklärung bringen, führt aber oft zur Liquorfistel und Meningitis.

Die in den Nasen-Rachenraum entwickelten Cephalocelen gehören den sphenopharyn-gealen und teilweise den sphenoethmoidalen Cephalocelen an. Sie können entweder in die mittlere Loge des Pharynx oder, wenn sie größer werden, unter Verschiebung des weichen Gaumens, in die Mundhöhle gelangen und hier zum Mund heraustreten. Werden derartige Tumoren auch nur einigermaßen umfangreich, so behindern sie die Atmung und die Nahrungsaufnahme. Da sie Traumen in erheblichem Maße ausgesetzt sind, kommt es nicht selten zur Perforation und anschließender Meningitis. Ohne Behandlung ist demnach die Prognose bei diesen Formen besonders ungünstig. Differentialdiagnostisch sind in erster Linie Fibrome des Nasen-Rachenraumes und Keilbeinteratome auszu-schließen.

In vergangener Zeit hat man sowohl die intranasalen als auch die im Nasen-Rachen-raum befindlichen Cephalocelen operativ von außen angegangen, wobei bei den letzteren ein Weg wie bei den transnasalen Hypophysenoperationen gewählt wurde. Dagegen ist heute bei allen basalen Cephalocelen der intrakranielle Zugangsweg zu empfehlen (Her-zen, Sievers). Dabei wird zunächst ein Schnitt von Schläfe zu Schläfe angelegt, wie beim Zugang zu den Olfactoriusmeningeomen nach Tönnis. Dann wird bei Rechts-händern eine rechtsfrontale osteoplastische Trepanation ausgeführt. Von einigen Neurochirurgen (INGRAHAM und MATSON) wird ein bilateraler Zugang empfohlen. Das weitere Vorgehen ist extradural, intradural oder kombiniert. Der Stiel der Cephalocele muß intrakraniell dargestellt und durchtrennt werden. Der Versuch, die Dura zu schließen, gelingt nicht immer leicht. Meist wird eine freie Duraplastik aus

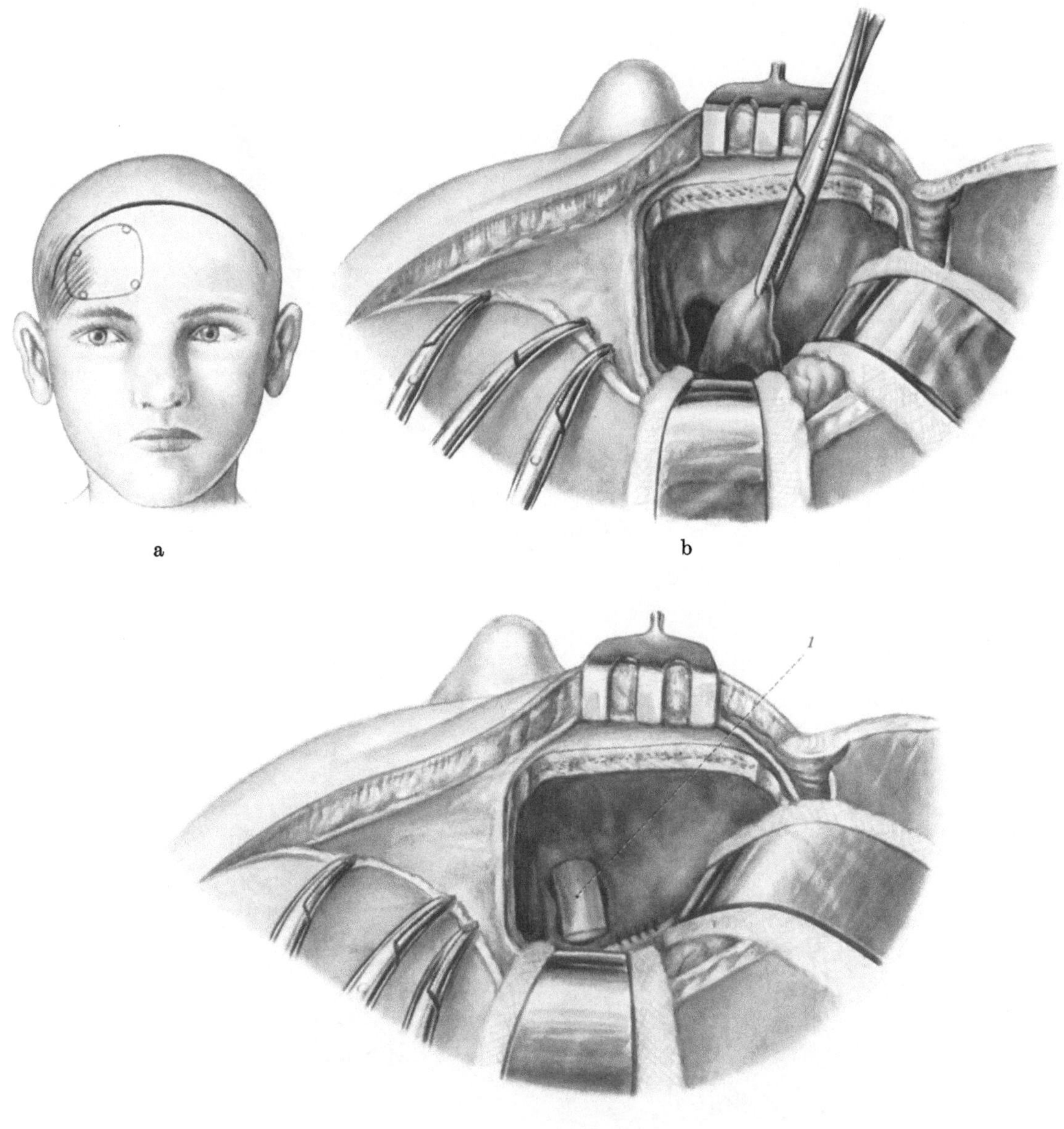

Abb. 28a—c. Intrakranielle Operation der basalen Encephalocelen mit extraduralem Vorgehen nach WILLIAMSON-BARELLI. *1* Rippentransplantat zur Defektdeckung.

Schläfenfascie oder Fascia lata erforderlich werden. Die Behandlung des Sackes in der Nasenhöhle oder im Nasen-Rachenraum wird verschieden gehandhabt. Die Mehrzahl der Chirurgen beläßt diesen Sack an Ort und Stelle und überläßt ihn einer späteren Atrophie und Schrumpfung. Manche exstirpieren ihn in einer zweiten Sitzung von der Nase aus, wobei dieser Teil der Behandlung vom Otologen übernommen wird. WILLIAMSOHN und BARELLI berichten über einen Fall, in dem sie den ganzen Tumor aus der Nase durch die Schädellücke über das intrakranielle Operationsgebiet herausgezogen haben. Der Verlauf war günstig. Ein solches Vorgehen hat naturgemäß zunächst wegen der damit verbundenen Infektionsgefahr erhebliche Bedenken. Ist die Nasenschleimhaut frei von nachweisbaren Infektionen, so kann es unter dem Schutz der heute

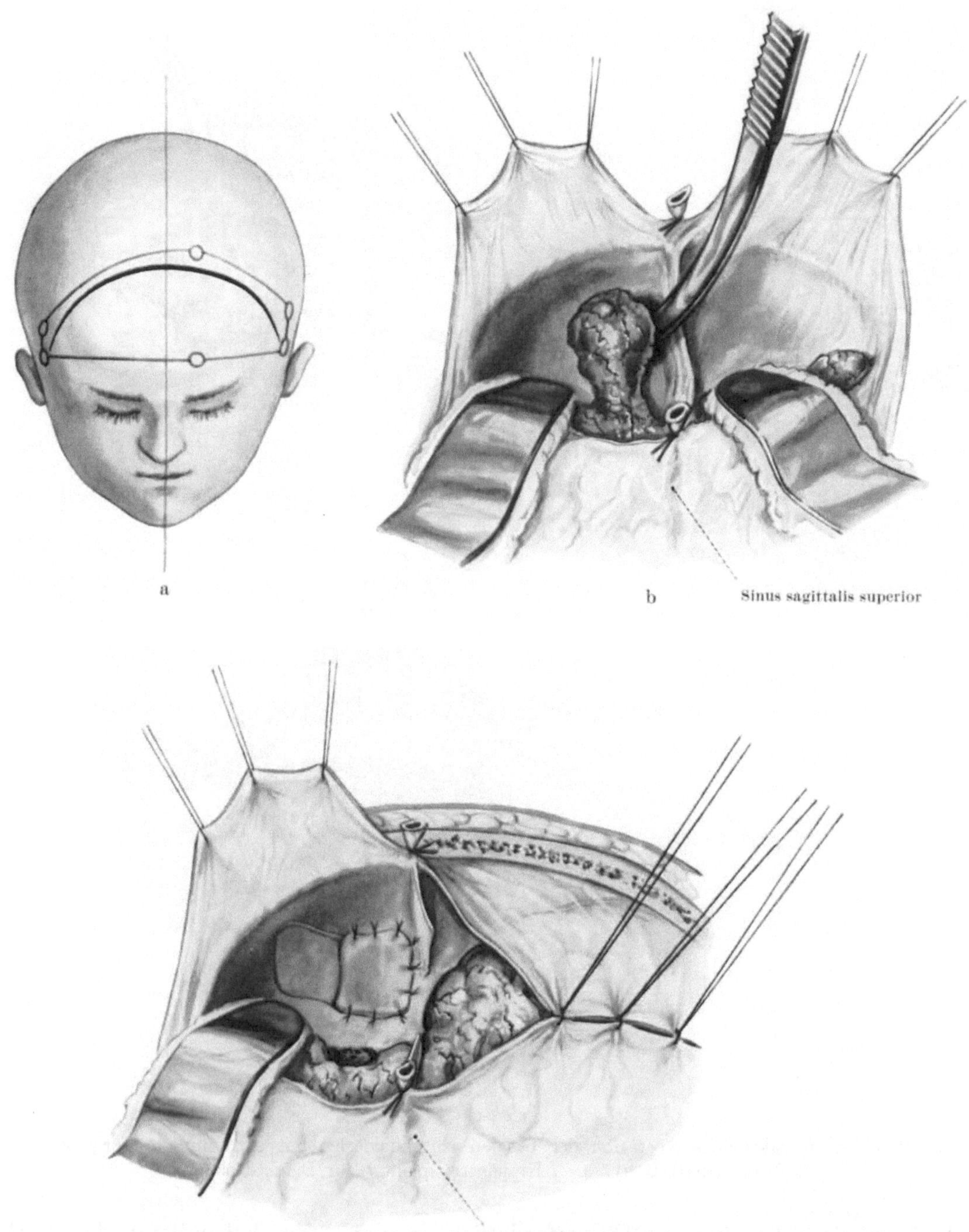

Abb. 29a—c. Intrakranielle Operation der basalen Encephalocelen mit intraduralem Vorgehen nach INGRAHAM und MATSON.

zur Verfügung stehenden Antibiotica durchaus gewagt werden. Die Deckung der Knochenlücke erfolgt auf die schon bei den Cephalocelen der Konvexität besprochene Weise. Es ist hierzu Schläfenmuskel sowie Fibrinschwamm verwendet worden. Auch frei transplantierter Knochen wurde benutzt. Nosik hat bei intrakraniellem Vorgehen bei einer nasal entwickelten Cephalocele den Knochendefekt mit einem engmaschigen Netz aus Tantaldraht gedeckt. Sorgfältiger und völliger Verschluß der Wunde unter Zurücklegung des Knochendeckels beschließt den Eingriff. Antibiotica werden prophylaktisch vor der Operation und noch einige Zeit nachher gegeben. Die neue Entwicklung der chirurgischen Operationstechnik und der Narkose beim Säugling hat es ermöglicht, die operative Behandlung der Cephalocelen bereits in den ersten Lebenswochen, jedenfalls im frühen Säuglingsalter vorzunehmen.

II. Kongenitale Cysten des Gehirns und der Hirnhäute.

Angeborene pathologische Hohlräume im Schädelinneren können im Bereiche der Hirnsubstanz, der inneren Liquorräume oder der Hirnhäute gelegen sein.

1. Cysten der Hirnsubstanz.

Die kongenitalen *Porencephalien* werden eingeteilt in encephaloklastische, d. h. Endzustände nach Gewebszerstörungen, und Schizencephalien, d. h. Hemmungsmißbildungen (Drew und Grant). Die encephaloklastischen Höhlenbildungen des Gehirns verdanken ihre Entstehung wahrscheinlich zu einem erheblichen Teil einer embryonalen Zirkulationsstörung oder einer Blutung. Die Reaktionsform des Gehirns auf Unterbrechung der Zirkulation ist während der Entwicklung eine andere als beim Erwachsenen. Die Umbau- und Reparationsvorgänge vollziehen sich glatter und mit geringeren Residuen, aus denen man die kreislaufbedingte Entstehung entnehmen kann. Andere Ursachen der Entwicklung von Porencephalie sind noch ungeklärt. Eine Sonderstellung nehmen die Hirncysten bei den Mißbildungstumoren ein, die hier nicht behandelt werden, etwa beim Lindau-Tumor des Kleinhirns.

Der Sitz der Höhlenbildung kann jeder Hirnabschnitt sein, jedoch sind die Großhirnhemisphären häufiger betroffen als das übrige Gehirn. Die Größe schwankt in weitem Umfang. In einzelnen Fällen kann mehr als eine halbe Hemisphäre in eine Cyste verwandelt sein, es gibt sogar Übergangsformen zum Extrem der Hydranencephalie. Sehr oft stehen die Hohlräume mit dem Ventrikelsystem in offener Verbindung. Drew und Grant fanden sie in 30 Fällen 23mal. Die Kommunikation mit den äußeren Liquorräumen ist dagegen seltener. Mitunter liegen die Höhlen sehr dicht unter der Hirnoberfläche. Der bedeckende Mantel von Hirnsubstanz kann papierdünn sein. Die Wandbeschaffenheit ist meist glatt, ependymartig, oft sind die Hohlräume gekammert und von feinen Strängen durchzogen, bei denen es sich teilweise um obliterierte Gefäße handelt. Bei Verbindung mit den Liquorräumen enthalten die Höhlen Liquor, fehlt diese, so findet man eine eiweißreiche, mitunter gelbliche oder grünlichgefärbte Flüssigkeit. Die Kombination mit anderen Mißbildungen des Gehirns und des Schädels ist häufig. Angeborene Porencephalien kommen vor beim Balkenmangel, bei den Cephalocelen, bei Schädeldefekten. Bei näherer anatomischer Untersuchung findet man oft noch Mikro- und Pachygyrie, Windungsmangel, Heteropien und andere Störungen des Feinbaues.

Klinisch treten manche Formen, auch größere Höhlen, nicht in Erscheinung. In anderen Fällen machen sich entweder Anzeichen der Raumbeengung, Krampfanfälle oder auch umschriebene neurologische Ausfälle, je nach dem Sitz, bemerkbar. Bei Raumbeengung handelt es sich oft um Störungen des Liquorkreislaufes. Bei Krampferscheinungen ist die elektroencephalographische Untersuchung sehr wichtig. Hier kommen pathologische Befunde nicht nur im unmittelbaren Bereich der Hohlräume, sondern über weite Abschnitte der betroffenen Hemisphären vor. Die endgültige diagnostische Klärung erfahren die Fälle von Porencephalie meist erst nach Anfertigung eines Luftbildes der Hirnkammern, das gewöhnlich durch Encephalographie gewonnen werden kann. Besteht Verbindung der Höhlen mit den inneren oder äußeren Liquorräumen, so lassen sie sich unmittelbar darstellen; dies gelingt in einem großen Teil der Fälle. Zur Feststellung der Ausdehnung und zur genaueren Lokalisation müssen mitunter Spezialaufnahmen in bestimmter Projektion angefertigt werden.

Die Indikation zum neurochirurgischen Eingreifen ist bei Erscheinungen der intrakraniellen Raumbeengung und bei epileptischen Symptomen ohne weiteres gegeben, bei Herderscheinungen in erster Linie dann, wenn diese durch die Auswirkungen einer benachbarten porencephalischen Höhle hervorgerufen sind. *Angeborene* Ausfälle sind gewöhnlich defektbedingt, später aufgetretene, etwa nach Größerwerden der Cysten, entstehen durch Fernwirkung. Das operative Vorgehen richtet sich nach Ausdehnung und Sitz der Cysten. Den Zugang wird man stets durch eine osteoplastische Trepanation gewinnen. Handelt es sich um eine intrakranielle Raumbeengung, so wird die Kommunikation mit den Liquorräumen meist fehlen oder eng sein. Entdachung der Höhlen und Herstellung einer breiten Verbindung zu den inneren Liquorräumen ist dann ausreichend. Bei den Epilepsien wird man oft zu umfangreichen Hirngewebsresektionen genötigt sein, je nach Ausdehnung der EEG-Befunde. Es sind Lappenresektionen, auch Resektionen einer ganzen Großhirnhälfte ausgeführt worden (Tönnis nach Zülch 1954). Die oft relativ geringen Ausfälle muß man dabei in Kauf nehmen. Man wird sich zu einem so radikalen Vorgehen nur dann entschließen, wenn häufige und schwere Krampfanfälle auftreten und wenn anzunehmen ist, daß die erkrankte Hemisphäre durch ständige pathologische Reizentladungen eine Schadensquelle darstellt.

2. Cysten im Bereich der inneren Liquorräume.

a) Monroicysten.

Im Rahmen der Cystenbildungen im Gebiete der inneren Liquorräume nehmen die Kolloidcysten in der Nachbarschaft des Foramen Monroi eine Sonderstellung ein. Diese Mißbildungen sind auf ein atavistisches Überbleibsel zurückzuführen: die Paraphyse, vgl. entwicklungsgeschichtliche Einleitung. Kessel konnte an einem Embryo der Hochstetterschen Sammlung eine derartige Cyste in den für eine solche Deutung sprechenden topographischen Beziehungen nachweisen. Das Organ, das insbesondere bei manchen Fischen und Reptilien vorhanden ist, wird beim Menschen rudimentär angelegt und zurückgebildet. Anatomisch sind die dünnwandigen, erbsen- bis haselnußgroßen Cysten, die eine eiweißreiche Flüssigkeit enthalten, am Plexus chorioideus meist schmal gestielt. Ihre Wand besteht aus ependymähnlichen Zellen.

Klinisch treten sie erst dann in Erscheinung, wenn sie durch ihre Größe, die langsam zunimmt, zum Verschluß eines oder beider Foramina Monroi und dadurch zu Hirndruckerscheinungen durch Hydrocephalus der Seitenkammern führen. Eine Zunahme der dann auftretenden Kopfschmerzen bei Lagewechsel des Kopfes kann diagnostisch den Verdacht erwecken (Tönnis). Die Diagnose des Sitzes ergibt sich erst nach Anfertigung eines Ventrikulogrammes (Dandy, Jäger und Bannwarth, Bull und Sutton), da Herderscheinungen fehlen und auch andere Mißbildungen gewöhnlich nicht vorhanden sind. Im Kammerbild ist ein Unterschied in der Größe der beiden Seitenkammern typisch. Die ventrikulographische Abgrenzung gegen Tumoren des Hypothalamus und der Stammganglien kann Schwierigkeiten machen.

Die Anzeige zur Operation (Kessel und Olivecrona, Tönnis, Torkildsen) ist bei Monroi-Verschluß, d. h. nach Stellung der Diagnose, stets gegeben. Dabei wird bei Rechtshändern eine rechtsfrontale osteoplastische Trepanation nach Dandy vorgenommen. Im Bereiche des rechten Stirnhirnes wird eine einige Zentimeter lange Rindenincision angelegt und von dort aus mit Spateln in die Tiefe vorgegangen. Nach Eröffnung des hydrocephalen rechten Vorderhorns wird das Foramen Monroi eingestellt, in dem eine Kuppe der Cyste sichtbar ist. Nach Entleerung durch Punktion wird die Cystenwand vorsichtig aus dem Foramen Monroi herausgezogen und nach Versorgung des Stieles am Plexus chorioideus abgetrennt. Auf sorgfältige Blutstillung und Vermeidung von Gefäßverletzungen an der Ventrikelwand ist dabei zu achten. Es droht auch die Gefahr von Blutungen aus dem Plexus und der Vena Galeni (McKissock). Die Dura wird vollständig verschlossen, der Knochendeckel zurückgelegt und der Eingriff mit Naht der Weichteile beendet.

b) Septum pellucidum- und Vergacysten.

Andere angeborene intraventrikuläre Cysten kommen im Bereich des Septum pellucidum und des Cavum Vergae vor. Sie entstehen wahrscheinlich durch Keimversprengung. Klinisch ist die Unterscheidung geschlossener und offener, d. h. mit dem Kammersystem kommunizierender Cysten von Bedeutung. Nur große und geschlossene Cysten erfordern neurochirurgische Behandlung. Die offenen, die sich im Luftbild der Kammern leicht darstellen lassen, sind gewöhnlich zufällige Nebenbefunde. Die Diagnose stützt sich auf das Vorhandensein allgemeiner Hirndruckerscheinungen wechselnder Stärke und auf den ventrikulographischen Befund (Jäger und Bannwarth), bei den Septumcysten findet sich dabei eine Septumverbreiterung, bei den Vergacysten eine Einengung oder ein Füllungsdefekt des dritten Ventrikels. Die Tomographie erleichtert die Diagnose (Kuhlendahl und Hensel). Die Operation erfolgt bei den Septumcysten transventrikulär, bei den Vergacysten unter Spaltung des Balkens. Ein wesentliches Ziel des Eingriffes ist die Herstellung einer breiten Ventrikelkommunikation der Cysten.

c) Ependymcysten.

Vom Ependym ausgehende Cystenbildungen können als intraventrikuläre Tumoren imponieren. Sie sind vor allem im Aquädukt bedeutungsvoll, wo sie eine der Ursachen des angeborenen Verschlußhydrocephalus darstellen. Tod aus voller Gesundheit ist beschrieben (Böhmer).

3. Cysten der weichen Hirnhäute.

Die angeborenen Cysten der weichen Hirnhäute sind häufiger an der Basis. Sie sitzen hier in der Cisterna magna, pontocerebellaris oder chiasmatis. Seltener ist ihr Vorkommen an der Konvexität parasagittal, in der Fossa Sylvii (Zülch), mitunter als fronto-Rolandosche Cysten oder über eine ganze Hemisphäre ausgedehnt (Okonek). Die Cysten im Bereich der Cisterna magna können das caudale Drittel des 4. Ventrikels einnehmen, lediglich das Foramen Magendie blockieren oder auch die ganze große Zisterne unter Verlegung ihrer Ausgänge ausfüllen (Zülch). In den beiden ersten Fällen läßt sich die Liquorzirkulation ohne weiteres oder durch Ventrikulozisternostomie wieder herstellen, im zweiten sind andere Maßnahmen nötig, vgl. Kapitel Riechert. Die Entscheidung darüber, ob es sich um angeborene oder um später erworbene postarachnitische Cysten handelt, ist oft schwierig. Die histologische Untersuchung kann die Unterscheidung ermöglichen (Zülch). Im übrigen stellen die Arachnoidealcysten bei Größerwerden raumbeengende Prozesse im Schädel mit entsprechenden Allgemein- und Herdsymptomen dar. In diesen Fällen ist neurochirurgische Behandlung erforderlich, deren Aufgabe die Beseitigung der Cysten und der Raumbeengung sowie die Wiederherstellung der normalen Liquorzirkulation ist. Das Vorgehen richtet sich dabei nach dem Sitz und entspricht dem bei gleichlokalisierten Tumoren.

III. Angeborener Hydrocephalus.

Zu unterscheiden ist zunächst die Hydranencephalie oder das Blasenhirn als eine Sonderform der Großhirnlosigkeit vom angeborenen Hydrocephalus (Lange-Cosack). Die Hydranencephalie, deren Träger nicht dauernd lebensfähig sind und die daher kein neurochirurgisches Interesse besitzt, ist gegenüber dem Hydrocephalus gekennzeichnet durch das Vorhandensein eines Gliasaumes in der Blasenwand, während beim angeborenen Hydrocephalus stets ein Rudiment des Großhirnmantels mit markhaltigen Fasern und mehr oder weniger rudimentäre Rinde vorhanden sein muß.

Die Ursachen des angeborenen Hydrocephalus lassen sich wie die des erworbenen in zwei große Gruppen einteilen: 1. Prozesse, die zum Schwund von Hirnsubstanz führen, 2. Störungen der Liquorzirkulation (Tönnis). Nur die zweite Gruppe kommt für die neurochirurgische Betrachtung in Frage. Hierbei kann wiederum entweder vermehrte Liquorproduktion oder verminderte -resorption bzw. eine Störung der Relation zwischen Produktion und Resorption oder es kann ein Passagehindernis in den Liquorwegen vorhanden sein. Der pathologische Vorgang, die hydrocephale Störung, ist vom anatomischen Befund zu unterscheiden (Schaltenbrand und Tönnis). Beim angeborenen Hydrocephalus überwiegt die Zahl der Fälle, in denen ein Passagehindernis in den Liquorwegen die Ursache ist, bei weitem (Russel). Wir stellen diese Fälle daher in den Mittelpunkt der weiteren Ausführungen. Die Blockade findet sich im Bereich des Foramen Monroi, des Aquäduktes, des 4. Ventrikels oder der großen Zisterne. Es kann sich um tumorartige gliotische Mißbildungen handeln, ferner um Septenbildung und beim Aquädukt um die sog. Aquäduktgabelung. Der Aquädukt kann ebenso fehlen wie die Zisternen und die Foramina Magendie und Luschka (Hemmer). In der Gegend des 4. Ventrikels spielt die Arnold-Chiarische Mißbildung eine Rolle. Bei ihr liegt die Ausmündung des 4. Ventrikels im Wirbelkanal, und der Liquorrückstrom in die äußeren Liquorräume im Schädel ist im Foramen magnum durch die deformierten Tonsillen blockiert, so daß die Resorption nur im Wirbelkanal stattfinden kann und ungenügend ist. Als Ursache des angeborenen Hydrocephalus bzw. der Passagestörung kommen weiterhin Schädelmißbildungen, insbesondere die basale Impression und die Achondroplasie in Betracht, ferner entzündliche Prozesse der weichen Häute durch unspezifische und spezifische (Toxoplasmen, Torula, Monilia) Infektionen (Eicke nach Hemmer), Lipoidose (Gargoylismus), Blutungen, luetische oder tuberkulöse Granulome, Sinusthrombose oder Tumoren. Bei einem erheblichen Teil dieser Hydrocephalusformen handelt es sich nicht um Mißbildungen im engeren Sinne, sondern um angeborene Störungen.

Der Hydrocephalus wirkt sich einmal am Schädel und seinem Inhalt, ferner am Gesamtorganismus aus. Die hydrocephale Schädelform, die Umfangszunahme und die Zeichen des vermehrten Schädelinnendruckes bedürfen hier keiner näheren Besprechung, ebensowenig kann auf die Veränderungen am Gehirn im einzelnen eingegangen werden. Dazu wird, ebenso was die Behandlung betrifft, auf das Kapitel Riechert u. Umbach hingewiesen. Erwähnt sei hier der ungleiche Schwund der Hirnsubstanz mit starker Beteiligung der Konvexität und sehr geringer der Stammganglien, ferner die Verdünnung des Balkens und als neurochirurgisch wichtig die Fensterbildung im Septum pellucidum und die Atrophie der Plexus chorioidei. Schließlich ist noch auf die sog. „spontane Ventrikulostomie" hinzuweisen (de Lange, Zülch), wobei es sich um Ventrikelperforationen in die äußeren Liquorräume handelt. Die Auswirkungen auf den Gesamtorganismus kommen im wesentlichen durch die Beeinträchtigung des Hypothalamus und der Hypophyse zustande. Auch sie können hier nicht näher ausgeführt werden, vgl. dazu Kapitel Spatz.

IV. Balkenmangel und Balkenlipome.

Der Balkenmangel (Schrifttum bei Bremer, Brihaye und André-Balisaux) entsteht durch eine Entwicklungsanomalie, die formal zu atavistischen Formen führt, da die niedersten Säuger balkenlose Gehirne besitzen. Ihrer Genese nach ist sie wahrscheinlich zu den dysraphischen Störungen zu rechnen (de Morsier 1955). In Erwägung gezogen werden noch fötale Zirkulationsstörungen im Bereiche der A. cerebri anterior (de Morsier und Mozer 1935) und Erbfaktoren (Zellweger 1952). Entsteht die dysraphische Mißbildung in den ersten 3 Wochen der Entwicklung, so bleibt die Trennung der Großhirnhemisphären aus und es entwickelt sich eine einheitliche Seitenkammer, entsteht sie später, vor dem 4. Monat, so kommt es lediglich nicht zur Ausbildung der Commissurenfasern (Merkel). Die Kombination mit anderen angeborenen Fehlbildungen, insbesondere mit Cephalocelen, Hasenscharten und Gaumenspalten ist häufig. Die Balkenagenesie ist oft von Tumoren, speziell Lipomen, ferner von Hydrocephalus und Porencephalien begleitet (SHRYOCK, BARNARD und KNIGTHON). Der Balkenmangel allein ist nicht von neurochirurgischem Interesse; erst durch die erwähnten Kombinationen gewinnt er dieses. Oft wird der Befund bei Sektionen zufällig erhoben, ohne daß in vivo krankhafte Erscheinungen bestanden. Die klinische Diagnose stützt sich in erster Linie auf das typische Röntgenbild nach Luftfüllung der Hirnkammern (ANDRÉ-BALISAUX und BRIHAYE, BANNWARTH, DAVIDOFF und DYKE, KRÜGER). Es ist gekennzeichnet durch eine anormale Diastase der Seitenkammern, vor allem im Vorderhornbild. Die Vorderhörner sind mitunter nach dorsal knopfartig zugespitzt und zeigen in der Regel nach medial eine konkave Begrenzung. Es besteht ferner eine mäßige hydrocephale Erweiterung der ersten 3 Kammern. Der 3. Ventrikel erstreckt sich weiter dorsal als in der Norm und reicht weit zwischen die Seitenkammern (HANKINSON und AMADOR). Schließlich zeigen sich radiär angeordnete Liquorräume im Bereiche der Mittellinie, die man sonst nicht sieht. Angiographisch (SCHELDON und PEYMAN) fehlt das Balkenknie der A. cerebri anterior, die A. pericallosa läuft niedriger als gewöhnlich unmittelbar über dem Dach des 3. Ventrikels. Zur Beurteilung kann man Luftfüllung und Angiographie kombinieren.

Das Luftbild der Ventrikel kann auch durch einen Balkentumor in ganz ähnlicher Weise verursacht werden (WEICKMANN). Differentialdiagnostisch kommen ferner Cysten des Septum pellucidum in Frage, deren Bild sich durch das Verhalten der 3. Hirnkammer unterscheidet. Bei Septumcysten ist sie herabgedrängt, bei Balkenmangel reicht sie weit nach dorsal hin. Elektroencephalographisch (HEINE) ist eine fehlende oder mangelhafte Synchronisierung der Hirnströme symmetrischer Punkte beider Großhirnhälften zwar angedeutet, aber keineswegs in dem zu erwartenden Ausmaße vorhanden. Ist ein Balkenmangel festgestellt worden, so muß man prüfen, ob Tumoren im Mittelhirnbereich oder eine Porencephalie, eventuell der Hydrocephalus eine Indikation zu neurochirurgischen Eingriffen geben.

Die Balkenlipome nehmen ihren Ursprung von der Pia mater bzw. Meninx primitiva (KRAINER). Sie können in ihrer Größe zwischen Reiskorn und Hühnerei schwanken. Klinisch sind sie stumm oder machen sich durch Krampfanfälle und uncharakteristische psychische Störungen bemerkbar, Hirndrucksymptome fehlen meistens. Im Röntgenübersichtsbild findet man oft eine streifenförmige mediane Verkalkung an der Tumorgrenze. Im Luftbild ist außer den Anzeichen der meist vorhandenen Balkenagenesie das Dach des 3. Ventrikels durch den Tumor abgeplattet (ANDRÉ-BALISAUX und BRIHAYE).

V. Arnold-Chiarische Mißbildung.

Eine eingehende Schilderung dieses Syndroms, seiner Ätiologie, Diagnostik und Therapie, sowie eine ausführliche Schrifttumszusammenstellung gibt LEVI. Die wesentlichen Kennzeichen der sog. ARNOLD-CHIARISCHEN Mißbildung sind eine Herabdrängung und zungenförmige caudale Verlängerung der Kleinhirntonsillen und eine Verlängerung und Verformung der Oblongata mit Verlagerung in den Wirbelkanal. OSTERTAG verlangt zum ausgeprägten Bild noch eine dysraphische Störung des obersten Halsmarkes mit Übergang des dorsalen Spaltes in die Rautengrube. Die Bezeichnung stammt von SCHWALBE und GREDIG, nachdem ARNOLD die Deformierung der Tonsillen und CHIARI die der Oblongata beschrieben hatten. Der 4. Ventrikel ist dementsprechend elongiert. Sekundär werden die caudalen Hirnnerven und die oberen Cervicalwurzeln beeinträchtigt; sie zeigen, entsprechend der Caudalbewegung des Zentralorgans einen kranialwärts gerichteten Verlauf, wenn man sie vom Austritt aus dem Zentralnervensystem bis zum Austritt aus dem Wirbelkanal verfolgt. Der Grundmechanismus der Entstehung dieser Mißbildung ist umstritten; die eine Reihe der Untersucher (LICHTENSTEIN, PARAMENTIC, PENFIELD und COBURN) nimmt an, daß primär ein Verlagerungsmechanismus des Hirnstammes durch Zug nach caudal vorliegt; es kommt dadurch zu einer Abflußbehinderung des Liquors, zum Hydrocephalus und durch

Hirndrucksteigerung zur Einklemmung der Kleinhirntonsillen. Der genannte Verlagerungsmechanismus wird am häufigsten durch eine Spina bifida, insbesondere durch eine Myelomeningocele ausgelöst, da bei dieser Mißbildung die Entwicklung der topographischen Beziehungen zwischen den Wänden des Wirbelkanals und seinem Inhalt gestört ist. Weitere Forscher (Spatz und Stroescu, Gardner und Goodall) meinen, daß im Bilde des Arnold-Chiari-Syndroms überhaupt keine Mißbildung, sondern lediglich eine embryonale oder frühkindliche Form der Tonsilleneinklemmung mit Verquellung der großen Zisterne durch gerichteten Hirndruck vorliege. Andere Untersucher (Russel) nehmen einen vermittelnden Standpunkt ein: sie schreiben zwar dem gerichteten Hirndruck eine wichtige Rolle zu und halten die Tonsillenveränderungen teilweise für Folgen des erhöhten intrakraniellen Druckes; sie glauben auch nicht an den erwähnten Zugmechanismus. Dagegen soll es nach ihrer Ansicht zu einer Verlagerung der Kommunikationsstellen der inneren und äußeren Liquorräume, wenigstens des Foramen Magendie, in den Wirbelkanal kommen. Der Hydrocephalus internus und der Hirndruck entstehen, weil die überwiegende Liquormenge nicht in den Schädelinnenraum zurückgelangen kann und weil die Resorptionsfläche im Wirbelkanal nicht ausreicht. Es liegt also eine Sonderform eines Hydrocephalus male resorptivus vor. Barry u. Mitarb. denken statt an eine Zugwirkung von caudal her an Störungen der Wachstumskorrelation mit überschießendem Wachstum einerseits lumbosacral und konsekutiven Spaltbildungen, andererseits im Bereiche des Cerebrums mit Schuberscheinungen nach caudal und sekundärem Hydrocephalus. Weiterhin hat man auch (List, Rohr) wie schon Chiari eine Fehlbildung des knöchernen Schädels für primär und die cerebralen Veränderungen für sekundär gehalten. Schließlich ist die Arnold-Chiarische Mißbildung auch mit dem aus Tierexperimenten bekannten Status Bonnevie-Ulrich in Verbindung gebracht worden. Es handelt sich hierbei um eine erbliche Entwicklungsstörung bei Mäusen im Gebiete der kraniocervicalen hinteren Medianlinie, vor allem in Vorderabschnitten des Daches

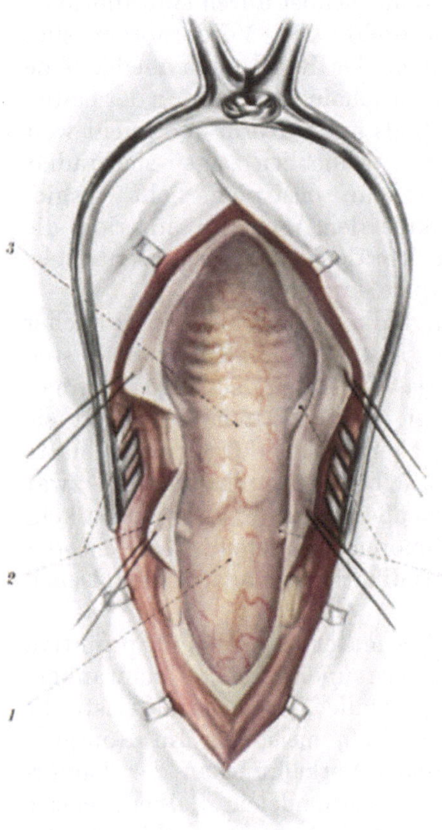

Abb. 30. Arnold-Chiarische Mißbildung. *1* Halsmark, *2* Dura, *3* mißbildete Kleinhirntonsillen, *4* verlagerte Cervicalwurzeln. Operationssitus kombiniert aus Abbildungen von Swanson, Fincher und Russel.

des 4. Ventrikels mit abnormen Liquoransammlungen und einer Reihe sekundärer Fehlbildungen des Nervensystems, des Schädels, der Wirbelsäule und der bedeckenden Weichteile.

Durch den frühen Zeitpunkt der Entstehung der Tonsilleneinklemmung entsteht mehr als beim Erwachsenen eine Verformung der Kleinhirnmandeln, die eine beträchtliche Länge erreichen können und durch die Verlagerung in ihrer Entwicklung gestört werden. Beobachtet wird die Anomalie am häufigsten bei dysraphischen Störungen, in erster Linie Spina bifida mit Markbeteiligung, aber auch bei Syringomyelie und -bulbie. Mißbildungen des Gehirns, z. B. Defekte des Kleinhirnwurmes (Swanson und Fincher), kommen gleichzeitig mit dem Syndrom vor, ebenso Skeletanomalien, wie basale Impression, Atlasassimilation, Klippel-Feil. Auch Manifestation von Occipitalwirbeln wird beobachtet. Derartige Störungen der Segmententwicklung am Skelet lassen daran denken, daß auch für die cerebrale Mißbildung Störungen in der Ausbildung der sekundären Neuromerie vorliegen, die unter anderem zu abnormen topographischen Beziehungen des Myelencephalon zu Schädelhöhle und Wirbelkanal führen. Eingehende mikroskopische

Untersuchungen über die Mißbildung wurden von Garcin und Oeconomos, von Aring und Rodda veröffentlicht. Der Hydrocephalus der Seitenkammern kann fehlen (Swansson und Fincher). Die Genese kann vermutlich verschiedenartig sein. Formal gehört wahrscheinlich wenigstens ein Teil der Fälle zu den dysraphischen Störungen (Ostertag). Liegt lediglich eine embryonale oder frühkindliche Form der Hirndrucksteigerung mit der bekannten Einklemmung der Kleinhirntonsillen vor, so sollte eine Zuordnung zum Arnold-Chiari-Syndrom unterlassen werden. Ist die Blockade der Liquorwege komplett, so gehen die betroffenen Föten meist schon intrauterin zugrunde, ist sie inkomplett, so kommt es zu einer weniger stürmischen Entwicklung des Hydrocephalus, der aber schon bald nach der Geburt zunimmt. In einer weiteren Reihe von Fällen zirkuliert der Liquor zunächst normal. Zur Entstehung der klinischen Symptomatologie, insbesondere der Hirndruckzeichen müssen andere auslösende Schädigungen hinzutreten. Diese Zweitschäden können die Manifestation der Mißbildung in höherem Lebensalter bewirken. Es sind entweder Traumen (Garcin u. Mitarb.) oder Infektionen (Ricard und Girard).

Das klinische Bild ist gekennzeichnet durch typische sensible Störungen im Bereiche der cervicalen Wurzeln und der caudalen Hirnnerven, vor allem muß die Feststellung einer Hypästhesie im Bereiche von C_2 auf die Diagnose leiten. Hinzu treten cerebellare Störungen, wie Nystagmus und Ataxien. Die Kompression der Oblongata kann zu Ausfällen seitens der langen Bahnen, etwa zu Pyramidenzeichen und Paresen sowie zu sensiblen Störungen an Rumpf und Extremitäten führen. Beim Säugling sind die genannten Symptome gewöhnlich nicht nachweisbar, die Liquorzirkulationsstörungen und der erhöhte intrakranielle Druck machen sich durch zunehmenden Schädelumfang und die übrigen Zeichen des frühkindlichen Hydrocephalus internus bemerkbar. Beim Erwachsenen wird das Syndrom seltener beobachtet, und manifeste Hirndruckerscheinungen, wie Stauungspapille, Erbrechen und Kopfschmerzen, fehlen hier oft. Wenn der Verdacht auf das Arnold-Chiari-Syndrom auftaucht, ist stets die Anfertigung von Röntgenbildern zu empfehlen; dabei ist besonderer Wert auf die Darstellung der Basis der hinteren Schädelgrube und der beiden ersten Halswirbel zu legen (Platybasie, Atlasassimilation, Klippel-Feil). Weitere Aufschlüsse kann eine Encephalographie ergeben, die in derartigen Fällen naturgemäß nicht auf suboccipitalem Wege, sondern lumbal, nur mit vorsichtigem fraktioniertem Liquor-Luftaustausch am besten nach Becker-Radtke vorzunehmen ist. Bei Hirndruckzeichen ist sie zu unterlassen. Es zeigt sich bei ihr keine Darstellung der großen Zisterne und keine Kammerfüllung. Gelegentlich soll man das Tonsillenrelief im obersten Halswirbelbereich sehen können. Auch die Darstellung mit Kontrastmitteln, wie Pantopaque (Epstein, List, Levi, Wycis und Young) ist empfohlen worden, ein Hydrocephalus bei Spina bifida wird die Diagnose besonders nahelegen (vgl. Riechert und Umbach (dieser Band).

Ein typisches Bild des Stops in Form eines nach dorsal offenen „C" beschreibt Garcin.

Die Indikation zum neurochirurgischen Vorgehen ist zunächst in der Minderzahl derjenigen Fälle gegeben, in denen ein manifester Hirndruck vorliegt. Verdankt er einer Störung der Liquorzirkulation seine Entstehung, so ist gegen diese vorzugehen, etwa durch Beseitigung eines Hindernisses oder Schaffung eines neuen Abflußweges für den Liquor (vgl. Kapitel Riechert u. Umbach). Aber auch bei Fehlen von Hirndruckerscheinungen kann operative Behandlung nötig werden, wenn die Ausfallserscheinungen, insbesondere seitens der langen Bahnen, zunehmen. In beiden Fällen ist die Freilegung der hinteren Schädelgrube mit Entfernung des hinteren Atlasbogens und des Dornes sowie von Bogenteilen des 2. Halswirbels auszuführen. Dadurch läßt sich nicht nur die Diagnose einwandfrei klären, sondern es können auch die verlagerten Tonsillen gleichzeitig reseziert werden (Gardner und Goodall); das Hauptziel liegt in diesen Fällen in der Befreiung der Oblongata von etwaigem Druck und in der Beseitigung einer Liquorpassagestörung. Kombination mit anderen schweren Mißbildungen stellt eine Kontraindikation für den Eingriff dar. Im Kleinkindesalter muß die Operation möglichst früh vorgenommen werden, bevor der Hydrocephalus größeren Umfang angenommen hat; Klein reseziert hier die Tonsillen und macht den Liquorweg durch den Aquädukt und die Lateralzisternen frei (s. auch Klein und Lepintre).

VI. Das Dandy-Walker-Syndrom.

In engem Zusammenhang mit der Arnold-Chiarischen Mißbildung steht das Dandy-Walker-Syndrom (zusammenfassende Darstellung und Schrifttum bei Benda). Es handelt sich hierbei um die Folgen einer Entwicklungsstörung im Bereiche des Velum medullare posterius, in dem Grenzgebiet zwischen dem Anteil des Daches des 4. Ventrikels, der von zentralnervösem Gewebe gebildet wird und dem, der membranös bleibt (Fowler und Alexander). Es entsteht hier ein Divertikel und eine Cyste, außerdem kommt es zu arachnoidalen Reaktionen. Sekundär resultiert eine Undurchgängigkeit des Foramen Magendie und der Foramina Luschkae und ein Verschlußhydrocephalus (Dandy, Walker, Matson, Fowler und Alexander). Gardner, Abdullah und McCormack wollen das Dandy-Walker-Syndrom mit der Arnold-Chiarischen Mißbildung, den Arachnoidalcysten des Kleinhirns und der Syringobulbie als „embryonale Atresie des 4. Ventrikels" zusammenfassen. Sie rechnen als verwandte Entwicklungsstörungen noch die basiläre Impression, die Hydromyelie sowie Anomalien der weichen Häute im Foramen-magnum-Gebiet hinzu. Es empfiehlt sich aber, die dysraphischen Störungen, die Arnold-Chiarische Mißbildung und das Dandy-Walker-Syndrom als Krankheitseinheiten mit kennzeichnendem klinischen Syndrom begrifflich voneinander abzutrennen und außerdem die Fehlbildungen des Skeletes, insbesondere die basiläre Impression für sich zu betrachten. Auf die Kombinationen derartiger Störungen ist selbstverständlich zu achten.

Klinisch äußert sich das Dandy-Walker-Syndrom in erster Linie durch den Verschlußhydrocephalus (vgl. Kapitel Riechert und Umbach). Ventrikulographisch ist die Erweiterung des Aquäduktes und der Vorderabschnitte des 4. Ventrikels kennzeichnend. Die Therapie besteht in suboccipitaler Kleinhirnfreilegung und Wiederherstellung der Liquorpassage vom 4. Ventrikel in die große Zisterne.

VII. Mißbildungstumoren.

Aus der Gruppe dieser Geschwülste, deren Abgrenzung gegen die übrigen intrakraniellen Gewächse nicht scharf ist, sollen im vorliegenden Abschnitt nur diejenigen kurz behandelt werden, die überwiegend Mißbildungscharakter zeigen: Teratome, Dermoide und Epidermoide (ausführliche Darstellung und Schrifttum vgl. Zülch Bd. III dieses Handbuches). Im übrigen wird auf das Kapitel Geschwülste hingewiesen.

Als Teratome bezeichnet man Tumoren, die sich von zwei oder drei Keimblättern ableiten. Die Derivate von zwei Keimblättern werden auch Teratoide, diejenigen von dreien Teratome im engeren Sinne genannt. Dermoide sind demgegenüber Mißbildungsgeschwülste ektodermaler Herkunft, die alle Bestandteile der Haut, nämlich Epidermis, Dermis und Hautdrüsen nebst Anhangsgebilden, zeigen. Epidermoide hingegen bestehen nur aus epidermalen Anteilen. Die Abgrenzung der beiden Formen ist nach Henschen nicht scharf durchzuführen.

Die Teratome entstehen zu einem früheren Zeitpunkt der Entwicklung als Dermoide und Epidermoide, wahrscheinlich um die dritte Woche. Sie bevorzugen die Pinealisgegend, in der mehr als die Hälfte aller intrakraniellen Teratome des Schrifttums beschrieben ist (Manca, Weber). In zweiter Linie gibt es Teratome in der Hypophysenregion, im Seitenventrikel, in der Orbita; im übrigen Hirnbereich kommen sie seltener vor. Fetale Versprengung von Hautkeimen in die Gesichtsspalten führt zur Entstehung sog. fissuraler Teratoide, von denen die orbitalen aus der Stirn-Oberkieferspalte hervorgehenden wichtig sind (Stender). Entweder bleiben sie auf die Augenhöhle beschränkt oder sie erstrecken sich als Zwerchsackteratoide auch in die Nasenhöhle und in die vordere Schädelgrube.

Gleiches Verhalten können die intrakraniellen Dermoide zeigen, die zu den Seltenheiten gehören. Sie verhalten sich im übrigen im Sitz und in den klinischen Symptomen ganz ähnlich wie die häufigeren Epidermoide oder Perlgeschwülste. Die Deutung dieser letzteren als versprengte Ektodermalabkömmlinge ist allgemein angenommen. Im Sitz bevorzugen sie die Grenzgebiete der embryonalen Hirnblasen, insbesondere die teldiencephale und die met-myelencephale Grenze. Später liegen sie dann dementsprechend entweder parapituitär oder parapontin im Bereich des 4. Ventrikels, gelegentlich auch in den Seitenventrikeln. Sie kommen extra- und intradural vor und besitzen dünne, gefäßlose Kapseln. Im Aufbau zeigen sie die typische Epidermisschichtung in Stratum germinativum, granulosum und corneum. Ins Innere erfolgt Auflösung und Abstoßung der verhornten Zellen unter Cholesterinbildung.

Klinisch sind die parapituitären Epidermoide nach OLIVECRONA durch langsame Opticusatrophie mit bitemporaler Hemianopsie, normaler Sella oder Verbreiterung der Processus clinoidei anteriores und Fehlen von Hypophysenstörungen gekennzeichnet, nach MAHONY durch Demenz und Epilepsie, die in 60% der Fälle vorhanden sein sollen. Die parapontinen bieten entweder das Bild einer Brückenwinkelgeschwulst, oft mit symptomatischer Trigeminusneuralgie, ebenfalls mit psychischen Defekten und Epilepsie, mitunter auch mit Zeichen von Encephalitis und Fieber verbunden; oder sie entwickeln sich weiter seitlich unter der Basis der Schläfenlappen und machen dann weniger Herdsymptome. Diagnostisch zeigt das Röntgenbild mitunter Verkalkungen und Usuren. Bei Sitz im Ventrikel findet sich ein typisches fleckförmiges Luftbild, auf das TÖNNIS (TÖNNIS und FINDEISEN) hingewiesen hat. Bei allen intraduralen Epidermoiden kann der Nachweis von Cholesterinkristallen oder Tumorzellen im Liquor die Diagnose erleichtern.

Bei sämtlichen Tumoren der Gruppe richtet sich das operative Vorgehen nach dem jeweiligen Sitz. Der Gefäßmangel der Epidermoide erleichtert die Operation, die Ausdehnung und die topographischen Beziehungen der Geschwülste zu wichtigen Gebilden des intrakraniellen Raumes wie etwa zu den großen Gefäßen oder der Rautengrube kann sie erschweren. Die Radikalentfernung mit Kapsel ist anzustreben, aber nicht immer möglich. Bei den Epidermoiden ist die Möglichkeit einer aseptischen postoperativen Meningitis durch den Geschwulstinhalt (Cholesterin) zu beachten, der daher möglichst nicht in die Liquorräume gelangen soll. Die Prognose ist bei vollständiger Entfernung günstig.

Abschließend sei noch ein Typ von Mißbildungsgeschwülsten des Großhirns erwähnt, auf den SCHÄR und CHRISTENSEN aufmerksam gemacht haben. Es handelt sich um Tumoren im Kindes- bis Jugendalter von außerordentlich langsamem Wachstum, die keinen Prädilektionssitz haben. Sie machen sich durch Epilepsie oder Hirndruckerscheinungen bemerkbar. Pathologisch-anatomisch liegen Cysten von erheblicher Größe mit wandständigen soliden Tumorknoten vor. Histologisch vermißt man Zeichen von Malignität, das Bild ähnelt dem des sog. Kleinhirnastrocytoms. Ganglienzellen oder Vorläufer von solchen finden sich im Tumor, der Kalkeinlagerungen enthalten kann. In der Nachbarschaft ließ sich eine pathologische Rindenstruktur erkennen. Vermutlich gehen derartige Geschwülste von einer im ganzen mißbildeten Matrix aus. Radikalentfernung von Cyste und Tumor ist angezeigt.

D. Anhang: Doppelmißbildungen.

In sehr seltenen Fällen kann die Trennung zusammenhängender menschlicher Doppelbildungen eine Aufgabe des Neurochirurgen werden. Es kommen hierfür ausschließlich Doppelbildungen in Betracht, deren Individualteile mit den Schädeln zusammenhängen, die sog. *Kraniopagen*; die Trennung anderer Doppelbildungen ist Aufgabe des Allgemeinchirurgen.

Die Kraniopagen gehören zu den symmetrischen Doppelbildungen mit gleichmäßig ausgebildeten Individualteilen und senkrechter oder waagrechter Symmetrieebene

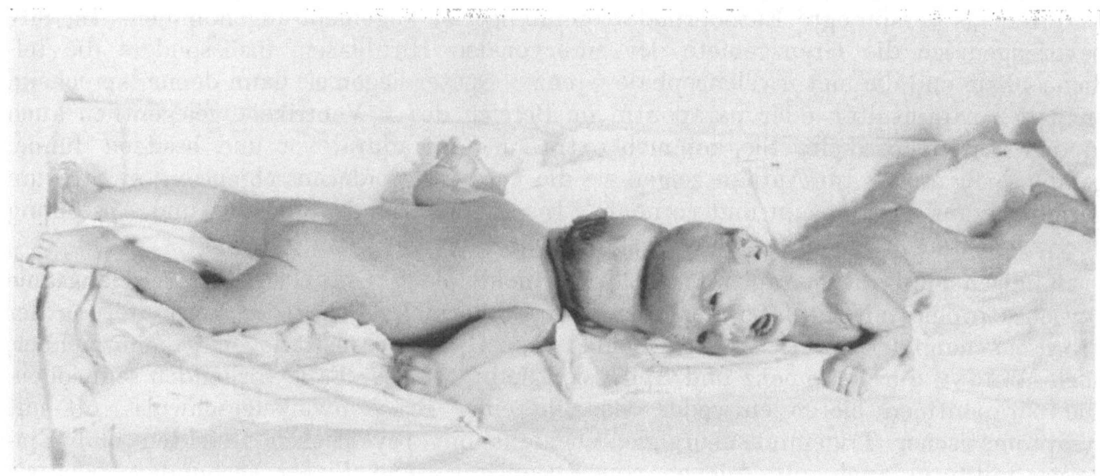

Abb. 31. Kraniopagus parietalis, Beobachtung von Dr. Harald C. Voris, Chicago.

(Schwalbe). Der Zusammenhang der Schädel kann ventral, dorsal oder apikal sein. In den beiden ersten Fällen, beim Kraniopagus frontalis bzw. occipitalis liegt die Symmetrieebene senkrecht, im zweiten beim Kraniopagus frontalis waagrecht. Es kommen

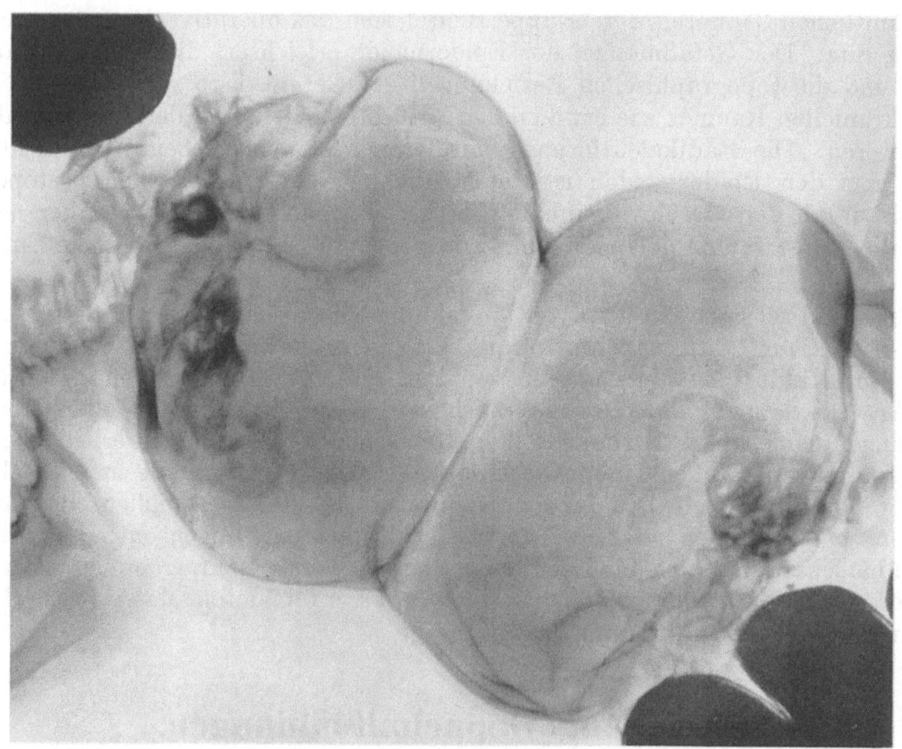

Abb. 32. Röntgenübersichtsbild zu Abb. 31.

auch Fälle vor, in denen nichtgleichnamige Teile miteinander verbunden sind, z. B. Parietale und Occipitale, oder in denen die medianen Sagittalebenen der Teilindividuen gegeneinander gedreht sind. Auf 100000 Graviditäten kommen 2 Doppelbildungen, auf

117 Doppelbildungen 2 Kraniopagen, von denen wieder nur ein Teil nach der Geburt lebensfähig bleibt (ROBERTSON).

Abgesehen von den allgemeinen Problemen der Doppelbildungen, wie Kreislaufverbindung und gegenseitige Abhängigkeit der Teilindividuen, auf die hier nicht näher eingegangen wird, ist für die Indikationsstellung zur neurochirurgischen Trennung eine Reihe von Fragen zu klären:

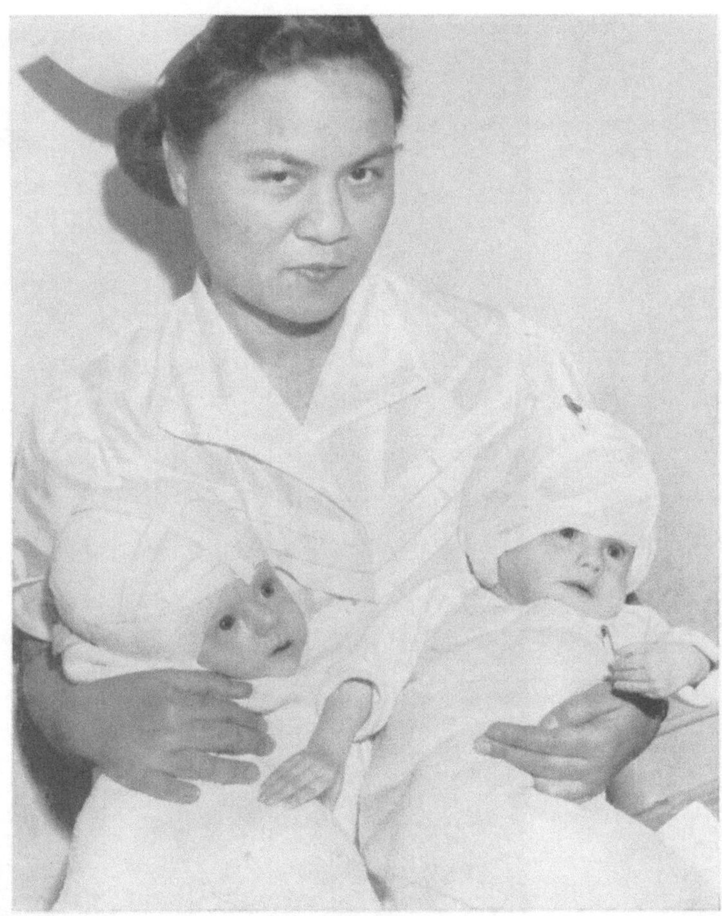

Abb. 33. Die Zwillinge nach der operativen Trennung durch Dr. VORIS.

1. Erlaubt der Allgemeinzustand eingreifende diagnostische und operative Maßnahmen?

2. Sind die Gehirne getrennt?

3. Bestehen getrennte, gegeneinander abgeschlossene intradurale Räume?

4. Wie verhält sich die arterielle und venöse Gefäßversorgung des Gehirns, insbesondere sind Hauptstämme der Gefäße gemeinsam? Wie erfolgt die Blutversorgung der Gehirne im allgemeinen und im einzelnen, von beiden Individualteilen gleichmäßig oder nicht?

5. Lassen sich bei einer Trennung die entstehenden Defekte der Dura, des Knochens und der Schädelweichteile ausreichend decken?

Zur Klärung dieser Fragen ist neben der gründlichen allgemeinen Untersuchung und Röntgenübersichtsaufnahmen eine Angiographie der Hirngefäße und eine Encephalographie nicht zu umgehen. Die Indikation zur Trennung sollte nur dann gestellt werden, wenn die Aussicht besteht, daß wenigstens einer der Zwillinge am Leben bleibt, womöglich beide. Bei den von P. RÖTTGEN operativ getrennten Kraniopagen ließ sich aus dem Angiogramm voraussagen, daß nur für einen der Zwillinge Lebensaussicht bestand; nur dieser hatte einen gut entwickelten großen Hauptsinus, der aber nicht in der Mittellinie, sondern zirkulär verlief und auch das Blut des anderen Zwillings aufnahm (Abb. 35). Die Voraussage traf zu. Der Zwilling mit dem Hauptsinus überstand den Eingriff, der andere starb.

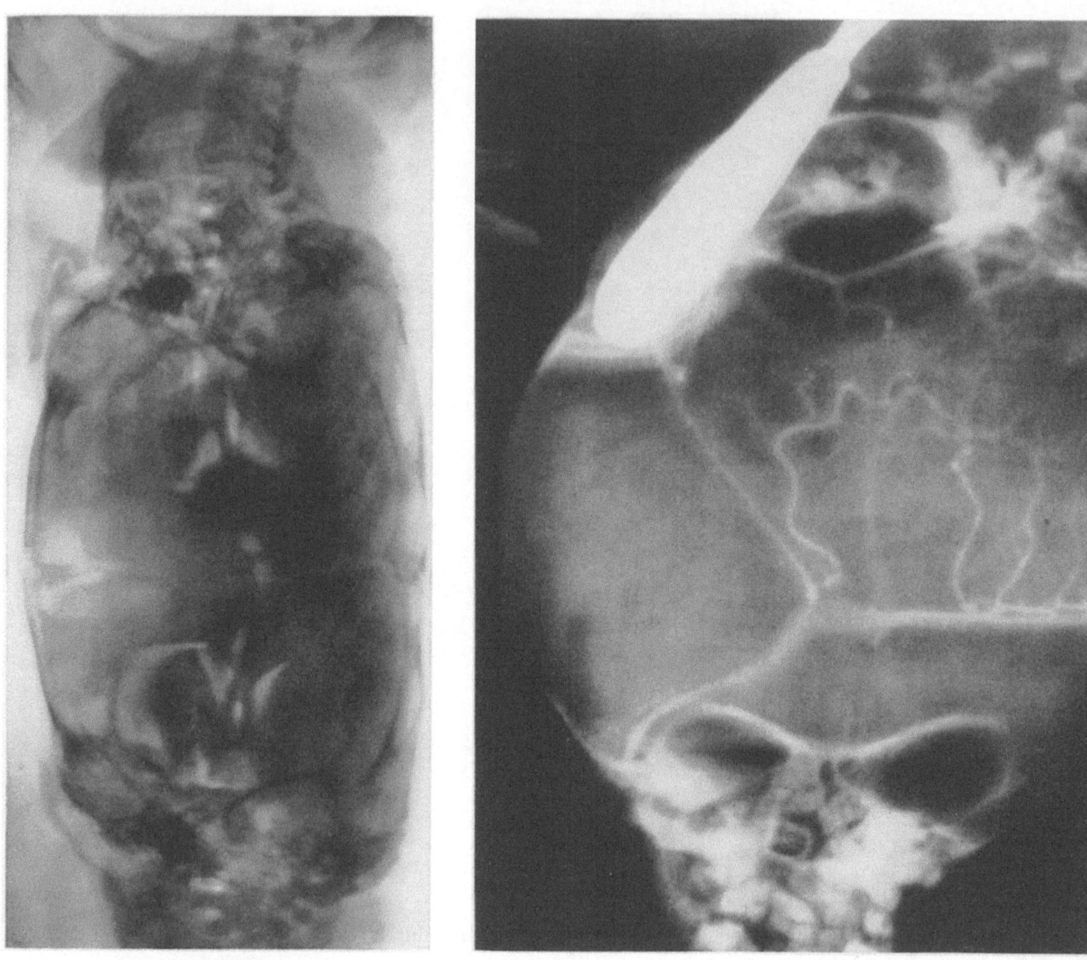

Abb. 34 Abb. 35

Abb. 34. Encephalogramm eines Kraniopagus parietalis nach GROSSMANN, SUGAR, GREELY und SADOVE.

Abb. 35. Angiogramm der Bonner Kraniopagen (Prof. Dr. P. RÖTTGEN) Phlebophase.

Bei der Operation kommt mehrzeitiges Vorgehen in Betracht (GROSSMAN, SUGAR, GREELY, SADOVE). Hauptaufgaben des Operateurs sind: Schonung der Gehirne, Vermeidung cerebraler Durchblutungsstörungen durch Gefäßschonung, Deckung der entstandenen Defekte der Dura, des Knochens und der Schädelweichteile. Bei den Rock-Island-Zwillingen wurde der Duradefekt mit einer Polyäthylenfolie, der Hautdefekt mit einer Kombination von freier und gestielter Hautplastik gedeckt. Die Lappenbildung erfolgte bandförmig, zirkulär. Von diesen Zwillingen starb einer 5 Wochen nach dem zweiten der beiden vorgenommenen Eingriffe, die jeweils viele Stunden dauerten. Erfolgreiche Trennung von Kraniopagen mit Überleben beider Zwillinge gelang H. C. VORIS, Chicago (Abb. 33).

Literatur.

A. Entwicklungsgeschichtliche und teratologische Vorbemerkungen.

BECKER, H.: Über Hirngefäßausschaltungen. II. Dtsch. Z. Nervenheilk. **161**, 446—505 (1949).
BONNET, R., u. K. PETER: Lehrbuch der Entwicklungsgeschichte, 5. Aufl. Berlin: P. Parey 1929.
BROCHER: Siehe B II 3a.
LEHMANN, F.E.: Die embryonale Entwicklung. Entwicklungsphysiologie und experimentelle Teratologie. In Handbuch der allgemeinen Pathologie, Bd. VI/1. Berlin-Göttingen-Heidelberg: Springer 1954.
LOEPP-LORENZ: Röntgendiagnostik des Schädels. Stuttgart: Georg Thieme 1954.
LOUSTALOT, P.: Über Mißbildungen des caudalen Körperendes; ein Beitrag zur Frage der sirenoiden Fehlbildungen. Med. Diss. Basel 1950. Acta anat. (Basel) 9, 366—415 (1950).
MARTIN, R.: Lehrbuch der Anthropologie, 2. Aufl., Bd. 2. Jena: Gustav Fischer 1928.
TANDLER, J.: Lehrbuch der systematischen Anatomie, Bd. 1. Leipzig: F. C. W. Vogel 1919.
TÖNNIS, W.: Verhalten der Schädelnähte bei kraniellen und intrakraniellen Prozessen. Langenbecks Arch. u. Dtsch. Z. Chir. **289**, 435—442 (1958).
WANKE, R., u. L. DIETHELM: Klinische und operative Bedeutung der Schädelnähte. Langenbecks Arch. u. Dtsch. Z. Chir. **289**, 435—442 (1958).
WERTHEMANN, A.: Allgemeine Teratologie mit besonderer Berücksichtigung der Verhältnisse beim Menschen. In Handbuch der allgemeinen Pathologie, Bd. VI/1. Berlin-Göttingen-Heidelberg: Springer 1954.
WIEGAND, R.: Turmschädel und Mongolismus. Med. Diss. Marburg 1949, 65 Masch.-S.
— Histologische Untersuchungen ubiquitärer Impressiones digitatae. Virchows Arch. **326** (1955).
ZIEHEN, TH.: Centralnervensystem. In Handbuch der Anatomie des Menschen von BARDELEBEN-EGGELING, Bd. IV/1—3. Jena: Gustav Fischer 1903.

B. Mißbildungen des Schädels.

I. Mißbildungen im Bereich der Schädelweichteile.

BLASE, H.: Das kongenitale Hämangiom der Kopfschwarte. Diss. Münster 1936.
BURGDORF: Der Sinus pericranii. Leipzig: F. C. W. Vogel 1927.
COHN, I.: Sinus pericranii (STROMEYER). Report of a case. Review of literature. Surg. etc. **42**, 614—624 (1926).
ENGSTAD, J. E.: Sinus pericranii. J. Amer. Med. Assoc. **87**, 754 (1926).
FÈVRE, M., et L. MODEC: Sinus pericranii et tumeurs vasculaires extracraniennes communiquant avec la circulation intra-cranienne. J. de Chir. **77**, 561—588 (1936).
GROSSEKETTLER, F.: Sinus pericranii. Röntgenprax. **2**, 368—373 (1930).
HAHN, E. VERNON: Sinus pericranii. Reducible blood tumor of the cranium. Its origin and relations to hemangioma and abnormal arteriovenous communication. Report of a case. Arch. of Surg. **16**, 31—43 (1928).
HERTZ, H.: Haemangiomas of the skull. Acta med. scand. (Stockh.) **136**, Suppl. **234**, 158—161 (1949).
INGRAHAM, F. D., and D. D. MATSON: Neurosurgery of infancy and childhood. Springfield, Illinois, USA.: Ch. C. Thomas 1954.
KAHN, E., u. L. J. LEMMEN: Anusual congenital anomalies of neurosurgical interest in infants and children. J. of Neurosurg. **7**, 544—554 (1940).
KRECKE, A.: Zur Behandlung des Sinus pericranii. Dtsch. Z. Chir. **215**, 318—321 (1929).
MOUCHET, A.: Kystes dermoides du crâne et de la face. Paris méd. **1943** I, 131/32.
SCHALDA, H.: Sinus pericranii. Zbl. Chir. **1937**, 1886—1889.
SEULBERGER, P.: Beitrag zum Sinus pericranii. Bruns' Beitr. **141**, 528—542 (1927).
SORGE, F.: Über Sinus pericranii (STROMEYER). Arch. klin. Chir. **141**, 519—529 (1926).
STROMEYER: Zit. VOLKMANN.
SUDHOFF, W.: Über eine neue einfache Operationsmethode des Sinus pericranii (Wachsplombe). Dtsch. Z. Chir. **186**, 98—113 (1924).
VARA LOPEZ, R., u. V. MEANA NEGRETE: Beitrag zum Studium des Sinus pericranii. Rev. clin. españ. **3**, 215—219 (1951). Ref. Z.org. Chir. **106**, 604.
VOLKMANN, J.: Ein Beitrag zum sogenannten Sinus pericranii (STROMEYER). Zbl. Chir. **1950**, 1389 bis 1394.

II. Mißbildungen des knöchernen Schädels.

1. Die Kraniostenosen.

a) Turmschädel.

ABELES, M. M.: Medullated optic nerve fibers accompanying oxycephaly and other cranial deformities. Arch. of Ophtalm. **16**, 188—196 (1936).
ANTON, G.: Stauungspapille bei Turmschädel usw. Mschr. Psychiatr. **39** (1916).

Apert, E., et E. Bach: Oxycéphalie calotte cranienne en réseau. Bull. Soc. méd. Hôp. Paris 44, 970—975 (1928).

Aubaret, E., et Guillot: Oxycéphalie et cataracte zonulaire. Rev. d'Otol. 12, 279/80 (1934).

Augusto, A.: Stenocephalien. Kurzer Kommentar über einen Fall von Oxycephalie. Arch. Pediatr. 10, 293—298 (1938) [Portugiesisch]. Ref. Zbl. Neur. 90, 565.

Bardanzelu, T.: Contributo clinico allo studio dell. oxicefalia. Arch. Ottalm. 39, 201—240 (1932). Ref. Zbl. Neur. 65, 233.

Barkan, G.: Turmschädelbildung und Resistenzverminderung der Erythrocyten. Beitrag zur Frage konstitutioneller Minderwertigkeit. Klin. Wschr. 1923, 929/30.

Barré, J. A., et Alfanday Wenger: L'oxycéphalie. (Étude oto-ophtalmo-neurolog. d'après un cas personel). Rév. d'Otol. 7, 493—499 (1929).

—, et E. Woringer: Oxycephalie avec atrophic optique et troubles vestibulaires. Rév. d'Otol. 8, 465—468 (1930).

Bauer, K. H.: Die circuläre Kraniotomie als Entlastungstrepanation bei drohender Turmschädel-erblindung und bei nicht lokalisierbaren Hirngeschwülsten. Dtsch. Z. Chir. 237, 402—421 (1932).

Behr: Zur Entstehung der Opticusveränderungen bei Turmschädel. Heidelberg. Ber. dtsch. ophthalm. Ges. 36, 152—162 (1910).

— Die Veränderungen in der Gegend des knöchernen Kanals beim Turmschädel. Ber. dtsch. ophthalm. Ges. 1934, 308/09.

Benett, A. E., J. J. Keegan and H. B. Hunt: Oxycephalus etc. J. Nerv. Dis. 84, 274—282 (1936).

Bock: Über 2 Fälle von Turmschädel mit Opticusatrophie. Ges. Neur. u. Psychiatr. Groß-Hamburgs 28, 11, 31. Ref. Zbl. Neur. 63, 180.

Brendstrup, P.: 2 Fälle von Oxycephalie. Ugeskr. Laeg. (dän.) 1942, 1466—1468. Ref. Zbl. Neur. 104, 583 [Dänisch].

Bronfenbrenner, A. N.: Oxycephaly as a pathogenetic entity. Amer. J. Dis. Childr. 42, 837—857 (1931).

Brouwer, B.: Über Oxycephalie. Nederl. Tijdschr. Geneesk. 1940, 501—507 [Holländisch]. Ref. Zbl. Neur. 97, 384.

Brunner, H.: Über die Beteiligung des Ohres beim Turmschädel. Mschr. Ohrenheilk. 65, 1021—1044 (1931).

Buceta del Buno, R.: Über einen Fall von Turmschädel. Arch. Pediatr. Uruguay 8, 448—452. Ref. Zbl. Neur. 89, 303 (1938).

Comby, J.: Oxycéphalie avec luxation de l'oeil droit. Arch. Méd. Enf. 30, 285—288 (1927).

Dahlhaus, K. H.: Über Turmschädel. Diss. München 1939, 23 S.

Eckhardt, H.: Körperliche Mißbildungen. In Handbuch der Erbkrankheiten, Bd. 373, S. 222, herausgeg. von Gütt. Leipzig: Georg Thieme 1940.

Engerth, G.: Angeborene Turmschädelbildung bei einem erbgleichen Zwillingspaar. etc. Z. Neur. 149, 670—690 (1933).

Erdheim, J.: Der Gehirnschädel und seine Beziehung zum Gehirn unter normalen und pathologischen Umständen. Virchows Arch. 301, 763—818 (1938).

Faber, H. K.: The importance of early diagnosis in oxycephaly and allied cranial deformities with reference to the prevention of blindness and other sequelae. California Med. 22, 542—545 (1924). Ref. Zbl. Neur. 40, 776 (1925).

—, and E. B. Towne: Early craniektomy as a preventive mesure in oxycephaly and allied conditions. With special reference to the prevention of blindness. Amer. J. Med. Sci. 173, 701—711 (1927).

— — Early operation in premature cranial synostosis for the prevention of blindness and other sequelae, 5 case reports with follow-up. J. of Pediatr. 22, 286—307 (1943).

Fairman, D., and G. Horrax: Classification of Craniostenosis. J. of Neurosurg. 6, 307—313 (1949).

— — Craniostenosis. J. of Neurosurg. 6, 388—395 (1949).

Foresti, G.: Intorno ad un caso di turricefalia. Pediatria 31, 90—95 (1923). Ref. Zbl. Neur. 32, 412 (1923).

Fowler, F. D., and F. D. Ingraham: A new method for applying polyethylene film to the skull in the treatment of craniostenosis. J. of Neurosurg. 14, 584—586 (1957).

Fuss, H.: Zur Frage der Erblichkeit des Turmschädels. Med. Klin. 1936 II, 1184—1186, 1219—1222.

— Zur Morphologie des deformierten Hochschädels. I. Die Schädelkalotte. II. Die Schädelbasis. Arch. klin. Chir. 188, 648—671 (1937).

Gaist, G.: Le Craniostenosi. Arch. di Neurochir. 2, 167—244 (1954).

Galloway, N. P. R.: Oxycephaly. Proc. Roy. Soc. Med. 28, 1411/12 (1935).

Galstaun, G.: A case of oxycephaly. Brit. J. Radiol. 3, 451—455 (1930).

Genis, L.: Augenveränderungen bei Spitzkopf (Oxycephalie). Arch. Oftalm. (russ.) 13, 148—153 (1927) [Russisch]. Ref. Zbl. Neur. 48, 186 (1928).

Goufrein, D.: 2 nouveaux symptomes oculaires dans l'oxycéphalie ou dans les craniosynostoses prématurés et leur pathogénie. Arch. d'Ophtalm. 48, 112—119 (1931).

Graepel, H.: Ohrmißbildung bei Turmschädel. Diss. Freiburg i. B. 1935.

Greene, H. S. N.: Oxycephaly and allied conditions in man and in the rabbit. J. of Exper. Med. 57, 967—976 (1933).

Grewel, Fr., u. J. J. G. Prick: Über prämaturen Verschluß der Schädelnähte. 1. Klinische Erscheinungen bei Schädelmißbildungen (Turricephalie, Scaphocephalie, Trigonocephalie, Plagiocephalie). Psychiatr. Bl. (holl.) 44, 81—105 (1940). Ref. Zbl. Neur. 99, 246.

Grob, M., M. Stockmann u. M. Bettex: Lehrbuch der Kinderchirurgie. Stuttgart: Georg Thieme 1957.

Guarini, C.: Considerazioni su 3 casi di oxicefalia. Radiol. med. 11, 580—585 (1924).

Gudden: Zit. nach P. Reyher.

Günther, H.: Über konstitutionelle Varianten der Schädelform und ihre klinische Bedeutung unter besonderer Berücksichtigung des Turmschädels. Virchows Arch. 278, 309—340 (1930).

— Der Turmschädel als Konstitutionsanomalie und als klinisches Symptom. Erg. inn. Med. 40, 40—135 (1931).

Haas, L.: Über einige Probleme der Schädelnahtverknöcherung. Nervenarzt 3, 284—291 (1930).

Hamada, S.: Klinische Beobachtungen über einen Fall von Turmschädel. Nagasaki Igakkwai Zasshi (jap.) 8, 624—630 (1930) [Japanisch]. Ref. Zbl. Neur. 57, 766 (1930).

Hauberg, G.: Ein Beitrag zu den Formtypen des Turmschädels. Chirurg 23, 79—82 (1952).

Hempel, J.: Ein Beitrag zur Frage der prämaturen synostotischen Stenocephalie mit Augenveränderungen (Enslinsche Krankheit). Z. Kinderheilk. 52, 679—695 (1932).

Herzog, Th.: Beitrag zur Pathologie des Turmschädels. Bruns' Beitr. 90, 464—489 (1914).

Hildebrand, O.: Über eine neue Operationsmethode zur Behandlung der durch Turmschädel bedingten Sehnervenatrophie. Arch. klin. Chir. 124, 199—209 (1923).

Hoeberechts, P. M. J. J. P.: A propos d'un cas de Trigono-oxycéphalie. Description et traitement chirurgical. Fol. psychiatr. néerl. 53, 275—278 (1950).

Huber, K.: Über eine modifizierte Craniostenosenoperation. Wien. med. Wschr. 1953, 864—867.

Ingraham, F. D., and D. D. Matson: Neurosurgery of infancy and childhood. Springfield, Illinois, USA.: Charl. C. Thomas 1954.

— — and E. Alexander: Experimental observations in the Treatment of Craniosynostosis. Surgery 23, 252—268 (1948). Zit. Wiegand.

— — — Clinical studies in Craniosynostosis. Surgery 24, 518—541 (1948). Zit. Wiegand.

Irion, O.: Über die Ätiologie des Turmschädels. Zbl. Gynäk. 1931, 207—213.

Isola, A.: Le sinostosi patologiche della volta del cranio facciale. Radiol. med. 14, 1382—1438 (1932).

Jacobsen, A. W.: Premature symostosis of the cranial sutures. A report of 5 cases. Arch. of Pediatr. 47, 556—571 (1930).

Jensch, K.: Schädelanomalien und ihre Bedeutung für die Psychiatrie und Neurologie. Fortschr. Neur. 13, 142—162 (1941).

Jensch, N.: Zur Genealogie und Klinik des Turmschädels. Arch. f. Psychiatr. 114, 444—505 (1942).

Kaali, Nagy, S.: Fall von Turmschädel und habitueller Luxation beider Augen. Orv. Hetil. 1929 I, 162—165. Ref. Zbl. Neur. 53, 480 (1929) [Ungarisch].

Keegan, J. J.: Siehe Benett, Keegan, Hunt.

Keményffi, Gyula: Turmschädel und Hydrocephalus. Gyógyászat (ung.) 66, 273/74 (1926) [Ungarisch]. Ref. Zbl. Neur. 44, 329 (1926).

King, J. F.: Oxycephaly. Ann. Surg. 115, 488—506 (1942).

Klein, M. R., Paris: Persönliche Mitteilung 1956.

Kohlhepp, B.: Über 7 Fälle von Turmschädel. Diss. Würzburg 1938, S. 35.

Krüger, D. W.: Zur Frage der circulären Craniotomie. Wien. med. Wschr. 1947, 217/18.

— Die Behandlung des Turmschädels mittels „vertikaler" Kraniotomie nach Wanke. Wien. med. Wschr. 1950, 413—415.

Küttner, H.: Der angeborene Turmschädel. Münch. med. Wschr. 1913, 2209—2211.

Kumm: Schädeldeformitäten und Orbita. Klin. Mbl. Augenheilk. 113, 176 (1948).

Kux, A.: Stenocephalie bei vorzeitiger Synostose und Turmschädel. Čas. lék. česk. 1934, 90—95 [Tschechisch]. Ref. Zbl. Neur. 72, 372.

Laitinen, L.: Craniosynostosis. Ann. Paed. Fenniae, Bd. 2, Suppl. 6, 130 S. Helsinki: Oy Weilin u. Göös Ab 1956.

— Über die Symptome der Kraniosypostose. Münch. med. Wschr. 1956, Nr 31, 1044—1046.

Lane, L. C.: Pioneer craniectomy for relief of mental imbecility due to premature sutural closure and microcephalus. J. Amer. Med. Assoc. 18, 49/50 (1892).

Leeuw-Aalbers, A. J. de: Über die Ätiologie des Turmschädels. Mschr. Kindergeneesk. 8, 89—107 (1939) [Holländisch]. Ref. Zbl. Neur. 93, 101.

Leistenschneider, H.: Über die Symptomatologie der nervösen Folgeerscheinungen bei Turmschädel und die erbliche Verursachung derselben. Diss. Münster 1934, 27 S.

Loepp-Lorenz: Siehe Einleitung.

Ludewig, P.: Beiträge zur prämaturen Schädelnahtsynostose. Wien. klin. Wschr. 1926, 1308—1310.

Mair, R.: Untersuchungen über die Struktur der Schädelknochen. Z. mikrosk.-anat. Forsch. 5 (Festschr. R. Fick) 627—667 (1926).

— Untersuchungen über das Wachstum der Schädelknochen. Z. Anat. 90, 290—342 (1929).

Mandel, A.: Kraniostenosen und Kraniodysostosen. Dtsch. Z. Nervenheilk. 150, 105—118 (1940).

Manhot: Säugling mit Turmschädel und Konkavität der oberen Gesichtshälfte. Berl. klin. Wschr. **1911** II, 1617.

Marcer, E.: Sinostosie vertebrale congenite. Arch. ital. Chir. **52** (Donati-Festschr.) **3**, 802—818 (1938). Ref. Z.org. Chir. **98**, 276.

Marque, A. M.: Symptomenbild der Oxycephalie. Arch. lat.-amer. Pediatr. **23**, 451—457 [Spanisch] (1929). Ref. Zbl. Neur. **54**, 810 (1930).

Materna, A.: Die Augenhöhlen des Turmschädels und des Kahnschädels. Med. Klin. **1933**II, 1919 bis 1922.

— Zur Systematik und Bedeutung vorzeitiger Nahtverknöcherung des Schädels. Bruns' Beitr. **140**, 358—365 (1927).

Marzio, Q. di: Oxicefalia e lesioni oculari o sindrome di cranio-sinostosi patologica. Riv. otol.-ecc. **1**, 69—87 (1923). Ref. Zbl. Neur. **36**, 435 (1924).

McLaurin, R. L., and D. D. Matson: Importance of early surgical treatment of Craniosynostosis; review of 36 cases treated during the first six months of life. Pediatrics **10**, 637—652 (1952).

Mehner, A.: Beiträge zu den Augenveränderungen bei der Schädeldeformität des sog. Turmschädels mit besonderer Berücksichtigung des Röntgenbildes. Klin. Mbl. Augenheilk. **67**, 204—217 (1921).

Mezzatesta, F.: Lesioni del nervo ottico nelle malformazioni craniche. Riv. otol.-ecc. **3**, 161—174 (1926).

Michon, P., et J. Harmand: Turricéphalie atypique chez un dystrophique générale débile mental. Ann. Méd. **35**, 74—78 (1934).

Mirimanoff, A.: 2 symptômes non encore décrits dans l'oxycéphalie. Etude critique de cette dystrophie et de sa symptologie oculaire. Rev. gén. Ophthalm. **38**, 165—192 (1924).

Muyle, G.: Symptomatologie und Diagnose des Turmschädels. Vlaamsch Tijdschr. geneesk. **17**, 521—535 (1936). Ref. Zbl. Neur. **183**, 200 (1937) [Flämisch].

—, et R. Thienpont: Contribution àl'étude sémiologique de l'oxycéphalie. J. belge Radiol. **26**, 540 (1937). Ref. Zbl. Neur. **89**, 304 (1938).

Myers, B.: A case of oxycephaly. Brit. J. Childr. Dis. **18**, 113—123 (1921).

Mysch, W.: Der Turmschädel als Objekt der chirurgischen Behandlung. Nov. chir. Arch. (russ.) **6**, 561—570 (1925). Ref. Z.org. Chir. **33**, 466 (1926) [Russisch].

Nordmann, J.: Sur la pathogénie de l'atrophie optique dans l'oxycéphalie. Rev. d'Otol. **8**, 1—11 (1930).

Pagani, G. M.: Un caso di craniosinostosi patologica. Arch. di Antrop. crimm. **46**, 144—151 (1926). Ref. Zbl. Neur. **46**, 558 (1927).

Park u. Powers: Zit. nach Fairman u. Horrax (1949).

Paulian, Em. Démètre: Dystrophie crânienne rappelant l'oxycéphalie. Revue neur. **28**, 353—356 (1921).

Peiper, A.: Über den Turmschädel. Mschr. Kinderheilk. **25**, 509—516 (1923).

Reiser, E.: Dysostosis craniofacialis hereditaria und Turmschädel. Med. Klin. **1937**II, 1229—1233.

Reyher, P.: Über prämatur-synostotische Stenocephalie beim Kinde. (Zugleich ein Beitrag zur Indikationsstellung für die Entlastungstrepanation). Z. Kinderheilk. **37**, 283—310 (1924).

Rheindt, Rudolf: Ein Beitrag zur Ätiologie des Turmschädels. Zbl. Neur. **1940**, 2150—2153.

Riechert, T.: Über ein neues Verfahren zur Operation des Turmschädels. Zbl. Neurochir. **18**, 74—80 (1958).

—, u. R. Hemmer: Operation am Canalis opticus bei Funktionsstörungen des Sehnerven. Kongr. Dtsch. Ges. für Neurochir., Bad Ischl, 6.—11. Sept. 1954. Acta neurochir. (Wien) Suppl. **3**, 100—105 (1955).

Rivero, F.: Über Oxycephalie. Rev. cub. Oftalm. **1**, 358—368 (1929). Ref. Zbl. Neur. **58**, 591.

Ruttin, E.: Cochlearis- und Vestibularisbefunde bei Turricephalus. Arch. Ohren- usw. Heilk. u. Z. Hals- usw. Heilk. **115**, 105—114 (1926).

Saethre, H.: Ein Beitrag zum Turmschädelproblem usw. Dtsch. Z. Nervenheilk. **117—119**, 533 bis 555 (1931).

— Über den Turmschädel, seine Erblichkeit, Pathogenese und neuro-psychiatrische Symptome. Acta psychiatr. (Cobenh.) **9**, 405—427 (1931).

Savelli, G. B.: Sull'ereditaria dell'oxycephalia. Riv. Clin. pediatr. **26**, 24—32 (1928).

Sawhney, M. R.: Oxycephaly in brothers. Brit. J. Ophtalm. **18**, 169/70 (1934).

Schaltenbrand, G.: Die Nervenkrankheiten, S. 163. Stuttgart: Georg Thieme 1951.

Schinz-Baensch-Friedl: Lehrbuch der Röntgendiagnostik, Bd. 1. Leipzig: Georg Thieme 1939.

Schloffer, H.: Zur Behandlung der Sehstörungen beim Turmschädel. Chir. Kongr. 1913. Z.org. Chir. **1**, 738 (1913).

— Erwägungen über die operative Entlastung des intracraniellen Opticusabschnittes. Zugleich ein Beitrag zum Foster-Kennedyschen Syndrom. Med. Klin. **1934**I, 421—425.

Schmidt, H.: Über Turmschädelbildung infolge prämaturer Nahtsynostose. Ein Fall, beobachtet an Mutter und Kind. Dtsch. Z. Chir. **224**, 331—339 (1930).

Schob, F.: Pathologische Anatomie der Idiotie in Bumke, Handbuch der Geisteskrankheiten, Bd. 11, S. 779—995. Berlin 1930.

Schüller, A.: Craniostenosis. Radiology **13**, 377—382 (1929).

— Frontal decompression suggested as treatment of visual disturbances in oxycephaly. Confinia neur. (Basel) **2**, 303—305 (1939).

SERFLING, H. J., u. K. H. PARNITZKE: Die Kraniostenosen mit Bemerkungen über klinische Erfahrungen. Zbl. Chir. 81, 1849—1864 (1956).

SIEMENS: Zur Ätiologie des Turmschädels. Virchows Arch. 253, 746—765 (1924).

SKIPPER, E.: Oxycephaly with a report of 3 cases in one family. Quart. J. Med., N. S. 3, 579—586 (1934). Ref. Zbl Neur. 75, 556.

SÖMMERING: Zit. GÜNTHER 1931.

SOURDILLE, G. P. ESCHE-DUVAL et GENDRON: Cataractes congénitales et oxycéphalie. Bull. Soc. Ophtalm. Paris 3, 186/87 (1939).

—, et D. MARCEL: Oxycéphalie et altérations du nerf optique. Bull. Soc. Ophtalm. Paris 4, 206 bis 210 (1938).

STAUDER, K. H.: Knochenerkrankungen und Nervensystem. Fortschr. Neur. 7, 106—142 (1935).

STELZNER, FRIEDRICH: Über Entwicklungsstörungen bei Turmschädeln und ihre praktische Bedeutung. Die Akrokraniodysontogenie. Langenbecks Arch. u. Dtsch. Z. Chir. 263, 523—544 (1950).

STREBEL, J.: Über die Selbsttrepanation der Natur beim Turmschädel. Korresp.bl. Schweiz.Ärzte 1915.

SWAAB, L. J.: Angeborene Schädelmißbildungen und das frühzeitige Schließen der Kopfnähte. Nederl. Tijdschr. Geneesk. 1935, 3142—3147. Ref. Zbl. Neur. 78, 245.

THIENPONT, R.: A propos d'un cas d'oxycéphalie. J. belge Radiol. 15, 34/35 (1926). Ref. Zbl. Neur. 45, 209 (1927).

THOMA, R.: Synostosis suturae sagittalis cranii. Ein Beitrag zur Histomechanik des Skeletts und zur Lehre vom interstitiellen Knochenwachstum. Virchows Arch. 188, 248—360 (1907).

TITA, C.: Su di un caso di turricefalia con esoftalmo unilaterale. Boll. Soc. med.-chir. Catania 4, 470—476 (1936). Ref. Zbl. Neur. 86, 420.

TÖNNIS, W., in BIER-BRAUN-KÜMMEL: Chirurgische Operationslehre, 7. Aufl., Bd. II, S. 38. Leipzig: Johann Ambrosius Barth 1954.

UTHOFF u. REYHER: Zit nach P. REYHER.

VELHAGEN: Turmschädel und Sehnervenatrophie. Münch. med. Wschr. 1904 II, 1389.

VIRCHOW, R.: Gesammelte Abhandlungen. Frankfurt: Meidinger & Sohn 1856.

— Knochenwachstum und Schädelformen mit besonderer Rücksicht auf Cretinismus. Virchows Arch. 13, 323—357 (1858).

WANKE, R.: Die Behandlung des Turmschädels durch Schädelnahtresektion. Chirurg 20, 520—522 (1949).

—, u. L. DIETHELM: Klinische und operative Bedeutung der Schädelnähte. Langenbecks Arch. u. Dtsch. Z. Chir. 289, 435—442 (1958).

WATTS, ST. H.: Oxycephaly. Report of 2 cases. Ann. Surg. 71, 113—120 (1920).

WEYGANDT: Turmschädel. Demonstration, Ärztl. Ver. Hamburg 27, 6 (1916), N. Ref. Zbl. Neur. 35, 830 (1916).

WIEGAND, R.: Turmschädel und Mongolismus. Med. Diss. Marburg 1949, 64 S. (Mschsschr.).

— Zur Frage der Turmschädelepilepsie. Taggsber. Südwestdtsch. Neurolog. u. Psychiater, Baden-Baden 1954. Zbl. Neur. 130, 4 (1954).

— Dysostosis craniofacialis mit beidseitiger (häutiger) Gehörgangsatresie. Arch. Ohrenheilk. 166, 128—139 (1954).

— Gesetzmäßige Formänderungen der (knöchernen) Hirnhüllen bei Hirndruck und Schädelmißbildung. Taggsber. der Dtsch. Ges. für Neurologie 1954, Würzburg, 1.—3. Sept.

— Ausgüsse des knöchernen Canalis opticus im Hinblick auf klinische Ausfallserscheinungen des Sehnerven. Kongreßber. Dtsch. Ges. für Neurochir. 1954, Bad Ischl, 6.—9. Sept.

— Histologische Untersuchungen ubiquitärer Impressiones digitatae. Virchows Arch. 326 (1955).

— Die Impressiones digitatae. Fortschr. Neur. 1955.

— Über eine neue Entlastungsoperation bei Craniostenosen. 1955 (Manuskript).

— Welche anatomischen und physiologischen Tatsachen erklären ein häufigeres Vorkommen von Erkrankungen (u. a. Tumoren) im vorderen Kalottenabschnitt (Fronto-temporo-parietal-Gebiet, Bereich der vorderen und mittleren Schädelgrube) beim Erwachsenen? 1955 (Manuskript).

— Die gleichzeitige röntgenologische Darstellung beider Canales fasciculi optici und anderer Einzelheiten. Graefes Arch. 159, 191—199 (1957).

WORMS, G., et R. CASILLON: Contribution à l'étude de l'oxycéphalie Données radiographiques. Troubles oculaires et auriculaires. Rév. d'Otol. etc. 8, 736—743 (1930).

ZAAJER, H.: Befreiung des N. opticus vom Druck im Foramen opticum in einem Falle von Krankheit Recklinghausen. Dtsch. Chir.-Kongr. 1924. Z. org. Chir. 27, 195 (1924).

ZELLWEGER, H., L. GIACCAI u. M. ZABNIENSKA: Über einen Fall von Kraniostenose mit multiplen Epiphysenstörungen und Luxationen. Helvet. paediatr. Acta 7, 185—192 (1952).

b) CROUZON.

ALLEN, C.: Cephalic dysostosis. J. of Neur. 14, 322—344 (1934).

APERT et BIGOT: Dysostose craniofaciale héréditaire (type CROUZON). Bull. Soc. méd. Hôp. Paris 37, 1717—1719 (1921).

ARISAWA, R.: Dysostose craniofaciale héréditaire Crouzon. Acta Soc. ophtalm. jap. 41, 1668—1689 (1937). Ref. Zbl. Neur. 89, 541 (1938).

Arjona, J.: Ein neuer Fall von Crouzonscher Krankheit. Arch. Oftalm. hisp.-amer. 30, 650—656 [Spanisch]. Ref. Zbl. Neur. 59, 594 (1931).

Badot, J.: Un nouveau cas de dysostose craniofaciale. Symptomes oculaires. J. de Neur. 31, 572 bis 574 (1931).

— Les symptomes oculaires dans la dysostose craniofaciale héréditaire et familiale. Bull. Soc. franç. Ophthalm. 45, 349—357 (1932).

Ballantyne, A. J.: Dysostosis craniofacialis. Proc. Royl. Soc. Med. 30, 280—285 (1937).

Benedek, L.: Über die Crouzonsche Krankheit. Dtsch. Z. Nervenheilk. 146, 54—62 (1938).

Brockmeyer: Über einen Fall von Dysostosis craniofacialis. (Crouzon.) Klin. Mbl. Augenheilk. 91, 626—628 (1933).

Burton, P., et A. Ley: Dysostose cranifaciale (Crouzon) dans une famille sane. J. belge Neur. 35, 57—64 (1935). Ref. Z.org. Chir. 74, 544.

Castronovo, E.: Sulla craniostenosi familiare ereditaria. Disostose craniofaciale. Radiol. med. 18, 325—346 (1931).

Chiasserini, A.: Contributomallo studio dell-acrocefalosindattilia. Bull. Acad. Med. Roma 52, 202—210 (1926). Ref. Zbl. Neur. 45, 576.

Colombati, Sp.: Considerazioni neuro-radiologiche ed elettroencefalografiche su un caso di disostosi craniofacciale. Note Psichiatr. 70, 71—108 (1942). Ref. Zbl. Neur. 101, 510.

Crouzon, O.: Une nouvelle famille atteinte de dysostose craniofaciale héréditaire. Ann. Méd. 25, 84/91 (1929).

— Sur la dysostose cranio-faciale héréditaire et ses rapports avec l'acrocéphalosyndaktilie. Bull. Soc. méd. Hôp. Paris Sér. III 48, 1568—1574 (1932). Ref. Zbl. Neur. 67, 601.

— Sur la pathogénie de la dysostose cranio-faciale héréditaire. Bull. Acad. Méd. Paris III, S. 108, 1172/73 (1932). Ref. Zbl. Neur. 66, 459.

— La dysostose craniofaciale héréditaire. Bull. Soc. Anthrop. Paris Sér. VIII 16, 11—45 (1935). Ref. Zbl. Neur. 84, 505.

— La base du crâne dans la dysostose craniofaciale héréditaire. Révue neur. 33, 113—118 (1936).

—, et F. Regnault: Les variations de forme du crâne dans la dysostose craniofaciale héréditaire. Festschr. Marinesco 1933, S. 169—179. Ref. Zbl. Neur. 72, 199.

Debré, R., et C. Petot: Une famille de sujets atteints de dysostose craniofaciale. Bull. Soc. méd. Hôp. Paris 42, 1221—1229 (1926). Ref. Z.org. Chir. 37, 643 (1927).

Garcin, R., M. Chevalley et R. Bize: Étude anatomique d-un cas de dysostose craniofaciale (Maladie de Crouzon). Bull. Soc. méd. Hôp. Paris Sér. III 50, 1178—1188 (1934). Ref. Zbl. Neur. 74, 346.

Grenet, H.: 2 cas dysostose craniofaciale. Bull. Soc. pédiatr. Paris 34, 156—159 (1936). Ref. Zbl. Neur. 82, 639.

— J. Leveuf et P. Isaac-Georges: Dysostose craniofaciale. Examen anatomique. Bull. Soc. pédiatr. Paris 32, 343—350 (1934). Ref. Zbl. Neur. 74, 638.

Gross, F.: Un cas de dysostose craniofaceale héréditaire type Crouzon. J. de Neur. 29, 480—485 (1929).

Günther, H.: Dysostosis craniofacialis hereditaria. Endokrinol. 13, 255—260 (1933).

Gunsett, Sichel et Bouton: Un cas de maladie de Crouzon. Bull. Soc. Radiol. méd. France 21, 695—697 (1933). Ref. Zbl. Neur. 71, 76.

Hirschfeld, R., u. P. Hirsch-Mamroth: Dysostosis craniofacialis. Klin. Wschr. 1931 I, 167—169.

Joiris, P.: Dysostose craniofaciale héréditaire ou Maladie de Crouzon. Bull. Soc. belge Ophtalm. 69, 40—47 (1934). Ref. Zbl. Neur. 76, 330.

Kato, J.: Über einen Fall von Dysostosis craniofacialis hereditaria (Maladie de Crouzon). Acta Soc. ophtalm. japon. 39, 475—478 (1935) [Japanisch]. Ref. Zbl. Neur. 78, 245.

Laignel, Lavastine et Papillault: Morphogrammes de 2 jumeaux atteints de dysostose craniofaciale de Crouzon. Revue neur. 38 (I), (1931).

Lint, A., L. van Bogaert et R. Thienpont: Un cas isolé de dysostose craniofaciale. (Crouzon.) J. belge Neur. 35, 65—70 (1935). Ref. Z.org. Chir. 74, 544.

Médinger, F., et G. Morard: Dysostose cranio-faciale. (Maladie de Crouzon). Contribution à l'étude de ses manifestations oculaires. Arch. d'Ophtalm. 52, 489—498 (1935).

Mondy, L. B. de: Über einen Fall von Dysostosis craniofacialis. Mschr. Kinderheilk. (Kindergeneesk.) 1, 144—149 (1931) [Holländisch]. Ref. Zbl. Neur. 63, 181.

Monthus et Chennevière: Un nouveau cas de dysostose craniofaciale. Considérations cliniques. Essai pathogénique. Bull. Soc. Med. Hôp. Paris 45, 705—709 (1929).

Nordmann, J., et E. Duhamel: Maladie de Crouzon. Rev. d'Otol. etc. 11, 422—426 (1933).

Regnault, F., u. O. Crouzon: Etude sur la dysostose cranio-faciale héréditaire (Nouvelles remarques sur l'aspect clinique et le mecanisme de déformation). Ann. d'Anat. path. 6, 577—594 (1929).

Schor, M., u. J. I. Heinismann: Zur Frage der Dysostosis craniofacialis. Z. Kinderheilk. 53, 103 bis 109 (1932).

Sfintescu, S.: L'examen radiographique dans quelques dystrophies crâniennes fréquentes: la dysostose crâniofaciale, la dysostose cleidocranienne, l'osteopsatyrose et l'angiomatose cérébrale. Arch. Neur. (Bucarest) 3, 97—108 (1939). Ref. Zbl. Neur. 95, 150 (1940).

Sillevis, W. G. Smitt et B. G. Ziedsen des Plantes: Dysostoses craniofaciales. Révue neur. 40 (II), 543—553 (1933).

Schläpfer, H.: Dyscephalie (Dysostosis cranio-facialis, Maladie de Crouzon) bei 2 Schwestern. Klin. Mbl. Augenheilk. 103, 469—477 (1939).

Waardenbirg, P. J.: Über Augen und Augenhöhlenanomalien bei Apert, Crouzon und Turmschädel. Mschr. Kindergeneesk. 3, 196—212 (1934) [Holländisch]. Ref. Zbl. Neur. 73, 199.

Zanen, J.: Atrophie optique etc. Maladie de Crouzon. Bull. Soc. belge. Ophthalm. 65, 114—124 (1932). Ref. Zbl. Neur. 68, 532.

c) Apert.

Apert, E., et E. Bach: Dysostose craniofaciale héréditaire chez un enfant de 2 ans et demi, coincidant avec une luxation congénitale de la hanche. Bull. Soc. méd. Hôp. Paris 44, 893—895 (1928). Ref. Zbl. Neur. 52, 50 (1929).

Bostock, J.: Acrocephaly with associated syndactilism. Med. J. Austral. 1928 I, 572—574. Ref. Zbl. Neur. 54, 573 (1930).

Bronfenbrenner, A. N.: A case of skull deformity related to the so called acrocephalosyndaktilie. Psychiatr. Quart. 6, 612—615 (1932).

Bussola, E.: Acrocefalosindattilia e atrofia postneuritica dei nervi ottici. Studio clinico e radiografico. Riv. otol. ecc. 5, 503—519 (1928). Ref. Zbl. Neur. 54, 238.

Cammarella, Carlo: Contributo alla conoscenza dell'acrocefalosyndattilia (Malattia di Apert). Policl. infant. 8, 379—392 (1940).

Castro, A. de: Oxycephalo-syndaktilie. Revue Neur. 41 (I), 359—367 (1934).

Debenedetti, V.: Un caso di disostosi craniofaciale con sindattilia. Scritti med. in onore di Jemma 1, 343—352 (1934). Ref. Z. org. Chir. 70, 685.

Degenhardt, K. H.: Zum entwicklungsmechanischen Problem der Akrocephalosyndaktilie. Z. menschl. Vererbgs- u. Konstit.lehre 29, 791—819 (1951).

Flinker, A.: Zur Kenntnis der Akrocephalosyndaktilie (Apert). Virchows Arch. 280, 546—553 (1931).

Gruber, G. B.: Beiträge zur Frage gekoppelter Mißbildungen (Acrocephalosyndaktilie und Dysencephalia splanchnica). Beitr. path. Anat. 93, 459—476 (1934).

Kreindler, A., u. M. Schachter: Sur une forme particulière de malformation craniofaciale (Acrocephalo-syndactilie, asymmetrie faciale et ophtalmoplégie). Paris méd. 1934 II, 102—105.

Lenz, W.: Zur Diagnose und Ätiologie der Acrocephalosyndaktilie. Z. Kinderhk. 79, 546—554 (1957).

Llambias, J., et O. Mazzini: Apertsche Krankheit, Acrocephalosyndaktilie. Sem. méd. 1932 II, 1575—1608 [Spanisch]. Ref. Zb. Neur. 67, 601 (1933).

Mastromarino, A.: Sulle deformità craniche da sinostosi premature delle suture con particolare riferimento allo sindrome di Crouzon ed alla cosidetta sindrome di Apert (Disostosi craniofaciale; acrocefalo-sindattilia). Arch. di Orthop. 51, 233—304 (1935).

Muyle, G., et L. van Bogaert: Un cas de dystrophie intermédiaire entre le syndrome d'Apert et celui de Hurler. Encéphale 32 (II), 169—182 (1937).

Roch: Acrocéphalosyndactilie (maladie d'Apert) chez un hérédo-syphilitique. Bull. Soc. méd. Hôp. Paris, Sér. III 49, 513—518 (1933). Ref. Zbl. Neur. 68, 533.

Romagna, M. A.: Contributo allo studio dell'acrocefaloindattilia. Riv. Antrop. 28, 165—188 (1939). Ref. Zbl. Neur. 58, 592.

Susman, M. P.: Acrocephalosyndactilism (acro-brachy-cephalo-syndactilism). Austral. a. New Zealand J. Surg. 4, 418—423 (1935). Ref. Zbl. Neur. 78, 488.

Valentin, B.: Die Korrelation (Koppelung) von Mißbildungen, erläutert am Beispiel der Akrocephalosyndaktilie. Acta orthop. scand. (København.) 9, 235—316 (1938).

Weech: Combined acrocephaly and syndactylism occuring in mother and daughter. Bull. Johns Hopkins Hosp. 40, 73 (1927).

2. Angeborene Schädeldefekte.

Amyot, R.: Lacunes congénitales de la voute cranienne. Les troux pariétaux anormalement très agrandis. J. de Radiol. 20, 657—661 (1936).

Carreno, C., u. M. Seoane: Angeborener umschriebener Defekt von Cranium und Epicranium bei einem Neugeborenen. Arch. argent. Pediatr. 5 (1934) [Spanisch]. Ref. Zbl. Neur. 73, 469.

Cohn, Michael: Die vererbbaren Verknöcherungsdefekte der Scheitelbeine. Med. Klin. 1924, 857 bis 860.

Cosack, H.: Knochendefekt im rechten Os parietale bei einem Kinde. Arch. Kinderheilk. 69, 135 bis 141 (1921).

Crisalli, M.: Il cranio lacunare. Lattante 23, 591—599 (1952). Ref. Z.Org. Chir. 130, 298 (1953).

Dandy, W. E.: An operative treatment for certain cases of meningocele (or encephalocele) into the orbit. Arch. of Ophthalm. 2, 123—132 (1929).

Doub and J. I. Danzer: Lückenschädel of the Newborn. Radiology 22, 532—538 (1934).

Eberhardt, K.: Angeborener Schädeldefekt ohne Austritt von Schädelinhalt. Arch. Kinderheilk. 77, 74—78 (1925).

Faust, H.: Über den angeborenen Relief- und Lückenschädel und seine genetischen Beziehungen zu Spaltbildungen im Medullarrohr. Beitr. path. Anat. 86, 613—632.

Greig, D. M.: Abnormally large foramina parietalia. Edinburgh Med. J. 34, 629—648 (1927). Ref. Zbl. Neur. 49, 140 (1928).

Hare, Hugh, F.: Diseases affecting the cranial vault. Surg. Clin. N. Amer. 20, 675—684 (1941).

Huth, E., u. A. Alini: Über Lücken- und Wabenschädel im Säuglingsalter. Z. Kinderheilk. 69, 479—590 (1951).

Ingraham, F. D., and D. D. Matson: Neurosurgery of infancy and childhood. Springfield, Illinois, USA.: Ch. C. Thomas 1954.

Jaensch, P. A.: Schädeldysostosen. Z. inn. Med. 7, 426—431 (1952).

Jonker, A.: Ein angeborener Schädeldefekt bei einem Säugling. Mschr. Kindergeneesk. 3, 80—85 (1933) [Holländisch]. Ref. Zbl. Neur. 71, 76.

Kerr, H. D.: Anomalies of the skull in the newborn. With special reference to "relief" or "Lacuna" skull. Amer. J. Roentgenol. 30, 458—463 (1933).

Lelong, M., et Bosquet: Lacunes congénitales de la voûte cranienne chez un enfant de 5 ans. Caractère familial. Bull. Soc. Pédiatr. Paris 30, 161—165 (1932). Ref. Zbl. Neur. 65, 64.

Lewald, L. T.: Congenital absence of the superior orbital wall associated with pulsating exophthalmus. Amer. J. Roentgenol. 30, 756—764 (1933).

Loepp-Lorenz: Siehe Einleitung.

Marie, J.: Sur une varieté particulière de lacunes craniennes, les troux congénitaux des os pariétaux. Arch. Méd. Enf. 38, 549—554 (1935). Ref. Zbl. Neur. 78, 697.

Neurath, R.: Über hereditäre Ossifikationsdefekte der Scheitelbeine. Z. Kinderheilk. 32, 121—128 (1922).

Richard, E.: 2 Cases of associated deformities of the cranium and extremities. Proc. Roy. Soc. Med. 24, 108—113 (1930).

Robertson, E. G.: Pulsating exophthalmus due to defective development of the sphenoid bone. Amer. J. Roentgenol. 62, 44—51 (1949).

Schleyer, H. E.: Zur Kasuistik der kongenitalen Haut- und Knochendefekte am Schädeldach. Mschr. Geburtsh. 97, 65—70 (1934). Zbl. Neur. 73, 180.

Vogt, E. C., and G. M. Wyatt: Craniolacunia (Lückenschädel) Report of 54 cases. Radiology 36, 147—153 (1941).

Waarwijk, C. van, van Doorn and I. N. Boet: Lacuna skull and Craniofenestria. Amer. J. Dis. Childr. 77, 315—337 (1949).

Wyatt, J. P., and H. Goldenberg: Craniolacunia. Report of 6 cases with a review of the literature. Arch. of Path. 45, 667—677 (1948).

Zarfl, M.: Fenestrae parietales symmetricae. Z. Kinderheilk. 57, 54—66 (1934).

3. Anomalien im Bereiche der Schädelbasis und des kraniovertebralen Grenzgebietes.

a) Basale Impression und Platybasie.

Ackermann, R., u. H. Wolff: Neurologische Störungen bei Mißbildungen am Schädel-Halsübergang (Basale Impression). Dtsch. Z. Nervenheilk. 171, 47—61 (1953).

Bagley, Ch., and G. W. Smith: Unilateral cervical displacement of cerebellum associated with basilar impression producing signs of high cervical cord tumor. Ann. Surg. 133, 874—885 (1951).

Becker, H.: Eine klinisch und anatomisch ungewöhnliche Beobachtung einer Atlasassimilation mit basaler Impression: Ihre Bedeutung für die Zuordnung dieser Umbildung. Arch. f. Psychiatr. 111, 139—159 (1940).

Bordas, Louis Barraquer: Syndromes neurologicos per malformaciones oseas en la region del foramen magnum (impression basilar, platibasia etc.) Resultados del tratamiento quirurgico. Med. Clin. (Barcelona) 13, 62/63 (1949). Ref. Z.org. Chir. 117, 176 (1951).

Brocher, J. E. W.: Die Occipito-Cervical-Gegend. Stuttgart: Georg Thieme 1955.

Chamberlain, W. E.: Basilar Impression (Platybasia). Yale J. Biol. a. Med. 11, 487—496 (1939).

Chambers, W. R.: Headache as the first and only sign of basilar impression. J. Bone Surg. 1, 189 (1955).

Craig, Mc. K. Winchell, M. Walsh and J. D. Camp: Basilar invagination of the skull so called platybasia. Report of 3 cases in which operation was done. Surg. etc. 74, 751—754 (1942).

Dereymaeker, A.: Contribution a l'étude anatomo-clinique de l'impression basilaire et del'assimilation del'atlas. Rev. belge Sci. méd. 13, 377—402 (1941). Ref. Zbl. Neur. 102, 476 (1942).

Ferey, P., D. Javalet, A. Stabert, Ch. Davost et P. H. Tuset: Contribution à l'étude de l'impression basilaire. Neurochir. (Paris) 2, 180—197 (1956).

Gustafson, W. A., and E. Oldberg: Neurologic significance of platybasia. Arch. of Neur. 44, 1184 bis 1198 (1940).

INGRAHAM, F. D., and D. D. MATSON: Neurosurgery of infancy and childhood. Springfield, Illinois, USA.: Ch. C. Thomas 1954.

JUHLIN-DANNFELT, C.: Platybasie. Sv. Läkartidn. 1933, 470—473 [Schwedisch]. Ref. Zbl. Neur. 70, 270 (1934).

KECHT, B.: Zur Kenntnis der Klinik eines Falles von basilärer Impression des Schädels. Z. Neur. 141, 132—140 (1932).

LAUBE, P. J., and O. A. TURNER: Platybasia. Report of 2 cases. Yale J. Biol. a. Med. 13, 643—648 (1941).

LINDGREN, E.: Roentgenological views on basilar impression. Acta radiol. (Stockh.) 22, 297—301 (1941).

LIST, C. F.: Neurologic syndromes accompanying developmental anomalies of occipital bone, atlas and axis. Arch. of Neur. 45, 577 (1941).

MAYERSZYK, CLARA: Platybasia with case report. J. of Neur. 12, 61—65 (1949).

McGREGOR, M.: The signification of certain measurements of the skull in the diagnosis of basilar impression. Brit. J. Radiol. N.S. 21, 171—181 (1948).

NACHTWEY, W.: Suboccipitalpunktion und Skeletmißbildungen der Occipito-Cervicalgegend. Zbl. Neurochir. 17, 28—31 (1957).

OBRADOR, S., u. J. SÁNCHEZ-JUAN: Neurologische Syndrome der Mißbildungen des Hinterhauptbeines und der Halswirbelsäule und ihre chirurgische Behandlung. Zbl. Neurochir. 16, 125—137 (1956).

O'CONNELL, J. E. A., and A. J. W. TURNER: Basilar Impression of the skull. Brain 73, 405—426 (1950).

OLJENICK, J.: Siehe Atlasassimilation.

ROHR, H.: Die angeborenen knöchernen Fehlbildungen in der Occipito-Cervicalgegend und ihre Behandlung. Zbl. Neurochir. 16, 276—292 (1956).

SCHÜLLER, A.: The diagnosis of "basilar impression". Radiology 34, 214—216 (1940).

SCOVILLE, W. B., and SHERMAN: Platybasia. Report of 10 cases with comments on familial tendency, a special diagnostic sign and the results of operation. Ann. Surg. 133, 496—562 (1951).

SIEBECK, R.: Über die sogenannte basale Impression des Schädels mit einer eigenen Beobachtung. Virchows Arch. 316, 373—383 (1949).

WEBER, E.: Die pathologischen Formen der Schädelbasis in ihrer Beziehung zum Kopf- und Gesichtsschmerz. Jahrestagg Neurol. u. Neurochir. Hamburg, 25.—27. Sept. 1952.

WELANDER, L.: Über basiläre Impression. Nord. med. Tidskr. 1938, 288—294 [Schwedisch]. Ref. Z.org. Chir. 88, 693 (1938).

b) Aplasie der Pars basilaris BROCHER (s. oben).

c) Impression im Planum nuchae.

RIECHERT, T.: Die Impression im Planum nuchae, eine Ursache des Hydrocephalus occlusus. Allg. Z. Psychiatr. 125, 40—47 (1949).

d) Atlasassimilation, Manifestation des Occipitalwirbels, Fehlbildungen des Epistropheus.

ACKERMANN u. WOLFF: Siehe basale Impression.

BÉZI, ISTVAN: Verengerung des Foramen magnum und Kompression der Oblongata bei Entwicklungsstörung der Halswirbelsäule (Atlasassimilation). Orv. Hetil. 1931 II, 929—935, 755—759 [Ungarisch]. Ref. Z.org. Chir. 57, 29 (1932).

BOSCO, L.: Sulle variozioni del basioccipitale e degli exoccipita li nell'uomo adulto con speciale riguardo alle manifestazioni di vertebre occipitali od alle assimilazione del'atlante all'occipitale. Arch. di Antrop. crimin. 42, 345—361 (1922). Ref. Zbl. Neur. 32, 148 (1923).

BROCHER: Siehe a).

CORREIA, M.: Sur la fréquenco de l'occipitalisation de l'atlas. C. r. Soc. Biol. Paris 97, 893/94 (1927).

GRISEL, P., u. E. APERT: La synostose occipito-atloidienne congénitale (d'après un cas mortel). Presse méd. 1933 I, 397—400 (1933).

HORI, T.: Über die Anomalien des Hinterhauptbeines. Fol. anat. jap. 3, 291—312 (1925).

LATARGET, M.: Un cas d'occipitalisation de l'atlas. Ann. d'Anat. path. 13, 749—753 (1936).

NIEVERGELT, K.: Luxatio-atlanto-epistrophica bei Aplasie des Deus Epistrophei. Schweiz. med. Wschr. 1948, 653—657.

OLJENICK, J.: Occipitalisation of the atlas and its clinical syndrome. 3. Internat. Neurol. Kongr., Kopenhagen 1939, S. 757. Ref. Zbl. Neur. 99, 223.

SINZ, P.: Unterentwicklung des Hinterhaupts und Keilbeinkörpers usw. mit Verbindung zwischen Atlas und Schädel. Virchows Arch. 287, 641—650 (1933).

WEINBERG, E.: Über Variationen des Hinterhauptbeines in der Umgegend des Foramen magnum. Eesti Arst 9, 423—428 (1930) [Estnisch]. Ref. Z.org. Chir. 54, 414.

C. Mißbildungen des Gehirns und der Hirnhäute.

I. Cephalocelen.

Abd.-El-Malek, S.: Encephalocele in the nasal region. J. of Anat. 66 (1932).

Achutin, M.: Zur Pathogenese und operativen Behandlung der vorderen Hirnbrüche. Vestn. Chir. (russ.) 48/49, 192—199 (1929). Ref. Z.org. Chir. 49, 31 (1930) [Russisch].

Adams, A. E.: Craniocele with report of 2 cases repaired by bone graft. Amer. J. Surg., N. S. 31, 68—71 (1936).

Aimes, A., et A. Guibal: Observation et pièce d'autopsie d'une meningocèle occipitale. Rev. d'Orthop. 11, 57—60 (1924). Ref. Zbl. Neur. 37 (1924).

Albino, Ruffo: Contribute alla patogenesi del cefalocele. Ann. ital. Chir. 2, 159—183 (1923). Ref. Z.org. Chir. 22, 438.

Aloi, V.: Contributo allo studio di una rara malformazione congenita della testa. Ann. ital. Chir. 13, 219—226 (1934).

Armenio, O. A.: Su di un caso di malformazione congenita craniofaciale (pteroschisi, encefalocele, ipertelorismo). Arch. ital. Otol etc. s. 52, 251—266 (1940).

Arquellada, C. A. M.: Ein neuer geheilter Fall von Hinterhauptsencephalocele. Pediatr. españ. 11, 20/21 (1922) [Spanisch]. Ref. Zbl. Neur. 29, 470.

Azzolini, U.: Su di un caso di encefalocistocele anteriore non communicante. Riv. otol. ecc. 19, 338—350 (1942). Ref. Z.org. Chir. 109, 215.

Babomeix, L.: Méningo-encéphalocèle. Bull. Pédiatr. Paris 28, 270—272 (1930).

Battiloro, Mario: Su di un raro caso di meningocele occipitale con esito in guarigione spontanea. Riv. Chir. 7, 341—354 (1941).

Belinoff, S.: Beitrag zur Kasuistik der Meningocele. Mschr. Ohrenheilk. 68, 1078/79 (1934).

Berg, R. van den: Encephalocele. Geneesk. Tijdschr. Nederl.-Indië 75, 932—934 (1935). Ref. Z.org. Chir. 74, 335.

Bergmann, E. v.: Die chirurgische Behandlung der Hirnkrankheiten, 3. Aufl., S. 8—57. Berlin: August Hirschwald 1899.

Brouwer, B.: Meningocystocele nasoorbitalis. Psych. Blad. 33, 651/52 [Holländisch]. Ref. Zbl. Neur. 60, 159.

Büchner, F., H. Rübsaamen u. G. Rothweiler: Reproduktion fundamentaler menschlicher Miß- bildungen am Hühnchenkeim durch Sauerstoffmangel. Naturwiss. 38, 142 (1951).

Caffier, P.: Über die Encephalocelenoperation bei Neugeborenen. Zbl. Neur. 1936, 1397—1404.

Cohen, M.: Orbital meningoencephalocele associated with microphthalmia. Report of a case. J. Amer. Med. Assoc. 89, 746—749 (1927).

Cordes, E.: Die Hirnbrüche und Hirnspalten. Erg. Chir. 22, 258—386 (1929).

Cosin, J.: Un cas d'encéphalocèle. Ann. Soc. méd. chir. Liége 60, 54—57 (1926).

Cserey-A. Pechany: Die operative Behandlung der Hirn- und Rückenmarkshernien. Orv. Kuzm. 16, 119—126 (1926) [Ungarisch]. Ref. Z.org. Chir. 37, 16 (1927).

Dammeyer, E.: Schädelveränderungen bei Encephalocele. Diss. Greifswald 1935, S. 23. Ref. Zbl. Neur. 78, 488.

Dandy, W. E.: An operative treatment for certain cases of meningocele or encephalocele into the orbit. Arch. of Ophtalm. 2, 123—132 (1929).

Deltorto, P.: Intervento operativo in neonate per meningocele occipitale. Ann. ital. Chir. 12, 1037—1047 (1933).

Dobrin, V. B.: Zur Technik der Radikaloperation bei angeborener vorderer Hirnhernie. Vopr. Nejrochir. 16, 36—40 (1952) [Russisch]. Ref. Z.org. Chir. 127, 61 (1953).

Edgerton Milton, T.: Plastic repair of congenital defects associated with spina bifida und cranium bifidum. Surg. Clin. N. Amer. 1952, 1327—1345.

Esau, P.: Seltene angeborene Mißbildungen. Arch. klin. Chir. 118, 817—820 (1921).

Escher, F.: Spontane cerebrospinale Rhinorhoe bei basaler intrasphenoidaler Encephalocele. Arch. Ohren- usw. Heilk. u. Z. Hals- usw. Heilk. 152, 55—67 (1949).

Fischer, Benno: Über einen Fall von intranasaler Encephalocele, kombiniert mit verschiedenen Gesichtsspalten usw. Diss. Bonn 1935.

Frenkel, H.: Zur Kasuistik der Meningoencephalocystocele occipitalis. Erkennung und Behandlung bei besonderer Berücksichtigung der Frühoperationen. Diss. Düsseldorf 1934, S. 37.

Fulcher, O. H.: Removal of suboccipital meningocele with cure. J. Amer. Med. Assoc. 100, 257/58 (1933).

Fulle, G. B. C.: Di un caso di voluminoso encefalocystocele. Riv. Med. 41, 602—605 (1925).

Gala, A.: Exophthalmus pulsans, vorgetäuscht durch eine Encephalocele bei Morbus Recklinghausen. Cas. lek. cesk. 60, 700—706 (1921) [Tschechisch]. Ref. Zbl. Neur. 28, 4 (1922).

Giordano, A.: Le disencefalie sindrome. Anencefalia, arhinencefalia, e ciclopia, Encefalocele, Malattia di von Hippel-Lindau, Pseudodiencephalie. 198 S. Bari: G. Laterza e figli 1939. Ref. Zbl. Neur. 98, 189 (1941).

GÖBBERT, H. H.: Über Encephalocele occipitalis. Diss. Königsberg 1938, S. 16. Ref. Zbl. Neur. **92**, 556.

GOHRBANDT, E.: Sincipitale Encephalocele. Zbl. Chir. **1937**, 1368.

GRAGERT, O.: Mesocranie mit Encephalocele sagittalis usw. Z. Geburtsh. **104**, 322—337 (1933).

GRISANTI, S.: Un caso di encefalocele trattato chirurgicamente. Pediatria. Ref. **32**, 974—979 (1924). Ref. Z.org. Chir. **30**, 461.

GROB, M., M. STOCKMANN u. M. BETTEX: Lehrbuch der Kinderchirurgie. Stuttgart: Georg Thieme 1957.

GUILLAUME, J., CH. RIBADEAU-DUMAS et R. ROGÉ: Un cas de kyste extradural congenital. Revue neur. **79**, 507—509 (1947).

HADDENHORST, W.: Die Encephalocelen, besonders die basalen Formen. Diss. Münster i. W. 1935, 41 S.

HALLERMANN, O.: Intranasale Meningocelen und ihre klinische Diagnose. Z. Hals- usw. Heilk. **30**, 413—420 (1932).

HERZEN, P.: Über die Operation der vorderen Cerebralhernie. Sammelh. der prop. chirurg. Klinik usw. I. Moskauer Staatsuniv. **3**, 5—15 (1926) [Russisch]. Ref. Z.org. Chir. **36**, 795 (1927).

HOEPKE, H.: Über Hydrocephalie, Meningocele und Aplasie des Großhirnmantels. Diss. Greifswald 1918.

INGRAHAM, F. D., and D. D. MATSON: Neurosurgery of infancy and childhood. Springfield, Illinois, USA.: Ch. C. Thomas 1954.

ION, M.: Betrachtungen über einen Fall von Meningocele. Rev. Chir. **22**, 193—199 (1930). [Rumänisch]. Ref. Zbl. Neur. **57**, 711 (1930).

ISTOMIN, K.: Zur Frage der Verwendung der freien Autoplastik bei Hirnbrüchen und Kiefergelenksankylose. Chir. Arch. Weljamin. **30**, 246—256 (1914) [Russisch]. Ref. Z.org. Chir. **6**, 196 (1914).

IVACHNENKO: Über Hirnbrüche. Vestn. Chir. **38**, 182—184 (1935) [Russisch]. Ref. Z.org. Chir. **76**, 154 (1936).

JAENSCH, P. A.: Falscher pulsierender Exophthalmus (Encephalocele orbitae posterior). Med. Klin. **1928**, 450/51.

— Cephalocele orbitalis posterior. Klin. Mbl. Augenheilk. **107**, 561—571 (1941).

JEFFERSON, B., and A. S. DE VEER: Rhino-encephalocele. Arch. of Path. **18**, 646—659 (1934).

JOVINE, F.: Su di un caso di encephalocystocele occipitale. Pediatr. Riv. **44**, 257—264 (1936).

KOHNO, M.: Über den angeborenen Hirnbruch und Cystenniere sowie einen Fall von Hydromeningoencephalocele occipitalis mit Cystenniere. Mitt. jap. Ges. Gynäk. **30**, 7/8 (1935) [Japanisch]. Ref. Zbl. Neur. **79**, 431.

KOSYNEV, A. A.: Zur Klinik der Cephalocele. Nov. chir. Amer. **9**, 34—40 (1925) [Russisch]. Ref. Z.org. Chir. **35**, 690 (1926).

KREIKER, A.: Ein Fall von Encephalocele nasoorbitalis. Klin. Mbl. Augenheilk. **68**, 757—761 (1922).

LAMPERT, E.: Über die Hirnbrüche. Slg chir. Vortr. Moskau **1**, 131—148 (1924). Ref. Z.org. Chir. **30**, 220 (1925).

— P. M.: Pathogenesis and treatment of the so called congenital cerebral herniae. Surg. etc. **38**, 159—162 (1924).

LANGE, CORNELIA DE: Zum Studium der Encephalocele posterior. Jb. Kinderheilk. **126**, 253—288 (1930).

LEBENSBAUM, D.: Zur Frage der angeborenen Gehirnbrüche. Ž. sovrem. Chir. (russ.) **2**, 51—57 (1927) [Russisch]. Ref. Z.org. Chir. **40**, 80 (1928).

LEHMANN, F. E.: Siehe Einleitung.

LEPENNETIER, F., et J. VOISIN: Un cas d'encéphalocèle orbitaire (Forme fronto-sphénoidale). J. de Radiol. **24**, 158—162 (1941).

LOTIN, A.: Über orbitale Cerebralhernien. Sov. Vestn. Oftalm. **9**, 39—48 (1936) [Russisch]. Ref. Zbl. Neur. **84**, 247 (1937).

LÜTTICKEN, M. M. A.: Über Encephalocele nasofrontalis mit Hydrocephalus. Diss. Tübingen 1935, 23 S. Z.org. Chir. **82**, 506.

LUNDING-SMIDT et F. JENSEN: Un cas d'encéphalocèle postérieur de l'orbite. Arch. d'Ophtalm. **39**, 108—114 (1922).

LUZ, FERNANDO: Meningocele sphenoorbitalis. Brasil-Med. **35**, 17—20 (1921). Ref. Z.org. Chir. **12**, 76.

MANNA, A.: Voluminosa meningo-encefalocele occipitale operato etc. Clin. ostetr. **28**, 607—613 (1926).

MARTIN, A.: Un cas d'encéphalocèle occipitale. Opération, guérison, résultat éloigné. Paris méd. **17**, 63—66 (1927).

MASLOV, I.: Zur Kasuistik großer Hirnbrüche. Vestn. Chir. H. **58—60**, 455—460 (1930) [Russisch]. Ref. Z. org. Chir. **54**, 20 (1931).

METTLER, F. A.: Congenital malformations of the brain. Critical review. J. of Neuropath. **6**, 78—110 (1947).

MILANO, E. M.: 2 Fälle von nasoethmoidaler Encephalocele. Pediatr. españ. **15**, 157—167 (1926) [Spanisch]. Ref. Zbl. Neur. **46**, 3 (1927).

Müller, Carl: Cranioschisis und Encephalocele occipitalis mit Ectopia cerebri. Ein kasuistischer Beitrag zur Frage der Mißbildung bei Spätbefruchtung nach Röntgenbestrahlung. Z. Geburtsh. 9, 49—55 (1949).

Mussgnug, H.: Über Mißbildungen des Schädels bei Encephalocele naso-orbitalis. Frankf. Z. Path. 42, 238—249 (1931).

Nager, F. R.: Über intranasale Encephalocelen. Schweiz. med. Wschr. 1922, 516—519.

Natanson, Leo: Über intranasale Cephalocelen. Arch. Ohrenheilk. 135, 103—111 (1933).

— Über intranasale Hirnbrüche. Z. usu Bol. 1933, 29—37 [Russisch]. Ref. Zbl. Neur. 72, 286.

Negri, G.: Un caso di meningocele occipitale. Clinica chir. 21, 1575—1578 (1913).

Neuschüler, Ignazio: Encephalocele, cataratta congenita. Contributo allo studio delle malformazioni congenite associate. Riv. otol ecc. 6, 19—30 (1929).

Noetzel, H.: Über eine Encephalocele des Kleinhirns und ihr Röntgenbild. Nervenarzt 18, 398 bis 402 (1947).

Nosik, W. A.: The Repair of lumbar and cranial meningocele with Tantalum Gauze. J. of Neurosurg. 8, 540—542 (1951).

O'Brien, G. R.: A meningocele with in the middle turbinate. Arch. of Otolaryng. 14, 339/40 (1931).

Palermo, P.: Meningoencephalocele. Brasil-Méd. 1, 198—200 (1922) [Portugiesisch]. Ref. Z.org. Chir. 19, 21 (1923).

Peroni, P.: Voluminoso cefalomeningocele in neonato. Operazione. Guarigione. Att. Mem. Soc. Lomb. Chir. 6, 325—334 (1938). Ref. Z.org. Chir. 91, 513.

Petit de la Villéon: Meningocèle souslambdatique (Spina bifida cranien) Opération. Guérison. Gaz. Sci. méd. de Bordeaux 34, 63/64 (1913). Ref. Z.org. Chir. 1, 212 (1913).

Piquet, J., et R. Tramblin: L'encéphalocèle. Etude anatomique à propos de 4 observations inédites. Arch. franco-belg. Chir. 29, 945—976 (1926). Ref. Z.org. Chir. 40 19. Zbl. Neur. 48, 516 (1928).

Polissadowa, K.: Zur Kasuistik und Behandlung der sogenannten Hirnhernien. Nov. chir. Arch. (russ.) 6, 377—383 (1924) [Russisch]. Ref. Z.org. Chir. 33, 648 (1926).

Popesco et Trybalski: Encéphalomeningocèle de l'angle interne de l'orbite. Rev. chir. 38, 84/85 (1935).

Puusepp, L., u. Selma Brunnow: Zur Symptomatologie und operativen Behandlung der Encephalocystomeningocele und Cystomeningocele. Fol. neuropath. eston. 5, 144—151 (1926) [Estnisch]. Ref. Z.org. Chir. 36, 495 (1927).

— A. Lüüs u. Selma Brunnow: Zur Symptomatologie und operativen Behandlung der Encephalocystomeningocele und Cystomeningocele. Fol. neuropath. eston. 5, 144—151 (1926). Ref. Zbl. Neur. 45, 292 (1926).

Rabot: Un cas d'encéphalocèle. Bull. Soc. Obstétr. Paris 22, 624/25 (1933). Ref. Zbl. Neur. 70, 171.

Rachmanow, A.: Ein Fall von Encephalocele occipitalis (Hirnbruch ohne Cystenbildung). Frankf. Z. Path. 13, 402—410 (1913).

Ransohoff, J. L.: Occipital encephalocele. Cincinnati Med. J. 3, 269 (1922). Ref. Z.org. Chir. 22, 12 (1923).

Rappoport, G.: Zur Frage über die Ätiologie der Hirnhernien. Dnjepropetrovskij med. Z. 7, 169—171 (1928) [Russisch]. Ref. Z.org. Chir. 45, 374 (1929).

Raud, C. W.: Bilateral naso-orbital encephalocele. Report of case with surgical treatment. Bull. Los Angeles Neur. Soc. 2, 179—185 (1937).

Reifferscheid, Wolfram: Über einen ungewöhnlichen Fall von Meningoencephalocele beim Neugeborenen. Zbl. Gynäk. 1940, 265—268.

Rodzinski, B.: Zur Behandlung der frontalen Encephalocele. Polska Gaz. lek. 5, 939—941 (1926) [Polnisch]. Ref. Zbl. Neur. 46, 393 (1927).

Rudnicky, J.: Gehirnbrüche. Vestn. Chir. (russ.) 10 (1927) [Russisch]. Ref. Z.org. Chir. 42, 723 (1928).

Russanov, A.: Osteoplastische Operation wegen Hirnbruch. 1. Kongr. Nordkausus geb. 23.—26. Sept. 1925, Rostov 1925, S. 110 [Russisch]. Ref. Z.org. Chir. 36, 348 (1927).

— Über die Behandlung angeborener Hirnhernien. Nov. Chir. (russ.) 2, 145—148 (1926) [Russisch]. Ref. Z.org. Chir. 36, 495 (1927).

Safranek, J.: Über die Gehirnbrüche der Schädelbasis, insbesondere die nasalen Formen. Orv. Hetil. 1924, 560—563 [Ungarisch]. Ref. Z.org. Chir. 30, 26 (1925).

Saito, Sh.: Meningoencephalocystocele mit Hydromyelie und Gliose. Arb. Neur. Inst. Wien 25, 207—222 (1924).

Sautner, A.: Über einen Fall von Meningocele occipitalis. Mschr. Geburtsh. 56, 151—159 (1921).

Schairer, E.: Über Neurofibromatose und ihre Beziehungen zu Gliomen und Hirnhernien. Z. Krebsforsch. 40, 30—49 (1933).

Schmidt, Max: On multiple encephaloceles in the fossa cranii media. Act. psychiatr. (Copenh.) 3, 265—280 (1928).

Scoville, W. B., and R. L. McLaurin: Tantalum mesh in repair of congenital defects of skull and spine. J. Amer. Med. Assoc. 147, 639/40 (1951).

Sercer, A.: Das Syndrom der Dysplasie der medianen Linie des Kopfes. Acta oto-laryng. (Stockh.) 36, 284—295 (1948).

SIEBEN, LILI MARGRET: Über die Beziehungen einer endonasalen Encephalocele zur medianen Nasenspalte. Diss. Kiel 1931, S. 26.

SIEVERS, RODERICH: Die nasoorbitalen Encephalocelen mit besonderer Berücksichtigung eines durch Trepanation geheilten Falles. Dtsch. Z. Chir. 221, 289—302 (1929).

SLOBOZIANU, H., u. P. HERSCOVICI: Beitrag zum Studium der Stirnencephalocele. Rev. obstetr. (rum.) 11, 159—169 (1932) [Rumänisch]. Ref. Zbl. Neur. 69, 11 (1934).

SOKOLOV: Médication chirurgicale des hernies cérébrales congenitales. Vestn. Chir. (russ.) 57, 593 bis 605 (1939) [Russisch]. Ref. Z.org. Chir. 98, 583 (1940).

— N. I.: Die operative Behandlung angeborener Encephalocelen zwischen Stirn- und Siebbein. Vestn. otol. it. d. 2, 37—46 (1949) [Russisch]. Ref. Z.org. Chir. 116, 44 (1950).

SOZON-JAROSEVIC, A.: Über die Radikaloperation des vorderen Hirnbruches. Sovet. Chir. 7, 3—7 (1934) [Russisch]. Ref. Z.org. Chir. 77, 109 (1936).

SPIESS, HEINZ: Theorien der Genese von Acranie, Anencephalie und Spina bifida. Diss. Göttingen 1944, Med. 81 S.

STERNBERG, H.: Beiträge zur Kenntnis des vorderen Neuroporus. Z. Anat. 82 (1927).

— Zur formalen Genese der vorderen Hirnbrüche (Encephalomeningocele anterior). Wien. med. Wschr. 1929 I, 462—466.

STRANDBERG, B.: Cephalocele of posterior part of orbita. General survey with report of a case. Arch. of Ophthalm. 42, 254—265 (1949).

SVJATUCHIN, V.: Zur Operation der vorderen Gehirnbrüche. Z. Sovrem Chir. 5, 719—726 (1930) [Russisch]. Ref. Z. org. Chir. 52, 839 (1931).

SWARTS, P.: Ein Fall von Encephalocystocele posterior. Geneesk. Tijdschr. Nederl.-Indië 74, 562/63 [Holländisch]. Ref. Zbl. Neur. 74, 14.

SWERSHEWSKI, L.: Zur Frage der intranasalen Cephalocelen. Russisch. Med. J. 1, 780—783 (1921). Ref. Z.org. Chir. 19, 132 (1923).

SWJERJEW, A. F.: Angeborene Encephalocelen und ihre operative Behandlung. Chirurgija 1949, H. 9, 42—50 [Russisch]. Ref. Z.org. Chir. 120, 330 (1951).

TERNOVSKIJ, S. D.: Modifikation der Operation nach P. A. GERZEN bei vorderen Gehirnbrüchen. Chirurgija 1949, H. 9, 50/51 [Russisch]. Ref. Z.org. Chir. 120, 43 (1951).

TURKEWITSCH, B. G.: Untersuchungen des inneren und mittleren Knochens des Ohres, einiger Mißbildungen der menschlichen Frucht, im Zusammenhang mit unregelmäßiger Entwicklung des Kopfhirns und Deformitäten der Schädelkapsel (Encephalocele und Anencephalie). Frankf. Z. Path. 42, 415—454 (1931).

URRETS ZAVALIA, L., M. BALADO y R. OBREGON OLIVA: Chirurgisch behandelte hintere Meningoencephalocele der Augenhöhle. Arch. argent. Neur. 14, 14—43 (1936) [Spanisch]. Ref. Z.org. Chir. 79, 588 (1936).

VALCKER, F.: Zur operativen Behandlung und Kasuistik der sogenannten Hirnbrüche. Russisch. Vestn. Chir. (russ.) 1933, H. 87—89, 110—114. Ref. Z.org. Chir. 65, 655 (1934).

VERBEEK, F.: Operative Behandlung der Encephalocele und der Meningocele. Demonstration operativ behandelter Kinder. Mschr. Kindergeneesk. 7, 1—8 (1937). Ref. Z.org. Chir. 87, 667 [Holländisch].

VERHAART, W. J. C.: A case of encephalocele posterior with sagittal dissection of the cerebellum. Psychiatr. Bl. (holl.) 39, 629—635 (1935). Ref. Zbl. Neur. 80, 250.

— An intermedial encephalocele with aberrant frontopontine and pyramidal bundles. Psychiatr. Bl. (holl.) 41, 358—368 (1937). Ref. Zbl. Neur. 87, 638.

VERSARI, A.: Un caso di encephalo-meningocele. Pathologica (Genova) 12, 205/06 (1920). Ref. Z.org. Chir. 10, 165. (1921).

— Un caso di encephalo-meningocele. Pediatria 28, 230—241 (1920). Ref. Z.org. Chir.7, 188. (1920).

VOISIN, J., et F. LEPENNETIER: Un encéphalocèle orbitaire postérieure. Presse méd. 1941 II, 1150 bis 1152.

VOSS, O.: Encephalo-Meningocele des Gehörganges. Zbl. Chir. 1936, 2712—2714.

WEISS, WILHELM: Behandlung und Behandlungserfolge der Cephalocele und Spina bifida. Diss. Würzburg 1937, 89 S.

WILLIAMSON, P. W., and P. A. BARELLI: Intranasal Encephalocele. J. of Neurosurg. 8, 231—235 (1951).

ZEIDLER, MARIA: Encephalocele posterior orbitae. Klin. Mbl. Augenheilk. 77, 390—392 (1926).

II. Kongenitale Cysten des Gehirns und der Hirnhäute.

BÖHMER, K.: Ependymcyste als Ursache plötzlichen Todes. Dtsch. Z. gericht. Med. 30, 59—63 (1938).

BULL, W. D., and D. SUTTON: The diagnosis of paraphysical cysts. Brain 72, 487—516 (1949).

CAIRNS, H., and W. H. MOSBERG: Colloid cyst of the third ventricle. Surg. etc. 92, 545—570 (1951).

DANDY, W. E.: Congenital cerebral cysts of the cavum septi pellucidi (5. ventricle) and Cavum Vergae (6. ventricle). Diagnosis and treatment. Arch. of Neur. 25, 44—65 (1931).

DREW, J. H., u. F. C. GRANT: Benign cysts of the brain. J. of Neurosurg. 5, 107—123 (1948).

JAEGER, F., u. A. BANNWARTH: Kongenitale Cysten des Cavum septi pellucidi und Cavum Vergae und ihre operative Behandlung. Zbl. Chir. 1941, 1058—1072.

Kessel, F. K.: Zur Genese der Monroi-Cysten. Zbl. Neurochir. **2**, 206—208 (1937).
—, u. H. Olivecrona: Über Foramen Monroi-Cysten (sog. Kolloidcysten des 3. Ventrikels). Zbl. Neurochir. **1**, 18—39 (1936).
Kuhlendahl, H., u. Hensel: Cavum Vergae-Cyste. Zbl. Neurochir. **14**, 84—88 (1954).
McKissock, W.: The surgical treatment of colloid cyst of the third ventricle. Brain **74**, 1—9 (1951).
Okonek, G.: Extracerebrale Arachnoidealcyste der linken Großhirnhemisphäre. Zbl. Neurochir. **3**, 112—119 (1938).
Tönnis, W.: Die Chirurgie des Gehirns und seiner Häute. In Kirschner-Nordmann, Die Chirurgie, Bd. III, S. 453—613. Wien: Urban & Schwarzenberg 1948.
Torkildsen, A.: Kolloidcyste im 3. Ventrikel durch Operation entfernt. Heilung. Norsk. Mag. Laegevid. **97**, 512—520 (1936) [Norwegisch]. Ref. Z.org. Chir. **79**, 588 (1936).
Zülch, K. J.: Zur Pathologie der äußeren Liquorräume. Zbl. Neurochir. **1950**, 25—38.
— Neurologische Befunde bei Patienten mit Hemisphaerektomie wegen frühkindlicher Hirnschäden. Zbl. Neurochir. **14**, 48—63 (1954).

III. Angeborener Hydrocephalus.

Hemmer, R.: Der Hydrocephalus. Zbl. Neurochir. **12**, 36—46, 108—118 (1952).
Jucelevskij, A., u. L. Goldstein: Versuch einer klinisch-röntgenologischen Klassifikation der Hydrocephalie. Beitr. allg. u. spez. Röntgenol. Leningrad **1935**, 185—194 [Russisch]. Ref. Z.org. Chir. **80**, 98 (1936).
Lange-Cosack, H.: Die Hydranencephalie (Blasenhirn) als Sonderform der Großhirnlosigkeit. Arch. f. Psychiatr. **117**, 1—51, 595—640 (1944).
Lange, C. de: Klinische und pathologisch-anatomische Mitteilungen über Hydrocephalus chronicus congenitus und aquisitus. Z. Neur. **120**, 433—500 (1929).
Russel, D. S.: Observations on the pathology of hydrocephalus, S. 1—138. London: His Maj. Station. Office 1949. Med. Res. Counc. Spez. Rep. Ser. Nr 265.
Schaltenbrand, G., u. W. Tönnis: Traumatischer Hydrocephalus. Zbl. Neurochir. **1**, 42—51 (1936).
Tönnis, W.: Die Chirurgie des Gehirns und seiner Häute. In Kirschner-Nordmann, Bd. 3. Wien: Urban & Schwarzenberg 1948.
Zülch, K. J.: Zur Pathologie der äußeren Liquorräume. Zbl. Neurochir. **15**, 25—38 (1950).

IV. Balkenmangel und Balkenlipome.

André-Balisaux, G., et J. Brihaye: Agénésies et lipomes du corps calleux. Sonderdruck aus Schweiz. Arch. Neur. **77**, H. 1/2, 367—380 (1956).
Bannwarth, A.: Über den Nachweis von Gehirnmißbildungen durch das Röntgenbild und über seine klinische Bedeutung. Arch. f. Psychiatr. **109**, 805—838 (1939); **110**, 314—364 (1939).
Bremer, F., J. Brihaye et C. André-Balisaux: Physiologie et pathologie du corps calleux. Schweiz. Arch. Neur. **78**, H. 1/2, 31—87 (1956).
Brihaye, J., P. Gillet, R. Parmentier et A. Peetrons: Agénésie de la commissure calleuse associée à un kyste épendymaire. Schweiz. Arch. Neur. **77**, H. 1/2, 415—431 (1956).
Davidoff, L. M., and C. G. Dyke: Agenesis of corpus callosum; its diagnosis by encephalography. Report of three cases. Amer. J. Roentgenol. **32**, 1—10 (1934).
Hankinson, J., and L. V. Amador: Agenesis of the Corpus callosum diagnosed by pneumoencephalography. Brit. J. Radiol. **30**, 200—209 (1957).
Heine, G.: Hirnelektrische Befunde bei Balkenagenesie. Dtsch. Z. Nervenheilk. **169**, 255—262 (1952).
Krainer, L.: Die Hirn- und Rückenmarkslipome. Virchows Arch. **295**, 107—142 (1935).
Krüger, J. W.: Über Balkenmangel (Balkenagenesie). Bericht über 2 eigene Fälle mit Encephalogrammen. Arch. f. Psychiatr. **110**, 638—651 (1939).
Merkel, H.: Über partiellen Balkenmangel bei Cystenbildung des Gehirns. Beitr. path. Anat. **102**, 530—543 (1939).
— Zur Frage der Balkenlipome. Z. Neur. **171**, 269—277 (1941).
Morsier, G. de: Études sur les dysraphies crânioencéphaliques. I. Agénésie des lobes olfactifs (télencéphaloschizis latéral) et des commissures calleuses) et antérieure (télencéphaloschizis médian). La dysplasie olfacto-génitale. Arch. suisse Neur. **74**, 309—361 (1955).
— et J. Mozer: Agénésie complète du corps calleux et troubles de développement de l'hémisphère gauche avec hémiparésie droite et intégrité mentale. Arch. suisse Neur. **35**, H. 1/2, 1—70 (1935).
Reeves, D. L., and C. B. Courville: Complete agenesis of the corpus callosum. Bull. Los Angeles Neur. Soc. **3**, 169—181 (1938). Z.org. Chir. **93**, 373.
Scheldon, P., et A. Peyman: The radiological appearance of agenesis of the corpus callosum. J. of Neur. Neurosurg. a. Psychopath. **16**, 117—123 (1953).
Shryock, E. H., J. F. Barnard and R. S. Knighton: Agenesis of the Corpus callosum associates with porencephaly. Report of a case Bull. Los Angeles Neur. Soc. **5**, 146—163 (1940).
Weickman, F.: Zur Differentialdiagnose des Balkenmangels. Zbl. Neurochir. **1**, 38—46 (1955).
Zellweger, H.: Agenesia corporis Callosi. Helvet. paediatr. Acta **7**, 136—155 (1952).

V. Arnold-Chiarische Mißbildung.

ARING: Zit. LEVI.

ARNOLD, J.: Myelocystocele, Transposition von Gewebskeimen und Sympodie. Beitr. path. Anat. 16, 1—28 (1894).

BARRY, A., M. P. BRADLEY and B. H. STEWART: Possible factors in the development of the Arnold-Chiari-Malformation. J. of Neurosurg. 14, 285—301 (1957).

BECKER, H., u. F. RADTKE: Eine Methode zur willkürlich steuerbaren Luftfüllung der Ventrikel bzw. peripheren Liquorräume. Nervenarzt 20, 442—455 (1949).

CHIARI, H.: Über Veränderungen des Kleinhirns, der Pons und der Medulla oblongata infolge von kongenitaler Hydrocephalie des Großhirns. Denkschr. Akad. Wiss. Wien 63, 71—116 (1896).

CHOROBSKI, J., and L. STEPIEN: On the syndrome of ARNOLD-CHIARI. Report of a case. J. of Neurosurg. 5, 495—500 (1948).

EPSTEIN, B. S.: Pantopaque Myelography in the diagnosis of the ARNOLD-CHIARI-Malformation without concomital skeletal or central nervous system defects. Amer. J. Roentgenol. 59, 351—364 (1948).

GARCIN, R., GUILLAUME, KIPPER u. LESOBRE: Zit. LEVI.

— R., et D. OECONOMOS: Les aspects neurologiques des malformations congenitales de la charrière cranio-rachidienne. Paris: Masson & Cie. 1953.

GARDNER, W. J., and R. J. GOODALL: The surgical treatment of ARNOLD-CHIARI-Malformation in adults. J. of Neurosurg. 7, 199—206 (1950).

HURTEAU, E. F.: ARNOLD-CHIARI-malformation. J. of Neurosurg. 7, 282—284 (1950).

KLEIN, M. R.: Persönliche Mitteilung.

—, et J. LEPINTRE: Engagement des amygdales dans les spina bifida avec hydrocéphalie, essai de traitement neurochirurgical. Arch. franç. Pédiatr. 5, Nr 5, 1—5 (1948).

KRAYENBÜHL, H.: Chronischer Hydrocephalus internus infolge einer der ARNOLD-CHIARIschen Entwicklungsstörung nahestehenden Mißbildung. Schweiz. med. Wschr. 1941 I, 114—116.

LEVI, G.: La sindrome di Arnold-Chiari. Sistema nerv. Fasc. 5, 1—25 (1953).

LICHTENSTEIN, B. W.: Distant neuroanatomic complications of spina bifida (Spinal dysraphism). Arch. of Neur. 47, 195 (1942). Zit. nach RUSSEL.

LIST, C. F.: Zit. LEVI.

OSTERTAG, B.: In LUBARSCH-HENKE-RÖSSLE, Handbuch der speziellen pathologischen Anatomie und Histologie, Bd. XIII/4. Berlin: Springer 1956.

PARAMENTIC, M.: Zur Frage der ARNOLD-CHIARI-Mißbildung des Nachhirns. Diss. Göttingen 1951, 12 S.

PENFIELD, W., and D. F. COBURN: ARNOLD-CHIARI-malformation and its operative treatment. Arch. of Neur. 40, 228—236 (1938).

RICARD u. GIRARD: Zit. LEVI.

RODDA: Zit. LEVI.

ROHR, H.: Die angeborenen knöchernen Fehlbildungen in der Occipito-Cervicalgegend und ihre Behandlung. Zbl. Neurochir. 16, 276—292 (1956).

RUSSEL, D. S.: Observations on the pathology of hydrocephalus, S. 1—138. London: His Maj. Station. Office 1949.

SCHWALBE, E., u. M. GREDIG: Über Entwicklungsstörungen des Kleinhirns, Hirnstammes und Halsmarks bei Spina bifida. Beitr. path. Anat. 40, 132 (1906).

SPATZ, H., u. G. J. STROESCU: Zur Anatomie und Pathologie der äußeren Liquorräume des Gehirns. Nervenarzt 1934, 425—437, 481—498.

SWANSON, H. S., u. E. F. FINCHER: ARNOLD-CHIARI-deformity without bony anomalies. J. of Neurosurg. 6, 314—319 (1949).

WYCIS: Zit. LEVI.

YOUNG: Zit. LEVI.

VI. Dandy-Walker-Syndrom.

BENDA, C. E.: The Dandy-Walker-Syndrome or the so called atresia of the foramen Magendie. J. of Neuropath. 13, 14—29 (1954).

DANDY, W. E.: The Diagnosis and treatment of hydrocephalus due to occlusion of the foramina Magendie and Luschka. Surg. etc. 32, 112—124 (1921).

FOWLER, F. D., and E. ALEXANDER jr.: Atresia of the foramina of Luschka and Magendie. A cause of obstructous internal hydrocephalus. Amer. J. Dis. Childr. 92, 131—137 (1956).

GARDNER, W. J., A. F. ABDULLAH and L. J. McCORMACK: The varying expressions of embryonal atresia of the 4. ventricle in adults. Arnold-Chiari-malformation, Dandy-Walker-syndrom, Arachnoidal cyst of the cerebellum and Syringomyelie. J. of Neurosurg. 14, 591—601 (1957).

MATSON, D. D.: Prenatal obstruction of the 4. ventricle. Amer. J. Roentgenol. 76, 409—506 (1956).

WALKER, A. E.: A case of congenital atresia of the foramina Luschkae and Magendie. Surgical cure. J. of Neuropath. 3, 368—373 (1944).

VII. Mißbildungstumoren.

Mahoney, W.: Die Epidermoide des Zentralnervensystems. Z. Neur. 155, 416—471 (1936).

Manca, C.: Sulla sede dei teratomi nell'encefalo. Arch. ital. chir. 52, Donati-Festschrift 3, 745—756 (1938).

Moniz, E.: Gehirncholesteatome. Lisboa méd. 20, 1—21 (1943) [Portugiesisch]. Ref. Z.org. Chir. 110, 143 (1943).

Olivecrona, H.: Zit. nach Mahoney.

Schär, W.: Über Mißbildungstumoren der Großhirnhemisphären. Helvet. med. Acta 5, 803—805 (1938).

—, u. E. Christensen: Mißbildungstumoren des Großhirns. Zbl. Neurochir. 4, 142—154 (1939).

Stender, A.: Über fronto-orbitale Dermoidcysten. Zbl. Neurochir. 2, 114—123 (1937).

Tönnis, W., u. Findeisen: Über intracranielle Epidermoide. Zbl. Neurochir. 2, 301—315 (1937).

Weber, E.: Teratome und Teratoide des Zentralnervensystems. Zbl. Neurochir. 4, 47—57 (1939).

D. Anhang: Doppelmißbildungen.

Grossmann, H. J., O. Sugar, P. W. Greely and M. S. Sadove: Surgical Separation in Craniopagus. J. Amer. Assoc. 153, 201—207 (1953).

Robertson, G. E.: Craniopagus parietalis. A.M.A. Arch. of Neur. 70, 189—205 (1953).

Röttgen, P.: Persönliche Mitteilung 1957.

Schwalbe, E.: Handbuch der Morphologie der Mißbildungen des Menschen und der Tiere. Bd. II: Die Doppelbildungen. Jena: Gustav Fischer 1907.

Smellie, W., and J. Star: Med. J. Austral. 1950, 667.

Voris, H. C., W. B. Slaughter, I. R. Christian and E. R. Cayia: Successful separation of craniopagus twins. J. of Neurosurg. 14, 548—560 (1957).

Erkennung, Differentialdiagnose und Behandlung der Geschwülste und Entzündungen der Schädelknochen einschließlich Orbita.

Von

J. GERLACH und G. SIMON.

Mit 58 Abbildungen.

A. Einleitung.

Voraussetzung zur Erkennung und Behandlung von Geschwülsten und Entzündungen der Schädelknochen ist die Kenntnis der Pathologie dieser Erkrankungen. Das nachfolgende Kapitel ist deshalb als zusammengehörig mit den Beiträgen von KLEINSASSER und VOLLAND anzusehen und schließt sich auch in seiner Gliederung an diese Kapitel an, auf die im folgenden nicht mehr im einzelnen hingewiesen wird.

Die Diagnose, Prognose und Therapie von Knochentumoren und -entzündungen gründet sich weder allein auf klinische Erhebungen noch auf Röntgenbefunde, noch auf histologische Bilder, sondern auf die Gesamtbewertung aller dieser Feststellungen. Sie müssen übereinstimmen, um eine sichere Grundlage der Beurteilung und des Handelns zu bilden. Keines der 3 Fundamente darf überbewertet oder vernachlässigt werden. Die Vorgeschichte und die klinische Untersuchung kann bei den oft geringfügigen Beschwerden und Symptomen, vor allem der Knochentumoren, häufig nicht einmal das Vorhandensein einer Schädelknochenerkrankung sichern. Andererseits sind eine sorgfältige Anamnese und eine gründliche klinische Allgemeinuntersuchung unter Berücksichtigung des übrigen Skeletsystems, der inneren Organe und des Stoffwechsels unerläßlich. Der Mangel an Beschwerden und klinischen Erscheinungen bei vielen Erkrankungen der Schädelknochen ist darauf zurückzuführen, daß der Knochen selbst schmerzunempfindlich ist, und daß Beschwerden und Symptome sich im allgemeinen erst durch Beeinträchtigung der Nachbarschaftsgebilde, d. h. der Gebilde des intrakraniellen Raumes, Gehirn, Nerven und Gefäße, der Orbita und des Auges, der Nasennebenhöhlen und des Geruchsorgans, des Gehörorgans und der bedeckenden Weichteile des Schädels bemerkbar machen. Dabei treten die Tumoren und Entzündungen im Bereiche der Konvexität des Hirnschädels sowie im Gesichtsschädel noch eher unmittelbar in Erscheinung als diejenigen der Schädelbasis.

Im Röntgenbild gibt es keine konstanten, sicher pathognomonischen Anzeichen zur Erkennung und Differentialdiagnose der Knochentumoren und -entzündungen (HELLNER), wenn auch für eine Reihe von Fällen typische Befunde erhoben werden können. Stützt man sich allein auf das feingewebliche Bild einer Knochengeschwulst, so kann dadurch leicht eine Täuschung veranlaßt werden. Mehr als auf anderen Gebieten ziehen die Knochenpathologen klinische Daten zu ihren Beurteilungen und zur Abgrenzung der Krankheitseinheiten und Begriffe heran. So sind Überschneidungen der pathologischen und klinischen Darstellung nicht zu vermeiden.

Durch jede Einteilung tun wir den biologischen Gegebenheiten und Abläufen den Zwang eines Schemas an. Von großer klinischer Bedeutung erscheint die Abtrennung

14*

solcher Prozesse, welche primär und umschrieben die Schädelknochen betreffen, von Erkrankungen, bei denen der Schädelknochen im Rahmen anderer Krankheiten beteiligt ist. Eine solche Trennung ist insbesondere für die Richtlinien unseres Handelns bedeutungsvoll, ebenso für die prognostische Bewertung. Während der überwiegende Teil der Entzündungen der Schädelknochen sich als Lokalmanifestation im Rahmen allgemeiner Infektionen spezifischer oder unspezifischer Art abspielt oder von der Nachbarschaft her fortgeleitet ist, haben wir bei den Tumoren die primären Schädelknochengeschwülste von den sekundären zu unterscheiden. Die sekundären entstehen entweder durch Absiedlung anderswo im Körper befindlicher, meist maligner Tumoren oder fortgeleitet von der Nachbarschaft. Bei den primären können wir nach den Ursprungsorten, d. h. den verschiedenen Bestandteilen des Knochens, einteilen und dabei die osteogenen Geschwülste denen nicht knöchernen Ursprungs gegenüberstellen. Gesondert zu besprechen ist eine Reihe von geschwulstähnlichen Schädelerkrankungen, oft im Rahmen von Stoffwechsel- und endogenen Störungen, teils aus noch ungeklärter Genese, die für den Neurochirurgen in der Hauptsache differentialdiagnostische Bedeutung besitzen.

Ihre Einordnung zu den Geschwülsten oder Entzündungen ist teilweise strittig wie etwa bei der Paget-Krankheit.

Den pathologisch-anatomischen Begriffen der Malignität und Benignität haben wir klinische gegenüberzustellen, die sich keineswegs stets mit jenen decken. Für die klinische Beurteilung der Bös- oder Gutartigkeit sind nicht nur der histologische Feinbau und die Frage der Metastasierung, sondern auch die Wachstumsgeschwindigkeit, die Krankheitsdauer, die Gefahr von Komplikationen wie Blutungen, die Beeinträchtigung lebenswichtiger Organe und nicht zuletzt der Sitz maßgebend. Die einer operativen Behandlung schwerer zugänglichen Tumoren der Schädelbasis sind im allgemeinen bei sonst gleichen übrigen Bedingungen ungünstiger zu beurteilen als die der Konvexität, auch wenn sie histologisch nicht bösartig sind. Fließende Übergänge zwischen Gut- und Bösartigkeit kommen vor. Auch hier kann die histologische Beurteilung, insbesondere eines kleinen Abschnittes einer Geschwulst und nur zu einem bestimmten Zeitpunkt, irreführen. Die hier dennoch vorgenommene Gliederung in gutartige und bösartige Tumoren ist daher mit dieser Einschränkung zu verstehen.

Allgemeine Diagnose und Differentialdiagnose der Schädelknochenerkrankungen.

Schon aus der Familienvorgeschichte können sich wichtige Hinweise ergeben. Erbliche Belastung und Konstitution spielen bei vielen Krankheiten, z. B. bei Paget, bei Hodgkin, bei Leukämie, eine wichtige Rolle. In der speziellen Vorgeschichte muß die Wachstumsgeschwindigkeit einer Geschwulst u. U. erfragt werden. Schmerzen sprechen für eine Beteiligung des Periostes; sie sind häufig bei Entzündungen und bei malignen Tumoren. Fieber kommt sowohl bei diesen als auch bei jenen vor, z. B. bei den osteogenen Sarkomen. Bei der klinischen Untersuchung ist bereits der Allgemeinzustand von Bedeutung. Abmagerung, Anämie und Kachexie sprechen für Bösartigkeit, jedoch können jugendliche Osteosarkomträger auch blühend aussehen (Hellner). Wichtig ist das Lebensalter, wobei die Altersverteilung der einzelnen Tumorarten zu berücksichtigen ist.

Bei älteren Patienten jenseits des 4. Lebensjahrzehntes denke man stets an die Möglichkeit von Metastasen. Von den speziellen Untersuchungen im Rahmen eines gründlichen allgemeinen Status ist insbesondere auf die Blutuntersuchung hinzuweisen: Neben der BKS ist eine Feststellung des Hämoglobins sowie des roten und weißen Blutbildes nötig, bei Verdacht auf Tumoren des Knochenmarkes auch Eiweißbestimmung und Differenzierung der Bluteiweißkörper durch Elektrophorese. Auch eine Sternalpunktion kann angezeigt sein. Ferner müssen Calcium und Phosphor des Blutes bestimmt werden. Nicht zu vergessen sind die Luesreaktionen. Im Urin ist an die Prüfung auch des Bence-Jonesschen Eiweißkörpers zu denken. Bei der klinischen Untersuchung ergibt die Betastung oft wichtige Anhaltspunkte. Die Konsistenz etwa vorhandener Schwellungen sowie das Verhalten der Kopfschwarte zu einem darunter befindlichen Tumor sind zu klären. Pergamentknittern kommt bei Cysten vor, osteolytische Geschwülste sind meist weich, osteoplastische hart. Bei blutreichen Tumoren ist Schwirren oder Pulsation vorhanden, Struma- oder Hypernephrommetastasen können einen weichen oder schwammigen

Tabelle 1. *Chemische Befunde in Blut und Urin bei Knochentumoren nach* COLEY.

Krankheit	Blut, Serum-Eiweiß	Blut, anorganischer Serum-Phosphor	Blut, Serum-Calcium	Blut, saure Serum-phosphatase	Blut, alkalische Serum-phosphatase	Urin, Sulkowitch	Urin, Bence-Jones
Chondrom, Osteochondrom, Osteom, Exostosen		normal	normal		normal		
Solitäre Knochencysten		normal	normal		normal		
Riesenzelltumoren		normal	normal	normal	normal oder leicht erhöht		
Osteosarkom		normal	normal	normal	meist hoch		
Reticulum-zellsarkom		normal	normal		normal oder leicht erhöht		
Entzündliche Knochen-erkrankungen		normal	normal		meist normal		
Metastatische osteolytische Tumoren	normal	normal oder hoch	normal oder hoch	normal	normal oder mäßig erhöht	hoch	0
Metastatische osteoplastische Tumoren	normal	normal	normal	normal	hoch	normal	0
Knochenmetastasen bei Prostataca.	normal	normal	normal	70 % hoch	hoch	hoch	0
Plasmocytom	normal bis sehr hoch	normal oder hoch	normal oder hoch	normal	normal oder leicht erhöht		60 % +
Osteomalacie	normal oder niedrig	normal oder niedrig	meist niedrig	normal	mäßig erhöht	meist niedrig	
Osteoporosis senilis	normal	normal	normal		normal	normal	
Recklinghausen		niedrig	hoch		hoch	hoch	
Paget	normal	normal	normal	normal	hoch	normal	

Eindruck machen (HELLNER). Bei Flüssigkeitsansammlungen, etwa subperiostalen Abscessen, tritt Fluktuation auf. Vermehrte Gefäßzeichnung der Kopfschwarte und der Weichteile kann sowohl auf entzündliche Prozesse als auch auf Tumoren hinweisen.

Ergibt sich aus der Vorgeschichte, den Befunden am übrigen Organismus und den Lokalbefunden im Bereiche des Schädels der Verdacht auf eine Schädelknochenerkrankung, so ist die *Röntgenuntersuchung* unerläßlich. Stets sind Röntgenaufnahmen in 2 Ebenen sowie die nötigen Spezialaufnahmen anzufertigen. Hierbei verdient das Röntgenschichtverfahren die nötige Aufmerksamkeit, das vor allen Dingen im Basisbereich wertvoll ist (Djian u. Scali). Es ist zu bedenken, daß sich nicht jede krankhafte Veränderung der Schädelknochen röntgenologisch darstellen läßt und daß manche Erkrankungen im Röntgenbild zunächst latent bleiben, z. B. die akute Osteomyelitis der Schädelknochen. Es genügt also nicht eine einmalige Röntgenuntersuchung, eine mehrfache Wiederholung ist oft notwendig. Damit erfaßt man auch die weitere Entwicklung röntgenologisch bereits festgestellter Veränderungen und kann in unklaren Fällen aus dem zeitlichen Ablauf manchmal eine Artdiagnose entnehmen. So läßt sich z. B. beim Befund einer Osteoporosis durch spätere Röntgenkontrollen eine Paget-Krankheit sichern. Auch die Wachstumsgeschwindigkeit einer Geschwulst oder das Fortschreiten und die Rückbildung eines entzündlichen Prozesses werden durch wiederholte Röntgenkontrollen offenbar. Man muß sich der Tatsache bewußt bleiben, daß das Röntgenbild im Prinzip eine Vermehrung oder Verminderung des Knochengewebes und Verlagerung von Knochenteilen anzeigt. Der Kalkgehalt der fertigen Knochen ändert sich praktisch nicht, so daß man nicht von Entkalkung, sondern von Knochenabbau sprechen muß. Ist röntgenologisch ein Erkrankungsherd am Schädel festzustellen, so muß stets erwogen werden, ob ein monostotischer oder ein polyostotischer Prozeß vorliegt, d. h. es müssen Röntgenaufnahmen des übrigen Skeletes angefertigt werden; wann, wo und in welchem Umfange dies zu geschehen hat, hängt vom Einzelfall und von der Vermutungsdiagnose ab. Bei ausgedehnter Osteoporose müssen sofort noch mehrere andere Knochen geröntgt werden. Man muß weiterhin versuchen, nach dem Röntgenbilde die reaktiven und die tumormäßigen Knochenneubildungen zu unterscheiden. Periostitiden können leicht mit Tumoren verwechselt werden. Ferner hat man röntgenologisch das expansive von destruktivem Wachstum zu trennen (Hellner); das letztere wird bevorzugt bei malignen Tumoren. Zu prüfen ist schließlich die Relation von Zerstörung zur Neubildung von Knochen, die Hinweise auf die Wachstumsgeschwindigkeit und Prognose gibt. In einigen Fällen kommt auch die Anwendung der Röntgenkontrastmethoden Angiographie und Luftfüllung der Liquorräume in Betracht (s. z. B. Kapitel Orbita).

Führt die klinische und röntgenologische Untersuchung nicht zur Klärung, so ist eine *Probefreilegung* angezeigt. Der Befund muß in Übereinstimmung mit den übrigen Erhebungen gebracht werden. Ergibt sich bei der Probefreilegung ohne mikroskopische Untersuchung genügende diagnostische Klarheit, so kann die Radikaloperation sofort angeschlossen werden. Strengste Asepsis ist erforderlich, da eine exogene Osteomyelitis die Heilung um lange Wochen verzögern kann und in manchen Fällen die bösartige Entartung von Geschwülsten begünstigt. Ist eine Entscheidung über die Krankheitsart durch Probefreilegung nicht zu treffen, so erfolgt die Probeexcision, am besten mit einem Meißel; der scharfe Löffel führt oft zur Gewebsschädigung. Es soll ein möglichst großes Stück zur Untersuchung entnommen werden, das sowohl das Zentrum des Erkrankungsherdes als auch die Randgebiete mit Übergang zum normalen Knochen enthalten soll. Das Material muß gezeichnet werden, damit der Pathologe äußere und innere Knochenoberfläche unterscheiden kann. Sofortige Fixierung, sorgfältige Verpackung und Versendung mit Beifügung klinischer Angaben für den Pathologen sind unumgänglich. Auf Schnelldiagnose ist zu verzichten (Lang). Probeexcisionen sind nicht belanglose Eingriffe, sondern müssen von Erfahrenen gemacht werden. Mit der Möglichkeit starker Blutung ist durchaus zu rechnen, so daß entsprechende Vorkehrungen, wie Bereitstellung von Blut erforderlich sind.

Zur Begutachtung bei Knochengeschwülsten und -erkrankungen vergleiche Hellner (1955).

Allgemeine Therapie der Schädelknochenerkrankungen.

Die Behandlung der Schädelknochentumoren und -entzündungen kann allgemein oder lokal sein, die letztere operativ oder konservativ. Die allgemeine Behandlung wird vor allem bei den Stoffwechsel- und Systemerkrankungen in Betracht kommen, ferner bei den infektiösen entzündlichen Affektionen, schließlich auch bei den malignen Tumoren.

Hier ist die Entwicklung der Chemotherapie noch im Fluß, so daß keine allgemeinen Richtlinien gegeben werden können (Übersicht vgl. GROSS und BOCK). Bei einigen bösartigen metastatischen Geschwülsten der Schädelknochen, z. B. vom Mamma- oder Prostatacarcinom, wird auch die Hypophysenausschaltung durch operative Hypophysektomie (OLIVECRONA u. LUFT) oder Einlegen radioaktiver Substanzen, wie Radiogold (KLAR, K. H. BAUER) versucht. Die konservative örtliche Therapie ist bei den bösartigen Gewächsen in erster Linie eine Strahlenbehandlung, bei den übrigen Erkrankungen der Schädelknochen werden seltener lokale Maßnahmen in Betracht kommen.

In der operativen Behandlung der Schädelknochenerkrankungen gilt für die Geschwülste das Prinzip, einzelne Herde möglichst im ganzen zu entfernen. Die allgemeine chirurgische Technik ist von POPPEN beschrieben. An der Konvexität des Schädels kommt die osteoplastische Trepanation und Entfernung des Tumors im Gesunden mit einem Knochendeckel in Betracht, der von Bohrlöchern aus herausgesägt wird. Die Schädellücken kann man sofort oder später kranioplastisch decken. An der Basis sind meist zunächst Zugang mit osteoplastischer Trepanation und dann extra- oder intradurale Tumorentfernung angebracht. Erreichen die Gewächse seitlich die Oberfläche, so kann man auch osteoclastisch direkt vorgehen. Für die entzündlichen Knochenerkrankungen gelten für das operative Vorgehen die Regeln der allgemeinen Chirurgie. Eine radikale Ausräumung der entzündlichen Herde kommt nicht prinzipiell in Frage.

B. Geschwülste der Schädelknochen.

I. Primäre Knochengeschwülste.

1. Gutartige Primärgeschwülste des Hirnschädels.

a) Hyperostosen und Osteome.

Die knochengewebsbildenden Tumoren des Schädels, die pathologisch-anatomisch am besten als gutartige fibroossäre Tumoren (KLEINSASSER und ALBRECHT) zusammengefaßt werden, sind klinisch die häufigsten gutartigen primären Geschwülste der Schädelkonvexität und des Gesichtsschädels im Nasennebenhöhlenbereich. Da sie ohne knorpelige Vorstufe unmittelbar aus dem Bindegewebe hervorgehen, beschränkt sich ihr Sitz auch auf die bindegewebig angelegten Knochen des Schädels. Als echte Geschwülste sind sie abzugrenzen von Mißbildungen und von nicht geschwulstartiger Hyperplasie des Knochengewebes, die als Hyperostose bezeichnet wird. Die Ausdrücke Exostose und Enostose, die lediglich die extra- oder intrakranielle Richtung einer pathologischen Knochenbildung bezeichnen (KLEINSASSER und ALBRECHT), sollten auch im klinischen Gebrauch zugunsten der Artbezeichnungen fortfallen oder diesen höchstens zur topischen Kennzeichnung angehängt werden, z. B. exostotisches Osteom oder enostotische Hyperostose gleich Hyperostosis interna.

Die nicht *geschwulstartigen Hyperplasien* der Schädelknochen gehören nur am Rande in das vorliegende Kapitel und können daher nur kurz vor den Knochentumoren im engeren Sinne besprochen werden. Nach dem Röntgenbilde werden 4 Formen der Hyperostosen unterschieden (MOORE):

1. Nebula frontalis.
2. Hyperostosis frontoparietalis.
3. Hyperostosis calvariae diffusa.
4. Hyperostosis frontalis interna.

Krankheitseinheiten stellen diese Typen des Röntgenbefundes nicht dar. COURVILLE unterscheidet 8 Gruppen von Hyperostosen, nämlich:

die Hyperostosis frontalis interna,
die Endostosis e vacuo,

die traumatische Hyperostosis,

die Hyperostosen bei Meningeomen und bei Schädeltumoren,

die Leontiasis ossea,

die Knochenhypertrophie bei Paget, bei Recklinghausen und schließlich Knochenverdickungen bei seltenen Leiden wie der Marmorkrankheit, der Erythroblastose oder aus unbekannter Ursache.

Hinsichtlich der Knochenveränderungen bei Meningeom kann auf Bd. II dieses Handbuches verwiesen werden, für Paget und Recklinghausen auf die Abschnitte in diesem Beitrag. Auch die posttraumatischen Hyperostosen bleiben außer Betracht.

Die Hyperostosis frontalis interna ist 1761 erstmals von Morgagni beschrieben worden und hat ein umfangreiches Schrifttum hervorgerufen (Zusammenfassung und Schrifttum vgl. Abbot und Courville, Babaiantz, Dressler, Naito u. Schüller, Perkins und Biglan, Schüller). Als Morgagni-Stewart-Morelsches Syndrom, das oft bei Frauen im Klimakterium auftritt, wird eine Kombination von Hyperostosis frontalis interna, Kopfschmerz, Fettsucht und Virilismus beschrieben, der hypophysär-hypothalamische Störungen zugrunde liegen (Morel 1937, Chavany 1952, Fracassi u. Marelli, Klaer, Rademaker, Soto). Bartelheimer wertet das Bild als einen Überfunktionsdiabetes und fand es bei 25% der Diabetiker. Es handelt sich nach Schön und Tischendorf weniger um ein einheitliches Krankheitsbild, als vielmehr um eine Konstitutionsanomalie. Dafür sprechen das familiäre Vorkommen (Appel) sowie die Kombination mit Degenerationsmerkmalen wie angewachsene Ohrläppchen, zusammengewachsene Augenbrauen, Heterochromie der Iris (Curtius). Lopez-Porrua und Salamanca sprechen von ,,dysmorphischer Störung''. Nach Morel liegt neben der Fettstoffwechselstörung auch eine Störung des Ca-Stoffwechsels vor, die von Appel vermißt wurde. Oft besteht eine akzidentelle Arteriosklerose (Estapé, Lucherini) mit Hypertonie, Hirnatrophie mit Demenz, mitunter auch Hirndruckzuständen (Dietrich 1950). Schneider (1936) hält die Knochenveränderung im Symptomenkomplex für unwichtig. Halbseitiges Vorkommen beschreiben Denstadt, Szaboles. Richter (1939) fand bei Durchsicht von 1227 Röntgenbildern 93mal eine Hyperostosis frontalis interna, meist bei älteren Frauen (s. auch Henschen). Nach Eldridge und Holm ist die Hyperostosis frontalis interna bei weiblichen Geisteskranken 20mal häufiger als in der Gesamtbevölkerung. Moniz schildert angiographische Befunde im Sellagebiet. Rossier und Secretan berichten 1940 über 39 Fälle und erwähnen eine Hypercholesterinämie; sie empfehlen Hypophysenpräparate. Auch die Hypophysenimplantation wird angeraten (Spiegl). Schatter (1953) sowie Roger schlagen eine Behandlung mit Hydergin und Vitamin vor. Pende rät zur Anwendung von Thyroxin. Eine neurochirurgische Therapie wird nur selten empfohlen und kommt kaum in Betracht. Nur von einzelnen Operationen mit Entfernung des hyperostotischen Knochens wird berichtet (P. H. Mollaret und Le Beau 1941, Moore 1935, Petit Dutaillis u. Mitarb.).

Die *Endostosis* e vacuo findet sich bei angeborenen oder erworbenen Defekten der Hirnsubstanz. Die Leontiasis ossea betrifft hauptsächlich den Gesichtsschädel. Nach Courville liegt hier ein chronisch entzündlicher Prozeß zugrunde. Reiss (1935) fand unter 35 Fällen alle Knochen der Konvexität beteiligt. Eine Anzahl der früher beschriebenen Fälle von Leontiasis gehört wahrscheinlich zur fibrösen Dysplasie. Differentialdiagnostisch kommt auch die Paget-Krankheit in Betracht (Lederer). Das Gehirn ist selten beeinträchtigt, von Bedeutung ist jedoch bei der Leontiasis der häufig zunehmende Verfall des Sehvermögens durch Opticuskompression im Bereiche der Foramina optica und Deformierung der Orbita. Über neurochirurgische Maßnahmen finden sich bisher keine Mitteilungen. Es könnte lediglich eine Entlastungsoperation für die Optici in Betracht kommen, falls die Veränderungen der Orbita nicht im Vordergrund stehen. Bei der Marmorknochenkrankheit von Albers-Schönberg liegt ein Erbleiden vor, das sich bereits in der Kindheit manifestiert. Es kommt zu mäßiger bis hochgradiger Sklerose der Schädelknochen, zu Spiculabildung und Ausbildung eines Bürstenschädels (Schinz).

Klinisch zeigen die betroffenen Kinder Exophthalmus, Opticusatrophie mit Erblindung, Nystagmus, Schwerhörigkeit, Hydrocephalus und Anämie.

Gelegentlich werden hyperostotische Schädelveränderungen bei der Neurofibromatose beobachtet (BRAILSFORD), ferner bei einer Reihe seltener Blutkrankheiten wie Erythroblastenanämie, Sichelzellanämie, angeborene hämolytische Anämie (COURVILLE) schließlich bei der Alder-Reilly-Anomalie der Leukocyten (SCHINZ). Die Hyperostosen, die durch lokale Reizzustände wie Osteomyelitis oder subperiostale Hämatome hervorgerufen

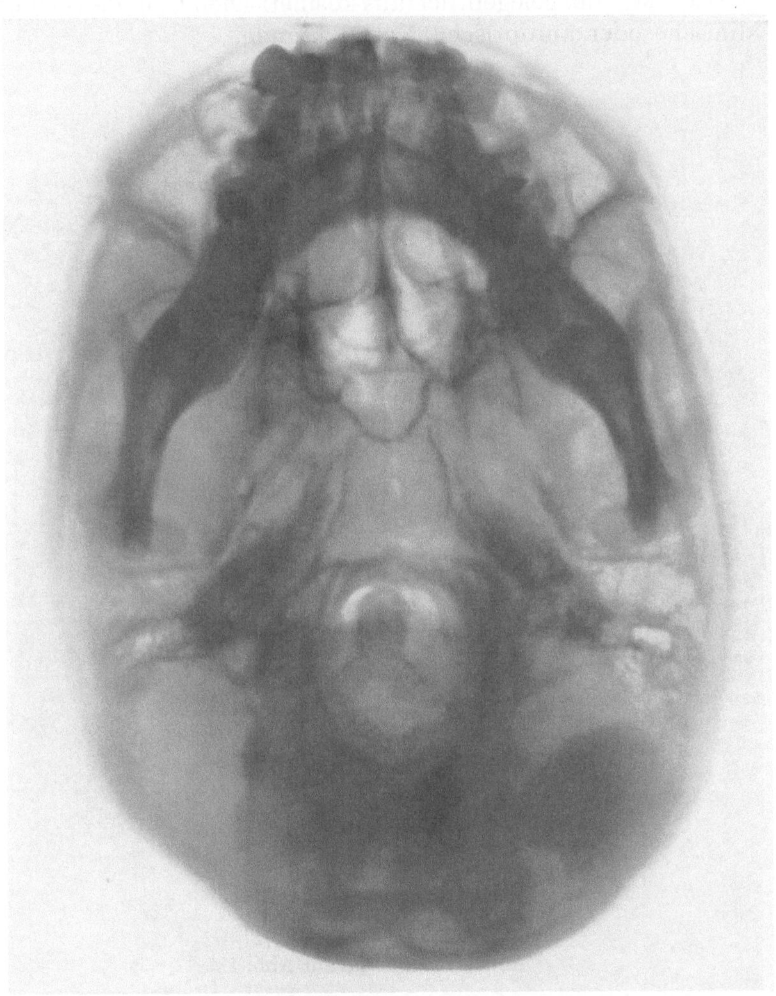

Abb. 1. Exostose der Schädelbasis occipital.

werden, gehören nicht hierher und sind nur differentialdiagnostisch in Erwägung zu ziehen (DYKE). Auch thermische oder chemische lokale Reize sollen in seltenen Fällen Ursache von Hyperostosen werden können (BROEK).

Die echten *fibroossären Geschwülste der Schädelknochen* lassen sich im Anschluß an KLEINSASSER und ALBRECHT klinisch ebenso wie pathologisch-anatomisch in 4 Gruppen ordnen:

1. Die corticalen Osteome der Tabula externa,
2. die großen, meist spongiösen Osteome des Schädeldaches,
3. die meist spongiösen Osteome der Nasennebenhöhlen,
4. die ossifizierenden Fibrome der Nebenhöhlen.

Die beiden zuletzt genannten Formen fassen ABBOT und COURVILLE als orbitoethmoidale oder orbitomaxillare Osteome zusammen.

Die kleinen corticalen Osteome haben nur eine geringe klinische Bedeutung, da sie sich nicht in die Tiefe entwickeln und nur mit den äußeren Schichten der Tabula externa in Verbindung stehen (Kleinsasser und Albrecht). Sie sind linsen- bis kirschgroß und von glatter Oberfläche. Nicht selten kurz gestielt, finden sie sich überwiegend im Stirn- und Scheitelbein, weiterhin verstreut in den Nahtgebieten, solitär oder meist multipel. Sie stehen den Mißbildungen insofern nahe, als sie kein excessives Wachstum zeigen. Sie bleiben stationär, veranlassen keine klinischen Ausfälle, und ihre Beseitigung, die unproblematisch ist, muß gelegentlich aus kosmetischen Gründen erfolgen. Oft handelt es sich um klinische oder autoptische Nebenbefunde.

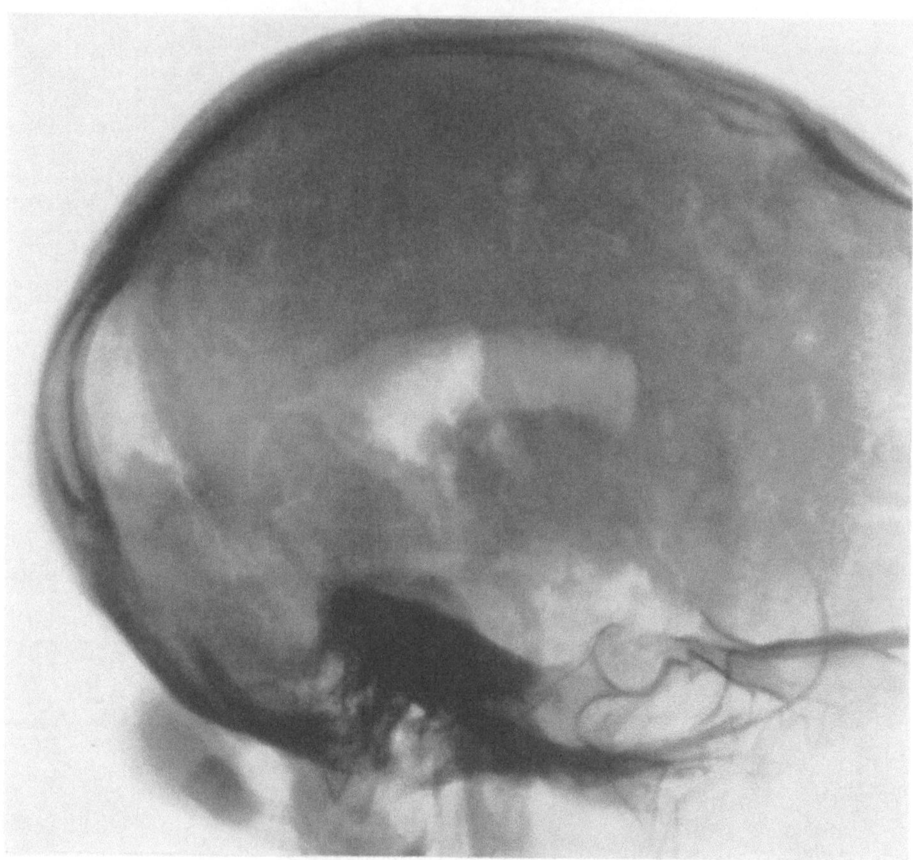

Abb. 2. Seitenbild zur Abb. 1.

Die großen Osteome des Schädeldaches sind demgegenüber viel bedeutungsvoller, da sie starke Wachstumspotenzen aufweisen und sich gegen das Schädelinnere hin entwickeln können. Weibliche Patienten werden leicht bevorzugt befallen (Kleinsasser und Albrecht). Childrey gibt dagegen eine Bevorzugung des männlichen Geschlechtes an. Das gleichzeitige Vorkommen von Osteomen und Meningeomen wird von Rand berichtet. Hierbei sind jedoch die Fälle intraossärer Meningeome auszuschließen. Die Altersverteilung zeigt einen Gipfel im 3. Lebensjahrzehnt, die Dauer der Vorgeschichte unterliegt großen Schwankungen. Nach Echlin haben zwei Drittel der Kranken die Veränderung schon vor der Pubertät beobachtet. Mit Abschluß des Schädelwachstums läßt gelegentlich auch das Wachstum der Osteome nach (Leitholf). Die durchschnittliche Dauer der Vorgeschichte wird dadurch sehr hoch, daß einzelne Patienten ihre Tumoren bis zu 41 Jahre beobachtet haben (Kleinsasser und Albrecht). Echlin gibt einen Durchschnitt von 19 Jahren an. Meistens geht die Anamnese nicht über 5 Jahre hinaus. Die Mehrzahl der großen Osteome des Schädeldaches wurde in der Frontalregion festgestellt (KLEINSASSER und ALBRECHT); es folgen Parietale, Occipitale, Temporale und der Jochbogen. In der Mastoidregion gibt es nicht so selten corticale Osteome der Sutura occipito-mastoidea (KLEINSASSER und ALBRECHT), außerdem handelt es sich hier mitunter um Sonderformen der Osteochondrome. Die Geschwulstgröße kann sehr beträchtlich sein. Apfelgröße ist nicht selten. Ein Tumor von 470 g wurde von ORATOR aus dem Scheitelbein entfernt. Auch ELLERMANN exstirpierte ein monströses frontales Osteom, ebenso SERRA.

Im klinischen Bild werden am häufigsten zeitweise auftretende, im Tumorgebiet lokalisierte Kopfschmerzen angegeben, mitunter leiden die Kranken an epileptiformen Anfällen (LEITHOLF), manchmal treten auch Lähmungserscheinungen auf. Bei der Untersuchung findet sich fast stets eine flache knochenharte Vorwölbung im Bereiche des Hirnschädels mit glatter Oberfläche, über der die Haut frei verschieblich ist. Selten ist lokale Schmerzempfindlichkeit auf Druck (KLEINSASSER und ALBRECHT). Neurologisch ist der Befund entweder regelrecht, oder es finden sich Stauungspapillen (EISELSBERG), Pyramidenzeichen und umschriebene zentrale motorische Ausfälle. Hirnnervensymptome fehlen. Wie bei den meisten Knochentumoren des Schädels trägt auch hier das Röntgenbild hauptsächlich zur Diagnose bei. Im Frühstadium sieht man einen oft uhrglasförmigen, flachen knochendichten Höcker der Externa aufsitzen, später wird die Diploe

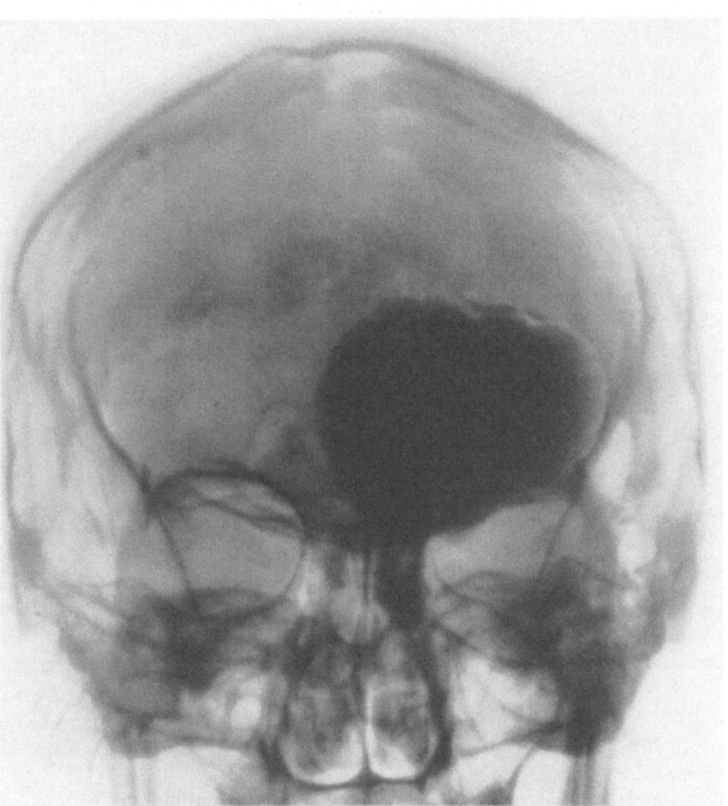

Abb. 3. Fronto-basales Osteom (Fall der Neurochirurgischen Univ.-Klinik Köln: Prof. Dr. TÖNNIS).

vermauert, die Interna unregelmäßig verdickt. Größere Tumoren stellen sich in der Aufsicht als scharf begrenzte dichte Knochenbezirke dar, die manchmal fleckig durchsetzt sind. Im Tangentialbild sind Interna und Externa im Tumorschatten nicht mehr zu erkennen (RUDENKO), die Tumoroberfläche ist glatt. Als Grenze der Geschwulst nach außen sieht man mitunter eine schmale subperiostale Knochenlamelle (KLEINSASSER und ALBRECHT), selten zeigt das Tangentialbild bürstenartige Radiärstreifen oder schalenartige Schichtung. In der röntgenologischen Differentialdiagnose (vgl. SCHWARTZ) sind vor allem Knochenreaktionen bei intrakraniellen Meningeomen oder intraossär wachsende derartige Tumoren zu beachten. Diese zeigen mehr radiär gestellte Spiculae und schnelleres Wachstum (LEITHOLF), auch häufiger neurologische Ausfallserscheinungen. Erweiterte Gefäßfurchen am Schädel können sowohl bei Osteomen wie Meningeomen vorkommen. Osteoplastische Sarkome sind meist weniger knochendicht, zeigen manchmal deutliche Spiculae oder einen Periostsporn (KLEINSASSER und ALBRECHT) und wachsen bald in die Weichteile ein. Verknöcherte subperiostale Hämatome können ein den Osteomen ähnliches Röntgenbild hervorrufen, das sich durch gute Sichtbarkeit der Tabula interna und externa unterscheidet. Die Anamnese und eventuell Narbenbildungen der Weichteile weisen darauf hin. Gelegentlich können einzelne Herde von fibröser Dysplasie oder auch die Osteodystrophia fibrosa generalisata Recklinghausen mit Osteomen verwechselt werden. Die Mehrzahl der übrigen Tumoren der Schädelknochen unterscheidet sich aber von den Osteomen, bei denen röntgenologisch eine relativ sichere Artdiagnose möglich ist. Die Meningeome wird man fast stets durch die Angiographie oder Encephalographie ausschließen können. Die Anwendung dieser Methoden ist bei den großen Osteomen des Schädeldaches zu empfehlen, zumal sich durch die Angiographie der Carotis externa mitunter der Gefäßreichtum der Geschwulst beurteilen läßt, und da ihre Beziehungen zum Gehirn geklärt werden sollen. Ist die Diagnose gestellt, so ist auch eine Indikation

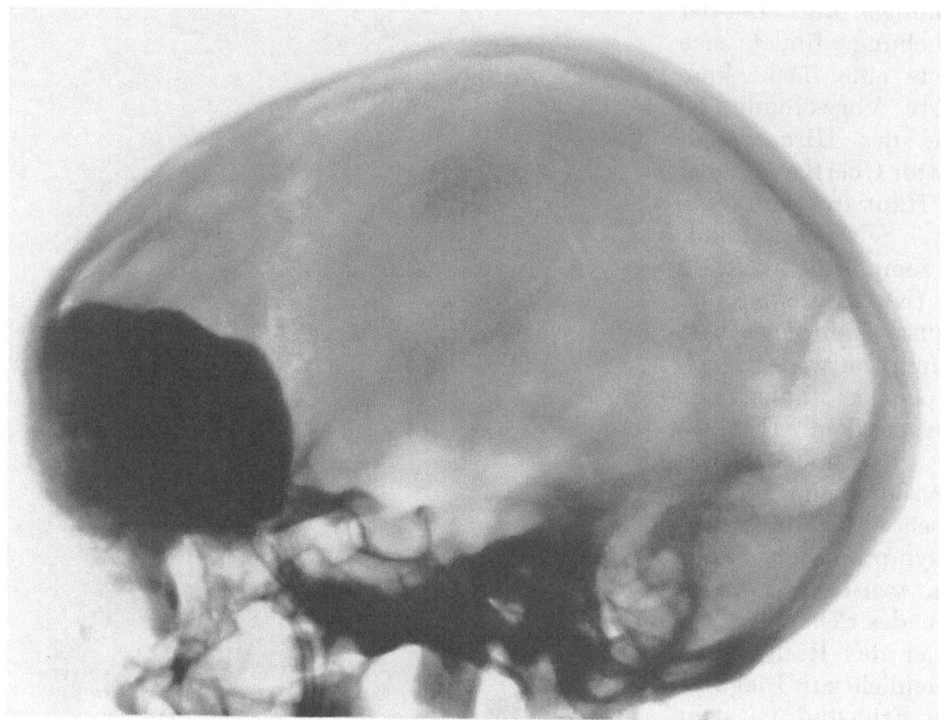

Abb. 4. Seitenbild zur Abb. 3.

zur operativen Behandlung gegeben. Diese ist absolut bei Vorliegen stärkerer Beschwerden, bei Hirndruckzeichen und neurologischen Ausfällen.

Die Operation besteht in vollständiger Entfernung der Geschwülste, wenn möglich, soll das ganze tumortragende Knochenstück nach Anlegen von Bohrlöchern mit der Gigli-Säge herausgesägt werden; andernfalls sind die Geschwülste stückweise mit der Luerschen Zange zu entfernen. Die Dura bleibt gewöhnlich uneröffnet. Die Knochendefekte kann man plastisch decken. Die Operationsergebnisse sind günstig. Die Mortalität ist gering. Bei vollständiger Entfernung entsteht kein Rezidiv. Maligne Entartung kommt nur selten vor (Seemen, Zambrini).

Die Osteome der Nasennebenhöhlen (Schrifttum bei Malan, Teed) befinden sich in einem Grenzgebiet der Neurochirurgie gegenüber der Hals-Nasen-Ohrenheilkunde und der Augenheilkunde. Zur Neurochirurgie gehören sie insofern, als intrakranielle Komplikationen, auf die schon Cushing aufmerksam gemacht hat, besonders häufig sind. Die Stirnhöhlenosteome gehen meist von der Hinterwand oder vom Boden der Stirnhöhle, zum kleinen Teil vom Septum, vom Dach oder von der Vorderwand aus (Kleinsasser und Albrecht). Doppelseitiges Vorkommen ist beschrieben (Laskiewicz). Bei großen Tumoren läßt sich der Ausgangspunkt oft auch bei der Operation nicht mehr feststellen.

Die Osteome des Stirnbein-Siebbein-Nahtbereiches können sich nach mehreren Richtungen entwickeln.

Entweder liegen sie in der Stirnhöhle oder sie wachsen in den Siebbeinzellbereich, schließlich auch in die Orbita und in den intrakraniellen Raum vor. Ihre Ausbreitung kann nach mehreren oder allen diesen Regionen zugleich erfolgen. Je nach dem Ausgangsort spricht man von frontalen, bifrontalen, fronto-ethmoidalen, fronto-orbitalen, orbito-ethmoidalen, intraorbitalen oder fronto-kraniellen Höhlenosteomen (KLEINSASSER und ALBRECHT). Entsprechend der Entwicklung der Nebenhöhlen treten die Tumoren nicht vor dem 10. Lebensjahre auf, sehr selten vor dem 15. und meist im zweiten und dritten Lebensjahrzehnt. Männer werden etwas bevorzugt befallen. Bei den toten Osteomen (TILLMANNS) handelt es sich um Geschwülste, die nach Abbruch des Stiels und Unterbrechung der Blutzirkulation als Sequester in der Stirnhöhle liegen oder auch, wenn sie klein sind, in die Nasenhöhle abgestoßen werden. Die Ablösung erfolgt durch Druckatrophie oder entzündliche Vorgänge (GEISSLER). Die engen Beziehungen der Nasenhöhlenosteome zum intrakraniellen Raum sind Ursache einer Reihe klinisch sehr bedeutsamer neurochirurgischer Komplikationen. Die oft gleichzeitig be-

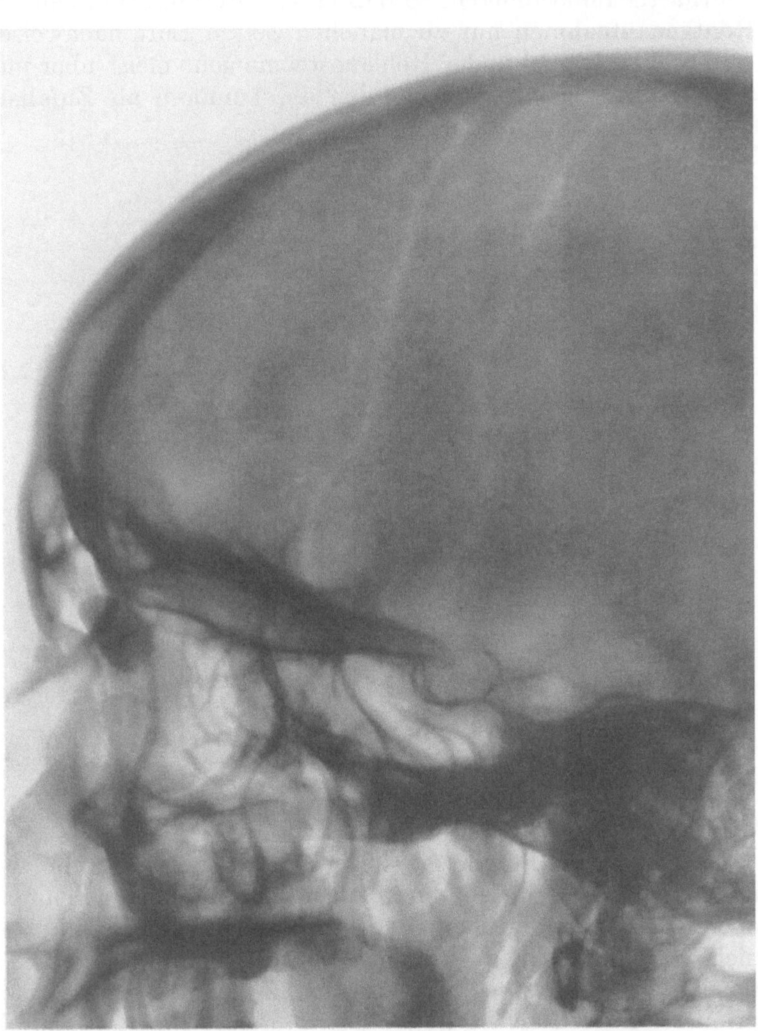

Abb. 5. Kleines Osteom der Stirnhöhlen (Zufallsbefund).

stehende und die mechanischen Verhältnisse begünstigende eitrige Sinusitis kann Orbitalabscesse oder Hirnabscesse entstehen lassen. Fast regelmäßig sind die Osteome mit der Dura fest verwachsen und durchbrechen sie häufig, anfangs meist dornartig mit einem kleinen Knochenstachel. Als weitere wichtige Komplikation sind die Mucocelen zu nennen, also abgetrennte Teile der Nasennebenhöhlenschleimhaut, die sich durch Sekretion langsam tumorartig vergrößern, die knöchernen Wände der Nebenhöhlen zerstören und als intrakranielle Mucocelen ins Schädelinnere vordringen, wobei sie sich nach Zerstörung der Dura als intracerebrale Mucocelen tief ins Stirnhirn eingraben können. Es kann sogar zur Ventrikeleröffnung kommen (ARMITAGE, BAKER-SIMONTON u. FISCHER, CAMPBELL u. GOTTSCHALK). Akut lebensbedrohlich werden die Mucocelen, wenn sie sich zu Mucopyocelen (KLEINSASSER und ALBRECHT) infizieren. Es kommt dann zu Meningitis, Encephalitis und Hirnabsceß. Die Pneumatocelen (Schrifttum bei KLEINSASSER und

Albrecht) haben eine Kommunikation der Liquorräume mit der Außenluft zur Voraussetzung, meist durch eine kleine Duralücke neben dem Osteom, die in die Nebenhöhle führt. Eine Liquorfistel ist dabei in der Regel vorhanden. Die Luft kann sich subdural, intracerebral oder in die äußeren und inneren Liquorräume ausbreiten. Dem entspricht ein subduraler, intracerebraler, subarachnoidaler oder intraventrikulärer Spontanpneumocephalus (Kleinsasser und Albrecht, Wildegans). Die Öffnung kann auch ventilartig funktionieren, so daß es zu intermittierendem Lufteinbruch kommt und die Röntgenaufnahmen nur zu manchen Zeiten Luft nachweisen lassen.

Die Vorgeschichte der Höhlenosteome geht meist über mehrere Jahre, da das Wachstum langsam erfolgt. Oft werden die Tumoren als Zufallsbefunde auf Röntgenbildern

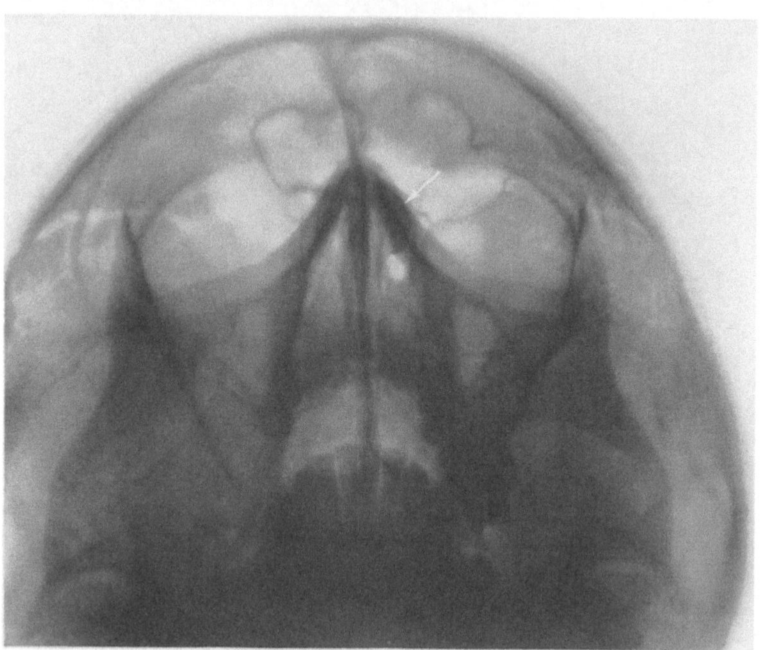

entdeckt (29 von 31 Fällen Sättlers). Familiäres Vorkommen gehört zu den Seltenheiten. Perlberg u. Krueger berichten davon. Die Kranken klagen über Stirnkopfschmerz, der nur zeitweise auftritt und über ein Druckgefühl in der Stirngegend. Stellt sich wie so oft eine Sinusitis ein, so werden die Beschwerden heftiger, es entwickeln sich die dafür typischen Symptome wie Weichteilschwellungen, Fieber und Eiterfluß aus der Nase. Nach Liquorfluß aus der Nase oder in den Nasenrachenraum ist anamnestisch zu fahnden.

Abb. 6. Wie Abb. 5.

Im klinischen Befund ist ein gewöhnliches Zeichen die Verdrängung des Bulbus oculi nach außen und unten durch einen knochenharten Tumor im inneren Orbitalwinkel oben. Das Gesicht erscheint dadurch entstellt. Die Stirnhöhlenvorderwand ist gewöhnlich nicht durchbrochen, aber vorgewölbt. In späteren Stadien wird die Motilität des Augapfels peripher gestört und der Bulbus geschädigt. Wird der Tränennasengang komprimiert, so kommt es zu Tränenträufeln. Bei der neurologischen Untersuchung ist eine halbseitige Hyposmie oder Anosmie festzustellen, ferner ein Ausfall im Gebiet des 1. Trigeminusastes. Beengen die Tumoren den intrakraniellen Raum, so kommt es zu Hirndruckerscheinungen, bei Stirnhirnkompression zu entsprechenden psychischen Symptomen, die denen eines Olfactoriusmeningeoms gleichen. Auch Krampfanfälle treten manchmal auf, ebenso gelegentlich Lähmungen, wenn die Zentralregion in Mitleidenschaft gezogen wird. Mucocelen und Pneumatocelen veranlassen die Symptome der intrakraniellen Raumbeengung, bei entzündlichen Komplikationen wie Meningitis, Encephalitis und Hirnabsceß finden sich die entsprechenden Zeichen, auf die hier nicht näher einzugehen ist. Bei der Untersuchung ist auf Eiter- oder Liquorabsonderung aus der Nase zu achten, eine otologische Fachuntersuchung ist stets erforderlich. Das Röntgenbild führt gewöhnlich zu einer sicheren Klärung:

Es zeigen sich knochendichte, scharf begrenzte Verschattungen in den erweiterten Höhlen. Man kann oft zwischen Tumor und Höhlenwand den Periostschleimhautüberzug der Tumoren in Form einer feinen Aufhellungslinie erkennen (Kleinsasser und

ALBRECHT). Der Tumor selbst kann in manchen Teilen fleckig erscheinen, der Knochen der Umgebung ist meist verdünnt oder usuriert, seltener besteht eine Randsklerose. Luftansammlungen sind durch die Röntgenaufnahme ebenfalls zu erfassen und zu lokalisieren. Besteht Verdacht auf intrakranielle Raumbeengung durch eine Mucocele, Mucopyocele oder einen Hirnabsceß, so empfiehlt es sich, die Angiographie und die Luftfüllung der Hirnkammern zusätzlich anzuwenden. Therapeutisch kommt ein operatives Vorgehen in Betracht. Einige Operateure stellen die Indikation nur bei Beschwerden (NOVICK), andere operieren auch die zufällig entdeckten Osteome. Je nach Größe und Sitz des Tumors wird entweder durch die Stirnhöhle vorgegangen oder es wird eine frontale osteoplastische Trepanation vorgenommen (TÖNNIS nach KLEINSASSER und ALBRECHT, KESSEL). Der Zugang durch die Stirnhöhle ist in etwa 50% der Fälle angebracht (SCHNEIDER). Die Geschwulst wird möglichst im ganzen entfernt, oft muß sie verkleinert und stückweise herausgeholt werden. Etwaige Duradefekte sind zu schließen. Die Muco- und Pyocelen werden unter Radikaloperation der Stirnhöhlen exstirpiert, Hirnabsceß und Meningitis nach den üblichen Regeln behandelt. Ein plastischer Verschluß der Knochenlücken kann nur bei Osteomoperationen durchgeführt werden, bei denen keine Begleitinfektionen der Stirnhöhle, des Gehirns oder der Hirnhäute vorliegen (DZELICHOV). In den übrigen Fällen muß eine entsprechend lange Zeit nach der Abheilung abgewartet werden. Die Prognose der Operation ist günstig, wenn die Radikalentfernung möglich ist, und wenn nicht entzündliche Komplikationen die Aussichten verschlechtern.

Die ossifizierenden Fibrome der Nebenhöhlen oder Osteoidfibrome sind früher unter verschiedenen Bezeichnungen wie Osteoidome, Fibroosteome usw. beschrieben worden (KLEINSASSER und ALBRECHT). Sie wurden erst von BENJAMINS (1938) und GÖGL (1949) als einheitliche Gruppe herausgestellt. Sie sind als Sondergruppe noch nicht genügend bekannt und jedenfalls seltener als die Höhlenosteome (vgl. CORBETT). Sie sitzen meist in der Stirnhöhle und wachsen in die Nasenhöhle vor, entwickeln sich auch zur Orbita hin. Manchmal liegen sie im Siebbein oder in der Keilbeinhöhle (v. EICKEN 1922), seltener in der Oberkieferhöhle. Die Tumoren treten im Gegensatz zu den Höhlenosteomen schon vor dem 10. Lebensjahre auf, am häufigsten jedoch im 2. Lebensjahrzehnt (KLEINSASSER und ALBRECHT), um dann seltener zu werden. Ihre Wachstumstendenz ist nicht sehr groß, die Vorgeschichte dementsprechend lang. In der klinischen Symptomatologie ist eine Verdrängung des Bulbus oculi nach unten außen oder auch nach oben zu erwähnen, im Unterschied zu den Höhlenosteomen, bei denen der Augapfel stets nach außen unten verlagert wird (KLEINSASSEN und ALBRECHT). Die Nasenatmung kann behindert sein, rhinologisch sind die Tumoren oft in der Nase sichtbar. Gewöhnlich fehlen neurologische Symptome, in seltenen Fällen dehnen sich die Tumoren aber in den intrakraniellen Raum aus (v. EICKEN u. SCHÜRMANN). Das Röntgenbild zeigt unregelmäßige dichte fleckige Verschattungen im Bereiche der betroffenen Nebenhöhle, deren Lumen erweitert ist. Die Wände sind verdünnt oder perforiert. Probeexcisionsmaterial kann leicht mit einem Sarkom oder einem Meningeom verwechselt werden. Die Operation dieser Geschwülste sollte gewöhnlich dem Otologen überlassen werden, nur bei Ausdehnung in den intrakraniellen Raum ist neurochirurgische Behandlung erforderlich, für die die gleichen Regeln gelten wie bei den Höhlenosteomen.

Anhang: Osteoid-Osteom.

Anhangsweise an die Osteome sei das sog. Osteoid-Osteom erwähnt (Übersicht und Schrifttum bei KLEINSASSER und NIGRISOLI). Diese von BERGSTRAND und JAFFE beschriebene Skeleterkrankung tritt stets monostotisch und am häufigsten an Tibia und Femur zwischen dem 3. und 10. Lebensjahr auf. Am Schädel wurden bisher nur 2 Fälle beschrieben, und zwar im Bereiche des Jochbeines und in der Gegend des äußeren Gehörganges (EGGSTON und WOLFF). Die Herde können eine erhebliche Größe, an den Röhrenknochen bis zu 15 cm Länge erreichen. Nach KLEINSASSER und NIGRISOLI handelt es sich nicht um gutartige Tumoren, sondern um eine chronisch verlaufende Entzündung, eine herdförmige Ostitis. Spontane Ausheilung ist möglich. Die Rolle eines Traumas für die Ätiologie ist problematisch. Im klinischen Bild stehen monate-, jahrelang anhaltende zunehmende lokale Schmerzen im Vordergrund, die in die Nachbarschaft ausstrahlen und schwer beeinflußbar sind. Ausnahmsweise können Fieber und Leukocytose auftreten. Bei der Untersuchung tastet man in späteren Stadien den Herd als druckempfindlichen glatten Knochenbuckel. Neurologische Ausfälle fehlen. Das Röntgenbild ist typisch. Man sieht einen glatt begrenzten, der Corticalis aufsitzenden Knochenbuckel, unter dessen höchster Erhebung sich eine etwa erbsengroße Aufhellung mitunter nur in Röntgenschichtbildern darstellen läßt, der sog. Nidus (vgl. pathologisch-anatomischen Teil Kleinsasser). Differentialdiagnostisch kommen verschiedene Sarkomformen, Osteomyelitis sowie Knochenveränderungen bei Typhus, Paratyphus und Bang in Betracht. Die wirksame Behandlung besteht in Radikalentfernung des Herdes. Eine genaue histologische Untersuchung ist wegen der Seltenheit der Erkrankung erforderlich. Die Prognose ist gut.

b) Fibrome.

Fibrome der Schädelknochen sind außerordentlich seltene Geschwülste. Es finden sich im Schrifttum darüber nur vereinzelte Mitteilungen. Dandy hatte in seinem gesamten Tumormaterial nur einen solchen Fall. Wir unterscheiden zentrale und periostale Fibrome. Das Wachstum ist sehr langsam. Die bisher bekannten Fälle waren teils in den Nebenhöhlen lokalisiert, z. B. Sinus frontalis (Corbett), Siebbein (Simpson, Graham u. Sanders, Piner, Woodruff), teils an der Konvexität (Dandy), teils an der Basis im Felsenbeinbereich (Schwabach und Bielschowsky, Weichselfelder). Touzard, Darlon, Verger schildern ein Fibrom der Mastoidgegend. Die Symptome hängen ganz vom Sitz ab. Die Fälle an der Konvexität boten keine neurologischen Ausfallserscheinungen, wurden aber als glatt begrenzte Geschwülste mit darüber verschieblichen Weichteilen bemerkt. Dandy bringt das Röntgenbild einer solchen Patientin, das einen gut begrenzten ovalen Aufhellungsherd zeigt. Die beschriebenen basalen Fibrome zeigten stärkere Wachstumstendenz und boten neben Hirnnervensymptomen Hirndruckerscheinungen in Form von Kopfschmerzen, Bewußtseinsstörungen, Stauungspapillen (Schwabach und Bielschowsky, Weichselfelder). In dem selbst beobachteten Falle Weichselfelders (Abb. 11) rezidivierte der Tumor nach Entfernung des großen Anteils in der hinteren Schädelgrube aus dem Felsenbein heraus nach außen und bot schließlich eine ulcerierte Oberfläche. Die Behandlung ist operativ. Die Entfernung der Tumoren soll wenn möglich im Gesunden durch Knochenresektion vorgenommen werden. Aus diesem Grunde ist die Prognose der basalen Fibrome im Gegensatz zu denen der Konvexität schlechter, weil die Entfernung oft nicht radikal gelingt und es dann zu einem Rezidiv kommt. Trotzdem kann man mit einer Überlebensdauer von vielen Jahren rechnen.

Anhang: Die Schädelbeteiligung bei der Neurofibromatose.

Befunde am knöchernen Schädel bei der Recklinghausenschen Neurofibromatose besitzen für den Neurochirurgen ein diagnostisches Interesse. Eine operative Behandlung der Herde kommt nicht in Betracht. Eine Übersicht des alten Schrifttums gibt Adrian (1901), neuere Angaben finden sich bei Schinz und Miller (1953). Über familiäres Vorkommen berichten Dreyfus u. Mitarb. Nach Schinz unterscheiden wir bei den Knochenveränderungen Entwicklungsstörungen, Hyperplasien, Hypoplasien und Usuren. Bei den seltenen Entwicklungsstörungen handelt es sich um Spaltbildungen aus dem dysraphischen Formenkreis (Stalman). Hypoplasien und Hyperplasien sind meist halbseitig und betreffen oft das Ausbreitungsgebiet des Trigeminus, d. h. den Gesichtsschädel und die Stirn. Druckusuren werden durch Nerventumoren in Knochennachbarschaft oder in Knochenkanälen hervorgerufen, ebenso wie auch durch andere Geschwülste. Pulsierender Exophthalmus kommt vor (Paufique, Etienne u. Charleux). Dementsprechend kann die Basisaufnahme Erweiterung der basalen Foramina zeigen (GOETSCH). Typisch ist die Usur der Felsenbeinspitze durch Acusticusneurinom. Die Drucksella als Zeichen des erhöhten intrakraniellen Druckes bei Geschwülsten im Schädelinnenraum gehört nicht zu den Zeichen der Neurofibromatose, sondern ist ein unspezifisches Symptom. Die Röntgenbefunde am Schädel werden von FARBEROV, FRANGENHEIM, MILLER, ROSENDAL, SILLEVIS, STEINSLEJER u. SLULITTLE, WINKELBAUER geschildert. Häufig zeigen sich Defekte der Orbitalwandungen (FRANGENHEIM, GOETSCH, HEINE, JOSÉ-ZACHIS, MOORE, PEYTON u. SIMMONS, STAHNKE).

c) Chondrome.

Geschwülste des knöchernen Schädels von knorpeliger Beschaffenheit kommen fast ausschließlich an der Schädelbasis vor (Übersicht und Schrifttum s. KLEINSASSER und FRIEDMANN). Die meningealen chondroplastischen Geschwülste stellen möglicherweise nur eine Variante der Meningeome dar (KLEINSASSER und FRIEDMANN, CHOROBSKI, JARZYMSKI und FERENS). Chondrome der Schädelkonvexität sind Raritäten (BRÜTT). Der Ausgangspunkt der basalen Chondrome sind die knorpelig präformierten Knochen der Basis und die basalen Synchondrosen. Nach dem Sitz unterscheidet man dabei die Höhlenchondrome, die Chondrome der Synchondrosen und die Osteochondrome an der Außenseite des Schädels (KLEINSASSER und FRIEDMANN).

Die Höhlenchondrome entsprechen den Höhlenosteomen. Sie liegen im Bereiche des Siebbeins und der Nasennebenhöhlen, wo sie ihren Ursprung haben (HICKEY, HOPMANN). Vorwiegend haben sie für den Rhinologen Bedeutung, können jedoch gelegentlich wie die Höhlenosteome in den intrakraniellen Raum eindringen und dann meist zuerst zu Opticusschädigung (LIST) führen. Nach dem ersten Lebensjahrzehnt werden sie in jedem Alter beobachtet, am häufigsten zwischen dem 20. und 30. Jahr. Frauen sind bevorzugt betroffen (LIST). Das Wachstum ist langsam, die Symptome weisen auf den Sitz hin: Behinderung der Nasenatmung, Nasenbluten, Sekretretention in den Nebenhöhlen (KLEINSASSER und FRIEDMANN). Bei weiterem Wachstum kommt es zu äußerlich sichtbaren Zerstörungen des Nasenskeletes, zu Geruchsstörungen und Verdrängung des Augapfels. Rhinoskopisch erscheinen die Höhlenchondrome — wie die Osteome — gelegentlich als höckerige knollige Tumoren.

Im Röntgenbild sieht man eine homogene Verschattung des Gesichtsschädels mitunter mit septenartigen Kalkeinlagerungen und Druckarrosion der benachbarten Knochen bei guter Grenze gegen das gesunde Knochengewebe. Die Therapie ist meistens rhinologisch, soweit der intrakranielle Raum nicht betroffen ist. Eine Röntgenbestrahlung kommt nicht in Betracht.

Die parasellären Chondrome beanspruchen das Hauptinteresse des Neurochirurgen (Schrifttum bei KLEINSASSER und FRIEDMANN). Sie kommen ebenfalls bei Frauen häufiger als bei Männern vor. Ihre Symptomatologie ist typisch: Die Vorgeschichte ergibt rezidivierende Kopfschmerzen, die hinter das Auge sowie in die Stirn- und Hinterhauptsgegend lokalisiert sind. Erbrechen und Übelkeit treten auch ohne erhöhten intrakraniellen Druck auf, als lokale Zeichen einer Vagusschädigung, die sich meist erst im Endstadium zeigt. Durch Zirkulationsstörungen im Gebiet des Sinus cavernosus kann es zu Exophthalmus, orbitaler Venenstauung und Lidödem kommen. Bei der Untersuchung findet man eine Parese der Augenmuskeln und fast stets eine Trigeminusbeteiligung. Hinsichtlich des Oculomotorius bleiben der Lidheber und der Rectus medialis gewöhnlich verschont. Seitens des Trigeminus ist anfangs vorwiegend der 1. Ast betroffen, es folgt dann der 3. Ast, und schließlich wird der Trigeminusausfall sensibel und motorisch komplett. Der Opticus wird in wechselnder Form durch den Druck der sich ausbreitenden Geschwulst in Mitleidenschaft gezogen. Es kann sich um eine Schädigung des Fasciculus, des Chiasmas oder des Tractus mit entsprechenden Gesichtsfelddefekten handeln. Eine Stauungspapille gehört nicht zu den regelmäßigen Befunden. Große Geschwülste bedrängen auch die Hypophyse, den Hypothalamus (Paleari) und den Schläfenlappen sowie die Pedunculi cerebri. Eine spastische Hemiparese wird häufiger durch Behinderung der Blutzirkulation infolge direkten Tumordruckes auf die Carotis als durch unmittelbare Schädigung der Pyramidenbahn bedingt. Ein Einwachsen in die hintere Schädelgrube ist an der Beteiligung des VII. und VIII. Hirnnerven erkennbar. Die Hirnnervenausfälle sind in der Regel einseitig (Leitholf). Epileptische Anfälle können auf eine Beteiligung des Schläfenlappens hinweisen und sind meist von temporalem Typ. Röntgenologisch zeigen die parasellären Tumoren Knochenzerstörungen in der Nachbarschaft der Sella, einseitige Verdünnung der Processus clinoidei, Osteolyse am kleinen Keilbeinflügel und den Pyramidenspitzen. Dyke (nach Leitholf) unterscheidet röntgenologisch 2 Typen: die dichte sklerotische Form und die Blumenkohlgewächse. Sellaveränderungen sind fast stets vorhanden. Fleckförmige, netzartige oder ausgedehnte Verkalkungen im Tumor (List, Klingler, H. E. Schulze, Kleinsasser und Friedmann) kommen ebenfalls häufig zur Beobachtung und können sehr intensiv sein. Verwaschene Zeichnung der Foramina der Basis erwähnt Schulze. Wahrscheinlich handelt es sich bei den sog. Osteochondromen um stark verkalkte Chondrome (vgl. Beitrag Kleinsasser).

Das Angiogramm zeigt bei den basalen Tumoren die Anzeichen einer temporalen Raumbeengung, mitunter erkennt man eine Einengung des Lumens der Carotis interna, zur Tumoranfärbung kommt es nicht (Kleinsasser und Friedmann). Mehrfache Knorpelgeschwülste, etwa in der mittleren und hinteren Schädelgrube gleichzeitig sind klinisch beschrieben worden (H. E. Schulze, Steudel). Wegen der Eigenart der Knorpeltumoren ist die Möglichkeit, daß nicht nur eine Geschwulst dieser Art vorliegt, stets in Betracht zu ziehen, außer dem Schädel ist auch das übrige Skelet zu röntgen, vor allem das Becken und die langen Röhrenknochen.

Differentialdiagnostisch kommen andere basale paraselläre Raumbeengungen wie Meningeome, Neurinome, Aneurysmen, Kraniopharyngeome, Chordome und Metastasen in Betracht. Die Angiographie kann bei den Aneurysmen und Meningeomen differentialdiagnostisch weiterhelfen. Kraniopharyngeome sind durch den Verlauf, das klinische Bild und den Röntgenübersichtsbefund unschwer zu unterscheiden. Die Chordome können ein recht ähnliches Krankheitsbild wie die Chondrome auslösen, zeigen jedoch selten gleichartige Verkalkungen im Tumor. Sie wachsen eher in die hintere Schädelgrube ein und führen zu umfangreicheren Zerstörungen des Clivus. Die Hirnnervenausfälle sind häufiger doppelseitig. Die neurologische Symptomatologie allein erlaubt jedoch keine Differentialdiagnose der Chondrome, sie weist lediglich auf den basalen Sitz einer Geschwulst hin. Bei den Metastasen ist die Knochenzerstörung im Röntgenbild meist unregelmäßig, die Randkonturen sind verwaschen.

Die Behandlung der parasellären Chondrome muß neurochirurgisch sein, da die Tumoren nicht strahlenempfindlich sind. Das operative Vorgehen geschieht von einem niedrigen temporalen Zugang aus (Loew), der osteoplastisch ist, zunächst intradural, dann extradural. Die vorderen und basalen Schläfenanteile müssen fast stets reseziert werden. Obwohl die Gewächse selbst nicht gefäßreich sind, verlaufen die Eingriffe meist blutig. Schwierigkeiten können die Beziehungen der Chondrome zur A. carotis, zum Sinus cavernosus und zu den Hirnnerven machen. Eine vorherige Freilegung der A. carotis am Hals ist in Erwägung zu ziehen, um das Gefäß, wenn notwendig, vorübergehend oder dauernd zu unterbrechen. Die Entfernung des Tumors wird stückweise vorgenommen und gelingt selten völlig radikal.

Die Chondrome des Brückenwinkels sind von den sekundär in die hintere Schädelgrube eingewachsenen parasellären Chondromen zu unterscheiden und spielen neben den üblichen Brückenwinkelgeschwülsten (Aucusticusneurinom, Meningeom, Epidermoid) nur eine geringe Rolle (Kleinsasser und Friedmann). Sie verursachen die bekannte Symptomatologie, wobei die Liquorveränderungen bei den Chondromen fehlen (Kleinsasser und Friedmann) und die Oktavusbeteiligung erst spät einsetzt. Röntgenologisch zeigen sich eine vermehrte Röntgenstrahlendurchlässigkeit des ganzen Felsenbeines sowie ein gezähnelter Defekt der Pyramidenspitze, wodurch die Differentialdiagnose zu den Acusticusneurinomen sowie den Neurinomen des Hypoglossus und Trigeminus zu stellen ist (KLEINSASSER und FRIEDMANN).

Therapeutisch wird vom üblichen Zugang her der Brückenwinkel freigelegt und der Tumor extra- oder intradural entfernt. KLEINSASSER und FRIEDMANN berichten über günstige Operationsergebnisse von TÖNNIS bei 3 Chondromen des Kleinhirnbrückenwinkels.

Die seltenen Osteochondrome an der Außenseite des Schädels sind relativ einfach zu behandeln und werden nach Freilegung an ihrem Stiel abgemeißelt. Rezidive sind nicht zu befürchten (KLEINSASSER und FRIEDMANN).

Im ganzen betrachtet ist die Prognose der Knorpelgeschwülste trotz der einzelnen Erfolgsberichte nicht unbedenklich. Erstens neigen die Chondrome zum Übergang in Chondrosarkome und damit zur Malignität, zweitens bestehen Schwierigkeiten einer vollständigen Entfernung. Nur Löw berichtet über 8 erfolgreiche Operationen ohne Todesfall. Nach KLINGLER liegt die postoperative Mortalität bei etwa 44%, es kommt mit wenigen Ausnahmen zu Rezidiven. Am besten zur Operation geeignet sind die parasellären Tumoren (LOEW), auszuschließen vom Eingriff sind diejenigen in der Mitte des Clivus (CHOROBSKI, JARZYMSKI und FERENS).

d) Lipome.

Während im Schrifttum des vorigen Jahrhunderts Berichte über Lipome der Schädelknochen häufig zu finden sind (Zusammenfassung und Schrifttum bei KOCH 1887), fehlen sie in der neuen Literatur fast ganz (Schrifttum bei BLAND-SUTTON, BOHM, NEUGEBAUER, Allgemeines bei GESCHICKTER). Im strengen Sinne handelt es sich nicht um Gewächse der Schädelknochen selbst, da bisher noch keine zentralen Lipome gefunden wurden, sondern die Tumoren entstehen im Periost und in der Galea. Etwa 40 Fälle sind beschrieben. Der Sitz der Geschwülste sind die bindegewebig präformierten Schädelknochen, meist das Stirnbein, seltener die Hinterhauptsschuppe, in letzter Linie die Scheitelbeine. Raritäten sind Lipome des großen Keilbeinflügels (BOHM). Eine Geschlechtsprädilektion ließ sich nicht sicher feststellen. Da viele Lipome von Geburt an beobachtet werden, rechnet COURVILLE sie zu den embryonalen Neoplasmen. Ähnlich wie die Hämangiome kommen sie auch zusammen mit dysraphischen Störungen vor, etwa mit dem Balkenmangel. Das Wachstum ist sehr langsam, Pflaumengröße wird nur ausnahmsweise überschritten. Die größten Gewächse waren gänseeigroß.

Klinisch ist dementsprechend die Vorgeschichte lang, die Erscheinungen und Beschwerden sind geringfügig, neurologische Symptome fehlen (ADAIR, PACK, FARRIOR, FIEBER, MOULONGUET u. Mitarb.). Die Kranken selbst oder die Angehörigen bemerken die Geschwulst im Bereiche der Weichteile des Schädels, die sich bei der Untersuchung bei galealem Sitz als gegen den Knochen verschieblich, bei periostalem als unverschieblich erweist.

Das Röntgenbild kann eine Eindellung oder Usurierung des Knochens in der Tumorgegend zeigen, ohne Anzeichen von Zerstörung, ähnlich wie bei den parossären Dermoiden. Das Röntgenbild kann auch bei großen Tumoren normal sein (GUILLET). Übergang in Malignität ist nicht bekannt. Die operative Behandlung ist einfach und besteht in Radikalentfernung der Geschwulst im Gesunden, die sich vom Knochen meist leicht ablösen läßt. An der Stirn ist bei der Schnittführung auf das kosmetische Ergebnis Rücksicht zu nehmen. Rezidivgefahr besteht nicht. Die Dauerprognose ist günstig.

e) Gutartige Riesenzelltumoren.

Der Begriff der Riesenzelltumoren, die am Schädel zu den Seltenheiten gehören, ist noch nicht ganz gesichert. KONJETZNY, SCHMORL, LOSER und LUBARSCH fassen sie als reaktive Fremdkörperriesenzellkomplexe in resorptiven Granulomen auf. COLEY glaubt, daß die beschriebenen Fälle zur fibrösen Dysplasie gehören. Mit SCHINZ, UEHLINGER,

Albertini sowie Kleinsasser und Albrecht (zusammenfassende Darstellung und Schrifttum s. auch Hillemanns) wird man sie zu den echten Geschwülsten rechnen. Im Schrifttum finden sich wechselnde andere Bezeichnungen, von denen „Osteoklastom" und „Myeloplaxom" erwähnt seien. Die Erkrankung ist überwiegend an den langen Röhrenknochen lokalisiert, bisher sind nur etwa 30 Fälle von Riesenzelltumoren des Schädels zuverlässig beschrieben (Chorobski, Kleinsasser und Albrecht). Streng abzutrennen ist die Gruppe von den braunen Tumoren der Recklinghausenschen Krankheit (McNerney, Merkel und Klaue). Ebenfalls abzugrenzen sind posttraumatische und riesenzellhaltige Knochencysten der bindegewebig deformierten Schädelknochen ohne Wachstumstendenz (Schellenberg, Handousa), ferner Knochencysten nach Knochennekrosen (Schön u. Tischendorf).

Ähnlich wie die Chordome und die vom Knochen ausgehenden Chondrome kommen Riesenzelltumoren ausschließlich in der Schädelbasis vor. Sie sind überwiegend gutartig, nur in einem Teil der Fälle liegt histologisch Malignität vor. Über die Abgrenzung gegen die Sarkome siehe Hellner sowie Moulonguet u. Rousin, Scaglietti-Fineschi. Allerdings läßt der ungünstige Sitz an der Schädelbasis die Prognose stets als ernst ansehen. Bevorzugt werden Menschen im 3. Lebensjahrzehnt befallen, eine Geschlechtsdisposition ist nicht festzustellen (Kleinsasser und Albrecht). Nach Geschickter und Copeland soll eine meist traumatische Durchblutungsstörung des Periostes eine wichtige Rolle für die Entstehung von Riesenzellgeschwülsten spielen.

Die Gegend des Sieb- und Keilbeins ist der häufigste Sitz, seltener erkranken das Felsenbein und der Warzenfortsatz (Leitholf). In der hinteren Schädelgrube findet man die Tumoren nur ganz ausnahmsweise. Die Fälle von Möller u. Flemming sind zweifelhaft und histologisch nicht gesichert.

Die klinischen Erscheinungen entsprechen dem langsamen Wachstum und der Lokalisation. Der Verlauf ist chronisch progredient. Die Beschwerden sind überwiegend uncharakteristisch, manchmal treten ziehende Schmerzen auf. Bei Sitz im Siebbein kommt es zu chronischem Schnupfen, Nasenbluten, Behinderung der Nasenatmung und zu Stirnhöhlenentzündungen. Manche dieser Tumoren sind an der medialen Orbitalwand tastbar oder verursachen einen Exophthalmus (Michail u. Mitarb., s. auch Orbitaltumoren), manche werden rhinoskopisch als knollig-bucklige blaurote Massen wechselnder Konsistenz erkannt. Die Riesenzellgeschwülste der Keilbeingegend manifestieren sich klinisch als intra- supra- oder paraselläre Tumoren (McNerney) mit Symptomen seitens des Opticus, der Hypophyse und des Hypothalamus sowie mitunter Augenmuskelstörungen (Ramamurthi u. Mitarb.). Beim Sitz im Mastoid kam es im Falle Leitholfs zu Hörverschlechterung und Ohrensausen, später traten Hirndruckzeichen, Halbseitenlähmung und Doppeltsehen hinzu. Neurologisch fanden sich neben einer Stauungspapille doppelseitige Abducenslähmung, Beteiligung des VII. und X. Hirnnerven sowie Ataxie. Beim seltenen Sitz im Basalteil der Hinterhauptsschuppe ist das Syndrom eines Tumors der hinteren Schädelgrube zu erwarten.

Das Röntgenbild zeigt überwiegend unscharf begrenzte Zerstörungsherde der Schädelknochen, die nicht typisch sind und in gleicher Weise bei den viel häufigeren Schädelmetastasen sichtbar werden können. Im Felsenbeingebiet kann ein Glomustumor zu ähnlichen Bildungen führen, im Sellabereich ist auch röntgenologisch an Hypophysentumoren, Chondrome oder atypische Chordome zu denken. Nur ausnahmsweise sieht man am Schädel die für die Riesenzelltumoren der langen Röhrenknochen kennzeichnenden „Seifenblasenstrukturen" mit Septenbildung. Leitholf beschreibt einen derartigen Fall. Obwohl ein Übergreifen der Geschwülste auf die Hirnhäute und das Gehirn selten ist, führt die Angiographie in manchen Fällen weiter (Kleinsasser und Albrecht, Ramamurthi u. Mitarb., Tartarini u. Mitarb.). Im Serienangiogramm der Carotis externa kommt es in den ersten Durchströmungsphasen zu einer Tumoranfärbung.

In der Differentialdiagnose kommen neben den eben genannten Geschwülsten noch basale Meningeome in Betracht. Braune Tumoren werden durch Bestimmung des

Calcium- und Phosphorspiegels im Blut sowie Röntgenaufnahmen des übrigen Skeletes erkannt. Nur in einzelnen Fällen wird die Artdiagnose vor einer Biopsie gestellt, meist läßt sich die Natur der Erkrankung erst durch eine Probeexcision klären.

Die Therapie soll eine kombinierte operative und Strahlenbehandlung sein. Im Nasen-Ohrabschnitt kommt Operation durch den Otologen in Betracht, im übrigen, insbesondere beim intrakraniellen Wachstum, mit neurochirurgischem Vorgehen. Bei den Operationen ist mit starken Blutungen zu rechnen (LEITHOLF). Der Zugangsweg richtet sich nach dem Sitz. Die Geschwulst wird ausgelöffelt oder radikal entfernt.

f) Aneurysmatische Knochencysten.

Die aneurysmatische Knochencyste (aneurysmal bone cyst) ist eine geschwulstähnliche Bildung (Zusammenfassung und Schrifttum vgl. UEHLINGER, GRUZ u. COLEY), die ganz überwiegend die langen Röhrenknochen und die Wirbelsäule befällt, gelegentlich aber einmal am Schädel auftreten kann. In seltenen Fällen erreichen die Cysten Kindskopfgröße. Die Pathogenese ist noch ungeklärt. Befallen werden hauptsächlich Patienten im 2. Lebensjahrzehnt. Im ganzen schwankt aber das Erkrankungsalter in den bisher bekannten Fällen zwischen 5 und 40 Jahren. Die Vorgeschichte ist lang, entsprechend der langsamen Entwicklung des Leidens. Es werden rheumaartige Schmerzen angegeben, später bemerken die Kranken eine druckempfindliche Schwellung. In 80% der Fälle ist das Röntgenbild pathognomonisch und durch eine großblasige, manchmal gekammerte Auftreibung, manchmal durch ein weitmaschiges Kammersystem gekennzeichnet. Bei den beobachteten spontanen Heilungen kommt es zu fortschreitender Trabekulisierung. Die Differentialdiagnose ist gegen Riesenzellgeschwülste und osteolytische Sarkome zu stellen. Therapeutisch kommt Entdachung der Cysten und Curettage in Betracht, bei ungeeigneter Lokalisation Röntgenbestrahlung; danach sind jedoch gelegentlich sekundäre Sarkome beobachtet worden.

g) Hämangiome.

Die Hämangiome des Schädels (Schrifttum und Übersicht vgl. KLEINSASSER und ALBRECHT, COURVILLE und WYKE) bevorzugen das weibliche Geschlecht, treten am häufigsten im 3.—4. Lebensjahrzehnt auf und sitzen überwiegend an der Konvexität, und zwar frontal oder parietal; selten sind das Os temporale und occipitale betroffen (KLEINSASSER und ALBRECHT). Die basalen Hämangiome sind Raritäten; beschrieben sind solche des Keilbeines (PSENNER, VINCENT und BRÉGEAT), ferner des Felsenbeines (POLITZER, IRGENS, GRAF). Typische Beschwerden verursachen die Blutgewächse nicht. Gelegentlich werden im Tumorbereich lokalisierte Kopfschmerzen geklagt. Über Blutungen finden sich im Schrifttum keine Mitteilungen, sie müssen jedenfalls selten sein. Manche Fälle verlaufen latent und werden zufällig bei Sektionen entdeckt. Oft wird von den Kranken eine langsam zunehmende schmerzlose Schwellung im Bereiche des Schädelknochens bemerkt, die sie gar nicht oder erst nach Jahren veranlaßt, den Arzt zu befragen. In manchen Fällen kann auch das Wachstum der meist nicht über taubeneigroßen Tumoren stillstehen (ANSPACH). Gelegentlich bestehen gleichzeitig Angiome der Haut, die dann diagnostische Bedeutung gewinnen, sowie anderer Teile des Skeletes oder der inneren Organe wie der Leber (EIGLER, MAJOR und BLACK). Das Übergreifen von Schädelangiomen auf das Gehirn ist selten, kommt aber vor (HERZOG). Über die Kombination mit Encephalocelen vergleiche das Kapitel Mißbildungen. Die Bedeutung eines Traumas in der Vorgeschichte ist hinsichtlich der Entstehung der Angiome kritisch zu bewerten (KELEMEN u. HOLMES, RICHTHAMMER, HELLNER). Gelegentlich können Angiome aus dem Durabereich unter Usurierung in den Knochen einwachsen (POUYANNE, LEMAN, GOT). Eine seltene Sonderform der Angiome bilden die *Gemmangiome* oder Gefäßsproßgeschwülste (ORSÓS, BOGER, SCHMIDT), die typischerweise im Bereiche der Nase und ihrer Nebenhöhlen auftreten und ausnahmsweise auf das Stirnbein übergreifen können. Übersicht und Schrifttum vgl. Massini. Es handelt sich um gutartige Geschwülste, die diagnostisch insbesondere gegen das Angiosarkom abzugrenzen sind.

Bei der klinischen Untersuchung der Angiompatienten läßt sich entweder kein krankhafter Lokalbefund erheben, oder man findet eine harte, nicht druckempfindliche Vorwölbung, über der die Weichteile frei verschieblich sind. Pulsation ist nicht festzustellen, vermehrte Gefäßzeichnung der Weichteile fehlt meist. Neurologische Symptome sind selten und entstehen entweder durch Druck auf das Gehirn oder Beteiligung von Hirnnerven, z. B. des Trigeminus (Kleinsasser und Albrecht). Beim Übergreifen von der Stirn in die Orbita kann der Bulbus verdrängt werden. Die Röntgendiagnose kann schwierig sein (Bucy und Capp, Chiappetti, Epstein und Davidoff, Hertz, Kaplan

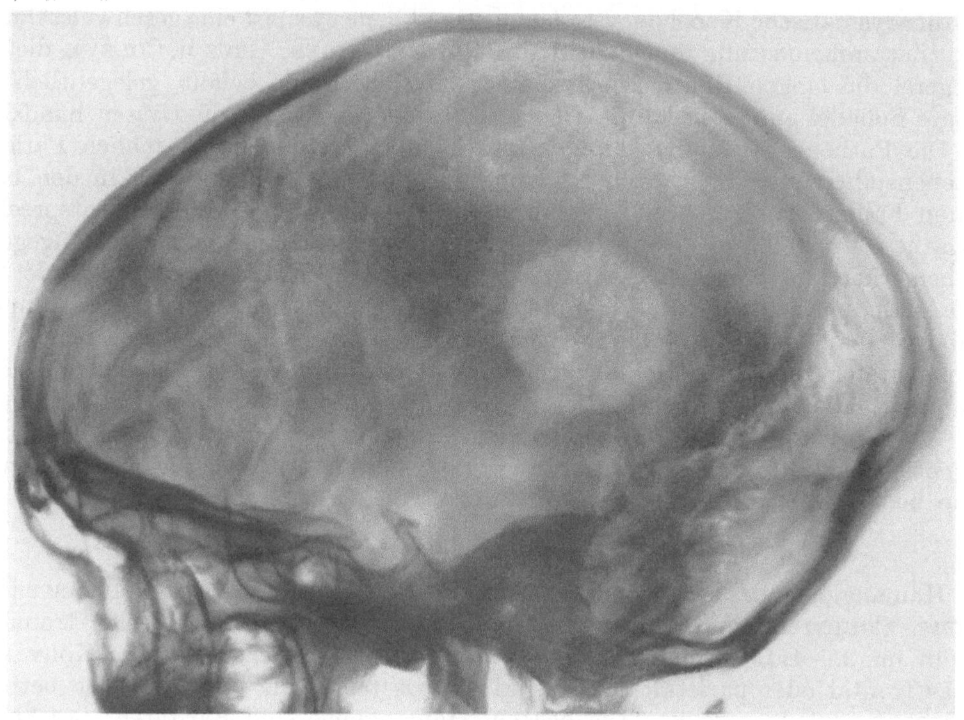

Abb. 7. Hämangiom des linken Scheitelbeins nach Kleinsasser und Albrecht. [Langenbecks Arch. klin. Chir. **285** (1957).]

und Kanzer, Kleinsasser und Albrecht, Loepp und Lorenz, Porta, Schwartz und Collins). Eine ausführliche Darstellung der Röntgenbefunde gibt Pöschl. Man sieht oft einen umschriebenen rundlichen oder kreisrunden Aufhellungsherd, der an der Grenze eine feine Zähnelung durch radiäre Aufhellungsstreifen aufweist und im Innern feinporig oder wabig konturiert ist mit dichterem Zentrum. Im Tangentialbild zeigt sich die Tabula externa gewöhnlich zerstört. Mitunter kann man verkalkte Gefäßwände sehen (Pöschl). In typischen Fällen, aber keineswegs immer ragen von der Mitte des Herdes her dünne Spiculae senkrecht zur Knochenoberfläche über das Kalottenniveau nach außen (Kleinsasser und Albrecht, Sommer, Vandenberg und Coley), so daß man von einer Sonnenstrahlenstruktur gesprochen hat. Bei kleineren Hämangiomen fehlen diese Zeichnungen, die im übrigen auch beim eosinophilen Granulom (Kleinsasser und Albrecht), bei Knochenzerstörungen durch Meningeome, beim Ewing Sarkom oder bei osteoplastischen Sarkomen vorkommen. Nach dem Röntgenbild sind insbesondere beim Fehlen der Spiculae, Metastasen, Melanosarkome (Cushing), Osteoporosis circumscripta, d. h. Frühstadien des Paget, aber auch spezifische Osteomyelitiden in Betracht zu ziehen (Faulwetter). Die operative Behandlung besteht in Aussägung des erkrankten Knochenbezirkes (Kleinsasser und Albrecht, Dikansky), der eine typische tief blaurote

Farbe zeigt und keine nennenswerten Verbindungen zu den venösen Sinus der Dura besitzt. Ist die Aussägung wegen des Sitzes, etwa im Orbitabereich, nicht möglich, so kommt die Beseitigung mit Luerscher Knochenzange oder die Ausmeißelung in Betracht. Die Blutstillung wird in üblicher Weise mit Wachs vorgenommen. Zu beachten ist die mitunter feste Verbindung mit der Dura, die einreißen kann und dann verschlossen werden muß. Die entstehenden Schädeldefekte sollen plastisch gedeckt werden (ALBRECHT 1950). Bei Kleinkindern wird eine Periostplastik empfohlen (ABBOT). Nach radikaler Entfernung werden Rezidive nicht beobachtet.

Neben der Operation wird auch die therapeutische Bestrahlung mit Röntgen (WYKE, FAULWETTER) oder Radium (GYÖRGYI) empfohlen. KLEINSASSER und ALBRECHT halten sie für weniger erfolgversprechend; bei höheren Dosen gefährdet sie das Gehirn. Die Vereisung der Hämangiome mit CO_2-Schnee (POPPEL, ROACH, HAMLIN) wird nur selten in Frage kommen. Bei den seltenen basalen Hämangiomen (WYKE) wird man Röntgenbestrahlung am ehesten in Erwägung ziehen, falls operative Behandlung nicht möglich ist.

h) Epidermoide.

Die Epidermoide der Schädelknochen (Übersicht und Schrifttum vgl. ADELSTEIN KEMPMANN, KLEINSASSER und ALBRECHT, MEINERTZ, SCHWEINGEL) kommen seltener als die intrakraniellen vor. Zur Abgrenzung vgl. MUNRO und WEGNER. In der Häufigkeit entsprechen sie etwa den Hämangiomen, eine Geschlechtsprädilektion ist zweifelhaft, nach ZÜLCH sind Männer bevorzugt, nach LEITHOLF Frauen. Die Geschwülste können eine beträchtliche Größe erreichen und übertreffen darin die Hämangiome. Lokalisatorisch sind wie bei diesen das Stirn- und das Scheitelbein bevorzugt (DYKE, LEITHOLF, FONTAINE), jedoch sind andere Lokalisationen, etwa die basale, hier häufiger

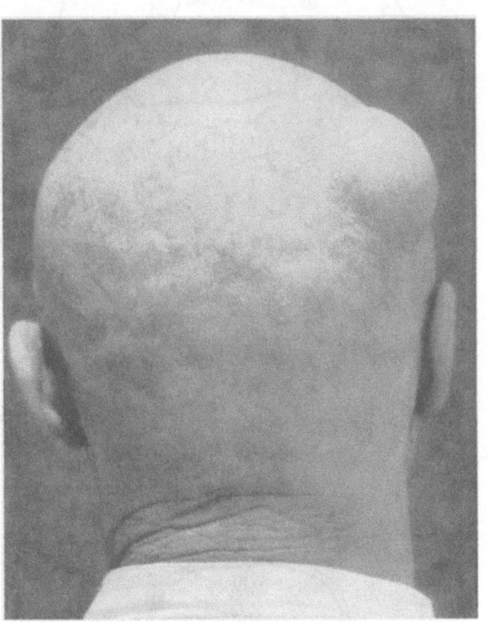

Abb. 8. Mandarinengroßes Hämangiom des rechten Scheitelbeines bei einem 58jährigen Mann. Beobachtung Dr. K. KLOSS-Innsbruck nach KLEINSASSER und ALBRECHT.

(MEINERTZ, COURVILLE); auch das Schläfenbein wird als Lieblingssitz genannt (COLEY, GESCHICKTER und COPELAND, LEITHOLF, CZURDA), schließlich auch das Os occipitale (COURVILLE, WALTHER). Von klinischer Bedeutung ist die Unterteilung in die parossären, intraossären und sanduhrförmigen Epidermoide, wobei die parossären entweder nach außen oder nach innen vom Knochen gelegen sein können, d. h. im Bereiche der Kopfschwarte oder epidural. Bei längerem Wachstum können die Formen klinisch ineinander übergehen. Ein Trauma in der Vorgeschichte wird gelegentlich erwähnt, ist aber für die Ätiologie nur mit dem Vorbehalt zu verwerten, der für den Zusammenhang zwischen Trauma und Tumor stets gilt (COUCH, GRAUMANN, DÖRING). Solange die langsam wachsenden Geschwülste sich auf den Knochen beschränken, sind die Krankheitserscheinungen örtlich oder fehlen. In der Vorgeschichte treten meistens nur unbestimmte, gelegentlich auf den Tumorsitz lokalisierte Kopfschmerzen zutage (ROWBOTHAM). Bei intrakranieller Entwicklung ergibt sich schließlich ein Hirndruckbild, es können auch Herdzeichen, z. B. Krampfanfälle, auftreten (BUCY, SHERIDAN u. BAUHAN). Bei extrakranieller Ausbreitung im Bereiche der Konvexität des Gesichtsschädels bemerken die Patienten gelegentlich eine äußerliche Geschwulst (BADE), im Orbitalbereich eine Verlagerung des Augapfels (CZURDA, FELD u. GUILLAUME). Bei der Untersuchung findet sich dann eine glatte Schwellung der Kopfschwarte oder eine Verdrängung des Bulbus oculi durch den Tumor in der Orbita.

Durch Zerstörung des Orbitaldaches kann es zu einem pulsierenden Exophthalmus kommen (Gioner u. Wigderson, Heard u. Abramson). Als Komplikation eines Epidermoids ist eine extradurale Pneumatocele beschrieben (King). Es kann Einbruch in die Stirnhöhle erfolgen (Sack). Das Röntgenbild zeigt typischerweise einen ganz besonders stark umschriebenen Aufhellungsherd mit lacunenartigen Rändern und deutlicher sklerosierter Randzone. Meist ist die Tabula externa und interna zerstört. Während

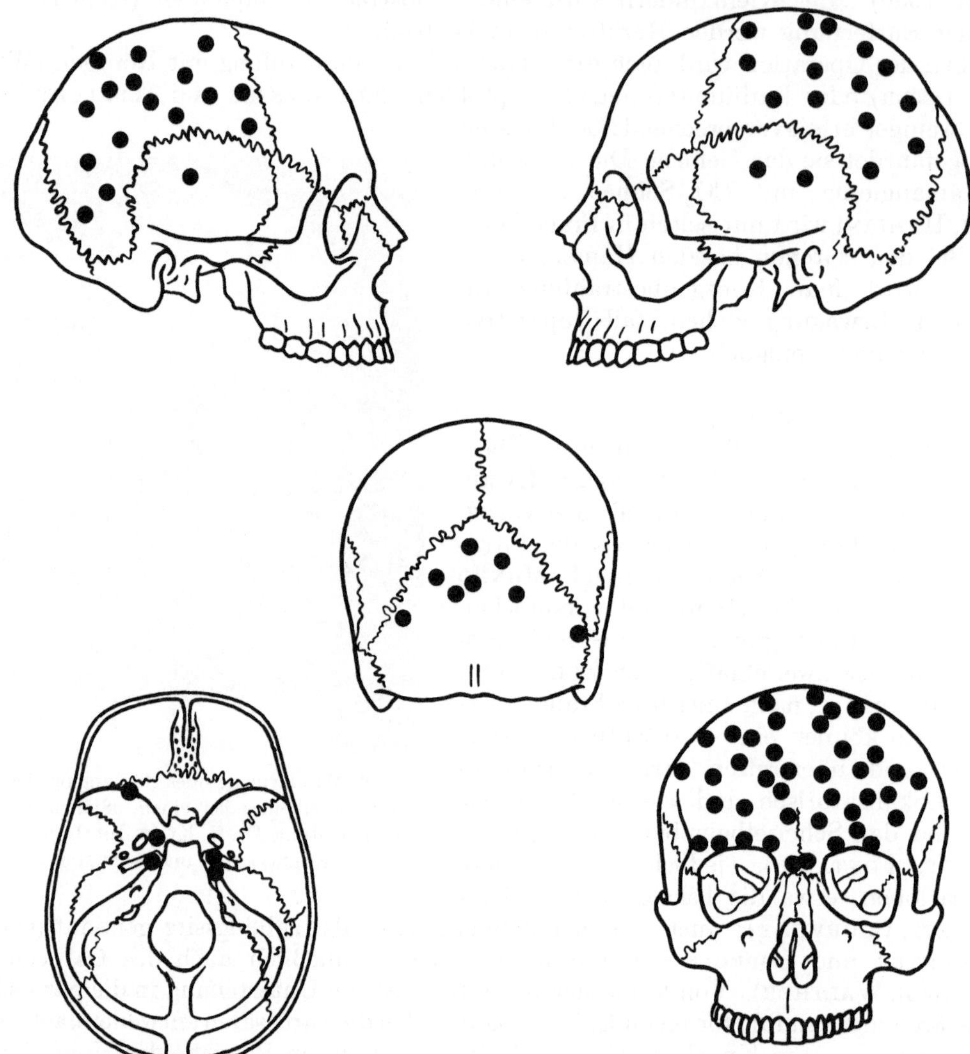

Abb. 9. Ungefährer Sitz von 88 Hämangiomen der Schädelknochen nach Kleinsasser und Albrecht.
[Langenbecks Arch. klin. Chir. **285** (1957).]

die besonders scharfe Grenze gegen den normalen Knochen fast pathognomonisch ist und eine Vermutungsdiagnose nach dem Röntgenbilde erlaubt, zeigen manche Epidermoide auch atypische Befunde, etwa einfache Osteolyse. Differentialdiagnostisch kommen hier andere osteolytische Prozesse wie tuberkulöse Osteomyelitis, Sarkome, Chlorome, Chondrome, Hämangiome, Xanthomatosen oder in erster Linie Metastasen in Betracht (Meinertz). Im Orbitalbereich ist auch an eine Mucocele zu denken (Czurda, Seidel, Wertheimer). Ist die Vermutungsdiagnose gestellt, so liegt stets eine Indikation zur operativen Behandlung vor, da mit einem Wachstumsstillstand nicht zu rechnen ist. Bei der Operation kann die Diagnose so gut wie immer makroskopisch sichergestellt werden. Nach osteoplastischer Trepanation mit Umschneidung des Kno-

chenherdes bereitet die Aushülsung des Tumors wegen seiner Gefäßlosigkeit keine
Schwierigkeiten (CUSHING, GRASER). Von besonderer Wichtigkeit ist die *vollständige*

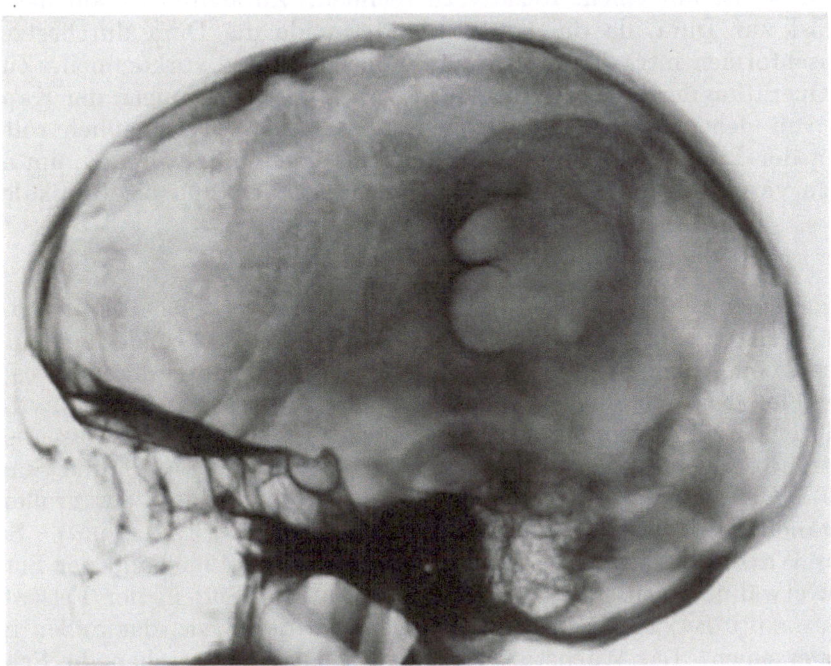

Abb. 10. Epidermoid im Zentrum des rechten Scheitelbeins nach KLEINSASSER und ALBRECHT.
[Langenbecks Arch. klin. Chir. **285** (1957).]

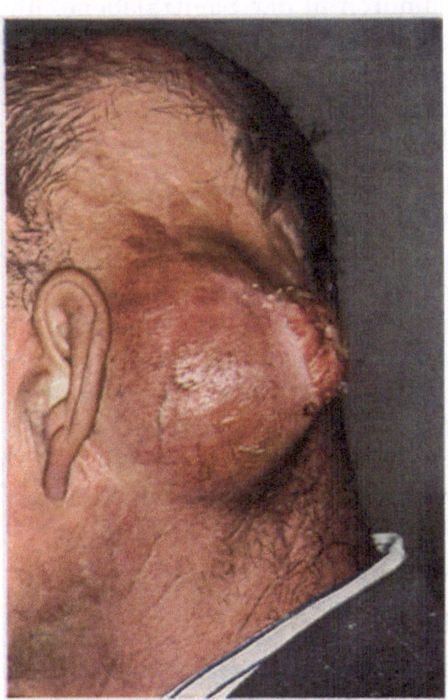

Abb. 11. Fibrom der Schädelbasis.
Eigene Beobachtung.

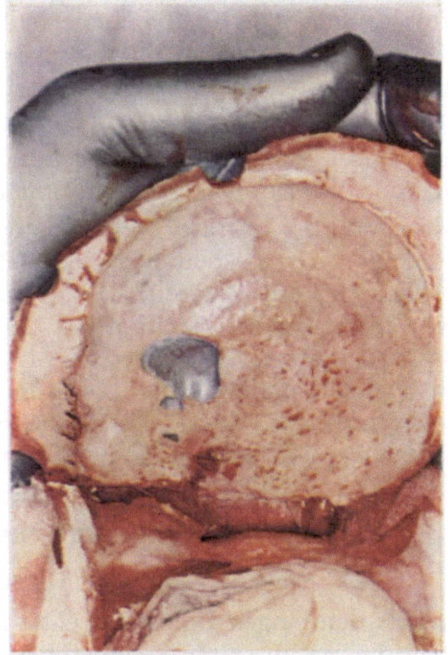

Abb. 12. Epidermoid mit Beteiligung des
Knochens, Operationsaufnahme.
Eigene Beobachtung.

Entfernung der Kapsel, welche die Gefäße enthält und mit der Dura oder dem Knochen
fest verbunden sein kann. Hier liegt die gelegentliche Schwierigkeit der Operation, die
bei basalem Sitz erheblich werden kann. Die basalen Epidermoide werden gewöhnlich

intrakraniell angegangen, es kommt jedoch in manchen Fällen, z. B. beim Sitz im kleinen Keilbeinflügel, ein extrakranielles Vorgehen in Betracht (Egidi). Bleibt ein Teil der Kapsel zurück, so ist mit einem Rezidiv zu rechnen. Zu achten ist auf das Verhalten der Geschwulst zur Dura, da die Knochenepidermoide die Dura durchsetzen können und dann Mischformen intra- und extraduraler Epidermoide vorkommen. Zu beachten sind bei der Operation der basalen Epidermoide auch die Beziehungen der Kapsel zu den Hirnnerven, von denen die Ablösung schwierig sein kann. Schließlich soll bei allen Epidermoiden der Liquorraum vor dem Tumorinhalt geschützt werden, um meningeale Reaktionen zu vermeiden. Die Ergebnisse der Operationen sind bei Radikalentfernung günstig.

i) Dermoide und Teratome.

Die Dermoide der Schädelknochen (Schrifttum und Übersicht bei Courville, Kleinsasser, New u. Erich) unterscheiden sich anatomisch von den Epidermoiden durch das Vorhandensein von Abkömmlingen aller 3 Keimblätter. Meist handelt es sich um cystische Gebilde. Klinisch sind 2 Hauptgruppen zu unterscheiden (Courville). Eine Gruppe hat ihren Sitz im Grenzgebiet von Stirnbein und Maxilla bzw. Nasenbein. Hierzu gehören die fronto-orbitalen Dermoide (Stender 1937, Krayenbühl und Schmid 1943, Weber 1939). Die zweite Gruppe betrifft Dermoide im Gebiete der großen und der kleinen Fontanelle, die hier meist sehr umfangreich sind (Fehleisen). Selten sind Dermoide des Warzenfortsatzes (Watanbe 1938, Dargent 1950) und der Schädelbasis. Kleinsasser erwähnt einen Fall der Klinik Tönnis mit Sitz in der Felsenbeinspitze. Aloin u. Fouilloud-Buyat beschreiben ein Dermoid der Basis, das außen im Gebiete des Gaumens erschien. Das Wachstum ist langsam. Häufig bestehen die Schwellungen von Geburt an und werden allmählich größer. Die Beschwerden sind nicht erheblich. Neurologische Ausfälle fehlen in der Regel. Bei der Untersuchung findet man im Falle der Dermoide der Konvexität glatte, kugelige Tumoren in der Sagittalebene, über denen die Haut frei verschieblich ist, die Haare fehlen manchmal über dem Tumor. Die fronto-orbitalen Dermoide können den Bulbus verdrängen und zum pulsierenden Exophthalmus führen, hierher gehören die von Stender beschriebenen Zwerchsackdermoide, die aus der Orbita in die vordere Schädelgrube einwachsen.

Röntgenologisch finden sich unregelmäßige Knochendefekte (Pancoast, Pendergrass und Schaeffer) oder eine Verschmälerung der Externa oder Interna.

Die Behandlung ist operativ. Der Cysteninhalt ist gewöhnlich dünnflüssiger als bei den Epidermoiden und besteht aus einer fettigen Flüssigkeit mit Epithelzellen, Cholesterinkristallen, mitunter Haaren. Die cystischen Tumoren sollen möglichst im ganzen entfernt werden, wobei zu beachten ist, daß sie mitunter durch einen bindegewebigen Stiel an der Dura haften. Die Prognose ist günstig. Im übrigen vgl. Kapitel Mißbildungen des Schädels und Gehirns. Teratome des knöchernen Schädels gehören zu den größten Seltenheiten. Rathcke beschreibt einen derartigen Fall, in welchem der große Tumor am knöchernen Gehörgang gestielt war; vgl. zum älteren Schrifttum Veil.

2. Bösartige Primärgeschwülste des Hirnschädels.

a) Allgemeines.

Während an den langen Röhrenknochen primäre bösartige Geschwülste in der Reihe der Knochentumoren an erster Stelle stehen, sind sie am Neurocranium ausgesprochene Seltenheiten. Unter den bösartigen Schädelgeschwülsten überwiegen die Metastasen bei weitem, an zweiter Stelle stehen aus der Nachbarschaft auf den Schädelknochen übergreifende Gewächse und erst an letzter die primären malignen Schädelknochentumoren. Dabei ist, vor allem im Spätstadium, oft nicht mehr zu entscheiden, ob der Tumor primär im Knochen entstanden ist oder diesen sekundär ergriffen hat. Die malignen Primärgeschwülste des Schädelknochens gehören entweder der Sarkomreihe an, oder es handelt sich um bösartige Tumoren der blutbildenden Organe im Knochenmark und des Lymphsystems. Primäre Carcinome der Schädelknochen gibt es nicht.

Die Darstellung der Klinik der primären Sarkome der Schädelknochen ist wegen der geringen Zahl sorgfältig beobachteter und klassifizierter Fälle sowie durch Unklarheiten der Einteilung und Nomenklatur erschwert.

Nach rein röntgenologischen Kennzeichen gruppieren SCHINZ und UEHLINGER die Knochensarkome folgendermaßen:

1. Vorwiegend osteolytische Formen.
2. Vorwiegend osteosklerotische Formen.
3. Diffus grobfleckige ohne Knochenstruktur verkalkende Formen ohne Spiculae.
4. Strahlige Sarkome mit Spiculabildung und Periostabhebung.
5. Maligne En- und Exostosen.

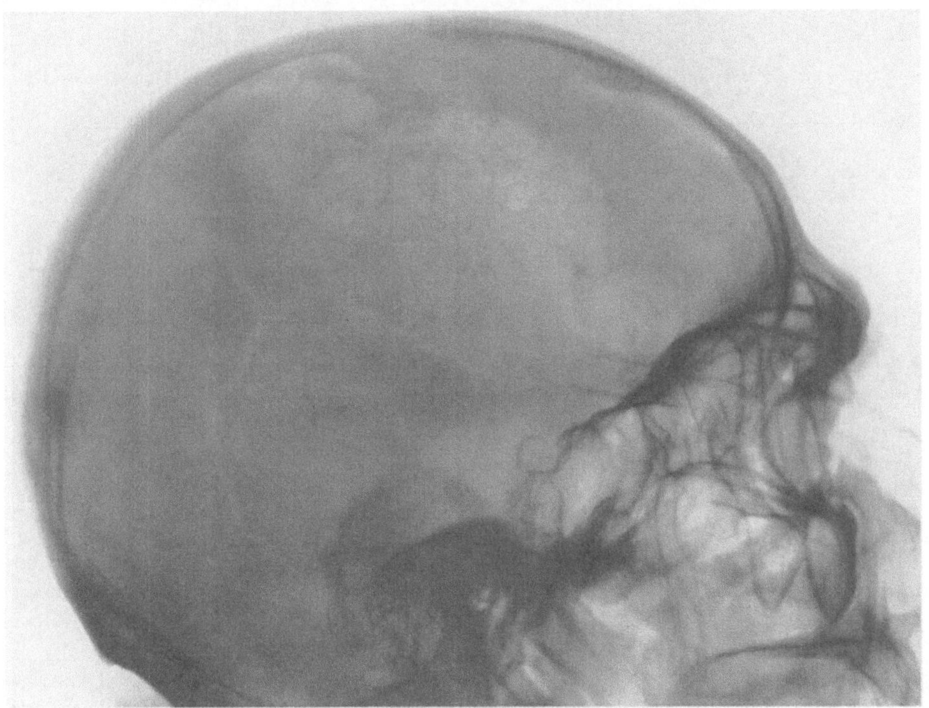

Abb. 13. Schädeldachsarkom.

HELLNER unterscheidet die beiden großen Gruppen der osteogenen Sarkome und der myelogenen Sarkome. In der ersten Gruppe trennt er die primär bösartigen von den sekundär, auf dem Boden gutartiger Geschwülste entstandenen malignen Tumoren ab, in der letzteren das Ewing-Sarkom vom Reticulosarkom.

Nach dem Ausgangsort gliedert SCHINZ die Sarkome des Skeletes in osteogene, bindegewebige, parostale, arthrogene und medullogene, nach biologischen Grundsätzen in osteogene Sarkome (chondroblastische und osteoblastische), Spindelzell- und Fibrosarkome, parostale, medullogene, arthrogene Sarkome und eine Restgruppe seltener Sarkomformen. Aus diesen Gruppen lassen wir die arthrogenen und die parostalen Sarkome weg, weil es sich bei ihnen nicht um primäre Knochentumoren handelt. Die Zusammenfassung der osteoplastischen und chondroplastischen Sarkome zu osteogenen halten wir nicht für zweckmäßig, weil hierbei Tumoren recht unterschiedlicher biologischer Wertigkeit vereinigt werden. Wir folgen dabei KLEINSASSER (vgl. Beitrag in diesem Handbuch), der die Bezeichnung osteogenes Sarkom durch Osteosarkom ersetzt und hierunter nur die knochenbildenden, osteoplastischen Sarkome versteht. Auch für die klinische Beurteilung schließen wir uns an die Einteilung von KLEINSASSER an, bei der die biologischen Eigentümglichkeiten der Tumoren, d. h. Altersverteilung, Sitz, Ausbreitungsart, Verlauf, Metastasenneigung, Wachstumstendenz berücksichtigt werden. Allgemeine Hinweise zur Prognose geben PLATT und SIMMONS, zur Alters- und Geschlechtsverteilung PRICE.

Eine Aufgliederung der Knochensarkome in Untergruppen ist nicht nur von theoretischem Interesse, sondern auch für den Kliniker und Neurochirurgen bedeutungsvoll.

Die Diagnose „Knochensarkom" bedeutet keineswegs stets eine absolut infauste Prognose und soll nicht von Anfang an zu therapeutischer Resignation veranlassen.

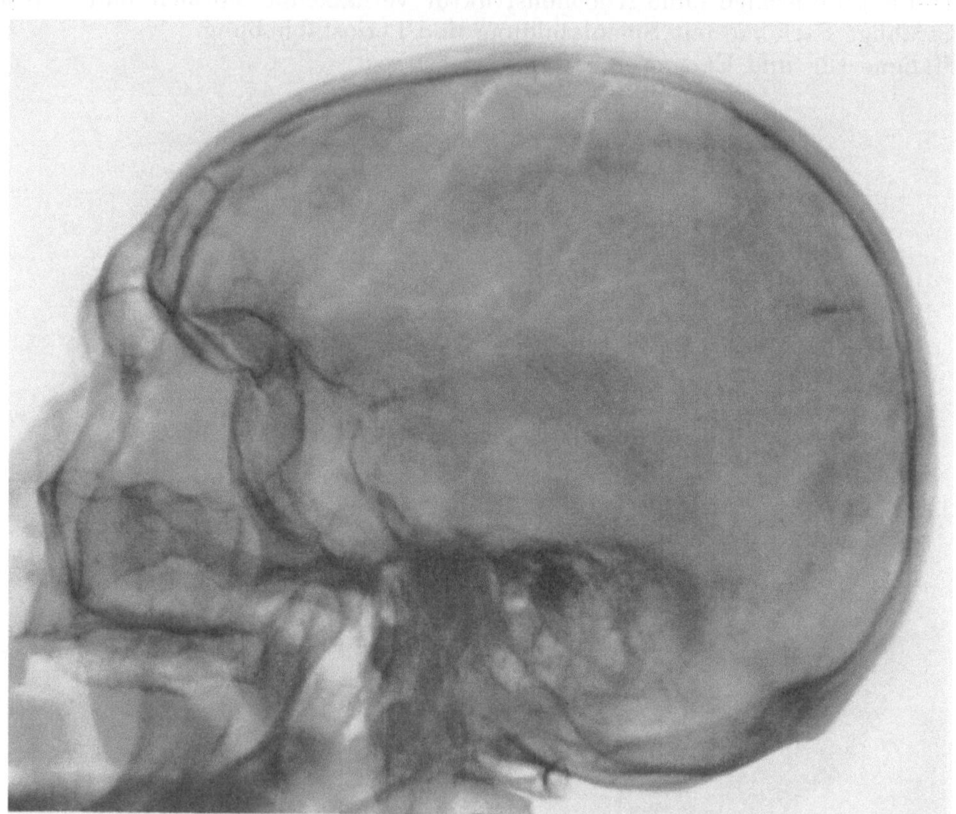

Abb. 14. Polymorphzelliges Sarkom der vorderen Schädelgrube mit Beteiligung des Keilbeins und weitgehender Zerstörung der Keilbeinhöhle.

Die Lebenserwartung mancher Knochensarkomträger ist größer als die von Patienten mit gewissen Arten von Gliomen. Die Zusammenarbeit zwischen dem Neurochirurgen und dem Pathologen ist hier so wichtig, weil die klinischen Merkmale nur selten zu einer sicheren Diagnose ausreichen, und weil in den meisten Fällen eine Probeexcision notwendig ist.

In der nachfolgenden Darstellung besprechen wir zunächst die prognostisch relativ etwas günstigeren Formen der primären malignen Knochentumoren, danach die Sarkome mit geringen Aussichten auf längere Überlebenszeit und schließlich die vom Knochenmark ausgehenden bösartigen Geschwülste.

b) Fibrosarkome.

Während sekundär auf die Schädelknochen übergreifende, parostale Fibrosarkome häufig sind (vgl. unten), findet man nur vereinzelte Mitteilungen über primäre derartige Tumoren. Ihre Sonderstellung ist sogar noch umstritten (vgl. hierzu CALANDRIELLO,

BLOODGOOD). Auch klinisch haben wir die zentralen und die periostalen Sarkome zu unterscheiden, vgl. Beitrag KLEINSASSER. KLEINSASSER und ALBRECHT (Übersicht und Schrifttum) beschreiben in der Erörterung der Problematik ein zentrales Fibrosarkom des Scheitelbeines bei einer 31jährigen Frau. Die Vorgeschichte ging über etwa 6 Monate. Sie hatte über Kopfschmerzen zu klagen und bemerkte selbst eine Geschwulst auf Scheitelhöhe. Objektiv bestand dort ein druckempfindlicher mandarinengroßer Tumor von glatter Oberfläche und knochenharter Konsistenz, über dem die Weichteile frei verschieblich waren. Das Röntgenbild zeigte bei durchlaufender Interna die Externa

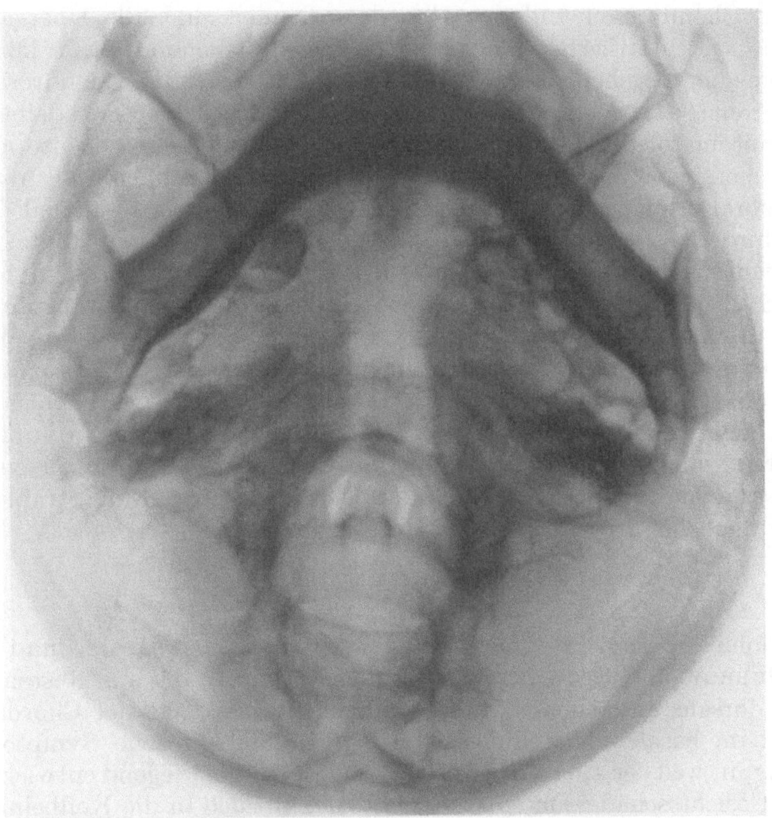

Abb. 15. Wie Abb. 14. Die Basisaufnahme zeigt außerdem die Zerstörung der Felsenbeinspitzen.

über einer halbkugeligen Basis mit zentraler Destruktion gewölbt, aber nicht durchbrochen. Therapeutisch wurde der Tumor nach histologischer Schnelldiagnostik mit dem tragenden Knochen im ganzen herausgesägt und der Defekt plastisch verschlossen. Etwa $1\frac{1}{2}$ Jahre später bestand nach anfangs günstigem Verlauf Verdacht auf ein Rezidiv. Zentrale Fibrosarkome wurden ferner im Keilbein mit dem klinischen Bilde eines parasellären Tumors (GOLDMANN u. ADAMS) sowie im Felsenbeinbereich beschrieben (FRIEDWALD und KEMMLER, PROCTOR und LINDSAY 1947). Einwachsen in die Dura kommt vor (BACKER, DOCKERTY u. KENNEDY). Im klinischen Bilde unterscheiden sich die primären Fibrosarkome nicht von den sekundären, es wird daher auf die Darstellung weiter unten verwiesen. In den meisten Fällen des Schrifttums läßt sich nicht entscheiden, ob es sich um primäre Fibrosarkome gehandelt hat. Als Sonderform haben wir die primären Fibrosarkome hier nur herausgestellt, weil sie eine relativ günstigere Prognose haben, und weil deshalb die radikale operative Entfernung bei geeignetem Sitz versucht werden sollte. Bei Rezidiven ist eine Strahlenbehandlung angebracht, die sich als Röntgennachbestrahlung auch an die Operation anschließen soll.

c) Chondrosarkom.

In Übereinstimmung mit Kleinsasser (dieses Handbuch) beschränken wir den Begriff der Chondrosarkome auf diejenigen malignen Tumoren des Knochens, die nur Knorpelgrundsubstanz bildende Tumorzellen enthalten und trennen sie damit von den knorpelhaltigen Osteosarkomen ab. Übersicht und Schrifttum bei Dahlin u. Henderson sowie bei Lichtenstein u. Jaffe, Kleinsasser u. Friedmann. Die klinische Rechtfertigung dieser Trennung liegt in der unterschiedlichen biologischen Wertigkeit. Auch klinisch ist noch die Unterscheidung von primären Chondrosarkomen und sekundären (Coley u. Higinbotham), d. h. aus Chondromen hervorgegangenen, bedeutsam. Zwischen den gutartigen Chondromen und den Chondrosarkomen sind alle Übergänge bekannt. Auch aus den systematisierten Chondromen und Osteochondromen können multiple Chondrosarkome hervorgehen. Lokalisatorisch verhalten sich die Chondrosarkome genau wie die Chondrome, d. h. sie kommen fast ausschließlich an der Schädelbasis vor. Ihre klinische Symptomatologie gleicht derjenigen der Chondrome, ebenso der Röntgenbefund, abgesehen vom rascheren Wachstum und der schrankenlosen Ausbreitung, die auch intracerebral erfolgen kann. Gelegentlich kann dabei sogar einmal das Bild eines Tumors der hinteren Schädelgrube entstehen (Krantz u. Gay). Metastasen werden gewöhnlich nicht beobachtet. Das operative Vorgehen entspricht dem bei den Chondromen (vgl. S. 225—227). Bei den Operationen ist die Gefahr von Implantationsmetastasen besonders groß (Dahlin u. Henderson); die Prognose ist ungünstig. Wenn auch die Radikalentfernung gelegentlich gelingen mag, so kommt es doch im allgemeinen zu Rezidiven. Von Heilungen sollte bei den Chondrosarkomen erst nach einer Beobachtungszeit von mehr als 10 Jahren gesprochen werden (Dahlin u. Henderson); jedoch beobachtete Kienböck einen Fall, in dem es erst nach 11 Jahren zu einer multiplen Metastasenaussaat in die inneren Organe und das Skelet kam. Eine Strahlenbehandlung verspricht bei den Chondrosarkomen keinen Erfolg.

d) Chordome.

Die Chordome (Übersicht und Schrifttum vgl. Kleinsasser und Friedmann, Courville, Burrow und Stewart, Ricci und Giagnoni), die aus Resten der embryonalen Chorda dorsalis entstehen, haben entsprechend der Lage der Chordaanlage einen typischen Sitz im basalen Mittellinienbereich. Für die klinische Symptomatologie ist von Bedeutung, in welcher Richtung sich die Chordome vorwiegend entwickeln: Wachsen sie nach dem Gesichtsschädel zu, so kommt es zu Einbruch in die Keilbeinhöhle und die Orbita, nach basalwärts in den Nasen-Rachenraum. Diese Fälle sind von geringerem neurochirurgischem Interesse. Dehnen sich die Tumoren gegen den Schädelinnenraum aus, so können die Sellaregion, die Gegend über dem Clivus und die hintere Schädelgrube sowie der Kleinhirnbrückenwinkel hauptsächlich betroffen sein. Meist liegen die Tumoren extradural, jedoch kommt Einbruch in den intraduralen Raum und in das Gehirn vor (Lemke). Die Größe schwankt zwischen der einer Erbse und einer Walnuß bis zum Apfel. Kleinsasser und Friedmann geben keine Geschlechtsbevorzugung an, nach Zülch überwiegt das männliche Geschlecht. Die Tumoren können in jedem Lebensalter auftreten, bevorzugt ist jedoch das 4. und 5. Jahrzehnt. Zur Bedeutung des Traumas für die Chordomentstehung vgl. Grauer. Es gibt Chordome, die mehr Mißbildungscharakter mit fehlender oder geringer Wachstumspotenz haben und klinisch nicht in Erscheinung treten (Kling), und solche von ausgesprochen raschem Wachstum und klinisch malignem Charakter (Congdon). Kavernomartige Gefäßerweiterung in Chordomen ist beschrieben (Withahn), Kombination mit anderen Mißbildungstumoren spielt auch klinisch eine Rolle: Chordom und Falxmeningeom (Poppen und King), Chordom und Chondromatose (Harvey und Dawson), Chordom und Kavernom des Schädeldaches (v. Braitenberg). Sehr selten treten Metastasen in Lymphknoten, in der Leber oder Lunge sowie im spinalen Duralsack auf (Kleinsasser und Friedmann,

Leitholf). Die Vorgeschichte dieser Chordomformen ist dementsprechend kurz. Im großen und ganzen schwankt sie in ziemlich großen Grenzen (Ricci und Giagnoni). Kopf- und Nackenschmerzen, Sehstörungen und Behinderung der Atmung werden angegeben.

Neben der Allgemeinuntersuchung ist otologische und ophthalmologische Prüfung nötig. Im neurologischen Befund sind basale Hirnnervensymptome typisch, insbesondere an den Augenmuskelnerven mit Pupillendifferenz und Strabismus, ausgesprochen aber auch an den weiter caudalen Hirnnerven vom Trigeminus bis zum Hypoglossus (Thiebaut u. Mitarb.). Die Hirnnervensymptome sind doppelseitig oder oft auch einseitig und auffallenderweise mehr links als rechts (Petit-Dutaillis nach Leitholf). Späterhin kommt es auch zu einer Brückenkompression und schließlich (Psenner) zu Hirndrucksymptomen durch die Tumoren selbst oder einen Verschluß der Liquorwege, vor allem des Aquäduktes mit Hydrocephalus internus occlusus (Ruf nach Leitholf). Bei Wachstum in der mittleren Schädelgrube werden die Schläfenlappen komprimiert, bei Ausdehnung in die Sella entstehen die Zeichen eines Hypophysentumors. Hierbei und bei den größeren Geschwülsten werden auch die Sehnerven affiziert, es kommt zu Opticusatrophie und oft bitemporalen Gesichtsfelddefekten. Neben den erwähnten Syndromen der Sellagegend und der mittleren Schädelgrube gibt es auch ein Syndrom der hinteren Schädelgrube und des Brückenwinkels, wenn das Chordom sich überwiegend im caudalen Clivusende ausbreitet (Adson, Kernohan, Woltman). Entsprechend der wechselnden Wachstumsrichtung ist das klinische Bild der Chordome außerordentlich mannigfaltig. Blutungen in die Tumoren beschleunigen den ungünstigen Verlauf (de Morsier und Fischer). Kompression und Erweichung der Oblongata sah Withahn.

Zur Röntgendiagnostik des Chordoms ist neben den üblichen Schädelaufnahmen in 2 Ebenen eine axiale und eine halbaxiale Basisaufnahme nötig, außerdem eine Aufnahme der Nasennebenhöhlen. Die Röntgenbilder zeigen bei den Chordomen Usuren oder osteolytische Herde, in erster Linie und stets im Clivusbereich, mitunter als V-förmige Defekte (Wagenen) oder in der Sellagegend und im Keilbein (Psenner) feine drei- oder viereckige supraselläre Verkalkungen (Petit-Dutaillis, Messing und Benhain), ferner Hirndruckzeichen, Sellaerweiterung bei Sitz in dieser Gegend und unregelmäßig fleckige, teils auch feinkörnig krümelige Verkalkungen in den Tumoren, die durch ihre spezifische Beschaffenheit mitunter eine Artdiagnose erlauben können. Luftbild der Hirnkammern und Angiogramm ist oft zur weiteren Klärung nicht zu entbehren. Die Encephalographie zeigt eine Anhebung des 3. und 4. Ventrikels und die Ventrikulographie bei Hirndruck und Verschlußhydrocephalus ein entsprechendes Bild (Gardner und Turner, van Wagenen). Angiographisch ist manchmal der Carotissiphon angehoben, die Teilungsstelle der Carotis verlagert und das Lumen eingeengt. In letzterem Falle ist ein wichtiger Hinweis für das operative Vorgehen gegeben. Die Vertebralisangiographie kann besonders nützlich sein und eine Verlagerung oder bogenförmige Abhebung der A. basilaris vom Clivus zeigen. Kaliberschwankungen und Einengung im Gebiete der Aa. vertebrales geben Hinweise auf ein intradurales Wachstum (Kleinsasser und Friedmann). Eine Gefäßanfärbung in den Tumoren wird nicht beobachtet.

Röntgenologisch ist die Differentialdiagnose gegen Kraniopharyngeom, Chondrom, Hypophysentumor, Tumoren des Nasen-Rachenraumes, Sarkome und Carcinommetastasen zu stellen (Kleinsasser und Friedmann, Epple und Ruckensteiner). Die Unterscheidung von Chondromen kann röntgenologisch unmöglich werden.

Die Behandlung muß chirurgisch erfolgen, da eine Röntgenbestrahlung wegen der Strahlenresistenz der Chordome keinen Erfolg verspricht. Manche Chordome sollen allerdings strahlenempfindlich sein. Friedmann (nach Kleinsasser und Friedmann) sah günstige Ergebnisse nach Bestrahlung mit dem Betatron und Rotationsbestrahlung. Schwab rät zu einer kombinierten Strahlen- und Lostbehandlung. Der Zugangsweg zur Basis wird von temporal her gesucht (Leitholf, Loew, Tönnis). Die meisten extradural gelegenen und gewöhnlich gut abgegrenzten Tumoren müssen unter Schonung der Hirnnerven, die mitunter wegen Umwachsung schwierig ist, ferner der Gefäße, stückweise entfernt werden. Fasanotti hat auf die engen Beziehungen eines Teiles der Chordome zur A. basilaris aufmerksam gemacht und außerdem teils extra-, teils intradurale Tumorformen beschrieben. Die Entfernung gelingt selten ganz vollständig. Die Operation hat eine hohe Sterblichkeit. In einer Serie von 7 Fällen, über die Leitholf berichtet, starben 3 postoperativ. Mit Tumorrezidiv muß gerechnet werden, die Dauerergebnisse sind ungünstig. Die Überlebenszeit geht gewöhnlich nicht über 3 Jahre hinaus.

e) Osteosarkome.

Osteosarkome oder osteoplastische Sarkome sind bösartige mesodermale Geschwülste, die Knochengewebe bilden. Mit Kleinsasser und Albrecht unterscheiden wir die günstigeren periostalen Osteosarkome, die manchmal auch mit den parostalen vermengt werden, von den bösartigen zentralen Osteosarkomen, welche die Hauptgruppe aller malignen Skelettumoren bilden, aber überwiegend an den Röhrenknochen vorkommen. Über Osteosarkome des Schädels liegen nur einige wenige Berichte vor (Garland, Kleinsasser und Albrecht). Teilweise handelt es sich um multiple Geschwülste (Goldstein und Wexler 1934, Lichtenstein 1952, Mignani 1954, Ackermann 1948, Halpert u. a. 1949, Silverman 1936). Jugendliche zwischen 10 und 25 Jahren sind die meisten Krankheitsträger. Männer sind deutlich bevorzugt. Nach dem Sitz unterscheidet man Osteosarkome der Konvexität, die sich mit Vorliebe in den Bereich der Nahtlinien lokalisieren (Schwartz und Collins) von den basalen (Kleinsasser und Albrecht) in Keilbeinkörper und Stirnhöhle. In manchen Fällen durchbrechen die Geschwülste die Dura und wachsen schrankenlos ins Gehirn ein. Von der hier besprochenen Gruppe auszuschließen sind knochenbildende Sarkome der harten Hirnhaut (Turner u. Craig) und der Falx (Wolf u. Echlin).

Die Vorgeschichte geht in manchen Fällen über eine Reihe von Monaten. Die Beschwerden bestehen zumeist in Kopfschmerzen, die Symptome sind uncharakteristisch und hängen vom Geschwulstsitz ab. Beim Basissarkom können die Syndrome intra- und parasellärer Tumoren sowie wechselnde Hirnnervenausfälle auftreten. Die BKS ist in der Regel beschleunigt, es besteht eine sekundäre Anämie, später auch allgemeiner Kräfteverfall. Bei oberflächlichem Sitz an der Konvexität oder an der Vorderseite der Stirnhöhle sowie im Orbitalbereich können die Geschwülste auch außen tastbar sein. Die entsprechende Schwellung ist meist druckempfindlich, Weichteilschwellungen und vermehrte Venenzeichnung sind manchmal vorhanden. Im Röntgenbild fehlen oft die als typisch für Knochensarkome beschriebenen Spiculae. Umgekehrt findet man Spiculae bei Tuberkulose, subperiostalen Blutungen und Metastasen (Schinz). Die normale Knochenstruktur ist zerstört. Neben den Usurierungen des Knochens sieht man als Kennzeichen für das Osteosarkom die Neubildung knochendichten Gewebes. Jedoch kann röntgenologisch die Diagnose nicht gesichert werden, so daß eine Probeexcision in jedem Falle angezeigt ist.

Therapeutisch ist eine chirurgische Radikalentfernung zu versuchen, die im Konvexitätsbereich durch Heraussägen der Geschwulst mit einem Knochendeckel relativ leicht durchführbar ist. Eine Röntgennachbestrahlung ist stets angebracht, sie kommt bei ungünstigem Sitz an der Basis allein in Betracht, wenn die Diagnose histologisch festliegt.

Die Prognose ist ungünstig, wechselt jedoch noch nach der Art (etwas besser periostal als zentral) und dem Sitz (basal schlechter als an der Konvexität). Mac Donald und Budd sahen bei einer langjährigen Verfolgung des Verlaufes von 118 Knochensarkomen bei den Osteosarkomen 11,8% Fünfjahresheilungen, bei den Fibrosarkomen 31,4 und bei den Chondrosarkomen 47,5%. Der Exitus letalis erfolgt häufiger als Folge metastatischer Aussaat als durch den Primärtumor (Leitholf).

f) Reticulumzellsarkome.

Obwohl die Reticulumzellsarkome ätiologisch und biologisch mit den Ewing-Sarkomen verwandt sind, muß man sie doch pathologisch-anatomisch und auch klinisch abtrennen. Diese Erkenntnis hat sich in den letzten Jahren immer mehr durchgesetzt. Trotz genauester Analyse gelingt allerdings eine Trennung nicht immer mit Sicherheit. Das primäre Reticulumzellsarkom des Schädels ist seltener als das primäre Ewing-Sarkom des Schädels. Eine plurizentrische Entstehung wird für möglich gehalten (K. WEISS). Ausführliche Beschreibung der Reticulumzellsarkome des Schädels und Zusammenstellung der bisher beschriebenen Fälle gibt WEISS; siehe auch DELKESKAMP u. POPPE, DENNISON, FRANCIS, HIGINBOTHAM u. COLEY, IRVINE u. DAHLIN. UEHLINGER, BOTSZTEJN und SCHINZ haben die klinischen Unterschiede zusammengefaßt: Das Reticulumzellsarkom ist mehr eine Erkrankung des mittleren Lebensalters, zwischen 20 und 50 Jahren, während das Maximum der Ewing-Sarkome zwischen dem 5. und 10. Lebensjahre liegt. Während beim Ewing-Sarkom keine Geschlechtsbevorzugung feststellbar ist, befällt das Reticulumsarkom überwiegend Männer. Die Vorgeschichte beim Reticulumzellsarkom ist länger, Monate bis Jahre. Beim Ewing-Sarkom wird eine Osteomyelitis durch das klinische Bild vorgetäuscht, beim Reticulumzellsarkom durch das Röntgenbild. Bei letzterem besteht eine Diskrepanz zwischen dem guten Allgemeinzustand und den schweren Knochenveränderungen im Röntgenbild. Das Reticulumzellsarkom macht im Gegensatz zum Ewing-Sarkom verhältnismäßig geringe Weichteilschwellungen, der intermittierende Lokalschmerz ist nicht so hochgradig. Jedoch kann die Weichteilschwellung auch das erste Symptom eines Reticulumzellsarkoms sein (WEISS). Lokalisatorisch lassen sich keine wesentlichen Unterschiede feststellen. Das Ewing-Sarkom ist an der Konvexität vielleicht etwas häufiger als das Reticulumzellsarkom, während der Gesichtsschädel gleich oft betroffen wird. Metastasen in den regionären Lymphknoten sind beschrieben (WEISS). Röntgenologisch ist an den langen Röhrenknochen für das Reticulumzellsarkom die rasche Knochenauflösung, der zentrale Sitz und die Periostschichtung typisch. Am Schädel (STRANGE u. DE LORIMIER, ROSENDAL) finden sich feinfleckige Aufhellungen in einer typischen Tüpfelstruktur (WEISS). Wie auch das Ewing-Sarkom wird das Reticulumzellsarkom oft röntgenologisch spät manifest (DELKESKAMP u. POPPE). Differentialdiagnostisch ist an das Ewing-Sarkom, die Lues congenita, die multiplen Myelome sowie an die Schüller-Christiansche Krankheit zu denken. Zur Sicherung der Diagnose soll möglichst eine Probeexsision durchgeführt werden (DELKESKAMP und POPPE), wobei die tiefe Entnahme aus dem Markraum besonders wichtig ist. Das Reticulumzellsarkom zeigt gegenüber dem Ewing-Sarkom einen längeren Verlauf. Die prozentuale Heilungsziffer beim Reticulumzellsarkom ist wesentlich höher als beim Ewing-Sarkom. Metastasen treten auch später auf als bei diesem. Bis zu 60% Fünfjahresheilung werden nach Bestrahlung beschrieben. Die Röntgenbestrahlung ist die Therapie der Wahl (SZUTU u. HSIEH, WICHTL). Das Reticulumzellsarkom ist etwas weniger strahlenempfindlich als das Ewing-Sarkom. Als durchschnittliche Strahlendosis werden 4000—6000 r in 30 Tagen oder 8000—10 000 r in 14 Tagen empfohlen.

g) Ewing-Sarkom.

Die von JAMES EWING 1921 als endotheliales Myelom beschriebene Sarkomart zeichnet sich biologisch durch besonders große Strahlenempfindlichkeit aus. Schon nach einmaliger Röntgenbestrahlung lassen sich in den Geschwülsten starke Reaktionssymptome in Form zahlreicher Kernpyknosen nachweisen. Ausgangspunkt des Tumors sind die Reticulumzellen des Knochenmarkes. Übersicht und Schrifttum bei UEHLINGER, BOTSZTEJN u. SCHINZ. Während früher der Begriff des Ewing-Sarkoms mit dem des Reticulosarkoms identisch war (HELLNER 1935, OPPIKOFER 1941), hat sich heute eine Sonderung dieser beiden Krankheitseinheiten durchgesetzt (HELLNER 1951, UEHLINGER, BOTSZTEJN, SCHINZ; vgl. Abschnitt Reticulosarkom). Klinisch bedeutungsvoll ist die Neigung zu Tumorblutungen in fortgeschrittenen Stadien. Das Ewing-Sarkom ist seltener als die osteogenen Sarkome und befällt meist Kinder und Jugendliche, nach Schinz ist das 4.—16. Lebensjahr bevorzugt, nach Courville liegt das Durchschnittsalter der Erkrankten bei 20 Jahren. Der letztgenannte fand bevorzugt im Verhältnis 3:1 männliche Kranke, nach anderen Statistiken ist eine Geschlechtsdisposition nicht festzustellen. Primär werden meistens lange Röhrenknochen, in erster Linie Tibia und Femur, in zweiter Linie Becken und Wirbelsäule, seltener der Schädel betroffen. Die Ewing-Sarkomfälle des Schädels sind häufiger Metastasen als Primärgeschwülste (Geschickter und Copeland). Sherman u. Soong sahen niemals primären Schädelbefall. Hierhin wie auch in das Becken und die Wirbel erstreckt sich der erste Schub der Absiedelungen, in die Lunge und Pleura der zweite. Primär können alle Regionen des Schädels erfaßt werden, ein typischer Sitz ist die Gegend des Mastoids (Zimmermann, Maak). Klinisch (vgl. auch Breitner u. Ruckensteiner) ist die Vorgeschichte meist kurz, nicht über 10 Monate. Gelegentlich findet man aber auch lange Anamnesen von 1—2 Jahren mit rheuma- oder ischiasartigen Beschwerden (Bade nach Hellner). Nach Courville wird in der Vorgeschichte ein lokales Trauma in 40% der Fälle angegeben. Auch ein Zusammenhang mit entzündlichen Prozessen ist behauptet worden; im Mastoidbereich ist nach Zimmermann eine vorhergehende Otitis media oft nachweisbar. Es treten Schmerzen, Fieber bis etwa 38° und eine lokale Weichteilschwellung auf. Die Haut über dem Herd ist gerötet, die Hauttemperatur erhöht. Die BKS ist stark beschleunigt, im Blutbild besteht Leukocytose.

Das Röntgenbild des Schädels zeigt typischerweise eine Osteolyse mit rundlichen, teils scharf, teils unscharf begrenzten herdförmigen Aufhellungen. Die für die langen Röhrenknochen kennzeichnenden zwiebelschalenartigen Bilder werden am Schädel oft vermißt. Die röntgenologische Diagnose ist gegen Osteomyelitis, Lues, multiple Myelome und Hand-Schüller-Christiansche Krankheit zu differenzieren. Knochensequester fehlen. Die Röntgenbefunde können sich innerhalb von wenigen Tagen ändern und sind deshalb wiederholt zu kontrollieren. Eine Diagnose aus dem Röntgenbild allein ist in Frühstadien schwierig oder unmöglich (Swenson 1943). In Spätstadien finden sich mottenfraßartige Aufhellungen und schließlich der sog. Tabula rasa-Zustand (Schinz), wobei der gesamte befallene Knochenbezirk wie ausradiert erscheint. Die Differentialdiagnose gegen die akute oder subakute Osteomyelitis ist außer durch ähnliche Veränderungen im Röntgenbild sowie durch eine Reihe gemeinsamer klinischer Symptome wie lokale Rötung und Schwellung, Fieber und Schmerzen auch durch ein gleiches Verhalten gegenüber Gaben von Antibioticis erschwert, die zu vorübergehenden Besserungen führen (Hellner). Sehr ähnliche Röntgenbefunde am Schädel finden sich bei den Metastasen des Sympathogonioms des Kindesalters (Schinz), das aber kaum nach dem 5. Lebensjahr auftritt. Eine Sternalpunktion kann Klärung bringen. Da die Diagnose des Ewing-Sarkoms gewöhnlich weder klinisch noch röntgenologisch gesichert ist, muß eine Probeexcision erfolgen. Auch hierbei können aber noch leicht Irrtümer in der Deutung unterlaufen. Der Tumorcharakter kann durch Mischung mit entzündlichem Granulationsgewebe oder Fehldeutungen von Material aus der Randzone als Ostitis fibrosa verkannt werden. Auch Verwechslung mit kleinzelligen Krebsmetastasen oder mit Sarkomen anderer Art kommt vor (Anton nach Hellner). Klinischer Befund, Röntgenbild und histologischer Befund der Probeexcision müssen zusammen bewertet werden. Ist die Diagnose eines Ewing-Sarkoms am Schädel gestellt, so muß noch festgestellt werden, ob es sich um einen Primärtumor oder eine Metastase handelt, bzw. ob eventuell an anderen Knochen Metastasen eines primären Schädeltumors vorhanden sind. Man muß dazu nach Symptomen am Vorzugssitz, d. h. Tibia, Femur, Becken und Wirbel, forschen und Röntgenbilder der betreffenden Knochen anfertigen.

In der *Behandlung* des Ewing-Sarkoms haben sich die Röntgenologen (Schinz) mehr für eine Bestrahlung, die Chirurgen (Hellner) mehr für eine Operation ausgesprochen. Die große Strahlenempfindlichkeit bedeutet leider noch keine günstige Prognose. Wenn andere gleichartige Geschwülste im Körper nicht nachgewiesen werden können, ist eine Radikaloperation mit Röntgenvor- und -nachbehandlung zu empfehlen, falls der Sitz sie zuläßt. Bei ungünstigem Sitz, etwa im Basisbereich, sowie Metastasen kommt die Bestrahlung allein in Betracht. Nach den Operationen wird neben der örtlichen Bestrahlung auch eine prophylaktische Bestrahlung der Lungen angeraten (CAMPBELL nach HELLNER). Die Heilungsaussichten sind ungünstig. Nach COLEY sind die besten Erfolge mit der Radikaloperation und mit kombinierter Bestrahlung zu erzielen. Hier sind Überlebenszeiten von einigen Jahren mitgeteilt.

h) Sarkome nach Röntgen- und Radiumbestrahlung.

Experimentelle Röntgensarkome erzeugte HELLNER. Über das Auftreten von Knochensarkomen nach Röntgenbestrahlung liegen zahlreiche klinische Mitteilungen vor (ALIUS, BLUMBERG und HUFNER, CAHAN, HIGINBOTHAM, JONES, WOODART, STEWART, DE YOUNG, SABANAS u. Mitarb.). Sehr oft handelt es sich um Röntgenbestrahlung in Fällen von Knochen- und Gelenktuberkulosen (BECK, DENKS, HEIDRICH, KÜTTNER, MARSCH). Die Entstehung eines Knochensarkoms nach Röntgenbestrahlung des Schädels ist nur selten beschrieben, es kommt vor allem die Röntgenbestrahlung bei der Trichophytie der Kopfhaut in Betracht (DEUTICKE, SAUERBRUCH). Ganz selten kann es einmal bei der Bestrahlung eines Hirntumors zu einem Sarkom im Bereiche der Knochen oder Weichteile des Schädels kommen. Auch an die Bestrahlung gutartiger Geschwülste des Schädels können sich später Sarkome anschließen (BATSAKIS, KLOPP, NEWMAN). Die Latenzzeiten sind gewöhnlich sehr lange. Sie können über 25 Jahre gehen (DEUTICKE). Meistens handelt es sich um sehr maligne Tumoren verschiedener Typen, insbesondere Spindelzell- oder Fibrosarkome (vgl. Beitrag KLEINSASSER). Eine Neigung zu Metastasierung ist bei diesen Geschwülsten häufig.

Die Diagnose ergibt sich aus der Vorgeschichte und einem entsprechenden Lokalbefund. Weichteilschwellungen werden im Bereiche der Konvexität meist beobachtet. Die übrigen Erscheinungen und auch der Verlauf sind uncharakteristisch. Die Therapie ist unbefriedigend. Eine Chemotherapie kommt ebenso in Betracht wie eine erneute Bestrahlung.

Über experimentelle Sarkomerzeugung mit Radium und Mesothorium berichten UEHLINGER und SCHÜRCH. Die Klinik dieser Erkrankung ist am ausführlichsten von MARTHLAND sowie von AUB u. Mitarb. geschildert worden (Schrifttum!). In den meisten Fällen handelte es sich um Leuchtzifferblattmalerinnen. Es ließen sich erhebliche Mengen radioaktiver Stoffe in den Knochen noch nach vielen Jahren und Jahrzehnten nachweisen. Bevorzugt ist hierbei der Unterkiefer, aber auch die Schädelkonvexität. Als Vorstadium der malignen Tumoren wird nicht selten eine Knochenentzündung beobachtet, die an den Kiefern zu einem Ausfall der Zähne, am Hirnschädel zu einer Osteoporose des Knochens führt. Auch für diese Form der Strahlensarkome ist die Metastasenneigung groß und die Prognose ungünstig. Bei den Leuchtzifferblattmalerinnen findet man neben den Sarkomen in einigen Fällen auch Carcinome, insbesondere im Bereiche der Nebenhöhlen und des Nasen-Rachenraumes. Die Prognose ist ungünstig, die Therapie verspricht wenig Erfolg.

i) Sarkome bei Paget, fibröser Dysplasie und Ostitis fibrosa.

Die Häufigkeit der Sarkomentstehung bei der Pagetschen Krankheit ist umstritten. Man rechnet mit 5—10 % der polyostotischen Fälle (WILLIS). Übersicht und Schrifttum siehe bei WANKE 1952, ferner auch COLEY u. SHARP, COLEY u. STEWART. Schon 1933 konnten GERSTEL u. JANKER 39 Schrifttumsfälle zusammenstellen, zahlreiche kasuistische Mitteilungen sind seitdem erschienen (CONES 1953, DAVIS u. COOLE, DENIZET, GRIZAUD, HAGUENAU-GALLY-DAUM, KIRSCHBAUM, LASERRE, JRANNENEY-LAPORTE, LAYANI-OLIVIER, PARENTI-LÜDEKE, PIKE, DE SIZE u. Mitarb., SUMMEY). Es handelt sich um eine Erkrankung des höheren Lebensalters, da die Ostitis deformans selbst kaum vor dem 40. Lebensjahre entsteht. Diese Sarkomform ist von allen anderen dadurch verschieden, und man muß bei Auftreten eines Knochensarkoms jenseits des 50. Lebensjahres geradezu nach einer Ostitis deformans forschen. Im allgemeinen befällt das Paget-Sarkom die Extremitäten (Andreesen). Während im ganzen beim Paget-Sarkom das männliche Geschlecht bevorzugt ist, erkranken an Paget-Sarkom des Hirnschädels fast nur Frauen (Kleinsasser). Lokalisiert sind die Tumoren gewöhnlich am Schädeldach, wo sie meist nach außen wachsen. Multizentrische Entstehung ist nicht selten (Fedder, Ohnacker, Thurner u. Nigrisoli). Die Anamnese ist kurz. Man hört von lokalisierten Kopfschmerzen. Bei der klinischen Untersuchung kann man die Tumoren meist durch die Haut tasten. Neurologische Ausfälle fehlen gewöhnlich und sind nur bei intrakranieller Ausbreitung nachweisbar (Kirschbaum 1943, Manganiello u. Reimann). Wegen der großen Bösartigkeit gibt es keine erfolgversprechende Behandlung. In einigen Fällen kann radikale chirurgische Entfernung der Herde versucht werden. Die Prognose ist infaust. Der Exitus letalis tritt gewöhnlich innerhalb eines Jahres nach Stellung der Diagnose an den Metastasen, meistens der Lungen ein. Auch das multiple Myelom kann bei Paget auftreten (Rosenkrantz u. Glückman).

Bei der fibrösen Dysplasie sind ebenfalls Sarkome an der Schädelkonvexität beschrieben worden (Hobbs, Fisher und Beck, Wanke 1952, Coley u. Stewart, Perkinson u. Higinbotham), die sich beulenartig vorwölbten und röntgenologisch als Zerstörungsherde innerhalb der im Sinne der fibrösen Dysplasie veränderten Knochen nachweisbar waren. Über das Vorkommen von Sarkomen bei Ostitis fibrosa siehe Wanke 1927.

k) Maligne Geschwülste und Systemhyperplasien des Knochenmarkes.

α) Plasmocytom.

Das Plasmocytom (Zusammenfassung und Schrifttum s. Courville, Schön und Tischendorf, Brunner, Bayrd u. Heck, Barr-Daws) ist nach Schön und Tischendorf der Ausdruck einer multilokulären diffusen Hämoblastombildung und nimmt seinen Ursprung von Vorläufern der Blutzellen. Es tritt häufiger als „multiple Myelome oder Kahlersche Krankheit" mit systematischem Befall des Knochenmarkes von bösartigem Charakter auf, seltener solitär, monostotisch und monotop. Die multiplen Herde sind klein. Bevorzugt werden Männer jenseits des 40. Lebensjahres betroffen. Die Häufigkeitsreihenfolge der beteiligten Knochen lautet: Rippen, Sternum, Wirbel, Schädel, Femur, Becken und Humerus (Courville). Bayrd u. Heck sahen in 83 Fällen den Schädel 58mal befallen.

Der Verlauf erstreckt sich über wenige Monate bis zu einigen Jahren. Außer im Knochen treten später ausnahmsweise auch Herde in Lymphknoten, in der Milz, in der Leber und in der Schleimhaut des Verdauungstraktes auf, es gibt aber auch ein primäres Myelom der Weichteile. Im klinischen Bilde ist der Allgemeinzustand bald herabgesetzt, die Patienten werden anämisch, fiebern intermittierend und klagen über rheumaartige lokale Schmerzen im Bereiche des Skeletes. Es kommt nicht so selten zu pathologischen Frakturen, insbesondere der Rippen und der Wirbel. In letzterem Falle leitet manchmal eine schlagartig eintretende Querschnittslähmung die Krankheit ein. Das Blut zeigt eine stark beschleunigte Senkung, eine Vermehrung der Plasmazellen, des Gesamteiweißes und der Globuline, elektrophoretisch gibt es mehrere Typen. Meist sind die γ-Globuline vermehrt, seltener β_1- und β_2-Globuline und nur ausnahmsweise das α-Globulin. Das Blut-Calcium kann erhöht oder normal sein, der Urin enthält oft nur intermittierend in 60% der Fälle den Bence-Jonesschen Eiweißkörper. Die Stoffwechselstörungen führen zu einer Nierenschädigung in Form von tubulärer Nephrose, Nierensteinleiden werden gelegentlich beobachtet (Albright, Schön u. Tischendorf, Handbuch der inneren Medizin Bd. VI/1, S. 852). In einem geringen Prozentsatz der Fälle kann es durch Stoffwechselstörungen auch zur Ablagerung von Paramyloid kommen, die man hauptsächlich in den inneren Organen, aber auch in Knochen, Muskeln beobachtet, selten im Bereiche des Schädels.

Daher seien hier kurz die seltenen Amyloidtumoren der Schädelknochen erwähnt, die sich meist auf dem Boden multipler Myelome entwickeln (SCHINZ). Es handelt sich um eine lokale Amyloidose. Übersicht und Schrifttum siehe BÜRGI. Klinisch steht das Grundleiden gewöhnlich im Vordergrund. Die Amyloidtumoren können eine beträcht-

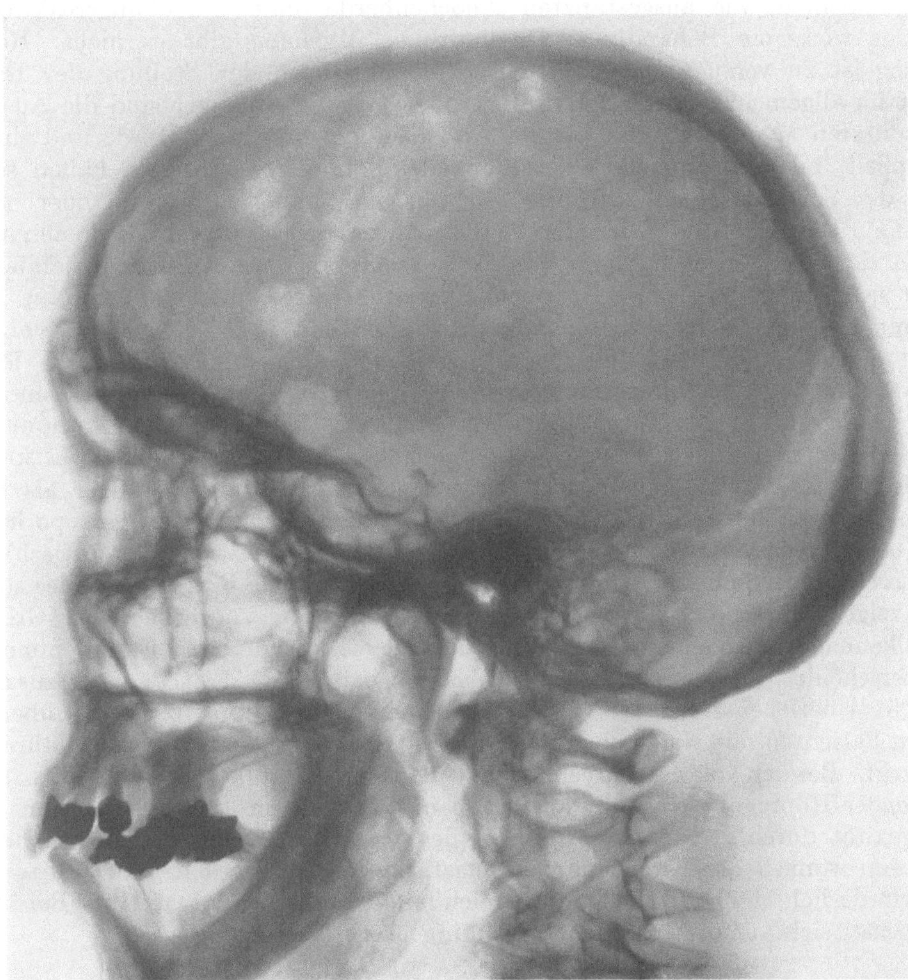

Abb. 16. Multiple Plasmocytomherde. Zufallsbefund

liche Größe erlangen, sie entstehen ziemlich rasch und führen bei intrakranieller Entwicklung zu Hirndruckerscheinungen. Im Röntgenbild ist im Bereich der Herde zentrale Destruktion mit starker hyperostotischer periostaler Randreaktion kennzeichnend. Differentialdiagnostisch kommen Sarkome und Metastasen in Betracht. Außer in Kombination mit Myelomen sollen Amyloidtumoren auch zusammen mit Hypernephrommetastasen auftreten (VOGELER). Ausnahmsweise werden sie ohne Grundkrankheit beobachtet (BÜRGI), wobei an eine posttraumatische Entstehung gedacht wird. Die Diagnose ist nur durch Probeexcision zu sichern. Falls die Tumoren raumbeengend wirken, müssen sie entfernt werden, wenn das Grundleiden die Indikation zum Eingriff stellen läßt.

Die Myelome des Schädels entwickeln sich in seltenen Fällen intrakraniell und durchbrechen noch seltener die Dura. BARR u. DAWS teilen einen Verschluß des Sinus sagittalis superior durch ein Plasmocytom mit. Neurologische Ausfälle sind infolgedessen meist nicht vorhanden. Sie betreffen bei basalem Sitz die Hirnnerven (Guibert und Ratie 1929, Stoppani u. Silvestrini, Denker u. Brock, Clarke). Die Diagnose stützt sich wesentlich auf die Blut- und Urinuntersuchung, eine Sternalpunktion kann nützlich sein. Frühstadien sind im Röntgenbild meist nicht erfaßbar, später kommt es zu einer Osteolyse, die sich entweder in einer unscharf begrenzten Verdünnung des Knochens, einer diffusen Osteoporose (Lichtenstein und Jaffe nach Leitholf) oder im typischen Bild der zahlreichen kleinen, wie ausgestanzten Knochenherde ohne Umgebungsreaktion darstellt. Eine wirksame Behandlung der multiplen Myelome gibt es nicht. Röntgenbestrahlung ist zu versuchen. Die Lebenserwartung nach der Stellung der Diagnose übersteigt im allgemeinen nicht 2 Jahre (Schinz). Etwas günstiger sind die Aussichten bei den solitären Myelomen. Sie werden größer als die multiplen Herde und sind mitunter doppelt, bilateralsymmetrisch am Schädel vorhanden. Unter 7 Fällen solitärer Myelome des Schädels lagen 3 frontal, die übrigen temporal, parietal oder occipital (Courville). Die Blut- und Urinbefunde, die man bei den multiplen Myelomen antrifft, werden bei den solitären oft vermißt. Die Weichteile können auch primär befallen sein. Es lassen sich bei diesen noch 2 Gruppen abgrenzen (Schön u. Tischendorf): In der einen kommt es später doch zu einer Tumoraussaat mit entsprechenden Symptomen (Christopherson u. Miller). Ob die weniger maligne Gruppe mit etwas längeren Überlebenszeiten auch histologisch als lymphoid-plasmocytärer Typ des Plasmocytoms histologisch abgrenzbar ist (Rohr und Kolodny nach Schön u. Tischendorf), steht nicht fest. Eine traumatische Genese soll möglich sein (Beneke u. Stieda, Lumb 1948). Neurologische Herderscheinungen sind bei den solitären Formen häufiger als bei der Kahlerschen Krankheit und hängen vom Sitz ab. Bei der gutartigen Gruppe hat man längere Überlebenszeiten, bis zu Jahrzehnten, festgestellt. Differentialdiagnostisch kommt im Stirnbereich eine Sinusitis frontalis in Frage (Chase). Das Röntgenbild des solitären Myeloms zeigt nach Gootnick eine cystenartige Aufhellung von erheblicher Größe mit einem Balkennetzwerk oder eine Osteolyse, die sich vom Bilde einer Carcinommetastase nicht unterscheidet. Courville hat aus dem Schrifttum 5 operative Fälle zusammengestellt mit Überlebenszeiten bis zu einigen Jahren, Leitholf berichtet über einen operativen Patienten mit Nachbehandlung und einer Überlebenszeit von 14 Jahren nach dem Eingriff. Bei den solitären Myelomen ist daher eine Radikaloperation (Ewald) mit anschließender Röntgenbestrahlung anzustreben. Sie wird im allgemeinen beim Sitz an der Konvexität durch Heraussägen des befallenen Knochenteiles von Bohrlöchern aus möglich sein, wonach der Knochendefekt plastisch gedeckt werden kann. Mitunter ist es auch erforderlich, die Dura im Tumorbereich mit zu entfernen (Mathias). Bei basalem Sitz wird man sich auf die Röntgenbestrahlung beschränken müssen.

β) Lymphogranulom.

Bei der Hodgkinschen Systemerkrankung ist nach Untersuchungen Steiners das Skelet in einem Krankengut von etwa 2000 Fällen in 8,3% beteiligt. (Zusammenfassung und Schrifttum s. Craver u. Copeland, Courville, Heider, Friedrich.) Bei eingehender Untersuchung wird dieser Prozentsatz offenbar noch wesentlich höher (Falck u. Horn). Es werden 40—50% (Schinz) und über 70% (Falconer u. Leonhard) angegeben. Dresser u. Spencer fanden unter 66 Fällen 11mal den Schädel beteiligt. Unter 140 Knochenherden lagen nur 5 am Schädel. Die Herde sind entweder monostotisch oder häufiger polyostotisch. Der Knochen wird hämatogen ergriffen, oder der Prozeß dringt von der Nachbarschaft her in ihn ein. Wichtig ist, daß selbst ausgedehnte Lymphogranulomatose des Skeletes röntgenologisch latent bleiben kann. Bei langem Verlauf kommt es schließlich zu rundlichen exzentrisch fortschreitenden Osteolysen, zu Knochenauftreibungen und Defekten. Gelegentlich kann ein Paget-ähnliches Bild entstehen. Periostinfiltrate und periostale Knochenneubildung gehören zu den Seltenheiten. Röntgenologisch ist die Diagnose gegen Ca-Metastase (Pancoast, Pendergrass,

SCHAFFER) abzugrenzen. Auch osteomyelitisähnliche Bilder können entstehen (COURVILLE). Nach CRAVER und COPELAND, steht der Schädel in der Häufigkeitsreihe der befallenen Knochen an 6. Stelle hinter den Wirbeln und dem Becken. Bevorzugt wird das Stirn- und Scheitelbein ergriffen.

Im klinischen Bild steht die Knochenbeteiligung beim Hodgkin gewöhnlich im Hintergrund. Nur selten treten neurologische Ausfallserscheinungen auf, vor allem bei basalem Sitz in Form von Opticuszeichen oder Hirnnervenstörungen. Für die Diagnose (Lymphome, Milztumor, remittierendes Fieber, Blutbild usw.) wird auf die Hand- und Lehrbücher der Inneren Medizin verwiesen. Für die Neurochirurgen besitzt die Krankheit nur differentialdiagnostische Bedeutung. Operative Eingriffe können lediglich als Probeexcision zur Sicherung der Diagnose in Betracht kommen. Therapeutische Röntgenbestrahlung der Herde ist erst danach durchzuführen. Die Prognose richtet sich nach dem Verlauf der Grundkrankheit.

γ) Knochenveränderungen bei Leukämie.

Die Knochenbefunde bei der Gruppe der Leukämien (Schrifttum und Übersicht bei UEHLINGER, COLEY) sind für den Neurochirurgen lediglich von differentialdiagnostischer Bedeutung, da das Grundleiden einer neurochirurgischen Therapie unzugänglich ist und in das Gebiet der inneren Medizin gehört. Knochenveränderungen finden sich bei lymphatischen Leukämien häufiger als bei myeloischen (SCHINZ), ferner überwiegend bei den aleukämischen Formen (COLEY). Die Reihenfolge in der Häufigkeit der verschiedenartigen Lokalisation im Skeletsystem ist nach CRAVER und COPELAND: Femur, Humerus, Schädel, Becken, Metacarpale, Ulna, Wirbel.

Die klinischen Symptome beziehen sich auf das Grundleiden. Neurologische Ausfälle kommen nur in den seltenen Fällen vor, in denen tumorartige leukämische Herde im Bereiche des Opticus, der Hirnnerven und des Gehirns auftreten. Die röntgenologischen Befunde am Schädel (UEHLINGER, COLEY, SCHINZ) sind entweder örtliche oder allgemeine. Örtlich finden sich umschriebene Knochenzerstörungen als fleckige Osteolyse, allgemein eine Osteoporose, bei Kindern in der Form der granulären Knochenatrophie (UEHLINGER). Beide können sich kombinieren. Bei Kindern werden auch Schädelnahtsprengungen beobachtet (HITZIG u. SIEBENMANN). Differentialdiagnostisch kommen Myelome, Lymphogranulomatose, Lymphosarkom, Reticulumzellsarkom, Carcinommetastasen und Osteomyelitis in Betracht (COLEY). Therapeutisch ist die Grundkrankheit anzugehen, lokal wird Bestrahlung mit harten Röntgenstrahlen in mäßigen Dosen empfohlen (COLEY).

δ) Chlorom.

Das Vorkommen grüner, sehr bösartiger Geschwülste in den Schädelknochen ist schon seit langem bekannt (ALLAN BRUNS 1824 nach COURVILLE). Die Bezeichnung Chlorom wurde 1853 von KING vorgeschlagen. (Übersicht und Schrifttum s. COURVILLE, KANDEL, BRANNAN). HUBER fand den Zusammenhang mit leukämischer Erkrankung (vgl. auch MÜLLER.) Man sieht heute die Chlorome als eine Lokalmanifestation der Leukämie im Knochen an, die durch grüne Farbe gekennzeichnet ist. Die grüne Farbe wird durch einen den Porphyrinen nahestehenden intracellulären Farbstoff hervorgerufen (GOODMANN und IVERSON 1946).

Das Leiden befällt Jugendliche nach der Pubertät, überwiegend männliche. Der Verlauf ist rapide, die Krankheit führt gewöhnlich innerhalb von 6 Monaten nach Symptomenbeginn ad exitum. Etwas weniger stürmisch ist der Ablauf bei älteren Menschen. Die Knochenherde sitzen bevorzugt in den knorpelig präformierten Gebieten der Schädelbasis, in der Orbita (ZEISS), den Nasennebenhöhlen, dem Oberkiefer, im Sieb-, Keil- und Felsenbein (KRUMBEIN). Gelegentlich wird auch die Konvexität betroffen. Neurologische Symptome können auftreten (HAINTZ).

Röntgenologisch (ALLISON) handelt es sich um osteolytische Herde mit reaktiver Knochenneubildung, später um ausgedehnte mottenfraßartige Zerstörungsherde, die konfluieren. Vermehrte Diploevenenzeichnung gehört zum röntgenologischen Bild. Die Geschwülste können eine beträchtliche Größe erreichen und die Dura durchwachsen. Die Chlorome und auch die nicht gefärbten leukämischen Infiltrate sind Knochenmanifestationen der leukämischen Erkrankung. Diese können sich in recht mannigfacher Weise zeigen. Man findet Osteolyse, Erosionen, subperiostale leukämische Wucherung und Osteosklerosen. Die zuletzt genannten sollen nach Sussmann in 10 % aller akuten Fälle von Leukämie auftreten. Außer im Knochen finden sich die tumorösen Infiltrate mitunter epi- oder subdural.

Die genannten Knochenveränderungen sind aber keineswegs für die Leukämie typisch. Für die Diagnose der Chlorome und der leukämischen Infiltrate ist das Ergebnis der Blutuntersuchung maßgebend, das durch Probeexcision aus dem Herd und Sternalpunktion ergänzt wird. Die Therapie ist internistisch, neurochirurgische Maßnahmen sind nicht angezeigt.

ε) Maligne Lymphome.

Die malignen Lymphome sind geschwulstartige Ansammlungen von Lymphocyten oder ihren Vorstufen. Man bezeichnete sie früher auch als Lymphosarkome. Sie treten im Rahmen einer leukämischen oder aleukämischen lymphatischen Leukämie auf und befallen oft den Knochen, wenn man sie auch nur gelegentlich röntgenologisch erkennen kann. Bei den Lymphoblastenleukämien soll der Knochen häufiger betroffen werden als bei den Lymphocytenleukämien (Meyer nach Lichtenstein). Kenny beschreibt einen Fall mit Beteiligung der Lymphknoten, des Gastrointestinaltraktes und der Knochen. Über die Klinik der malignen Lymphome berichten am ausführlichsten Gall und Mallory (Schrifttum!), ferner auch Lichtenstein; das Grundleiden steht hierbei ganz im Vordergrund. Neurologische Ausfälle, selten auch Hirndrucksymptome treten nur dann auf, wenn gleichzeitig intrakranielle maligne Lymphome vorhanden sind. Es kann zu Exophthalmus kommen, durch die hämorrhagische Diathese auch zu Blutungen.

Die Schädelknochenherde treten im Rahmen des übrigen Skeletbefalles röntgenologisch nur gelegentlich als Osteoporose oder mottenfraßartige Aufhellungen hervor (Lichtenstein).

Das Röntgenbild allein erlaubt keine Diagnose. Der Verdacht auf die Erkrankung entsteht durch einen reduzierten Allgemeinzustand, eine Anämie und in manchen Fällen nachweisbare Lymphknotenschwellung. Er kann durch die Untersuchung des Blutes, durch eine Sternalpunktion sowie durch eine Probeexcision bestätigt werden.

Die Therapie ist die des Grundleidens. Die Knochenherde sind gut röntgenstrahlenempfindlich (Nielsen). Die Prognose ist ungünstig.

II. Sekundäre Knochengeschwülste.

1. Aus der Nachbarschaft auf den Schädelknochen übergreifende Tumoren.

a) Einleitung und Geschwülste der Kopfschwarte.

Eine große Reihe verschiedenartiger Tumoren kann sekundär auf den Hirnschädelknochen übergreifen. Wir haben hierbei eine Gruppe solcher Gewächse, die topographisch gebunden ist und zu gut gekennzeichneten klinischen Syndromen führt, von einer anderen zu unterscheiden, zu welcher Tumoren von nicht bestimmter Vorzugslokalisation und ohne ein charakteristisches Krankheitsbild gehören. Die erstgenannte Gruppe wird weiter unten in den Abschnitten Tumoren der Orbita, der Schädelbasis, des Ohres usw. behandelt, zur zweiten gehören in erster Linie einige Carcinome und viele maligne Tumoren aus der Reihe der Sarkome (Übersicht und Schrifttum s. Geschickter 1932), von denen sich oft in späteren Stadien nicht mehr sicher sagen läßt, ob sie den Schädel primär oder sekundär befallen haben. In vielen kasuistischen Mitteilungen ist diese Frage gar nicht geprüft. Es kann dahingestellt bleiben, ob man die periostalen Sarkome zu den primären malignen Knochentumoren rechnen will, wie es meist geschieht, oder ob man sie den auf den Knochen übergreifenden Geschwülsten zurechnen soll. Entschließt man sich zur ersteren Einreihung, so müßte man folgerichtig auch die von der Dura entspringenden Gewächse zu den primären Schädelknochentumoren rechnen, da die Dura das innere Schädelperiost bildet. Wir behandeln für die Klinik die periostalen Sarkome hier, weil sie sich biologisch und klinisch ähnlich wie andere maligne Weichteiltumoren in der Nachbarschaft des Knochens verhalten. Man unterscheidet von den periostalen Tumoren die parostalen, die aus dem Bindegewebe außerhalb des Periostes entspringen. Auch diese können verknöchern, so daß im weiteren Verlaufe eine Unterscheidung von den primären Osteosarkomen unmöglich wird (SCAGLIETTI und CALANDRELLO, DWINNELL, DAHLIN und GHORMLEY). Über die Fibrosarkome des Bindegewebes berichten BRODERS u. Mitarb., ohne allerdings den Bereich des Schädels zu berücksichtigen. Sie unterscheiden bösartige Spindelzellsarkome von den etwas günstigeren fibrogenen Sarkomen älterer Leute. QUICK u. CUTLER halten die Mehrzahl der als Fibrosarkome bezeichneten Tumoren für neurogen. Neben den unreifen Formen aus der Gruppe der Rund- und Spindelzellsarkome (DYES) sind noch einige Sonderformen zu nennen: vom Nervenhüllgewebe ausgehende Neurilemmome, die im Knochen auch primär vorkommen sollen (DE SANTO u. BURGESS), Liposarkome (DAWSON, Schrifttum bei REHBOCK und HAUSER), Angiosarkome (STIERLIN, CASTER, DICKERSON u. NEEDY), Neurofibrosarkome (GUTTMANN u. SIMON), Rhabdomyosarkome mit Lokalisation in der Orbita, im Mastoidbereich, in der Schläfengegend und im Nacken (STOBBE u. DARGEON). Zur Frage Schädelsarkom und Trauma vgl. BECK (1925). Seltener als Sarkome greifen Carcinome auf den Schädelknochen über. Meist sind es die Carcinome der *Kopfschwarte* vom Typus des Basalzellencarcinoms und Plattenepithelcarcinome. Sie wachsen langsam und befallen die Schädelknochen erst spät; nur bei sehr malignen Tumoren wird der Knochen früh durchwachsen. Derartige Geschwülste entstehen nicht so selten auf dem Boden von Narben, vor allem nach Verbrennungen, wiederholten Infektionen und Actinodermatitis, ferner aus Talgdrüsencysten (zusammenfassende Darstellung und Schrifttum bei FIGI). Metastasen treten meist erst nach langer Zeit auf, die nachweisbaren Lymphknotenschwellungen präauriculär, am Kieferwinkel, am Hals und im Nacken sind gewöhnlich entzündlicher Natur. Auch Melanoepitheliome der Kopfschwarte können gelegentlich auf den Knochen übergreifen, ebenso metastatische Kopfschwartencarcinome, die seltener als Knochenmetastasen auftreten und vorwiegend aus dem Nierenbereich, dem Magen-Darmtrakt, den Bronchien sowie der Prostata stammen (FIGI).

Die Behandlung der malignen, auf den Schädelknochen übergreifenden Sarkome und Carcinome ist, falls möglich, chirurgisch mit Exstirpation von Weichteil- und Knochentumor in einer Sitzung. Die Knochenherde werden dabei mit einem Knochendeckel ausgesägt. Es wird mit Röntgen- oder Radiumbestrahlung nachbehandelt. Bei Röntgenstrahlen ist Vorsicht am Platze, da hiernach Meningoencephalitis und Hirnabscesse bzw. Strahlenschäden beobachtet werden (PENDERGRASS, HODES u. GROFF).

b) Die Beteiligung der Schädelknochen bei den Geschwülsten der Orbita.

Die primär in der Orbita entstehenden, die sekundär auf die Orbita übergreifenden und die metastatischen orbitalen Geschwülste stellen etwa 1% aller zur Behandlung kommenden Augenkrankheiten und $^3/_4$ aller orbitalen Erkrankungen dar (EHLERS, GODTFREDSEN). FOSTER (1955) gibt ein Zahlenverhältnis von 70:23:7 an.

Sowohl die *primären Geschwülste der knöchernen Orbita* als auch die sekundären, von der Umgebung auf die knöcherne Orbita *übergreifenden Tumoren* beeinträchtigen durch Druck oder Infiltration die Wände der knöchernen Augenhöhle und brechen bisweilen in den Schädelinnenraum ein. Übersicht und Literatur bei BIRCH-HIRSCHFELD (1913, 1930), BAILEY (1933), GOLOVIN (1935), SCHRECK (1938/39), DANDY (1941), REESE (1941/50), BENEDICT (1944, 1949, 1950), COURVILLE und SCHILLINGER (1956), GODTFREDSEN (1947), PFEIFFER (1947), FORREST (1949), OFFRET (1951), INGALLS (1953).

Das Vorkommen der einzelnen Geschwulstarten wird wegen der verschiedenartigen histologisch-pathologischen Zuordnung etwas unterschiedlich beurteilt. Zur Orientierung sei eine der letzten Statistiken, die sich auf ein Krankengut von 676 Fällen stützt, mitgeteilt (OFFRET 1951). Knöcherne Tumoren 3,4%, Dermoide 8,1%, Angiome 13,9%, Lipome 3,6%, Neurofibrome 6,9%, Opticusgliome 3,4%, Meningeome 2%, sodann Epitheliome 6,1%, Sarkome 9,5%, Lymphome 1,7%, Tränendrüsenmischtumoren 11,2% und Retikulosen 14,6%. Ähnliche Verhältnisse ergeben auch andere Statistiken der letzten 2 Jahrzehnte (FORREST 1947, GODTFREDSEN 1947, BENEDICT 1949, 1950).

Allgemeines über die Geschwülste im Bereiche der Orbita.

Die *Diagnostik* der Orbitaltumoren kann zwar einfach sein, bietet bisweilen aber ganz erhebliche Schwierigkeiten, so in der Abgrenzung entzündlicher, orbitaler Prozesse, Pseudotumoren, Mikuliczscher Erkrankung, Blutkrankheiten, Hyperthyreoidismus, vor allem aber bei der Entscheidung, ob die Geschwulst auf die Orbita beschränkt geblieben oder schon in den intrakraniellen Raum eingedrungen ist (BENEDICT, INGALLS, NOVER und ZIELINSKI). Meist wird man mit den üblichen Untersuchungen einschließlich der modernen Röntgenschichtverfahren und der Kontrastmitteldarstellung auskommen, nur in Ausnahmefällen wird man zur chirurgischen diagnostischen Exploration gezwungen sein.

Für die Erkennung der orbitalen Geschwülste haben die *subjektiven Erscheinungen* nur beschränkten diagnostischen Wert, weil sie meist uncharakteristisch und vieldeutig sind. Von den *objektiven Merkmalen* steht die Verlagerung des Bulbus an erster Stelle. Alle raumfordernden Prozesse führen in der Orbita meist schon ziemlich frühzeitig zum Exophthalmus, besonders dann, wenn sie im retrobulbären Raum entstehen. Grad und Ausdehnung sind von der Größe des raumfordernden Prozesses abhängig. Gewisse diagnostische Hinweise lassen sich aus der Art des Exophthalmus ableiten, so aus dem langsamen steten Wachstum, aus der fehlenden Pulsation und Gradschwankung, wie sie z.B. bei entzündlichen orbitalen Prozessen und bei orbitalen Blutungen beobachtet werden. Die seitliche Verdrängung des Bulbus spricht erfahrungsgemäß mit großer Wahrscheinlichkeit für einen

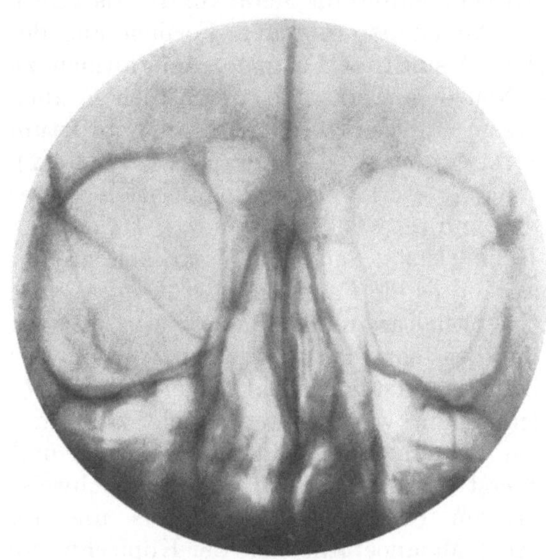

Abb. 17. Übersichtsbild der Orbita mit allgemeiner Excravation der rechten Orbita bei gutartigem Orbitaldachtumor. [L. PSENNER: Fortschr. Röntgenstr. 85, 127 (1956).]

außerhalb des Muskeltrichters entstehenden Tumor, doch kann ein subperiostaler Bluterguß oder ein entzündlicher Prozeß die gleichen Verlagerungen hervorrufen. Die Störung der Bulbusbeweglichkeit wird — mit Vorbehalt — als weiteres wichtiges diagnostisches Merkmal angesehen, vor allem für die Abgrenzung bösartiger Orbitaltumoren, da man bei den benignen Geschwülsten, selbst bei hochgradigem Exophthalmus eine noch relativ freie Beweglichkeit vorfindet, während maligne Tumoren schon frühzeitig durch Infiltration Bewegungseinschränkungen verursachen. Für die bulbusnahen Prozesse sind Wandveränderungen und pathologische Befunde am Augenhintergrund typisch. Das Doppeltsehen gehört zu den häufigsten, keinesfalls aber regelmäßigen Erscheinungen bei den Orbitalgeschwülsten. Die Verlagerung des Bulbus ist hierfür die Ursache. Funktionsstörungen des Auges wie Undeutlichsehen, vorzeitige Ermüdbarkeit sind zwar häufige, aber nicht sichere Merkmale, sie beruhen auf den durch Druck bedingten Veränderungen des Bulbus. Der Visusverfall und die Gesichtsfeldeinschränkung lassen eine Beeinträchtigung der Sehnerven bzw. des Chiasmas annehmen.

Diese allgemeine Diagnostik wird für viele Fälle nicht ausreichen, besonders dann, wenn festgestellt werden soll, ob der tumoröse Prozeß die knöcherne Orbita überschritten hat. Hier kommt der *Röntgendiagnostik* die größte Bedeutung zu. Nach PFEIFFER konnte in 72% der Fälle allein auf Grund der Röntgenuntersuchung die Diagnose gestellt werden. Nach PSENNER sind die Übersichtsaufnahmen meist aufschlußreicher als die noch in der Entwicklung begriffenen Kontrastverfahren. Raumbeengende orbitale Prozesse führen zur Ausweitung der Augenhöhle, zu Knochenverdünnungen und -arrosionen. Bisweilen lassen sich tumorbedingte Hyperostosen, bei Chondromen, Hämangiomen, gelegentlich auch bei Sarkomen intraorbitale Verkalkungen nachweisen (MEYER, PSENNER, HOFFMANN). Immer ist zum Vergleich das Bild der nichtbetroffenen, gesunden Seite heranzuziehen. Die

Röntgendiagnostik muß sich auch auf die Untersuchung der der Orbita angrenzenden knöchernen Regionen, insbesondere auf die Nasennebenhöhlen, auf die vordere und mittlere Schädelgrube sowie auf den Epipharynx erstrecken (PSENNER), da die primäre Orbitalgeschwulst in diese Region ein-

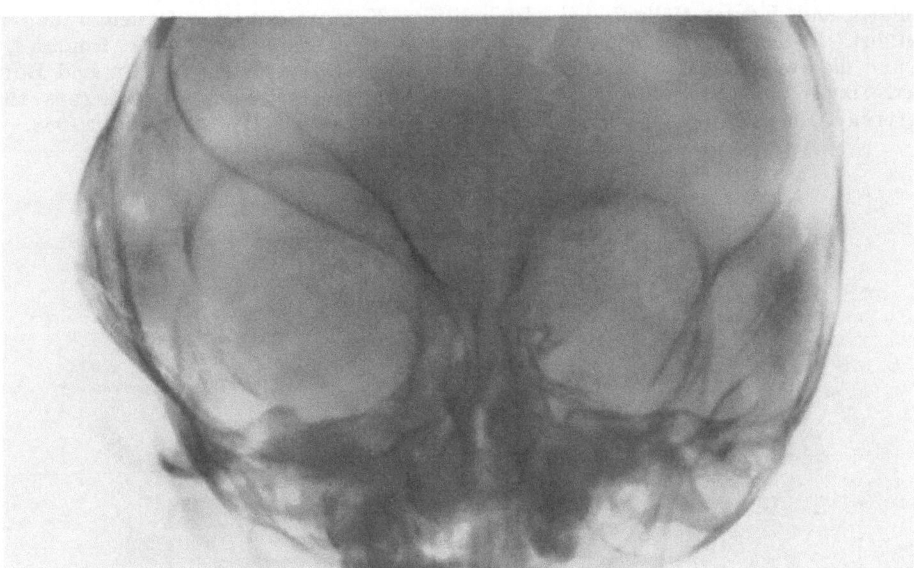

Abb. 18. Erweiterung der rechten Orbita durch Orbitaltumor. Patient der Univ.-Kinderklinik Würzburg (Prof. Dr. STRÖDER).

brechen kann oder Tumoren benachbarter Regionen in die Orbita einwuchern. Die intrakranielle Ausbreitung des orbitalen Tumors ist auch röntgenologisch oft nur schwer faßbar.

Zu den *speziellen röntgendiagnostischen Maßnahmen* gehören die *Tomographie* (PUIGGARI u. Mitarb. 1937, PESSAGNO 1949, FISCHGOLD 1952, OFFRET 1955) und die *Kontrastdarstellung* der Orbita mit Luft und Lipiodol — Lit. bei OFFRET (STAUNIG und HERRENSCHWAND 1927, SANDERA 1930, KATZ und LEDON 1935, ARIB 1937, LAST 1939, SILHO 1945, FRIEDMANN 1947, DUBILLIER u. Mitarb. 1958). Sie bringen in vielen Fällen diagnostisch weiter. Das Verfahren der Lipiodolorbitographie ist — da das Kontrastmittel unangenehme Nebenerscheinungen hatte — längst durch das mit dem wasserlöslichen, besser verträglichen Umbradil und anderen Röntgenkontrastmitteln ersetzt worden (BERTELSEN 1950, LOMBARDI 1957). Über eine Kombination der Luftorbitographie und der Tomographie berichteten 1954 OFFRET u. Mitarb.

Die *Angiographie* (gesammelte Literatur bei KRAYENBÜHL 1958) hat für die Röntgendiagnostik raumbeengender orbitaler Prozesse zunehmende Bedeutung gewonnen (CURTIS 1949, BERTELSEN 1950, SCHURR 1951, MATSI 1955, DECKER 1955, BETTINATI 1957, KRAYENBÜHL 1958). Bei der üblichen cerebralen Carotisangiographie stellt sich die A. ophthalmica im Seitenbild dar. Nach KRAYENBÜHL ist diese Darstellung vom Kontrastmittel abhängig (Dar-

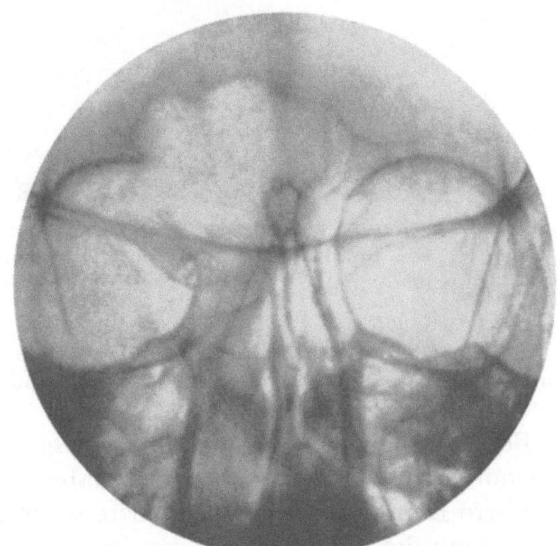

Abb. 19. Hypernephrommetastase. Defekt im oberen inneren Orbitalbogenbereich rechts, Verschattung der Stirnhöhle über die Mittellinie nach links reichend, Verschattung der Siebbeinzellen. [L. PSENNER: Fortschr. Röntgenstr. **85**, 125—141 (1956).]

stellung in 25 % der Fälle bei 35 %igem, in 98 % der Fälle bei 60 %igem Kontrastmittel). Maßgebend für die Diagnose sind sowohl der Verlauf der A. ophthalmica, ihre Abzweigung sowie Lage und Form des Gefäßplexus, der dem Bulbus von hinten anliegt und halbmondförmig zur Darstellung kommt (SCHURR). In der Beurteilung des sehr variablen, gewundenen Verlaufes der A. ophthalmica muß man allerdings die Anpassung des Gefäßes an den frei beweglichen Bulbus berücksichtigen (SCHURR,

Decker und Schlegel). Einzelne Äste der Arterie sind häufig schwer zu erkennen. Diagnostische Schwierigkeiten ergeben sich vor allem durch Überlagerung von Ästen der A. carotis externa. Die Diagnose kann durch stereoskopische Darstellung der Arterie erleichtert werden.

Die *Venographie* der Orbita (ges. Literatur bei Krayenbühl) wird durch subcutane Punktion der V. angularis und Kontrastfüllung bei gleichzeitiger Kompression der Gesichts- und Stirnvenen durchgeführt. Es kommen die oberen und unteren Vv. ophthalmicae, die Vv. frontales, angulares, nasales und die vorderen Gesichtsvenen zur Darstellung. Literatur bei (Dejau und Boudet 1950, Brégeat, David und Fischgold 1947, Hayden und Gloming 1952, Betoulliers 1953, Vanni und Bettinati 1954, Gaillard und Gilles 1955), Krayenbühl 1958, Yaşargil 1958.

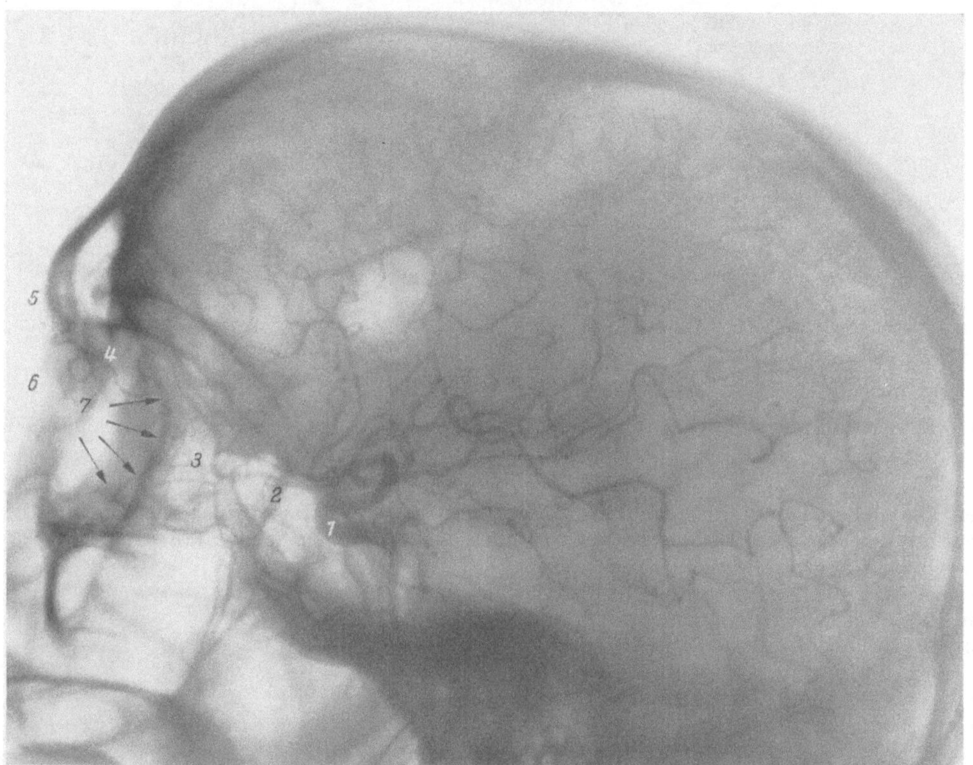

Abb. 20. Angiographie bei orbitalen Prozessen. Arterielle Phase. *1* Carotis interna. *2* A. opthalmica. *3* Aa. chorioideae. *4* A. ophthalmica. *5* A. frontalis medialis. *6* A. nasalis dorsalis. *7* Plexus chorioideus bulbi. Aufnahme von Dr. Yaşargil, Neurochirurgische Univ.-Klinik Zürich (Prof. Dr. Krayenbühl).

Die Kontrastmittelverfahren haben zwar viele Anhänger, doch auch Gegner, und es muß zugegeben werden, daß sie noch in der Entwicklung sind und der weiteren Erfahrung bedürfen (Offret, Koenig).

Bei der folgenden Besprechung der einzelnen Tumoren der Orbita wurde sowohl die Zugehörigkeit zu bestimmten Organabschnitten als auch die klinisch und chirurgisch bewährte Einteilung der Geschwülste nach ihrer Lokalisation (Benedict) berücksichtigt. (Einteilung der Orbita in ein vorderes, mittleres und hinteres oder apikales Drittel, in die subperiostale Zone, in den Muskelconus und den Raum dazwischen.)

Die Beteiligung der Schädelknochen bei den Geschwülsten des Bulbus und seiner Häute.

Von dieser Tumorgruppe haben nur das *Gliom der Retina (Retinoblastom)* und das *Sarkom der Chorioidea (Melanoblastom)* Bedeutung. Beide Geschwülste kommen häufig vor, selten sind nur die maligne Infiltration des umgebenden orbitalen Gewebes und der Durchbruch durch die knöchernen Orbitalwände. Die Geschwülste wachsen schon eher durch die Spalten der Orbita in den Schädelinnenraum ein und neigen zu cerebraler Gewebsabsiedlung.

Beim *Gliom der Retina (Retinoblastom)*, einem relativ seltenen, fast ausschließlich bei Kindern vorkommenden, im Bulbus selbst entstehenden Tumor, wird nur gelegentlich Tumorinfiltration der knöchernen Orbita beobachtet (GRINKER). Die Geschwulst dringt meist längs der Spalten oder über den N. opticus in den intrakraniellen Raum ein und durchwächst die Meningen. REESE (1931) fand bei 119 wegen eines Retinoblastoms enukleierten Bulbi 63mal (= 52%) den N. opticus tumordurchsetzt, und in 10 Fällen war selbst noch der proximale Nervenstumpf befallen. Die Ausbreitung des Tumors

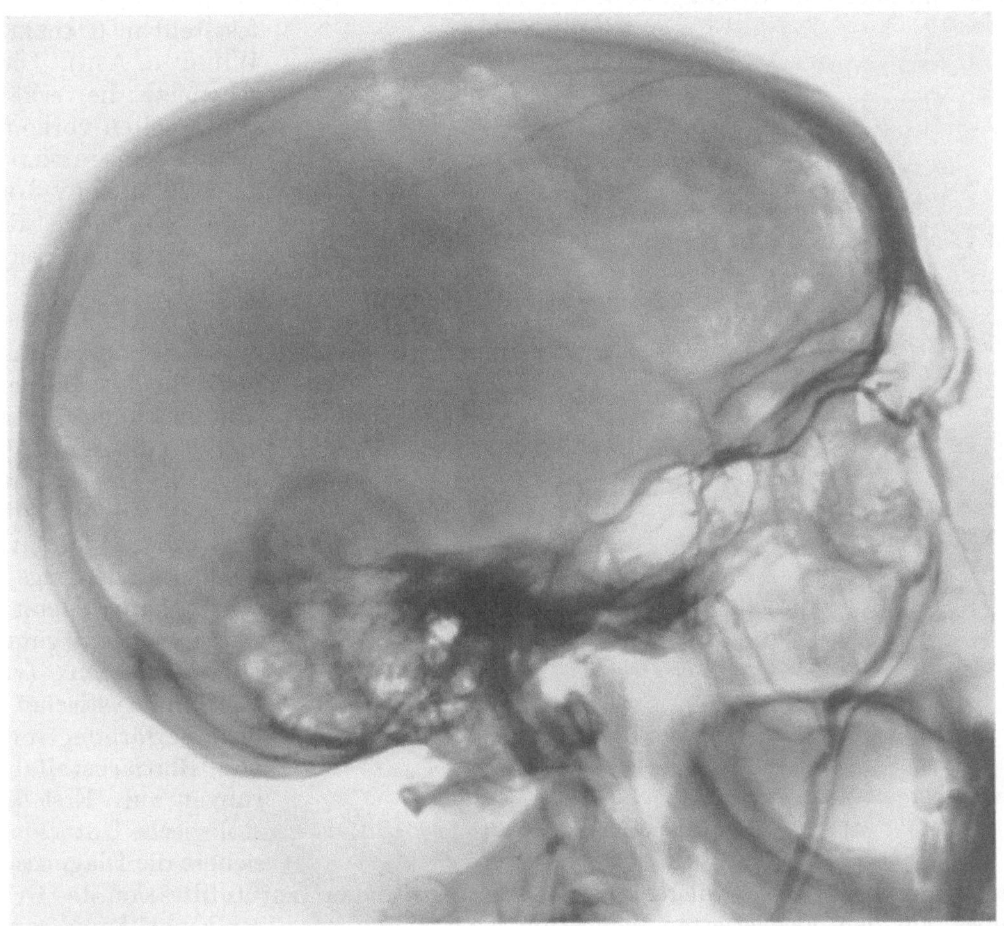

Abb. 21. Venographie der Orbita, Seitenbild. Aufnahme von Dr. YAŞARGIL, Neurochirurgische Univ.-Klinik Zürich (Prof. Dr. KRAYENBÜHL).

erfolgt allerdings nicht nur über den Sehnerven, sondern auch längs der A. ophthalmica ins Schädelinnere. Tumorbefall des Chiasmas und des gegenüberliegenden Opticus ist beschrieben worden. Der Tumordurchbruch durch die Orbitalwände ist sehr selten (REESE). Über Geschwulsteinbruch in die vordere Schädelgrube und Geschwulstverbreitung an der Basis des Frontallappens berichteten BONNET u. Mitarb. Die Tumorinfiltration, vor allem aber die Destruktion der knöchernen Orbitalwand, ist röntgenologisch sichtbar. Histologisch steht das Retinoblastom dem Medulloblastom nahe (ZÜLCH 1951), und es neigt schon frühzeitig zur Gewebsabsiedlung (Knochenmetastase) und zur Gewebsnekrose. Prognostisch ist der Tumor auch bei frühzeitiger operativer Entfernung ungünstig zu beurteilen, die Überlebensdauer wird allgemein auf 1 Jahr geschätzt, eine Besserung versprechen zusätzliche radiologische und cytostatische Behandlungsmethoden (REESE 1957).

Das *Sarkom der Chorioidea* (Melanosarkom) stellt die maligne tumoröse Entartung normalerweise schon pigmenthaltiger Zellen dar und leitet sich von den Chromatophoren der Iris und der Chorioidea sowie von den Naevuszellen der Bindehaut, von versprengten Pigmentherden an der Sklera und in der Nachbarschaft des Sehnerven ab. Es muß das um so mehr betont werden, da Pigmentherde auch bei benignen Orbitalgeschwülsten vorkommen können (gefäßreiche Geschwülste), ohne daß man diese gleich als Pigmentgeschwülste anzusehen braucht. Das Melanosarkom der Orbita ist eine sekundäre Orbitalgeschwulst. Der in der Sklera oder in der Chorioidea entstehende Tumor durchbricht den Bulbus und wächst ins Orbitalgewebe ein. Meist ist der Ausgangsort später gar nicht mehr feststellbar (Callender, Wilde u. Ash). Die Geschwülste, die verhältnismäßig selten vorkommen (Birch-Hirschfeld 1920, 71 Fälle, Terry-Johnes 1934, 94 Fälle, Reese 1951, 62 Fälle), zeichnen sich klinisch durch langsames Wachstum aus. Sie sind im Frühstadium mit den üblichen klinischen Untersuchungsverfahren nicht diagnostizierbar, auch bei der operativen Exploration fällt lediglich die braune Verfärbung auf, die allerdings täuschen kann, denn bisweilen weisen gutartige Orbitaltumoren (vasculäre oder cystische) ähnliche Verfärbungen durch alte Blutfarbstoffablagerungen auf. Erst die histologische Untersuchung sichert die Diagnose. Die

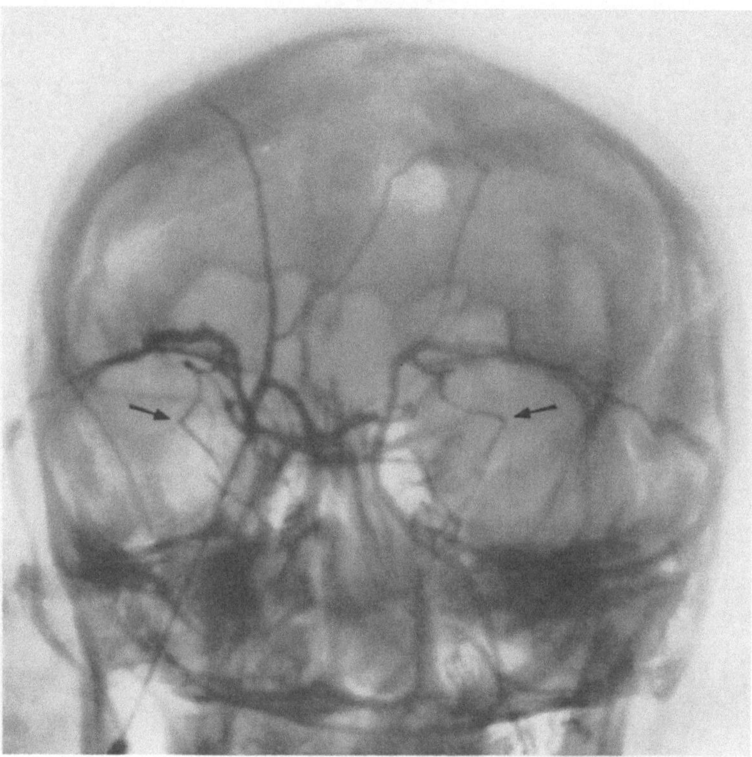

Abb. 22. Sagittalaufnahme zu Abb. 21

Bösartigkeit dieser Geschwulstart beruht auf der Tendenz zur Infiltration des Orbitalgewebes, auf dem akzelerierten Wachstum nach einem operativen Eingriff und raschem Auftreten von Rezidiven sowie der Metastasierung. Die Ausbreitung des Tumors in den Schädelinnenraum wurde bei den 94 Fällen von Terry-Johnes nur 2mal beobachtet, 12 Fälle zeigten eine geringe Infiltration des Opticus. Unter den 62 Fällen von Reese wiesen 30% eine schon frühzeitige Infiltration des Orbitalgewebes auf, in 9% waren die knöcherne Orbita tumorinfiltriert und der intrakranielle Raum eröffnet. Bei den Hirnmetastasen dürfte es sich wahrscheinlich um eine hämatogene Aussaat und nicht um die Folgen kontinuierlichen Wachstums gehandelt haben (Reese). Röntgenologisch entsprechen die knöchernen Veränderungen denen bei allen anderen Sarkomen. Prognostisch bleiben auch heute noch die Melanosarkome ungünstig zu beurteilen, in letzter Zeit scheint allerdings eine Besserung durch cytostatische Behandlung möglich zu sein (Reese).

Die *Geschwülste des N. opticus* und seiner Hüllen führen zu einer ganz umschriebenen Knochenveränderung, nämlich zur Ausweitung des Canalis opticus. Sie sind röntgenologisch leicht feststellbar (Orbitaaufnahmen nach Rhese), Schwierigkeiten ergeben sich nur für den Nachweis intrakranieller Geschwulstverbreitung. Beweisend ist die Depression oder ein Defekt am Sulcus chiasmatis. Da die Geschwülste neurochirurgischerseits besonders interessieren evtl. eine Mitbehandlung erforderlich machen, sei etwas näher auf sie eingegangen.

Es gibt *2 Typen von Opticustumoren*, und zwar die vom *Stamm des Nerven* und die von den *Opticusscheiden* ausgehenden. Während die — als Opticusgliome — bezeichneten Geschwülste des Sehnerven häufig vorkommen, treten die von der Opticusscheide ausgehenden Meningeome seltener auf. Nach DAVIS waren 1949 zusammen mit den Fällen von LOVE und BENEDICT etwa 400 Opticusgliome in der Literatur bekannt. (Übersicht

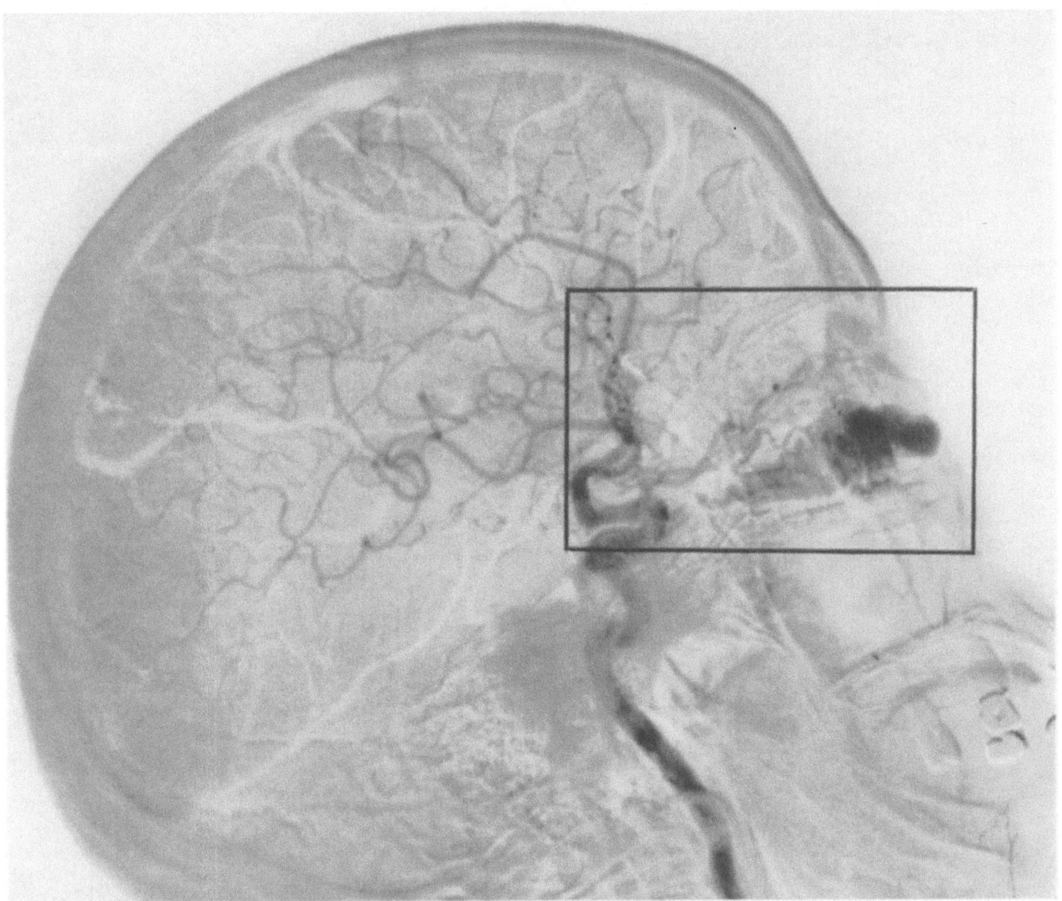

Abb. 23. Angiom der Orbita.

und Literatur bei BRÉGEAT.) Die anatomisch-pathologische Beschreibung durch GRINKER (1930) ließ sie nach der Nomenklatur nach BAILEY-CUSHING als Gliome vom Typ der Spongioblastome deuten. Bezüglich der Erkennung, Ableitung und Deutung dieser Geschwülste sei auf den Band III des Handbuches (ZÜLCH-CHRISTENSEN) verwiesen.

Die Opticusgliome kommen vorwiegend im Kindesalter vor, $^2/_3$ der Fälle im ersten Lebensjahrzehnt (TÖNNIS), sogar im Kleinkindalter (COSTON), nur ganz wenige Fälle (RENARD, GOLDSTEIN und WECHSLER, LEVITT, BENEDICT, YASU; zit. nach OFFRET) im Erwachsenenalter. Das Geschwulstwachstum kann relativ rasch einsetzen und frühzeitig lokale Veränderungen hervorrufen, es kann aber auch sehr langsam erfolgen (VERHOEFF). Meist entstehen die Geschwülste im intraorbitalen Teil des N. opticus, weisen aber schon häufig eine frühzeitige intrakranielle Ausdehnung auf. Nach HUDSON fand sich die intrakranielle Ausbreitung des Tumors in 20 %, nach LOVE und BENEDICT zeigten 3 von 5 Fällen intrakranielles Wachstum, und unter den 182 Fällen von RETTELBACH wurde 39mal eine intrakranielle Tumorausbreitung nachgewiesen. MEHNEY, RAND, WILSON (zit. nach

Offret) stehen sogar auf dem Standpunkt, daß der intrakranielle Abschnitt des
N. opticus bei längerem Wachstum des Tumors immer befallen ist.

Die Diagnostik dieser Geschwülste ist nicht allzu schwierig, denn das klinische Bild
ist recht eindrucksvoll. Es zeigt sich ein zunehmender Visusverlust, noch bevor der
Exophthalmus auftritt. Röntgenologisch lassen sich — wie zu erwarten — Veränderungen
am Foramen opticum, bei längerem Wachstum auch an der Sella und an den Knochen
der vorderen Schädelgrube nachweisen. Die Gesichtsfelduntersuchung gäbe, sofern man
sie bei den Kindern exakt durchführen könnte, frühzeitig wichtige diagnostische Hinweise.

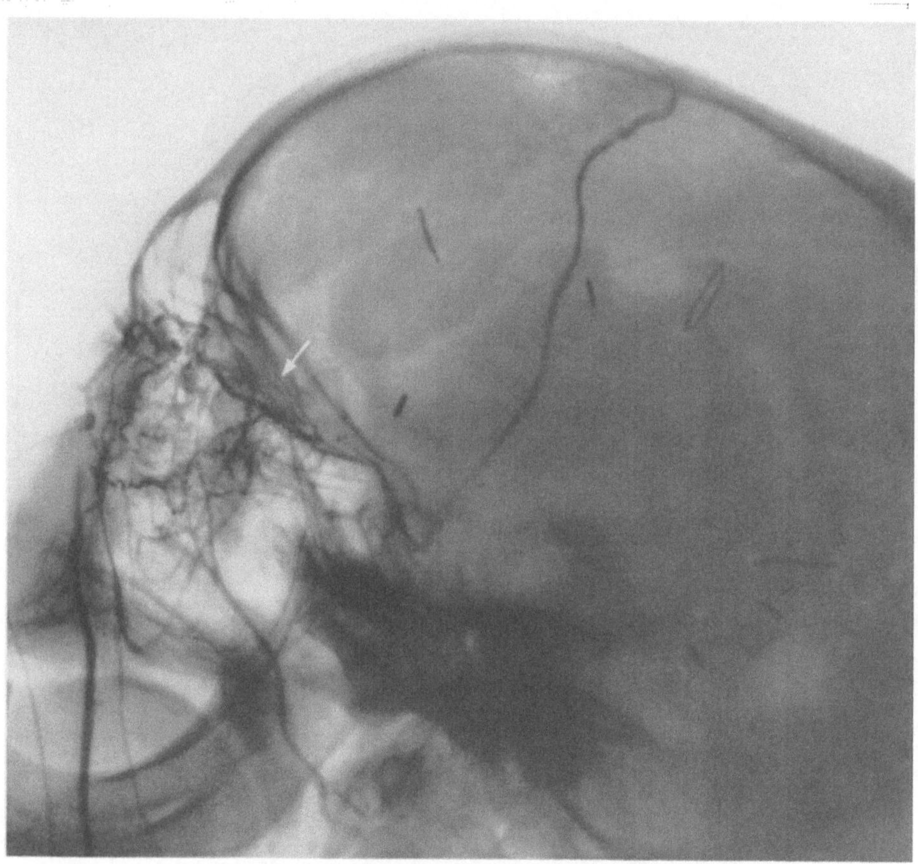

Abb. 24. Carcinommetastase der Orbita.

Prognostisch sind die Geschwülste quoad vitam günstig zu beurteilen, sie haben ein sehr
langsames Wachstum, sind abgekapselt und neigen weder zur Metastasierung noch zur
Infiltration in das umgebende Gewebe oder in den Knochen. Die *röntgenologisch nachweisbaren Knochenveränderungen* sind durch den *Tumordruck* verursacht. Bei frühzeitiger
und radikaler Operation dürfte die Heilung gesichert sein (De Long, Davis). Aber auch
eine Teilentfernung reicht oftmals aus, da die Rezidive selten und vor allem sehr spät
auftreten (Hudson, Nordmann, Lundberg und Schweinitz, Seefelder, Lindberg,
Byers, Kiel). Die Rezidivfreiheit nach 10 und 20 Jahren (Löhlein) verführte —
auch bei intrakranieller Ausbreitung der Geschwulst — dazu, den Tumor immer
nur intraorbital zu entfernen, um das Operationsrisiko gering zu gestalten. Die früher
noch hohe Mortalität der intrakraniellen Eingriffe (Martin und Cushing, Mehney,
Wilson u. Farmer) war maßgebend für diese Einstellung. In letzter Zeit haben
Tönnis und Löhlein ein zweizeitiges Operationsverfahren entwickelt (1949, 1950), das
bei rechtzeitiger Indikation geeignet ist, viele Fälle vor der völligen Erblindung zu retten,
denn die Geschwülste wachsen unbehandelt häufig über das Chiasma in den anderen

Opticus ein (vgl. Abschnitt operative Behandlung). Der Frühoperation sind aber Grenzen gesetzt, nämlich dann, wenn die Geschwulst das Chiasma schon befallen hat. Fälle von Erkrankungen des anderen Opticus über das Chiasma hinweg sind beschrieben worden (WEIGELIN u. a.), auch sind Fälle eines beidseitigen Glioms ohne makroskopische Chiasmabeteiligung bekannt (KNAPP, GOLDZIEHER, ADAMOK, WILLEMER; zit. nach OFFRET).

Bei den von der *Opticusscheide* ausgehenden Geschwülsten handelt es sich im wesentlichen um Meningeome. Sie kommen nur äußerst selten vor und stellen einen Teil der in der Orbita primär entstehenden Meningeome dar (HUDSON, SCHWEINITZ, PARSONS, OBERLING u. NORDMANN). Sie verhalten sich hinsichtlich Wachstumstendenz und Symptomatologie wie alle anderen primären Meningeome (vgl. Meningeome der Orbita).

Die Veränderungen an der knöchernen Orbita und an den Schädelknochen
bei benignen und malignen, vom Weichteilgewebe der Orbita und den Tränendrüsen
ausgehenden Geschwülsten.

Die durch die Geschwülste dieser Gruppe hervorgerufenen Knochenveränderungen sind zu verschieden, um gemeinsam besprochen zu werden. Sie finden in den einzelnen Abschnitten ihre Berücksichtigung. Ganz allgemein sei nur bemerkt, daß die gutartigen Geschwülste — mit Ausnahme der Meningeome und der Hämangiome — kaum Veränderungen verursachen. Röntgenologisch läßt sich allenfalls eine allgemeine oder lokale Ausweitung der knöchernen Orbita feststellen. Bei den malignen Tumoren hingegen sind massive Knochendestruktionen nachweisbar.

Von den gutartigen Weichteilgeschwülsten der Orbita seien nur das Fibrom, Lipom, Chondrom, Neurofibrom, das primäre Meningeom, die vasculären Tumoren und schließlich das Lymphom erwähnt, von den malignen die Tränendrüsentumoren, die Sarkome und die Carcinome.

Das sehr selten vorkommende *Fibrom der Orbita* tritt gewöhnlich im Jugendalter, meist sogar beim Kleinkind auf, so daß man für einzelne Fälle eine kongenitale Genese annahm (FEYER, COSMETTOS, PERLS und STEINER; zit. nach OFFRET). Es wächst äußerst langsam und verursacht erst nach Jahren Störungen, die durch Wachstumsdruck bedingt sind. An klinischen Symptomen stehen der Exophthalamus und der langsame Visusverlust infolge Sehnervenbeeinträchtigung im Vordergrund (COOVER). Der Tumor ist hart, fast knorpelig, ganz selten cystisch. Er entwickelt sich im oberen orbitalen Abschnitt in engem Kontakt mit dem Orbitaldach (subperiostale Zone). Im Röntgenbild ist er kaum sichtbar, sofern er nicht Verkalkungen aufweist. Die Geschwulst kann aber — was äußerst selten vorkommt — das Orbitaldach arrodieren und in die vordere Schädelgrube einbrechen. Die Indikation zur operativen Entfernung, die übrigens die Therapie der Wahl ist, wird durch die Beeinträchtigung des N. opticus und durch das Einwachsen in den intrakraniellen Raum gegeben. Man wird operativ schon in den meisten Fällen den transfrontalen Zugangsweg wählen. Größere Fibrome, die das Dach der Orbita durchbrochen haben, zeigen gelegentlich Verwachsungen mit der Dura (Literatur bei OFFRET, DANDY). Prognostisch sind die Tumoren, sofern sie noch nicht zu manifesten und schließlich irreparablen Sehnervenschäden geführt haben, günstig zu bewerten. Rezidive und maligne Entartung sind nicht bekannt.

Die *Lipome* kommen anscheinend seltener als die Fibrome vor. BIRCH-HIRSCHFELD (1920) fand in seinem großen Krankengut nur insgesamt 21, von denen wahrscheinlich nur ein geringer Teil echte orbitale Lipome waren. OFFRET gibt in seiner Statistik nur 1 Lipom an, FORREST (1951) hingegen 19. Die Geschwülste sind absolut gutartig, wachsen sehr langsam und sind vor allem in der Nachbarschaft des Nerven und der Muskeln weit hinten im Muskelconus lokalisiert. Sie rufen trotz ihrer Größe meist keine Bewegungseinschränkung des Bulbus und vor allem keinen Visusverfall hervor. Neurochirurgischerseits sind diese Tumoren nur differentialdiagnostisch von Bedeutung, sie brechen nicht in den Schädelinnenraum ein und verursachen demnach auch keine cerebralen Komplikationen.

Von außerordentlicher Seltenheit sind das *Chondrom* und das *Myxochondrom* (Blegvad) der Orbita. Die in manchen Statistiken angegebene Häufigkeit ist sicher zu hoch gegriffen, da man Mischtumoren der Tränendrüsen mit Knorpelinseln als Chondrome ansah. Nach dem neueren Schrifttum ist die Zahl der sicheren Chondrome sehr gering (Offret). Die Geschwülste, die das mittlere Lebensalter bevorzugen, wachsen außerordentlich langsam und machen recht uncharakteristische, allgemeine Symptome. Offenbar gibt es 2 Formen der Chondrome, wobei die eine — die günstigere — von freien knötchenförmigen Inseln ausgeht, während die andere feste Beziehungen zur Orbitalwand zeigt (Schöler, Reid, Paul, Lanson, Pannewitz, Brown; zit. nach Birch-Hirschfeld). Die Geschwülste führen bei zunehmendem Wachstum zur Beeinträchtigung der die Orbita durchziehenden Nerven und zu anhaltenden Neuralgien. Sie rufen an der *knöchernen Orbitalwand Destruktionserscheinungen* hervor, und *röntgenologisch* sind diese *feststellbar*. Nach Beutel u. Psenner lassen sich typische Veränderungen in Form rundlicher Aufhellungsherde, die durch Septen voneinander getrennt sind, nachweisen. Die Geschwülste geben, da sie in den Schädelinnenraum nicht eindringen und die knöcherne Orbita nur durch Druck beeinträchtigen, keine Indikation zu einem neurochirurgischen Eingriff, doch kann eine neurochirurgische Behandlung wegen der anhaltenden Neuralgien nötig sein (David-Brégeat und Fischgold; zit. nach Offret).

Die Orbitalgeschwülste, die wir heute als *Neurinom* bzw. *Neurofibrom* bezeichnen, wird man im älteren Schrifttum wahrscheinlich noch unter der großen Gruppe der Sarkome finden. Für die diagnostische Differenzierung waren die Arbeiten von Oberling-Nordmann, Verocay, Masson, Willis, Mallory, Penfield u. a. maßgebend. Die Vieldeutigkeit des histologischen Bildes führte zu verschiedener Namensgebung wie Neurinom (Verocay), Schwannom (Calvet und Gouadau, Masson, Willis), peripheres Gliom (Lhermitt-Leroux), perineurales Fibroblastom (Penfield, Mallory). Bezüglich der histologischen Einordnung sei auf den Handbuchbeitrag Zülch-Christensen verwiesen.

Die Geschwülste kommen isoliert in der Orbita, bisweilen aber auch extraorbital und intraoculär vor. Die isoliert in der Augenhöhle liegenden, äußerst seltenen Tumoren sind vornehmlich im oberen und seitlichen Orbitalanteil zu finden und nur gelegentlich unterhalb des Bulbus. Sie sind meist schon dem tastenden Finger zugänglich und rufen später Doppelbilder und Exophthalmus hervor. Die Geschwülste wachsen äußerst langsam, sind gut begrenzt, derb und beeinträchtigen die Orbitalwände durch Druck. Nur selten treten gröbere Ausfallserscheinungen auf, und *röntgenologisch* läßt sich meist nur ein erweiterter orbitaler Durchmesser feststellen, bisweilen sind Knochenverdichtungen an der Auflagestelle zu sehen. Die tiefer gelegenen, retrobulbär im Muskelconus oder in dessen Umgebung gelagerten Geschwülste beeinträchtigen die Bulbusbeweglichkeit und den Visus durch Druck auf den Opticus. Sie wachsen aber niemals in den Opticusnerven ein (Ikoi, Mueller, Stieren; zit. nach Offret). Auch bei diesen tiefen Neurofibromen ist röntgenologisch nur eine Erweiterung der Orbita feststellbar. Therapeutisch kommt nur die operative Entfernung in Frage, da der Tumor auf Röntgenstrahlen nicht anspricht. Die Prognose ist, sofern nicht irreparable Druckschäden vorliegen, günstig. Die peripher gelegenen Neubildungen können natürlich leichter entfernt werden als die in der Tiefe vorhandenen Tumoren. Das therapeutische Ziel muß immer die Totalentfernung sein, da bei Teilresektion maligne Entartung zu befürchten ist (Foissin 1930, Calvet und Gouadau 1949).

Bei den *extraorbitär lokalisierten Neurofibromen*, die übrigens sehr selten vorkommen, handelt es sich um die von Billroth 1863 beschriebenen sog. Rankenneurome, auch plexiforme Neurome genannt. Die Geschwülste liegen vorwiegend im Oberlid, wachsen sehr langsam (Kiel), Anamnesen von mehr als 10 Jahren sind nicht ungewöhnlich. Sie führen durch Wachstumsverbreiterung vorerst zur Ptosis, zu ausgedehnten Weichteilveränderungen im Bereiche des lateralen Orbitalrandes und an der Schläfe, zu meist leichteren, bisweilen aber auch schwereren und schwersten Druckusuren der knöchernen

Orbita mit Verlagerung des Bulbus und zu Knochenusuren und Destruktionen im Bereiche des Gesichts- und Gehirnschädels (SABRI und DIAB), schließlich zum Einbruch in den intrakraniellen Raum (Literatur bei OFFRET).

Eigener Fall: 53jähriger Gärtner, Patient einer Heilanstalt, der seit dem 9. Lebensjahr an einem langsam wachsenden Rankenneurom der linken Orbita litt, das mit Geschwulstbildung im Bereiche des oberen seitlichen Orbitaanteiles begann, später zur Ptosis und schwersten Druckusuren und Knochendestruktionen im Bereiche der linken Gesichtsschädelhälfte, vor allem der Orbita, des Oberkiefers, aber auch des Unterkiefers führte und schließlich in die linke mittlere Schädelgrube einbrach. Das Gesicht war hochgradig häßlich entstellt, der Gesichtsschädel in hohem Maße deformiert. Der Patient kam unter dem Bilde der cerebralen Raumbeengung zur Aufnahme, er starb an einer interkurrent aufgetretenen Lungenerkrankung.

Die Manifestation dieser Geschwülste erfolgt im allgemeinen sehr frühzeitig, bevorzugt das Jugendalter, allerdings wurden einzelne Geschwülste schon im Säuglingsalter (LINDGREN) gesehen. Nach Auffassung mancher Autoren sollen erbbedingte Faktoren eine wesentliche Rolle spielen (HOLMSTROEM und LAZARESZU). Eine intraoculäre Manifestation wird selten beobachtet (CALLENDER, THYPGEN, PAPOLZCY, HEINE). Die Geschwulstbildungen haben neurochirurgisch insofern Bedeutung, als sie zu intrakranieller Raumbeengung führen können (FEHR) und damit eine Indikation zur operativen Entfernung vorliegt. Oftmals sind chirurgische Maßnahmen wegen der schweren Gesichtsentstellung notwendig (Literatur bei OFFRET).

Die *Meningeome der Orbita* gehören zu den häufig vorkommenden Augenhöhlengeschwülsten, sie zeichnen sich durch besondere Beziehung zu den Knochen der Orbita und zu den übrigen Schädelknochen aus. (Gesammelte Literatur bei DANDY, CUSHING und EISENHARDT, LOVE-BENEDICT, OFFRET, INGALLS u. a.),

Im Bereiche der Orbita müssen die primären Meningeome von den sekundären, d. h. von denen des intrakraniellen Raumes, die in die Orbita eingewachsen sind, getrennt werden. Die Unterscheidung ist oftmals schwierig, bisweilen unmöglich (REESE). Manche Autoren (VERHOEFF u. a.) sind sogar der Auffassung, daß es keine primären orbitalen Meningeome gäbe.

Die *primären Meningeome* der Orbita scheinen jedenfalls selten zu sein, sie werden höchstens auf ein Viertel aller orbitalen Meningeome geschätzt, gehen nur zum geringen Teil von den Opticushüllen (HUDSON, SCHWEINITZ, PARSONS, OBERLING-NORDMANN), meist von den Weichteilen der Umgebung aus (CRAIG-GOGELA, SCHRECK, LEVKOEVA), weisen oft Verwachsungen mit dem N. opticus auf (HEEDT), erscheinen als Geschwülste, die den Opticus umhüllen (DANDY), oder als isoliert in der Orbita liegende Tumoren (BENEDICT, LEVKOEVA, SCHRECK).

Die *sekundären Meningeome*, d. h. diejenigen, die im Schädelinnern entstehen und in die Orbita eingewachsen sind, finden weit mehr im neurochirurgischen Schrifttum Beachtung (CUSHING, DANDY, BYERS u. a.). Sie gehen meist vom Keilbein, der Olfactoriusrinne aus oder nehmen ihren Ursprung von der Fissura spheno-orbitalis und dringen dann über das Foramen opticum und die Fissura spheno-orbitalis in die Orbita ein. Die suprasellär gelegenen penetrieren in der Regel nicht in die Orbita. Besondere Erwähnung verdienen die Meningeome des Canalis opticus („Meningeom en virole"), die sowohl ins Schädelinnere als auch in die Orbita einwuchern können (SCHOTT 1877, DANDY 1922, OLIVECRONA 1937, REESE, CRAIG-GOGELA 1949, OFFRET 1951, MEREI 1955). Eine besondere Form des intrakraniellen Meningeoms ist das dem Keilbein flach aufliegende „Meningeom en plaque", das ausgedehnte knöcherne Veränderungen, vorwiegend im Orbitaldachbereich verursacht und wegen seiner orbito-ocularen Symptomatik bekannt ist (CHINAGLIA und SANTELLI, KENNETH u. Mitarb., OFFRET).

Die Symptomatologie dieser Geschwülste ist vor allem durch den frühzeitig einsetzenden Exophthalmus, der praktisch nie fehlt, gekennzeichnet. Viel später erst treten Beeinträchtigungen der Bulbusbeweglichkeit und -verschieblichkeit sowie Visusverfall je nach Lokalisation und Größe des Tumors hinzu. Opticusatrophie und Gesichtsfeldeinschränkung werden bei suprasellären Meningeomen gesehen und können bei einem rapiden Fortschreiten eine Neuritis vortäuschen (Schlezinger, Alpers u. Weiss). Häufig tritt ein Lidödem (Walsh) auf, das einen wichtigen Hinweis für den langsam zunehmenden Orbitaldruck gibt. Die Einschränkung der Bulbusbeweglichkeit ist fast immer ein Zeichen der Lokalisation des Tumors im Muskelconus, der Visusverfall tritt besonders dann rasch auf, wenn der Tumor im Canalis opticus oder im Foramen sitzt. Bei den breitflächigen, vom Keilbein her eindringenden Meningeomen kommt es häufig zum Bild des Exorbitismus.

Die Meningeome verursachen fast immer ausgedehnte *knöcherne Veränderungen*, und es finden sich gerade bei diesen Geschwülsten besonders häufig ausgeprägte Knochenusuren und Hyperostosen. Bisweilen werden nur Knochendestruktionen an der Spitze der knöchernen Orbita, Ausweitung der Fissura orbitalis superior und Zerstörung der Knochenspange am Canalis opticus gefunden, manchmal sogar Arrosionen an der Sella. *Röntgenologisch* sind daher diese Tumoren relativ leicht diagnostizierbar. Man kommt im allgemeinen mit den Übersichtsaufnahmen und nur mit wenigen ergänzenden speziellen Darstellungen aus (Psenner).

Prognostisch ist das Meningeom der Orbita günstig zu bewerten, da die Geschwulst abgegrenzt ist und nicht infiltrierend wächst. Da es strahlenunempfindlich ist, stellt die chirurgisch radikale Entfernung die Therapie der Wahl dar. Die gute Prognose wird aber manchmal durch die ungünstigen topographischen Beziehungen zu den wichtigsten Gebilden der Orbita getrübt. Prognostisch ungünstig sind noch die Fälle, bei denen es zur Knochendestruktion und zum Einwachsen in das Siebbein und in den Sinus sagittalis kommt.

Das Vorkommen *maligner Meningeome* ist — vornehmlich bei Kindern — beschrieben worden, auch wurden Rezidive beobachtet (Dandy, Schreck, Hudson). Ihr rasches, flächenhaftes, expansives Wachstum ähnelt geradezu der Ausbreitung eines entzündlichen Prozesses (Dandy).

Die Gefäßtumoren der Orbita führen nur in Ausnahmefällen zu Knochenveränderungen. Röntgenologisch findet man gelegentlich beim Hämangiom intraorbitale Verkalkungen, ganz selten Usuren in der knöchernen Orbita. Die Geschwülste bleiben auf die Augenhöhle beschränkt und haben keine Tendenz, in das Schädelinnere einzubrechen. Klinisch ist der intermittierende pulsierende Exophthalmus charakteristisch.

Die schon als semimaligne geltenden *Tränendrüsenmischtumoren*, die etwa 95% der Tränendrüsengeschwülste ausmachen, treten überwiegend im mittleren Lebensalter auf (4.—5. Jahrzehnt) und sind relativ gut abgegrenzt. Sie gehen anscheinend — ebenso wie die Kopfspeicheldrüsen — von isolierten, undifferenzierten embryonalen Keimverlagerungen und nicht vom differenzierten Drüsengewebe aus. Das im bindegewebigen Stroma eingebettete Parenchym kann typischen epithelialen, in seltenen Fällen aber auch sarkom- und endothelialartigen Charakter haben. (Literatur und Übersicht bei Ahlbohm, Godtfredsen, Fleming, Flick.) Während man sich früher für eine endotheliale Herkunft der Parenchymzellen (Kolaczek, Volkmann) entschied, hält man jetzt die epitheliale Abkunft für wahrscheinlicher (Ribbert, Marchand, nach Birch-Hirschfeld) oder nimmt eine vermittelnde Stellung ein. Die Geschwülste, die von einer bindegewebigen Kapsel umschlossen sind, liegen vorzugsweise im oberen äußeren Abschnitt der Orbita, stehen mit der Tränendrüse zum Teil in lockerer Verbindung, sind manchmal aber auch fest verwachsen und drängen den Bulbus nach unten innen. Sie beeinträchtigen und beschränken die Beweglichkeit des Augapfels vor allem nach außen oben. Die Tumoren wachsen sehr langsam, es vergehen oft mehrere Jahre bis zum Auftreten lästiger oder funktionell störender Erscheinungen, die größten bisher beobachteten Geschwülste waren kastanien- bis hühnereigroß. Gelegentlich wurden an der *angrenzenden Orbitalwand Usuren* und Hyperostosen gesehen. *Röntgenologisch* findet sich oft an typischer Stelle eine *Verdünnung des Orbitaldaches* und eine partielle Exkavation mit glatter, scharfer Begrenzung. Der auffällig benigne Charakter der Geschwülste kann sich nach traumatischer Schädigung, insbesondere aber nach dem Versuch der operativen Entfernung, wandeln.

SANDERS, BENEDICT weisen auf die maligne Entartung nach versuchter Excision hin und berichten über infiltrierendes Geschwulstwachstum ins Orbitalgewebe und in die Knochenwände der Orbita sowie über eine intrakranielle Ausbreitung (etwa $^1/_3$ der maligne entarteten Geschwülste). Die Tumoren sind durch ihre primär umschriebene und bestimmte Lokalisation verhältnismäßig leicht diagnostizierbar, differentialdiagnostisch kommen allenfalls Dermoide, aber auch Sarkomknoten der Orbita in Frage.

Da die Tränendrüsenmischgeschwulst nicht radiosensibel ist, bleibt therapeutisch nur der chirurgische Eingriff (REESE). Zur Vermeidung der Gefahr eines späteren Neuwachstums und der malignen Entartung wird die Frühoperation gefordert. Wegen des charakteristischen Sitzes kommt eigentlich nur der Zugang nach KRÖNLEIN in Frage, wobei die laterale Orbitalwand nicht wieder eingesetzt werden soll, da man erfahrungsgemäß makroskopisch nicht sicher entscheiden kann, ob die Orbitalwand Tumorgewebe enthält. Prognostisch sind nur die früh und radikal operierten Fälle günstig.

Die in der Orbita selten auftretenden Lymphome sind für den Beitrag ohne wesentliche Bedeutung, da sie praktisch keine Knochenveränderungen verursachen (HEALTH, HELLWIG). (Übersicht und eingehende Besprechung der Lymphome vgl. entsprechendes Kapitel des Beitrages.)

Im Bereiche der Orbita kommt das in den platten Schädelknochen auftretende *eosinophile Granulom* gelegentlich vor. Nach DOLLFUSS, LEGRAND und BACLESSE (1956) sollen bisher nur wenige Fälle (12) bekannt sein. Die Geschwülste kommen nur bei jugendlichen Patienten vor und stellen — nach Ansicht OFFRETs — Übergangsformen zu den malignen Retikulosen dar. Auf die Beziehung zur Letterer-Sievéschen Krankheit wird hingewiesen. (Eingehende Beschreibung vgl. besonderes Kapitel.)

Bezüglich der in der *Orbita vorkommenden Mißbildungen*, zu denen die Meningoencephalocele auch die seltene, bei der Neurofibromatose auftretende Form (PAUFIQUE), die Cysten und die Dermoide zählen, sei auf das Kapitel ,,Mißbildungen des Schädels und Gehirnes" verwiesen.

Knochenveränderungen bei primären und sekundären malignen Geschwülsten der Orbita.

Die von den Weichteilen der Orbita ausgehenden *primären malignen* Geschwülste verursachen durch infiltratives und zerstörendes Wachstum meist schon sehr frühzeitig ausgedehnte Veränderungen an der knöchernen Orbita und den angrenzenden Schädelknochen. Zu diesen *primären malignen Tumoren* zählen in erster Linie die *Sarkome*, die *Epitheliome*, die *malignen Tränendrüsen-*, z. T. auch die *Tränendrüsenmischtumoren*, schließlich noch seltene Tumoren, unter anderem die *Chlorome* (BLATT, WOSTRY). Die beiden ersteren Gruppen kommen am häufigsten vor, sie machen in der Statistik von OFFRET 6,1 und 9,5% der primären orbitalen Geschwülste aus.

Die *Sarkome* verhalten sich klinisch keinesfalls einheitlich, haben vor allem eine unterschiedliche Wachstumstendenz. Sie gehen meist vom Periost, vom knöchernen Orbitalrand, von der Opticusscheide, vom Fascienapparat und von der Bindehaut aus. Nach ihrem histologischen Aufbau werden Fibro- (DEY), Angio-, Chondro-, Osteo-, polymorphkernige Rhabdomyo- (EIBERGEN) und Leiomyo- (BÉGUÉ und MAWAS) sowie Reticulosarkome unterschieden. Nach einer von OFFRET vertretenen Auffassung werden die Sarkome in 2 große Gruppen je nach Zugehörigkeit zum Reticuloendothel eingeteilt. Besonderer Erwähnung bedürfen die vom lymphoreticulären Gewebe ausgehenden Sarkome, die im Augenbereich (BUSCHKE) und in der Orbita (REESE, NOVER, JUNGHANNS) vorkommen. Zugleich seien die Rhabdomyosarkome hervorgehoben (REESE, JAIN, SELHI und MAHAJAN), die ausschließlich im Jugendalter vorkommen, häufig Knochenzerstörungen verursachen, zwar radiosensibel sind, aber wegen ihres auffälligen rezidivierenden Wachstums prognostisch ungünstig beurteilt werden müssen.

Von den Sarkomen kann ganz allgemein gesagt werden, daß sie häufiger bei Kindern als bei Erwachsenen vorkommen, daß sie sich im allgemeinen durch rasches Wachstum auszeichnen, frühzeitig zu Lidödem, Exophthalmus und Bulbusveränderungen führen.

Die primär in der Orbita entstandenen Carcinome sind sehr selten. Einzelfälle wurden von Cords, Van der Hoeve und Happe (zit. nach Birch-Hirschfeld) mitgeteilt. Sie gehen entweder von den Lidern (Benedict), vom Limbus, vom Cantus oder von den Tränendrüsen aus.

Die *sekundären* — von außen in die Orbita *eindringenden* — *malignen Geschwülste* kommen im wesentlichen von den Nasennebenhöhlen, und da in erster Linie von der Oberkieferhöhle, von den Siebbeinzellen, vom Keilbein und ganz selten vom Stirnbein. Nach Ringertz (1938) erfolgt in 22% der Fälle der Einbruch in die Orbita. Es handelt sich dabei ausschließlich um Sarkome und Carcinome. Bei den schon fortgeschrittenen Fällen ist es meist nicht mehr möglich, den Ausgangsherd festzustellen, und es lassen sich daher auch röntgenologisch die primären Orbitalgeschwülste von den sekundären nur durch den Nachweis der Primärgeschwulst für die Tumorabsiedlung und nicht durch charakteristische Knochenveränderungen unterscheiden. Zwischen Sarkomen und Carcinomen hingegen sind röntgenologisch gewisse Unterschiede vorhanden (Psenner). So kann beim Sarkom neben der Usur auch eine Hyperostose vorhanden sein, und in seltenen Fällen findet man auch eine zentrale Verkalkung. Die Knochen der Nachbarschaft weisen z. B. oft eine auffällige Porose auf. Typische Veränderungen finden sich beim Retothelsarkom (Weiss, zit. nach Psenner), nämlich ausgedehnte Knochenzerstörungen mit Defekten der Tabula externa und interna. Im Vordergrund steht zwar der Knochenabbau, doch sind daneben Knochenneubildungen und Spiculabildung feststellbar und an der Grenze zum gesunden Knochen fehlen die endostalen Reaktionen.

Bei den Carcinomen, die vornehmlich im vorderen Anteil der knöchernen Orbita lokalisiert sind, lassen sich oftmals am Rand des osteolytischen Herdes kleine, unscharf begrenzte Aufhellungen nachweisen, die dem Wachstumszentrum des infiltrierend vordringenden Tumors entsprechen (Psenner). Diese röntgenologischen Auffälligkeiten sind nur beim Carcinom zu beobachten (G. Mayer). (Zit. nach Psenner).

Prognostisch sind sowohl die primären wie auch die sekundären malignen Orbitalgeschwülste ungünstig zu beurteilen, man kann vom operativen Eingriff, von der Röntgenbestrahlung und der cytostatischen Behandlung in vielen Fällen eine vorübergehende, aber keine bleibende Besserung erhoffen.

Therapie.

An Behandlungsmethoden stehen für die Geschwülste der Orbita die verschiedensten operativen Verfahren, die radiologische Therapie und in letzter Zeit cytostatische Maßnahmen zur Verfügung. Die Behandlung muß sich nach den Besonderheiten der Geschwulst, so nach Gut- und Bösartigkeit, Größe, Form und Ausdehnung, schließlich nach der Operationsmöglichkeit, der Radiosensibilität und der Ansprechbarkeit auf Cytostatica richten.

Bezüglich der einzelnen, in der Ophthalmologie gebräuchlichen Operationsmethoden sei auf die einschlägigen Operationslehren verwiesen. Für die Neurochirurgie ist nur ein Teil davon von Interesse.

In der *operativen Behandlung* ist für viele Fälle die enge Zusammenarbeit des Ophthalmologen mit dem Neurochirurgen erstrebenswert und berechtigt (Godtfredsen). Die Auffassungen über die Zweckmäßigkeit des operativen Zugangsweges von vorn oder transfrontal sind auch heute noch geteilt. Viele Ophthalmologen treten für die seit Jahrzehnten verwendeten allgemein üblichen Zugangswege der vorderen Orbitotomie evtl. mit temporärer Resektion ein und halten dies für ausreichend (Reese, Benedict, Golovin). Neurochirurgischerseits wird die Orbita von einem transfrontalen Zugangsweg eröffnet. Dieses Operationsverfahren, das übersichtlich und relativ einfach ist, wurde für alle größeren, vor allem für die im apikalen Drittel gelegenen Tumoren empfohlen (Cushing, Dandy, Olivecrona und Bohm, Love, Benedict). Man kann intradural nach Dandy, aber auch extradural nach Cushing-Frazier vorgehen, wobei ersterer Zugangsweg gerade für den Opticustumor besondere Vorteile hat. Bei bilateral gelegenen Geschwülsten kommt der Zugangsweg nach SOUTTARD-TÖNNIS in Frage.

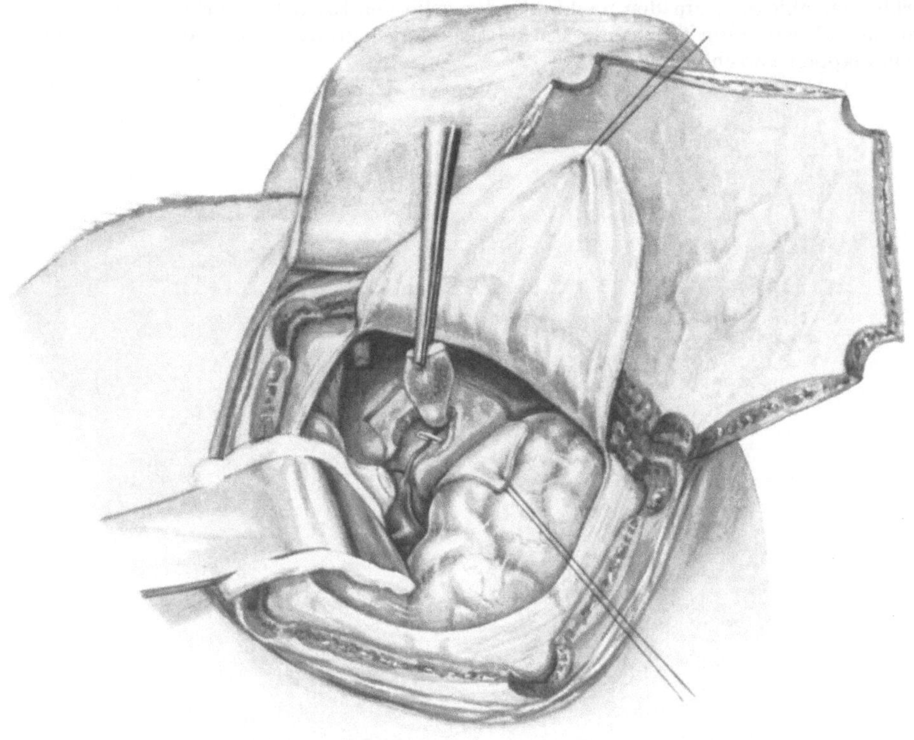

Abb. 25. Opticusgliomoperation nach TÖNNIS und LÖHLEIN, Erläuterung vergleiche Text.

Für die Geschwülste des N. opticus hat ein operatives Verfahren, das eine Kombination des intrakraniellen Eingriffes mit der vorderen Orbitotomie darstellt, Bedeutung. Die zweizeitige Operation im Abstand von einigen Tagen ist schonender als der einmalige große Eingriff (TÖNNIS, LÖHLEIN). Bei dieser Art der Entfernung der Sehnervengeschwulst (Opticusgliom) wird der intrakrani-elle Eingriff mit intraduralem Zugang nach DANDY zuerst vorgenommen, weil man durch die intrakranielle Freilegung die Ausdehnung des Tumors und seine Beziehung zum Chiasma gut übersehen und beurteilen kann. Gewöhn-lich wird der tumordurchsetzte Opticus zuerst am Chiasma durchtrennt. Vor der anschließend vorzunehmenden Trepanation der Orbita ist die Bildung eines Durallappens erforderlich, der seitlich gestielt entlang der Kante des kleinen Keilbeinflügels in einer Breite von 3,5 bis 4 cm gebildet wird. Das Dach der Orbita und des Canalis opticus wird mit einem kleinen Hohl-meißel eröffnet. Dann wird der am Chiasma durchtrennte Tumorteil des N. opticus gefaßt, nach vorn und oben gezogen und so scharf oder stumpf aus dem Canalis opticus heraus-gelöst. Er wird soweit wie möglich bulbuswärts quer durchtrennt.

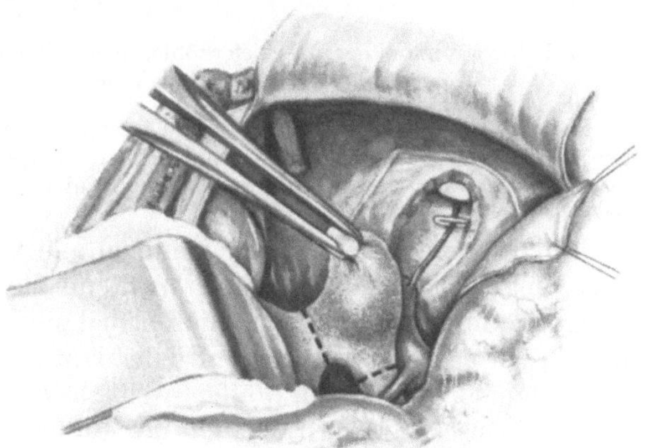

Abb. 26. Wie Abb. 22. Vergleiche Text.

Bei großen, weniger übersichtlichen Geschwülsten ist das Vorgehen anders:

In diesem Falle wird die Orbita zuerst eröffnet, der N. opticus dort durchtrennt, gefaßt und vorsichtig nach rückwärts herausgehoben, um die Beziehung des Tumors zum Chiasma, zum Tractus opticus und zur A. cerebri anterior zu prüfen. Die Carotis interna wird dabei durch einen Watte-streifen geschützt. Zur Vermeidung einer Beeinträchtigung der den Tractus opticus kreuzenden

A. cerebri anterior wird der Tractus unmittelbar hinter dem Chiasma durchtrennt. Erst daran schließt sich die Abtrennung des tumortragenden Opticus vom Chiasma an.

In beiden genannten Modifikationen des Eingriffes wird zum Schluß die A. ophthalmica durch einen Silberklip verschlossen, um den nachfolgenden orbitalen Eingriff zu erleichtern. In den Canalis opticus wird zum Abschluß der Orbita ein Muskelstück eingelegt, darüber wird die Dura mit dem vorbereiteten Duralappen verschlossen.

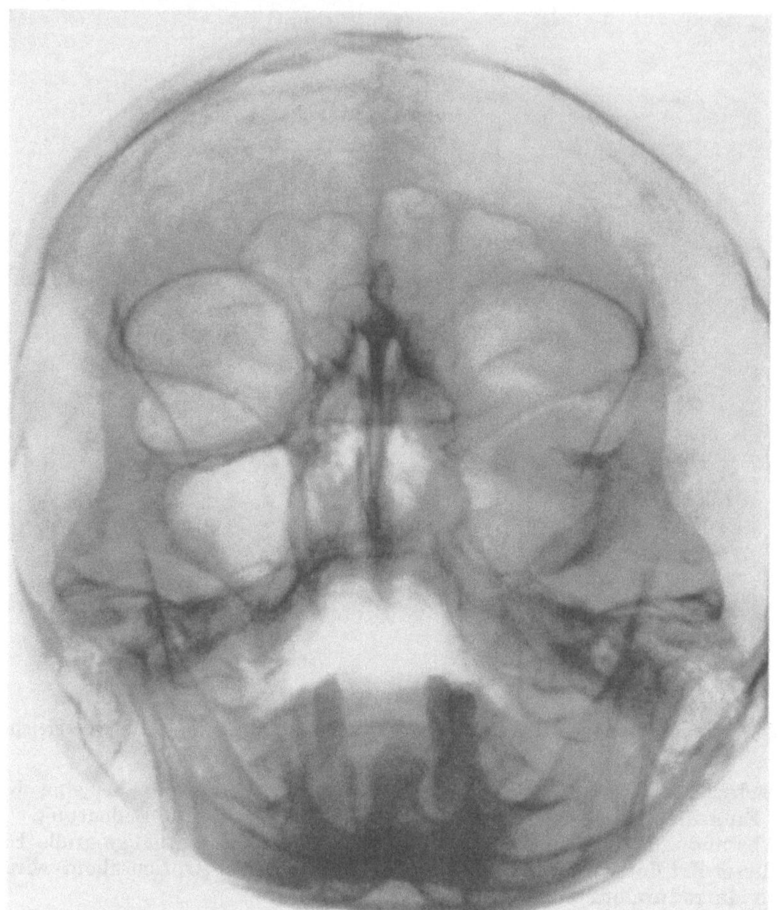

Abb. 27. Carcinom der Oberkieferhöhle, übergreifend auf die Orbita und den kleinen Keilbeinflügel (Fall der HNO-Klinik Würzburg, Direktor Prof. Dr. Wullstein).

Beim zweiten Eingriff, der 10—14 Tage später durchgeführt werden kann, wird die Exenteration der Orbita ohne Resektion der knöchernen temporalen Orbitalwand durchgeführt. Der Eingriff besteht a) aus der Enucleation des Bulbus und b) aus der stumpfen Mobilisierung des tumordurchsetzten Sehnervenrestes.

Für die *Röntgenbestrahlung* kommen alle malignen Tumoren in Frage, doch sprechen diese nicht gleichmäßig gut an. Während die vom lymphatischen Gewebe ausgehenden malignen Geschwülste sehr radiosensibel sind, zeigen die nichtreticulären malignen Tumoren geringere Strahlenempfindlichkeit. Die modernen radiologischen Verfahren (Daily) mögen in vielen Fällen weiterbringen, doch ergeben sich auch neue Gefahren der Strahlenschädigung (Schäden des Bulbus und der Augenlider) (Ledermann).

Der therapeutische Wert der Cytostatica kann noch nicht abschließend beurteilt werden (Reese).

c) Die Beteiligung der Schädelknochen bei den Geschwülsten der Nasennebenhöhlen.

Von den *gutartigen* Geschwülsten dieser Gruppe sind die *Osteome* erwähnenswert. Sie werden zwar oft nur als Nebenbefund bei einer routinemäßigen Röntgenuntersuchung des Schädels festgestellt, doch gibt es im Orbitalbereich Osteome, die von der Stirnhöhle und vom Siebbein (NEWELL) ausgehend, zu schweren Druckschäden am Knochen und zu irreparablen Läsionen des Auges und des N. opticus führen (BIRCH-HIRSCHFELD, MÖBIUS; zit. nach MARX). Die *Fibrome, Myxome und Fibromyxome*, die nach SCHWAB von versprengten Embryonalzellen ausgehen, kommen besonders im Kieferhöhlenbereich zur Entwicklung. Meist bleiben sie im Wachstum auf den Ort der Entstehung beschränkt (RICHTER). Sie durchbrechen nur gelegentlich die obere Kieferhöhlenwand und verursachen dann Zerstörungen der knöchernen Orbita und der Schädelbasis (HAYEK und POLIAK 1910, BRÄUNER 1947, SCHWAB 1951; Lit. bei MARX).

Die viel häufiger vorkommenden *malignen* Nasennebenhöhlengeschwülste haben klinisch weitaus größere Bedeutung. Hier handelt es sich fast ausschließlich um *Sarkome* und *Carcinome*, wobei das Verhältnis dieser beiden Geschwultsarten von verschiedenen

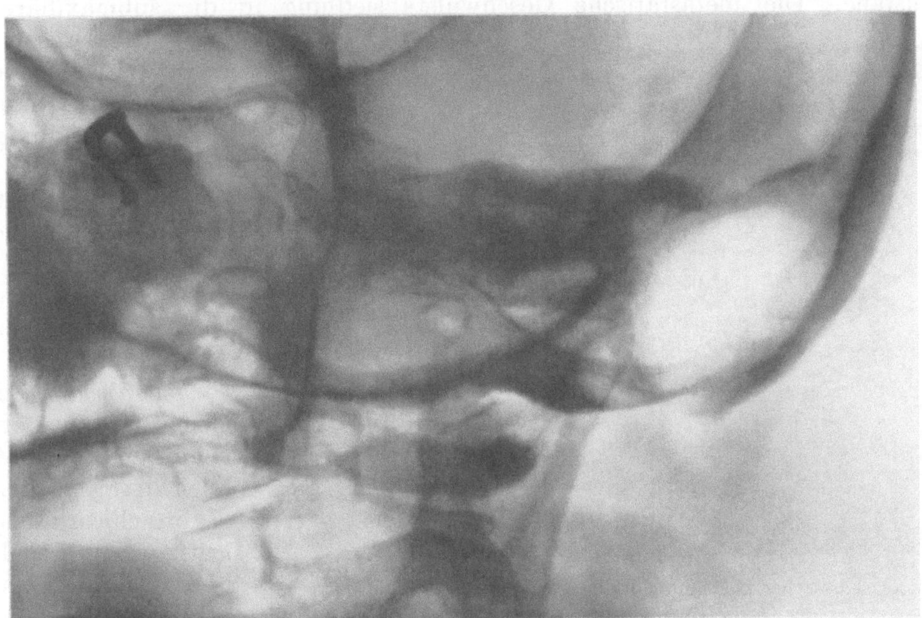

Abb. 28. Destruktion der Schläfenbeinschuppe durch Carcinom des Mittelohrs. Fall der Univ.-Klinik Würzburg für HNO-Krankheiten (Direktor Prof. Dr. WULLSTEIN).

Autoren verschieden beurteilt wird (DENKER 1929, 538:441, SENDICAK 99:113, KLESTADT 9:49, MARX 1947, 7:19). Beiden malignen Geschwulstarten ist die Tendenz zu infiltrativem und zerstörendem Wachstum eigen. Das Sarkom der Nasennebenhöhlen tritt mehr im Jugendalter auf, wogegen das Carcinom das Erwachsenenalter bevorzugt. Auch lokalisatorisch besteht ein Unterschied. So finden sich im Bereiche der Nasenhöhle mehr Sarkome, in den Nebenhöhlen mehr Carcinome. Die Sarkome (Rund-, Spindel- und Gemischtzellen-, Myxo-, Osteo-, Osteoid- und Chondrosarkome) gehen in der überwiegenden Mehrzahl vom Periost, selten von Bindegewebszellen unter der Schleimhaut oder vom Nasengerüst aus.

Die Carcinome kommen vorwiegend als Platten- und Cylinderepithelcarcinome im Bereiche der Nase und der Nebenhöhlen vor. Da die Epithelarten nicht immer deutlich abgrenzbar sind, spricht man von einem Carcinoma simplex oder — ganz allgemein — vom Epitheliom (vgl. Literaturangaben). Auffallenderweise kommt nun das Plattenepithelcarcinom in der Oberkieferhöhle, an einem Ort, der normalerweise Schleimhaut besitzt, vor. Als Erklärung hierfür wurden früher die Keimversprengung (CONHEIM), die Metaplasie des Cylinder- in Plattenepithel (KÜMMEL) und der chronische Entzündungsreiz (OPPIKOFER) angegeben. In letzter Zeit ist man der Ansicht, daß die Geschwülste von kleinen, normalerweise doch ab und zu an dieser Stelle vorkommenden Plattenepithelinseln ausgehen (NEUMANN u. a.). Die echten Cylinderepithelcarcinome sind sehr selten, sie leiten sich von der Nebenhöhlenschleimhaut und ihren Drüsen ab. Nur in Ausnahmefällen kommen Adenocarcinome vor. Die Neigung zur Verschleimung der Nasennebenhöhlenkrebse ist bekannt (Meyer, Borst).

Die malignen Nasennebenhöhlengeschwülste treten vornehmlich im Oberkieferbereich, seltener in den übrigen Nebenhöhlen (5:1) auf und führen zur *Zerstörung der angrenzenden Schädelknochen* und brechen häufig *in die Orbita* ein (nach Ringertz in 22% der Fälle). Der Einbruch erfolgt von der Oberkieferhöhle, den Siebbeinzellen, der Keilbein- und Stirnhöhle. Ringertz (1938) fand unter 218 Carcinomen der Nasennebenhöhlen folgende prozentuale Verteilung: 86,7:43,6:5,0:1,3. Auch andere Autoren weisen darauf hin, daß von der Stirnbeinhöhle nur äußerst selten Carcinome ausgehen. Von der Oberkieferhöhle dringen sie in die mittlere Schädelgrube ein und verursachen frühzeitig Hirnnervenausfälle. Die metastatische Geschwulstabsiedlung in die submaxillären und cervicalen Drüsen ist bekannt (Most), Fernmetastasen, insbesondere Geschwulstabsiedlungen in die Lunge wurden früher abgelehnt (Marschik, Knick u. a.), sind aber in letzter Zeit mehrfach beobachtet worden (Zange, eigener Fall vgl. Abb. 27).

Therapeutisch ist das gleiche wie zu den malignen Tumoren im Ohrbereich zu sagen. Bezüglich der oto-chirurgischen Eingriffe und ihrer Indikation sei auf die einschlägigen Lehrbücher und Operationslehren der HNO-Heilkunde verwiesen. Für die meisten Fälle werden kombinierte oto-chirurgische und radiologische Behandlungsmaßnahmen in Frage kommen. Schwerwiegende intrakranielle Komplikationen ergeben sich weniger durch den endokraniellen Tumoreinbruch, mehr durch die Sekundärinfektion, die zu schweren, lebensbedrohlichen Meningitiden führen kann.

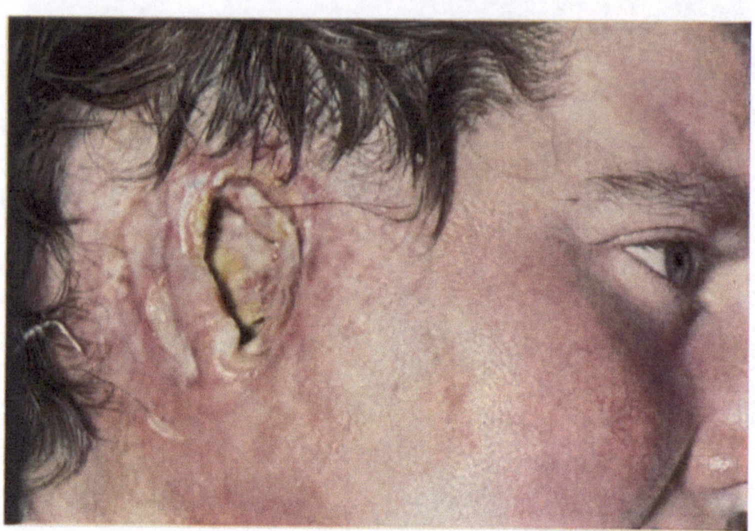

Abb. 29. Klinischer Befund des Falles von Abb. 28 (Aufnahme der Univ.-HNO-Klinik Würzburg).

d) Die Beteiligung der Schädelknochen bei den Geschwülsten des Nasen-Rachenraumes.

Bei den Tumoren, die von außen kommend die Schädelbasis im Bereich der vorderen Schädelgrube in der Medianebene beeinträchtigen, handelt es sich meist um Geschwülste, die vom Nasen-Rachenraum ausgehen. Während die gutartigen Gewächse nur zu Druckusuren, evtl. zu Eindellungen des Knochens führen, durchbrechen die malignen den Schädelgrund und verursachen durch ihre Ausbreitung cerebrale Symptome.

Das histologisch und klinisch *gutartige Nasen-Rachenfibrom* (juveniles, basales Fibrom, Angiofibrom) kommt fast ausschließlich bei Knaben, nur in den seltensten Fällen bei Mädchen im Schul- und Jugendalter vor. Diese Geschwülste, die man früher von basal gelegenen Knorpelregionen ableitete (Bensch 1878, Ewing 1928), gehen in den meisten Fällen vom nasopharyngealen Wall aus und wachsen verdrängend gegen die Schädelbasis vor. Sie sind hart, fast knorpelig und können daher Anlaß zu Verwechslungen mit Nasennebenhöhlenosteomen geben. Sie sind mit Schleimhaut bedeckt, die bei Größenzunahme des Tumors häufig ulceriert. Der Gefäßreichtum der Geschwülste ist wechselnd, Martin, Erich, Abel fanden bei jüngeren Patienten stärkere Vascularisation als bei älteren.

Histologisch sind spindelförmige Fibroblasten nachweisbar, doch ist auch embryonales Gewebe vorhanden, das gelegentlich zu Fehldiagnosen Anlaß gibt. Diese „echten" Fibrome dürfen nun nicht mit den „weichen" Fibromen, den Polypen der Schleimhaut verwechselt werden (ECKERT, MÖBIUS, BALZER).

Bei zunehmendem Wachstum zeigt sich als *erstes Symptom* die chronisch verlegte Nasenatmung, und schließlich machen sich Blutungen aus der Nase bemerkbar, die von der ulcerierenden Schleimhautbedeckung des Tumors stammen. Die Geschwülste beeinträchtigen durch zunehmendes Wachstum die Weichteile der Umgebung, können zu erheblicher Gesichtsschwellung, bei längerem Bestehen zu *röntgenologisch* nachweisbaren Druckusuren an der Schädelbasis führen. Diese knöchernen Veränderungen sind immer nur durch Tumordruck, niemals durch Geschwulstinfiltration bedingt, und es kommt auch nicht zum Einbruch der Geschwulst in den Schädelinnenraum. Die einzige cerebrale, des öfteren auftretende Komplikation ist die von den infizierten Schleimhautulcera ausgehende Meningitis.

In der Therapie des juvenilen Nasen-Rachenfibroms stehen die operativen Methoden den sehr verschieden beurteilten konservativen Behandlungsmaßnahmen gleichwertig gegenüber. Während man ganz früher nur eine operative Behandlung kannte (MIKULICZ), ließen die auffällige Ge-

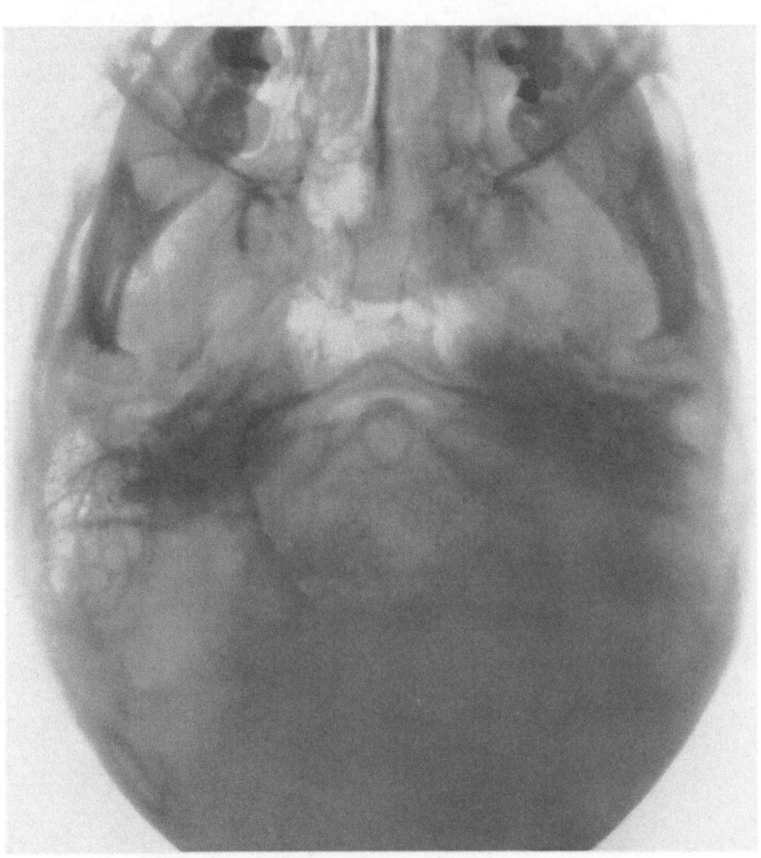

Abb. 30. Zerstörung des Felsenbeines durch Carcinom der Mittelohrräume (ausgehend von der Tube ?). Fall der Univ.-HNO-Klinik Würzburg (Direktor Prof. Dr. WULLSTEIN).

schlechts- und Altersgebundenheit der Geschwülste sowie das Sistieren des Tumorwachstums bei Wachstumsabschluß der Knochen (BENSCH) eine Hormontherapie begünstigen. Andere Autoren bestreiten allerdings diese Rückbildung, da sie nur in den seltensten Fällen sicher nachgewiesen werden konnte (ACUNA u. TAPIA). Viele Kliniker stehen aber heute noch auf dem Standpunkt, daß man bei gutartigen Nasen-Rachentumoren nur palliative Maßnahmen treffen sollte. Kleinere, gut zugängliche Fibrome sollte man operieren (ACUNA u. TAPIA), um der Gefahr des zunehmenden Wachstums und der damit verbundenen Schleimhautulceration und -blutung, schließlich der sehr lästigen und entstellenden Gesichtsschwellung vorzubeugen. Der operative Eingriff (vgl. Operationslehren der HNO) kann durch Blutung und Infektion sehr belastend sein, insbesondere, wenn die Geschwulst — wie bei jüngeren Patienten üblich — sehr stark vascualisiert ist. Die Röntgenbestrahlung allein führt nicht zum Ziel (WILLIAMS), auch wenn man (CUTLER-BUSCHKE, ACKERMANN-DEL REGATO und MARTIN) gewisse Wachstumsbeeinträchtigungen des Tumors nach radiologischer Behandlung sieht. Vor allzu starker Dosierung muß gewarnt werden, da Röntgennekrosen bekannt geworden sind (Erich). Bei der Hormontherapie, deren Wert von einigen Autoren angezweifelt wurde (Boedts, Erich), werden im allgemeinen Testosterone gegeben (Martin), bisweilen soll eine deutliche Tumorverkleinerung und Verminderung der Vascularisation aufgetreten sein. Vielleicht liegt der Wert der Behandlung in der Beeinflussung der Vascularisation und der dadurch günstigeren Vorbedingung zum operativen Eingriff.

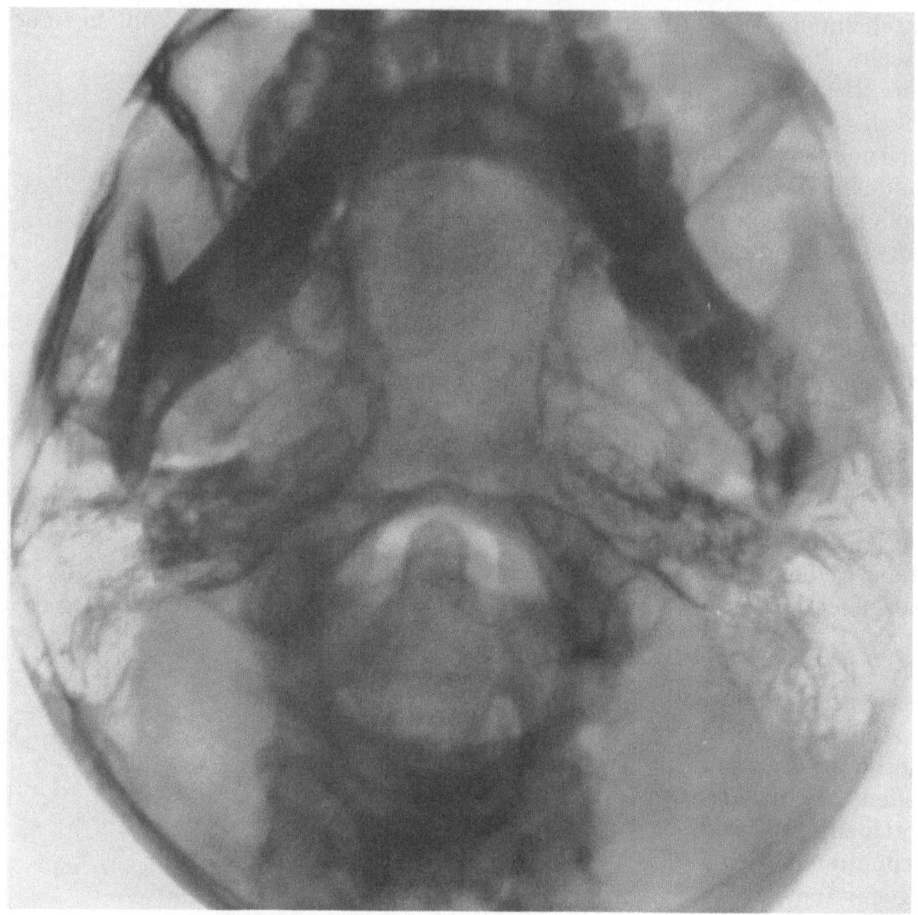

Abb. 31. Malignes Nasen-Rachenfibrom mit ausgedehnter Zerstörung der Keilbeinhöhle (Fall der Univ.-HNO-Klinik Würzburg, Direktor Prof. Dr. Wullstein). Basisaufnahme.

Für die *Neurochirurgie* haben die juvenilen Nasen-Rachenfibrome nur differential-diagnostische Bedeutung, gegenüber Basistumoren oder anderen Knochenprozessen der Schädelbasis.

Prognostisch sind die Geschwülste günstig zu beurteilen, operative Komplikationen ergeben sich durch besondere Größe und vor allem durch die starke Vascularisation.

Die *malignen Nasen-Rachentumoren* (ges. Literatur bei Woltman 1922, Hansel 1932, Hauser-Brownell 1938, Godtfredsen 1940/41, New 1947, Legler 1949, Le-moyne 1956) spielen zahlenmäßig eine weitaus größere Rolle, doch kommen auch sie verhältnismäßig selten vor. Legler fand unter 68 Naso-Pharynxtumoren 46 bösartige und 22 gutartige. Nach Berichten verschiedener Autoren scheint eine rassengebundene Häufung und Bevorzugung asiatischer Völker vorzuliegen (Godtfredsen, Dunlap, Rao, Digby, Martin und Blady). Die Geschwülste treten zwar in ganz verschiedenen Alters-gruppen auf, sie werden aber am häufigsten zwischen dem 4. und 6. Lebensjahrzehnt gesehen (Godtfredsen, Thompson und Grimes, Zuppinger, van Metre, Schinz und Zuppinger, Martin und Blady).

Sitz der Geschwülste ist wiederum der naso-pharyngeale Wall oder die Rosenmüllersche Grube. Die lockeren Weichteile setzen der Tumorverbreitung vorerst keine Grenzen, die Geschwulst wächst daher lange Zeit symptomlos.

Die Verbreitung kann sowohl per continuitatem als auch über den Lymphweg und durch hämatogene Metastasierung erfolgen. Auf direktem Wege wuchert der Tumor nach vorn in die Nasenhöhle und in die Muscheln (RINGERTZ), ins Siebbein und in die Lamina cribrosa ein. Der seitliche Wachstumsweg führt in die Tuben und in den Gehörgang, nach hinten breitet sich der Tumor im lockeren retropharyngealen Gewebe aus. Nach längerer Zeit kommt es zur Infiltration und Destruktion der Knochen des Schädelgrundes und zum Einbruch in den intrakraniellen Raum. Die Geschwülste brechen in den intrakraniellen Raum und in den obersten Abschnitt des Spinalkanals ein. GODTFREDSEN fand bei seinen 454 Fällen in 30 % rhinologische, in 23 % otologische und in 16 bis 20 % ophthalmoneurologische Symptome und in 32 % metastasierende Halslymphknoten. Zu ähnlichen Befunden kamen auch andere Autoren (CAWTHORNE). Ganz allgemein gelten als frühes und häufiges Symptom die durch Sekretanhäufung behinderte Nasenatmung, sodann ein unangenehmes Druckgefühl im Rachen und Druckbeschwerden durch Beeinträchtigung des Gaumensegelspieles. Bei den häufig vorkommenden und

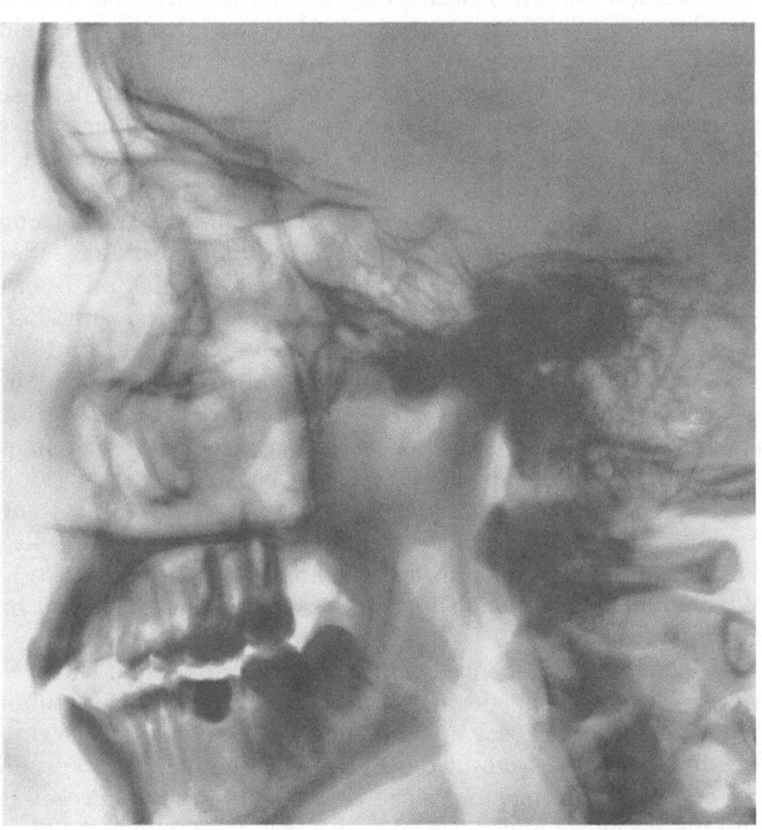

Abb. 32. Seitenbild zu Abb. 27. Tumor im Nasen-Rachenraum sichtbar.

oftmals schon frühzeitig einsetzenden otologischen Symptomen steht der Tubenkatarrh im Vordergrund, es folgen dann einseitige Schwerhörigkeit und schließlich Ertaubung (JACOD). Neurologisch werden nur in den allerseltensten Fällen Hirndrucksymptome gesehen. Hingegen treten schon frühzeitig Hirnnervenausfälle auf, die weitgehend umschrieben lokalisiert sind (BONNABON, BURGER, STRACKE, LEGLER, GODTFREDSEN). Die Patienten klagen über Neuralgien, und es lassen sich motorische Paresen, Lähmungen und manifeste Sensibilitätsstörungen an den Hirnnerven nachweisen. Die malignen Geschwülste, die in den meisten Fällen in Höhe oder durch das Foramen lacerum in den Schädelinnenraum einbrechen, führen zu Ausfallserscheinungen an den 3.—6. Hirnnerven. Die meisten Autoren weisen auf die stete Beteiligung des 5. Hirnnerven hin und bezeichnen diesen als den am meisten betroffenen (bei GODTFREDSEN in 70 %, bei VAN METRE in 85 % der Fälle). Klinisch gilt die Trigeminusneuralgie als Frühsymptom und macht sich oft noch vor der fast immer vorkommenden Abducensparese bemerkbar. Ophthalmologische Ausfälle werden wesentlich seltener gesehen, erst bei fortgeschrittenem Wachstum zeigen sich Doppelbilder, Strabismus, Ptosis und evtl. Mydriasis (JACOD, HAUSER und DURWIN

Brownell). Die in die Orbita führende Tumorausweitung führt zu einer retrobulbären Stauung und zum Exophthalmus, bisweilen ist der N. opticus, in Ausnahmefällen auch noch der N. olfactorius mit beteiligt.

Da der *intrakranielle Geschwulsteinbruch* (Woltman, New, Hansel, Godtfredsen) und die Geschwulstausbreitung meist topographisch gebunden sind, kommt es zur Beeinträchtigung begrenzter Abschnitte der Hirnbasis und daher auch zum Auftreten von umschriebenen Syndromen. Bei den nach vorn wachsenden malignen Naso-Pharynxtumoren wird gelegentlich das Jacodsche Syndrom mit Trigeminusschädigung vom ganglionären Typ, einseitiger Ophthalmoplegie und Amaurose gesehen. Bei isolierter Lokalisation um die Felsenbeinspitze herum tritt das Lannois-Gradenigosche Syndrom, eine kombinierte Trigeminus- und Abducenslähmung mit einseitigen temporo-parietalen Ohrenschmerzen, auf. Sofern sich die Geschwulst nach hinten unten ausdehnt, führt sie zum Syndrom des Foramen jugulare (Vernet), zu dem sich gelegentlich eine Hypoglossusstörung gesellt (Villaredt). Krankheitsbilder, die den Neuritiden der Glossopharyngeus-Vagus-Accessorius-Gruppe nach entzündlicher Erkrankung der Gaumenmandeln (Rosenhagen) ähneln, sind bekannt.

Neben der Tumorvergrößerung durch direkte Wucherung spielt die Verbreitung auf dem *Lymphwege* eine große Rolle. Durch infiltratives Wachstum in die umgebenden Weichteile kommt es — da der Naso-Pharynx reich an Lymphgefäßen ist — meist schon sehr bald zum Einbruch in die Lymphbahnen und zum Befall der regionären, facialen, subparotischen und retropharyngealen (Charkavorty und Ewing), selbst zum Eindringen in die tiefer gelegenen cervicalen Lymphdrüsen (6—8%). Die vergrößerten retropharyngealen Lymphknoten, die zur Vorwölbung der hinteren Rachenwand führen, sind diagnostisch wichtig. Bei Tumorbefall der tiefer gelegenen jugularen Lymphknoten wurde gelegentlich ein Hornersches Syndrom beobachtet (Godtfredsen).

Die *hämatogene Verbreitung* der malignen Nasen- und Rachengeschwülste konnte zwar nur in wenigen Fällen sicher nachgewiesen werden, doch sollte man die Möglichkeit dieser Verbreitungsform nicht unterschätzen (Martin und Blady). Metastasen wurden in der Wirbelsäule, vornehmlich im lumbosacralen Abschnitt und in parenchymatösen Organen gefunden.

Die malignen naso-pharyngealen Tumoren werden leider erst sehr spät entdeckt, sei es wegen der Indolenz der Patienten, sei es wegen der anfangs so uncharakteristischen Symptomatik oder der unzureichenden Diagnostik (Charkavorty und Ewing u. a.). Erfahrungsgemäß beginnt die Behandlung gewöhnlich erst ein Jahr nach dem Auftreten der ersten Symptome, und meist ist dann der maligne Prozeß schon so weit fortgeschritten, daß die Prognose ungünstig ist. Aus diesen Gründen ist unter allen Umständen die Frühdiagnose anzustreben (Godtfredsen). Da die Geschwulst in den lockeren Weichteilen der Umgebung lange Zeit symptomlos oder symptomarm wachsen kann, sollten auch geringe Symptome wie die einseitige Drüsenschwellung, insbesondere aber zusätzliche Erscheinungen am Ohr und einseitige Hirnnervenausfälle verdächtig erscheinen. Röntgenologisch findet sich in vielen Fällen schon frühzeitig eine beginnende Destruktion der knöchernen Schädelbasis. So fand van Metre in 21 Fällen 14mal einen positiven Röntgenbefund (Verlagerung der naso-pharyngealen Luftsäule und Arrosion an der Schädelbasis).

Differentialdiagnostisch müssen die gutartigen naso-pharyngealen Tumoren, vor allem auch andere otologisch-rhinologische Erkrankungen, neurologischerseits die echte Trigeminusneuralgie und die suprasellären Prozesse sowie die Orbitaltumoren ausgeschlossen werden.

Histologisch handelt es sich bei den Tumoren in erster Linie um Platten- und Cylinderepithel-, um Mischdrüsen- und um indifferente Carcinome, sodann um Reticulo- und Lymphosarkome (Döring), gelegentlich auch um Fibrosarkome (Tartakowsky, Leonardelli und Pellegrini), seltener um Plasmocytome und in den seltensten Fällen um maligne Chordome. Zahlenmäßig stehen die Plattenepithelcarcinome (39%) und die Reticulozellsarkome (38%) an erster Stelle (Godtfredsen). Die Carcinome zeichnen sich besonders durch destruierendes Wachstum aus. Die Sarkome, die übrigens bei jüngeren Patienten häufiger gesehen werden (FIGI), infiltrieren das Gewebe meist nicht so stark und tief wie die Carcinome, sie neigen eher zur Umwandlung und Ulceration der Schleimhaut, außerdem ist die frühzeitige Lymphknotenbeteiligung mit der knolligen Lymphdrüsenschwellung charakteristisch (HAUSER u. a.). Die in der älteren Literatur so auffällige Häufigkeit der Sarkome (SENDZIAK 1908, 64 Carcinome, 88 Sarkome, 29 Endoepitheliome) dürfte auf eine unzureichende Diagnostik zurückzuführen sein (LEGLER).

Die Behandlung der malignen Naso-Pharynxtumoren durch chirurgische Maßnahmen (vgl. Operationslehren der HNO-Heilkunde) führt wegen des infiltrierenden und destruierenden, meist sehr ausgedehnten Wachstums nicht zum Ziel. Weitaus bessere Aussichten bietet die radiologische Behandlung (ZUPPINGER, BACLESSE). Erfahrungsgemäß sprechen hier die Epitheliome schlechter an als die Sarkome, im allgemeinen gilt der Grundsatz, daß die Geschwülste, je maligner sie sind, um so besser durch Röntgenbestrahlung beeinflußt werden können. Aus der Röntgenstatistik von BACLESSE (1956), der ein Gesamtmaterial von 1281 Fällen übersieht, ergeben sich 17,7 % Fünfjahresheilungen. Eine ungünstige Prognose haben alle jene Fälle, bei denen es zu Tumordurchbruch durch die Schädelbasis gekommen ist (TITRUD). An moderneren Behandlungsmethoden sei die Applikation von radioaktivem Kobalt (MORRISON, LOW-BEER) erwähnt. Aber auch diese Therapie versagt in jenen Fällen, in denen der Prozeß zu weit fortgeschritten ist, d. h. die Schädelbasis schon durchbrochen hat (SOOY).

Neurochirurgische Eingriffe dürften nur in den seltensten Fällen und nur als Palliativmaßnahmen indiziert sein. Eine Operationsindikation ergäbe sich u. U. bei anhaltenden Schmerzzuständen (MEKIE und RANSOME).

e) Die Beteiligung der Schädelknochen bei den Geschwülsten im Ohrbereich.

Manche Tumoren der Weichteile des Ohres greifen auf den Knochen über und beeinträchtigen ebenso wie die primären knöchernen Geschwülste des Ohres häufig durch expansives Wachstum oder durch Infiltration ihre Umgebung. Sie brechen gelegentlich in den Schädelinnenraum ein und führen zwar nur selten und erst relativ spät zu Hirndruckerscheinungen, zeigen jedoch frühzeitig Hirnnervenausfälle von umschriebener Symptomatik.

Die sehr selten vorkommenden *gutartigen Tumoren des Ohres*, wie die *Fibrome, Papillome* und *Lipome* sind in diesem Zusammenhang bedeutungslos, da sie so gut wie nie zu intrakraniellen Ausweitungen führen. Von den ebenfalls selten auftretenden *Osteomen* kennt man wohl eine intrakranielle Lokalisation und Beeinträchtigung, doch hat diese — soweit es das Ohr betrifft — keine neurochirurgische Konsequenz (vgl. Kapitel Osteome).

Im neurochirurgischen Sprachgebrauch wird die echte Perlgeschwulst auch im Ohrbereich als Epidermoid bezeichnet (vgl. Abschnitt Epidermoide).

Ihr gegenüber steht das sog. Cholesteatom, dessen Voraussetzung eine chronische Entzündung ist, und bei dem Epidermis vom äußeren Gehörgang durch eine randständige Trommelfellperforation ins Mittelohr einwuchert. Das Cholesteatom gehört ins Fachgebiet der Otologie, es ist für den Beitrag ohne Bedeutung und ist daher nicht abzuhandeln.

Von ungleich größerer Bedeutung sind hingegen die *Angiome* bzw. die *angiomatösen Tumoren*, über die im Schrifttum viel Uneinheitliches berichtet wurde. Man kann bei Übersicht der Literatur als gesichert annehmen, daß es verschiedene Geschwulstformen geben muß. So sind die primären, *echten*, angiomatösen Geschwülste von den vascularisierten Polypen zu trennen (JESCHECK), und schließlich gibt es noch eine Gruppe von *angiomatösen Fehl-* und *Mißbildungen. Echte Angiome* kommen an den platten Schädelknochen ohnehin selten, im Bereiche des knöchernen Ohres noch seltener vor. Es gibt aber Mitteilungen über Angiome der Haut, des äußeren Gehörganges und des Trommelfelles (FISCHER, KEPPES, BUCK, ROSA). Schläfenbeinangiome sind nach Meinung mancher

Autoren äußerst selten (Fürstenberg), nach Auffassung anderer (Weydner, Ruttin, Heine, Arslau, Jones, Graf) werden sie doch ab und zu gefunden. In klinischer Hinsicht zeichnen sich diese absolut gutartigen Geschwülste infolge umschriebener Lokalisation und beschränkten Umfanges durch ihre äußerst spärliche Symptomatik aus, und sie werden fast nur bei der Autopsie und selbst da meist nur als Zufallsbefund nachgewiesen. Kommt es aber zur Manifestation deutlicher klinischer Symptome, so handelt es sich praktisch immer um *infiltrativ wachsende angiomatöse Tumoren*, die offenbar vom Mittelohr ausgehen und durch destruierendes Wachstum gekennzeichnet sind. Diese Geschwülste fanden in der Literatur bisher eine sehr uneinheitliche Beurteilung, sie wurden z. T. als maligne kavernöse Angiome, als infiltrativ wachsende Hämangiome, als Hämangiom-Endotheliome und als Endotheliome bezeichnet (Politzer, Specht, Haike, Czurda, Hornicek, Jones, Miller, Brune u. a. m.). Folgt man den älteren Literaturangaben, so finden sich diese Geschwülste in jedem Alter, vornehmlich aber zwischen dem 2. und 6. Jahrzehnt, und pflegen im Kindesalter einen besonders bösartigen Verlauf zu nehmen.

Im neueren Schrifttum wird auf Grund von Nachuntersuchung dieser Fälle immer wieder darauf hingewiesen, daß es sich bei diesen angiomatösen Tumoren meist um sog. *Glomustumoren* handelte (Winship, Klopp u. Jenkins, Lundgreen, Mattick u. Burke). Übersicht und Schrifttum bei Kleinsasser (1958).

Diese Geschwülste, die im Laufe der letzten 10 Jahre in der Literatur eine ganz besondere Bedeutung gewonnen haben, nehmen ihren Ursprung von den nicht chromaffinen Paraganglien des 9. und 10. Hirnnerven, haben Prädilektionsstellen entlang des Jakobsonschen und Arnoldschen Organs, lassen sich in der Adventitia des Bulbus jugulare und in der Mucosa des Promunturiums nachweisen (Guild), erscheinen am häufigsten im Bereiche des Felsenbeines, durchbrechen gewöhnlich den Boden des Recessus hypotympanicus, wachsen in die Paukenhöhle ein und erscheinen daher als Mittelohrtumor. Bisweilen kommt es zur Destruktion der Gehörknöchelchen, zur Perforation des Trommelfelles, und die Geschwulst ist dann im äußeren Gehörgang sichtbar. Bisweilen sind Warzenfortsatz und Pyramide destruiert, aber auch das Einwachsen in die Schädelgruben ist beschrieben worden. Die Geschwülste treten fast nur einseitig auf, das Geschwulstwachstum ist sehr langsam, es lassen sich Anamnesen von mehr als 20 Jahren nachweisen (Bickerstaff u. Howell, Holesh). Gewöhnlich reicht aber das Beschwerdebild 3—5 Jahre zurück. Der Knochen zeigt eine ausgesprochene Osteolyse ohne nennenswerte reaktive Knochenneubildung. Die Ausbreitung erfolgt praktisch immer epidural, und nur ganz selten wurde das Durchwachsen der Dura beobachtet (Margarey, Hanson). Die Ausdehnung der Tumoren dürfte je nach Dauer der Erscheinungen wechseln. Es sind ganz kleine Geschwülste beschrieben worden, aber auch sehr große, die in die hintere und mittlere Schädelgrube eingewachsen waren, nach vorn bis zur Orbita und zur Flügelgaumengrube, nach hinten zum Foramen jugulare reichten. Die Neigung zum Einwachsen in die venösen Blutleiter und in die V. jugularis ist klinisch von Bedeutung. Über die Metastasierung ist noch nichts Abschließendes bekannt, und es liegen auch nur wenige Berichte vor (Pendergrass u. Kirsh, Burman, Shambough, Warren, Holesh, Lattes u. Waltner). Die meisten Mitteilungen halten einer kritischen Nachprüfung nicht stand, doch wird man in manchen Fällen die Geschwulstabsiedlung nicht ablehnen können. Man muß die Glomustumoren trotz ihres langsamen Wachstums klinisch gesehen zu den malignen Tumoren rechnen, und zwar wegen ihres Sitzes, der Ausdehnungstendenz und der Metastasierung.

Hinsichtlich des *Alters und des Geschlechtes* ist zu bemerken, daß die Geschwülste bei der Frau wesentlich häufiger vorkommen als beim Mann (fast 3:1). Sie treten im 4. bis 6. Jahrzehnt am häufigsten auf, wenngleich Einzelfälle des Kleinkindes (Billancioni) und des Greisenalters (Robinson) beschrieben wurden (zit. nach W. E. Loch).

Im klinischen Bild stehen die Symptome seitens des Ohres im Vordergrund, die neurologischen Ausfälle treten meist später, bisweilen aber auch gleichzeitig in Erscheinung.

Die Einteilung der Glomustumoren (nach LEMOINE) in eine jugulare, tympanale und in eine Mischform berücksichtigt den Ort der Entstehung.

Die Patienten klagen in den meisten Fällen über Ohrgeräusche, die oft störend laut, pfeifend, sogar pulssynchron (STRONG) vernommen werden. Bisweilen kann das pulssynchrone Rauschen durch Carotisdruck zum Verschwinden gebracht werden. Fast immer kommt es zur Verminderung des Hörvermögens, häufig zum Ohrfluß, der oftmals dann das erste Symptom ist, das den Kranken zum Arzt führt. Bei der otoskopischen Untersuchung kann man zu diesem Zeitpunkt oft schon einen sehr typischen Befund erheben, nämlich einen pulsierenden blauroten Tumorknoten vor dem Trommelfell, der häufig als Polyp fehlgedeutet wird. Da die polypös aussehende Geschwulst sehr leicht verletzbar ist, kommt es schon bei der Untersuchung gelegentlich zu Blutungen (BRUNE), und oftmals zeigt auch der otoskopische Befund ausgedehnte Blutverkrustungen. Man kann danach schon einen Glomustumor vermuten. Der Versuch der Probeexcision zwecks Sicherung der Diagnose führt bei diesen äußerst leicht verletzlichen Tumoren sehr häufig zu schwer stillbaren Blutungen. Die umschriebenen otologischen Symptome charakterisieren aber nicht immer den Beginn der Erkrankung, sie können anfangs ganz fehlen und treten erst später auf. Bisweilen sind nur Hinterkopfschmerzen vorhanden, meist folgen aber dann bald manifeste neurologische Ausfälle. Die wechselnde Symptomatologie gab Anlaß zu klinischer Unterteilung einzelner Symptomgruppen (BICKERSTAFF u. HOWELL) und bestimmter Erscheinungsformen des Tumors (LEMOINE).

Bei den *neurologischen* Ausfällen stehen die Läsionen der unteren Hirnnervengruppe, abgesehen von der Lähmung des N. octavus im Vordergrund, wobei bei Zerstörung am Foramen jugulare ein ausgeprägtes Jugularissyndrom, in seltenen Fällen ein Halbbasissyndrom nach GARCIN auftreten kann (FLEISCHER, WEISS). Gelegentlich entspricht die Symptomatologie der cerebraler Tumoren (WILLIAM), so daß man diese auch primär diagnostizierte, besonders bei Ausbreitung der Geschwulst in die hintere Schädelgrube (CHAMBERS, HOLESH, WINSHIP u. a., ALEXANDER u. ADAMS). Liquorveränderungen, die bei der Ausweitung des Tumors und dem basalen Sitz nicht überraschen, sind beschrieben worden, desgleichen Hirndrucksymptome, sofern es durch Wachstumszunahme und besondere Lokalisation zur Raumbeengung kam.

Röntgenologisch lassen sich die Glomustumoren im Nativbild meist nicht sicher nachweisen. Man benötigt auf jeden Fall Spezialaufnahmen nach STENVERS, SCHÜLLER, evtl. auch Schichtaufnahmen (MARTIN). Selten ist eine an sich aber nicht charakteristische Sklerosierung des Warzenfortsatzes feststellbar (SIEKERT). In späteren Stadien sind Aufhellungen im basalen Felsenbeinanteil, am Foramen jugulare und am Boden der mittleren, häufig der hinteren Schädelgrube nachweisbar. Manchmal glückt der angiographische Nachweis der Geschwulst (ALEXANDER, POPPEN u. RIEMENSCHNEIDER, TANNER) sowohl nach Füllung von der Carotis interna als auch von der Vertebralis aus. Der Tumor, der sich durch besonderen Gefäßreichtum auszeichnet, wurde gerade in jenen Fällen, die eine gleichzeitige Füllung der Carotis externa mit aufwiesen, in der phlebographischen Phase besonders deutlich gesehen. Der Nachweis des Tumors durch das Encephalogramm dürfte zu den Seltenheiten gehören (HIERONS).

Therapeutisch sollte trotz Gefahr der Blutung (SHAMBOUGH) grundsätzlich die radikale chirurgische Ausräumung des Tumors in Kombination mit einer Röntgennachbestrahlung angestrebt werden (GRAF). Der operative Eingriff ist allerdings mit einer ziemlichen Mortalität belastet, die von manchen Autoren (WARREN u. a. m.) bis auf 33% geschätzt wird. Nur bei den kleineren Glomusgeschwülsten des Ohres kommt der otochirurgische Eingriff allein, bei ausgedehnteren Tumoren zusätzlich die Röntgennachbestrahlung in Frage. Sofern die Geschwulst in den Schädelinnenraum eingebrochen ist, wird man sich praktisch immer zur Freilegung und zum Versuch der Entfernung entschließen müssen, denn die Röntgentherapie verspricht keine rasch wirksame Besserung (MATTICK u. BURKE, BARTON u. THEE, BRADLEY u. MAXWELL). Man kann jedenfalls durch Teilresektion des Tumors die Erfolgschancen wesentlich günstiger gestalten (ALEXANDER,

CAPPS, GRAF, BROWN, WILLIAMS u. Mitarb.). Eine medikamentöse Behandlung, wie sie URBANTSCHISCH empfahl (Gewebsschrumpfung durch kontinuierliche Einwirkung von Citronensaft), dürfte nur in den seltensten und in besonders gelagerten Fällen Aussicht auf Erfolg haben.

Die Geschwülste sind *prognostisch* nicht günstig zu bewerten, denn die Heilungsaussichten sind sehr gering, und alle therapeutischen Maßnahmen, sei es der Versuch der operativen Entfernung, sei es die Röntgenbestrahlung, haben, sofern der Tumor schon eine gewisse Größe erreicht hat, nur beschränkten Erfolg. Hinzu kommt die Möglichkeit der Metastasierung. Die gelegentlich noch anzutreffende günstige prognostische Beurteilung kann sich nur auf den langsamen Verlauf beziehen (GRAF).

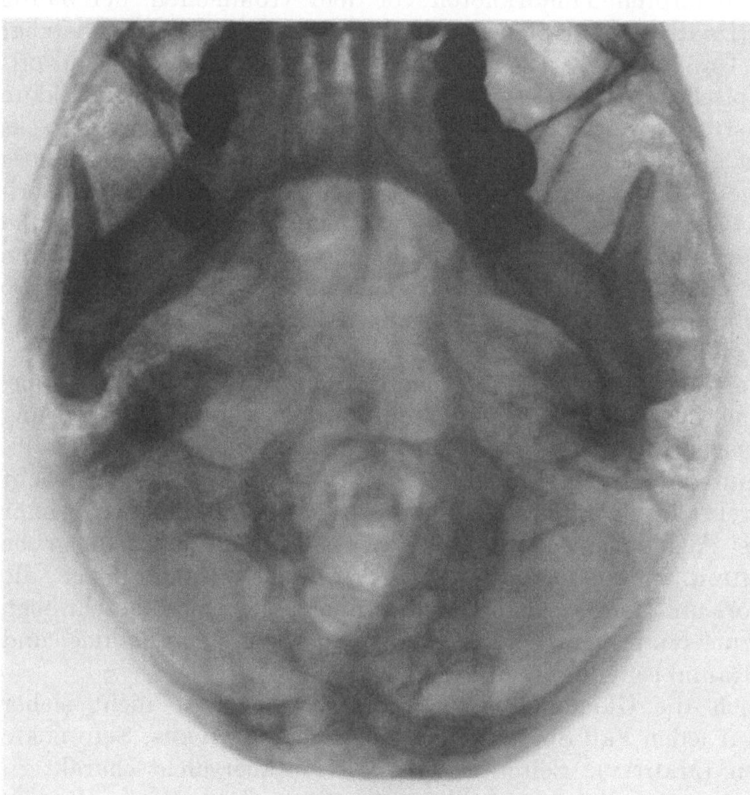

Abb. 33. Glomustumor (destruierender Knochenprozeß des rechten Felsenbeins).

Zu den relativ gutartigen Tumoren des Ohres gehören noch die seltenen *Ceruminaldrüsenadenome*, die von den Ceruminaldrüsen des Ohres ausgehen und verdrängend, nicht infiltrierend wachsen. Sie sind neurochirurgisch deshalb von Interesse, weil sie bisweilen in den Schädelinnenraum einbrechen, in die mittlere und hintere Schädelgrube vordringen, Dura und Hirnsubstanz beeinträchtigen und cerebrale Ausfälle verursachen können (EGGSTON u. WOLFF, KLEINSASSER u. SCHARFETTER, BERLIN). Sie kommen sicher sehr selten vor, auch wenn man vielleicht annehmen darf, daß manche der günstig verlaufenden, als Carcinom diagnostizierten Fälle Ceruminaldrüsenadenome waren (GATES, WARREN u. WESLEY). Als histologisch gesicherte Fälle der Literatur gelten die von BROCK, SPRENGER u. PRIETZEL, ADLER u. SOMMER, KLEINSASSER u. SCHARFETTER, JEFFERSON u. WHITEHEAD. Die bisher mitgeteilten Fälle wiesen relativ lange Anamnesen bis zu 9 Jahren auf, symptomatologisch zeigten sich anfangs zunehmender Gehörverlust und zunehmender Ausfall des peripheren Facialis, später nach Einbruch ins Schädelinnere traten Kopfschmerzen, Ataxie und Hirndrucksymptome auf. Röntgenologisch konnten destruierende Veränderungen am Felsenbein festgestellt werden, bei der operativen Freilegung zeigte sich der Tumor in die mittlere und hintere Schädelgrube eingewachsen (EGGSTON, BERLIN, KLEINSASSER u. SCHARFETTER). Die intrakranielle Ausbreitung erfolgte meist epidural, nur in seltenen Fällen wurde der Durchbruch durch die Dura ins Kleinhirn gesehen (KLEINSASSER). Da es sich bei den Ceruminaldrüsenadenomen um gutartige, d. h. gut abgegrenzte Tumoren ohne maligne Zeichen der Entartung und ohne Metastasierung handelt, ist das operative Vorgehen hier sicher angezeigt. Die Freilegung richtet sich natürlich ganz nach der Symptomatologie. Im Vordergrund steht der otochirurgische

Eingriff, bei intrakranieller Ausdehnung sollte auf neurochirurgische Mithilfe nicht verzichtet werden, da bei nicht zu behebender Liquorpassagestörung die Freilegung der hinteren Schädelgrube und eine Torkildsensche Drainage (Ventrikulo-Cysternostomie) in Frage kommen.

Die wesentlich häufiger vorkommenden *malignen Geschwülste* haben zahlenmäßig für die Klinik ungleich größere Bedeutung. So fanden sich unter einem Krankengut von 6605 Erkrankungen des äußeren Gehörganges 0,197% Carcinome (FRASER), und BERLENDIS wies 1955 allein auf 250 Mittelohrcarcinome hin. Die malignen Ohrgeschwülste zeichnen sich durch infiltratives, destruierendes Wachstum aus und brechen sehr häufig in den Schädelinnenraum ein.

Die *Carcinome* der einzelnen Ohrabschnitte haben in chirurgischer Hinsicht ganz unterschiedliche Bedeutung.

Die Carcinome des äußeren Ohres, d. h. der Ohrmuschel und des Gehörganges, kommen gar nicht so selten vor. Sie bleiben aber umschrieben lokalisiert, dringen nicht in den Schädelinnenraum ein und sind ausschließlich otologisches Behandungsgebiet, denn sie interessieren lediglich in differentialdiagnostischer Hinsicht. Der primäre Sitz ist in der Regel die knorpelige Ohrmuschel, vornehmlich die Mulde vor dem Gehörgang. Die Entstehung eines Carcinoms auf dem Boden eines chronischen Ekzems, eines Lupus u. dgl. wurde beschrieben (Literatur bei MARX). Im *Gehörgang* ist die Lokalisation seltener, hier wird neben dem Plattenepithel- ein typisches Cylinderepithelcarcinom, gelegentlich ein Adenocarcinom gefunden (MILLER). Bei letzterem wird man differentialdiagnostisch die Ceruminaldrüsenadenome berücksichtigen müssen. Manche Adenocarcinome der älteren Literatur mit auffällig gutartigem Verlauf dürften wohl Ceruminaldrüsenadenome gewesen sein. Die Fernmetastasierung ist beim Ohrmuschelkrebs zweifelhaft, es erfolgt praktisch nur eine Infiltration der benachbarten und regionären Drüsen. Der Gehörgangskrebs hingegen wuchert viel weiter in die Umgebung, so ins Innenohr (ALTMANN) und um die Carotis. Aber auch er zeigt keine Fernmetastasen (MILLER).

Von weit größerer klinischer Bedeutung ist das primäre *Carcinom im Mittelohr* und *Schläfenbein*. So fand THORELL (1935) unter 150 Malignomen des Mittelohres 80 Carcinome (zit. nach DIAMANT). Histologisch ist das Plattenepithelcarcinom typisch für das Mittelohr (FRASER, DALLEY, SCOTT, FIGI, HEMPSTEADT, zit. nach ADAMS u. MORRISON), während das Cylinderepithelcarcinom sehr selten vorkommt. Ursprungsort der Geschwulst ist im allgemeinen der Übergang der Gehörgangswand zur Schleimhaut der Paukenhöhle, sofern das Trommelfell destruiert ist. Das Plattenepithelcarcinom entsteht nun auffallenderweise an einer Stelle, die unter normalen Umständen kein Plattenepithel aufweist. Diese Auffälligkeit, d. h. der vom Mutterboden abweichende Charakter der Geschwulst, wurde schon frühzeitig beobachtet und gab Anlaß zu verschiedenen theoretischen Erwägungen. Von manchen Autoren wurde die Möglichkeit der primären Entstehung des Carcinoms ohne vorherige Umwandlung des Epithels anerkannt (KRETSCHMANN, KUHN), andere, und zwar die Mehrzahl, hielten eine Metaplasie für die Voraussetzung und wiesen der praktisch immer beim Mittelohr vorkommenden chronischen Otitis die größte Bedeutung zu (BERLENDIS, BUSS). Diese Auffassung wurde auch durch Nachprüfungen gestützt (SCHLITTLER). Den sehr seltenen Adenocarcinomen des Mittelohres wird eine metastatische Entstehung zugeschrieben (LANGE, GRABSCHEIDT, zit. nach BERLENDIS, FÜRSTENBERG).

Während das primäre *Carcinom* des Mittelohres im Wachstum meist noch relativ begrenzt bleibt, zeichnet sich das des *Schläfenbeines* durch eine auffallend zerstörende Wachstumstendenz aus, die — anfangs ganz nach innen gerichtet — keine sichtbaren Erscheinungen macht. Das infiltrative Geschwulstwachstum wird erst später sichtbar, es bilden sich rasch zerfallende Gewebsknoten, und es erfolgt schließlich der Einbruch in den Schädelinnenraum, wobei das Felsenbein dem Zerstörungsprozeß noch den größten Widerstand entgegensetzt. Sämtliche Knochen können bei ausgedehntem Tumorwachstum der Destruktion anheimfallen (Schläfen, Hinterhauptsbein, Keilbein, selbst der

Unterkieferknochen). Von den Gehörorganen sind frühzeitig das Mittelohr und die Gehörknöchelchen ergriffen. Das Labyrinth bleibt vom Tumordurchbruch verschont, kommt es aber zum Einbruch, dann erfolgt dieser nur sehr selten über die Fenster, sondern durch den Knochen. Der N. facialis ist frühzeitig mitbetroffen, er wird von Geschwulstmassen umwachsen und stellenweise zerstört. Die A. carotis ist gewöhnlich unbeeinträchtigt, ihre Wand ist offenbar sehr widerstandsfähig. Gelegentlich kommt es aber doch zu einer Mitbeteiligung in Form einer obliterierenden Thrombose (Treitel). Auch der Sinus ist oft von Tumorgewebe durchwachsen oder thrombotisch verschlossen, Gefäßblutungen durch Arrosion sind äußerst selten (Camalt, Jourdin, nach Loch), da die Gefäße vorher praktisch immer thrombosieren. Häufig kommt es zum Einbruch von Tumorgewebe in den Schädelinnenraum. Die intrakranielle Ausbreitung des Schläfenbeincarcinoms wird verschieden beurteilt. Während Loch u. a. auf das besonders starke und expansive Wachstum dieser Krebsart hinweisen, halten andere Autoren (zit. nach Graf) die Tendenz, in den Schädelinnenraum einzubrechen, für gering und messen dem vom Epipharynx aus eingewucherten Carcinom weitaus größere Bedeutung für die intrakranielle Ausbreitung zu. Es muß dahingestellt bleiben, ob man tatsächlich einen solchen Unterschied machen kann, da in dem schon etwas fortgeschrittenen Stadium, in welchem die Patienten zur Behandlung kommen, der Ort der Entstehung nur schwer festzustellen sein dürfte. Der Einbruch erfolgt meist in die hintere und mittlere Schädelgrube oder in den Raum hinter der Parotis. Im allgemeinen bietet die Dura einen erheblichen Widerstand, und die Geschwulst wuchert anfangs nur epidural, sie infiltriert und durchbricht bei längerem Bestehen an einigen Stellen und wächst durch die Dura ins Hirngewebe ein (Lucae, Danzinger, Ceroni, Ward, Loch, Kravcuk, Junod nach Graf). Bei Ausbreitung des Carcinoms in die mittlere Schädelgrube kann es zur Beeinträchtigung oder zur Läsion des 3. und 4. Hirnnerven, beim Einbruch in die hintere zur Schädigung der caudalen Hirnnervengruppe, gelegentlich zu einem Halbbasisyndrom nach Garcin kommen (Christiani). Das Überwuchern der in die Parotisregion eingebrochenen Geschwulst kann zur Beeinträchtigung des Halssymphaticus führen. Das Gehör ist mitbetroffen, vor allem bei den vom Epipharynx ausgehenden Carcinomen.

Das *Leitsymptom* des Carcinoms des Mittelohres und des Schläfenbeines ist der umschriebene Schmerz. Selten treten stärkere spontane Gehörgangsblutungen auf, doch zeigt sich häufig ein anhaltender seröser, blutig tingierter Ohrausfluß, der zusammen mit den anderen Symptomen bisweilen schon die Diagnose stellen läßt. *Differentialdiagnostisch* bleibt immer die Otitis media zu erwägen, doch zeigt diese meist einen akuteren Verlauf (Bradley u. Maxwell). Gehörminderung bis zum Gehörverlust gehören zur Symptomatologie. Schwindelgefühl tritt nur bei Tumoreinbruch in den Canalis semicircularis auf. *Die Röntgenuntersuchung* ist von größter Wichtigkeit, da man bei entsprechender Technik Knochenzerstörungen des beginnenden oder schon fortgeschrittenen Carcinoms feststellen kann (Lysholm u. Rundström, zit. nach Diamant).

Das primäre *Sarkom* wird im Bereiche des Ohres seltener angetroffen als das Carcinom und bevorzugt vor allem ein jüngeres Lebensalter (Bradley u. Maxwell). Die häufigste Form, in der es in Erscheinung tritt, ist das Fibro- und das Osteosarkom. Seltene Fälle von Melanosarkomen (gesammelte Literatur bei Hamberger und Engström) sind beschrieben.

Die Sarkome des *äußeren* Ohres sind neurochirurgisch bedeutungslos. Im Bereiche der Ohrmuschel wird das Sarkom nur ganz selten — sicher seltener als das Carcinom — beobachtet (Marx). Es tritt hier meist als Spindel- und Rundzellensarkom auf, seltener als Melanosarkom (Sugar) und bietet makroskopisch eine glatte Oberfläche. Der Tumor, der Daumenendgliedgröße nicht überschreitet, wächst infiltrierend, metastasiert aber von dieser Stelle aus nicht. Im äußeren Gehörgang sind bisher nur wenige Sarkome gesehen worden. Histologisch handelte es sich hier mehr um Osteosarkome, weniger um Fibrosarkome. In der Regel verhielten sich diese Geschwülste ähnlich den Carcinomen des äußeren Ohres, zeigten infiltratives Wachstum, ohne Fernmetastasen zu setzen.

Ungleich häufiger läßt sich das Sarkom *im Mittelohr* und im *Schläfenbein* nachweisen (BOTELLA, LOMBARDO). Es tritt hier sowohl als Primärtumor als auch als sekundäre, von der Nachbarschaft ausgehende eingewachsene maligne Geschwulst auf. Da diese Sarkome meist erst im fortgeschrittenen Stadium zur klinischen Aufnahme kommen, ist die Feststellung des genaueren Ursprungs kaum möglich, und so kann man die beiden Formen klinisch schwer voneinander trennen. Man darf aber annehmen, daß der Großteil der Mittelohrsarkome primärer Natur ist. Eine Geschlechtsdisposition scheint nicht vorzuliegen. Auffallend ist allerdings die Häufung im Kindes- und Jugendalter. Die Hälfte der Sarkome tritt sogar noch im ersten Lebensjahrzehnt auf. Der klinische Verlauf ist ähnlich dem der Carcinome, doch ist das Wachstum schneller. Trotzdem neigen die Geschwülste aber weniger zum Zerfall und bilden oftmals große und solide Knoten. Die Knochendestruktion ist ähnlich wie die beim Carcinom, nur ausgedehnter. Das Labyrinth scheint größeren Widerstand zu leisten als das Schläfenbein, doch wie beim Carcinom so erfolgt auch hier der Einbruch nicht durch die Fenster, sondern durch den Knochen selbst.

Während die carcinomatöse Geschwulst nach Einbruch in den Schädelinnenraum noch epidural flächenhaft weiterwuchert und die Dura der Infiltration Widerstand entgegensetzt, finden sich beim Sarkom häufig breite Ein- und Durchbrüche der harten Hirnhaut und intradural gelegene raumbeengende Tumorknoten. Gelegentlich können eingewucherte Tumorzapfen das Bild eines Hirntumors hervorrufen (GOKUS). Die Metastasierung des primären Sarkoms erfolgt offenbar sehr spät, und es sind auch nur Einzelfälle bekannt (JUNOD).

Klinisch ergeben sich ähnliche Verhältnisse wie beim Carcinom, die Ausfallserscheinungen sind natürlich ganz vom Ort der Lokalisation abhängig. Wiederum sind es Schmerzen und zunehmende Schwerhörigkeit, sodann die gleichseitige Facialisparese, die zur Diagnose führen. Blutungen aus dem Gehörgang sind sehr selten, ebenso tritt der beim Mittelohrcarcinom so häufig vorkommende vorbereitende eitrige Ohrfluß kaum auf.

Zu den malignen Tumoren des Ohres zählt noch das *Chlorom*, das gelegentlich im Schläfen- und Felsenbein meist einseitig, aber auch bilateral vorkommt. Die Geschwülste sind schon in der älteren Literatur (KÖRNER 1896) beschrieben worden. Das Vorkommen dieser „grünlichen" Geschwülste in fast allen Organen ist bekannt. Der Geschwulsteinbruch in den Schädelinnenraum, das Durchwuchern der Dura und die intracerebrale Lokalisation von Geschwulstmassen wurden wohl mehrfach erwogen, doch sind sichere Fälle, die einer Kritik standhalten, nicht bekannt. Auch in dem Fall von KÖRNER scheint es sich nur um einen meningealen Reizzustand gehandelt zu haben. Chloromabsiedlungen in der Schädelbasis, im Felsen-Schläfenbein sind häufiger beobachtet worden. (Vergleiche vorstehenden Abschnitt Chlorome.)

Die metastatische Absiedlung anderer im Körper vorhandener maligner Primärgeschwülste ins Ohr kommt selten vor. (Ältere Literatur bei HABERMANN 1887, neuere Literatur bei SCHLITTLER 1919 und HAMBERGER 1941.) Über Krebsmetastasen im Schläfenbein berichtete NYLON (1936 und 1940), über Metastasen anderer Tumortypen, auch über Melanosarkome und Hypernephrome, liegen Arbeiten von BENESI, VOSS, RETROUVEY, BERBERICH, HANAUER, KÜMMEL (zit. nach HAMBERGER) und LODGE, JONES u. SMITH vor.

Für die *Behandlung der malignen Ohrgeschwülste* kommen sowohl chirurgische und elektrochirurgische als auch radiologische Maßnahmen, entweder allein oder kombiniert, in Frage (BRADLEY u. MAXWELL, VANDAM). Die Behandlung muß natürlich der Struktur des Tumors, seiner Lokalisation und Ausdehnung entsprechen. Bezüglich der *otochirurgischen Eingriffe* sei auf die besonderen Abschnitte in der *einschlägigen Literatur* und auf die *Operationslehren* verwiesen. Röntgensensible Tumoren kann man, sofern auch der Verlauf günstig ist, nur bestrahlen (Einzel-Mehrfeldbestrahlung und Radiumeinlagen). Die radiologische Behandlung bedarf wegen der Hirnstammschädigung besonderer Sorgfalt (BOLAND u. PATERSON). Für die Mehrzahl der Fälle dürfte die kombinierte chirurgisch-radiologische Therapie günstiger sein (MILLER). Den chirurgischen Maßnahmen sind hinsichtlich der Radikalität Grenzen gesetzt (Tuba Eustachii, Facialis u. dgl.), und man wird sich oftmals nur mit einer Teilentfernung und der Nachbestrahlung zufrieden geben müssen. Bisweilen werden Teilresektionen des Felsenbeines (Ramadier und Lembert) mit Freilegung der Carotis nicht zu umgehen sein, mitunter wird man die V. jugularis unterbinden müssen, um den Tumor entfernen zu können. Auf jeden Fall soll die radikale Entfernung der tumorbefallenen Region und der näheren Lymphdrüsen angestrebt werden (Bradley u. Maxwell). Sofern der Verdacht des *Einbruchs in den Schädelinnen-raum* gegeben ist, sollte man an günstiger Stelle Dura und Sinus genau inspizieren. Die Mitarbeit des Neurochirurgen dürfte hier gerechtfertigt sein, besonders dann, wenn der

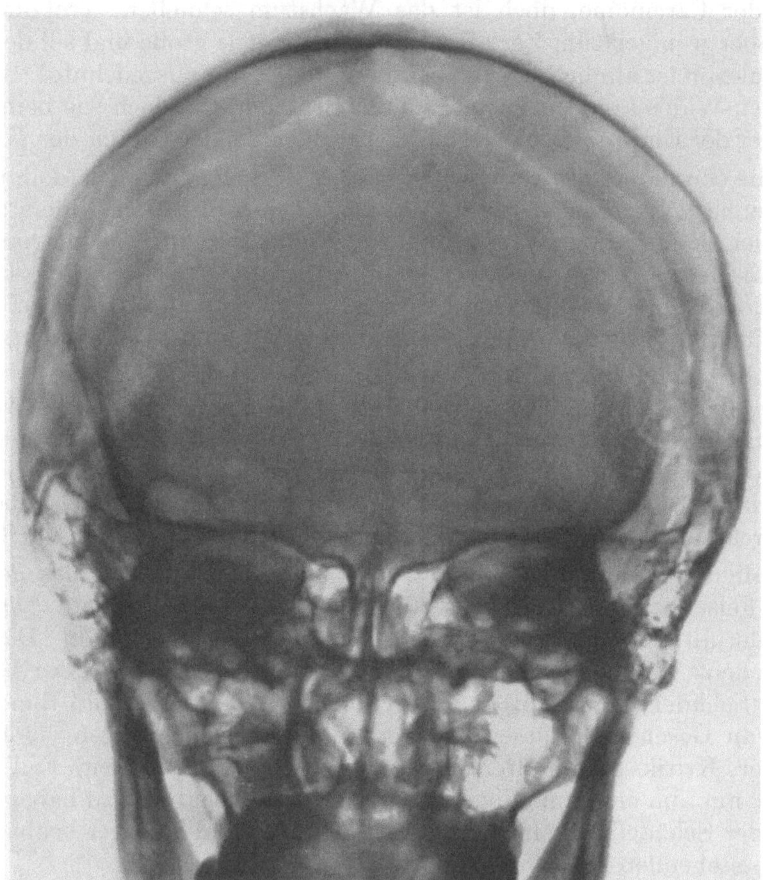

Abb. 34. Parotismischgeschwulst mit maligner Entartung. Sagittalaufnahme:
Zerstörung des linken Schläfenbeins.

Tumor die Dura infiltriert hat und die Geschwulst intracerebral eingedrungen ist. Die Behandlung muß nach allgemeinen neurochirurgischen Richtlinien erfolgen. Der tumor-durchsetzte Gehirnanteil wird soweit wie vertretbar im Gesunden reseziert, die tumor-durchwachsene Dura durch ein Transplantat aus der Fascie ersetzt. Auch bei der Geschwulstentfernung im Gehirn wird man — wenn irgend möglich — Radikalität anstreben. In vielen Fällen wird das wegen der schon zu großen Ausdehnung und des infiltrativen Wachstums nicht möglich sein, und man wird sich mit einer Teilresektion und einer radiologischen Nachbehandlung begnügen müssen.

Prognostisch bleiben die malignen Tumoren des Ohres im allgemeinen ungünstig zu bewerten. Ein günstiger Therapieerfolg ist nur im Frühstadium bei größtmöglicher Radikalität zu erzielen. (Mesure — Statistik der Mayo-Klinik). Sofern aber der maligne Tumor die weitere Umgebung infiltriert hat und damit der operativen Entfernung Grenzen gesetzt sind, ist die Prognose ungünstig. Die Ausbreitung in den intrakraniellen Raum, vor allem die Beteiligung der Hirnhaut und der Hirnsubstanz wird von vielen Autoren als absolut infaust angesehen (KRAVCUK). Der Wert der Chemotherapie (Cytostatica) kann noch nicht abschließend beurteilt werden.

Die *Kopfspeicheldrüsengeschwülste*, insbesondere der sehr häufig vorkommende Parotismischtumor, bleiben in ihrem Wachstum auf die Schädelweichteile begrenzt. Nur in Ausnahmefällen verursachen sie infolge besonderer Größe und derber Konsistenz geringfügige Druckschäden an den unmittelbar benachbarten Gesichtsschädelknochen.

Bei maligner Entartung hingegen (GÜNNEL, OERTEL) durchwachsen die Tumoren die Schädelknochen, und aus der topographisch begrenzten Lokalisation dieser Geschwülste erschließt sich eine bestimmte regionäre Knochenbeteiligung. Die Tumoren der Ohr- und Wangenregion brechen ins Mittelohr ein oder durchwachsen den Schläfenmuskel und zerstören die Schläfenbeinschuppe. Gelegentlich kommt es zum Einbruch in die mittlere Schädelgrube (LANG, FÖRSTER). Die Tumorausbreitung bleibt aber auf den Epiduralraum begrenzt (eigener Fall). Über ganz selten vorkommende cerebrale Metastasen maligne entarteter Parotismischgeschwülste berichten SYDNEY, GROSS und FRIEDMANN.

Fallbericht:

28jährige technische Assistentin, 5 Monate vor der Klinikeinweisung zunehmende Schwellung der linken Wangenseite, später Kopfschmerzen und Druckgefühl im linken Auge. 25. 1. 57 Teilentfernung einer den linken Schläfenmuskel infiltrierenden Geschwulst. 28. 2. 57 erneute klinische Aufnahme wegen eines auffallend schnell aufgetretenen Tumorrezidivs, das den Verdacht einer malignen Entartung erweckte.

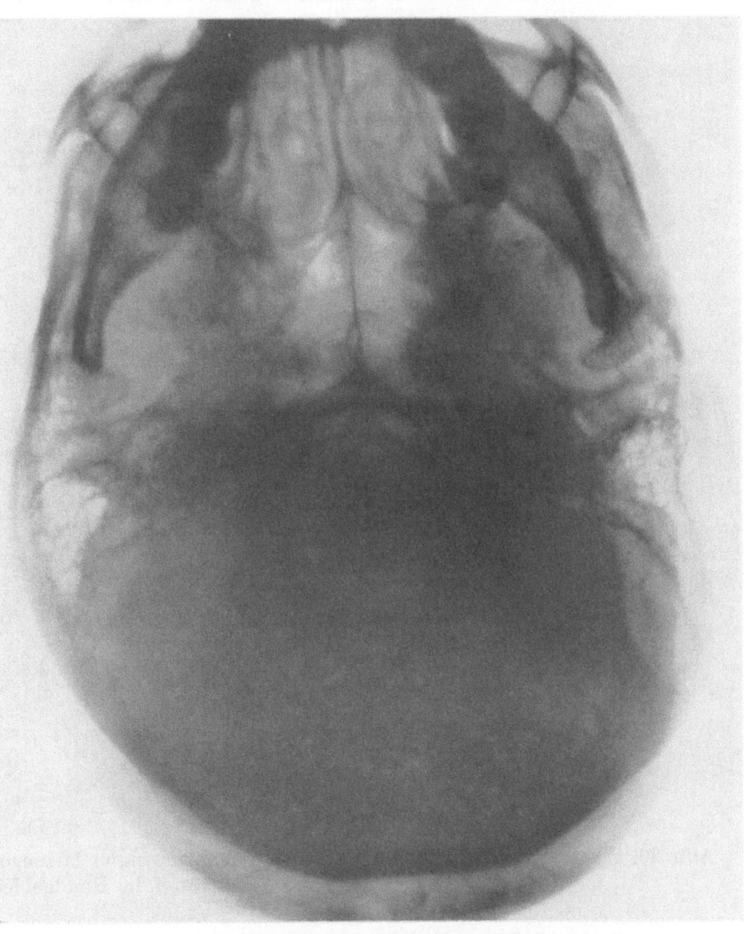

Abb. 35. Basisaufnahme zu Abb. 34: Geschwulsteinbruch in die Schädelbasis.

Befund: Derbe Weichteilschwellung der linken Wangengegend, vornehmlich oberhalb des linken Jochbogens im Bereiche der Fossa temporalis, Weichteilschwellung aber auch im Bereiche des Kieferwinkels. Linke Lidspalte enger als rechts, linkes Auge sonst o. B., am Fundus eine zunehmende Stauungspapille beiderseits, vornehmlich links. Neurologisch keine gröberen Ausfallserscheinungen mit Ausnahme einer leichten peripheren Facialisparese.

Röntgenuntersuchung: Aufhellung der Knochenzeichnung im Bereich des linken Schläfenbeines, osteolytischer Herd links fronto-temporal, Verdacht auf Knochendestruktion der Schädelbasis im Bereiche der mittleren Schädelgrube.

Angiographie: Raumfordernder Prozeß links temporal.

Operation: 7. 3. 57. Ausgedehnter Tumor der linken Wangengegend, Tumorinfiltration des linken Schläfenmuskels, Zerstörung der linken Schläfenbeinschuppe, Tumoreinbruch in den intrakraniellen Raum mit zunehmender epiduraler Raumbeengung.

Histologische Diagnose: Maligne entarteter Parotismischtumor.
Behandlung: Operation und nachfolgende Röntgenbestrahlung.
Verlauf: Rezidiv nach 7 Monaten, nach Röntgenbestrahlung Rückgang der Tumorinfiltration, zur Zeit weitgehend beschwerdefrei.

f) Intrakranielle Tumoren.

Die Schädelknochenveränderungen bei intrakraniellen Tumoren, wie etwa bei den Hypophysenadenomen oder den Kleinhirnbrückenwinkelgeschwülsten sowie die Hirndruckzeichen am knöchernen Schädel gehören nicht in das vorliegende Kapitel. Sie

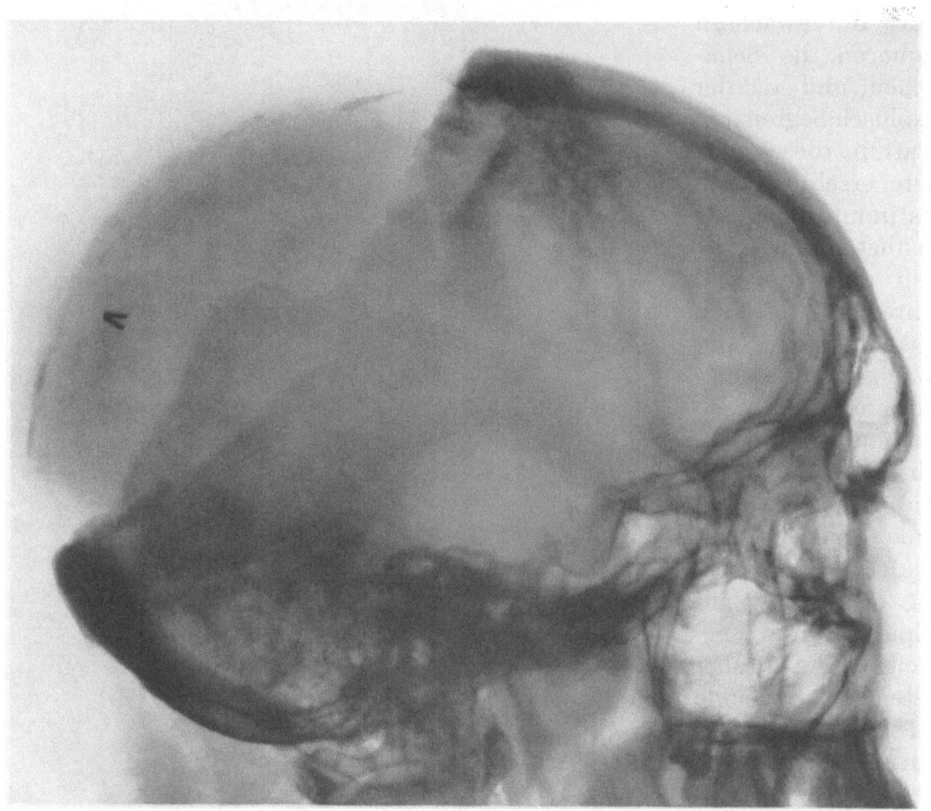

Abb. 36. Zustand nach Entfernung eines großen intraossären Meningeoms mit sehr ausgedehntem Schädeldefekt und Tumorresten im Randgebiet.

sind zum Teil in Band II dieses Handbuches (Beitrag Lindgren, S. 51—62) abgehandelt, zum Teil werden sie im Abschnitt Diagnostik der intrakraniellen raumfordernden Prozesse besprochen. Auch die ganz seltenen Fälle, in denen eine intrakranielle Geschwulst in den Schädelknochen einwächst, wie dies etwa bei malignen Tumoren der Hirnhäute ausnahmsweise vorkommt, bleiben hier außer Betracht. Nur mit den *Meningeomen* müssen wir uns auch hier beschäftigen. Einerseits werden dabei Befunde an den Schädelknochen beobachtet, die differentialdiagnostisch gegen solche bei primären Schädelgeschwülsten abzugrenzen sind, andererseits können sich die Meningeome selbst im Schädelknochen weit ausbreiten.

Am Schädel können sie neben den Allgemeinveränderungen des erhöhten intrakraniellen Druckes auch Lokalzeichen verursachen. Knochenusurierung, Knochenneubildung und vermehrte Gefäßzeichnung werden beobachtet (Freedman u. Forster, Jupe), Krasovskiy fand sie in 82% der Meningeome. Bei den suprasellären Meningeomen und Olfactoriusmeningeomen sind Knochenveränderungen im Bereiche des Planum sphenoidale häufig, meist Hyperostosen (di Chiro und Lindgren), die flachen breitbasigen Meningeome neigen mehr zu Hyperostosen (Cushing). Bei Meningeomen der mittleren Schädelgrube zeigt das Felsenbein meist Usuren oder Hypertrophie (STENVERS). Auch an fossilen Schädeln ließen sich noch Hyperostosen nachweisen, die vielleicht auf Meningeome hindeuten (ROGERS). Im allgemeinen betrachtet, sind diese Veränderungen der Schädelknochen bei Meningeomen nicht typisch (RUCKENSTEINER). Differentialdiagnostisch sind besonders Sarkome, Metastasen, Ostitis fibrosa (JUPE) und Osteomyelitis in Betracht zu ziehen.

Eine besondere Gruppe stellen die intraossären Meningeome dar (OEHLECKER, DAHLMANN, VYSLONZIL). Der Knochen wird hierbei aufgetrieben und stark verdickt. Es kann den Tumoren jeder nachweisbare Zusammenhang mit der Dura fehlen (PENDERGRASS u. HOPE, PSENNER). Die Geschwülste können recht umfangreich werden und zu osteomähnlichen Bildern führen. ECKER teilt einen solchen Fall am großen Keilbeinflügel mit, in dem der Tumor osteoclastisch ohne Bildung eines Knochenlappens entfernt wurde. In diesen Fällen ist die intrakranielle Ausdehnung der Tumoren durch die Angiographie zu klären; gleichzeitige intrakranielle Meningeome sind zu erfassen. Der erkrankte Knochen wird wie auch beim Einwachsen der üblichen Meningeome in den Knochen, durch Heraussägen oder mit der Knochenzange entfernt.

2. Metastasen der Schädelknochen.

Metastatische Geschwülste (Übersicht und Schrifttum s. COURVILLE u. ABBOT, COLEY, WALTER) nehmen unter den Tumoren der Schädelknochen einen erheblichen Raum ein und sind zahlenmäßig häufiger als die Primärtumoren. Klinisch sind sie von geringerer Bedeutung, weil im allgemeinen die Primärgeschwülste oder Metastasen anderen Sitzes im Vordergrunde der Krankheitsbilder stehen. Obwohl die Schädelmetastasen isoliert und recht umfangreich sein können, sind sie im strengen Sinne nicht als neurochirurgische Erkrankungen zu betrachten. Sie besitzen für den Neurochirurgen wie manche andere Schädelaffektion überwiegend ein differentialdiagnostisches Interesse. Im neurochirurgischen Krankengut CUSHINGs finden sich unter 2209 Tumoren nur 3 Metastasen des knöchernen Schädels. Im Sektionsgut von 30000 Fällen einer Allgemeinen Klinik werden 6 Schädelmetastasen erwähnt. Andere Berichte sprechen dagegen für wesentlich größere Häufigkeit, z. B. 3 Schädelknochenmetastasen bei 858 Carcinomen (COURVILLE u. ABBOT). Es wird angegeben, daß 10 % aller Carcinome in die Knochen metastasieren. Davon betrifft nur ein geringer Teil die Schädelknochen. Ohne Zweifel ist die Tendenz zu Knochenmetastasen bei den verschiedenen Gruppen maligner Tumoren recht unterschiedlich. Man spricht von ossophilen und ossophoben Carcinomen (COLEY). Zu den ossophilen Carcinomen gehören die Mammacarcinome, die Bronchialcarcinome (SCHWAB), die Carcinome der Prostata, der Schilddrüse und die Hypernephrome. Die Metastasen auf dem Blut- oder Lymphwege sind von den aus der Nachbarschaft auf den Knochen übergreifenden Krebsgewächsen zu unterscheiden. Nur selten setzen die Carcinome der Haut, der Mundhöhlenschleimhaut, des Oesophagus, des Magens und des Colons sowie des Uterus (PISANI) Knochenmetastasen. Unter den ossophilen Krebsen zeigen die Metastasen noch je nach dem Primärtumor einen verschiedenen Sitz im Skeletsystem. Die Prostatatumoren bevorzugen das Becken, das Kreuzbein und die Wirbelsäule, fernerhin den Schädel (COLEY). Die Mammageschwülste siedeln in die Rippen, die Brustwirbelsäule und in dritter Linie in den Schädel ab. Schädelknochenmetastasen finden sich bevorzugt außer bei den Carcinomen der Mamma und der Prostata bei Carcinomen der Schilddrüsen (BERGER-RAVELLI, BUTTERS, EERLAND, ERDHEIM, FATTOVICH, GUMPEL, d'ISTRIA, ORTH, PETERS) und der Niere (LEITHOLF, COURVILLE u. ABBOT, LEHMANN (ausführliches Schrifttum); gelegentlich kann das Carcinom jeden Sitzes in den Schädelknochen metastasieren. Bei Kindern zwischen dem 2. und 7. Lebensjahr kommen sehr bösartige, rasch zum Tode führende Symphathogoniome oder Neuroblastome der Nebennieren vor (Übersicht und Schrifttum bei BACHMANN, KLEINSASSER u. MONTELONE), die in einer besonderen Verlaufsform, genannt Hutchinson-Form, zu einer typischen Metastasierung in die Schädelknochen führen. Die Metastasen sitzen im Orbitalbereich, ferner frontal, temporal oder parietal (Loepp u. Lorenz). Das klinische Bild ist durch Exophthalmus, Vergrößerung des Schädelumfangs durch Nahtsprengung und raschen Kräfteverfall gekennzeichnet (Coley). Mitunter lassen sich die Geschwülste auch histologisch kaum von den Ewing-Tumoren trennen (Bethge). Wie diese sind sie strahlenempfindlich.

Sarkommetastasen sind im Vergleich zu Carcinommetastasen ausgesprochene Raritäten; lediglich das Ewing-Sarkom macht hiervon eine Ausnahme. Geschickter und Copeland fanden bei 37 Fällen 11mal Schädelmetastasen. Schädelmetastasen bei

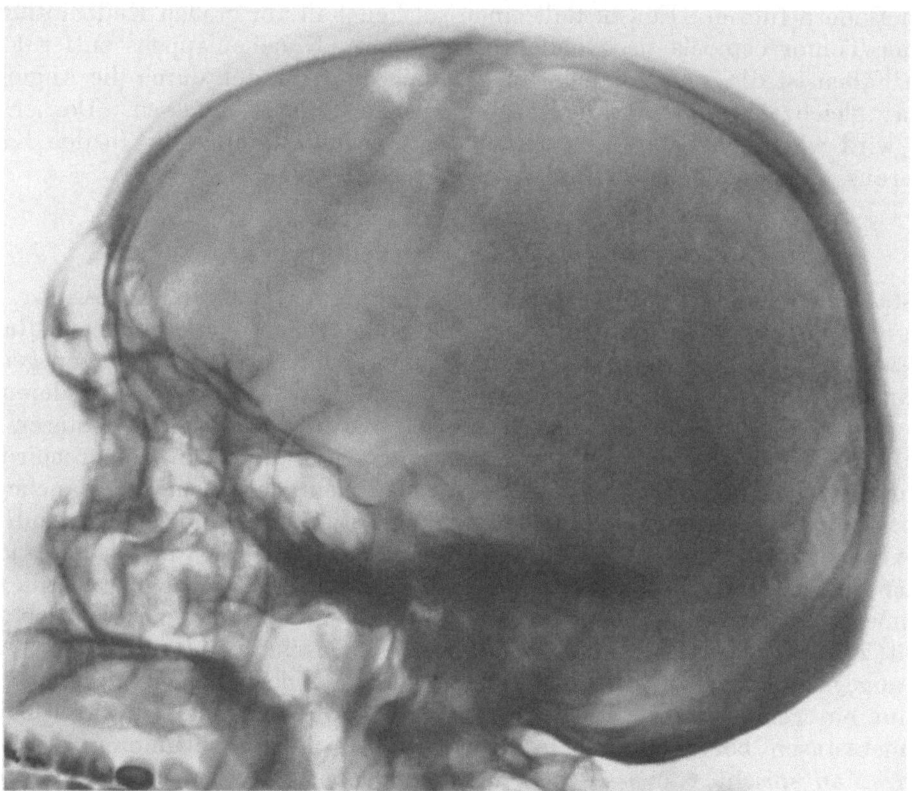

Abb. 37. Kleine Schädeldachmetastase bei Carcinom.

Humerussarkomen wurden von Chelius, bei Sarkom des Femurs von Joll beschrieben. Knapp berichtete über ein Melanosarkom des Auges mit Absiedelung in den Schädelknochen (vgl. hierzu: Selby, Sherman u. Pack). Die Melanommetastasen des Schädels zeigen in einigen Fällen Cystenform mit verdickten Randsäumen, vereinzelt Honigwabenstruktur (Loepp und Lorenz). Cautley beschrieb Schädelmetastasen bei einem retroperitonealen Sarkom. Auch Sarkome des Uterus (Joll, Iwata u. Courville) und der Ovarien (Geschickter und Copeland), ferner Lymphosarkome (Craver und Copeland) sowie Fibrosarkome (Courville) und Liposarkome (Coley) kommen als Primärtumoren in Betracht. Die Metastasierung von Sarkomen der weichen Häute in den Schädelknochen gehört zu den Seltenheiten (Kehler u. Beck).

Das klinische Bild der Schädelknochenmetastasen ist im allgemeinen uncharakteristisch. Manchmal werden dumpfe umschriebene Kopfschmerzen angegeben, über der Konvexität können umfangreiche Weichteilschwellungen auftreten, bei Sitz an der Schädelbasis kommt es zu Ausfällen im Hirnnervenbereich. Erhöhter Hirndruck fehlt gewöhnlich, kann aber bei Dura-Hirnbeteiligung oder gleichzeitigen Hirnmetastasen auftreten (Francioni u. Comellini). Röntgenologisch zeigen sich 25% der Schädel-

knochenmetastasen in solitären Herden (LEITHOLF), die überwiegende Anzahl der Fälle
tritt jedoch mit mehreren bis multiplen Herden auf. Das für die röntgenologische Darstellung der Schädelmetastasen maßgebende Verhalten am Schädelknochen ist am ausführlichsten von COURVILLE u. ABBOT geschildert worden. Sie unterscheiden scharf
umschriebene, einzelne oder konfluierende knochenzerstörende Herde, infiltrative destruierende Metastasen, entweder einzeln oder multipel, jedoch herdförmig, ferner ausgedehnte
regionale Knochenzerstörung ohne deutliche Herdbildung als sog. Gummischädel. Als
weitere Gruppe sind nach COURVILLE u. ABBOT die Metastasen mit reaktiver Knochenneubildung zu nennen, die wiederum einzeln oder multipel, isoliert oder konfluierend

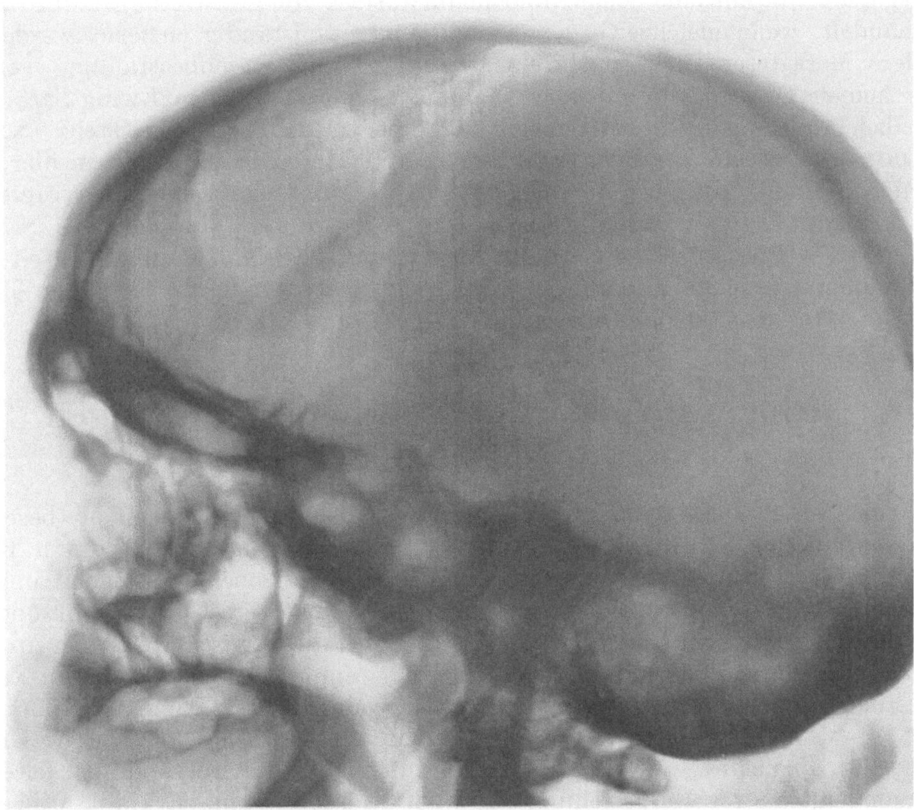

Abb. 38. Große Schädeldachmetastase bei Carcinom.

auftreten. Abzutrennen davon sind Absiedelungstumoren mit reaktiver innerer oder
äußerer Hyperostose. Die entsprechenden Röntgenbilder zeigen Aufhellungsherde bei
den osteolytischen, Sklerosierungsherde bei den osteoplastischen Formen, einzeln, konfluierend und je nach der Natur des Herdes scharf oder unscharf abgegrenzt und mehr
oder weniger ausgedehnt. Daneben gibt es sog. „neutrale Metastasen", die den Knochen
hinsichtlich der Röntgenzeichnung unbeeinflußt lassen und deshalb röntgenologisch
nicht erkennbar sind (LOEPP und LORENZ). Zur allgemeinen Diagnostik vgl. auch
LATASTE u. BATAILLE.

Differentialdiagnostisch entstehen mehr Schwierigkeiten bei den solitären Metastasen
als bei den multiplen. Schon eine geringe Verdünnung der Tabula interna oder externa
kann unscharf begrenzte Aufhellungen im Röntgenbild bewirken, wie sie sich auch bei
generalisierter Osteopathie, bei endokrinen Störungen sowie einheimischer Sprue beobachten lassen (LOEPP und LORENZ). Osteomyelitis und Tuberkulose lassen sich meist
leicht, Myelomherde schwieriger von Metastasen unterscheiden (LOEPP und LORENZ).

Bei jedem malignen Tumor der Schädelknochen ist die Frage zu stellen, ob er dort
primär entstanden ist, oder ob es sich um eine Metastase handelt. Die Suche nach einem

Primärtumor ist stets erforderlich. Im Hinblick auf die obigen Ausführungen muß sie systematisch auf die bevorzugten Ausgangsorte gerichtet werden. In Zweifelsfällen ist eine Probeexcision angezeigt. Findet sich dabei ein Carcinom, so handelt es sich mit Sicherheit entweder um eine Metastase oder um eine aus der Nachbarschaft eingewachsene Geschwulst, da es primäre Knochencarcinome nicht gibt.

Beim Sarkom ist diese Frage durch die Probeexcision allein nicht zu entscheiden.

Die Therapie der Schädelmetastasen ist wenig aussichtsreich. Sie hängt naturgemäß von der Prognose des Primärtumors und seiner Behandlungsmöglichkeit ab. Eine operative Radikalentfernung wird ganz ausnahmsweise zu erwägen sein, nämlich dann, wenn es sich um eine einzelne Schädelknochenmetastase von günstigem Sitz im Kalottenbereich handelt, wenn gleichzeitig der Primärtumor vollständig entfernt werden kann und andere Metastasen nicht nachweisbar sind. Die Röntgenbestrahlung verspricht ebenfalls keinen Dauererfolg; einzelne maligne Tumoren wie das Ewing-Sarkom sind radiosensibel, andere wie die osteogenen Sarkome zeigen Strahlenresistenz (Schön u. Tischendorf). Versuche der Behandlung mit radioaktiven Isotopen haben hier gewisse Fortschritte gebracht, die aber heute noch nicht zu übersehen sind und vorerst nicht zu hoch bewertet werden dürfen (Schön u. Tischendorf). Radioaktives Strontium oder radioaktiver Phosphor kommen zur Anwendung. Schilddrüsenmetastasen werden auch mit radioaktivem Jod behandelt. Über die Chemotherapie der malignen Tumoren vergleiche die Handbücher der Inneren Medizin.

C. Nichtgeschwulstartige Knochenerkrankungen.

1. Paget.

Die Pagetsche Krankheit der Knochen, die 1876 erstmalig eingehend beschrieben wurde (Übersicht und Schrifttum s. Hirsch, Schön u. Rosenkrantz, Wolf u. Kaider, Tischendorf, Newman), ist in ihrer Ätiologie auch heute noch weitgehend ungeklärt. Die Ansichten darüber schwanken zwischen blastomatöser Genese, entzündlichem (Brunner u. Grabscheid), auch luischem (Jack, Marie) vasculärem, nervös-trophischem, innersekretorischem und stoffwechselbedingtem (Courville u. Langmade) Ursprung. Ein konstitutioneller Faktor spielt sicher eine Rolle. Familiäres Vorkommen steht fest (Hanke). Zur Erblichkeit siehe Stemmermann. Der traumatische Ursprung (Germain) ist abzulehnen (Irvine). Während früher die Krankheit als selten galt, nimmt man heute unter Einbeziehung der abortiven Fälle eine Erkrankungszahl von 2% aller Menschen an (Kienböck). Es handelt sich um eine Knochenerkrankung von ausgesprochen chronischem Verlauf, bei der erst nach Jahren die typischen Symptome vorhanden sind. Prädilektionsstellen sind Sacrum, untere Extremitäten und Schädel (etwa 30%, Schmorl), es folgen dann die Lenden- und Brustwirbelsäule und die oberen Extremitäten. Am Schädel ist eine Beteiligung des knöchernen Innenohres typisch. Die Krankheit tritt monostotisch, oligostotisch oder polyostotisch auf. Der Schädel wird gewöhnlich im Rahmen der polyostotischen Form betroffen, während die monostotische meistens ihren Sitz in der Tibia hat. Das Vorstadium des Paget ist uncharakteristisch. Flesch-Thebesius u. Wiegmink geben einen Fall bekannt, in dem einer Paget-Erkrankung ein Oberkiefersarkom um viele Jahre vorausging; dieser Zusammenhang ist wahrscheinlich zufällig, während das konsekutive Sarkom sicher mit der Krankheit kausal zu tun hat, siehe Sonderabschnitt! Die Kranken klagen über rheumatische Beschwerden und stellen gelegentlich selbst eine Verkrümmung oder Verdickung einzelner Röhrenknochen sowie eine Vergrößerung des Schädelumfanges dadurch fest, daß sie eine größere Hutnummer brauchen. Gelegentlich weist eine Spontanfraktur der Extremitätenknochen auf die Krankheit hin, die dann durch eine Röntgenaufnahme des Schädels geklärt wird (Santoro). Der Paget-Kopfschmerz wird gewöhnlich occipital und doppelseitig lokalisiert, es treten auch Schmerzen in der Stirn-Schläfenregion, seltener am Scheitel auf. Der Kopfschmerz hat entweder neuralgischen Charakter oder er tritt als dumpfer Druck auf. Es handelt sich meist um einen Dauerschmerz, mitunter, vor allem bei Hirndrucksteigerung, mit Erbrechen. Im allgemeinen wird die Krankheit bei Röntgenuntersuchungen aus anderen Gründen zufällig entdeckt. Bei der klinischen Untersuchung ist der Calciumspiegel des Serums normal, nach GOLDENBERG dagegen sind die Ca- und P-Werte im Blut erhöht, der Phosphatasegehalt bis zum 108fachen der Norm (SCHINZ). Der Allgemeinzustand bleibt lange ungestört. Sind die Extremitäten mit befallen, so kann man O-Beine und Säbelscheidentibien beobachten, ist es die Wirbelsäule, so tritt eine Haltungsanomalie mit Kyphose ein. Die Schädeldeformität fällt gelegentlich auf, oft ist auch der Klopfschall im Sinne der Tympanie verändert (VOGL). Bei Pagetscher Krankheit sind neurologische Ausfälle häufig (COURVILLE und LANGMADE). Sie erklären sich aus dem Sitz im Schädel und in der Wirbelsäule sowie der Ausdehnung in den intrakraniellen Raum und den Wirbelkanal. Über Riechstörungen berichten GREGG, NONNE, sowie GUILLAN und MESSENLEY. Sehstörungen sind häufiger und werden bereits von PAGET selbst erwähnt. Von NONNE werden sie als die typischen neurologischen Paget-Ausfälle bezeichnet. Es ist als Ursache sowohl Chorioretinitis (VERGUE) als auch Opticusatrophie mit entsprechenden Gesichtsfeldeinengungen

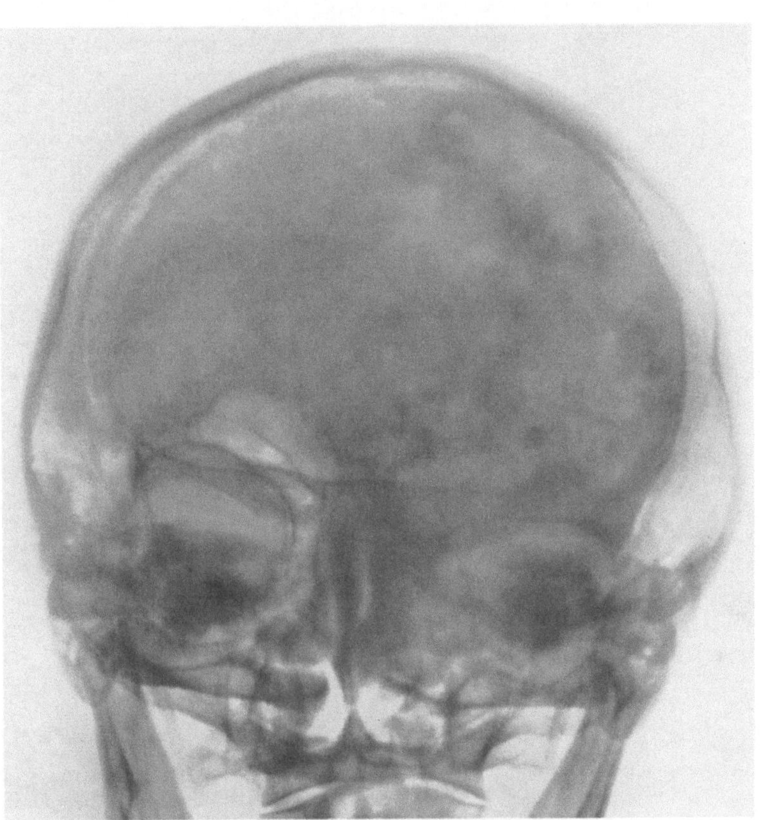

Abb. 39. Pagetsche Erkrankung.

(WHYLLIE) vorhanden. Das Gesichtsfeld zeigt zentrale oder parazentrale Skotome, eine bitemporale Hemianopsie gehört zu den Ausnahmen. Stauungspapille (DOSHER) kommt als Hirndrucksymptom vor. Häufig sind Augenmuskelstörungen, die sich an den Pupillenmuskeln (KAY u. Mitarb.) oder an den äußeren Augenmuskeln äußern. COPPEZ erwähnt eine Trochlearislähmung, PINCHERLE eine Lähmung des Abducens. Die übrigen Hirnnerven sind seltener befallen. Gelegentlich tritt einmal eine symptomatische Trigeminusneuralgie auf. GREGG, ANSON und WILSON, auch NICHOLS und RAINS erwähnen sie. Die Beeinträchtigung des Hörvermögens (WEIBEL) ist die häufigste Sinnesstörung beim Paget, der fast kein Patient auf die Dauer entgeht, obwohl die statistischen Angaben über die Beeinträchtigung des Hörvermögens zwischen 5 % (GOLDSTEIN) und 50 % (FOWLER) schwanken. Die Hörstörungen beim Paget haben nichts mit der Otosklerose zu tun (LINDSAY u. PERLMANN). Vestibuläre Symptome sind nicht so häufig. Schwindel wird in 20 % der Fälle angegeben (GUTMAN und KASABACH). GRÜNTHAL beschrieb 1931 eine Kleinhirnatrophie beim Paget. Der N. facialis ist nach GREGG selten befallen, ebenso der Hypoglossus (LEHOCZKY). Noch seltener wird der Vagus tangiert (WYCIS). Sprechstörungen treten weniger in Form von Aphasie als in dysarthrischer Form auf.

Zentrale Sensibilitätsstörungen sind unbekannt, auch zentrale Lähmungen und Pyramidenbahnzeichen gehören zu den Seltenheiten und sind meist durch Nebenkrankheiten wie Gefäßprozesse bedingt. MULERT erwähnt Stoffwechselstörungen und Akromegalie beim Paget. Einen cerebellären Symptomenkomplex der hinteren Schädelgrube schildert RIESE. Er tritt besonders bei der im Gefolge des Paget entstehenden basilären Impression auf (ROUX, POPPEL u. Mitarb.). Symptomatische Psychosen trifft man beim Paget oft an. Schon MARIE beschrieb eine delirante Hypomanie, MOYNAN Depressionen, VAN EEDEN ein Korsakow-Bild. Wahrscheinlich handelt es sich aber auch hierbei um

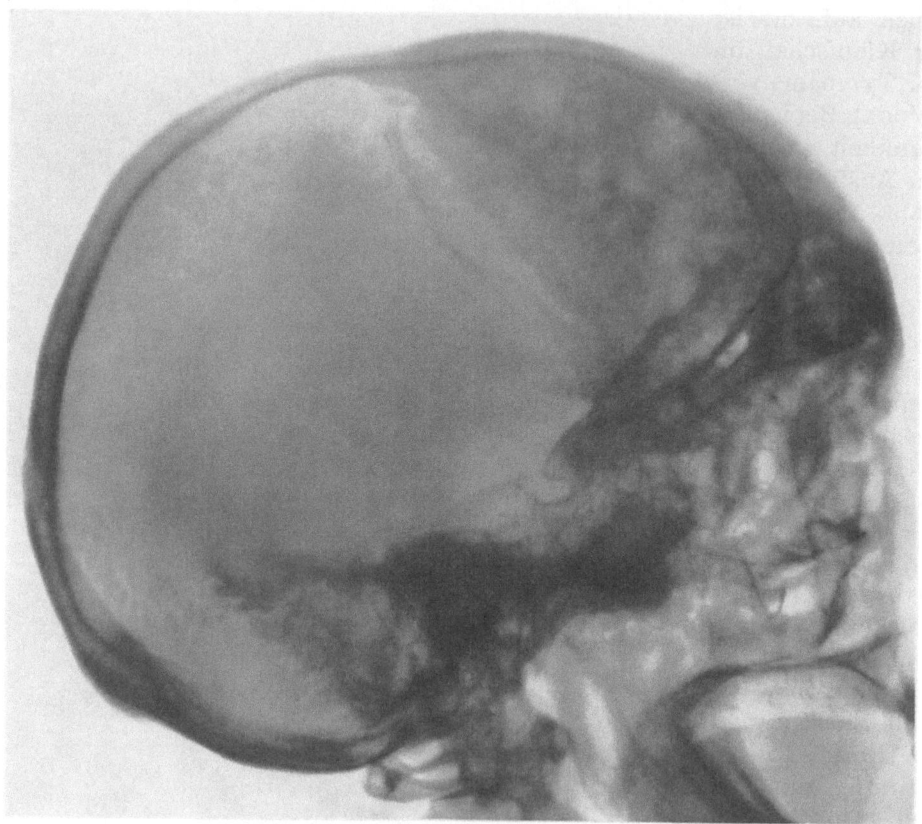

Abb. 40. Wie Abb. 33, Seitenaufnahme.

Folgen der so oft mit der Krankheit verbundenen Hirngefäßarteriosklerose, teilweise auch um von der Knochenkrankheit unabhängige Psychosen. Die Paget-Diagnose ist nur röntgenologisch zu sichern. Am meisten ist der Hirnschädel betroffen, der stark verdickt ist. Die Verdickung kann hohe Grade annehmen (WRIGHT). Die Knochenstruktur ist schwammig verwaschen. Die Grenze des Knochens ist nach innen scharf, nach außen finden sich eine Konturunterbrechung und ein strähniges Aussehen des Knochens wie gesträubte Haare (SCHINZ). Der Knochen erscheint fleckig marmoriert oder getüpfelt. Bei der sklerotischen Form des Paget handelt es sich um eine dicke kompakte Knochenschale (ERDHEIM). Die Schädelbasis wird durch die Krankheit erweicht, es entsteht mitunter das Bild einer sekundären basilären Impression (DUBOIS-FERRIÉRE, REGNAULT). Die Processus clinoidei anteriores und posteriores sind verdickt. Die Foramina der Basis sind oft eingeengt (KRISCHEK). Wird der Gesichtsschädel stärker befallen, so entsteht das Bild der Leontiasis ossea (SCHINZ, TROLLE, HAMBURGER). Bei überwiegendem Befall der Oberkiefer wird von „Hyperostosis maxillarum" gesprochen (HUTTER, LACHOWICZ, PINSONNEAULT u. DUPRAS, SHEEHAN, TELFORD [Schrifttum], WAY). Das Frühstadium der Paget-Krankheit tritt im Röntgenbild als Osteoporosis circumscripta auf (COLLINS u. WINN, KASABACH und DYKE, KASABACH u. GUTMAN, SCHÜLLER 1930, CAMPANA, MEYER-BORSTEL, ABEL, GOLDENBERG, LIÈVRE u. LEPENNETIER, SEYSS). Differentialdiagnostisch kommen im Frühstadium chronische Osteomyelitis, Ca-Metastasen, Riesenzelltumoren und Cysten in Betracht, selten die Kienböcksche Skleromalacie (BERTEL, VLAEYEN u. THIRY). Gegen die Ostitis fibrosa generalisata Recklinghausen kann die röntgenologische Differentialdiagnose fast unmöglich werden (SCHINZ).

Eine neurochirurgische Behandlung der Pagetschen Krankheit wird nur in den seltenen Fällen in Betracht kommen, in denen die Knochenveränderungen an umschrie-

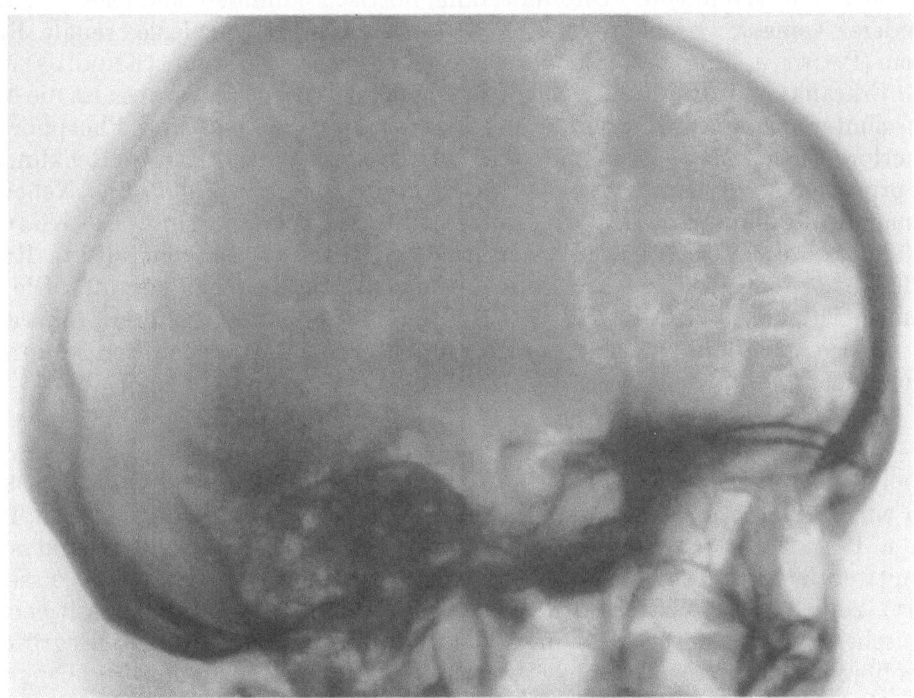

Abb. 41. Isolierte Pagetsche Erkrankung des Keilbeinflügels mit Druck auf den Sehnerven. Operative Behandlung. Eigene Beobachtung.

bener Stelle zu Funktionsstörungen führen, z. B. durch Druck auf die Optici. Man wird dann den erkrankten Knochen zur Entlastung entfernen (PETROW). Eine Röntgenbestrahlung führt zwar nicht zur Heilung, vermindert aber die Beschwerden. Die Krankheit kann spontan zum Stillstand kommen (GRAINGER u. LAWS). Medikamentös ist Parathormon mit saurem Natriumphosphat (COLD und LYALL), Cortison (BERMANN) und ACTH (BEIGELBÖCK, CLOTTEN), ferner Vitamin D, Calcium und Insulin-Traubenzucker (LEHOCZKY) mit zweifelhaftem Erfolg versucht worden. Ob die beschriebene Kombination mit Hirntumoren (ESTRIDGE) zufällig ist, steht noch nicht fest.

2. Ostitis fibrosa generalisata (Recklinghausen).

Die Ostitis fibrosa generalisata (Übersicht und Schrifttum s. SCHÖN und TISCHENDORF, FRANGENHEIM) ist als Systemerkrankung des Skeletes durch endogene Störungen aufzufassen (SCHÖN und TISCHENDORF, Handbuch der inneren Medizin, Bd. VI/1, S. 739), insbesondere als eine Kombination von Mineralstoffwechselstörungen mit Überfunktion der Nebenschilddrüsen. Ob die Nebenschilddrüsenstörung primär oder sekundär ist, wird dabei noch umstritten. Die Krankheit ist durch die Trias Nebenschilddrüsenadenom, Stoffwechselstörungen, Skeletveränderungen gekennzeichnet. Der Blut-Calciumspiegel ist erhöht, der Phosphorspiegel geringgradig erniedrigt, die Kalkausscheidung durch die

Nieren ist stark gesteigert; dadurch kann es zu einer Nierenschädigung im Sinne der Nephrose und zu Steinbildungen kommen. Bei den Knochenveränderungen handelt es sich um einen vermehrten Knochenabbau. In den betroffenen Gebieten kommt es zu osteoclastischen Wucherungen, Gewebszerfall und Blutungen, ferner auch zur Cystenbildung und zur Knochenneubildung. Klinisch entwickeln sich die sog. braunen Tumoren. Männer werden häufiger befallen als Frauen (Hellner). Das 3.—5. Lebensjahrzehnt ist bevorzugt (Reischauer). Röntgenologisch zeigt sich anfangs Osteoporose, später wabige Aufhellung der Corticalis. Neben dem Hirnschädel wird auch der Gesichtsschädel mitunter ergriffen (Marx). Im Schädelbild sieht man feinfleckige Aufhellungen. Cystische Herde können sich vereinigen. Differentialdiagnostisch kommen lokalisierte Knochencysten anderer Genese, Osteoklastome (Tonndorf), fibröse Dysplasie, renale Rachitis, Metastasen (Paget u. Mitarb.), Gumma, Tbc (Kindler), Sarkome (Krogius) und die Pagetsche Erkrankung in Betracht. Zur Klärung der Differentialdiagnose ist die Mineralstoffwechseluntersuchung, insbesondere die Prüfung des Calcium- und Phosphorspiegels im Blut erforderlich. Man bezeichnet die Ostitis fibrosa generalisata Recklinghausen auch als primären Hyperparathyreoidismus, während ähnliche Fälle ohne Nebenschilddrüsentumoren als sekundärer Hyperparathyreoidismus bekannt sind. Die Klärung der Differentialdiagnose ist wichtig, weil nur bei der Ostitis fibrosa generalisata Recklinghausen die Entfernung der Nebenschilddrüsentumoren in Betracht kommt. Die Cysten und braunen Tumoren, die am Schädel zu den Seltenheiten gehören (Mathers u. Cappel), müssen trotzdem entfernt werden (Therstappen). Gelegentlich kommt es zu Spontanheilungen.

3. Fibröse Dysplasie.

Die polyostotische fibröse Dysplasie (Jaffé u. Lichtenstein) wurde 1937 von Albright eingehender beschrieben. Übersicht und Schrifttum siehe Dieckmann u. Tänzer, Serfling u. Parnitzke. Es bestehen pathogenetische Beziehungen zur Osteodystrophia fibrosa unilateralis (Borak und Doll, Goldhammer), zur Ostitis fibrosa disseminata (Albright), zur Cystofibromatose des Skeletes (Kienböck) und zur halbseitigen Recklinghausenschen Krankheit. Schön und Tischendorf haben alle diese Begriffe unter der „Osteofibrosis deformans juvenilis (Uehlinger)" zusammengefaßt. Die Umgrenzung der ganzen Gruppe und die Abgrenzung der einzelnen Formen ist um so ungewisser, als das Wesen der Krankheit noch nicht geklärt ist. Schlumberger grenzte 1946 eine monostotische Form der fibrösen Dysplasie ab (Leitholf), die nicht kongenital sein soll; unter 69 Fällen fand er den Schädel 5mal beteiligt. Von Albright und Reifenstein wird eine Nebennieren-Hypophysenstörung angenommen mit Einbeziehung des Hypothalamus. Wahrscheinlich spielen neurogene, hormonale und dysontogenetische Störungen eine Rolle (Schön u. Tischendorf), letztere im Sinne einer primären Fehldifferenzierung des Knochenmarkes (Uehlinger). Die Krankheit beginnt in der frühen Kindheit, schon im 1.—2. Lebensjahrzehnt (Ingraham u. Matson). Bevorzugt werden die langen Röhrenknochen und die angrenzenden Gebiete des Schulter- und Beckengürtels ergriffen. Frauen sind im Verhältnis 3:1 häufiger befallen als Männer (Leitholf). Zu der Knochenveränderung der Ostitis fibrosa disseminata treten mitunter Hautpigmentierungen im Segmentbereich der befallenen Knochen (Schön u. Tischendorf) und bei Frauen Pubertas praecox hinzu. Diese Trias wird als Albrightscher Symptomenkomplex bezeichnet (Leitholf). Sie fehlt bei der Schlumbergerschen Form. Fibromyxome der Weichteile werden manchmal beobachtet (Braunwarth). Am Schädel ist die Veränderung oft nur halbseitig (Schlorhaufer), manchmal multilokukär. Die Veränderungen finden sich gewöhnlich ausgesprochen frontal oder occipital (Serfling u. Parnitzke), temporalen Sitz beobachtete Meller. Klinisch läßt sich eine lokale langsam zunehmende Schwellung über dem betroffenen Gebiet typischerweise supraorbital und in der vorderen Schläfengegend (Ingraham u. Matson) feststellen. Auch das Gesicht wird oft halbseitig befallen (Kanthak, Hamm u. Yarn), Ptosis und Exophthalmus treten hinzu. Der Visus verfällt. Im Röntgenbild (S. Hobek) ist die Basis und die basooccipitale Übergangsregion hyperostotisch, während an der Konvexität eine Erweiterung der Diploe, Verschmälerung der Interna und Externa sowie Knochenauflagerungen mit kleinen Cysten typisch sind (Leitholf). Die Interna bleibt intakt (Schön u. Tischendorf). Das Röntgenbild erinnert mitunter an ein Osteom (Leitholf). Differentialdiagnostisch kommen röntgenologisch nach Leitholf noch in Betracht:

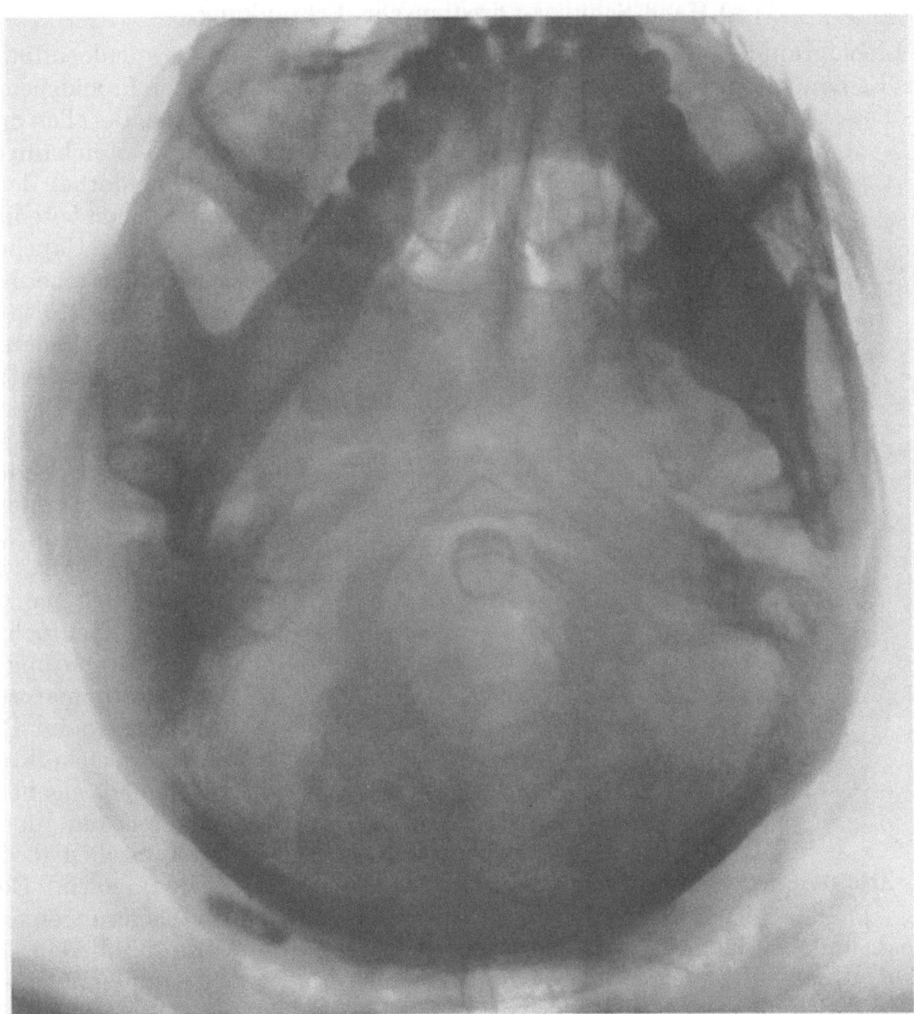

Abb. 42. Fibröse Dysplasie vom Typ Schlumberger.

Chondrome, Knochencysten, Paget, Recklinghausen, Lipoidgranulome und Xanthomatosen. Die Nasennebenhöhlen können obliterieren (Leitholf). Wird der Gesichtsschädel stärker befallen, so kann das Bild der Leontiasis ossea entstehen (Pugh nach Leitholf). Eine sarkomatöse Entartung kommt vor (Dustin und Ley), vgl. den Abschnitt Sarkom. Die blutchemischen Untersuchungen ergeben bei der fibrösen Dysplasie keine diagnostischen Aufschlüsse. Der Calciumspiegel kann erhöht sein (Serfling u. Parnitzke). Die Probeexcision kann zur Klärung führen. Die Kompression des Opticus und des Bulbus oculi kann eine Stauungspapille, Opticusatrophie und dementsprechend Sehstörungen entstehen lassen. An weiteren neurologischen Symptomen wird Hyposmie oder Anosmie erwähnt (Jirout u. Lewit, Leitholf). Neurochirurgische Behandlung kommt zur Entlastung der Augen und des Sehnerven in Frage und besteht in Fortnahme des erkrankten Knochens in entsprechender Ausdehnung nach Anlegen eines Bohrloches

(Leitholf). Es müssen dabei das Dach der Orbita und ein Teil ihrer Seitenwand freigelegt und eine Entlastung des Opticus durch Entdachung des Kanales durchgeführt werden. Die Operation ähnelt der Schlofferschen beim Turmschädel. Es kommt auch ein Zugang mit osteoplastischer frontaler Trepanation in Betracht (Ingraham u. Matson).

4. Xanthomatosen.

a) Hand-Schüller-Christiansche Erkrankung.

Die Lipoidgranulomatosen sind Systemerkrankungen des reticuloendothelialen Systems. Es handelt sich um Stoffwechselerkrankungen, die zu einer Lipoidspeicherung führen. Bei allen Speicherkrankheiten kann das Reticuloendothel der Schädelknochen beteiligt sein. Bei der Gaucherschen Krankheit, einer Keratinstoffwechselstörung, und bei der Niemann-Pickschen Krankheit, einer Störung des Phosphatid-Stoffwechsels, gehören Herde im Schädelknochen zu den Seltenheiten und treten im Krankheitsbilde ganz in den Hintergrund, so daß sie für den Neurochirurgen ohne Bedeutung sind. Die Xanthomatosen stellen dagegen im Rahmen dieser Speicherkrankheiten einen eigenen Formenkreis dar, der durch Schaumzellen in den Geweben sowie Cholesterinablagerungen gekenn-

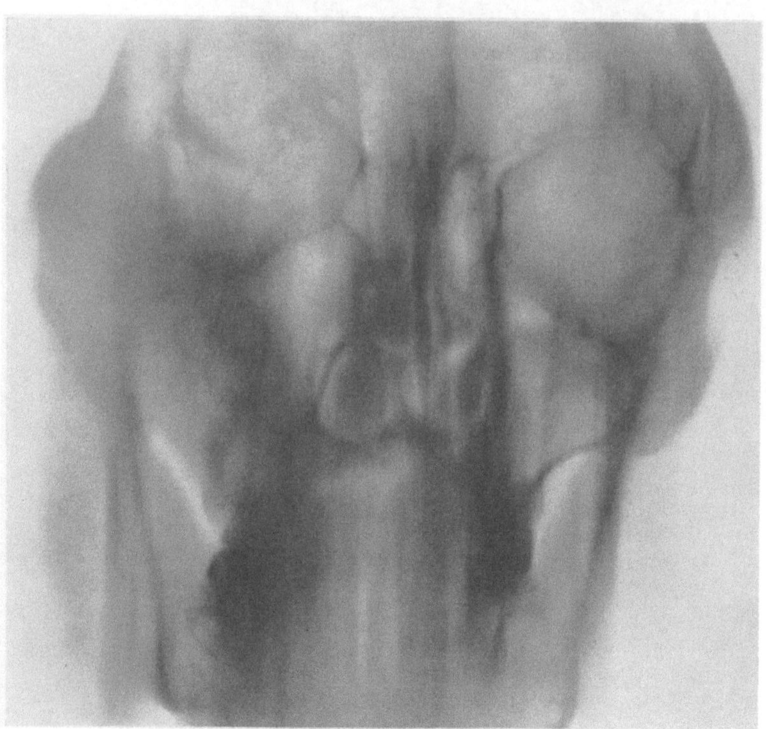

Abb. 43. Schichtaufnahme zum Falle von Abb. 42.

zeichnet ist, und bei dem die Schädelveränderungen ein Hauptsymptom bilden. Hierbei sind übergeordnete allgemeine Stoffwechselstörungen sogar nicht immer nachweisbar.

Die Hand-Schüller-Christiansche Krankheit befällt vorzugsweise kleine Kinder zwischen dem 3. und 5. Lebensjahr, kommt aber gelegentlich in jedem Lebensalter vor. (Zusammenfassung und Schrifttum s. Schuknecht u. Perlmann). Es handelt sich um eine xanthomatöse Lipoidose mit normalem Cholesteringehalt des Blutes. Klinisch treten dumpfe Schmerzen und lokalisierte Schwellungen der Schädelweichteile auf, in den Augenlidern entwickelt sich häufig ein Xanthom, es entsteht ferner ein Exophthalmus, wenn die Granulome in der Orbita sitzen (Frimann-Dahl u. Forsberg, Guarini). Eine Störung des Wasserhaushaltes (Benedek, Dill, Miyaji) im Sinne eines Diabetes insipidus, ferner andere diencephal-hypophysäre Ausfälle wie Wachstumsstörungen, gelbliche Hautfärbung, Simmondsche Kachexie, Dystrophia adiposo-genitalis sind in der genannten Reihenfolge seltener und auf die mehr oder weniger starke Beeinträchtigung des Hypophysenzwischenhirnsystems zurückzuführen. Bei dem Sitz der Granulome in der Sellagegend werden auch Gesichtsfelddefekte beobachtet. Im Blutbild ist eine Eosinophilie kennzeichnend, im Serum ist das Cholesterin normal, während das Calcium vermindert sein kann. Kombination mit Tuberkulose erwähnen Weissenborn u. Wurm.

Für das Schädelröntgenbild (Pancoast, Pendergrass, u. Schaeffer) ist der sog. Landkartenschädel typisch. Es besteht eine feinfleckige Porose mit zunehmend konfluierenden osteolytischen Herden, die eine beträchtliche Größe erreichen können und eine typische, vielfach bogige Begrenzung zeigen. Die Sella kann zerstört sein. Differentialdiagnostisch ist mitunter eine Osteomyelitis in Betracht zu ziehen. Die Röntgenuntersuchung des übrigen Skeletes ist erforderlich, da auch an anderen Stellen, insbesondere am Becken (Warburg) und an der Wirbelsäule cystisch wabige Aufhellungsherde bei der Erkrankung vorkommen. Das Syndrom Landkartenschädel, Exophthalmus, Diabetes insipidus wird als „Christiansche Trias" bezeichnet.

Therapeutisch ist Röntgenbestrahlung zu empfehlen (Leitholf, Guarini, Schuknecht u. Perlmann, Kellog, Mondor u. Léger). Seeliger empfiehlt den Versuch einer inkretorischen Therapie. Chirurgische Eingriffe zur Totalentfernung kommen wegen der Größe der Herde kaum in Betracht. Lediglich die diagnostische Probeexcision ist in Zweifelsfällen angezeigt. Die Prognose der Krankheit ist auf die Dauer ungünstig (Courville).

b) Eosinophiles Granulom.

Das eosinophile Knochengranulom, 1940 von Otani und Ehrlich und fast zur gleichen Zeit von Lichtenstein und Jaffe beschrieben, ist eine abgegrenzte Granulom-

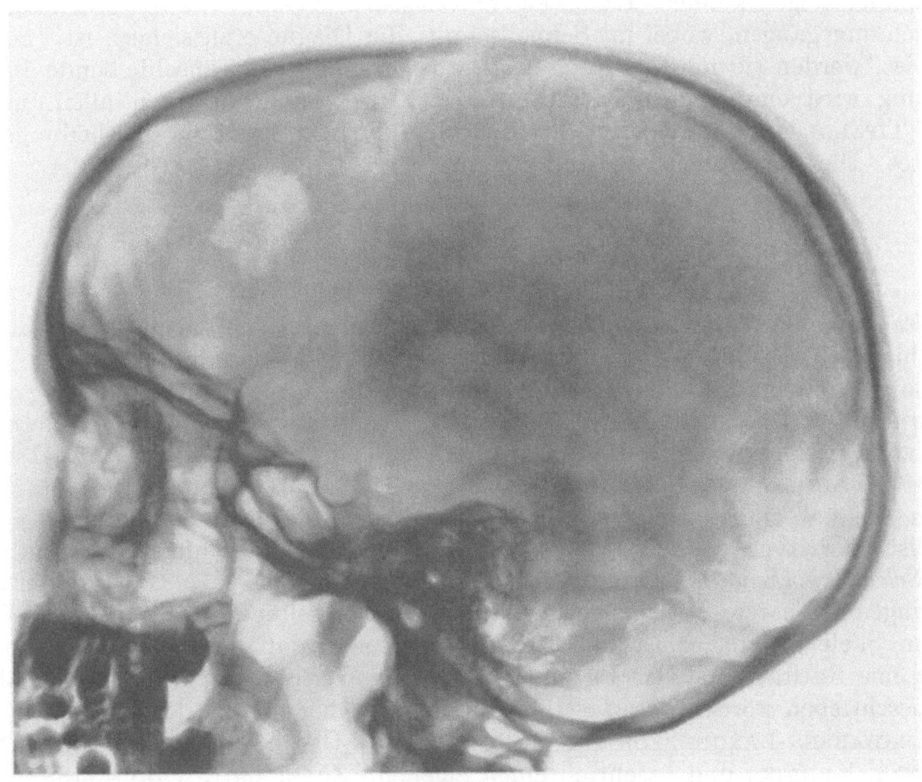

Abb. 44. Eosinophiles Granulom.

bildung des Skeletes, die entweder solitär oder multipel auftritt und in den Röhrenknochen, bevorzugt aber in den Rippen und im Schädel beobachtet wird. Zusammenfassende Darstellung der Klinik und Schrifttumsangaben finden sich bei Mertens und Ullerich (1952), ferner bei Jones u. Estridge. Meist werden Kinder im 1. Lebensjahrzehnt und Jugendliche befallen, aber auch bei Erwachsenen kommt die Krankheit vor. Das männliche Geschlecht soll bevorzugt sein (Hadders). Lieblingssitz ist das Stirnbein (Schuknecht u. Perlmann). Wahrscheinlich ist das eosinophile Granulom mit der Hand-Schüller-Christianschen Krankheit verwandt. Einige Autoren vertreten die Ansicht, daß es sich um verschiedene Stadien der gleichen Krankheit handele (THEILUM, SCHÖN u. TISCHENDORF). Andere (SCHINZ) lehnen diesen Zusammenhang ab und nehmen das eosinophile Granulom aus den Speicherkrankheiten heraus. Wie meist hat man auch hier an die Lues als ursächlichen Faktor gedacht (SOLDATOV u. Mitarb.).

Klinisch treten zu Beginn manchmal leichte Fieberschübe und bei Periostbeteiligung leichte Schmerzen am Schädel auf. Der Befund ist nicht kennzeichnend. Örtliche Schwellung und Schmerzempfindlichkeit geben mitunter Hinweise auf den Herd, seltener sind die regionären Lymphknoten betroffen. Ausnahmsweise werden auch flüchtige Lungeninfiltrate beschrieben (WALTHARD und ZUPPINGER). Die Blutuntersuchung ergibt gelegentlich leichte Beschleunigung der BKS, eine hypochrome Anämie und typischerweise, wenn auch nicht regelmäßig, eine Eosinophilie. Ob der Thorn-Test diagnostische Bedeutung für das eosinophile Granulom besitzt, ist noch nicht sicher erwiesen (MERTENS und ULLERICH). Serum-Calcium und Phosphatase sind normal (TANNHAUSER).

Im Röntgenbild sind rundliche oder ovale osteolytische Herde von cystenartiger Beschaffenheit und mitunter unscharfer Begrenzung sichtbar. Periostale, manchmal geschichtete Reaktionen (FÈVRE) kommen vor. Durch Röntgenkontrolle in kurzen Zeitabschnitten läßt sich ein rasches Wachstum der Herde feststellen. Die Differentialdiagnose ist in erster Linie gegen die Knochensarkome zu stellen, die völlig gleiche Röntgenbilder zeigen können (HELLNER, SCHÜMANN). Therapeutisch werden die Herde chirurgisch angegangen, wobei im Schnellschnitt die Diagnose zu sichern ist. Soweit es möglich ist, werden sie mit scharfem Löffel ausgeräumt. Eine anschließende Röntgenbestrahlung wird empfohlen (WALTHARD und ZUPPINGER), die auch allein in Frage kommt (TIPALDI und SIMONETTI, KNIGHTON u. FOX). Spontane Ausheilungen sind beobachtet. Die Daueraussichten sind günstig.

5. Parasiten.

Echinococcus der Schädelknochen.

Der Echinokokkenbefall des Skeletes dürfte, stützt man sich auf größere Statistiken, etwa 1 bis höchstens 2% der Gesamtzahl der Echinokokkenfälle ausmachen. Dieser prozentuale Anteil hat im Laufe der Jahrzehnte keine nennenswerte Veränderung erfahren (MADELUNG 1883 1,5%, NADESHIN 1895 1,2%, TEICHMANN 1898 2,1%, BECKER 1905 1,3%, VEGAS u. CRANWELL 1901 und 1910 0,43%, DÉVÉ 1911—1913 0,9%, LEHMANN 1928 1,3%, IVANISSEVICH 1934 2%, GERULANOS 1936 1,3%, CASTRO 1944 0,2%). Die einzelnen Skeletabschnitte sind verschieden stark betroffen. Übereinstimmend geht aus den Statistiken hervor, daß das Becken und die Wirbelsäule besonders bevorzugt sind.

Der *Schädelknochenbefall* wird auf 5,2% (IVANISSEVICH) bis 8,6% (BAUER) der Skeleterkrankungen geschätzt. Berücksichtigt man die an sich seltene Lokalisation des Echinococcus im Skeletsystem, so ist unschwer zu erkennen, daß der Schädelknochenbefall geradezu eine Rarität darstellt. Es sind auch in der Weltliteratur nur wenige Fälle eingehend beschrieben worden. STOLZ (1904) berichtete über 6 Fälle der Literatur (KEATE 1819, BARKHAUSEN-LANGENBECK 1820, BAUDELOCQUE-GUESNARD 1836, VERDALLE 1872, VEGAS 1836, KREDEL) und beschrieb einen eigenen. Zuvor hatte ODILE (1883) 4 Fälle von Echinokokkenbefall der Schädelbasis mitgeteilt (zit. nach GANGOLPHE). Weitere Mitteilungen stammen von WIESINGER (1903), SCHLAGINWEIT (1905) und ANTONIU (1905). In der von BAUER 1913 aufgestellten Statistik finden sich 21 Schädelechinokokken, unter den von IVANISSEVICH 1934 in Argentinien gesammelten 406 Fällen 25, bei den 1936 von GERULANOS (Athen) mitgeteilten 59 nur 3 Fälle.

Auf spätere Einzelarbeiten (N. A. PAUTOV 1940, C. LANGMAID and L. ROGERS 1940; D. MILLER and J. FLEMING 1948; VASQUEZ-AÑÒN 1953; FILIPOV u. KARAGJOZOV 1955) sei hingewiesen. Die gesammelte Literatur ist in neueren zusammenfassenden Arbeiten (F. BOEMKE 1939; H. VOGEL und W. MINNING 1952; W. FISCHER 1955) zu finden.

Der Echinococcus tritt zwar im Knochen in beiden, in der cystischen und in der alveolären Form auf, doch sind von letzterer bisher nur 4 gesicherte Fälle bekannt. Die von LATHAM (1954) getroffene Einteilung, die einen benignen unilokulären Typ, einen malignen alveolären und eine dritte gesonderte Form, den Knochentyp, unterscheidet, ist im Schrifttum nicht allgemein anerkannt. Die Frage, ob die praktisch nur in der Leber vorkommende Finne des Echinococcus alveolaris einer dem Echinococcus granularis verwandten Art entstammt, oder ob es sich um ein bei den Cestoden häufig beobachtetes Entwicklungsphänomen handelt, nämlich um eine Art parasitärer Metaplasie (FUHRMANN), ist auch heute noch nicht sicher entschieden. Beide Formen sind wiederholt in Leber und Muskulatur am Zwischenwirt beobachtet worden. Andererseits fällt allerdings auf, daß das Ausbreitungsgebiet geographisch doch sehr verschieden ist, insbesondere die enge Begrenzung des Echinococcus alveolaris.

Bei dem *Schädelknochenechinococcus* handelt es sich praktisch nur um die cystische Form. Auch die von GANGOLPHE (1886) als fraglich angesehenen Formen müssen der cystischen zugeteilt werden. Der cystische Echinococcus durchsetzt bei primärer Lokalisation die Markräume des Knochens und die Spongiosa mit Cysten, die stecknadelkopf- bis erbsengroß sind, waben- bis schlauchförmige Gestalt haben, und die sich durch exogene Sprossung vermehren. Die kleine Form der Blasen, die im Vergleich zu den großen Cysten der in den Weichteilen lokalisierten Echinokokken besonders auffällt, dürfte vielleicht durch die geänderten Verhältnisse der Gewebsdichte bedingt sein, denn wächst der Echinococcus nach Durchbruch durch den Knochen in die Weichteile ein, so zeigen auch die Cysten wieder die großblasige Form. Durch Wachstumszunahme und Vermehrung der Cysten kommt es im Knochen zu Umbauprozessen, lacunärer Resorption und zu einer zunehmenden, äußerlich sichtbaren Knochenauftreibung und schließlich zur Perforation. Das Periost reagiert kaum, es bietet vor allem keinen Ersatz für ·den von innen abgebauten Knochen. Das Wachstum des Echinococcus ist auffallend langsam, Anamnesen von 3—8 Jahren sind keine Seltenheit. Eine Geschlechtsdisposition besteht nicht, hingegen fällt auf, daß der Schädelknochenechinococcus ähnlich wie der des Gehirns auffallend häufig in den ersten 2 Lebensjahrzehnten auftritt, während der Echinococcus der Leber und der Lunge, z.T. auch des übrigen Skeletsystems, im späteren Alter vorkommt. Von den Schädelknochen sind vornehmlich das Stirnbein und die angrenzende Orbita (JUDIN), aber auch die Schädelbasis bevorzugt. Seltener sind das Scheitelbein und das Schläfenbein mit dem Warzenfortsatz betroffen.

Das *klinische Bild* ist gekennzeichnet durch die sehr langsam, ohne jegliche Beschwerden fortschreitende Vorwölbung des Schädelknochens und durch die Symptome einer langsam wachsenden extraduralen Raumbeengung. Auch bei Durchbruch des Echinococcus nach innen macht sich der progrediente Hirndruck vorerst gar nicht, zumindest nicht auffällig bemerkbar. Die allgemeinen initialen Symptome sind ganz uncharakteristisch. Bei Lokalisation im Stirnbein und in der Orbita sind an neurologischen Symptomen fast immer eine sekundäre Opticusatrophie, sodann Rindenreiz- und Lähmungserscheinungen mit herdbetonten Krampfanfällen, später evtl. motorische und sensible Paresen der Gliedmaßen feststellbar. Kommt es zur Perforation nach außen, so entleeren sich aus der Fistel Hydatiden-Flüssigkeit und zahlreiche kleinblasige weißliche Gebilde. Die Ausdehnung des Schädelechinococcus kann — bei entsprechend langer Anamnese — recht umfangreich sein (Literatur bei STOLZ). Das Gehirn mit der intakten Dura weist oft erhebliche Verdrängungserscheinungen auf.

Es gibt lokale Beziehungen zum Gehirnechinococcus, denn manche dieser Fälle sind primär Schädeldachechinokokken oder haben primär eine intrakranielle, extradurale Lokalisation. Mehrfach sind Fälle beobachtet worden, bei denen nebeneinander extradurale, intraventrikuläre und intracerebrale Echinokokken vorhanden waren (STOLZ, FILIPOV u. a.). Die bei extraduraler Manifestation des Echinococcus (ASENJO) auftretenden Knochenveränderungen (Arrosion, bisweilen sogar Perforation) können recht erheblich sein (Durchbruch in die Orbita: vgl. JUDIN), aber auch die corticomeningealen

Echinokokkenabsiedlungen können oftmals ausgedehnte, multilokuläre Schädelknochenarrosionen verursachen. Bei Durchbruch des Echinococcus durch den Knochen nach außen ist die Gefahr der sekundären Infektion sehr groß, meist kommt es schon sehr rasch zu eitriger Sekretbildung und evtl. zu Verhaltungen.

Diagnostisch ist die ganz langsam zunehmende schmerzlose Auftreibung des Schädelknochens das Leitsymptom. Die heute zur Behandlung kommenden Fälle zeigen natürlich nicht mehr das schon fortgeschrittene Stadium der in der älteren Literatur mitgeteilten. Auch ist man heute bei der Untersuchung nicht mehr allein auf den perkutorischen Befund an der Schädelkalotte angewiesen. Röntgenologisch findet man schon sehr frühzeitig wabige und cystische Strukturveränderungen, die wichtige diagnostische Hinweise geben. Die immer wieder zitierte Eosinophilie ist zwar in vielen, aber nicht in den meisten Fällen nachweisbar, sie ist zusammen mit der meist vorkommenden Leukocytose diagnostisch verwertbar. Von besonderer diagnostischer Bedeutung sind die Komplementbindungsreaktionen (Ghedine, Lorenz, Weinberg) und die Intracutanreaktion nach Casani.

Differentialdiagnostisch kommen natürlich alle cystischen Knochentumoren, aber auch die Tuberkulose in Frage.

Therapeutisch hat nur die radikale chirurgische Behandlung, d. h. die Entfernung des veränderten Knochens bis ins Gesunde hinein, und die sorgfältigste Ausräumung der Cysten Aussicht auf Erfolg.

Das Krankheitsbild hat *neurochirurgisch* nur geringe Bedeutung, da es ja extrem selten vorkommt. In Deutschland ist der früher endemisch aufgetretene Echinococcus sehr selten geworden, auch aus manchen früher stark verseuchten Ländern Europas (z. B. Irland) ist er verschwunden. Er kommt heute noch auf dem Balkan, vor allem aber in den Überseeländern (Südamerika), die eine große Schafzucht aufweisen, vor. Größere klinische Bedeutung hat der Echinococcus des Gehirns (Andrasofszky). Bei der Operation dieser Fälle wird man vielleicht ab und zu einmal auf einen Echinococcus stoßen, der primär vom Schädelknochen ausging, oder aber auf einen extradural gelegenen, der zur cerebralen Raumbeengung führte (Vásquez-Añón). Die häufig in der Orbita vorkommenden Echinokokken führen bei zunehmendem Wachstum zu Druckerscheinungen am Bulbus, evtl. auch am Sehnerven, Knochenveränderungen sind ungewöhnlich.

D. Entzündliche Erkrankungen der Schädelknochen.

I. Infektiöse entzündliche Erkrankungen der Schädelknochen.

1. Unspezifische Entzündungen.

a) Die unspezifische, eitrige Osteomyelitis der Schädelknochen.

Die unspezifische Osteomyelitis ist die am häufigsten vorkommende und zugleich wichtigste entzündliche Erkrankung der Schädelknochen. Die Schwere dieser Erkrankung und ihre auch heute bisweilen noch ungünstige Prognose sind weniger durch die lokalen Knochenveränderungen, mehr durch die häufig auftretenden entzündlichen endokraniellen Komplikationen bedingt. Es unterscheidet sich die Osteomyelitis der flachen Schädelknochen in vieler Hinsicht, vor allem im Verlauf von der des übrigen Skeletsystems, insbesondere von der der langen Röhrenknochen. Maßgebend hierfür sind die Besonderheiten des Baues und der Gefäßversorgung der Schädelknochen. Übersicht und Literatur bei M. Gerber (1909), A. Kallenbach (1924), P. Manasse (1923), K. v. Eicken (1930), W. E. Dandy (1932), L. Móczár (1932), J. Cohen (1933), L. J. Adelstein u. C. B. Courville (1933), H. Schmidt (1937), A. W. Adson u. B. E. Hemptstead (1937), A. E. Sitsen (1938), G. H. Feist (1938), W. Krainz u. F. J. Lang (1938), H. P. Mosher (1940), L. Psenner (1941), W. Krücke u. H. Lepp (1947), H. Marx (1947), F. Scherer (1950), Schinz u. Baensch (1950), U. Vogt (1956), G. Simon (1959).

Im Jugendalter weisen die flachen Schädelknochen ein besonders stark entwickeltes rotes Knochenmark mit erweiterten Markräumen auf. Erst später, d. h. nach dem ersten Lebensjahrzehnt, kommt es durch das Auftreten von Fettzellen zur Umwandlung in das gemischte Mark. Die weiten Räume sind dann nur durch eine dünne Gewebsschicht, das Endost, von den Bälkchen der Spongiosa getrennt (SITSEN). In diesen Räumen findet sich ein stark verzweigtes Venensystem (BRESCHET, WISCHNEWSKI, VON EICKEN, SCHILLING, WANKE), dessen Gefäßwände dem Endost der Spongiosabälkchen direkt (KOBEL), bzw. je nach altersbedingter Rückbildung des Markes ganz dicht (WISCHNEWSKI) anliegen. Dieses System von Diploevenen kommuniziert an vielen Stellen mit den großen intrakraniellen blutabführenden Räumen (Sinus der Dura mater) und dem extrakraniellen Venensystem der Kopfschwarte (M. B. SCHMIDT), der Gesichtshaut, der Nasennebenhöhlen, der Orbita und des Mittelohres. Es bleibt auch nicht auf einzelne Schädelknochen beschränkt, sondern überschreitet die Nähte (M. B. SCHMIDT). Die Schleimhäute der Nebenhöhlen, und hier insbesondere das Mucoperiost der Stirnhöhle, haben Verbindungen mit diesem Diploevenensystem, so daß ein über den ganzen Schädel ausgedehntes zusammenhängendes Gefäßnetz vorliegt. Vergegenwärtigt man sich die weitreichenden Kommunikationen, die unzähligen Möglichkeiten der Ausbreitung, die sich dem an irgendeiner Stelle lokalisierten Entzündungsherd bieten, so ist die Sonderstellung der Osteomyelitis der Schädelknochen unschwer einzusehen. Hinzu kommt noch, daß die zwischen dem extra- und intrakraniellen Venensystem vorliegenden Druckschwankungen (MELLINGER) und die wahrscheinlich dadurch bedingten veränderten Strömungsverhältnisse in der Diploe die Absiedlung und Manifestation von Erregern begünstigen.

Auch die arterielle Versorgung ist für die Besonderheiten der Schädelknochenosteomyelitis von Bedeutung. Der arterielle Zufluß erfolgt fast ausschließlich durch die A. carotis externa, wobei das Pericranium und die Tabula externa von feinen Sticharterien der frontalen, temporalen und occipitalen Äste versorgt werden. Die Schädelbasis bekommt ihre Versorgung von den Ästen der Aa. maxillares, pharyngeae ascendentes und occipitales. Die Hauptversorgung der Schädelknochen erfolgt aber über die von den Meningealarterien in die Diploe führenden Zweige. Somit werden also der Schädelknochen und die Dura zusammen von den Ästen der Carotis externa versorgt. Von den Schädelknochen hat das Stirnbein (M. B. SCHMIDT) eine besonders günstige arterielle Versorgung, es bestehen auch noch Anastomosen zwischen dem arteriellen Netz und dem venösen Hohlraumsystem (DISSE).

Die *Häufigkeit* der Schädelosteomyelitis ist schwer abschätzbar. Als gesichert darf angenommen werden, daß sie wesentlich seltener geworden ist. Ihr Vorkommen — bezogen auf die Osteomyelitis des Skeletsystems — wird in der deutschsprachigen Literatur auf 0,2—1% geschätzt (DUMBADZE 1925 0,2—0,3%, SCHEINZISS 1909 0,5%, PETIT-DUTAILLIS 1938 0,5%, MAROSKE 1950 1,0%, SCHERER 1950 0,5%). Der Prozentsatz liegt bei den Angaben der östlichen Literatur etwas höher (SUMA 1925, VENGEROVSKYJ 1938—3%).

Eine *Geschlechtsdisposition* besteht nicht (MERKEL). Die früher vertretene Auffassung, daß der weniger kompakte Schädelknochenbau der Frau prädisponierend wäre, trifft nicht zu. Für eine bestimmte Entstehungsart, z. B. für die traumatische, dürfte die allgemeine und berufliche Exposition des Mannes, für die Manifestation und Häufigkeit des Vorkommens das Lebensalter eine große Rolle spielen. Nach SITSEN, BAYER u. a. ergibt sich eine deutliche Bevorzugung des 2. und 3. Lebensjahrzehntes, die wahrscheinlich mit der Entwicklung des Knochens zusammenhängt.

Der am häufigsten bei der Osteomyelitis der Schädelknochen nachgewiesene *Erreger* ist der Staphylococcus aureus haemolyticus (WOODWARD, YERGER 73%). Seltener werden Staphylococcus albus (BONELL, CANUYT, HAGER), hämolysierende Streptokokken (BOYD-SNEE), Streptococcus viridans (BRUNNER), Pneumokokken (BRUNNER), Colibakterien (MOSHER) und Mischinfektionen mit Pilzen (Aspergillus), in seltensten Fällen Parasiten (JUST) gesehen. Es sind bisher keine sicheren Zusammenhänge zwischen der Schwere der Infektion, der Verlaufsform und dem Erregertyp nachgewiesen worden. Hingegen wurde in der Literatur wiederholt von der für den Verlauf mitbestimmenden, oftmals ausschlaggebenden Rolle vorangegangener infektiöser Erkrankungen (Masern, Scharlach, Typhus, grippöse Infekte u. a.) berichtet. Auch wenn man angeblich im Kriege und in der Nachkriegszeit, in der man eine Resistenzminderung durch Unterernährung wohl annehmen darf, keine auffällige Häufung der Schädelknochenosteomylitis sah (MARX), so dürfte gerade für die hämatogene Form im Grunde doch die gleiche Pathogenese zutreffen, die man heute allgemein für die hämatogene Osteomyelitis der Röhrenknochen annimmt (HELLNER, GRUNDMANN). Die Infektion wird durch das Verhältnis Menge, Art und Virulenz der Erreger zur Resistenzlage bestimmt (HELLNER) und wirkt sich in Abhängigkeit von den einzelnen, variablen Bedingungen zwangsläufig verschieden aus. Die Infektion wird zwar durch die Schwere des einzelnen Faktors beeinträchtigt, doch ist sie nicht unmittelbarer Ausdruck dieses einzelnen Faktors, sondern das Ergebnis der Wechselwirkung aller. So dürfte sich das verschiedene Verhalten bei gleichem Infektionserreger und gleichen Umweltbedingungen usw. erklären lassen. Nach experimentellen Untersuchungen (Grundmann) kann angenommen werden, daß die akute hämatogene Osteomyelitis im Grunde eine allgemeine Infektionskrankheit und keine lokale Erkrankung des Knochens ist und nur die letzte Phase, die Organmanifestation im Cyclus des Krankheitsgeschehens darstellt. Die Verschiedenheit der Verlaufsformen, die man

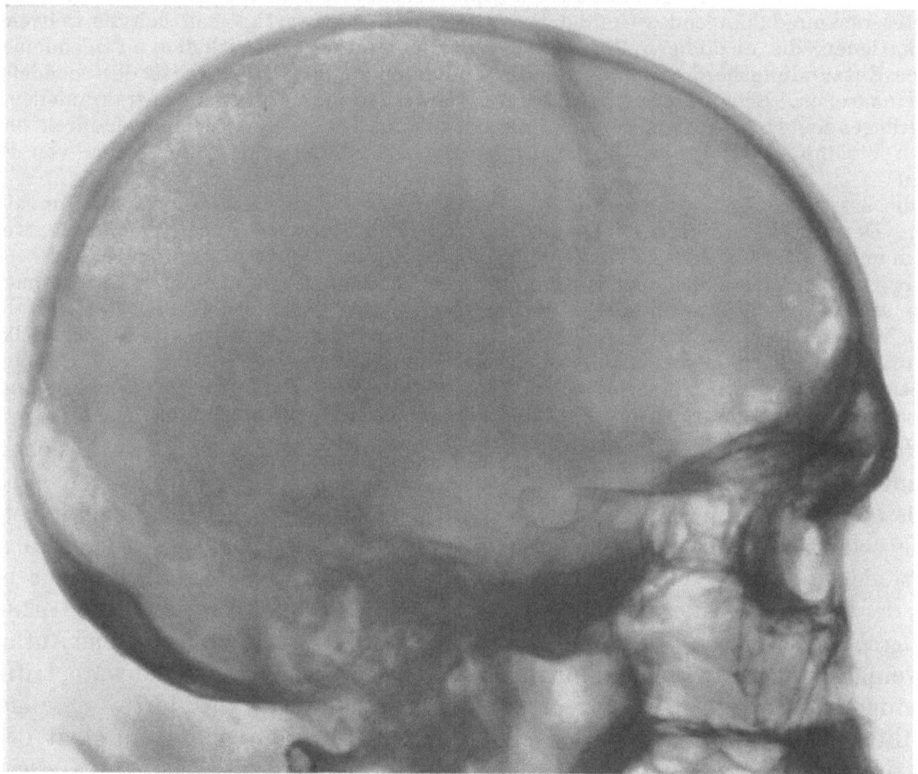

Abb. 45. Osteomyelitis des Stirnbeins, ausgehend vom Sinus frontalis, auf das Keilbein übergreifend.

ursächlich bisher nicht klären konnte, erfährt bei der Berücksichtigung des Faktors Resistenz und der Immunitätslage (Anergie, Normergie und Hyperergie) eine befriedigende Deutung (Hellner).

Von den verschiedenen vorgeschlagenen Einteilungen bezüglich der Entstehungsmöglichkeiten der Osteomyelitis erscheint in Anlehnung an den Vorschlag von Krainz und Lang die nachstehende Unterteilung für die Klinik am zweckmäßigsten.

α) Die insbesondere von den Nebenhöhlen aus fortgeleitete,

β) die hämatogen metastatisch entstandene,

γ) die primäre hämatogene,

δ) die traumatisch entstandene Osteomyelitis der Schädelknochen.

α) Die — insbesondere von den Nebenhöhlen aus durch direktes Fortschreiten der Entzündung — fortgeleitete Osteomyelitis der Schädelknochen.

Über diese von einem entzündlichen Herd, insbesondere von den Schädelnebenhöhlen per continuitatem fortgeleitete Form existiert das umfangreichste Schrifttum (Adson und Hempstead, Apfelstaedt, Bayer, Behrens, Brunner, Decloux, Harrison, Jones,

Bulson, Cohen, Laskiewicz, Longo und Lombardo, Manasse, Mirmelstein, McArthur, McKenzie, Schmidt, Schröder, Sitsen, Stevens, Zöllner, Schilling, Yerger u. a.). Die Erkrankung war und ist auch jetzt noch aus naheliegenden Gründen primär Behandlungsgebiet der Hals-Nasen-Ohrenheilkunde, es nimmt daher nicht wunder, daß der größte Teil und die grundlegenden Arbeiten über diese Entstehungsform (z.B. Schilling) aus dem Fachgebiet der HNO-Heilkunde stammen.

Von der *infizierten Stirnhöhle* aus wird in erster Linie das Stirnbein ergriffen (1—2%, nach Bayer). Aber auch das *Siebbein* mit seinen Zellen (Wilsky), die *Kieferhöhle* (Schubert, Schröder) und das *Mittelohr* (Hager, Loch) können Ausgangsstellen der Knochenentzündung sein. Der bevorzugte Befall des Stirnbeines ist sicher durch das häufige Auftreten von Stirnhöhlenentzündungen und -eiterungen bedingt. Es muß andererseits aber zugegeben werden, daß eine Stirnbeinosteomyelitis auch bei fehlenden Stirnhöhlen beobachtet wurde (Lewy). Die Eiterretention begünstigt die fortgeleitete Knochenentzündung, aber es ist andererseits keinesfalls so, daß die Osteomyelitis etwa Folge des Empyems wäre. Die Erfahrung zeigt, daß häufig bei vollkommenem Verschluß keine Osteomyelitis auftritt, wogegen bei vorhandenem Eiterabfluß foudroyante Knochenentzündungen folgen können. Die besondere arterielle (Schmidt) und venöse (Zuckerkandel) Gefäßversorgung und die anatomischen

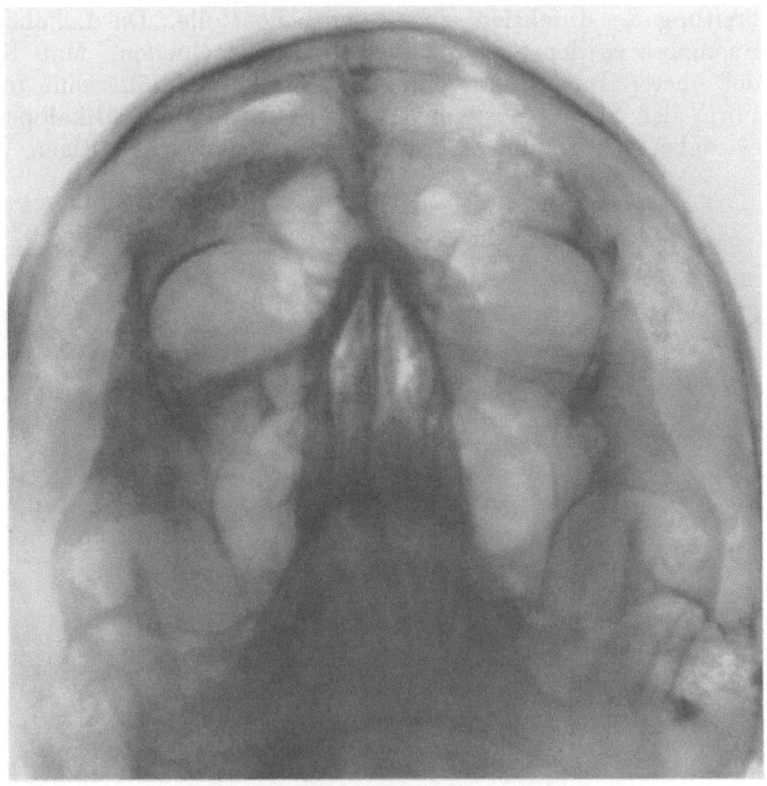

Abb. 46. Stirnhöhlenaufnahme zu Abb. 45.

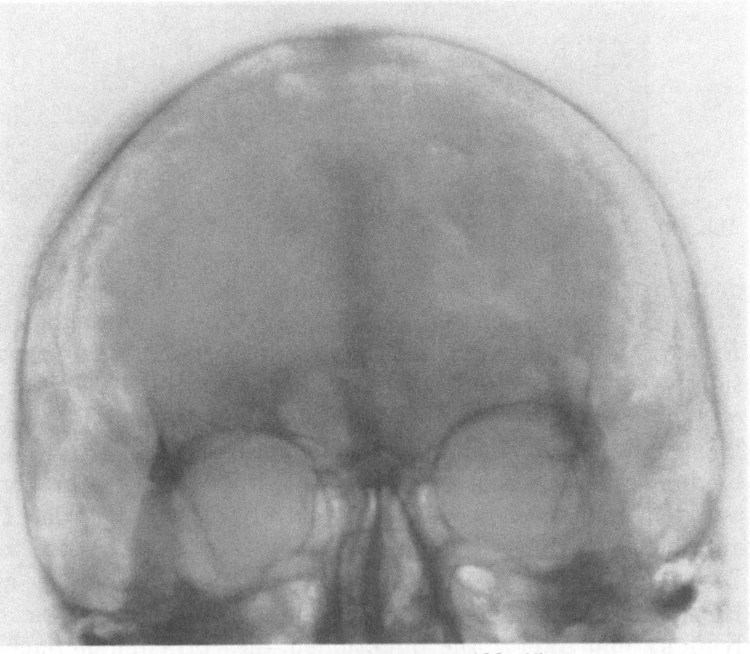

Abb. 47. A-p Aufnahme zu Abb. 45.

Besonderheiten der Stirnhöhle, nämlich das Vorkommen von spongiosahaltigen Wandanteilen, dürften nicht zu unterschätzende Vorbedingungen für die Knochenentzündung darstellen. Gerade letztere spielen für das Fortschreiten und für die Ausbreitung der Infektion eine wesentliche Rolle. Die Lokalisation und Ausdehnung der Spongiosa in der Stirnhöhlenwand ist verschieden. Man findet sie am häufigsten in der oberen Bucht und dann im orbitalen Anteil. Eine früher besonders gefürchtete Form der Stirnbeinosteomyelitis war die nach Radikaloperation der Stirnhöhlen, da es dabei häufig zur Eröffnung dieser spongiosahaltigen Wandanteile kam. Die von

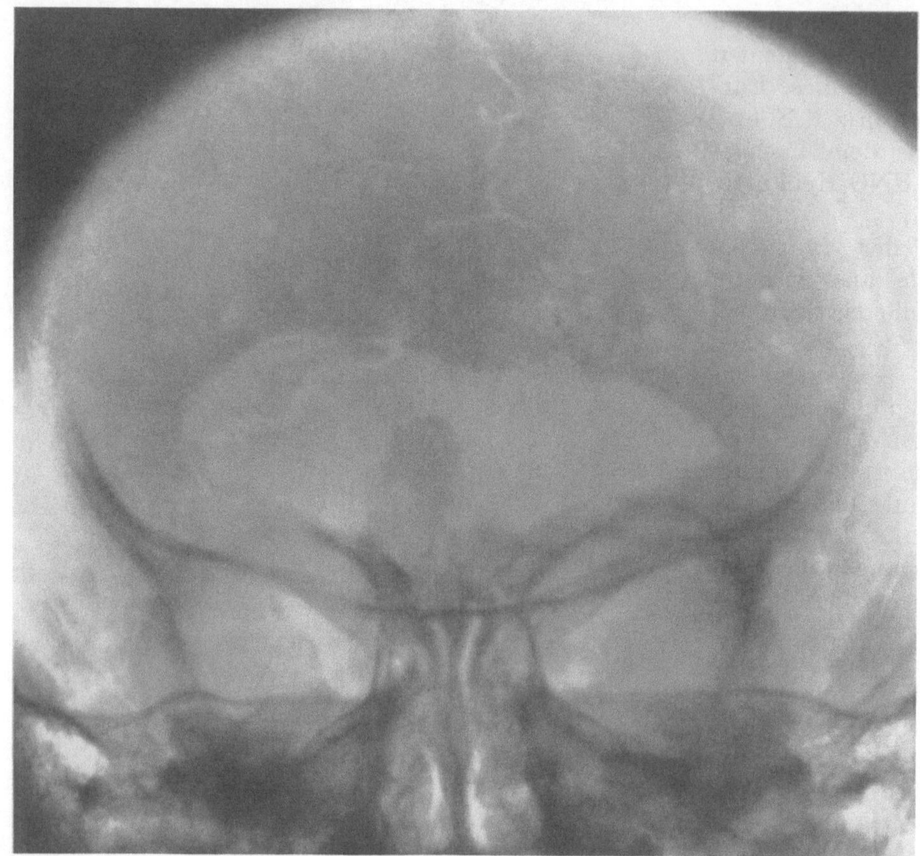

Abb. 48. Unzureichend versorgte Stirnbeinosteomyelitis. Fortschreiten des Prozesses vom Defektrand aus.

den *Siebbeinzellen* ausgehende Infektion ist wesentlich seltener, sie greift auf das Stirnbein, aber auch auf die Schläfenbeinschuppe über, die übrigens auch von der *Kieferhöhle* (SCHUBERT) und vom *Mittelohr* her infiziert werden kann. Letztere Infektion wird äußerst selten beobachtet (MARX). *Felsenbein* und *Keilbeinkörper* werden oft von Entzündungen der eigenen pneumatischen Räume her befallen (KAUFMANN u. HARTMERE). Da zwischen Keil- und Felsenbein in etwa $^1/_5$—$^1/_4$ der Fälle knöcherne Verbindungen bestehen, kommt es gelegentlich zum Übergreifen der Entzündung von einem auf den anderen Knochen (MOSHER, BALLENGER). Das Übergreifen der Entzündung auf die Hinterhauptsschuppe ist mehrfach beschrieben worden (BONELL, COURVILLE, DUMBADZE, JIMÉNEZ-CERVANTES). Als Herde kommen außerdem noch entzündliche Prozesse an den *Zähnen* in Frage (MÓCZÁR und TRAUNER, SUSSIG, SINGER, RICCABONA, KRÜCKE und LEPP). Die Infektionen, die vornehmlich nach Extraktion von Molaren des Ober- und Unterkiefers auftraten, breiteten sich in der Regel über das Spatium parapharyngeale und den Plexus pterygoideus (KRÜCKE-LEPP) sowie über den Sinus cavernosus bzw. die Vena ophthalmica auf das Endocranium aus, doch ist auch der Ent-

zündungsweg über den retromandibularen Raum ins Keilbein und in die Schläfenschuppe beschrieben worden. Auf die bei Säuglingen vorkommende *Kieferosteomyelitis*
sei hingewiesen (GERKE, LEPP, BRONNER). Die früher als Berufskrankheit angesehene
Phosphornekrose und Osteomyelitis des Unterkiefers hat heute keine Bedeutung mehr.
Gelegentlich wurde eine Schädelknochenosteomyelitis nach Tonsillarabsceß beobachtet,
eine Stirnbeinosteomyelitis nach Nasenseptumabsceß wurde von BENJAMINS beschrieben.

β) Die hämatogen metastatisch entstandene Schädelknochenosteomyelitis.

Die hämatogen metastatische Entstehungsform, die bei der Osteomyelitis der Röhrenknochen die Regel ist, spielt auch für die Infektion der Schädelknochen eine maßgebliche

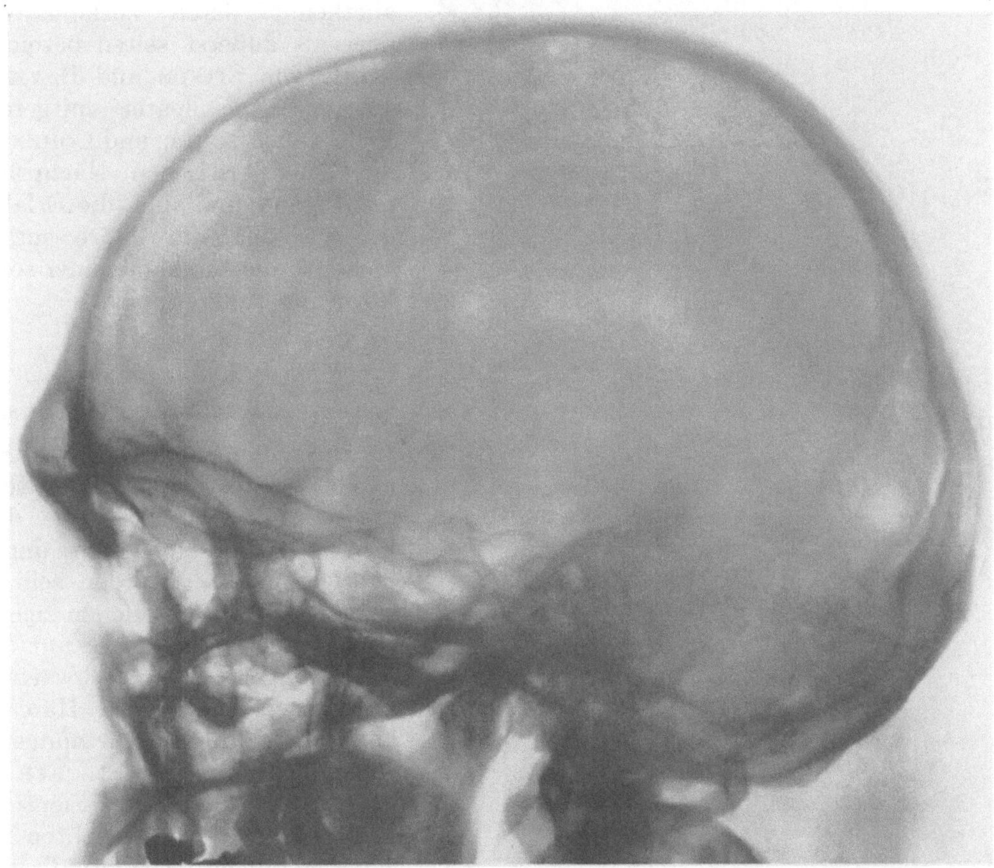

Abb. 49. Hämatogen metastatische Osteomyelitis. (Herd im Scheitelbein.)

Rolle. Als Ausgangsherd kommen Eiterungen und Entzündungen — Furunkel, Karbunkel, Pyodermien (SITSEN), Cystitis (SERFLING), Pyelitis, paranephritische Abscesse,
Prostatitis, septische Endometritis und septischer Abort (COHEN, SIPOS), Pleuritis — an
den verschiedensten Organen in Frage. Aber auch im Gefolge von Infektionskrankheiten
wurden Osteomyelitiden der Schädelknochen beobachtet (METGE und COHEN, SCHERER,
FRANCHINI), so nach Masern, Scharlach, nach Typhus und Paratyphus (CHATZKEL
SON, KERNWEIN u. CAPPS, MAROSKE). Im Verlauf von grippösen Erkrankungen
(H. SCHMIDT) wurden Knochenmarksentzündungen gesehen, doch gilt der ursächliche
Zusammenhang in diesen Fällen nicht als bewiesen, da man ja unter dem Krankheitsbild
recht verschiedene Infektionen zusammenfaßt. Dem so variablen Verlauf der akuten
hämatogenen Entstehungsform der Schädelosteomyelitis dürfte die gleiche Pathogenese
zugrunde liegen, wie sie von der Osteomyelitis der Röhrenknochen her bekannt ist

(GRUNDMANN, HELLNER). Das gleichzeitige Vorkommen von Osteomyelitis der Röhren- und Schädelknochen ist bekannt (SCHEINZISS, SCHERER, eigener Fall). Über eine intrauterin entstandene Osteomyelitis des Schädeldaches berichtete LADEWIG (1933).

γ) Die primär hämatogen entstandene Osteomyelitis der Schädelknochen.

Über die „primäre" Entstehungsform der Schädeldachosteomyelitis wird schon in der älteren Literatur berichtet (KAIMBERG, FELDMANN, H. SCHMIDT, WEINHOLD). Man beobachtete z. B. Stirnbeinosteomyelitiden mit sekundär auftretenden Stirnhöhlenentzündungen. Diese Form der Entstehung, die auch ZÖLLNER anerkennt, deren Vorkommen er aber als äußerst selten bezeichnet, wurde von SITSEN und BAYER bestritten. Die später mitgeteilten Fälle von FISCHER und COHEN hielten einer kritischen Nachprüfung nicht stand, und auch die Erfahrungen der späteren Jahre sprachen nicht für die Annahme einer solchen Form der Entstehung.

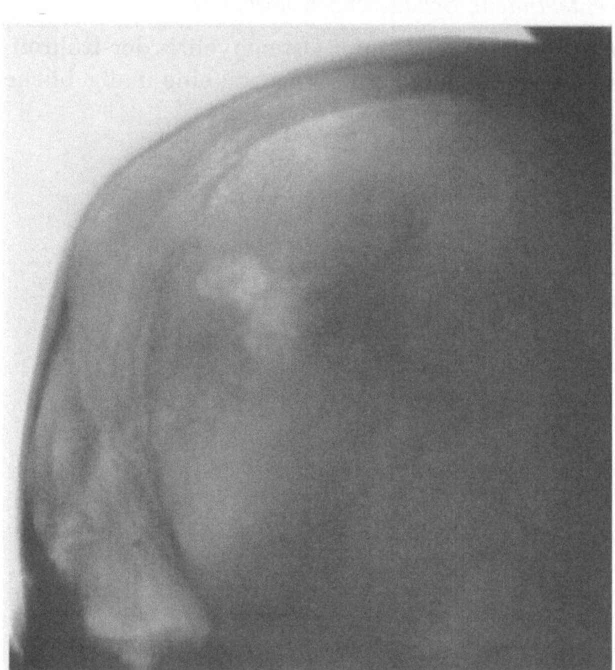

Abb. 50. Hämatogen metastatische Osteomyelitis: (parieto-occipitaler Herd.)

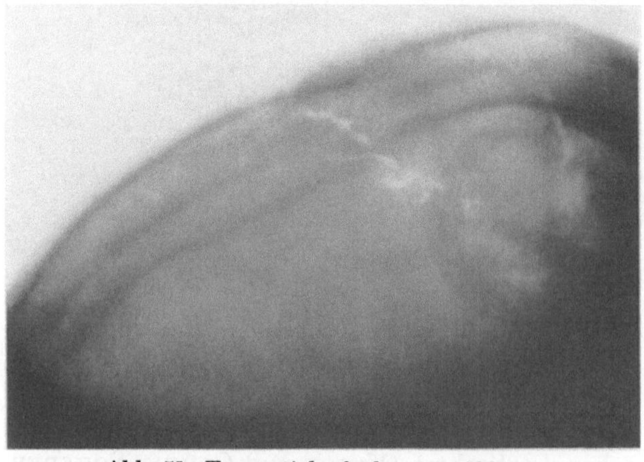

Abb. 51. Tangentialaufnahme zu Abb. 50.

δ) Die traumatisch entstandene Schädelknochenosteomyelitis.

Die traumatisch bedingte Osteomyelitis gehört jetzt zu den seltensten Krankheitsbildern, sie dürfte aber in früheren Zeiten ungleich häufiger gesehen worden sein, und zwar sowohl nach offenen Schädelverletzungen als auch nur nach Verletzungen der Kopfschwarte. Im Laufe der Zeit haben Häufigkeit und Schwere der Erscheinungen abgenommen. So teilt FISCHER 1900 mit, daß in der vorantiseptischen Zeit unter 485 relativ leichten Schädelverletzungen 44 Todesfälle durch foudroyante Osteomyelitis vorkamen. ADELSTEIN und COURVILLE fanden 1933 unter 5000 Schädelverletzungen nur mehr 6 Fälle von Osteomyelitis. In den Berichten über entzündliche Komplikationen nach Schußverletzungen aus dem 1. Weltkrieg (KRAUSE) lassen sich — selbst wenn man sie wegen vielerlei Mängel nur bedingt verwerten kann — auffallend wenig Fälle von Osteomyelitis der Schädelknochen nachweisen. Auch die Erfahrungen des 2. Weltkrieges gehen dahin, daß foudroyante Osteomyelitiden nach Schußverletzungen äußerst selten beobachtet wurden (TÖNNIS). Über eine Schädelosteomyelitis nach Pistolen-Schußverletzung (Suicid) berichtete FERRERI. Auch die Mitteilungen über die Osteomyelitiden nach Unfallverletzungen sind recht spärlich (ZENO, FRANCHINI,

LOEBELL, SCHERER). Der Rückgang der traumatischen Osteomyelitis ist in erster Linie auf die raschere und exaktere Wundversorgung, mit Ausschneidung der zerfetzten Hautränder, Entfernung der Knochensplitter und Glättung der Ränder zurückzuführen.

Besondere Beachtung verdienen die nach *Starkstromverletzung* (JELLINEK, LANGER, PRIESSNITZ), nach *Skalpierung* (DÜTTMANN) und die im Gefolge einer *Verätzung* der Kopfschwarte durch Chemikalien (insbesondere Phosphor, Säure und Laugen) auftretenden Osteomyelitiden, die meist wegen der Ausdehnung der Weichteilschädigung prognostisch ungünstig sind (PRIESSNITZ).

Zu den *traumatisch entstandenen Osteomyelitiden* gehören auch die Fälle, bei denen *nach Operation* entzündlich erkrankter Nebenhöhlen, insbesondere der Stirnhöhle, eine fortschreitende Knochenentzündung auftritt. Sie wurden häufig nach der Luc-Ogston-schen, aber auch nach der Killianschen Operation gesehen (LUC, KILLIAN, SIEBENSTEIN, zit. nach MARX, GAILLARD u. NOUNIER, VAN DEN WILDENBERG). Bei einem Teil dieser Fälle muß allerdings dahingestellt bleiben, ob die Knochenentzündung nicht schon vor der Operation bestand und nur durch den Eingriff einen „fortschreitenden Verlauf" nahm (MARX). Bei den traumatisch entstandenen Formen ist der Ausgangsort relativ leicht zu bestimmen, denn sie geht von der infizierten Wunde aus, und der Infektionsweg führt über Fissuren oder Frakturspalten in die Spongiosa des Knochens. Für die postoperative Manifestation der Osteomyelitis im Stirnbein ist das Vorkommen spongiöser Stirnhöhlenwandanteile von ausschlaggebender Bedeutung. Begünstigend wirkt noch die mangelnde Ernährung des Knochens, z. B. durch Verlust größerer Periostanteile. Nicht nur nach Stirnhöhlen-, sondern auch nach Oberkiefer- und Nasenoperationen (SCHUBERT) wurden Schädelosteomyelitiden gesehen (CAMPBELL: 3 Fälle unter 688 Operationen).

Bei der nach *osteoplastischer Trepanation* gelegentlich vorkommenden Sekundärinfektion wird trotz erheblicher Weichteileiterung kaum einmal eine bedrohliche, fortschreitende Osteomyelitis beobachtet. Der Knochendeckel zeigt zwar mehr oder minder ausgedehnte, peripher gelegene sequestrierende Bezirke, der Rand der Knochenlücke hingegen ist aber kaum beeinträchtigt und läßt höchstens stellenweise schmale Randsequester erkennen, trotzdem die Dura mit entzündlichem Granulationsgewebe, das stellenweise von freiem Eiter umspült wird, dick belegt ist. Diese Form, die man häufig als „Knochendeckelosteomyelitis" bezeichnet, hat nicht den Charakter der fortschreitenden Osteomyelitis. Es dürfte sich hier im wesentlichen um die Einheilungsstörung eines großen Knochenteiles (Knochendeckel) handeln, der, sofern er nicht ernährt wird, langsam der Nekrose anheimfällt. Die hinzukommende sekundäre Entzündung verhindert nun den Einbau und fördert die Sequestrierung des Knochenteiles. Die Nekrosen am Lückenrand sind durch umschriebene, durch Periostverlust verursachte Ernährungsstörungen bedingt.

Das *klinische Bild der Schädelknochenosteomyelitis* ist hinsichtlich Verlauf, Schwere und Ausdehnung der entzündlichen Veränderungen sehr unterschiedlich. Man unterscheidet schon seit langem die seltener vorkommende, *akut-stürmische* und die häufiger auftretende *chronisch-schleichende Verlaufsform*. Diese Einteilung berücksichtigt nur das klinische Bild und sagt nichts über den anatomischen pathologischen Prozeß aus. Erstere Verlaufsform zeichnet sich durch die Symptome einer schweren Allgemeininfektion, durch hohes remittierendes Fieber, bisweilen mit Delirien, Kopfschmerzen und Kreislaufstörungen einhergehend, aus. An Lokalsymptomen treten meist schon frühzeitig umschriebene Schwellung und Rötung der Schädelweichteile auf. Dieses Frühsymptom wurde früher diagnostisch besonders bewertet, und man richtete sich bei der Entfernung des entzündlich veränderten Knochens nach der Ausdehnung der Weichteilschwellung (MOSHER). Beim chronischen Verlauf hingegen liegen anfangs nur recht uncharakteristische Kopfschmerzen und subfebrile Temperaturen vor. Das initiale Krankheitsbild wird daher häufig als grippöser Infekt, Verdacht auf typhöse Erkrankung oder abdominelle Entzündung fehlgedeutet.

Eine andere Einteilung berücksichtigt die Ausdehnung der entzündlichen Veränderungen und unterscheidet eine *umschriebene* und *diffuse* Form. Es gibt Osteomyelitiden, die lokal begrenzt bleiben, andere, die eine Ausweitung der Entzündung erkennen lassen. Von anderen otologischerseits vorgeschlagenen Bezeichnungen für die Verlaufsformen seien erwähnt: otogene-progressive (Neff), otogene-progressive-septische (Marx), foudroyant-otogene (Schmidli) Osteomyelitis.

Die akuten und stürmischen Verläufe werden besonders bei jenen Osteomyelitiden gesehen, die sich an eine Nebenhöhlenerkrankung, insbesondere an eine Stirnhöhlenentzündung anschließen. Aber auch bei der hämatogenen Entstehungsform ist der foudroyante Verlauf häufig, er wird wesentlich seltener bei der posttraumatisch entstandenen beobachtet. Eine Ausnahme bilden hier allerdings jene Fälle, bei denen die Osteomyelitis nach Stirnhöhlenoperationen auftritt.

Von den *allgemeinen Symptomen* ist der Kopfschmerz die für den Patienten eindrucksvollste und am meisten quälende Erscheinung. Er wird überwiegend diffus lokalisiert. Es kommt im Anfangsstadium vorerst noch zu keiner bemerkenswerten Drucksteigerung in der Diploe, bei Durchbruch durch die Lamina interna ergießt sich der Eiter subdural und kann u. U. eine endokranielle Drucksteigerung hervorrufen. Das oftmals recht ausgeprägte Krankheitsgefühl mit Niedergeschlagenheit, körperlicher Erschöpfung und depressiver Verstimmung erklärt sich aus der Schwere der allgemeinen Infektion und geht mit der Fieberreaktion konform.

Die Blutuntersuchungen (Blutbild) zeigen — dem jeweiligen Verlauf entsprechend — leichte bis schwerste entzündliche Erscheinungen mit Leukocytose und Linksverschiebung im Differentialblutbild. Diagnostisch verwertbar ist auch die konstant erhöhte Blutsenkungsgeschwindigkeit (Scherer).

Von den *lokalen Symptomen* ist die kissenartige oder teigige Weichteilschwellung besonders charakteristisch, sie kann umschrieben auf den Herd begrenzt und in der behaarten Kopfhaut lange Zeit unbemerkt bleiben, kann sich aber — z. B. bei der Stirnbeinosteomyelitis — nach oben weit über die Stirnhaargrenze oder auf die gesunde Seite hinüber ausweiten. Die lokale Schwellung verleitet oft zur Diagnose einer „Phlegmone der Galea aponeurotica" (Rahm). Im anglo-amerikanischen Schrifttum werden die Schwellungen der Kopfschwarte oft als „Pott's-Puffy-Tumors" bezeichnet (Rogers). Kommt es zum Durchbruch der äußeren Knochenlamelle, so entwickelt sich ein subperiostaler Absceß mit deutlich umschriebener Vorwölbung und Fluktuation. Die dabei auftretenden umschriebenen Kopfschmerzen und die Druckempfindlichkeit des Knochens sind von größter diagnostischer Bedeutung.

Das *Übergreifen der Knochenentzündung auf das Endokranium* ist die am meisten gefürchtete und schwerwiegendste Komplikation, sie trübt die Prognose erheblich und ist letztlich Ursache des letalen Ausganges. Die engen Gefäßbeziehungen zwischen Knochen, Dura und Gehirn ermöglichen und begünstigen die Entzündungsausweitung. Die endokraniellen Komplikationen fanden schon frühzeitig in der otologischen, weniger in der chirurgischen Literatur Beachtung. Gerber, Schilling, Esch, Schmidt sahen in 80 bis 90 % endokranielle Komplikationen. Diese Zahlenangaben, die im wesentlichen Arbeiten der älteren Literatur (1900—1935) entnommen sind, treffen für die Gegenwart nicht mehr zu, doch stellt die endokranielle Ausweitung auch jetzt noch eine häufige und nach wie vor ernst zu nehmende Komplikation dar.

Von den meisten Autoren wird der *Epiduralabsceß* als die häufigste Komplikation angesehen. Er entwickelt sich wahrscheinlich in den meisten, wenn nicht in allen Fällen (Marx, Dandy). Man findet allerdings nur ganz selten eine umschriebene abgekapselte Eiteransammlung. Fast immer sind es eiterumspülte Granulationen, zahlreiche kleinste Eiterherde, die der Dura aufliegen und deren Ausbreitung oft erhebliche Ausmaße annehmen kann. Sie haben — ebenso wie der subperiostale Absceß — für das Fortschreiten der Entzündung größte Bedeutung (Fürstenberg, Sitsen), da sie zur Ablösung des äußeren und inneren Periostes führen und damit die Gefäßversorgung des Knochens erheblich stören. Die kleineren Abscesse sind hinsichtlich der Raumbeengung bedeutungslos, nur die großen führen zu entsprechenden Reiz- und Ausfallserscheinungen. Mitunter treten herdbetonte Anfälle auf, doch sind die Symptome meist zu allgemein, um daraus bindende lokaldiagnostische Schlüsse zu ziehen. Der Durchbruch in den Subduralraum mit subduraler Eiteransammlung kommt seltener vor (APFELSTAED).

Sehr häufig wird eine *begleitende Meningitis* beobachtet, vor allem in jenen Osteomyelitisfällen, die von entzündlichen Nebenhöhlenerkrankungen ausgehen. Aber auch bei der traumatischen Entstehungsform spielt die Hirnhautentzündung eine Rolle (Literatur bei MARX). Bei der Beurteilung ihrer Häufigkeit muß allerdings berücksichtigt werden, daß sie auch ohne Knocheneiterung im Verlauf einer Nebenhöhlenentzündung vorkommen kann und man sollte daher bei ihrem Auftreten nicht voreilig auf eine Schädelknochenosteomyelitis schließen. Die in den endokraniellen Raum einbrechende Infektion kann auf dem Wege über eine fortgeleitete Thrombophlebitis (VON EICKEN) oder bei umschriebener, fortschreitender Zerstörung der dünnen Knochenlamelle durch Mikrofisteln erfolgen (Literatur bei MARX).

Der im weiterenVerlauf keinesfalls selten auftretende *Hirnabsceß* stellt die schwerste entzündliche cerebrale Komplikation dar. Die Infektion erfolgt meist auf direktem Wege, d. h. vom osteomyelitischen Knochen ausgehend über die epidurale Eiterung durch die Dura ins Mark, doch ist die Möglichkeit metastatischer Entstehung natürlich auch gegeben. Zu ersterer zählen auch jene rhino- und otogenen Kontaktabscesse (MARX), die zwar durch eine mehr oder weniger dünne Rinden-Markschicht vom osteolytischen Knochen getrennt sind, die aber — wie genauere Untersuchungen ergeben — doch eine kontinuierliche Fortsetzung in Form kleinster Fisteln haben und nicht hämatogen metastatisch entstanden sind. Die Auffälligkeit, daß die Rinde kaum beeinträchtigt ist und daß es erst im Mark zur Abscedierung kommt, wird durch die schlechtere Gefäßversorgung der Markabschnitte erklärt. Die Beurteilung des Hirnabscesses hinsichtlich der Entstehungsart ist oftmals schwierig und es darf andererseits allein aus dem Vorliegen eines eitrigen Herdes nicht gleich auf eine Entstehung „per continuitatem" geschlossen werden. So gibt es bei Nebenhöhleneiterungen durchaus Abscesse der Gegenseite (DANDY), bisweilen multiple Absiedlungen, die man nur als hämatogen metastatisch entstanden erklären kann. Auch ein dünner Hirnmantel, der den Absceß von der Dura und dem Knochen trennt, ist dann keineswegs Beweis für die fortgeleitete Entzündung, sondern kann durch die Ausweitung eines hämatogen entstandenen Abscesses zur Rinde hin verursacht sein. Bei der traumatisch bedingten Osteomyelitis, insbesondere bei jenen Fällen, bei denen das Trauma zu einer offenen Hirnverletzung geführt hat, ist der Weg der Entzündung und die fortgeleitete Abscedierung meist offensichtlich. Das klinische Bild des entzündlichen raumbeengenden cerebralen Prozesses, auf dessen Besprechung hier verzichtet werden kann, ist häufig durch massive Symptome des entzündlichen Knochenprozesses überlagert und erschwert die Diagnostik.

Als Komplikationen sind noch *Thrombosen der großen Blutleiter* beschrieben worden. Sie sind aber in der otologischen Literatur sehr selten (DENKER, FRANCHINI, SITSEN).

Die *Röntgenuntersuchung* des Schädels ist für die Diagnose unerläßlich. Ihr Wert wurde in der älteren Literatur noch sehr bezweifelt. Je nach Verlauf der Erkrankung findet sich schon frühzeitig eine umschriebene pathologische Aufhellung der Knochenzeichnung. Die Herde sind meist rundlich, manchmal aber unregelmäßig begrenzt und weisen unscharfe Ränder auf. Die ersten röntgenologischen Veränderungen sind schon 5—10 Tage nach Ausbruch der Erkrankung zu sehen (SCHMIDT, APFELSTAED, MOSHER, VOGEL). Zur Sicherung der Diagnostik sind wiederholte Röntgenkontrollen erforderlich (PSENNER). In den meisten Fällen wird man mit den üblichen Übersichtsaufnahmen und mit dem tangential zum Herd geschossenen Röntgenbild auskommen. Besondere Lokalisationen bedürfen aber besonderer Röntgentechnik.

Die akute Form der Osteomyelitis, die mit raschem Knochenzerfall einhergeht, zeigt sich natürlich im Röntgenbild schon sehr frühzeitig und bietet ausgedehnte, raschwachsende Zerstörungsherde. Bei der chronischen Verlaufsform sieht man wolkige, fleckige Aufhellungsherde (Mottenfraß), die entweder einzeln liegen oder zu größeren Herden zusammenfließen (King), auch lassen sich Sequester nachweisen.

Differentialdiagnostisch kommt — handelt es sich um einen Jugendlichen — die Tuberkulose des Schädeldaches in Frage, um so mehr, wenn anamnestisch eine Organtuberkulose eruierbar ist. Die umschriebene Weichteilschwellung und die bisweilen uncharakteristischen röntgenologischen Veränderungen am Knochen können die Diagnose erheblich erschweren. Die Klärung muß dann durch die Untersuchung des Probepunktates erfolgen. Auch die Syphilis der Schädelknochen ist differentialdiagnostisch in Betracht zu ziehen. Der Verlauf ist hier allerdings schleichender, die lokale Weichteilerhebung härter. Die diagnostische Klärung ist durch die Wa.R. evtl. durch den Nelson-Test möglich. Osteolytische Knochenherde primärer oder metastatischer Knochentumoren zeigen gelegentlich ähnliche röntgenologische Bilder.

In der *Behandlung der Osteomyelitis* kann man auch heute weder die chirurgischen Maßnahmen noch die medikamentösen entbehren. Über den Eingriff am Knochen selbst war man früher verschiedener Meinung. Schilling und von Eicken empfahlen das Anlegen von tiefen, von einer bis zur anderen Schädelseite reichenden, bis auf die Lamina interna gehenden Knochenrillen, um das Fortschreiten der Infektion aufzuhalten. Auch die „Entrindung", d. h. die Wegnahme großer Flächen der Lamina externa bis zur Diploe (Lengemann, Gauss), selbst eine „subtotale" Entfernung des erkrankten Knochens (Echols u. Colclough) und andere operative Abwandlungen (Wagenen) wurden vorgeschlagen. Alle diese Methoden bringen, wie Schmidt und Sitsen histologisch beweisen konnten, den Prozeß nicht zum Stillstand. Nach Dandy soll der erkrankte Knochen so bald wie möglich bis ins Gesunde weggenommen werden, um den sich anbahnenden endokraniellen Komplikationen frühzeitig vorzubeugen. Das ernährende Periost soll aber dabei geschont werden, damit die Ernährung des umgebenden Knochens nicht leidet. Man stimmt heute allgemein überein, daß nur die radikale Entfernung des ganzen erkrankten Knochens Erfolg hat (Joschko, King, McMillan, Mosher, Markus, Scherer) und man sollte, wenn es die Situation erfordert, keine Rücksicht auf kosmetische Spätergebnisse nehmen (Schmidt, Apfelstaedt, von Eicken, Esch, Krainz u. Lang, Marx), da ja die sekundäre Deckung der Knochenlücke, sofern einigermaßen günstige Weichteilverhältnisse vorliegen, technisch keine besonderen Schwierigkeiten bietet (Kunstharzeinlagen: Paladon-Palavit u. a., Metalle: Vitallium, Tantal). Auch wenn mehrmalige operative Eingriffe erforderlich sein sollten. Von otologischer Seite wird für die Behandlung der Stirnbeinosteomyelitis der Zugang nach Killian oder nach Riedel empfohlen. In der Schnittführung wird der Türflügellappen- oder der Visierlappenschnitt bevorzugt, eine offene Wundbehandlung ist als selbstverständlich vorauszusetzen.

An konservativen Behandlungsmaßnahmen stehen die Sulfonamide und die Antibiotica zur Verfügung. Es besteht kein Zweifel, daß sie den Verlauf der Schädelknochenosteomyelitis entscheidend beeinflussen können und an der heute viel günstigeren Prognose entscheidenden Anteil haben. Die alleinige medikamentöse Behandlung, insbesondere die antibiotische, dürfte aber nur in manchen Fällen allein ausreichen und zur Heilung führen (Vogel, Fowler). Meist wandelt sich nur das akute Stadium der Knochenentzündung in ein schleichend verlaufendes, chronisches um. Die sonst auftretenden massiven Ödeme sind geringer (Johnson) und der Knochenzerstörungsprozeß verläuft verzögert, so daß man ein ganz anderes Krankheitsbild, eine „Antibiotica-Osteomyelitis" kennenlernt (Wachs).

Ganz allgemein steht man aber heute auf dem Standpunkt, daß die Kombination der chirurgischen und chemotherapeutischen Behandlung den Einzelmaßnahmen weit überlegen ist (Hymen, Lorenz, Clerici-Vago, Lehmann).

Die *Prognose der Osteomyelitis* der Schädelknochen hat sich seit Einführung der Sulfonamide, vor allem seit Einführung der Antibiotica, ganz erheblich gebessert (SUCHÝ). Die in der älteren Literatur angegebene Mortalität erscheint uns heute sehr hoch. Nach FISCHER (1900) starben von 485 leichteren und schwereren Schädelverletzungen 44 an einer Osteomyelitis. Die Mortalität der postoperativen Osteomyelitis, d. h. der nach Stirnhöhlenoperation aufgetretenen, wurde von McKENZIE (1927) auf 70%, von BULSON u. ALBERT (1926) auf 60—70% geschätzt. Sieht man von diesen, durch eine besondere Fallauswahl bedingten, etwas einseitigen Mitteilungen ab, so ergibt sich immerhin für die Zeit vor Einführung der Sulfonamide und der Antibiotica eine Mortalität von 40—50% (FEIST, LAUCHE, MERKEL, BAYER, COHEN u. a.). Der Tod erfolgte fast immer durch eine endokranielle Komplikation oder durch eine allgemeine schwere Sepsis. Die häufigsten Todesursachen waren die Meningitis und der Hirnabsceß.

Durch Einführung der Sulfonamide und der Antibiotica hat sich die Prognose in den letzten 2 Jahrzehnten erheblich gebessert, die Mortalität ist wesentlich geringer geworden. Nach Einzeldarstellungen und nach dem eigenen Krankengut (gesammelte Fälle der Chirurgischen Universitätsklinik, der Universitäts-Hals-Nasen-Ohrenklinik und der Universitäts-Kinderklinik der letzten 10 Jahre) beträgt die Mortalität 10—15%.

Für die *Unfallsbegutachtung* hat die „traumatisch" entstandene Schädelknochenosteomyelitis die größte Bedeutung. Die Zusammenhangsfrage ist, sofern eine offene infizierte Schädelwunde vorlag, geklärt. Schwierigkeiten ergeben sich bei den stumpfen Schädeltraumen ohne nachweisbare Wunden. Man wird dem Trauma zwar nicht die alleinige ursächliche Bedeutung, aber eine mitbestimmende Rolle zuerkennen müssen. Voraussetzung für die Anerkennung des ursächlichen Zusammenhanges ist ähnlich wie bei der Röhrenknochenosteomyelitis der Nachweis einer glaubhaften, erheblichen Gewalteinwirkung auf den Schädel, die Übereinstimmung der Schädigungsstelle mit dem Krankheitsherd, eine relativ kurze Zeitspanne zwischen Unfallstrauma und der Manifestation der Erkrankung oder im Falle eines längeren zeitlichen Abstandes der Nachweis von eindeutigen Brückensymptomen. Auf besondere Infektionsarten, die u. U. als entschädigungspflichtig gelten können, wurde schon bei der Besprechung der hämatogen metastatischen Entstehungsform hingewiesen.

b) Die unspezifische Entzündung des Periostes.

Die unspezifische entzündliche Erkrankung des Periostes stellt nur in den seltensten Fällen ein selbständiges Krankheitsbild dar. Sie wird fast nur im Verlaufe einer Osteomyelitis angetroffen, wobei sie entweder Ausdruck der Ausbreitung des entzündlichen Knochenmarksprozesses nach außen oder Initialstadium der von außen auf den Knochen übergreifenden Infektion ist.

Nach stumpfem Schädeltrauma oder nach einer Kopfschwartenverletzung verbleibt gelegentlich eine umschriebene druckempfindliche Weichteilverdickung mit lokal begrenzten stechenden und ziehenden Schmerzen. Dieses allgemein als „traumatische Periostitis" gedeutete Krankheitsbild entspricht nur im Anfang einer entzündlichen Periosterkrankung *(seröse Periostitis)*, später aber einem Narbenstadium mit entsprechenden Beschwerden.

Die *eitrige Periostitis* hingegen wird praktisch nur im Verlaufe einer Osteomyelitis gesehen. Die Entzündung kann primär vom Periost auf den Knochen übergreifen (SITSEN), sie dürfte aber in den allermeisten Fällen das Periost vom infizierten Knochen her befallen. Der sich meist bald entwickelnde subperiostale Absceß — der z. B. für die Ausbreitung der Osteomyelitis eine ganz wesentliche Rolle spielt — hebt das an sich druckempfindliche und entzündlich aufgelockerte Periost stellenweise vom Knochen ab und ist schon äußerlich durch die Vorwölbung der Kopfschwarte sicht- und tastbar. Das Periost kann bei länger bestehendem subperiostalem Absceß schichtweise zerstört werden. Als Entzündungserreger kommen in erster Linie Staphylokokken, gelegentlich auch Streptokokken in Frage.

Im Verlauf typhöser Erkrankungen wurden häufig Periostitiden beobachtet (Schmidt, Braza, Tourneux und Ginesty).

Bei der *Periostitis albuminosa* (Ollier, Poncet 1874), die man fast nur bei Röhrenknochen antrifft, dürfte es sich primär um eine abgeschwächte Form der akuten hämatogenen Osteomyelitis handeln (Schlange, Vollert). Sie wurde von Garré und Sleeswijk (zit. nach Lauche) als „Sonderform der Tuberkulose" angesehen. Die Erkrankung ist am Schädel nur ganz selten beobachtet worden (Stropeni) und zeichnet sich durch umschriebene Schwellung mit Abszeßbildung aus. Das Sekret, in welchem Staphylococcus pyogenes albus nachgewiesen wurde, ist viscös, schleimig, gelblich. Der Krankheitsverlauf ist günstig, die Entzündung bleibt auf die Knochenhaut beschränkt und klingt unter antibiotischer Behandlung relativ rasch ab.

2. Spezifische Entzündungen.

a) Tuberkulose der Schädelknochen.

Die Manifestation der Tuberkulose an den Schädelknochen gehört zu den seltenen Lokalisationen der Knochentuberkulose. (Nach Pertick 3%, Schmalfuss 4%, König 1%, Parel 1,37%, Claeys 1,25%, Berck 0,2%.) Auch aus neueren Statistiken (Johansson und Schinz-Baensch), denen ein ziemlich großes Fallgut von Knochentuberkulosen zugrunde liegt (400 und 439 Fälle), geht das *äußerst seltene Vorkommen der Schädelknochentuberkulose* eindeutig hervor. Reber berichtete 1907 über 134 Fälle der Literatur und einzelne eigene, Pelletier (1910) über 206, Straus gab 1933 einen zusammenfassenden Bericht über 220 Fälle der Weltliteratur und fügte 3 eigene hinzu. Von den später erschienenen Einzelberichten seien erwähnt: Barret (1934), Braun (1936), Wegemer (1938), Beatty u. Russell (1940), Lagrange (1941), Buchwald (1950), Theissing (1953), Artarjan (1958), Ravelli (1953), Tirona (1954).

Die Verteilung der Erkrankung auf die *Altersklassen* ist auffällig. Nach Sorrel und Sorrell-Déjérine kommen $^3/_4$ aller Fälle im 1. und 2. Lebensjahrzehnt vor, nach einer älteren Statistik von Reber ergeben sich ähnliche Verhältnisse, nämlich 46,6% im 1., 35,2% im 2. gegenüber 8,6% im 3. und noch weniger in den folgenden Jahrzehnten. Männer erkranken viel häufiger als Frauen und auch bei Kindern und Jugendlichen sind die Knaben bevorzugt betroffen (Labhardt: 69 zu 31%).

Im Bereich der Schädelkalotte ist das *Stirn-* und *Scheitelbein* vornehmlich Sitz der Erkrankung. Straus fand bei 206 Fällen 86mal das Stirn-, 86mal das Scheitelbein, 18mal die Hinterhauptsschuppe und nur 16mal das Schläfenbein betroffen. Der tuberkulöse Befall der Schädelbasis (Flatau, Theissing) ist — mit Ausnahme des Felsenbeines — kaum bekannt. Die seltene Manifestation der Tuberkulose an den platten Schädelknochen wurde mit dem Vorhandensein einer nur schmalen Diploe — im Gegensatz zu den großen spongiösen Räumen der Röhrenknochen — erklärt. Für die scheinbare Bevorzugung des Stirn- und Scheitelbeines dürfte die Tatsache, daß diese Schädelknochen zusammen fast $^3/_4$ der Gesamtfläche der Schädelkalotte ausmachen, von Bedeutung sein.

Der tuberkulöse Schädelknochenbefall erfolgt fast ausschließlich durch *hämatogene Streuung* selten im Verlauf einer Früh-, Spät- oder terminalen Generalisation der tuberkulösen Erkrankung. Von den wenigen Mitteilungen über eine primäre Infektion können nur jene akzeptiert werden, bei denen eine offene Schädelwunde vorlag, die von einem offenen tuberkulösen Herd des Gesichtes infiziert wurde. Im allgemeinen wird eine Streuung, ausgehend von einem Lungen- oder Halsdrüsenherd, angenommen. Die hämatogene Aussaat erklärt auch, daß die initiale Lokalisation fast immer in der Diploe liegt und daß der Schädelknochen am ehesten dort befallen wird, wo eine ausgeprägte Diploe vorhanden ist. Die Nahtlinien bleiben bei den Kleinkindern frei. In selteneren Fällen wurden allerdings auch Herde des Periostes oder des Endostes beschrieben (Konschegg).

Die Unterteilung der einzelnen *Formen der Schädeldachtuberkulose* hat sich im Laufe der Zeit wenig geändert. VOLKMANN beschrieb den perforierenden, umschriebenen Typ, KÖNIG unterschied eine ulcerierende Ostitis, eine umschriebene, nekrotisierende und eine infiltrierende, progressive Form der Schädelknochentuberkulose, KAUFMANN eine käsige und eine periostale, KREMER und WIESE eine perforierende und eine progressiv infiltrierende Form. Im allgemeinen bedient man sich auch heute für den klinischen Gebrauch der Unterteilung in eine umschriebene (perforierende) Form (VOLKMANN, GANGOLPHE) und in eine diffuse, progressive Form (KÖNIG).

Die *umschriebene, perforierende Form* ist gekennzeichnet durch das Vorkommen eines einzelnen Herdes oder in seltenen Fällen einzelner oder meist runder, erbsen- bis fingerkuppen-, bis talergroßer, gut abgegrenzter Herde, an deren Randpartien tuberkulöses Granulationsgewebe zu finden ist. Die sich lösenden Sequester liegen häufiger in der Tabula externa, die Tabula interna ist anscheinend widerstandsfähiger. Stets kommt es aber nach längerer Zeit zu vollständiger Perforation des Knochens (ERDHEIM). Nicht immer werden kreisrunde, ausgestanzte Herde beobachtet und röntgenologisch zeigen sich daher des öfteren atypische Befunde. In den allermeisten Fällen ist nur ein Herd zu finden, doch gibt es einzelne, bei denen 2 und mehrere voneinander getrennt lokalisierte gefunden wurden (STRAUS, DE VET, NOE und ESQUIER). Der tuberkulöse Knochenprozeß bleibt bei dieser Form umschrieben, das Granulationsgewebe füllt den Raum des zerstörten Knochens aus und überschreitet auf der Dura die der Knochenlücke entsprechende Fläche nicht. Bei der Abszeßbildung trifft man den dünnflüssigen, bröckeligen, käsigen Eiter immer nur subperiostal an. Epidurale Abszeßbildungen kommen ganz selten vor. Der Verlauf ist sehr langsam, er zieht sich über Wochen, ja Monate hin, spontane Rückbildung der Weichteilschwellung wurde beobachtet (BABCOCK).

Die *progressive, diffuse Form* (KÖNIG) zeigt im Gegensatz zur umschriebenen einen ganz rapiden Verlauf. Der tuberkulöse Prozeß breitet sich ungehindert über den Schädel aus. Es erfolgt auch hier ziemlich rasch die Sequestrierung, doch dehnt sich das Granulationsgewebe im Gegensatz zu ersterer Form viel weiter epidural aus, überschreitet die Grenzen des Knochensequesters bzw. der Perforationsstelle am Schädel und ist der Dura dick, z. T. adhärent (DE VET) angelagert. Der Prozeß kann an der Lamina interna viel ausgedehnter sein als man vermutet. Der kalte Abszeß liegt aber auch hier im wesentlichen subperiostal. *Besondere Verlaufsformen* wurden im *frühen Kindesalter* beobachtet. Es zeigte sich dabei eine Verkäsung des Knochens ohne Demarkation durch Granulationsgewebe. Dieser infiltrierende Prozeß wies dann an der Schädelkalotte zahlreiche größere, das Niveau des Knochens überragende verfärbte Herde auf. Die Kinder kamen, noch ehe eine Sequestrierung des Knochens eintreten konnte, an einer schweren Organtuberkulose (Lungen) ad exitum. *Im neurochirurgischen Schrifttum* fand das Krankheitsbild bisher wenig Beachtung und ist auch in den einschlägigen Lehrbüchern nur kurz vermerkt worden (vgl. DE VET).

Das klinische Bild der Schädeldachtuberkulose bietet zu Beginn der Erkrankung meist gar keine, manchmal nur ganz uncharakteristische allgemeine Symptome wie Müdigkeit, Abgeschlagenheit, vor allem aber fehlen Kopfschmerzen. Im weiteren Verlauf zeigt sich dann eine lokal begrenzte Schwellung der Kopfschwarte, die nicht oder nur geringgradig druckempfindlich ist. *Röntgenologisch* findet man zu diesem Zeitpunkt schon Veränderungen am Knochen. Im Beginn ist die Knochenstruktur nur etwas verwaschen. Die oberflächlichen subperiostalen Arrosionen des Knochens entziehen sich häufig noch der Darstellung. Erst die tieferen Usuren und die perforierenden, glattrandigen Defekte, die meist wie ausgestanzt aussehen, sind deutlich erkennbar. Charakteristisch ist das Fehlen periostaler Apposition und die ganz geringe Sklerose des Endostes. Der Prozeß greift — zum Unterschied zur Lues — in der Lamina interna weiter um sich als in der Lamina externa. Das Befallensein größerer Knochenabschnitte ist selten (SCHINZ-BAENSCH). Die umschriebene Schwellung der Schädelweichteile zeigt im allgemeinen die schon vor sich gegangene Abszeßbildung an, manchmal — vornehmlich im

Beginn der Erkrankung — findet man bei der Punktion nicht den bekannten dünnflüssigen, bröckeligen, käsigen Eiter, sondern nur Granulationsgewebe. Der Absceß kann gelegentlich ziemlich rasch zum Durchbruch durch die Haut führen und es entstehen Hautulcera mit unterminierten Rändern, die voller Granulationen sind. Unter den Granulationen liegt dann der meist gelöste Knochensequester. Manifeste neurologische Ausfallserscheinungen sind äußerst selten. Herdbetonte Krampfanfälle wurden bisweilen beobachtet.

Die *Diagnose* muß sich sowohl auf die Besonderheiten des Lokalbefundes, die röntgenologisch faßbaren Veränderungen (die aber allein [Tirona] noch keine sichere Feststellung zulassen) als auch auf den Nachweis der Tuberkulinreaktion, den bakteriologischen Befund und auf das Ergebnis des Tierversuches stützen.

Differentialdiagnostisch kommen Syphilis, Osteomyelitis und Absiedlungen maligner Geschwülste sowie primäre maligne Knochengeschwülste in Frage. Für das Vorhandensein einer Tuberkulose des Schädelknochens gelten als *Charakteristika* der langsame, schmerzfreie Verlauf, die Bevorzugung des Kindes- und Jugendalters, das Fehlen nennenswerter Fieberreaktionen und das rasche Einschmelzen des Knochens unter Bildung gelöster Sequester. Beim Durchbruch des kalten Abscesses zeigen dann die Ulcera unterminierte Ränder und weisen die typischen tuberkulösen Granulationen auf. Der Prozeß ist an der Lamina interna meist fortgeschrittener als außen. Röntgenologisch zeigt sich frühzeitig eine Osteoporose und bald schon Sequesterbildung.

Bei den *Komplikationen* steht die tuberkulöse Meningitis im Vordergrund. Wenn sie auch nicht oft gesehen wird (nach Straus 10mal unter 223 Fällen), so stellt sie doch eine äußerst ernst zu nehmende Ausweitung des tuberkulösen Prozesses dar. Seltener treten im Anschluß an die Schädelknochentuberkulose Konglomerattuberkel im Gehirn auf (nach Straus: 5 unter 223 Fällen). Sie sind prognostisch ungünstig zu bewerten. Eine intrakranielle Raumbeengung durch epidurale Granulationen wird — im Gegensatz zu den häufig vorkommenden spinalen Kompressionen bei der Wirbelsäulentuberkulose — äußerst selten beobachtet (Lindner). Von schwerwiegender Bedeutung ist die Mischinfektion der spontan durchbrechenden, fistelnden oder durch Punktion infizierten kalten Abscesse, die die Grenzen des tuberkulösen Herdes meist überschreiten und therapeutisch äußerst schwer beeinflußbar sind. Ausnahmsweise wurden Arrosionen des Sinus, eine Sinusthrombose (Kaufmann) oder eine Tuberkulose der Pacchionischen Granulationen gesehen (Erdheim).

In der *Behandlung der Schädelknochentuberkulose* steht man auch heute ganz allgemein auf dem Standpunkt, daß chirurgische Maßnahmen erforderlich sind (Reh), sofern die Punktion des Abscesses und Einspritzung tuberkulostatischer Lösungen nicht zum Ziele führen. Da meist schon eine Sequestrierung vorliegt, muß der Knochenherd sorgfältig ausgeräumt, der Sequester entfernt, die Lücke erweitert und vor allem das Granulationsgewebe beseitigt werden. Bei den umschriebenen perforierenden Prozessen ist die chirurgische Versorgung relativ einfach, wesentlich schwieriger gestaltet sie sich bei den progressiven, viel ausgedehnteren besonders dann, wenn das Granulationsgewebe der Dura breit flächenhaft anliegt, evtl. anhaftet und wenn der Knochen von innen her auf weite Strecken befallen ist. Die Knochenlücke, die sich bei der Tuberkulose des Knochens im Gegensatz zur Lues nie schließt, muß evtl. plastisch versorgt werden. Auf die modernen medikamentösen Maßnahmen (Streptomycin, Neoteben und PAS) sowie auf den antibiotischen Schutz sollte man nicht verzichten, um der Gefahr der Ausweitung des tuberkulösen Prozesses und einer evtl. Mischinfektion wirkungsvoll begegnen zu können. Immer bleibt bei der Schädeldachtuberkulose zu bedenken, daß es sich um eine lokal begrenzte Manifestation der Tuberkulose handelt und daß der streuende Herd der Behandlung, zumindest der Klärung, ob eine Behandlung erforderlich ist, bedarf.

Prognostisch hatte die chirurgisch behandelte Schädeldachtuberkulose schon immer wesentlich günstigere Heilungsaussichten als die nur konservativ therapierte. Die lokalisierte perforierende Form hatte die beste Prognose, die diffus progressive eine wesentlich ungünstigere. Nach STRAUS (1933) konnten von 87 operierten Fällen 60 geheilt werden, 9 behielten eine Fistel, 18 starben. Eine wesentlich höhere Mortalität (50 %) ergab sich bei nur konservativer Behandlung. Bei den erwähnten Fällen sind allerdings die Ergebnisse der modernen tuberkulostatischen Behandlungsmethoden noch nicht berücksichtigt. Man darf annehmen, daß man durch diese noch günstigere Behandlungsergebnisse erzielen kann (DE VET). Eine abschließende Beurteilung ist aber bei der Seltenheit des Vorkommens und bei der geringen Zahl der Fälle sehr schwer. Nach

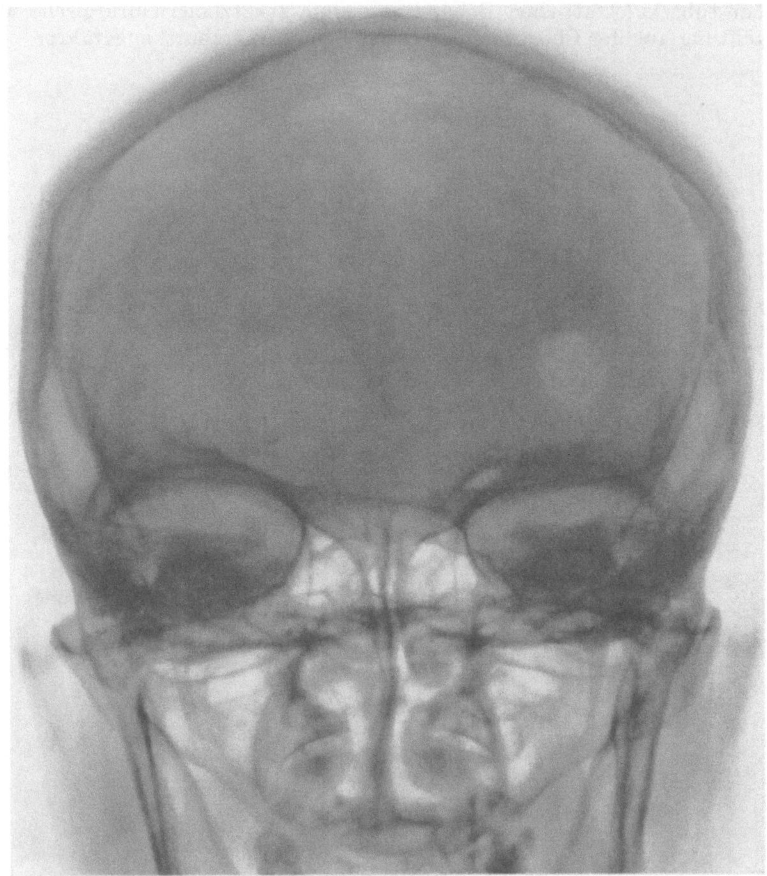

Abb. 52. Tuberkulose des Schädeldaches. (Sagittalbild: Herd in der Hinterhauptsschuppe).

wie vor ist der therapeutische Erfolg von der Schwere der tuberkulösen Durchseuchung und von der Abwehrkraft des Kranken abhängig.

Der tuberkulöse Befall des Gesichtsschädels ist äußerst selten und ruft vor allem keine schwereren Zerstörungen an den Knochen hervor, so daß er meist lange Zeit ganz unbeachtet bleibt. Bevorzugte Lokalisationen sind anscheinend der Oberkiefer, der laterale Orbitalrand und der Jochbogen. Meist treten diese Knochenveränderungen vergesellschaftet mit einer anderen Knochentuberkulose auf. Unter- und Oberkiefer können auch von tuberkulösen Zahnfleischherden her erkranken, natürlich auch durch hämatogene Streuung. Seltene Fälle von Tuberkulose des Nasenbeines mit Infiltration in die Umgebung sind bekannt.

Therapeutisch ist man bei der Gesichtsschädeltuberkulose im allgemeinen konservativer eingestellt als bei der des Schädeldaches (WEGEMER).

Die Frage des *ursächlichen Zusammenhanges* der *Schädeldachtuberkulose* mit dem *Schädeltrauma* wird im allgemeinen verneint. Da häufig Traumen in der Anamnese vorkommen, maß man früher einer stattgehabten Gewalteinwirkung auf den Schädel eine

Bedeutung im Sinne der Entstehung bei. Man führte sogar das häufige Vorkommen von wiederholten Schädeltraumen im Kindesalter als Ursache der bevorzugten Manifestation der Erkrankungen in diesem Alter an. Die bisher mitgeteilten, angeblich traumatisch verursachten Schädeldachtuberkulosen (König, Straus) halten einer kritischen Prüfung nicht stand und man fand andererseits bei dem sehr großen Krankengut der schweren, unfallsbedingten Schädelverletzungen bei Kindern oder Erwachsenen niemals nachfolgende Schädeldachtuberkulosen.

Als Beispiel für die auch im fortgeschrittenen Alter vorkommende *Schädeldachtuberkulose* und als Therapieerfolg einer tuberkulostatischen Behandlung ohne zusätzliche chirurgische Maßnahmen sei eine eigene Beobachtung aus der Chirurgischen Univ.-Klinik Würzburg angeführt:

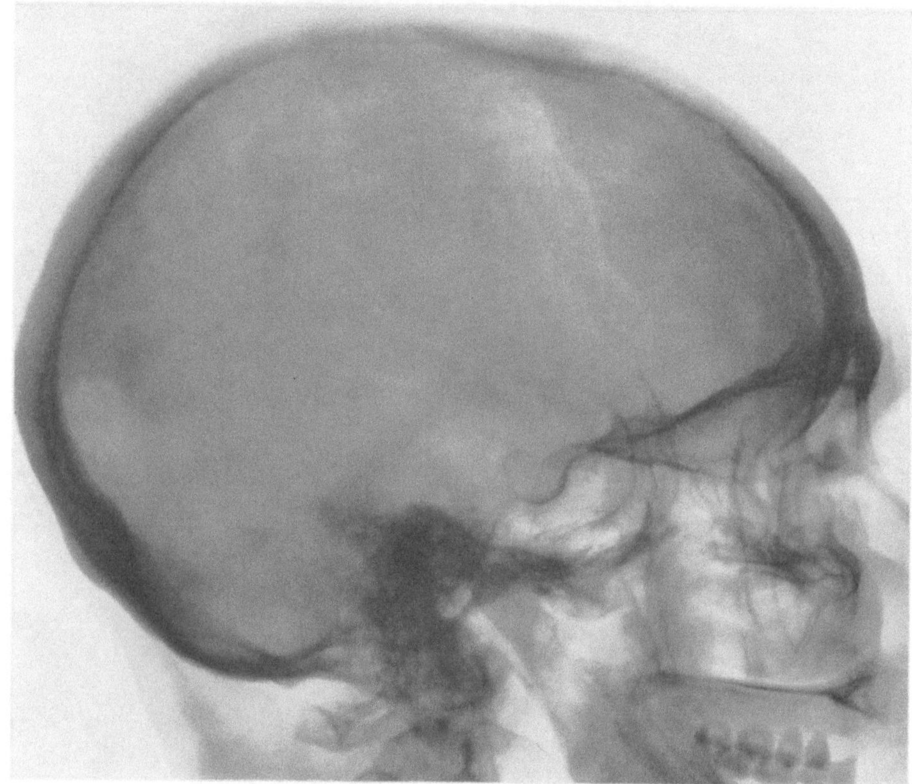

Abb. 53. Seitenbild zu Abb. 52

56jährige Patientin, seit 1950 produktiv cirrhotische, vorwiegend linksseitige Mittel- und Obergeschoßtuberkulose, ältere Herde im rechten Oberlappen, exsudative Kniegelenkstuberkulose rechts mit Kapselbeteiligung und Gelenkerguß. Bis 1955 mehrfache, z. T. sehr langdauernde klinische und Heilstättenbehandlung. 1956 Auftreten einer weichen cystischen, etwa walnußgroßen Anschwellung in der linken Hinterhauptsgegend. Röntgenologisch: kirschgroßer Aufhellungsbezirk in der Hinterhauptsschuppe links, zarte Verschattung im Zentrum. Allgemeinbefinden schlecht, reduzierter EZ und KZ, BKS 112/125, mäßige Linksverschiebung im Differentialblutbild, Eosinophilie (6%), Anämie. Pathologischer Eiweißbefund im Urin, im Sediment vermehrte Leukocyten und vereinzelt Erythrocyten. Lungenbefund im großen und ganzen unverändert, Verdacht auf frische entzündliche Veränderungen in beiden Mittel- und Untergeschossen. i.V.-Pyelogramm: Weitstellung des rechten Nierenhohlsystems, sonst kein pathologischer Befund.

Die Punktion der cystischen, links occipital gelegenen Geschwulst ergab trüb-bröckliges Sekret, kulturell wurden im Exsudat massenhaft Tuberkelbacillen nachgewiesen. Trotz Vorsichtsmaßnahmen kam es zur Spontanperforation des kalten Abscesses. Nach Behandlung mit PAS (i.v.: 14mal 750 cm³), 3 g Neoteben und 1,5 g Streptomycin hörte die Sekretion sehr rasch auf und es bildete sich bald eine feste Narbe.

b) Syphilis der Schädelknochen.

Die Knochensyphilis ist in der Regel eine *Erkrankung der Tertiärperiode* der Syphilis, sie kann aber schon im sekundären Stadium vorkommen. Einzelne solcher Frühfälle sind schon aus früheren Jahrhunderten bekannt (Literatur bei BEITZKE). CLOGNE (1911) sah unter 2112 Fällen von Knochensyphilis 12mal eine Manifestation in der sekundären Periode 2—4 Monate nach dem Primäraffekt. Es handelte sich zwar vorwiegend um akute und nichtgummöse Periostitiden, doch wurden auch vereinzelt Gummen beobachtet (GAUSCHER, CLOGNE, zit. nach BEITZKE).

Das frühzeitige Auftreten von syphilitischen Knochenveränderungen wird auch jetzt, vor allem bei der *Transfusionssyphilis*, beobachtet. 1915 berichtete FORDYCE über 43 Beobachtungen, unter denen syphilitischer Knochenbefall häufig vorhanden war. Die Zahl der Fälle ist im Laufe der Jahrzehnte erheblich angestiegen (MANDELBAUM, ABRAHAM und SAPERSTEIN, PIAN und FRAZIER). Bereits 6 Wochen nach der Transfusion können Knochenveränderungen auftreten, meist akute Periostitiden oder Osteomyelitiden, die den gummösen Prozessen in der Tertiärperiode sehr ähneln (SCHINZ-BAENSCH). Da die Erkrankung in den letzten Jahrzehnten sehr selten geworden ist, muß die ältere Literatur Berücksichtigung erfahren.

Die Knochensyphilis läßt eine auffällige Bevorzugung des Schädels erkennen. Nach älteren Übersichten (z. B. JULLIEN), vor allem aber nach der Statistik von FOURNIER, die 945 Fälle tertiärer syphilitischer Knochenveränderungen erfaßt, ist das Verhältnis der Schädelknochensyphilis zu der des übrigen Skeletsystems 443 zu 502. Selbst die häufigste Manifestation der Syphilis an den langen Röhrenknochen, die Syphilis des Schienbeines, steht in dieser Statistik hinter der Erkrankung der Schädelknochen. Von den Knochen des Schädeldaches ist das Stirnbein zahlenmäßig am häufigsten betroffen, es folgen in weitem Abstand das Scheitelbein, das Schläfenbein ist ganz selten, das Hinterhauptsbein nur ausnahmsweise betroffen (FRANGENHEIM, ASHURST). Während die Tuberkulose der Schädelknochen vorwiegend eine Erkrankung des Jugendalters ist, kommt die Syphilis des Schädeldaches fast ausschließlich im Erwachsenenalter vor (ERDHEIM). Ausnahmen bilden die syphilitische Schädelknochenerkrankung des Säuglings als Folge einer Geburtsinfektion (MÜLLER) und die angeborene Syphilis des Kindes (PICK).

Die für die Syphilis *charakteristische Form der Gewebsreaktion* ist einmal der vom Periost oder vom Endost ausgehende Gummiknoten, der zum Abbau von Knochensubstanz führt. Daneben kommen aber Veränderungen an Periost und am Knochen selbst vor, die nicht mit Bildung des spezifischen Granulationsgewebes einhergehen und zu periostalem und endostalem Knochenaufbau führen. Das Nebeneinander beider Formen läßt recht komplizierte Verläufe und Zustandsbilder entstehen, deren diagnostische Klärung bisweilen sehr schwierig sein kann.

a) *Die nichtgummöse syphilitische Periostitis* ist eine Form der Knochensyphilis, die schon sehr frühzeitig auftritt und vor der sekundären und tertiären Periode Erscheinungen macht. Sie manifestiert sich besonders an den platten Knochen und tritt meist umschrieben, manchmal aber auch ausgedehnter an mehreren Knochen zugleich auf. Der exsudative Prozeß betrifft sowohl die tieferen als auch die oberflächlicheren Schichten des Periostes, es entwickeln sich meist scharf umschriebene Anschwellungen, die isoliert bleiben, aber auch konfluieren können. Kommt es nicht zur Rückbildung, so tritt eine Ossifikation ein. Die elastisch flache, meist nur gering gewölbte tastbare Auftreibung wird allmählich härter und bald sind unter der Haut knotige, beinharte Knochenauflagerungen tastbar, die — sofern sie länger bestehen — nicht mehr rückbildungsfähig sind. Diese syphilitischen Exophyten oder Exostosen können verschiedenste Form haben.

b) Der syphilitische Knochenprozeß braucht nicht zur Gummenbildung zu führen *(nichtgummöse Ostitis)*. Dieses Stadium der Knochenentzündung tritt aber nie selbständig auf, es ist durch die Bildung einer weitmaschigen, bimssteinartigen Spongiosa mit nachfolgender Verdichtung gekennzeichnet, so daß ein elfenbeinharter, besonders schwerer Knochen resultiert.

c) Die *gummösen Erkrankungen des Knochens* nehmen ihren Ausgang sowohl vom Periost als auch vom Endost und den Markräumen, so daß die Bezeichnung einer gummösen Osteoperiostitis richtiger sein dürfte. Diese gummösen Prozesse gehen mit Knochenabbau einher. Die umschriebene Form, das periostale Gummi wird vornehmlich im platten Knochen angetroffen, entsteht primär im Periost, kann aber auch in den Weichteilen und im Knochen seinen Ursprung haben und erst endgültig im Periost lokalisiert sein. Die Gummiknoten können bohnen- bis apfelgroß werden, treten einzeln oder zu mehreren, isoliert oder zusammenfließend auf. Sie sind anfangs noch recht prall elastisch. Das im frühen Stadium zähflüssige, klebrige, später speckige Gewebe hat Ähnlichkeit mit dem Schleimgewebe und geht aus den inneren Schichten des Periostes hervor. Während die über dem Gummiknoten liegende Haut anfangs noch gar nicht beeinträchtigt wird und daher verschieblich ist, wird der darunter-liegende Knochen angegriffen und es entsteht bald durch Druck und Usurierung ein atrophisierender Knochenprozeß mit tast- und sichtbarer Knochendelle. Kommt dem von außen angreifenden peri-ostalen Prozeß ein gleicher vom Markraum entgegen, so erfolgt das immer in der Weise, daß der Durchbruch von innen nach außen nur an einer schmalen, umschriebenen Stelle vor sich geht. Vom Periost her können nun Zapfen des spezifischen Granulationsgewebes schneller in die Tiefe dringen, in den Knochen breit einwuchern und ihn rarifizieren. Man findet in diesem Stadium eigenartige strahlig bis sternförmige Knochengruben bzw. -einziehungen, in deren Zentren die Mündung des von innen her erfolgten Knochendurchbruches liegt. Um den Herd herum kommt es zur knöchernen Wall-bildung. Das periostale Gummi kann sich in seltenen Fällen auch auf die Weichteile der Umgebung ausbreiten, und zwar an besonderen Stellen mit nur dünner Weichteilbedeckung (Nase, Gaumen, Schädeldach, Schlüsselbein, Brustbein, Phalangen). Die so entstehenden Geschwüre weisen speckigen, gelbkäsigen Grund und scharfe, bläuliche unterminierte Wundränder auf. Der Gummiknoten kann verkäsen oder vernarben, wobei die Verkäsung meist mit einer derben Kapselbildung einhergeht, die Vernarbung zur dellenförmigen Einziehung der Haut am trichterförmigen Knochenherd führt. An- und Abbauprozesse wechseln ab, sie geben nach längerem Verlauf dem Knochen ein auffälliges, verdicktes und wurmstichiges Aussehen.

Bei der *gummösen Osteomyelitis*, die in der Regel mit einer gummösen Periostitis vergesellschaftet ist, führen die zahlreich auftretenden Gummiknoten zu ausgedehnten Knochenzerstörungen und zur Bildung von Sequestern, die aber keinesfalls abgestoßen werden müssen, sondern an das umgebende Gewebe wieder Anschluß finden können. Der osteomyelitische Prozeß kann ausheilen, so daß nur ein verdichteter und verdickter Knochen übrig bleibt.

Das *Frühsymptom* der syphilitischen Schädelknochenerkrankung ist die Weichteil-schwellung, die meist umschrieben im Stirnbereich sitzt. Sie ist äußerst druckempfindlich, tritt fast nur einzeln, selten an mehreren Stellen, dann meist aber konfluierend auf. Die Schwellung fühlt sich derb an, täuscht bisweilen eine Pseudofluktuation vor. Dieser nur aufs Periost beschränkte Prozeß kann nun mit und ohne Behandlung spurlos wieder ver-schwinden, und damit klingen auch die mit der Periostverdickung aufgetretenen spon-tanen, meist nachts einsetzenden quälenden Schmerzen ab. Die syphilitische Erkrankung bleibt aber nur in den seltensten Fällen auf das Periost beschränkt. Man tastet bei län-gerem Bestehen der periostalen Verdickung durch die Schwellung hindurch knöcherne Unebenheiten und röntgenologisch sind an dieser Stelle umschriebene sklerotische Verände-rungen zu erkennen (Frangenheim). Die *syphilitische Periostitis* der Schädelknochen ist in der Mehrzahl der Fälle gummös und es kommt zu teils ausgedehnten Abbauprozessen, die von reaktivem Knochenanbau abgelöst und überlagert werden, so daß flache, um-schriebene, buckelige Vorwölbungen (Tophi) entstehen. Klinisch ergibt sich außer der vom Periost ausgehenden schmerzhaften Weichteilschwellung vorerst keine auffälligere Symptomatik, und man ist oftmals überrascht, wie ausgedehnt und fortgeschritten der darunterliegende Knochenprozeß schon ist. Die Ablösung größerer Knochensequester, die Ausdruck einer *gummösen Osteomyelitis* ist, kommt äußerst selten vor (Kaufmann, Wertheim). Der Knochenprozeß geht — sofern er nur auf den Knochen beschränkt bleibt — ohne nennenswerte Schmerzen vor sich und ähnelt dem Verlauf bei osteolytischen Metastasen maligner Geschwülste. Der gummöse Knochenherd bleibt nicht auf die Ausgangsstelle beschränkt und bei Durchbruch nach innen kommt es zur *Eröffnung des Schädelinnenraumes*. Die Dura legt sich bei diesen knochenzerstörenden gummösen Prozessen dem Knochenrand an, es treten Verwachsungen und Verschwielungen ein, die als Abwehrreaktion zu deuten sind und das Fortschreiten in die Tiefe abschirmen. Zu-nehmender Hirndruck, Reizsymptome der Hirnrinde, Lähmungen der Gliedmaßen sind nur in den allerseltensten Fällen beobachtet worden. Bei Durchbruch nach außen treten Ulcera der Kopfschwarte auf, die durch schlaffe, bläuliche Wundränder gekennzeichnet sind. Die Fisteln führen direkt auf den stark veränderten wurmstichig aussehenden, rauhen Knochen. Die Sekretion ist mäßig. Die Ulcera sind natürlich durch die Sekundär-infektion gefährdet, da das verkäsende syphilitische Granulationsgewebe einen günstigen Nährboden bietet. Kommt es zur jauchigen, eitrigen Infektion, so tritt sehr bald eine eitrige Osteomyelitis mit Ablösung größerer Sequester auf. Während der syphilitische gummöse Knochenprozeß die reaktiv veränderte, verdickte und verschwielte Dura nicht überschreitet, durchbricht die Sekundärinfektion bisweilen diesen abschirmenden Wall und es kann zu Meningitiden, Hirnabscessen und eitrigen Thrombosen kommen. In den meisten Fällen verläuft aber die Infektion nur mit ausgedehnterer Sequestrierung.

Im Bereiche des *Gesichtsschädels* ist die Orbita bevorzugter Sitz der Knochensyphilis. Auch diese Lokalisation ist schon frühzeitig bekannt gewesen (BOERHAVE, SOLOVEIT-SCHIK, KAPOSI, GAUSCHER, CHAIGNEAU, zit. nach BEITZKE). Die Knochenveränderungen sind hier mehr umschrieben und es treten Exophthalmus, Verlagerung des Bulbus, Beeinträchtigung der Blickbewegungen, lokale Schmerzen, bisweilen Opticusschäden und Schäden an der Cornea (Keratitis) auf (MULOCK). Bisweilen kann der Tränengang blockiert sein und bei Durchbruch durch die Haut kommt es zu anhaltenden Fisteleiterungen, bei Vernarbungen zu Verziehung der Lider. Über syphilitische Erkrankungen beider Orbitae berichtete unter anderen PASCHEFF (1936).

Syphilitische Zerstörungen sind am häufigsten noch am Nasenskelet anzutreffen. Vornehmlich ist das Septum, der Nasenboden und das Nasenrachendach betroffen. Die sehr dünnen, von Schleimhaut bedeckten Knochen fallen rascher als das Schädeldach der Rarifizierung anheim. Die Schleimhaut ist hier meist der Ausgangspunkt der jauchigen Sekundärinfektion. Die narbige Heilung dieser gummösen Prozesse

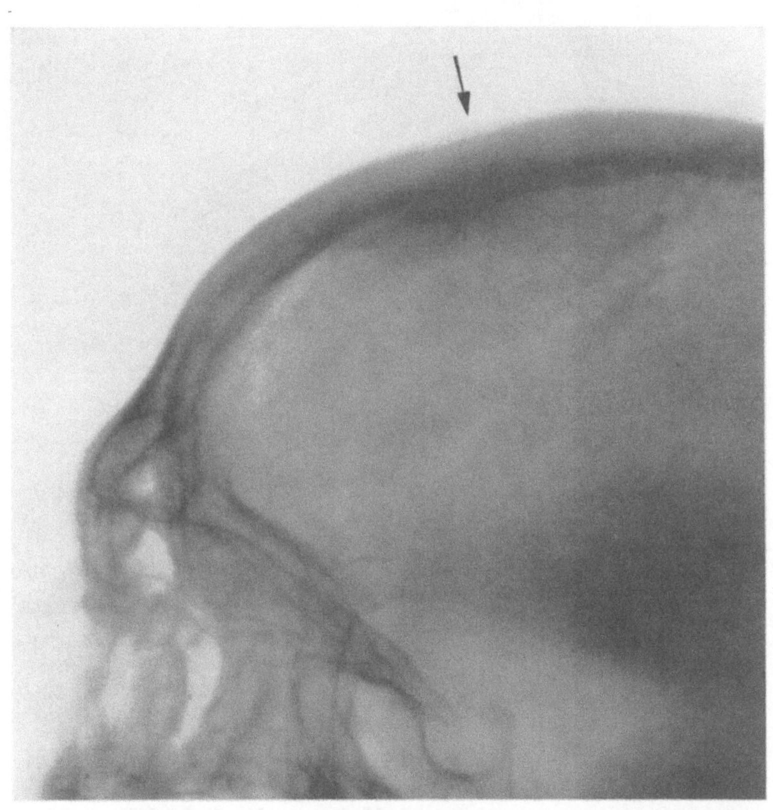

Abb. 54. Syphilis des Stirnbeins (Fall der Univ.-Hautklinik Würzburg, Direktor Prof. Dr. SCHÜRMANN). Seitenaufnahme. Der Pfeil zeigt den Herd.

des knöchernen Septumanteiles geht mit Schrumpfung einher und es kommt zum Einsinken des Nasenrückens.

Röntgenologisch läßt sich die Knochensyphilis meist schon frühzeitig nachweisen. Neben umschriebener Osteolyse und Osteoporose sind osteosklerotische Veränderungen auffällig und in fortgeschrittenen Fällen sind teilweise gelöste Sequester sichtbar. Man kann aber auf Grund des Röntgenbefundes allein keine sichere Diagnose stellen, da die Knochenveränderungen meist zu uncharakteristisch sind und den differentialdiagnostisch in Frage kommenden Bildern (Tuberkulose, Osteomyelitis) ähneln. Als Charakteristikum für die Syphilis gilt unter anderem, daß die Knochenzerstörung an der Tabula externa ausgedehnter ist als an der Tabula interna. Weder der Lokal- noch der Röntgenbefund sind beweisend, und es müssen zur Sicherung der Diagnose immer die serologischen Untersuchungen herangezogen werden (Wa.R., evtl. Nelson-Test). Die Syphilis der Schädelknochen wird heute im Vergleich zu früheren Jahrzehnten nur selten angetroffen. Es kommt daher häufiger zur Verkennung des Krankheitsbildes infolge geringer Beachtung (GEIER, LONGHIN, TEMESLIESCU u. TEODOSIU).

Therapeutisch kommt für die meisten Fälle nur eine konservative Behandlung mit Penicillin in Frage (Kimmig, Kellock, Longhin u. Mitarb.), nur in Ausnahmefällen werden chirurgische Maßnahmen (Sequestrotomie bei Sekundärinfektion) erforderlich sein.

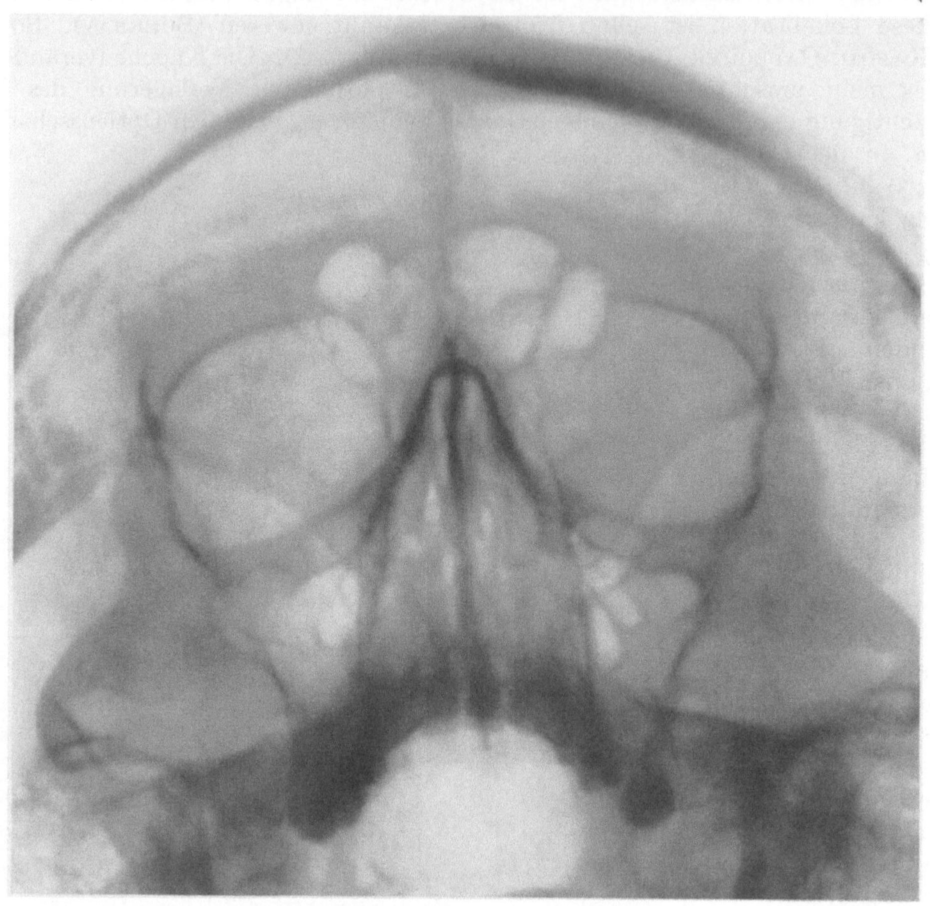

Abb. 55. Sagittalaufnahme zu Abb. 54.

c) Mykosen der Schädelknochen.

Die durch Pilzinfektion hervorgerufenen Organerkrankungen sind bei uns — mit Ausnahme der Dermatomykosen — selten, in Überseeländern, vornehmlich in Amerika, jedoch häufig. Nach einer für klinische Zwecke durchaus ausreichenden und befriedigenden Einteilung unterscheidet man nach dem primären Vorkommen der Pilzarten außerhalb und innerhalb des menschlichen Organismus die exogenen, die endogenen sowie die exogen und endogen vorkommenden Mykosen.

Von den ersteren, den exogenen oder auch *primären Mykosen* haben für uns die *Sporotrichose* und *Nocardiose* gewisse klinische Bedeutung. Viel wichtiger sind aber die in Amerika heimische *Blastomykose* und die *Coccidioidomykose*. Zu den endogenen, *sekundären Mykosen* gehören die *Aktinomykose*, der *Soor* und die *Geotrichose*. Von den *exogen und endogen vorkommenden Mykosen* seien die *Cryptokokkose*, die *Aspergillose* und die *Mucormykose* erwähnt.

Übersicht und Literatur bei Conant (1946), Brumpt und Neven-Lemaire (1951), Mohr (1952), Wegmann (1957).

Allgemeines.

Da die Krankheitsbilder der einzelnen Pilzarten einander sehr ähneln und wenig Charakteristisches bieten, ist der Erregernachweis diagnostisch von ausschlaggebender Bedeutung. Ganz allgemein kann gesagt werden, daß der einfachste und sicherste Pilznachweis der *mikroskopische* ist, er gelingt leider nur in einem Teil der Fälle. Die *Pilzkulturen* haben den Nachteil, daß sie erst nach 3—4 Wochen diagnostisch verwertbar sind, das gleiche gilt für den in manchen Fällen notwendigen *Tierversuch.* Von diagnostischer Bedeutung ist die bioptische Untersuchung der vom Pilz hervorgerufenen Gewebsreaktion, also des Granuloms. Auch diese Untersuchungen haben nur beschränkten diagnostischen Wert, weil der Pilznachweis durch spezifische Färbemethoden nicht immer gelingt. Die *Seroreaktionen,* wie der Nachweis von Agglutininen, komplementbildenden Antikörpern und der Präcipitine sind für die Diagnostik wenig zuverlässig. Auch die *Intracutanteste* haben für die in unseren Breiten vorkommenden Mykosen keine größere Bedeutung, da sie in einem zu hohen Prozentsatz auch ohne Pilzbefall positiv ausfallen. Anders sind die Hautteste bei den in Amerika vorkommenden Blastomykosen und Histoplasmosen zu bewerten, da hier der positive Testausfall eindeutig für die stattgehabte Infektion spricht. In den seltensten Fällen gelingt es, Pilze im Blut nachzuweisen (WEGMANN-MAIER).

a) Exogene (primäre) Mykosen.

Die Sporotrichose ist eine überall an der Haut und im Unterhautbindegewebe vorkommende Pilzerkrankung, bei der eine lokalisierte cutane und eine disseminierte subcutane Form unterschieden wird. Während erstere umschrieben auf die Haut begrenzt bleibt, befällt letztere Muskeln, Gelenke und Knochen (REEVES, ROCHARD u. Mitarb.) und tritt bisweilen generalisiert auf (SINGER). Die Pilzerkrankung wird als Berufskrankheit der Landwirte und Gärtner anerkannt. Die Pilzinfektion erfolgt durch die verletzte Haut, es kommt zu regionärer Drüsenschwellung und zu chronischer Ulceration an der Verletzungsstelle, gelegentlich Knochenbeteiligung. Sichere Schädelknocheninfektionen durch Sporotrichose sind selten (ALOIN u. VALLIN), über das Einwandern der Pilze in den intrakraniellen Raum, über Meningitis und Meningoencephalitis berichteten HYLLOPE, NEEL, KRAUS und HILIMANN (1926), FELLMANN (1953) und AUFDERMAUER u. Mitarb. (1954).

Die durch den saprophytär lebenden Spaltpilz Nocardia-Asteroides hervorgerufene *Nocardiose* hat eine ähnliche Verlaufsform. Die früher als sehr selten geltende Mykose wurde in letzter Zeit häufiger diagnostiziert, der Verlauf ist meist subchronisch, nur selten akut septisch, charakteristisch sind eitrige Granulombildungen. Betroffen sind im wesentlichen die Haut, das subcutane Bindegewebe, gelegentlich der Knochen. Der Infektionsweg ist nicht restlos geklärt, möglicherweise erfolgt die Pilzinfektion durch den Respirationstrakt. Über eine diffuse Nocardiose der Lungen, umschriebene der Orbita mit Infiltration der Tränendrüse, des Orbitalgewebes, Destruktion der knöchernen Orbita und Einbruch in den intrakraniellen Raum berichteten FRANÇOIS, HOFFMANN, VERIEST und CONDAELE (1957). Diagnostisch sind diese äußerst selten auftretenden Erkrankungen schwer differenzierbar, eine sichere Diagnose erlaubt eigentlich nur der Pilznachweis. Therapeutisch kommen für beide Mykosen Sulfonamide, Antibiotica, evtl. chirurgische Maßnahmen in Frage.

Die nur in Nord- und Südamerika vorkommenden *Blastomykosen* werden durch Blastomyces Dermatitides oder Blastomyces Brasiliensis hervorgerufen. Die erste Beschreibung dieser Pilzkrankheit erfolgte durch GILCHRIST Ende des vorigen Jahrhunderts (Gilchristsche Erkrankung). Übersicht und Literatur bei GRUETZ (1928, 1933, 1935), MARTIN und SMITH (1939), ALFRED und HARBIN (1950), MOHR (1952). Die Eintrittspforte der Infektion ist die Lunge. Die Sporen werden mit dem Staub inhaliert. Der Krankheitsverlauf ist vorwiegend schleichend, subchronisch, nur selten akut und stürmisch. Nach einer Inkubationszeit von etwa 3 Wochen tritt ein Katarrh der oberen Luftwege auf, dem häufig eine Pneumonie folgt. Im weiteren Verlauf stellen sich subfebrile Temperaturen, bisweilen remittierendes Fieber, Gelenkschwellungen, Muskelschmerzen und ab und zu allergische Reaktionen (bis zu 5%) ein, die aber nach mehreren Wochen wieder abklingen. In der überwiegenden Mehrzahl der Fälle ist die Infektion damit klinisch ausgeheilt. In etwa 2—3% kommt es aber zu manifesten Organbeteiligungen und Bildung von sekundären Granulomen. Betroffen sind in erster Linie die Haut, die Lymphknoten, Lunge, Muskeln, Gelenke, Sehnen und Knochen, schließlich auch das Zentralnervensystem.

Die *Knochenbeteiligung* ist eine häufige Späterkrankung, sie wurde erstmalig von POTTER 1910 beschrieben. Bevorzugt sind die Wirbelsäule, die Knochen des Schultergürtels, Unterarm, Patella und die Fußwurzelknochen, von den platten Knochen die

Rippen und das Schädeldach (Alfred und Harbin). Der herdförmige Knochenprozeß hat den Charakter einer Osteomyelitis. Es kommt zu einer vorübergehend, meist nur geringen Periostverdikkung, später aber zur Zerstörung der Tabula externa und zu einer subperiostalen Absceßbildung. Nach Martin und Smith (1939) sind in fast der Hälfte der Späterkrankungen Knochenveränderungen vorhanden. Unter 57 Fällen betrafen allein 9 den Schädel. Die Knochenherde (Bechtel und Le Count, Hurley u. Mitarb., McKanty und Morgan, Iglauer, Gaspar, Fenstermacher u. Lingemann, Rypins, zit. nach Martin u. Smith) kommen einzeln, aber auch zu mehreren vor, liegen oft schon unter sezernierenden Hautulcera, sind pfennig- bis markstückgroß und sind röntgenologisch als umschriebene Osteolyse mit Zerstörung der Tabula externa nachweisbar. Sie ähneln syphilitischen, tuberkulösen und unspezifischen osteomyelitischen Knochenherden, eine sichere Diagnose ist nur durch die histologische Untersuchung des Granulationsgewebes möglich. Die Knochenherde werden bevorzugt im Stirn- und Scheitelbein angetroffen, selten in der Hinterhauptsschuppe oder an der Basis.

Therapeutisch werden Penicilline, Sulfonamide, auch Jodkali ohne befriedigenden Erfolg gegeben. Chirurgische Maßnahmen sind bei Absceßbildung (Psoasabsceß, bei der Wirbelsäulenplastomykose, subperiostaler Absceß am Schädeldach) erforderlich, der Knochenherd muß vollständig entfernt werden.

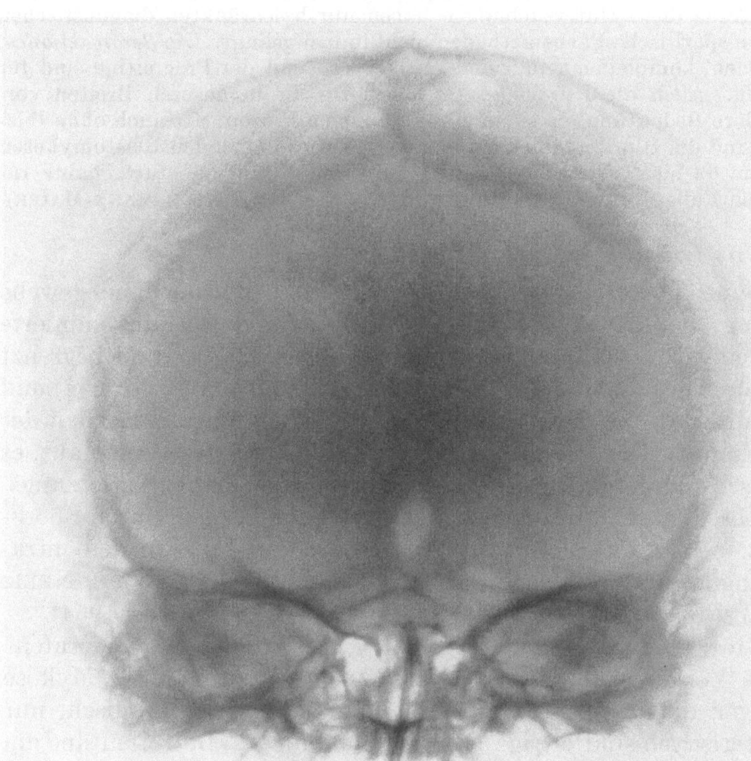

Abb. 56. Blastomykose mit Herd im Stirnbein (Fall der Chirurgischen Univ.-Klinik Göttingen) (Prof. Dr. Hellner), Röntgenabteilung (Priv.-Doz. Dr. Poppe). [Aus Klin. Wschr. **36**, 47 (1958).]

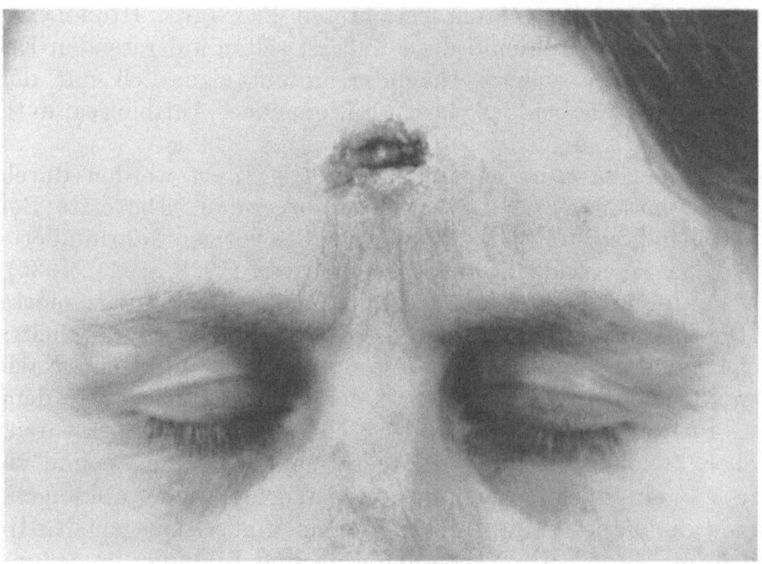

Abb. 57. Weichteilulcus des Falles von Abb. 56

Das Leiden bleibt *prognostisch* ungünstig zu beurteilen, besonders bei jenen Fällen, die schon frühzeitig Knochenveränderungen aufweisen. MARTIN und SMITH gaben eine sehr hohe Mortalität an.

Die mehr im Südwesten Amerikas vorkommenden *Coccidioidomykosen* wurden nach einer Gruppe einfacher Protozoen benannt, die man früher fälschlich als Infektionserreger ansah. OPHÜLS und MOFFITS klärten dann 1900 ihre Herkunft (Coccidioides immitis). Übersicht und Literatur bei GRUETZ (1928—1953), CARTER (1931), MOHR (1952).

Die Erkrankung beginnt — ebenso wie die Blastomykose, der sie übrigens sehr ähnelt — mit einem subakuten bis chronischen Katarrh der oberen Luftwege, der nach einer Inkubationszeit von 8—20 Tagen einsetzt und meist von einer pulmonalen Komplikation gefolgt ist. Röntgenologische Veränderungen sind schon frühzeitig an den Lungen, vornehmlich am Hilus nachweisbar. Zuweilen fehlt aber dieses bronchitische Stadium ganz und es treten frühzeitig Weichteilschwellungen und Knochenveränderungen auf. Der mykotische Knochenbefall kann auf einen Knochen beschränkt bleiben, ist aber meist generalisiert. CARTER fand unter 95 Fällen 50mal Knochenveränderungen. Am häufigsten werden die Röhrenknochen der unteren Extremitäten, die Knochen des Rumpfes, dann die Knochen der oberen Extremität, schließlich auch die Schädelknochen betroffen (BIRSNER und SMART). Andere Autoren (BENNIGHOVEN und MILLER, CARTER) fanden häufig Pilzherde in den flachen Knochen, vornehmlich im Sternum, in der Wirbelsäule, sowie in den Beckenknochen.

Die *Schädelknochenherde* zeigen einen ähnlichen Befund wie bei der Blastomykose. Unter einer Weichteilschwellung findet sich ein osteolytischer Herd mit subperiostalem Absceß (BIRSNER und SMART). Häufig kommt es zur Perforation der bedeckenden Weichteile und der Knochenherd liegt frei. Röntgenologisch sind kaum Einzelherde nachweisbar, sie treten immer zu mehreren auf. Sie haben Bohnen- bis Markstückgröße, lassen umschriebene Zerstörungen an der Tabula externa, aber auch umschriebene Spongiosaveränderungen ohne Beteiligung der Tabula erkennen, so daß man eine hämatogene Absiedlung annehmen muß. Allgemein anerkannt sind das Übergreifen der Weichteilmykose auf den Knochen und der hämatogen metastatisch entstandene Herd. Während das Übergreifen des Knochenprozesses auf die Weichteile von den meisten Autoren abgelehnt wird.

Über *röntgenologisch* gesicherte Knochenveränderungen, insbesondere über *Schädelknochenherde*, berichteten BAUMANN, EWANS und BALL, LEVIN u. JENKINSON, TAILOR, (zit. nach CARTER). Die umschriebenen Schädelknochenherde haben Ähnlichkeit mit denen bei der Blastomykose. Differentialdiagnostisch kommen hier wie dort Syphilis, Tuberkulose und Osteomyelitis, aber auch osteolytische Herde metastatischer Geschwulstabsiedlungen in Frage. Oft kann die Erkrankung durch serologische Untersuchungen diagnostiziert werden, beweisend ist die histologische Untersuchung des Granulationsgewebes.

Die chronisch verlaufende Mykose ist *prognostisch* nicht günstig zu beurteilen. Die bisher verwendeten therapeutischen Maßnahmen (Antibiotica, Sulfonamide, Röntgenbestrahlung) und die speziellen Behandlungen mit Caprylaten, Äthyl-Vanillaten, Fracydin, Stilbamidinen u. a. (Überblick und Literatur bei COHEN) befriedigen nicht. Häufig sind chirurgische Eingriffe erforderlich, vornehmlich bei ausgedehnten Erkrankungen an den Extremitäten (Amputation). Da die Erkrankung zur Generalisation neigt, sind der chirurgischen Behandlung Grenzen gesetzt.

β) Endogene (sekundäre) Mykosen.

Aktinomykosen. Die Erreger der Aktinomykose werden — ebenso wie die der Nocardiose — allgemein den Pilzen zugeordnet, obgleich sie schon in verschiedenen Merkmalen den Bakterien nahestehen. Die strahlenförmig angeordneten Mycelfäden brachten dem Aktinomyces bovis die Bezeichnung Strahlenpilz ein (Synonyma für Aktinomyces bovis: Nocardia aktinomyces, Streptotrix aktinomyces, Aktinomyces Israeli). Übersicht und Literatur bei: Beitzke (1936), Huchzermeyer (1939), Lentze (1950), Mohr (1952), Wegmann (1957).

Die Erreger kommen überall vor, sie sind häufige Bewohner der Mundhöhle und des Magen-Darmtraktes des Menschen und zeigen hier nur fakultativ pathogene Eigenschaften. Man nimmt heute allgemein den endogenen Infektionsmodus an und mißt dem exogenen nur geringe Bedeutung zu. Der häufige Befall der ländlichen Bevölkerung wird auf die schlechte Zahnpflege zurückgeführt (Lentze).

Die Infektion führt zu umschriebener Gewebsverdichtung mit Neigung zu Absceß- und Fistelbildung. Da die Granulome besondere resorptive Eigenschaften gegenüber den Gewebsfetten haben, kommt es zu einer intensiven Gelbfärbung des Eiters. Die schon äußerlich sichtbaren gelben Körnchen sind Drusen, welche aus einem Geflecht von Pilzfäden bestehen. Häufig werden im Eiter Fremdkörper (Getreidegrannen, Holz- und Knochensplitter u. dgl.) gefunden. Die Abscesse brechen durch die Haut und führen zu Fisteleiterung. Durch Einbruch in Lymph- und Blutwege kommt es zu hämatogenen Aussaaten. Der Verlauf und die Prognose des Leidens richtet sich ganz nach der Lokalisation und Ausdehnung der Entzündung.

Beim Menschen ist die Aktinomykose vor allem in 3 Körperregionen lokalisiert, und zwar in der cervico-facialen Gegend, im Abdomen und im Thorax.

Die cervico-faciale Form ist die häufigste und bekannteste (etwa 60 % der Fälle). Die Infektion erfolgt von der Mundhöhle aus, wobei der Schleimhautschädigung die größte Bedeutung für den Eintritt der Erreger zukommt (Grotting: bei 364 Patienten mit cervico-facialer Aktinomykose gingen in 46 % der Fälle eine Zahnextraktion voraus, viele hatten eiternde Schleimhautprozesse und ausgedehnte Caries. Die abdominelle und pulmonale Form sind für den Beitrag nur von geringem Interesse, es sei daher nicht näher auf sie eingegangen.

Die *Skeletbeteiligung* bei der Aktinomykose wird verschieden beurteilt. Nach Grässner sind in 15 %, nach Beitzke sogar in 25 % der Fälle Knochenveränderungen nachweisbar, und auch Wrede weist auf die häufige Knochenbeteiligung hin. Bei der cervico-facialen Form sind natürlich die Schädelknochen häufiger beeinträchtigt. Betroffen sind besonders der Unterkiefer, dann der Oberkiefer und der Schädelgrund. Nach Grässner ergibt sich ein Zahlenverhältnis von 6:2:1.

Die Aktinomykose der Schädelknochen kann auf hämatogen-metastatischem Wege verursacht sein, sie ist aber in der überwiegenden Mehrzahl der Fälle durch Übergreifen des Weichteilprozesses auf den Knochen bedingt. Die Beteiligung der knöchernen Schädelbasis erfolgt in den allermeisten Fällen durch die Ausbreitung der Infektion längs der Gefäße und Nerven, durch die vorgebildeten Fissuren und Öffnungen des Schädelgrundes. Eine Ausnahme bilden die pneumatisierten Knochen der Schädelbasis. Hier kann die Infektion über den Luftweg erfolgen, hat aber dann erfahrungsgemäß einen auffallend foudroyanten Verlauf (Demianczyk, Puarolli, zit. nach Riegel). Von den Schädelbasisknochen wird am häufigsten das Keilbein (Moosbrugger, Klinge, Kramer und Som), seltener das Felsenbein (De Quervain, Klinge, zit. nach Riegel) betroffen. Aktinomykotische Knochenherde sind in der Orbita bekannt (De Rezende, Beigelmann). Über atypische Lokalisation der Aktinomykose im Mittelohr und endokraniellen Einbruch berichtete Ninger (1953).

Der Befall der Schädelkalotte ist umstritten. Der von Riegel beschriebene parietale Knochenherd kann ebensogut Folge der Röntgenbestrahlung sein.

Röntgenologisch sind Osteoporose, reaktive Osteosklerose, bisweilen eine Periostitis ossificans, Osteomyelitis mit Sequester- und Totenladenbildung feststellbar (Schinz-Baensch). Die Diagnose ist auf Grund des eindrucksvollen klinischen Befundes, der röntgenologisch nachweisbaren Veränderungen am Knochen und des Erregernachweises in den meisten Fällen nicht schwierig. Differentialdiagnostisch kommen spezifische Knochenentzündungen und Knochentumoren in Frage. Der fortschreitende entzündliche Prozeß führt gelegentlich zur Meningitis und zum Hirnabsceß. In manchen Fällen ist der kontinuierliche Infektionsweg vom Herd zum Gehirn deutlich erkennbar, manchmal aber nicht, so daß man mit WREDE an eine hämatogene Streuung (ZITKA, KRAMER und SOM, JEWELL) denken kann. *Therapeutisch* haben neben Antibiotica noch immer die Röntgenbestrahlung und die chirurgischen Maßnahmen Bedeutung. An früheren Behandlungsmethoden sei die Jod-Jontophorese und die Vaccination erwähnt. Die ungünstigste *Prognose* hat die abdominelle und pulmonale Form, die allen Behandlungsverfahren schwer zugänglich ist. Die cervico-faciale Form wird im allgemeinen günstiger beurteilt, mit Ausnahme der Fälle, bei denen es zum endokraniellen Einbruch kommt.

Die *Geotrichosen* haben für den Beitrag keine Bedeutung. Auch der durch Candida albicans, Candida tropicalis und pseudotropicalis hervorgerufene *Soor*, der seit Einführung der Breitbandspektrumantibiotica mehr als alle anderen Mykosen zugenommen hat, betrifft im wesentlichen den Respirationstrakt. Sichere Knochenveränderungen, insbesondere Beteiligung der Schädelknochen sind nicht bekannt. Über Soorinfektionen des Zentralnervensystems liegen Einzelberichte vor, doch wurden auch bei diesen keine Knochenveränderungen nachgewiesen.

γ) Die endogenen und exogenen Mykosen.

Die durch Cryptokokken hervorgerufenen Pilzkrankheiten sind unter dem Namen *Torulose*, Torulopsis neoformans, europäische Blastomykose und Burse-Bouschke-Krankheit bekannt. Übersicht und Literatur bei ZENKER (1861), BURSE-BOUSCHKE (1894), HANSEMANN (1905), FREEMAN, WEIDTMANN (1933), zit. nach WEGMANN, LEVIN (1937), RATCLIFFE und COOK (1950), MOHR (1952), WEGMANN (1957).

Die Erkrankung ist nicht identisch mit der in Übersee vorkommenden Blastomykose. Die Torulopsisinfektion erfolgt wahrscheinlich über die Haut, den Respirations- und Darmtrakt. Der Verlauf der Erkrankung ist meist subakut bis chronisch, häufig ist die Mitbeteiligung des Zentralnervensystems.

Man unterscheidet die mit Pusteln, subcutanen Tumoren und exulcerierenden Gummen einhergehende Hautform und die generalisierte Form. Gerade bei letzterer ist das Zentralnervensystem häufig (WEGMANN) beteiligt (Meningo-encephalitis). Knochenveränderungen sollen sehr selten vorkommen (COLLONS). Bei den veröffentlichten Meningoencephalitiden, die z. T. recht massive cerebrale Ausfallserscheinungen boten, wiesen die Schädelknochen röntgenologisch keine krankhaften Veränderungen auf (LEVIN, REEVES u. Mitarb., MARSHALL u. Mitarb., VANDEPITTE, LIU, LAPORTE u. Mitarb.).

Die *Aspergillose* wird durch die weitverbreiteten Aspergillen, die auf Pflanzen, Heu, Stroh und Holz gefunden werden, verursacht. Nur ein kleiner Teil dieser Pilze sind menschenpathogen. Die Aspergillose ist eine Erkrankung der Tierpfleger, vornehmlich der Vogelzüchter, und gilt als Berufskrankheit der Taubenzüchter (RENON). Die Infektion erfolgt durch Einatmen sporenhaltigen Staubes. Tuberkulose, Bronchiektasen begünstigen die Manifestation. Häufig ist das Ohr Sitz der Pilzerkrankung, auch Infektionen der Nasennebenhöhlen sind bekannt geworden (BATT, STUART und BLANK). Der *Befall der Schädelknochen* gehört zu den *Ausnahmen*. JUST berichtete 1932 über eine offenbar von der Nase ausgehende Aspergillusosteomyelitis, bei der das Stirnbein und das Orbitadach zerstört waren. SCHNYDER (1948) teilte eine Aspergillosis der Schädelbasis mit. Zahlreicher sind die Berichte über eine Infektion des Schädelinnenraumes mit Meningitis und Hirnabsceß ohne bzw. ohne gesicherte Schädelknochenbeteiligung (PERACCO 1933, NECOD 1946, McKEE 1950, DAVID CHARLIN, MORCE und NAUDASCHER 1951, IYERS, DODGE und ADAMS 1952, Literatur bei WEGMANN). Die Behandlung der Aspergillosis ist im allgemeinen konservativ, Jodkali spielte früher, aber auch jetzt noch eine wesentliche Rolle, bei Pilzbefall der Knochen, insbesondere der Nasennebenhöhlen, ist eine radikale Entfernung aller mykotischen Herde geboten.

Bei der *Mukormykose* und bei den *Penicillosen* sind in erster Linie die Lungen erkrankt, meningoencephalitische Fälle sind von allen diesen Pilzerkrankungen bekannt, sichere Schädelknochenveränderungen sind nicht beschrieben worden.

d) Die Schädelknochenbeteiligung bei der Lepra (Aussatz).

Diese von Mensch zu Mensch übertragbare infektiöse Erkrankung manifestiert sich primär selektiv an der Haut, an den Schleimhäuten und an den peripheren Nerven. (Gesammelte Literatur bei Hirschberg-Biehler, Klingenmüller, Büngeler u. Mitarb., Roulet, Tisseuil, Nauck, Lippelt, Mohr.) Sie verläuft chronisch progredient, bisweilen in Schüben, und führt bei langem Siechtum zu schwersten Entstellungen. Die Veränderungen an der Haut und an den Nerven beherrschen das klinische Bild, das bestimmte Formen, Typen und Varianten erkennen läßt. Die Erkrankung selbst führt nur in den seltensten Fällen zum Tode, meist sind es Mischinfektionen, vor allem aber die Tuberkulose, die das qualvolle Leiden beschließt.

Man unterschied früher die mit Verdickungen der Haut, Knoten- und granulomatöser Geschwulstbildung einhergehende tuberöse Form, die „Haut- oder Knotenlepra", von der durch Hautgefühlsstörungen, trophischen Hautveränderungen und Mutilationen gekennzeichneten maculo-anaesthetischen „Nervenlepra". Die häufig beobachteten fließenden Übergänge wurden einer Übergangsgruppe, der „gemischten Form" zugeteilt. Bei der heutigen Terminologie geht man im wesentlichen von einem Einteilungsprinzip aus, das den histologischen Aufbau des Granulationsgewebes und die Immunitätslage in den Vordergrund stellt und den klinischen Befund mitberücksichtigt. Man unterscheidet — da das Leprom nun wohl zu definieren ist — grundsätzlich die „lepromatösen" und die „nichtlepromatösen" (tuberkuloiden) Formen. Während man diese beiden Typen als Polare ansehen darf, können sich die weniger deutlich charakterisierten, in ihrer weiteren Entwicklung unbeständigeren Gruppen, die „indeterminierte" und die „dimorphe oder bipolare" (borderline) Gruppe nach der einen oder der anderen Seite hin entwickeln. Auf die engen Beziehungen zur Tuberkulose sei hingewiesen.

Die Lepra zeigt keine Geschlechtsdisposition, das zahlenmäßig nachweisbare Überwiegen der Erkrankung beim Mann darf auf die größere allgemeine und berufliche Exposition zurückgeführt werden.

Knochenveränderungen sind bei der Lepra häufig. Nachdem durch Röntgenuntersuchungen Frühfälle erfaßt werden können, schätzt man die Knochenbeteiligung — bezogen auf ein allgemeines, nicht ausgewähltes Krankengut — auf 10—30%. Bei den schon fortgeschritteneren, insbesondere aber bei den mit schweren Läsionen peripherer Nerven einhergehenden Fällen ist sie ungleich höher, ja fast bis zu 100% (Paterson, Da-Veiga). Ob sie bei Jugendlichen häufiger gesehen wird (Murdock u. Hunter: unter 140 Fällen 108 mit Knochenbeteiligung), sei wegen ungleicher Untersuchungsbedingungen dahingestellt.

Die *spezifischen* leprösen *Knochenveränderungen* im Sinne typischer Leprome sind *im Mark* lokalisiert. Bei den Röhrenknochen liegen sie gewöhnlich in der Epiphyse, seltener im Schaft, bei den platten Knochen im Bereiche der Spongiosa. Der Knochenbefall ist überwiegend hämatogen verursacht, es kommt zur Zerstörung der Spongiosa, aber auch die Compacta weist stellenweise Perforationen auf. Veränderungen am *Periost* werden vorwiegend dann gesehen, wenn Leprome der Umgebung dicht angelagert sind. *Spezifische Knochenveränderungen* kommen praktisch nur bei der Lepra lepromatosa vor, hingegen werden *trophische* in wechselndem Ausmaß auch bei allen anderen Formen beobachtet, vornehmlich bei ausgedehnter Mitbeteiligung der Hautnerven. Sie sind durch prozeßhaften fortschreitenden Knochenabbau gekennzeichnet und können zum Untergang größerer Knochenabschnitte führen.

Die beim Aussatz häufig vorkommenden *unspezifischen Knochenzerstörungen* sind klinisch schwer von den spezifischen Knochenveränderungen zu trennen. Bei ulcerierenden Prozessen kommt es häufig zu Mischinfektionen, die bis zum Knochen vordringen und ihn zerstören.

Röntgenologisch sind die Knochenprozesse gelegentlich schon frühzeitig angedeutet nachweisbar, sicher zu diagnostizieren sind sie aber erst im fortgeschrittenen Stadium. So wurden Schwund der Spongiosa, Verdünnung der Corticalis, aber auch umschriebene Aufhellungsherde beobachtet. Selbst Gelenkveränderungen sind beschrieben worden. Das Fehlen einer stärkeren periostalen Reaktion und der Ausfall der Callusbildung bei Frakturen werden als charakteristisch angesehen (Schinz-Baensch).

Die *Häufigkeit* des Vorkommens *spezifischer lepröser Veränderungen an den Schädel-knochen* ist schwer abschätzbar. Es fehlen hier eingehendere Beobachtungen und Mitteilungen. Sicher ist, daß die Schädelknochenveränderungen beim Aussatz zu den Seltenheiten gehören. Sie wurden am Nasenskelet im Bereich der Nasen-Nebenhöhlen (MURATA) und am Gaumen beobachtet (Literatur bei HIRSCHBERG-BIEHLER, KLINGENMÜLLER, BEITZKE), aber auch am Schädeldachknochen gesehen (GLÜCK, SAWTSCHENKO). Manche Berichte der älteren Literatur sind hinsichtlich der Diagnose mit Vorbehalt zu bewerten, denn der Knochenprozeß konnte auch durch eine andere Erkrankung verursacht sein (HALLOPEAU u. LEBRET). In der neueren Literatur findet man nur vereinzelte Mitteilungen über den bei der Lepra lepromatosa gelegentlich vorkommenden leprösen Schädelknochenbefall. So fanden sich Knochenherde im Sinne typischer Leprome, Knochen- und Periostbefall bei Lepromen der Kopfhaut mit ausgedehnter Alopecia (HAYASHI und ZENSHOEN) und porosierende dystrophische Knochenveränderungen (BÜNGELER).

Röntgenologisch sind sowohl Aufhellungen als auch umschriebene Destruktionsherde am Schädelknochen nachweisbar (KADRNKA und MERDJO). Über seltene röntgenologisch faßbare Knochenveränderungen berichteten NÈGRE und FONTAN. In den meisten der zuletzt erschienenen zusammenfassenden Arbeiten über die Lepra wird der Schädelknochenbefall nur mehr am Rande oder gar nicht erwähnt (MOHR, SCHINZ/BAENSCH, NAUCK, LIPPELT).

Bei der *Behandlung* der Schädelknochenlepra muß man davon ausgehen, daß diese Erkrankung nur eine ungemein seltene und umschriebene Lokalisation eines generalisierten Leidens darstellt, und sie muß daher im Rahmen der allgemeinen Lepratherapie erfolgen. Während früher ausschließlich Chaulmoogra-Öl gegeben wurde, hat sich in den letzten $1^1/_2$ Jahrzehnten die Behandlung mit Sulfonderivaten (Promin, Diason, Sulphitron, Promizal, Promazetin) der Muttersubstanz des 4,1-Diamino-diphenyl-Susphon = DDS durchgesetzt. Die chirurgische Versorgung und Bereinigung des Knochenherdes ist im wesentlichen nur dann erforderlich, wenn es zu Ulcerationen der darüberliegenden Kopfhaut gekommen ist und die Gefahr der Infektion droht oder wenn eine frische Infektion vorliegt. Der spezifische Knochenherd unter der intakten Haut gibt noch keine Indikation zum operativen Eingriff, da weder der Einbruch von Granulationsgewebe in den Schädelinnenraum mit intrakranieller Raumbeengung, noch lepröser Befall des Gehirns beobachtet wurden. Neurochirurgisch ist die Lepra keine Erkrankung, die hinsichtlich Diagnose und Therapie besondere Probleme bietet. Die gelegentlich festgestellten Ausfallserscheinungen an den Hirnnerven (Trigeminus und Facialis) waren durch Läsionen der peripheren Nerven im Bereiche der Gesichtshaut verursacht (MOHR).

Viel bedeutsamer als die so seltenen spezifischen leprösen Schädelknochenherde sind die *Mischinfektionen bei Ulceration* der Kopfhaut, die zu schweren *allgemeinen Osteomyelitiden der Schädelknochen* führen können. Für diese Fälle gelten die allgemeinen chirurgischen und medikamentösen Maßnahmen, wobei nur zu berücksichtigen bleibt, daß die trophisch gestörte Haut mangelnde Heilungstendenz aufweist.

II. Nicht infektiöse entzündliche Erkrankungen der Schädelknochen.

1. Osteoradionekrosen des Schädels.

Knochennekrosen, die nach therapeutischer Radiumeinwirkung oder Röntgenbestrahlung auftreten, sind schon seit längerer Zeit bekannt. EWING berichtete 1926 über histologische Beobachtungen an strahlengeschädigten Knochen („Bestrahlungsostitis"), kurz darauf (1927) teilte BAENSCH den ersten Fall einer durch Strahlenschädigung verursachten Spontanfraktur eines Schenkelhalses mit und in den folgenden Jahren häuften sich die Berichte über Osteoradionekrosen, so daß DIETHELM schon 1948 auf 42 Fälle der Weltliteratur hinweisen konnte.

Die *Radionekrose der Schädelknochen* stellt — stützt man sich auf die bisherigen Mitteilungen in der Literatur — sicher eine nur selten vorkommende Komplikation der Bestrahlung dar. Camp und Moreton (1945) fanden unter 2046 wegen Gehirn- und Hypophysentumoren bestrahlten Patienten nur fünfmal Strahlenschäden der Schädelknochen. Es mag sein, daß sich dieser Prozentsatz bei Berücksichtigung nicht veröffentlichter und diagnostisch verkannter Fälle etwas erhöht.

Die Ursache der umschriebenen, multilokulär auftretenden Nekrosen ist nicht ausreichend geklärt. Man weiß nur, daß sie mit der meist schon länger zurückliegenden Strahlenbehandlung zusammenhängen. Die Annahme, die Strahlenschädigung sei „Grundkrankheit des Knochens + überlagerte Strahleneinwirkung" (Fleming), ist — zumindest für die meisten Fälle — nicht zutreffend. Für die ersten in der Literatur bekanntgewordenen Fälle (Barbanti-Silva 1931, Lorey und Schaltenbrand 1932, Balli 1937) könnte man eine Strahlenüberdosierung annehmen, denn diese Fälle entstammen einer Zeit, die noch zur Entwicklungsperiode der Strahlentherapie gehört, in der Mängel der Dosierung durchaus möglich waren. Für die Fälle der folgenden Jahre (Camp-Moreton 1945, Vogt 1949, Salvini 1956, Arnulf 1957, Rübe 1957, Kolár und Vrabec 1957, Haubrich und Breuer 1958) fallen diese Erwägungen sicher weg, denn die Dosierungsmängel waren zu dieser Zeit längst behoben und die Bestrahlung selbst erfolgte unter weitgehend gleichen technischen Bedingungen. Dennoch zeigten sich Osteoradionekrosen, und ihre Häufigkeit

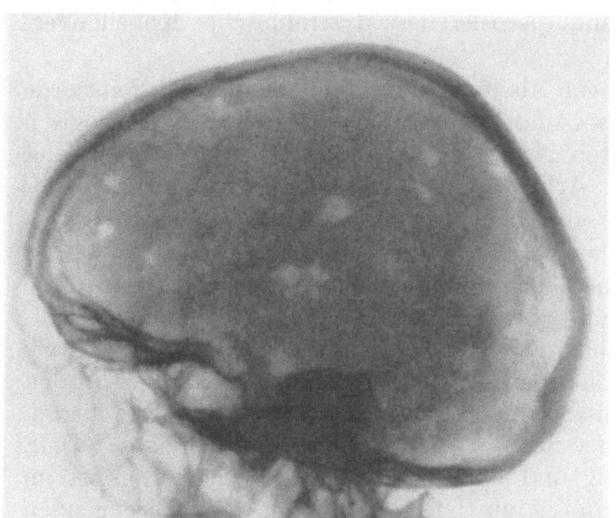

Abb. 58. Osteoradionekrosen des Schädeldaches. [Nach Rübe, Strahlentherapie **103**, 477 (1957).]

blieb — gemessen an der inzwischen erheblich angestiegenen Zahl der Bestrahlungsfälle — unverändert, so daß ein individueller Dispositionsfaktor anzunehmen ist.

Die Belastungsfähigkeit des ausgereiften Knochens, den man früher als besonders widerstandsfähig gegenüber Strahlen ansah, wird heute auf 3000—6000 r geschätzt (Diethelm, Hess, Hildebrandt, Holthusen, Zuppinger). Die exakte Einschätzung der Toleranzdosis ist aber sehr schwierig, denn man kann die zusätzliche Streustrahlung, der der unter den Weichteilen liegende Knochen ausgesetzt ist, nicht genau messen.

Beim *Strahlenschaden des Knochens* überlagern sich Folgen direkter Strahleneinwirkung auf das Knochengewebe (Hemmung des Anbaues) mit den Knochennekrosen, die durch strahlungsbedingte Gefäßveränderungen verursacht sind. Klinisch gleichen daher die Strahlenschäden den Bildern allgemeiner aseptischer Knochennekrosen (Schmidt), ihr Auftreten ist allerdings durch sehr lange Latenzzeit charakterisiert.

Die Knochenschäden sind *röntgenologisch* anfangs nur als leichte Auflockerung der Knochenstruktur, im fortgeschrittenen Stadium als grobe Strukturauflockerung mit beginnender Herdosteolyse, schließlich als Knochendestruktion mit Osteolyse und Sequestrierung erkennbar. Bei der Radionekrose der Schädelknochen finden sich Knochenschäden nur an den Abschnitten direkter Strahleneinwirkung (Einfallsfelder). Die Nekrosen treten nie einzeln, immer zu mehreren auf, sind röntgenologisch als rundliche, bisweilen nierenförmige, scharf begrenzte oder auch als fleckenförmige unscharfe Aufhellungsherde nachweisbar. Sie werden an allen Abschnitten des Schädelskeletes angetroffen, vornehmlich aber an Scheitel- und Schläfenbeinen und an den Knochen des Gesichtsschädels, hier besonders am Unterkiefer.

Die durch Strahleneinwirkung verursachten Veränderungen der Knochengefäße sind *histologisch* durch Vacuolisation der Muskelschicht, Endothelwucherungen, fettige Degeneration und thrombotische Verschlüsse der Gefäßlumina charakterisiert (BAKER, DAHL, EWING). Die Arterien zeigen im Gegensatz zu den Venen eine größere Widerstandsfähigkeit gegenüber Strahleneinwirkung (WINDHOLZ). Die Gefäßveränderungen haben nun sekundär — oft erst nach mehreren Jahren — umschriebene Knochendestruktion mit fibröser Umbildung zur Folge, so daß man von einer „Strahlenfibrose" (VOGT) sprechen kann.

Die *Diagnose* der Osteoradionekrose stützt sich auf die röntgenologisch nachweisbaren Aufhellungsherde und auf die stattgehabte radiologische Behandlung (Röntgenbestrahlung, Radiumeinlagen). Sie kann in Frühfällen erhebliche diagnostische Schwierigkeiten bieten. Die Knochenveränderungen werden entweder noch gar nicht bemerkt oder später fehlerhaft als Folge der Grundkrankheit gedeutet. Bekannt sind Verkennungen beginnender Osteoradionekrosen als Knochenatrophien im Zusammenhang mit einem chronischen Hirndruck.

Differentialdiagnostisch kommen vor allem Schädelknochenmetastasen maligner Geschwülste in Frage. Röntgenologisch zeigen diese oftmals täuschend ähnliche Befunde. Für die diagnostische Abgrenzung ist von Bedeutung, daß die Strahlenschäden nur im bestrahlten Knochenbezirk lokalisiert sind, die Metastasen hingegen unbegrenzt vorkommen. Auch die langsame Progredienz und die Rückbildungsfähigkeit der Osteonekrosen sind, ebenso wie die absolute Gutartigkeit der Knochenveränderungen, diagnostisch verwertbar. Ausschlaggebend ist die histologische Untersuchung des excidierten Knochenherdes. Man sollte aber diesen Eingriff im Hinblick auf die Gefahr der Sekundärinfektion und auf die mangelnde Heilungstendenz der bestrahlten Weichteile tunlichst vermeiden.

Therapeutisch ist der einmal geschädigte Knochen kaum beeinflußbar, man muß sich auf vorbeugende Maßnahmen, d. h. auf den Schutz vor zusätzlichen Schäden (nochmalige Röntgenbestrahlung, Trauma usw.) beschränken.

Prognostisch sind die Strahlenschäden der Schädelknochen günstig zu beurteilen. Häufig kommt es schon sehr bald zur Rückbildung, aber auch die lange verbleibenden Schädeldachfibrosen haben im Gegensatz zu den Strahlenschäden anderer Skeletabschnitte, die statischen Belastungen ausgesetzt sind (z. B. Beckenring, Schenkelhälse), keine funktionelle Bedeutung. Beeinträchtigungen des Schädelinnenraumes durch Osteoradionekrosen sind nicht zu erwarten, hingegen sind gleichzeitig mit Knochennekrosen vorkommende Strahlenschäden am Gehirn bekannt (gesammelte Literatur ZÜLCH-CHRISTENSEN, Handb. Bd. 3). Über Knochensarkome nach Röntgen- und Radiumbehandlung vgl. S. 243.

2. Nekrosen der Schädelknochen durch Starkstromverletzung.

Starkstromverletzungen führen — sofern der Schädel mit der elektrischen Leitung Kontakt hatte — zu schwersten, tiefgreifenden nekrotisierenden Gewebsschäden, sowohl an den Weichteilen als auch an Schädelknochen, Dura und Gehirn. Die lokale Schädigung ist Ausdruck der elektrothermischen Wirkung. Gesammelte Literatur bei JELLINEK 1908, LANGER 1914, STADTMANN 1923, JELLINEK 1932, TSCHAMARKE 1932, PRIESSNIZ 1948, FINTER u. FRÖHLICHER 1951, GROSSE-BROCKHOFF 1955.

Die Starkstromverletzung führt am *Schädelknochen* zu einer meist tiefgreifenden Gewebsnekrose, hinzu kann eine durch krampfhafte Reaktion des stromgeschädigten Muskels verursachte Fraktur (z. B. im Schläfenbein) kommen. Das Ausmaß der Knochenzerstörung steht in keinem entsprechenden Verhältnis zur Stromspannungshöhe. Am Knochen treten gröbere Gewebsveränderungen erst später in Erscheinung, anfangs sind nur Knochenhitzesprünge (SCHRIDDE) nachweisbar, bisweilen ist eine Trennungsspur im Knochen (Knochenschisis nach JELLINEK) festzustellen. Eine deutlich sichtbare Demarkationslinie, die das Ausmaß der späteren Sequestrierung erkennen läßt, ist erst nach

Tagen, ja Wochen sichtbar. Erst dann ist auch die tiefergreifende Nekrose des Knochengewebes äußerlich erkennbar, sie hebt sich durch eine graugelbliche Verfärbung von der Umgebung ab und ist ziemlich scharf abgegrenzt. Die Nekrosen können bohnen- bis daumenballengroß sein, sie verjüngen sich keilförmig nach innen, d. h. sie sind in der Lamina externa ausgedehnter als in der interna. Im Vergleich zum Ausmaß des verbrennungsähnlichen Schadens an der Kopfschwarte ist die Knochennekrose wesentlich kleiner. Die Sequestrierung des Knochens vollzieht sich auffallend langsam und ohne nennenswerte Knochenreaktion an den Grenzen. In vielen Fällen stoßen sich überhaupt nur kleine Sequester ab und sofern die Weichteilwunde rasch abheilt, baut sich auch der Zerstörungsherd im Knochen um. Tritt — durch die nekrotischen Weichteile besonders begünstigt — eine Infektion hinzu, so ist der weitere Verlauf wesentlich ungünstiger. Es kommt häufig zur Infektion mit rasch einsetzender Sequestrierung des nekrotischen Knochens und Übergreifen der Entzündung auf das gesunde Knochengewebe. Da bei den Starkstromverbrennungen an der der Knochennekrose benachbarten Stelle umschriebene Schäden an Dura und Gehirn vorkommen (Langer, Jellinek, Risel), so ist die Gefahr der fortgeleiteten Infektion besonders groß. Meningitis und Hirnabsceß sind als entzündliche endokranielle Komplikationen häufiger beobachtet worden (Langer, Jellinek, Priessnitz, Bianchetti). Der weitere Ablauf wird durch die Schwere und Ausdehnung der Infektion bestimmt.

Die *Behandlung* der Starkstromschäden muß sich ganz auf die Verhinderung der Infektion einstellen. Schon die Erstversorgung muß dem Rechnung tragen und die Weichteilschädigung sorgfältig behandeln. Während man sich früher therapeutisch sehr konservativ verhielt (Jellinek, Langer), ist man heute mehr zu einer aktiven Bereinigung der Knochennekrose bereit (Priessnitz).

Prognostisch bleibt die lokale Knochengewebsnekrose, sofern keine entzündlichen Spätkomplikationen auftreten und auch sonst keine anderen schwereren Schädigungsfolgen vorliegen, günstig zu beurteilen.

Literatur.

A. Einleitung.

Bauer, K. H.: Über die perkutane Hypophysenausschaltung durch Elektrokoagulation bzw. Radiogold. Bull. Soc. int. Chir. **16**, 537—541 (1957).

Borchers, E.: Allgemeine und spezielle Chirurgie des Kopfes einschließlich Operationslehre. Unter besonderer Berücksichtigung des Gesichts, der Kiefer und der Mundhöhle. Ein Lehrbuch. Berlin: Springer 1926. VIII u. 382 S.

Coley, B. L.: Neoplasma of bone and related conditions. New York: Hoeber 1949.

Dandy, W. E.: Hirnchirurgie. Deutsche Übersetzung. Leipzig: Johann Ambrosius Barth 1938.

Dietrich, H.: Neuro-Röntgendiagnostik des Schädels. Jena: Gustav Fischer 1954. VIII, 182 S. u. 271 Abb.

Djian, A., et P. Scali: Le tomogramme de la base du crâne sur le vivant. J. de Radiol. **3**, 271—276 (1950).

Epstein, B. S., and L. M. Davidoff: An atlas of skull roentgenograms. Philadelphia: Lea and Feabiger 1953.

Geschickter, C. F.: Bone tumors. Amer. J. Roentgenol. **34**, 1—29 (1935).

Gross, R., u. H. E. Bock: Chemotherapie der Tumoren. In: Klinik der Gegenwart, Bd. V, S. 235. München-Berlin-Wien: Urban & Schwarzenberg 1957.

Haberer, H.: Verletzungen und Krankheiten des knöchernen Schädels einschließlich Kiefer und Nebenhöhlen. Diagnostische und therapeutische Irrtümer und deren Verhütungen. In: Chirurgie, hrsg. von J. Schwalbe, H. 5. Leipzig: Georg Thieme 1923. 78 S.

Hellner, H.: Die Knochengeschwülste. Berlin: Springer, 1. Aufl. 1938, 2. Aufl. 1950.

— Differentialdiagnose der wichtigsten Knochenkrankheiten. Med. Klin. **1952**, 249—251, 283—284, 314—316, 410—411, 478—479.

— Knochenerkrankungen und -geschwülste in der Begutachtung. Hefte Unfallheilk. H. 50 (1955).

—, u. H. Poppe: Röntgenologische Differentialdiagnose der Knochenerkrankungen. Stuttgart: Georg Thieme 1956.

Henschen, F.: Tumoren des Zentralnervensystems und seiner Hüllen. In Henke-Lubarsch' Handbuch der speziellen pathologischen Anatomie, Bd. XIII/3. Berlin: Springer 1955.

HERZOG, G.: Spezielle Pathologie des Skelets und seiner Teile. Die primären Knochengeschwülste. In HENKE-LUBARSCH' Handbuch der speziellen pathologischen Anatomie und Histologie, Bd. IX/5. Berlin: Springer 1944.

INGRAHAM, F. A., and D. D. MATSON: Neurosurgery of infancy and childhood. Springfield: Ch. C. Thomas 1950.

KLAR, E.: Über neurologische Erfahrungen bei percutaner Hypophysenausschaltung in über 100 Fällen. S.-B. Dtsch. Ges. für Neurochir. 19.—22. IX. 1956. Zbl. ges. Neurol. Psychiat. **140**, 16—17 (1957).

LANG, F. J.: Zur Bewertung der Probeexcision bei Knochengeschwülsten. Zbl. Chir. **59**, 1618—1621 (1932).

LEITHOLF, O.: Tumoren der Schädelknochen. Acta neurochir. (Wien) 4, 287—319 (1956).

LICHTENSTEIN, L.: Bone tumors. St. Louis: C. V. Mosby Comp. 1952.

LINDGREN, E.: Röntgenologie einschließlich Kontrastmethoden. In OLIVECRONA-TÖNNIS' Handbuch der Neurochirurgie, Bd. II. Berlin: Springer 1955.

LOEPP, W., u. R. LORENZ: Röntgendiagnostik des Schädels. Stuttgart: Georg Thieme 1954.

OLIVECRONA, H., and R. LUFT: Experiences with hypophysectomy in cancer of the breast. Roy. Coll. Surg. Engl. **20**, 267—279 (1957).

PETIT-DUTAILLIS, D., et B. PERTUISET: Le diagnostic clinique des tumeurs osseuses de la voute du crâne. Presse méd. **1949**, 655—657.

POPPEN, J.: Surgical technic for removal of solitary destructive neoplastic lesions of the cranium. Amer. J. Surg. N. s. **54**, 439—442 (1941).

SCHINZ, H. R., W. E. BAENSCH, E. FRIEDL u. E. UEHLINGER: Lehrbuch der Röntgendiagnostik, 5. Aufl., Bd. I. Stuttgart: Georg Thieme 1952.

SCHULZE, W.: Erkrankungen des Schädels. In BUMKE-FOERSTERS Handbuch der Neurologie, Bd. X. Berlin: Springer 1936. ʹ

SCHWARTZ, C. W., and L. C. COLLINS: The skull and brain roentgenologically considered. Springfield: Ch. C. Thomas 1951.

SEAR, H. R.: Some notes on the diagnosis of bone tumours. Brit. med. J. **1936**, 49—53.

VANDENBERG, H. J., and B. L. COLEY: Primary tumors of the cranial bones. Surg. Gynec. Obstet. **90**, 602—612 (1950).

VOGELER, K.: Amyloidtumor des Schädels im Röntgenbild. Langenbecks Arch. klin. Chir. **180**, 37—39 (1934) Kongr.-Ber.

WILLIS, R. A.: Pathology of tumours, 2. Aufl. London: Butterworth & Co. 1953.

ZÜLCH, K. J.: Biologie und Pathologie der Hirngeschwülste. Dieses Handbuch Bd. III. 1956.

B. Geschwülste der Schädelknochen.

I. Gutartige Primärgeschwülste.

1. Gutartige Primärgeschwülste des Hirnschädels.

a) Hyperostosen und Osteome.

Hyperostosen.

ABBOT, K. H., and C. B. COURVILLE: Siehe Osteome.

APPEL, W.: Über Schädelhyperostosen bei Diabetikern. Dtsch. Arch. klin. Med. **198**, 60—70 (1951).

BABAIANTZ, L.: Les hyperostoses craniennes. Confin. neurol. (Basel) **10**, 129—154 (1950). Vgl. Zbl. ges. Neurol. Psychiat. **113**, 201.

BARTELHEIMER, H.: Zit. nach SCHÖN u. TISCHENDORF.

BRAILSFORD, J. F.: The radiology of bones and joints, Baltimore, Williams u. Wilkins, 1945. Zit. nach COURVILLE.

BROEK, A. J. P. v. d.: Exostosen am menschlichen Schädel. Geneesk. Bl. **38**, 385—418 (1941). [Holländisch.]

CHAVANY, J. A.: Un cas de syndrome de Morgagni-Morel-Hyperostose frontale interne avec manifestations endocriniennes et cérébrales. Presse méd. 1941 II, 1355—1356.

COURVILLE, C. B.: Notes on the pathology of cranial tumors. 4. The hyperostoses-primary, secundary and neoplastic. Bull. Los Angeles neurol. Soc. **12**, 6—37 (1947).

CURTIUS, F.: Zit. nach SCHÖN u. TISCHENDORF.

DENSTAD, T.: Hyperostosis cranii. Acta radiol. (Stockh.) **28**, 129—138 (1947).

DIETRICH, H.: Röntgenologischer Beitrag zu den diffusen Hyperostosen des Schädels. Fortschr. Röntgenstr. **73**, 194—199 (1950).

DRESSLER, L.: Über die Hyperostosen des Stirnbeins. Beitr. path. Anat. **78**, 332—363 (1927).

DYKE, C. G.: Zit. nach COURVILLE.

ELDRIDGE, W. W., and A. HOLM: The incidence of hyperostosis frontalis interna in female patients admitted to a mental hospital. Amer. J. Roentgenol. **43**, 356—359 (1940).

ESTAPÉ, J. M.: Zum Studium der Knochenerkrankungsbilder nach Greig-Morel. Rev. neurol. B. Aires 1, 351—365 (1937). Ref. Zentr.-Org. ges. Chir. **85**, 611 (1937).

Fracassi, T., u. F. L. Marelli: Die innere Hyperostose des Stirnbeines. Rev. argent. Neurol. 2, 65—77 (1936). [Spanisch.] Ref. Zentr.-Org. ges. Chir. 83, 173 (1937).

Henschen, F.: Über die verschiedenen Formen von Hyperostose des Schädeldachs. Acta path. microbiol. scand. Suppl. 37, 236—246 (1938).

— Die Veränderungen des Schädeldaches bei Akromegalie und ihre Beziehungen zu anderen kranialen Hyperostosen. Acta path. microbiol. scand. 38, 121—123 (1938).

Klaer, William W.: Drei Fälle von Hyperostosis int. des Stirnbeines. Ugeskr. Laeg. 1941, 672—674. [Dänisch.] Ref. Zbl. ges. Neurol. Psych. 101, 326 (1942).

Kleinsasser, O., u. K. Albrecht: Die gutartigen fibroossären Tumoren des Schädels. Langenbecks Arch. klin. Chir. 285, 274—307 (1957).

Korpássy, B.: Über das Morgagnische Syndrom: Mag. orv. Arch. 40, 273—278 u. dtsch. Zus.fass. 322 (1939). [Ungarisch.] Ref. Zentr.-Org. ges. Chir. 96, 688 (1940).

Lederer, F. L.: Idiopathic hyperostosi of the skull. Arch. Otolaryng (Chicago) 34, 88—98 (1941).

Lopez-Porrua, J. M., u. F. E. de Salamanca jr.: Hyperostosis frontalis interna. Klinische Beobachtungen. Medizinische 1954, 603—605.

Lucherini, T.: L'iperostosi frontale interna. Studio clinico-anatomo-radiologico. Policlinico, Sez. med. 46, 169—208 (1938).

Mollaret, P., H. Mollaret et I. le Beau: Sur l'autonomie du syndrome dit de l'hyperostose frontale interne de Ferdinand Morel. Rev. neurol. 73, 452—455 (1941).

Moniz, E.: L'hyperostose frontale interne. Étude angiographique d'un cas chez une jeune femme. Syndrome de Morgagni-Steward-Morel. Schizofrenie 7, 223—240 (1938).

Moore, S.: Hyperostosis frontalis interna. A preliminary study. Surg. Gynec. Obstet. 61, 345—362 (1935).

—, and A. Carr: Hyperostosis frontalis interna. — Two contrasting cases. J. Amer. med. Ass. 148, 199—200 (1952).

Morel, F.: L'hyperostose frontale interne. Ses signes cliniques et les symptômes associés. Schweiz. med. Wschr. 1937 II, 1235—1237.

Naito, I.: Die Hyperostosen des Schädels. Mit einem Vorwort von Artur Schüller. Wien: Springer 1924. 95 S. u. 2 Taf.

—, u. A. Schüller: Über die Hyperostosen des Schädels. Wien. klin. Wschr. 36, Nr 45, 792—794 (1923).

Pende, N.: Über eine wenig bekannte Krankheit: Die hyperostosische Endokraniose. Med. Klin. 1940 I, 134—136.

— Morgagni's hyperostotic endocraniosis. Sci. med. ital. (engl. ed.) 2, 5—29 (1951).

Perkins, O. C., and A. M. Biglan: Hyperostosis frontalis interna, Review of the literature. Psychoanal. Quart. 12, 341—350 (1938).

Petit-Dutaillis, D., I. Bertrand, R. Messing et Ch. Ribadeau-Dumas: Endocraniose diffuse du crâne avec hyperostose interne chez un homme. Troubles psychiques associés, guéris aprés une double trépanation frontale. Rev. neurol. 79, 161—179 (1947).

Rademaker, G. G. J.: Die Morgagnische Krankheit. Fed. T. Geneesk. 1938, 2245—2256, dtsch. Zus.fass. 2256.

Reiss, M. W.: Zit. nach Courville

Richter, L.: Zur Hyperostose des Stirnbeins. Röntgenpraxis 11, 651—662 (1939).

Roger, A. A.: The internal frontal hyperostosis syndrome. (With report of two cases.) Canad. med. Ass. J. 38, 129—132 (1938).

Rossier, P. H., et J. P. Secretan: Apropos de l'hyperostose frontale interne. (Syndrome de Morgagni-Morel.) Schweiz. med. Wschr. 1940 II, 994—1004.

Roth, N.: The syndrom of internal frontal hyperostosis report of eight cases. Amer. J. Psychiat. 98, 63—69 (1941).

Schatter, K.: Zur Klinik und Therapie der Hyperostosis cranialis diffusa. Dtsch. med. Wschr. 1953, 90—92.

Schinz, H. R., W. E. Baensch, E. Friedl u. E. Uehlinger: Lehrbuch der Röntgendiagnostik, 5. Aufl., Bd. I. Stuttgart: Georg Thieme 1952.

Schneider, E.: Zur Kenntnis der Schädelosteome und der Hyperostosis frontalis. Med. Klin. 32, 487—490 (1936).

Schön, R., u. W. Tischendorf: Erkrankungen der Knochen, Muskeln und Gelenke. In Handbuch der inneren Medizin von Mohr u. Staehelin, Bd. VI/1, S. 721. Berlin-Göttingen-Heidelberg: Springer 1954.

Schüller, A.: A short review of cranial hyperostoses. Acta radiol. (Stockh.) 34, 361—373 (1950).

Soto, O.: Röntgen- und Differentialdiagnose der Hyperostosis frontalis interna. Rev. Neuro-psiquiat. 2, 325—341 (1939). [Spanisch.] Ref. Zentr.-Org. ges. Chir. 99, 389 (1940).

Spiegl, F. V.: Hyperostosis frontalis interna bei einem 30jährigen Manne mit hypophysärdienzephaler Dysregulation. Medizinische 1954, 220—223 u. 227.

Szaboles, Z.: Über die Hyperostosen des Schädels. Orvosképzés 29, Bakay Sonderh., 481—515 (1939). [Ungarisch.] Ref. Zentr.-Org. ges. Chir. 99, 25 (1940).

Osteome.

Abbot, K. H., and C. B. Courville: Notes on the pathology of cranial tumors. I. Osteomas of the skull with incidental mention of their occurence in the ancient incas. Bull. Los Angeles neurol. Soc. 10, 19—34 (1945).

Armitage, G.: Osteoma of the frontal sinus: With particular reference to its intracranial complications, and with the report of a case. Brit. J. Surg. 18, 565—580 (1931).

Baker, G. S., K. M. Simonton and R. G. Fischer: Pneumocephalus with hemiplegia secondary to osteoma of the frontal sinus: Report of a case. Proc. Mayo Clin. 23, 528—531 (1948).

Benjamins, C. E.: Das Osteoid-Fibrom mit atypischer Verkalkung im Sinus frontalis. Acta otolaryng. (Stockh.) 26, 26—44 (1938).

Campbell, E. H., and R. B. Gottschalk: Osteoma of frontal sinus and penetration of lateral ventricle with intermitting pneumocephalus. J. Amer. med. Ass. 11, 239—241 (1938).

Childrey, J. H.: Osteoma of the sinuses, the frontal and the spenoid bone. Report of fifteen cases. Arch. Otolaryng. (Chicago) 30, 63—72 (1939).

Corbett, C. C.: Calcifying or ossifying fibroma of the frontal sinus. J. Laryng. 65, 607—608 (1951).

Courville, C. B., and H. G. Crockett: Hyperostosing osteoma of the skull. Bull. Los Angeles neurol. Soc. 13, 86—98 (1948).

Cushing, H.: Experiences of the orbito-ethmoidal osteomata having intracranial complications. With report of 4 cases. Surg. Gynec. Obstet. 44, 721—742 (1927).

Dzelichov, S.: Zur Frage über Schädelosteome und Plastik der Schädeldefekte. Festschr. Bogoraz, S. 311.-322, 1928. [Russisch.] Ref. Zentr.-Org. ges. Chir. 49, 579 (1930).

Echlin, F.: Cranial osteomas and hyperostosis produced by meningeal fibroblastomas. A clinical pathologic study. Arch. Surg. (Chicago) 28, 357—405 (1934).

Eden, K. C.: The benign fibro-osseous tumours of the skull and facial bones. Brit. J. Surg. 27, 323—350 (1939).

Eicken, C. v.: Zit. nach Gögl.

—, u. P. Schürmann: Zit. nach Kleinsasser u. Albrecht.

Eiselsberg, A. v.: Zur Casuistik der knöchernen Tumoren des Schädeldaches. Langenbecks Arch. klin. Chir. 81, 1—23 (1906).

Ellermann, M.: A case of monstrous osteoma on the skull. Acta psychiat. (Kbh.) 17, 139—148 (1942).

Geissler, W.: Zur Behandlung der Stirnhöhlenosteome. Zbl. Chir. 77, 1135—1138 (1952).

Gögl, H.: Das Psammo-Osteoid-Fibrom der Nase und ihrer Nebenhöhlen. Mschr. Ohrenheilk. 83, 1—10 (1949).

Kessel, F. E.: Osteome der Nasennebenhöhlen. Helv. chir. Acta 20, 83—106 (1953).

Kleinsasser, O., u. K. Albrecht: Die gutartigen fibroossären Tumoren des Schädels. Langenbecks Arch. klin. Chir. 285, 274—307 (1957).

Laskiewicz, A.: Ostéome géant ethmoidal bilateral chez une filette de 14 ans. (Contribution á l'étude clinique des ostéomes des fosses nasales et de l'orbite.) Rev. Laryng. (Bordeaux) 57, 175—193 (1936).

Leitholf, O.: Tumoren der Schädelknochen. Acta neurochir. (Wien) 4, 287—319 (1956).

Luxenbourg, H.: Beitrag zur Kenntnis der Osteome des Schädeldaches. Dtsch. Z. Chir. 147, 256—264 (1918).

Malan, E.: Chirurgia degli osteomi delle cavita pneumatiche perifacciali. Contributo anatomo-clinico. Arch. ital. Chir. 48, 1 (1938).

Novick, J. N.: Osteoma of the frontal sinuses. Arch. Otolaryng. (Chicago) 46, 655—669 (1947).

Orator, V.: Beitrag zur Chirurgie der Schädeldachosteome. Dtsch. Z. Chir. 233, 459—464 (1931).

Perlberg, H. I., and A. L. Krueger: Osteoma of the skull. Amer. J. Roentgenol. 41, 587—591 (1939).

Petit-Dutaillis, D., et B. Pertuiset: Le diagnostic clinique des tumeurs osseuses de la voute du crâne. Presse méd. 57, 655—657 (1949).

Rand, C. W.: Osteoma of the skull. Report of two cases, one being associated with a large intracranial endothelioma. Arch. Surg. (Chicago) 6, Nr 2, 573—586 (1923).

Ritchie, N. D.: An unusual case of osteoma of the superior maxilla. Laryngoscope (St. Louis) 23, Nr 2, 112—114 (1913).

Rowobotham, G. F.: Neoplasms that grow from the bone forming elements of the skull. Brit. J. Surg. 45, 123—134 (1957).

Rudenko, O.: Knochengeschwülste des Schädeldaches. Nov. hir. Arh. 29, 137—156 (1933). [Russisch.] Ref. Zentr.-Org. ges. Chir. 66, 658 (1934).

Sättler, A.: Osteome der Stirnhöhlen. Z. Hals-, Nas.- u. Ohrenheilk. 43, 464—479 (1938).

Schneider, E.: Zur Kenntnis der Schädelosteome und der Hyperostosis frontalis. Med. Klin. 1936 I, 487—490.

Schwartz, Ch.: Cranial osteomes; from a roentgenologic view point. Amer. J. Orthodont. 26, 1199—1210 (1940).

Seemen, V.: Osteom des Schädeldaches. Zbl. Chir. **1936**, 2331.

Serra, G.: Contributo allo studio degli osteomi dei seni frontali. Arch. ital. Otol. **37**, 557—567 (1926).

Teed, R. Wallace: Primary osteoma of the frontal sinus. Arch. Otolaryng. (Chicago) **33**, 255—292 (1941).

Tillmanns, H.: Über tote Osteome der Nasen- und Stirnhöhle. Langenbecks Arch. klin. Chir. **32**, 677—690 (1885).

Wildegans, H.: Intrakranielle Pneumatocele. Langenbecks Arch. klin. Chir. **183**, 414—417 (1935).

Zambrini, A.: Osteome des Schläfenbeins und der Nebenhöhlen. Rev. argent. Oto-rino-laring. **7**, 143—164 u. dtsch. Zus.fass. 165—166 (1938). [Spanisch.] Ref. Zentr.-Org. ges. Chir. **96**, 212 (1940).

Osteoid-Osteom.

Bergstrand, H.: Zit. nach Kleinsasser u. Nigrisoli.

Eggston, A. A., u. D. Wolff: Histopathology of ear, nose and throat. Zit. nach Kleinsasser u. Nigrisoli. Baltimore: Williams & Wilkins Company 1947.

Jaffe, H. L.: Zit. nach Kleinsasser u. Nigrisoli.

Kleinsasser, O., u. P. Nigrisoli: Das sog. Osteoid-Osteom und seine Entwicklungsstadien. Frankfurt. Z. Path. **68**, 1—10 (1957).

b) Fibrome.

Corbett, C. C.: Calcifying or ossifying fibroma of the frontal sinus. J. Laryng. **65**, 607—608 (1951).

Dandy, W. E.: Hirnchirurgie, S. 768. Übers. v. H. Köbcke. Leipzig: Johann Ambrosius Barth 1938.

Schwabach, D., u. M. Bielschowsky: Ein Fall von Myxofibrom des Felsenbeines mit multipler Hirnnervenlähmung. Dtsch. med. Wschr. **35**, 793—795 (1909).

Simpson, W. L., D. G. Graham and S. H. Sanders: Fibroma of the ethmoid and frontal region with case report. Ann. Otol. (St. Louis) **53**, 344—348 (1944).

Touzard, Darbon et Verger: Fibrome osseux de la région mastoidieme. Rev. Orthop. **36**, 139—143 (1950). Zit. Kleinsasser, dieses Handbuch.

Weichselfelder, E.: Ödematöses Fibrom der Schädelbasis, ein Beitrag zur Kasuistik seltener Tumoren der hinteren Schädelgrube. Diss. Würzburg 1951.

Woodruff, G. H.: Ossifying fibroma of the ethmoid cells and the frontal sinus. Ann. Otol. (St. Louis) **54**, 582—585 (1945).

Schädelbeteiligung bei Neurofibromatose.

Adrian, C.: Über Neurofibromatose und ihre Komplikationen. Bruns' Beitr. klin. Chir. **31**, 1—98 (1901).

Dreyfus, G., H. Mamou et R. Weissenbach: Neurofibromatose familiale avec tumeurs craniennes multiples. Sem. Hôp. Paris **14**, 1307—1313 (1950).

Farberov, B. J.: Röntgenologisches Schädelbild bei Neurofibromatosis Recklinghausen. Z. Augenheilk. **89**, 81—95 (1936).

Frangenheim, P.: Knochenveränderungen am Schädelskelett bei Neurofibromatose von Recklinghausen. Dtsch. Z. Chir. **225**, 373—377 (1930).

Goetsch, E.: Schädelveränderungen bei Neurofibromatose Recklinghausen. Fortschr. Röntgenstr. **83**, 225—229 (1955).

Heine, J.: Über ungewöhnliche Mißbildungen bei Neurofibromatose. Beitr. path. Anat. **78**, 122—159 (1927).

Henschen, F.: Tumoren des Zentralnervensystems und seiner Hüllen. In Henke-Lubarsch' Handbuch der speziellen pathologischen Anatomie, Bd. XIII/3. Berlin: Springer 1955.

Miller, G.: Die Knochenveränderungen bei der Neurofibromatosis Recklinghausen. Fortschr. Röntgenstr. **78**, 669—689 (1953).

Moore, A. E.: Neurofibromatosis associated with proptosis and defect of the orbital wall. Aust. N.Z. J. Surg. **5**, 314—318 (1936).

Paufique, R. E., R. Etienne u. J. Charleux: Exophthalmie pulsatile par malformation orbitaire dans la neurofibromatose de v. Recklinghausen. Bull. Soc. franç. Ophtal. **69**, 203—219 (1956).

Peyton, W. T., and D. R. Simmons: Neurofibromatosis with defect in wall of orbit. Report of 5 cases. Arch. Neurol. Psychiat. (Chicago) **55**, 248—265 (1946).

Rosendal, Thomas: Some cranial changes im Recklinghausen's neurofibromatosis. Acta radiol. (Stockh.) **19**, 373—390 (1938).

Schinz, H. R., W. E. Baensch, E. Friedl u. E. Uehlinger: Lehrbuch der Röntgendiagnostik, 5. Aufl., Bd. I. Stuttgart: Georg Thieme 1952.

Sillevis Smitt, W. G.: Neurofibromatose van het gelaat met skeletafwijhingen. Ned. T. Geneesk. **94**, 2888—2894 (1950).

Stahnke, E.: Über Knochenveränderungen bei Neurofibromatose. Dtsch. Z. Chir. **168**, 6—18 (1922).

Stalmann, A.: Nerven-, Haut- und Knochenveränderungen bei der Neurofibromatosis Recklinghausen und ihre entstehungsgeschichtlichen Zusammenhänge. Virchows Arch. path. Anat. **289**, 96—126 (1933).

STEINSLEJER, M., et J. SLULITTLE: Lesiones óseas en la neurofibromatosis etc. Sem. méd. 1, 481 (1934). Zit. nach HENSCHEN 1955.

WINKELBAUER, A.: Die Veränderungen am Schädelskelett bei der Neurofibromatosis. Dtsch. Z. Chir. 205, 230—257 (1927).

ZACLIS, J.: Multiple Neurofibromatose mit Zerstörung der Orbitalwand. Arch. Neuro-psiquiat. (S. Paulo) 5, 147—148 (1947). Ref. Zbl. ges. Neurol. Psychiat. 108, 410 (1950).

c) Chondrome.

ASENJO, A., y R. CHIORINO: Mixocondroma endocraneano. (Estudio anatomoclinico de dos casos.) Rev. esp. Oto-neuro-oftal. 15, 15—21 (1956). Ref. Zbl. ges. Neurol. Psychiat. 138, 232 (1956).

BRÜTT, H.: Intracranielles Chondrom als Hirntumor. Dtsch. Z. Chir. 231, 497—503 (1931).

BUSSCHER, J. DE: 2 chondromes intracraniennes. J. belg. Neurol. Pschiat. 39, 81—102 (1939).

CHOROBSKI, J., J. JARZYMSKI and E. FERENS: Intracranial solitary chondroma. Surg. Gynec. Obstet. 68, 677—686 (1939).

COENEN, H.: Über Chondrome der Schädelbasis und deren operative Behandlung. Verh. der Ges. Dtsch. Naturforsch. u. Ärzte, 84. Verslg Münster i. W. 15.—21. IX. 1912. Bd. 2, 2. Hälfte S. 117—118, 1913.

FRANCE, W. G.: Benign chondroblastoma of bone. Brit. J. Surg. 39, 357—361 (1952).

HICKEY, H. L.: Chondroma of the ethmoid with report of a case. Arch. Otolaryng. (Chicago) 31, 645—652 (1940).

HOPMANN, E.: Enchondrom des Keilbeins, der Siebbeine und der Nasenscheidewand. Z. Laryng. Rhinol. 21, 454—458 (1931).

KLEINSASSER, O., u. G. FRIEDMANN: Die Knorpelgeschwülste der Schädelbasis. Dtsch. Z. Nervenheilk. 177, 378—404 (1958).

KLINGLER, M.: Über Knorpelgeschwülste der Schädelbasis mit intrakranieller Ausdehnung. Acta neurochir. (Wien) 1, 337—380 (1951).

KRAUS, H.: Operativ entferntes intrakranielles Chondrom. Wien. Z. Nervenheilk. 4, 210—212 (1952). Ref. Zentr.-Org. ges. Chir. 124, 38 (1952).

LEITHOLF, O.: Tumoren der Schädelknochen. Acta neurochir. (Wien) 4, 287—319 (1956).

LIST, C. F.: Osteochondromas arising from the base of the skull. Surg. Gynec. Obstet. 76, 480—492 (1943).

LOEW, F.: Operative Behandlungsmöglichkeiten der Tumoren der Schädelbasis. Langenbecks Arch. klin. Chir. 273, 716—720 (1953).

PALEARI, A.: Osteocondroma della base cranica con sindrome diencefalica. Riv. oto-neuro-oftal. 15, 59—71 (1938).

SCHULZE, H. E.: Chondrome der mittleren und hinteren Schädelgrube. Ein Beitrag zur Diagnostik der seltenen Schädelbasisgeschwülste. Zbl. Neurochir. 14, 113—117 (1954).

SMITT, S. W. G.: Über intracraniale Chondrome. Dtsch. Z. Nervenheilk. 109, 170—177 (1929).

STEUDEL: Multiple Enchondrome der Knochen in Verbindung mit venösen Angiomen der Weichteile. Bruns' Beitr. klin. Chir. 8, 503—521 (1892).

d) Lipome.

ADAIR, F. E., G. T. PACK and J. H. FARRIOR: Lipomas. Amer. J. Cancer 16, 1104—1120 (1932).

BLAND-SUTTON, J.: Tumours innocent and malignant, 4. Aufl. London: Cassell & Co. 1906.

BOHM, W.: Über periostale „Lipome". Bruns' Beitr. klin. Chir. 111, 440—466 (1918).

COURVILLE, C. B.: Notes on the pathology of cranial tumors. 3. The embryonal neoplasms. Lipoms, dermoids, epidermoids (cholesteatoms) and chordomas. Bull. Los Angeles neurol. Soc. 11, 32—51 (1946).

FIEBER, C.: Ein seltener Fall von Lipoma fibrosum am Kopf. Dtsch. Z. Chir. 12, 112—116 (1880).

GESCHICKTER, C. F.: Lipoid tumors. Amer. J. Cancer 21, 617—641 (1934).

GUILLET: Un cas de lipome périostic du frontal. Ann. méd. Caen 38, Nr 7, 333—337 (1913). Ref. Zentr.-Org. ges. Chir. 2, 793 (1913).

KOCH, C.: Zur Kenntnis der Schädeldeckenlipome. Münch. med. Wschr. 34, 570 (1887).

MOULONGUET, P., G. BACKY et S. DOBKEVITCH: Lipomes periostés. Rev. Chir. (Paris) 58, 1—9 (1939).

NEUGEBAUER, G.: Zur Klinik des Osteolipoms. Med. Klin. 28, 1531—1533 (1932).

e) Riesenzelltumoren.

ALBERTINI, A. V.: Histologische Geschwulstdiagnostik. Stuttgart: Georg Thieme 1955.

CHOROBSKI, J.: Aus der Kasuistik seltener Neubildungen des knöchernen Schädeldaches. I. Riesenzellengeschwulst. II. Epidermoidgeschwulst. Neurol. pol. 22, 131—155 (1940). Ref. Zbl. ges. Neurol. Psychiat. 97, 584 (1940).

GESCHICKTER, C. F., and M. M. COPELAND: Tumors of bone (incl. jaws and joints). London: J. B. Lippincott Company 1949.

Handousa, A. S.: Osteoclastoma in relation to the nose. J. Laryng. **65**, 549—559 (1951).

Hellner, H.: Die Abgrenzung der Riesenzellgeschwülste des Knochens von den Sarkomen. Langenbecks Arch. klin. Chir. **193**, 521—536 (1938).

Hillemanns, H. G.: Das Osteoklastom. (Jugendliche Knochenzysten und Riesenzellgeschwülste.) Bruns' Beitr. klin. Chir. **189**, 455—479 (1954).

Kleinsasser, O., u. H. Albrecht: Die Riesenzelltumoren der Schädelbasis. Arch. Ohr.-, Nas.- u. Kehlk.-Heilk. **172**, 246—256 (1958).

Konjetzny, F. G.: Zit. nach Schön u. Tischendorf.

Leitholf, O.: Tumoren der Schädelknochen. Acta neurochir. (Wien) **4**, 287—319 (1956).

Loser, E.: Zit. nach Schön u. Tischendorf.

Lubarsch, O.: Zit. nach Schön u. Tischendorf.

McNerney, John C.: Giant-cell tumor of bones of the skull. Report of two cases. J. Neurosurg. **6**, 169—174 (1949).

Merkel, H., u. H. H. Klaue: Der sogenannte braune Tumor des Schädels. Zbl. allg. Path. path. Anat. 492—497 (1955).

Möller—Flemming, P.: Zwei Fälle von Riesenzelltumoren im Os occipitale. Fortschr. Röntgenstr. **53**, 465—470 (1936).

Moulonguet, P., et R. Rousin: Le sarcome ostéolytique a cellules geantes. J. Chir. (Paris) **70**, 669—690 (1954).

Pacurariu, L u. J.: Die Augenmanifestationen einiger seltener primitiver Knochentumoren der Schädelbasis. Ardeal. méd. **1**, 81—86 u. dtsch. Zus.fass. 87 (1941). [Rumänisch.] Ref. Zentr.-Org. ges. Chir. **106**, 297 (1942).

Ramamurthi, B., G. S. Visvanabathan and K. M. Pillai: Osteoclastoma of the skull. J. Neurosurg. **12**, 287—290 (1955).

Scaglietti, O., e G. Fineschi: I sarkomi giganto-cellulari. (Varieta a malignita locale.) Arch. Putti Chir. Organi Mov. **7**, 40—120 (1956).

Schellenberg, W.: Eigenartiger Tumor des Schädeldaches als Folge eines Schädeltraumas. Frankfurt. Z. Path. **38**, 319—324 (1929).

Schmorl, G.: Zit. nach Schön u. Tischendorf.

Schön, R., u. W. Tischendorf: In Mohr u. Steehelins Handbuch der inneren Medizin, Bd. VI/1. Berlin: Springer 1954.

Tartarini, E. A., A. Muratorio and R. Crudeli: Giant cell tumor of the sphencid bone (Osteoclastoma). Zbl. Neurochir. **15**, 323—329 (1955).

f) Aneurysmatische Knochencysten.

Gruz, M., and B. L. Coley: Aneurysmal bone cyst. Surg. Gynec. Obstet. **103**, 67—77 (1956).

Uehlinger, E.: Benigne und semimaligne cystische Knochengeschwülste. In H. R. Schinz, R. Glauner u. E. Uehlinger, Röntgendiagnostik. Ergebnisse 1952—1956. Stuttgart: Georg Thieme 1957.

g) Hämangiome.

Abbot, Walter D.: Angioma of the skull. Ann. Surg. **106**, 1100—1105 (1937).

Albrecht, Klaus: Über das Hämangiom des Schädelknochens. Zugleich ein Beitrag zur Deckung von Schädeldefekten mit dem neuen Kunststoff Supramid. Bruns' Beitr. klin. Chir. **179**, 425—432 (1950).

Anspach, W. E.: Sunray hemangioma of bone. J. Amer. med. Ass. **108**, 617—620 (1937).

Boger, A.: Über Angiome im Mundhöhlenbereich, mit besonderer Berücksichtigung der Gemmangiome. Diss. Erlangen 1939.

Bucy, P. C., and C. S. Capp: Primary hemangioma of bone with special reference to roentgenologic diagnosis. Amer. J. Roentgenol. **23**, 1—33 (1930).

Chiappetti, N.: L'angioma osseo primitivo o solitario del cranio. Omnia med. (Pisa) **19**, 61—92 (1941). Ref. Zbl. ges. Neurol. Psychiat. **102**, 477 (1942).

Courville, C. B.: Notes on the pathology of cranial tumors. 5. Vascular anomalies, angiomas and angioblastic, tumors of the skull and its investments. Bull. Los Angeles neurol. Soc. **12**, 79—96 (1947).

— P. J. Vogel and A. J. Murrieta: Angiomas of the cranial vault. Rep. of case with some remarks as to their pathology and surgical treatment. Bull. Los Angeles neurol. Soc. **13**, 1—14 (1948).

Cushing, H.: Surgical end-results in general with a case of cavernous haemangioma of the skull in particular. Surg. Gynec. Obstet. **36**, 303—308 (1923).

Dikansky, M.: Zwei Fälle von Haemangioma cavernosum des Schädels. Dtsch. Z. Chir. **236**, 648—655 (1932).

Eigler, G.: Zit. nach Kleinsasser u. Albrecht.

Epstein, B. S., and L. M. Davidoff: An atlas of skull roentgenograms. Philadelphia: Lea and Febiger 1953.

FAULWETTER, F.: Über das Hämangiom des Schädels. Zbl. Neurochir. 13, 263—269 (1953).

GRAF, K.: Geschwülste des Ohres und des Kleinhirnbrückenwinkels. Stuttgart: Georg Thieme 1952.

GYÖRGYI, GÉZA: Schädelhämangiom. Mag. Röntgen Közl. 17, 204—208 (1943). [Ungarisch.] Ref. Zentr.-Org. ges. Chir. 110, 319 (1943/44).

HELLNER, H.: Knochenerkrankungen und Geschwülste in der Begutachtung. Hefte Unfallheilk. 50 (1955).

HERTZ, H.: Haemangiomas of the skull. Acta med. scand. 136, Suppl. 234, 158—161 (1949).

HERZOG, E.: Angioma racemosum venosum des Schädels und Gehirns. Beitr. path. Anat. 77, 312—317 (1927).

IRGENS, E. R.: Hemangiome of skull involving right petrous and occipital bones. Arch. Otolaryng. (Chicago) 29, 709—712 (1939).

KAPLAN, A., and M. KANZER: Sunray angioma of the skull. Arch. Surg. (Chicago) 39, 269—274 (1939). Ref. Zbl. ges. Neurol. Psychiat. 96, 279 (1940).

KELEMEN, G., and E. M. HOLMES: Cavernous haemangioma of the frontal bone. J. Laryng. 62, 557—563 (1948).

KLEINSASSER, O., u. H. ALBRECHT: Die Hämangiome und Osteohämangiome der Schädelknochen. Langenbecks Arch. klin. Chir. 285, 115—133 (1957).

LOEPP, W., u. R. LORENZ: Röntgendiagnostik des Schädels. Stuttgart: Georg Thieme 1954.

MAJOR, R. H., u. D. R. BLACK: Zit. nach KLEINSASSER u. ALBRECHT.

MASSINI, M. A.: Gemmangiom. Oncologia (Basel) 6, 205—220 (1953).

ORSÓS, F.: Gefäßsproßgeschwulst. (Gemmangiom.) Beitr. path. Anat. 93, 121—139 (1934).

PÖSCHL, M.: Skelettveränderungen am Schädel bei kavernösen Gefäßgeschwülsten. Fortschr. Röntgenstr. 84, 209—213 (1956).

POLITZER, A.: Zit. nach KLEINSASSER u. ALBRECHT.

POPPEL, M. H., J. F. ROACH and H. HAMLIN: Cavernous hemangiom of the frontal bone. With report of a case of sinus pericranii. Amer. J. Roentgenol. 59, 505—510 (1948).

PORTA, R.: Sopra un caso di angioma della volta cranica. Quad. radiol., N. s. 3, 379—380 (1938). Ref. Zbl. ges. Neurol. Psychiat. 96, 279 (1940).

—, e CESARE CLIVIO: Sonra un nuovo caso do emangioma della volta cranica. Quad. radiol. med. 25, 723—730 (1938).

POUYANNE, H., P. LEMAN et M. GOT: Angiome du crane-ablatio sous ganglioplégique et prothése immédiate en mésacryl. Rev. neurol. 87, 593—598 (1952).

PSENNER, L.: Zit. nach KLEINSASSER u. ALBRECHT.

RICHTHAMMER, H.: Osteoangiom des Schädeldaches. Krebsarzt 5, 62—64 (1950).

SCHMIDT, H.: Zur Kenntnis des Gemmangioms und seiner Beziehungen zu Angiosarkomen. Frankfurt. Z. Path. 51, 43—62 (1938).

SCHWARTZ, CH. W., and L. C. COLLINS: The skull and brain roentgenologically considered. Springfield: Ch. C. Thomas 1951.

SOMMER, G.: Über das primäre kavernöse Hämangiom der Schädelknochen. Bruns' Beitr. klin. Chir. 168, 101—113 (1938).

VANDENBERG jr., H. J., and B. COLEY: Primary tumors of the cranial bones. Surg. Gynec. Obstet. 90, 602—612 (1950).

VINCENT, C., u. P. BRÉGEAT: Zit. nach KLEINSASSER u. ALBRECHT.

WYKE, B. C.: Primary hemangioma of the skull: a rare cranial tumor. Review of the literature and report of a case, with special reference to the roentgenographic appearances. Amer. J. Roentgenol. 61, 302—316 (1949).

h) Epidermoide.

ADELSTEIN, L. J.: Intradiploic epidermoid tumors. (Cholesteatome of the skull.) Amer. J. Surg. 78, 480—485 (1949).

BADE, H.: Zur Diagnostik der Schädeltumoren. Röntgenpraxis 11, 223—228 (1939).

BUCY, P. C.: Intradiploic epidermoid (cholesteatoma) of the skull. Arch. Surg. (Chicago) 31, 190—199 (1935).

COLEY, B. L.: Neoplasms of bone and related conditions. New York: Hoeber 1949.

COUCH, J. H.: Epidermoid cyst in bone of skull. J. Bone Jt Surg. 18, 475—478 (1936).

COURVILLE, C. B.: Notes on the pathology of cranial tumors. 3. The embryonal neoplasma. Lipomas, dermoids, epidermoids (cholesteatomas) and chordomas. Bull. Los Angeles neurol. Soc. 11, 32—51 (1946).

CUSHING, H.: A large epidermal cholesteatom of the parietotemporal region deforming the left hemisphere without cerebral symptoms. Surg. Gynec. Obstet. 34, 557—566 (1922).

CZURDA, O.: Dermoidcyste der Fossa temporalis. Mschr. Ohrenheilk. 82, 496—498 (1948).

DÖRING, G.: Traumatisch entstandene Atheromcyste. Zbl. allg. Path. path. Anat. 66, 1 (1936).

DYKE, C. G.: Roentgen ray diagnosis of diseases of the skull and intracranial contents. In: Diagnostic radiology. New York: Nelson 1936.

Egidi, G.: Accesso intra ed extra-cranico nei tumore delle ali dello sfenoide. Atti Accad. lancis. Roma 10, 591—594 (1938).

Feld, M., et L. Guillaume: Deux cas de cholestéatome fronto orbitaire. Sem. Hôp. Paris 1952, 3664—3667.

Fontaine, R.: Tumeurs kystiques á revêtement malpighien de la région parietale gauche du crâne. Re. de Chir. 52, 67—70 (1933).

Geschickter, C. F., and M. M. Copeland: Tumors of bone. London: J.B.Lippincott Company 1949.

Gioner, I., and H. Wigderson: Cranial epidermoid with erosion of the roof of the orbit. Report of a case. Arch. Ophthal. (Chicago) 39, 300—304 (1948).

Graser, V.: Bericht über drei erfolgreich operierte Cholesteatome des Schädelinnenraumes. Dtsch. Z. Nervenheilk. 152, 13—28 (1941).

Graumann, G.: Über ein traumatisch entstandenes Cholesteatom der hinteren Schädelgrube. Zbl. Chir. 64, 1154—1161 (1937).

Heard, J. E., and P. D. Abramson: Dermoid cyste of the temporal fossa. Amer. J. Surg., n. s. 16, 510—512 u. 534 (1932).

Kempmann, W.: Das Cholesteatom des Schädeldaches und seine entwicklungsmechanische Differenz im Vergleich zu den basalen Perlgeschwülsten. Bruns' Beitr. klin. Chir. 139, 343—351 (1927).

King Joseph, E. J.: Diploic epidermoid and extra-dural pneumomatocele: cranial defects and deformity. Ann. Surg. 127, 925—952 (1948).

Kleinsasser, O., u. H. Albrecht: Die Epidermoide der Schädelknochen. Langenbecks Arch. klin. Chir. 285, 498—515 (1957).

Leitholf, O.: Tumoren der Schädelknochen. Acta neurochir. (Wien) 4, 287—319 (1956).

Meinertz, O.: Über den seltenen Fall eines Schädeldachepidermoids. Bruns' Beitr. klin. Chir. 184, 214—220 (1952).

— Subperiostales Schädeldachepidermoid. Zbl. Chir. 79, 543—546 (1954).

Munro, D., and W. Wegner: Primary cranial and intracranial epidermoids and dermoids. New Engl. J. Med. No 216, 273—279 (1937).

Ravelli, A., u. L. Winkler: Extracranielle subperiostale Epidermoidcyste am Stirnbein. Radiol. clin. (Basel) 26, 13—20 (1957).

Rowbotham, G. F.: Epidermoids arising in the diploe of the bones of the skull. Brit. J. Surg. 26, 506—514 (1949).

Sack: Cholesteatom der Stirnhöhle. Röntgenpraxis 49, 645—646 (1937).

Salamanca jr., F. E., u. J. M. Lopez Porrua: Über einen Fall von intracraniellem extraduralem Epidermoid. Acta neurochir. (Wien) 3, 137—146 (1953).

Schweingel, S.: Über intraossale epitheliale Geschwülste des Schädeldaches. Arch. Psychiat. Nervenkr. 117, 137—160 (1944).

Seidel, W.: Zur Differentialdiagnose der Schädeldefekte unter besonderer Berücksichtigung eines Dermoids der Hinterhauptschuppe mit übergroßem Knochendefekt. Zbl. chir. 80, 1193—1199 (1955).

Sheridan, M. R., and T. M. Bauhan: Progressive facial nerve palsy due to temporal epidermoid. J. Laryng. 62, 170—172 (1948).

Walther: Kyste dermoide de l'inion. J. de méd. interne 18, Nr 9, 81 (1914). Ref. Z. Org. 5, 418, (1914).

Wertheimer, R.: Über ein Cholesteatom des Schädels. Fortschr. Röntgenstr. 38, 656—662 (1928).

Zülch, K. J.: Dieses Handbuch, Bd. III, S. 546. 1956.

i) Dermoide und Teratome.

Aloin, H., et Fouilloud-Buyat: Kyste dermoide de la base du crâne avec fissure palatine. Presse méd. 31, Nr 91, 953 (1923).

Courville, C. B.: Notes on the pathology of cranial tumors. 3. The embryonal neoplasms-lipomas, dermoids, epidermoids (cholesteatomas) and chordomas. Bull. Los Angeles neurol. Soc. 11, 32—51 (1946).

Dargent, M.: Tumeur mixte de la parotide à evolution cylindromateuse koexistant avec une kyste dermoide de la région mastoidienne homolaterale. Bull. Ass. franç. Cancer 37, 193—197 (1950). Zit. nach Kleinsasser, dieses Handbuch.

Fehleisen: Zur Diagnostik der Dermoide des Schädels. Dtsch. Z. Chir. 14, 5—14 (1880/81).

Krayenbühl, H., u. A. E. Schmid: Zur Lokalisation intrakranieller orbitaler Dermoide. Ophthalmologica (Basel) 106, 251—270 (1943).

New, G. B., and B. E. John: Dermoid cyste of the head and neck. Surg. Gynec. Obstet. 65, 48—55 (1937).

Pancoast, H. K., E. P. Pendergrass and J. P. Schaeffer: The head and neck in roentgen diagnosis. Springfield u. Baltimore: Ch. C. Thomas 1940.

Rathcke, L.: Teratoide Geschwulst am kindlichen Kopf. Bruns' Beitr. klin. Chir. 168, 610—615 (1938).

STENDER, A.: Über fronto-orbitale Dermoidzysten. Zbl. Neurochir. 2, 114—122 (1937).

VEIL, W.: Über ein Teratom am Kopf eines Kindes. Bruns' Beitr. klin. Chir. 58, 550—557 (1908).

WATANBE, T.: Dermoid of the mastoid antrum, case. Oto-rhino-laryng. 11, 506 (1938). Zit. nach KLEINSASSER, dieses Handbuch.

WEBER, E.: Die Teratome und Teratoide des Zentralnervensystems. Zbl. Neurochir. 4, 47—57 (1939).

2. Bösartige Primärgeschwülste des Hirnschädels.

a) Allgemeines.

HELLNER, H.: Behandlung und Prognose der Knochensarkome. Langenbecks Arch. klin. Chir. 270, 54—85 (1951).

PLATT, H.: Survival in bone sarcoma. J. Bone Jt Surg. A 29, 6—10 (1947).

PRICE, C. H. G.: Osteogenic sarcoma; an analysis of the age and sex incidence. Brit. J. Cancer 9, 558—574 (1955).

SCHINZ, H. R., W. E. BAENSCH, E. FRIEDL u. E. UEHLINGER: Lehrbuch der Röntgendiagnostik, 5. Aufl., Bd. I. Stuttgart: Georg Thieme 1952.

—, u. E. UEHLINGER: Zit. nach G. HERZOG, Die primären Knochen-Geschwülste. In HENKE-LUBARSCH' Handbuch der speziellen pathologischen Anatomie und Histologie, Bd. IX/5. Berlin: Springer 1944.

SIMMONS, C. C.: Bone sarcoma; factors influencing prognosis. Surg. Gynec. Obstet. 68, 67—75 (1939).

b) Fibrosarkom.

BACKER, G. S., M. B. DOCKERTY and R. D. KENNEDY: Fibromyxosarcoma of the skull and meninges. Report of a case. Proc. Mayo Clin. 25, 129—134 (1950).

BLOODGOOD, J. C.: Central sarcoma of bone. Is there a central fibroma or fibrosarcoma and how can it be differentiated from osteitis fibrosa? J. Bone Jt Surg. 9, 217—233 (1927).

CALANDRIELLO, B.: I fibrosarcomi dello scheletro. Arch. Putti Chir. Organi Mov. 4, 343—365 (1954).

FRIEDWALD, H., and J. I. KEMMLER: Sarcoma of mastoid. Ann. Otol. (St. Louis) 30, 525—526 (1921).

GOLDMANN, M., and R. D. ADAMS: Fibrosarcoma of the sphenoid bone, producing the syndrome of the lateral wall of the cavernous sinus. A case report. J. Neuropath. exp. Neurol. 5, 155—159 (1946).

KLEINSASSER, O., u. H. ALBRECHT: Fibrosarkom der Diploe des Scheitelbeines. Beitrag zur Frage der Histogenese und Sonderstellung der „zentralen" Fibrosarkome des Skelets. Zbl. Neurochir. 17, 274—284 (1957).

PROCTOR, B., and J. R. LINDSAY: Tumors involving the petrous pyramid of the temporal bone. Arch. Otolaryng. (Chicago) 46, 180—194 (1947).

STOUT, A. P.: Fibrosarcoma, the malignant tumor of fibroblasts. Cancer (Philad.) 1, 30—63 (1948).

c) Chondrosarkom.

COLEY, B. L., and N. L. HIGINBOTHAM: Secondary chondrosarcoma. Ann. Surg. 139, 547—559 (1954).

DAHLIN, D. C., and E. D. HENDERSON: Chondrosarcoma. A surgical and pathological problem. Rev. of 212 cases. J. Bone Jt Surg. A 38, 1025—1038 (1956).

KIENBÖCK, R.: Ein Fall von Chondrosarkom der Knochen. Bruns' Beitr. klin. Chir. 154, 475—506 (1932).

KLEINSASSER, O., u. G. FRIEDMANN: Die Knorpelgeschwülste der Schädelbasis. Dtsch. Z. Nervenheilk. 177, 378—404 (1958).

KRANTZ, S., and B. B.GAY jr.: Primary chondrosarcoma of the occipital bone. Amer. J. Roentgenol. 69, 598—604 (1953).

LICHTENSTEIN, L., and H. L. JAFFE: Chondrosarcoma of bone. Amer. J. Path. 19, 553—589 (1943).

d) Chordome.

ADSON, A. W., W. KERNOHAN and H. W. WOLTMAN: Cranial and cervical chordomas. A clinical and histologic study. Arch. Neurol. Psychiat. (Chicago) 33, 247—261 (1935).

BOLDREY, E., and W. J. McNALLY: Chordoma of the basiocciput and basisphenoid. Report of four cases. Arch. Otolaryng. (Chicago) 33, 391—400 (1941).

BRAITENBERG, H. v.: Zit. nach KLEINSASSER u. FRIEDMANN.

BURROW, J. LE F., and M. J. STEWART: Malignant spheno-occipital chordoma. J. Neurol. Psychopath. 4, 205—217 (1923).

CANTOR, M., and L. D. STERN: Spheno-occipital chordoma. Rep. of case. Arch. Neurol. Psychiat. (Chicago) 30, 612—620 (1933).

CONGDON, Ch. C: Zit. nach LEITHOLF.

Courville, C. B.: Notes one the pathology of cranial tumors. 3. The embryonal neoplasms-lipomas, dermoids, epidermoids (cholesteatomas), and chordomas. Bull. Los Angeles neurol. Soc. 11, 32—51 (1946).

Daland, E. M.: Chordoma. Boston med. surg. J. 180, 571—576 (1919). Zit. nach Courville.

Epple, S., u. E. Ruckensteiner: Die Röntgendiagnose des Clivuschordoms. Schweiz. med. Wschr. 76, 764—766 (1946).

Fasanotti, A.: Zit. nach Kleinsasser u. Friedmann.

Gardner, W. J., and O. Turner: Cranial chordomas. A clinical and pathological study. Arch. Surg. (Chicago) 42, 411—425 (1941).

Grauer: Bedeutung des Traumas für die Entstehung von Chordomen. Diss. Zürich 1943. Zit. Kleinsasser.

Holzner, H.: Ungewöhnliche Metastasierung eines Chordoms. Zbl. allg. Path. path. Anat. 92, 12—18 (1954).

Kleinsasser, O., u. G. Friedmann: Die Chordome der Schädelbasis. Dtsch. Z. Nervenheilk. 177, 263—285 (1958).

Kling, K. G.: Ein Beitrag zur Kenntnis der bösartigen kranialen Chordome. Acta path. microbiol. scand. Suppl. 16, 194—203 (1933). Ref. Zentr.-Org. ges. Chir. 66, 150 (1934).

Leitholf, O.: Tumore der Schädelknochen. Acta med. (Wien), 4, 287—319 (1956).

Lemke, R.: Ein Fall von malignem Chordom der Schädelbasis. Virchows Arch. path. Anat. 238, 310—324 (1922).

Loew, F.: Operative Behandlungsmöglichkeiten der Tumoren der Schädelbasis. Langenbecks Arch. klin. Chir. 273, 716—720 (1953).

Morsier, G. de, u. R. Fischer: Ein Fall von spheno-occipitalem Chordom. (Anatomisch-klinische Studie.) 16. Réun. Ann. Soc. O. N. O. de Lang. Franc. Marseille 12.—14. 5. 1951. Ref. Zbl. ges. Neurol. Psychiat. 126, 92 (1954).

Petit-Dutaillis, D., R. Messing u. Benhain: Zur Diagnostik der spheno-occipitalen Chordome. 16. Réun. Ann. Soc. de O. N. O. de Lang. Franc. Marseille 12.—14. 5. 1951. Ref. Zbl. ges. Neurol. Psychiat. 126, 92 (1954).

Poppen, J. L., and A. B. King: Chordoma. Experience with 13 cases. J. Neurosurg. 9, 139—163 (1952).

Psenner, L.: Beitrag zur Klinik und zur Röntgendiagnostik des Chordoms der Schädelbasis. Fortschr. Röntgenstr. 77, 425—433 (1952).

Ribbert, H.: Über die Ecchondrosis physalifora spheno-occipitalis. Zbl. allg. Path. path. Anat. 5, 457—461 (1894).

Ricci, G., e A. Giagnoni: I cordomi sfeno-occipitali. 1. Boll. Mal. Orecch. 69, 408—435 (1951).

Schwab, W.: Über maligne Schädelchordome. H.N.O. (Berl.) 2, 6—8 (1950).

Thiébaut, F., F. Rohmer Dany et Gagnier: A propos d'un cas de chordome basilaire. Rev. Oto-neuro-ophtal. 24, 211—215 (1952). Zit. Kleinsasser: dieses Handbuch.

Tönnis, W.: Die Chirurgie des Gehirns und seiner Häute. In Kirschner-Nordmann, Bd. 3. Berlin u. Wien: Urban & Schwarzenberg 1948.

Wagenen, W. P. van: Chordoblastoma of the basilar plate of the skull and ecchordosis physaliphora spheno-occipitalis Suggestions for diagnosis and surgical treatment. Arch. Neurol. Psychiat. (Chicago) 34, 548—563 (1935).

Withahn, A.: Destruierendes Chordom. Mschr. Ohrenheilk. 83, 137—139 (1949).

Zülch, K. J.: Dieses Handbuch, Bd. III. Berlin: Springer 1956.

e) Osteosarkome.

Ackermann, A. J.: Multiple osteogenic sarcoma. Report of two cases. Amer. J. roentgenol. 60, 623—632 (1948).

Garland, L. H.: Osteogenic sarcoma of skull. Radiology 45, 45—48 (1945).

Goldstein, H. J., and D. Wexler: Tumor of the orbit in a case of osteochondrofibromatosis. Arch. Ophthal. (Chicago) 12, 201—206 (1934).

Kleinsasser, O., u. H. Albrecht: Zur Kenntnis der Osteosarkome des Stirn- und Keilbeines. Arch. Ohr.-, Nas.- u. Kehlk.-Heilk. 170, 595—603 (1957).

Halpert, B., P. E. Russo and V. C. Hackney: Osteogenic sarcoma with multiple skeletal and visceral involvement. Cancer (Philad.) 2, 789—792 (1949).

Leitholf, O.: Tumoren der Schädelknochen. Acta neurochir. (Wien) 4, 287—319 (1956).

MacDonald, J., and J. W. Budd: Osteogenic sarcoma. I. A. modifix es nomenclature and a review of 118 five year cures. Surg. Gynec. Obstet. 77, 413—421 (1943).

Mignani, G.: Un caso di sarcoma osteogenico sclerosante a localizzazione multipla. Arch. Putti Chir. Organi Mov. 4, 454—562 (1954).

Schinz, H. R., W. E. Baensch, E. Friedl u. E. Uehlinger: Lehrbuch der Röntgendiagnostik, 5. Aufl., Bd. I. Stuttgart: Georg Thieme 1952.

Schwartz, C. W., and L. C. Collins: The skull and brain roentgenologically considered. Springfield, Ill.: Ch. C. Thomas 1951.

Silvermann, G.: Multiple osteogenic sarcoma. Arch. Path. (Chicago) 21, 88—95 (1936).

Turner, O. A., and W. M. Craig: Osteogenic sarcoma of meningeal origin report of a case of meningeal tumor with both osteoblastic and osteoclastic activity. Arch. Path. (Chicago) 32, 103—111 (1941).

Wolf, A., and F. Echlin: Osteochondrosarcoma of the falx invading the frontal lobes of the cerebrum. Bull. neurol. Inst. N.Y. 5, 515—525 (1936).

f) Reticulumzellsarkome.

Delkeskamp, A., u. H. Poppe: Beobachtung atypischer, vom reticuloendothelialen System (RES) abstammender, medullogener Knochensarkome. Bruns' Beitr. klin. Chir. 191, 151—166 (1955).

Dennison, W. R.: Reticulumcellsarcoma in infancy. Arch. Dis. Childh. 30, 472—474 (1955).

Francis, K. C., N. L. Higinbotham and B. L. Coley: Primary reticulum all sarcoma of bone. Report of 44 cases. Surg. Gynec. Obstet. 99, 142—146 (1954).

Irvine, J. C., and D. C. Dahlin: Reticulum cell sarcoma of bone. J. Bone Jt Surg. A 35, 835—842 (1953).

Rosendal, T.: On reticulum cell sarcoma in bones. Acta radiol. (Stockh.) 26, 210—221 (1945).

Strange, V. M., and A. A. de Lorimier: Reticulum cell sarcoma primary in the skull. Amer. J. Roentgenol. 71, 40—50 (1954).

Szutu, C., and C. K. Hsieh: Primary reticulum cell sarcoma of bone; report of 2 cases with bone regeneration following roentgen-therapy. Ann. Surg. 115, 280—291 (1942).

Uehlinger, E., C. Botsztejn u. H. R. Schinz: Ewingsarkom und Knochenreticulumsarkom. Klinik, Diagnose und Differential-Diagnose. Oncologia (Basel) 1, 193—245 (1948).

Weiss, K.: Über das primäre Reticulosarkom (Reticulum-zellsarcoma) des Schädelknochens. Radiol. Austriaca 8, 99—108 (1955).

Wichtl, O.: Durch Röntgenbestrahlung geheiltes Reticulumzellsarkom (Reticulumzell-Lymphosarkom) des Schädeldaches. Klin. Med. (Wien) 3, 842—847 (1948).

— Durch Röntgenbestrahlung geheiltes Reticulumzellsarkom des Schädeldaches. Wien. med. Wschr. 1949, 12.

g) Ewing-Sarkom.

Breitner, B., u. E. Ruckensteiner: Zur Klinik und Therapie des Ewing-Sarkoms. Med. Klin. 47, 463—464 (1952).

Coley, B. K.: Neoplasms of bone and related conditions. New York: Hoeber 1949.

Courville, C. B.: Notes on the pathology of cranial tumors. 6. Tumors originating in the marrow of the diploe. Bull. Los Angeles neurol. Soc. 13, 19—41 (1948).

Ewing, J.: Diffuse endothelioma of bone. Proc. N. Y. path. Soc. 21, 17—24 (1921).

Geschickter, C. F., and M. M. Copeland: Tumors of bone (including the jaws and joints). Amer. J. Cancer 381, 692 (1936).

Hellner, H.: Ewing-Sarkom des Knochens. 59. Tagg der Dtsch. Ges. für Chirur. Berlin, Sitzg vom 24.—27. 4. 1935.

— Das Ewing'sche Knochensarkom (Reticulosarkom des Knochenmarkes). Langenbecks Arch. klin. Chir. 183, 672—696 (1935).

— Die Knochengeschwülste, 2. Aufl. Berlin: Springer 1950.

Maak, H.: Über einen Fall von Ewing-Sarkom des Felsenbeins. Z. Laryng. Rhinol. 28, 157—160 (1949).

Oppikofer, K.: 2 Fälle von Reticulosarkom des Knochenmarks (Ewing-Sarkom). Schweiz. Z. allg. Path. 3, 200—221 (1941).

Schinz, H. R., W. E. Baensch, E. Friedl u. E. Uehlinger: Lehrbuch der Röntgendiagnostik, 5. Aufl., Bd. I. Stuttgart: Georg Thieme 1952.

Sherman, R. S., and K. Y. Soong: Ewing sarcoma: roentgen classification and diagnosis. Radiology 66, 529—539 (1956).

Swenson, P. C.: The roentgenologic aspects of Ewing's tumor of bone marrow. Amer. J. Roentgenol. 50, 343 (1943).

Uehlinger, E., C. Botsztejn u. H. R. Schinz: Ewingsarkom und Knochenreticulo-Sarkom: Klinik, Diagnose und Differentialdiagnose. Oncologia (Basel) 1, 193—245 (1948).

Zimmermann, J. L.: Ewing's sarcoma of the mastoid. Penn. med. J. 37, 654 (1934).

h) Sarkome nach Röntgen- und Radiumbestrahlung.

Alius, H. J.: Röntgensarkom. Bruns' Beitr. klin. Chir. 143, 567—573 (1928).

Aub, J. C., R. D. Evans, L. M. Hempelmann and H. S. Martland: The late effects of internally deposited radioactive materials in man. Medicine (Baltimore) 31, 221—329 (1952).

Batsakis, J. G., C. T. Klopp and W. Newman: Fibrosarcoma arising in a juvenile nasopharyngeal angiofibroma following extensive radiation therapy. Amer. Surg. 21, 786—793 (1955).

Beck, A.: Zur Frage des Röntgensarkoms, zugleich ein Beitrag zur Pathogenese des Sarkoms. Münch. med. Wschr. 69, 623—625 (1922).

Blumberg, J. M., and R. Hufner: Primary osteogenic sarcoma following x-irradiation. (Abstr.) Amer. J. Path. 28, 563—564 (1952).

Cahan, W.-G., O. Woodard-Helen, N. L. Higinbotham, F. W. Stewart and B. L. Coley: Sarcoma arising in irradiated bone. Cancer (Philad.) 1, 3—29 (1948).

Denks, H.: Zur Frage des Röntgensarkoms. Langenbecks Arch. klin. Chir. 168, 215—227 (1932).

Deuticke, P.: Über Röntgensarkome. Bruns' Beitr. klin. Chir. 169, 214—239 (1939).

Heidrich, F.: Zur Frage der Geschwulstentstehung nach Röntgenbestrahlung von Gelenktuberkulosen. Zbl. Chir. 59, 2660—2661 (1932).

Hellner, H.: Über Strahlengeschwülste. Experimentell erzeugtes Knochensarkom. Münch. med. Wschr. 84, 980—984 (1937).

Jones, A.: Irradiation sarcoma. Brit. J. Radiol. 26, 273—284 (1953).

Küttner, H.: Zur Frage der Geschwulstentstehung nach Röntgenbestrahlung von Gelenk- und Knochentuberkulosen. Langenbecks Arch. klin. Chir. 164, 5—38 (1931).

Marsch, E.: Tuberkulose und Sarkom (Röntgensarkom?). Zbl. Chir. 49, 1057—1060 (1922).

Marthland, H. S.: The occurrence of malignancy in radioactive persons; a general review of data gathered in the study of the radium dial painters, with special reference to the occurence of osteogenic sarkoma and the inter-relation-ship of certain blood diseases. Amer. J. Cancer 15, 2435—2526 (1931).

Potozky, H., and J. R. Freid: Osteomyelitis of the occipital bone complicating the roentgen treatment of a nasopharyngeal lymphosarcoma. Amer. J. Roentgenol. 43, 584—586 (1940).

Sabanas, Alvina O., D. C. Dahlin, D. S. Childs and J. C. Irvine: Postradiation sarcoma of bone. Cancer (Philad.) 9, 528—542 (1956).

Sauerbruch, F.: Bayer. Chirurg. Tagg 7. 7. 1923 München. Fortschr. Röntgenstr. 31, 317 (1923/24).

Uehlinger, E., u. O. Schürch: Über experimentelle Erzeugung von Sarkomen mit Radium und Mesothorium. Dtsch. Z. Chir. 251, 12—33 (1938/39).

Young, R. de: The development of sarcoma in bone subjected to irradiation. A case report. Amer. Surg. 18, 816—819 (1952).

i) Sarkome bei Paget, fibröser Dysplasie und Ostitis fibrosa.

Andreesen, R.: Paget'sche Erkrankung, Spontanfraktur und Sarkom. Bruns' Beitr. klin. Chir. 191, 174—179 (1955).

Coley, B. L., and G. S. Sharp: Paget's disease; predisposing to osteogenic sarcome. Arch. Surg. (Chicago) 23, 918—936 (1931).

—, and F. W. Stewart: Bone sarcoma in polyostotic fibrous displasia. Ann. Surg. 121, 872—881 (1945).

Cones, D. M. T.: An unusual bone tumour complicating Paget's disease. J. Bone Jt Surg. B 35, 101—105 (1953).

Davis, T. B., and W. E. Coole: The supervention of osteogenic sarcoma in Paget's disease. Brit. J. Surg. 25, 299—316 (1937/38).

Denizet, P.: Un cas de dégénérescence sarcomateuse de la maladie ossense de Paget. Thèse Paris 1940.

Fedder, L.: Ostitis deformans mit sekundärer Rundzellsarkomatose. Fortschr. Röntgenstr. 31, 391—398 (1923/24).

Gerstel, G., u. R. Janker: Über die Entwicklung eines Spindelzellsarkoms auf dem Boden einer monostotischen Ostitis deformans Paget. Dtsch. Z. Chir. 238, 577—603 (1933).

Grizaud, H.: Au sujet d'un osteosarcoma chez un malade atteint de maladie de Paget. J. de Radiol. 19, 119—121 (1935).

Haguenau, J., L. Gally et P. Daum: Ostéosarcoma au cours de la maladie osseuse de Paget. Bull. Soc. méd. Hôp. Paris 18, 786—793 (1934).

Hobbs, A. A., W. C. Fisher and R. E. Beck: Fibrous dysplasia of skull with sarcoma. A case report. Amer. J. Roentgenol. 76, 320—323 (1956).

Jranneney, G., et A. R. Laporte: Note sur un sarcome ostéogénique évoluant sur une maladie de Paget. Ann. anat. path. 13, 663—673 (1936).

Kirschbaum, J. D.: Fibrosarcoma of the skull in Paget's disease. Arch. Path. (Chicago) 36, 74—79 (1943).

Laserre, M. Ch.: La dégénerescance maligne dans la maladie de Paget. Rév. Orthop. 33, 547—548 (1947). Zit. nach Kleinsasser.

Layani, F., et C. L. Olivier: Ostéosarcoma et maladie de Paget. Presse méd. 1946, 145.

Manganiello, L. O. J., D. L. Reimann and J. A. Wagner: Cerebral involvement by osteogenic sarcoma associated with Paget's disease of the skull. Arch. Neurol. Psychiat. (Chicago) 59, 99—106 (1948).

Ohnacker, H.: Multiple Sarkombildungen auf dem Boden einer Paget'schen Knochenerkrankung. Verh. dtsch. Ges. Path. 38, 287—290 (1954).

Parenti, G. G., u. H. Lüdeke: Sarkom auf dem Boden einer Ostitis deformans Paget. (Kasuistischer Beitrag.) Virchows Arch. path. Anat. 296, 200—211 (1936).

PERKINSON, N. G., and C. HIGINBOTHAM: Osteogenic sarcoma arising in polyostotic fibrous dysplasia. Cancer (Philad.) 8, 396—402 (1955).

PIKE, M. M.: Paget's disease with associated osteogenic sarcoma. Arch. Surg. (Chicago) 46, 750—754 (1943).

ROSENKRANTZ, J. A., and E. C. GLÜCKMAN: Coexistence of Paget's disease of bone and multiple myeloma. Amer. J. Roentgenol. 78, 30—38 (1957).

SIZE, S. DE, J. ROBIN, S. JURMAND et J. C. RINIER: Dégénérescence sarkomateuse de la maladie de Paget. 4 nouvelles observations. Bull. Soc. méd. Hôp. Paris 68, 555—560 (1952).

SUMMEY, T. J.: Sarcoma complicating Paget's disease of bone. Ann. Surg. 123, 135—153 (1946).

THURNER, J., u. P. NIGRISOLI: Multiple bösartige Gewächse: Sarkom bei Ostitis deformans Paget, Ösophagus- und Prostatakarzinom. Zbl. allg. Path. path. Anat. 96, 161—167 (1957).

WANKE, R.: Ostitis fibrosa und Sarkom. Dtsch. Z. Chir. 201, 358—366 (1927).

— Sarkom bei Ostitis deformans und Osteodystrophia fibrosa. Dtsch. Z. Chir. 237, 198—233 (1932).

WILLIS, R. A.: The spread of tumors im the human body. London: Butterworth & Co. 1952.

k) Maligne Geschwülste und Systemhyperplasien des Knochenmarkes.

α) Plasmocytom (Myelom).

BARR, J., and A. DAWS: Obstruction of the superior longitudinal sinus by plasmocytoma. Brit. J. Surg. 43, 372—374 (1956).

BAYRD, E. D., and F. J. HECK: Multiple myeloma; review of 83 proved cases. J. Amer. med. Ass. 133, 147—157 (1947).

BENEKE, R., u. A. STIEDA: Ein traumatisches Myelon (sarcoma-myeloides giganto-cellulare) des Stirnbeins. Langenbecks Arch. klin. Chir. 159, 361—422 (1930).

BRUNNER, W.: Über die plasmocytäre Reaktion des Knochenmarks, das plasmocytäre Myelom und das solitäre Plasmocytom. Dtsch. Z. Chir. 257, 718—737 (1943).

BÜRGI, U.: Über einen Fall von solitärem Amyloidtumor des Scheitelbeins. Frankfurt. Z. Path. 50, 410—428 (1937).

CHASE, WALTER D.: Solitary myeloma mistaken for frontal sinusitis. Arch. Otolaryng. (Chicago) 48, 244—248 (1948).

CHRISTOPHERSON, W. M., and A. J. MILLER: A reevaluation of solitary plasma cell myloma of bone. Cancer (Philad.) 3, 240—252 (1950).

CLARKE, E.: Cranial and intracranial myelomas. Brain 77, 61—81 (1954).

COURVILLE, C. B.: Notes on the pathology of cranial tumors. 6. Tumors originating in the marrow of the diploe. Bull. Los Angeles neurol. Soc. 13, 19—41 (1948).

DENKER, P. G., and S. BROCK: The generalized and vertebral forms of myeloma: their vertebral and spinal complications. Brain 57, 291—306 (1934).

EWALD, K.: Ein chirurgisch interessanter Fall von Myelom. Wien. klin. Wschr. 10, 169—170 (1897).

GOOTNICK, L. T.: Solitary myeloma; review of sixtyone cases. Radiology 45, 385 (1945).

GUIBERT, et RATIE: Myeloblastome de la voûte cranienne avec propagation au cervau. Bull. Ass. franç. Cancer 18, 506 (1929). Zit. COURVILLE.

LEITHOLF, O.: Tumoren der Schädelknochen. Acta neurochir. (Wien) 4, 287—319 (1956).

LICHTENSTEIN, L., and H. L. JAFFE: Multiple myeloma. A survey based on thirtyfive cases, eighteen of with came to autopsy. Arch. Path. (Chicago) 44, 207—246 (1947).

LORENTZ-DE-HAAS, A. M.: Ein solitärer myelogener Tumor des Schädels. Ned. T. Geneesk. 1949, 287—288. [Holländisch.] Ref. Zbl. ges. Neurol. Psychiat. 107, 111 (1949).

LUMB, G.: Solitary plasmocytoma of bone with renal changes. Brit. J. Surg. 36, 16—22 (1948/49).

MATHIAS, Es.: Zur Myelomfrage. Bruns' Beitr. klin. Chir. 161, 79—87 (1935).

SCHINZ, H. R., W. E. BAENSCH, E. FRIEDL u. E. UEHLINGER: Lehrbuch der Röntgendiagnostik, 5. Aufl., Bd. I. Stuttgart: Georg Thieme 1952.

SCHÖN, R., u. W. TISCHENDORF: Handbuch der inneren Medizin von MOOR-STAEHELIN, Bd. VI/1, S. 852. Berlin: Springer 1954.

STOPPANI, F., e V. SILVESTRINI: Contributo allo studio del plasmocitoma del cranio. Cancro (Torino) 4, 167—173 (1933).

VOGELER, H.: Amyloidtumoren des Schädels im Röntgenbilde. Langenbecks Arch. klin. Chir. 180, 37—39 (1934).

β) Lymphogranulom.

COURVILLE, C. B.: Notes on the pathology of cranial tumors. 6. Tumors originating in the marrow of the diploe. Bull. Los Angeles neurol. Soc. 13, 19—41 (1948).

CRAVER, L. F., and M. M. COPELAND: Lymphosarcoma in bone. Arch. Surg. (Chicago) 28, 809 (1934).

DRESSER, R., and J. SPENCER: Hodgkin's disease and allied conditions of bone. Amer. J. Roentgenol. 36, 809 (1936).

FALCK, J., u. G. HORN: Über Knochenveränderungen bei Lymphogranulomatose. Z. ges. inn. Med. 9, 853—859 (1954).

Falconer, E. H., and M. E. Leonhard: Skeletal lesions in Hodgkin's disease. Ann. intern. Med. **29**, 1115—1131 (1948).

Friedrich, H.: Über Lymphogranulomatose (Hodgkin) des Knochens. Fortschr. Röntgenstr. **41**, 206—211 (1930).

Heider, K.: Über Knochenlymphogranulomatose mit besonderer Berücksichtigung der primären Erscheinungsform. Z. klin. Med. **76**, 240—257 (1939).

Pancost, H. K., E. P. Pendergrass and J. P. Schaeffer: The head and neck in roentgen diagnosis. Springfield and Baltimore: Ch. C. Thomas 1940.

Schinz, H. R., W. E. Baensch, E. Friedl u. E. Uehlinger: Lehrbuch der Röntgendiagnostik, 5. Aufl., Bd. I. Stuttgart: Georg Thieme 1952.

Steiner, R. E.: Hodgkin's diesease; the incidence, distribution, nature, and possible significance of they lmphogranulomatous lesions in the bone marrow. A review with original data. Arch. Path. (Chicago) **36**, 627 (1943).

γ) Knochenveränderungen bei Leukämie.

Coley, B. L.: Neoplasms of bone and related conditions. New York: Hoeber 1949.

Craver, L. F., and M. M. Copeland: Changes of the bone in leukämias. Arch. Surg. (Chicago) **30**, 639—646 (1935).

Hitzig, W. H., u. R. E. Siebenmann: Scheinbare Schädelnahtsprengung bei Leukämie. Helv. paediat. Acta **10**, 590—601 (1955).

Schinz, H. R., W. E. Baensch, E. Friedl u. E. Uehlinger: Lehrbuch der Röntgendiagnostik, 5. Aufl., Bd. I. Stuttgart: Georg Thieme 1952.

Uehlinger, E.: Die Skelettveränderungen bei Leukämie. Fortschr. Röntgenstr. **77**, 263—276 (1952).

δ) Chlorom.

Allison, R. G.: Bone findings in chlorome. Radiology **3**, 388—389 (1924).

Brannan, D.: Choroma. Bull. Johns Hopk. Hosp. **38**, 189—217 (1926).

Courville, C. B.: Notes on the pathology of cranial tumors. 6. Tumors originating in the marrow of the diploe. Bull. Los Angeles neurol. Soc. **13**, 19—41 (1948).

Goodmann, E. G., and L. Iverson: Chloroma; a clinico-pathologic study of 2 cases. Amer. J. med. Sci. **211**, 205 (1946).

Haintz, E.: Ein Fall von Chlorom mit cerebralen und spinalen Symptomen. Folia haemat. **50**, 320—332 (1933). Zit. Kleinsasser dieses Handbuch.

Huber, K.: Studien über das sogenannte Chlorom. Arch. Ohrenheilk. **9**, 129 (1878). Zit. nach Courville.

Kandel, Erestine V.: Chloroma, review of the literature from 1926—1936 and report of three cases. Arch. intern. Med. **59**, 691—704 (1937).

King, A.: A case of chloroma. Monthly J. Med. Sci. **17**, 97 (1954). Zit. nach Courville.

Krumbein, C.: Histologisch untersuchter Fall von Chlorom des Felsenbeins. Z. Laryng. Rhinol. **15**, 209—223 (1926).

Müller, H. W.: Ein Fall von Chlorom bei Myeloblastenleukämie. Frankfurt. Z. Path. **34**, 575—587 (1926).

Schön, R., u. W. Tischendorf: Handbuch der inneren Medizin von Mohr-Staehelin, Bd. 6/1 S. 852. Berlin-Göttingen-Heidelberg: Springer 1954.

Sussmann, M. L.: Zit. nach Schön u. Tischendorf.

Zeiss, E.: Ein Fall von Chlorom. Z. Augenheilk. **62**, 373—381 (1927).

ε) Maligne Lymphome.

Catlin, O.: Lymphosarcoma of the head and neck. Amer. J. Roentgenol. **59**, 354 (1948).

Craver, L. F.: Lymphosarcoma in bone. Arch. Surg. (Chicago) **28**, 809—824 (1934).

Gall, E. A., and T. B. Mallory: Malignant lymphoma; a clinicopathologic survey of 618 cases. Amer. J. Path. **18**, 381—429 (1942).

Kenny: Zit. nach Lichtenstein.

Lichtenstein, L.: Bone tumors. St. Louis: C. V. Mosby Comp. 1952.

Meyer: Zit. nach Lichtenstein.

Nielsen, J.: Primäres Lymphosarkom in den Knochen, ein überaus strahlenempfindlicher Tumor. Strahlentherapie **69**, 683—694 (1941).

II. Sekundäre Knochengeschwülste.

1. Auf den Schädelknochen übergreifende Tumoren.

a) Einleitung und Geschwülste der Kopfschwarte.

Beck, C.: Sarcoma of the skull with metastases in lung as a result of injury. Surg. Clin. N. Amer. **5**, 908 (1925). Zit. nach Kleinsasser, dieses Handbuch.

Broders, A. C. ,R. Hargrave and H. W. Meyerding: Pathological features of soft tissue fibrosarcoma. Surg. Gynec. Obstet. **69**, 267—280 (1939).
Caster, J. H., R. Dickerson and C. Needy: Angiosarcoma of bone. A review of literature and presentation of a case. Ann. Surg. **144**, 107—117 (1956).
Dawson, E. K.: Liposarcoma of bone. J. Path. Bact. **70**, 513—520 (1955).
Dwinnell, L. A., D. C. Dahlin and R. K. Ghormley: Parosteal (juxtacortical) osteogenic sarcoma. J. Bone Jt Surg. A **36**, 732—744 (1954).
Dyes, O.: Fünfjahresheilungen bei Sarkomen (1925—1933). Dtsch. Z. Chir. **251**, 77—110 (1938/39).
Figi, A. F.: Malignant tumors of scalp. Surg. Clin. N. Amer. **26**, 859—870 (1946).
Geschickter, C. F.: So-called fibrosarcoma of bone; bone involvement by sarcoma of neighbouring soft parts. Arch. Surg. (Chicago) **24**, 231—291 (1932).
Guttmann, M. R., and M. V. Simon: Neurofibrosarcoma of the facial nerve involving the tympanomastoid. Arch. Otolaryng. (Chicago) **54**, 162—166 (1951).
Pendergrass, E. P., Hodes u. Groff: Zit. nach Figi.
Quick, D., and N. Cutler: Neurogenic sarcoma; a clinical and pathological study. Ann. Surg. **86**, 810—829 (1927).
Rehbock, D. J., and H. Hauser: Liposarcoma of bone. Report of two cases and review of literature. Amer. J. Cancer **27**, 37—44 (1936).
Santo, D. A. de, and A. Burgess: Primary and secondary neurilemmoma of bone. Surg. Gynec. Obstet. **71**, 454—461 (1940).
Scaglietti, O., e B. Calandriello: Il sarcoma parostale ossificante. Arch. Putti Chir. Organi Mov. **6**, 9—37 (1955).
Stierlin, R.: Zur Kasuistik pulsierender Geschwülste am Kopf. Bruns' Beitr. klin. Chir. **8**, 330—363 (1892).
Stobbe, G., and H. W. Dargeon: Embryonal rhabdomyosarcoma of the head and neck in children and adolescents. Cancer (Philad.) **3**, 826—836 (1950).

b) Die Beteiligung der Schädelknochen bei Geschwülsten der Orbita

Adson, A. W., and W. L. Benedict: Hemangio-endothelioma of the orbit removed through transecranial approach. Arch. Ophthal. **12**, 484 (1934).
Ahlbohm: Zit. nach Godfredsen.
Babel, J.: Inflammations chroniques et pseudotumeurs inflammatoires dè l'orbite. Ann. Oculist. (Paris) **179**, 540—550 (1947).
Badtke, G.: Über entzündliche Pseudotumoren der Orbita bei intraokularen Entzündungen. Klin. Mbl. Augenheilk. **125**, 145—159 (1954).
Bailey, P.: Intracranial Tumors, p. 150. Springfield: Ch. C. Thomas 1933.
Baydasar, D., G. Schmitzer et Fl. Bagdaser: Les ostéomes orbitaires et orbito-oraniens, leur ablation par la méthode transfrontale. J. Chir. (Paris) **53**, 747—757 (1939).
Bégué, H., et H. Mawas: Léiomyosarcom de l'orbite. Bull. Soc. Ophthal. France **1953**, 490.
Benedict, W. L.: Removel of orbital tumors. Ann. Gynec. Obstet. **58**, 383—390 (1934).
— Adeno-carcinoma of the orbit. Arch. Ophthal. (Chicago) **16**, 663—670 (1936).
— Problems in the diagnosis of abscess and tumor of the orbit. Ann. J. 6. **22**, 292—297 (1939).
— Diagnosis of the orbital tumors. J. Amer. med. Ass. **126**, 880—884 (1944).
— Surgical treatment of tumors and cysts of the orbit. Amer. J. Ophthal. **32**, 763—773 (1949).
— Diseases of the orbit. Amer. J. Ophthal. **33**, 1—10 (1950).
— Carcinoma of the orbit and adnexa. Trans. Amer. Ophthal. Soc. **50**, 77—86 (1953).
Bertelsen, Tostein: The use of radiographic contrast media in diagnosing orbital tumors. Acta ophthal. (Kbh.) **34**, 355—366 (1950).
Beutel, A.: Zur Röntgendiagnose der Dermoide und Cholesteatome der Orbita. Fortschr. Röntgenstr. **60**, 360—370 (1939).
Birch-Hirschfeld, A.: In Graefe-Saemisch Handbuch der gesamten Augenheilkunde, 2. Aufl., Bd. 9. Berlin: Springer 1930.
Birge, H. L.: Orbital tumors. Conn. med. J. **8**, 319—325 (1949).
Blatt, N.: Über das Chlorom der Orbita. Klin. Mbl. Augenheilk. **87**, 209—214 (1931).
Blegvad, O.: Myxoma of the orbit. Acta ophthal. (Kbh.) **22**, Suppl. **21**, 131—140 (1944).
Bobrova, E. V.: Aktinomykose der Orbita. Vestn. Oftal. **33**, H. 4, 39—40 (1954). — Ref. Zbl. ges. Ophthal. **64**, 141 (1955).
Bonnet, J. L. u. Mitarb.: Entisement dans le lobe frontal du cerveau d'un retinoblastom. etc. Rev. Oto-neuro-ophthal. **27**, 484 (1955).
Brégeat, P.: Contribution á l'etude des gliomes primitifs du chiasma optique. These Paris 1942. Méthodes radiographiques récentes dans l'exploration des affections ophthalmo-neurologiques. Bull. Soc. Ophthal. Paris 469 (1955).
Bruckner, H.: Zur Klinik der orbitalen Erkrankungen. Klin. Mbl. Augenheilk. **93**, 104—105 (1934).
Brunner, A.: Zur Kenntnis der Opticustumoren. Helv. med. Acta **3**, 93—98 (1936).

Buffat, J. D.: Traitement neuro-chirurgical des tumeurs du merf. optique. Rev. méd. Suisse rom. 69, 511—522 (1949).

Burki, E.: Zur Kenntnis des Retothelsarkoms der Orbita. Ophthalmologica (Basel) 105, 253—268 (1943).

Busch, E.: Surgical treatment of gliomas of the optic nerve and the chiasma. Zbl. Neurochir. 2, 364 (1938).

Byers, W. G. M.: The primary intradural tumors of the optic nerve (Fibromatosis nervi optici.). Stur. R. Victoria Hosp. Mositreal 1, 3 (1901/02).

Čavka, V.: Ergebnisse operativer Eingriffe im Bereich der Orbita. Ophthalmologica (Basel) 127, 33 (1954). Ref. Zbl. ges. Ophthal. 63, 350 (1954/55).

Callender, G. R., H. E. Wilde and J. E. Ash: Five hundred cases of melanoma of the Choroid and Ciliary body followed five years and longer. Arch. Ophthal. (Chicago) 28, 165 (1942).

Calvet, J., et A. Gouadau: Schwannome malin de l'orbite, S. O. E. 1, 285—287 (1949). Zit. Offret.

Chinaglia, V., e F. Santelli: Su di un caso di esoftalmo unilaterale da meningioma „a placa" dell'ala delle sfenoide. Ref. Zbl. ges. Ophthal. 63, 350 (1954/55).

Coover: Zit. nach Offret.

Coston, T. O.: Primary tumors of the optic nerve. Arch. Ophthal. (Chicago) 15, 696—702 (1936).

Courville, C. B., and R. J. Schillinger: Intracranial complications od disease of the eye and orbit. Bull. Los Angeles neurol. Soc. 11, 102—110 (1946).

Craig, W. M., and L. J. Gogela: Intra orbital meningeomas. Amer. J. Ophthal. 82, 1663, 1680 (1949).

Cushing, H., and L. Eisenhardt: Meningeomas arising from the tuberculum sellae with the syndrome of primary optic atrophy and bitemporal field defects combined with a normal sella turcica d'n a middle aged personal. Arch. Ophthal. (Chicago) 1, 168 (1929).

— — Meningiomas. Their classification ‚regional behaviour, life history and surgical end result, vol. 1. Springfield: Ch. C. Thomas 1938.

Daily, R. K., and L. Daily jr.: Advances in the management of ocular and orbital tumors. Ref. Zbl. ges. Ophthal. 55, 211 (1957).

Dandy, W. E.: Results following the transeranral operative attack on orbital tumors. Arch. Ophthal. (Chicago) 25, 191—216 (1941).

— Orbital tumors. New York: Osker Piest 1951.

Davis, F. A.: Plexiform Neurofibromatosis (Recklinghausen disease) of the orbit and globe with associated glioma of the optic nerve and brain. Arch. Ophthal. (Chicago) 22, 760—791 (1939).

— Primary tumors of the optic nerve. Arch. Ophthal. (Chicago) 23, 735—821 (1940).

Decker, K., u. H. J. Schlegel: Normbilder und Normvarianten der Art. ophthal. im Röntgenbild. Albrecht v. Graefes Arch. Ophthal. 159, 302 (1957).

Dey, A. C.: Case of fibrosarcoma of the orbit. Indian med. Gaz. 71, 404 (1936).

Dollfus, M. A., Legrand et Baclesse: A propos d'un cas de granulome eosinophile de l'orbite. Bull. Soc. franç. Ophthal. 69, 192 (1956).

Dollinger: Die Druckentlastung der Augenhöhle durch Entfernung der äußeren Orbitalwand bei hochgradigem Exophthalmus (Morb. Besodowii) und konsekutiver Hornhauterkrankung. Dtsch. med. Wschr. 37, 1888—1890 (1911).

Dubillier: Orbitale Pneumographie. Zit. nach Krayenbühl.

Duverger, C., E. Velter et P. Bregeat: Thérapeutique chirurgical ophtalmo logique, Tome 1. Paris: Marson & Cie. 1950.

Ehlers: Zit. nach Godfredtsen.

Eibergen, R.: Rhabdomyosarkome von Ohr, Augenhöhle und Gaumen, insbesondere bei Kindern. Ref. Zbl. ges. Ophthal. 61, 186 (1954).

Elseberg, C. A., C. C. Hare and C. G. Dyke: Unilateral Exophthalmos in intracranial tumors with special reference to its occurrence in the meningeomas. Arch. Ophthal. (Chicago) 9, 306 (1933).

Fischgold, D. B.: La tomographie de la base du craneen neuro-chir. et neuroophth. Paris: Masson & Cie. 1952.

Fleischer, B.: Sehnerventumoren und Neurofibromatose. Ber. ophthal. Ges. 50, 185—190 (1934).

Fleming, N.: Adeno-carcinome (mixed-tumor of the lacrimal glend). Brit. J. Ophthal. 33, 763—769 (1949).

Flick: Zit. nach Godtfredsen.

Foissin: Zit. nach Offret.

Forrest, A. W.: Intra-orbital-tumors. Arch. Ophthal. (Chicago) 41, 198—230 (1949).

Foster, J.: The diagnosis and treatment of orbital tumours. Ann. roy. Coll. Surg. Engl. 17, 220 (1955/56).

Fouassier, R.: Fibrosarcome de l'orbite. Bull. Soc. al. France Opht. 1933, 683—685.

Fralick, F. B.: The orbit: review of litterature. Arch. Ophthal. (Chicago) 44, 437—453 (1950).

François, J.: Tumeur osseuse volumineuse de la paroi orbitaire externe, de la grande aile du sphenoide et de la fosse temporale. Bull. Soc. franç. Ophthal. 50, 281—296 (1937).

GAILLARD, G., et E. GILLES: Nos premiers résultats de phlebographies orbitaires. Bull. Soc. Ophthal. France **1955**, 462—466.

GLOWATZKY, F.: Über Orbitographie in einem Fall von retrobulären Tumor. KMA **106**, 575—582 (1941).

GLUCK, B.: Glioma of the optic nerve. Brit. J. Ophthal. **16**, 406—415 (1932).

GODFREDTSEN, E.: Studies on orbital tumors. Acta ophthal. (Kbh.) **25**, 279—293 (1947).

GOLOVIN, S.: Zur Diagnose und operativen Behandlung der Augenhöhlengeschwülste. Sov. Vestn. Oftal. **5**, 597—630 (1935) [Russisch].

GRIFFITH, A. D.: Sarcoma of ethmoid treated by intraorbital radon. Proc. roy. Soc. Med. **32**, 363 (1938/39).

GRINKER: Gliomas of the retina. Arch. Ophthal. (Chicago) **3**, 920 (1921).

GRINO, A., and E. BILLET: The diagnosis of orbital tumors by angiography. Amer. J. Ophthal. **32**, 879—911 (1949).

GUILLAUME, J.: Traitement chirurgical des tumeurs du pôle posterieur ode l'orbite et de la region retro-orbitaire, 259—260 (1943).

HAUBENRISSER, E.: Zur Osteotomie der Orbita. Zbl. ges. Ophthal. **46**, 159 (1941).

HEALTH, P.: Ocular lymphomas. Trans. Amer. ophthal. **46**, 385—396 (1948).

HELLWIG, A.: Malignant lymphoma value of surgery in selected cases. Surg. Gynec. Obstet. **84**, 950—958 (1947).

HOFFMANN: Die Röntgendiagnostik und Therapie in der Augenheilkunde. Leipzig: Georg Thieme 1932.

HOWELLS, G.: Tumors of the naso-orbital frontier. Ref. Zbl. ges. Ophthal. **55**, 288 (1957).

HUDSON, A. G.: Primary tumours of the optic nerve. Roy. Lond. ophthal. Hosp. Rep. **18**, 317 (1910/12).

— Discussion on tumours of the optic nerve. Proc. roy. Soc. Med. **33**, 685—686 (1940).

INGALLS, R. G.: Tumors of the orbita and allied pseudo-tumors. A report 216 case histories. Springfield Ill.: Ch. C. Thomas 1953.

JAIN, N. S., D. V. SELHI and KC. MAHAJAN: Rhabdomyosarkoma of the orbit. Brit. J. Ophthal. **40**, 758 (1956). Ref. Zbl. ges. Ophthal. **70**, 305 (1957).

JESSEL, E.: Beitrag zur Klinik und Therapie der intraorbitalen Tumoren. Z. Augenheilk. **31** (1933).

JKUI, H.: Ein Fall von Neurinoma orbitae. Zbl. ges. Ophthal. **42**, 137 (1938).

JUNGHANNS, K.: Beitrag zur Retothelsarkomatose am Auge. Ref. Zbl. ges. Ophthal. **61**, 175 (1954).

KASSAY, DEZSÖ: Lehrreicher Fall von Augenhöhlen-Cyste. Orv. Hetil. **1939**, 838—839 [Ungarisch].

KENNETH, H., E. ABBOTT and B. GLASS: Pterional meningioma „en plaque". Neurosurg. J. **12**, 50 (1955).

KIEL, A.: Zur Histologie der Opticustumoren. Albrecht v. Graefes Arch. Ophthal. **112**, 64—79 (1923).

— Über ein Rankenneurom der Orbita. Albrecht v. Graefes Arch. Ophthal. **112**, 187—196 (1923).

KING, G.: Orbital tumor. Amer. J. Ophthal. **31**, 868—889 (1948).

KOENIG jr., F.: Zur Orbitographie. Ophthalmologica (Basel) **127**, 283 (1954).

KRAYENBÜHL, H.: Diagnostic value of orbital angiography. Brit. J. Ophthal. **42**, 180 (1958).

—, u. G. YASARGIL: Der cerebrale kollaterale Blutkreislauf im angiographischen Bild. Acta neurochir. (Wien) **6**, H. 1/2.

KREIBIG, W.: Zur Kenntnis seltener Orbitaltumoren. Z. Augenheilk. **95**, 113—128 (1938).

KUHN, H. S.: Adrenal neuroblastoma and its ocular symptoms. Amer. J. Ophthal. **22**, (1939).

LEDERMANN, M.: Radiotherapy in the treatment of orbital tumours. Brit. J. Ophthal. **40**, 592 (1956). Ref. Zbl. ges. Ophthal. **72**, 41 (1956).

LEITE, O.: Tumoren des Augapfels und der Orbita. Zbl. ges. Ophthal. **44**, 457—458 (1939).

LEVKOEVA: Zit. nach OFFRET.

LINDBERG, J. G.: Drei Fälle von Gliom des Sehnerven. Acta ophthal. (Kbh.) **9**, 200—201 (1931).

LINDGREN, J.: Über gutartige Nervengewebstumoren der Augengegend. Duodecim (Helsinki) **48**, 273—287 (1932).

LITRIČIN, O., et B. JOVIĆEVIĆ: Au sujet des pseudo-tumeurs eosino philiques de l'orbit. Bull. Soc. franç. Ophthal. **69**, 225 (1956).

LOMBARDI, G.: Orbitography with water-solubile contrast media. Acta radiol. (Stockh.) **47**, 417 (1957).

LONG DE: Zit. nach OFFRET.

LOVE, J. G., and W. L. BENEDICT: Transcranial removal of intraorbital tumors. J. Amer. med. Ass. **129**, 777—784 (1945).

—, and H. W. DODGE: Transcranial removal of intraorbital tumors. Arch. Surg. (Chicago) **67**, 370, 379 (1953).

LÖHLEIN, W.: Zur operativen Behandlung der Sehnerventumoren. Bericht. dtsch. ophthal. Ges. 131 (1949).

—, u. W. TÖNNIS: Die operative Behandlung der das Foramem opticum überschreitenden Sehnervengeschwülste. Albrecht v. Graefes Arch. Ophthal. **149**, 318 (1949).

Lundberg, A.: Über die primären Tumoren des Sehnerven und der Sehnervenkreuzung. Örebo: Linsske. Bökh. 1935.
— (1) Über Oligodendocytome der Sehnerven. Acta ophthal. (Kbh.) **14**, 271—277 (1936).
— (2) Le gliom primitif du nerf optique et du chiasma des nerfs optiquees. Arch. Ophthal. **1**, 97—107 (1937).
Mallory u. Penfield: Zit. nach Offret.
Martin, P., u. H. Cushing: Primary gliomas of the chiasme and the optic nerves in their intracranial portion. Arch. Ophthal. (Chicago) **52**, 209 (1923).
Masson: Zit. nach Offret.
Mazzi, L.: Orientamenti nell'orbitografia con mezzi di contrasto liquido. Ref. Zbl. ges. Ophthal. **50**, 204 (1956).
Meadows, S. P.: Orbital tumours. Proc. roy. Soc. Med. **38**, 595—599 (1944/45).
Mehney, G. H.: Primary tumor of the optic nerve. Report of 3 cases. Arch. Ophthal. (Chicago) **16**, 95 (1936).
Merei, F. T.: Das Meningeom des Foramen opticum. Zbl. Neurochir. **13**, 25 (1955).
Milam, D. F., and P. Health: Primary epithelial tumors of the lacrima gland. Amer. J. Ophthal. **41**, 996—1006 (1956).
Modrin: Les complications orbitaires. Les meningeomes. Thése Lyon 1937/38.
Montpellier, Toulant et Foission: Ganglio-neuro-schwanno-spongioblastome de la cavite orbitaire. Ann. Oculist. (Paris) **176**, 18—27 (1939).
Müller, R. W.: Ein Neurinom der Orbita mit den klinischen Zeichen eines Sehnerventumors. Klin. Mbl. Augenheilk. **92**, 592—600 (1934).
Musial, A.: Ein Tumor der Augenhöhle welcher erst auf Grund der histologischen Untersuchung, als Gumma orbitae erkannt wurde. Z. Augenheilk. **78**, 41—47 (1932).
Nordmann, J.: Traite'd'ophtalmologie, tome VI. Masson & Cie. 1939.
— (1) Les tumeurs du nerf optic. Traite'd'Ophtalmologie, tome VI. Masson & Cie. 1939.
(2) Deux cas du tumeurs du nerf optique. S. O. P. **38**, 722—724 (1926).
Nover, A., u. Zielinski: Zur Diagnose der raumfordernden Orbitalprozesse. Ber. 60. Zus.kunft Dtsch. Ophthalm. Ges. Heidelberg 1956.
Oberling, H., et J. Nordmann: Les tumeurs du nerve optic. Ann. Oculist. (Paris) 561—606 (1927).
Öhngren, L. G.: Malignant tumors of the maxillo-ethmoidal region. Acta oto-laryng. (Stockh.) Suppl. 19, 94, 145, 146, 148 151, (1933).
Offret, G.: Les tumeurs primitives de l'orbite. Paris: Masson & Cie. 1951.
—, E. Gilles et F.Blanchot: De l'interet des tomographies orbitaires aves inj. d'air en ophtalmologie. Arch. Ophtal. (Paris), N. s. **14**, 259 (1954).
Olivecrona, H., u. E. Bohm: Exophthalmus. III. Transcraniale Operation retrobulbärer Tumoren. Svenska Läk.-Pidn. **1957**, 3119—3122. Ref. Zbl. ges. Ophthal. **73**, 325 (1958).
Pannerwitz, G.: Intraorbitales Osteochondrom. Röntgenpraxis **14**, 110—111 (1942).
Parsons, J. H.: Primary extradural tumours of the optic nerve. Trans. ophthal. Soc. U.K. **23**, 116 bis 134 (1903).
Paufique, L. R., G. Offret et Vouters: Le gliome périphérique de l'orbite. Arch. Ophtal. (Paris) **9**, 9—26 (1949).
— —, Etienne et J. Charleux: Exophtalmie pulsatile par malformation orbitaire dans la neurofibromatose v. Recklinghausen. Bull. et. Mém. franc. Ophtalm. **69**, 203—219 (1956).
Penfield: Zit. nach Offret.
Pessagno: Zit. nach Offret.
Pettinati, S.: Sull'uso dei mezzi contrasto nella diagnosi radiologica delle affezione dell'occhio e dell'orbita. Minerva (Torino) **1**, 912 (1957).
Peyton, W. T., and D. R. Simmons: Neurofibromatosis with defect in wall of orbit. Report of 5 cases. Arch. Neurol. Psychiat. (Chicago) **55**, 248—265 (1946).
Pfeiffer, R. L.: Tumors of the eye and the orbit. Bull. N. Y. Acad. Med. **23**, 410—419 (1947).
Psenner, L.: Beitrag zur Röntgensymptomatologie der raumbeengenden Prozesse der Orbita. Fortschr. Röntgenstr. **85**, 125—141 (1956).
Puiggari, I., M. Oribe y M. Malenchini: Tomographia de l'orbita. Arch. Buenos-Aures **12**, 464—479 (1937).
Reese, A. B.: Extension of glioma into the optic nerve (Retinoblastoma). Arch. Ophthal. **5**, 269 (1931).
— Orbital tumors and their surgical treatment. Amer. J. Ophthal. **24**, 386—394, 497—502 (1941).
— Orbital tumors and their surgical treatment. Amer. J. Ophthal. **24**, 387 (1941).
— Tumor of the eye. New York: A. Hoeber-Harper Book 1951.
— The treatment of expanding lesions of the orbit. Amer. J. Ophthal., Ser. III **41**, 3—11 (1956).
—, G. A. Hymann, J. Merriam and W. Forrest: The treatment of retinoblastom by radiation and triethylene melamine. Amer. J. Ophthal. **43**, 865 (1957).
Rettelbach: Zit. nach Tönnis.

RINGERTZ: Zit. nach GODFREDSEN.

ROTTING, A., and A. S. KELLY: Primary orbital melanoma. Arch. Ophthal. (Chicago) 27, 943—949 (1942).

SABRI, J. A., u. A. DIAB: Plexiform neurofibroma of orbit and lid with defects in wall of orbit and involment of centr. nerv.system. Arch. Ophthal. (Chicago) 52, 598 (1954).

SANDERS: Zit. nach GODFREDSEN.

SCHIECK, F., u. A. BRUCKNER: Kurzes Handbuch der Ophthalmologie. Berlin: Springer 1930.

SCHIFF-WERTHEIMER, S., et P. LOISILLIER: Neurilemome malin de l'orbite chez un enfant. Bull. Soc. Ophtal. France 1954, 314—317.

SCHLEZINGER, N. S., B. J. ALPERS and B. P. WEISS: Suprasellar meningiomas associated with scotomatous field defects. Arch. Ophthal. (Chicago) 35, 624—642 (1946).

SCHRECK, E.: Ein Oligodendrogliom als Beitrag zu den primären intraduralen Opticustumoren. Klin. Mbl. Augenheilk. 100, 560—577 (1938).

— Zur Klinik und pathologischen Anatomie der Orbitaltumoren. Klin. Mbl. Augenheilk. 101, 120—121; 103, 1—44 (1939).

— Das Meningeoma N. optici als Gegenstück zum Glioma (Oligodendrocytoma). N. optici. Klin. Mbl. Augenheilk. 110, 164—169 (1944).

SCHWEINITZ, G. E.: A contribution to the subject of tumors of the eyelid and orbit. Trans. Amer. ophthal. Soc. 14, 341 (1915).

SEAMAN, W. B., and L. T. FURLOW: Anomalies of the bony orbit. Amer. J. Roentgenol. 71, 51—59 (1954).

SEEFELDER, R.: Beiträge zu den Gliomen der Sehnerven. Wien. klin. Wschr. 44, 838—840 (1931).

SEGHIERI: Neurinoma del orbita. Boll. Oculist. 7, 1177.

SKEOCH, H.: Neurilemmoma of the orbit. Brit. J. Ophthal. 40, 562—563 (1956).

SPAETH, E.: The treatment of orbital tumours. Trans. ophthal. Soc. U.K. 74, 297 (1954). Ref. Zbl. ges. Ophthal. 66, 219 (1955/56).

STENDER, A.: Fronto-orbitale dermoidzyste. Zbl. Neurochir. 2, 114—122 (1937).

STIEREN, E.: Neurofibroma of the orbit. Amer. J. Ophthal. 6, 176—181 (1923).

STOCK, W.: Sarkom der Orbita. Klin. Mbl. Augenheilk. 96, 121 (1936).

TERRY-JOHNES: Zit. nach OFFRET.

THIEL, R.: Zur Diagnose von Gefäßanomalien und Geschwülsten in der Augenhöhle und der mittleren Schädelgrube. Klin. Mbl. Augenheilk. 101, 121—122 (1938).

TÖNNIS, W.: Die operative Behandlung der das Foramen opticum überschreitenden Geschwülste. Acta neurochir. (Wien) 1, 52—71 (1950).

VALUDE: Neurofibrome de l'orbite developpé aux depeuse du nerf frontal. S. F. O. 26, 506—511 (1909).

VERHOEFF, F. H.: Primary intraneural Tumors. Arch. Ophthal. (Chicago) 51, 120—140, 239—254 (1922).

VEROCAY: Zit. nach OFFRET.

VOSS, O.: Erweiterte Freilegung der Orbita. Bruns' Beitr. klin. Chir. 169, 150—162 (1939).

WAGNER, F.: Beitrag zur Frage der primären Opticusgliome. Klin. Mbl. Augenheilk. 103, 606—615 (1939).

WALSH: Zit. nach OFFRET.

WEIGELIN: Über Gliomatose der Sehnerven. Klin. Mbl. Augenheilk. 87, 527 (1931).

WILD, H.: Ein Beitrag zur Kenntnis der Tumoren der Orbita. Münch. med. Wschr. 100, 766 (1950).

WILLIAM, L., THEODORE BENEDICT and G. MARTENS: Surg. clin. N. Amer. 26, No 4 (1946).

WILLIS, R. A.: Pathology of tumors, p. 739. St. Louis: C. V. Mosby Comp. 1948.

WILSON, J. M., and W. D. FARMER: Spongioblastoma of the optic nerve. Arch. Ophthal. (Chicago) 23, 605—618 (1940).

WOSTRY, M.: Beiderseitige Chloromyelose der Orbita. Ref. Zbl. ges. Radiol. 23, 322 (1936).

WRIGHT, R. E.: Two cases of granulome invading the orbit due an aspergillin. Brit. J. Ophthal. 11, 545—559 (1927).

c) Die Beteiligung der Schädelknochen bei den Geschwülsten der Nasennebenhöhlen.

BORST, M.: Allgemeine Pathologie der malignen Geschwülste. Leipzig. Hirzel 1922.

DENKER, A.: Die bösartigen Neubildungen der Nase. In DENKER-KAHLERs Handbuch, Bd. 5, S. 202. 1929.

GODTFREDSEN, E.: Studies an orbital tumours. Acta ophthal. (Kbh.) 25, 295—310 (1947).

KLESTADT: Zit. nach MARX.

KÜMMEL, W.: Die bösartigen Geschwülste der Nase. In HEYMANNs Handbuch der Laryngologie, Bd. III. 1900.

LINK, A.: Geschwülste der Nebenhöhlen. In SCHICK-BRÜCKNER, Kurzes Handbuch der Ophthalmologie, Bd. III. 1930.

MARX, H.: Maligne Tumoren der Nebenhöhlen usw. Verh. Phys.-med. Ges. Münster 1925. Die Nasenheilkunde in Einzeldarstellungen. Jena: Gustav Fischer 1949.

Meyer, M.: Adenokarzinom des Siebbeines usw. Z. Hals-, Nas.- u. Ohrenheilk. 1, 248 (1921). —
Z. Ohrenheilk. 81, 179 (1921).
Most: Zit. nach Marx.
Neumann: Zit. nach Marx.
Oppikofer, E: Genese des Plattenepithelkarzinoms der Nebenhöhlen usw. Arch. Laryng. Rhin.
(Berl.) 21 (1909).
Ringertz: Zit. nach Godtfredsen.
Sendicak: Zit. nach Marx.

d) Die Beteiligung der Schädelknochen bei den Geschwülsten des Nasen-Rachenraumes.
Abel: Zit. nach Williams.
Ackermann L. V. and Del Regato, J. A.: Zit. nach Williams.
Acuna, Ricardo Tapia: The nasopharyngeal fibroma and its treatment. Arch. Otolaryng. (Chicago)
64, 451—455 (1956).
Bach, A. C., F. L. Lederer and S. N. Paleysky: Nasopharyngeal carcinoma. Extension intra-
cranially and metastasis by implantation into the soft palate, a clinical and pathologic study.
Arch. Otolaryng. (Chicago) 31, 529—539 (1940).
Baclesse, F.: Les cancers du rhinopharynx. Ètude radiographique. Résultats eloignés par la radio-
therapie. Ann. Oto-laryng. (Paris) 73, 509—520 (1956).
Balzer, R.: Zwei Fälle von echtem Fibrom der Nasennebenhöhlen. Z. Hals-, Nas.- u. Ohrenheilk. 45,
307—311 (1939/40).
Bensch, H.: Zit. nach Williams.
Boedts, J.: Erfahrungen mit Hormonen bei Nasen-Rachen-Fibrom. Ned. T. Geneesk. 1940, 4531 bis
4534 u. dtsch. Zus.fass. 4534. Ref. Zentr.-Org. ges. Chir. 102, 285 (1941).
Bonnabon: Zit. nach Legler.
Brunner, H.: Carcinoma of the epipharynx. A peculiar case. Arch. Otolaryng. (Chicago) 29, 544—549
(1939).
Burger: Zit. nach Legler.
Cawthorne: Zit. nach Williams.
Charkavorty, C. A., and M. R. Ewing: Nasopharyngeal cancer: a problem in diagnosis. Brit. J.
Surg. 44, 388—393 (1957).
Crowe, S. J. u. J. W. Baylor: Zit. nach Williams.
Cutler, M. u. F. Buschke: Zit. nach Williams.
Digby, K. H. and F. J. Khoo: Zit. nach Williams.
Döring, G.: Über das Retothelsarkom des Nasen-Rachenraumes mit neurologischen Komplikationen.
Z. ges. Neurol. Psychiat. 168, 432—447 (1940).
Dunlap, A. M.: Zit. nach Williams.
Eckert: Zit. nach Balzer.
Erich, J. B.: Jurenile fibromas of the nasopharynx. Arch. Otolaryng. 62, 277—281 (1955).
Ewing, J.: Zit. nach N. Williams.
Ferreri, Giorgio: Zur Diagnose und Therapie der lymphoepithelialen Geschwülste des Nasen-
Rachenraumes. Acta oto-laryng. (Kbh.) 9, 441—453 (1926).
Figi, F. A.: Zit. nach Williams.
Friedl, E.: Maligner Epipharynxtumor mit Durchbruch in das Schädelinnere. Röntgenpraxis 6,
132—133 (1934).
Godtfredsen, Erik: Augensymptome bei malignen Rhinopharynxtumoren. Acta ophthal. (Kbh.)
18, 336—354 (1940).
— Neurologische Symptome bei malignen Rhinopharynxtumoren. Acta psychiat. scand. 15/16, 47 bis
67 (1940/41).
Hansel, F. K.: Malignant tumors of the nasopharynx with involvement of the nervous system. Ann.
Otol. (St. Louis) 41, 74 (1932).
Hauser, I. Jerome, and Durwin Hall Brownell: Malignant neoplasma of the nasopharynx.
J. Amer. med. Ass. 111, 2467—2473 (1938).
Hörbst, L.: Über das Plasmozytom des Nasen-Rachenraumes. Mschr. Ohrenheilk. 81, 316—323
(1947).
Huet, P. C., Jean Labayle et Francois Roth: Fibrom nasopharyngien opérsous hypotension con-
trolée. Ann. Oto-laryng. (Paris) 70, 792—793 (1953).
Jacod, M.: La syndrome de Silvio Negri. Riv. oto-neuro-oftal. 12, 523—529 (1935).
— Les paralysies oculomotrices dans les tumeurs malignes du nasopharynx. Ann. Otolaryng. (Paris)
53, 399—406 (1934).
Legler, U.: Unsere Erfahrungen mit malignen Epipharynxtumoren. Z. Laryng. Rhinol. 129, 383 bis
389 (1949).
Lemoyne, Jacques: Les examens oto-rhino-laryngologiques en neurologic. Paris: Masson & Cie.
1956.
Leonard, A. Titrud, and William T. Peyton: Nasopharyngeal tumors. Zit. n. Williams.

LEONARDELLI, G. B., e A. PELLEGRINI: I fibrosarcomi de ll'estremo cefalico. Arch. ital. Otol. 65, 683—703 (1954).

MARTIN, H. E. u. J. V. BLADY: Zit. nach WILLIAMS.

MAYER, E. G.: Zur Diagnose und Differentialdiagnose der Tumoren des Epipharynx. Fortschr. Röntgenstr. 39, 262—280 (1929).

MEKIE, E. C., and CORDON RANSOME: Nasopharyngeal tumours. The place leukotomy in the terminal stages of the disease. Brit. J. Surg. 37, 344—346 (1950).

METRE, T. E. VAN: Zit. nach WILLIAMS.

MIKULICZ: Zit. nach WILLIAMS.

MITTERMAIER, R.: Die Krankheiten der Nasennebenhöhlen, der Ohren und des Halses im Röntgenbild. Stuttgart: Georg Thieme 1952.

MÖBIUS-MORRISON-LOW-BEER: Zit. nach BALZER. Zit. nach SOOY.

NEW, G. B.: Neurogenic tumors of nose and throat. Ann. Otol. (St. Louis) 56, 228—229 (1947).

OPPIKOFER, E.: Über die primären malignen Geschwülste des Nasen-Rachenraumes. Arch. Laryng. Rhin. (Berl.) 27, 526—564 (1913).

RAO, B. T.: Zit. nach WILLIAMS.

RICHTER, H.: Zur Klinik, pathologischen Anatomie und Therapie der bösartigen Geschwülste des Ohres der oberen Luft- und Speisewege (nach Erfahrungen der Erlanger Klinik aus den Jahren 1919 bis 1931). Z. Hals-, Nas.- u. Ohrenheilk. 31, 169—192 (1932).

RIGGS, H. E., CH. RUPP, H. RAY and J. C. YASKIN: Cranial nerve syndrom associated with nasopharyngal malignancy. Arch. Neurol. Psychiat. (Chicago) 77, 473—482 (1957). Ref. Zbl. Neurochir. H. 4 (1957).

RINGERTZ, N.: Pathology of malignant tumors arising in the nasal and paranasal cavities and maxilla. Acta oto-laryng. (Stockh.) Suppl. 27 (1938).

ROSENHAGEN, H.: Glossopharyngeus-Vagus-Accessorius Neuritiden nach entzündlicher Erkrankung der Gaumenmandeln. Dtsch. med. Wschr. 75, 414—416 (1950).

SCHINZ, H. R., u. A. ZUPPINGER: Zit. nach LEGLER.

SEIFERT, A.: Zur Behandlung maligner Nasen-Rachentumoren. Arch. Ohr-, Nas.- u. Kehlk.-Heilk. 148, 246—251 (1940).

SENDZIAK: Zit. nach LEGLER.

SOOY, FRANCIS, A.: Experimental treatment of recurrent carcinoma of the nasopharynx with electrodesiccation, radioactive cobalt and x ray radiation. Ann. Otol. (St. Louis) 65, 723—735 (1956).

STRACKE: Zit. nach LEGLER.

TARTAKOWSKY, B. S.: Über einen Fall von retropharyngealem Fibrosarkom. Zbl. Chir. 54, 583—584 (1927).

THIELE, C. F.: Vom Epipharynx ausgehendes Rundzellsarkom der Schädelbasis. Bruns' Beitr. klin. Chir. 185, 403—409 (1952).

THOMPSON, C. M., and E. L. GRIMES: Zit. nach WILLIAMS.

TITRUD, L. A., and W. T. PEYTON: Nasopharyngeal tumors and their neurological complications. J. nerv. ment. Dis. 92, 727—747 (1940).

WILLIAMS, MORTIMA LEE: Tumors of the nasopharyne in WARD and HENDRIK: Tumors of the head and neck. Baltimore: Williams & Wilkins Comp. 1950.

WOLTMAN, H. W.: Malignant tumors of the nasopharynx with involvement of the nervous system. Arch. Neurol. Psychiat. (Chicago) 81, 412—429 (1922).

ZUPPINGER, A.: Zit. nach LEGLER.

e) Die Beteiligung der Schädelknochen bei Geschwülsten im Ohrbereich.

EGGSTON, A. A., and D. WOLFF: Histopathologie of ear, nose and throat. Baltimore: Williams & Wilkins Company 1947.

FEHRNE, WERNER: Beitrag zur Kasuistik der primären und sekundären Tumoren des Schläfenbeines. Z. Hals-, Nas.- u. Ohrenheilk. 45, 442—451 (1940). — Diss. Leipzig 1940.

GRAF, K.: Geschwülste des Ohres und des Kleinhirnbrückenwinkels. Stuttgart: Georg Thieme 1952.

LÜSCHER, E.: Lehrbuch der Ohrenheilkunde. Wien: Springer 1952.

MACGIBBON, ALISTAIR A.: Tumours of the ear. West. J. Surg. 63, 456—462 (1955).

MARBURG: Die Tumoren im Bereich des Cochlearsystems und des Kleinhirns. In Handbuch der Neurologie des Ohres, S. 22. Wien: Urban & Schwarzenberg 1924—1929.

MARX, H.: Die Geschwülste des Ohres. In HENKE-LUBARSCH, Handbuch der speziellen pathologischen Anatomie, Bd. XII. Berlin: Springer 1925.

WARD, G. E., and J. W. HENDRIKS: Tumors of the head and neck. Baltimore: Williams & Wilkins Company 1950.

Ceruminaldrüsengeschwülste.

ADLER, H. J., and I. SOMMER: Adenoma of the ceruminous glands. Arch. Otolaryng. 39, 533—535 (1944).

BERLIN, L.: Intracranial ceruminous adenoma. J. Neurosurg. 6, 415—418 (1949).

BROCK, W.: Ceruminaldrüsenadenom. Z. Laryng. Rhinol. **14**, 349—450 (1926).
GATES, O. S., WARREN and N. W. WESLEY: Tumors of sweat glands. Amer. J. Path. **19**, 591—632 (1934).
JEFFERSON and WHITEHEAD: Zit. nach KLEINSASSER.
KLEINSASSER, O., u. G. SCHARFETTER: Ceruminaldrüsenadenom mit Einbruch in Dura und Kleinhirn. Zbl. Neurochir. **17**, 4—12 (1957).
SLOTWINSKA, L.: Adenoma ceruminosum. Otolaryng. pol. **8**, 325—327 (1954).
SPRENGER, W., u. F. PRIETZEL: Ceruminaldrüsenadenom des Gehörganges. Mschr. Ohrenheilk. **73**, 722—725 (1939).

Glomustumoren.

ALBERT, H., and ANDREWS jr.: Glomus tumors (nonchrom affin paragamgliomas) of the larynx. Ann. otol. **64**, 1034—1036 (1956).
ALEXANDER, E., and S. ADAMS: Tumors of the glomus jugulare. J. Neurosurg. **10**, 672 (1953).
ARSLAU: Zit. nach JESCHEK.
BARTON, R. T., and E. J. v. THEE: Nonchromaffin paraganglioma. J. Amer. med. Ass. **151**, 619 (1953).
BERG, N. O.: Tumours arising from the tympanic gland. Acta path. microbiol. scand. **27**, 194 (1950).
BICKERSTAFF, E. R., and J. S. HOWELL: The neurological importance of tumors of the glomus jugulare. Brain **76**, 567 (1953).
BRADLEY, W. H., and J. H. MAXWELL: Neoplasm of the middle ear and mastoid. Laryngoscope (St. Louis) **64**, 533 (1954).
BRUNE: Leicht blutende Mittelohrtumoren. HNO (Berl.) **5**, 252 (1956).
BROWN, L. A.: Glomus jugulare tumor of the middle ear. Clinical aspects. Laryngoscope (St. Louis) **63**, 281—292 (1953).
BRUNNER, H.: Tumori metastatici o ell'osso temporale. Arch. ital.Otol. **64**, 800—817 (1953).
BUCK: Zit. nach JESCHEK.
BURMAN, S. D.: The vagal body tumor. Ann. Surg. **141**, 488 (1955).
CAPPS, F. C. W.: Glomus jugulare tumors of the middle ear. J. Laryng. **66**, 302—314 (1952).
CHAMBERS, W. R.: Tumor of the glomus jugulare resenobling brain tumor. J. int. Coll. Surg. **22**, 691 (1954).
CZURDA, O.: Angiomatöse Tumoren des Schläfenbeines. Mschr. Ohrenheilk. **81**, 642 (1947).
DAVOL, RECTOR T.: Glomus jugularis tumor of the middle ear. Arch. Otolaryng. (Chicago) **62**, 436 bis 437 (1955).
DELISA, D. A.: Tumor of the glomus jugularis. Arch. Otolaryng. (Chicago) **51**, 925—927 (1950).
ERÖS, G.: Multiples Hämangiom der Schädelknochen. Zbl. allg. Path. path. Anat. **43**, 532—538 (1928).
FISCHER, J.: Zit. nach GRAF.
FLEISCHER, K.: Ausgedehnter Glomustumor des Ohres. HNO (Berl.) **5**, 224 (1955).
FÜRSTENBERG, A. C.: Zit. nach KLEINSASSER.
GRAF, K.: Therapie und Prognose der nichtchromaffinen Paragangliome des Ohres. (Glomustumoren.) Pract. otol. etc. (Basel) **15**, 284—293 (1954).
GUILD, ST. R.: The glomus jugulare, a nonchromaffin paraganglion, in man. (Glomus jugulare des Menschen, ein nicht chromaffines Paraganglion. Zit.: KLEINSASSER.
— A hitherto unrecognized structure, the glomus jugularis, in man. Anat. Rec. **79**, Suppl. 2, 28 (1941).
HAIKE, H.: Zit. nach GRAF.
HANSON: Zit. nach KLEINSASSER.
HEINE: Zit. nach JESCHEK.
HENSCHEN, F.: Tumoren des ZNS und seiner Hüllen. In HENKE-LUBARSCH' Handbuch der pathologischen Anatomie, Bd. XIII/3. Berlin 1955.
HIERONS, R.: Glomus jugulare tumour presenting with papill oedema and obscurations of vision. Proc. roy. Soc. Med. **47**, 298 (1954).
HOLESH, S.: Diagnosis of tumours of the glomus jugulare. Lancet **1955 I**, 169—170.
HORNICEK, H.: Malignes Hämangieondotheliom des Felsenbeines. Ref. Zbl. Hals-, Nas.- u. Ohrenheilk. **17** (1932).
JESCHEK, J.: Über Blutgefäßgeschwülste des Gehörganges und des Mittelohres. Mschr. Ohrenheilk. **70**, 1297—1302 (1936).
JONES, J. A.: Haemangioma of tympanic cavity. J. Laryng. **45** (1930).
KEPPES, P.: Zit. nach GRAF.
KLEINSASSER, O.: Die Tumoren des Glomus jugulare und den anderen nicht chromaffinen Paraganglien im Bereich der Schädelbasis. Zbl. Neurochir. **17**, 155—168 (1957).
LATTES, R., and I. A. WALTNER: Nonchromaffin paraganglioma of the middle ear. Cancer (Philad.) **2** (1949).
LEMOINE, J., et P. FLEURY: Un eas de temeur du glomus jugulaire à forme attico tympanique pure. Ann. Oto-laryng. (Paris) **70**, 568—571 (1953).
—, et C. MILLARD: Tumeur glomique de l'oreille à forme tympanique pure. (Glumortumor von rein tympanaler Form.) Ann. Oto-laryng. (Paris) **72**, 806—810 (1955).

Loch, W. E., and N. Lundgren: Tympanie body tumors in the middle ear. Acta otolaryng. 37, 367—379 (1949).

Margarey, F. R.: Zit. nach Kleinsasser.

Martin, J. F., R. Mayoux, P. Mereaud, J. P. Rabattu, Bret et Anjou: Quatre observations de tumeurs glomiques tympano-jugulaires. J. franç. Oto-rhino-laryng. 4, 509—519 (1955).

Mattick, W. L., and E. M. Burke: Glomus jugulare tumors. Laryngoscope (St. Louis) 62, 311—322 (1952).

Miller, M. V.: Zit. nach Graf.

Pendergrass, E. P., and B. Kirsh: Roentgen-manifestations in the skull of metastatic carotid body tumor (paraganglioma), of meningioma and of mucocele. A report of three unusual cases. Amer. J. Roentgenol. 57, 417—428 (1947).

Poppen, J. L., and P. A. Riemenschneider: Tumor of carotidit body type presumably arising from the glomus jugularis. Arch. Otolaryng. (Chicago) 53, 453 (1951).

Politzer, E.: Zit. nach Graf.

Rosa: Zit. nach Jeschek.

Rosenwasser, H.: Carotid body tumor of the middle ear and mastoid. Arch. Otolaryng. (Chicago) 41, 64 (1945).

Rupp, F.: Zur Differentialdiagnose des Glomus caraticum Tumors. Pract. oto-rhino-laryng. (Basel) 15, 276—284 (1954).

Ruttin, E.: Zit. nach Jeschek.

Shambough, G. E.: Laryngoscope (St. Louis) 65, 185 (1955).

Schulz van Treeck: Haemangiom des Ohres mit Beteiligung der Schädelbasis. Berl. Otolaryng. Ges. 1938.

Specht, F.: Zit. nach Graf.

Strong, M. St.: Glomus jugulase of the middle ear. Arch. Otolaryng. (Chicago) 60, 145—148 (1954).

Tanner, K.: Angiographische Darstellung eines Glomustumor der Paukenhöhle. (Fallbericht.) HNO (Berl.) 5, 85—86 (1955).

Terracol, J., J. Guerrier et H. L. Guibert: Le glomus jugulaire. Paris: Masson & Cie. 1956.

Urbantschitsch, E.: Angiosarkom des Mittelohres, Schrumpfung durch kontinuierliche Einwirkung von frischem Zitronensaft. Z. Ohrenheilk. 67, 365—366 (1913).

Warren, Kenneth W.: Tumors of the carotid body. Recognition and treatment. Surg. Clin. N.Amer. 677—693 (1933).

Weiss, Helmut: Halbbasissyndrom (Syndrom Garcin) bei Glomustumoren (nicht chromaffine Paragangliome) des Mittelohres. Nervenarzt 26, 289—291 (1955).

Weydner: Zit. nach Jeschek.

William, R.: Tumor of the glomus jugulare resembling brain tumor. J. int. Coll. Surg. 22, 691—694 (1954).

Williams, Henry L., Donald S. Childs jr., Edith M. Parkhill and David G. Pugh: Chemordectomas of the glomus jugulare (nonchromaffin paragangliomas) with especial reference to their response to roentgen therapy. Ann. Otol. (St. Louis) 64, 546—566 (1955).

Willis, A. G., and H. W. Birrel: The structure of a carotid body tumor. Acta anat. (Basel) 25, 220—225 (1955).

Winship, T., C. T. Klopp and W. H. Jenkins: Glomus-Jugularis Tumors. Cancer (Philad.) 1, 441—447 (1948).

Carcinome.

Adams, W. Stirk, and Robert Morrison: On primary carcinoma of the middle ear and mastoid. (Its incidence, etiological factors and clinical course with the results of treatment by surgery and radiotherapy.) J. Laryng. 69, 115—131 (1955).

Altmann, F.: Zur Kenntnis der metastatischen Karzinome des Gehörorgans. Wien. med. Wschr. 1931 II, 1560—1562.

Berendes, J.: Zur Entstehung des primären Mittelohrkarzinoms. Arch. Ohrenheilk. 144, 425—429 (1938).

Berlendis, P. A.: Il carcinoma dell'orecchio medio. Minerva otorinolaring. (Torino) 5, 240—254 (1955).

Bezold, F.: Über das Carcinom des Ohres. Z. Ohrenheilk. 33, 152.

Boland, John, and Ralston Paterson: Cancer of the middle ear and external auditory meatus. J. Laryng. 69, 468—478 (1955).

Bowman, R. J.: Carcinoma of the external auditory canal, middle ear and mastoid. Ann. Otol. (St. Louis) 49, 225 (1940).

Bradley, W. H., and J. H. Maxwell: Neoplasms of the middle ear, and mastoid. (Report of fifty-four cases.) Laryngoscope (St. Louis) 64, 533—556 (1954).

Christiani, M.: Syndroma paralitica globale unilaterale del nervi cranici (Bertolotti Garcin) da tumore dell'orecchio. Riv. oto-neuro-oftal. 28, 97—113 (1953).

Diamant, M.: Carcinoma in middle ear. Acta oto-laryng. (Stockh.) 29, 77 (1941).

Fehrne, W.: Beitrag zur Kasuistik der primären und sekundären Tumoren des Schläfenbeins. Z. Hals-, Nas.- u. Ohrenheilk. 45, 442—451 (1939/40).

Figi, F. A., and B. E. Hempstead: Malignant tumors of the middle ear and mastoid. Arch. Otolaryng. (Chicago) 37, 149—168 (1943).
—, and P. A. Weisman: Cancer and chemodectoma in the middle ear and mastoid. J. Amer. med. Ass. 156, 1157—1162 (1954).
Fraser, I. S.: Malignant disease of the external acustic meatus and middle ear. Proc. roy. Soc. Med. 23, 1225 (1930).
Fürstenberg, A. C.: Primary adenocarcinoma of middle ear. Ann. Otol. 33, 677—689 (1924).
Junod, A.: Über die primären bösartigen Geschwülste des Mittelohres. Schweiz. med. Wschr. 52, 510—514 (1932).
Kravcuk, A. N.: Zum Problem des Charakters der intracraniellen Komplikationen bei bösartigen Geschwülsten des Mittelohres. Vestn. Otol. it. d. 17, H. 6, 22—25 (1955).
Loch, W. E.: Tumors of the car. In Ward u. Hendriks, Tumors of the head and neck. Baltimore: Williams & Wilkins Comp. 1950.
Lodge, William O., Huw Morus Jones and Maurice E. N. Smith: Malignant tumors of the temporal bone. Arch. Otolaryng. (Chicago) 61, 535—541 (1955).
Meller, H.: Zur Frage der Meningitis carcinomatosa des Schläfenbeines. Wien. klin. Wschr. 52 (1939).
Mesure, R.: Les tumeurs malignes de l'oreille moyenne et de ses annexes. Acta oto-rhino-laryng. belg. 9, 581—596 (1955).
Miller, Daniel: Cancer of the external auditory meatus. Laryngoscope (St. Louis) 65, 448—461 (1955).
Mittermaier, R.: Über Zerstörungen des Schläfenbeines, hervorgerufen durch Geschwülste. Arch. Ohr-, Nas.- u. Kehlk.-Heilk. 147, 271—280 (1940).
Peele, J. C., and G. H. Huaser: Carcinoma of the external auditory canal middle ear. Arch. Otolaryng. (Chicago) 34, 254 (1941).
Richter, H.: Zur Klinik der pathologischen Anatomie und Therapie der bösartigen Geschwülste des Ohres. Z. Hals-, Nas.- u. Ohrenheilk. 31 (1932).
Schlittler, E.: Zit. nach Hamberger.
Stokes, H. B.: Primary malignant tumors of the temporal bone. Arch. Otolaryng. (Chicago) 32, 1023 (1940).
Vandam, J.: Le cancer en O.R.L. (Der Krebs in der HNO-Heilkunde). Rev. méd. Liège 8, 681—692 (1953).

Sarkome.

Botella: Zit. nach Graf.
Burger, M.: Über das primäre Mittelohrsarkom. Diss. Zürich 1920.
Döderlein, W.: Zur Kenntnis der Sarkome des Mittelohres bzw. des Felsenbeines. Arch. Ohrenheilk. 92, 124—131 (1913).
Friedenwald, H., and J. I. Kemmler: Sarcoma of mastoid. Ann. Otol. (St. Louis) 30, 521—526 (1921).
Gokus, T.: Sarkom des Siebbeines unter dem Bilde eines Hirntumors. Z. Laryng. Rhinol. 23, 105 bis 106 (1952).
Hamberger, C. A., and H. Engström: Ein Fall von Melanosarkom mit Metastasen in der Cochlea und dem Vestibularapparat. Acta Otolaryng. (Stockh.) 29, 216 (1941).
Hanauer, W.: Metastatisches Melanom des Gehörganges. Z. Laryng. Rhinol. 24, 113—115 (1933).
Karatay, S.: Rhabdomyosarcoma of the middle ear. Arch. Otolaryng. (Chicago) 50, 330—334 (1949).
Krepuska, M.: Primäres Sarkom des Ganglion Gasseri und seine Beziehung zur Funktion des Gehörorganes der entsprechenden Seite. Mschr. Ohrenheilk. 32, 78—81 (1898).
Krumbein, C.: Ein histologisch untersuchter Fall von Chlorom des Felsenbeins. Z. Laryng. Rhinol. 15, 209—223 (1927).
Lang, F. J.: Kopfspeicheldrüsen. In Henke-Lubarsch' Handbuch der speziellen pathologischen Anatomie, Bd. V/2. Berlin: Springer 1929.
Lombardo, L.: I sarcoma dell'orrechio medio. Arch. ital. Otol. 68, 101—117 (1957).
Moses, H. Lurie: Cholesteatom of the temporal bone. Ann. Otol. (St. Louis) 64, 204—212 (1955).
Rissing: Primärer maligner Tumor des Felsenbeins vom Typus der Speicheldrüsenmischgeschwulst. Beitr. path. Anat. 100, 582 (1938).
Sidney, W. Gross, and Arnold P. Friedman: Cerebral metastasen from a mixed tumor of the parotis gland. Neurology (Minneap.) 5, 435—437 (1955).
Sugar, J.: Zit. nach Loch.

Kopfspeicheldrüsen.

Francis, M. Syle: Surgical consideration of parotid tumors. (Chirurg. Planung bei Parotistumoren.) Amer. J. Surg. 91, 332—338 (1956).
Förster: Zit. nach Lang.
Günnel: Zur fakultativen Malignität der Cylindrome und der Speicheldrüsenmischtumoren. HNO (Berl.) 6, 63 (1956).
Lang, F. J.: Kopfspeicheldrüsen. In Henke-Lubarsch' Handbuch der speziellen pathologischen Anatomie, Bd. V/2. Berlin. Springer 1929.

OERTEL: Zit. nach LANG.

SCHWELZ, F.: Parotismischgeschwulst. Mschr. Ohrenheilk. **90**, 252 (1956).

SIDNEY, W. GROSS, and ARNOLD P. FRIEDMAN: Cerebral metastases from a mixed tumor of the parotis gland. Neurology (Minneap.) **5**, 436—437 (1955).

f) Intrakranielle Tumoren.

CHIRO, G. DI, and E. LINDGREN: Bone changes in cases of suprasellar meningeoma. Acta radiol. (Stockh.) **38**, 133—138 (1952).

CUSHING, H.: The cranial hyperostoses produced by meningeal endotheliomas. Arch. Neurol. Psychiat. (Chicago) **8**, 139—154 (1922).

DAHLMANN, J.: Osteoblastisches Meningeom im Orbitaldach. Fortschr. Röntgenstr. **74**, 306 (1951).

ECKER, A.: Hyperostosing meningioma of pterion. Clay model as aid in surgical excision without bone flap. J. Neurosurg. **7**, 174—178 (1950).

FREEDMANN, H., and F. M. FORSTER: Bone formation and destruction in hyperostoses associated with meningeomas. J. Neuropath. exp. Neurol. **7**, 69—80 (1948).

JUPE, M. H.: The reaction of the bones of the skull to intracranial lesion. Brit. J. Radiol. **11**, 146—164 (1938).

KRASOVSKIY, E. D.: Lokale Veränderungen der Schädelknochen bei malignen Arachnoendotheliomen. Vop. Nejrohir. **17**, H. 2, 32—39 (1953). [Russisch.] Ref. Zentr.-Org. ges. Chir. **133**, 14 (1954).

OEHLECKER, F.: Eine ungewöhnlich große Geschwulst des Schädeldaches (Meningeom-Hyperostose?). Zbl. Chir. **77**, 1433—1443 (1952).

PENDERGRASS, E. P., and J. W. HOPE: An extracranial meningioma with no apparent intracranial source. Report. Amer. J. Roentgenol. **70**, 967—970 (1953).

PSENNER, L.: Ein weiterer Bericht über ein rein intraossäres Meningeom. Radiol. Austriaca **7**, 91—94 (1954).

ROGERS, L.: Meningiomas in Pharao's people. Hyperostosis in ancient Egyptian skulls. Amer. J. Surg. **36**, 423—424 (1949).

RUCKENSTEINER, E.: Zur Differentialdiagnose der meningeomatösen Schädelveränderungen. Fortschr. Röntgenstr. **119**, 130 (1951).

STENVERS, H. W.: Hyperostose du rocher. Folia psychiat. **53**, 442—443 (1950).

VYSLONZIL, E.: Über ein intraossäres Meningeom des Stirnbeins und seine Beziehung zum Wachstum dieses Knochens. Krebsarzt **10**, 169—172 (1955).

2. Metastasen der Schädelknochen.

BACHMANN, K. D.: Das Neuroblastoma sympathicum: Problematik und Klinik. Z. Kinderheilk. **77**, 391—412 (1955).

BERGER, H., u. A. RAVELLI: Beitrag zu Kenntnis der Knochenabsiedelungen von Schilddrüsengewebe. (Zur Frage des metastasierenden Adenoms und der metastasierenden Struma.) Bruns' Beitr. klin. Chir. **184**, 341—351 (1952).

BETHGE, J. F. J.: Die Ewing-Tumoren der Omoblastome des Knochens. Die Differentialdiagnose gegenüber den Knochenmetastasen der Neuroblastome des Sympathicus. Bruns' Beitr. klin. Chir. **187**, 304—339 (1953).

BUTTERS, F.: Metastasenbildung gutartiger Strumen. Bruns' Beitr. klin. Chir. **168**, 80—86 (1938).

CAUTLEY, E.: Zit. nach COURVILLE u. ABBOT.

CHELIUS, M. J.: Zit. nach COURVILLE u. ABBOT.

COLEY, B. L.: Neoplasma of bone and related condititens. New York: Hoeber 1949.

COURVILLE, C. B., and K. H. ABBOT: Notes on the pathology of cranial tumors. 2. Metastatic tumors of the calvarium with incidental reference to their occurence in American aborigines. Bull. Los Angeles neurol. Soc. **10**, 129—154 (1945).

CRAVER, L. F., and M. M. COPELAND: Lymphosarcoma in bone. Arch. Surg. (Chicago) **28**, 809—824 (1934).

CUSHING, H.: Zit. nach COURVILLE. (Persönliche Mitteilung von Dr. L. EISENHARDT.)

EERLAND, L. D.: Über Tumormetastasen im Schädeldach. Geneesk. T. Ned..-Ind. **1936**, 2710—2730. [Holländisch.] Ref. Zentr.-Org. ges. Chir. **84**, 692 (1937).

ERDHEIM, S.: Anatomische und klinische Untersuchungen über Primärgeschwülste vortäuschende Metastasen, insonderheit solcher des Adenocarcinoms der Schilddrüse. Langenbecks Arch. klin. Chir. **117**, 274—317 (1921).

FATTOVICH, G.: Metastasi di un gozzo maligno alle ossa della volta cranica. Rass. Studi psichiat. **28**, 741—748 (1939). Ref. Zbl. ges. Neurol. Psychiat. **96**, 493 (1940).

FRANCIONI, G., e A. COMELLINI: Carcinoma metastatico multiplo della volta cranica. Sindrome neuro-psichies da compressione. Riv. Neurol. **12**, 149—160 (1939).

GESCHICKTER, C. F., and M. M. COPELAND: Tumors of bone. Amer. J. Cancer, Rev. ed. 489—562 (1936).

GRAVES, L. F., and M. M. COPELAND: Lymphosarcoma in bone. Arch. Surg. (Chicago) **28**, 809 (1934).

GUMPEL, F.: Schädelmetastase einer malignen Struma. Zbl. Chir. **77**, 831—834 (1952).

D'Istria, A.: Un caso di struma cranica. Atti Congr. ital. Radiol. med.-Pt. 2, 108—112 (1930). Ref. Zentr.-Org. ges. Chir. 53, 568 (1931).

Iwata, R. H., and C. B. Courville: Metastasis to the skull of leiomyosarcoma of the uterus. Bull. Los Angeles neurol. Soc. 14, 232—238 (1949).

Kehler, W. H., and E. Beck: Cerebellar sarcoma with bone metastases. Radiology 63, 736—740 (1954).

Kleinsasser, O., u. M. Montelone: Das bösartige Neuroblastom des Sympathicus. Forschungen u. Forscher 3, 127—151 (1951/53).

Knapp: Zit. nach Courville u. Abbot.

Lataste, J., et F. Bataille: Lacunes craniennes et cancer; le problème diagnostique. Presse méd. 1954, 985—986.

Lehmann, W.: Hypernephrommetastasen des Skelettsystems. Langenbecks Arch. klin. Chir. 170, 331—380 (1931).

Leitholf, O.: Tumoren der Schädelknochen. Acta neurochir. (Wien) 4, 287—319 (1956).

Loepp, W., u. R. Lorenz: Röntgendiagnostik des Schädels. Stuttgart: Georg Thieme 1954.

Orth, O.: Primär-tumor oder Metastase? Zbl. Chir., Nr 46, 2443—2444 (1939).

Peters, W.: Struma maligna mit Metastasen im Schädelknochen. Röntgenpraxis 8, 255 (1836).

Pisani, G.: Sul trattamento radioterapico delle metastasi craniche da carcinoma del collo uterino. Tumori 60, 296—306 (1954).

Schön, R., u. W. Tischendorf: Handbuch der inneren Medizin von Mohr-Staehelin, Bd. 6/1. Berlin-Göttingen-Heidelberg: Springer 1954.

Schwab, W.: Zur Pathologie und Klinik der Carcinommetastasen im Schläfenbein. H.N.O. (Berl.) 2, 19—20 (1950).

Selby, H. M., R. S. Sherman and G. T. Pack: A roentgenstudy of bone metastasis from melanoma. Radiology 67, 224—228 (1956).

Walter, H. E.: Krebsmetastasen. Basel: Benno Schwabe & Co. 1948.

C. Nicht geschwulstartige Knochenerkrankungen.

1. Paget.

Abel, W.: Sogenannte Osteoporosis circumscripta cranii (kasuistischer Beitrag). Röntgenpraxis 13, 255—258 (1941).

Anson, B. J., and J. G. Wilson: Structural alterations in the petrous portion of the temporal bone on osteitis deformans. Arch. Otolaryng. (Chicago) 25, 560 (1937).

Bermann, L.: Zit. nach Schön u. Tischendorf.

Bertel, G.: Considerazioni su due casi di affezione scleromalaciforme a carico del mascellare e della volta cranica. Boll. Soc. med.-chir. Modena 34, 347—370 (1934).

Beigelböck, W. u. R. Clotten: Zit. nach Schön u. Tischendorf. S. 832.

Brunner, H.: Zur Pathologie der Ostitis deformans (Paget) des Schläfenbeines. Klin. Wschr. 1931 II, 2174—2176.

— u. E. Grabscheid: Zur Kenntnis der Ostitis deformans (Paget) der Schädelbasis. I. Das Schläfenbein. Virchows Arch. path. Anat. 298, 195—227 (1936).

Campana, A.: Sulle distrofie ossee croniche con particolar riguardo all'osteoporosi circoscritta del cranio (malattia di Schüller). Riv. Pat. nerv. ment. 55, 64—77 (1940).

Cold and Lyall: Zit. nach Schön u. Tischendorf.

Collins, D. H., and J. M. Winn: Focal Paget's disease of the skull (osteoporosis circumscripta). J. Path. Bact. 69, 1—9 (1955).

Coppez, H.: Complications oculaires de la maladie osseuse de Paget. Clin. prat. méd.-chir. et spéc. 9, 265—270 (1913).

Courville, M. D., and M. D. Langmade: The significance of neurologic and psychiatric manifestations in the presence of Paget's disease of the skull. Bull. Los Angeles neurol. Soc. 12, No 3 (1947).

Dosher, W. S.: Zit. nach Courville u. Langmade.

Dubois-Ferriére, H.: Cyphose du clivus consécutive á la localisation cranienne de la maladie de Paget. Schweiz. Z. allg. Path. 3, 22—37 (1940).

Eeden, J. H. van: Isolierte Erkrankung des Schädels mit Stirnhirnerscheinungen und Korsakowschem Symptomenkomplex. Jb. Psychiat. Neurol. 46, 53 (1928).

Erdheim, J.: Über senile Hyperostose des Schädeldaches. Beitr. path. Anat. 95, 631—646 (1935).

Estridge, M. N.: Paget's disease and intracranial tumor. Association of an astrocytoma of right temporal lobe with osteitis deformans. Bull. Los Angeles neurol. Soc. 15, 87—92 (1950).

Flesch-Thebesius, M., u. H. G. Wiegmink: Ostitis deformans cranii (Paget) nach Oberkiefersarkom. Fortschr. Röntgenstr. 71, 828—831 (1949).

Fowler, E. P.: Nerve deafness of known pathology or etiology. Nerve deafness from noninflammatory lesions. Laryngoscope (St. Louis) 47, 586 (1937).

Germain, A. M., Le Gallou et G. Gautron: Un cas de maladie osseuse de Paget traumatique. Bull. méd. (Paris) 1940, 68—70.

GOLDENBERG, RAPHAEL R.: The skull in Paget's disease. J. Bone Jt Surg. A **33**, 911—922 (1951).

GOLDSTEIN, H. J.: Paget's disease of the bones. Med. Tims **50**, 279, 321 (1922); **52**, 56 (1924); **54**, 194 (1926). Zit. nach COURVILLE u. LANGMADE.

GRAINGER, R. G., and W. LAWS: Paget's disease active or quiescent? Brit. J. Radiol. **30**, 120—124 (1957).

GREGG, D.: Neurologie symptoms in osteitis deformans (Paget's disease). Arch. Neurol. Psychiat. (Chicago) **15**, 613 (1926).

GRÜNTHAL, E.: Über den Hirnbefund bei Paget'scher Krankheit des Schädels. Zugleich ein Beitrag zur Kenntnis der Entstehung systematischer Kleinhirnatrophien. Z. ges. Neurol. Psychiat. **136**, 656—675 (1931).

GUILLAN, G., et R. MESSENLY: Les troubles olfactifs dans la maladie de Paget. C. R. Soc. Biol. (Paris) **131**, 499 (1939).

GUTMAN, A. B., and H. H. KASABACH: Paget's disease (osteitis deformans). Analysis of 116 cases. Amer. J. med. Sci. **191**, 361 (1936).

HAMBURGER, L. P., and I. W. NACHLASS: Leontiasis ossea as manifestation of Paget's disease. Arch. Surg. (Chicago) **12**, 727—738 (1926).

HANKE: Zit. nach SCHÖN u. TISCHENDORF. S. 825.

HIRSCH, W.: Die Ostitis deformans Paget, S. 216. Leipzig: Georg Thieme 1953.

HUTTER, F.: Über Hyperostosen der Gesichts- und Schädelknochen und die „Hyperostosis maxillarum". Mschr. Ohrenheilk. **48**, 197—217 (1914).

IRVINE, R. E.: Familial Paget's disease with early onset. J. Bone Jt Surg. B **35**, 106—112 (1953).

JACK, G. M.: Osteitis deformans (Paget's disease). Amer. J. Roentgenol. **9**, 626—628 (1922).

KASABACH, H. H., and C. G. DYKE: Osteoporosis circumscripta of the skull as a form of osteitis deformans. Amer. J. Roentgenol. **28**, 192—203 (1932).

—, and A. B. GUTMAN: Osteoporosis circumscripta of the skull and Paget's disease. Fifteen new cases and a review of the literature. Amer. J. Roentgenol. **37**, 577—602 (1937).

KAY, H. D., S. LEVY-SIMPSON, G. RIDDOCH and G. E. VILVANDRE: Osteitis deformans. Arch. int. Méd. exp. **53**, 208—248 (1934).

KIENBÖCK, R.: Zit. nach SCHÖN u. TISCHENDORF.

KRISCHEK, J.: Ein Fall von Ostitis deformans des Schädels. Ärztl. Wschr. **1949**, 343—345.

LACHOWICZ, A.: Leontiasis ossea. Pol. Przegl. radiol. **13**, 79—85 u. franz. Zus.fass. 2—3 (1938). [Polnisch.] Ref. Zentr.-Org. ges. Chir. **91**, 515 (1939).

LEHOCZKY, T.: Ostitis deformans (Paget) an den Schädelknochen mit neurologischen Symptomen. Orv. Hetil. **1939**, 865—866. [Ungarisch.] Ref. Zentr.-Org. ges. Chir. **96**, 687 (1940).

LIÉVRE, J.-A., et F. LEPENNETIER: Ostéoporose circonscrite du crâne et céphalée á l'effort. Bull. Soc. méd. Hôp. Paris **63**, 807—812 (1947).

LINDSAY, J. R., and H. B. PERLMAN: Paget's disease and deafness. Arch. Otolaryng. (Chicago) **23**, 580—587 (1936).

MARIE, P.: Hypérostose cranienne du type de la maladie de Paget. Bull. Soc. méd. Hôp. Paris **29**, 450—451 (1913).

MEYER-BORSTEL, H.: Die circumscripte Osteoporose des Schädels als Frühsymptom der Pagetschen Knochenerkrankung. Fortschr. Röntgenstr. **42**, 589—596 (1930).

MOYNAN, R. S.: Osteitis deformans with psychosis. Report of case. Ohio St. med. J. **24**, 207 (1928). Zit. nach COURVILLE u. LANGMADE.

MULERT, D.: Multilokuläre Ostitis Fibrosa (Paget) des Gesichtsschädels in Verbindung mit Akromegalie und Stoffwechselstörungen. Z. Hals-, Nas.- u. Ohrenheilk. **2**, 384—387 (1951).

NEWMAN, F. W.: Paget's disease. A statistical study of eighty-two cases. J. Bone Jt Surg. **28**, 798—904 (1946).

NICHOLS, B. H., and J. R. RAINS: Paget's disease of bone (osteitis deformans). A review of 48 cases. Cleveland Clin. Quart. 8, 139 (1941). Zit. nach COURVILLE u. LANGMADE.

NONNE, M.: Die Osteitis fibrosa in ihren neurologischen Beziehungen. Dtsch. Z. Nervenheilk. **105**, 35 (1928).

PAGET, J.: On a form of chronic inflammation of bones (osteitis deformans). Trans. med.-chir. Soc. Edinb. **60**, 37 (1877). Zit. nach COURVILLE u. LANGMADE. — Trans.med.-chir. Soc. **65**, 225 (1882). Reprinted in Med. Classics 1, 29 (1936). Ibid.: Additional cases of osteitis deformans.

PETROW, N.-N.: Osteitis deformans fibrosa cranii. Archiv klinitschesko i experimentalnoj. Mediziny Nr 3/4, 3—19 (1923). [Russisch.] Ref. Zentr.-Org. Chir. **25**, 86 (1924).

PINCHERLE, P.: Alterazioni della base cranica nell forme osteitiche (Paget, Recklinghausen) iperostosi localizzati diffus. Radiol. (Torino) med. **14**, 446 (1927).

PINSONNEAULT, G., et A. DUPRAS: Leontiasis ossea et maladie de Paget. Apropos d'une observation personelle inédite. Un. méd. Can. **67**, 444—454 (1938). Ref. Zentr.-Org. ges. Chir. **91**, 577 (1939).

POPPEL, M. N., H. G. JACOBSOHN, B. K. DUFF and C. GOTTLIEB: Basilar impression and platybasia in Paget's disease. Radiology **61**, 639—644 (1953).

REGNAULT, F.: Deformations de la base du cráne dans la maladie de Paget e l'achondroplasie. Bull. Soc. anat. Paris **89**, 117—121 (1914).

Riese, W.: Ostitis deformans (Paget) der hinteren Schädelgrube. Klin. Wschr. 1931 I, 215—217.

Rosenkrantz, J. A., J. Wolf and J. Kaider: Paget's disease. Review of 111 cases. Ann. intern. Med. 90, 610—633 (1952).

Roux, J. L.: Impression basilaire au cours de l'ostéite déformans Paget. Rev. méd. Suisse rom. 77, 436—448 (1957).

Santoro, A.: Di un caso di osteite fibrosa cistica degli arti con cranio pagetico. Arch. Radiol. (Napoli) 7, 193—203 (1931).

Schinz, H. R., W. E. Baensch, E. Friedl u. E. Uehlinger: Lehrbuch der Röntgendiagnostik, 5. Aufl., Bd. I. Stuttgart: Georg Thieme 1952.

Schmorl, G.: Zit. nach Schinz.

Schön, R., u. W. Tischendorf: Krankheiten der Knochen, Gelenke und Muskeln. In Handbuch der inneren Medizin von Mohr u. Staehelin, Bd. VI/1, S. 647—1042. Berlin-Göttingen-Heidelberg: Springer 1954.

Schüller, A.: Über circumscripte Osteoporose des Schädels. Med. Klin. 1929 I, 31—32.

Seyss, R.: Die Differentialdiagnose der Osteoporosis circumscripta cranii (Schüller). Fortschr. Röntgenstr. 83, 117—118 (1955).

Sheehan, J. E.: A case of leontiasis osses. Med. Rec. (N.Y.) 98, 1017—1019 (1920).

Stemmermann, W.: Die Ostitis deformans Paget unter Berücksichtigung ihrer Vererbung. Ergebn. inn. Med. Kinderheilk., N. F. 3, 185—219 (1952).

Telford, E. D.: Leontiasis ossea. A report of a case and a review of the literature. Med. Chron. 59, No 356, 85—92 (1914).

Trolle, E.: Ostitis deformans Paget mit symptomatischer leontiasis ossea. Familiäres Vorkommen von Pagetscher Krankheit. Ugeskr. Laeg 1942. [Dänisch.] Ref. Zentr.-Org. ges. Chir. 109, 154 (1943).

Vergue, J.: Les lésions oculaires de la maladie de Paget. Ann. Oculist. (Paris) 140, 321 (1908). Zit. nach Courville u. Langmade.

Vlaeyen, N., et U. Thiry: Considérations sur les ostéoporoses craniennes. A propos d'un cas d'ostéoporose post-traumatique de l'os frontal. Rev. belge Sci. méd. 8, 77—96 (1936). Ref. Zentr.-Org. ges. Chir. 80, 597 (1936).

Vogl, A.: Über Schädeltympanie bei Ostitis deformans (Paget). Med. Klin. 20, 448—450 (1924).

Way, C. Berkeley: Leontiasis ossium. Lancet 1948 II, 457.

Weibel, M.: Über Ostitis deformans (Paget) des Schädels mit Hörstörungen. Schweiz. med. Wschr. 1934 I, 430—433.

Whyllie, W. G.: Two cases of optic atrophy in osteitis deformans. Proc. roy. Soc. Med., Sect. Ophthal. 17, 45 (1923/24).

Wrigth, Peter B.: An unusual case of Paget's disease presenting an extraordinary degree of osteoblastic activity. J. Bone Jt Surg. A 33, 239—247 (1951).

Wycis, H. T.: Basilar impression (platybasia). A case secondary to advanced Paget's disease with severe neurological manifestations. Successful surgical result. J. Neurosurg. 1, 299 (1944).

2. *Ostitis fibrosa generalisata* (Recklinghausen).

Frangenheim, P.: Ostitis fibrosa cystica des Schädels. Zbl. Chir. 40, 1345 (1913).

— Die Ostitis fibrosa (cystica) des Schädels. Beitr. klin. Chir. 90, H. 1, S. 117—138 (1914).

Hellner, H.: Zit. nach Schön u. Tischendorf.

Kindler, W.: Weitere Beobachtungen über Ostitis fibrosa localisata im Schädelgebiet. Arch. Ohr.-, Nas.- u. Kehlk.-Heilk. 152, 39—48 (1943).

Krogius, A.: Über Ostitis fibrosa des Stirnbeines und der benachbarten Knochen. Finska Läk.-Sällsk. Handl. 55, 291—308 (1913). [Schwedisch.] Ref. Zentr.-Org. ges. Chir. 4, 135 (1914).

Marx, H.: Ostitis fibrosa circumscripta des Gesichtsschädels. Arch. Ohr.-, Nas.- u. Kehlk.-Heilk. 111, 146—153 (1924).

Mathers, R. P., and D. F. Cappel: Osteoclastoma of frontal bone in hyperparathyreoidism. J. Laryng. 53, 656—667 (1938).

Paget, J., G. Frickert and Brugghen: Osteitis fibrosa cystica localisata of the scull. J. Neurosurg. 7, 447—450 (1950).

Reischauer, F.: Zit. nach Schön u. Tischendorf.

Schön, R., u. W. Tischendorf: Krankheiten der Knochen, Gelenke und Muskeln. In Handbuch der inneren Medizin von Mohr u. Staehelin, Bd. VI/1, S. 647—1042. Berlin-Göttingen-Heidelberg: Springer 1954.

Therstappen: Beitrag zum Krankheitsbild der Ostitis fibrosa. Münch. med. Wschr. 60, 1379 bis 1380 (1913).

Tonndorf, W.: Über einen Fall von Ostitis fibrosa circumscripta cystica am Schädel. Z. Hals-, Nas.- u. Ohrenheilk. 7, 233—238 (1924).

3. Fibröse Dysplasie.

ALBRIGHT, F.: Zit. nach SCHÖN u. TISCHENDORF.

—, u. C. E. REIFENSTEIN: Zit. nach SCHÖN u. TISCHENDORF.

BORAK, J., u. B. DOLL: Zit. nach SCHÖN u. TISCHENDORF.

BRAUNWARTH, W.: Gleichzeitiges Auftreten von fibröser Dysplasie (Jaffe-Lichtenstein) und extraossalen Fibromyxomen. Fortschr. Röntgenstr. 78, 589—594 (1953).

DIECKMANN, H., u. A. TÄNZER: Die Klinik der fibrösen Dysplasie und des Albrightschen Symptomenkomplexes. Dtsch. Z. Nervenheilk. 176, 617—636 (1957).

DUSTIN, P., u. R. A. LEY: Zit. nach SCHÖN u. TISCHENDORF.

FRIES, J. W.: The roentgen features of fibrous dysplasia of the skull and facial bones. A critical analysis of 39 pathologically proved cases. Amer. J. Roentgenol. 77, 71—88 (1957).

GOLDHAMMER, K.: Zit. nach SCHÖN u. TISCHENDORF.

HOBEK, A.: Fibrous dysplasia-fibro-osteoma of the facial bones and the skull. Acta radiol. (Stockh.) 36, 97—113 (1951).

INGRAHAM, F. D., and D. D. MATSON: Neurosurgery of infancy and childhood. Springfield: Ch. C. Thomas 1954.

JAFFE, H. L., u. L. LICHTENSTEIN: Zit. nach SERFLING u. PARNITZKE.

JIROUT, J., and K. LEWIT: Cases of fibrous dysplasia with disturbances of the nerv. system. Čsl. roentgenol. 10. Ref. Zbl. Radiol. 54, 161 (1957).

KANTHAK, F. F., W. G. HAMM and CH. P. YARN jr.: Fibrous dysplasia of the facial bones. Plast. reconstr. Surg. 15, 41—55 (1955).

KIENBÖCK, R.: Zit. nach SCHÖN u. TISCHENDORF.

LEITHOLF, O.: Tumoren der Schädelknochen. Acta neurochir. (Wien) 4, 287—319 (1956).

MELLER, H.: Zur Kenntnis der osteodystrophia fibrosa des Schläfenbeines. Mschr. Ohrenheilk. 71, 1293—1303 (1937).

PUGH, D. G.: Zit. nach LEITHOLF.

SCHLORHAUFER, W.: Osteodysplasia fibrosa deformans juvenilis der rechten Schädelhälfte. Pract. oto-rhino-laryng. (Basel) 14, 47 - 53 (1952).

SCHLUMBERGER, H. G.: Zit. nach LEITHOLF.

SCHÖN, R., u. W. TISCHENDORF: Krankheiten der Knochen, Gelenke und Muskeln. In Handbuch der inneren Medizin von MOHR-STAEHELIN, Bd. VI/1, S. 647—1042. Berlin-Göttingen-Heidelberg: Springer 1954.

SERFLING, H. J., u. K. H. PARNITZKE: Zur Diagnose der fibrösen Dysplasie (Jaffe-Lichtenstein, Uehlinger) des Schädels. Zbl. Chir. 79, 1249—1263 (1954).

UEHLINGER, E.: Zit. nach SCHÖN u. TISCHENDORF.

4. Xanthomatosen.

Hand-Schüller-Christiansche Erkrankung und eosinophiles Granulom.

BENEDEK, L.: A case of Hand-Schüller, Christian' disease. Confin. neurol. (Basel) 1, 221—229 (1938).

COURVILLE, C. B.: Notes on the pathology of cranial tumors. 6. Tumors originating in the marrow of the diploe. Bull. Los Angeles neurol. Soc. 13, 19—41 (1948).

DILL, J.: Eosinophilic granuloma of temporal bone associated with diabetes insipidus. Ann. Otol. (St. Louis) 57, 531—537 (1948).

FÈVRE, M.: Le granulome éosinophile des os et son diagnostique radiologique. Rév. Prat. (Paris) 1957, 2214—2223. Ref. Zbl. Radiol. 56, 133 (1957).

FRIMANN-DAHL, J., u. R. FORSBERG: Xanthomatose mit Schädeldefekten (Schüllersche Krankheit). Norsk Mag. Laegevidensk. 92, 523—531 u. engl. Zus.fass. 530—531 (1931). [Norwegisch.] Ref. Zentr.-Org. ges. Chir. 57, 22 (1932).

GUARINI, C.: Xantomatosi: Sindrome di Christian-Schüller. Arch. Radiol. (Napoli) 14, 569—615 (1939). Ref. Zentr.-Org. ges. Chir. 96, 273 (1940).

HADDERS, H. N.: Eosin, granuloom van het skelet: Van Gorcum u. Comp. N. V. 1948. Zit. nach MERTENS u. ULLRICH.

HELLNER, H.: Die Knochengeschwülste, 2. Aufl. Berlin-Göttingen-Heidelberg: Springer 1950.

JONES, W. A., and M. N. ESTRIDGE: Eosinophilic granuloma of the skull. Bull. Los Angeles neurol. Soc. 12, 142—147 (1947).

KELLOG, D.: Xanthomatosis (lipoidosis, Schüller-Christian type). Report of case. Amer. J. Roentgenol. 44, 396—400 (1940).

KNIGHTON, R. S., and J. D. FOX: Diagnosis and treatment of eosinophilic granuloma of skull. J. Amer. med. Ass. 162, 1294—1297 (1956).

LEITHOLF, O.: Tumoren der Schädelknochen. Acta neurochir. (Wien) 4, 287—319 (1956).

LICHTENSTEIN, L., and H. L. JAFFE: Eosinophilic granuloma of bone with report of case. Amer. J. Path. 16, 595—604 (1940).

Mertens, H. G., u. K. Ullerich: Neurologische und ophthalmologische Klinik des eosinophilen Knochengranuloms. Nervenarzt 25, 97—104 (1954).

Miyaji, S.: Über einen Fall von Hand-Schüller-Christianscher Krankheit. Zbl. Chir. 1935, 323—328.

Mondor, H., et L. Léger: Les xanthomatoses isolées du squelette. Rév. Chir. (Paris) 62, 65—88 (1943). Ref. Zentr.-Org. ges. Chir. 110, 319 (1943/44).

Otani, S., and J. C. Ehrlich: Solitary granuloma of bone simulating primary neoplasm. Amer. J. Path. 16, 479—490 (1940).

Pancoast, H. K., E. P. Pendergrass and J. P. Schaeffer: The head and neck in roentgen diagnosis. Springfield and Baltimore: Ch. C. Thomas 1940.

Schinz, H. R., W. E. Baensch, E. Friedl u. E. Uehlinger: Lehrbuch der Röntgendiagnostik, 5. Aufl., Bd. I. Stuttgart: Georg Thieme 1952.

Schön, R., u. W. Tischendorf: Krankheiten der Knochen, Gelenke u. Muskeln. In Handbuch der inneren Medizin von Mohr u. Staehelin, Bd. IV/1. Berlin-Göttingen-Heidelberg: Springer 1954.

Schümann, H.: Ein eosinophiles Granulom des Schädels. Chirurg 22, 375—377 (1951).

Schuknecht, H. F., and H. B. Perlmann: Hand-Schüller-Christian disease and eosinophilic granuloma of the skull. Ann. Otol. (St. Louis) 57, 643—676 (1948).

Seeliger: Das Krankheitssymptom des Landkartenschädels. Zbl. Chir. 1932, 2542—2543.

Soldatov, P. K., V. L. Kisilevskiy u. V. L. Grebenjuk: Zum Problem des eosinophilen Granuloms der Schädelknochen. Vop. Nejrohir. 18, H. 2, 20—26 (1954). [Russisch.] Ref. Zentr.-Org. ges. Chir. 136, 312 (1954).

Tannhauser,: Zit. nach Schön u. Tischendorf.

Theilum, G.: Zit. nach Schön u. Tischendorf.

Tipaldi, M., e C. Simonetti: Granuloma eosinofilo del cranio. Arch. ital. Chir. 76, 107—126 (1953). Ref. Zentr.-Org. ges. Chir. 135, 184 (1954).

Walthard, B., u. A. Zuppinger: Zit. nach Mertens u. Ullrich.

Warburg, E.: Ein Fall v. Hand-Schüller-Christianscher Krankheit. Ugeskr. Laeg. 1938, 749—755. [Dänisch.] Ref. Zbl. ges. Neurol. Psychiat. 91, 553 (1939).

Weissenborn, H., u. Wurm: Lipoidgranulome des Schädeldachs ohne allgemeine Lipoidgranulomatose (Hand-Schüller-Christiansche Krankheit) bei generalisierter Tuberkulose. Chirurg 10, 462—467 (1938).

5. Parasiten.

Echinococcus der Schädelknochen.

Andrasofszky, T.: Der Gehirnechinococcus und seine operative Behandlung. Zbl. Neurochir. 9, 6—18 (1949).

Antoniu: Des kystes hydatiques des os du crâne. Presse méd. 1905. Ref. Münch. med. Wschr. 1906.

Asenjo, A.: Santiago (Chile). Persönliche Mitteilung.

Barkhausen-Langenbeck: Von einer Hydatide im Sinus frontalis. In: Neue Bibliothek für Chirurgie und Ophthalmologie, Bd. II, S. 365. 1820.

Baudelocque-Guesnard: Journal hebdomadaire, vol. I, p. 26. 1836. Zit. nach Gangolphe.

Bauer, B.: Ein Fall von Echinococcus der Tibia. Fortschr. Röntgenstr. 19, 288 (1913).

Becker, A.: Vgl. Fischer.

Birch-Hirschfeld, A.: Parasiten der Orbita. In: Kurzes Handbuch der Ophthalmologie (Schieck-Brückner), Bd. 3, S. 54. 1930.

Boemke, F.: Parasiten Knochensystems. In: Henke-Lubarsch, Handbuch der pathologischen Anatomie. Bd. IX, S. 4, 190. Berlin: Springer 1939.

Businco, O.: Echinococcosi ossea. Radiol. med. (Torino) 29, 452 (1942).

Castro, G. J.: Hidatidosis osea. Rev. méd. Chile 72, 1074 (1944).

Claessen, Gunnlaugur: Roentgenologic. characteristies of echinocc. disease in bone. Acta radiol. (Stockh.) 15, 178—192 (1934). Ref. Zbl. ges. Radiol. 18, 219 (1934).

Dévé, F.: L'echinococcose osseuse, p. 236. Paris: Masson & Co. 1903.

Filipov, F., u. L. Karagjozov: Klinische Beobachtungen über die extradurale und intraventrikuläre Lage eines Echinococcus im Gehirn. Chirurgija (Sofia) 8, 337—339 (1955).

Fischer, W.: Zerstörung der Schädelknochen durch Echinococcen. In Handbuch Henke-Lubarsch, Tierische Parasiten, Bd. 3/3, S. 381. 1955.

Fuhrmann: Vgl. Fischer.

Gangolphe, M.: Kystes hydatiques des os. Thèse d'agrégation. Paris 1886.

Gerulanos: Vgl. Fischer.

Ghedine: Vgl. Fischer.

Hosemann, Schwarz, Lehmann u. Posselt: Die Echinokokkenkrankheit. In: Neue Deutsche Chirurgie, Bd. 2, S. 1. 1928.

Howorth, M. B.: Echinococcosis of bone. J. Bone Jt Surg. 27, 401 (1945).

Ivanissevich: Zit. nach Fischer.

JUDIN, L.: Über intracran. Echinococcus mit Durchbruch in die Augenhöhle. Klin. Mbl. Augenheilk. **73**, 169 (1924).

KEATE, ROBERT: History of a case of bony tumor. Med.-chir. Trans. **10**, 278 (1819).

KIENBÖCK, R.: Knochenechinokokkose. Röntgendiagnostik der Knochen und Gelenke. Krankheiten Heft 2. 1933.

KIRCHMAYR, L.: Zur Kenntnis des Knochenechinokokkus. Langenbecks Arch. klin. Chir. **128**, 162—174 (1924).

KLAGES, F.: Der alveoläre Echinokokkus in Genf, insbesondere sein Auftreten im Knochen. Virchows Arch. path. Anat. **278**, 125 (1930).

KREDEL: Zit. nach STOLZ. Verh. dtsch. Ges. Chir. **32**, 205.

LANGMAID, C., and L. ROGERS: Intracranial hydatids. Brain **63**, 184 (1940).

LATHAM, W. J.: Hydadit disease (Echinococcus Krh.). J. Fac. Radiol. (Lond.) **5**, 65—81 (1953). Ref. Zbl. ges. Radiol. **44**, 156 (1954).

LEHMANN, J. C.: Zit. nach FISCHER.

LORENZ: Zit. nach FISCHER.

MADELUNG: Zit. nach FISCHER.

MILLER, D., and J. FLEMING: Intracranial hydatid disease, with report of a case. Aust. N. Z. J. Surg. **17**, 291 (1948).

MOST, A.: Über Knochenechinokokken. Langenbecks Arch. klin. Chir. **186**, 537 (1936).

NADESHIN: Vgl. FISCHER.

ODILE: Zit. nach STOLZ.

PAUTOV, N. A.: Echinococcus des Schläfenbeines. Vestn. Otol. it. d. Nr. 6, 55—57 (1940) [Russisch].

PSENNER, L.: Zur Differentialdiagnose der Knochenechinokokkose. Wien. klin. Wschr. **1946**, 155.

ROIZ-NORIEGA, M.: Estudio radiologico y radioterapia de la equinococosis osea. Rev. clin. esp. **51**, 236—239 (1953). Ref. Zbl. ges. Radiol. **44**, 157 (1954).

SCHLAGINTWEIT, W.: Über einen Fall von extra- und intracraniell gelegenem Echinokokkus. Inaug.-Diss. Kiel 1905.

STOLZ, A.: Über Echinococcen der Schädelknochen. Straßburger Med.-Ztg 71, H. 1 (1904).

STOYANOVITCH VOISLAV, et BORISLAV VUGADINOVITCH: Nos expériences en clinique et le traitement chirurgical de kystes hydatiques de localisations diverses. J. int. Chir. **12**, 253—271 (1952).

TEICHMANN, C.: Vgl. FISCHER.

TILLIER, LE GENISSEL et GOINARD: Étude radiolog. de l'hydatidose. Bull. Soc. Radiol. méd. France **23**, 409—410 (1935).

VÁSQUEZ-AÑÓN, J. J.: Quistes equinocócicos de localización crâneo-encefâlica. Rev. clin. esp. **49**, 1—16 (1953).

VEGAS, HERRERA, y D. CRANWELL: Los quistes hidatidicos en la Republica Argentina. Buenos Aires 1901.

VERDALLE: Zit. nach STOLZ.

VOGEL, H., u. H. MINNING: Wurmkrankheiten. In Handbuch der inneren Medizin, Bd. I, Teil 2.

WEINBERG: Zit. nach FISCHER.

WIESINGER: Ein Fall von intracraniellem Echinokokkus. Dtsch. med. Wschr. **1903**.

D. Entzündliche Erkrankungen der Schädelknochen

I. Infektiöse entzündliche Erkrankungen.

1. Unspezifische Entzündungen.

ADELSTEIN, LEO J., and CYRIL B. COURVILLE: Traumatic osteomyelitis of the cranial vault. With particular reference to pathogenesis and treatment. Arch. Surg. (Chicago) **26**, 539—569 (1933).

ADSON, ALFRED W.: The treatment of cranial osteomyelitis and brain abscess. Ann. Surg. **108**, 499—519 (1938).

—, and B. E. HEMPSTEAD: Osteomyelitis of frontal bone resulting from extension of suppuration of frontal sinus: Surgical treatment. Arch. Otolaryng. (Chicago) **25**, 363—372 (1937).

AMARANTE, RUBEM C. L.: Osteomyelitis des Schläfenbeins. Rev. bras. Cir. **19**, 557—564 (1950) [Port.].

APFELSTAEDT, O.: Beitrag zum Krankheitsbild der Osteomyelitis cranii rhinogenen Ursprungs. Arch. Ohr.-, Nas.- u. Kehlk.-Heilk. **144**, 315 (1938).

BALLENGER, H. C.: Osteomyelitis of the sphenoid bone. Ann. Otol. (St. Louis) **48**, 95 (1939).

BAUMGARTNER, J.: Osteomyélite aigue primitive du crâne chez un nourrisson. Rev. méd. Suissse rom. **40**, 816—818 (1920).

BAYER, HEINZ G. A.: Die Osteomyelitis des Stirnbeins. 1.—3. Z. Hals-, Nas.- u. Ohrenheilk. **47**, 202—220, 221—253, 254—332 (1940).

BECKER, A.: Zur Osteomyelitis der flachen Schädelknochen. HNO (Berl.) **1**, 69 (1947). (1949).

—, u. A. GRUPP: Schädelosteomyelitis. Med. Mschr., H. 4, 225 (1951).

BEHRENS, HERBERT C.: Osteomyelitis of the skull of otitic and paranasal sinus origin. Arch. Otolaryng. (Chicago) **25**, 272—304 (1937).

Benjamins, C. E.: Osteomyelitis der Schädelknochen bei Entzündungsprozessen in der Nase und den Nasennebenhöhlen. Ned. T. Geneesk. **1930 II**, 5466—5475 [Holländisch].
— Osteomyelitis der Schädelknochen bei entzündlicher Erkrankung der Nasenscheidewand. Arch. Ohr.-, Nas.- u. Kehlk.-Heilk. **126**, 133—139 (1939).
Blair, Vilray Papin, and James B. Brown: Septic osteomyelitis of the bones of the skull and face. A plea for conservative treatment. Ann. Surg. **85**, 1—26 (1927).
Bonell, G.: Osteomyelitis des Hinterhauptbeines. Chronische Staphylokokkenmeningitis. Kinderärztl. Prax. **14**, 8—10 (1943).
Bonnet, P.: Ostéomyelite des os du crâne, en relation avec une sinute frontale latente. Bull. Soc. Ophtal. France **1952**, 86—88.
Bouchet, J., J. Debain et Fabre: Ostéomyelite du crâne par pansinuosite chez un enfant de 10 ans. Ann. Otolaryng. (Paris) **69**, 341—343 (1952).
Boyd-Snee, Harry: Streptococcic osteomyelits of the temporal bone. J. Indiana med. Ass. **14**, No 11, 147—151 (1922).
— Clinical picture of streptococcic osteomyelitis of the temporal bone. J. Amer. med. Ass. **81**, 803—807 (1923).
Braza: Elf Fälle von Periostitis typhosa. Wien. klin. Wschr. **1913 II**, 1985.
Broca, et Philbert: Radiographies d'ostéomyélites. Gaz. Hôp. (Paris) **86**, 693—696 (1913).
Bronner: Zit. nach Marx.
Brown, L. A.: Osteomyelitis of the frontal bone. Arch. Otolaryng. (Chicago) **39**, 485 (1944).
Brunner, H.: Chronic osteomyelitis of the skull. Ann. Otol. (St. Louis) **52**, 850 (1943).
— Septimia in osteomyelitis of the skull. Pract. oto-rhino-laryn. (Basel) **9**, 175—185 (1947).
Bruzzi, B.: Sulla osteomielite della base del cranio (Contributo clinico). Folia med. (Napoli) **10**, 260—268 (1924).
Bulson jr., A., and E. Albert: Osteomyelitis of the frontal bone as a complication of frontal sinusitis. J. Amer. med. Ass. **86**, 246—250 (1926).
Burger, H.: Akute Stirnbeinosteomyelitis und Röntgenbild. Arch. Ohr.-, Nas.- u. Kehlk.-Heilk. **165**, 423—428 (1954).
Campbell, Andrew: Post-operative osteomyelitis of the cranial bones: Its prevention and treatment. J. med. Ass. S. Afr. **3**, 607—611 (1929).
Canuyt, G.: L'osteomyélite septique streptococcique diffuse envahissante des os du crâne. Arch. int. Laryng. **7**, 1153—1165 (1928).
Chassaignac: De plaies de la tête 1859. Zit. nach Becker u. Grupp.
Chatzkelson: Zit. nach Maroske.
Chavany, J. A., et J. Quénu: Ostéomyélite aigue de l'os frontal. Presse méd. **1936 I**, 845—846.
Clerici, E., e A. Vago,: Osteomielite dell'osso frontale. Arch. ital. Otol. **66**, 688—730 (1955).
Cohen, J.: Osteomyelitis of the skull. Ann. Surg. **97**, 733 (1933).
Courville, C. B.: Subdural empyem secundary to purulent frontal sinusitio. Arch. Otolaryng. (Chicago) **39**, 211 (1940).
Dandy, W. E.: Surgery of the brain. Lewis Baltimore: W. F. Prior & Co. 1932.
Decloux, P., G. Patoir et H. Bédrine: L'osteomyelite diffuse envahissante des os du crâne, consécutive aux suppurations sinusiennes ou otiques. Ref. Zentralorgan **78**, 500 (1936).
Delobel, P.: Note sur quelques cas c'ostéo-périostite du temporal d'origine otogéne. Rev. hebd. Laryng. etc. **34**, 65—71 (1913).
Denker, A.: Zit. nach Eicken.
Devas, M. B.: Malignant change in chronic osteomyelitis. Brit. J. Surg. **40**, 140 (1952).
Disse: Zit. nach Eicken.
Drosbeeque: Ostéomyélite enhissante des os du crane. Bull. Soc. belge Otol. Lar. Rhin. Nr. 3 321—328 (1939).
Düttmann, E.: Ausgedehnte Knochennekrose bei Totalskalpierung und ihre Behandlung. Dtsch. med. Wschr. **49**, Nr 46, 1438—1440 (1923).
Dumbadze, D.: Ein Fall von Osteomyelitis des Os occipitale. Nov. hir. Arch. Nr 28, 621—626 (1925) [Russisch]. Ref. Zbl. Chir. **53**, 250 (1926).
Echols, D. H., and J. A. Colclough: Subtotal craniectomie for osteomyelitis of the skull. Amer. J. Surg. **76**, 443—445 (1948).
Eicken, K. v.: Bericht über einen Fall von Osteomyelitis des Schädeldaches. Zbl. Hals-, Nas.- u. Ohrenheilk. **14**, 109 (1930).
— Osteomyelitis cranii. Dtsch. med. Wschr. **1935 II**, 1926—1927.
— Berliner Otolaryng. Ges. Sitzg 24. 3. 1933 (Internat). Zbl. Ohrenheilk. **38**, 55, 58 (1934).
Emiliane, C. M., F. Farjat u. G. Gerchunof: Betrachtungen über einen geheilten Fall von Osteomyelitis des Stirnbeines nach Nebenhöhlenerkrankung mit großem extraduralem Absceß. Rev. oto-neuro-oftal. (B. Aires) **12**, 313—318 (1937) [Spanisch].
Esch, A.: Diffuse Osteomyelitis der platten Schädelknochen im Anschluß an Nasennebenhöhlenentzündungen. Z. Hals-, Nas.- u. Ohrenheilk. **21**, 162—176 (1928).
— Diffuse Osteomyelitis des platten Schädelknochen. Zbl. Hals-, Nas.- u. Ohrenheilk. **21**, 162 (1929).

FEIST, G. H.: Akute Osteomyelitis der platten Schädelknochen. Zbl. Chir. Ref. 1442—1446 (1938).

FELDMANN: Zit. nach ZÖLLNER.

FERRERI, G.: Osteomielite purulenta acuta del temporaleda proiettile rimastor infisso nella rocca per 18 anni (estrazione). Contributo alla chirurgia del temporale pes colpi d'arma da fuoco nell'orecchio. Ann. Med. nav. colon. 1, 153—162 (1927).

FISCHER: Zit. nach BECKER.

FLEMING, H.: Osteomyelitis of the skull. Calif. west. Med. 23, 985—988 (1925).

FOWLER, A. W.: Osteomyelitis treated with penicillin. Brit. J. Radiol. 25, 535 (1942).

FRANCHINI, Y.: Osteomyelitis der flachen Schädelknochen. Sem. méd. (B. Aires) 32, 497—501 (1925) [Spanisch].

FREY, G.: Three cases of osteomyelitis of the flat bones of the had. J. Laryng. 40, 308—314 (1925).

FRIESEN, J. FRANK: Recovery of an acute osteomyelitis of the skull following an operation of frontal sinus. Laryngoscope (St. Louis) 41, 19—22 (1931).

FÜRSTENBERG, A. C.: The pathology of the spread of osteomyelitis of the skull. Laryngoscope (St. Louis) 44, 470—476 (1934).

GAILLARD, R., et P. L. NOUNIER: Ostéomyélite envahissante des os du crâne aprés les interventions pour antrites frontales suppurées. Lyon. chir. 23, 334—346 (1926).

GAUSS, W.: Ein Beitrag zur Therapie der akuten Osteomyelitis des Stirnbeins. Arch. Ohr.-, Nas.- u. Kehlk.-Heilk. 147, 353—363 (1940).

GERBER, M.: Die Komplikationen der Stirnhöhlenentzündung. Berlin: Karyer 1909.

GERKE, M.: Zit. nach SCHERER.

GHON, A.: Zur Ätiologie der otogenen Hirnabscesse. Beitr. path. Anat. 87, 222 (1931).

GRABSCHEID, E.: Eye, Ear, Nose Thr. Monthly 30, 310—312 (1950).

GRAVES: De la périostite (1833). Zit. nach BECKER u. GRUPP.

GRUNDMANN, G.: Zit. HELLNER.

GUTH, G.: Chronische Osteomyelitis und Fistelcarcinom. Dtsch. Ges.wesen, 1037 (1957). Ref. Zentr.-Org. ges. Chir. 149, 188 (1958).

HAGER, H.: Heilung eines Falles von akuter, progressiver septischer Osteomyelitis des Schläfenbeines. Mschr. Ohrenheilk. 88, 181—184 (1954).

HAIM, E.: Über entzündliche Affektionen der Schädelknochen. Sonderdruck aus: Prakt. Lék. (Praha) Nr 7, 4 S. (1925) [Tschechisch].

HARRISON, M. S.: Osteomyelitis of the frontal bone. J. Laryng. 68, 282—294 (1954).

HELLNER, H.: Die haematogene Osteomyelitis und ihre Behandlung, S. 37. Stuttgart: Ferdinand Enke 1954.

HERTLE, W.: Die Schädelosteomyelitis und das eosinophile (Knochen-)Granulom in der Hals-Nasen-Ohrenheilkunde mit Behandlung der Beziehungsfrage zwischen den eosinophilen Granulomen und anderer Reticulosen. Z. Laryng. Rhinol. 35, 44 (1956).

HINTERSTOISSER, H.: 12. Tagg der südostdtsch. Chirurgenver.igg 1926. Zbl. Chir. 1200 (1926).

HIRST, O. C.: Osteomyelitis of the skull complicating mastoiditis and frontal sinusitis. Report of two cases. Arch. Otolaryng. (Chicago) 29, 24—38 (1939).

HUSSENSTEIN, J., et D. ALLAINES: L'ostéite des os plats du crâne eon-sécutive aux lésions des parties molles. Ref. Zbl. für Hals-, Nasen-Ohrenklinik 19, 236 (1933).

HYMEN, MORRIS: Terramysin and surgery in a case of osteomyelitis of the frontal sinus. 1953.

JANNETTI, DOMENIEO, e GUIDO FERRARI-LELLI: Sull'osteomielite delle ossa piatte del cranio. Oto-Rhino-Laring. ital. 11, 483—505 (1941).

JELLINEK, ST.: Elektropathologie. 1903.

JESSEN, W.: Case report. Laryngoscope (St. Louis) 63, 340—341.

JIMÉNEZ, J.-CERVANTES: Osteomyelitis del occipital postotitica. Rev. esp. Otol. etc. Neurochir. 10, 339—342 (1951).

JOHNSON, CHARLES J.: Osteomyelitis of the frontal bone of rhinogenic origin. A report of three cases. Ann. Otol. (St. Louis) 63, 180—188 (1954).

JONES, C. C.: Zit. nach SCHERER.

JONESCU, EMIL, ADRIANA JONESCU u. GHEORGHE DUMITRESCU: Akute haematogene Osteomyelitis des Schläfenbeines. Ref. Ortop. si. Chir. infant. 11, 17—23 (1938) [Rumänisch].

JOSCHKO, : 20. Tagg der südd. Chirurugenvereinigung. Kongreßbericht Zbl. Chirurgie 1937, 120.

JUST, E.: Osteomyelitis aspergillina des Stirnbeins. Mitt. Grenzgeb. Med. Chir. 43, 108—110 (1932).

KAIMBERG: Zit. nach ZÖLLNER.

KALLENBACH, A.: Die Schädelosteomyelitis. Bruns' Beitr. klin. Chir. 128, 3 (1923).

— Erfahrungen über Schädelosteomyelitis. Bruns' Beitr. klin. Chir. 128, 725 (1923).

KAUFMANN, A., u. S. J. HARTMERE: Latent osteomyelitis of the sphenoid bone reactvated trauma. Laryngoscope (St. Louis) 44, 477 (1934).

KAZANJIAN, V. H., and J. M. CONVERSE: Reconstruction after radical operation for osteomyelitis of the frontal bone. Experience in eigthenn cases. Arch. Otolaryng. (Chicago) 31, 94—112 (1940).

KELEMEN, G.: Zur Abgrenzung der akuten otogenen Osteomyelitis der Schädelbasisknochen. Z. Hals-Nas.- u. Ohrenheilk. 5, 29—37 (1923).

Kenzie, M'Dan.: Further observations on spreading osteomyelitis of the skull. J. Laryng. **42**, 293—308 (1927).

Kernwein, G. A., and R. B. Capps: Typhoid osteomyelitis. Amer. J. Surg. **60**, 433 (1943).

Kettel, K.: Osteomyelitis of the frontal bone. Arch. Otolaryng. (Chicago) **31**, 622 (1940).

King, Josef, E. J.: Treatment of osteomyelitis of the cranial vault. Surgery **1**, 401—424 (1937).

Kobel: Zit. nach Scherer.

Koist, O. C.: Osteomyelitis of the skull. Arch. Otolaryng. (Chicago) **29**, 24 (1939).

Krainz, W., u. F. J. Lang: Die Osteomyelitis des Schädeldaches. Wien. klin. Wschr. **1938**, 1030.

Krause, F.: Handbuch der ärztlichen Erfahrungen des Weltkrieges 1914—1918, Bd. I. Leipzig 1922.

Krücke, W., u. H. Lepp: Über fortgeleitete odontogene Schädelosteomyelitis mit Hirnabsceß. Dtsch. zahnärztl. Z. **17**, 581 (1947).

Küttner, H.: Breslauer Chirurgen-Ges. (Kongr.ber.). Zbl. Chir. **42**, 1010 (1928).

Kutvirt, Otakar: L'ostéomyelite des os du crâne. Liječn. Vjesn. **48**, 573—577 (1926).

Ladewig, W.: Über eine intrauterin entstandene Osteomyelitis des Schädeldaches. Virchows Arch. path. Anat. **289**, 395 (1933).

Langer, G.: Über Schädelverletzungen durch elektrische Starkströme. Bruns' Beitr. path. Anat. **90**, 179 (1914).

Lannelongue: De l'ostéomyélite pendant la croissance. Zit. nach Becker u. Grupp. Paris 1879.

Larson, L. J.: Osteomyelitis of the sphenoid bone. Arch. Otolaryng. (Chicago) **25**, 1 (1957).

Laskiewicz, A.: Les ostéomyélites des os plats du crane d'origine nasale et otique. Rev. Laryng. etc. **60**, 185—217 (1939).

Lauche, A.: Osteomyelitis der Schädelknochen. In Henke-Lubarsch' Handbuch, Bd. 9/4. 1939.

Lengemann, P.: Zur operativen Behandlung der Schädelosteomyelitis. Münch. med. Wschr. 1942 I, 246.

Lepp, H.: Siehe Krücke-Lepp.

Lewy, Robert B.: Osteomyelitis of the frontal bone in the absence of frontal sinuses. Arch. Otolaryng. (Chicago) **33**, 425 (1941).

Lillie, Harold I.: Osteomyelitis of the cranial bones secondary to paranasal sinus operationes. Ann. Otol. (St. Louis) **34**, 353—365 (1925).

Loch, Alexander: Schädeldachosteomyelitis bei Otitis med. ac., geheilt mit Aquacillin. HNO (Berl.) **3**, 120—121 (1952).

Loebell: Zit. nach Scherer.

Longo, V., e V. Lombardo: Contributo alla conoscenza dell'osteomielite delle ossa craniche. Riv. Pat. nerv. ment. **46**, 523—530 (1935).

Lorenz, H.: Beitrag zur Behandlung der Schädeldachosteomyelitis. HNO (Berl.) **3**, 10—14 (1952).

Lübbers, Karl: Hirnabsceß, Osteomyelitis des Stirnbeines, Stirnhöhlenempyem. Arch. Ohrenheilk. **90**, 172—179 (1913).

Lunze, Hans: Halbseitenphlegmonen des Kopfes. Dtsch. Zahn-, Mund- u. Kieferheilk. **2**, 116—121 (1935).

Majer, E. H.: Intrakranielle Komplikationen nach Stirnbeinosteomyelitis. Pract. oto-rhino-laryng. (Basel) **10**, 449—467 (1948).

Manasse, Paul: Über die akute Osteomyelitis des Gesichtsschädels bei akuten Nebenhöhleneiterungen. Zbl. allg. Path. path. Anat. **33**, Sonderbd., 240—251 (1923).

Maroske, F.: Typhöse Osteomyelitis der Schädelknochen. Zbl. Chir. **75**, 1148—1151 (1950).

Marek, F.: Über postoperative Schädelosteomyelitis. Langenbecks Arch. klin. Chir. **181**, 78 (1935).

Markus: Kurzes Handbuch der Ohrenheilkunde. Jena 1947.

Marx, u. E. Metge: Zur Kasuistik der akuten Osteomyelitis des Schädeldaches, insbesondere bei Erwachsenen. Dtsch. Z. Chir. **178**, 133 (1923).

McArthur, G. A. D.: Diffuse cranial osteo-myelitis as a sequela to nasal accessory sinus suppuration. Med. J. Aust. **1**, 410—412 (1922).

McKinney, Richmond: Osteomyelitis of the frontal bone. Report of eight cases. Arch. Otolaryng. (Chicago) **28**, 1—9 (1938).

Melina, Francesso: Osteomielite primitiva del cranio da "stafilococcus albus". Considerazioni clinico-terrapeutiche. Ann. ital. Chir. **10**, 438—448 (1931).

Mellinger, William: The venous circulation as a factor in osteomyelitis of the skull. Ann. Otol. (St. Louis) **49**, 438—446 (1940).

Mirmelstein, Alvin B. H.: Osteomyelitis of the frontal bone. Laryngoscope (St. Louis) **62**, 1358 bis 1359 (1952).

Móczár, L.: Tödliche akute dentale Infektionen (Konklusionen aus 24 Todesfällen). Z. Stomat. 651 (1932).

Morrison, L.: Osteomyelitis of the frontal bone. Ann. Otol. (Chicago) **64**, 119—127 (1955).

Mosher, H. P.: Osteo-myelitis of the frontal bone. Notes in three cases. J. Amer. med. Ass. **107**, 942—947 (1936).

— Osteomyelitis of the skull. Collective review. Surg. Gynec. Obstet. **69**, 417—421 (1939).

— Osteomyelitis of the frontal bone. As a complication of frontal sinusitis. J. Amer. med. Ass. **115**, 1179—1183 (1940).

Murard, Jean: Ostéomyélite primitive du frontal. Bull. Soc. nat. Chir. **55**, 1400—1404 (1929).

Neff, Ulrich: Beitrag zur Lehre von der otogenen akuten progressiven Osteomyelitis des Schläfenbeins beim Kinde und beim Erwachsenen. Z. Ohrenheilk. **80**, 14—55 (1920).

Neufach, E.: Über Osteomyelitiden der Schädelknochen oto- und rhinogener Herkunft. Ž. ušn. Bol. **8**, 689—699 (1931) [Russisch].

Noack, N.: Ausgedehnte rhinogene Schädelosteomyelitis. HNO (Berl.) **3**, 221—222 (1952).

Pagano, Alberto: Su tre casi du osteomielite del temporale. Arch. ital. Otol. **41**, 448—503 (1930).

Pennoger, G. P.: Osteomyelitis of the skull. Ann. Surg. **97**, 626 (1933).

Petit-Dutaillis: Zit. nach Scherer.

Pickl, Hermann: Die tumorförmige Osteomyelitis des Stirnbeines. Bruns' Beitr. klin. Chir. **185**, 381—383 (1952).

Pressman, L. I.: Otogene Osteomyelitis der Schädelknochen. Vestn. Otol. i t. d. **15**, Nr 4, 80—81 (1953) [Russisch]. Ref. Z. ges. Schir. **134**, 289 (1954).

Priessnitz, O.: Zit. nach Scherer.

Psenner, L.: Die Osteomyelitis der Schädelkapsel. Fortschr. Röntgenstr. **63**, 141—154 (1941).

Rahm: Zit. nach Scherer.

Riccabona, A.: Osteomyelitis der Schädelbasis. Mschr. Ohrenheilk. **88**, 76 (1954).

Rogers, Lambert: Pott's puffy tumours. Brit. J. Surg. **36**, 315—316 (1949).

Ronsisvalle, Angelo: Il problema terapico dell'steomielite delle ossa craniche, di fronte alla terapia antibiotica. Arch. ital. Otol. **61**, 93—100 (1950).

Scheinitz, M. W.: Zur Kasuistik der akuten infektiösen Osteomyelitis, speziell der Schädelknochen. Bruns' Beitr. klin. Chir. **65**, 172 (1909).

Scheinziss, M.: Zit. nach Scherer.

Scherer, F.: Schädelosteomyelitis. Chirurg **20**, 89 (1949).

— Die Osteomyelitis des Schädeldaches. Ergebn. Chir. Orthop. **36**, 412 (1950).

— Über die Schädelosteomyelitis. Med. Klin. **1950**, 799—802.

Schilling, R.: Zit. Marl.

Schinz, H. R., W. E. Baensch, E. Friedl u. E. Uehlinger: Lehrbuch der Röntgendiagnostik. Skelet VI, S. 427. Stuttgart: Georg Thieme 1950.

Schlange: Zit. nach Lauche.

Schmidli: Zit. nach Hager.

Schmidt, A.: Osteomyelitis und Unfall. Bruns' Beitr. klin. Chir. **133**, 144 (1925).

Schmidt, Herbert: Osteomyelitis der platten Schädelknochen, insbesondere des Stirnbeins. Arch. Ohr.-, Nas.- u. Kehlk.-Heilk. **143**, 115—188 (1937).

Schmidt, M. B.: Lehrbuch der Pathologie von Aschoff, 8. Aufl., Bd. 2, S. 173. 1936.

Schöne, G.: Zur Pathologie der Schädelknochen. Zbl. Chir. **1936**, 1073.

Schröder, F.: Diffuse Osteomyelitis der Schädelkapselknochen im Anschluß an eine Nasennebenhöhlenerkrankung. Chirurg **6**, 412—415 (1934).

Schubert, Kurt: Die Osteomyelitis des Stirnbeins nach Kieferhöhlenoperation. Arch. Ohr.-, Nas.- u. Kehlk.-Heilk. **155**, 1—14 (1947).

Serfling: Zit. nach Scherer.

Shaw, H.: Osteomyelitis of the frontal bone. J. Laryng. **67**, 427—432 (1953).

Siebenmann, F.: Z. Ohrenheilk. **54**, 1 (1907).

Simon, G.: Osteomyelitis der Schädelknochen. In Vorbereitung.

Singer, L.: Zit. nach Scherer.

Sipos, Imre: Schädelknochenosteomyelitis und multiple extradurale Abscesse auf Grund von Thrombophlebitis. Ther. hung. **8**, 53—55 (1931) [Ungarisch].

Sitsen, A. E.: Über die Osteomyelitis der Schädelknochen. Mschr. Ohrenheilk. **72**, 729—776 (1938).

Such , J.: Das Bild der otogenen Schädelknochenosteomyelitis unter Penicillin-Therapie. Coskoslor. Otolaryng. **4**, 118—122 (1955).

Šuma, Y.: Osteomyelitis der Schädelknochen nach Ohr- und Stirnhöhleneiterungen. Čas. Lék. česk. **64**, 166—174 (1925) [Tschechisch].

Sussig: Zit. nach Scherer.

Stevens, Joseph B.: Osteomyelitis of the frontal bone. Report of three classified cases. Arch. Otolaryng. (Chicago) **33**, 694—706 (1941).

Stoian, et Costesco: Ostéomyélite primitive des os du crâne, avec abscès due cerveau et aphasie. Association du traitement chirurgical et du traitement médical (autovaccin et injections de Bacté-Staphi-phage d'Hérelle). Guérison. Bull. Soc. nat. Chir. **60**, 11—13 (1934).

Stropeni, Luigi: Periostite alvuminosa dell'osso frontale da stafilococco piogene albo. Boll. Soc. piemont. Chir. **3**, 315—326 (1933).

Tetu, J., et Al. Stefaniu: Considération à propos d'un cas d'ostéomyelitis des os du crâne à point de de'part sinusal. Ref. Zbl. ges. Neurol. Psychiat. **91**, 553 (1939).

Thomasen, Fr.: Fall von Osteomyelitis cranii. Nord. Med. 1712—1713 (1942) [Dänisch].

Tienes, Wilhelm: Beiträge zur akuten Schädelosteomyelitis. Diss. Kiel 1913, 27 S.

Tilley, Herbert: Two cases of fatal osteomyelitis of the frontal bone presenting unusual features. J. Laryngol. **38**, 78—81 (1923).

Tönnis, W.: Die Operationen am Schädelteil des Kopfes und am Gehirn. In Bier-Braun-Kümmel, 7. Aufl., Bd. 2, Kap. II. 1954.

Tourneux, et Ginesty: Contribution a letude des osteoperiostites posttyphiques. Presse med. **26**, 229 (1913).

Vengerovskij, I. S.: Schädelosteomyelitis bei Kindern. Vestn. Otol. i t. d. Nr 5, 479—484 (1938) [Russisch].

Vogel: Zit. nach Lauche.

Vogt, U.: Moderne Medikation und O. K. Osteomyelitis im Säuglings-Kindesalter. HNO (Berl.) **5**, 318.

— Moderne Chemotherapie und O. K. Osteomyelitis im Säuglings- und Kindesalter. HNO (Berl.) **5**, 275—277 (1956).

Vollert: Über die sog. Periostitis albuminosa. Ref. Zbl. Path. 1891, 26. Zit. nach Lauche.

Wachs: Zit. nach Lauche.

Wagemann: HNO (Berl.) **3**, 122 (1952).

Wagenen, William P. van: A method for the prevention of spread of osteomyelitis of the bones of the skull. Surg. Gynec. Obstet. **71**, 797—801 (1940).

Wanke, R.: Zit. nach Scherer.

Weinberg, Max H., and N. Rowe Stuart: Multiple cranial lesions with porropsia and hyperacusis. Amer. J. Surg., N. s. **52**, 133, 137 (1941).

Weinhold, Heinrich: Beitrag zur Unterscheidung der primären hämatogenen und sekundären fortgeleiteten Stirnbeinosteomyelitis. Arch. Ohr.-, Nas.- u. Kehlk.-Heilk. **149**, 377—389 (1941).

Wildenberg, Louis van den: Ostéomyélite des os du crâne à la suite des sinusites frontales traumatiques fermées. Bull. d'Otol. etc. **20**, 184—185 (1922).

Wilensky, Abraham O.: Association of osteomyelitis of the skull and nasal accesory sinus disease. Arch. Otolaryng. (Chicago) **15**, 805—833 (1933).

— Osteomyelitis of the skull. Arch. Surg. (Chicago) **27**, 83—158 (1933).

Wilsky: Zit. nach Marx.

Wintrich, H.: Neuroröntgen-Diagnostik des Schädels. Jena: Gustav Fischer 1954.

Wischnewski: Zit. nach Scherer.

Wisser, F.: Operative und konservative Behandlung der Schädelosteomyelitis beim Diabates mellitus ? Z. Laryng. **33**, 636—638 (1954).

Wittmaack, K.: Die Entwicklung der endokranischen Komplikationen. In Handbuch Henke-Lubarsch, Bd. 12, S. 380. 1926.

Woodward, Fletscher D.: Osteomyelitis of the skull. Report of cases occurring as a result of frontal sinus infection with staphylococcus pyogene aureus. J. Amer. med. Ass. **95**, 927—930 (1930).

Yerger, C. F.: Progressive osteomyelitis of the cranial bone secondary to suppueative nasal sinusitis. Ann. Otol. (St. Louis) **40**, 1164—1170 (1931).

Zeno: Zit. nach Scherer.

Zöllner, Fritz: Über die Frage der hämatogenen (metastatischen und primären) Osteomyelitis. Ergänzende Bemerkungen zur Arbeit über Osteomyelitis des Stirnbeines von Heinz G. A. Bayer. Z. Hals-, Nas.- u. Ohrenheilk. **48**, 117—119 (1941).

— Über die hämatogene (primäre und metastatische) Osteomyelitis der Schädelknochen. Arch. Ohr.-, Nas.- u. Kehlk.-Heilk. **147**, 89—102 (1942).

Zorn, G.: Über die sklerosierende Osteomyelitis „Garré". Münch. med. Wschr. **1956**, 269.

Zuckerkandel, E.: Zit. nach Scherer.

2. *Spezifische Entzündungen.*

a) Tuberkulose der Schädelknochen.

Addison, O. L.: Zit. nach Brailsford.

Babcock, W. W.: Vergl. de Vet.

Balestra, G.: Zit. nach Brailsford.

Barret, M.: Les formes anatomes-cliniques de la tuberculose cranienne. Arch. franco-belg. Chir. **34**, 135—155 (1934).

Beatty, George L., and C. A. Russell: Tuberculosis of the flat bones of the vault of the skull. J. Bone Jt Surg. **22**, 207—210 (1940).

Berck: Vgl. Konschegg.

Brailsford, J. F.: The radiology of bones and joints, p. 270. London: J. A. Churchill 1945.

Braun, R.: Senkungsabsceß in der Orbita bei Osteomyelitis tbc. mit Knochenneubildung in der Stirnhöhle. Z. Augenheilk. **89**, 257 (1936).

Brügger, H.: Die Tbc des Kindes. Stuttgart: Georg Thieme 1948.

Claeys: Vgl. Konschegg.

ERDHEIM, J.: Über Tuberkulose des Knochens im allgemeinen und die des Schädeldaches im besonderen. Virchows Arch. path. Anat. **283**, 254—412 (1932).

FLATAU, E.: Über die Hirnerscheinungen bei Tuberkulose der Schädelbasis. Z. ges. Neurol. Psychiat. **104**, 365—373 (1926).

GANGOLPHE, M.: Vgl. KONSCHEGG.

GRÜNBERG, K.: Zur Frage der hämatogenen Osteomyelitis tuberculosa des Schläfenbeines. Z. Hals-, Nas.- u. Ohrenheilk. **21**, 192—197 (1928).

JAEGER, W.: Beitrag zur Diagnostik der Knochen-Tbc. Röntgenpraxis 8, 805 (1936).

JOHANSSON, S.: Knochen- und Gelenk-Tbc im Kindesalter. Jena: Gustav Fischer 1926.

JOHN, VALENTINE ST.: Tuberculosis of the flat bones of the skull. Brit. J. Surg. 9, 228—234 (1921).

KAUFMANN: Vgl. KONSCHEGG.

KÖNIG, F.: Vgl. KONSCHEGG.

KONSCHEGG, TH.: Die Tbc der Knochen. In Handbuch der pathologischen Anatomie von HENKE-LUBARSCH, Bd. IX/2.

KREMER, E., u. O. WIESE: Die Tbc der Knochen und Gelenke. In: Tbc und ihre Grenzgebiete in Einzeldarstellungen. Berlin 1930.

LABHARDT: Zit. nach DE VET.

LAGRANGE, HENRI: Une ostéite dystrophique des os du crâne, lacunaire, gommeuse et de nature tuberculeuse. Ann. Oculist. (Paris) **177**, 263—270 (1941).

LENORMANT, CH., et ROB. SOUPAULT: La tuberculose de la voûte cranienne. Presse méd. **28**, 494—496 (1920).

LINDNER, L.: Ein Fall von Tuberkulose der platten Schädelknochen mit Kompression des Gehirns durch tuberkulöse Granulation. Diss. Erlangen 1913, 21 S.

NAEGELI, TH.: Die „chirurgische Tbc" und ihre Behandlung. Langenbecks Arch. klin. Chir. **262**, 438 (1949).

NOE, F., et A. ESQUIER: Tuberculose de la voûte du crâne chez un noir du Soudan. Bull. Soc. Path. exot. **13**, 330—331 (1920).

PAREL: Vgl. KONSCHEGG.

PELLETIER, A.: Vgl. KONSCHEGG.

PERTICK: Vgl. KONSCHEGG.

PITZEN, P.: Die Diagnose der beginnenden Knochen- und Gelenk-Tbc. München 1928.

PRISEL, R.: Tbc der Knochen, Gelenke, Lymphknoten. In ENGEL u. PIRQUETs Handbuch der Kinderheilkunde, Bd. 1, S. 739. 1930.

REBER: Vgl. KONSCHEGG.

REH, HANS: Zur Klinik der Knochentuberkulose. Wien. klin. Wschr. **35**, Nr 45, 884—885 (1922).

SCHMALFUSS: Vgl. KONSCHEGG.

SCHULZE, W.: Tbc und Syphilis des Schädels. In BUMKE-FÖRSTERs Handbuch der Neurologie, Bd. X. 1936.

SIMEONI, S.: Osteomyelitis tubercolare del temporale. Arch. ital. Otol. **36**, 96—106 (1925).

SORREL, E.: Vgl. KONSCHEGG.

SORREL-DÉJÉRINE, E.: Vgl. KONSCHEGG.

STRAUS, DAVID C.: Tuberculosis of the flat bones of the vault of the skull. Surg. Gynec. Obstet. **57**, 384—398 (1933).

THEISSING, GERHARD: Ausgedehnte Schädeldach-Tuberkulose mit Beteiligung des Schläfenbeines. Z. Laryng. Rhinol. **32**, 135—140 (1953).

TIRONA, JOSÉ P.: The roentgenological and pathological aspects of tuberculosis of the skull. Amer. J. Roentgenol. **72**, 762—768 (1954).

VET, A. C. DE: Caries cranii. (Tuberculosis of the flat bones of the vault of the skull.) J. Neurosurg. **6**, 269—278 (1949).

VOLKMANN, R.: Vgl. KONSCHEGG.

WEGEMER, ERNST: Ein Beitrag zur Schädeltuberkulose. Beitr. Klin. Tuberk. **92**, 109—115 (1938).

b) Syphilis der Schädelknochen.

ADSON, A. W.: The surgical treatment of gummatous osteitis of the skull. J. Amer. med. Ass. **74**, 385—387 (1920).

ASHURST: Zit. nach BEITZKE.

BEITZKE, H.: Erworbene Syphilis im Knochen. In Handbuch der speziellen Anatomie und Pathologie, Bd. IX. Berlin: Springer 1934.

CRAPS, M.: Ostéo-sarcoma à marche très rapide chez une hérédo-syphilitique. Arch. belges Derm. **4**, 317—323 (1949).

DUPERRAT, GUILAINE, et VALETTE: Ostéite gommeuse du crâne contemporaine de la roséole. Bull. Soc. franç. Derm. Syph. **69**, 19—21 (1956).

FORDYCE: Zit. nach PIAN u. FRAZIER.

FOURNIER: Zit. nach FRANGENHEIM.

Frangenheim, Paul: Syphilis der Knochen. In Handbuch der Haut- und Geschlechtskrankheiten. Berlin: Springer 1928.

Geier, F.: Sinkende Morbidität, zunehmende Verkennung der Lues. Med. Klin. 53, 828 (1958).

Goedhart, C.: La valeur de l'examen radiologique pour le diagnostic de la syphilis héréditaire précoce. Dermatologica (Basel) 83, 265—283 (1941). Ref. Zbl. ges. Radiol. 34, 355 (1942).

Gregory, S. Menas and Morris J. Karpas: Syphilitic bone disease of the skull. J. nerv ment. Dis. 40, 651—659 (1913). Ref. Zentr.-Org. ges. Chir. 4, 208 (1914).

Jgersheim, J.: Syphilis und Auge. In J. Jadassohns Handbuch der Haut- und Geschlechtskrankheiten, Bd. 17/2, S. 445. Berlin: Springer 1928.

Jullien: Zit. nach Frangenheim.

Kaufmann: Zit. nach Beitzke.

Kellock, Jan A.: Skeletal syphilis in the adult. Brit. J. vener. Dis. 32, 165—170 (1956).

Kimmig, J.: Die Syphilis. In: Die Infektionskrankheiten des Menschen und ihre Erreger (Grumbach-Kikuth), Bd. II, S. 1158—1175. Stuttgart: Georg Thieme 1958.

Koch, W.: Zur Kasuistik der gummösen Schädellues. Med. Klin. 1938 I, 113—118.

Lenz, G.: Die Syphilis des Auges. In: L. Arzt u. K. Zieler, Die Haut- und Geschlechtskrankheiten, Bd. 4, S. 479. Berlin-Wien: Urban & Schwarzenberg 1934.

Léri, Andrè, et Machtou: Enorme ostéone syphilitique du crâne. Bull. Soc. franç. Derm. Syph. 32, 331—334 (1925). Ref. Zentr.-Org. ges. Chir. 34, 573 (1926).

Longhin, S., I. Temeliescu u. T. Teodosiu: Betrachtungen über die Knochensyphilis. Derm. Wschr. 1958, Nr 50.

Mandelbaum, H., N. Abraham and Saperstein: Transmission of syphilis by blood transfusion. A case of acute gummatous osteomyelitis. J. Amer. med. Ass. 106, 1061—1063 (1936). Ref. Zbl. ges. Radiol. 23, 105 (1936).

Menninger, K. A.: Heredosyphilitic cranial osteoporosis. A perliminary report on a roentgen-ray stigma found in late congenital syphilis. Radiology 4, 480—491 (1925).

Müller: Zit. nach Schulze.

Mulock, Houwer A. W.: Syphilis orbital. Ned. T. Geneesk. 1936, 5386—5392. Ref. Zbl. Haut- u. Geschl.-Kr. 56, 576 (1937).

Nicolas, H., H. Moutot et Gaté: Deux cas de syphilis cranienne à larges séquestres. Provenze méd. 27, 237—239 (1914). Zentr.-Org. ges. Chir. 6, 196 (1914).

Pascheff, C.: Symmetrische Syphilome der Orbita. Klin. Mbl. Augenheilk. 97, 751—755 (1936).

Pian, H. C., and C. N. Frazier: Transfusion syphilis with widespread osteomyelitis and cutaneous lesions of an erythema multiforme type. Chin. med. J. 57, 301—317 (1940). Ref. Zbl. ges. Radiol. 32, 395 (1941).

Pick: Zit. nach Schulze.

Schlesinger, H.: Die Syphilis des Bewegungsapparates. In L. Arzt u. K. Zieler, Die Haut- und Geschlechtskrankheiten, Bd. 4, S. 461. Berlin-Wien: Urban & Schwarzenberg 1934.

Schulze, W.: Tbc und Syphilis des Schädels. Bumke-Försters Handbuch der Neurologie, Bd. X. 1936.

Stewart, Dudley Marcus: Roentgen manifestations in bone syphilis. Amer. J. Roentgenol. 40, 215—223 (1938). Ref. Zbl. ges. Radiol. 29, 81 (1939).

Thomason, H. A., and A. Mayoral: Syphilitic osteomyelitis. J. Bone Jt Surg. 22, 203—206 (1940). Ref. Zbl. ges. Radiol. 31, 563 (1940).

Thompson, Robert G., Charles L. Leedham and Howard Hailey: Osteomyelitis of the skull in early syphilis. Report of two cases probatly influenced by trauma. Amer. J. Syph. 33, 34—42 (1949).

Vanzetti, F.: Sulla periostite sifilitica sperimentale con carie della ossa della volta cranica. Sperimentale 67, Suppl., 53—55 (1913). Ref. Zentr.-Org. ges. Chir. 3, 297 (1913).

Volkmann, Joh.: Syphilis des Schädels und Unfall. Mschr. Unfallheilk. 29, 97—102 (1922).

Watrin, Antoine, Beuret et Tréheux: Les manifestations osseuses de la syphilis. J. de Radiol. 33, 598—600 (1952). Ref. Zbl. ges. Radiol. 40, 143 (1953).

Wertheim: Zit. nach Beitzke.

Will, Udo J., and David G. Welton: Early syphilitic osteomyelitis with a report of two cases. Amer. J. Syph. 24, 1—12 (1940). Ref. Zbl. ges. Radiol. 31, 512 (1940).

c) Mykosen der Schädelknochen.

Alfred, K. S., and M. Harbin: Blastomycosis of bone. J. Bone Jt Surg. A 32, No 4 (1950).

Aloin, H., et H. G. Vallin: Ostêite perforante du frontal par sporotrichose. Lyon méd. 129, 859 bis 867 (1920).

Aufdermauer, M., M. Piller u. E. Fischer: Sporotrichose des Hirns. Schweiz. med. Wschr. 1954, 67.

Batt, F.: Zit. nach Wegmann.

Beigelmann, M. N.: Actinomycosis of the orbit. Arch. Ophthal. (Chicago) 10, 664 (1933).

Beitzke, H.: Handbuch der speziellen pathologischen Anatomie und Histologie von Henke-Lubarsch, Bd. IX/2, S. 539ff.

Birsner, J. W., and S. Smart: Osseous coccidioidomykosen. (A chronic form of dissimination.) Amer. J. Roentgenol. 76, 1052—1060 (1936).

Brumpt, E., u. M. Neven-Lemaire: Parasitologie des Menschen. Berlin: Springer 1957.

Carter, R. A.: Coccidioidal granuloma: Roentgen diagnosis. Amer. J. Roentgenol. 25, 715—736 (1931).

Christ, A.: Aktinomykose nach Kopfverletzung. Schweiz. med. Wschr. 55, Nr 28, 643—645 (1925).

Cohen, R., and R. O'Connor: Para-amino-benzoic acid as a fungicide for cocidioides immitis. Arch. Pediat. 70, 404—405 (1953).

Collons, V. P.: Bone involvement in cryptococcosis (Torulosis). Amer. J. Roentgenol. 63, 102—112 (1950).

Conant, M. F., D. S. Martin, D. T. Smith, D. T. Baker and J. L. Calaway: Manual of clinical mycology. Philadelphia: W. B. Saunder & Company 1946.

Ducuing, J., L. Bassal et O. Miletzky: Tumeur osseuse de l'orbite à allure cancereuse dèterminèe par le torulopsis neoformans. Bull. Ass. franç. Cancer 26, 580—584 (1937).

Elsaesser, K. H.: Über die Aktinomykose und ihre Lokalisation im ZNS. Dtsch. Z. Nervenheilk. 164, 123—142 (1950).

Fellmann, H.: Über einen Fall von Sporotrichose des Gehirns. Helv. med. Acta 20, 370 (1953).

François, J., G. Hoffmann, G. Verriest et N. Condaele: Nocardiose a localisation pulmonaire, intracranienne et orbitaire. Acta ophtal. (Kbh.) 35, 468 (1957).

Freeman, W.: Torula infection of the central nervous system. J. Psychol. Neurol. (Lpz.) 43, 236 bis 345 (1931).

Glahn, and Mogens: Cervico facial actinomycosis etiology and diagnosis. Acta chir. scand. 108, 183—192 (1954). Ref.

Grässner, K.: Die Aktinomykose der Knochen. Diss. Hamburg 1929.

Grotting: Zit. nach Wegmann.

Gruetz, O.: Handbuch der Haut- und Geschlechtskrankheiten. Berlin: Springer 1928. Sporotrichose, Blastomykose und verwandte Krankheiten. Derm. Z. 66, 356 (1953). Gummöse Mykosen. Derm. Z. 71, 213 (1935).

Heine, J., A. Lauer u. C. Mumme: Generalisierte Blastomykose und Lymphogranulomatose. Beitr. path. Anat. 104, 57—75 (1940).

Huchzermeyer, K.: Aktinomykose des Röntgenbildes. Langenbecks Arch. klin. Chir. 196, 183 (1939).

Hyllope, G. H., J. B. Neel, W. H. Kraus and O. Hilimann: A case of Sporotrichosis meningitis. Amer. J. med. Sci. 172, 726 (1926).

Jesse, C. H.: Cryptococcus neoformans infection (torulosis) of bone. J. Bone Jt Surg. 29, 810—811 (1947).

Jewell, W. H.: Actinomycosis of brain. Proc. roy. Soc. Med. 23, 1045 (1930).

Klinge: Aktinomykose der Schädelbasis. Münch. med. Wschr. 1923, 998.

Kramer, R., and M. L. Som: Actinomycosis of the sphenoid with actinomycotic meningitis and brain abscess. Ann. Otol. (St. Louis) 44, 973—983 (1935).

Kröger: Zur mikroskopischen Diagnostik endogener Mykosen. Klin. Wschr. 36, 47 (1958).

Laporte, A. R., R. Houdart, R. Caldera et G. Manigand: La meningitis à cryptococcus neof. Presse méd. 1954, 44—47.

Lentze, F. A.: Die Aktinomykose des Menschen. In: Max Gundel: Lehrbuch.

— Die ansteckenden Krankheiten. Stuttgart: Georg Thieme 1950.

Levin, E. A.: Torula infection of central nervous system. Arch. intern. Med. 59, 667—684 (1937).

Liu, C. T.: Intracerebral cryptococcosis granuloma. J. Neurosurg. 10, 686 (1953).

Marshall, M., and R. W. Teed: Torula histolitica meningoencephalitis. J. Amer. med. Ass. 120, 527 (1942).

— — Torula histolitica meningo-encephalitis. I. und II. Report. Ann. intern. Med. 34, 1277 (1951).

Martin, D. S., and D. T. Smith: Blastomycosis (american blastomycosis, Gilchrist's disease). Amer. Rev. Tuberc. 39, 275—304, 488—515 (1939).

Mohr, W.: Die Mykosen. In Handbuch der inneren Medizin, 4. Aufl., Bd. 1. Berlin: Springer 1952.

Moosbrugger: Zit. nach Shiota.

New, G. B., and F. A. Figi: Actinomycosis of the head and neck. S.G.O. 37, 517 (1927).

Ninger, F.: Atypical localisation of actinomykose. Čsl. Otolaryngol. 2, 195—197 (1953).

Ophüls, u. Moffits: Zit. nach Alfred u. Harlin.

Ratcliffe, H. E., and W. R. Cook: Cryptococcosis: review of lit. and report of case with init. pulmonary findings. Med. J. 1, 957 (1950).

Reeves, D. L., u. Mitarb.: Zit. nach Wegmann.

Renon, L.: Zit. nach Wegmann.

Rezende, M. G. de: Sobre un caso de Actinomycose de regiao orbitaria esquerda com invasao endocraneana. Micetoma a graos branco-amarelados. Discomices Brasilienses. Rev. oto-laryng. S. Paulo 4, 287 (1934).

Riegel, S.: Skeletbeteiligung bei Aktinomykose. Inaug.-Diss. Würzburg 1956.

Rochard: Zit. nach Wegmann.

Schinz, H. R., W. E. Baensch, E. Friedl u. E. Uehlinger: Generalisierte Aktinomykose. Im Lehrbuch der Röntgendiagnostik, S. 522.
Schnyder, H. K.: Aspergillosis of cranial base. Pract. oto-rhino-laryng. (Basel) 10, 402 (1948).
Shiolta, H.: Beitrag zur Kenntnis der Aktinomykose. Dtsch. Z. Chir. 101, 289 (1909).
Singer, J. J.: Zit. nach Wegmann.
Stoddard, J. L., and E. D. Cutler: Torula infection in man, p. 1—98. Baltimore: Waverly Press 1916.
Stuart, F. A., u. F. Blank: Zit. bei Wegmann.
Theodonio, T.: Di un caso du osteomielite acuta delle ossa craniche da rara associazione microbica. Policlinico, Sez. prat. 1, 920—922 (1929).
Vandepitte, J., J. Colaert et A. Liegois: Leptomeningite aigue a torulopsis neof. Ann. Soc. belge Méd. trop. 33, 503 (1953).
Wasmund, M.: Eine neue aussichtsreiche Behandlung der Aktinomykose mit Jod und Jontophorese. Zbl. Chir. 46, 2719 (1935).
Wegmann, T.: Mykosen der inneren Organe. Ergebn. inn. Med. Kinderheilk. 8 (1957).
Wrede, D. L.: Über haematogene Osteomyelitis durch Aktinomykose. Langenbecks Arch. klin. Chir. 80, 553 (1906).
Zitka, E.: Klinische und therapeutische Erfahrungen bei cervicofacialer Aktinomykose. Öst. Z. Stomat. 48, 11—26, 67—86 (1950).

d) Die Schädelknochenbeteiligung bei der Lepra.

Anderson, S.: Leprosy Rev. 19 (1948). Sammelref. Ann. intern. Med. 30, 692 (1949).
Bechelli, Luiz Marino, y Abraho Rotberg: Compendio de leprologia. Ministerio da educacão e saude Departemendo nacional de saude servicio nacional de lepra. 1954. 684 S.
Beitzke, H.: Erkrankungen der Knochen und Gelenke bei Lepra. In Handbuch der speziellen pathologischen Anatomie und Histologie, Bd. IX/2, S. 594. Berlin: Springer 1934.
Brand, P. W.: The place of physical medicine and orthopaedic surgery in leprosy. Leprosy Rev. 25, 5 (1954).
Büngeler, W., u. A. F. Martius de Castro: Zit. bei Mohr.
Chamberlain, W. E., N. E. Wayson and L. H. Garland: The bone and joint changes of leprosy. A roentgenologic study. Radiology 17, 930 (1931).
Cooney, J. P., and E. H. Crosby: Absorptive bone changes in leprosy. Radiology 42, 14 (1944).
Da Veiga, S.: Zit. nach Mohr.
Deycke Pascha, G.: Knochenveränderungen bei Lepra nervorum im Röntgenbild. Fortschr. Röntgenstr. 9, 9 (1905).
— Knochenveränderungen bei Lepra tuberosa im Röntgenogramm. Fortschr. Röntgenstr. 10, 279 (1906).
Faget, G. H., and A. Mayoral: Bone changes in leprosy. Radiology 42, 14 (1944).
Gehr, E.: Zur Kasuistik der Lepra. Z. Tropenmed. Parasit. 5, 492 (1954).
Glück, L.: Zit. nach Klingenmüller.
Hallopeau et Lebret: Ann. Derm. Syph. (Paris) 424 (1903). Zit. nach Beitzke.
Hayashi, F.: Bericht über Lepra-Studienreise. Int. J. Seprosy 3, 165—180 (1938).
— J., et Tama Zenshoen: Les formes alopéciques de la lèpre avec ostéite lépreuse des os du crâne. Zit. Hayashi, F.
Hirschberg, M.: La lèpre osseuse. 3. Conf. Internat. Lèpre, Straßbourg, 1923.
Hirschberg, M., u. R. Biehler: Lepra der Knochen. Derm. Z. 16, 415 (1906).
Kadrnka, S., et A. Merdjo: A propos des manifestations osseuses de la lèpre. Radiol. Rdsch. 7, 269—286 (1938.
Karaseff, J.: Aspect radiographique des manifestations ostéoarticulaires dans la lèpre. J. de Radiol. 20, 317 (1936).
Klingenmüller, V.: Die Lepra. In Handbuch der Haut- und Geschlechtskrankheiten, Bd. 10/II, S. 1. 1930).
Lippelt, H.: Lepra. In: Klinik der Gegenwart, Nr 5, S. 487—497. 1957.
Lowe, J., and James Me. Fadzean: Tuberculosis and leprosy. Further immonological studies. Leprosy Rev. 27, 140—147 (1956).
Mohr, W.: Lepra. In Handbuch der inneren Medizin, 4. Aufl., Bd. 1, Teil 2, S. 306. Berlin-Heidelberg-Göttingen: Springer 1952.
Murata, M.: Zit. nach Link. In: Kurzes Handbuch der Ophthalmologie von Schieck-Brückner, Bd. III, S. 193. 1930.
Murdock, J. R., and H. J. Hunter: Leprosy a roentgenological survey. Amer. J. Roentgenol. 28, 598 (1932).
Nauck, E. G.: Lepra. In: Infektionskrankheiten des Menschen und ihre Erreger von A. Grimbach u. W. Kikuth, Bd. 1, S. 825—838. Stuttgart: Georg Thieme 1958.
Nègre, et R. Fontan: Aspects radiologiques des lésions osseuses de la lèpre. (Röntgen-Knochenveränderungen der Lepra.) J. de Radiol. 36, 141—154 (1953).

OBERDOERFFER, J., and D. R. COLLIER: Roentgenological observations in leprosy. Amer. J. Roentgenol. 44, 386—395 (1940).

PATERSON, D. E.: Radiological bone changes and angiographic findings in leprosy with special reference to the pathogenesis of "atrophic" conditions of the digits. J. Fac. Radiol. (Lond.) 7, 35—56 (1955).

ROULET, F. C.: Die infekt. „spec." Granuloma. In Handbuch der allgemeinen Pathologie, Bd. VII/1. 1956.

SAWTSCHENKO: Über Osteomyelitis leprosa. Zbl. Bakt. 5, 604 (1889).

— Zur Frage über Veränderungen der Knochen bei Aussatz. Beitr. path. Anat. 9, 241 (1891).

SCHINZ, H. R., W. E. BAENSCH, E. FRIEDL u. E. UEHLINGER: Lehrbuch der Röntgendiagnostik, Bd. I, S. 613. Stuttgart: Georg Thieme 1950.

SONNENSCHEIN, C.: Die Lepra. In: Die ansteckenden Krankheiten von MAX GUNDEL, S. 400—411, 1950.

TISSEUIL, J.: De la lèpre. Paris 1950.

II. Nichtinfektiöse entzündliche Erkrankungen.

1. Osteoradionekrosen der Schädelknochen.

ARNULF, G.: Large ulcération du crâne par radiodermite. Echeo de toute thérapeutique, en particulier des greffes. Lyon chir. 53, 145—146 (1957).

BAENSCH, W. E.: Zit. nach KOLAR u. VRABEC.

BAKER, L. B.: Zit. nach KOLAR u. VRABEC.

BALLI, R.: Zit. nach RÜBE.

BARBANTI-SILVA, P.: Zit. nach RÜBE.

BIRKNER, R.: 3 Fälle von Spontanfrakturen am Becken- und Schenkelhals als Strahlenschädigungsfolge. Ideale Spontanheilung in 2 Fällen. Strahlentherapie 92, 297 (1954).

CAMP, J. D., and R. D. MORETON: Radiotion necrosis of the calvarium. Radiology 3, 213—219 (1945).

DAHL, B.: Wie entwickelt sich das nekrotische Röntgengeschwür. Strahlentherapie 59, 552 (1937). Zit. nach KOLAR u. VRABEC.

DIETHEIM, L.: Ein weiterer Fall von doppelseitiger Spontanfraktur des Schenkelhalses nach Röntgenbestrahlung wegen Uterus-Ca. Strahlentherapie 77, 107 (1948).

EWING, J.: Zit. nach KOLAR u. VRABEC.

FLASKAMP, W.: Über Röntgenschäden und Schäden durch radioaktive Substanzen. 12. Sonder-Bd. der Strahlentherapie.

FLEMING: Zit. nach RÜBE.

HAUBRICH, R., u. K. BREUER: Eine Osteoradionekrose des Schädeldaches. Strahlentherapie 105, 450—456 (1958).

HESS, P.: Zit. nach KOLAR u. VRABEC.

HILDEBRANDT, H.: Beitrag zur Strahlenschädigung des Knochens. Fortschr. Röntgenstr. 72, 107 (1949/50).

HOLTHUSEN, H.: Erfahrungen über die Verträglichkeitsgrenze für Röntgenstrahlen und deren Nutzanwendung zur Verhütung von Schäden. Strahlentherapie 57, 254 (1936).

KNITTEL, W.: Veränderungen der Calvaria im Röntgenbild bei Hypophysentumoren. Fortschr. Röntgenstr. 83, 828 (1955).

KOLAR, J., u. R. VRABEC: Knochenschäden beim Röntgengeschwür. Strahlentherapie 102, 112—125 (1957).

LOREY, A., u. G. SCHALTENBRAND: Pachymeningitis nach Röntgenbestrahlung. Strahlentherapie 44, 747—758 (1932).

RONA, A.: Röntgentherapie entzündlicher Erkrankungen. Strahlentherapie 54, 684 (1935).

RÜBE, W.: Osteoradionekrose der Schädelkalotte. Strahlentherapie 103, 477—483 (1957).

SALVINI, I.: La necrosi asettica della teca cranica negli irridiati. Radioter. Radiobiol. Fis. med., Ser. III 11, 216—230 (1956).

SCHALTENBRAND, G.: Zit. nach KOLAR u. VRABEC.

SCHMIDT, E.: Zit. nach KOLAR u. VRABEC.

VOGT, A.: Spätschädigungen der Schädelkalotte nach Röntgenbestrahlung intracerebraler Tumoren. Strahlentherapie 80, 165 (1949).

WINDHOLZ, F.: Zur Kenntnis der Blutgefäßveränderungen im röntgenbestrahlten Gewebe. Strahlentherapie 59, 662 (1937).

ZUPPINGER, A.: Zit. nach KOLAR u. VRABEC.

2. Nekrosen der Schädelknochen durch Starkstromverletzung.

BRUMSTEIN, M. S.: Zur pathologischen Anatomie des Elektrotraumas. Nevropat. i t. d. 9, 27 (1940). Ref. Zbl. ges. Neurol. Psychiat. 101, 607 (1942).

FINTER, H., u. R. FRÖHLICHER: Fortschritte in der Behandlung schwerer und schwerster Hochspannungsunfälle. Stuttgart: Georg Thieme 1951.

Fritz, E.: Eigenartige Befunde bei Einwirkungen elektrischen Stromes gegen den Schädel. Dtsch. Z. ges. gerichtl. Med. **34**, 177 (1940).

Grosse-Brockhoff, F.: Schädigung durch elektrische Energie. In Handbuch der inneren Medizin, Bd. VI/2, S. 113. 1955.

Gubler, E.: Zur Kasuistik der tödlichen elektrischen Schädelverbrennungen. Dtsch. Z. ges. gerichtl. Med. **8**, 406 (1926).

Jellinek, St.: Elektropathologie. Die Erkrankungen durch Hitzschlag und elektrischen Starkstrom. Stuttgart: Ferdinand Enke 1908.

— Elektrische Verletzungen. Klinik und Histopathologie. Leipzig: Johann Ambrosius Barth 1932.

Jenny, F.: Der elektrische Unfall. Bern: Hans Huber 1945.

Langer, G.: Über Schädelverletzungen durch elektrische Starkströme. Bruns' Beitr. klin. Chir. **90**, 179 (1914).

Priessnitz, O.: Ist die konservative Therapie nach Starkstomverletzung des Schädels immer berechtigt? Dtsch. med. Wschr. **1948**, 24.

Ranzi, E., L. Mayer u. K. Oberhammer: Über Starkstromverletzungen am Schädel. Dtsch. Z. Chir. **200**, 36 (1927).

Risel: Verbrennungen von Schädel, Dura mater und Gehirn durch elektrischen Starkstrom. Dtsch. med. Wschr. **1912**, 1289.

Schridde: Zit. nach Grosse-Brockhoff.

Stadtmann, D.: Zit. nach Ranzi u. Mitarb.

Tschamarke, P.: Thermische Unfallverletzungen. In Handbuch der gesamten Unfallheilkunde. Stuttgart: Ferdinand Enke 1932.

Pathologie der Geschwülste des Hirnschädels*.

Von

O. KLEINSASSER.

Mit 70 Abbildungen.

A. Einleitung.

In diesem Beitrag wird versucht, die Pathologie der außerhalb der Dura mater entstehenden Gewächse des Hirnschädels darzustellen. Der Aufgabe dieses Handbuches entsprechend werden dabei die neurochirurgisch wichtigsten Erkrankungen, die Primärtumoren der Schädelknochen in den Vordergrund gestellt. Kürzer werden die mannigfaltigen vom Ohr, der Nase und ihren Nebenhöhlen, der Augenhöhle und der Kopfschwarte auf den knöchernen Schädel und den Schädelbinnenraum übergreifenden Gewächse und die Geschwulstmetastasen abgehandelt. Die in den Fachzeitschriften der Neurochirurgie, Oto-Rhinologie, Ophthalmologie und Radiologie verstreuten Einzelmitteilungen wurden, soweit dies beim heutigen Umfang des Schrifttums noch möglich ist, berücksichtigt, da eine zusammenfassende Beschreibung der Pathologie dieser Erkrankungen bisher fehlte.

Das eigene Untersuchungsgut stammt vorwiegend aus der Sammlung der von Prof. Dr. W. TÖNNIS geleiteten Abteilung für Tumorforschung des Max Planck-Institutes für Hirnforschung in Köln. Überdies konnte der Verfasser das einschlägige Sammlungsgut des pathologischen Institutes der Universität Innsbruck benutzen, wofür er Herrn Prof. Dr. F. J. LANG, der ihn auch bei der Abfassung dieses Beitrages oft mit Ratschlägen und Kritik unterstützte, zu ganz besonderem Dank verpflichtet ist. Auch Herrn Prof. Dr. J. GERLACH, Würzburg, und Herrn Prof. Dr. W. VOLLAND, Köln, mit deren Beiträgen der vorliegende, um Überschneidungen zu vermeiden, abgestimmt wurde, verdankt der Verfasser wertvolle Anregung und die Überlassung von Fällen. Es war dadurch möglich, ein größeres Untersuchungsgut von Schädelgeschwülsten zu sammeln und diesen Ausführungen zugrunde zu legen. Die für die Abbildungen benützten Präparate stammen zur Gänze von Schädeltumoren. Auf die Verwendung von Röntgenaufnahmen — mit Ausnahme solcher von Operationspräparaten — wurde in Hinblick auf den klinischen Beitrag verzichtet. Mehrere Abschnitte stützen sich auf vorangehende auch die Klinik und Röntgendiagnose berücksichtigende eigene Arbeiten über die einzelnen Tumorformen.

Das heute gültige Einteilungsprinzip der Knochentumoren beruht vorwiegend auf den grundlegenden Arbeiten von BLOODGOOD, COLEY und EWING und wurde vor allem durch GESCHICKTER u. COPELAND ausgebaut und in das deutsche Schrifttum von HELLNER und HERZOG eingeführt. Auch diese Einteilungen wurden wiederum verändert und in den beiden letzten Jahrzehnten vereinfacht, wobei besonders JAFFE und LICHTENSTEIN in hervorragender Weise beteiligt waren. Es entstand dadurch eine heute mehr und mehr Anerkennung gewinnende Klassifikation, die wohl auf histogenetischen

* Aus dem Max-Planck-Institut für Hirnforschung, Abteilung für Tumorforschung (Direktor Prof. Dr. W. TÖNNIS) und Abteilung für Allgemeine Neurologie (Direktor Prof. Dr. K. J. ZÜLCH), Köln-Lindenthal, Lindenburg.

Prinzipien beruht, aber von der früher vorherrschenden, rein morphologischen Betrachtungsweise insofern abweicht, als auch das biologische Verhalten der einzelnen Geschwulstformen besonders berücksichtigt wird, wodurch es gelungen ist, die einzelnen Gewächstypen gegeneinander besser abzugrenzen. Die Vorteile dieser neuen Klassifikation kamen bisher vor allem der orthopädisch-chirurgischen Fachrichtung zugute. Wir versuchten daher diese Einteilung auch auf die Schädelgeschwülste in Anwendung zu bringen. Soweit es bei den besonderen anatomischen Gegebenheiten möglich ist, ist dies durchführbar und es lassen sich auch am Schädel eine Reihe morphologisch und biologisch gut trennbarer Geschwulstformen unterscheiden, womit die genauere Kenntnis der Einzelformen an Bedeutung gewinnt. Als Besonderheit verdient lediglich hervorgehoben zu werden, daß zahlreiche am Extremitätenskelet häufige Tumoren, wie Riesenzelltumoren, Osteosarkome usw. am Schädel sehr selten sind, während Osteome, Hämangiome und Epidermoide wiederum fast nur am Schädel vorkommen.

Die Ausführungen im speziellen Teil beruhen auf folgender Klassifikation:

I. Primäre Geschwülste des knöchernen Hirnschädels.

    1. Gutartige Formen.

        a) Fibroossäre Tumoren.
           Anhang: Sog. Osteoid-Osteom.
        b) Knorpelgeschwülste.
        c) Riesenzelltumoren.
           Anhang: Sog. Aneurysmal bone cyst.
        d) Fibrome.
           Anhang: Schädelveränderungen bei Neurofibromatose.
        e) Hämangiome.
        f) Lipome.
        g) Geschwulstähnliche Fehlbildungen.
           α) Epidermoide.
           β) Dermoide und Teratome.

    2. Bösartige Formen.

        a) Osteosarkome.
        b) Chondrosarkome.
        c) Chordome.
        d) Fibrosarkome.
        e) Sarkome krankhaft veränderter Knochen.
           α) Sarkome auf dem Boden eines Morbus Paget.
           β) Sarkome auf dem Boden einer fibrösen Knochendysplasie.
           γ) Sarkome nach Röntgen- oder Radiumbestrahlung.
        f) Undifferenzierte Rundzellsarkome vom Typ der Ewingsarkome.
        g) Primäre Reticulumzellsarkome.

    3. Primär multiple Geschwülste bzw. Systemhyperplasien des Knochenmarks.

        a) Multiples Myelom und solitäres Myelom.
        b) Leukämien und Chloroleukämien (Chlorome).
        c) Lymphogranulomatose.

II. Per continuitatem auf den Schädel und den intracraniellen Raum übergreifende Geschwülste.

    1. Geschwülste des Ohres.
    2. Nicht chromaffine Paragangliome (sog. Glomustumoren).
    3. Extradurale Neurinome der Hirnnerven (Facialis-Glossopharyngeus-Vagus-Accessorius- und Hypoglossusneurinome).

4. Geschwülste des Nasen-Rachenraumes und der Nasennebenhöhlen.
   Anhang: die sog. Gliome der Nase.
5. Geschwülste der Orbita.
6. Geschwülste der Kopfschwarte.

III. Metastatische Geschwülste des Schädels.

B. Spezieller Teil.

I. Primäre Geschwülste des knöchernen Hirnschädels.

1. Gutartige Formen.

a) Gutartige fibroossäre Tumoren (Osteome).

Synonym verwendete Bezeichnungen. Eburnisierte, kompakte, harte, spongiöse, fibröse, circumscripte, diffuse, corticale, zentrale Osteome, Osteoblastome, Exostosen, Exostosis eburnea, Osteoma medullare, Fibroosteome, Osteofibrome, ossifizierende Fibrome, Osteoidfibrome, Osteoidome, Psammo-Osteoidfibrome, Psammofibrome.

Geschichtliches. Knochengewebsbildende Geschwülste — meist vom Typ der corticalen Osteome— wurden an zahlreichen Schädeln bei Ausgrabungen gefunden. So beschrieben ABBOTT u. COURVILLE (1945) corticale Osteome und knöcherne Excrescenzen am äußeren Gehörgang bei einer Reihe von Inkaschädeln. BLAND-SUTTON (1903), MOODIE (1926 und 1931), HOOTON (1930), KROGMAN (1940) u. a. sahen ebenfalls Osteome an alten Schädeln. Osteome sollen nach ABBOTT u. COURVILLE (1945) bereits MALPIGHI u. MORGAGNI im 17. und 18. Jahrhundert bekannt gewesen sein. Die von ROKITANSKY (1856) verwendete Bezeichnung „Exostosen" soll von GALEN stammen. VIRCHOW (1864/65), dem wir die erste grundlegende und ausführliche Beschreibung über die „Hyperostosen", „Exostosen" und „partiellen Hyperostosen" am Schädel verdanken, kennt bereits mehrere ältere Beschreibungen und leitet die Bezeichnung „Osteom" auf HOOPER (1828) zurück. Gegen Ende des vorigen Jahrhunderts lagen bereits eine Reihe von Mitteilungen über Osteome am Schädel vor, in denen verschiedene Typen unterschieden werden (ARNOLD 1873, BORNHAUPT 1881, TILLMANNS 1885, POIRRIER 1895, M. B. SCHMIDT 1900).

Allgemeines. Überblickt man das Schrifttum, in dem die fibroossären Tumoren meist nur sehr kurz behandelt sind, so findet man wiederholt den Hinweis, daß bezüglich einer Definition dieser Gewächse noch vielfach Unklarheiten herrschen. (EWING 1939, HERZOG 1944, GESCHICKTER u. COPELAND 1949, HELLNER 1950, LICHTENSTEIN 1952, WILLIS 1953, DAHLIN 1957, GOIDANICH 1957 u. a.). Diese Schwierigkeiten finden teilweise ihren Ausdruck in der großen Zahl von Benennungen, die für gleich- und verschiedenartige Prozesse angewendet werden und eine Orientierung erschweren.

Wir verwenden die Sammelbezeichnung „gutartige fibroossäre Tumoren" für Gewächse bindegewebig präformierter Knochen, in denen die Knochenneubildung „das eigentliche Ziel der Differenzierung" (BORST) darstellt. Es fehlt also eine knorpelige Vorstufe bei der Bildung des neuen Knochengewebes. Gemeinsam ist diesen Gewächsen die Gutartigkeit, die allerdings bei besonders ungünstigem Sitz durch eine gewisse „Malignität der Lokalisation" beeinträchtigt werden kann (Druck auf Hirn oder Auge). Gewächse vom Typ der gutartigen fibroossären Tumoren scheinen vorwiegend am bindegewebig angelegten Skelet vorzukommen und damit im System der Knochengeschwülste eine gewisse Sonderstellung einzunehmen. Man kann daher wohl die fibroossären Tumoren des Schädeldaches und Gesichtsschädels in einer Klassifikation der Knochengewächse den gutartigen Knorpelgeschwülsten der Schädelbasis und des übrigen chondral präformierten Skelets gegenüberstellen.

Eine ebenfalls die desmale Ossifikation nachahmende Entstehungsweise des Knochengewebes in der Geschwulst kennen wir auch bei einzelnen Gewächsen des chondral präformierten Skelets, wie etwa bei dem von LICHTENSTEIN beschriebenen Typ des gutartigen Osteoblastoms. In einer 1956 erschienenen Arbeit hat LICHTENSTEIN das frühere „osteogenic fibroma" sowie andere osteoidbildende Tumoren, wie das sog. Riesen-Osteoid-Osteom von DAHLIN u. JOHNSON (1954) zu dieser neuen — histologisch allerdings noch ziemlich inhomogenen — Gruppe zusammengefaßt. Zwei der von LICHTENSTEIN beschriebenen Gewächse saßen am Schädeldach. LICHTENSTEIN spricht zwar davon, daß die sog. Osteome der Orbita und der paranasalen Knochen in sehr weitem Sinne zu den gutartigen

Osteoblastomen gehören, tritt aber in der Zusammenfassung seiner Arbeit für eine ausdrückliche Trennung ein. Die von GESCHICKTER u. COPELAND (1951) den Schädelosteomen gegenübergestellten „parostalen" Osteome, die sich durch ihre Neigung zu bösartigem Verhalten auszeichnen, werden heute meist als periostale Osteosarkome betrachtet (vgl. S. 424). Ergänzend ist noch auf die sog. „diffusen Osteome" hinzuweisen, unter denen ABBOTT u. COURVILLE Verdickungen und Verdichtungen verstehen, die völlig unscharf umschrieben, meist einen Knochen betreffen. Verdickungen der medialen Teile des kleinen Keilbeinflügels, die den Knochenveränderungen bei Meningeomen ähneln und zur Stenose des Canalis fasciculi optici und zur Protrusio bulbi führen, konnten wir mehrfach beobachten. Es scheint uns aber fraglich, ob es sich bei diesen sog. „Keilbeinosteomen" nicht um hyperplastische Prozesse handelt. Die von EDEN als „diffuse Osteome" und von BILLING u. RINGERTZ (1946) als „diffuse Fibroosteomatosen" bezeichneten Fälle, bei denen große Abschnitte des Schädels halbseitig verdickt waren, dürften wohl eher dem Formenkreis der fibrösen Dysplasie zuzuzählen sein. SMITH u. ZAVALETA verzichten überhaupt auf eine Unterscheidung zwischen Solitärherden bei fibröser Dysplasie und ossifizierenden Fibromen. Sie vertreten die Ansicht, daß viele reife Osteome, sogar Höhlenosteome ein Endstadium in der Entwicklung eines fibrös-dysplastischen Prozesses darstellen, die sie als „sklerosierte, monostotische, fibröse Dysplasie" bezeichnen. Wir sind der Auffassung, in Zweifelsfällen besser die Diagnose offen zu lassen, nicht aber auf die Unterscheidung zwischen fibroossären Tumoren und Herden bei fibröser Dysplasie völlig zu verzichten.

Die erwähnten Unklarheiten in der *Nomenklatur* beziehen sich vor allem auf die Bezeichnungen Osteom, Exostose, Enostose und Hyperostose, die auf echte Geschwülste, hyperplastische Prozesse, Compacta-Inseln, Knochenbildung bei Myositis ossificans, regressive und heterotopische Ossifikation usw. angewendet werden. Es empfiehlt sich daher, zuerst die einzelnen Begriffe abzugrenzen und nur auf bestimmte Krankheitsbilder anzuwenden.

In der Folge soll hier die Bezeichnung „Osteom" nur für echte Geschwülste Verwendung finden, die nach der Definition von ALBERTINI „irreversible, autonome Wachstumsexzesse körpereigener Gewebe" darstellen. Es sei aber erwähnt, daß die Abgrenzung, besonders der Fehlbildungen von den Tumoren, etwa im Falle der sog. corticalen Osteome schwierig ist.

Die Bezeichnungen „Exostose" und „Enostose" sind rein beschreibender Art und sagen nichts über die Natur des krankhaften Vorganges aus. So wird z. B. manchmal von Exostosen über Meningeomen und einer Exostosis eburnea gesprochen, obwohl diese Erkrankungen grundsätzlich verschiedener Genese sind. Es empfiehlt sich daher, diese Bezeichnungen nicht, oder nur zur Kennzeichnung der besonderen Größe oder Gestalt eines Osteoms oder einer Hyperostose zu verwenden.

Die Bezeichnung „Hyperostose" besagt nicht mehr, als daß es sich um eine Hyperplasie von Knochengewebe, also eine nicht geschwulstmäßige Vermehrung handelt. Falls die Ursache dieser Vermehrung bekannt ist, kann dies durch Zusatzbezeichnungen angeführt werden (z. B. „Hyperostose bei einem Meningeom", „Hyperostose bei Morbus Cushing" usw.).

Berücksichtigen wir für die Einteilung der fibroossären Tumoren den Sitz, die Wachstumsart, Alter und Geschlecht der Patienten und das histologische Bild, so können wir mehrere einheitliche Gruppen unterscheiden:

a) die kleinen solitären oder multiplen, meist eburnisierten corticalen Osteome der Tabula externa (häufig auch Exostosis eburnea genannt),

b) die großen, vorwiegend spongiös gebauten Osteome des Schädeldaches,

c) die vorwiegend spongiös gebauten Osteome der Nasennebenhöhlen,

d) die ossifizierenden Fibrome (Osteoidfibrome) der Nasennebenhöhlen.

Histologisch können wir innerhalb der fibroossären Tumoren Gewächse unterscheiden, die entweder mehr den Bau der Knochenrinde (Osteoma compactum, durum, bei besonders dichter Fügung Osteoma eburneum) nachahmen, oder aber in ihrer Struktur der Spongiosa ähneln (Osteoma spongiosum). Bei der dritten Gruppe entwickeln sich nur unzusammenhängende kleine Inseln von Knochengewebe (meist niederer Gewebsreife bzw. Osteoid). Diese Form kann auch ossifizierendes Fibrom oder Osteoidfibrom genannt werden, eine Bezeichnung unter der allerdings die einzelnen Verfasser sehr verschiedenartige Gewächse einordnen. Corticale Osteome und Osteoidfibrome der Nasennebenhöhlen zeigen ein im allgemeinen recht charakteristisches Bild, während die Höhlenosteome und die großen Schädeldachosteome sich histologisch nur wenig unterscheiden.

BILLING u. RINGERTZ (1946) gliedern die „Fibroosteome", wie sie diese Tumoren nennen, nach dem Reifegrad des Tumorgewebes in vier Typen. Der am niedrigsten differenzierte Typ ist vor allem durch den Zell- und Gefäßreichtum des Grundgewebes und den spongiösen Bau in den Randgebieten gekennzeichnet, während zentral nur Inseln von Knochengewebe liegen. Der zweite und dritte Typ entspricht spongiösen Osteomen verschiedenen Reifegrades. Der vierte Typ umfaßt die

Übergangsformen zwischen spongiösen Osteomen hohen Reifegrades bis zu den kompakten und eburnisierten Osteomen. Smith u. Zavaleta (1952) unterscheiden zwischen jungen, intermediären und reifen ossifizierenden Fibromen, einem „transitional osteoma" und einem reifen Osteom, ohne allerdings genaue Grenzen gegen die fibröse Dysplasie zu ziehen.

α) Die corticalen Osteome des Schädeldaches.

Die kleinen corticalen Osteome an der Schädelkalotte sind die sicherlich häufigste, zugleich aber auch klinisch belangloseste Form unter den fibroossären Tumoren der Schädelknochen. In der Literatur finden sie kaum Beachtung; von Röntgenologen (Epstein u. Davidoff 1953) werden sie gelegentlich als Nebenbefund vermerkt. Am häufigsten sieht man sie wohl an Schädeln in Sammlungen und bei Autopsien. Zum Unterschied zu den großen Osteomen wachsen sie nie in die Tiefe gegen die Diploe und das Schädelinnere vor, sondern stehen nur mit den Schichten der Tabula externa in Verbindung, weswegen wir auch die von G. B. Gruber (1938) verwendete Bezeichnung „corticales Osteom" als die treffendste finden. Solche kleinen Osteome wurden auch an ausgegrabenen Schädeln verschiedenster Erdteile gefunden (s. oben).

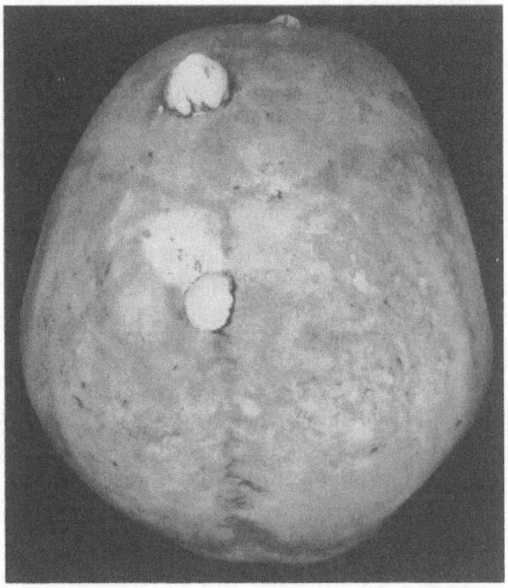

Makroskopisch handelt es sich um durchschnittlich linsen- bis erbsengroße, selten bis pflaumengroße, knopfartig der Tabula externa aufsitzende Geschwülstchen, die eine glatte, oft wie polierte, gelblich-weiße, elfenbeinartige Oberfläche aufweisen (Abb. 1). Gewöhnlich besitzt ein corticales Osteom einen ganz niedrigen sockelartigen Stiel, den es flach pilzartig so sehr überwölbt, daß er völlig verdeckt ist. Nur von den Rändern her ist dann ein feiner von einer Periostlamelle erfüllter Spaltraum nachweisbar (Herzog 1937).

Eine bestimmte **Altersdisposition** läßt sich aus den Beobachtungen nicht erkennen. Es ist anzunehmen, daß das Osteoma eburneum schon sehr frühzeitig entsteht und überaus langsam wachsend, in vielen Fällen vom Betroffenen erst spät oder wegen seines geringen Umfanges überhaupt nicht bemerkt wird. Sobald die corticalen Osteome eine bestimmte Größe erreicht haben, scheint das Wachstum gänzlich zum Stillstand zu kommen.

Abb. 1. Corticale, beiderseits der Mittellinie gelegene Osteome mit elfenbeinartiger Oberfläche und schmalem Stiel, über den sie weit überhängen. (Sammlung Pathologisches Institut Innsbruck.)

Als häufigster **Sitz** gilt das Stirn- und Scheitelbein, doch finden sich diese kleinen Tumoren auch verstreut, besonders am Rande von Nähten, außen am ganzen bindegewebig angelegten Schädeldach. Hier liegen die corticalen Osteome singulär, meist aber in der Mehrzahl. Gelegentlich umgeben mehrere kleine Osteome als Satelliten ein größeres, oder viele kleine, dichtliegende Osteome bilden eine Art Rasen.

Während hyperostotische Prozesse am Inneren des Schädeldaches nicht selten sind, kommen die corticalen Osteome an der Tabula interna wohl kaum vor (Herzog 1944). Hingegen gibt es von der Dura ausgehende osteomartige Neubildungen, die von den corticalen Osteomen zu trennen sind.

Über **Osteome der Regio mastoidea** wurde besonders in der otologischen Literatur mehrfach berichtet (Coates 1930, Friedberg 1938, Hempstead 1938, Stuart 1940, Cinelli 1941, Jervey 1944, Neil 1952, Kecht 1956 u. a.). Es dürften bisher etwa

40 Fälle beschrieben worden sein. Diese Tumoren sind oft nur klein und sitzen der Corticalis der Regio mastoidea breitbasig oder gestielt auf. (Besonders schöne Abbildungen von gestielten Osteomen der Regio mastoidea bringt Ruckensteiner 1955.) In einzelnen Fällen erreichen sie aber auch beträchtliche Größen und können den Warzenfortsatz durchwachsen und den äußeren Gehörgang einengen. Die meisten Fälle gehen vom Nahtbereich zwischen Warzenfortsatz und Hinterhauptsbein aus (Touzard et al. 1950 u. a., eigene Beobachtungen) und dürften zu den corticalen Osteomen zählen. Leider fehlen noch eingehende histologische Untersuchungen, durch die man ein klares Bild gewinnen könnte.

Wiederholt werden in der Literatur *„Enostosen der Diploe"* als häufig erwähnt. Genauere Berichte scheinen darüber aber nicht vorzuliegen. In unserem Beobachtungsgut fanden sich keine derartigen Fälle. Abbott u. Courville (1945) bezweifeln die Existenz solcher Enostosen oder Enosteome. Wahrscheinlich handelte es sich bei solchen Beobachtungen um gewöhnliche, ubiquitär vorkommende, dem Röntgenologen wohlbekannte Compactainseln, wie sie z. B. von Dietrich (1954) abgebildet werden. Gelegentlich kommen im Bereich der Meatus acusticus internus (vgl. Henschen 1955) sowie am äußeren Orbitalrand bis stecknadelkopfgroße, warzige, knöcherne Excrescenzen vor, die klinisch wohl kaum jemals Bedeutung erlangen und wohl nicht als Geschwülste anzusprechen sind.

Mikroskopisch zeigt sich am Querschnitt unter dem Periost eine Schale aus reifem, lamellärem, dichtgefügtem Knochengewebe, die sich gegen das Innere zu in grobbalkig strukturierte Knochentrabekel auflockern kann, so daß es erscheint, als ob sich ein Ausläufer der Diploe durch den Stiel in das Zentrum des Osteoms hinein erstrecke. Der Raum zwischen den Knochenbälkchen ist von lockerem, faserreichen Bindegewebe erfüllt, in das auch kleine Inseln blutbildenden Markes eingesprengt sein können. Manchmal ist das Zentrum auch rein fibrös. Das Wachstum scheint hauptsächlich durch periostale Apposition zu erfolgen und ist meist zur Zeit der Beobachtung bereits erloschen.

Das vorwiegend multiple Auftreten corticaler Osteome legt den Gedanken nahe, daß diese Gewächse den Fehlbildungen nahestehen, also sog. *hamartogene Osteome* sind. Allerdings liegen sie nur teilweise in der Nähe der Nahtlinien, so daß nicht für alle Fälle anzunehmen ist, daß sie in unmittelbarem Zusammenhang mit Fehlern in der Nahtschließung entstehen. Wir sind der Ansicht, daß es sich *bei den corticalen Osteomen um analoge Neubildungen wie bei den Osteochondromen handelt.* Die corticalen Osteome entstehen dabei nach dem Vorbild der desmalen Ossifikation an bindegewebig angelegten Knochen, während die Osteochondrome nach Art der enchondralen Verknöcherung am knorpelig präformierten Skelet entstehen. Man kann auch hier zwischen dem „solitären corticalen Osteom" und der „Osteomatose des Schädeldaches" analog wie zwischen Osteochondrom und Osteochondromatose unterscheiden. Auch bei den corticalen Osteomen scheint wie bei den Osteochondromen ein Wachstumsstillstand mit Erreichen der allgemeinen Wachstumsgrenze des Erkrankten einzutreten. Über Erblichkeit corticaler Osteome bzw. der „Osteomatose des Schädeldaches" liegen unseres Wissens allerdings noch keine Untersuchungen vor. (Die von Plenk u. Gardner 1954 beschriebenen Fälle erblicher Osteomatose kombiniert mit Polyposis des Dickdarms dürften in diesem Zusammenhang wohl keine Rolle spielen.)

β) Die großen Osteome des Schädeldaches.

Die zweite Gruppe von Osteomen des Schädeldaches unterscheidet sich von den kleinen, harmlosen corticalen Osteomen vor allem durch die beträchtliche Größe, die sie infolge ihrer stärkeren Wachstumstendenz zu erreichen vermögen. Wenn auch in manchen Fällen ihr Wachstum sehr langsam vor sich geht, kommt es doch kaum zu einem spontanen frühzeitigen Wachstumsstillstand, wie bei den corticalen Osteomen. Auch wird nicht bloß die Tabula externa ergriffen, sondern diese Tumoren erfüllen in der Regel die Markräume der Diploe und können gegen den Schädelinnenraum vordringen. Gerade bei diesen Tumoren stehen allerdings noch eine Reihe von Fragen offen. Insbesondere muß zugegeben werden, daß die Abgrenzung gegen die sog. monostotische fibröse Knochendysplasie mit den heutigen Kenntnissen noch nicht sicher möglich ist. Ihre klinische

Bedeutung wird durch differentialdiagnostische Schwierigkeiten in der Abgrenzung gegen Knochenveränderungen bei Meningeomen vergrößert. Die Entfernung erfordert oft ausgedehnte chirurgische Eingriffe. Unsere Ausführungen stützen sich auf eigene Beobachtungen, von denen 10 bereits veröffentlicht wurden (KLEINSASSER und ALBRECHT 1957), sowie auf die Arbeiten von RAND (1923), OTT (1933), FRANÇOIS (1937), SUTHERLAND (1937), CHILDREY (1939), SCHWARTZ (1940), VANDENBERG u. COLEY (1950), LEITHOLF (1956), ROWBOTHAM (1957) und weiteren in der Folge erwähnten Autoren. Die Gesamtzahl der bisher ausführlicher beschriebenen Fälle dürfte bei etwa 70 liegen, doch entspricht dies sicherlich keineswegs der Häufigkeit dieser Geschwülste, die in unserem Beobachtungsgut häufiger sind als etwa die Hämangiome und Epidermoide.

Alter und Geschlecht der Erkrankten. Bei 40 unserer aus der Literatur zusammengestellten Fällen ergab sich die in Abb. 2 dargestellte Altersverteilung zur Zeit der klinischen Beobachtung. Die Dauer der Vorgeschichte unterliegt aber so großen Schwankungen, daß die obigen Zahlen nur ungefähre Anhaltspunkte geben können. Auffallend ist jedenfalls die relative Seltenheit im ersten und ab dem 5. Lebensjahrzehnt. ECHLIN (1934) gibt an, daß in etwa $^2/_3$ der Fälle der Tumor schon vor der Pubertät beobachtet wird. Bei unseren eigenen Fällen bemerkten aber nur 3 Patienten die Geschwulst schon vor dem 16. Lebens-

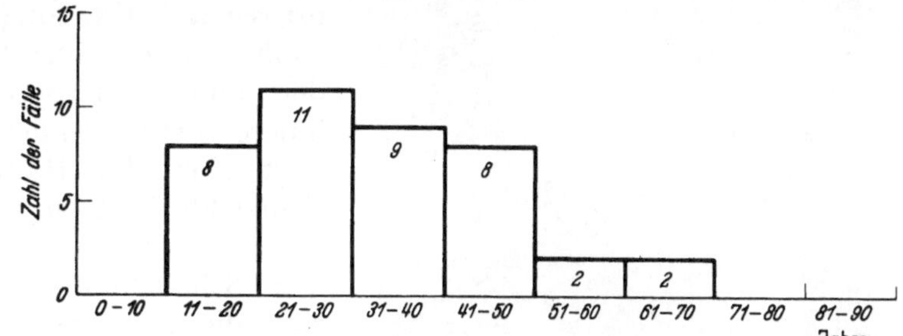

Abb. 2. Altersverteilung bei 40 großen Schädeldachosteomen.

jahr. Es fällt dabei auf, daß es bei den schon frühzeitig auftretenden Gewächsen meist besonders lange dauert, bis ein chirurgischer Eingriff erforderlich wird. Als durchschnittliche Dauer der Vorgeschichte gibt GESCHICKTER (1936) 18 Jahre, ECHLIN (1934) sogar 19 Jahre an. Diese hohen Durchschnittszahlen sind wohl auf die ungewöhnlich lange Vorgeschichte einzelner Fälle zurückzuführen und weisen darauf hin, daß viele Fälle nach heutigen Kenntnissen wohl in den Formenkreis der fibrösen Knochendysplasie gehören.

In unserem Fall 4253/50 gab die 37jährige Frau an, daß schon im 8. Lebensjahr eine große Anschwellung am rechten Scheitelbein entstanden sei, so daß der Eindruck entstand, sie halte den Kopf schief. Erst seit 2 Jahren stellten sich aber Beschwerden durch das sich langsam vergrößernde, teils kompakte, teils spongiöse Osteom ein. Bei einem anderen Fall (2129/52) saß das Osteom bei der nun 53jährigen Frau am linken Jochbogen und verursachte bereits seit 41 Jahren eine stark entstellende Wölbung, die sich seit der Menopause rasch vergrößert hatte.

Meist datieren die ersten Erscheinungen aber nicht länger als 3—5 Jahre zurück.

Die deutliche **Bevorzugung des weiblichen Geschlechts** in unserem Beobachtungsgut (10:1) vermindert sich beträchtlich, wenn man die in der Literatur beschriebenen Fälle mitberücksichtigt. Es ergibt sich dann ein Zahlenverhältnis von 26 Frauen zu 15 Männern.

Sitz. Deutlich ausgeprägt ist eine Prädilektion des Sitzes der großen Schädeldachosteome. Da die Osteome allerdings oft über die Schädelnähte hinweggreifen, ist der primär befallene Knochen in einzelnen Fällen nicht mit Sicherheit festzustellen. Trotzdem zeigt sich deutlich, daß in fast $^2/_3$ der Fälle die Stirnbeinregion betroffen ist.

Bei 56 aus dem Schrifttum gesammelten und eigenen Fällen ergab sich folgende Verteilung nach dem Sitz:
frontal (sowie auf die Schläfenregion und die Scheitelbeine übergreifend) . . . . 33 Fälle
parietal (sowie auf die Hinterhauptsschuppe und Schläfenbeinschuppe übergreifend) . . 8 Fälle
occipital (auf Scheitelbein und Schläfenbein übergreifend) . . . . 7 Fälle
temporal (auf großen Keilbeinflügel, Scheitelbein und Hinterhauptsschuppe übergreifend) 6 Fälle
Jochbeinbogen . . . . 2 Fälle

In mehreren Fällen war ein fast spiegelbildlich gleicher Sitz der Tumoren an den seitlichen Abschnitten des Stirnbeins und der Ala magna des großen Keilbeinflügels auffällig (Abb. 3).

Wachstum und makroskopisches Bild. Als Muttergewebe der großen Schädeldachosteome sind die tiefen Periostschichten bzw. das Bindegewebe der Markräume (Endost) anzusehen. Es entsteht eine flachkugelig, breitbasig (selten auch pilzförmig) der Tabula externa aufsitzende Geschwulst mit platter, flachhöckeriger oder feinrauher Oberfläche (Abb. 4) und relativ scharfer Begrenzung. Zuerst erscheint meist nur die Tabula externa mäßig verdickt, schließlich schwinden die Markräume und die Geschwulst wächst in späteren Stadien auch in das Schädelinnere vor. Die dem Schädelinneren zugewendete Fläche war bei unseren Fällen durchwegs glatt und eben und wies nie einen ähnlichen stachelartigen Sporn wie bei Meningeom-Hyperostosen auf. ORATOR (1931) unterscheidet zwischen „sphaerischen" nur der Tabula externa aufsitzenden und „penetrierenden" gegen das Schädelinnere vorwachsenden Osteomen. Im allgemeinen liegt aber die Hauptmasse bei einem großen Schädeldachosteom über dem Niveau der Tabula externa und ragt nur zum geringen Teil gegen den Schädelbinnenraum vor. Am Querschnitt sind die Konturen der Tabulae im Tumor oft nicht mehr erkennbar (Abb. 5). Das Pericranium ist über einem Osteom meist verdickt und fest mit dessen Oberfläche verwachsen, während die Dura gewöhnlich leichter lösbar ist. Gelegentlich kann man auch einen oder mehrere kleinere Nebenhöcker am Geschwulstrand beobachten.

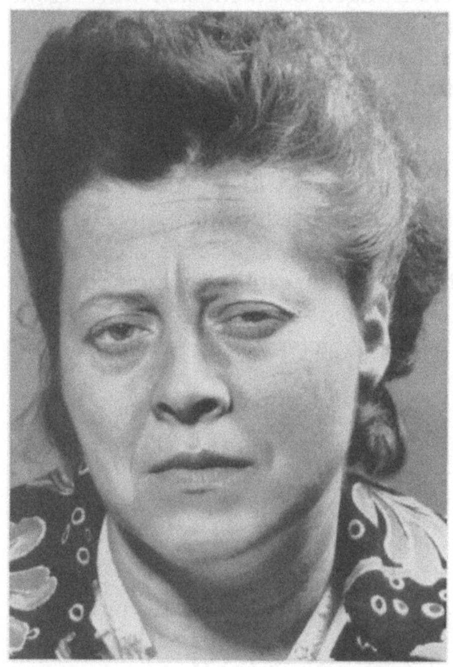

Abb. 3 (Fall 5768). 33jährige Patientin mit einem großen, von der Schläfengrube ausgehenden, auf die Orbita übergreifenden Osteom, das nach der Exstirpation 8:6:3 cm maß.

Die Schädeldachosteome können ganz beträchtliche Größen erreichen. Apfel- bis orangengroße Osteome wurden mehrfach beschrieben (v. EISELSBERG 1906, SCHNEIDER 1936, STINCER 1936, ELLERMANN 1942 u. a.).

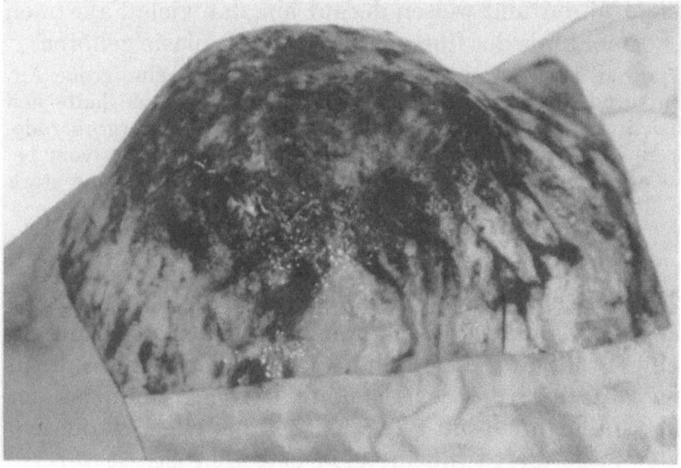

Bei unserem Fall 1226/52 saß ein 240 g schweres Osteom wie eine Haube über der Sagittalnaht einer 26jährigen Frau und verursachte eine schwere Entstellung. Das fast kreisrunde Oestom wies einen Durchmesser von 11:10 cm auf und war bis zu 3 cm dick (Abb. 4 und 5). Bei Fall 3952/54 erfüllte ein 8:6 cm großes und bis zu 3 cm dickes Osteom, dessen

Abb. 4 (Fall 5480). Aufnahme bei der Operation eines 11:10:3 cm großen, etwa 240 g schweren, über beiden Scheitelbeinen sitzenden Osteoms bei einer 27jährigen Frau.

Wachstum seit 4 Jahren bemerkt wurde, die ganze linke Schläfengrube eines 35jährigen Mannes. Eines der größten Osteome entfernte ORATOR (1931) vom linken Scheitelbein eines 22jährigen Mädchens. Der Tumor war seit 10 Jahren bemerkt worden und begann im letzten Jahr rascher zu wachsen. Die Patientin klagte vor allem über das Gewicht der Geschwulst, die bei der Entfernung 470 g wog und mit einem Drittel ihrer Masse innerhalb des Niveaus der Tabula interna lag. Einen riesigen, kugeligen, als Osteom beschriebenen Tumor an der Hinterhauptsregion bildet auch CUSHING (1935) ab.

Multiple große Schädeldachosteome dürften im Gegensatz zu den corticalen Osteomen selten sein. EDEN (1939/40) beobachtete bei einem 19jährigen Mädchen ein großes Osteom am Hinterhaupt, über dem mehrere Lipome lagen. Die Patientin wies ein zweites Osteom in der linken Schläfengegend auf, das 7 Jahre nach der Operation rezidivierte. Zu diesem Zeitpunkt hatte die Frau mehrere neu entstandene Tumoren an anderen Stellen des Schädels (fibröse Dysplasie?). VINCENT u. MAHOUDEAU (1935) fanden bei einer Frau ein Höhlenosteom, die überdies ein 3:6 cm großes Osteom am Os occipitale hatte. LOVE und KERNOHAN (1936) beschrieben bei einer 43jährigen Frau ein Epidermoid des rechten Os parietale, neben dem ein 5:5 cm großes Osteom saß. GOIDANICH (1957) erwähnt die Kombination eines Schädeldachosteoms mit einer Osteochondromatose.

Feinbau. Die meisten großen Osteome sind spongiös gebaut, haben aber oft breitflächig fast kompakte Bezirke. Zum Unterschied vom Aufbau der Knochenrinde aus Haversschen Systemen ist aber an den kompakten Abschnitten spongiöser Osteome noch immer die unregelmäßige Struktur erkennbar, die zeigt, daß sich dieser Bezirk aus besonders dicken, dichtstehenden Knochenbälkchen zusammensetzt. Unter dem gewöhnlich recht dicken Periost findet sich eine von Fall zu Fall wechselnd breite kompakte Rindenzone, die auch örtlich Lücken aufweisen kann. An solchen Stellen liegen dann nur spießartig nach außen ragende Knochenbälkchen im Grundgewebe bzw. in dem in das Grundgewebe einstrahlenden Periost. In den inneren Abschnitten bilden die Knochenbälkchen ein wechselnd dichtes, oft auch unvollkommenes Raumgitter. Das Grundgewebe ist meist locker, grobfaserig, zellarm, von wenigen

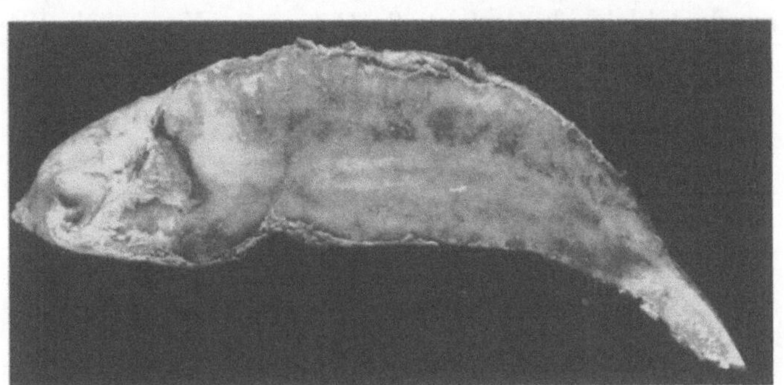

Abb. 5 (Fall 5480). Querschnitt des in Abb. 4 dargestellten Osteoms nach der Entfernung. Man beachte am rechten Bildrand die Schichtung des gesunden Schädeldaches, die im Tumor völlig verlorengeht.

Gefäßen durchzogen und enthält ab und zu Fettgewebsinseln. An anderen Stellen derselben Geschwulst, besonders aber bei weniger hoch ausgereiften spongiösen Osteomen, kann es auch ausgesprochen zellreich, faserarm und dichter vascularisiert sein (Übergänge zum „gutartigen Osteoblastom" LICHTENSTEINs?). Am neugebildeten Knochen sieht man örtlich ausgeprägte Umbauerscheinungen, die so stark sein können, daß sogar dem Morbus Paget ähnliche Mosaikstrukturen entstehen können. Im allgemeinen unterscheidet sich der Bau reifer Osteome nur wenig vom normalen Knochen. Bei weniger reifen Formen sind Bilder bekannt, die denen des sog. ossifizierenden Fibroms entsprechen und schwer von der fibrösen Dysplasie abzugrenzen sind. Die gebogenen, U-förmigen oder ringförmigen für die fibröse Dysplasie charakteristischen Knochenbälkchen sahen wir nie.

Die **Entstehung** der großen Osteome unterliegt vielfachen Deutungen. Der Meinung POIRRIERS (1895), daß diese Tumoren (ähnlich den corticalen Osteomen) vorwiegend im Bereich der Schädelnähte entstehen, widerspricht ECHLIN (1934) nach unserer Ansicht zu Recht. CHILDREY (1933) vermutet sogar atavistische Zusammenhänge mit der Geweih- oder Hörnerbildung, da auch bei Tieren besonders Wiederkäuern Osteome gesehen wurden. Auch wenn der Wachstumsbeginn bei einem Teil der Fälle etwa in das Pubertätsalter fallen dürfte und raschere Schübe im Tumorwachstum zur Zeit der Menopause gesehen werden (unser Fall 2129/52, 53jährige Frau mit Osteom am Jochbogen) genügt dies kaum, um etwaige kausale Zusammenhänge mit innersekretorischen Störungen zu postulieren. In einem von COURVILLE u. CROCKETT (1948) mitgeteilten Fall wird deutlich, daß es u. U. sehr schwierig sein kann, zwischen einer traumatisch bedingten Hyperostose und einem Osteom zu unterscheiden. Ebenso wird man sich in einzelnen Fällen die histologisch kaum zu entscheidende Frage vorzulegen haben, ob es sich nun um eine geschwulstartige Hyperplasie oder um ein echtes Gewächs handelt.

γ) Die Osteome der Nasennebenhöhlen.

Seit der klassischen Arbeit CUSHINGs (1927) fanden die eigenartigen Knochengeschwülste der Nasennebenhöhlen auch im neurochirurgischen Schrifttum mehr und mehr Beachtung. Die meisten Arbeiten verdanken wir aber Rhinologen und Ophthalmologen. Die nachstehenden Ausführungen folgen weitgehend der früheren Veröffentlichung von Kleinsasser u. Albrecht (1957).

Von den größeren Arbeiten und kasuistischen Mitteilungen seien neben denen der im Text genannten Autoren die von Rand (1923), Garrettson (1927), Patterson u. Cairns (1931), Carmody (1933), Neumann (1934), Hoover u. Horrax (1935), v. Matolcsy (1936), Hempstead (1938), Sättler (1938), Childrey (1939), Scholz (1939/40), Handousa (1940), Conley (1944), Dowling (1945), Fleischmann (1947), Novick (1947), Newell (1948), Vadala u. Sommers (1949), King (1950), Vandenberg u. Coley (1950), Culver (1951), Moore (1951), Geissler (1952) und Andrew (1956) erwähnt.

M. B. Schmidt (1900) nannte diese, auch als „zentrale Osteome" oder „Enosteome" bezeichneten Geschwülste, die sich im Inneren eines Sinus paranasalis entwickeln, recht treffend Höhlenosteome.

Häufigkeit. Höhlenosteome sind sicher häufiger als viele Autoren annehmen. Besonders kleine bis erbsgroße Osteome, die gewöhnlich noch nicht operiert werden (aber röntgenologisch öfter kontrolliert werden sollen) sind kein seltener Nebenbefund (insbesondere bei Patienten, die wegen unklarer Kopfschmerzen untersucht werden). Nach Hallberg u. Begley (1950) sind Osteome die häufigsten Tumoren der Stirnhöhle. (Eine Feststellung die wohl bestätigt werden kann.) Dahmann fand bis 1922 bereits 234 Fälle in der Literatur. Malan konnte 1938 insgesamt 458 Fälle zusammenstellen. Teed (1941) fand allein 321 Berichte über Stirnhöhlenosteome; dazu wurden im neueren Schrifttum wiederum eine größere Zahl von Fällen mitgeteilt (vgl. Kessel 1953). Teed nennt die Höhlenosteome daher „wenn auch nicht alltäglich, so doch nicht selten".

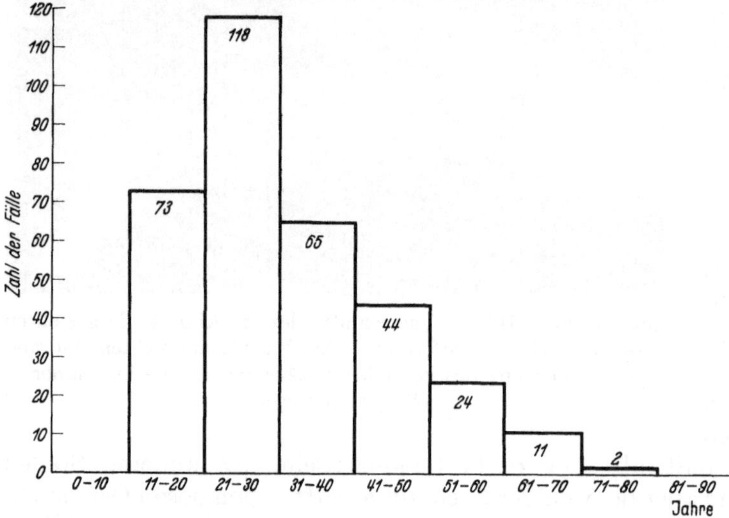

Abb. 6.   Altersverteilung bei 337 Höhlenosteomen.

Alter und Geschlecht der Erkrankten. Den Altersgipfelpunkt in der 2. und 3. Dekade gibt deutlich Abb. 6 wieder, die auf der von uns ergänzten Zusammenstellung von Teed (1941) beruht. Es zeigt sich dabei, daß Höhlenosteome noch nie vor dem 10. und nur selten vor dem 15. Lebensjahr beobachtet wurden. Dies mag einerseits daran liegen, daß bis zum 15. Lebensjahr die Entwicklung der Stirnhöhlen noch nicht abgeschlossen ist, andererseits werden vor dem 15. Lebensjahr häufiger minder hochdifferenzierte fibroossäre Tumoren, nämlich Osteoidfibrome angetroffen, die später wieder seltener werden (s. S. 384).

Das Wachstum der Höhlenosteome dürfte in der Mehrzahl der Fälle etwa im Pubertätsalter und der Adolescenz einsetzen, also zu einem Zeitpunkt, in dem die Entwicklung der Stirnhöhlen ihrem Abschluß entgegengeht. Manche dieser Tumoren entstehen aber auch erst viel später, etwa um die Lebensmitte.

Eckert-Möbius (1929) fand 110 Höhlenosteome bei Männern und 70 bei Frauen, Teed (1941) 172 Höhlenosteome bei Männern und 93 bei Frauen. Armitage (1930/31) glaubt, daß Männer deswegen fast doppelt so häufig befallen seien wie Frauen, weil sie größere Nebenhöhlen haben und damit eine größere Fläche, die als Ausgangspunkt des Tumors in Betracht kommt.

Ausgangspunkt. MALAN (1938) fand folgende Verteilung: 178 (39,95%) im Sinus frontalis, 110 (23,85%) in den Siebbeinzellen, 7 (1,53%) in den Keilbeinhöhlen. In 27 Fällen (5,9%) waren zwei oder mehrere Nebenhöhlen von der Geschwulst angegriffen. Der Rest verteilte sich auf die Oberkieferhöhlen (8,87%), die Nasenhöhle (4,81%) und in Fälle, die nicht hierher gehören, wie Osteome die von außen in eine Nebenhöhle hineinwachsen, und schließlich solche, bei denen der ursprüngliche Sitz nicht mehr ermittelt werden kann.

In der Stirnhöhle sich entwickelnde Osteome können von allen Teilen der Wand ihren Ursprung nehmen. Nach den Angaben von TEED (1941) gingen 23 von der Hinterwand, 23 vom Boden, 18 vom Septum intermedium, 15 von der Vorderwand und 13 vom „Dach" aus. In 26 Fällen nahmen die Osteome vom Bereich der Naht zwischen Stirnbein und Siebbein ihren Ursprung und wuchsen in die Stirnhöhle vor.

In diesem Zusammenhang ist zu betonen, daß die Möglichkeit, den genauen Ausgangspunkt festzustellen, keineswegs immer leicht ist. Diese besteht meist nur bei kleinen oder gestielten Osteomen. Nach unseren vorher dargelegten Ansichten wäre zu erwarten, daß das knorpelig angelegte Siebbein und der Keilbeinkörper nicht als Mutterboden fibroossärer Tumoren in Frage kommt. Der Hinweis von HALLBERG u. BEGLEY (1950), daß sie keinen einzigen entsprechend belegten Fall eines Keilbeinhöhlenosteoms im Schrifttum fanden, verdient daher besondere Beachtung. Es gilt somit weiterhin zu überprüfen, von welchen Stellen die sog. Siebbeinosteome ihren Ausgang nehmen. Sicher dürfte sein, daß die meisten sog. Siebbeinosteome vom Nahtbereich zwischen Stirnbein und Siebbein ausgehen und nur durch ihre Wachstumsrichtung in die Siebbeinzellen zu liegen kommen (Abb. 7). Unter unseren früher mitgeteilten Beobachtungen sowie bei einer Anzahl weiterer kleiner, zufällig beobachteter, Höhlenosteome sahen wir kein einziges, das sicher primär in den Siebbeinzellen entstanden wäre. HERZOG (1944) betont überdies, daß die Entwicklungsgeschichte der vorderen Siebbeinzellen noch nicht genau genug bekannt sei.

Multiple neben- oder nacheinander entstehende Höhlenosteome dürften sehr selten sein. Ein Bericht stammt von CULBERT (1918), ein anderer von GRAHAM (1938), ein weiterer von HANLEY und WESSELY (1944). Der Fall von VINCENT u. MAHOUDEAU (1935) wurde bereits erwähnt (Höhlenosteom und gleichzeitig bestehendes occipitales großes Schädeldachosteom).

Bei einer eigenen Beobachtung (Fall 4618/43) handelte es sich um einen 44jährigen Mann, bei dem vor 7 Jahren ein walnußgroßes Osteom aus der rechten Stirnhöhle entfernt wurde. Seit $^1/_2$ Jahr hatte der Patient neuerlich Kopfschmerzen, ermüdete rasch und war besonders reizbar. Röntgenologisch fand sich nun ein pflaumengroßes, knolliges Osteom in der linken Stirnhöhle, das ebenfalls operativ entfernt werden konnte.

Wachstum. HALLBERG u. BEGLEY (1950) geben als durchschnittliche Dauer der Vorgeschichte 3,7 Jahre an, LEITHOLF (1956) 6—7 Jahre. Es ist wohl sehr vom Sitz des Osteoms abhängig, wann der Tumor klinische Erscheinungen macht.

PFEIFFER (1943) verfolgte die Entwicklung eines Osteoms röntgenologisch. Bei der ersten Beobachtung wies der Tumor 5 mm Durchmesser auf, 2 Jahre später war er bereits 3mal so groß, in 4 Jahren hatte er die Lamina papyracea erreicht und wölbte sich im 5. Jahr bereits in die Orbita vor. Auch wir sahen kürzlich ein Stirnhöhlenosteom bei einer Frau im mittleren Lebensalter, die erstmals vor 5 Jahren wegen unklarer Kopfschmerzen untersucht worden war. Beim Vergleich der Röntgenaufnahmen zeigte sich, daß 5 Jahre früher noch keine Spur des nun kastaniengroßen Osteoms erkennbar war. Andererseits wurden Höhlenosteome gesehen, die jahrelang gleich groß blieben (HANDOUSA 1952).

Osteome des Stirnbein-Siebbein-Nahtbereiches können sich in ganz verschiedenen Richtungen entwickeln: am häufigsten liegen sie mit einem Teil in der Stirnhöhle, einem anderen Abschnitt in den Siebbeinzellen und ragen mit einem Segment in den oberen inneren Winkel der Augenhöhle (Abb. 7). Auch eine Ausdehnung in den intrakraniellen Raum, in den sie neben der Crista galli einbrechen, wird öfter gesehen (fronto-ethmoido-orbitale und fronto-ethmoido-kranielle Osteome). Seltener wachsen die vom Stirnbein-Siebbein-Nahtbereich ausgehenden Osteome ohne eigentliche Beteiligung der Nebenhöhlen

direkt in die Orbita ein (Fall von KASSAY 1941). Von einer Wand der Stirnhöhle
oder dem Septum intermedium ausgehende Osteome können teilweise beide Stirnhöhlen
erfüllen, durchbrechen häufig die Hinterwand (frontokranielle Osteome) und sogar die
Dura, zerstören aber seltener die Stirnhöhlenvorderwand gänzlich.

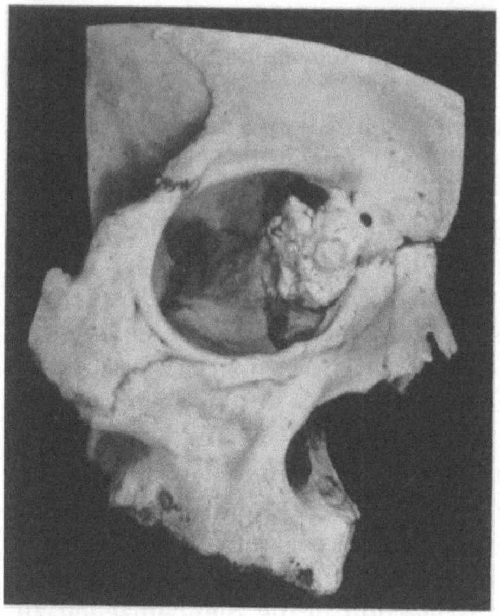

Mit dem umliegenden Knochen verwachsen die Osteome im allgemeinen nicht, sondern zerstören ihn nur durch ihren Wachstumsdruck, wodurch sie verhältnismäßig leicht aus ihrem Bett herausgehoben werden können. Dagegen bestehen mit der Dura oft feste Verwachsungen. Meist durchdringen zuerst nur einige dünne dornartige Fortsätze des Osteoms die harte Hirnhaut, während die Geschwulst später, wenn sie die Dura gänzlich durchbrochen hat, an dieser Stelle eine taillenartige Einschnürung zeigen kann.

Als **tote Osteome** (TILLMANNS 1885) werden Höhlenosteome bezeichnet, deren Stiel abgebrochen ist und die frei im Lumen der Nebenhöhle liegen. Offenbar durch den Verlust eines Teils der durch den Stiel ziehenden Gefäße werden diese Osteome nekrotisch und können, wenn sie klein genug sind, wie Sequester in die Nasenhöhle abgestoßen werden. (Dieser Vorgang dürfte allerdings sehr selten sein.) ECKERT (1922) nimmt an, daß es sich bei den toten Osteomen um Tumoren handelt, die mit der Einstellung des Wachstums des Patienten sich wie Nasenrachenfibrome spontan zurückbilden.

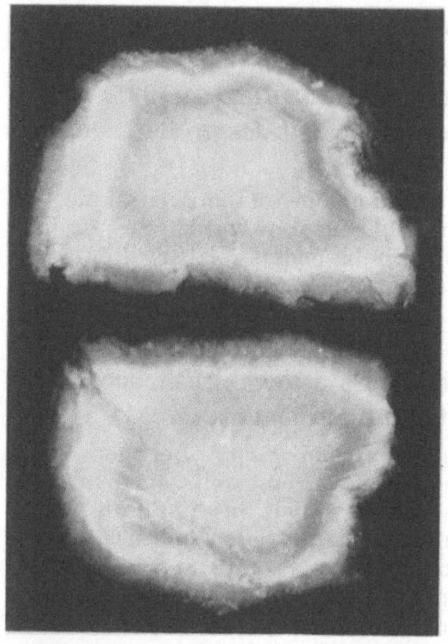

Abb. 7. Höhlenosteom, das im Nahtbereich zwischen Stirn- und Siebbein entstanden und weit in die Orbita vorgedrungen ist. (Sammlung Path. Inst. Innsbruck.)

Morphologie. Die Höhlenosteome besitzen eine von Schleimhaut überzogene, grobhöckerige, knollige Oberfläche. Häufig haben diese Geschwülste einen dünnen kurzen zerbrechlichen Stiel, der ihren Ausgangspunkt anzeigt. Viele Höhlenosteome sitzen aber auch mit einer breiten Basis der Nebenhöhlenwand auf. Die meisten Höhlenosteome sind knochenhart. Bei einzelnen Fällen ist allerdings die äußere Knochenkapsel dünn und zerbrechlich oder weist von spongiösen Knochen erfüllte Lücken auf. An Querschnitten erscheint das Zentrum der Tumoren meist ungleichmäßig spongiös gebaut, doch kann es auch fast völlig aus kompaktem Knochen bestehen oder zentral weiche, graurote, gut durchblutete Abschnitte fibrösen Gewebes mit nur vereinzelten Knochenbälkchen aufweisen und achatartig geschichtet sein (Abb. 8).

Die Größe der Osteome unterliegt beträchtlichen Schwankungen. Neben erbs- bis bohnengroßen Nebenhöhlenosteomen wurden auch apfel- und orangengroße Tumoren beschrieben. (v. EISELSBERG 1906, BARNHILL 1918, CUSHING 1927, ARMITAGE 1930/31, MANOLESCU et al. 1934, ROY 1934, LASKIEWICZ 1936, SCHNEIDER 1936, DANDY 1938, GROSS 1938, ELLERMANN 1942, TOLOSA u. DURAN 1949.)

Abb. 8 (Fall 5384). Auf dem Querschnitt achatartig geschichtetes Operationspräparat eines Höhlenosteoms.

Bei einer eigenen Beobachtung traten bei einer 25jährigen Frau seit einem Jahr zunehmende Kopfschmerzen und eine Protrusio bulbi links ein. Seit einigen Monaten Doppelbilder beim Blick nach rechts. Nachlassen im Beruf, mehrmaliger Arbeitsplatzwechsel; der Tumor war im linken oberen Augenwinkel tastbar. Geringgradige Stauungspapille, Anosmie und Hypästhesie des 1. Trigeminusastes links. Das Osteom wies, an den Röntgenfilmen gemessen, einen Durchmesser von $7^1/_2 : 6^1/_2 : 6^1/_2$ cm auf, hatte das Orbitaldach und die Siebbeinzellen zerstört, das Stirnbein vorne usuriert und füllte die

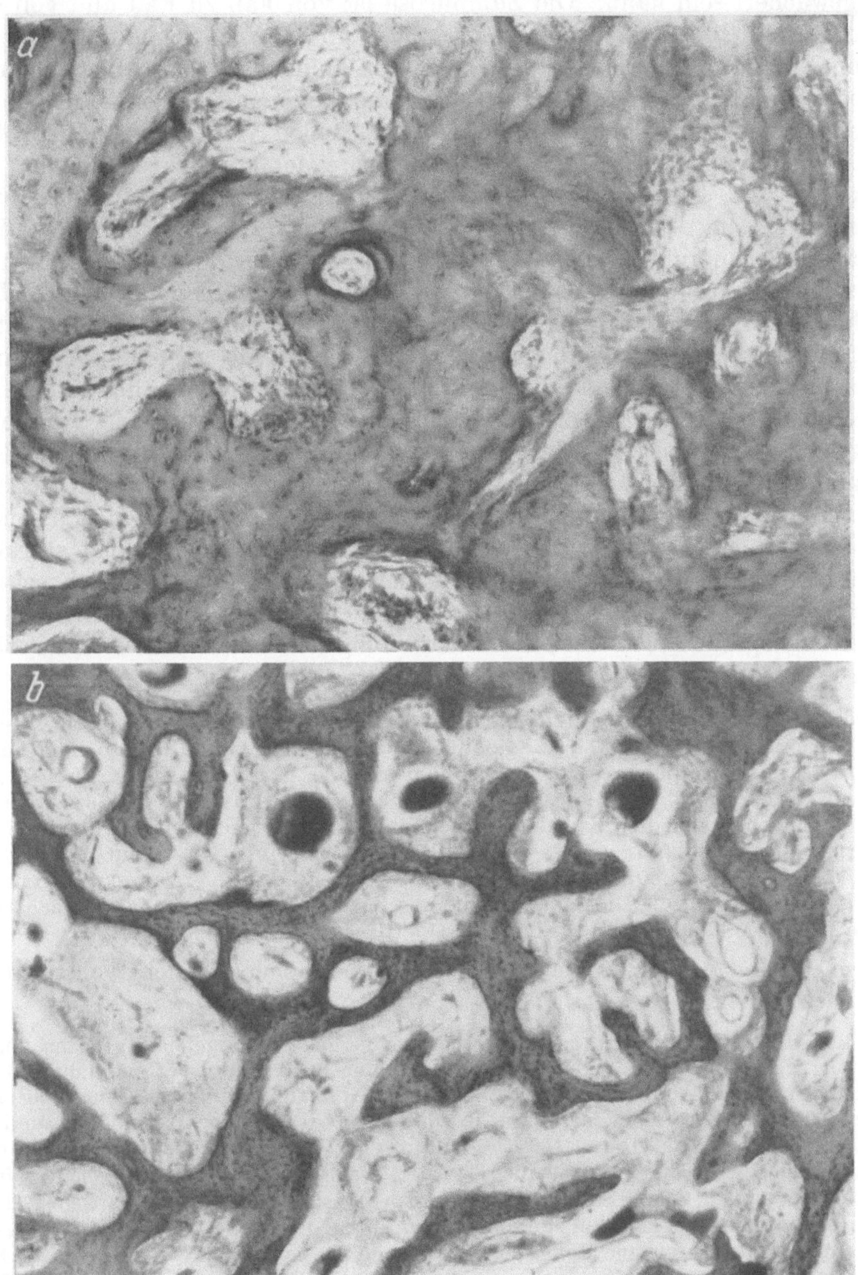

Abb. 9a u. b (Fall 6339). Verschiedene Abschnitte aus einem Stirnhöhlenosteom. a Mehr kompakter Abschnitt „jungen" Knochengewebes ohne lamelläre Struktur. An verschiedenen Stellen starke Knochenanbauvorgänge. (HE, 144×.) b An anderen Stellen ähneln die Knochenbälkchen in Form und Anordnung normaler Spongiosa. Die Umbauvorgänge am Knochen sind weitgehend zur Ruhe gekommen, die Knochenbälkchen sind lamellär geschichtet, das Grundgewebe ist locker und zellarm. (HE, 40×.)

linke vordere Schädelgrube weitgehend aus (Abb. 13 und 14 bei KLEINSASSER u. ALBRECHT 1957). Bei der Operation zeigten sich feste Verwachsungen mit der Dura, die nur schwer lösbar waren.

Auf einem Querschnitt durch ein Höhlenosteom lassen sich *mikroskopisch* (Abb. 9) verschiedene Schichten unterscheiden: die bedeckende Mucosa, die Unterschleimhaut, das

Periost und eine äußere kompakte Hülle, die den spongiösen Kern umschließt (vgl. Sewall 1918, Eckert 1922).

Der manchmal unvollständige Schleimhautüberzug besteht aus Flimmerepithel, das polypoid gewuchert sein kann. Die Submucosa ist von Fall zu Fall und von Ort zu Ort verschieden reichlich entwickelt und enthält häufig kleine Schleimdrüsen. Ansammlungen von Entzündungszellen in der ödematös aufgelockerten Unterschleimhaut sind oft zu beobachten. Am Periost kann man eine äußere, faserreiche Schicht und ein inneres zellreiches Cambium unterscheiden. An Stellen von aktivem Wachstum liegen dichte Reihen von Osteoblasten an der Außenseite der kompakten Schale. Die Dicke der „Corticalis" ist beträchtlichen Schwankungen unterworfen. In einzelnen Fällen kann sie so dick sein, daß bis auf einen kleinen spongiösen Kern der ganze Tumor aus kompaktem Knochen aufgebaut ist. Allerdings ist an dieser Form kompakten Knochens immer die Zusammensetzung aus dicken Bälkchen zu erkennen (Abb. 9a). In anderen Fällen bildet sich keine lückenlose Knochenhülle, vielmehr geht das Periost zwischen den Spongiosabälkchen direkt in das faserige Grundgewebe des zentralen Abschnittes über. Die Knochenschale besteht aus dichtgefügtem, etwas unregelmäßig lamellär strukturiertem Knochen. Gegen das Zentrum zu findet allmählich eine Auflockerung in spongiös gebaute Knochen statt, dessen gitterartige Bälkchen oft eine angedeutet konzentrische, radiäre oder wirbelartige Anordnung erkennen lassen, die sich makroskopisch in einer achatartigen Schichtung ausdrücken kann (Abb. 8). Örtlich kann man an den Knochenbälkchen eine recht lebhafte Apposition, an anderen Stellen starke lacunäre Resorption feststellen. Das Grundgewebe ist meist zellarm, aber faserreich, seltener etwas zelldichter und stärker vascularisiert. In einzelnen Abschnitten können die Knochenbälkchen recht spärlich werden oder auch völlig fehlen und diese rein fibromartig erscheinen (Fleischmann 1947 spricht von einem „Osteomyxom").

Der Stiel der Höhlenosteome besteht nach Eckert (1922) stets aus spongiösem Gewebe. Nicht selten finden sich in der Umgebung stark entzündliche Erscheinungen und eventuell neben der Druckatrophie auch reaktive Verdickungen der Nebenhöhlenwände. Nach dem histologischen Bild scheint das Wachstum vorwiegend durch periostale Apposition zu erfolgen, während im zentralen Abschnitt Abbau und Umbau in spongiösen Knochen vorherrscht, die Knochenneubildung dagegen quantitativ im Hintergrund steht. Billing u. Ringertz (1946) deuten Abbau- und Umbauerscheinungen bei reifen Formen der Osteome als regressive Erscheinung. Das Wechselspiel von peripherem Anbau und zentralem Umbau bestimmt die Dicke der knöchernen Schale. Die unregelmäßige Wachstumstendenz spiegelt sich in der Ausbildung einer knolligen Oberfläche.

Rezidive wurden nur in Einzelfällen gesehen, bei denen es nicht gelang, das Osteom gänzlich zu entfernen.

Die **Ansichten über die Entstehung** der Osteome divergieren weitgehend. Wegen der eigentümlichen Häufung der Nebenhöhlenosteome im Bereich der Sutura frontoethmoidalis nahm Arnold (1873) an, daß sich die Höhlenosteome von versprengten Keimen im Sinne der Cohnheimschen Theorie an der Grenze des aus dem Chondrocranium hervorgehenden Siebbeines und des desmal angelegten Stirnbeines entwickeln. Bornhaupt (1881) glaubte, daß Knorpelreste das Muttergewebe für die Höhlenosteome seien. Allerdings wurde nie Knorpelgewebe in derartigen Osteomen gefunden, und sowohl Arnolds als auch Bornhaupts Theorie wird heute meist abgelehnt. Fetissof (1929) meint, daß Höhlenosteome von verlagerten Periostkeimen ihren Ursprung nähmen und besonders das jugendliche Alter des Patienten eine Rolle spiele, in dem der Gesichtsschädel rascher als der Hirnschädel wächst. Eckert (1922) vertritt dieselbe Ansicht und glaubt, daß Traumen als auslösende Faktoren in Betracht zu ziehen seien. Herzog (1944) lehnt die Ansicht ab, daß versprengte Keime den Ausgangspunkt darstellen. In Teeds (1941) Serie gaben 37 Patienten ein Trauma in der Vorgeschichte an, während es von 32 ausdrücklich verneint wurde. Kausale Beziehungen zum Trauma sind daher mit größter Zurückhaltung zu werten. Billing u. Ringertz (1946) sprechen von „wachsenden Mißbildungen". Ersner u. Saltzmann (1938) und neuerdings wieder Schröer (1954) ziehen eine chronische Sinusitis als ätiologisch bedeutsamen Faktor in Betracht. Dagegen läßt sich allerdings einwenden, daß eine Sinusitis meist als Folge des irritierenden Osteoms beobachtet wird. Letztlich glaubt Smith (1940), daß in einem Teil der Fälle Beziehungen zur sog. Osteitis fibrosa bestünden. Er nimmt an, daß am Beginn ein Heilungsprozeß mit Knochenneubildung nach einem Trauma stünde, aus dem sich ein Riesenzelltumor entwickle, daraus entstünde eine Knochencyste und weiterhin eine Osteitis fibrosa, die sich letztlich in ein Osteom umgestalte.

Mit ECKERT (1922) und FETISSOF (1929) glauben wir, daß sicherlich der Altersfaktor von einiger Bedeutung ist und ein großer Teil der Stirnhöhlenosteome zu einem Zeitpunkt entsteht, in dem die Entwicklung der Stirnhöhle ihrem Ende entgegengeht. Im übrigen glauben wir aber, daß man nicht mehr aussagen kann, als daß es sich um eine infolge ihrer *besonderen Lage und ihres histologischen Baus wohlumgrenzte Geschwulstform bindegewebig angelegter Knochen handelt, die eine besondere Bevorzugung bestimmter Altersgruppen, des männlichen Geschlechts und bestimmter Ausgangspunkte zeigt.*

Komplikationen. Die eigenartige Lokalisation, die engen topischen Beziehungen zum Auge, zur Nasenhöhle und nicht zuletzt zum Hirn bedingen, daß die Höhlenosteome schon an sich schwere klinische Erscheinungen auszulösen vermögen, die aber durch eine Reihe sekundärer Erscheinungen noch kompliziert werden können.

Eine sehr häufige Begleiterscheinung des Höhlenosteoms ist die chronische, oft eitrige *Sinusitis*, gelegentlich sogar Pansinusitis, die zur Ursache einer eitrigen Meningitis, eines rhinogenen Hirnabscesses oder Orbitalabscesses werden kann. Von den ophthalmologischen Komplikationen seien nur die Protrusio bulbi, Augenmuskellähmung, Ischämie der Retina, Papillenatrophie und die Verlegung des Ductus nasolacrimalis erwähnt.

Die einfachste, chirurgisch wichtigste und zugleich häufigste Komplikation ist die *Verwachsung bzw. der Durchbruch eines Höhlenosteoms durch die Dura*. Meist sind die Verwachsungen des Osteoms mit der Dura außerordentlich fest und werden noch durch dornartig die Dura durchbrechende Knochenstacheln verstärkt. Da auch die

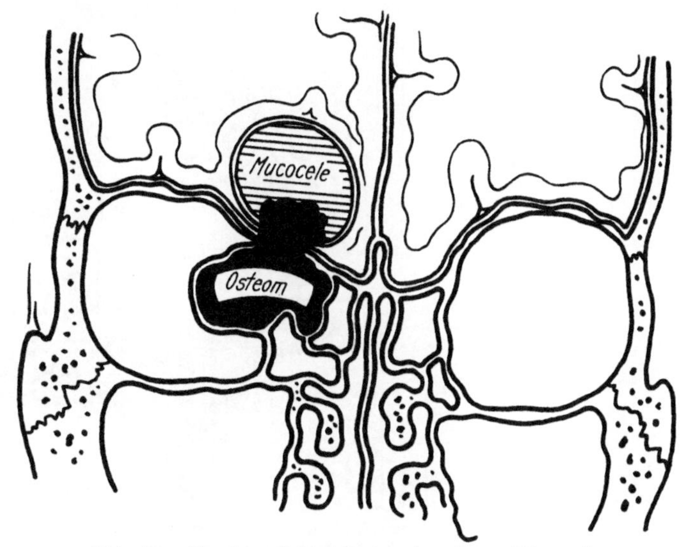

Abb. 10. In den Schädel eingebrochene Mucocele bei Höhlenosteom. (Nach CUSHING.)

Arachnoidea gewöhnlich in diesem Bereich an der Dura haftet, kann bei der Entfernung des Osteoms eine *Liquorfistel* entstehen, die früher, bevor man daran ging, diese plastisch zu decken, die Eintrittspforte der tödlichen eitrigen Meningitis war (CUSHING 1927 u. a.). Häufig entwickeln sich um ein Osteom *Mucocelen*, die diesem bei der Entfernung oft traubenartig anhängen. Meist liegen sie in einem vom wachsenden Osteom abgeschnittenen Nebenhöhlenrecessus. Hier können sie, durch die fortwährende Sekretion in das Innere langsam größer werdend, wie ein Tumor die dünne Wand einer Nebenhöhle zerstören und schließlich als sog. „*intrakranielle Mucocele*" in die Schädelhöhle einbrechen (Abb. 10). Gelegentlich findet sich eine derartige Mucocele, kappenartig über das in die Schädelhöhle ragende Osteom gestülpt, tief in die Hirnsubstanz eingegraben („*intracerebrale Mucocele*").

CAMPBELL, GOTTSCHALK u. ALBANY beschrieben 1938 ein von zahlreichen Mucocelen umgebenes Stirnhöhlenosteom, von denen eine so weit vorgedrungen war, daß sie den Seitenventrikel eröffnet hatte (Abb. 11) (vgl. weiter CUSHING 1927, PATTERSON u. CAIRNS 1931, KNAPP 1933, PAYNE u. JEANS 1935/36, LEITHOLF 1956).

Mehrfach wurden auch infizierte Mucocelen, sog. *Mucopyocelen oder Pyocelen*, beschrieben, die statt mit dem glasig gallertigen, wasserklaren, gelblichen oder grünlichen Inhalt der einfachen Mucocelen mit Eiter gefüllt waren. In TEEDs Serie (1941) werden 40mal Mucocelen, 31mal Pyocelen und 3mal Pyomucocelen erwähnt.

Eine Reihe von Berichten liegen auch über *Pneumatocelen* (Aerocele, Pneumatocephalus) vor (ARMITAGE 1930/31; CARMODY 1933; BELL 1934; BALDENWECK et al. 1934; VINCENT u. MAHOUDEAU 1935; WILDEGANS 1935; NOWOTNY u. SCHÜLLER 1936;

Schiersmann 1943; Dandy 1944; Brunner u. Spiesman 1948; Baker et al. 1948; Staerkle u. Pulver 1949; Kessel 1953; Epstein u. Davidoff 1953; Lindgren 1955). Pneumatocelen entstehen durch kleine Lücken in der Dura neben dem durchwachsenden, eigentümlicherweise oft gar nicht großen Osteom (Abb. 12). Diese Öffnungen sind meist auch Liquorfisteln und können in einzelnen Fällen anscheinend wie Ventile wirken. Die Luft wird beim Niesen oder Schneuzen eingepreßt oder vielleicht durch den entstehenden Unterdruck nach Abfließen von Liquor angesaugt. Die Luft kann sich nun subdural, subarachnoidal, intracerebral oder intraventrikulär ausbreiten (sog. subduraler, subarachnoidaler, intracerebraler und intraventrikulärer

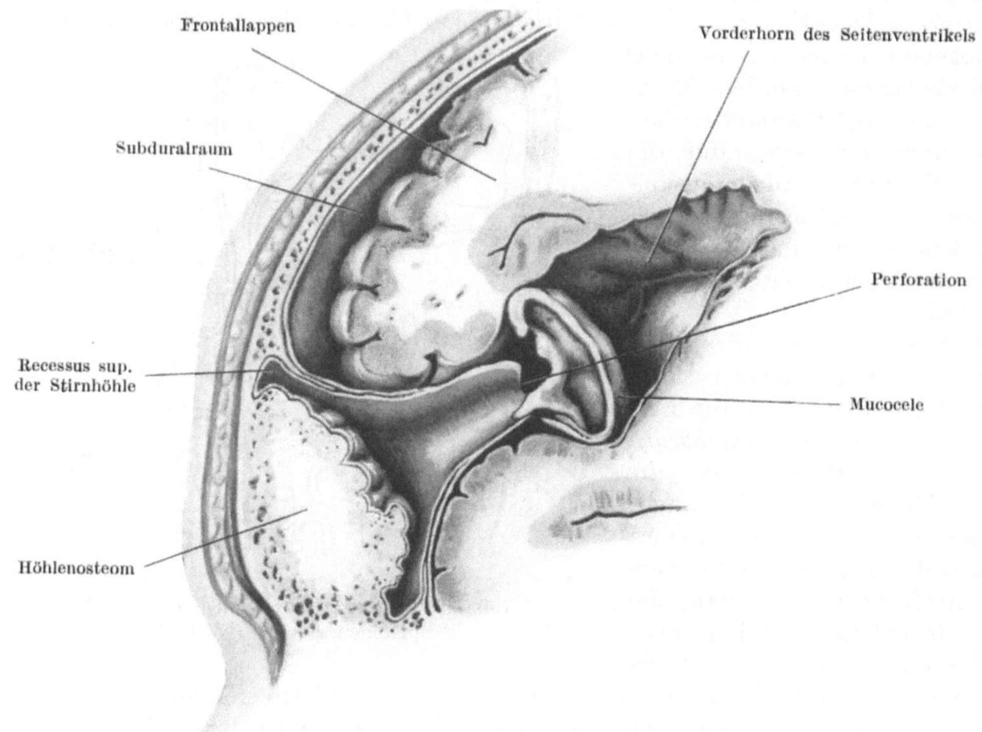

Abb. 11. Stirnhöhlenosteom mit Mucocele. Die Mucocele hatte die Stirnhöhlenhinterwand perforiert und war in den Seitenventrikel eingebrochen. (Nach Campbell u. Mitarb.)

Spontanpneumocephalus oder Autopneumocephalus). Besonders bei sich in das Hirngewebe einwühlenden und unter Umständen den Ventrikel eröffnenden Pneumatocelen können sich Hirndruck und schwerste Dauerschäden entwickeln. Eine weitere Gefahr bei der offenen Verbindung zu den meist infizierten Nebenhöhlen sind natürlich Meningoencephalitiden und Hirnabscesse (Hallberg u. Begley 1950).

δ) Ossifizierende Fibrome (Osteoidfibrome) der Nasennebenhöhlen.

Diese Tumoren wurden in vereinzelten kasuistischen Mitteilungen als atypische Höhlenosteome, Sarkome, Psammome, Osteoidome, psammöse Fibrome, Fibroosteome niederer Gewebsreife, psammöse Endotheliome, ektopische Meningeome, verkalkte Fibrome usw. beschrieben und von Benjamins (1938) als „Osteoidfibrome mit atypischer Verkalkung" erstmals hervorgehoben. H. Gögl faßte sie 1949, gestützt auf zwei eigene Beobachtungen, als „Psammo-Osteoid-Fibrome" zu einem sowohl morphologisch als auch klinisch umschriebenen Geschwulsttyp zusammen, der onkologisch zwischen den Fibromen und Osteomen, etwa an Stelle der ossifizierenden Fibrome, steht.

Gögl versteht unter den Psammo-Osteoid-Fibromen Geschwülste, die sich aus einem zellreichen fibromartigen Grundgewebe aufbauen, in dem neben Inseln knochenartigen

Gewebes psammomkörperähnliche Kalkkugeln eingeschlossen sind. Es können sich entweder auch nur Osteoidinseln oder nur Kalkkugeln finden oder beide Formen von Einschlüssen nebeneinander vorkommen. Die Gewächse können daher einmal „Osteoidfibrome", einmal „Psammofibrome" oder (am häufigsten) „Psammo-Osteoid-Fibrome" sein. (Wenn auch reine Psammo-Fibrome streng genommen nicht mehr zu den fibroossären Tumoren zählen, da ihnen die Bildung von auch nur knochenähnlichem Gewebe fehlt, wird man, um eine weitere Zersplitterung in Untergruppen zu vermeiden, doch davon vorerst absehen, diese als Sondergruppe zu führen.)

Als kasuistische Mitteilungen zählt GÖGL die von MOSER (1899), KROGIUS (1902), MUNRO (1905), v. EICKEN (1922), WIEGMANN (1929), BECK (1930), SHAHEEN (1931), TSCHIPPER (1931), REICHEL (1934), v. EICKEN u. SCHÜRMANN (1937), RINGERTZ (1938) und BALZER (1940) auf. Als neuere Fälle können die von SECRETAN (1941), FRY u. DELONG (1941), SIMPSON, GRAHAM u. SANDERS (1944), WOODRUFF (1945), CORBETT (1951), SMELT (1951) und RUMPF (1958) gelten. Möglicherweise gehören auch die leider histologisch nicht näher beschriebenen Fälle von NEW u. DEVINE (1947), die als ektopische Meningeome gedeutet wurden, zu den Osteoidfibromen der Nasennebenhöhlen. Auch WILLIS (1953, Seite 651) beschrieb einen gleichartigen Fall und sah sogar bei einem Hund (Seite 655, Fig. 320) einen analog gebauten Tumor. Er äußert sich dahin, daß die Verkalkungen offenbar typisch für manche Fibrome eben dieser Region seien.

Über die **Häufigkeit** dieser Geschwülste lassen sich noch keine genaueren Angaben machen. Sicherlich sind sie wesentlich seltener als die gewöhnlichen Nebenhöhlenosteome, aber häufiger, als es die geringe Zahl von Mitteilungen erscheinen läßt, da diese Geschwulstgruppe in ihrer Eigenständigkeit noch wenig bekannt ist.

Der häufigste **Sitz** der Osteoidfibrome dürfte die Stirnhöhle sein.

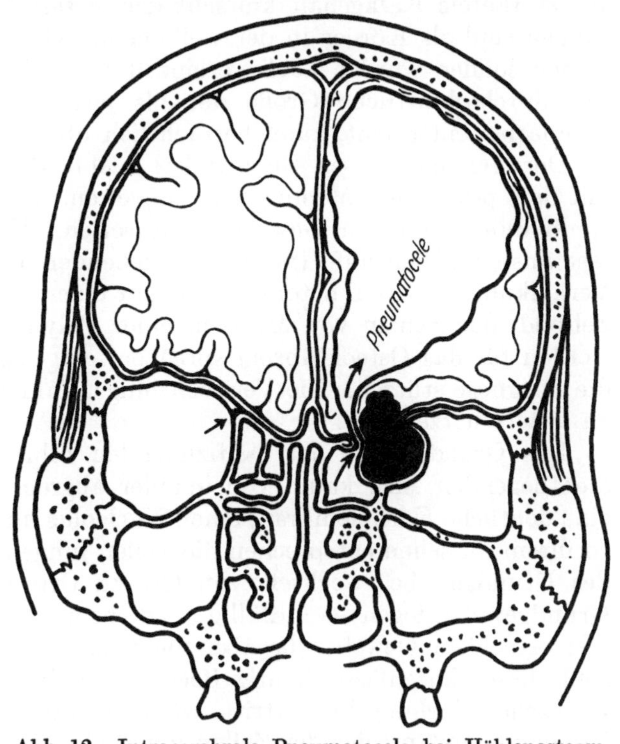

Abb. 12. Intracerebrale Pneumatocele bei Höhlenosteom. (Nach CUSHING.)

Zum Unterschied von den Höhlenosteomen wachsen die Osteoidfibrome von der Stirnhöhle her häufig in die Nasenhöhle ein. Bei der Mehrzahl der Fälle wird auch angegeben, daß die nasale Wand der Orbita geschädigt und der Augapfel nach der Seite verdrängt war.

GÖGLs erste Beobachtung betraf einen 5jährigen Jungen, bei dem der kleinapfelgroße Tumor von der Stirnhöhle weit in die Nasenhöhle reichte. Die offenbar unvollständig entfernte Geschwulst rezidivierte nach 5 Jahren und wurde neuerlich exstirpiert. Auch bei seinem zweiten Fall, einem 9jährigen Mädchen, erstreckte sich die ebenso große Geschwulst bis in die Nasenhöhle.

Neben einer bereits früher mitgeteilten Beobachtung (KLEINSASSER und ALBRECHT 1957) sahen wir einen anderen Fall (1756/53) bei einem 14jährigen Mädchen, bei dem der Stirnhöhlentumor schon jahrelang beobachtet worden war und nach einer Operation rezidivierte. Der Tumor hatte den Augapfel weit nach unten verdrängt und das Dach der Orbita teilweise zerstört (KLEINSASSER 1958).

Osteoidfibrome können auch das Siebbein und den Keilbeinhöhlenbereich erfüllen (v. EICKEN 1922). Größere Tumoren können Nasen-, Kiefer- und Siebbeinhöhle ergreifen (REICHEL 1934, SIMPSON u. Mitarb. 1944). Schließlich kann auch allein die Kieferhöhle betroffen sein (TSCHIPPER 1931).

Der umgebende Knochen wird durch den Druck der wachsenden Geschwulst atrophisch und dünn, die Nebenhöhlen können sich stark erweitern und ihre Form verändern.

Vereinzelt wurden auch Usuren beschrieben. v. Eicken u. Schürmann (1937) sahen einen Defekt in der Hinterwand des Sinus frontalis, durch den die Geschwulst in die vordere Schädelgrube ragte.

Im **Alter** unterscheiden sich viele der an Osteoidfibromen Erkrankten von denen mit gewöhnlichen Höhlenosteomen insofern, als Osteoidfibrome schon mehrfach vor dem 10. Lebensjahr gesehen wurden. Vorwiegend dürften die Osteoidfibrome im 2. Lebensjahrzehnt vorkommen, während sie später, in einem Alter, in dem die Höhlenosteome häufiger sind, seltener werden. Eine *Geschlechtsprädilektion* läßt sich aus der geringen Zahl von Fällen noch nicht ablesen.

Makroskopisch sind Osteoidfibrome knollig-lappig gebaut, derb oder auch bröckelig. Bei stärkerem Kalkgehalt knirscht das Messer beim Durchschneiden. Die Kalkeinlagerungen sind als Körner in der weißlichen Schnittfläche oft mit freiem Auge erkennbar. Neben soliden wurden auch vereinzelt cystische Gewächse gesehen (Benjamins 1938). Die durchschnittliche Größe der bis jetzt beobachteten Fälle, die annähernd einer Mandarine entspricht, kann beträchtlich überschritten werden.

Der **Feinbau** dieser Geschwülste (Abb. 13) kann eine überraschende Ähnlichkeit mit dem psammöser Meningeome aufweisen. Bei Meningeomen ist allerdings eine aktive Neubildung osteoiden Gewebes sehr selten. Knochenbildung in Meningeomen erfolgt fast ausschließlich auf Grund vorangehender degenerativer Vorgänge insbesondere von Verkalkungen. Gögl betont die Gefahr einer Verwechslung mit Sarkomen. Ein ruhiges Zellbild, das Fehlen von Mitosen, einer Polymorphie und Polychromasie der Zellkerne werden für das Osteoidfibrom sprechen, eingelagerte Kalkkugeln und die Osteoidinseln die Diagnose stützen. Die Verwechslungsgefahr mit einem Osteosarkom wird aber nicht zu unterschätzen sein.

Das Grundgewebe der ossifizierenden Fibrome der Nasennebenhöhlen besteht aus dichtliegenden, sich kaum voneinander abgrenzenden, spindeligen Zellen, deren Kerne eine deutliche Kernmembran, einen Nucleolus und locker verteiltes Chromatin aufweisen. In ihrem Aussehen entsprechen die Zellen jungen Bindegewebszellen. Der Gefäßreichtum des Grundgewebes wechselt von Ort zu Ort, ist aber meist beträchtlich. In diesem Grundgewebe liegen — auffällig oft dicht an den Gefäßen — vielgestaltige kleine Inseln von osteoidem Gewebe, die aber nicht zu Knochenbälkchen zusammenfließen.. Zentral sind diese Einschlüsse häufig fleckig verkalkt, wie es besonders gut bei der Hansen-Bockschen Färbung hervortritt, während der periphere Saum noch kalklos ist. Die den Osteocyten entsprechenden Zellen innerhalb der Osteoidinseln sind wahllos verstreut und wechseln beträchtlich in ihrer Größe. Eine lamelläre oder faserige Struktur oder sonstige Zeichen einer Ausreifung fehlen den Osteoideinschlüssen. Einer zweiten Form von Einschlüssen begegnet man in der Gestalt von konzentrisch geschichteten manchmal maulbeerförmigem, Psammomkörpern ähnelnden Kalkkugeln (Abb. 13). [Auf derartige psammomkörperartige Einschlüsse, sog. „Calcium spheroids", weisen besonders auch Boemke (1937), Eden (1939/40), Billing u. Ringertz (1946), Hobaek (1951) und Smith u. Zavaleta (1952) bei Kiefer- und Nebenhöhlentumoren hin.]

Wie oben erwähnt, können bei einzelnen Fällen die Osteoidinseln fehlen und nur Kalkkugeln zu finden sein oder umgekehrt (Psammofibrome bzw. Osteoidfibrome) und schließlich auch beide Formen von Einschlüssen nebeneinander auftreten, sogar Kalkkugeln in Osteoidinseln eingeschlossen sein (Psammo-Osteoid-Fibrome).

Als Besonderheit hebt Gögl die Bildung präkollagener, argentophiler Fasern im Grundgewebe hervor, neben denen sich nur einzelne kollagene Fasern entwickelt haben. Diese in Länge und Dicke außerordentlich wechselvollen Fasern bilden einen wirren Filz, der sich an einzelnen Stellen zu Knäueln verflicht. Diese Knäuel werden als Grundlage hyaliner Abscheidungen angesehen, aus denen sich die Osteoidinseln bilden. Schließlich können noch vereinzelte mehrkernige Riesenzellen vom Typ der Osteoklasten im Grundgewebe verstreut liegen, während sich Osteoblasten — etwa als Saum um eine Osteoidinsel — nicht finden. Als sekundäre Veränderung ist stellenweise eine ödematöse

Auflockerung des Grundgewebes zu erkennen, neben der es auch zur Cystenbildung kommen kann.

Genetisch leiten sich die Osteoidfibrome wohl vom Periost der Nebenhöhlen ab. GÖGL erblickt in ihnen dysontogenetische Blastome. Er diskutiert auch die Möglichkeit, daß es sich um dystopische Meningeome handeln könnte, weist diese Deutung aber, gestützt auf den Hinweis auf die histologisch ähnlichen Zementoblastome im Unterkiefer, ab (vgl. Abb. 489 bei v. ALBERTINI 1955). Bemerkenswert erscheint uns, daß es an anderen Skeletteilen keine Geschwülste gleichen Baues zu geben scheint. Wir sind daher der Ansicht, daß es sich bei den *Osteoidfibromen um eine vorwiegend bei Jugendlichen auftretende, eigene Geschwulstform der Nasennebenhöhlenregion handelt.*

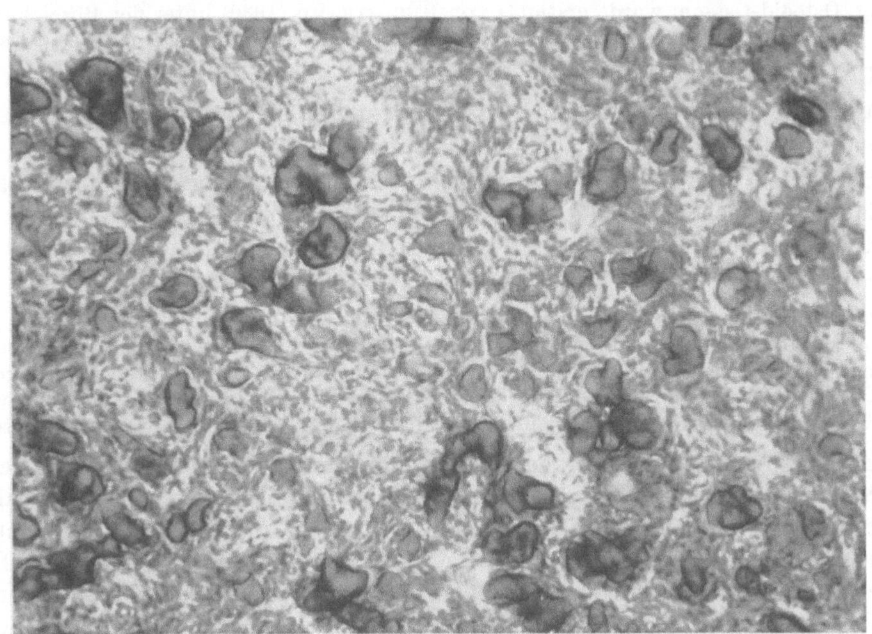

Abb. 13. (Fall E 1500, Prof. STENDER, Berlin.) Sog. Psammo-Osteoid-Fibrom der Stirnhöhle. Spindelzelliges Grundgewebe, in dem sich Osteoidinseln und die stark hervortretenden psammomkörperartigen Kalkeinschlüsse finden. (HE, 144×.)

Tumoren vom Bau der ossifizierenden Fibrome außerhalb der Nasennebenhöhlen dürften sehr selten sein.

In der von BENJAMINS (1938) beschriebenen Beobachtung DIJKSTRAS lag die Geschwulst, die erst als „Endothelioma psammosum" gedeutet wurde, im Stirnbein eines 20jährigen Mannes. BENJAMINS zählt diesen Fall zu den Osteoidfibromen. WILLIS (1953, S. 674) beschrieb eine Geschwulst mit ähnlichem Bau, die das Schläfenbein eines 5jährigen Mädchens durchwachsen hatte und an der Dura adhärent war. Die Patientin war 18 Jahre nach der Operation noch rezidivfrei.

Ein Gewächs, das in seinem Bau den Osteoidfibromen überaus ähnlich ist, wurde von DAHLMANN (1951) im Orbitaldach eines 12jährigen Mädchens gesehen. Der walnußgroße Tumor war eierschalenartig von einer dünnen Knochenhülle umgeben und zeigte keine Verbindung mit der Dura. DAHLMANN deutete ihn als osteoplastisches ektopisches Meningeom. (Röntgenologisch war der Tumor unserem Fall 1756/53 sehr ähnlich, bei dem es sich ebenfalls um ein Osteoidfibrom handelte.) Wie bei der Beobachtung von DIJKSTRA lag in dem von PSENNER (1954) beschriebenen Fall die Geschwulst im Stirnbein und entsprach histologisch einem Meningeom mit Knochenbildung, das nach der Ansicht des Verfassers von versprengten Keimen ausging. Ein Zusammenhang mit der Stirnhöhle dürfte bei den Fällen von DIJKSTRA, DAHLMANN und PSENNER aber wohl nicht sicher auszuschließen sein. Es scheint uns naheliegend anzunehmen, daß diese Tumoren eher dem Formenkreis des Osteoidfibroms zugehören, als einen Ausgang von versprengten Hirnhautkeimen zu erwägen. Bei der Beobachtung von WILLIS könnte es sich um ein sog. gutartiges Osteoblastom im Sinne LICHTENSTEINS (1956) gehandelt haben, ein Tumor, der auch an anderen Skeletabschnitten vorkommt, aber von LICHTENSTEIN auch zweimal am Schläfenbein gesehen wurde.

In diesem Zusammenhang sei noch kurz eine Beobachtung von PENDERGRASS u. HOPE (1953) erwähnt. Hier handelte es sich um einen 23jährigen Mann, bei dem im Anschluß an ein Trauma vor 5 Jahren ein Knoten an der linken Stirnseite entstand. Gleichzeitig entwickelte sich eine zunehmende schlaffe Parese des linken Armes, eine zentrale Facialisparese und eine links stärkere Taubheit. Der röntgenologisch als Osteom gedeutete Tumor wurde vom Stirnbein entfernt, zeigte keine Verbindung mit der Dura und wurde als endotheliomatöses (ektopisches) Meningeom angesprochen. Postoperativ nahmen die Beschwerden langsam zu, und der Mann starb 2 Jahre später. Da keine Autopsie durchgeführt wurde, kann wohl ebenfalls nicht sicher entschieden werden, ob es sich tatsächlich um ein ektopisches Meningeom handelte.

Anhang: Sog. Osteoid-Osteome.

Synonym verwendete Bezeichnungen. Osteoid-Ostitis, Osteoidgranulom, Corticalisosteoid.

Das sog. Osteoid-Osteom wurde erstmals von BERGSTRAND (1930) unter der Bezeichnung „osteoplastische Krankheit" beschrieben. JAFFE (1935) nannte diese Veränderung Osteoid-Osteom.

Die Besprechung der Osteoid-Osteome erfolgt an dieser Stelle aus Gründen der Zweckmäßigkeit. Auf die Diskussion, ob es sich überhaupt um eine Geschwulst handelt, wird unten eingegangen.

Die Häufigkeit der Erkrankung ist sicher nicht so gering, wie öfter angenommen wurde. Es dürften bisher etwa 350—400 Fälle, besonders im Schrifttum der letzten Jahre, mitgeteilt worden sein. Außer am Unterkiefer wurde die Erkrankung auch zweimal an der Schädelbasis beschrieben (EGGSTON u. WOLFF 1947) und histologisch verifiziert.

In einem Fall handelte es sich um ein Osteoid-Osteom der hinteren Abschnitte des Arcus zygomaticus; im zweiten um ein rekurrierendes Osteoid-Osteom im Bereich der Fossa glenoidalis und des äußeren Gehörganges bei einem 17jährigen Mädchen. [An dieser Stelle soll auch ein von VYSLONZIL (1949 und 1955) beschriebener kleiner Tumor des Schläfenbeines erwähnt werden, der histologisch einem Osteoid-Osteom ähnelte, aber nicht näher klassifiziert werden konnte].

Die Erkrankung ist charakterisiert durch das Auftreten eines singulären erbsen- bis bohnengroßen Herdes (sog. Nidus). Diese Herde sind, wenn sie an der Corticalis gelegen sind (Corticalisosteoid, MOBERG 1941, 1951), von einer oft mehrere Zentimeter dicken Schicht reaktiv neugebildeten Knochens umgeben. Klinisch stehen starke Schmerzen im Vordergrund des Krankheitsbildes. Betroffen sind vor allem Kinder und Jugendliche im 2. Lebensjahrzehnt. Eine Geschlechtsbevorzugung besteht nicht. Prädilektionssitz ist die Corticalis der langen Röhrenknochen (vgl. GOLDING 1954).

Histologisch setzt sich der Nidus aus einem zell- und capillarreichen Mesenchym zusammen, das Osteoidbälkchen bildet. Beim „jungen Osteoid-Osteom" ist der Reichtum an Osteoidbälkchen noch gering, nimmt beim „reifen Osteoid-Osteom" zu, während beim „Osteoid-Osteom im Rückbildungsstadium" ein Abbau und Umbau in normal strukturiertes Knochengewebe erfolgt (Abb. 2, 3 und 4 bei KLEINSASSER u. NIGRISOLI 1957).

Die Diskussionen um die Ätiologie des Osteoid-Osteoms sind noch nicht abgeschlossen. Ein großer Teil der Untersucher (JAFFE u. LICHTENSTEIN 1940; HASLHOFER 1956 u. a.) ist der Ansicht, daß das Osteoid-Osteom eine echte Geschwulst sei. V. NIDA (1948), LOEFGREN (1952), GSCHNITZER u. DE GENNARO (1955), RAVELLI u. JUD (1956) u. a. sprechen sich dafür aus, daß es sich um einen entzündlichen Prozeß handelt. Wir glauben eher, daß die histologischen Bilder verschiedenen Entwicklungs- und Rückbildungsstadien entsprechen, und daß es sich um einen Prozeß handelt, der in einer gleichsam spezifischen Art ablaufend, einer Spontanheilung entgegengeht. Solche Rückbildungen, die der Definition einer Geschwulst als „irreversibler Wachstumsexcess" widersprechen, wurden auch röntgenologisch verfolgt (SHERMAN 1947, BÖSCH 1955, eine besonders schöne Serie von Aufnahmen zeigt auch CALANDRIELLO 1956). Auch die stets annähernd gleiche Größe des Nidus spricht ebenso wie das Übergreifen der reaktiven Sklerose auf benachbarte Knochen gegen eine Geschwulst.

b) Gutartige Knorpelgeschwülste.

Geschichtliches. Knorpelgeschwülste und geschwulstartige generalisierte Knorpelfehlbildungen haben besonders wegen der monströsen Entstellungen, die sie manchmal hervorrufen, schon frühzeitig das Interesse der Ärzte erregt. Die ersten Beschreibungen sollen nach BIRKENFELD (1930) von Sir ASTLEY COOPER stammen. Ausführliche Darstellung finden diese Erkrankungen im älteren

Schrifttum bei JOHANNES MÜLLER (1838), VIX (1856), VIRCHOW (1866 und 1875), (RECKLINGHAUSEN (1866), COHNHEIM (1867), BRAUNE (1882), BESSEL HAGEN (1891), M. B. SCHMIDT 1900) und OLLIER (1900). Ein umfassendes Verzeichnis des älteren Schrifttums verdanken wir E. MÜLLER (1913). EHRENFRIED zählt 1917 bereits etwa 350 Arbeiten aus dem Weltschrifttum auf, in denen an die 600 Fälle beschrieben wurden.

In den letzten Jahrzehnten setzte sich mehr und mehr eine Trennung und schärfere Abgrenzung einzelner Krankheitseinheiten unter den Knorpelgeschwülsten durch. JAFFE u. LICHTENSTEIN grenzten 1942 und 1948 noch 2 Geschwulsttypen, das gutartige Chondroblastom und das Chondromyxoidfibrom, ab.

Das *Schrifttum* über die Chondrome des Schädels ist weniger umfangreich. *Chondrome des Bereiches der basalen Synchondrosen* fanden nach einer ersten Beschreibung von HIRSCHFELD (1851) erst wieder im neueren chirurgischen Schrifttum größere Beachtung (ELSBERG 1926; LEVITT 1934; HARTMANN 1936; v. DUYSE 1937; PALEARI 1938; GREEN u. CHILDREY 1939 sowie weitere in der Folge erwähnte Autoren).

Chondrome der Nasennebenhöhlen sind nach SCHLITTLER (1922 und 1926) seit den Arbeiten der englischen Autoren MORGAN (1836), DURHAM (1870) und M. MCKENZIE (1871) bekannt. Zu den ersten größeren Arbeiten zählen die von UFFENORDE (1908) und SCHWERDTFEGER (1911). Letzterer kennt bereits 31 Fälle von Höhlenchondromen. Aus dem Schrifttum seien noch die Arbeiten von STOLZ u. FONTAINE (1923), KLAUE (1924/25), LUPO (1925), ECKERT MÖBIUS (1929), PARADZIK (1929), HOPMANN (1931), LUGLI (1931), MENNE u. FRANK (1937) und RUBALTELLI (1937) erwähnt.

Allgemeines über Knorpelgeschwülste. Knorpelgeschwülste und geschwulstartige Mißbildungen sind in einer so großen Zahl von Formen bekannt, daß es sich empfiehlt, die einzelnen Krankheitsbilder vorher kurz zu skizzieren. Bei der Mehrzahl der folgenden Erkrankungen ist eine Beteiligung des Schädels bekannt.

α) Die Chondromatose des Skelets und die solitären Chondrome.

Synonym verwendete Bezeichnungen sind: Enchondrosis, Chondrodysplasie, Dyschondroplasie, multiple oder polytope Enchondrome.

Die Chondromatose wird heute streng von der Osteochondromatose (s. unten) geschieden (JACOBSON 1940; JAFFE u. LICHTENSTEIN 1943 u. a.). Bei der Chondromatose ist Erblichkeit nicht sicher nachgewiesen. Man neigt heute zur Ansicht, daß es sich eher um eine dystrophische als um eine echte neoplastische Erkrankung handelt.

Die Erkrankung manifestiert sich klinisch in einem Großteil der Fälle bereits im 1. Dezennium, aber selten vor dem 2. Lebensjahr. Eine Geschlechtsbevorzugung soll nicht bekannt sein. Das Krankheitsbild ist gekennzeichnet durch die Entwicklung einer verschieden großen Zahl umschriebener Knorpelwucherungen in den Markhöhlen des Skelets. Die Verteilung der Chondrome im Skelet kann völlig unregelmäßig oder aber auch symmetrisch sein. Ein Befall des Schädels ist selten. Ist nur eine Skelethälfte betroffen — oder nur eine Gliedmaße —, wird von einem Ollierschen Syndrom (OLLIER 1900) gesprochen. Die Kombination von multiplen Chondromen und Hämangiomen wird Kast-Recklinghausen- oder Mafucci-Syndrom genannt. (KAST-RECKLINGHAUSEN 1889; STEUDEL 1892; HELLNER 1936; CARLETON u. Mitarb. 1938/39 und 1942 u.a.).

Vorzugslokalisationen sind die Metaphysen der Röhrenknochen, besonders Phalangen, Metatarsalia und Metacarpalia. Mit dem Abschluß des allgemeinen Wachstums des Individuums hören meist auch die Chondrome zu wachsen auf, unterliegen einer Verkalkung und Verknöcherung und gehen damit im normalen Knochen auf. Einzelne Chondrome können aber — oft nach einer Pause von Jahrzehnten — weiterwachsen. Gerade in solchen Fällen soll die Entwicklung eines Chondrosarkoms an einer oder gleichzeitig an mehrerer Stellen relativ häufig sein (nach DAHLIN 1957 annähernd in einem Drittel der Fälle).

Über die Entstehung der Chondromatose wurden im Laufe der Zeit zahlreiche Theorien entwickelt. Nur noch historisches Interesse haben die einst vermuteten Beziehungen zur Rachitis (VIRCHOW 1864/65), zu Schilddrüsenfunktionsstörungen, Traumen, versprengten Keimen im Sinne der Cohnheimschen Theorie usw. VIRCHOW hat später (1875) die Theorie aufgestellt, daß unverknöcherte Reste der im Laufe des Wachstums vorrückenden Epiphysenplatten den Mutterboden der Chondrome darstellen. SPEISER konnte 1925 zeigen, daß sowohl Reste des Wachstumsknorpels als auch subperiostale Knorpelreste als Ausgangspunkt in Frage kommen. Er nimmt an, daß die teratogenetische Terminationsperiode für das Einsetzen der Störung im 4.—8. Fetalmonat liege. Schließlich verdient die von BENTZON (1924) und später von DAHL (1930) vertretene „vasculär-neurotrophische Theorie" Beachtung. BENTZON bemerkte bei einer Frau mit Ollierschem Syndrom, daß die topische Anordnung der Chondrome zur Gefäßversorgung des betreffenden Knochens in Beziehung stand. Im folgenden

Tierversuch ließen sich nach Blockade des perivasculären sympathischen Geflechtes um die A. nutritia des wachsenden Knochens der Chondromatose gleichende Veränderungen erzeugen. DAHL spricht von einem neurotrophisch bedingten Unvermögen der Gefäße für den Abbau von Knorpel. DAHLIN (1957) weist auf pathogenetische Beziehungen zur fibrösen Dysplasie hin.

Solitäre Chondrome (Enchondrome). Solitäre Chondrome werden vielfach als frustrane Formen der Chondromatose betrachtet. Sie gehören zu den häufigsten gutartigen Knochengeschwülsten. Die meisten Chondrome des Schädels dürften zu diesen Tumoren zählen. Diese Chondrome entwickeln sich in den Markhöhlen besonders der Phalangen, Metacarpalia und Metatarsalia (nach DAHLIN 1957, 60%). Die meisten Fälle werden zwischen dem 10. und 45. Lebensjahr manifest. Kein Geschlecht scheint bevorzugt befallen zu sein. Manche Fälle werden nur zufällig entdeckt. Nach chirurgischer Behandlung erfolgt gewöhnlich komplikationslose Heilung. Es kommen aber nicht selten rezidivierende Formen vor. Der Nachweis, daß ein Chondrosarkom sekundär aus einem vorerst gutartigen solitären Enchondrom entsteht, wird wohl selten zu erbringen sein.

Neben den „zentralen" Enchondromen gibt es als seltenere Variante noch *periostale Chondrome*, die erstmals von LICHTENSTEIN u. HALL (1952) beschrieben wurden. Diese Tumoren sollen innerhalb der Schichten des Periosts entstehen und die Knochenoberfläche, die sklerosiert und röntgenologisch scharf begrenzt erscheint, arrodieren.

Als **Ecchondrome oder Ecchondrosen** werden gutartige Knorpelgewächse bezeichnet, die von der äußeren Oberfläche eines Knorpels ausgehen. Öfter kommen sie im Rahmen der Osteochondromatose besonders an den Rippenknorpeln und dem Symphysenknorpel vor. Zu den Ecchondromen werden auch die Geschwülste der knorpeligen Nasenscheidewand, der Ohrmuschel, des Kehlkopfes, der Trachea und Bronchien gezählt.

Von den neueren Arbeiten über multiple und solitäre Chondrome und Ecchondrome seien die von JACOBOSON (1940), JAFFE u. LICHTENSTEIN (1943), HERZOG (1944), COLEY (1949), GESCHICKTER u. COPELAND (1949), HELLNER (1950), LICHTENSTEIN (1952), WILLIS (1933) und GOIDANICH (1957) erwähnt.

β) Die hereditäre Osteochondromatose des Skelets.

Synonym verwendete Bezeichnungen sind: multiple, hereditäre, osteocartilaginäre Exostosen, multiple ossifizierende Chondrome, hereditäre deformierende Chondrodysplasie, „Diaphyseal aclasis", oft auch nur „multiple Exostosen" oder fälschlich „Dyschondroplasie".

Es handelt sich um eine dominant erbliche Erkrankung, bei der Männer etwa 5—7mal häufiger betroffen werden als Frauen. Etwa die Hälfte der Nachkommenschaft (bei einem kranken Elternteil) soll befallen sein. Die Erkrankung wurde auch bei eineiigen Zwillingen gefunden (BIRKENFELD 1930). Es entwickeln sich an der Knochenoberfläche gestielte, manchmal auch breitbasige oder kammartige, von einer Knorpelkappe überzogene, knöcherne Neubildungen. Das Wachstum erfolgt durch einen der enchondralen Ossifikation gleichenden Vorgang von der Knorpelkappe aus. Die Markhöhle des betroffenen Knochens ist meist unregelmäßig ausgeweitet, die Oberfläche rauh und gerieft. Vorzugssitz der multiplen Osteochondrome sind die epiphysennahen Abschnitte der langen Röhrenknochen. Ein Befall des Schädels beim voll ausgeprägten Syndrom wird erwähnt, ist aber u. W. noch nicht sicher belegt.

Die Größe der Neubildungen schwankt von Stecknadelkopf- bis Faustgröße. Die Zahl der Osteochondrome kann einige Hundert überschreiten. Die ersten klinischen Erscheinungen treten meist zwischen dem 10. und 25. Lebensjahr auf. Beim voll ausgeprägten Syndrom wird infolge der starken Verbiegung der Röhrenknochen, Skoliosen usw. die gewöhnliche Körpergröße nicht erreicht. Gegen Ende der Wachstumsperiode des erkrankten Menschen unterliegt die Knorpelkappe der meisten Osteochondrome einer Involution, und es erfolgt keine Vergrößerung der Neubildung mehr. Gelegentlich wachsen einzelne Osteochondrome — oft nach einer Pause von Jahren — aber weiter. Die Entstehung von Chondrosarkomen aus der Knorpeloberfläche von Osteochondromen wird relativ oft (nach DAHLIN 1957 etwa 10%) beobachtet.

γ) Solitäre Osteochondrome (osteocartilaginäre Exostosen).

Es handelt sich um die häufigsten gutartigen Tumoren des Skelets überhaupt. Makroskopisch und mikroskopisch entsprechen sie der Einzelneubildung bei der Osteochondromatose. Sie werden aber heute von der generalisierten Osteochondromatose getrennt. Erblichkeit ist nur in einem geringen Prozentsatz der Fälle — die dann als frustrane Formen der Osteochondromatose gelten — nachzuweisen (STOCKS 1925).

Die meisten sog. Osteochondrome des Schädels dürften Chondrome mit Knochenbildung sein, ohne die charakteristische regelmäßige Struktur der Osteochondrome. Es ist ein Standpunkt der Definition, ob man die solitären Osteochondrome wie von KRESS (1938) u. a. als echte Tumoren oder als Mißbildungen bezeichnet. Es werden sowohl Wachstumsstillstand und Involution der Knorpelkappe als auch Weiterentwicklung und Entstehung eines Chondrosarkoms beobachtet.

Nähere Einzelheiten über die hereditäre Osteochondromatose und solitären Osteochondrome finden sich in den Arbeiten von WAHREN (1930), HELLNER (1938), JACOBSON (1940), JAFFE (1943), HERZOG (1944), COLEY (1949), FAIRBRANKS (1949), GESCHICKTER u. COPELAND (1949), LICHTENSTEIN (1952), WILLIS (1953), GOIDANICH (1957) u. a.

δ) Gutartige Chondroblastome oder Codman-Tumoren.

Gewächse dieses Typs wurden von EWING (1928) als „verkalkende Riesenzelltumoren" und von CODMAN (1931) als „epiphysäre chondromatöse Riesenzelltumoren" beschrieben. JAFFE u. LICHTENSTEIN haben sie schließlich 1942 als neue Tumorgruppe von den Riesenzelltumoren, Chondromen und Chondrosarkomen abgegrenzt. Die gutartigen Chondroblastome sollen sich vom knorpelbildenden Bindegewebe ableiten. Bevorzugt sind Personen im 2. Lebensjahrzehnt befallen, bei denen die Veränderungen besonders in den Epiphysen des Femur, der Tibia und des Humerus auftreten.

Das Vorkommen eines Falles der „chrondromatösen Variante der Riesenzelltumoren" am Schädel wurde unseres Wissens erst einmal von HANDOUSA (1951) erwähnt. Die Geschwulstform ist allerdings noch zu wenig bekannt, um heute schon Aussagen über ihr Auftreten am Chondrocranium machen zu können. Möglicherweise sind einige der beschriebenen Chondrome Chondroblastome oder Chondromyxoidfibrome gewesen. Die Kenntnis ihres Feinbaus ist von einiger Bedeutung, da sie leicht mit Chondrosarkomen oder Riesenzelltumoren verwechselt werden können.

Nähere Einzelheiten finden sich in den Arbeiten von JAFFE u. LICHTENSTEIN (1942), COPELAND u. GESCHICKTER (1949), LICHTENSTEIN u. KAPLAN (1949), VALLS u. Mitarb. (1951), LICHTENSTEIN (1952), FRANCE (1952) und DAHLIN (1956).

ε) Chondromyxoidfibrome.

Geschwülste dieser Form wurden ebenfalls von JAFFE u. LICHTENSTEIN (1948) als eigene Tumorgruppe beschrieben. Früher sollen diese Tumoren meist bei den Varianten der Riesenzelltumoren, Myxomen, Chondromen und nicht zuletzt den Chondrosarkomen rubriziert worden sein. Die Chondromyxoidfibrome sollen durchweg gutartig sein und nur selten rezidivieren. DAHLIN (1956) zeigte, daß histologische Übergänge zwischen Chondromyxoidfibromen und gutartigen Chondroblastomen bestehen können. Bevorzugt befallen sollen Jugendliche im zweiten Lebensjahrzehnt sein. Betroffen sind vorwiegend lange Röhrenknochen (Tibia, Femur), doch ist auch eine Lokalisation an der Wirbelsäule bekannt (BENSON u. BASS 1955). LICHTENSTEIN (1952) glaubt, daß man Geschwülste dieses Typs, sobald sie besser bekannt sind, auch an anderen Knochen finden wird. Einzelheiten mögen den Arbeiten von JAFFE u. LICHTENSTEIN (1948), GOORWICH (1951), DAHLIN, WELLS u. HENDERSON (1953) und WRENN u. SMITH (1954) entnommen werden.

ζ) Intradurale Chondrome.

Diese Geschwülste werden vielfach nicht scharf von den Chondromen der knöchernen Schädelbasis getrennt. Klinisch zeichnen sie sich durch eine bessere Operabilität und geringe Neigung zum Rezidiv aus. Sarkomatöse Entartung ist aber bekannt (JAKOB u. PEDACE 1933; WOLF u. ECHLIN 1936). Makroskopisch sind sie meist bereits erkennbar an ihrer weißlich opalescierenden Farbe, der grobknolligen Gestalt und der großen Festigkeit (s. Abb. 358, S. 496 bei ZÜLCH in diesem Handbuch).

Diese Tumoren sitzen zum großen Teil an der Falx, parasagittal im Bereich der Fissura Sylvii oder intraventriculär. Sie besitzen gewöhnlich eine circumscripte Haftstelle an der Dura. Eine feste Verbindung zum überliegenden Knochen fehlt im Gegensatz zu echten Chondromen. Wir sind der Ansicht, daß diese Form völlig von den Geschwülsten der Schädelbasis zu trennen ist und nehmen an, daß es sich um eine Sonderform der Meningeome (chondroplastische Spielart) handelt.

Einzelheiten finden sich bei FIRKET (1881), LETTERER (1920), NEUMANN (1927), SMITT (1929), GUILLAIN et al. (1930), BRÜTT (1931), FROMENT et al. (1939), DE BUSSCHER (1939) u. a. Die Gesamtzahl der ausführlicher beschriebenen Fälle dürfte 50 noch nicht übersteigen. Multiple Chondrome der spinalen Dura beschrieb VOLLAND (1938).

η) Chondrome des Schädels.

Häufigkeit. Chondrome der Schädelbasis sind, wenn man die „intraduralen Chondrome" abzieht, seltene Geschwülste. ABBOTT u. COURVILLE (1945) geben an, unter 1300 sezierten Fällen von intrakraniellen Tumoren kein Chondrom gesehen zu haben. Im großen Beobachtungsgut CUSHINGs (1932) fanden sich 3 Chondrome. ASENJO u. CHIORINO (1956) fanden zwei paraselläre Chondrome unter 1090 Hirntumoren. LISTs Serie (1943) umfaßt 5 Chondrome der Synchondrosen und zwei in den Schädelinnenraum eingewucherte Höhlenchondrome. Unter KLINGLERs (1951) 5 Fällen waren ebenfalls zwei Höhlenchondrome. HENSCHEN (1955) erwähnt 5 eigene Beobachtungen. LEITHOLF (Klinik OLIVECRONA 1956) gibt an, daß unter 4135 Hirntumoren 8 Chondrome gewesen seien. (Einer der vier näher erwähnten Fälle scheint ein Siebbeinchondrom gewesen zu sein). In der größtenteils der Klinik TÖNNIS entstammenden Sammlung des Max-Planck-Institutes für Hirnforschung fanden sich unter etwa 6000 Hirntumoren neun aus dem Bereich der Synchondrosen hervorgegangene Chondrome (vgl. BORMANN 1951, LOEW 1953). Von den Mitteilungen im neueren Schrifttum seien die Arbeiten von FALKENBERG (1941), KING u. BUTCHER (1944), GIVNER (1945), STIGLIANI (1945,) BAASCH (1949), SCHULZE (1954) und SEVERINI u. CASTORINA (1955) genannt. Die Gesamtzahl der beschriebenen Fälle von Chondromen der Synchondrosen beläuft sich nach unserer Kenntnis auf nur etwa 30—35 Fälle. Die eigenen Beobachtungen wurden von KLEINSASSER u. FRIEDMANN (1958) ausführlich beschrieben.

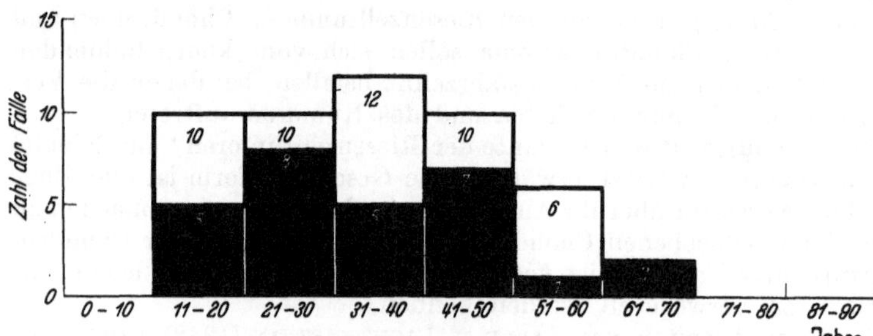

Abb. 14. Altersverteilung bei 50 Chondromen des Schädels (Höhlenchondrome dunkel).

Höhlenchondrome sind nur um ein geringes häufiger. RINGERTZ kennt 1938 etwa 60—70 im Schrifttum beschriebene Fälle. Neuere Mitteilungen verdanken wir unter anderem HICKEY (1940), SOPER u. GALLOWAY (1942), EGGSTON u. WOLFF (1947), OFFRET (1951), HANDOUSA (1952), FISCHER (1954), DANIS u. V. EYK (1955), HELLNER u. POPPE (1956).

Alter und Geschlecht der Erkrankten. Bei 50 Fällen von Chondromen der Schädelbasis (28 der Synchondrosen) fand sich die in Abb. 14 dargestellte Altersverteilung. Die Chondrome sind also etwa von der 2. bis zur 5. Dekade gleich häufig. Vor dem 10. Lebensjahr werden sie meist nur bei der Chondromatose gesehen. Ab dem 60. Lebensjahr werden sie seltener.

Die Dauer der Vorgeschichte schwankt in sehr weiten Grenzen. Neben Patienten, die bereits seit 10—15, ja mehr Jahren über Beschwerden klagen, gibt es solche, die erst seit wenigen Wochen Krankheitserscheinungen zeigen. Am häufigsten dürften die Fälle sein, bei denen die ersten Veränderungen vor 1—3 Jahren bemerkt wurden.

Nach unserer — eine allerdings recht niedere Zahl umfassende — Zusammenstellung sind Frauen deutlich öfter betroffen als Männer. Bei den Chondromen des Synchondrosenbereiches ergibt sich ein Zahlenverhältnis von 19 Frauen gegenüber 12 Männern. Unter Einbeziehung der Höhlenchondrome beträgt es 35 Frauen zu 19 Männern.

Bei den uns aus dem Schrifttum bekannten 6 Fällen von Schädelchondromen im Rahmen der Chondromatose des Skelets waren nur männliche Personen betroffen, fast immer traten die ersten klinischen Erscheinungen schon im 1. oder 2. Lebensjahrzehnt auf.

Sitz und Wachstum. Nach ihrem Sitz können wir am Schädel 3 Gruppen von Knorpeltumoren unterscheiden:

a) Höhlenchondrome,

b) Chondrome im Bereich der Synchondrosen,

c) Osteochondrome an der Außenseite des Schädels.

Als *Höhlenchondrome* bezeichnen wir in Analogie zu den Höhlenosteomen Chondrome der knorpelig präformierten Teile der Nasennebenhöhlen. Berechnet nach der Zahl der Mitteilungen im Schrifttum dürfte es sich um die häufigste Gruppe unter den Schädelchondromen handeln. Der genaue Ausgangspunkt (Septum medianum, Seitenwand) ist, wenn die Gewächse einmal eine bestimmte Größe überschritten haben, meist nicht mehr feststellbar. Bei SCHLITTLER (1926) finden wir die Angabe, daß der Tumor mit einem dünnen Stiel an der nasalen Fläche der mittleren Siebbeinmuschel hing. Die Wachstumsgeschwindigkeit ist in den einzelnen Fällen sehr verschieden groß. Neben Chondromen, die bereits seit Jahren klinisch faßbare Erscheinungen hervorgerufen haben, gibt es solche, die in wenigen Monaten schon beträchtliche Größen erreichen und nach der Operation rasch rezidivieren, ohne daß sich bereits histologisch sichere Zeichen eines Chondrosarkoms fänden. Die Höhlenchondrome wachsen in der Regel in die Nasenhöhle ein, nicht selten durchbrechen sie auch die eine oder beide der nasalen Wände der Orbita und verdrängen den Augapfel. Größere Chondrome greifen schließlich auch auf die Stirn- und Kieferhöhlen über, zerstören den Boden und das Dach der Keilbeinhöhle und wuchern bis in den Epipharynx vor. Relativ häufig erscheinen die Flügelfortsätze auseinander gedrängt, manchmal sind die Choanen von Tumormassen völlig verlegt oder das Skelet der äußeren Nase ist zerstört. Ein Einbruch von Höhlenchondromen in den intrakraniellen

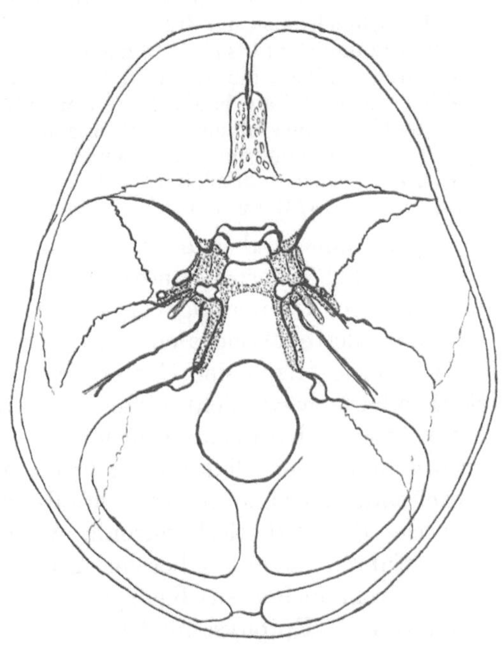

Abb. 15. Lokalisationsbereich der Chondrome und Chondrosarkome der basalen Synchondrosen.

Raum ist relativ selten und erfolgt meist durch die Lamina cribrosa. Mehrfach wurde dies bei anoperierten und rezidivierenden Höhlenchondromen gesehen.

Die im Bereich der Synchondrosen entstehenden Chondrome sind etwas seltener als die Höhlenchondrome. Meist entstehen sie am Foramen lacerum, wo die Synchondroses sphenopetrosa, petrooccipitalis und sphenooccipitalis sternförmig aufeinandertreffen (Abb. 15). (Die Synchondrosis sphenooccipitalis verknöchert in der Regel bis zum 20. Lebensjahr, während die die Felsenbeinpyramide begrenzenden Synchondrosen zeitlebens erhalten bleiben.) SPEISER (1923) zeigte bei einem Fall von Chondromatose des Skelets, daß auch die Prä- und Basisphenoid verbindende Synchondrosis intrasphenoidalis Ausgangspunkt eines Chondroms sein kann. Die Chondrome der genannten Region liegen stets extradural, in der Mehrzahl „parasellär" in der mittleren Schädelgrube. Viel seltener (3 eigene Beobachtungen) entstehen sie infratentoriell im Kleinhirnbrückenwinkel im Gebiet der Synchondrosis petrooccipitalis. Schließlich gibt es auch in der mittleren und gleichzeitig in der hinteren Schädelgrube liegende Chondrome. Nicht selten umwachsen die parasellären Chondrome die Carotis und engen sie ein, was schon im Angiogramm feststellbar sein kann (Abb. 5 bei KLEINSASSER u. FRIEDMANN, 1958). Auch das Ganglion Gasseri ist oft völlig in der Geschwulst eingebettet und die Nn. III—VI sind bedrängt. Der Knochen wird diffus zerstört, ohne daß röntgenologisch oder histologisch reaktiv-reparatorische Knochenneubildungen zu erkennen wären. Größere Chondrome zerstören fast immer Teile der Sella und die Pyramidenspitze und greifen schließlich auch auf den Clivus über. Extradural gelegen können sie bis weit über das Niveau der Sella und des Clivus emporragen, aber auch in die Orbita oder vorwiegend gegen den Nasopharynx wachsen. King und Butcher (1944) beschrieben ein paraselläres Chondrom, das einen Ast des Circulus arteriosus Willisi arrodiert hatte und dadurch zur tödlichen Subarachnoidalblutung führte.

Bei den *Osteochondromen an der Außenseite des Schädels* handelt es sich um sehr seltene Tumoren, über die nur wenige und nicht genauer belegte Berichte existieren.

Die von Echlin (1934) mitgeteilte Beobachtung betraf einen 15jährigen Jungen, bei dem sich ein großes Osteochondrom basal am Hinterhaupt entwickelte. Geschickter (1936) sah unter 300 Osteochondromen nur drei am Schädel, deren eines mit dem Fall von Echlin identisch sein dürfte. Schwartz und Collins (1951) bilden einen als Osteochondrom bezeichneten Tumor ab, der breitbasig am Seitenwandbein aufsaß und im Verlauf von 10 Jahren dreimal rezidivierte. Einen fast spiegelbildlich gleichen Fall bildet Lysholm (1951) ab. Bei Eppstein u. Davidoff (1953) findet man die Abbildung eines blumenkohlförmigen Osteochondroms des Warzenfortsatzes.

Über Osteochondrome am Schädel bei Osteochondromatose fanden wir im Schrifttum keine Berichte. Vielleicht handelt es sich bei der von E. Müller (1913/14) zitierten Beobachtung Sonnenscheins (1873) um einen derartigen Fall.

Chondrome sind jene gutartigen Gewächse, die sich aus Zellen zusammensetzen, die ausschließlich Knorpelgrundsubstanz bilden. Osteochondrome sind gutartige Geschwülste, in denen ein Umbildungsvorgang von wucherndem Knorpelgewebe zu Knochengewebe nach Art der enchondralen Verknöcherung in allerdings etwas verzerrter Form abläuft.

Die Frage nach der Entstehungsweise und dem Muttergewebe der Chondrome der Schädelbasis wird nicht eindeutig beantwortet. Es wird einerseits erwogen, daß die Fibrocartilago basalis ins Wuchern gerät, andererseits eine atavistische Tendenz der Dura zu erneuter Knorpelbildung in Frage gestellt. Nachdem in der Schädelentwicklung den Synchondrosen eine analoge Aufgabe zufällt wie den Epiphysenfugen, glauben wir, daß sich die Schädelbasischondrome wohl am ehesten auf nicht abgebaute Knorpelreste zurückführen lassen. Übereinstimmend wird heute angenommen, daß die Chondrome der Röhrenknochen aus Knorpelresten entstehen, die hinter der im Laufe des Wachstums vorrückenden Epiphysenplatte zurückblieben und infolge einer Entwicklungsstörung nicht abgebaut wurden. Es liegt nun nahe anzunehmen, daß auch manchmal im Knochen, der die Synchondrosen begrenzt, noch Knorpelreste liegen aus denen Chondrome entstehen können. Auch die Höhlenchondrome können wohl am ehesten auf Knorpelreste zurückgeführt werden, besonders weil sich in diesem Gebiet ja keine Fibrocartilago basalis, die zu wuchern beginnen könnte, findet. Die gute Ablösbarkeit von der Dura und die unscharfe Begrenzung gegen den befallenen Knochen spricht dagegen, daß die Chondrome der Schädelbasis zu der periostalen Variante Lichtensteins zählen.

Beziehungen zur Chondromatose. Ein großer Teil der Schädelchondrome sind sicherlich solitäre Gewächse, Chondrome am Schädel im Rahmen einer Chondromatose sind aber wahrscheinlich doch häufiger, als angenommen wird. Zum Teil erreichen sie aber wohl nicht die Größe, um neurologisch faßbare Symptome zu machen, vielleicht unterliegen sie auch dem spontanen Wachstumsstillstand der bei den meisten Chondromen nach Einstellung des Körperwachstums auftritt. Ist ein Chondrom des Schädels erkannt, sollte man stets das ganze Skelet untersuchen.

Zu den interessantesten Fällen von Chondromatose mit Schädelbeteiligung zählt der von Schulze (1954) beschriebene. Es handelte sich um einen 37jährigen Mann, bei dem ein apfelgroßes Chondrom, das die Carotis umwachsen hatte, aus der mittleren Schädelgrube entfernt wurde. Bei der Autopsie fand sich ein zweites Chondrom im Kleinhirnbrückenwinkel und multiple Chondrome an den Rippen. List (1944) beobachtete einen Patienten, bei dem nach einer Spontanfraktur des Oberschenkels im 5. Lebensjahr die Chondromatose manifest wurde. Zur Zeit der Beobachtung hatte er Chondrome am Becken, am Femur, am Fibulaköpfchen, der Tibia sowie kavernöse Hämangiome in der Mundhöhle (abortives Kast-Recklinghausen-Syndrom?). Operativ wurde schließlich ein Chondrom vom Processus clinoideus posterior entfernt. Weber beschrieb 1866 einen 25jährigen Mann mit multiplen Chondromen, deren eines am Becken maligne entartet war. Bei der Sektion

fanden sich zu beiden Seiten der Synchondrosis sphenooccipitalis erbsengroße knochenharte rundliche „Exostosen". Über einen ähnlichen Fall berichtete Schlaepfer von Speicher (1881). Henschen
(1955) erwähnt einen 13jährigen Jungen mit einem großen, vom Felsenbein ausgehenden Tumor, der als
Chondrom diagnostiziert wurde, weil der Patient auch andere Chondrome hatte. Stolz u. Fontaine
(1923) beschrieben einen Fall von Chondromatose des Skelets mit großem Siebbeinchondrom. Auch
im bekannten Fall Speisers (1923) fand sich bei der Sektion im Sellabereich ein großes Chondrom,
das die Hypophyse verdrängt hatte. Im Fall von Klaue (1924/25) (Chondrom des Siebbeins und
hühnereigroßer Tumor am Rippenbogen) und Lupo (1925) ist ebenso wie in dem von Clark u.
Atwood (1907) und später nochmals von Oberndorf (1910) beschriebenen Fall eine Chondromatose wahrscheinlich. Auf die Kombinationen von Chordomen und Chondromatosen wird S. 432
noch hingewiesen.

Morphologie. Chondrome sind knollig-lappig gebaute Gewächse mit opalescierender,
milchglasähnlicher Schnittfläche (Abb. 16). Die Konsistenz wechselt von Fall zu Fall
und Ort zu Ort von zerfließlich-
weich bis zu derb-elastisch. Sekundäre Veränderungen finden
ihren Ausdruck in der Einlagerung von Kalkkörnchen, dem
Auftreten gelblicher, schleimiger
Abschnitte und der Entstehung
cystischer Hohlräume. Chondrome
der Schädelbasis erreichen manchmal bis zu Apfelgröße. Die Dura
bildet eine Art Kapsel, während
die Begrenzung gegen den Knochen völlig unscharf erscheint.
Differentialdiagnostisch wird man
bei der Betrachtung mit freiem
Auge ein Chordom in Erwägung
ziehen müssen.

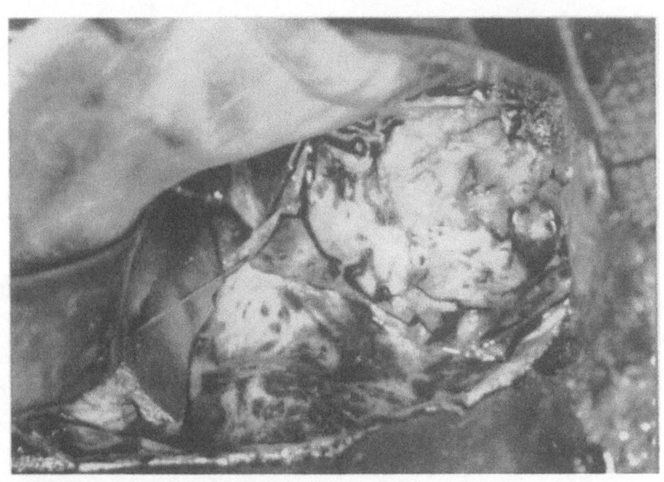

Abb. 16 (Fall 5901). Paraselläres Chondrom bei der Operation in
situ. Dura mit Haltefaden zurückgezogen, darunter knollige,
glasige Tumormassen.

Die Forderung nach Unter-
suchung des ganzen Materials
gilt besonders für die Chondrome.
Wenn auch die Artdiagnose Chondrom meist keine Schwierigkeiten bereitet, so ist doch
die Erkennung eines Chondrosarkoms oft erst das Ergebnis subtiler Untersuchungen.

Das unveränderte Chondromgewebe besteht histologisch aus Balken und Läppchen
hyalinen Knorpels die durch Bindegewebeszüge getrennt werden (Abb. 17). Das Geschwulstgewebe unterscheidet sich nur durch die völlige Regellosigkeit in der Anordnung
der Knorpelzellen von normalem Knorpelgewebe. Die Zellkerne sind gleichmäßig klein,
rundlich und dunkel; selten sind zweikernige Zellen. Der Zellreichtum ist im allgemeinen
gering. Die unterteilenden Bindegewebszüge sind im allgemeinen schmal und führen
die Gefäße. Zwischen den äußeren Zellen der Bindegewebsschicht wird die Intercellularsubstanz zunehmend homogener und geht fließend in die hyaline Matrix des Knor-
pelgewebes über. Auch mikroskopisch ist eine Kapselbildung bzw. eine schärfere Abgrenzung gegen den umgebenden Knochen nicht erkennbar. Oft zeigt sich, daß die
Knorpelzellstränge viel weiter zwischen die Spongiosabälkchen vordringen, als man nach
dem makroskopischen Aspekt annehmen möchte.

Regressive Vorgänge sind regelmäßig festzustellen. Am Beginn der rückläufigen Veränderungen tritt eine feine Granulierung der hyalinen Zwischensubstanz auf, der eine
netzige Auflockerung und Vacuolisierung folgen. Gleichzeitig verlieren die Wände der
Knorpelhöhlen ihre sonst scharfe Kontur, die Matrix beginnt sich zu verflüssigen und
gibt bei Schleimfärbungen nun eine positive Reaktion. Die Knorpelhöhlen verschwinden
schließlich ganz, und die Zellkerne gewinnen langgezogene und sternförmige Umrisse
wie in sog. Myxomen (sog. Myxochondrom Abb. 17b). Schließlich kommt es auch zum

Untergang ganzer Geschwulstteile und zur Ausbildung kleinerer und größerer cystischer Hohlräume. An anderen Stellen kann die Matrix auch faserig erscheinen. Kalkherde findet man in Chondromen sehr oft. Die Verkalkungen erscheinen entweder in Form einer diffusen, staubartigen Einsprengung von Kalkkörnchen, die am Rande der Knorpelhöhlen etwas dichter gelagert sind oder in Form von Kalkplatten um die Gefäße. (Bei

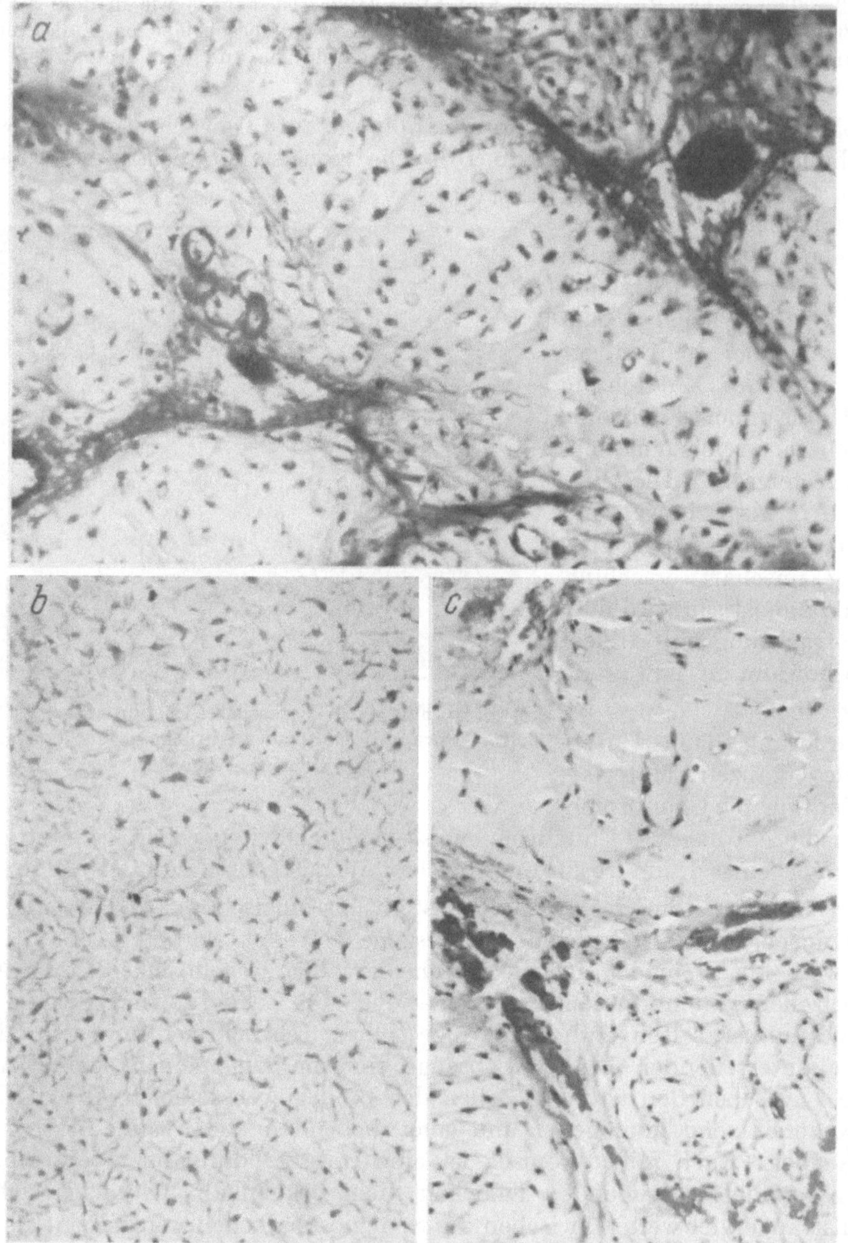

Abb. 17a—c. Verschiedene Abschnitte aus parasellären Chondromen. a (Fall 4968). Charakteristischer Läppchenbau reifer Chondrome. In den schmalen Bindegewebssepten spärliche Blutgefäße. Durchwegs einkernige kleine Knorpelzellen in deutlich ausgebildeten Knorpelhöhlen. (HE, 144×.) b (Fall 4001). Sekundäre Veränderungen dieser Art sind in Chondromen so häufig und ausgedehnt, daß man oft nur nach längerem Suchen knorpelähnliche Partien findet. Die Ähnlichkeit solcher Bilder mit schleimbildendem Gewebe veranlaßt manche Verfasser, von „Myxochondromen" zu sprechen. (HE, 144×.) c (Fall 5901). Zu den häufigen sekundären Veränderungen gehören auch Kalkablagerungen, die sich besonders am Rande von Stroma und Geschwulstgewebe in Form grober Schollen oder staubförmig verteilt im untergehenden Geschwulstgewebe (finden. HE, 144×.)

besonders hochgradiger Verkalkung wurde von einem „Chondroma petrificatum sive calcificatum" gesprochen.) Gelegentlich findet man in Chondromen auch einzelne Bälkchen reifen lamellären Knochengewebes und Fettgewebsinseln, deren Entstehung schwierig abzulesen ist. Teilweise dürfte es sich um Reste der zerstörten Spongiosa handeln. KING u. BUTCHER (1944) sahen tief in der verkalkten Matrix verstreute dunkelkernige Zellen, umgeben von schmalen Zonen osteoiden Gewebes. Auch LICHTENSTEIN (1952) erwähnt eine metaplastische Ossifikation, die meist in der Nachbarschaft von Gefäßen vor sich geht. Diese Knochenentstehung unterscheidet sich aber deutlich von der verzerrten Form der enchondralen Verknöcherung bei den Osteochondromen. Bei letzteren erfolgt von der oberflächlichen Knorpelkappe aus eine „planmäßige" Knochenneubildung. v. ALBERTINI (1955) wählt die Bezeichnung „ossifizierendes Chondrom", um den Gegensatz zu den Osteochondromen zu betonen. Aus den bisherigen Mitteilungen ist uns kein Fall eines gesicherten Osteochondroms im Bereich der Synchondrosen bekannt. Bei Osteochondromen findet man an Übersichtsschnitten eine subperiostale Knorpelkappe, deren Zellen sich zentral in Säulen anordnen, verkalken, schließlich abgebaut und durch spongiöses Knochengewebe ersetzt werden.

Die histologische Differentialdiagnose richtet sich vor allem gegen das Chondrosarkom und das Chordom. Neuere Untersuchungen, die S. 429 näher besprochen werden, haben gezeigt, daß sich Chondrome und Chondrosarkome auf Grund von cellulären Eigenheiten sehr wohl unterscheiden lassen. Verdächtig für ein Chondrosarkom wird immer ein rasches Wachstum sein, ein Durchbruch durch die Dura oder ein rasch auftretendes Rezidiv. Eine größere Zelldichte, eine allgemeine Vergrößerung der Kerne, zahlreiche Doppelkerne und das Auftreten besonders plumper Kerne werden histologisch für das Vorliegen eines Chondrosarkoms sprechen.

Auf die Differentialdiagnose gegen das Chordom wird S. 437 näher eingegangen. Bezüglich des sog. Chondromyxoidfibroms und des gutartigen Chondroblastoms siehe die S. 389 erwähnten Arbeiten.

Rezidive und maligne Degeneration. Die Chondrome können als die relativ gutartigsten der knocheneigenen Schädelbasisgeschwülste gelten. Infolge ihres Sitzes und besonders ihrer Neigung, die Carotis zu umwachsen, haben sie dabei natürlich immer eine nicht geringe Malignität der Lokalisation, zumal sie kaum mit Sicherheit vollständig entfernbar sind. Neben Fällen, bei denen eine Heilung erzielt wurde, kommt es in anderen, oft erst nach Jahren, aber doch zum tödlichen Rezidiv. Bei 6 parasellären und 3 im Brückenwinkel gelegenen Chondromen unseres Beobachtungsgutes starben 2 Patienten $2^1/_2$ bzw. 5 Jahre nach der Operation an einem Rezidiv, ein Mann 13 Jahre später aus anderer Ursache, 6 Kranke blieben bisher $1^1/_2$ bis 9 Jahre rezidivfrei.

Manche Fälle, die nach ihrem klinischen Verlauf als gutartige Chondrome angesprochen wurden, erwiesen sich schließlich histologisch als Chondrosarkome niederen Malignitätsgrades, wobei natürlich an eine maligne Entartung eines zuerst gutartigen Chondroms zu denken ist.

c) Riesenzelltumoren.

Synonym verwendete Bezeichnungen: Osteoklastom, progressives Osteoklastom, gutartiger Riesenzelltumor, Myeloplaxom, tumeur à myeloplaxes, Riesenzellgranulom, Riesenzellsarkom, Riesenzellfibrom, Riesenzellepulis. Die Bezeichnungen „Brauner Tumor", schaliges, myelogenes Sarkom, Myelom, Ostitis fibrosa localisata, Knochengranulom usw. sind entweder falsch oder heute nicht mehr gebräuchlich.

Geschichtliches. Der erste Fall eines Riesenzelltumors soll von NÉLATON (1860) beschrieben worden sein. Den ersten Riesenzelltumor an der Schädelbasis beobachtete unseres Wissens DÖDERLEIN (1913). Ausführliche geschichtliche Übersichten geben HERZOG (1944) und FINESCHI u. STRINGA (1954).

Allgemeines. Man kennt heute die Riesenzelltumoren als Krankheitsbild, das von den „Braunen Tumoren" des Recklinghausenschen Hyperparathyreoidismus streng getrennt wird und nach der Absonderung ähnlicher riesenzellführender Geschwulstformen eine begründete Eigenständigkeit unter den Knochenerkrankungen erlangt hat. Trotz einer bereits unübersehbaren Zahl von Arbeiten, in denen unser Wissen über Pathologie und Klinik der Riesenzelltumoren niedergelegt ist, bleiben viele Fragen noch offen.

Riesenzelltumoren des Skelets waren nach den Angaben von Dahlin, Ghormely u. Pugh 5% aller an der Mayo-Klinik chirurgisch behandelten Knochengeschwülste. Bevorzugt sind vor allem Personen im 3. Lebensjahrzehnt betroffen. Als häufigster Sitz der Riesenzelltumoren gilt das distale Femurende vor dem proximalen Tibiaende und der distalen Radiusepiphyse. Weniger häufig sind diese Geschwülste proximal am Humerus, an der Fibula, am Unterkiefer, der Wirbelsäule und der Kniescheibe. Sehr selten sind sie an den kurzen und platten Knochen. An den genannten Stellen sitzen die Riesenzelltumoren fast regelmäßig an den Metaphysen, erreichen oft beträchtliche Größen und können vereinzelt auch in die Weichteile oder den Gelenkspalt einbrechen.

Ausführliche Bearbeitungen des Themas, in denen auch die verschiedenen Ansichten über die Histogenese zum Ausdruck kommen, verdanken wir Pommer (1920), Konjetzny (1922), Lang (1922, 1933), Lang u. Häupl (1926), v. Albertini (1928), Geschickter u. Copeland (1930, 1949), Haslhofer (1936), Lang u. Haslhofer (1936), Hellner (1938), B. L. Coley (1949), Ellis (1949), Prossor (1949), Dorothy Russell (1949), Willis (1949), Windeyer u. Woodyatt (1949), Lichtenstein (1951, 1952), Hillemanns (1954), Williams u. Mitarb. (1954).

Die Ansichten über die Pathogenese bzw. Histogenese der Riesenzelltumoren gehen noch weit auseinander. Die meisten Autoren (Jaffe, Lichtenstein u. Portis 1940; Herzog 1944; Geschickter u. Copeland 1949; Hellner 1952 u. a.) neigen heute dazu, in den Riesenzelltumoren echte Geschwülste zu sehen. Pommer, Lang, Haslhofer, Konjetzny u. a. sehen in den Riesenzelltumoren Fehl- bzw. Überschußbildungen, die sich auf der Grundlage bestimmter Schädigungen einer bestimmten Gewebsveranlagung und bestimmter örtlicher Veränderungen entwickeln. Krauspe (1955) spricht, ausgehend von den Diskussionen Büngelers (1951) und Hamperls (1951) über den Geschwulstbegriff und die Gut- und Bösartigkeit von Geschwülsten, von „hyperplasiogenen Knochentumoren".

Einen Fortschritt bedeutete die Absonderung einzelner gutartiger Formen von Knochengeschwülsten, die früher meist als „atypische" Riesenzelltumoren aufgefaßt wurden. Diese heute noch wenig bekannten Geschwülste sind sicherlich häufiger, als angenommen wird. Ihre Trennung von den Riesenzelltumoren ist durch histologische und biologische Merkmale begründet und trägt wesentlich dazu bei, dieses Krankheitsbild schärfer zu umreißen. Die erstmals von Lichtenstein (1950, 1953) von den Riesenzelltumoren abgegrenzte sog. „Aneurysmal bone cyst", die früher öfter als besonders stark vascularisierter Typ der Riesenzelltumoren angesehen wurde, ist nach den Angaben von Dahlin, Ghormely und Pugh (1956) so häufig, daß im Material der Mayo-Klinik auf 2—3 Riesenzelltumoren eine „aneurysmal bone cyst" kommt (vgl. S. 401). Auch das nicht ossifizierende Knochenfibrom („non osteogenic fibroma of bone") von Jaffe u. Lichtenstein (1952) wird heute von den Riesenzelltumoren getrennt. Die von Codman (1931) als chondromatöse Variante der Riesenzelltumoren beschriebenen Gewächse wurden später von Jaffe u. Lichtenstein (1942) als gutartige Chondroblastome abgegrenzt (s. S. 389). v. Albertini stellt die bekannte und histologisch gleiche Riesenzellepulis der Kiefer als (meist) periostale Form der Riesenzelltumoren den (meist) zentralen oder corticalen Riesenzelltumoren der Röhrenknochen gegenüber. Für eine scharfe Trennung zwischen den Riesenzelltumoren und der Riesenzellepulis der Kiefer sprechen sich Jaffe („giant-cell reparative granuloma") und Dahlin, Ghormely u. Pugh (1956) aus, da die Riesenzellepulis der Kiefer prognostisch viel günstiger zu beurteilen ist und in jüngeren Altersstufen vorkommt. Willis (1953) bemerkt, daß in vielen Fällen klar erkennbar ist, daß es sich bei der Riesenzellepulis nur um entzündliches Granulationsgewebe handelt (vgl. auch Lang 1933).

Riesenzelltumoren des Hirnschädels gleichen morphologisch völlig denen anderer Lokalisationen. Eine gewisse Sonderstellung gebührt ihnen aber nicht nur auf Grund ihrer Seltenheit, sondern vor allem, weil sie als Geschwülste der schwer zugänglichen Schädelbasis das Leben des Patienten in besonders hohem Maße in Gefahr setzen.

Überblickt man das Schrifttum, so finden sich nur wenige, durch eingehende histologische Untersuchungen gestützte Berichte über Riesenzelltumoren am Schädel. Dahlin (1957) fand unter 109 Fällen nur einen am Schädel.

Die erste Mitteilung stammt von Döderlein (1913), spätere von Geschickter (1936), Uffenorde (1939), Michail u. Mitarb. (1941), Lord u. Stewart (1943), Echols (1945), Giffin u. Love (1945), Jacod u. Bussy (1946), McNerney (1949), Rowbotham (1952), Siebenbiedl (1953),

PEIMER (1954), MERKEL u. KLAUE (1955), RAMAMURTHI u. Mitarb. (1955), TARTARINI u. Mitarb. (1955), LEITHOLF (1956) und KLEINSASSER u. ALBRECHT (1958). Die meisten der noch im neueren Schrifttum (MERKEL u. KLAUE 1955) aufgezählten Berichte sind histologisch ungenügend belegt („Ostitis fibrosa") oder würden heute anders klassifiziert werden. Insgesamt sind — abgesehen von den sich vorwiegend im Oberkiefer entwickelnden Riesenzelltumoren — bisher nicht mehr als etwa 30 Fälle an der Schädelbasis genauer beschrieben worden.

Alter und Geschlecht. In den meisten Fällen handelt es sich um Patienten im 17. bis 35. Lebensjahr. (Der älteste Patient GESCHICKTERs war allerdings 70 Jahre und der jüngste ECHOLs 12 Jahre.) Die Bevorzugung eines Geschlechtes ist bei Riesenzelltumoren nicht bekannt.

Wachstum und Sitz. Riesenzelltumoren wachsen ausgesprochen destruierend. Der Knochen wird weithin zerstört. Die periostale Reaktion ist gering und beschränkt sich auf die Bildung dünner Lamellen neuen Knochens (besonders am Hinterhauptsbein), die den Tumor eierschalenartig umgeben können. (Die Fälle MÖLLERs sind histologisch leider nicht belegt.) Auch diese Hülle kann durchbrochen werden. Vielfach bestehen enge Verwachsungen mit der Dura, die sogar durchwuchert sein kann. ECHOLS (1945) sah Tumorzellinfiltrate in den basalen Zisternen. Eine Infiltration des Kleinhirns wurde von LORD u. STEWART (1943) beobachtet.

Nach den bisherigen Beobachtungen ist anzunehmen, daß Riesenzelltumoren ausschließlich am Chondrocranium vorkommen. Diese Tatsache bildet ein wichtiges Argument der Auffassung von GESCHICKTER, daß Riesenzelltumoren aus gewucherten Osteoklasten in chondral angelegten Knochen hervorgehen. GESCHICKTER u. WIDENHORN (1933) erwähnen 6 Riesenzelltumoren des Oberkiefers und glauben, daß alle vom Siebbein ausgingen. HANDOUSA (1951), der einige weitere Fälle von Riesenzelltumoren im Oberkieferbereich beschrieb, ist dagegen der Ansicht, daß bei der Entwicklung der, wie allgemein angenommen wird, desmal angelegten Maxilla einige Stellen doch enchondral ossifizieren würden. Weitere Fälle von Riesenzelltumoren des Oberkiefer wurden von MATHEWS (1949), GARZONI (1952) und VOGEL (1957) beschrieben.

An der Schädelbasis ist vor allem der Siebbein-Keilbeinbereich betroffen. Vom Siebbein ausgehende, mehr rostral gelegene Riesenzelltumoren wachsen in die Stirnhöhlen, Nasenhöhle und Kieferhöhle ein. Sie können die unteren Partien des Stirnbeins zerstören und verdrängen häufig einen Augapfel. Vom Keilbeinkörper ausgehende Riesenzelltumoren imponieren vor allem als Tumoren der Sella und mittleren Schädelgrube. Die Knochendestruktion betrifft zuerst die Sella, später werden aber auch die Processus clinoidei anteriores und die hinteren Abschnitte der Orbita zerstört. Auch der Clivus und die Felsenbeinspitzen können ergriffen sein. Die Riesenzelltumoren liegen anfänglich extradural und drücken das Chiasma nach oben (eigene Beobachtung), können aber auch die Dura durchwuchern und Chiasma, Hypophyse und Fasciculi optici umscheiden. Am Hinterhaupt liegen Riesenzelltumoren in den basalen Abschnitten und können den ganzen Boden der hinteren Schädelgrube bis zum Foramen occipitale magnum zerstören und das Kleinhirn verdrängen. Bei Riesenzelltumoren des Warzenfortsatz-Felsenbeinbereiches wurde ebenfalls beobachtet, daß sie in die Schädelhöhle einbrachen, große Teile der Schädelbasis zerstörten und sogar in den Weichteilen bis zur Carotis und zum Epipharynx vorwachsen.

Morphologie. Makroskopisch sind die Riesenzelltumoren graurötlich, oft von zahlreichen frischen und älteren rostbraunen Blutungen durchtränkt und von Cysten durchsetzt.

Histologisch haben Riesenzelltumoren im allgemeinen ein recht charakteristisches Bild, das, wenn man nicht nur sekundär veränderte Teile zur Untersuchung erhält, leicht zu erkennen ist. Die an Zahl dominierenden Zellen sind in einzelnen Abschnitten parallel gelagerte Spindelzellen. Die Kerne dieser Zellen sind länglich-oval und haben einen deutlich hervortretenden Nucleolus. Das Chromatin ist in kleinen Schollen unregelmäßig verteilt. Der schwach acidophile Plasmasaum ist schmal, unscharf abgegrenzt und zeigt oft feine Fortsätze, die ein Syncytium bilden. Zwischen diesen

Spindelzellen eingestreut liegen die Riesenzellen, die Größen von 20—100 μ und mehr erreichen (Abb. 19a). Morphologisch unterscheiden sich die Kerne der Riesen- und Spindelzellen kaum.

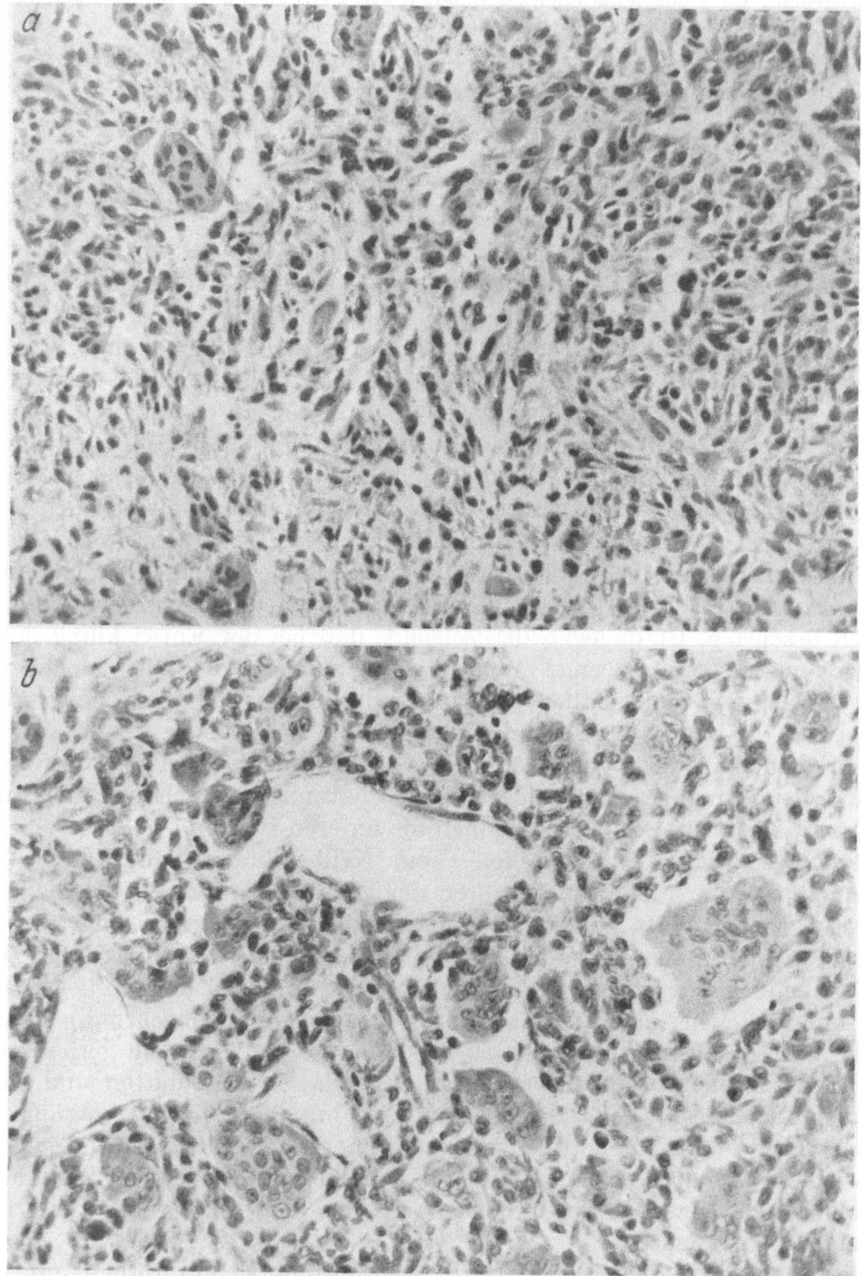

Abb. 18a u. b (Fall 7019). Riesenzelltumor des Keilbeinkörpers. a Charakteristisches Bild eines gutartigen Riesenzelltumors mit spindeligen, ungeordnet gelagerten Zellen und locker eingestreuten mehrkernigen Riesenzellen. (HE, 144×.) b In diesem Abschnitt tritt die enge topische Beziehung der Riesenzellen zu den Capillaren besonders deutlich hervor, eine Beobachtung, die viele Verfasser veranlaßt, in den Riesenzellen „verpuffte Capillarsprossen" zu sehen. (HE, 188×.)

Der Zelleib der Riesenzellen ist breit, schwach esinophil tingiert, manchmal gekörnt oder von kleinen Vacuolen durchsetzt (Abb. 18 und 19). [Neue elektronenoptische Untersuchungen von Miller u. Monteleone (1957) deckten eine erstaunlich hoch differenzierte Feinstruktur der Riesenzellen auf, was gegen die Annahme spricht, daß es sich um Tumorzellen handelt.] Auffällig ist die Beziehung vieler Riesenzellen zu den zahlreichen, die Geschwulst durchziehenden feinen Blutgefäßen (Abb. 18). Manchmal

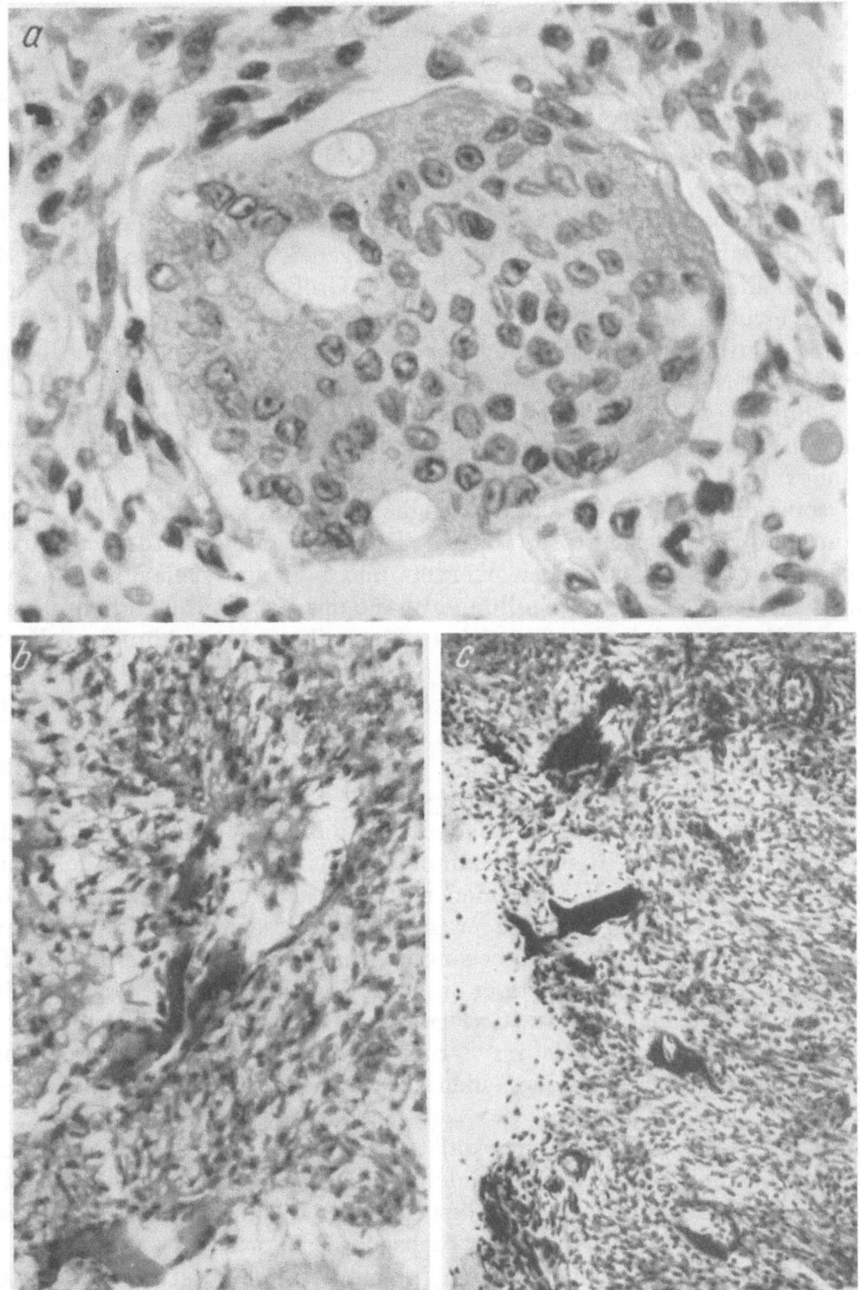

Abb. 19a—c (Fall 7019). Aus einem Riesenzelltumor des Keilbeinkörpers. a Typische vielkernige Riesenzelle mit mehreren Vacuolen im feingranulierten Protoplasma. (Gallocyanin-Erythrosin, 572×.) b Sekundäre Veränderungen finden sich mit großer Regelmäßigkeit in Riesenzelltumoren. Besonders häufig ist eine ödematöse Durchtränkung und Auflockerung des Gewebes und das Auftreten einzelner oder zu Herden geballter sog. Schaumzellen. (HE, 98×.) c Besonders am Rande von nekrotischen Bezirken und in den Randpartien der Geschwulst bilden sich öfter kleine Inseln osteoiden Gewebes (im Bild schwarz). (Van Gieson, 98×.)

hat man den Eindruck, als ob einer Capillare die Riesenzellen wie Weidenkätzchen anhängen würden. Vereinzelt sahen wir auch kleine, von Erythrocyten erfüllte Capillaren durch das Protoplasma der Riesenzellen ziehen. Die starke Vascularisierung des Tumors ist diagnostisch und differentialdiagnostisch insofern von Bedeutung, als sich Riesenzelltumoren im Angiogramm „anfärben" können (Abb. 2 bei KLEINSASSER u. ALBRECHT 1958). In der Zelldichte und der zahlenmäßigen Verteilung der Zellelemente variieren die einzelnen Abschnitte derselben Geschwulst oft beträchtlich. So findet man oft zellarme Abschnitte, in denen die Spindelzellen nur locker aneinander liegen und die Zwischenräume von teilweise kollagenen Fasersträngen erfüllt sind. Während in solchen Abschnitten sich nur da und dort Riesenzellen zeigen, liegen sie daneben oft in dichter Streuung zwischen faserarmen Spindelzellen. Weniger häufig und vorwiegend in den Randabschnitten sowie in der Nähe von Nekrosen sind kleine Inseln osteoiden Gewebes (Abb. 19c), auf die besonders SHUFFSTALL u. GREGORY (1953) hingewiesen haben.

Großen Einfluß haben sekundäre Veränderungen. Unter ihnen spielen Blutungen und örtlicher Zelluntergang die größte Rolle. Größere Hämorrhagien können von schlingenartig gewucherten Gefäßen, ähnlich wie bei Glioblastomen, umgeben sein. Als Spuren älterer Blutungen sind vielfach auch Hämosiderinschollen zu finden. Durch Einschmelzung von Nekrosen entstehen größere und kleinere Cysten (Abb. 19b). Weitere Abschnitte können wabenartig, mikrocystisch aufgelockert sein. Manchmal liegen in der Nähe von Nekrosen auch Gruppen lipoidbeladener Makrophagen („xanthomatöser Riesenzelltumor").

Auch in sonst unverdächtigen, morphologisch und biologisch gutartigen Riesenzelltumoren kann man vereinzelt Mitosen finden. Treten atypische Mitosen, zahlreiche kleine Riesenzellen mit hyperchromatischen Kernen und sonstige Zellatypien in vermehrter Zahl auf, wird man in der Prognosestellung anhand des histologischen Schnittes besonders vorsichtig sein. Für eine einigermaßen sichere Beurteilung des zukünftigen Verhaltens — soweit diese auf Grund des mikroskopischen Bildes überhaupt möglich ist — ist immer die Untersuchung möglichst zahlreicher Schnitte aus verschiedenen Abschnitten des Tumors nötig. LICHTENSTEIN versucht die zwischen den gut- und bösartigen Formen bestehenden fließenden Übergänge in einer Gradeinteilung zu erfassen. DAHLIN (1957) meint, daß dieses „grading" nur von geringem Wert sei.

Für die Differentialdiagnose ist von Bedeutung, daß das Vorkommen von Riesenzellen allein noch nicht die Diagnose Riesenzelltumor erlaubt. Wir finden ähnliche Riesenzellen oft in großer Zahl auch bei Osteosarkomen und Fibrosarkomen, besonders aber bei Sarkomen auf dem Boden eines Morbus Paget (Abb. 51). Riesenzelltumoren, die etwas atypische Bilder zeigen, sollen daher immer besonders genau untersucht werden. Auf die Differentialdiagnose der prognostisch günstiger zu beurteilenden gutartigen riesenzellführenden Gewächse gehen ausführlich DAHLIN, GHORMELY u. PUGH (1956) ein. Mit der Kontrolle des Calcium- und Phosphorspiegels im Serum sowie der Röntgenkontrolle des ganzen Skelets wird man sich davor schützen, einen „braunen Tumor" mit einem echten Riesenzelltumor zu verwechseln.

Schließlich ist noch zu erwähnen, daß es besonders am Desmocranium offenbar posttraumatisch oder entzündlich entstandene cystische Prozesse gibt, die Riesenzellen führen können (SCHELLENBERG 1929, GESCHICKTER 1936, RAMSEY u. Mitarb. 1948). Insbesondere möchten wir auf die sog. wachsende Fraktur (PIA u. TÖNNIS 1953, PIA 1954) hinweisen. Es handelt sich dabei um im Kindesalter entstehende Schädelbrüche, in die die Hirnhäute und auch Hirngewebe prolabieren können. Die Ränder des Bruchspaltes verdicken sich später manchmal oder gestalten sich cystisch um. Mehrfach fanden wir in diesen Bildungen riesenzellführendes Gewebe.

Die *Genese der Riesenzellen* wird sehr unterschiedlich gedeutet. Sie wurden als einfache Agglomerate von Spindelzellen, als Megakariocyten und als verklumpte Phagocyten angesehen. GESCHICKTER u. COPELAND (1949) vertreten die Ansicht, daß es sich um atypische, proliferierte Osteoclasten aus dem Bereich der vormaligen enchondralen Ossifikation handelt. Dieser Auffassung widerspricht LICHTENSTEIN (1952) scharf, ebenso wie die sich offenbar darauf stützende, heute vielfach verwendete Bezeichnung Osteoklastom von ALBERTINI (1955) abgelehnt wird. Die Auffassung, daß die Riesenzellen, die ja so häufig eng den Capillaren anhängen, „verpuffte Capillarsprossen", also endothelialen Ursprungs seien, hat heute viele Anhänger gefunden.

Maligne Riesenzelltumoren, Prognose. Großes Interesse wird heute dem Problem der Malignität entgegengebracht. Nach LICHTENSTEIN (1952) werden 50% der Fälle nach einer einmaligen adäquaten Behandlung (Resektion, Curretement oder Röntgenbestrahlung) geheilt. Weitere Fälle heilen nach einem oder mehreren Rezidiven. In etwa 10% der Fälle kommt es zu einem bösartigen Verhalten und zur Metastasierung meist in die Lunge. Unter diesen Fällen gibt es eine kleine Gruppe, die sich primär wie ein Sarkom verhält, während bei der Mehrzahl eine maligne Degeneration aber erst nach einem oder mehreren Behandlungsversuchen vielfach erst nach Jahren auftritt. Eine maligne Entartung bzw. das Auftreten eines Sarkoms nach überdosierter Röntgenbestrahlung wurde vereinzelt beschrieben (SABANAS u. Mitarb. 1956). Die Forderung nach vollständiger Abtrennung der bösartigen Riesenzelltumoren vertreten MOULONGET u. ROUSIN (1954). Ihren „osteolytischen Riesenzellsarkomen" zählen sie allerdings ähnlich DOROTHY RUSSEL (1949) die riesenzellreichen Sarkome auf dem Boden eines Morbus Paget zu. (Die Ähnlichkeit solcher Sarkome mit Riesenzelltumoren zeigt Abb. 50.) Das Wissen um die immanente Bösartigkeit der Riesenzelltumoren läßt es angebracht erscheinen, das präjudizierende Präfix „gutartig" in der vielverwendeten Bezeichnung „gutartiger Riesenzelltumor" zu meiden (WILLIS 1953).

Prognostisch sind die Riesenzelltumoren der Schädelbasis wesentlich ungünstiger zu beurteilen als die des Extremitätenskelets. Rezidive und ein tödlicher Verlauf der Erkrankung wurden in der Mehrzahl der meist nicht radikal entfernbaren Riesenzelltumoren des Schädels gesehen. Eine maligne Entartung, gekennzeichnet durch eine Änderung im Zellbild und die Bildung von Absiedelungen, ist bei Riesenzelltumoren am Schädel noch nicht gesehen worden. [Einzig SELSØ (1947) erwähnt kurz, daß es sich histologisch um einen bösartigen Riesenzelltumor gehandelt habe.] Das destruierende Wachstum und die besondere Lage im Bereich der Schädelbasis bedingen, daß Riesenzelltumoren dieses Gebietes biologisch den bösartigen Geschwülsten näher als den gutartigen stehen.

Anhang: Sog. aneurysmatische Knochencysten.

Synonym verwendete Bezeichnungen. „Aneurysmal bone cyst", gutartiges Knochenaneurysma, angiektatische Riesenzelltumoren, pulsierende Riesenzelltumoren.

Diese Erkrankung wurde erstmals von JAFFE und LICHTENSTEIN (1942) als klinisch und pathologisch anatomisch einheitliches Krankheitsbild beschrieben und von anderen Knochenerkrankungen abgegrenzt. Die Eigenständigkeit dieses Krankheitsbildes wird erst durch eine geringe Zahl von neueren Arbeiten bestätigt (MAYER u. KESTLER 1944; LICHTENSTEIN 1950; JAFFE 1950; BESSE u. Mitarb. 1953 und 1956; DAHLIN u. Mitarb. 1955). Die Erkrankung soll vor allem vor dem 20. Lebensjahr auftreten. Eine Geschlechtsbevorzugung ist nicht bekannt. Die Veränderung kann an fast jedem Knochen des Skelets auftreten, besonders häufig in der Wirbelsäule und den langen Röhrenknochen. LICHTENSTEIN (1950) und BESSE (1956) erwähnen je einen Fall am Os occipitale. Einer persönlichen Mitteilung von Prof. LICHTENSTEIN (Los Angeles) verdanken wir den Hinweis, daß er neben dem Fall einer „aneurysmal bone cyst" am Os occipitale je einen weiteren am Schläfenbein und an der Mandibula untersuchen konnte. Im Gegensatz zu den Riesenzelltumoren soll es nach chirurgischer Entfernung kaum Rezidive geben.

Histologisch bauen sich die sog. aneurysmatischen Knochencysten aus verschieden weiten Bluträumen auf. Die zentralen Bluträume können ein Lumen von mehreren Zentimetern aufweisen und besitzen gewöhnlich eine dicke fibröse Wand. Daneben gibt es zahlreiche kleinere bis zum Durchmesser mittlerer Capillaren. In den Wänden der Bluträume findet man oft lange Osteoidbälkchen. Besonders in den dicken Septen zeigen sich vereinzelte bis zahlreiche mehrkernige Riesenzellen. In den soliden Abschnitten gleichen die Veränderungen in ihrem Bau den Riesenzelltumoren. Bisher sind sich alle Untersucher noch im unklaren, ob es sich überhaupt um eine Geschwulst handelt.

d) Fibrome.

Fibrome als Knochengeschwülste — sei es, daß sie als zentrale Fibrome in den Markräumen liegen oder vom Periost entspringen — sind am ganzen Skelet nicht häufig, am Schädel äußerst selten. Sie können als gutartige Form den Fibrosarkomen des Skelets gegenübergestellt werden (s. S. 438).

Als eigene Gruppe wurden die zentralen Fibrome unter der Bezeichnung „nonosteogenic fibroma of bone" (nicht ossifizierendes Knochenfibrom) von Jaffe u. Lichtenstein (1942) beschrieben. Aber auch Herzog (1944) unterscheidet unabhängig von Lichtenstein zentrale und periostale Fibrome der Knochen. Diese Gewächse kommen besonders in den Markhöhlen der langen Röhrenknochen der unteren Extremitäten vor. Sie sind durchweg gutartig, ja können sogar angeblich spontane Rückbildung zeigen. Es wurde daher auch in Frage gestellt, ob man sie überhaupt als echte Geschwülste auffassen kann. Jugendliche zwischen dem 10. und 20. Lebensjahr sind bevorzugt betroffen. Im einzelnen sei auf die Arbeiten von Coley (1949), Lichtenstein (1952), Fineschi (1954) sowie Ravelli u. Jud (1956) verwiesen.

Jacobson hat 1940 die theoretische Forderung nach einem Fibrom des Periosts erhoben. Lichtenstein, der 1956 auf diese Gruppe näher eingeht, glaubt, daß die von Kimmelstiel u. Rapp (1951) als Desmoide des Periosts beschriebenen Fälle Fibrome des Periosts seien.

Fibrome des Schädels können nach den obigen Ausführungen ebenfalls in diploische — also zentrale — und periostale bzw. perikranielle unterteilt werden.

Den einzigen uns bekannten Fall eines sich in der Diploe des Scheitelbeins entwickelnden „kleinen dichten Fibroms" bildet Dandy (1938) und erneut Courville (1948) ab. Eine nähere histologische Beschreibung fehlt jedoch.

Da auf eine Unterscheidung zwischen Fibromen, *Myxofibromen und Myxomen* von vielen Autoren wenig Wert gelegt wird, sollen auch die wenigen Beobachtungen solcher Gewächse am Schädel hier erwähnt werden.

Nach Courville (1948) beschrieb Jacob (1887/88) ein Myxom der linken ParietoOccipitalregion, das nicht gegen das Cavum cranii vorwuchs. Schließlich muß noch eine Beobachtung Brackmanns (1935) erwähnt werden. Dieser Verfasser sah einen Fall, bei dem ein Kieferhöhlenmyxom auf das Stirn- und Scheitelbein übergriff und zu schweren Knochenveränderungen geführt hatte. Bei der histologischen Untersuchung erinnerten allerdings einige Abschnitte an ein Fibrosarkom.

Die Psammofibrome im Bereich der Nasennebenhöhlen werden S. 383 besprochen, die Neurofibrome werden im folgenden Abschnitt behandelt.

Der histologische Bau des Fibroms mit seinem fallweise wechselnden Zell- und Faserreichtum ist allgemein bekannt. Bei den „nicht ossifizierenden Fibromen" des Skelets kommen vereinzelt mehrkernige Riesenzellen vor. Differentialdiagnostische Erwägungen werden sich vor allem gegen die fibröse Knochendysplasie, Neurofibrome und Fibrosarkome hoher Zellreife richten. Im Gegensatz zur fibrösen Dysplasie und den fibroossären Tumoren findet man in Fibromen aber nie neugebildetes geschwulsteigenes Knochengewebe.

Anhang: Skeletveränderungen bei Neurofibromatose.

Geschichtliches. Seit v. Recklinghausen 1882 „Über die multiplen Fibrome der Haut und ihre Beziehungen zu den multiplen Neuromen" berichtete, haben sich die Ansichten über diese Erkrankung mehrfach gewandelt. Die Tumoren der Haut und die Pigmentflecken werden heute nur noch als zwei der vielfältigen Erscheinungsformen (zu denen auch die Knochenveränderungen zählen) im Rahmen des komplexen Krankheitsbildes der Neurofibromatose gewertet.

Rockliffe u. Parsons hatten 1904, nach einer ersten zusammenfassenden Arbeit von Adrian (1901), besonders auf Zerstörungen des Hirnschädels bei Rankenneuromen im Orbitalbereich hingewiesen. 1918 betonte Gould die Häufigkeit von Skoliosen bei der Neurofibromatose, eine Beobachtung, die 1921 von Weiss und in der Folge von einer großen Zahl weiterer Verfasser bestätigt wurde. Stahnke faßte 1922 erstmals die Skeletveränderungen als integrierenden Bestandteil der Neurofibromatose auf.

In den folgenden Jahren wurden von zahlreichen Autoren die Knochenveränderungen bei Neurofibromatose untersucht, ohne daß es bis heute gelungen ist, alle die vielfältigen Formen zu erfassen und zu klassifizieren. In neueren Arbeiten (FERRERO 1942, THANNHAUSER 1944, AEGERTER 1950, BRAUNWARTH 1953) wurde mehrfach die Ansicht vertreten, daß die Neurofibromatose und die fibröse Knochendysplasie genetisch eng verwandte Erkrankungen seien. Die Herde bei fibröser Knochendysplasie wurden als „Neurofibrome ohne Nervenfasern" gedeutet. Diese Anschauung wird aber von JAFFE (1945), MILLER (1953) u. a. völlig abgelehnt.

Allgemeines. Bekanntlich kommt die Neurofibromatose bei beiden Geschlechtern vor und wird dominant vererbt. Nach UHLMANN u. GROSSMAN (1940) treten Skeletveränderungen in etwa 7% der Fälle auf, nach HOLT u. WRIGHT (1948) in 29%. Diese Angaben beziehen sich vorwiegend auf die voll ausgeprägten Fälle, doch kommen Skeletveränderungen auch bei den frustranen Formen, die klinisch oft nicht erkannt werden, vor (GRENET u. Mitarb. 1934 u. a.).

Von vorwiegendem Interesse sind hier jene Knochenveränderungen, die durch ein oder mehrere circumscripte Neurofibrome oder aber durch sog. Rankenneurome hervorgerufen werden.

Die Neurofibrome können dabei entweder extraperiostal liegen und durch Druck das Skelet verändern, oder sie entstehen direkt im Periost. Daneben wurden vereinzelt in den Markhöhlen entstandene Neurofibrome bzw. maligne Formen beschrieben, die aber unseres Wissens am Schädel noch nicht bekannt sind (PEERS 1934; GROSS u. Mitarb. 1939; DE SANTO u. BURGESS 1940; GÜTHERT 1952; LACHAPÈLE 1955).

Die wichtigsten Skeletveränderungen bei Neurofibromatose sind Skoliosen, die nach UHLMANN und GROSSMANN (1940) etwa in der Hälfte aller Fälle mit Knochenbeteiligung vorkommen. McCAROLL (1950) fand unter 46 Fällen 19mal Skoliosen, 4mal Spondilolisthesis, 2mal Melorrheostose und 5mal kongenitale Pseudarthrosen. Im Kindesalter spielen die kongenitalen Pseudarthrosen und Verkrümkungen der unteren Extremitäten eine Rolle (DUCROQUET 1937; BARBER 1939; MOORE 1941; GREEN u. RUDO 1943; HERZOG 1954). Veränderungen entstehen auch durch der Knochenrinde anliegende bzw. im Periost entstehende Neurofibrome, die glattwandige Dellen in der Knochenrinde erzeugen. Liegt das Neurofibrom im Periost, so kann es schließlich durch in den darüberliegenden Beinhautschichten neu entstehenden Knochen völlig eingekapselt werden. Röntgenologisch erscheinen diese Tumoren wie Cysten und werden daher auch — nicht ganz treffend — „subperiostale Knochencysten" genannt (BROOKS u. LEHMAN 1924; MILLER 1936; NØRGAARD 1937; HENSLEY 1953; MILLER 1953; BRAUN 1955 u. a.). Weiter wären aus dem großen Formenkreis der Skeletveränderungen bei Neurofibromatose die Wachstumsstörungen im Sinne einer Unterentwicklung oder Überentwicklung einzelner Knochen oder ganzer Extremitäten zu erwähnen, wie sie besonders bei den elephantiastischen Formen der Neurofibromatose vorkommen. MILLER (1953) weist noch besonders auf generalisierte Skeletveränderungen, bei Neurofibromatose wie die Osteoporose und die Osteomalacie mit Milkman-Syndrom (sog. Cachéxie osseuse) hin. Schließlich ist noch zu erwähnen, daß die Neurofibromatose nicht allzu selten mit Fehlbildungen, besonders dysraphischen Störungen wie Spina bifida und Meningocele, kombiniert ist.

Veränderungen am Hirnschädel. Wir können im wesentlichen 2 Formen von Veränderungen des Schädelskelets nach ihrer Morphologie und Pathogenese unterscheiden: solche, die durch circumscripte Neurofibrome hervorgerufen werden, und die durch Rankenneurome verursachten.

Knochenveränderungen bei circumscripten Neurofibromen. Einzelne Neurofibrome entstehen im Rahmen der Neurofibromatose manchmal am Hirnschädel. Als Seltenheiten wurden auch solitäre Neurofibrome bzw. Neurinome des Skelets ohne sonstige Zeichen einer Neurofibromatose beschrieben (JONES 1953). Liegen sie in der Kopfschwarte, entstehen gewöhnlich keine Knochenveränderungen. Diese werden vielmehr durch subgaleal sich entwickelnde Neurofibrome hervorgerufen. In solchen Fällen entstehen völlig gleich wie bei subgalealen Epidermoiden, Dermoiden oder Lipomen mehr oder weniger tiefe glattrandige, von etwas erhabenen und sklerosierten Rändern begrenzte Dellen am Schädeldach, die manchmal in der Mehrzahl vorkommen. Auch intraorbitale, meist an den Nn. ciliares hängende Neurofibrome können zu Knochendefekten führen. DREYFUS u. Mitarb. (1950) sahen solche bei 3 Mitgliedern einer Familie. Bei einer 37jährigen Frau (Fall 1623/48) ohne deutliche Zeichen einer generalisierten Neurofibromatose sahen wir eine tief in den Knochen des äußeren oberen Orbitalrandes eingesenkte Geschwulst, die röntgenologisch wie ein Dermoid erschien, histologisch aber als Neurofibrom angesprochen wurde. Primär intradiploische Neurofibrome wurden unseres Wissens noch nicht beschrieben. Die intrakraniellen Tumoren bei Neurofibromatose werden in diesem Handbuch von Zülch besprochen. Die extraduralen Geschwülste der Hirnnerven bei Neurofibromatose werden S. 472 beschrieben.

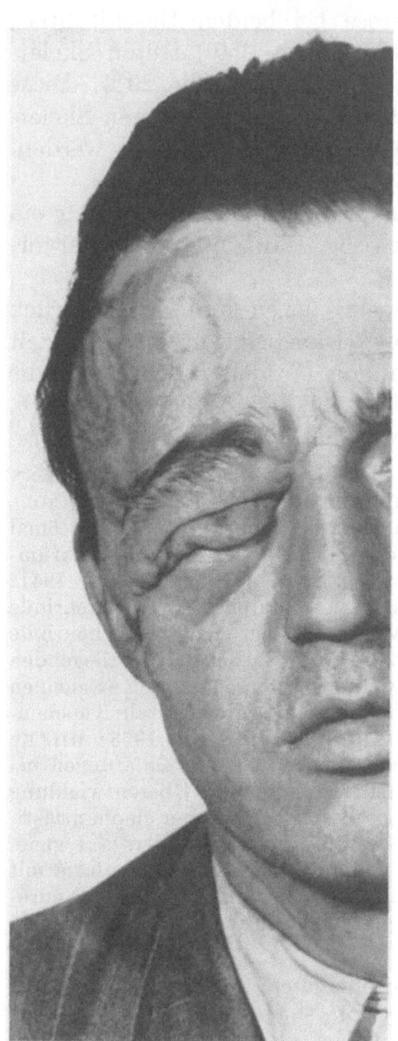

Abb. 20 (Fall 5961). Rankenneurom bei Recklinghausenscher Neurofibromatose, seit Kindheit bestehend. Man beachte, daß die Ausbreitung weitgehend mit dem sensiblen Versorgungsgebiet des ersten Trigeminusastes übereinstimmt.

Knochenveränderungen bei Rankenneuromen. Rankenneurome (plexiforme Neurofibrome) führen am Schädel häufig zu umfangreichen Knochenveränderungen. Die Ausbreitung der Rankenneurome am Gesicht entspricht in den meisten Fällen weitgehend dem sensiblen Versorgungsgebiet von einem oder mehreren Trigeminusästen. Am häufigsten scheint dabei das Gebiet des ersten (Abb. 20) oder ersten und zweiten Astes betroffen zu sein.

Im Bereich solcher Rankenneurome kann die Schädelwand flächenhaft verdünnt, ja völlig zerstört sein. Diese Defekte entstehen meist im Bereich des Jochbogens, der lateralen Orbita, der Seitenwandbeine, des Bodens der mittleren Schädelgrube und können auf das Felsenbein übergreifen. Heine (1927) beschrieb einen Fall, bei dem der halbe Gesichtsschädel, die linke Orbita und Boden und Seitenwand der mittleren Schädelgrube völlig zerstört waren (vgl. auch Winkelbauer 1927, Frangenheim 1930). In solchen Fällen verwachsen die Rankenneurome auch mit der Dura und können zur intrakraniellen Drucksteigerung führen. Steinsleger u. Slulittle (1934) sahen einen großen occipital gelegenen Defekt. Bei Rankenneuromen werden manchmal starke Schädelasymmetrien gesehen, da die Schädelgruben mit ihren oft nur papierdünnen Wänden ungleich weit sind (Avizonis 1927 u. a.). Schließlich werden neben Verdünnungen auch Verdickungen des Schädeldaches gesehen (Brailsford 1948, Goetsch 1955 u. a.).

Differentialdiagnostisch beanspruchen die Veränderungen an den Orbitae, der Sella turcica und den Nasennebenhöhlen größeres Interesse. Entstehen Rankenneurome im Orbitalbereich oder greifen sie auf die Lider über, so findet man die knöcherne Orbita oft unregelmäßig erweitert, verzerrt, längsoval verformt, oder es fehlen überhaupt größere Teile der Orbita, wie auch der Canalis opticus erweitert sein kann (Farberov 1936).

Le Wald (1933), Peyton u. Simmons (1946), Sillevis Smitt (1950), Seaman u. Furlow (1954) u. a. wiesen auf das ein- oder doppelseitige Fehlen des Orbitaldaches hin, wodurch die Pulsationen des Gehirns unmittelbar auf den Bulbus übertragen werden und das klinische Bild des sog. Exophthalmus pulsans entsteht. Anscheinend entstehen diese Orbitaldachdefekte, ohne daß ein Rankenneurom unmittelbar das Periost infiltriert. Bisher wurden etwa 30—40 solche Beobachtungen bei Neurofibromatose beschrieben.

Die Nasennebenhöhlen, besonders die Stirnhöhle, können entweder im Bereich des Rankenneuroms überhaupt nicht angelegt sein, sind sehr klein oder auch enorm groß.

Vogt wies 1924 erstmals auf die Formveränderungen der Sella turcica hin, eine Beobachtung, die später noch mehrfach bestätigt wurde. Die Sella ist in solchen Fällen auffällig weit, ähnlich wie man es bei Hypophysenadenomen sieht. Sie kann auch sackartig vertieft oder unregelmäßig verzerrt sein, das Dorsum sellae steht steil und ist blattartig dünn. In der seitlichen Röntgenaufnahme kann der Sellaboden doppelkonturiert sein. Seltener ist die Sella unregelmäßig verkleinert, oder das Dorsum sellae ist auffallend plump und dick, wie wir es zweimal in solchen Fällen sahen. Auch die Keilbeinhöhlen können abnorm groß sein. Die Kenntnis dieser Veränderungen ist insofern von Bedeutung, als im Rahmen der Neurofibromatose bekanntlich relativ häufig intrakranielle Tumoren auftreten, die entweder wie die Spongioblastome des Opticus durch unmittelbaren Druck auf die Sella wirken oder wie die Acusticusneurinome durch Erhöhung des intrakraniellen Drucks zur sekundären Sellaerweiterung (sog. Drucksella) führen.

Die *Pathogenese der Sellaveränderungen* wurde verschieden gedeutet. Anfängliche Vermutungen, daß sie durch Hypophysentumoren (die durch innersekretorische Einflüsse wieder ursächlich mit der Neurofibromatose in Zusammenhang stehen sollen) erzeugt würden, konnten autoptisch nicht bestätigt werden (Heine 1927, Winkelbauer 1927). Ebenso konnte ein direktes Übergreifen der neurofibromatösen Wucherungen auf den Keilbeinkörper nie beobachtet werden. Waardenburg (1951) leitet Knochenveränderungen und Sellaerweiterung auf eine primäre somatische Mutation zurück.

Ausgehend von den Gedankengängen Kautzkys (1949) über die Pathogenese der Sturge-Weberschen Krankheit, möchten wir annehmen, daß zwischen der Entwicklung von Rankenneuromen und den Sellaveränderungen ähnliche Beziehungen bestehen wie zwischen dem Naevus flammeus des Gesichtes und dem sog. Angioma calcificans der weichen Hirnhäute bei der Sturge-Weberschen Erkrankung (vgl. Kleinsasser u. Brandt 1959)[1].

Kautzky ging der schon früher gemachten Beobachtung nach, daß sich das Ausbreitungsgebiet des Naevus flammeus am Gesicht stets ziemlich genau mit dem bekannten Versorgungsgebiet eines oder mehrerer Trigeminusäste deckt. An einer Reihe von Beispielen zeigte er, daß in solchen Fällen regelmäßig auch ein bestimmtes Hirnhautgebiet die für die Sturge-Webersche Erkrankung charakteristischen Gefäßverkalkungen zeigt. Liegt z. B. der Naevus flammeus nur im Gebiet des ersten Trigeminusastes, so ist stets die Pia des Occipitalpoles und der medialen Hirnfläche mit erkrankt. Gestützt auf diese Befunde und Untersuchungen über die Hirnhautinnervation anderer Verfasser (Penfield u. McNaughton 1940 u. a.), die er später ergänzte (1949), konnte er nachweisen, daß auch die Hirnhäute in aufeinanderfolgende geschlossene Innervationsareale gegliedert sind. Jedem der sensiblen Trigeminusäste ist nun ein parasympathischer Nervenstamm zugeordnet, dessen Versorgungsgebiet sich weitgehend mit dem des betreffenden Trigeminusastes deckt. Kautzky schließt nun, daß die nervale Komponente in der Pathogenese der Sturge-Weberschen Erkrankung in einer Störung des parasympathischen Anteils cerebrospinaler Nerven besteht.

Versuchen wir nun diese Gedankengänge auf Rankenneurome und deren Beziehungen zu Sellaveränderungen in Anwendung zu bringen, so sehen wir, daß sich auch die Ausbreitung der Rankenneurome weitgehend mit dem Versorgungsgebiet eines oder mehrerer Trigeminusäste deckt. Nach einer Durchsicht des Schrifttums fanden wir, daß sich Sellaveränderungen fast ausschließlich dann finden, wenn das Rankenneurom das Gebiet des ersten Trigeminusastes befällt. Die sensible Versorgung der Dura, des Bodens der vorderen Schädelgrube und besonders des Gebiets der Siebbeinplatte (Rami ethmoidales) erfolgt nun ebenso durch den ersten Trigeminusast. Leider liegen über die Innervation der Dura im unmittelbaren Sellabereich keine genaueren Untersuchungen vor, doch ist anzunehmen, daß auch diese, ebenso wie das Mucoperiost der Keilbeinhöhle, vom ersten Trigeminusast innerviert werden, zumal Hovelacque (1927) Fasern des ersten Trigeminusastes in der Wand des Sinus cavernosus erwähnt. Mit den Trigeminusfasern verlaufen nun die dem ersten Ast des Quintus zugeordneten parasympathischen Fasern (sog. N. parophthalmicus), die weitgehenden Einfluß auf Wachstum und Formgestaltung des Schädelskelets ausüben. Wir vermuten daher, daß die Sellaveränderungen nur Teilerscheinung einer das ganze Gebiet des N. parophthalmicus bzw. des ersten Trigeminusastes umfassenden Störung ist, die ihren Ausdruck außerdem in der Bildung eines Rankenneuroms, und in Veränderungen am Auge (Megalocornea, vgl. Marchesani 1948) findet.

Eine zusätzliche Komponente bei der Entwicklung von Skeletveränderungen am Schädel im unmittelbaren Bereich des Rankenneuroms stellt sicherlich weiterhin noch das Übergreifen der Wucherungen auf das Periost dar, wodurch es zur unmittelbaren Arrosion und Defektbildung kommt, doch spielt diese bei den Sellaveränderungen keine Rolle.

Makroskopisch werden die lappigen Wucherungen der Rankenneurome gewöhnlich sofort erkannt.

---

[1] Acta neurochir. (Wien) 4, 364—376 (1959).

Histologisch entsprechen die Neurofibrome dem bekannten Bild von Acusticus-neurinomen. Die plexiformen Neurofibrome sind leicht erkennbar an der diffusen Durchsetzung des befallenen Gewebes mit Strähnen und Zügen langspindeliger Zellen, die oft in eigenartigen Wellenformen gelagert sind (Abb. 21).

Eine *maligne Entartung* bzw. Entstehung von Fibrosarkomen aus den Neurofibromen wird in 5—15% der Fälle mit deutlich manifester Neurofibromatose erwartet. Sie kann an einem oder mehreren Neurofibromen gleichzeitig oder hintereinander einsetzen.

e) Hämangiome.

Synonym verwendete Bezeichnungen. Intraossäre, ossäre, diploische, periostale Hämangiome oder Kavernome, Osteoangiome, Hämangioosteome, Blutschwämme.

Geschichtliches. HODGSON soll 1815 nach den Angaben von COURVILLE erstmals ein Schädel-dachangiom beschrieben haben. Eine spätere ausführliche Mitteilung stammt von TOYNBEE (1847).

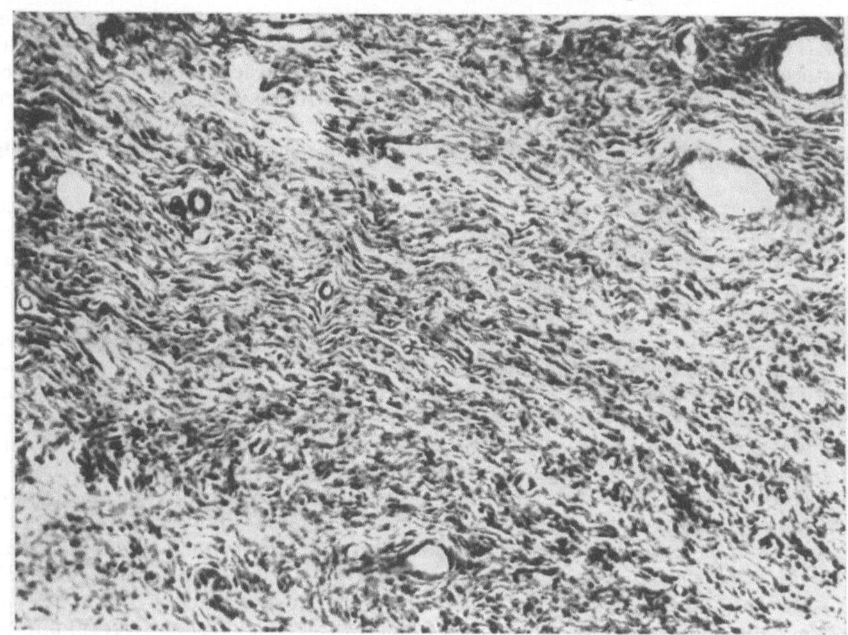

Abb. 21 (Fall 5961). Ausschnitt aus einem Rankenneurom der Kopfschwarte. Langspindelige, in Zügen gelagerte Zellen mit eigenartigen „Wellen"-Bildungen. (HE, 144×.)

CRUVEILHIER sah 1856 erstmals multiple Schädeldachangiome. Von den Berichten aus dem vorigen Jahrhundert sind unter anderem jene von BILLROTH (1856), ROKITANSKY (1856) und SANGALLI (1860) zu nennen. Eine Zusammenstellung der älteren Arbeiten findet sich bei SCHÖNE (1905).

Allgemeines. Hämangiome kommen fast überall im Skelet vor. Bevorzugt betroffen ist aber das achsiale Skelet, insbesondere die Wirbelkörper (TÖPFER 1928, NITTNER und TÖNNIS 1950 u. a.), und das Schädeldach. Am Extremitätenskelet sind Hämangiome hingegen sehr viel seltener (SHERMAN 1944, GESCHICKTER und COPELAND 1948, GOIDA-NICH u. VENTURI 1956 u. a.). Nach ihrem Sitz können die Hämangiome des Skelets in „zentrale" — in den Markräumen eines Knochens entstehende — und „periostale" Formen unterteilt werden. Die zentrale Form ist zumindest am achsialen Skelet viel häufiger. Die Entstehung eines Knochenhämangioms wurde manchmal in Beziehung zu einem vorangehenden Trauma gebracht (MAZZINI und BRACHETTO-BRIAN 1935, ANSBACH 1937 u. a.), doch sind solche Zusammenhänge bei genauer Prüfung des vor-liegenden Falles meist doch unwahrscheinlich (vgl. auch HELLNER 1955). Die malignen Geschwülste der Blutgefäße (Angiosarkome, Hämangioendotheliome, Hämangiopericy-tome) sind als Knochentumoren äußerst selten (CARTER u. Mitarb. 1956, LATTES u. BULL 1948). Am Schädel wurden sie unseres Wissens noch nie beschrieben.

Multiple Hämangiome, Beziehung zu generalisierten Fehlbildungen und Geschwülsten. Die Entstehung von Hämangiomen des Skelets scheint in einem Teil der Fälle offenbar in Beziehung zu einer Art „Angiomatose" zu stehen. In solchen Fällen finden sich neben Hämangiomen der Haut, Leber- und Milzkavernomen manchmal auch multiple Knochenhämangiome (ZDANSKY 1936; KÖHLMEIER 1937; RAHM 1938; PIERSON, FARBER und HOWARD 1941). MAJOR und BLACK (1918) und EIGLER (1930) sahen neben Schädeldachangiomen monströse kavernöse Hämangiome der Leber und Cystennieren. GLOGGEN-GIESSER (1939) spricht auf Grund eines ähnlichen Falles von einer „angiomartigen Umwandlung des Gefäßmesenchyms als Systemerkrankung". Leider ist der von ARNOULD u. Mitarb. (1956) beobachtete Fall histologisch nicht gesichert (29jährige Frau mit ausgedehntem Hämangiom des Gesichts und mandarinengroßem „osteoblastischen Haemangiom" in der Sella-Siebbeingegend). Zwei außergewöhnliche Fälle mit multiplen Hämangiomen des Skelets (einschließlich des Schädeldaches) beschreiben JACOBS und KIMMELSTIEL (1935) als „cystische Angiomatose". Sie faßten die Bildungen als „Hämangiohamartome" auf. Auch beim sog. Kast- oder Mafucci-Syndrom (multiple Chondrome und multiple Hämangiome, s. S. 387) sowie beim Ollierschen Syndrom (s. S. 387)

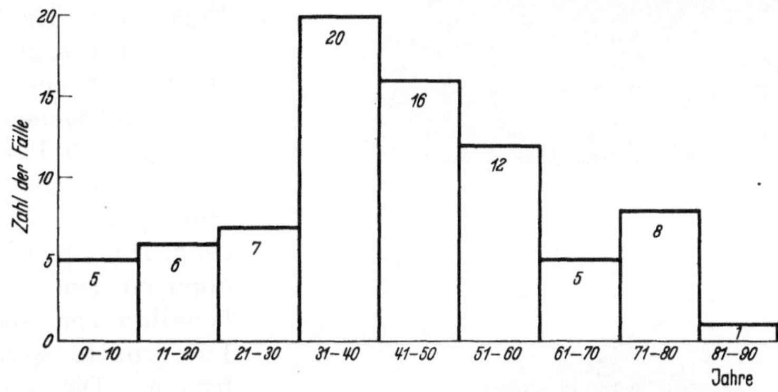

Abb. 22. Altersverteilung bei 80 Hämangiomen der Schädelknochen.

wurden Knochenhämangiome beschrieben (HELLNER 1936, CARLETON u. Mitarb. 1938, 1942). Eine Beobachtung von BRANDT (1921) (Angiom an der Felsenbeinspitze bei v. Hippel-Lindauscher Erkrankung) weist auf die schon von RANEY und COURVILLE (1937) erwähnten Beziehungen zur Angiomatose des Zentralnervensystems hin, die manchmal mit Hämangiomen innerer Organe, Cystennieren, Cystenpankreas usw. kombiniert auftreten kann (vgl. BERGSTRAND, OLIVECRONA und TÖNNIS 1936, KOCH 1950).

HENSCHEN (1955) erwähnt einen 81jährigen Mann, der neben 20 linsengroßen Hämangiomen der Haut, 2 Wirbelkavernomen, einem nußgroßen Hypernephrom, einem intercostalen Neurofibrom, einem pendelnden Fibrom des Oberarmes auch ein cystisches Astrocytom der Zirbelgegend hatte und an einem metastasierenden Uretercarcinom verstarb.

Erblichkeit oder familiäre Häufung wurde bei Knochenangiomen, wie etwa bei den Angiomatosen des Zentralnervensystems, noch nie gesehen. Eine Reihe von Autoren erblickt auch in den Schädelhämangiomen, ähnlich wie in Leberkavernomen, Geschwülste, die den Fehlbildungen nahe stehen (THOMAS 1942, GRAF 1952, WILLIS 1953 u. a.). Das manchmal beobachtete multiple Auftreten, das Vorkommen angeborener Schädelhämangiome und die geringe Wachstumstendenz mancher Knochenhämagiome vermag diese Auffassung zu bestätigen (GESCHICKTER und KEASBEY 1935; ABBOTT 1941; LEITHOLF 1956). Es scheint aber, daß man doch nicht alle Hämangiome des Schädels einfach als „hamartogen" bezeichnen kann, da sie öfter doch ein rascheres Wachstum zeigen und weitere Hinweise auf das Vorliegen einer Fehlbildung nicht vorhanden sind.

Hämangiome des Schädels.

Häufigkeit. Unter 1308 Hämangiomen in verschiedenen Organen fanden WATSON und Mitarbeiter (1940) nur 5 Hämangiome des Skelets. Die Serie von GESCHICKTER und KEASBEY (1935) über 570 Hämangiome weist nur 12 Knochenangiome auf. Im eigenen Untersuchungsgut sind die Hämangiome etwa gleich häufig wie die Epidermoide und etwas seltener als die fibroossären Tumoren und eosinophilen Granulome.

Aus dem *Schrifttum* wurden von Courville, Vogel und Murietta (1948) 44 gesicherte Fälle und von Wyke (1949) 40 Fälle von Schädelhämangiomen zusammengestellt. Dazu kommen noch die Beobachtungen von Lechner (1931), Stuhl (1933), Porta (1938), Porta u. Clivio (1938), Baumeister (1939), Göring (1939), Chiapetti (1941), Györgyi (1943), Kelemen u. Holmes (1948), Poppel u. Mitarb. (1948), Hertz (1939), Petit-Dutaillis und Pertuiset (1949), Albrecht (1950), Vandenberg u. Coley (1950), Holmes u. Mitarb. (1952) Pouyanne u. Mitarb. (1952), Faul-wetter (1953), Selberg (1955) und Camera und Goidanich 1956. Die Gesamtzahl der bisher näher beschriebenen Fälle dürfte bei etwa 100 liegen. Einige der eigenen Beobachtungen wurden von Kleinsasser u. Albrecht 1957 veröffentlicht.

Alter und Geschlecht. Unter Ergänzung der Zusammenstellung von Courville u. Mitarb. (1948) mit neuen Beobachtungen und eigenen Fällen ergibt sich bei 70 Patienten die in Abb. 22 dargestellte Altersverteilung zur Zeit der Beobachtung. Hämangiome des Schädels kommen demnach in jedem Lebensalter vor, sind aber um die Lebensmitte weitaus am häufigsten. Die durchschnittliche Dauer der Vorgeschichte vom Beginn der geringen Beschwerden bis zum chirurgischen Eingriff beträgt etwa 2—5 Jahre, kann aber auch eine wesentlich längere Zeitspanne umfassen.

Frauen sind mehr als doppelt so häufig befallen wie Männer.

Sitz. Die weitaus überwiegende Zahl aller Hämangiome des Schädels entwickelt sich am Schädeldach, nur wenige Fälle wurden an der Schädelbasis gesehen.

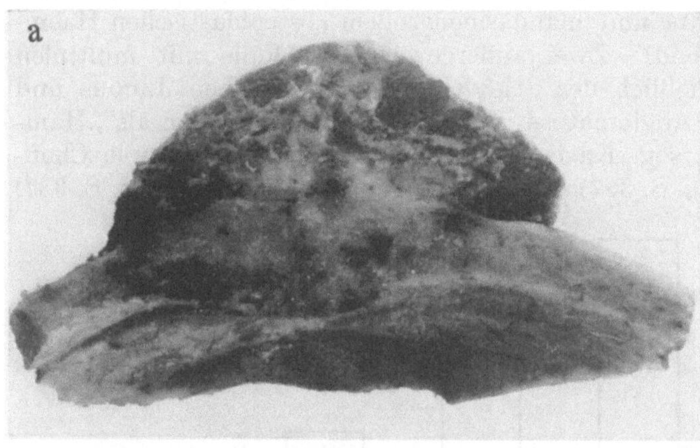

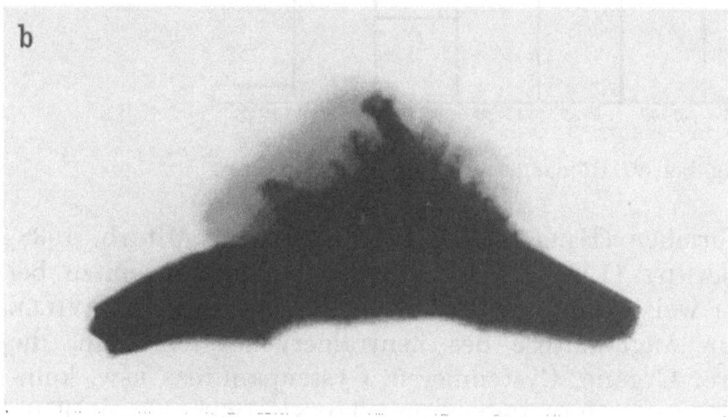

Abb. 23a u. b. (Beobachtung Dr. K. Kloss, Innsbruck.) Operationspräparat eines Hämangioms. a Vorwiegend extraossär entwickelter „Blutschwamm", der wohl von den periostalen Gefäßen ausging. Nur geringe Beteiligung der Diploe. b Röntgenbild einer Scheibe des Operationspräparates. Starke reaktive Entwicklung von Knochengewebe. Plumpe Spiculae. Aufhellung im Diploebereich fehlend.

Am häufigsten ist das Stirn- und Scheitelbein betroffen, ohne daß an diesen Knochen eine Stelle besonders bevorzugt zu sein scheint. Vereinzelte Hämangiome können vom Stirnbein auf die Orbita übergreifen (Rowbotham 1942, Handousa 1946/47). Wesentlich seltener ist die Squama occipitalis und nur ausnahmsweise die Schläfenschuppe betroffen. Über Hämangiome des Nasenbeins berichten Nelvert und Bilchick (1936), Psenner (1946), Bloom (1954) und Moore (1956). Bei der Mehrzahl der im Schrifttum mitgeteilten „Angiome im Felsenbein" dürfte es sich um Glomustumoren handeln (s. S. 466). Zu den echten kavernösen Hämangiomen im Felsenbein zählen die Fälle von Politzer (1878) und ein genauer belegter Fall von Graf (1952). Psenner (1956) sah ein Angiom des großen und kleinen Keilbeinflügels, das in die Orbita vorwuchs. Vincent und Bregeat beschrieben 1939 ein Angiom des Keilbeinkörpers, das eine Trigeminusneuralgie auslöste.

Wachstum und makroskopische Erscheinung. Hämangiome können am Schädeldach im Periost oder zentral in der Diploe entstehen. Die periostale Form dürfte wesentlich seltener als die zentrale sein. MARIANTSCHIK (1928) nahm bei einer Beobachtung einen Ausgang von der Dura mater an.

Wir glauben, daß es sich bei einem uns von Dr. K. KLOSS (Innsbruck) freundlicherweise überlassenen Fall um ein periostales Hämangiom handelte. Die Geschwulst entstand in der Hinterhauptgegend eines 58jährigen Mannes, angeblich im Anschluß an ein Trauma vor 30 Jahren, und hatte zuletzt etwa Mandarinengröße erreicht. Der Tumor lag bei der Operation gut abgegrenzt unter der Galea und erschien blaurot, derb und blutreich. Am Querschnitt durch das Operationspräparat (Abb. 23a) zeigte sich eine geringe Verdickung des Schädeldaches, dem der Tumor aufsaß. Die Diploeräume erschienen fast völlig verödet und nur von kleinen Geschwulstgewebsinseln durchsetzt. Die Hauptmasse der Geschwulst ließ schon makroskopisch durch ihre honigwabenartige Zeichnung deutlich die Zusammensetzung aus Bluträumen erkennen. Auffällig war die besonders starke periostale Reaktion, d. h. die Ausbildung grober und feiner Spiculae nebeneinander (Abb. 23b).

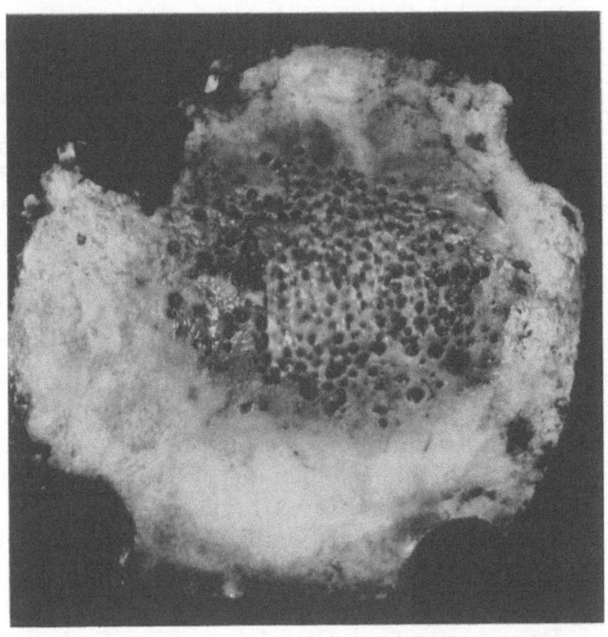

Abb. 24 (Fall 7119). Operationspräparat eines intradiploischen kavernösen Hämangioms. Siebartige Durchlöcherung der Tabula externa in dem dunkelblau verfärbten Gebiet.

Die primär zentralen bzw. diploischen Hämangiome sind am Schädel viel häufiger als die periostalen Formen. Im Verlauf ihres Wachstums führen diese Tumoren zu einem weitgehenden Abbau und Umbau der Diploe und zerstören die Tabulae, deren Kontinuität aber meist lange durch subperiostale reparatorische Knochenneubildung erhalten bleibt. Makroskopisch erscheinen sie als dunkelblaurote Höcker, die sich über das Niveau der Tabula externa flach erheben und eine siebartig perforierte Oberfläche aufweisen (Abb. 24). In einzelne dieser feinen Öffnungen ziehen Gefäße, andere sind vom Pericranium überdeckt. Die Hauptblutversorgung scheint über die Diploegefäße zu erfolgen. Am Querschnitt zeigen solche Hämangiome eine feinmaschige, honigwabenartige Zeichnung durch die noch erhaltenen Knochenbälkchen (Abb. 25, vgl. auch CUSHING 1923). Die Mehrzahl der Hämangiome wirkt nicht raumbeengend und wächst vorwiegend nach außen. Manchmal wird aber auch die äußere

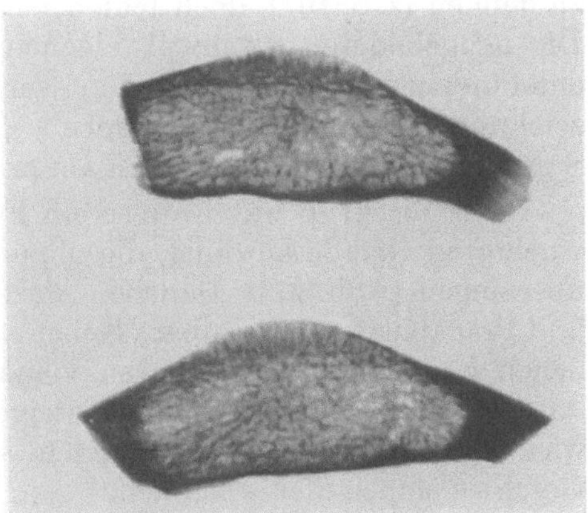

Abb. 25. Röntgenaufnahme von Schnitten durch ein intradiploisches Schädeldachkavernom. Feinwabiger Bau der Knochenbälkchen und radiäre kurze bürstenartige Spiculae ergeben ein recht charakteristisches Bild.

Tafel völlig zerstört (ERÖS 1928, DIKANSKY 1932, OVEREND 1933 u. a.), selten auch die Tabula vitrea. Vereinzelte Hämangiome verwachsen fest mit der Dura (ZAJACZOWSKI 1901, SOMMER 1938 u. a.). Nennenswerte Verbindungen mit intrakraniellen Blutleitern, wie sie etwa bei arteriovenösen Angiomen bestehen, wurden noch nie gesehen. Über seltene, rascher wachsende und bis faustgroß gewordene Schädelhämangiome, die raumbeengend wirkten, berichten REISCHAUER (1935) und ECHOLS und KLEINSASSER (1943).

Feinbau. Die histologische Diagnose eines Knochenhämangioms bereitet im allgemeinen kaum Schwierigkeiten. Es lassen sich mehrere Formen unterscheiden.

a) Gewöhnliche kavernöse Hämangiome der Diploe oder des Periosts.

b) Gertraude Pich hat 1938 auf einen zweiten Typ von Knochenhämangiomen hingewiesen. Es handelt sich ebenfalls um kavernöse Hämangiome, in denen es zwischen den Bluträumen auch zur Neubildung geschwulsteigenen Knochengewebes kommt. Die Beobachtungen von Bucy und Capp (1930) sowie Handousa (1946/47) dürften ebenfalls zu dieser Form zählen. [Aus der Beschreibung Richthammers (1950) geht nicht hervor, ob eine Neubildung geschwulsteigenen Knochengewebes vorlag.]

c) Eine weitere Unterform dürfte unser Fall 3095/49 sowie eine Beobachtung Abbotts (1941) und der von Herzog (1944) ausführlich beschriebene Fall darstellen, den man als Mischtyp zwischen dem kavernösen und capillären Osteohämangiom bezeichnen könnte. Neben kavernösen Bluträumen finden sich auch Felder mit gewucherten Capillaren und Präcapillaren und geschwulsteigenen Knochenbälkchen im sehr zellreichen Grundgewebe.

d) Rein capilläre Hämangiome, wie sie etwa Mary Sherman (1944) im Extremitätenskelet beschrieb, sind unseres Wissens am Schädel noch nicht bekannt.

Beim einfachen kavernösen Hämangiom im Knochen (Abb. 26) ist das Grundgewebe spärlich entwickelt, zellarm, locker und spinnwebartig. Die charakteristischen Gefäße sind strotzend mit Blut gefüllt, gelegentlich auch thrombosiert. Die Gefäßwände sind bei dieser Art dünn, stellen oft nur Septen zwischen den einzelnen Bluträumen dar und entbehren im allgemeinen der geregelten Schichtung der Arterien- oder Venenwand. Häufig finden sich Blutextravasate. Am noch erhaltenen Knochengewebe der Diploe sind manchmal starke Umbau- und Abbauerscheinungen zu beobachten. Als reaktive bzw. kompensatorische Erscheinung kann sich subperiostal und in den Randgebieten eine oft beträchtliche Knochenneubildung zeigen.

Beim kavernösen Osteohämangiom finden sich ebenfalls die großen Bluträume mit unregelmäßigem Wandbau, zwischen denen das Grundgewebe aber stärker ausgebildet ist. Im Grundgewebe haben sich Knochenbälkchen entwickelt, die von Osteoblasten umsäumt sind. Differentialdiagnostisch wäre u. U. an eine sog. „aneurysmal bone cyst“ zu denken (s. S. 401), doch fehlen beim Osteohämangiom vielkernige Riesenzellen völlig. Die neugebildeten geschwulsteigenen und die alten noch erhaltenen sowie die reaktiv entstandenen Knochenbälkchen verleihen dem Röntgenbild die sog. Lichtstrahlenzeichnung „sunburst appearance“, „sunray haemangioma“ vgl. Bucy u. Capp 1930, Schwartz 1939, Kaplan u. Kanzer 1939 u. a.).

Beim Mischtyp war in unserem Fall die außergewöhnliche Dicke der Wände der gewucherten Gefäße auffällig, die ohne scharfe Grenze in das sehr zellreiche Grundgewebe übergingen (Abb. 27). Daneben waren zahlreiche Bezirke mit gewucherten Capillaren und Präcapillaren erkennbar. Neben alten, noch erhaltenen, in Abbau und Umbau befindlichen Knochenbälkchen waren vielfach inmitten des Geschwulstgewebes neugebildete, unregelmäßig gebaute geschwulsteigene Knochenbälkchen zu finden (Abb. 27b). Hier wie auch bei anderen Fällen ließen sich zapfenartige weit in die Diploe vorspringende Geschwulstausläufer erkennen.

Die Schädeldachhämangiome können durchweg als gutartig bezeichnet werden. Metastasen, Einwucherung in die Kopfschwarte und Rezidive nach vollkommener Entfernung wurden unseres Wissens noch nie gesehen.

f) Lipome.

Synonym verwendete Bezeichnungen. Fibrolipome, Angiolipome, Myxolipome usw. je nach der quantitativen Beteiligung der einzelnen Gewebsarten.

Geschichtliches. Lipome der Schädeldecken wurden im Schrifttum des vorigen Jahrhunderts relativ häufig erwähnt. Zu den ersten Berichten zählen die von Fieber (1880), Plettner (1885), Koch (1887), Chipault (1895), Bland-Sutton (1903), Serafini (1910), Guillet (1913). Weitere Berichte aus dem älteren Schrifttum werden in den beiden zusammenfassenden Arbeiten von Schwartz u. Chevrier (1906) und Bohm (1918) aufgezählt. Im neueren Schrifttum fehlen Arbeiten über subgaleale Lipome am Schädeldach fast gänzlich.

Allgemeines. Bezüglich der allgemeinen Pathologie der Lipome, der Lipomatosen und deren Beziehungen zur Neurofibromatose wird auf die Lehr- und Handbücher der Pathologie verwiesen. Im einzelnen seien die Arbeiten von ADAIR et al. (1932), GE-

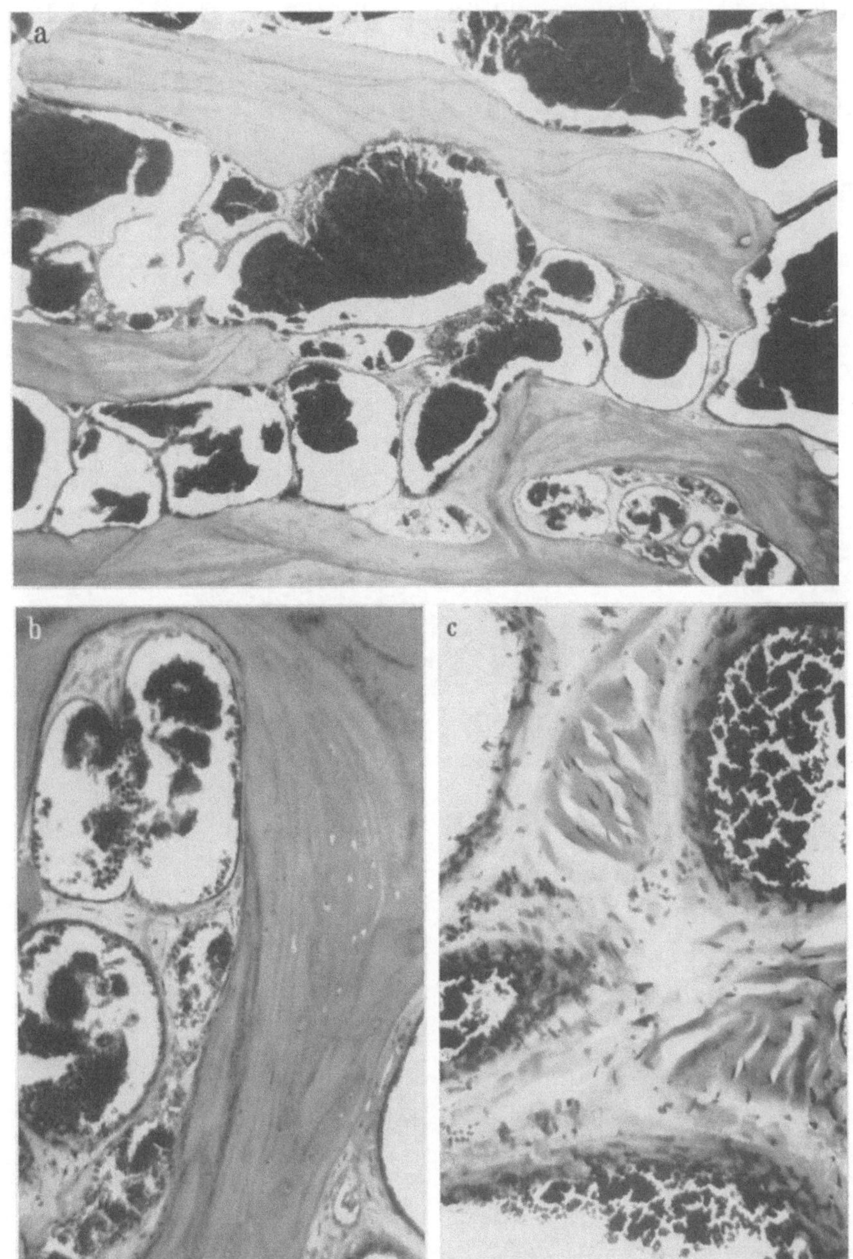

Abb. 26a—c. Ausschnitte aus Hämangiomen der Diploe. a Kavernöses Hämangiom in der Diploe. Zell-armes, kaum hervortretendes Grundgewebe, dünne Wände der Bluträume. Umbauerscheinungen am Knochen fehlen fast gänzlich. (HE, 35×, Sammlung Path. Inst. Innsbruck). b Teilvergrößerung von a. (HE, 130×.) c Gleicher Fall wie in Abb. 23. Derbes, kollagenes Bindegewebe zwischen den Bluträumen, die eine völlig regellos gebaute Wand aufweisen. (HE, 150×).

SCHICKTER (1934), WELLS (1940), STOUT (1953) und WILLIS (1953) erwähnt. Intra-kranielle Lipome und Schädeldefekte bei Balkenlipomen werden in diesem Handbuch an anderer Stelle besprochen.

Am Skelet werden „zentrale" in der Markhöhle entstehende und „periostale" Lipome unterschieden. Letztere werden auch subperiostale, parostale, paraossäre oder iuxta-corticale Lipome genannt. Eine klare Nomenklatur fehlt hier, besonders weil oft nicht zu entscheiden ist, ob die Neubildung nun primär im Periost liegt oder nur sekundär mit diesem verwachsen ist, bzw. wo überhaupt die äußeren Grenzen des Periosts liegen

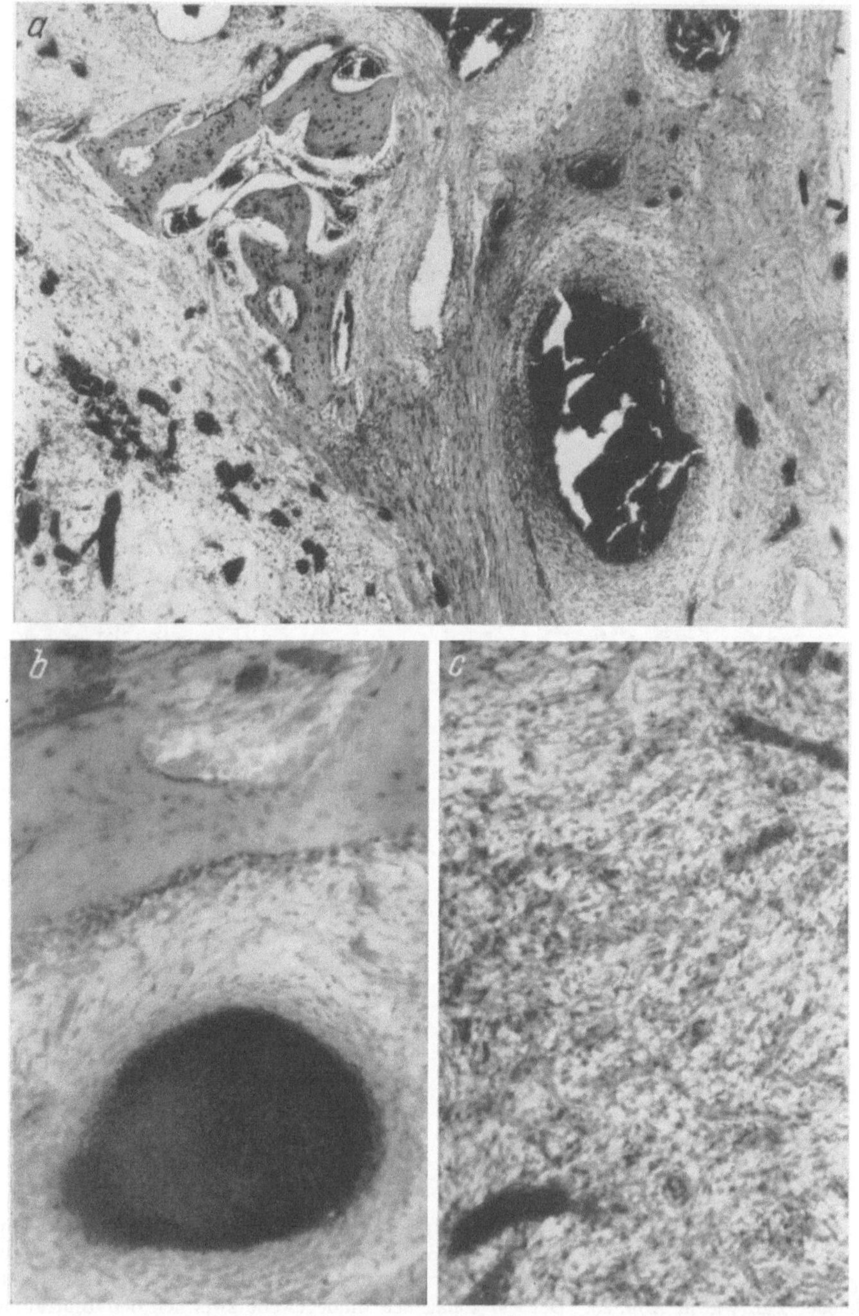

Abb. 27a—c (Fall 3095/49). Gemischt capillär-kavernöses Hämangiom der Diploe. a Neben weiträumigen kavernösen Bluträumen zahlreiche Capillaren. Im Vergleich zu Abb. 26a sehr zellreiches Grundgewebe und dickwandige, gegen die Umgebung unscharf begrenzte Gefäße. (Van Gieson, 60×.) b Neben der Neubildung von Blutgefäßen finden sich hin und wieder Bälkchen unreifen, offenbar aus dem Grundgewebe der Geschwulst entstandenen Knochens. (HE, 130×.) c Zelldichte Wucherung von Capillaren und Präcapillaren, die sich bei dieser Mischform zwischen capillärem und kavernösem Angiom öfter fanden. (HE, 144×.)

(NIGRISOLI 1956). HERZOG (1944) erscheint eine periostale bzw. subperiostale Entstehung der äußeren Lipome nicht unwahrscheinlich. Im einzelnen kann das Lipom entweder durch einen knöchernen Stiel fest mit der Knochenrinde verhaftet oder untrennbar im Periost verwachsen oder schließlich nur locker mit dem Periost verhaftet sein. Die letztere Form wird auch ad- oder iuxtaossäres Lipom genannt. Am Stamm- und Extremitätenskelet sitzen die Lipome am häufigsten an den langen Röhrenknochen [15 % am Femur nach BOHM (1918)]. Weiter kommen sie noch an der Wirbelsäule der Clavicula oder den Rippen vor. Periostale Lipome erzeugen meist nur schüsselartige Dellen in der Corticalis oder sitzen wie erwähnt einem Knochensporn auf. Zentrale Lipome können den Schaft eines Röhrenknochens von innen heraus zerstören. Mitteilungen über Lipome des Skelets verdanken wir BARTLETT (1930), VERNENGO (1934), DUJOVICH u. SHRAER (1935), HELLNER (1938), MOULONGET u. Mitarb. (1939), HERZOG (1944), GESCHICKTER u. COPELAND (1949), DICKSON u. Mitarb. (1951), CARUOLO u. DAHLIN (1953), FAIRBANKS (1953), RICHMOND (1953), CHILD (1955), LICHTENSTEIN (1955), NIGRISOLI (1956) u. a.

Lipome der Schädelknochen wurden unseres Wissens nie zentral in der Diploe gesehen. Dagegen sind Lipome in parostaler bzw. subgalealer Lage unter den Lipomen am Skelet relativ am häufigsten [23 von 59 Fällen der Zusammenstellung von DUJOVICH u. SHRAER (1937), 24 % nach VERNENGO (1934)]. Eigene Beobachtungen fehlen uns. Insgesamt dürften nicht mehr als 30—40 Fälle am Schädel beschrieben worden sein.

Sitz. Nach BOHM (1918) sitzen die subgalealen Lipome hauptsächlich am Stirnbein (20,9 %), seltener occipital (6,1 %) und parietal (4,9 %) sowie außen am großen Keilbeinflügel. Eigenartigerweise scheint am Desmocranium wie bei den fibroossären Tumoren, Hämangiomen und Epidermoiden die Schläfenbeinschuppe primär kaum befallen zu sein. Mit Ausnahme eines Falles von SERAFINI (1910) (Lipom an der Regio mastoidea) scheinen am Chondrocranium noch nie perikranielle bzw. parostale Lipome gesehen worden zu sein. Es dürfte sich daher vorzüglich um Erkrankungen der bindegewebig präformierten Schädelknochen handeln.

Geschlecht. Nach der Zusammenstellung BOHMs waren bei 57 parostalen Lipomen 35 Männer und 22 Frauen betroffen, bei den Schädellipomen 13 Männer und 7 Frauen, was auf eine leichte Bevorzugung des männlichen Geschlechts schließen läßt.

Alter und Entstehung. Die Altersverteilung nach den Angaben BOHMs zeigt die folgende Tabelle.

Jahre	0—5	6—10	11—20	21—30	31—40	41—50	51—60	61—70	71—80
Zahl	6	1	1	3	3	4	5	0	1

Die relativ häufige Beobachtung von angeborenen Lipomen deutet darauf hin, daß diese Fälle Mißbildungen nahestehen bzw. Hamartomen entsprechen. Beobachtungszeiten von 20—25 Jahren, bis die Lipome zur Operation gelangten, sind zudem nicht selten, so daß anzunehmen ist, daß auch im späteren Lebensalter beobachtete Lipome zumindest in einem Teil der Fälle angeboren sind. COURVILLE (1946) zählte die Lipome daher auch zu den „embryonalen Neoplasmen", deren Mutterboden (verlagerte ?) Fettgewebskeime in tieferen oder oberflächlicheren Periostschichten sind.

Makroskopisches Bild, Feinbau, Knochenveränderungen. Die Lipome sind rundlich, kugelig, manchmal auch groblappig gebaut und von einer dünnen Bindegewebskapsel überzogen, in der feine Gefäße verlaufen. An ihrer gelblichweißen Färbung und der septierten fettig glänzenden Schnittfläche sind sie leicht zu erkennen. Die Konsistenz wird durch den Bindegewebs- und Gefäßreichtum bestimmt (Fibrolipome, Lipofibrome, Myxolipome, Angiolipome und eine Reihe anderer Kombinationsbezeichnungen). Mit dem Pericranium können so feste Verwachsungen bestehen, daß dieses bei der Entfernung mit excidiert werden muß. Die Größe schwankt; durchschnittlich wird Pflaumengröße nicht überschritten. Angeborene Lipome können aber auch bis gänseeigroß sein.

Die Knochenveränderungen entsprechen meist denen, die wir bei paraossären äußeren Epidermoiden, Dermoiden, Neurofibromen usw. kennen. Meist entsteht nur eine glattrandige schüsselförmige Delle, die einen etwas erhabenen Rand zeigt (Dahlin 1957). Im Fall Chipautls (1895) war die Tabula vitrea durchbrochen. Nur ausnahmsweise dürften am Schädel sog. „progressive" Knochenveränderungen vorkommen, das Lipom sitzt dann fest einem Knochensporn auf (von Bohm wird ein derartiger Fall Nelatons erwähnt).

Histologisch unterscheiden sich die perikraniellen Lipom nicht von denen anderer Lokalisationen. Sie bestehen aus reifem Fettgewebe, das durch ein Bindegewebs-Gefäßstroma unterteilt wird. Eine maligne Entartung (Liposarkom) ist unseres Wissens bei Lipomen am Schädel noch nicht beobachtet worden und ist auch sonst bei den Lipomen des Skelets äußerst selten (Dawson 1955).

g) Geschwulstähnliche Fehlbildungen.

α) Epidermoide.

Synonym verwendete Bezeichnungen. Genuine, primäre, echte Cholesteatome, Margaritome, Perlgeschwülste, epidermoidale Atheromcysten, Epidermoidcyten, Epidermoidome, Balggeschwülste.

Geschichtliches. Die erste Beschreibung eines kleinapfelgroßen Epidermoids der Hinterhauptsschuppe stammt nach Erdheim (1905) von Johannes Müller (1835). In der älteren Literatur finden wir noch ausführliche Beschreibungen bei Esmarch (1856), Weinlechner (1889), Wotruba (1889), Körner (1900), Borchardt (1905), Unterberger (1906), Beyer (1913) u. a.

Allgemeines. Die Ansicht Bostroems (1897), daß Epidermoide aus etwa in der 3.—5. Embryonalwoche versprengten Epidermiskeimen entstehen, dürfte heute allgemein anerkannt sein. Einen Überblick über die früher vertretenen Ansichten gibt Zülch in diesem Handbuch.

Wegen der noch heute vielfach verwendeten Bezeichnung *Cholesteatom* für ein Epidermoid entstehen immer wieder Unklarheiten, da Prozesse entzündlicher Natur im Mittelohr ebenfalls Cholesteatome genannt werden. Nach der *Bezold-Habermannschen Theorie* entstehen diese „falschen Cholesteatome" oder „Sekundärcholesteatome" infolge der Einwucherung der Gehörgangsepidermis in die Paukenhöhle durch einen randständigen Trommelfelldefekt. Aus den abgeschilferten Schichten der chronisch entzündeten Epidermis entsteht das oft recht umfangreiche, sich wie eine Geschwulst verhaltende „falsche Cholesteatom" (vgl. Kraus 1941 u. a.). Ähnliche „Pseudocholesteatome" werden übrigens auch in den Nebenhöhlen der Nase beobachtet (Otrich 1925, Hirsch 1928, Lautenschläger 1928). Sowohl im Mittelohr als auch im Nebenhöhlenbereich gibt es aber zweifellos auch echte Epidermoide, die einer Keimversprengung ihre Entstehung verdanken (Manasse 1912; Lindenov 1936; Teed 1936; Riccabona 1947; Sheridan u. Bauham 1948; Fisher u. Vogel 1951 u. a.). Die Unterscheidung zwischen dem Epidermoid und dem Sekundärcholesteatom, die einen auch histologisch fast gleichen Bau zeigen, ist oft nur an Hand des Trommelfellbefundes möglich. [Auf die Differentialdiagnose gehen Hesse (1925) und Kahler (1932) ein.] Um diese nur verwirrenden Bezeichnungen zu meiden, nennen wir die aus versprengten Epidermiskeimen hervorgehenden Neubildungen ausschließlich *Epidermoide*, die entzündlichen Prozesse des Mittelohrs wie Grant u. Austin (1950) und Insausti u. Mitarb. (1952) *Cholesteatosen*.

Die Epidermoide werden von vielen Autoren als Geschwülste bezeichnet und werden üblicherweise auch bei diesen abgehandelt. Schwartz (1941) spricht sogar von „Epidermoidomen". Die Bezeichnung „Geschwulst" ist nach unserer Auffassung aber nur in klinischer Hinsicht zutreffend. In patho-anatomischer Sicht verdienen die Epidermoide nicht, zu den Geschwülsten gezählt zu werden.

Hamperl (1956) schreibt daher auch, indem er sich unter anderem auf die Epidermoide bezieht: „Jeder hat aber das Gefühl, daß hier irgendwo ein Trennungsstrich zu ziehen wäre, wenn man zu einem reineren Tumorbegriff gelangen will. Eine Gewebsmißbildung ist eben nur äußerlich einem Tumor ähnlich, es fehlen ihr jene Selbständigkeit der Entwicklung und des weiteren Wachstums, die man einem Tumor zusprechen möchte. Für manche der hier in Betracht kommenden Mißbildungen mag erwiesen sein, daß das am falschen Ort gelagerte Gewebe sich nunmehr im selben Tempo oder vielleicht sogar schneller entwickelt, als der übrige Organismus. Die Bildung bleibt aber doch immer eine Mißbildung."

Noch ungeklärt ist ferner, ob die Epidermoide fortgesetzt wachsen, oder ob die versprengten Keime längere Zeit ruhend bleiben, um sich erst später aus unerklärtem Anlaß plötzlich zu vermehren. Viele, oft weit in das Kindesalter zurück zu verfolgende Krankengeschichten lassen es wahrscheinlich erscheinen, daß das Wachstum der Epidermoide mit dem der analogen Schichten der Haut in bestimmtem Zusammenhang steht und kontinuierlich vom Zeitpunkt der Keimversprengung an fortschreitet. Mit anderen Worten stellt es daher ein Äquivalent zur steten physiologischen Erneuerung der Epidermis dar. Es spielt dabei wohl keine Rolle, daß wahrscheinlich die Wachstumsgeschwindigkeit der Epithelschicht des Epidermoids mit der der Haut nicht Schritt hält, da die abnorme abgekapselte Lage und der stets auf der Wand lastende Innendruck sehr wohl als hemmende Faktoren angesehen werden können. Histologisch fehlen schließlich dem Epidermoid Zellatypien u. dgl. völlig. Den Begriff Tumor erfüllen die Epidermoide erst dann, wenn ihr Wachstum unabhängig vom physiologischen Geschehen wird und sich in der Wand ein Carcinom entwickelt.

Wenn auch Epidermoide und Dermoide formalgenetisch sehr ähnlich sind, verdienen sie doch auch aus praktischen Gründen strenger, als dies oft geschieht, voneinander getrennt zu werden. Die Unterscheidung ist in Zweifelsfällen leicht durchzuführen: Die dünne Kapsel der Epidermoide besteht nur aus den Schichten der Epidermis (s. Abb. 34). Im meist dickeren Balg der Dermoide finden wir hingegen, zumindest an einzelnen Stellen, sämtliche Schichten der Haut — Epidermis, Cutis und Subcutis — und ihre Anhangsgebilde wie Haarfollikel, Talg- und Schweißdrüsen (s. Abb. 36, S. 423). Ein wesentlicher Unterschied liegt unseres Erachtens auch in der Lokalisation: Dermoide liegen fast ausschließlich als sog. „fissurale Dermoide" im Bereich der Naht- und Schließungslinien. Die ossären Epidermoide haben wohl auch ihre besonderen Vorzugslokalisationen, doch können aus diesen nur in einigen Fällen Beziehungen zur Nahtlinie abgelesen werden. Besonders deutlich tritt dies bei den Schädeldachepidermoiden zutage, die oft weitab von jeder Naht etwa im Zentrum des Scheitelbeines liegen (s. S. 417).

Theoretisch sind für die Genese ossärer Epidermoide auch Traumen in Betracht zu ziehen, die allerdings entsprechend schwer sein müssen, um eine Verlagerung von Epidermiskeimen zumindest unter das Periost zu bewirken. Bei den bisher mitgeteilten einschlägigen Fällen von DÖRING (1936) und GRAUMANN (1937) konnte unseres Erachtens der Zusammenhang mit dem Trauma nicht gesichert werden.

Die von GRAUMANN mitgeteilte Beobachtung betraf eine 30jährige Frau mit einem 100 g schweren ossären Epidermoid paramedian in der Hinterhauptsschuppe. Über die Schwere der Verletzung (Platzwunde nach Fall auf den Hinterkopf vor 15 Jahren) konnte aber von der Patientin nichts Näheres angegeben werden. Die paramediane Lage des Epidermoids neben der Schließungslinie ist eine Hauptstütze der Ansicht GRAUMANNs, daß das Epidermoid nicht einer embryonalen Keimverlagerung seine Entstehung verdankt. Unsere Zusammenstellung (s. Abb. 29, S. 417) ergibt aber, daß die Epidermoide der Hinterhauptsschuppe sich sogar in der Regel einseitig von der Mittellinie weg entwickeln.

Die Beurteilung eines eventuellen Zusammenhanges zwischen Trauma und ossärem Epidermoid wird daher immer mit großer Vorsicht vorzunehmen sein, da die Voraussetzung für die Entstehung eines solchen eine Epidermisverlagerung bis unter das Periost ist.

Häufigkeit. Nach den nicht genau übereinstimmenden Angaben im Schrifttum (RAND u. REEVES 1943; DE SALAMANCA u. LOPEZ-PORRUA 1954) wurden bisher etwa 250 Fälle von *intrakraniellen* Epidermoiden beschrieben. Als Mittelwert der relativen Häufigkeit unter den Hirntumoren können etwa 0,9 % (FINDEISEN u. TÖNNIS 1937) bis 1,5 % (ZÜLCH 1956) gelten. Die ossäre Lokalisation eines Epidermoids gilt dabei als eine der seltensten. Dem steht gegenüber, daß HENSCHEN (1955) die Zahl der Epidermoide der Schädelknochen mit etwa 60 in der Literatur beschriebenen Fällen angibt (vgl. auch Zusammenstellung von CUSHING 1922, BUCY 1935, MAHONEY 1936 und COURVILLE 1946). Selbst wenn man berücksichtigt, daß diese eigenartigen Läsionen wegen ihrer angenommenen Seltenheit wesentlich öfter als die sog. pialen Epidermoide beschrieben werden, die ja heute für Neurochirurgen und Pathologen keinen so außergewöhnlichen Befund mehr darstellen, geht daraus doch hervor, daß die ossären Epidermoide zu den häufigeren Erkrankungen der Schädelknochen zählen. In unserem Beobachtungsgut fanden wir sie etwa gleich oft wie die Hämangiome. Aus dem Schrifttum sammelten wir über 100 Fälle, zu denen wir 4 von 10 eigenen Beobachtungen hinzufügen konnten.

Außer den in der Folge noch gesondert erwähnten Arbeiten seien die von Haeggström (1916), de Castro (1921), Starke (1923), Marx (1926), Wertheimer (1928), Michail (1931), Pincus (1933), Gilbert u. Mitarb. (1934), Loepp (1934), Mangabeira-Albernaz (1935), Rosenwasser (1935), Couch (1936), Love u. Kernohan (1936), Gatti-Casazza (1937), Munro u. Wegner (1937), Rowbotham (1938), Alpers (1939), Bade (1939), Beutel (1939), Quade u. MckCraig (1939), Kooremann (1940), Panneton u. Roux (1941), Olsson (1942), Constans (1943), Schweingel (1944), Thornhill u. Anderson (1944), Rodino (1947), Givner u. Wigderson (1948), Adelstein (1949), Düben (1949), Krejci (1949), Thacker (1950), Meinertz (1952 und 1955), Oehlert (1952), Feld u. Guillaumat (1953), Pistolesi u. Ruffato (1954), Ott (1955) und Psenner (1956) erwähnt.

Alter und Geschlecht. Bei 85 Fällen unserer Zusammenstellung standen zur Zeit der Operation bzw. der Beobachtung $^1/_3$ aller Patienten im 3. Lebensjahrzehnt (s. Abb. 28). Eine Geschlechtsprädilektion zeigt sich bei den ossären und paraossären Epidermoiden nicht. Unter 89 Fällen waren 46 Männer und 43 Frauen betroffen.

Sitz. Die Verteilung nach dem Sitz bei 82 Fällen gibt Abb. 29 wieder. Besonders deutlich wird dabei die Bevorzugung einzelner Stellen. Weiterhin fällt auf, daß sich bei vorsichtiger Schätzung 80—90% aller ossären Epidermoide am Schädeldach finden. Es ist allerdings sehr schwierig, sich über die tatsächliche Häufigkeit der ossären (extraduralen) Epidermoide des Felsenbeins eine Vorstellung zu verschaffen. Einerseits sind sie oft nicht mit Sicherheit von Cholesteatosen zu trennen, andererseits werden sie manchmal nicht scharf von den pialen parapontinen Epidermoiden unterschieden, und manche Fälle laufen daher sicherlich unter Rubriken wie „Kleinhirnbrückenwinkeltumor" u. dgl.

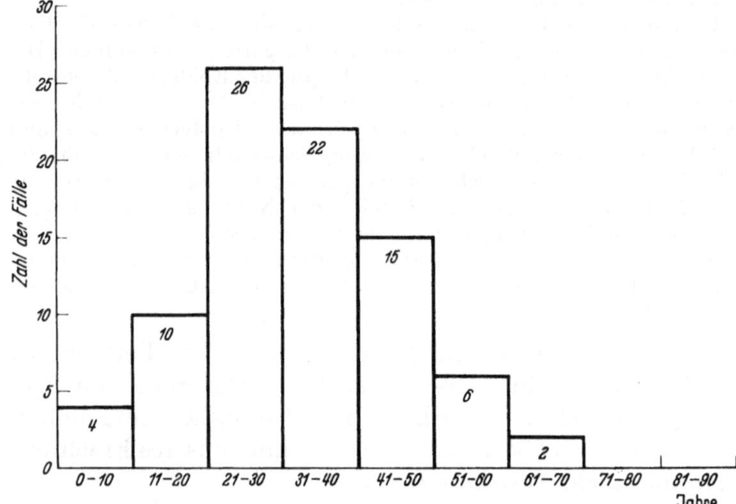

Abb. 28. Altersverteilung bei 85 Epidermoiden der Schädelknochen.

Am Stirnbein sitzen die Epidermoide mit besonderer Vorliebe am Torus supraorbitalis und hier auffallend oft links. Sehr häufig erzeugen sie an dieser Stelle nur verhältnismäßig kleine äußere Knochendefekte, liegen mit dem größeren Abschnitt aber intrakraniell, arrodieren in oft großer Ausdehnung das Orbitaldach und verdrängen den Bulbus (Pfeiffer u. Nicholl 1948; Gigglberger 1949). Diese Fälle wurden öfter auch als Epidermoide der Orbita beschrieben. Es dürfte jedoch keinem Zweifel unterliegen, daß die meisten Epidermoide in dieser Lage intra- bzw. paraossäre subperiostale und epidurale Formen sind. Daneben gibt es jedoch auch rein intraorbital zwischen Muskeltrichter und Periost liegende Epidermoide, bei denen keine Knochenveränderungen entstehen (s. S. 483). Nur selten brechen Epidermoide in die Stirnhöhle ein (Sack 1937, Uffenorde 1939), gewöhnlich sind sie von dieser durch eine dünne sklerosierte Knochenlamelle getrennt. Bei den wenigen Fällen, die als echte Stirnhöhlenepidermoide beschrieben wurden, und die von den auch hier vorkommenden Cholesteatosen zu trennen sind, handelt es sich ebenfalls um primär intraossäre Formen, die nur durch das Gegeneinanderwirken der Entwicklung der Stirnhöhle und der Vergrößerung des Epidermoids schließlich sekundär in die Stirnhöhle zu liegen kommen.

Etwa der Bereich des früheren Fonticulus sphenoideus stellt eine weitere Lieblingslokalisation der Epidermoide dar. Hier entwickeln sie sich, gedeckt vom Schläfenmuskel, oft zu beträchtlichen Größen, wie es unser Fall 603/52 zeigte:

Bei der 28jährigen, sonst gesunden Frau trat seit 5 Jahren — anfangs nur zeitweise — der linke Augapfel vor. Seit 2 Jahren bestanden Kopfschmerzen, zu denen sich in letzter Zeit Schwindelanfälle und Brechreiz gesellten. Seit $^1/_2$ Jahr entwickelte sich eine die Gesichtszüge entstellende Anschwellung seitlich vom linken Auge. Das Epidermoid war etwa hühnereigroß, hatte die seitliche Orbitalwand durchbrochen und erstreckte sich noch in den Jochbeinansatz hinein.

Die Schläfenbeinschuppe ist von den Knochen des Desmocraniums am seltensten betroffen. Am Scheitelbein sitzen die Epidermoide vor allem im Zentrum, viel seltener entlang der Pfeilnaht. Am Occiput gehen Epidermoide fast ausschließlich von der Squama

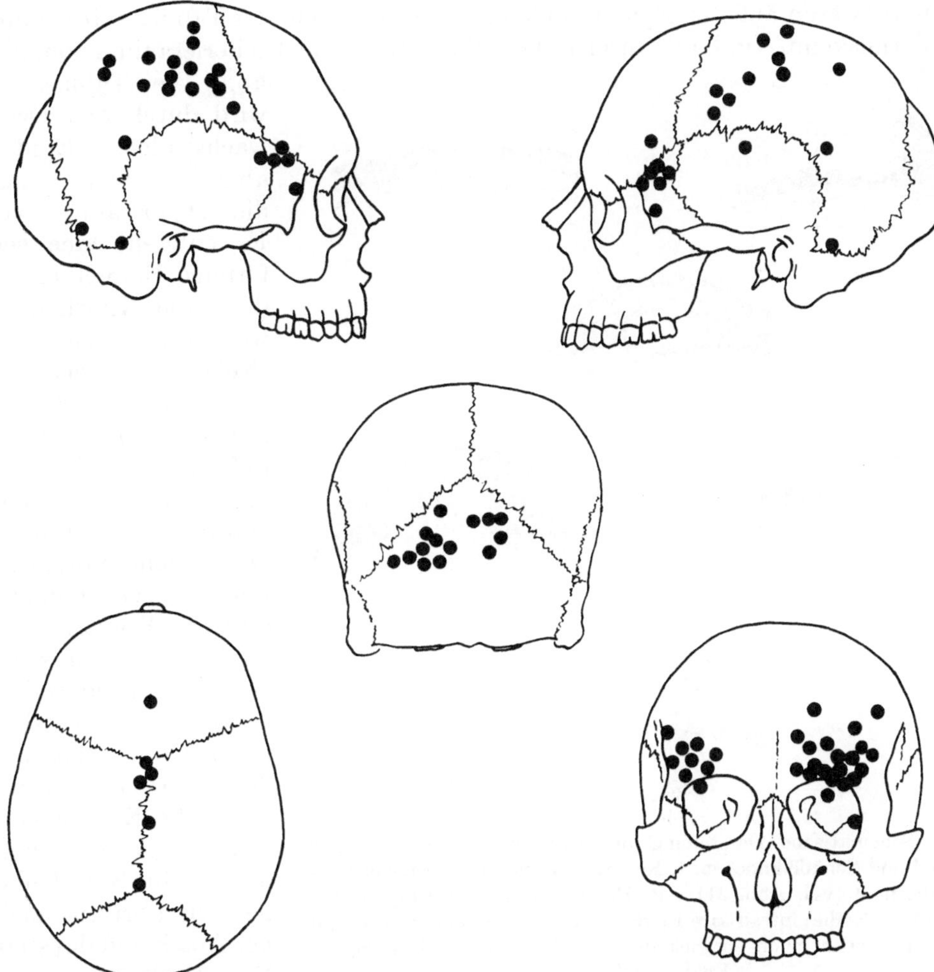

Abb. 29. Verteilungsschema bei 92 Epidermoiden des Schädeldaches.

occipitalis aus, wo sie beiderseits der Medianlinie liegend besonders groß werden können und wie in einem unserer Fälle bis zum Hinterhauptsloch reichen können.

An der Schädelbasis findet man Epidermoide fast ausschließlich im Felsenbein und gelegentlich auch im Warzenfortsatz (BERNHEIMER 1937 u. a.). Die ossären Epidermoide des Felsenbeins liegen in tiefen glattwandigen Höhlen stets extradural und erstrecken sich bald mehr nach der mittleren, bald mehr nach der hinteren Schädelgrube zu. FISHER und VOGEL (1951) beschrieben ein 7 : 4 : 4 cm großes Epidermoid der Felsenbeinspitze, das sowohl in die mittlere Schädelgrube als auch in den Kleinhirnbrückenwinkel ragte (vgl. auch JEFFERSON u. SMALLEY 1938).

Ergänzend sei noch hinzugefügt, daß vereinzelt auch Epidermoide am Gesichtsskelet, am Unterkiefer, extradural im Wirbelkanal und äußerst selten im Extremitätenskelet (HELLNER u. POPPE 1956) gefunden wurden. Die überwiegende Zahl aller ossären

Epidermoide liegt aber am Desmocranium, so daß man ohne große Einschränkung von einer für die Schädelknochen typischen Erkrankung sprechen kann.

Die **topischen Beziehungen der Epidermoide zu den Schädelknochen** sind besonders für den Operateur bedeutungsvoll (Abb. 30). Je nach der primären Lage des verlagerten Epidermiskeimes, aus dem das Epidermoid sich entwickelt, unterscheiden wir:

    a) äußere und innere paraossäre Epidermoide;

    b) intraossäre Epidermoide;

    c) sanduhrförmige Epidermoide.

Die paraossären äußeren Epidermoide entspringen einem der Tabula externa anliegenden Epidermiskeim. Im Laufe ihrer Entwicklung heben sie das Pericranium vom Knochen ab. Die Tabula externa wird durch den Druck des wachsenden Epidermoids abgebaut bzw. umgebaut, die Diploeräume veröden. Es entsteht eine schüsselförmige Eindellung im verdichteten Knochen mit etwas erhabenen Rändern. [Nebenbei sei erwähnt, daß auch über dem Pericranium gelegene Epidermoide noch tiefe Knochendellen erzeugen können, wie ein Fall von NORCROSS (1937) zeigt.] Der gleiche Vorgang spielt sich bei den inneren paraossären Epidermoiden ab (Abb. 31), die aus epidural gelegenen Epidermiskeimen hervorgehen, die sich aber meist mehr gegen das Schädelinnere zu entwickeln. (Ähnliche Knochenveränderungen, sogar Lückenbildungen im Schädeldach sahen wir übrigens mehrmals bei Arachnoidalcysten.) Die Entscheidung, ob es sich primär um ein paraossäres

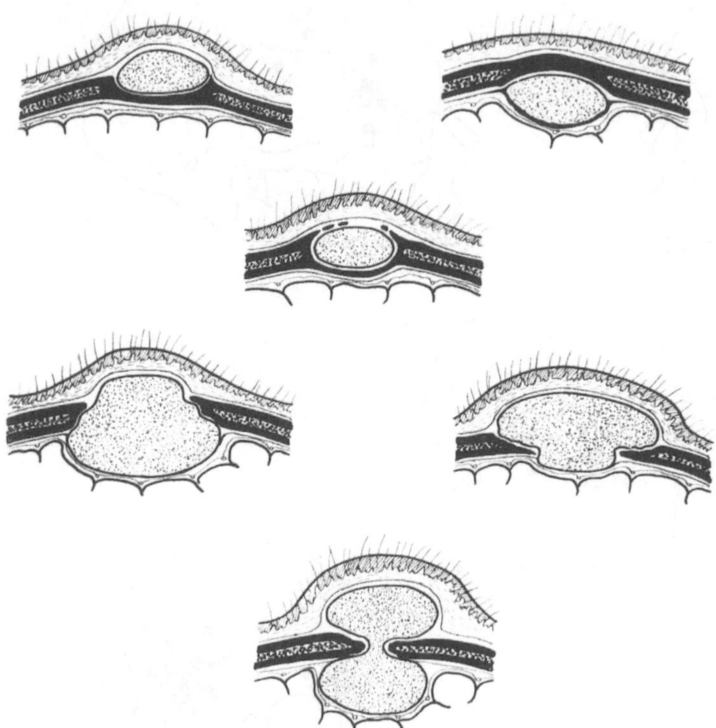

Abb. 30. Schematische Darstellung der Lagebeziehungen zwischen Epidermoid und Schädelknochen. 1. Reihe: äußeres und inneres paraossäres Epidermoid (vgl. Abb. 31); 2. Reihe: primär intradiploisches Epidermoid; 3. Reihe: intraossäre Epidermoide können sich vorwiegend nach außen oder innen entwickeln; 4. Reihe: sanduhrförmiges Epidermoid.

oder ein intraossäres Epidermoid handelt, kann bei größeren Bildungen dieser Art, die tiefere Usuren erzeugen oder die Tabulae völlig durchbrechen, schwierig oder sogar unmöglich sein.

Die intraossären Epidermoide entspringen aus versprengten Epidermiskeimen in der Diploe oder (?) den Tabulae. Sie durchbrechen den Knochen meist nach beiden Seiten. Die vom wachsenden Epidermoid von innen her arrodierte Knochenrinde kann in beschränktem Maße durch an der Außenseite neugebildeten Knochen ersetzt werden, wodurch flache „Auftreibungen" der Tafeln entstehen.

Es ist anzunehmen, daß die sanduhrförmigen Epidermoide sich aus einem sich zungenförmig durch den Knochen in die Tiefe erstreckenden, verlagerten Epidermiskeim entwickeln, der seine Verbindung mit der Haut verloren hat. Einen analogen Vorgang kennen wir bei den fissuralen Dermoiden, bei denen allerdings oft noch ein bindegewebiger Strang sich bis zu einer Einziehung in der äußeren Haut verfolgen läßt. Aus dem äußeren und inneren Ende des Epidermiskeimes entwickeln sich die durch einen schmalen Bindegewebsstrang in Verbindung stehenden Teile des Epidermoids. Der endokraniell gelegene Abschnitt kann dabei epidural liegen (BUCY 1935) oder, wie dies ein Fall von CRITCHLEY u. FERGUSON (1928) zeigte, sich auch innerhalb der Dura tief in die Hirnrinde einpressen.

Die Knochendefekte sind meist rundlich und weisen oft tiefgebuchtete, polycyclische Ränder auf. Wo die äußere und innere Tafel in gleich großem Umfang zerstört sind, sind die Knochenränder scharfrandig und wulstig verdickt. Ist nur eine Tafel völlig zerstört, so ist die andere meist papierdünn, durchlöchert oder besteht nur aus einzelnen von den Rändern vorspringenden Fragmenten oder schmalen, den Defekt überbrückenden Spangen, zwischen denen die Tumorkapsel sichtbar ist (Abb. 33).

Die *Entstehung der Knochendefekte* ist umstritten. BIRCH-HIRSCHFELD (1930) vertrat die Ansicht, daß eine primäre Aplasie des Knochens im Bereich der verlagerten Keime vorläge, der Defekt also nicht durch sekundären Knochenabbau entstünde. Sicher ist an der Stelle des versprengten Epidermiskeimes primär kein Knochengewebe gebildet worden, doch kann es sich hier nur um einen ganz kleinen Bereich handeln. Der eigentliche große Knochendefekt entsteht aber durch den Druck des sich langsam vergrößernden Epidermoids. Dafür sprechen auch die von ORLANDI (1922) durchgeführten histologischen Untersuchungen der Knochenränder sowie unserer Röntgenbefunde. Bei diesen zeigte sich, daß der Prozeß dort, wo er offenbar langsam fortschritt, durch einen sklerotischen Randsaum begrenzt war, während sich deutliche Zeichen des Knochenabbaus (Erweiterung der Diploeräume, einseitiger Schwund der Tabulae durch Druck-

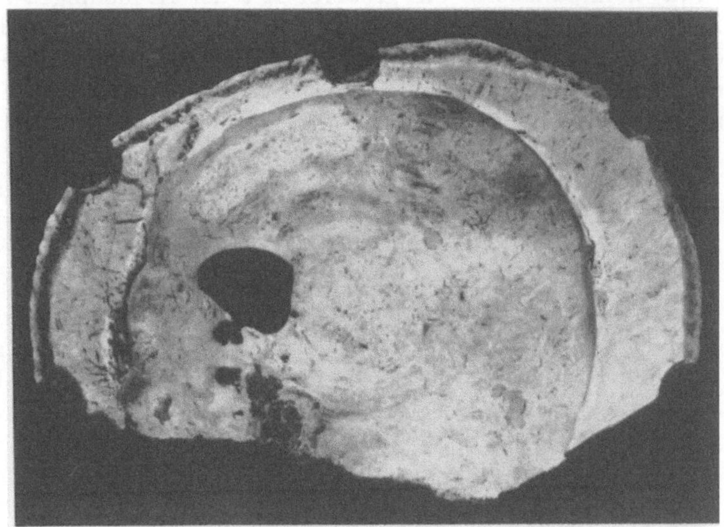

Abb. 31. Operationspräparat des Knochens über einem paraossären inneren Epidermoid. Man beachte die wallartig aufgeworfenen Knochenränder und die kleine Perforation. (Fall von Prof. GERLACH, Würzburg).

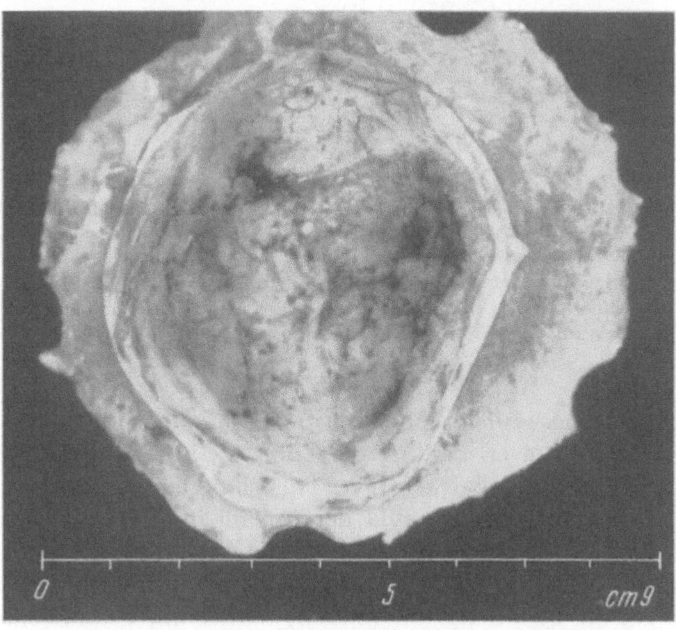

Abb. 32 (Fall 247/51). Operationspräparat eines großen Schädeldachepidermoids.

atrophie) dort fanden, wo das Epidermoid rascher gegen den Knochen vordrang. RAVELLI u. WINKLER (1957) erklären die Entstehung des zirkulären Randwalles (Abb. 31) durch Zug auf das Periost, durch das sich subperiostal entwickelnde Epidermoid. [Allerdings wurden solche Randwälle von NORCROSS (1937) auch bei unter der Galea und über dem Pericranium gelegenen Epidermoiden beschrieben.]

Morphologie. Das makroskopische Bild der Epidermoide ist so charakteristisch, daß der Chirurg meist sofort die Artdiagnose stellt. Die Kapsel des rundlichen, prallelastischen, gelegentlich auch fluktuierenden Gebildes ist dünn, zerreißlich und seidig glänzend. In der Kapsel liegen spärliche verzweigte Blutgefäße (Abb. 32). (Bei einem unserer Fälle [247/51], einem hühnereigroßen Epidermoid am Scheitelbein einer 16jährigen Frau, kommunizierte ein größerer Ast der A. meningea media mit den Kapselgefäßen.) Zerreißt die Kapsel, so treten aus dem Innern die charakteristischen, silbrig glänzenden, oft schalig geschichteten Massen aus. Meist haften diese geballten Hornschüppchen in den Randgebieten noch fester an der Kapsel, während sie im Innern sich in eine salbenartige oder ölige braune oder grünliche, mißfarbene, fettsäurereiche Masse umwandeln können, die reich an glimmerartig glänzenden Cholesterinkristallen ist. Haare u. dgl. wie bei Dermoiden werden in Epidermoiden nie gefunden. Besteht Kontakt mit der Dura, so ist die Kapsel mit derselben oft fest verwachsen und nur in Stücken lösbar. Auch vom Schädelknochen, besonders wenn dessen Ränder unterminiert sind, ist die äußere Hülle der Epidermoide oft schwierig zu trennen.

Die Größe der Epidermoide unterliegt beträchtlichen Schwankungen. Besonders mit dem Hauptanteil intrakraniell liegende Epidermoide können enorme Größen erreichen, bis sie klinisch manifest werden. So beschrieben Wotruba (1889) und Körner (1900), gänseeigroße Gebilde, Love u. Bailey (1940) ein solches von 200 g usw. [s. noch Pendergrass u. de Lorimier (1936) und Graser 1941]. Prof. J. Gerlach, Würzburg, überließ uns freundlicherweise das Operationspräparat eines apfelgroßen Schädeldachepidermoids, das

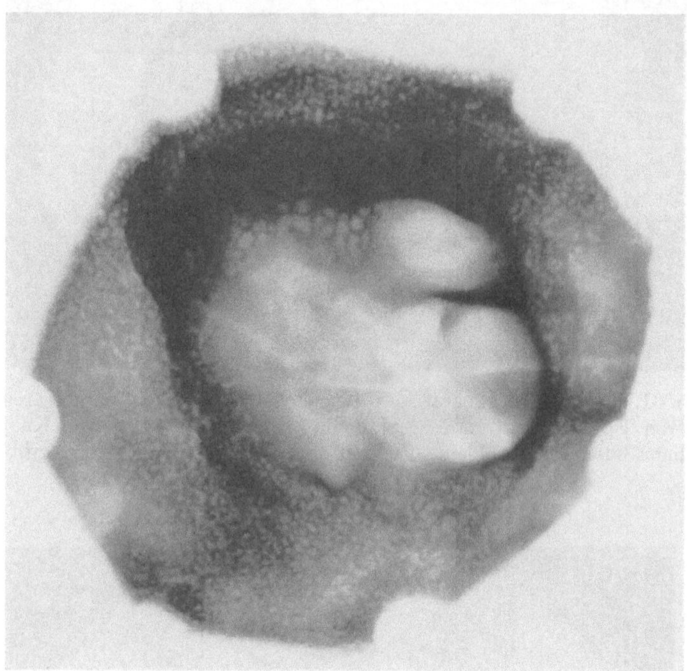

Abb. 33 (Fall 247/51). Röntgenaufnahme des in Abb. 32 dargestellten Operationspräparates. An einer Seite des Zerstörungsherdes ist der Knochenrand scharf begrenzt und sklerosiert, als Ausdruck, daß der Knochenabbau hier vorläufig zum Stillstand gekommen ist. An den anderen Randteilen fällt die Erweiterung der Diploeräume als Zeichen der Druckatrophie des Knochens auf. Im Zentrum der Zerstörungszone noch schattenhafte Reste der papierdünnen Tabula interna.

in der Tabula externa nur eine kleine Lücke erzeugt hatte (Abb. 31), aber extradural gelegen sich tief ins Hirn eingepreßt und eine beträchtliche Hirnrindenatrophie hervorgerufen hatte.

Das **histologische Bild** der Schädelepidermoide entspricht dem der sog. pialen Epidermoide völlig. Wir unterscheiden eine äußere parallelfaserige, gefäßführende Bindegewebskapsel, der sich nach innen die meist dünnen Schichten der Oberhaut, das Stratum germinativum (basale) spinosum, granulosum anschließen. In letzterem sind oft zahlreiche Keratohyalinkörnchen erkennbar (Abb. 34). Im Innern liegen die abgeschilferten Hornlamellen, durchsetzt von Cholesterinkristallen. In den Randgebieten um das Epidermoid kann man oft ganze Reihen von Fremdkörperriesenzellen beobachten. Auch rundzellige entzündliche Infiltrate sind nicht selten, besonders nach vorhergegangener Traumatisierung des Epidermoids.

Mit Rezidiven ist nach unvollkommener Entfernung der Kapsel immer zu rechnen. Rand u. Reeves (1943), berichteten über einen Mann, der mehrmals an einem rezidivierten Schädeldachepidermoid operiert wurde. Eine Osteomyelitis cranii verschlimmerte das Leiden, an dem der Mann schließlich starb. Autoptisch fand sich ein Plattenepithelcarcinom im Wundbereich. Sowohl bei diesem als auch einem von SPENCER (1930) und einem anderen von HAIG (1956) beschriebenen Fall wurden, bevor der Krebs entstand, mehrere chirurgische Eingriffe durchgeführt und über eine schlechte Wundheilung berichtet. Es könnte sich daher in diesen Fällen auch um Fistelkrebse gehandelt haben und nicht um eine spontane Entartung, wie sie HUG (1942) und HENKEL (1951) bei intrakraniellen, pialen Epidermoiden beschrieben.

β) Dermoide, Teratome.

Synonym verwendete Bezeichnungen. Dermoidcysten, Haarcysten, manchmal werden Dermoide auch Balg- oder Ölcysten genannt.

Die intrakraniellen Dermoide werden in diesem Handbuch bereits von ZÜLCH unter der Rubrik Mißbildungstumoren abgehandelt. An dieser Stelle soll nur kurz auf die außerhalb der Dura und unter der Galea gelegenen Dermoide eingegangen werden.

Geschichtliches. Über oder unter der Galea liegende Dermoide sind bereits im Schrifttum des frühen 19. Jahrhunderts gut bekannt. Besonders oft erwähnt wird der Fall Sir ASTLEY COOPERS (1818), den COURVILLE (1946) erneut abbildete. Nach COOPERS drastischer Darstellung soll die Neubildung so groß gewesen sein, daß bei dem betreffenden Mann der Hut kaum mehr den Kopf erreichte. Ältere Arbeiten und Übersichten des Schrifttums verdanken wir GIRALDES (1867), FEHLEISEN (1880), DUPLAY (1897) und BLAND-SUTTON (1903). Neuere kasuistische Mitteilungen und ausführliche Bearbeitungen dieses Themas stammen von NEW u. ERICH (1937), JONAS u. Mitarb. (1938), PAUNZ (1938), BEUTEL (1939), QUADE u. MCKCRAIG (1939), WEBER (1939), LASTHAUS (1943), RAND u. REEVES (1943), WALTNER u. KARATAY (1947), CZURDA (1948), SEIDEL (1955) u. a.

Häufigkeit, Alter und Geschlecht der Patienten. Als Mittelwert der relativen *Häufigkeit*

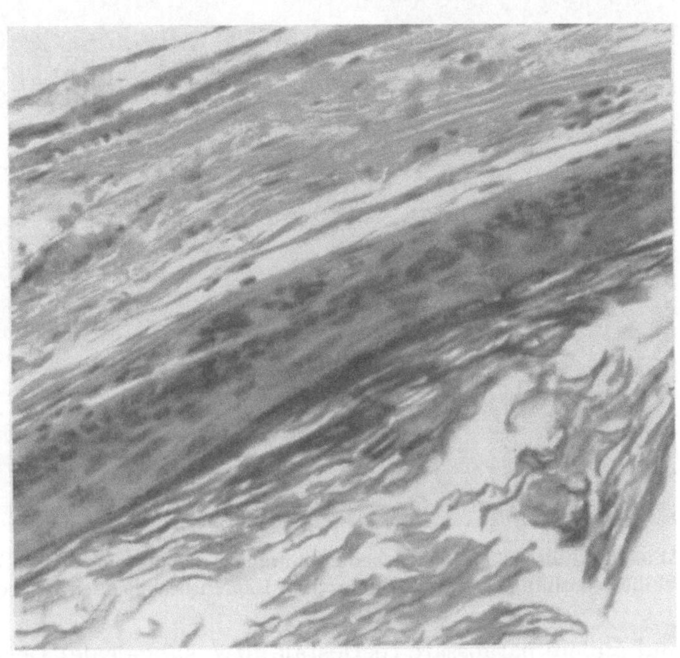

Abb. 34 (Fall 6574). Wand eines Epidermoids. Von oben nach unten: Bindegewebsschicht, Stratum germinativum, spinosum, granulosum und corneum, abgeschilferte Hornlamellen. (HE, 540×.)

unter den Hirngeschwülsten gibt ZÜLCH für die Dermoide 0,1 % an. Sie sind demnach also mehr als 10mal seltener als die Epidermoide. Nur ein kleiner Prozentsatz dieser Fälle liegt epidural, relativ häufig liegen aber Dermoide unter der Galea.

Die meisten Dermoide treten klinisch schon vor dem mittleren Lebensalter in Erscheinung, vereinzelte Fälle schon in früher Jugend. Eine Geschlechtsbevorzugung ist unseres Wissens nicht bekannt.

Sitz. Es wurde bei den Epidermoiden schon erwähnt, daß die Dermoide im Gegensatz zu den ersteren fast ausschließlich im Bereich der sog. Schließungslinien auftreten. COURVILLE (1946) unterscheidet eine „vordere Gruppe" der kraniellen Dermoide im Bereich des Auges und der Nase. Klinisch haben die sog. frontoorbitalen Dermoide der Augen-Oberkieferschließungslinie besondere Beachtung gefunden. Diese können beträchtliche Größen erreichen und zerstören oft gleichzeitig an mehreren Stellen die Schädelkapsel im äußeren oberen Orbitalwinkel und der Schläfengrube (vgl. NEW u. ERICH 1937, STENDER 1937, KRAYENBÜHL u. SCHMID 1943 u. a.).

Zur „sagittalen Gruppe" gehören die meist außen am Schädeldach unter der Galea gelegenen Dermoide. Sie sollen häufiger im Bereich der ehemaligen großen als der kleinen Fontanelle liegen. In der Mittellinie am Hinterhaupt gelegene Dermoide pflegen sich häufiger intrakraniell als extrakraniell zu entwickeln. Schließlich kommen Dermoide gelegentlich im Warzenfortsatz vor. Dargent (1950) sah ein Dermoid am Warzenfortsatz bei gleichzeitig bestehendem Parotistumor der gleichen Seite bei einer 32jährigen Frau; [vgl. weiter Watanbe (1938).] Sehr selten dürften extradurale primär ossäre Dermoide der Schädelbasıs sein. In unserem Beobachtungsgut liegt von dieser Form ein Fall (5087/56) vor. Das fast hühnereigroße Dermoid hatte bei einem 20jährigen Mann die Spitze des rechten Felsenbeins völlig zerstört und das Ganglion Gasseri von unten her

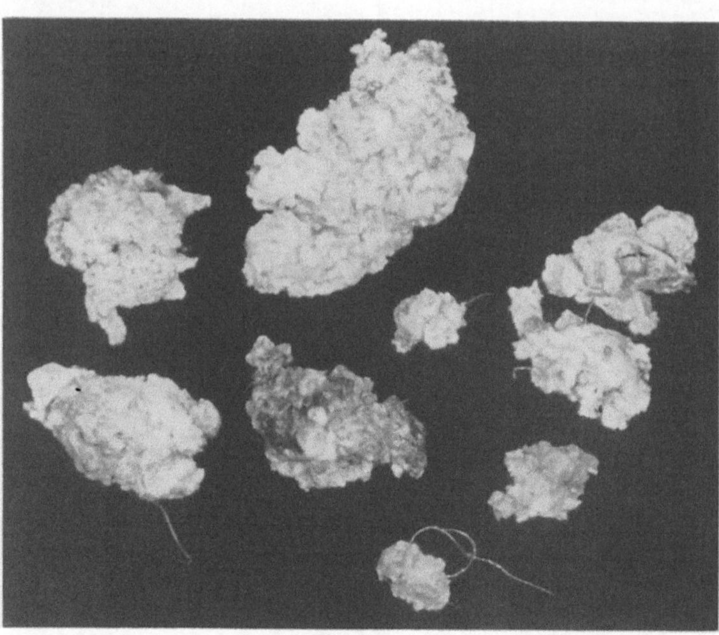

komprimiert. Klinisch und röntgenologisch entsprach das Dermoid völlig einem Trigeminusneurinom. Es bestanden eine hochgradige Atrophie einer Gesichtsseite sowie Kau- und Schluckstörungen.

Makroskopisches Bild und Verhalten zum knöchernen Schädel. Wie bei den Epidermoiden kennen wir bei den Dermoiden rundliche, knollige Gebilde oder Zwerchsackformen. Die Kapsel der Dermoide ist meist etwas dicker, der Inhalt entweder weiß, bröckelig und von einzelnen oder zahlreichen Haaren durchsetzt (Abb. 35) oder ölig, schmierig, salbenartig und mißfarbig. Wir unterscheiden auch hier innere paraossäre (epidurale)

Abb. 35 (Fall 5087/56). Bröckelig schuppiger Inhalt eines aus abgeschilferten Hornmassen und vereinzelten Haaren bestehenden Dermoids.

und äußere paraossäre (periostale bzw. subgaleale) Dermoide, doch ist uns kein Fall eines primären intradiploischen Dermoids bekannt. Relativ häufig sind bei den Dermoiden die Zwerchsackformen. Meist entwickelt sich aber nur eine Hälfte vollständig. So ist bekannt, daß sich bei subgalealen Dermoiden oft ein bindegewebiger Stiel durch das Schädeldach bis unter die Dura verfolgen läßt. In der hinteren Schädelgrube liegende Dermoide hängen oft durch einen mit einer Nabelschnur vergleichbaren Bindegewebsstrang mit der äußeren Haut zusammen. Die Haut kann an solchen Stellen trichterförmig eingezogen und pigmentiert sein. Auch kann der Bindegewebsstrang hohl und sondierbar sein und als Eintrittspforte von Erregern dienen (vgl. Logue u. Till 1952, Obrador 1954).

Für die Form und Entstehung der Knochendefekte gilt im wesentlichen das bei den Epidermoiden Gesagte. Auch bei den Dermoiden kennen wir flache Dellen mit erhabenen Rändern am Schädeldach (Fall 6821: Dermoid im Bereich der großen Fontanelle bei 2jährigem Mädchen), bleistiftdicke röhrenförmige Öffnungen, durch die der Mittelteil bei der Zwerchsackform ragt, und schließlich große Knochendefekte mit polycyclischen, leicht verdickten und sklerosierten Rändern, besonders bei frontoorbitalen Dermoiden (Fall 1521/52: großer Defekt im lateralen Orbitaldach bei einer 23jährigen Frau).

Feinbau. Die Wand der Dermoide besteht aus allen Schichten der Haut, zu denen noch — nicht überall — Haarfollikel, Talg- und Schweißdrüsen kommen (Abb. 36). Das Innere ist wie bei den Epidermoiden von abgeschilferten Hornmassen erfüllt.

Teratome, die Beziehungen zu den Schädelknochen zeigen, sind sehr selten. Gelegentlich können intrakranielle, maligne Teratome in die Schädelknochen einwachsen. Seltene Einzelbeobachtungen bei Feten und Neugeborenen, bei denen sich statt ganzer Schädel- und Hirnteile riesige, oft tridermale Teratome finden, stellt HENSCHEN (1955) zusammen. Einen der eindrucksvollsten Fälle teilten LOVETT u. COUNCILMAN (1897) mit.

Bei einem 3 Wochen alten Kind wurde ein cystisches, tridermales Hodenteratom entfernt. Nach mehreren Monaten entwickelte sich parietal eine pflaumengroße Schwellung, die einem epidural gelegenen Teratom entsprach, das die Schädelkapsel durchbrochen hat. Beim Tod des Kindes hatte der mit der Dura fest verwachsene Tumor fast Kopfgröße und ein Gewicht von 1320 g erreicht. Histologisch handelte es sich wiederum um ein cystisches Teratom.

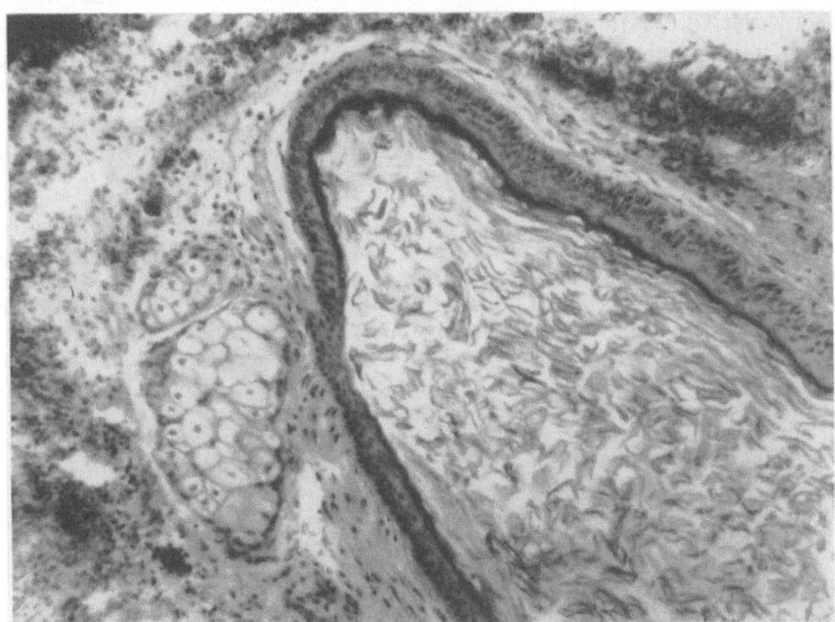

Abb. 36 (Fall 6858). Aus einem Dermoid der Felsenbeinspitze. Im Zentrum abgeschilferte Hornlamellen umgeben von den Schichten der Haut und Talgdrüsen. (HE, 144×.)

Ähnliche Fälle werden von ARNOLD (1868), RATHCKE (1938) und DÉNES (1940) mitgeteilt (vgl. HENSCHEN 1955).

Im übrigen sei auf die Ausführungen von WILLIS (1951 und 1953) und ZÜLCH in diesem Handbuch verwiesen. Über Orbitalteratome s. S. 483. Über Teratome des Nasenrachenraumes siehe die Lehrbücher der Rhinologie.

2. Bösartige Formen.

a) Osteosarkome.

Synonym verwendete Bezeichnungen. Osteoplastische Sarkome, osteogene Sarkome, Osteofibrosarkome, Osteo-Osteoidsarkome, Osteochondrosarkome, Osteomyxosarkome, osteolytische osteogene Sarkome, Chondroidsarkome, sklerosierende Knochensarkome usw.

Geschichtliches. Die Osteosarkome sind schon in der Zeit vor JOHANNES MÜLLER und VIRCHOW gut bekannt gewesen. VIRCHOW sprach von „bösartigen Osteoiden“, die er in „Osteoidchondrome“ und „Osteoidsarkome“ unterteilte. Eine ausgezeichnete ältere Abhandlung über die Knochensarkome stammt von M. B. SCHMIDT (1900). Bei GRÜNBERG, der 1897 zwei Fälle von „perforierendem Sarkom“ des Schädels beschrieb, findet sich eine Zusammenstellung der wenigen Mitteilungen über Schädelsarkome aus dem vorigen Jahrhundert. Vielfach wurden die Schädelknochensarkome damals auch als „Schädelkrebse“ bezeichnet und vom „Fungus durae matris“, d. h. den Meningeomen nicht scharf geschieden. Auch glaubte man, daß der Ursprung der „Schwammgewächse“ der harten Hirnhaut in die Schädelknochen selbst zu verlegen sei. Einen ausführlichen Überblick über das ältere und neuere Schrifttum gibt HERZOG (1944). Die scharfe Abgrenzung der Osteosarkome von den Chondrosarkomen, Fibrosarkomen und malignen Riesenzelltumoren ist das Ergebnis der Forschungen der letzten Jahrzehnte und wird in den betreffenden Kapiteln kurz besprochen.

Allgemeines. Die verwirrende Fülle der Bezeichnungen beruht vor allem auf der Vielgestaltigkeit des histologischen Bildes. Besonders oft und von den anglo-amerikanischen Autoren fast ausschließlich wird die Bezeichnung *osteogenes Sarkom (,,osteogenic sarcoma")* verwendet. Mit mehreren anderen Verfassern möchten wir diese Benennung ablehnen, da sie zur Ursache vielfacher Mißverständnisse geworden ist. Einzelne Autoren verstehen unter osteogenem Sarkom nämlich nur osteoplastische Sarkome, während andere hingegen jede vom Knochen ausgehende maligne Geschwulst — also auch Chondrosarkome und Fibrosarkome — dazu zählen.

Hier soll ausschließlich die alte Bezeichnung Osteosarkom Anwendung finden. Wir verstehen unter Osteosarkom ein osteoplastisches Sarkom, d. h. eine bösartige mesodermale Geschwulst, die Knochengewebe oder knochenähnliches Gewebe bildet. Diese Differenzierung kann auch über den Umweg einer vorhergehenden Bildung von Knorpel oder knorpelähnlicher Substanz vor sich gehen und teilweise auf dieser Stufe stehenbleiben.

Nach ihrem Sitz können wir 2 Gruppen von Osteosarkomen des Knochens unterscheiden, nämlich (seltene) periostale und (häufige) zentrale.

Die *periostalen Osteosarkome* wurden als eigene Gruppe erst durch die Forschung der letzten Jahre näher bekannt. Im Gegensatz zur zentralen Form soll es sich um langsam wachsende Geschwülste handeln, die breitflächig der Corticalis — meist des Femurs und anderer langer Röhrenknochen — aufsitzen. GESCHICKTER u. COPELAND nannten sie noch 1951 ,,parosteale Osteome", wiesen aber schon damals darauf hin, daß Rezidive und Metastasen trotz des langsamen Wachstums vorkommen können. DWINELL u. Mitarb. sprechen daher 1954 bereits von ,,parostealen oder iuxtacorticalen osteogenen Sarkomen", während SCAGLIETTI u. CALANDRIELLO (1955) diese Geschwulstgruppe ,,parosteale ossifizierende Sarkome" nennen. LICHTENSTEIN betont 1956 den periostalen Ursprung und spricht von ,,periostalen, osteogenen Sarkomen". Am Schädel sind unseres Wissens noch keine einschlägigen Fälle beschrieben worden, außer man will die von TURNER u. CRAIG (1941) u. a. beobachteten Osteosarkome der Meningen zu den periostalen Formen zählen.

Die *zentralen Osteosarkome* gehen vom knochenbildenden Gewebe (Endost) der Markräume und der Haversschen Kanäle aus. Diese Osteosarkome sind die häufigsten primären malignen Knochengeschwülste. Es handelt sich durchweg um rasch wachsende, hochmaligne, früh metastasierende Gewächse, die vorwiegend distal im Femur, proximal in der Tibia und im Humerus vorkommen, aber auch sonst fast an allen Skeletteilen, unter anderem an den Kiefern, auftreten. Sie zerstören rasch die Knochenrinde, heben das Periost ab, durchwuchern es und wachsen schrankenlos auch in die Weichteile und Gelenke vor. In vielen Fällen bestehen bereits Lungenmetastasen, wenn die Patienten zur Aufnahme kommen.

Osteosarkome bei Morbus Paget werden S. 444, nach Röntgen- oder Radiumbestrahlung S. 448 besprochen. Osteosarkome entwickeln sich gelegentlich auch auf dem Boden einer Myositis ossificans. VANDENBERG u. COLEY beschrieben einen einschlägigen Fall am Schädel (18jähriger Mann, Tumor der Schläfengegend, Tod an Lungenmetastasen). Schließlich sei noch auf die *osteoplastischen Sarkome der extraskeletalen Weichgewebe* hingewiesen, die kürzlich zusammenfassend von FINE u. STOUT (1956) beschrieben wurden.

Nähere Einzelheiten über die Osteosarkome sind den Arbeiten von HERZOG (1944), COLEY (1949), GESCHICKTER u. COPELAND (1949), HELLNER (1950), ALBERTINI (1955), COVENTRY u. DAHLIN (1957) und GOIDANICH (1957) zu entnehmen.

Osteosarkome des Schädels.

Häufigkeit. Wenn auch die Osteosarkome als die — abgesehen vom multiplen Myelom — häufigsten bösartigen primären Knochengeschwülste gelten, so sind sie doch am Schädel sehr selten. Bisher wurden kaum 20 Fälle näher beschrieben. GESCHICKTER (1936) sah unter 500 primären Knochensarkomen 8 ,,varieties of osteogenic sarcoma" am Schädel. [CHRISTENSEN (1925) fand unter 441 ,,osteogenic sarcomas" 8 am Schädel]. DAHLIN (1957) sah unter 469 Osteosarkomen 3 am Schädel. CAMP soll nach einer Mitteilung GARLANDs (1945) in einem großen Krankengut nur 4—5 Fälle gesehen haben. Vier weitere Beobachtungen werden von VANDENBERG u. COLEY (1950) beschrieben. Einzelfälle werden von BECK (1925), SEIFERTH (1927), GARLAND (1945), EGGSTON u. WOLFF (1948), DANDY (1949), HENSCHEN (1955), LEITHOLF (1956), LINDGREN (1956) und KLEINSASSER u. ALBRECHT (1957) beobachtet und beschrieben.

Alter und Geschlecht der Patienten. Aus allen Statistiken geht hervor, daß diese Geschwülste besonders zwischen dem 10. und 25. Lebensjahr häufig sind, aber auch später noch öfter angetroffen werden (Osteosarkome bei Morbus Paget treten hingegen durchweg erst später auf, s. S. 446). Das männliche Geschlecht ist etwa doppelt so häufig betroffen wie das weibliche (vgl. PRICE 1956).

Sitz. Soweit aus den wenigen Berichten zu entnehmen ist, kommen Osteosarkome des Schädels besonders an der Calvaria vor. Wir beobachteten je einen Fall am Stirnbein und Keilbein.

GARLAND (1945) beschrieb ein Osteosarkom am Os occipitale. Die Beobachtung betraf einen 17jährigen Mann, bei dem sich seit 2 Monaten tief am Hinterhaupt ein Knoten entwickelte. Dieser wurde unter der Annahme, es handle sich um ein Osteochondrom, abgetragen, zeigte aber bereits 8 Wochen später wieder einen Umfang von 8 cm. Bei der zweiten Operation erwies sich, daß der Tumor bereits in die Nackenmuskulatur eingewachsen war. Trotz einer guten Erholung wurde die Prognose als infaust angesehen.

Schließlich muß noch auf die wenigen bekannten Fälle von *primär multiplen Osteosarkomen* verwiesen werden, bei denen ebenfalls manchmal eine Beteiligung des Schädels beobachtet wurde (GOLDSTEIN u. WEXLER 1934; SILVERMAN 1936; ACKERMAN 1948; HALPERT u. Mitarb. 1949; LICHTENSTEIN 1952; MIGNANI 1954).

Makroskopisch sind die Osteosarkome diffus infiltrierend und destruierend in das Hirn und die Weichteile einwachsende Geschwülste. Das Bild ist recht wechselvoll, es kann sich um graurötliche markige Gewächse mit spärlichen Knochen- oder Knorpelinseln handeln oder solchen, die bröckeligen oder morschen Knochen gleichen, und anderen, die wiederum sulzig oder mehr knorpelartig erscheinen.

Feinbau. Das histologische Bild (Abb. 37) variiert in den Einzelheiten beträchtlich, was sich schon in der Vielzahl der Kombinationsbezeichnungen ausdrückt. Ein wesentliches und regelmäßiges Merkmal ist immer die verschieden stark ausgeprägte Tendenz des Geschwulstgewebes, neues Knochengewebe zu bilden, was in einem fallweise außerordentlich stark wechselnden Ausmaß und in ungleichmäßiger Vollkommenheit gelingt.

Das Grundgewebe entspricht einem vorwiegend spindelzelligen, sehr polymorphen und mitosenreichen Mesenchym. Beim sog. osteolytischen Typ — der einem Fibrosarkom noch weitgehend gleichen kann —, zeigen sich meist nur Inseln, in denen das faserige Zwischengewebe zu Osteoid verdichtet ist (Abb. 37a und b). Von diesen Formen gibt es einen graduellen Übergang bis zu solchen, bei denen die Neubildung unreifen und unregelmäßig verkalkten Knochengewebes ganz im Vordergrund steht („sklerosierender Typ" der Radiologen oder „osteoplastisches Sarkom"). Unterschiede im biologischen Verhalten der einzelnen histologischen Typen konnten bis jetzt nicht ermittelt werden. Das histologische Bild wechselt auch örtlich in einer gegebenen Geschwulst stark. Die Entwicklung neuen Knochengewebes findet schließlich in den meisten Fällen auch über den Umweg der vorherigen Entwicklung knorpelähnlicher Gewebe statt. Dieser „Tumorknorpel" zeigt ebenfalls alle Zeichen der Unreife und einer unregelmäßigen Verkalkung und kann an einzelnen Stellen sich offenbar direkt in Tumorknochen umwandeln (Abb. 37c). Von diesem geschwulsteigenen Knochengewebe sind die reaktiven Neubildungen des Altknochens, die meist in Form der sog. Spiculae auftreten, zu unterscheiden. Bei manchen Osteosarkomen steht schließlich die Knorpelneubildung so im Vordergrund, daß — im Gegensatz zu den fibroplastischen und osteoplastischen — von chondroplastischen Typen gesprochen wurde. Stets ist aber daneben — im Gegensatz zu Chondrosarkomen — die Differenzierung knochenähnlichen Gewebes zu erkennen. [Von theoretischem Interesse wäre es, zu wissen, ob auch bei Osteosarkomen der Belegknochen (Schädeldach) eine Tumorknorpelentstehung zu beobachten ist. DAHLIN (1957) fand am Schädeldach nur die fibroplastische und die osteoplastische Variante.] Die verschiedenen Differenzierungsformen der Osteosarkome werden in einer Studie ALBERTINIs (1955) ausführlich behandelt. Die Abgrenzung gegen die Umgebung ist bei diesen Geschwülsten völlig unscharf. Oft findet man weithin die Havers'schen Kanäle bereits von Geschwulstgewebe erfüllt (Abb. 37 d). Auch Einbrüche in Gefäße sind nicht selten zu sehen. Von den sekundären Veränderungen stehen Nekroseherde, oft

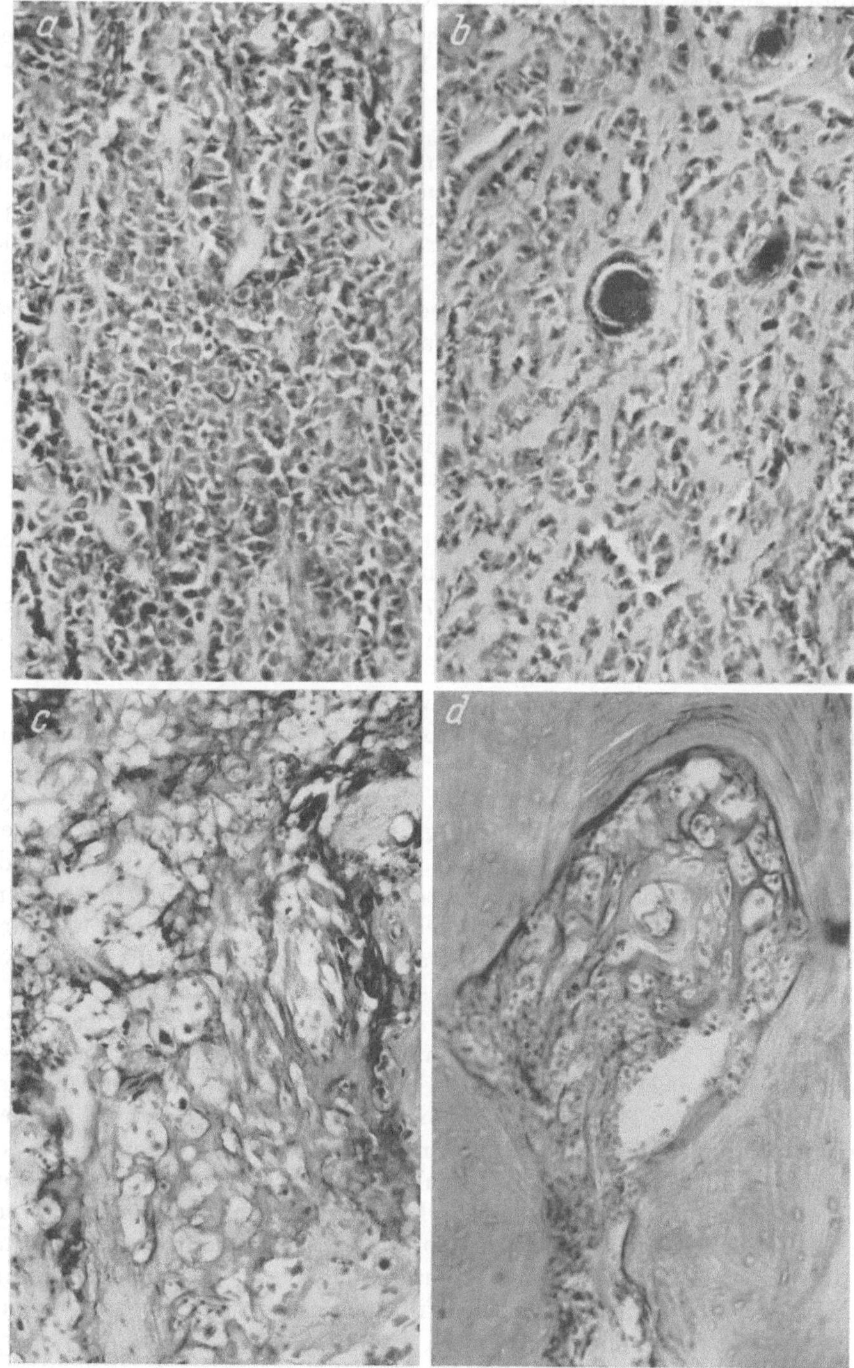

Abb. 37 a—d (Fall 1776). Verschiedene Ausschnitte aus einem Osteosarkom des Stirnbeines. a Sehr zelldichte Wucherung polymorpher Tumorzellen. Angedeutete Tendenz zur Bildung osteoiden Gewebes. (HE, 144×.) b Reichlich osteoides Gewebe in Strang- und Bälkchenform zwischen den Geschwulstzellen. (HE, 144×.) c Regellose Mischung unreifer chondroider und osteoider Partien, ein in Osteosarkomen charakteristisches und häufiges Gewebsbild. (HE, 144×.) d Einwuchern eines Geschwulstzellzapfens in die Markräume des Altknochens. (HE, 98×.)

beträchtlichen Umfanges, in denen es auch zu Blutungen gekommen sein kann, im Vordergrund.

Rezidive und Metastasen. Neben den undifferenzierten Rundzellsarkomen vom Typ der Ewing-Sarkome sind die Osteosarkome die bösartigsten Knochengeschwülste. DAHLIN (1957) gibt 19% Fünfjahresheilungen und 15% Zehnjahresheilungen an, liegt mit diesen Angaben aber fast doppelt so hoch wie die Mehrzahl der anderen Autoren. Die Überlebenszeiten überschreiten kaum einmal die Dreijahresgrenze. Am Schädel können Osteosarkome durch ihr lokales Wachstum — nach GESCHICKTER (1935) aber meist schon vorher durch Metastasierung — zum tödlichen Ende führen. Die Metastasierung erfolgt überwiegend auf dem Blutweg in die Lungen. Lymphknotenmetastasen sind selten und wurden unseres Wissens bei Osteosarkomen des Schädels nur einmal von VANDENBERG u. COLEY (1950) gesehen. [Gelegentlich kommen bei Osteosarkomen auch Hirnmetastasen vor (HARDING u. COURVILLE 1934).]

b) Chondrosarkome.

Synonym verwendete Bezeichnungen. Chondro-myxo-, Chondro-fibro-Sarkome und eine Reihe ähnlicher Kombinationsbezeichnungen. Chondroplastische Sarkome, Chondroidsarkome, metastasierende Chondrome, Enchondroma malignum.

Geschichtliches. Sicherlich zählen manche der im älteren Schrifttum als Chondromxyosarkome, Myxosarkome usw. bezeichneten Tumoren zu den Chondrosarkomen, wenn auch heute oft nicht mehr zu entscheiden ist, ob es sich nicht um die chondroplastische Spielart der Osteosarkome gehandelt hat.' Gestützt auf Erfahrungen der orthopädischen Chirurgie (PHEMISTER 1930, EWING 1938, JAFFE u. LICHTENSTEIN 1943) werden heute die Chondrosarkome von anderen Knochengeschwülsten besonders von den Osteosarkomen als eigener, wohlumschriebener Gewächstyp getrennt.

Zu den älteren Mitteilungen über Chondrosarkome am Schädel zählt die Arbeit SCHWERDTFEGERs über Chondrosarkome der Nasennebenhöhlen aus dem Jahre 1911. Neuere Berichte über Chondrosarkome des Schädels, die histologisch fundiert sind, verdanken wir unter anderem GESCHICKTER (1936), LIST (1943) und KRAUTZ u. GAY (1953). WEBER berichtete bereits 1866 über den ersten Fall einer malignen Entartung eines Chondroms bei Chondromatose.

Allgemeines. Chondrosarkome sind bösartige Gewächse, die sich aus wuchernden Zellen zusammensetzen, die in mehr oder weniger vollkommener Weise Knorpelgrundsubstanz bilden. Im Gegensatz zu Osteosarkomen findet nie eine Neubildung knochenähnlicher Substanzen in Chondrosarkomen statt.

Chondrosarkome waren nach PHEMISTER (1948) 7,6% aller primären malignen Knochengeschwülste der *Registry of Bone Sarcoma* des *American College of Surgeons.* Aus der Zusammenstellung von DAHLIN u. HENDERSON (1956) geht hervor, daß Chondrosarkome bei Männern etwa doppelt so häufig wie bei Frauen sind. Die Mehrzahl aller Erkrankten sind zwischen 20 und 60 Jahre alt, ohne daß sich innerhalb dieser Zeitspanne eine Bevorzugung eines Jahrzehntes erkennen ließe. In 84% von 212 Fällen saßen die Chondrosarkome am Skelet des Stammes (Becken, Rippen, Wirbelsäule) und in den proximalen Teilen des Oberarms und Oberschenkels, also nahe der Körperachse. Wie bei den Fibrosarkomen und Osteosarkomen werden auch bei den Chondrosarkomen „zentrale", in den Markhöhlen entstehende und „periostale" Formen nach ihrem primären Sitz unterschieden. Ähnlich wie bei den Osteosarkomen gibt es auch Chondrosarkome, die unabhängig vom Skelet in den Weichteilen entstehen (STOUT u. VERNER 1958).

Die Chondrosarkome zählen zu den bösartigen Knochengeschwülsten mit relativ günstiger Prognose, bei denen durch eine rechtzeitige radikale chirurgische Behandlung ein hoher Prozentsatz von Heilungen erzielt werden kann. Die Malignität der Chondrosarkome liegt nämlich mehr in ihrem lokalen invasiven Wachstum, während sie relativ selten und spät Fernmetastasen setzen. Es gibt dabei allerdings unter den Chondrosarkomen alle Übergänge zwischen eben nicht mehr als gutartig zu bezeichnenden Formen mit langsamem Wachstum und rasch wuchernden Typen. Erst Jahre nach einer anscheinend radikalen Operation auftretende Lokalrezidive sind relativ häufig, so daß DAHLIN u. HENDERSON (1956) eine 10jährige Beobachtungszeit verlangen, bis man von einer Heilung sprechen kann. Bekannt ist schließlich die Neigung der Chondrosarkome, lange Geschwulstzapfen in die Venen vorzuschieben, die sogar bis in das Herz und die Lungen reichen können (Ernst 1900, Kósa 1929 u. a.).

Ziemlich übereinstimmend wird angenommen, daß das Muttergewebe der Chondrosarkome Knorpelzellen sind. Eine wesentliche Rolle bei der Entstehung von Chondrosarkomen dürften nicht ossifizierte bzw. bei der Entwicklung des Skelets nicht aufgebrauchte Knorpelreste sein, wie sie seit den Untersuchungen Scherers (1928) bekannt sind. Als gesichert kann heute gelten, daß Chondrosarkome auch aus dem Knorpelgewebe von Chondromen und Osteochondromen entstehen, sei es, daß diese solitär oder im Rahmen einer generalisierten Erkrankung (s. S. 387) aufgetreten sind. Bei der hereditären Osteochondromatose (s. S. 388) sollen sich nach Jaffe (1943) in mehr als 11% der Fälle ein oder mehrere Chondrosarkome entwickeln. Chondrosarkome, bei denen die Entstehung aus einem Chondrom oder Oestochondrom nachweisbar ist, werden als „sekundäre Chondrosarkome" der primären Form, bei der solche Beziehungen nicht zu ermitteln sind, gegenübergestellt. Diese Unterteilung hat insofern nur theoretischen Wert, als die Entstehung eines Chondrosarkoms aus einem solitären Chondrom (Enchondrom) kaum nachweisbar sein wird, zumal die Geschwulst erst dann manifest wird, wenn sie eine gewisse Größe überschreitet.

Ausführliche Beschreibungen der Chondrosarkome finden sich im neueren Schrifttum bei Coley (1949), Geschickter u. Copeland (1949), Lichtenstein (1952), O'Neal u. Ackerman (1952), Coley u. Higinbotham (1954), Dahlin u. Henderson (1956) und Goidanich (1957).

Chondrosarkome des Schädels.

Über Chondrosarkome des Schädels liegen nur wenige Berichte vor. Überblickt man allerdings die Mitteilungen über Knorpelgeschwülste der Schädelbasis (s. S. 390), so würde man nach den heute für die Diagnose ausschlaggebenden histologischen Kriterien manche der als Chondrom beschriebenen Tumoren als Chondrosarkom bezeichnen. Die genaue Differentialdiagnose gewinnt erhöhten Wert, wenn man berücksichtigt, daß bei gewöhnlichen Chondromen durch die Operation Heilungen oder zumindest sehr lange Überlebenszeiten erzielt werden können, während bei Chondrosarkomen an der Schädelbasis mit einem rasch auftretenden Rezidiv und dem baldigen Tod des Erkrankten zu rechnen ist.

Alter und Geschlecht der Erkrankten, Sitz und Wachstum der Chondrosarkome am Schädel. Auch bei den Chondrosarkomen am Schädel scheinen, soweit dies aus den wenigen Berichten zu ersehen ist, Männer häufiger als Frauen betroffen zu sein und etwa die Lebensmitte bevorzugt zu werden. Über ein nach ihrer Ansicht vom Reichert'schen Knorpel ausgegangenes Chondrosarkom bei einem 4 Wochen alten Säugling berichteten Prewitt u. Brentan (1942). Nach ihrem Sitz können wir ebenso wie bei den Chondromen Chondrosarkome der Nasennebenhöhlen, des Bereichs der basalen Synchondrosen und an der Außenseite des Schädels unterscheiden. Auch Chondrosarkome wurden am Schädel nur im Bereich der knorpelig vorgebildeten Teile des Schädelgrundes gesehen.

Chondrosarkome wuchern aus den Nasennebenhöhlen, besonders vom Siebbein ausgehend, schrankenlos in die Augenhöhlen, die Stirnhöhlen, den Nasenrachenraum und nicht zuletzt durch die Siebbeinplatte und die Dura in den intrakraniellen Raum. Das gleiche gilt von den parasellären Chondrosarkomen, die sowohl nach unten in die Flügelgaumengrube einbrechen als auch in die Dura eindringen, die basalen Zisternen erfüllen und selbst die Hirnrinde nicht verschonen. Die Chondrosarkome an der Außenseite des Schädels wachsen zuerst wohl vorwiegend in die Muskulatur ein, dringen aber später auch gegen den intrakraniellen Raum vor.

Auffällig ist, daß gerade bei Chondrosarkomen der Nasennebenhöhlen und bei parasellären Chondrosarkomen die Vorgeschichte sich oft über mehrere Jahre erstreckt, so daß man annehmen möchte, es handle sich um einen gutartigen Tumor und sich später aber doch histologisch ein Chondrosarkom nachweisen läßt. Es scheint sich in solchen

Fällen offenbar manchmal primär um gutartige Chondrome zu handeln, die im Laufe der Zeit schneller zu wachsen beginnen und sich in ein (sekundäres) Chondrosarkom zuerst geringen, später vielleicht sogar höheren Malignitätsgrades umwandeln [Fall 4 von List (1943), die Fälle von Baasch (1949), vielleicht auch die von Guillain u. Mitarb. (1920) und Levitt (1934) beschriebenen Fälle, sowie Fall 10 und 11 von Kleinsasser u. Friedmann (1958).] Daneben gibt es aber auch sicher primär bösartige Chondrosarkome wie in einem unserer Fälle, ein Chondrosarkom von histologisch hohem Malignitätsgrad, das sich bei einem 47jährigen Mann entwickelte, im Bereich des linken Schläfenlappens schon die Dura durchbrochen hatte und sich durch den Clivus in die Flügelgaumengrube erstreckte.

Besonders eindrucksvoll ist der von List (1943) mitgeteilte Fall 7. Bei einer 20jährigen Frau bestand seit 4 Monaten eine Schwellung an der linken Stirnseite. An einem Probeexcisat wurde die Diagnose Chondrom gestellt. Nach Röntgenbestrahlung begann der Tumor rascher zu wachsen. Bei der ersten Operation zeigte sich, daß das offenbar vom Siebbein ausgehende Gewächs die Stirnhöhlen erfüllte und deren Vorderwand zerstört hatte, in beide Augenhöhlen eingewachsen war und extradural in der vorderen Schädelgrube lag. Auf den ausgezeichneten histologischen Abbildungen Lists sind bereits einzelne Riesenknorpelzellen erkennbar und somit die Diagnose Chondrosarkom ablesbar. Die Geschwulst wurde aber vorläufig noch als Grenzfall zwischen gut- und bösartig angesehen. Im Verlauf von weiteren 4 Monaten infiltrierte das Gewächs aber die Haut, und bei einem erneuten Operationsversuch wurde auch eine Einwucherung in das Stirnhirn festgestellt. Die Gesamtverlaufsdauer des Falles betrug $1\frac{1}{2}$ Jahre.

Einen ähnlichen Bericht über ein Chondrosarkom des Oberkieferbereiches gibt Brownell (1940) und über ein Chondrosarkom der Nasenhöhle Soboroff (1955).

Krautz u. Gay (1953) beschrieben ein Chondrosarkom an der Außenseite des Schädels. Ein 24jähriger Mann bemerkte einen derben Knoten tief am Hinterhaupt, der in 7 Monaten einen Durchmesser von 7 cm erreichte. Die Haut darüber war noch frei verschieblich. Bei der Operation zeigte sich, daß die Tabula interna noch unversehrt war. Der Tumor wurde nur teilexstirpiert und 6 Monate später eine Plastikplatte eingesetzt. Ein Jahr nach der ersten Operation war der Tumor rund um die Plastikplatte wieder nachgewachsen, durchwucherte die Dura, wuchs in das Kleinhirn ein, erfüllte das Foramen jugulare und den Sinus sigmoideus und infiltrierte weithin Nacken- und Schläfenmuskulatur. Eine Metastasierung hatte nicht stattgefunden. (Einen ähnlichen Fall erwähnt Coley 1949).

Morphologie. Makroskopisch können Chondrosarkome u. U. an der Durchwucherung der Dura und der Infiltration des Gehirns, der Muskulatur und der Haut erkannt werden. Meist handelt es sich um glasige, weißlich-gallertige oder auch knorpelharte Gewächse mit angedeutet lobulärem Bau. Kalkeinlagerungen können manchmal schon mit freiem Auge erkannt werden.

Histologisch von besonderem Interesse ist die Differentialdiagnose zwischen gutartigen Chondromen und Chondrosarkomen niederen Malignitätsgrades. Die Brauchbarkeit der von Lichtenstein u. Jaffe (1943) ausgearbeiteten differentialdiagnostischen Kriterien wurde durch spätere Untersuchungen größerer Serien von O'Neal u. Ackerman (1952) und Dahlin u. Henderson (1956) bestätigt. Von den S. 393 beschriebenen histologischen Bildern von Chondromen unterscheiden sich Chondrosarkome insofern, als bei diesen vermehrt Zellen mit plumpen Kernen, mehr hyperchromatische Zellkerne und Riesenknorpelzellen mit einem großen oder mehreren kleinen Kernen und großklumpig verteiltem Chromatin auftreten. Diese Unterschiede sind oft sehr subtiler Natur und werden dann nur nach Untersuchung möglichst zahlreicher fern von Nekrosen und Verkalkungen liegender Geschwulstpartien erkannt. Besonders zu beachten wird eine allgemein erhöhte Zellkerngröße, das Vorkommen, wenn auch nur einzelner überdurchschnittlich großer und dunkler und schließlich doppelkerniger Zellen sein.

Die höher malignen Typen werden als solche meist leicht an ihrem Zellreichtum und ihrer Polymorphie erkannt. Gleichzeitig bildet sich in solchen Chondrosarkomen weniger Zwischensubstanz, so daß stellenweise das Zellbild schon mehr einem Fibrosarkom gleicht, da auch die Zellen mehr langgestreckte spindelige Formen annehmen und das typische Bild der Knorpelhöhlen verschwindet (Abb. 38). Andernorts können Knorpelzellen wieder in gut erkennbaren Knorpelhöhlen dicht aneinanderliegen und das Zellbild sehr an ein Chordom erinnern, da nur an wenigen Stellen sich typisches Knorpelgewebe mit Zwischensubstanz findet. Auf die Differentialdiagnose zwischen Chondrosarkomen, Chondromen und Chordomen wird S. 437 näher eingegangen. Zu betonen ist letztlich, daß sich in Chondrosarkomen nie geschwulsteigenes osteoides Gewebe findet wie in der chondroplastischen Variante der Osteosarkome (s. S. 425).

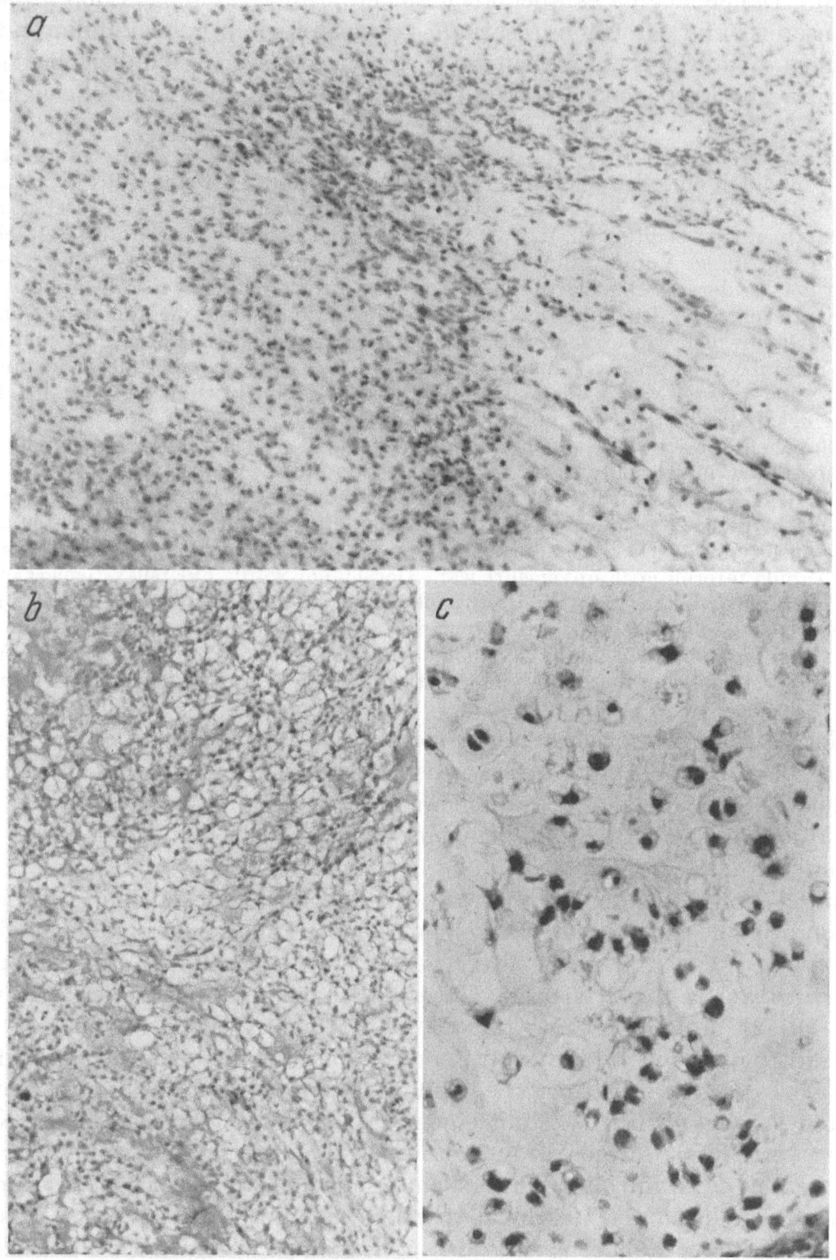

Abb. 38a—c (Fall 6542). Chondrosarkom niederer Gewebsreife. a Die Ähnlichkeit dieser Geschwulst mit Knorpelgewebe ist nur mehr angedeutet. Der Zellreichtum übersteigt bei weitem den von gutartigen Chondromen, ist aber wie der Vergleich der linken und rechten Seite der Abbildung zeigt, nicht überall gleich hoch. Der Läppchenbau gutartiger Chondrome ist gänzlich verlorengegangen. (HE, 144×.) b Sekundäre Veränderungen können ein wabenartiges Bild erzeugen, wodurch eine oberflächliche Ähnlichkeit mit Chordomen entsteht. (HE, 144×.) c Für die Differentialdiagnose zwischen gut- und bösartigen Formen ist das Bild der Zellkerne von außerordentlicher Bedeutung. Vermehrtes Auftreten von Doppelkernen in einer Knorpelhöhle („Gonokokkenformen") und plumper hyperchromatischer Kerne wechselnder Größe sind bei den Knorpeltumoren die wichtigsten histologischen Zeichen eines bösartigen Verhaltens. (HE, 288×.)

Metastase und Rezidiv. Die besonderen anatomischen Verhältnisse an der Schädelbasis bedingen, daß eine wirklich radikale Entfernung eines Chondrosarkoms gewöhnlich unmöglich ist. Die Prognose der Chondrosarkome ist am Schädel daher wesentlich schlechter als am übrigen Skelet, meist wohl infaust. Der Tod erfolgt durch das unbegrenzte lokale Wachstum. Metastasen wurden bei Chondrosarkomen am Schädel unseres Wissens noch nie beschrieben.

c) Chordome.

Synonym verwendete Bezeichnungen. Chordoblastome, Chordocarcinome, Chordosarkome, Acrochordome, Chordoepitheliome, chordoide Tumoren, Ecchordosis (Ecchondrosis) physaliphora bzw. physalifora.

Geschichtliches und Schrifttum. RUDOLF VIRCHOW fand 1846 erstmals an der Synchondrosis sphenooccipitalis eine eigenartige Bildung, von der er annahm, daß sie den Knorpeltumoren nahestünde. Die charakteristischen großen blasigen Zellen nannte er Physaliphoren und das ganze Gebilde, entsprechend seiner Auffassung, „Ecchondrosis physaliphora". In seinen 1857 erschienenen „Untersuchungen über die Entwickelung des Schädelgrundes" legte VIRCHOW seine Befunde ausführlich dar. LUSCHKA, HASS und ZENKER bestätigten bereits im gleichen Jahr VIRCHOWs Auffassung und sprachen von „Schleim- oder Gallertgeschwülsten des Clivus Blumenbachi". Zu einem völligen Wandel der Ansichten führten die Untersuchungen von H. MÜLLER (1858), der zeigen konnte, daß die von VIRCHOW beschriebenen „Ecchondrosen" nicht von Knorpel-, sondern von Chordaresten ausgehen und folgerichtig die Bezeichnung Chordom bzw. Ekchordose vorschlug. Erst die auf Anregung RIBBERTs durchgeführten Untersuchungen von STEINER (1894) verhalfen aber der Ansicht MÜLLERs zur allgemeinen Anerkennung. 1895 berichtete RIBBERT über den bekanntgewordenen Versuch einer experimentellen Erzeugung einer Ecchondrosis physalifora.

Während sich die Abhandlungen vor der Jahrhundertwende ausschließlich mit den Clivusekchordosen befaßten und nur KLEBS (1864) eine größere Ekchordose bei einem Mann im mittleren Lebensalter, der nach einigen „tetanischen Anfällen" starb, beschrieben hatte, wurde das erste Chordom das zum Tode des Patienten führte, erst 1903 in der Dissertation von O. GRAHL ausführlich geschildert. NEBELTHAU wies 1897 erstmals Glykogen in den Zellen von Clivusekchordosen nach und legte damit den Grundstock zu den neueren histochemischen Untersuchungen von FASANOTTI (1950) u. a.

Das Schrifttum und unsere Kenntnisse über die Chordome sind in einer großen Zahl von Arbeiten zusammengefaßt, denen auf pathologischem Gebiet kaum mehr etwas hinzuzufügen ist. In diesem Handbuch finden die Chordome auch bei ZÜLCH kurze Erwähnung. Unsere Ausführungen stützen sich vorwiegend auf die Veröffentlichung von KLEINSASSER u. FRIEDMANN (1957). Von den größeren Arbeiten seien folgende genannt: Coenen (1925), ECKEL u. JACOBS (1925), STEWART u. MORIN (1926), BAILEY u. BAGDASAR (1929), MACHULKO-HORBATZEWITSCH u. ROCHLIN (1930), HASS (1934), ADSON, KERNOHAN u. WOLTMAN (1935), MABREY (1935), VAN WAGENEN (1935), BOEMKE u. JOEST (1936), V. BRAITENBERG (1937), BRUCE u. MEKIE (1937), FAUST, GILMORE u. MUDGETT (1944), HERZOG (1944), TONELLI (1950), WOOD u. HIMADI (1950), CONGDON (1952), DAHLIN u. MacCARTY (1952), POPPEN u. KING (1952) und HENSCHEN (1955), GREENWALD u. Mitarb. (1957). Interessante kleinere Beiträge verdanken wir unter anderem LEWIS (1921), LEMKE (1922), BURROW u. STEWART (1923), AJELLO-AINTO (1927), CANTOR u. STERN (1933), KING (1933), FURLOW (1935), LIVINGSTONE (1935), CUSENZA (1936), GOULD (1936), MEYERMANN (1937), PEERS (1938), MÖLLER (1939), GARDNER u. TURNER (1941), ZEITLIN u. LEVINSON (1941), GODTFREDSEN (1943), COURVILLE (1946), CORNIL et al. (1947), SCHWAB (1950), RICCI u. GIAGNONI (1951), POURSINES u. PAILLAS (1951), EDERLI (1952), DE MORSIER u. FISCHER (1952), PSENNER (1952), THIEBAUT et al. (1952), SENNETT (1953) und MINGRINO (1955).

Die Ecchordosis physalifora. Die Clivusekchordosen sind für die Klinik ohne wesentliche Bedeutung und werden heute meist streng von den Chordomen geschieden. Wenn auch einzelne Verfasser annehmen, daß zwischen Clivusekchordosen und Chordomen fließende Übergänge bestehen, sind die meisten Autoren doch der Ansicht, daß es sich bei den Ekchordosen lediglich um nichtrückgebildete, möglicherweise auch heterotope Reste der Chorda dorsalis ohne eigene Wachstumspotenz, also Hamartome handelt.

Clivusekchordosen sollen sich nach den Angaben von RIBBERT u. STEINER (1894) in 2% aller Sektionen finden. STEWART u. BURROW (1923) und HENSCHEN (1955) beziffern die Häufigkeit mit 1,5%, WILLIS (1953) sah nur 5 und FASANOTTI (1955/56) 3 Clivusekchordosen bei 1000 Autopsien.

Die Clivusekchordosen finden sich mediansagittal, 1—2 cm caudal der Spitze der hinteren Clinoidfortsätze im Bereich der meist bis zum 20. Lebensjahr verknöchernden Synchondrosis sphenooccipitalis. Sie hängen dem Abhang eines kleinen Knochenvorsprungs

mit einem kurzen fadenartigen Stiel an und erscheinen makroskopisch wie ein ge-
kochtes Reis- oder Sagokorn. Nur selten werden sie kirschkern- oder gar bohnen-
groß (Klebs 1864, Calamandrei 1938), ohne aber je raumbeengend zu wirken. Auf einem
Medianschnitt ist zu erkennen, daß sich der Stiel durch die Dura fortsetzt und in den
in der Spongiosa der Schädelbasis liegenden Teil des insgesamt zwerchsackförmigen
Gebildes übergeht.

Die Entstehung der Duradehiszenz ist noch nicht geklärt. Lincks Ansicht (1909), daß die Dura
von der wachsenden Ekchordose durchbrochen wird, lehnen Henschen (1955) u. a. ab. Coenen
(1925) glaubt, daß die Ekchordose und der Knochenvorsprung schon vor der Entwicklung der Dura
bestünden, die Dura diese nicht zu überziehen vermöge, und jene daher „wie einen Pfahl im Eise"
einschließe. Nach Grauer (1943) ist die Clicusekchordose ein früh verlagerter Chordateil, der die
Ausbildung der Dura an dieser Stelle verhindert und nach Abschluß des Körperwachstums seine
Entwicklung ebenfalls einstellt.

Histologisch entsprechen die Clivusekchordosen den Chordomen, es fehlen aber Zellatypien.
Eine Monographie über die Clivusekchordosen schrieb Fasanotti (1955/56). Weiterhin sei auf die
Arbeiten von v. Braitenberg (1937), und Congdon (1952) hingewiesen.

Die Chordome, Allgemeines. Das Muttergewebe der Chordome, die Chorda dorsalis
(Notochord), wird von den Embryologen als „Organisator" betrachtet, der form- und
richtungweisend für die Entwicklung des zuerst chondralen, dann ossären achsialen
Skelets sich nach erfüllter Funktion bis auf Reste in Gestalt der Nuclei pulposi rück-
bildet. Es ist wohl mit großer Wahrscheinlichkeit anzunehmen, daß die Chordome zu
den echten dysontogenischen Geschwülsten zählen, d. h. sich aus nichtrückgebildeten
Chordaresten entwickeln.

Ob die Chorda dorsalis nun dem äußeren Keimblatt oder dem Mesoderm angehört,
ist noch unklar. Man kann die Chordome daher weder den Epitheliomen noch den meso-
dermalen Gewächsen zuordnen, wenn sie auch von den beiden großen Gruppen gewisse
Züge im Feinbau wiederholen. Die Bezeichnungen Chordocarcinom oder -sarkom stützen
sich daher auf nichtgeklärte Zusammenhänge und sind abzulehnen.

Über den Verlauf der Chorda dorsalis siehe Henschen (1955) und die Studien
über die Chorda von Linck u. Warstatt 1922 und Horwitz 1941. Vielfach wird
angenommen, daß die Chordome aus den später nicht von Knorpel umhüllten Teilen
der Chorda hervorgehen. Die Beobachtungen von sog. „zentralen" Steißchordomen,
d. h. solchen, die allseits vom Knochen umhüllt sind, widerspricht dieser Ansicht. Es
erscheint uns daher auch recht fraglich, ob am Schädel eine Unterteilung in sog. hypophysäre, nasopharyngeale, occipitale und Clivuschordome (abgesehen von klinischen
Gesichtspunkten!) eine Berechtigung hat. Es scheinen vielmehr alle Chordome der
Schädelbasis vom Clivus auszugehen und sich nur durch ihre sehr vielfältige Wachstumsrichtung zu unterscheiden.

Chordome sind im ganzen Verlauf der Chorda bekannt, wobei sie sich aber auffällig
am kranialen und caudalen Ende häufen. Nach den Angaben von Dahlin u. MacCarty
(1952) ergab sich bei 59 Fällen aus der Mayo-Klinik folgende Verteilung nach dem Sitz:
Clivus 15, cervical 9, thorakal 1, lumbal 2, sacrococcygeal 32. Nach der Schrifttumszusammenstellung von Harvey u. Dawson (1941), ergab sich bei 240 Fällen folgender
Sitz: cranial 88 (37%), vertebral 30 (12%), sacrococcygeal 122 (51%).

Bezüglich der Chordome der Wirbelsäule und der Steißregion sei auf die Arbeiten folgender Autoren
verwiesen: Key u. Berven (1930), Owen u. Mitarb. (1932), Montgomery u. Wolman (1933),
Penkert (1933), Simon (1933), Fletcher, Woltman u. Adson (1935), Güthert (1939), Epple
(1945), Gentil u. Coley (1948), Halper (1949) und Goidanich u. Battaglia (1955).

Letztlich wäre noch zu erwähnen, daß Chordome gelegentlich auch mit anderen,
ebenfalls teilweise den Fehlbildungen nahestehenden Tumoren kombiniert auftreten,
eine Tatsache, die die Auffassung von der dysontogenetischen Entstehung der Chordome
stark zu stützen vermag. So beschrieb Willis (1953) ein Chordom des Steißbeins bei
einem gleichzeitig an einer Osteochondromatose erkrankten Patienten. Harvey u.
Dawson (1941) sahen die Kombination eines Clivuschordoms mit einer Chondromatose

des Skelets. WITHALM (1949) beobachtete ein Kavernom des Epipharynx und ein Clivuschordom beim gleichen Patienten. In einem von v. BRAITENBERG (1937) publizierten Fall bestanden ein Kavernom des Schädeldaches und eine Clivusekchordose nebeneinander. CONGDON (1952) beobachtete die Kombination von Clivuschordom und Spongioblastom, POPPEN u. KING (1952) jene von Falxmeningiom und Clivuschordom.

Häufigkeit. HARVEY u. DAWSON (1941) geben an, daß unter 16000 Tumoren aller Art 14 sichere und 5 nicht gesicherte Chordome waren. PETIT-DUTAILLIS et al. (1952) fanden 3 Chordome unter 3390 Hirntumoren. LEITHOLF (1956) berichtet über 7 Chordome unter 78 Schädeltumoren aus der Klinik *Olivecrona*. Im Sammlungsmaterial des Max-Planck-Instituts für Hirnforschung fanden sich unter mehr als 6000 Hirntumoren 0,2% Chordome, von denen wir 6 Fälle mit kompletten klinischen Unterlagen aus der Klinik *Tönnis* veröffentlichten.

Aus dem Schrifttum sammelte TONELLI (1950) 317 Chordome aller Lokalisationen. HOLZNER (1954) gibt an, daß bis dahin 134 Chordome der Schädelbasis beschrieben

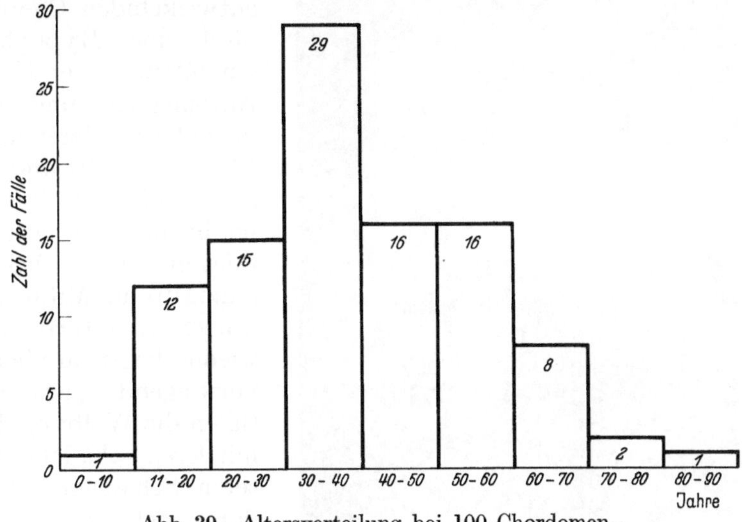

Abb. 39. Altersverteilung bei 100 Chordomen.

wurden. Mit einigen, HOLZNER entgangenen Beschreibungen, neueren und den eigenen Beobachtungen erhöht sich die Zahl der bis 1957 beschriebenen Fälle auf etwa 160—180.

Alter und Geschlecht der Patienten. Bei einer Zusammenstellung von 100 Fällen aus dem Schrifttum ergibt sich die in Abb. 39 dargestellte Altersverteilung. Die Chordome der Schädelbasis sind also vorwiegend Geschwülste des 4. und 5. Lebensjahrzehnts. Die topische Situation bedingt, daß sich Chordome des Schädels früher manifestieren als solche der Steißregion, die, wie aus allen Statistiken hervorgeht (MABREY 1935; HARVEY u. DAWSON 1941; GENTIL u. COLEY 1948) etwa ein halbes Jahrzehnt später am häufigsten sind. Chordome im Kindesalter sind meist Steißchordome.

Die Vorgeschichte erstreckt sich durchschnittlich über $1^1/_2$—3 Jahre.

Bei 100 Fällen unserer Zusammenstellung waren 60mal Männer betroffen. Ein etwas deutlicheres Überwiegen des männlichen Geschlechtes findet sich nach GENTIL u. COLEY bei den Sacralchordomen, bei denen Männer mit 68% unter 128 Fällen vertreten waren. Die genannten Verfasser ziehen Traumen als auslösende Faktoren für die Entstehung von Sacralchordomen in Erwägung, denen Männer mehr als Frauen ausgesetzt seien. In Hinblick auf die Schädelchordome, die wohl kaum mit Traumen in Verbindung gebracht werden können, glauben wir, daß Verletzungen wohl nicht in ursächlichem Zusammenhang mit der Bildung von Chordomen stehen (vgl. auch GRAUER 1943).

Wachstum. Chordome heben die Dura gewöhnlich breitflächig vom Knochen ab, durchwachsen sie aber nur selten. In einigen Fällen erfolgt aber doch ein Durchbruch durch die Dura, und der Tumor wächst in die weichen Hirnhäute ein, umscheidet die

Hirnbasisarterien und austretenden Hirnnerven und kann sogar in die Hirnrinde und den dritten Ventrikel vordringen (STEVENSON u. FRIEDMAN 1936; BOLDREY u. McNALLY 1941; HOLZNER 1954, Abb. 40). Gegen den Knochen wachsen die Chordome ausgesprochen destruierend, ohne daß wesentliche reaktiv-reparatorische Veränderungen am Knochen zu erkennen wären. Manche Chordome durchbrechen die Schädelwand völlig und wachsen dann schrankenlos in das Bindegewebe und die Muskulatur ein. (In unserem Fall 4577/55 war das Chordom vom Clivus über den Kleinhirnbrückenwinkel durch den Warzenfortsatz bis in die Halsmuskulatur vorgewachsen, Abb. 41.)

Die Chordome wachsen nur ausnahmsweise streng symmetrisch. Meist entwickeln sie sich vom Clivus vorwiegend nach der einen oder der anderen Seite, so daß sie klinisch als paramediane Gewächse erscheinen. Besonderer Beachtung bedürfen jene sich vorwiegend in die Keilbeinhöhle und die Sella hinein entwickelnden Chordome, die klinisch einen Hypophysentumor bis zur bitemporalen Hemianopsie, zur Akromegalie und zum Diabetes insipidus imitieren können. (Unsere Fälle 702/46/50 und 2460/48.) Einzelne große Chordome können sogar bis in die Sinus ethmoidales, frontales und in die Orbita vorwachsen (ARGAUD u. Mitarb. 1944, BINKHORST u. Mitarb. 1957). Andere wieder liegen ähnlich Chondromen vorwiegend parasellär und erfüllen die Wölbung des Bodens der mittleren Schädelgrube. In der hinteren Schädelgrube können Chordome sich vorwiegend gegen den einen oder anderen Kleinhirnbrückenwinkel hin entwickeln und entsprechende klinische Symptome auslösen.

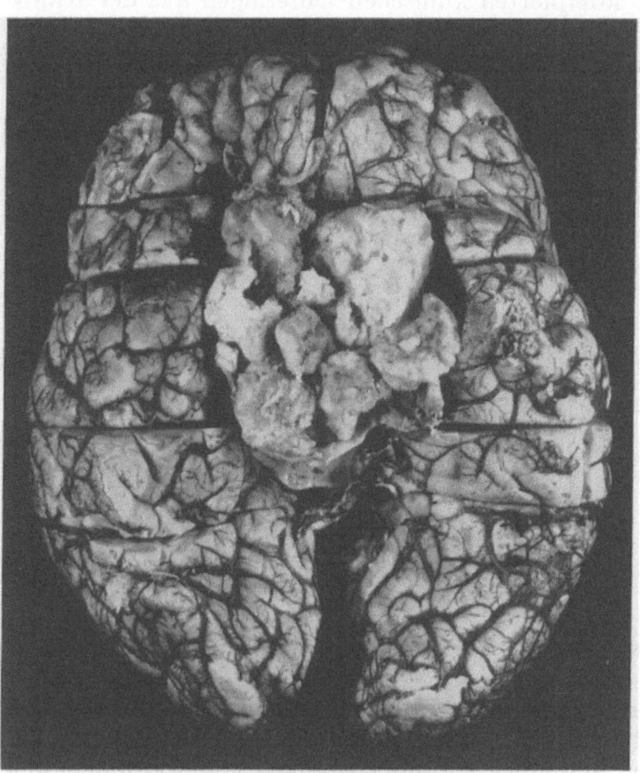

Abb. 40 (Fall 4636). Sektionspräparat eines großen, bis zur vorderen Schädelgrube gewachsenen Schädelbasischordoms.

Eine weitere Gruppe wird klinisch durch die sog. nasopharyngealen oder besser craniopharyngealen Chordome dargestellt. Diese Chordome sollen von Chordaresten ausgehen, die basal dem Keilbeinkörper anliegen (HELLMANN 1921; HERRMANN 1929 und 1932; BOURGEOIS u. FRANK 1954 u. a.). Es dürfte sich wohl ebenfalls um Clivuschordome handeln, die eben vorwiegend nach unten wachsen und erst spät neurologische Erscheinungen auslösen. Fälle, die sicher von Chordaresten ausgehen, die zwischen Knochen und Schleimhaut des Epipharynx liegengeblieben sind, sind unseres Wissens noch nicht nachgewiesen worden.

Schließlich wären noch die sog. *ektopischen Chordome* zu erwähnen, die von versprengten Chordaresten ausgehen sollen. Es scheint kein Fall vollkommen gesichert.

Bei dem von ALÉZAIS u. PEYRON (1934) beschriebenen „occipitalen" Chordom scheint es sich ebenfalls um ein Clivuschordom mit ungewöhnlicher Wachstumsrichtung gehandelt zu haben. Das von KORITSKI (1914) beschriebene Chordom der Maxilla wird schon von MATHIAS (1923) bezweifelt. RUBASCHOWs (1929) Beobachtung eines Chordoms der Alveolarfortsätze bei einem Neugeborenen wird nicht näher beschrieben. Im Falle SZEKÉRs (1937) handelt es sich nach unserer Ansicht um ein Chondrosarkom der Oberkiefer-Siebbeinhöhlenregion. Auch im Falle von ADAMS (1948) (Chordom der Stirnhöhle) war sich der Pathologe der Diagnose nicht sicher.

Morphologie. Bei Betrachtung mit dem freien Auge erscheinen die Chordome als knollige, gelappte Geschwülste mit milchigweißer bis gelblichweißer, etwas transparenter Schnittfläche. Am Schnitt sind oft dunklere, bläulichrote bis schwarzrote Flecken zu erkennen, oder es treten weißliche, körnige Kalkeinlagerungen hervor. Cysten, erfüllt von glasigen, zäh schleimigen Massen, sind in Chordomen nicht ungewöhnlich. Die Konsistenz schwankt von Abschnitt zu Abschnitt von zerfließlich weich bis derbelastisch und sogar hart.

Die Größe der Chordome ist recht wechselvoll. Bei der Operation haben die meisten Chordome schon über Pflaumengröße, aber auch apfel- bis faustgroße, oft weit gegen den Epipharynx vorgewachsene Tumoren wurden schon wiederholt beschrieben (HÄSSNER 1912; MATHIAS 1923; GIVNER 1945; EPPLE u. RUCKENSTEINER 1946; BORN 1955).

Entsprechend dem schon mit freiem Auge erkennbaren gelappten Bau sind die Chordome auch mikroskopisch durch gefäßführende Bindegewebsbalken, die von der Kapsel, die sie teilweise umgibt, einstrahlen, in Läppchen gegliedert. Diese Geschwulstzelläppchen zeigen einen recht wechselvollen Bau, wobei aber bestimmte Züge im Gewebsbild stets wiederkehren (Abb. 42). In den peripheren Abschnitten der Läppchen findet man die noch am besten erhaltenen Zellen. Diese zeigen hier einen runden, ziemlich großen, chromatinreichen Kern, in dem man manchmal ein kleines Kernkörperchen erkennen kann. Der Zelleib ist deutlich abgegrenzt und zeigt meist polyedrische Umrisse sowie eine feine Granulierung und manchmal schon einzelne Vacuolen. Das Zellbild erinnert in solchen Abschnitten durchaus an ein Epithel, etwa Harnblasenepithel. Rückt man mehr gegen das Zentrum der Läppchen vor, so tauchen mehr und mehr kleinere und größere Vacuolen in den Zellen auf, die den Zellkern an den Rand der Zelle drücken oder ihn rings umreihen. Bei Schleimfärbung sind im Zelleib mucoide Substanzen nachweisbar sowie manchmal — meist rings um den Kern —

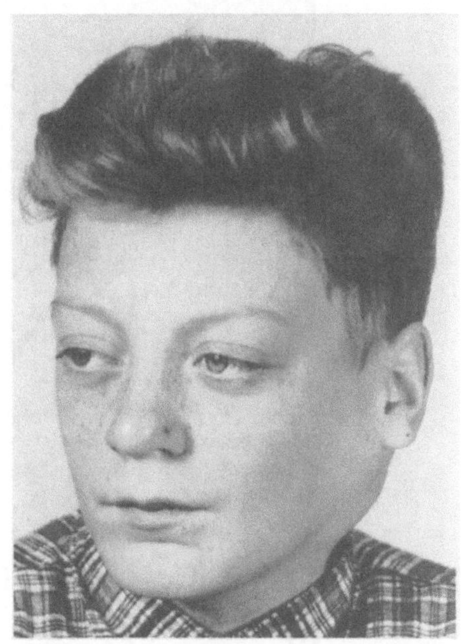

Abb. 41 (Fall 4577/55). Großes Clivuschordom, das entlang der Felsenbeinpyramide bis unter den Warzenfortsatz vorgewachsen ist (Rezidiv). Beginnende Stauungspapille, beiderseitige Protrusio bulbi.

Glykogentropfen. Seltener sind kleine Vacuolen auch im Zellkern. Wiederum mehr gegen das Zentrum zu nehmen die Vacuolen im Cytoplasma an Größe zu und fließen ineinander. Die Zellumrisse sind dann nicht mehr genau erkennbar, und die Zellen scheinen aufzuplatzen. Die vorerst intra-, jetzt extracellulären Substanzen fließen zu balkenartigen Gebilden zusammen und vereinigen sich schließlich zu größeren „Schleimseen", in denen noch die Reste der geschrumpften Zellkerne flottieren. Noch nicht untergehende Zellkomplexe bilden manchmal im Läppchen radiär gestellte Zellbälkchen oder Zellringe. Solche Bilder wurden manchmal als „glanduliforme" oder, „canaliculäre" Chordome beschrieben, ohne daß diese Strukturen aber tatsächlich eigentlichen Drüsenformationen entsprechen.

GOIDANICH (1957) und andere Autoren unterscheiden, indem sie auf histologisch ähnliche Reifungsstufen der embryonalen Chorda verweisen, zwischen verschiedenen Typen von Chordomen, die sie „chordoblastische", „mucoblastische", „reticuläre", „reife" Chordome usw. nennen. Inwieweit solche Unterscheidungen von Wert sind, müssen allerdings Untersuchungen an einem größeren Material zeigen. Vorläufig können wir nur feststellen, daß man diese Typen oft nebeneinander im gleichen Tumor sehen kann. Es scheint uns eher so zu sein, daß die Geschwulstzellen einem bestimmten Entwicklungsablauf unterliegen: jüngere Zellen haben dabei einen großen, chromatinreichen Kern und wenig Cytoplasma, später treten ausgesprochen epitheliale Formen auf, in deren Zelleib sich mehr und mehr Vacuolen bilden, bis die Zelle schließlich aufplatzt und untergeht. Diese Bildung mucoider Substanzen scheint uns mehr einem „planmäßigen" progressiven Vorgang denn einem regressiven zu entsprechen.

Nicht selten sind in Chordomen Verkalkungen zu erkennen. Ebenso sind kleine Nekroseherde und Cysten häufig, nie findet man aber eine Bildung osteoider Substanzen.

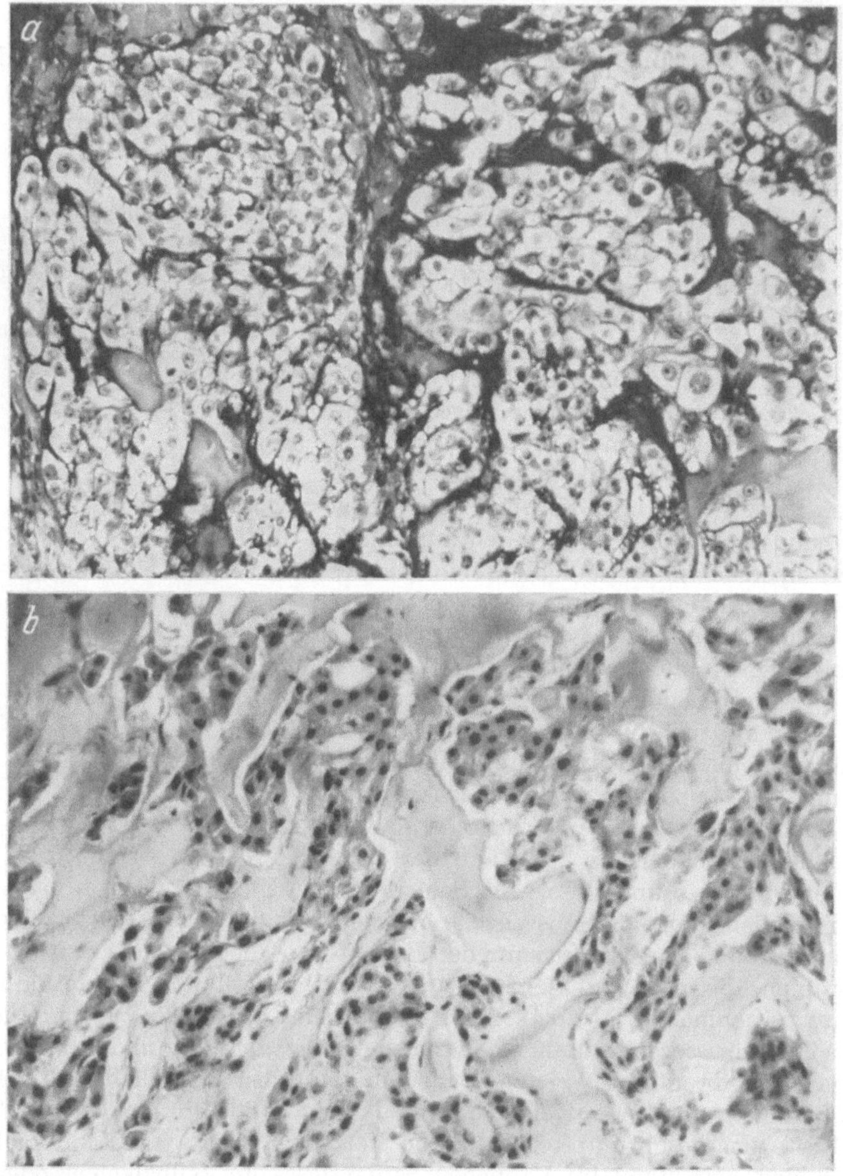

Abb. 42a u. b (Fall 5100). Chordom der Schädelbasis. a Die blasenartigen Zellen des Chordoms gelten als besonders charakteristisch. Deutlicher Läppchenbau der Geschwulst. Zunahme der Zellgröße von der Läppchen-peripherie zum Zentrum hin, wo sich bereits extracelluläre mucoide Substanzen bilden. (Kresylviolett, 144×.) b Geschwulstzellstränge eines Chordoms, die durch Schleimsubstanzen voneinander getrennt sind. (HE. 144×.)

KERNOHAN u. SAYRE (1952) geben an, daß 10% ihrer Fälle histologisch sichere *Zeichen der Malignität* aufwiesen. Auch wir konnten in einem unserer Fälle zahlreiche Mitosen und ebenso wie FISCHER u. STEINER (1907) Geschwulstzellthromben in Gefäßen finden (Abb. 43) (vgl. auch GOERKE 1930). HOLZNER (1954) berichtete über ein teilweise infiltrierendes Wachstum eines Chordoms. Manche Autoren nehmen an, daß besonders reichlich schleim-bildende, andere, daß die wenig schleimbildenden, zelldichten Chordome die malignen

Formen wären (vgl. auch v. BRAITENBERG 1937). Generelle Regeln über eine Übereinstimmung zwischen Zellbild und biologischem Verhalten lassen sich derzeit noch nicht aufstellen.

Differentialdiagnostisch sind Chordome, besonders wenn man nur kleine Gewebsbröckel zur Untersuchung erhält, oft gar nicht leicht zu beurteilen. Besonders die Abgrenzung gegen Chondrome und Chondrosarkome der Schädelbasis, die ja oft stark sekundär verändert sind, kann Schwierigkeiten bereiten. Man wird daher immer nach einem typischen Gewebsbezirk suchen. Chondrome sind gewöhnlich viel zellärmer, zeigen oft zwei Kerne in einer Lacune und kaum einmal die „Radspeichenformen" von Chordomzellen, in denen der Kern von kleinen multiplen Vacuolen umgeben ist. Auch

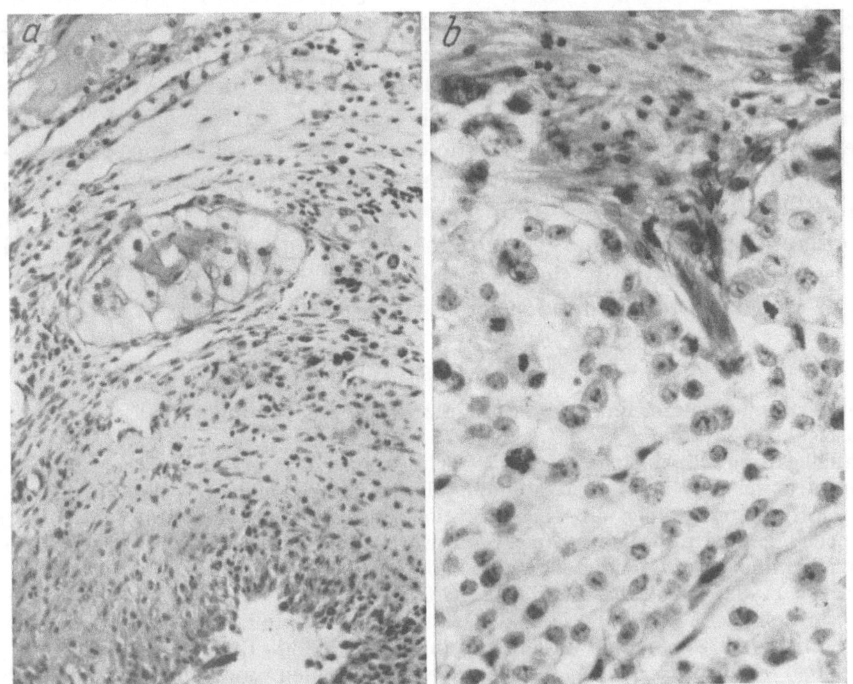

Abb. 43 a u. b. Ausschnitte aus Chordomen. a Geschwulstzellenwucherung in einem Gefäß in der Tiefe des Nackenweichgewebes. (Fall 6674, HE, 144×.) b Zahlreiche Mitosen in einem sonst typischen Chordom. (Fall 5100, HE, 288×.)

ist bei Chondromen die Bildung schleimiger Substanzen immer mehr flächenhaft ausgedehnt, und es fehlen die den Chordomen eigenen Zellbalken in den mucoiden Substanzen. Chondrosarkome höheren Malignitätsgrades (Abb. 10 bei KLEINSASSER und FRIEDMANN 1958) können Chordomen besonders ähnlich sein, sind aber doch zelldichter und verlieren die gelappte Struktur weitgehend. Die Differentialdiagnose gegen Gallertcarcinome spielt an der Schädelbasis keine große Rolle, ebenso werden sog. Mischtumoren der Speicheldrüsen als solche gewöhnlich leicht erkannt. Die Verwechslung eines Craniopharyngeoms mit einem Chordom, auf die RIDPATH (1938) hinwies, ist bei genauerer Untersuchung wohl nicht leicht möglich. Hingegen können chromophobe Hypophysenadenome auch histologisch manchmal Chordomen ähneln und destruierend in den Epipharynx einwachsen.

Rezidive und Metastasen. Biologisch sind die Chordome den bösartigen Geschwülsten an die Seite zu stellen und werden daher auch hier abgehandelt. Diese Bösartigkeit ist allerdings in den meisten Fällen vorwiegend durch den Sitz bedingt, und entspricht nicht strengen pathologischen Kriterien. Nach dem histologischen Bild und vor allem nach der Wachstumsart bzw. -geschwindigkeit würde man, wenn die Tumoren an anderen Stellen vorkämen, sicherlich zwischen gut- und bösartigen Formen unterscheiden müssen. Am Schädel führt aber bis heute praktisch jedes Chordom in kürzerer oder längerer Zeit den Tod des Erkrankten herbei. Rezidivfreie Perioden nach Operation von mehr als 5 Jahren, über die CONGDON (1952) und LEITHOLF (1956) berichteten, sind seltene Ausnahmen. Bei einigen Fällen von in den Nasopharynx vorgewachsenen Chordomen und bei einzelnen Steißchordomen von Kindern konnte durch Röntgen- oder Radiumbestrahlung ein länger dauernder Wachstumsstillstand erzielt werden (ANDREWS 1942, FRIEDMAN 1953).

Metastasen werden vorwiegend bei Sacrococcygealchordomen gesehen (POTOTSCHNIG 1919; MONTGOMERY u. WOLMAN 1933; GRAF 1944; MORRIS u. RABINOVITCH 1947; WILLIS 1953 u. a.). Bei Schädelchordomen sind Metastasen außerordentlich selten. KOTZAREFF (1918) sah Absiedelungen in den retrotrachealen Lymphknoten, SCHNEEGANS u. MANDIGAS (1938) solche in Herz und Lungen. UHR u. CHURG beschrieben 1949 Lungenmetastasen bei einem 21jährigen Mann mit einer ausgeprägten Osteoarthropathia hypertrophicans. [Weder der Fall von JELIFFE u. LARKIN (1911) noch der von PASTORE u. Mitarb. (1949) ist gesichert. Im letzteren Fall wurden bei einem metastasierenden Tumor der Oberkieferhöhle von vier verschiedenen Pathologen vier verschiedene Diagnosen gestellt, deren eine Chordom lautete.] Einen sehr interessanten Bericht verdanken wir HOLZNER (1954): in seinem Fall hatte ein Chordom, das in den dritten Ventrikel vorgewachsen war, Abtropfmetastasen über den Liquor in den caudalen Teil des spinalen Durasackes gesetzt. Zusammenfassend läßt sich also sagen, daß Chordome über die Blutbahn, den Lymphstrom und den Liquor metastasieren können.

d) Fibrosarkome.

Synonym verwendete Bezeichnungen. Spindelzellsarkome, fibroplastische Sarkome, fibronucleäre Sarkome, fasciculäre Sarkome.

Geschichtliches und Allgemeines. Erst die Erfahrungen der letzten Jahrzehnte ließen erkennen, daß die Fibrosarkome eine begründete Sonderstellung unter den Knochengeschwülsten einnehmen. Einstimmige Auffassungen über die Klassifikation der Fibrosarkome des Skelets herrschen aber auch heute noch nicht. Hauptdiskussionspunkte waren und sind, ob es periostale und ob es zentrale, d. h. in den Markhöhlen entstandene, Fibrosarkome gäbe.

GESCHICKTER (1932, 1935) vertrat die Ansicht, daß die sog. periostalen Fibrosarkome in Wirklichkeit Fibrosarkome der Weichteile seien, die sekundär auf das Periost und den Knochen übergreifen. HELLNER schloß sich 1938 und 1950 dieser Meinung an. HERZOG (1944), dem ALBERTINI (1955) folgt, spricht von parostalen Fibrosarkomen bzw. Spindelzellsarkomen, unterscheidet mehrere histologische Formen und hält daran fest, daß sie vom Periost ausgehen. Eine Bestätigung der Ansicht HERZOGs brachte STOUT (1948), dem es gelang, unter einer größeren Zahl von Fibrosarkomen 13 Fälle auszusondern, die sich durch ihr langsames Wachstum auszeichneten, und von denen nur 1 Fall metastasierte. STOUT konnte den Ausgangspunkt vom Periost wahrscheinlich machen, LICHTENSTEIN (1952 und 1955), ROCK (1953) und CALANDRIELLO (1954) sicherten durch neue Beobachtungen die Existenz eines periostalen Fibrosarkoms. Es ist allerdings nicht erwiesen, ob alle vom Periost ausgehenden Fibrosarkome prognostisch gleich günstig zu werten sind, wie angenommen wird.

BLOODGOOD warf 1927 die Frage auf, ob es ein „zentrales" Fibrosarkom, das in den Markräumen der Knochen entsteht, gäbe, die in der Folge durch GESCHICKTER (1932, 1935), STOUT (1948) u. a. verneint wurde. GESCHICKTER ist der Auffassung, daß Sarkome dieser Art Osteosarkome (osteogenic sarcomas) seien, in denen es nicht oder nur mangelhaft zur Bildung von Knochen oder knorpelähnlicher Substanz gekommen sei. Die theoretische Forderung nach der Absonderung eines zentralen (und periostalen) Fibrosarkoms wurde 1939 durch EWING und 1940 durch JACOBSON erneut erhoben. Ihre Bestätigung fand sie durch die in den Arbeiten von MacDONALD u. BUDD (1943), PLATT (1947) und COLEY u. HARROLD (1950) niedergelegten Ergebnisse. MacDONALD u. BUDD konnten anhand des Materials der *Bone Sarcoma Registry* zeigen, daß 31% der 5 Jahre überlebenden Fälle von „osteogenic sarcoma" histologisch Fibrosarkomen entsprachen, 46% Chondrosarkomen und nur 12% Osteosarkomen. Nach den an der Mayo Clinic gesammelten Erfahrungen sind die Fibrosarkome des Skelets allerdings genauso maligne wie die Osteosarkome (DAHLIN 1957). ENDLER (1952), LICHTENSTEIN (1952), KINGMA (1953), ROCK (1953), CALANDRIELLO (1954), GSCHNITZER u. MINERVINI (1955) und McLEOD u. Mitarb. (1947) bestätigten, daß den zentralen Fibrosarkomen unter den Knochengeschwülsten eine Sonderstellung gebührt. Wir sind der Ansicht, daß diese zentralen Fibrosarkome auch nicht mit den malignen Varianten der Riesenzelltumoren identifiziert werden können (vgl. KLEINSASSER u. ALBRECHT 1957).

Versuchen wir die Fibrosarkome zu definieren und nach ihren Formen am Skelet einzuteilen, kommen wir zu folgenden Ergebnissen:

Fibrosarkome sind bösartige Gewächse, die dem Bindegewebe entstammen und deren den Fibrocyten bzw. Fibroblasten entsprechende Zellen, Fasern kollagener oder präkollagener Art bilden. In Fibrosarkomen findet also *keine* Neubildung geschwulsteigenen Knochens statt.

Am Skelet kennen wir:

1. Zentrale Fibrosarkome, die aus dem *nicht* knochenbildenden Bindegewebe der Markräume hervorgehen. Da dieses Bindegewebe funktionell den Platz des Stromas sowohl des Organs Knochen als des Organs Knochenmark einnimmt, kann man diese Gewächse noch zu den primären Knochengeschwülsten im engeren Sinn zählen. Die zentralen Fibrosarkome kommen vor allem distal im Femur und proximal im Humerus vor, sehr selten auch am Schädel. Ein Teil dieser Gewächse zeichnet sich durch ein relativ langsames Wachstum, geringe Metastasierungsneigung und wesentlich günstigere Heilungsaussichten aus, als sie etwa die Osteosarkome aufweisen. Trotzdem sind sie natürlich immer als bösartige Gewächse zu werten, zumal es unter den zentralen Fibrosarkomen auch hochmaligne Typen gibt.

2. Periostale Fibrosarkome entstehen aus den äußeren, nicht knochenbildenden Schichten des Periosts. Sie sind somit zu den primären Knochengeschwülsten im engeren Sinn zu zählen. Diese Gewächse sind selten und sollen vor allem an den platten Knochen (Scapula, Mandibula) vorkommen, werden aber vereinzelt auch an langen Röhrenknochen und am Schädel angetroffen. Die periostalen Fibrosarkome sitzen breitflächig der Knochenrinde auf, die sie in breiter Front arrodieren, meist ohne sie gänzlich zu zerstören. Sie sollen sich ebenfalls durch ein langsames Wachstum und eine geringe Neigung zur Metastasierung auszeichnen, bleiben aber natürlich ebenso immer bösartige Geschwülste.

3. Extraperiostale Fibrosarkome entstehen aus Bindegewebszügen in Knochennähe und sind somit nicht zu den Knochengeschwülsten zu zählen. Diese Weichteilgeschwülste können sekundär auf den Knochen übergreifen, die Knochenrinde zerstören und in die Markräume einbrechen. Diese relativ häufigen Gewächse sind gewöhnlich hochmaligne (STOUT 1948) und metastasieren früh.

Eine Unterscheidung dieser 3 Formen ist auch in der Praxis möglich, wenn auch nicht immer einfach.

Fibrosarkome des Schädels.

Auch am Schädel begegnen wir den oben geschilderten 3 Formen von Fibrosarkomen. Die besonderen topischen Verhältnisse im Bereich der Schädelbasis bedingen allerdings, daß wir den Ausgangspunkt der Fibrosarkome im Orbita- und Nasopharynxbereich meist nicht mehr eruieren können. In der Mehrzahl der Fälle dürfte es sich um rasch wachsende extraperiostale Formen handeln, die gegen den Schädelinnenraum vorwuchern. Die in den Nebenhöhlen, besonders der Keilbein- und Siebbeinhöhle entstehenden Fibrosarkome können wohl zum periostalen Typ gezählt werden, da für diese Formen ja kein anderes Muttergewebe als die dünne Periostschicht unter der Schleimhaut (Mucoperiost) in Frage kommt. Es gibt unter diesen Fibrosarkomen sehr rasch wachsende hochmaligne Formen.

Zu den periostalen Fibrosarkomen würden theoretisch auch die Fibrosarkome der Dura (Endocranium) zählen, die aber üblicherweise unter den Hirntumoren, in diesem Handbuch von ZÜLCH abgehandelt werden. Wie BAKER u. Mitarb. (1950) u. a. mitteilen, können auch die Fibrosarkome der Dura in die Schädelknochen einwachsen.

Es soll an dieser Stelle aus Gründen der Zweckmäßigkeit auch auf die extraperiostalen Fibrosarkome am Schädel eingegangen werden, die nicht zu den primären Knochengeschwülsten zählen. Die Fibrosarkome auf dem Boden eines Morbus Paget, einer fibrösen Knochendysplasie und nach Röntgenbestrahlung werden in den entsprechenden Kapiteln abgehandelt.

Häufigkeit. Periostale und zentrale Fibrosarkome des Schädels — also Knochengewächse im engeren Sinn — sind sicher sehr selten. Extraperiostale Fibrosarkome dürften jedoch auch am Schädel zu den häufigsten bösartigen mesodermalen Gewächsen zählen. Nach den Angaben Stouts (1948) waren unter 144 Fibrosarkomen der Weichteile 26 am Kopf und Hals lokalisiert.

Alter und Geschlecht der Patienten. Fibrosarkome können in allen Altersgruppen auftreten, bevorzugen aber deutlich das mittlere Lebensalter (4. Jahrzehnt). Eine Geschlechtsprädilektion bei Fibrosarkomen des Knochens ist aus der geringen Zahl von Mitteilungen noch nicht erkennbar. Bei 218 Fibrosarkomen aller Regionen fand Stout (1948) 100mal Männer und 118mal Frauen betroffen.

Sitz und Wachstum. Eine an anderer Stelle (Zbl. Neurochir.) ausführlich beschriebene Beobachtung ist die unseres Wissens einzige gesicherte eines zentralen Fibrosarkoms am Schädeldach.

Fall 3218/54. Die zur Zeit der Beobachtung 31jährige Frau hatte schon seit dem 12. (!) Lebensjahr einen harten erbsengroßen Buckel über dem Scheitelbein bemerkt, der langsam an Größe zunahm. Es bestanden keine Zeichen einer polyostotischen fibrösen Knochendysplasie oder einer Neurofibromatose. Bei der Aufnahme erschien der glatt begrenzte, harte Tumor manda-

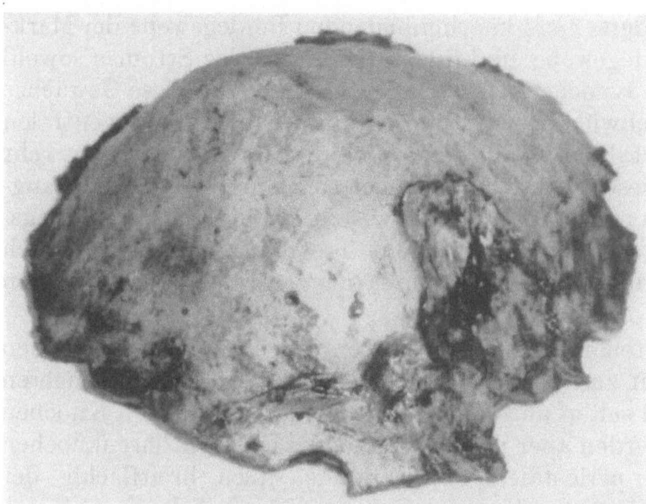

Abb. 44 (Fall 6213). Operationspräparat eines völlig in der Diploe eingekapselten, seit 19 Jahren beobachteten Fibrosarkoms (vgl. Abb. 45 u. 46). Rechts kleine Perforation bis unter das Pericranium.

rinengroß. Röntgenologisch bestand eine cystenähnliche Aufhellung, die allseits von einer Knochenhülle umgeben war. Bei der Operation fand sich eine pfennigstückgroße Lücke in der äußeren Knochenschale unter dem Pericranium, aus der gelbliches, weiches Gewebe quoll. Der Tumor wurde im ganzen ausgesägt (Abb. 44, 45, und 46). Eineinhalb Jahre später zeigten sich jedoch röntgenologisch erkenn-

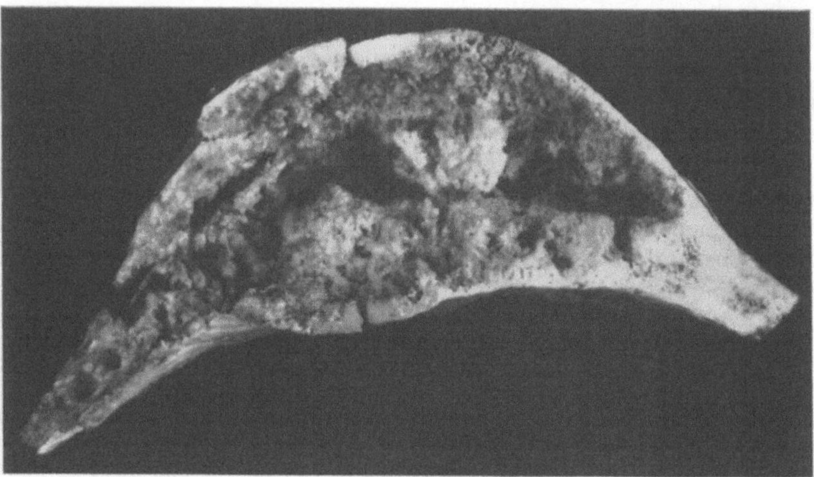

Abb. 45 (Fall 6213). Macerationspräparat einer Hälfte des in Abb. 44 dargestellten intradiploischen Fibrosarkoms.

bare Zeichen eines Lokalrezidivs, das sich bald über das halbe Schädeldach erstreckte. Der Tumor war nun stellenweise fest mit der Dura verwachsen. Die Patientin starb infolge einer Nachblutung. Histologisch fand sich wieder das gleiche Bild eines reifzelligen Fibrosarkoms. Keine Metastasen.

Zu den zentralen Fibrosarkomen wären schließlich die im Felsenbein entstehenden zu zählen. Sowohl in einem von Friedenwald u. Kemmler (1921) als auch in einem von Proctor u. Lindsay (1947) mitgeteilten Fall wie bei einer eigenen Beobachtung (Fall

890/52, 51jährige Frau) ist jedoch wegen der Ausdehnung des Gewächses sowohl im Kleinhirnbrückenwinkel als auch im Felsenbein nicht sicher auszuschließen, ob es sich nicht um Fibrosarkome der Dura gehandelt hat (über sog. Neurofibrosarkome des Felsenbeins s. S. 474).

Bei den meisten im Schrifttum niedergelegten Beobachtungen von Fibrosarkomen am Schädeldach war der Ausgangspunkt nicht mehr sicher feststellbar, es kann sich sowohl um Fibrosarkome des Pericraniums als auch — wohl eher — um solche der Kopfschwarte gehandelt haben. Zu diesen Fällen zählen jene von GESCHICKTER (1936) (Fibrosarkom am Os parietale), HUSE (1938) (Fibrosarkom an der Nasenwurzel), VANDENBERG u. COLEY (1950) (28jähriger Mann mit Spindelzellsarkom am Os parietale, das 6 Jahre nach Radiumbestrahlung rezidivierte) sowie FOSS (1932). Bei diesen Geschwülsten kommt es manchmal rasch zu einer Zerstörung des Schädeldaches und einer Verwachsung mit der Dura.

Eine besonders interessante Mitteilung verdanken wir COURVILLE u. EDMONDSON (1953).

Bei einem 67jährigen Geisteskranken entwickelte sich in kurzer Zeit ein Fibrosarkom an der Stirn, das das Schädeldach zerstörte und die Dura durchwucherte. Bei der Sektion stellt sich heraus, daß dieses Fibrosarkom in ein Glioblastom überging, das bis in die Stammganglien reichte.

Im eigenen Beobachtungsgut findet sich ein weiterer Fall (5341/56) eines Fibrosarkoms der Kopfschwarte, bei dem röntgenologisch bereits Veränderungen geringen Grades an der Tabula externa

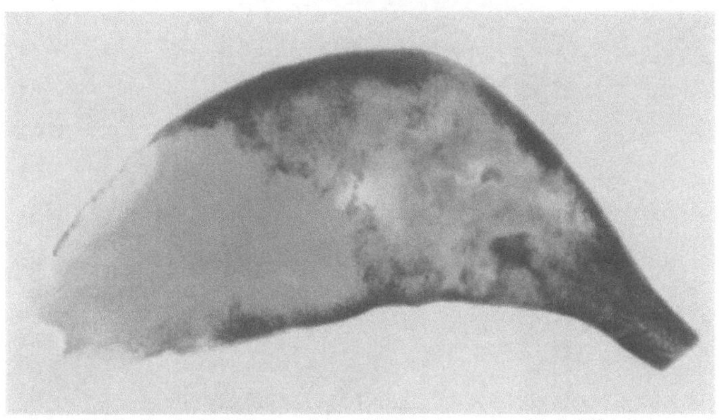

Abb. 46. Röntgenbild des Querschnittes durch das in Abb. 44 dargestellte intradiploische Fibrosarkom. Links Knochenstruktur abgesehen von der dünnen Schale der Tabulae völlig ausgelöscht. Rechts fleckige reaktive Knochenbildungen, die in den Tumor hineinragen.

erkennbar waren. Die Geschwulst saß über dem Stirnbein eines 23jährigen Mannes und war binnen 5 Jahren 5mal auswärts vergeblich operiert worden. Histologisch entsprach sie dem oft als „Spindelzellsarkom" bezeichneten zellreichen und faserarmen malignen Typ der Fibrosarkome und hatte stellenweise schon die äußeren Periostschichten infiltriert. DYES (1938/39) beschreibt einen ähnlichen Fall.

Bekannt wurde schließlich noch ein Fall STEINERs (1944) von *multiplen Fibrosarkomen*, bei dem sich nicht nur am Schädeldach, sondern auch an der Wirbelsäule, am Sternum und den Rippen Tumoren fanden. Eine ähnliche Beobachtung von multiplen Fibrosarkomen der Kopfschwarte stammt von DE SANTI (1899).

Unter den Fibrosarkomen im Bereich der Schädelbasis finden wir nur wenige Fälle, bei denen ein periostaler Ursprung wahrscheinlich oder gesichert ist.

Zu diesen dürfte der Fall eines Fibrosarkoms des Basisphenoids gehören, den GOLDMAN u. ADAMS (1946) beschrieben.

Weitere Berichte über Fibrosarkome der Orbita und des Nasopharynx liegen von CROWE u. BAYLOR (1923), TARTAKOWSKY (1927), CUNNINGHAM (1931), BAHGAT (1933), FOUSSIER (1933), DEY (1936), THEISSING (1948) und EPSTEIN (1954) vor. In diesen Fällen dürfte es sich meist um Fibrosarkome der Weichteile gehandelt haben, die vielfach breitflächig den Knochen zerstörend oder ohne wesentliche Knochenzerstörung durch die Foramina gegen den Schädelinnenraum vorwuchsen.

Morphologie. Makroskopisch ist das Bild der Fibrosarkome wechselvoll und wenig charakteristisch. Es kann sich um weißliche, strähnige, derbe Gewächse handeln oder um weiche, graurote, markige Formen, schließlich auch um glasig-schleimig erscheinende Gewächse.

Histologisch ist die Artdiagnose Fibrosarkom meist leicht zu stellen. Die Geschwulstzellen liegen in der Mehrzahl parallel und sind mit den intercellulären Fasern zu langen

Strängen gebündelt, die sich gegenseitig wirr durchflechten (Abb. 47). Die Zellkerne zeigen außer der parallelen Ausrichtung keine besonderen Lagerungsbestrebungen, wie sie etwa in den Palisadenstellungen der Neurofibrome zum Ausdruck kommen. Die Zellkerne entsprechen denen junger Bindegewebszellen und haben gewöhnlich eine lang-ovale oder sogar spindelige Form, weisen eine deutliche Kernmembran und relativ wenig

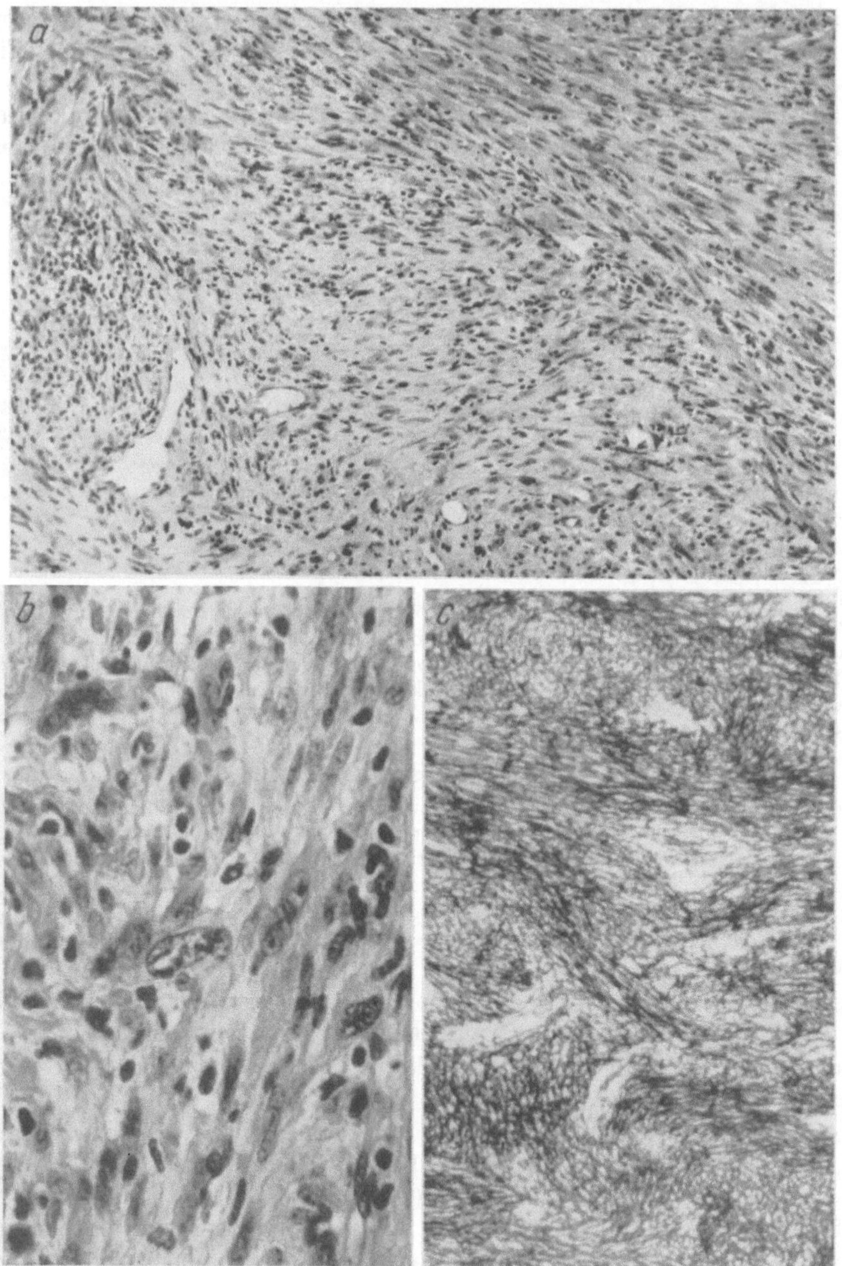

Abb. 47a—c (Fall 6213). „Zentrales" intradiploisch im Scheitelbein entstandenes Fibrosarkom. a Langspin-delige, teilweise in Zügen gelagerte Geschwulstzellen. Der hohe Differenzierungsgrad entspricht dem langsamen Wachstum des schon seit 19 Jahren beobachteten Tumors, der allerdings $1^{1}/_{2}$ Jahre nach der Entfernung rezidivierte und sich dann rasch über das halbe Schädeldach ausbreitete. (HE, 144×.) b Bei ge-nauer Kontrolle des Zellbildes zeigen sich immer wieder übergroße und hyperchromatische Zellen als Zeichen der Bösartigkeit des Gewächses (HE, 288×.) c Bei Versilberung des Präparates tritt ein überaus eng-maschiger Filz präkollagener Fasern, den Differenzierungsprodukten der Tumorzellen hervor.
(Tibor-Pap, 144×.)

Chromatin auf. Ein großes Kernkörperchen ist oft gut erkennbar. Bei der Betrachtung des Gesamtbildes fällt meist sofort das „unruhige" Bild durch die stark wechselnden Zellgrößen und Formen und die Variationen im Chromatingehalt auf. Nicht selten findet man schon als Riesenzellen zu bezeichnende einkernige Elemente, gelegentlich auch

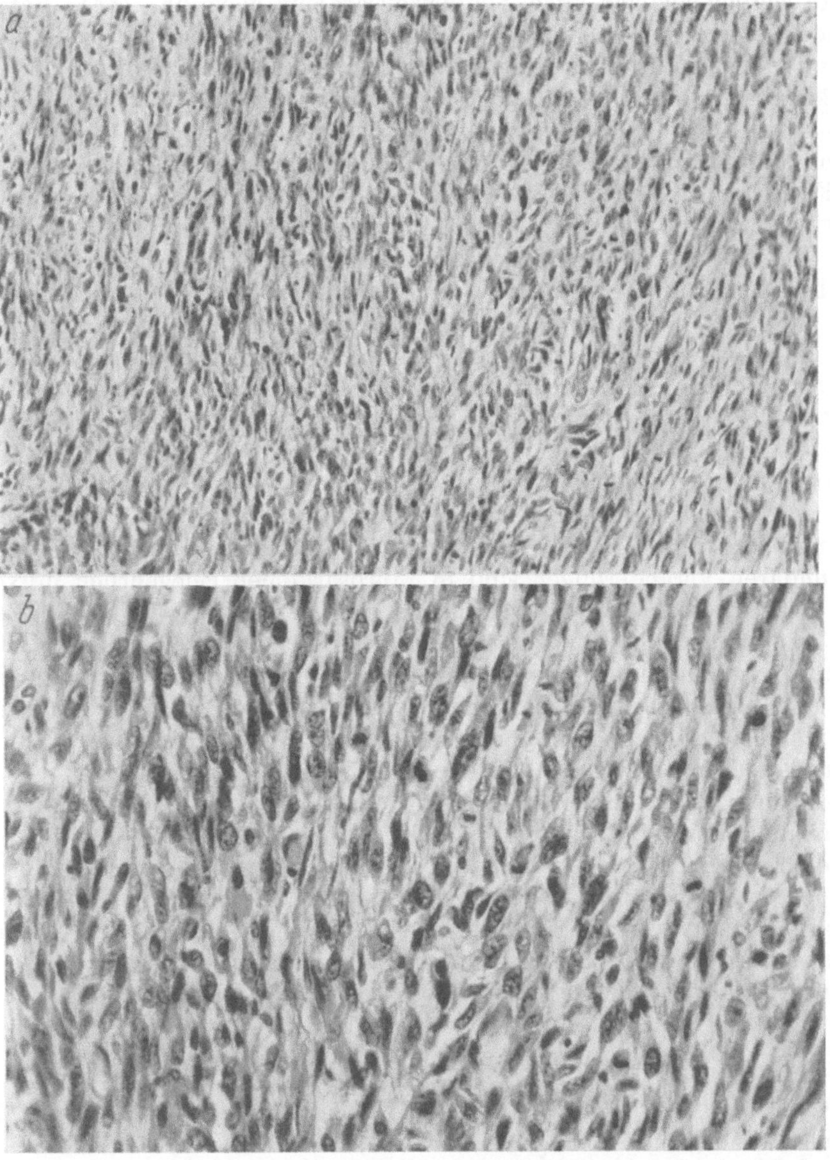

Abb. 48a u. b. (Fall von Prof. GERLACH, Würzburg.) Fibrosarkom, wahrscheinlich periostalen Ursprungs aus dem Warzenfortsatzbereich. a Dieses Fibrosarkom ist wesentlich zellreicher und weniger differenziert als das in Abb. 47 dargestellte. Ein solches Zellbild veranlaßt viele Verfasser, von Spindelzellsarkomen zu sprechen. (HE, 144×.) b Bei stärkerer Vergrößerung finden sich in einem Blickfeld oft bis zu 10 teilweise atypische Mitosen. In diesem Fall bestand eine deutliche Diskrepanz zwischen dem histologischen Bild eines rasch wachsenden Tumors und dem biologischen Verhalten, da die Geschwulst schon 12 Jahre beobachtet worden war. (HE, 288×.)

zweikernige Zellen. Die faserige Intercellularsubstanz ist teils kollagener, teils präkollagener Natur und tritt besonders deutlich bei Silberimprägnation hervor (Abb. 47c). Man findet dann dichte Bündel feinster neben einzelnen gröberen Fasern, die entweder langgestreckt verlaufen oder leicht gewellt erscheinen, sich aber auch besenreiserartig verzweigen können. Jede Einzelzelle scheint in dieses Fasernetz eingesponnen, ohne daß dieses aber ein richtiges Gitterwerk wie bei Retothelsarkomen bildet.

Das quantitative Verhältnis von Zell- zu Faserreichtum wechselt von Fall zu Fall beträchtlich. Neben den Typen hohen Reifegrades findet man ausgesprochen zellreiche Tumoren, in denen die Faserbildung bei HE-Färbung kaum in Erscheinung tritt. Solche Geschwülste werden vielfach auch Spindelzellsarkome genannt. Diese Bezeichnung ist aber nur dann berechtigt, wenn auch bei Silberimprägnation keine Faserbildung erkennbar ist, also ein völlig undifferenziertes spindelzelliges Sarkom vorliegt. Ist eine Faserbildung erkennbar, handelt es sich um Fibrosarkome (vgl. Stout 1948). Auch der Reichtum an Mitosen und grob atypischen Zellen wechselt fallweise beträchtlich.

Während die in Abb. 48 dargestellten Zellbilder denen eines langsam wachsenden zentralen Fibrosarkoms entsprechen — wie sie auch Endler (1952), Kingma (1953) und Gschnitzer u. Minervini (1955) sahen —, gibt es auch unter diesen Gewächsen rasch wachsende Formen, die ausgesprochen polymorphzellig sein können.

Es sei hier kurz auf die Arbeiten von Broders et al. (1939) und anderer Autoren verwiesen, die die Fibrosarkome auf Grund ihres Zellbildes nach Malignitätsgraden ordneten. Eine Koordination zwischen Zellbild und biologischem Verhalten besteht wohl in einem höheren Prozentsatz von Fällen, doch ist das Zellbild — wie bei allen Geschwülsten — keineswegs ein sicherer Gradmesser der biologischen Wertigkeit. So gibt es unter den Fibrosarkomen einerseits Formen hohen Reifegrades, die langsam wachsen, und andere, die hochmaligne sind. Umgekehrt erstreckte sich die Verlaufsdauer des in Abb. 48 dargestellten Falles, bei dem in einem Blickfeld bei 288facher Vergrößerung durchschnittlich 5—10 Zellteilungsfiguren erkennbar waren, bisher über 12 Jahre.

An sekundären Veränderungen sind in Fibrosarkomen gelegentlich myxomatös aufgelockerte Bezirke erkennbar, auch können sich vereinzelte, verfettete Zellen finden oder Kalk in Schollen und Platten eingelagert sein.

Im Hinblick auf die histologische Differentialdiagnose ist besonders darauf zu achten, ob sich nicht Inseln ostoiden oder chondroiden Gewebes in der Geschwulst gebildet haben, die nur bei Osteosarkomen zu finden sind. Reaktive Knochenveränderungen am umgebenden Knochen oder eingeschlossene Spongiareste sind meist leicht von geschwulsteigenem Knochen zu unterscheiden.

Metastase und Rezidiv. In jedem Fall liegt ein maligner Tumor mit der Fähigkeit, zu rezidivieren und zu metastasieren, vor. Absiedelungen erfolgen meist über den Blutweg. Bei den langsamer wachsenden Tumoren kann jederzeit ein rascherer Wachstumsschub erfolgen. Prognostische Schlüsse aus dem histologischen Bild können nur mit größten Reserven gestellt werden. Es sei nochmals darauf verwiesen, daß Dahlin (1957) die Malignität der Fibrosarkome für nicht geringer als die der Osteosarkome hält.

e) Sarkome krankhaft veränderter Knochen.

α) Sarkome auf dem Boden einer Ostitis deformans Paget (Paget-Sarkome).

Geschichtliches. In seinen Vorträgen machte Sir James Paget 1876 und 1889 schon darauf aufmerksam, daß es bei der von ihm erstmals beschriebenen Erkrankung relativ häufig zur Entwicklung von Knochensarkomen käme ("by some gradual change the ostitis made the patient very liable to cancer or sarcoma"). Er konnte diese Feststellung durch drei eigene Beobachtung belegen. Ähnliche Fälle veröffentlichten in der Folge Howse (1877), Goodhart (1878) (Schädel), Fielder (1896) und Wherry (1896). Packard u. Mitarb. schätzten 1901 — nach heutigen Ansichten sicherlich zu hoch — die relative Häufigkeit der Entstehung von Sarkomen auf dem Boden eines Morbus Paget auf 7,5%. In der Mehrzahl der bis heute beschriebenen Fälle handelt es sich um Einzelbeobachtungen. Kleinere Serien sahen Bird (1927), Coley u. Sharp (1931), Platt (1947), Betoulières et al. (1948), de Sèze et al. (1952) und Porretta u. Mitarb. (1957). Zusammenstellungen aus dem Schrifttum verdanken wir Gerstel u. Janker (1933) und Summey u. Pressly (1946).

Allgemeines. Sarkome entstehen bei Morbus Paget nach Coley u. Sharp (1931) immer in den bereits durch die Ostitis deformans veränderten Skeletabschnitten. Bei den mon- oder polyostotischen Formen der Ostitis fibrosa ist das Auftreten eines Sarkomes äußerst selten, meist handelt es sich um Personen mit schweren polytopen Veränderungen, die schließlich ein Sarkom bekommen. Die Ursachen der Sarkomentstehung wurden vielfach diskutiert. So wurden von einigen Autoren Traumen in Erwägung gezogen, von den meisten aber abgelehnt. Andere Verfasser (SPEISER 1928, WANKE 1932, ANDREESEN 1955) erblicken in der Pagetschen Erkrankung eine Präsarkomatose. SPEISER wies darauf hin, daß die relative Häufigkeit der Sarkomentstehung bei Morbus Paget etwa 30mal höher läge als bei nicht an Ostitis deformans erkrankten Personen. STÖHR (1929), THURNER u. NIGRISOLI (1957) u. a. wenden sich gegen die Anschauung, daß in der Pagetschen Knochenerkrankung eine Präsarkomatose zu erblicken sei. Die von v. ALBERTINI (1928) beschriebenen „präsarkomatösen Abschnitte" in an Ostitis deformans erkrankten Knochen wurden in der Folge meist nicht gefunden oder anders gedeutet. 1930 bemerkte v. ALBERTINI ergänzend, daß die Ostitis deformans selbst noch kein präsarkomatöser Zustand sei, sondern daß erst unter bestimmten Voraussetzungen ein solcher aus dieser Erkrankung hervorgehe.

Die meisten Untersucher glauben, daß Paget-Sarkome als eine Art „Reizgeschwülste" auf dem Boden des chronisch-entzündlichen Prozesses entstünden. THURNER u. NIGRISOLI (1957) nehmen an, daß eine Ostitis deformans allein nicht unmittelbar die Fähigkeit einer Sarkomentwicklung in sich birgt, sondern offenbar nur der erhöhte Knochenumbau eine Sarkomentwicklung begünstigt, wenn überhaupt eine Geschwulstdisposition vorhanden ist und u. U. auch exogene Reize eine Rolle spielen können. Wir möchten mit diesen Verfassern die Wahrscheinlichkeit der Bedeutung einer allgemeinen Geschwulstdisposition unterstreichen, die ihren Ausdruck in der Häufigkeit einer plurizentrischen Entstehung von Paget-Sarkomen findet. In diesem Zusammenhang scheinen uns auch einzelne Mitteilungen von Bedeutung, in denen darauf hingewiesen wird, daß neben den Sarkomen auch andere Gewächse oder eine familiäre Häufung von Gewächsen bestanden (SUMMEY u. PRESSLY 1946: Paget-Sarkom und chronische myeloische Leukämie; THURNER u. NIGRISOLI 1957: Paget-Sarkom, Oesophaguscarcinom und Prostatacarcinom; CONES 1953 und IRVINE 1953: 65jähriger Mann mit Paget-Sarkom, dessen beide Nachkommen ebenfalls an Morbus Paget erkrankt waren; MANGANIELLO u. Mitarb. 1948: Vater der Patientin mit Paget-Sarkom des Stirnbeins starb an Rectumcarcinom, Mutter an Mammacarcinom). Die überaus auffällige Bevorzugung des männlichen Geschlechts läßt weiterhin daran denken, daß möglicherweise innersekretorische Vorgänge für die Sarkomentstehung eine Rolle spielen, zumal die Pagetsche Erkrankung an sich Männer und Frauen etwa gleich häufig betrifft.

Außer den im Text erwähnten Arbeiten seien noch folgende Verfasser angeführt: FEDDER (1923/24), SABRAZES et al. (1926), BARBONNEIX u. WIDIEZ (1928), GENNER u. BOAS (1930), BRESLICH (1931), HAGUENAU et al. (1934), BANZET et al. (1935), GRIZAUD (1935), KIENBÖCK u. SELKA (1935), IRANNENEY u. LAPORTE (1936), PARENTI u. LÜDEKE (1936), ABEL u. HELLWEGEN (1938), DENIZET (1940), PIKE (1943), LAYANI u. OLIVIER (1946), FLESCH-THEBESIUS u. WIEGMINK (1949), CORNIL et al. (1950), DE VULPIAN et al. (1950), OHNACKER (1954), NOLI u. ZINCONE (1955) u. a.

Häufigkeit. Aus dem Schrifttum konnten wir 105 Beschreibungen von Paget-Sarkomen zusammenstellen. In 22 Fällen war dabei der Schädel betroffen (20%). In 13 von diesen 22 Fällen bestanden daneben noch ein oder mehrere Paget-Sarkome an anderen Skeletteilen.

Über die relative Häufigkeit der Sarkomentstehung auf dem Boden eines Morbus Paget gehen die Annahmen weit auseinander. Zieht man in Betracht, daß die Pagetsche Erkrankung wesentlich häufiger ist, als oft angenommen wurde (in etwa 3% aller Sektionen von Personen über 40 Jahren sollen die typischen Knochenveränderungen nachweisbar sein), so sind Zahlenangaben von BIRD (1927) (11%) und selbst noch von SPEISER (1928) (2%) sicherlich zu hoch. SEAR (1936) nimmt an, daß die relative Häufigkeit der Sarkomentstehung bei der australischen Bevölkerung (bei der die Pagetsche Erkrankung besonders oft auftreten soll), noch unter 2% liegt. WILLIS (1953) rechnet, daß bei etwa 5—10% der an schweren polyostotischen Formen der Pagetschen Erkrankung leidenden

Personen Sarkome entstehen. PORETTA u. Mitarb. geben an, daß unter 1573 Personen mit Pagetscher Erkrankung aus dem Krankengut der Mayo Clinic nur 0,9 % ein Sarkom aufwiesen.

Alter und Geschlecht der Erkrankten. Da die Ostitis deformans vor dem 40. Lebensjahr außerordentlich selten manifest wird, ist auch das Paget-Sarkom eine Erkrankung, die fast ausschließlich im Involutionsalter und im Senium auftritt. Die Altersverteilung von 100 Fällen einschließlich 21 Fällen von Paget-Sarkomen am Schädel geht aus Abb. 49 hervor.

Diese Bevorzugung der späteren Lebensjahrzehnte unterscheidet die Paget-Sarkome somit deutlich von den sonst in der Mehrzahl viel früher auftretenden anderen Knochensarkomen. Es wird angenommen, daß etwa 30 % aller nach dem 50. Lebensjahr beobachteten Knochensarkome auf dem Boden eines Morbus Paget entstehen.

Die deutliche Prädilektion für das männliche Geschlecht ist bereits lange aufgefallen. Bei 105 Fällen unserer Zusammenstellung waren 77mal Männer (73 %) und 28mal Frauen (27 %) betroffen.

Eigenartig ist, daß unter den 22 Fällen, bei denen Paget-Sarkome am Hirnschädel entstanden, 13 Frauen (60 %) und 9 Männer (40 %) waren, das Zahlenverhältnis sich also stark verschiebt. Zieht man nur die Fälle

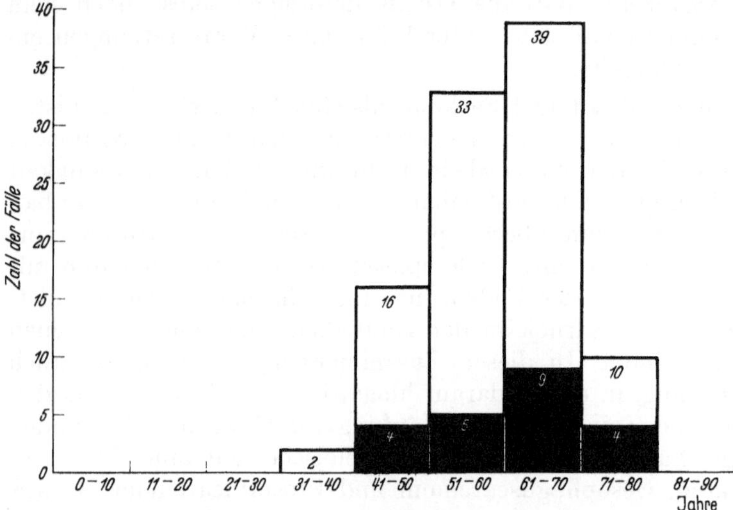

Abb. 49. Altersverteilung bei 100 Sarkomen auf dem Boden eines Morbus Paget (dunkel: Sarkome am Schädel).

ohne Schädelbeteiligung in Betracht (83 Fälle), so überwiegt das männliche Geschlecht in einem Verhältnis von 68:15 (82:18 %). Soweit aus den kleinen Zahlen überhaupt Rückschlüsse gezogen werden dürfen, scheint also bei den Frauen das Paget-Sarkom am Schädel häufiger zu sein als bei den Männern.

Sitz. In der Reihenfolge der Häufigkeit waren bei 100 Fällen folgende Knochen befallen: Femur (29), Humerus (24), Hirnschädel (22), Tibia (19), Becken (13), Wirbelsäule (8), Scapula (6), Rippen, Radius, Clavicula, Gesichtsschädel (je 3), Ulna (2). Bei 100 Fällen sind also 135 einzelne Sarkomherde nachgewiesen worden. Dabei bestand in 66 Fällen nur ein einziger Sarkomherd, in 34 Fällen waren zwei oder mehrere Knochen unabhängig voneinander befallen. In etwa $^{1}/_{5}$ der Fälle bestand ein Paget-Sarkom des Hirnschädels, wobei 9mal nur am Schädel ein Sarkom nachgewiesen werden konnte, 13mal hingegen auch an einem oder mehreren anderen Skeletteilen Sarkome bestanden (vgl. LASERRE 1947 u. a.). Es dürfte heute als gesichert gelten, daß Paget-Sarkome häufig primär polytop sind und die multiplen Herde nicht etwa durch Absiedelungen vorgetäuscht werden.

Am Schädel entstehen Paget-Sarkome fast ausschließlich am Schädeldach, nur ausnahmsweise an der Basis.

Wachstum und makroskopisches Bild. Wie die meisten Knochensarkome des Schädels wachsen auch die Paget-Sarkome vorwiegend nach außen, ohne raumbeengend zu wirken. In einigen Fällen (WOLFE u. BLACK 1940; KIRSCHBAUM 1943; MANGANIELLO u. Mitarb. 1948 u. a.) wurden allerdings auch Paget-Sarkome gesehen, die die Dura durchwuchert hatten und weit in das Hirn vorgedrungen waren. Das Wachstum erfolgt gewöhnlich von einem Zentrum aus, doch können ähnlich wie dies WANKE (1932) am Femur sah, auch mehrere voneinander unabhängige Sarkomknoten im gleichen Knochen liegen (vgl. DAVIE u. COOKE 1937/38). Die Paget-Sarkome wachsen in der Regel außerordentlich rasch und zerstören das verdickte Schädeldach, so daß am Autopsiepräparat kraterartige tiefe Defekte zu erkennen sind (CUSHING beschrieb 1935 einen solchen Fall ausführlicher;

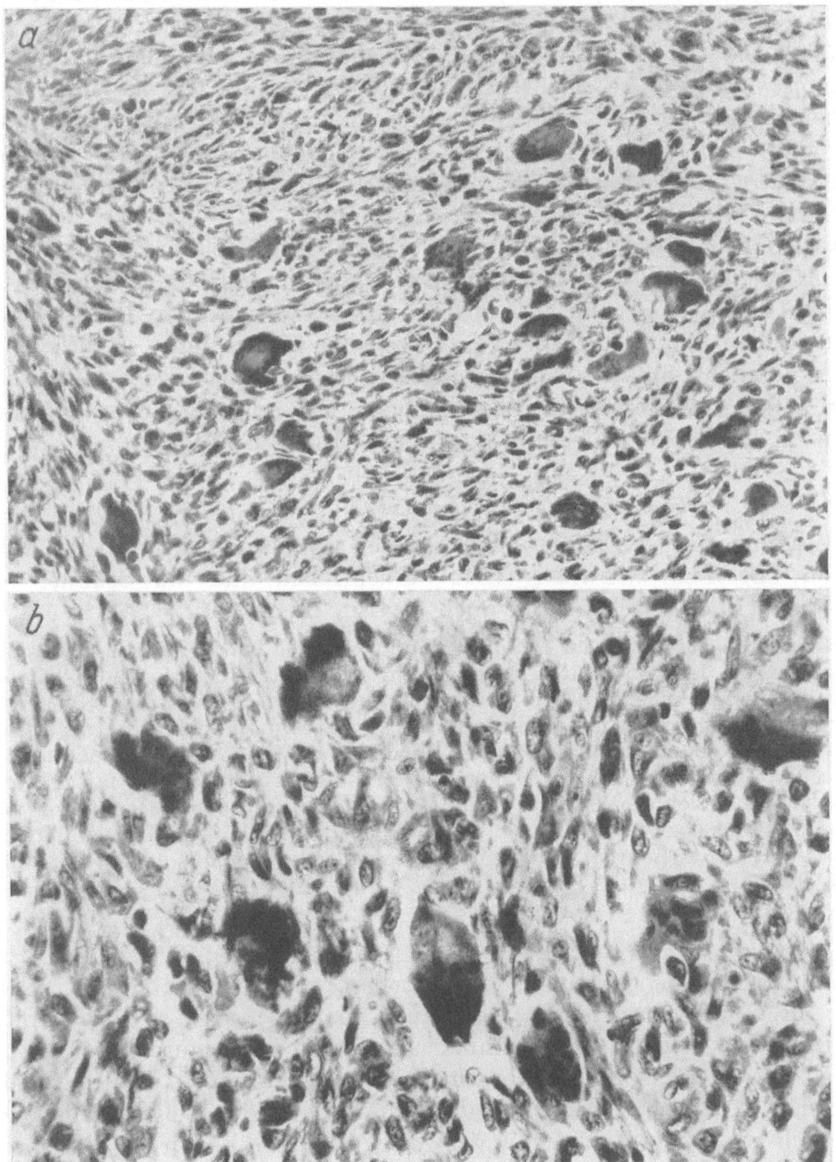

Abb. 50a u. b. Riesenzellreiches Fibrosarkom auf dem Boden einer Ostitis deformans Paget (Sammlung Path. Inst. Innsbruck). a Bei schwacher Vergrößerung besteht eine oberflächliche Ähnlichkeit mit dem Zellbild eines Riesenzelltumors (vgl. Abb. 18), doch tritt hier bereits die starke Zellpolymorphie und -polychromasie hervor. (HE, 144×.) b Grob atypische Tumorriesenzellen mit verklumpten Kernen bei allgemein ausgeprägter Anaplasie der Geschwulstzellen. (HE, 288×.)

vgl. auch EPSTEIN u. DAVIDOFF 1953). Makroskopisch sollen die Paget-Sarkome als knotige, grauweiße, unscharf begrenzte Einlagerungen im verdickten bimssteinartigen Schädeldach erscheinen.

Feinbau. Sarkome auf dem Boden eines Morbus Paget können histologisch fast allen bekannten Formen der Knochengewächse entsprechen. Nach SUMMEY u. PRESSLY (1946) handelt es sich in der Mehrzahl um Osteosarkome bzw. osteoplastische Sarkome, wie sie auf S. 424 beschrieben wurden. Wesentlich seltener dürften Chondrosarkome (s. S. 428) auf dem Boden einer Ostitis deformans sein (Newman 1946, Cones 1953). Auffällig ist die Häufung von Fibrosarkomen am Schädeldach (Bird 1927; Kirschbaum 1943; Summey u. Pressly 1946 u. a.), die sonst bei Morbus Paget selten sind. Möglicherweise bestehen hier Zusammenhänge zwischen der desmalen Ossifikation und der Art des entstehenden Sarkoms. Das von Summey u. Pressly (1946) beschriebene Paget-Sarkom an der Schädelbasis war dagegen ein Osteosarkom. Eine anscheinend häufigere Form des Paget-Sarkoms sind riesenzellreiche Fibrosarkome (Abb. 50). Trotz einer weitgehenden histologischen Übereinstimmung mit der malignen Variante der Riesenzelltumoren sollte man diese Sarkome unseres Erachtens jedoch nicht damit identifizieren (Mallet et al. 1941; Dorothy Russell 1949; Schwartz u. Collins 1951; Moulonget u. Rousin 1954 u. a.).

Metastasierung, biologisches Verhalten. Die Paget-Sarkome sind außerordentlich bösartige Geschwülste. Die Absiedelungen erfolgen hauptsächlich auf dem Blutweg in die Lungen und in innere Organe. Die meisten Kranken sterben an den Metastasen bereits binnen eines halben Jahres nach dem Einsetzen der Behandlung. Überlebenszeiten von einem Jahr und mehr sind auch nach radikaler chirurgischer Behandlung seltene Ausnahmen. Heilungen sind unseres Wissens noch nie mitgeteilt worden; die Prognose dürfte demnach eher noch schlechter als die der Ewing-Sarkome sein.

β) Sarkome auf dem Boden einer Osteodysplasia fibrosa.

Die Entstehung eines Sarkoms in an fibröser Dysplasie erkrankten Knochen wurde erstmals von Coley u. Stewart (1945) beschrieben und am Schädel von Hobbs, Fisher u. Beck (1956) gesehen (vgl. auch Dustin u. Ley 1950).

Die Verfasser beobachteten einen 48jährigen Mann mit deutlichen Zeichen einer polyostotischen fibrösen Dysplasie, bei dem am rechten Stirnbein ein beulenartig vorspringender Tumor entstanden war, der röntgenologisch einem Destruktionsherd inmitten des veränderten Knochens entsprach. Durch eine Probeexcision konnte das Vorliegen eines Fibrosarkoms gesichert werden. Die Geschwulst ging auf Röntgenbestrahlung vorerst gut zurück, doch begann sie $^1/_2$ Jahr später wieder zu wachsen und führte in der Folge zum Tod des Mannes. Der Tumor erfüllte zuletzt fast die ganze vordere Schädelgrube und das Siebbein und war in die Augenhöhlen und den Nasopharynx vorgewachsen. Rückschauend läßt sich der von Wanke 1927 und 1932 beschriebene Fall einer Sarkomentstehung bei „Leontiasis ossea" des linken Oberkiefers heute vielleicht ebenfalls als Sarkom auf dem Boden einer fibrösen Dysplasie deuten.

γ) Sarkome nach Röntgen- oder Radiumbestrahlung.

Die Entstehung von Sarkomen in Knochen, die einer Röntgen- oder Radiumbestrahlung ausgesetzt waren, ist ein, wenn auch relativ seltenes, so doch durch zahlreiche Beobachtungen wohl belegtes Vorkommnis. Die ersten Fälle wurden vor etwa 35 Jahren von Beck (1922) und Marsch (1922) beschrieben, zu einer Zeit, in der Gelenktuberkulosen noch häufig mit Röntgenstrahlen behandelt wurden. In der Folge wurden von anderen Verfassern noch zahlreiche Beobachtungen mitgeteilt, von denen die Berichte von Baumann (1927), Jaruslawsky (1929), Denks (1931), Küttner (1931), Heidrich (1932), Becker (1936), Deuticke (1939), Hatcher (1945), Hatcher u. Campbell (1951), Spitz u. Higinbotham (1951), Blumberg u. Hufner (1952), de Young (1952) und Jones (1953) erwähnt werden sollen. Nach einer ähnlichen Zusammenstellung von Cahan u. Mitarb. (1948) können Sabanas u. Mitarb. (1948) bereits auf 53 Fälle im Schrifttum hinweisen, denen sie 17 weitere Fälle aus der Mayo Clinic hinzufügen. Auch B. L. Coley erwähnt 1954, daß er ein Dutzend neuer Fälle gesehen habe, was vielleicht darauf schließen läßt, daß die Häufigkeit solcher Sarkome im Zunehmen ist.

Experimentelle Untersuchungen, von denen die von Hellner (1937), Uehlinger u. Schürch (1938/39), Janes u. Mitarb. (Zusammenstellung bei Cahan et al. 1948) erwähnt seien, bestätigten im Tierversuch, daß Röntgenbestrahlung oder die Einbringung radioaktiver Substanzen in das Knochenmark ein Knochensarkom hervorrufen können.

Besonders bekanntgeworden sind die 10 Fälle MARTLANDs (1931), der Knochensarkome bei Leuchtzifferblattarbeitern beschrieb.

In den meisten neueren Fällen wurden Riesenzelltumoren, Osteoid-Osteome, fibröse Knochendysplasie, Keloide, Naevi usw. ein- oder mehrmalig röntgenbestrahlt, worauf nach einer Latenz von durchschnittlich 6—10 Jahren sich ein Sarkom entwickelte. Die Latenzzeit liegt selten unter 3 Jahren (32 Monate in einem Fall von SABANAS et al. 1956), kann aber bis zu 30 Jahren betragen. Die Bestrahlungsdosen lagen meist über 5000 r. In vielen Fällen wurden Röntgenulcera, aktinogene Osteomyelitis und Knochennekrosen als Folge überdosierter Bestrahlung gesehen. Die niedrigsten Dosen lagen allerdings bei 1400 r. (Über Schädeldachnekrosen nach Bestrahlung von Hirntumoren ohne nachfolgendes Sarkom berichten CAMP u. MORETON 1945.)

Histologisch handelt es sich etwa in der Hälfte der Fälle um Osteosarkome, in der anderen Hälfte um Fibrosarkome. Gelegentlich kann ein Sarkom auch in den den Knochen umgebenden Weichteilen entstehen. Am Schädel waren mehrmals Ober- und Unterkiefer betroffen. WOLFE u. PLATT berichteten 1949 über zwei Röntgensarkome am Nasenbein, CAHAN u. Mitarb. (1948) über ein Kind, bei dem ein Retinoblastom bestrahlt wurde, und bei dem sich in der Folge in der Stirnbein-Siebbeinregion ein Sarkom entwickelte. Einen weiteren Fall beschrieben SKOLNIK u. Mitarb. (1956).

Die sog. Röntgensarkome entstehen unerwartet plötzlich, wobei die Osteosarkome meist schneller als die Fibrosarkome wachsen und zum Tode führen. Einzelne Heilungen nach Resektion bzw. Amputation wurden aber gesehen.

Aus dem eigenen Beobachtungsgut soll auf den bereits von ZÜLCH in diesem Handbuch erwähnten Fall hingewiesen werden.

Fall 2310/39. Es handelte sich um ein 19jähriges Mädchen, bei dem nach 9 Monaten Beschwerden von TÖNNIS 1939 ein Ependymom aus dem Parietallappen entfernt wurde. Im Anschluß an die Operation erhielt die Patientin in 2 Serien eine Gesamttumordosis von etwa 7100 r. 1945 entstand im epilierten Narbenbereich ein rasch faustgroß werdender, höckeriger Tumor, der schließlich exulcerierte und zum Tode führte. Bei der Sektion fand sich eine putride Meningitis, aber keinerlei Reste des Ependymoms. Der Tumor im Narbenbereich erwies sich als stark anaplastisches, mitosenreiches Fibrosarkom, das mit den äußeren Duraschichten verwachsen war, ohne aber die Dura zu durchbrechen. Ob der Ausgangspunkt die äußeren Duraschichten, das Endost oder das Pericranium waren, ließ sich an der großen Geschwulst nicht mehr sicher feststellen.

f) Undifferenzierte Rundzellsarkome vom Typ der sog. Ewing-Sarkome.

Synonym verwendete Bezeichnungen. Endotheliale Myelome, diffuse Myelome, unreife Reticulumzellsarkome, Omoblastome, diffuse Endotheliome, Perithelsarkome, Lymphangioendotheliome.

Geschichtliches. Mit der Abgrenzung einer neuen Gruppe von Knochengeschwülsten, die später ihm zu Ehren benannt wurde, schloß JAMES EWING (1921) eines der umstrittensten Kapitel in der Knochenpathologie auf. EWINGs Konzeption eines „diffusen" oder „endothelialen" Myeloms als eines hochstrahlenempfindlichen Tumors, der besonders in den langen Röhrenknochen von Jugendlichen auftritt, und dem ein typisches Röntgenbild eigen ist, wurde später in allen Punkten angegriffen. Es wechselten Zeiten, in denen alle strahlenempfindlichen, nichtossifizierenden Knochengeschwülste als Ewing-Sarkome bezeichnet wurden, mit anderen, in denen die Existenz einer solchen Gruppe von Geschwülsten überhaupt bezweifelt wurde.

So zeigten HIRSCH u. RYERSON (1928), daß Carcinommetastasen ein Ewing-Sarkom imitieren können. C. STERNBERG demonstrierte 1935, wie schwer nicht nur für den Kliniker, sondern auch für den Pathologen die Unterscheidung zwischen Metastasen eines anaplastischen Carcinoms und dem Ewing-Sarkom sein kann. Besonders eindringlich wies R. A. WILLIS schon 1933 mit COLVILLE sowie 1940 und 1953 darauf hin, daß die Knochenmetastasen von Neuroblastomen des Sympathicus einem Ewing-Sarkom völlig gleichen können, und setzte die Existenz von Ewing-Sarkomen überhaupt in Zweifel. Der letzten Endes wesentliche Erfolg dieser Angriffe war, daß heute die Diagnose Ewing-Sarkom viel seltener gestellt wird, besonders seit es PARKER u. JACKSON (1939) gelang, die primären Reticulumzellsarkome des Knochenmarks von den Ewing-Sarkomen zu trennen.

Allgemeines. Heute werden unter der Bezeichnung Ewing-Sarkom die bösartigen, strahlenempfindlichen, völlig undifferenzierten rundzelligen Gewächse des Knochenmarks zusammengefaßt. Die Geschwülste kommen vorwiegend bei Jugendlichen beiderlei Geschlechts in den Metaphysen langer Röhrenknochen vor, erfüllen die Markräume, heben das Periost ab und durchbrechen es. Die Metastasierung erfolgt frühzeitig, vorwiegend über die Blutbahn in die Lunge und wiederum in das Skelet. Das Ewing-Sarkom kann neben dem Paget-Sarkom als die bösartigste Knochengeschwulst überhaupt gelten.

Unter einer großen Zahl einschlägiger Arbeiten sei auf jene von Hellner (1935), Geschickter u. Maseritz (1939), Herzog (1944), Lichtenstein u. Jaffe (1947), Coley u. Mitarb. (1948), Coley (1949), McCormak u. Mitarb. (1952), Bethge (1953 und 1955), Willis (1953), Hewer (1956), Lumb u. Mackenzie (1956) und Pais u. Zanasi (1956) verwiesen.

Ewing-Sarkome des Schädels.

Häufigkeit. Unter den primären Knochengewächsen soll die relative Häufigkeit der Ewing-Sarkome nach den Angaben verschiedener Autoren etwa 5—15% betragen.

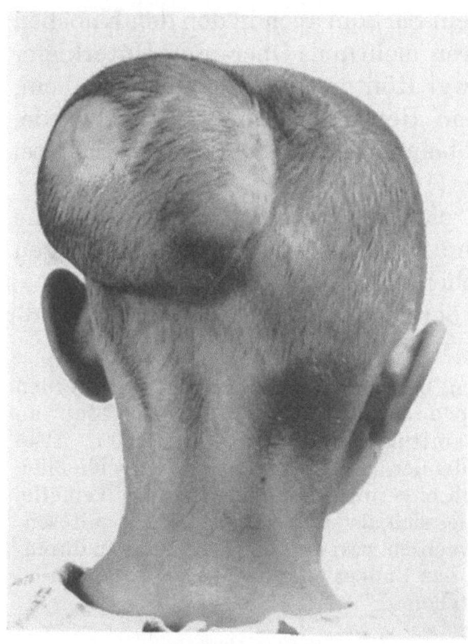

Abb. 51. (Fall 6900). Großes Lokalrezidiv eines exstirpierten und mit radioaktivem Kobalt nachbestrahlten Ewing-Sarkoms des Schädeldaches.

Ivins u. Dahlin (1953) geben an, daß unter 2000 primären Knochengeschwülsten 80 Ewing-Sarkome waren. Nach Bethge (1955) sitzen 6,3% der Ewing-Sarkome primär am Schädel. Coley u. Mitarb. (1948) sahen unter 86 Fällen kein primäres Ewing-Sarkom am Schädel. Dahlin (1957) fand unter 141 Ewing-Sarkomen 2 am Schädel. Viel häufiger als ein primärer Befall des Schädels sind aber Schädelmetastasen von Ewing-Sarkomen anderer Skeletabschnitte.

Alter und Geschlecht der Erkrankten. Nach übereinstimmenden Angaben treten Ewing-Sarkome in etwa 80—95% der Fälle zwischen dem 5. und 25. Lebensjahr auf. Uehlinger u. Mitarb. (1948) sahen allerdings auch bei Greisen Ewing-Sarkome am Schädel (75jährige Frau, 86jähriger Mann). Männliche Personen sollen etwa 2—3mal häufiger betroffen sein als weibliche.

Sitz und Wachstum. Die Mehrzahl der bisher beschriebenen Ewing-Sarkome saß an den frontalen und parietalen Abschnitten des Schädeldaches. Über Ewing-Sarkome des Warzenfortsatzes berichten Zimmerman (1934) und Maak (1949). Die Ewing-Sarkome infiltrieren rasch und flächenhaft die Markräume und destruieren die Spongiosa. Durch die Haversschen Kanäle wuchern sie unter das Periost vor, das abgehoben, aber bald auch durchwachsen wird, so daß rasch große Weichteiltumoren entstehen. Auch die Tabulae werden zerstört, wobei es durch reaktive subperiostale Neubildung von Knochen zur Ausbildung zahlreicher sog. Spiculae kommt. In ihrer Wachstumsart entsprechen Ewing-Sarkome also den Reticulumzellsarkomen und Neuroblastommetastasen.

Bei unserem Fall 6900 handelte es sich um einen 9jährigen Jungen, der vor kurzer Zeit am Hinterkopf eine walnußgroße, harte Vorwölbung bemerkt hatte. Bei der Aufnahme fand sich eine bereits hühnereigroße Geschwulst am Occiput, der Junge fieberte und hatte eine deutlich erhöhte Blutsenkungsreaktion. Angiographisch ließ sich bereits feststellen, daß das Gewächs in den Sinus longitudinalis superior eingebrochen war. Bei der Operation zeigte sich, daß der Tumor auch gegen das Hirn drückte. Nach der Operation wurde radioaktives Kobalt eingelegt. Zehn Monate später ließen sich keine Metastasen nachweisen. Kurze Zeit darauf bildete sich aber wieder eine große Vorwölbung am Schädel (Abb. 52), und der Allgemeinzustand sank rasch ab. Auch eine Bestrahlung mit dem Betatron konnte den Tod nur noch hinauszögern.

Morphologie. Die Ewing-Sarkome sind makroskopisch uncharakteristisch, d. h. sie stellen sich als völlig unscharf begrenzte, grauweißliche und graurötliche, meist von zahlreichen Blutungen und Nekrosen durchsetzte Tumoren dar.

Gewöhnlich muß man in Ewing-Sarkomen länger suchen, bis man einen nicht durch Nekrosen veränderten Bezirk, auf den sich die histologische Diagnose stützen kann, findet. In solchen Teilen findet man dichtgepackte Rundzellen von einheitlicher Größe und Färbung, zwischen denen kaum Protoplasma erkennbar ist. Diese Rundkernfelder beherrschen die Schnittfläche und werden nur dort und da durch feine Bindegewebszüge gegliedert (Abb. 52). Die Kerne sind etwas größer als die von Lymphocyten (7—9 μ).

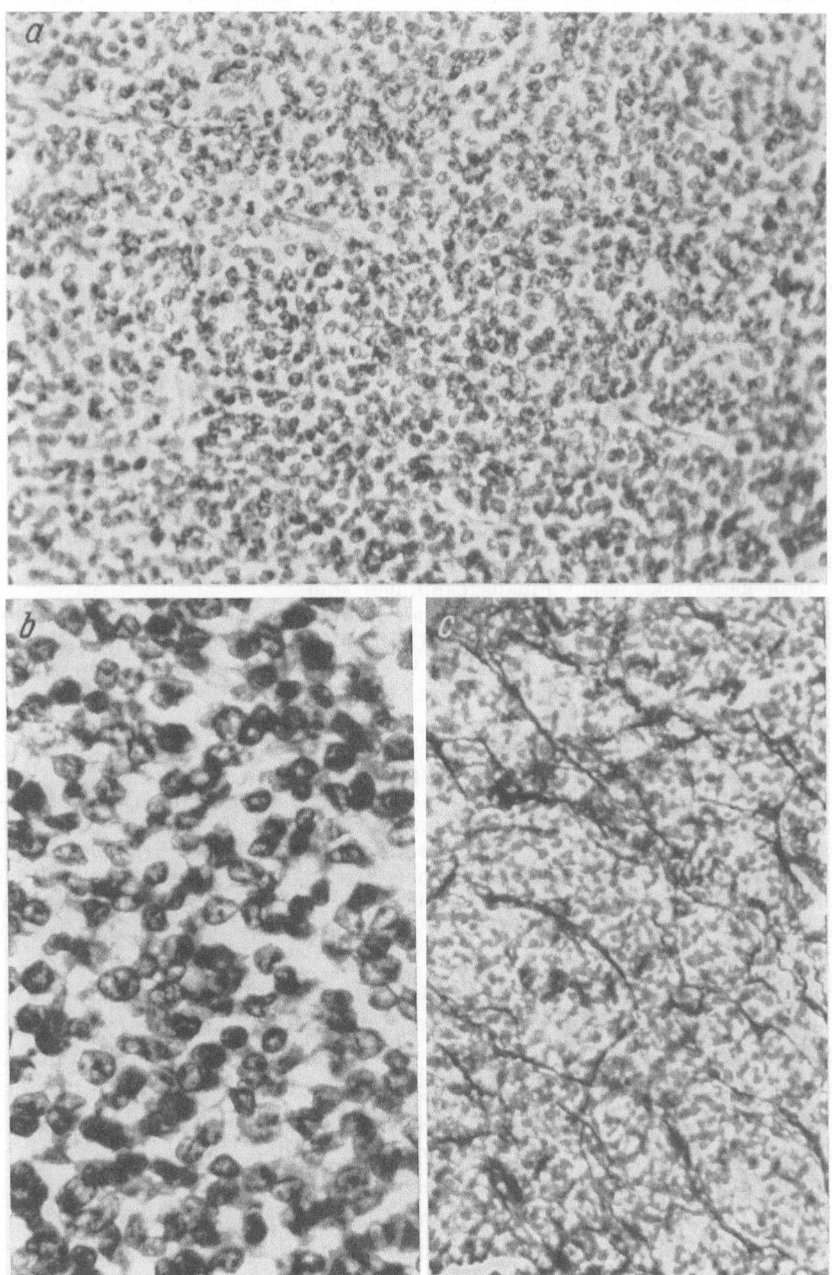

Abb. 52a—c (Fall 6900). Aus einem undifferenzierten, in der Diploe entstandenen Rundzellsarkom vom Typ der sog. Ewing-Sarkome. a Einförmig runde, gleichmäßig kleine Geschwulstzellen ohne besondere Lagerungstendenz. Zwischen den Tumorzellen tritt kaum ein Stroma hervor. Weitestgehende Ähnlichkeit mit dem Bild des Neuroblastoms des Sympathicus (vgl. Abb. 68). (HE, 288×.) b Auch bei stärkerer Vergrößerung treten nur dünne Protoplasmaanhängsel auf, die sich allerdings stellenweise zu einem Syncytium zu schließen scheinen. (HE, 576×.) c Bei Versilberung finden sich nur spärliche Fasern, die wohl den Capillaren zwischen den Zellnestern angehören. (Tibor-Pap, 288×.)

Das Chromatin ist bröckelig und schollig in der Nähe der Kernmembran angeordnet. Häufig sind pyknotische Kerne und Zellteilungsfiguren. Kernkörperchen sind selten erkennbar. Bei der in solchen Fällen immer durchzuführenden Silberimprägnation findet man spärliche Fasern, die aber nur zwischen den Zellgruppen und nie zwischen den Einzelzellen liegen oder diese wie beim Reticulumzellsarkom umspinnen (Abb. 52c). Eine angedeutete Neigung zur reihenförmigen oder ringförmigen Zellagerung ist — ähnlich wie beim Medulloblastom des Kleinhirns — öfter zu erkennen. Wie Lichtenstein u. Jaffe (1947) zeigten, finden sich solche Pseudorosetten manchmal um Mikronekrosen. Ähnlich wie beim Reticulumzellsarkom ist häufig eine Infiltration von Venenwänden erkennbar. Zwischen Knochen und Geschwulstzellen soll bei Ewing-Sarkomen immer eine schmale Bindegewebsschicht zwischengeschaltet sein.

Differentialdiagnostisch unterscheidet sich das Reticulumzellsarkom vom Ewing-Sarkom gewöhnlich durch das starke Vortreten des Protoplasmas der Geschwulstzellen, das polymorphe Kernbild und die Gitterfaserbildung.

Auch in Neuroblastommetastasen, die gewöhnlich bei jüngeren Personen auftreten, besteht gewöhnlich eine gewisse Polymorphie des Zellbildes (Abb. 68), bedingt durch das Vorkommen verschiedener Reifestadien der Geschwulstzellen (Kleinsasser u. Monteleone 1957). Gitterfasern finden sich in Neuroblastommetastasen ebenfalls nicht, so daß die Möglichkeit einer Verwechslung stets groß bleibt. Besonders hat man darauf zu achten, daß man ein Ewing-Sarkom nicht mit einer Osteomyelitis verwechselt.

McCormak u. Mitarb. (1953) betonen, daß es in Einzelfällen fließende Übergänge zwischen Ewing-Sarkomen und Reticulumzellsarkomen geben kann.

Histogenese. „Die Geschichte der Histogenese des Ewingsarkoms ist eine Geschichte von Irrtümern und kühnen Hypothesen.“ Diesem Satz von Uehlinger u. Mitarb. (1948) kann man sich wohl vollinhaltlich anschließen und ihn noch insofern erweitern, daß wir über das Stadium von Vermutungen auch heute noch nicht hinausgekommen sind.

Ewing hielt an seiner ursprünglichen Ansicht, daß diese Gewächse von den perivasculären Lymphgefäßendothelien ausgingen, auch noch 1939 fest. Connor schlug 1926 eine Unterteilung in angiomatöse, reticuläre und diffuse Formen vor. Foote u. Anderson (1941) glauben an die Abstammung der Ewing-Sarkome von Blutgefäßendothelien. Copeland u. Geschickter (1930) vermuten einen primär corticalen Ursprung dieser Gewächse. De Santo (1934) spricht von einem „primär intracorticalen und subperiostalen Lymphangioendotheliom“. Oberling (1928) und Oberling u. Raileanu (1932) vertreten die Ansicht, der neuerdings McCormak u. Mitarb. (1952) wieder zuneigen, daß es sich um undifferenzierte Reticulumzellsarkome handelt. Uehlinger u. Mitarb. (1948) glauben die Streitfrage, ob Reticulumzellsarkome und Ewing-Sarkome gleiche Stammzellen haben, eher verneinen zu müssen. Beck (1942) meint es mit ganz unreifen Osteoblastensarkomen zu tun zu haben. Pais u. Zanasi (1956) sprechen von einem „Perithelsarkom“. Man kann sagen, daß keine der vertretenen Meinungen unwidersprochen blieb. Es sei an dieser Stelle auf die vorzüglichen Abhandlungen Stouts (1944) u. Herzogs (1943) verwiesen, in denen die verschiedenen histogenetischen Deutungen eingehend dargestellt werden.

Rezidive und Metastasen. Das Ewing-Sarkom gilt als das bösartigste primäre Knochengewächs bei dem Fünfjahresheilungen in meist nicht mehr als 8—10 % der Fälle erzielt werden. Die Mehrzahl der Patienten stirbt 6—12 Monate nach Einsetzen der Behandlung. Unter 73 Fällen von Coley u. Mitarb. (1948) lebten nur noch 3 Patienten nach 5 Jahren. Die Metastasierung erfolgt fast nur hämatogen (beim Reticulumzellsarkom vorerst meist lymphogen). Die Metastasen treten mit Vorliebe in den Lungen und im Skelet auf. Besonders häufig sind Ewing-Sarkommetastasen im Schädel und der Kopfschwarte, die unter Umständen mit Erstgeschwülsten verwechselt werden können [Coley u. Mitarb. (1948) sahen unter 74 Fällen 47mal Lungenmetastasen und 32mal Schädel- und Kopfschwartenabsiedelungen].

g) Primäre Reticulumzellsarkome.

Synonym verwendete Bezeichnungen. Retikelzellsarkom, diktyocytäre Reticulumzellsarkome, Retothelsarkom, Retotheliom, Lymphoblastom, Reticuloendotheliom, Reticulumzell-Lymphosarkom, Clasmatocytom.

Geschichtliches. Im Verlauf eingehender Studien über die Histogenese der Ewing-Sarkome haben Oberling (1928) und Oberling u. Raileanu (1932) erstmals die primären Reticulumzellsarkome des

Knochens klinisch und pathologisch anatomisch eingehend beschrieben. OBERLING hat aber das undifferenzierte und differenzierte Reticulosarkom noch mit dem Ewing-Sarkom identifiziert. Erst PARKER u. JACKSON trennten 1939 das primäre Reticulumzellsarkom des Knochenmarks in klinischer und pathoanatomischer Sicht völlig von den Ewing-Sarkomen. JAMES EWING hat diese Sarkomform ebenso wie SIMMONS noch im gleichen Jahr anerkannt. Die Zahl der bisher beschriebenen Fälle dieser Geschwulstart ist noch nicht hoch, es können aber „Zweifel an der Berechtigung, das Reticulumzellsarkom als genetisch morphologisch und biologisch gut abgrenzbare Sonderform der vom Knochen ausgehenden Sarkome zu bezeichnen, heute wohl kaum mehr bestehen" (K. WEISS 1955).

Allgemeines. Das primäre Reticulumzellsarkom des Knochenmarks gilt als die histologisch mit den Reticulumzellsarkomen anderer (besonders lymphatischer) Organe identische Geschwulst. UEHLINGER u. Mitarb. (1948) stellen allerdings noch in Frage, ob die morphologische Ähnlichkeit für eine Gleichsetzung genügt. Als wesentliches klinisches Merkmal dieser Gruppe gelten die hohe Strahlenempfindlichkeit und die trotz der natürlich immer bestehenden Malignität relativ guten Heilungsaussichten. Es wird angenommen, daß bei adäquater chirurgischer und (oder) Strahlenbehandlung in etwa der Hälfte der Fälle eine Fünfjahresheilung zu erzielen ist. Das primäre Reticulumzellsarkom zählt daher unter den bösartigen Knochengewächsen zu den Formen mit den besten Heilungsaussichten.

Für die Unterscheidung zwischen Reticulumzellsarkomen der lymphatischen Organe, die, wie dies häufig der Fall ist, in das Knochenmark metastasieren, und den primär im Knochenmark entstehenden Formen, müssen strenge klinische Gesichtspunkte angelegt werden. In den meisten Fällen sind bei primär in den lymphatischen Organen entstehenden und sekundär in das Knochenmark metastasierenden Reticulumzellsarkomen bereits eine allgemeine Lymphknotenvergrößerung, eine Anämie und Kachexie als Zeichen einer weit fortgeschrittenen Geschwulst erkennbar (vgl. EDWARDS 1940, COLES u. SCHULZ 1948). STRANGE u. DE LORIMIER (1954) u. a. betonen, daß die an Retothelsarkomen der lymphatischen Organe Erkrankten zu etwa 85% älter als 40 Jahre und zu weniger als 1% jünger als 20 Jahre sind (vgl. auch GALL u. MALLORY 1942). Bei den primären Reticulumzellsarkomen des Knochenmarks sind hingegen etwa 75% der Befallenen jünger als 40 Jahre und 35% jünger als 20 Jahre. Die letzteren Angaben stützen sich allerdings auf noch recht kleine Zahlen. COLEY u. Mitarb. (1950) fordern für die Diagnose primäres Reticulumzellsarkom des Knochenmarks, daß der Knochenherd bei genauer Untersuchung solitär ist und histologisch bestätigt wird. Falls Metastasen erkennbar sind, müssen sie auf die regionären Lymphknoten beschränkt sein, falls generalisierte Metastasen bestehen, muß mindestens 6 Monate vor der Metastasierung bereits ein solitärer Knochenherd nachgewiesen worden sein. Es ist schließlich darauf hinzuweisen, daß es offenbar auch *primär multiple* Reticulumzellsarkome des Knochenmarks gibt, wie sie KÖHLMEIER (1942) beschrieb (KÖHLMEIERs Fall weicht allerdings histologisch weitgehend von denen anderer Verfasser ab). Daneben ist noch zu erwägen, ob nicht manche der rasch generalisierenden Fälle zu den Reticulosarkomatosen mit primärer Manifestation im Knochenmark zu zählen sind.

Die Mehrzahl der hier zu besprechenden Gewächse tritt in den langen Röhrenknochen, und zwar in den Metaphysen auf. Femur, Tibia, Humerus, Scapula, Beckenknochen und Wirbelsäule sind am häufigsten befallen. Auch am Schädel wurden mehrere Fälle beobachtet. Diese Geschwülste entwickeln sich in den Markhöhlen und zerstören von innen heraus die Knochenrinde, durchbrechen auch das Periost und bilden große Weichteiltumoren. Das Wachstum erfolgt in der Regel langsam, die Metastasierung relativ spät.

Genauere Einzelheiten finden sich in den Arbeiten von EDWARDS (1940), SZUTU u. HSIEH (1942), AHLSTRÖM (1943), AHLSTRÖM u. WEHLIN (1943), ROSENDAL (1945), SHERMAN u. SNYDER (1947), KHANOLKAR (1948), UEHLINGER u. Mitarb. (1948), SCHAJOWICZ u. POLAK (1949), COLEY u. Mitarb. (1950), CORBETT (1950), BRACHETTO-BRIAN (1951), HELLNER (1951), McCORMAK u. Mitarb. (1952), VALLS u. Mitarb. (1952), IVINS u. DAHLIN (1953), MONESI (1954), FRANCIS u. Mitarb. (1954), BETHGE (1955), DENNISON (1955), CALANDRIELLO u. FINESCHI (1956).

Primäre Reticulumzellsarkome des Knochenmarks am Schädel.

Häufigkeit. COLEY et al. (1950) geben an, daß die Häufigkeit der primären Reticulumzellsarkome des Knochenmarks unter 1091 malignen Knochentumoren aller Art 5,3 % betrug. Nach IVINS u. DAHLIN (1953) waren unter etwa 2000 Fällen primärer Knochentumoren an der Mayo-Klinic 49 Reticulumzellsarkome. Am Schädel wurde bisher kaum ein Dutzend Fälle beschrieben (UEHLINGER u. Mitarb. 1948, WICHTL 1948, IVINS u. DAHLIN 1953, STRANGE u. DE LORIMIER 1954, WEISS 1955. CRAVER u. COPELAND erwähnen 2 Fälle von Reticulumzellymphosarkomen am Schädel). Im eigenen Untersuchungsgut fanden sich 2 Fälle am Schädel. Die relative Häufigkeit des primären Befalles des Schädeldaches dürfte etwa bei 10 % aller Fälle liegen. Zieht man noch in Betracht, daß wahrscheinlich mehrere der früher als Ewing-Sarkome des Schädels beschriebenen Fälle heute als Reticulumzellsarkome klassifiziert würden, und daß im Schädelbasisbereich eine Unterscheidung zwischen den häufigen Reticulumzellsarkomen der lymphatischen Organe des Nasopharynx, die auf den Knochen übergreifen, und der primär im Knochenmark entstehenden Form in der Praxis meist unmöglich ist, kann man sogar mit einem etwas höheren Prozentsatz rechnen.

Alter und Geschlecht der Erkrankten. Faßt man die gesamten bisher beschriebenen Fälle von Reticulumzellsarkomen des Knochenmarks zusammen, so sind etwa in $^2/_3$ bis $^3/_4$ aller Fälle Personen unter 40 Jahren betroffen. Am häufigsten tritt diese Geschwulstform in der 2., 3. und 4. Dekade auf, verschont aber auch Kinder und ältere Personen nicht. Männer sollen etwa 2—3mal häufiger als Frauen befallen sein.

Unter den am Schädel beschriebenen Fällen waren alle Altersgruppen vertreten. Eigenartigerweise überwogen bei den Fällen am Schädel die weiblichen Patienten.

Sitz und Wachstum. Alle bisher beobachteten Reticulumzellsarkome des Schädels lagen am Schädeldach. Die Tumoren entwickeln sich in der Diploe und breiten sich unter Zerstörung der Spongiosa flächenhaft und völlig unscharf begrenzt in den Markräumen aus. Das weitere Wachstum richtete sich vor allem nach außen, so daß die Geschwülste meist vorerst nicht raumbeengend wirken. Die äußere Tafel wird oft gleichzeitig an mehreren getrennten Stellen durchbrochen und das Pericranium von den Geschwulstmassen abgehoben. Als reaktive Erscheinung bilden sich kurze Knochenstachel, die nichts mit dem Geschwulstwachstum zu tun haben. KONRAD WEISS hat diese Spiculae 1955 in einer subtilen röntgenologischen Untersuchung als kurz und kegelig beschrieben. Im Laufe des weiteren Wachstums wird das Pericranium bald diffus infiltriert und auch die Galea durchwachsen, so daß größere vielhöckerige Weichteiltumoren entstehen können. Das Wachstum erfolgt relativ langsam.

Bei unserem Fall 5255/1956 handelt es sich um eine 56jährige Frau, die seit $^1/_2$ Jahr am Hinterkopf einen Knoten, der langsam wuchs, bemerkte. An einer auswärts durchgeführten Probeexcision wurde ein „Rundzellsarkom" festgestellt. Bei der Operation zeigte sich, daß das aus dem Schädeldach vorwuchernde Geschwulstgewebe bereits die Subcutis infiltriert hatte und auch an der Dura haftete. Die Patientin wies weder eine Anämie, eine erhöhte Blutsenkungsreaktion, vergrößerte Lymphknoten noch wesentliche Störungen des Allgemeinbefindens auf. Histologisch handelte es sich um ein typisches Reticulumzellsarkom (Abb. 53). Mehrere Monate später entstand ein breiter Tumor im Schienbein, der aber nach Röntgenbestrahlung wieder verschwand.

Bei einem zweiten Fall (7089) eines Reticulumzellsarkoms am Stirnbein, das auswärts bereits bestrahlt worden war, fanden sich am Operationspräparat noch zahlreiche Geschwulstzellnester im strahlenveränderten Bindegewebe.

Weiterhin beobachteten wir einen Mann, bei dem ein auswärts bereits operiertes Reticulumzellsarkom der Clavicula eine große Schädeldachmetastase gesetzt hatte (Abb. 70).

Histologisches Bild. Nach der übereinstimmenden Meinung der Autoren wechselt das histologische Bild der primären Reticulumzellsarkome des Knochens erheblich von Fall zu Fall und Abschnitt zu Abschnitt. Die Zellagerung kann entweder gänzlich regellos sein oder man kann eine „alveoläre" Gliederung des Zellbildes zu Ballen und Strängen von Geschwulstzellen erkennen. Bei einer Silberimprägnation zeigt sich, daß größere Zellhaufen von feinen Fasern umsponnen sind, die aber auch zwischen die Zellen hineinziehen und sie umschließen (Abb. 53c).

Als charakteristisch gilt die einer Reticulumzelle entsprechende Geschwulstzelle. Sie ist durchschnittlich $1^1/_2$—4mal so groß wie ein Lymphocyt. Der Zellkern ist rundlich, sehr häufig zeigt er auch seichte Einbuchtungen. Der Chromatingehalt ist gewöhnlich gering, die Kernmembran tritt deutlich hervor. Das Cytoplasma ist gut erkennbar und oft leicht eosinophil getönt. Der Plasmasaum kann kleine Fortsätze

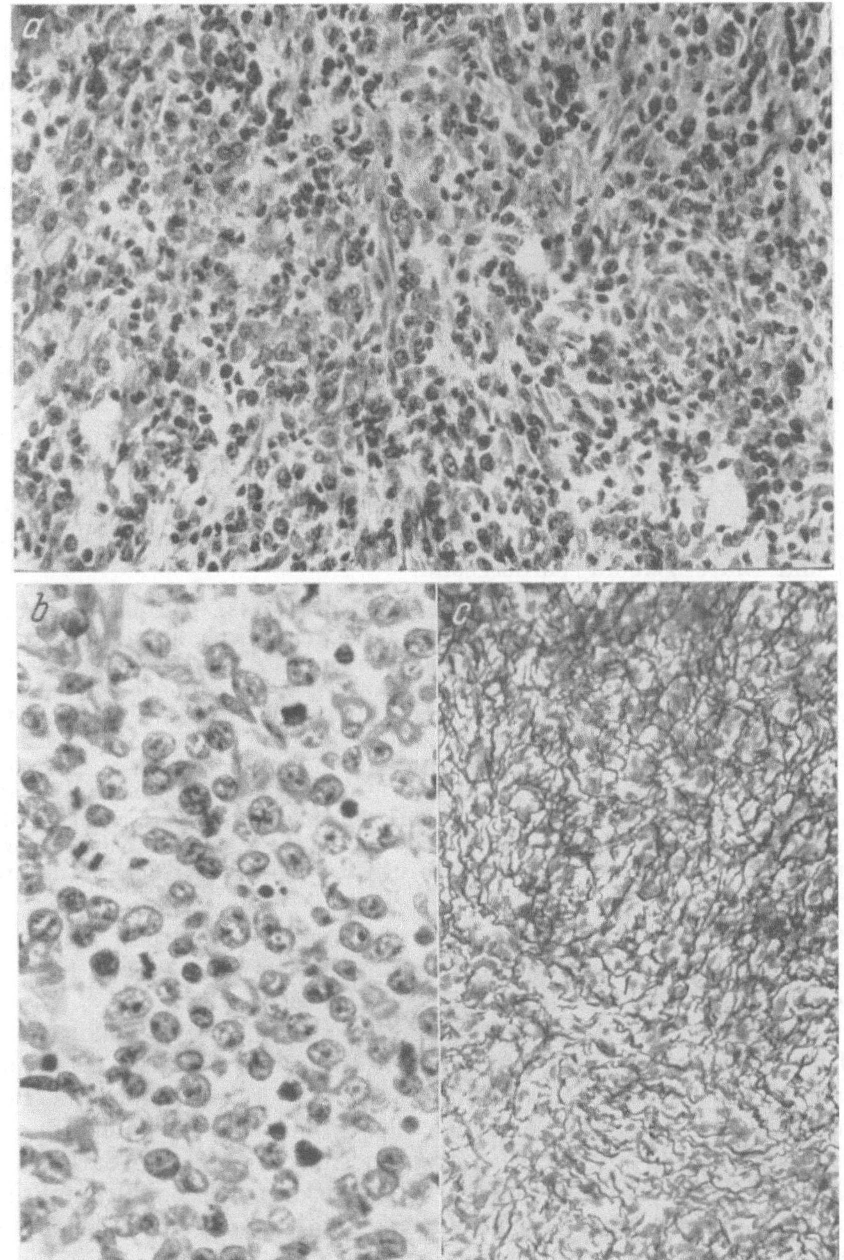

Abb. 53a—c (Fall 6909). Primäres Reticulumzellsarkom der Diploe des Schädeldaches. a Schon bei schwächerer Vergrößerung erscheint das Zellbild viel „bunter" als das des Ewing-Sarkoms (vgl. Abb. 52). Die Lagerung der Geschwulstzellen ist stärker aufgelockert, eine deutliche Zellpolymorphie tritt hervor. (Kresylviolett 288×.) b In den runden „hellen" Kernen der Geschwulstzellen treten deutlich die fein verteilten Chromatinbröckel und die Kernkörperchen hervor. Das reichlich entwickelte Cytoplasma ist äußerst unscharf begrenzt und scheint allerorts mit dem anderer Zellen Brücken zu bilden. Zahlreiche Mitosen. (HE, 576×.) c Als besonderes Charakteristikum der Reticulumzellsarkome findet sich bei Versilberung ein dichtes Netz von Gitterfasern. (Tibor Pap, 288×.)

aufweisen, die als Zeichen einer amöboiden Beweglichkeit der Geschwulstzellen gedeutet wurden. Zweikernige Zellen dieses Typs können vereinzelt gesehen werden, auch Mitosen sind recht häufig. McCormak u. Mitarb. (1952) machen auf das gelegentliche Vorkommen kleiner dunkler Einschlüsse im Zelleib aufmerksam, die sie als Hinweis auf eine Phagocytosetätigkeit der Geschwulstzellen werten.

Weiterhin sind in den Reticulumzellsarkomen oft in großer Zahl Zellen erkennbar, die morphologisch Lymphocyten gleichen. Diese können diffus verstreut, aber auch in schütteren Haufen angesammelt sein. McCormak u. Mitarb. (1952) unterscheiden als dritte Form noch „intermediäre" Zellen, die morphologisch die Übergangsformen zwischen den beiden geschilderten Typen darstellen sollen. Diese Elemente entsprechen in ihrer rundlichen Kernform, dem schmalen Plasmasaum und dem körnigen Chromatin weitgehend Lymphoblasten bzw. den sog. kleinen lymphoiden Reticulumzellen. Die zahlenmäßige Verteilung dieser 3 Zelltypen ist sehr verschieden. Manche Reticulosarkome setzen sich fast nur aus den den Reticulumzellen entsprechenden Zellen zusammen, bei anderen überwiegen die lymphocyten- und lymphoblastenähnlichen Elemente. Schließlich ist noch darauf hinzuweisen, daß man manchmal auch diffus von Geschwulstzellen durchsetzte Gebiete findet, in denen zahlreiche Fibroblasten vorkommen, so daß granulationsgewebsartige Bilder entstehen und eine Verwechslung mit einem Lymphogranuloma malignum möglich wird.

Schon Parker u. Jackson machten 1939 darauf aufmerksam, daß besonders oft die Wände von Venen diffus von Geschwulstzellen durchsetzt sind. Die Reticulumzellsarkome wachsen, wenn sie einmal in die Weichteile vorgedrungen sind, infiltrierend. An sekundären Veränderungen stehen Nekrosen, die oft große Ausmaße erreichen (Venenverlegung!) und Blutungen im Vordergrund.

Bezüglich der *Histogenese* glauben McCormak u. Mitarb. (1953), daß die Geschwulst sich aus jenen primitiven Mesenchymzellen ableitet, die auch den Lymphocyten als Mutterzellen dienen. Sie betrachten dementsprechend alle 3 Zelltypen als Geschwulstzellen. Diese Verfasser vermuten auch eine histogenetische Beziehung zu den Mutterzellen der Ewing-Sarkome und nähern sich damit wieder der Auffassung von Oberling (1928) und Oberling u. Raileanu (1932). Uehlinger u. Mitarb. (1948) lehnen verwandtschaftliche Beziehungen zwischen Reticulumzellsarkomen und Ewing-Sarkomen aber ab. Nach ihren Beobachtungen, die wir an' unserem Material bestätigen konnten, liegen beim Reticulumzellsarkom die Geschwulstzellen direkt den „nackten" Knochenbälkchen an. Beim Ewing-Sarkom ist hingegen immer eine schmale zwischengeschaltete Bindegewebsschicht erkennbar. Uehlinger glaubt, daß die enge Fühlungnahme mit der Knochensubstanz auf gewisse histogenetische Beziehungen des Reticulumzellsarkoms zu den Osteoblasten und den „osteogenen" Sarkomen hinweist.

Die histologische Differentialdiagnose ist schwierig, da praktisch jeder wenig differenzierte rundzellige Tumor in Erwägung gezogen werden muß. Wesentliche Bedeutung gewinnt hier natürlich auch die Kenntnis der klinischen Befunde.

Das Ewing-Sarkom ist durch sein ungewöhnlich gleichmäßiges Zellbild gekennzeichnet. Zwischen den dichtgepackten Zellen tritt das Protoplasma praktisch kaum hervor, das beim Reticulumzellsarkom deutlichen Einfluß auf das Gewebsbild gewinnt. Beim Ewing-Sarkom fehlen die Gitterfasern zwischen den Einzelzellen, die beim Reticulumzellsarkom allenorts darstellbar sind. Die Geschwulstzellen sind beim Ewing-Sarkom gewöhnlich kleiner, gleichmäßig rund und sehr dunkel. Es sei an dieser Stelle auch auf die Arbeiten von Uehlinger u. Mitarb. (1948) und Bethge (1955) verwiesen, in denen die differentialdiagnostischen Probleme ausführlich erörtert werden.

Das Lymphogranulom befällt das Knochenmark häufig. Eosinophile Leukocyten, Sternbergsche Riesenzellen und zahlreiche Fibrocyten werden auf diese Erkrankungen hinweisen (Abb. 56). Die meisten Verfasser betonen, daß in Reticulumzellsarkomen nur vereinzelt zweikernige Zellen auftreten, nie aber mehrkernige Riesenzellen.

Schließlich ist auch darauf hinzuweisen, daß eosinophile Granulome, Plasmocytome und unspezifische Osteomyelitiden mit Reticulumzellsarkomen verwechselt werden können.

Besonders bei Kindern, nur selten bei älteren Personen ist schließlich auch an die Metastase eines Neuroblastoms des Sympathicus zu denken, bei dem ebenfalls durch Zellen verschiedener Reifestadien ein dem Reticulumzellsarkom sehr ähnliches Bild entstehen kann. Es fehlen hier aber, wie beim Ewing-Sarkom, die Gitterfasern (vgl. S. 490).

Metastasen und Rezidive. Trotz der relativ guten Prognose sind die Reticulumzellsarkome des Knochenmarks immer als bösartig zu werten. Die Wachstumsgeschwindigkeit und Metastasierungsneigung wechselt offenbar von Fall zu Fall beträchtlich. Bei einzelnen Reticulumzellsarkomen am Schädeldach wurden Heilungen bekannt, während bei anderen Fällen die Beobachtungszeiten noch zu kurz sind, um von einer Dauerheilung zu sprechen. Die Metastasierung erfolgt gewöhnlich zuerst in die regionären Lymphknoten, später können aber auch hämatogene Metastasen auftreten und eine rapide Generalisierung der Erkrankung gesehen werden. Im letzteren Fall ist an eine Retikelzellsarkomatose zu denken.

3. Primär multiple Geschwülste bzw. Systemhyperplasien des Knochenmarks.

a) Multiple und solitäre Myelome.

Synonym verwendete Bezeichnungen. Myelomatose, Myeloma multiplex, Morbus Kahler, Plasmocytom, Plasmocytose.

Es werden heute gewöhnlich 3 Formen von Erkrankungen unterschieden, die durch das Auftreten von Wucherungen von Plasmazellen entsprechenden Elementen gekennzeichnet sind, und die einer gesonderten Besprechung bedürfen.

1. Das multiple Myelom.
2. Das solitäre Myelom des Knochenmarks.
3. Das solitäre Myelom der Weichteile.

α) *Das multiple Myelom (Myelomatose).*

Die trotz aller Therapieversuche bis heute stets tödlich verlaufende Myelomatose ist für den Neurochirurgen eine Erkrankung von vorwiegend differentialdiagnostischem Interesse. Das multiple Myelom dürfte der häufigste primäre bösartige Knochentumor überhaupt sein. Es soll hier daher nur kurz geschildert werden, wobei auf die Lehr- und Handbücher der Inneren Medizin (HEILMEYER u. BEGEMANN 1951 u. a.) verwiesen werden kann sowie auf zusammenfassende pathologisch-anatomische Arbeiten von LICHTENSTEIN u. JAFFE (1947), WILLIS (1953) und ROTTER u. BÜNGELER (1955).

Die Einordnung dieser Erkrankung ist umstritten. Die einen Untersucher neigen zu der Ansicht, es mit einer Systemerkrankung bzw. Systemhyperplasie zu tun zu haben, die den Myelosen und Lymphadenosen an die Seite zu stellen ist, während die anderen von einer Geschwulst mit plurizentrischer Entstehung sprechen (vgl. auch HITTMAIR 1950). Auch eine plurizentrische Entstehung und eine zusätzliche Metastasierung wird erwogen.

Die Myelomatose gehört zu den keineswegs seltenen Erkrankungen, nur ist sie oft schwierig zu diagnostizieren. So wird sie röntgenologisch mit multiplen Metastasen verwechselt, oder auch bei der Sektion übersehen, wenn es sich um die sog. diffuse Form handelt, bei der die circumscripten, ins Auge fallenden Herde fehlen und nur das Knochenmark diffus von den Zellwucherungen durchsetzt ist.

Die Erkrankung ist vor dem 30. Lebensjahr selten, am häufigsten tritt sie im 4. bis 7. Lebensjahrzehnt auf. Männer werden bis zweimal häufiger als Frauen befallen.

Die Myelomatose ist gekennzeichnet durch das multiple Auftreten umschriebener Herde von wuchernden, meist Plasmazellen gleichenden Elementen im Knochenmark. Manchmal tritt zuerst nur ein Herd auf, der eine beträchtliche Größe erreicht, und erst später, oft nach Monaten oder sogar Jahren, kommt es zur Generalisierung. In vielen Fällen scheint die Generalisierung explosionsartig rasch zu erfolgen, in anderen langsam und zögernd. Auch der Verlauf der meist binnen 2—3 Jahren tödlich endenden Erkrankung kann durch offenbar spontane Remissionen unterbrochen werden oder sich in seltenen Fällen über Jahre hinziehen.

Nach den Röntgenuntersuchungen sollen in etwa 60—70 % der Fälle Schädel, Wirbelsäule, Rippen und Becken befallen sein. Im allgemeinen werden die peripheren Skeletabschnitte nur selten betroffen. Die Zahl der Herde kann in die Tausende gehen. Extraskeletale Herde (Leber, Milz) werden vielfach als Metastasen angesehen. Die Einzelgeschwülste entstehen manchmal sehr rasch, am Schädel mit Vorliebe an der Kalotte, aber auch die Schädelbasis bleibt nicht verschont (Clarke 1954 u. a.).

Über neurologische Komplikationen multipler Myelome des Schädels berichten unter anderem Stoppani u. Silvestrini (1933), Denker u. Brock (1934) und Clarke (1954).

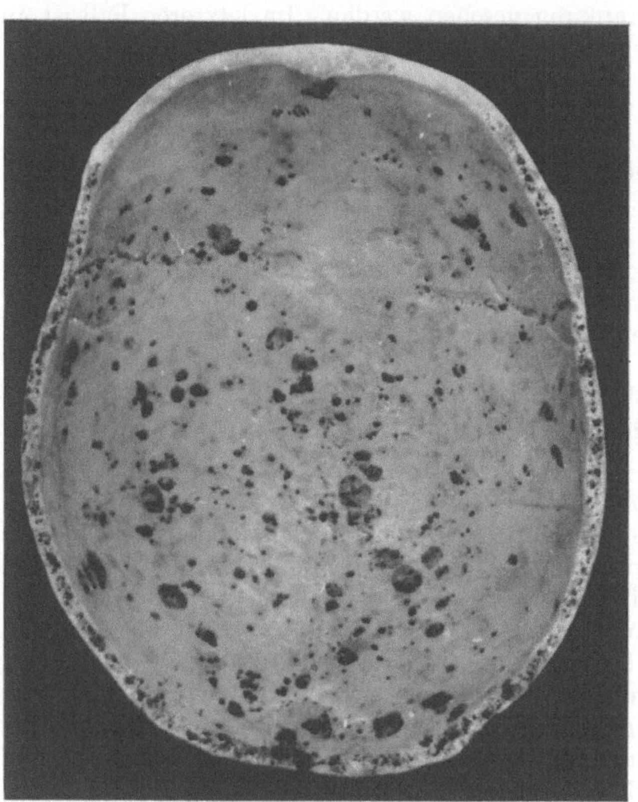

Abb. 54. Macerationspräparat eines Schädeldaches bei multiplem Myelom (Sammlung Path. Inst. Innsbruck).

Die Größe der Herde wechselt von pfefferkorngroßen bis zu selteneren hühnereigroßen Läsionen. Manchmal sind alle Herde etwa gleich groß, in anderen Fällen liegen kleine und große Herde nebeneinander.

Bei der Operation oder Sektion erscheinen die Myelome gewöhnlich fahlrosa, sulzig, zerfließlich und makroskopisch gut abgegrenzt in der Diploe gelegen. Die äußere und innere Tafel sind oft durchbrochen, die Knochenränder zackig wie zerbrochene Eierschalen (Abb. 54). Fast ausschließlich liegen rein destruktive Läsionen vor, eine subperiostale Knochenneubildung ist kaum jemals erkennbar, die Spongiosa ist im Bereich des Myeloms völlig zerstört. An der Dura und am Pericranium sind die Myelome oft fest adhärent, wirken aber nur selten raumbeengend. Das Pericranium und die Galea werden häufig durchwuchert, und es können sich beträchtlich große Weichteiltumoren bilden. Ein Einbruch eines vorerst solitären Myeloms in den Sinus longitudinalis superior wurde von Barr u. Daws (1956) beschrieben. Im Krankheitsverlauf treten fast regelmäßig eine schwere sekundäre Anämie und eine Kachexie auf. Im Sternalmark werden Myelomzellen in vielen Fällen gefunden. Die Blutsenkungsreaktion ist fast regelmäßig stark erhöht. Im Terminalstadium kann es zur Ausschwemmung der Myelomzellen in das periphere Blut und zur sog. Plasmazelleukämie kommen.

Histologisch entspricht das multiple Myelom dem solitären Myelom völlig (S. 461). Auch bei der Myelomatose gibt es reifzellige und unreifzellige Formen. Manche Verfasser glauben zwischen myeloblastischen, lymphoblastischen, erythroblastischen, megakarioblastischen Myelomen unterscheiden zu können. Die Fragen der Histogenese der Myelomzellen werden von Rotter u. Büngeler (1955) ausführlich diskutiert.

Große diagnostische Bedeutung haben die *Eiweißstoffwechselveränderungen* (Paraproteinose) bei der Myelomatose. In mehr als der Hälfte der Fälle findet sich eine *Hyperglobulinämie*, verursacht durch eine Reihe abnormer Serumglobuline, von denen einige mit dem Bence-Jonesschen Eiweißkörper verwandt sind. Die *Bence-Jonesschen Proteinurie* tritt nur bei etwas mehr als der Hälfte der Fälle auf und auch da manchmal nur intermittierend. In manchen Fällen findet sich die Trias: Paraproteinämie, Paraproteinurie und Paramyloidose. Nach der Art der vermehrten Eiweißfraktion werden α_1 und α_2, β_1 und β_2 und (am häufigsten) γ-Myelome unterschieden. Der rapide Knochenabbau führt in vielen Fällen zur Hypercalcämie, wobei sich Kalkablagerungen in der Niere, den inneren Organen und den Weichteilen (sog. Kalkmetastasen) bilden. Durch die Stauung von Eiweißkörpern in den Harnkanälchen der Niere werden diese manchmal verstopft, ein Krankheitsbild, das als *Myelom-Niere* bezeichnet wird und zur Urämie führen kann. In etwa 10 % der Fälle von multiplen Myelomen soll es zu Ablagerungen von Paramyloid in Knochen, Muskeln, Periost, Herz, Darm, Nieren usw. kommen. Diese Ablagerungen können ausgesprochen tumorförmig sein (sog. Amyloidtumoren) und auch am Schädel einen recht beträchtlichen Umfang erreichen. Die Besprechung der Amyloidtumoren erfolgt in diesem Handbuch bei VOLLAND. Schrifttum bei VOGELER (1934), BÜRGI (1937), HOLLER u. VOLLAND (1947), LICHTENSTEIN u. JAFFE (1947), DAHLIN u. DOCKERTY (1950) u. a.

β) Das solitäre Myelom des Knochenmarks.

Während das multiple Myelom regelmäßig zum Tode führt, gibt es seltene Tumoren, die histologisch multiplen Myelomen völlig gleichen, aber solitär bleiben und durch chirurgische Behandlung oder Röntgenbestrahlung geheilt werden können. Die Abhandlung dieser, eigentlich bei den gutartigen Gewächsen einzureihenden Neubildung erfolgt an dieser Stelle aus Gründen der Zweckmäßigkeit und der morphologischen Identität. Von den solitären Myelomen sind die nur vorerst solitären Herde, die der Generalisierung beim Myeloma multiplex oft Jahre vorangehen können, streng zu trennen. Diese Forderung hat jedoch mehr theoretischen Charakter, denn eine histologische Differentialdiagnose, die eine Vorhersage über den Verlauf geben könnte, ist heute noch nicht möglich. In einzelnen seltenen Fällen gibt es (9 % nach CHRISTOPHERSON u. MILLER 1950) bei echten solitären Myelomen sogar die sonst nur für das Myeloma multiplex charakteristischen Eiweißstoffwechselstörungen (LUMB 1948). Die Diagnose „Solitäres Myelom" wird sich daher erst retrospektiv stellen lassen, wenn eine Reihe von Jahren verstrichen ist. Anfänglich wird sich die Diagnose auf eine genaue Röntgenkontrolle des Skelets, durch die das Vorliegen weiterer Herde (soweit dies möglich ist) ausgeschlossen wird, die Kenntnis des Blutbildes, des Knochenmarks, die Harn- und Serumuntersuchungen stützen. Erst wenn mindestens 3 Jahre nach der Entfernung eines solitären Myeloms keine Zeichen einer Generalisierung erkennbar sind, kann die Diagnose als einigermaßen gesichert gelten. Solche in allen Einzelheiten gesicherte Fälle sind sehr selten, doch wird heute die Existenz solitärer Myelome als eigene Form der Knochenmarksgewächse von den meisten Verfassern anerkannt.

Die **Häufigkeit** der solitären Myelome ist gering. CHRISTOPHERSON und MILLER stellten 1950 94 histologisch gesicherte Fälle aus dem Schrifttum zusammen, von denen aber nur 22 strengen Maßstäben genügten, während sich unter den anderen wahrscheinlich auch einige Fälle, die später generalisierten, fanden.

Aus dem Schrifttum über solitäre Myelome seien die Arbeiten von WALTHARD (1924), STEWART u. TAYLOR (1932), RUTISHAUSER (1933), CHESTERMAN (1935/36), BAILEY (1936), CUTLER et al. (1936), ROSSELET u. DECKER (1936). VIVHELIN (1938), PAUL u. POHLE (1940), TAVERNIER u. LECLERC (1941), WILLIS (1941 und 1953), BRUNNER (1943), GOOTNICK (1945), BAYRD u. HECK (1947), RAVEN u. WILLIS (1949), RUSSO u. BROWN (1956) genannt.

Solitäre Myelome des Schädels beschrieben CAPPELL u. MATHERS (1935), MATHIAS (1935), TILDEN (1941), KAUFMAN (1945), VANDENBERG u. COLEY (1950), WRIGHT (1953), LEITHOLF (1956).

Nicht als gesichert können die Fälle von ESPOSITO (1943), SCHWARTZ (1945), CHASE (1948) und LORENTZ DE HAAS (1949) gelten.

Alter, Geschlecht, Sitz und makroskopische Erscheinung. CHRISTOPHERSON und MILLER (1950) geben an, daß solitäre Myelome bei Personen im Lebensalter von 19 Monaten bis 70 Jahren gesehen wurden, die meisten allerdings im 4.—6. Lebensjahrzehnt. Bei 51 Fällen waren 38mal Männer und 13mal Frauen betroffen. Die Geschwülste saßen vorwiegend an der Wirbelsäule (13 Fälle), am Femur (11) und am Becken (7), 4mal am

Schädel, 4mal am Humerus usw. Am Schädel sitzen die solitären Myelome vorwiegend an der Kalotte. Cappell u. Mathers beschrieben 1935 aber auch ein solitäres Myelom des Felsenbeins. Zu erwähnen wäre ferner, daß Scheinker (1938) eine eigenartige Kombination von solitärem Myelom und Polyneuritis in Begleitung von Hautveränderungen beschrieb.

Makroskopisch sind die solitären Myelome ebenfalls meist graurötlich und sulzig, gegen den Knochen, dessen Corticalis meist durchbrochen ist, scharf und gegen die Weichteile unscharf begrenzt. Die Größe schwankt von kastaniengroßen bis zu faust-

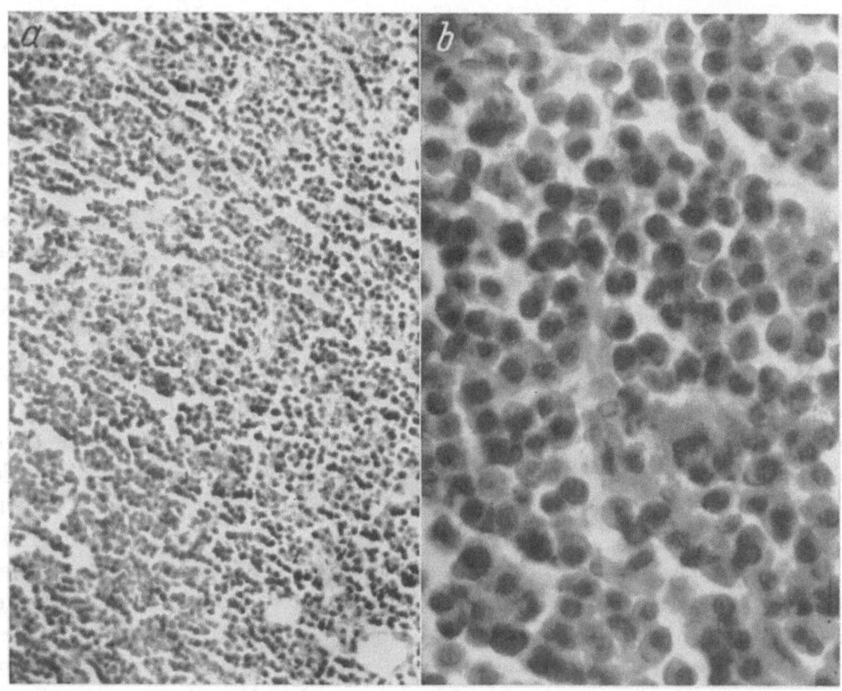

Abb. 55a u. b. Aus einem Schädeldachherd bei multiplem Myelom (Sammlung Path. Inst. Innsbruck). a Auffällig eintöniges Bild dicht gelagerter, gleichförmiger Zellen, zwischen denen ein Stroma kaum hervortritt. (HE, 98×.) b Die exzentrische Lage des runden Kernes im gut hervortretenden Cytoplasma ist für die meisten Zellen charakteristisch. Es handelt sich um ein sog. reifzelliges plasmacelluläres Myelom mit gleichförmigen, morphologisch Plasmazellen weitgehend entsprechenden Zellen. (HE, 550×.)

großen Tumoren, die u. U. raumbeengend wirken können. Nekrosen und Blutungen sind in Myelomen nicht selten.

Feinbau. Zur Untersuchung ist es vorteilhaft, Ausstriche nach Giemsa, mit Kresylviolett oder Methylenblau zu färben. Zum Schneiden benütze man möglichst Abschnitte, die nicht entkalkt werden müssen. Das Plasmocytom ist gekennzeichnet durch große Verbände meist dichtgelagerter und rundkerniger Zellen ohne besondere Anordnung. Das Stroma tritt dabei kaum hervor, nur ab und zu findet man feine Capillaren. Die Einzelzellen ähneln in den meisten Fällen Plasmazellen weitgehend. Sie zeigen einen runden Kern, der durch grobe Chromatinbröckel gesprenkelt ist und eine deutliche Kernmembran aufweist (Abb. 55). Die vielfach erwähnten Radspeichenstrukturen treten meist kaum hervor. Das Cytoplasma scheint in den Partien mit dichter Zellagerung kaum auf. In Teilen mit lockerer Streuung der Zellen zeigt sich aber der breite, blaßrötlich tingierte Zelleib, in dem der Kern oft, wenn auch nicht immer, exzentrisch liegt. Im Cytoplasma scheinen manchmal kleine Vacuolen, kugelige, den sog. Russell-Körperchen entsprechende Einschlüsse oder Eiweißeinschlüsse auf.

Meist wird zwischen reifzelligen und unreifzelligen Myelomen unterschieden. In den reifzelligen Gewächsen herrscht ein sehr monotones Zellbild vor. Die Zellen sind meist etwas größer, sonst aber morphologisch Plasmazellen gleich. Doppelkernige Zellen und auch übergroße abartige Zellen sind in manchen Myelomen recht häufig, Zellteilungsfiguren im allgemeinen selten. Bei den unreifzelligen Formen verliert sich mehr und mehr die Ähnlichkeit mit Plasmazellen und nähert sich der von Stammzellen der myeloischen oder lymphatischen Reihe.

Bezüglich der umstrittenen Histogenese der Myelomzellen sei auf die Ausführungen von ROTTER u. BÜNGELER (1955) verwiesen. Differentialdiagnostisch wird man vorwiegend an das Reticulumzellsarkom (Gitterfasern, Polymorphie), das Ewing-Sarkom (kaum erkennbarer Zelleib), das eosinophile Granulom (eosinophile Granulocyten, Schaumzellen) sowie an plasmazellreiche Granulome (Granulationsgewebe, Leukocyten, Lymphocyten) denken müssen.

γ) *Das solitäre Myelom der Weichteile.*

Diese Erkrankung wird meist der Solitärform des Knochenmark-Myeloms gegenübergestellt und verläuft bei entsprechender Behandlung (chirurgisch, Röntgenbestrahlung) ebenfalls in den meisten Fällen gutartig. In diesem Zusammenhang ist nur von Interesse, daß die solitären Myelome der Weichteile besonders im Bereich der oberen Luftwege (Nasopharynx, Tonsillen) und auch der Orbita (McEvoy 1949) vorkommen und unter Umständen die Schädelbasis arrodieren können. Schrifttum bei HÖRBST (1947), STOUT u. KENNEY (1949) und EWING u. FOOTE (1952).

b) Skeletveränderungen bei Leukämien und Chloroleukämien (Chloromen).

Auch diese Erkrankungen sind für den Neurochirurgen von vorwiegend differentialdiagnostischer Bedeutung und sollen hier nur kurz gestreift werden.

Bei den **chronischen Formen** der Myelose *(myeloische Leukämie)* und der Lymphadenose (lymphatische Leukämie) sind Skeletveränderungen relativ selten. Bei der Myelose wird bekanntlich im Verlauf der Erkrankung ein großer Teil des Knochenmarks durch myeloische Infiltrate ersetzt bzw. zerstört. Am Schädel ist manchmal die Diploe der Kalotte beteiligt. Röntgenologisch faßbare Veränderungen können durch relativ seltene (einer von 82 Fällen von CRAVER u. COPELAND 1935) tumorartige, knotige Infiltrate entstehen. Gelegentlich wird durch myeloische Infiltrate auch das Pericranium flächenhaft abgehoben. Bei der chronischen Lymphadenose fanden CRAVER und COPELAND (1935) unter 86 Fällen 6mal Knochenveränderungen. Auch bei dieser Erkrankung werden unter dem Pericranium liegende Infiltrate gesehen.

Die Skeletveränderungen bei den **akuten und subakuten Leukämien** spielen vor allem in der Pädiatrie eine Rolle. Bei diesen Erkrankungen entstehen rasch wachsende, manchmal tumorförmige, doch relativ selten am Schädel lokalisierte Infiltrate, in deren Bereich es zur Zerstörung des Knochens kommt. Spiculabildungen werden manchmal ebenso wie mon- oder polyostotische Eburnisierungen am Skelet beobachtet (LANDOLT 1946 u. a.).

Nähere Einzelheiten sind den Arbeiten von ERB (1934), BATY u. VOGT (1935), CRAVER u. COPELAND (1935), LYON (1936), APITZ (1938), LÖVGREN u. EDEN (1938), KALAYJIAN et al. (1946), LANDOLT (1946), SILVERMAN (1948), UEHLINGER (1952) sowie ROTTER u. BÜNGELER (1955) zu entnehmen.

F. MILLER faßte 1948 die Ergebnisse seiner eingehenden Untersuchungen über Knochenveränderungen bei Leukämie im Kindesalter wie folgt zusammen:

1. Entgleisung des Keimgewebes zur Bildung leukämischer Zellen bewirkt eine Erschöpfung der Mesenchymreserven, die sich in mangelhafter Lieferung von Osteoblasten äußert, wodurch die Weiterentwicklung des kindlichen Knochens gestört wird. Dies offenbart sich besonders an den Wachstumsfugen als schwere Hemmung der enchondralen Ossifikation, die zusammen mit der Atrophie der schon vorhandenen Spongiosabälkchen den bandförmigen Knochenschwund im Metaphysenbereich bewirkt. An den Epiphysen wird die knöcherne Schlußplatte in ihrer Weiterentwicklung gehemmt, und unter dem Druck der leukämischen Wucherung durchbrochen, was zu einer Ausweitung der Epiphysenmarkräume führen kann.

2. Röntgenologisch erkennbare Aufhellungen der Knochenstruktur außerhalb der Metaphysen können durch herdförmigen ostoklastischen Abbau, durch herdförmige Osteoporose und durch frische oder ältere leukämische Marknekrosen verursacht werden.

3. Eine mächtigere, zur Sklerosierung der Markhöhle führende, endostale Knochenneubildung gehört nicht zum Bild der echten Leukämie; die als osteosklerotische Leukämie bezeichneten Erkrankungen sind nur leukämoide Reaktionen bei primärer Osteomyelosklerose. Endostaler Knochenaufbau kommt bei Leukämie nur in geringem Ausmaß reaktiv bei Vernarbung leukämischer Marknekrosen vor.

4. Periostale Knochenneubildung ist bei Leukämie im Kindesalter häufig zu sehen.

Chlorome sind tumorförmige Infiltrate bei akut oder subakut verlaufenden Myelosen (Lymphadenosen ?, Erythrosen ?), die vorwiegend, aber nicht ausschließlich, bei Kindern vorkommen und makroskopisch durch eine erbsengrüne Färbung erkennbar sind. Diese Verfärbung wird durch ein Protoporphyrin verursacht und verliert sich durch Oxydation am Sektionsmaterial sehr rasch. Meist zeigen nicht alle Infiltrate diese Färbung. Die Erkrankung ist im 5.—6. Lebensjahr am häufigsten. Bevorzugt sind der Hirn- und Gesichtsschädel, das Sternum, die Rippen und die Wirbelsäule (Querschnittslähmung!) befallen. Infiltrate kommen häufig auch in Lymphknoten, Nieren, Leber und Lunge vor. Die Chlorome sitzen mit Vorliebe im und unter dem Pericranium und führen zu multiplen beulenartigen Anschwellungen, die durch die Kopfhaut bläulich durchschimmern können. Chlorome kommen auch in der Kopfschwarte vor und führen in der Diploe gelegen zu manchmal landkartenartig begrenzten Defekten am Schädeldach. (Differentialdiagnose gegen Hand-Schüller-Christiansche Erkrankung, Neuroblastom- und Ewing-Sarkom-Metastasen!) Nicht selten entwickeln sich mächtige Infiltrate epidural oder auch subdural. Sie können auf die Falx und die weichen Häute übergreifen und auch das Hirn direkt infiltrieren. Auch die Knochen der Schädelbasis sind oft befallen, besonders Felsenbein und Warzenfortsatz (Krumbein 1926 u. a.). Ein Lieblingssitz der Chlorome ist ferner das retrobulbäre Gewebe in der Orbita (Zeiss 1927, Blatt 1931 u. a.). Neben der in solchen Fällen regelmäßig auftretenden Protrusio bulbi infiltrieren die Chlorome auch die Scheiden des Opticus und erfüllen den Canalis fasciculi optici. Hitzig u. Siebenmann (1955) fanden eine Infiltration des Bindegewebes der Nähte des Schädeldaches, wodurch die Knochenränder auseinandergedrängt wurden und es ohne Hirndruck zu einer scheinbaren Schädelnahtsprengung kam.

Aus dem *Schrifttum* über Chlorome seien die Arbeiten von Allison (1924), Brannan (1926), Müller (1926), Clivio u. Mascherpa (1929), Pendergrass u. de Lorimier (1936), Kandel (1937), Kemp u. Williams (1941), sowie Rotter u. Büngeler (1955) erwähnt. Über neurologische Erscheinungen bei Chloromen berichten Rothschild (1926), Critschley u. Greenfield (1930), Haintz (1933) u. a.

c) Die Lymphogranulomatose des Skelets.

Synonym verwendete Bezeichnungen. Hodgkinsche Erkrankung, Paltauf-Sternbergsche Erkrankung, Granuloma malignum, Lymphoma malignum, scirrhöses Lymphoblastom, medulläre fibromyeloide Reticulose usw.

Die Lymphogranulomatose des Skelets ist für den Neurochirurgen ebenso wie das multiple Myelom eine Erkrankung von vorwiegend differentialdiagnostischem Interesse, bei der nur selten ein chirurgischer Eingriff in Frage kommt. Wir können uns an dieser Stelle daher kurz fassen und auf die Lehrbücher der inneren Medizin und Pathologie verweisen.

Bekanntlich ist die Lymphogranulomatose eine (je nach Verlaufsform) in einem Zeitraum von Monaten, durchschnittlich 3—5 Jahren, selten über 10 Jahren stets zum Tode führende Erkrankung. Sie tritt am häufigsten im 4.—6. Lebensjahrzehnt auf, kommt aber auch bei Kindern und Greisen vor. Männer sollen häufiger als Frauen befallen sein.

Die Angaben über die *Häufigkeit der Skeletbeteiligung* schwanken zwischen 7,5 und 66 % (vgl. Falconer u. Leonard 1948). Die Veränderungen sind röntgenologisch nicht immer erkennbar, bei Sektionen werden daher wesentlich häufiger Knochenmarksherde gefunden.

In den meisten Fällen entstehen Knochenveränderungen durch kontinuierliches Übergreifen der Wucherungen, etwa von den paravertebralen Lymphknoten auf die Wirbelsäule. In Einzelfällen kann ein Lymphogranulomherd, wenn ein Drüsenbefall nicht nachweisbar ist, einen primären Knochentumor vortäuschen (KRUMBHAAR 1931, LIVINGSTON 1935, SPENCER u. DRESSER 1936, HEIDER 1939 u. a.). Die meisten Autoren sind sich aber heute darüber einig, daß es eine primär im Knochenmark entstehende Lymphogranulomatose nicht gibt. Ob die Knochenmarksherde autochthon im Verlauf einer sog. Systemerkrankung oder durch embolische Verschleppung von Lymphogranulomgewebe, also metastatisch, entstehen, ist unklar.

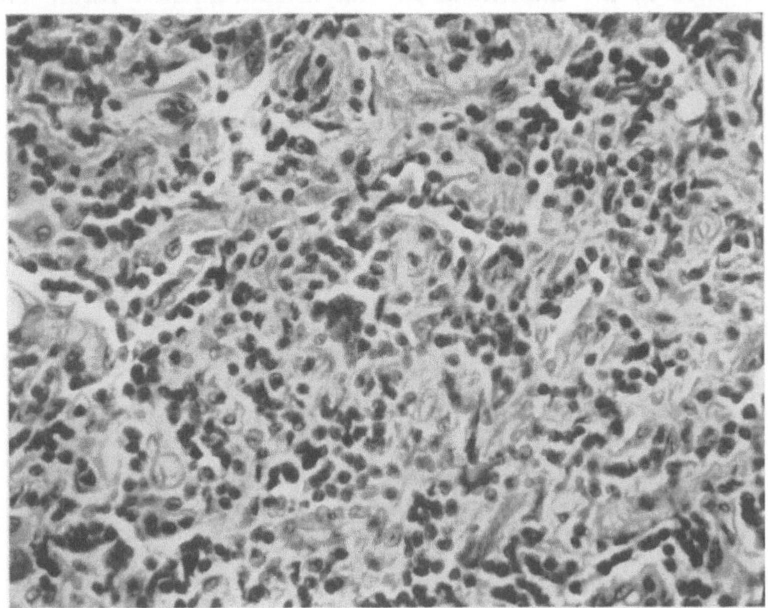

Abb. 56. Typisches Gewebe eines Lymphogranuloms. Wuchernde Fibroblasten, lymphoide Zellen, Hodgkin-Zellen und Sternbergsche Riesenzellen. (HE, 144×.)

Der Schädel war nach den Angaben von DRESSER u. SPENCER (1936) bei 66 Fällen 11mal befallen, nach CRAVER u. COPELAND (1934) in 3 von 172 Fällen. Vorwiegend ist das Schädeldach betroffen. Es können sowohl große solitäre Wucherungen, die sich aus der Diploe in die Kopfschwarte und Dura hinein erstrecken, entstehen, als auch multiple myelomähnliche, kleine, teilweise konfluierende Herde. Makroskopisch werden sie als graurot bis graugelblich beschrieben. Die Reaktion von seiten des Skelets kann fast ganz fehlen, doch gibt es Fälle mit deutlicher periostaler und endostaler Knochenneubildung. In Einzelfällen wurden Eburnisierungen befallener Knochen gesehen (KOTTLORS 1947; FRIEDMANN u. KLEINSASSER 1958 u. a.).

Mikroskopisch kann die Diagnose Lymphogranulom an operativ gewonnenem Material schwierig sein. Vielfach wird von einem „Zelleintopf" gesprochen, d. h., daß das Gewebe äußerst polymorph ist und die verschiedensten Zelltypen zu beobachten sind. Als kennzeichnend gilt ein Granulationsgewebe, mit Fibroblasten und sog. Hodgkin-Zellen, in das eosinophile Leukocyten und die bekannten Sternberg-Reedschen Riesenzellen in wechselnder Zahl eingesprengt sind (Abb. 56). Die Sternbergschen Riesenzellen zeigen meist 3 bis 6 oft verklumpte, mittelständige Kerne mit großen Nucleolen. Das Vorkommen oder Fehlen dieser Zellen ist für die Diagnose nicht von ausschlaggebender Bedeutung, da sie oft sehr spärlich und oft sehr häufig sind. Auch Lymphocyten,

Reticulum- und Plasmazellen finden sich in wechselnder Menge in Lymphogranulomen. Reticulinfasern sind reichlich vorhanden.

Aus dem Schrifttum seien noch die Arbeiten von Fraenkel (1926), Uehlinger (1933) (Lit.!), Ratkóczy (1940), Vieta u. Mitarb. (1942), Steiner (1943), Vetter (1946) (Lit.!), Kottlors (1947), Rotter u. Büngeler (1955) (Lit.!) u. Goidanich (1957) genannt.

II. Per continuitatem auf den Schädel und den intrakraniellen Raum übergreifende Geschwülste.

1. Geschwülste des Ohres.

An dieser Stelle soll nur ein kurzer Überblick über die bösartigen Geschwülste des Ohres gegeben werden, die manchmal in den intrakraniellen Raum einbrechen. Im

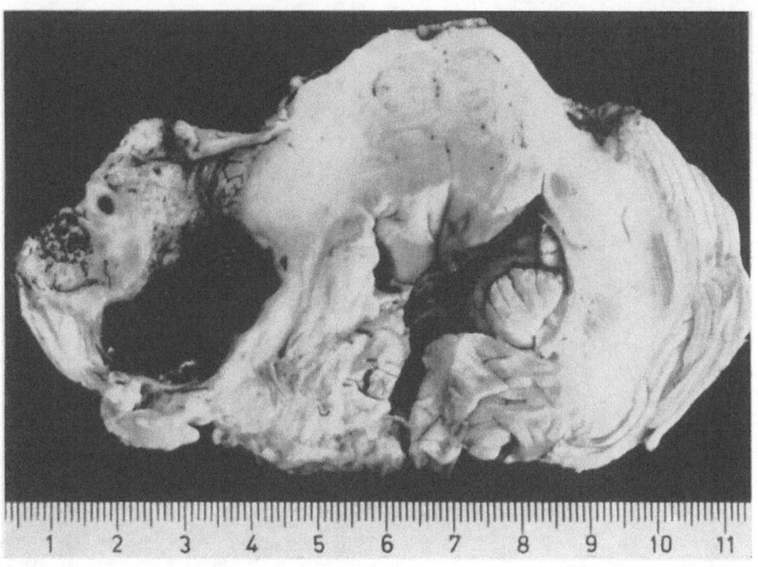

Abb. 57. In das Kleinhirn vom Felsenbein her eingewachsener Tumor mit großer, von kolloidartigen Massen erfüllter Cyste. Histologisch Ceruminaldrüsenadenom (vgl. Abb. 58, Sammlung Path. Inst. Innsbruck).

übrigen sei auf die Monographien von Marx (1925), Eggston u. Wolff (1947) und Graf (1952) verwiesen.

Carcinome des Mittelohres sind relativ seltene Erkrankungen, die vorwiegend bei Patienten nach dem 40. Lebensjahr gesehen werden. In einer erheblichen Zahl von Fällen soll der Entstehung des Carcinoms eine chronische Otitis media vorausgehen. Diese Geschwülste entstehen mit Vorliebe in der Tiefe des äußeren Gehörganges und wachsen erst sekundär in die Paukenhöhle und den Warzenfortsatz ein. Sehr selten entstehen sie auch primär im Epithel der Paukenhöhle. Die Mittelohrcarcinome zerstören meist rasch die knöchernen Wände der Pauke, wachsen in den Warzenfortsatz ein und bis zur Felsenbeinspitze vor. Von den Hirnnerven ist meist der N. facialis als erster geschädigt. In späteren Stadien durchbrechen sie nicht selten die Dura und wachsen auch in das Hirn ein (Danziger 1896 u. a.). Graf (1952) unterscheidet nach der Ausbreitungsrichtung 3 Typen: Am häufigsten soll ein Einbruch in die mittlere Schädelgrube erfolgen und zu Ausfällen der Nn. III, IV und V führen. Seltener sei ein Einbruch in die hintere Schädelgrube und Lähmungen der caudalen Hirnnerven. Bei der dritten Form wachsen die Tumoren in das hinter der Parotis gelegene Gewebe vor und können hier zu Läsionen des Halssympathicus führen. Die Ausbreitung in die hintere Schädelgrube erfolgt oft durch den inneren Gehörgang in den Nervenscheiden des Facialis und Statoacusticus. Ein Einbruch in die V. jugularis und in die Pars petrosa der

A. carotis interna kommt manchmal vor. Die Metastasierung erfolgt gewöhnlich zuerst in die seitliche Gruppe der Halslymphknoten. Ferner wäre zu erwähnen, daß Mittelohrcarcinome sehr zu jauchigem Zerfall neigen (Meningitis!).

Histologisch handelt es sich meist um Plattenepithelcarcinome vom Haut- oder Schleimhauttyp, manchmal auch um völlig anaplastische Carcinome. Sehr selten dürften echte Adenocarcinome sein, wie sie LANGE (1904) und FURSTENBERG (1924) beschrieben.

PEELE u. HAUSER (1941) beschrieben eine dem Fall von RISSING (1938) ähnelnde Geschwulst des Mittelohrs, die sie den adenoidcystischen Epitheliomen (BROOKS) zuordneten.

Aus dem umfangreichen Schrifttum über die Carcinome des Mittelohrbereiches seien noch die Arbeiten von JUNOD (1922), FRASER (1930), ROBINSON (1931), SCHALL (1935), PRECECHTEL (1938), SCOTT u. COLLEDGE (1939), MITTERMAIER (1940), GROSSMAN u. Mitarb. (1947), PROCTOR u. LINDSAY (1947), ERDÉLYI u. MÉREI (1948), TOWSON u. SHOFSTALL (1950), MATTICK u. MATTICK (1951), BRADLEY u. MAXWELL (1954) genannt.

Carcinome der Tuba Eustachii sind nach den Angaben von STEWART und LIEBER (1940) häufiger, als angenommen wird. Sie entstehen gewöhnlich im oralen Tubenabschnitt. Auch diese Geschwülste können über die basalen Foramina in das Schädelinnere vorwachsen. Über Sarkome der Tube berichtet JACOD (1921).

Ceruminaldrüsenadenome. Diese an sich gutartigen, von den apokrinen Ceruminaldrüsen ausgehenden Gewächse liegen gewöhnlich im äußeren Gehörgang und fallen dann ausschließlich in die Domäne der Otochirurgie (BROCK 1926; SPRENGER u. PRIETZEL 1939; ADLER u. SOMMER 1941 u. a.).

Einige Beobachtungen zeigen aber, daß diese Gewächse (bei unverändertem äußerem Gehörgang) scheinbar auch von sehr tief gelegenen oder in das Mittelohr versprengten Ceruminaldrüsen (EGGSTON u. WOLFF 1947) ausgehen und in die hintere oder mittlere Schädelgrube einwachsen können.

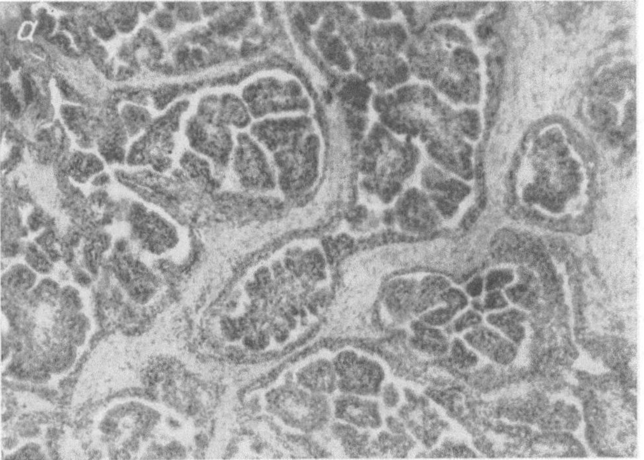

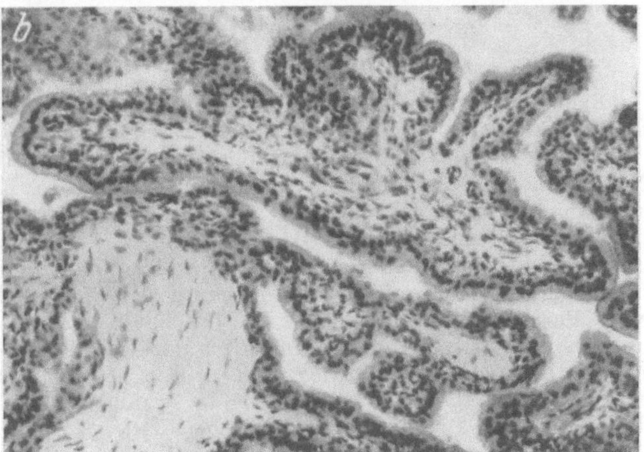

Abb. 58a u. b. Ceruminaldrüsenadenom, das durch die Dura in das Kleinhirn eingewuchert war (Sammlung Path. Inst. Innsbruck). a In den Drüsenschläuchen haben sich durch Epithelproliferation zahlreiche Papillen gebildet, die das Lumen fast erfüllen. (HE, 40×.) b Gleichmäßiger einschichtiger Epithelbelag auf dem derben bindegewebigen Stroma. (HE, 98×.)

Die unseres Wissens erste Beobachtung, die zu dieser Gruppe von Gewächsen zählen dürfte, wurde von JEFFERSON u. WHITEHEAD (1931) mitgeteilt. Es handelte sich um einen 23jährigen Mann, bei dem autoptisch ein dunkelroter knotiger Tumor gefunden wurde, der das Felsenbein und den Warzenfortsatz erfüllte, und an mehreren Stellen die Dura durchbrochen hatte. Histologisch entsprach das Gewächs, dessen Zellen Fett und doppelbrechende Körnchen speicherten, völlig den beiden nachstehend geschilderten Fällen. Die Verfasser sprechen von einem Cytadenoma papilliferum, ohne die Histogenese näher klären zu können.

Den zweiten Fall dieser Art beschrieb BERLIN (1949). Bei einem 26jährigen Mann, der schon seit 9 Jahren Beschwerden hatte, wurde operativ ein extradural in der mittleren und hinteren Schädelgrube gelegener Tumor entfernt, der aus dem Felsenbein hervorwuchs. Histologisch wurde das einem Plexuspapillom sehr ähnliche Gewächs auf Grund des Nachweises von myoepithelialen Zellen und Drüsenschläuchen als Ceruminaldrüsenadenom angesprochen.

Kleinsasser u. Scharfetter (1957) beobachteten einen ähnlichen Tumor bei einer 55jährigen Frau mit Beschwerden seit 13 Jahren. Die Geschwulst war aus dem Felsenbein weit in das Kleinhirn vorgewachsen (Abb. 57), zeigte aber keinerlei Zusammenhang mit dem Plexus chorioideus. Histologisch fand sich eine primär tubuläre Struktur mit reichlicher Entwicklung von sekundären Papillen sowie eine Schicht von Myothelien (Hamperl 1939) unter dem einschichtigen Epithelsaum, dessen Zellen lipoid- und eisenhaltige Einschlüsse aufwiesen (Abb. 58).

Schließlich muß noch ein von Warren u. Gates (1941) beschriebener Fall eines Ceruminaldrüsencarcinoms erwähnt werden. Dieser Tumor lag retroauriculär tief unter der Haut.

Sarkome des Ohres. Diese Geschwülste sind noch seltener als die Mittelohrcarcinome und können in den verschiedensten Typen vorkommen. Die Knochengeschwülste des Schläfenbeins werden in den entsprechenden Kapiteln dargestellt.

Nach Burger (1952), der 57 Fälle von Sarkomen des Ohres aus dem Schrifttum zusammenstellte, waren in annähernd der Hälfte Kinder betroffen. Ein Rhabdomyosarkom des Mittelohres bei einem 3jährigen Kind wurde von Karatay (1949) beschrieben. Ähnliche Fälle beschreiben Blanchard u. House (1957). Suarez-Lopez (1934) sah ein Rhabdomyom des Kleinhirnbrückenwinkels bei einer 18jährigen Frau. Henschen (1955) bildet einen ähnlichen Fall ab. Stobbe u. Dargeon (1952) berichten über zwei sog. embryonale Rhabdomyosarkome im Mittelohrbereich. Über die sog. Neurofibrosarkome des Facialis siehe S. 474.

2. Sog. nichtchromaffine Paragangliome (Glomustumoren) im Bereich des Ohres und der Schädelbasis.

Synonym verwendete Bezeichnungen. Chemodektome, Receptome, Chemoreceptome, „Carotidbody-type tumors".

Geschichtliches. Valentin beschrieb 1840 eine Struktur, die er wegen des Vorkommens von Nervenzellen als Gangliolum tympanicum bezeichnete. Krause, der 1878 diese Gebilde am Ramus tympanicus des N. glossopharyngeus näher untersuchte, verglich es mit der schon länger bekannten „Carotisdrüse" und nannte es Glandula tympanica. Diese Glandula tympanica wurde in den folgenden Jahrzehnten wiederholt erwähnt, ohne daß sie näher untersucht worden wäre. Watzka, der sich besonders eingehend mit der Untersuchung der Paraganglien befaßt hatte, lehnte 1932 die Existenz eines Paraganglion tympanicum ab. Es blieb daher Guild vorbehalten, 1941 „von einer bisher unbekannten Struktur, dem Glomus jugularis beim Menschen" kurz zu berichten. In einer späteren Arbeit (1953) stellte Guild fest, daß es sich bei dem Gangliolum tympanicum Valentins nur um eine Ansammlung von Nervenzellen am Ramus tympanicus gehandelt hat, Krause hingegen nur das perineurale Bindegewebe beschrieben habe.

Die erste nach heutigen Maßstäben richtige Deutung eines Felsenbeintumors als Glomustumor stammt von dem Holländer Lubbers (1937). Dieser beobachtete eine Frau mit einer Geschwulst des Glomus caroticum der einen Seite und einem histologisch gleichartigem Gewächs des Felsenbeins der anderen Seite. Da das Glomus jugulare noch nicht bekannt war, glaubte er, daß sich das Felsenbeingewächs von einem höher gelegenen Glomus caroticum herleite. Erst Rosenwasser bezog 1945 ein Gewächs des Mittelohres und Processus mastoideus — auf dessen histologische Ähnlichkeit mit dem Glomus caroticum-Tumoren ihn Otani hinwies — auf das Glomus jugulare. In Unkenntnis dieser Arbeit teilte Czurda (1947) 2 Fälle von Glomustumoren des Mittelohres mit, deren einer von Köhlmeier ebenfalls auf Glomus caroticum-ähnliche Struktur bezogen wurde, während der andere mit einem Massonschen Glomustumor (sog. Angiomyoneurom) verglichen wurde. In einem Nachtrag teilte Köhlmeier (1948) mit, daß er auf die Arbeit Rosenwassers aufmerksam gemacht wurde. Rückblickend läßt sich nun feststellen, daß eine ganze Reihe von Felsenbeintumoren, die als Angiome, Hämangioendotheliome, Angiosarkome, Peritheliome, angiomatöse Ohrpolypen, Myoblastome usw. beschrieben wurden, Glomustumoren waren (Manasse 1904; Urbantschitsch 1913; Fraser 1930; Seiffert 1934; Proctor u. Lindsay 1934; Jeschek 1936; Altmann 1937; Irgens 1939; Capps 1944 u. a.). Auch Henschen stellte 1955 fest, daß zwei der von ihm 1912 beschriebenen Fälle Glomustumoren waren.

Anatomie der sog. nichtchromaffinen Paraganglien.

Die sog. Paraganglien werden von Watzka (1943) in sympathogene, chromaffine und parasympathogene, nichtchromaffine eingeteilt. Zu den ersteren zählen vor allem das Nebennierenmark, weiter sog. freie Paraganglien und einzelne chromaffine intraneurale oder intraganglionäre Zellen. Die sich von den chromaffinen Paraganglien ableitenden Gewächse werden als Phäochromocytome, Chromaffinome usw. bezeichnet. An dieser Stelle von ausschließlichem Interesse sind einige der sog. nichtchromaffinen (parasympathogenen) Paraganglien, die topisch eng mit dem Verlauf der Nn. glossopharyngei und vagi verknüpft sind und den Mutterboden der hier zu besprechenden Gewächse darstellen. Als wichtigste der in Abb. 59 schematisch dargestellten Gebilde zählen zu diesen das Paraganglion oder Glomus caroticum, jugulare, tympanicum vagale (intravagale, iuxtavagale) aorticum und supracardiale. Einige Beobachtungen von Geschwülsten deuten darauf hin, daß es auch beim Menschen ein Paraganglion ciliare gibt. Bisher wurde ein solches aber nur beim Schimpansen von BOTÁR u. PRIBÉK (1935) nachgewiesen.

Die physiologische Funktion dieser nach Art einer arterio-venösen Anastomose gebauten Paraganglien ist bisher nur beim Glomus caroticum einigermaßen geklärt. Bekanntlich wird vom Glomus caroticum angenommen, daß es als Blutdruckzügler wirkt. Die Funktion der uns hier als Matrix von Geschwülsten besonders interessierenden nichtchromaffinen Paraganglien im Schädelbasisbereich ist noch nicht bekannt. Bezeichnungen wie Chemodectom und Receptom für diese Geschwülste setzen bekannte Funktionen voraus, die sich nur auf Analogieschlüsse zum Glomus caroticum stützen. Das sog. *Glomus jugulare* ist ein kaum reiskorngroßes Gebilde (0,5 : 0,25 mm), das über der Kuppel des Bulbus venae jugularis im periadventitiellem Bindegewebe liegt. Neuere Untersuchungen von GUILD (1953) zeigten, daß diese Paraganglien meist in der Mehrzahl auftreten. Durchschnittlich finden sich im Bereich jedes Felsenbeins 2—3 Paraganglien. Bei 7 der 88 Fälle

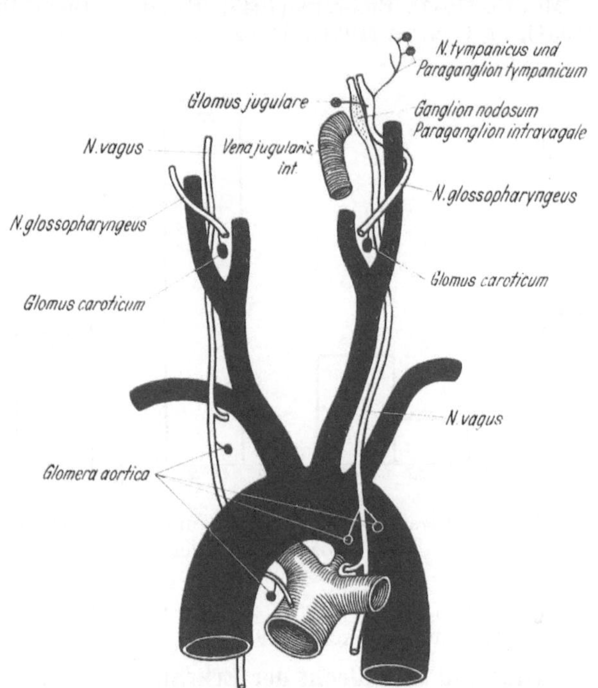

Abb. 59. Schema der Anordnung der nichtchromaffinen Paraganglien des N. vagus und glossopharyngeus. (Nach LE COMPTE.)

GUILDS waren es mehr als sechs. Die Glomera liegen nicht immer an der gleichen Stelle. Häufig findet man sie auch entlang des Ramus tympanicus des N. glossopharyngeus, entweder innerhalb des Canaliculus tympanicus in der Submucosa über dem Promontorium cochleae bis zum Ganglion geniculatum (Glomus tympanicum von LUNDGREN 1949, vgl. auch die anatomischen Studien von KISS et al. 1956). Schließlich findet man sie noch entlang des Ramus auricularis des N. vagus. Der genaue Ausgangspunkt der Tumoren wird bei den engen räumlichen Verhältnissen nicht immer feststellbar sein. Die Bezeichnung Glomus jugulare-Tumor ist daher mehr eine Sammelbezeichnung für die Gewächse der nicht chromaffinen Paraganglien im Bereich der Fossa jugularis und des Mittelohres. Nach den Angaben der genannten Autoren erfolgt die Blutversorgung der Paraganglien dieses Bereiches durch die A. pharyngea ascendens, die nervöse (sensible) Versorgung durch den N. IX.

Das *Glomus vagale*, auch *Glomus intra- oder iuxtavagale*, liegt dicht unter dem Foramen jugulare. Die Strukturen finden sich entweder im Ganglion, unter oder auf dessen Kapsel (vgl. WATZKA u. SCHARF 1951 u. a.).

Häufigkeit. Seit der Publikation ROSENWASSERS (1945) ist besonders in den letzten Jahren eine kaum mehr übersehbare Zahl von Arbeiten über Tumoren des Glomus jugulare-Bereiches erschienen. Huppler u. Mitarb. kennen 1955 bereits 102 Fälle im Schrifttum. Nach unserer noch unvollständigen Zusammenstellung wurden bis 1956 über 160 Fälle beschrieben. Für eigene Untersuchungen standen uns bis jetzt 6 Fälle zur Verfügung. Nach übereinstimmenden Angaben dürften etwa 30—40% der Tumoren des Glomus jugulare-Bereiches neben Schädigungen des N. octavus auch zu Läsionen anderer Hirnnerven führen. Es ist zu erwarten, daß mit besserer Kenntnis dieser Gewächse auch die Diagnose in Zukunft meist früher gestellt werden wird und sich der Prozentsatz der Fälle mit intrakraniellen Komplikationen senkt.

Von den bisher, meist im angloamerikanischen *Schrifttum*, erschienenen Arbeiten, seien außer denen der im einzelnen noch erwähnten Autoren die der folgenden Untersucher erwähnt: Le Compte u. Mitarb. (1947), Erasmus (1947), Revilla (1948), Berg (1957), de Lisa (1950), Alexander et al. (1951), le Compte (1951), Dockerty et al. (1951), Lewis u. Grant (1951), Poppen u. Riemenschneider (1951), Weille u. Lane (1951), Winship u. Louzan (1951), Black (1952), Capps (1952), Cleary (1952), Mattick u. Burke (1952), Rosenwasser (1952), Alexander u. Adams (1953), Amman (1953), Brown (1953), Carbone et al. (1953), Riemenschneider et al. (1953), Schade (1953), Blomquist et al. (1954), Bradley u. Maxwell (1954), Figi u. Weisman (1954), Grimaud u. Werner (1954), Leray (1954), Pérez-Toledo u. Taveras (1954), Rossi (1954), Schade (1954), Strong (1954), Auriti (1955), Davol (1955), Lemoine u. Millard (1955), Williams u. Mitarb. (1955), Burman (1956), Lombardi (1956), Grcevic (1956), Arnvig (1957), Capps (1957), Kleinsasser (1957), Marinho u. Torre (1957), Neuberger (1958) und Simpson u. Dallachy (1958).

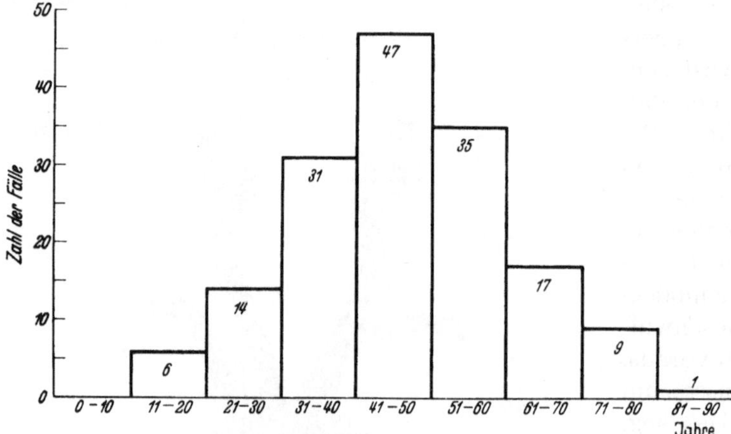

Abb. 60. Altersverteilung bei 160 Tumoren des Glomus jugulare bzw. tympanicum.

Alter und Geschlecht der Erkrankten. Aus allen Berichten geht hervor, daß Tumoren des Glomus jugulare weitaus am häufigsten im 4.—10. Lebensjahrzehnt zur klinischen Beobachtung gelangen. Die Altersverteilung bei 150 Fällen ist in Abb. 60 dargestellt. Vor dem 20. Lebensjahr werden Glomustumoren nur ganz selten gesehen. Die ältesten Patienten wurden von Winship u. Mitarb. (1948) (81jähriger Mann) und Lewis u. Grant (80jährige Frau) beobachtet. Die Vorgeschichte erstreckt sich meist auf über mehr als 3 Jahre, durchschnittlich etwa 5—7 Jahre, häufig auch über einen längeren Zeitraum (Bickerstaff u. Howell 1953, Fall 1: 42 Jahre; Fall 3: 29 Jahre; Siekert 1956: 42 Jahre usw.).

Besonders deutlich ist die Prädilektion für das weibliche Geschlecht. Nach einer eigenen Zusammenstellung von 160 Fällen waren 116mal Frauen (72,5%) und nur 44mal Männer betroffen.

Wachstum und makroskopische Erscheinung. Überwiegend erscheinen Glomus jugulare-Tumoren zuerst als Geschwülste des Mittelohrbereiches. Gewöhnlich durchbrechen sie zu Beginn den dünnen Boden des Recessus hypotympanicus, erfüllen die Paukenhöhle und zerstören die Gehörknöchelchen. Vielfach sind sie bei einer otologischen Untersuchung als blaurote bröckelige, oft enorm stark blutende Ohrpolypen erkennbar, die vor dem Trommelfell — das sie im unteren hinteren Quadranten durchbrochen haben — liegen oder durch das Trommelfell durchschimmern. Im äußeren Gehörgang können sie schließlich auch von Krusten, Granulationsgewebe oder Eiter bedeckt sein. Vom Mittelohrraum greifen die Glomustumoren oft auf den Warzenfortsatz über, seltener entwickeln sie sich mehr gegen die Pyramidenspitze hin.

Neurochirurgische Bedeutung erlangen die Glomustumoren vor allem durch ihr destruierendes Wachstum im Bereich der Austrittsstellen der caudalen Hirnnerven. Im Foramen jugulare umscheiden sie nicht nur die Nerven, sondern können auch in die V. jugularis oder in die Sinus durae matris einwuchern. Mehrfach wurden lange Geschwulstzapfen im Lumen der V. jugularis, des Sinus sigmoideus, des Sinus petrosus, ja sogar bis zum Sinus cavernosus vorgeschoben gesehen (ALBERNAZ u. BUCY 1953; BICKERSTAFF u. HOWELL 1953 u. a.).

Die Knochenzerstörung beschränkt sich in weiter fortgeschrittenen Fällen meist nicht nur auf die basale Fläche der Pyramide und des Warzenfortsatzes, sondern kann auch auf die Pyramidenspitze übergreifen, den Boden der hinteren Schädelgrube umfassen und sich bis zum Foramen occipitale magnum erstrecken.

Im Bereich der hinteren Schädelgrube breiten sich die Glomustumoren meist mehr flächenhaft extradural aus. In einzelnen Fällen kommt es aber auch zum Durchbruch durch die Dura (MARGAREY 1952 u. a.).

Bei unserem Fall 1830/38 (34jährige Frau) entwickelte sich im Laufe von 4 Jahren ein Ausfallssyndrom der caudalen Hirnnerven neben Hör- und Gleichgewichtsstörungen und einer Facialis-, Abducens- und Trigeminuslähmung. Bei der Operation zeigte sich, daß der Tumor das Felsenbein fast völlig ersetzt hatte und die Dura durchwucherte und weit in den Kleinhirnbrückenwinkel eindrang.

Eine Infiltration des Gehirns wurde noch nie gesehen. Chirurgisch und diagnostisch von besonderer Bedeutung (Angiographie!) ist, daß sich Anastomosen zwischen dem Gewächs und basalen Hirnarterien entwickeln können. In weiter fortgeschrittenen Fällen kann schließlich auch der N. hypoglossus, nicht selten der N. facialis, vereinzelt auch der N. abducens und trigeminus geschädigt werden. Manche Fälle können klinisch fast bis zum Bild des Halbbasissyndroms fortgeschritten sein und als Hirntumor erscheinen (vgl. CHAMBERS 1954, WEISS 1955, FLEISCHER 1955, SIEKERT 1956 u. a.). Mehrfach wurde auch schon beobachtet, daß Glomustumoren in der retroauriculären oder retromandibulären Region unter der Haut tastbar oder im Pharynx sichtbar wurden.

Eine Vorstellung von den Zerstörungen, die Glomustumoren bewirken können, gibt ein Bericht von HENSON u. Mitarb. (1953) (Fall 6). Bei einer 53jährigen, nach der Operation verstorbenen Frau mit einem Tumor des Glomus jugulare im Mittelohrbereich war das Gewächs auch teilweise durch die Dura in die hintere Schädelgrube eingewachsen. Der Tumor reichte vom Foramen magnum bis zum Foramen lacerum und hatte den IX.—XII. Hirnnerv eingeschlossen. Ein langer Geschwulstzapfen ragte in das Lumen der V. jugularis und erfüllte den Sinus sigmoideus fast völlig. Die Geschwulst war bis in die Flügelgaumengrube und zum Temporo-Mandibular-Gelenk vorgewachsen und hatte weithin die Schädelbasis zerstört. Bei einem Fall von BICKERSTAFF u. HOWELL (1953) war das Gewächs sogar bis zur Orbita vorgedrungen.

Gewächse des Glomus vagale.

Über diese Geschwülste liegt nur eine kleine Zahl von Beobachtungen vor. Mitteilungen verdanken wir STOUT (1935), LATTES (1950), BIRELL (1953), BURMAN (1955) und SIEKERT (1956). Diese Gewächse wachsen meist gegen den Retro- oder Parapharynx vor und sind gelegentlich hinter dem Kieferbogen tastbar. Sekundär kann es zum Einwachsen in den intrakraniellen Raum kommen. Histologisch unterscheiden sie sich in keiner Weise von den Glomus-jugulare-Gewächsen.

Gewächse des Paraganglion ciliare.

Es wurden bisher 3 Fälle mitgeteilt, bei denen Geschwülste der Orbita bestanden, die histologisch und in ihrem langsamen Wachstum Glomustumoren entsprachen. Bei allen 3 Fällen wurde die Vermutung ausgesprochen, daß die Matrix dieser Gewächse das in seiner Existenz beim Menschen nicht gesicherte Paraganglion ciliare sein könnte. Der Fall von FISHER u. HAZARD (1952) wurde von LATTES u. Mitarb., die 1954 selbst eine Beobachtung beschrieben, bezweifelt. 1957 beschrieb VALACH neuerlich einen Fall, bei dem es sich um einen Glomustumor der Orbita zu handeln scheint.

Im Falle von LATTES et al. handelt es sich um einen 35jährigen Araber, der seit 10—15 Jahren am Hals eine sich langsam vergrößernde Geschwulst bemerkte. Seit einigen Monaten wurde nun ein zweites Gewächs bemerkt, das den Bulbus aus der Orbita verdrängte und in der Schläfengegend tastbar wurde. Anhand von Probeexcisionen wurden beide Gewächse als Glomustumoren gedeutet. Eine Entscheidung, ob es sich bei dem Orbitaltumor um ein zweites Erstgewächs oder eine Absiedelung gehandelt hatte, war nicht möglich. LATTES wies schließlich noch auf einen von WOLFF (1948, S. 249) beschriebenen Fall hin, der histologisch einem Glomustumor glich.

Multiplizität. Mehrfach wurde multiples gleichzeitiges Auftreten von Glomustumoren an verschiedenen Stellen beobachtet. Nach der Zusammenstellung von BICKERSTAFF u. HOWELL (1953) soll dies in mehr als 10% der Fälle vorkommen. Diese also relativ häufigen Beobachtungen legen natürlich den Gedanken nahe, daß es sich nicht um echte Geschwülste, sondern um einen geschwulstähnlichen hyperplastischen Prozeß handelt, der vielleicht durch ein Agens, das auf das ganze System der nichtchromaffinen Paraganglien wirkt, ausgelöst wird. (In ähnlicher Weise gibt es multiple Geschwülste der chromaffinen Paraganglien.) WILLIS u. BIRELL (1955) kamen auf Grund einer genauen histologischen Untersuchung eines Glomus caroticum-Tumors zum Schluß, daß es sich um eine Art Hyperplasie und nicht um einen neoplastischen Prozeß handelt.

Doppelseitiges Auftreten von Glomus jugulare-Tumoren wurde von MARTIN et al. (1955) und McNEILL u. MILLNER (1955) beschrieben. Glomus jugulare-Tumoren und gleichzeitig bestehende Tumoren des Glomus caroticum wurden von LUBBERS (1937), KIEPKIE (1947), PETIT-DUTAILLIS et al. (1952) u. a. beobachtet. LATTES (1950) sah bei einem Patienten je eine Geschwulst am Ganglion nodosum, an der Carotisgabel und am Aortenbogen. Nochmals sei auch auf die oben bereits erwähnte Beobachtung von LATTES u. Mitarb. (1954) eines Glomustumors an der Carotisgabel und in der Orbita hingewiesen. Auch doppelseitiges Auftreten von Glomus caroticum-Tumoren, eines Carotiskörperchentumors und einer gleichartigen Geschwulst im Pankreas (GOODOF u. LISCHER 1943) von doppelseitigen Tumoren an der Carotisgabel und am Vagus (MARCUSE u. CHAMBERLIN 1956) eines Glomus caroticum-Tumors und eines Gewächses des Zuckerkandelschen Organs (CLAGG 1934) histologisch gleichartiger Tumoren am Glomus jugulare, caroticum und im Retroperitonaeum (ZACKS 1958) und eine Reihe ähnlicher Kombinationen sind bekannt.

Schließlich sei noch erwähnt, daß auch familiäre Häufungen von Glomustumoren von SPRONG u. KIRBY (1949) sowie BARTELS (1949) beschrieben wurden.

Feinbau. Das Grundgerüst der Glomustumoren besteht aus einem Gefäßbindegewebsnetz, das die Gruppen der Geschwulstzellen umschließt. Dicke, öfters mit reichlichen kollagenen Fasern versehene Bindegewebsbalken unterteilen die Geschwulst in einzelne Läppchen, die ihrerseits von feinen Capillarzügen gegliedert werden, so daß der Eindruck eines „alveolären" Baus entsteht. Die Geschwulstzellen liegen in rundlichen Ballen oder längeren Balken zu je 5—20 Zellen im Capillarnetz eingesponnen. Die Einzelzellen sind meist nicht scharf voneinander abgrenzbar (Abb. 61). Ihr Zelleib ist schwach eosinophil getönt und erscheint oft fein granuliert. Die Zellkerne sind rundlich, oft blasig mit 2—3 deutlich vortretenden Kernkörperchen. Von dieser Form bestehen alle Übergänge zu dunklen, chromatinreichen wie pyknotisch erscheinenden Kernen. Auffällig ist bei einzelnen Tumoren oder nur in einzelnen Gebieten die starke Polymorphie der Zellen. Dieser Eindruck wird besonders durch die eingestreuten Riesenzellen verstärkt, die 1—4 oder 5 große, meist mittelständige Kerne aufweisen. Mitosen werden jedoch kaum einmal gefunden, so daß die Geschwülste im Hinblick auf ihr außerordentlich langsames Wachstum und die große Seltenheit, mit der sie metastasieren, als bedingt gutartig gelten können. Zur Untersuchung sollte immer eine Silberimprägnation angewendet werden, bei der dann das Capillar-Bindegewebsnetz besonders schön hervortritt (Abb. 61c). (Mit einer Modifikation der Bodian-Methode wiesen HAMPERL und LATTES 1957 in den sog. spezifischen Zellen argyrophile Substanzen nach, die bei Granularzell-Myoblastomen fehlen.)

Die Gefäße sind meist englumig, doch finden sich immer auch weite Gefäße von sinusoidem Charakter. Es können sich sogar kleine Abschnitte finden, die einem Cavernom ähneln. Diese außerordentlich starke Vascularisierung ist auch diagnostisch von Interesse, da es gelingen kann, Glomustumoren, besonders wenn sie über die schattendichten Konturen des Felsenbeins hinauswuchern, angiographisch darzustellen (TANNER 1955 u. a.).

Von einzelnen Autoren wird zwischen adenomatösen und angiomatösen Typen unterschieden (vgl. GRAF 1952), beim ersteren stehen die dichtliegenden Ballen der epitheloiden Zellen im Vordergrund des histologischen Bildes, während bei letzteren das Gefäßnetz besonders deutlich hervortritt.

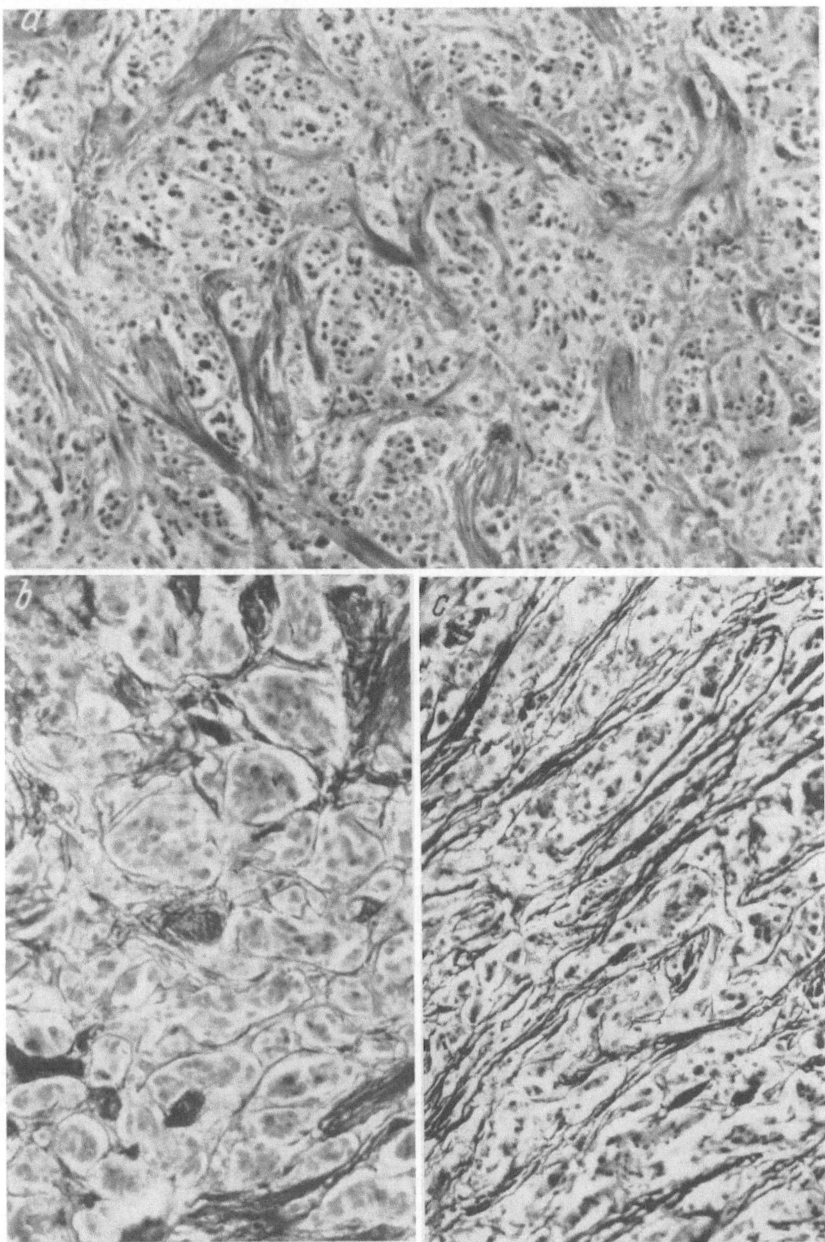

Abb. 61 a—c (E-Fall). Nichtchromaffines Paragangliom des Glomus jugulare. a Charakteristisches Bild eines sog. Glomustumors, das sich kaum von einem normalen Glomus caroticum unterscheidet. Anordnung der Zellen zu rundlichen Ballen, die durch Capillaren und stellenweise durch Stränge derben, kollagenen Bindegewebes getrennt werden. Vereinzelt eingestreut übergroße hyperchromatische Zellen. (HE, 144×.) b Durch Versilberung lassen sich zwischen den Zellballen feine Fasern darstellen. (Tibor-Pap, 144×.) c An manchen Stellen nehmen die Zellballen langgestreckte Formen an. (Tibor-Pap, 144×.)

Haben Glomustumoren die Dura durchbrochen, können sie teilweise gekapselt erscheinen wie bei einem der Fälle aus unserem Beobachtungsgut (Pathologisch-anatomisches Institut Innsbruck, Fall 31424/164, 60jähriger Mann mit Geschwulst des Glomus jugulare, die die Dura durchbrochen hatte). Im allgemeinen wachsen die Glomustumoren im Schläfenbeinbereich aber ausgesprochen infiltrierend. Bei einem uns freundlicherweise von Prof. J. GERLACH, Würzburg, übermittelten Fall fanden sich Infiltrate überall zwischen den Bindegewebszügen der Subcutis.

Rezidiv und Metastase. Die Glomustumoren nehmen durch ihre besondere Lage — sei es im Felsenbein oder an der Carotisgabel — eine Mittelstellung zwischen den gut- und bösartigen Geschwülsten ein. Ihr wenn auch langsames, so doch infiltrierendes und destruierendes Wachstum im Bereich lebenswichtiger Organe steht im Gegensatz zur Gutartigkeit in histologischer Hinsicht. Ob Glomustumoren metastasieren, ist eine noch umstrittene Frage. GAFFNEY (1953) bezweifelt, daß es sich bei den Fällen von WINSHIP et al. (1948), LATTES u. WALTNER (1949), TAMARI et al. (1951) um Metastasen und nicht um multiple Glomustumoren gehandelt habe. Auch bei dem Fall von HENSON u. Mitarb. (1953) (Glomus jugulare-Tumor und disseminierte Metastasen in Leber, Lunge und Milz) wurden die Metastasen nicht histologisch gesichert. Bei dem Fall von ASKENASY u. Mitarb. (1954) konnte ebenfalls nicht geklärt werden, ob es sich nicht um einen zweiten Primärtumor im Glomus vagale-Bereich gehandelt hat. Ebenso konnten LATTES et al. (1954) nicht entscheiden, ob der zweite Tumor in der Orbita neben der Glomus caroticum-Geschwulst eine Metastase oder eine Geschwulst des fraglichen Paraganglion ciliare war. Bei einigen Fällen dürfte es aber doch zur Metastasierung gekommen sein (PENDERGRASS u. KIRSH 1947: 24jähriger Mann, Metastasen im Schädeldach und in der Lunge bei Glomus caroticum-Tumor; BURMAN 1955: Glomus vagale-Tumor mit Lungen- und Schädelmetastasen; SHAMBAUGH 1955: Lokalrezidiv und Halslymphknotenmetastasen). Im allgemeinen dürften Absiedelungen aber äußerst selten sein.

3. Extradurale Neurinome der Hirnnerven (mit Ausnahme der Acusticusneurinome und Trigeminusneurinome).

a) Neurinome des N. facialis.

Synonym verwendete Bezeichnungen und Allgemeines. Siehe ZÜLCH, Bd. III dieses Handbuches.

Geschichtliches und Schrifttum. Solitäre, nicht im Rahmen einer deutlich manifesten Recklinghausenschen Erkrankung entstehende Neurinome des N. facialis sind erst in den letzten Jahrzehnten genauer bekanntgeworden.

Über den ersten als Facialisneurinom erkannten Fall berichtete aber C. SCHMIDT bei der Jahresversammlung der Schweizer Hals-Nasen-Ohrenärzte 1930. Schon in den nächsten Jahren beschrieben SCHRØDER (1931) und GROSSMANN u. LEIDLER (1933) weitere Fälle, und ALTMANN faßte 1935 die klinische Symptomatik dieser Gewächse zusammen.

Weitere Einzelmitteilungen stammen von GREIFENSTEIN (1937), BLOCH u. ABOULKER (1938), FEHRE (1939), REJTÖ (1939), WILLIAMS u. PASTORE (1939), KOS (1940), LEMAÎTRE u. BROUTMANN (1940), ROSENWASSER (1940), ROBERTS (1943), BOGDASARIAN (1944), LUNDGREN (1945 und 1947), KETTEL (1946), LOELIGER (1947), LOVE (1950), MAXWELL (1951), COLLINS u. THOMSON (1953), GRAF (1954) und RAINER (1954). CAWTHORNE (1946), KERNOHAN u. SAYRE (1952) und HENSCHEN (1955) erwähnen weitere Beobachtungen, ohne sie genauer zu beschreiben. Eine zusammenfassende Darstellung der Klinik gibt GRAF (1952), die Chirurgie der Facialisneurinome wird von SJÖQVIST im Bd. 6 dieses Handbuches abgehandelt.

Alter und Geschlecht der Erkrankten. Bei einer Zusammenstellung von 30 Fällen aus dem Schrifttum ergab sich folgende Altersverteilung: 15—25 Jahre: 7 Fälle; 26—35 Jahre: 9 Fälle; 36—45 Jahre: 7 Fälle; 46—55 Jahre: 3 Fälle; 56—60 Jahre: 4 Fälle. Unter diesen Fällen waren 18 Frauen und 12 Männer. Es sind also Frauen ebenso wie bei Acusticusneurinomen häufiger betroffen, doch sind die an Facialisneurinomen Erkrankten zur Zeit der Operation durchschnittlich 10—15 Jahre jünger. Die Vorgeschichte, d. h. das erste Auftreten von Lähmungserscheinungen des N. facialis beginnt in vielen Fällen 3—5—10 und mehr Jahre vor der Operation, manchmal schon im 10.—15. Lebensjahr.

Sitz und Wachstum. Neurinome sind an allen Abschnitten des Facialishauptstammes gesehen worden. Im horizontalen Schenkel des Verlaufs des intratemporalen Facialisteiles sah GREIFENSTEIN (1937) ein kleines Neurinom, das durch eine Dehiszenz im knöchernen Kanal oberhalb der Fenestra ovalis vorragte. Viel größere Tumoren, die von dieser Region ausgingen, beschreiben BOGDASARIAN (1944), GRAF (1954) und RAINER (1954).

Bei unserem Fall 4935/56 (vgl. KLEINSASSER und FRIEDMANN 1959) handelte es sich um ein 19jähriges Mädchen, bei dem sich vor 5 Jahren eine im Verlauf von 2 Monaten komplett gewordene Facialislähmung einstellte. Röntgenologisch fand sich ein großer Tumor, der die medialen Felsenbeinabschnitte weitgehend zerstört hatte und weit in die mittlere Schädelgrube vorragte. Die Tumorkonturen waren durch eine feine Verkalkung besonders deutlich sichtbar. Im Serienangiogramm stellte sich ein zartes Gefäßnetz dar, das den Tumor zu umspinnen schien. Bei der Operation zeigte sich, daß die Geschwulst gänzlich extradural lag und tief in das Felsenbein reichte (Abb. 62). Der Kleinhirnbrückenwinkel war frei.

Ähnliche Fälle sahen TREMBLE u. PENFIELD (1936) und LOVE (1950). Wie TREMBLE u. PENFIELD möchten wir annehmen, daß es sich in diesen Fällen um Neurinome handelt, die medial vom Hiatus canalis facialis aus den Nervenscheiden des N. petrosus superficialis maior entstehen.

Weitaus am häufigsten sind die am zum Foramen stylomatoideum absteigenden Facialisstamm entstehenden Neurinome. Am extraossären Facialishauptstamm sahen schließlich O'KEEFE (1949), MAXWELL (1951) Neurinome, die fingerförmige Ausläufer in die Parotis vorschoben und mehr nach der Art von Rankenneuromen wuchsen. Doch gibt es auch hier circumscripte Neurofibrome, wie eine Beobachtung von WADE (1952) zeigt.

Als gutartige Gewächse haben die Facialisneurinome ein expansives Wachstum, das dem geringsten Widerstand folgt. Eine Regel über die dabei entstehenden Knochendefekte

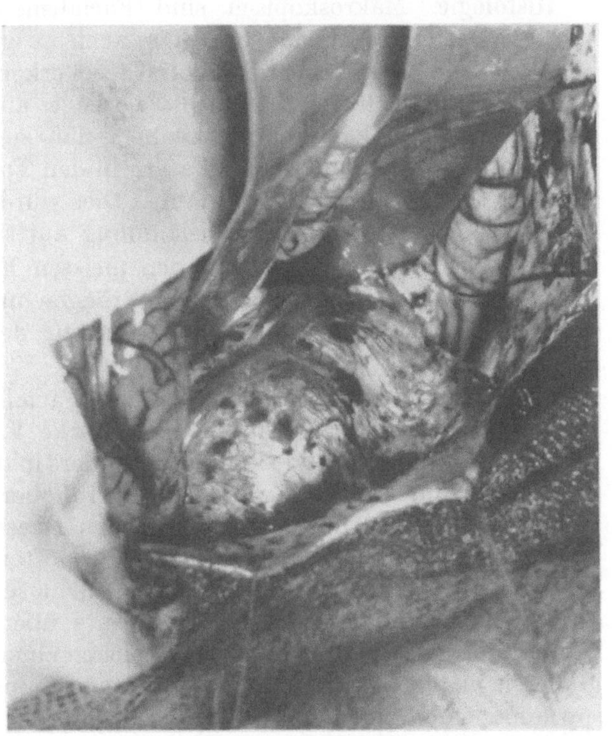

Abb. 62. Neurinom des N. petrosus superficialis maior an der Pyramidenkante. Das große, über die Tumorkapsel bzw. die Dura ziehende Gefäß stellt sich schon präoperativ im Angiogramm dar. (Fall 4935/56).

läßt sich wegen der individuell so stark wechselnden Pneumatisation des Schläfenbeins nicht aufstellen. Am bekanntesten ist die Wachstumsart der Neurinome des absteigenden Facialisteiles. Diese bilden zuerst kleine, mehr oder weniger glattwandige bis haselnußgroße Höhlen im Knochen (LOELIGER 1947 u. a.). Später können sie auch sanduhrförmig zum Foramen stylomastoideum herauswachsen und einen bis walnußgroßen extraossären Geschwulstknoten bilden. Viel häufiger jedoch zerstören sie die Hinterwand des äußeren Gehörgangs, der durch den vorwachsenden Tumor in der Tiefe eingeengt wird. Schließlich kann die Geschwulst auch die Haut des Gehörgangs durchbrechen und blumenkohlförmig aus dem Gehörgang herauswachsen (ALTMANN 1935 u. a.). Ebensooft sind auch große Teile des Warzenfortsatzes von dem Gewächs erfüllt, wobei auch die Corticalis durchbrochen werden kann, oder die Paukenhöhle ist vom Gewächs, das die Gehörknöchelchen zerstört hat, eingenommen. Schließlich wurde auch mehrmals gesehen, daß der eine oder andere Bogengang arrodiert oder gänzlich zerstört war und eine Labyrinthfistel bestand.

Die Größe der Facialisneurinome ist also stark wechselnd, von durchschnittlich haselnußgroßen Tumoren an gibt es alle Übergänge bis zu hühnereigroßen Gewächsen wie in unserem Fall. KERNOHAN (KERNOHAN u. SAYRE 1952) erwähnt, daß das größte Neurinom eines Hirnnerven, das er sah, ein Facialisneurinom war, das weit in die mittlere Schädelgrube eingewachsen war. Henschen bildet 1955 erneut einen schon 1910 beschriebenen Fall ab, bei dem es sich ebenfalls um ein Facialisneurinom gehandelt haben dürfte. Der Tumor war von oben in den inneren Gehörgang eingebrochen und wuchs in die hintere Schädelgrube ein. Bei größeren Facialisneurinomen ist gar nicht so selten, daß sie die Grenzen des Felsenbeins überschreiten und dann entweder mit dem Sinus sigmoideus und der Dura der hinteren oder der mittleren Schädelgrube fest verwachsen und sie gegen das Cavum cranii vordrängen.

Histologie. Makroskopisch sind Facialisneurinome graurötliche, manchmal, wenn stärkere Fetteinlagerungen bestehen, auch ausgesprochen gelbliche Tumoren, bei denen im Felsenbein meist keine deutliche Kapsel erkennbar ist. Vielfach erscheint das Gewebe, wenn eine sekundäre Otitis media vorliegt, auch körnig wie Granulationsgewebe. An kleinen Tumoren kann man erkennen, daß sie exzentrisch am Facialisstamm hängen (Kettel 1946) und nur wenige Fasern in den Tumor hineinziehen, während die Mehrzahl über die Geschwulst hinweg verläuft. Dies würde auch erklären, daß keineswegs in allen Fällen eine vollständige Facialislähmung auftritt.

Mikroskopisch findet man in den meisten Fällen das bekannte Bild des Neurinoms mit den langspindeligen, in Zügen, Strängen und Wirbeln gelegenen Zellen. Manchmal sieht man auch die bekannte Moiréstruktur des Zellbildes durch die Palisadenstellung der Kerne.

Einige Besonderheiten sind bei den Facialisneurinomen aber doch zu vermerken. Mehrere Verfasser erwähnen eine sehr starke Vascularisierung des Gewächses. Auch in unserem Fall war auffällig, daß sich besonders in den Randzonen sehr reichliche, cavernomartige weitlumige Gefäße mit dicken verquollen erscheinenden Wänden fanden. (Diese Gefäße stellten sich in der spätarteriellen Phase des Angiogramms dar.) Solche Gefäßwucherungen bemerkt man übrigens auch öfters bei Acusticusneurinomen. In unserem Fall war auch auffällig, daß die Zellen nicht sehr gleichmäßig groß und färbbar waren und sich auch immer wieder eingestreute übergroße Zellen fanden. Wir faßten diese Veränderungen allerdings nicht als Zeichen einer Bösartigkeit auf, da wir auch bei einem größeren Beobachtungsgut an Acusticusneurinomen diese Unregelmäßigkeiten im Zellbild sowie manchmal auch einzelne Mitosen fanden. Wir glauben daher, daß die von Rosenwasser (1940) (Fall 3), Kettel (1950) Guttman u. Simon (1951) und Markowicz u. Shanon (1958) als „Neurofibrosarkome" des Facialis beschriebenen Tumoren noch zu den gutartigen Neurinomen zu zählen sind, wofür auch der Verlauf in diesen Fällen spricht.

Rezidive, sog. Neurofibrosarkome. Wie auch die Acusticusneurinome rezidivieren die Facialisneurinome nach unvollständiger Entfernung. Die Wachstumsgeschwindigkeit ist allerdings oft so gering, daß die Zeichen eines Rezidivs oft lange auf sich warten lassen. Mehrere, oben bereits erwähnte Fälle wurden als „Neurofibrosarkome" angesprochen, ohne daß sie in ihrem Verlauf einer bösartigen Geschwulst entsprächen.

Daneben gibt es aber im Felsenbeinbereich Fibrosarkome, bei denen es möglich erscheint, daß sie von den Nervenhüllen des Facialis ausgehen. Ob man sie dann allerdings zu Recht „Neurofibrosarkome" bezeichnet und damit histogenetische Zusammenhänge mit dem Nervensystem postuliert, oder ob man sie einfach Fibrosarkome (die eben aus den Fibrocyten der Nervenhüllen entstehen) nennt, ist umstritten (Stout 1948). Graf beschrieb 1951 einen solchen Tumor des Schläfenbeins, der als malignes Neurinom gedeutet wurde und zahlreiche Fernmetastasen gesetzt hatte.

b) Neurinome der Nn. IX—XII.

Neurinome des N. glossopharyngeus, vagus und accessorius. Diese Tumoren sind äußerst selten. Extradural in der hinteren Schädelgrube gelegen, wachsen sie manchmal durch das Foramen jugulare aus dem Cavum cranii hinaus. Eine sichere Unterscheidung, ob diese Tumoren vom N. IX oder X ausgehen, ist meist wegen der anatomischen Gegebenheiten unmöglich. Berichte über Tumoren dieser Art stammen von GIERLICH (1908) und GRAF (1952). Möglicherweise handelte es sich auch bei dem von GULEKE (1931) beschriebenen Tumor um ein intrakranielles Vagusneurinom. Über Neurinome des Vagusstammes am Hals, die nicht so selten sind, siehe GRAF (1952) und MITCHELL (1958).

Neurinome des N. hypoglossus. Von diesen Tumoren — soweit sie nicht im Rahmen einer Neurofibromatose auftreten — ist kaum ein halbes Dutzend Fälle bekannt (DE MARTEL u. Mitarb. 1933; HAASE 1946; SCOTT u. WYCIS 1949; HENSCHEN 1955). Den einzigen Fall unseres Beobachtungsgutes haben MASSUDNIA (1956) und RAUSCH (1956) bereits ausführlich beschrieben.

Die im Canalis nervi hypoglossi entstehenden Neurinome führen extradural gelegen zur Einengung des Hinterhauptsloches und wachsen vorwiegend gegen den Kleinhirnbrückenwinkel vor oder auch durch das Foramen aus dem Schädel hinaus. Es entstehen dabei typische, scharf begrenzte Knochendefekte am Boden der hinteren Schädelgrube (RAUSCH 1956). Morphologische Besonderheiten gegenüber den anderen Hirnnervenneurinomen werden nicht erwähnt. SCHRØDER (1929) beschrieb die Kombination eines Hypoglossus- und Accessoriusneurinoms.

4. Geschwülste des Nasenrachenraumes und der Nasennebenhöhlen.

Die Osteome, Osteoidfibrome, Chondrome, Osteosarkome, Chondrosarkome, Fibrosarkome und Chordome dieses Bezirkes wurden bereits in den betreffenden Abschnitten besprochen. Die Pathologie der Hypophysenadenome und Craniopharyngeome, die gelegentlich auf Nebenhöhlen und Nasopharynx übergreifen, bespricht ZÜLCH im 3. Bd. dieses Handbuches. Hier soll nur noch ein kurzer Überblick über die so häufig zu neurologischen Erscheinungen führenden bösartigen Geschwülste dieser Region gegeben werden, wobei bezüglich Einzelheiten vor allem auf die vorzüglichen Monographien von SCHUMACHER (1925), HÜNERMANN (1929), RINGERTZ (1938), GODTFREDSEN (1944) und ROSEMARIE ALBRECHT[1] verwiesen sei.

Nach übereinstimmenden Angaben sind im Nasopharynx bösartige Gewächse wesentlich häufiger als gutartige. Eine besondere Eigenheit dieser Gewächse ist, daß sie klinisch oft sehr lange latent bleiben und sie in vielen Fällen erst diagnostiziert werden, wenn Hirnnervenlähmungen oder tastbare Lymphknotenmetastasen auftreten. MARTIN u. BLADY (1940) geben an, daß etwa 2% aller Krebse im Nasopharynx sitzen. (Nasopharynxtumoren wären demnach etwa gleich häufig wie Hirngeschwülste!). Die Tumoren werden vor allem nach dem 40. Lebensjahr gesehen, können aber sogar, wie Einzelmitteilungen zeigen (ROSENBUSCH 1925, VÖLGER 1933), bei Kindern vorkommen. Männer sollen häufiger betroffen sein als Frauen.

Der Einbruch in den intrakraniellen Raum erfolgt manchmal durch breitflächige Arrosion der Schädelbasis. Viel häufiger dringen die Geschwulstzellen aber zuerst längs der Gewebsspalten um Nerven (Trigeminus!) und Gefäße vor und zerstören nur die Ränder der Foramina. Die Dura bildet gegen das weitere Vordringen dieser Gewächse eine lange wirksame Barriere und wird meist nur flächenhaft von der Schädelbasis abgehoben. In Spätstadien findet sich die Dura allerdings manchmal auch durchbrochen und die weichen Häute und die Hirnrinde infiltriert. WALTHER (1948) fand in 90% seiner Fälle von Nasopharynxtumoren ein Übergreifen auf die Knochen der Schädelbasis oder des harten Gaumens.

Der Einbruch erfolgt am häufigsten in die parasellären Abschnitte der mittleren Schädelgrube, bei malignen Gewächsen der Nasennebenhöhlen durch die Lamina cribrosa in die vordere Schädelgrube oder in die Sella und den Sinus cavernosus. Ein Lieblingssitz der Nasopharynxtumoren ist die Fossa Rosenmülleri, die nur etwa $1^1/_2$ cm unter dem Foramen lacerum liegt, durch das die Geschwülste besonders gerne vorwachsen.

---

[1] Archiv Ohrenheilk. **175** (Kongreßbericht) (1959).

Nicht selten wachsen Nasopharynxtumoren auch in die Orbitae und die Oberkieferhöhle vor, manche auch längs der Tuba Eustachii in das Mittelohr und von dort sogar über den inneren Gehörgang in den Kleinhirnbrückenwinkel. Nach Rosenbaum u. Seaman (1955) sollen in einem Viertel der Fälle die ersten Symptome Hirnnervenausfälle sein. Von den Hirnnerven ist am häufigsten der 2. und 3. Ast des N. trigeminus betroffen. Nach Martin und Blady (1940) lautet die Reihenfolge der am häufigsten betroffenen Hirnnerven VI, III, IV, V, II, X, XII, XI. In manchen Fällen können die Hirnnervenlähmungen bis zum voll ausgebildeten Garçinschen Syndrom fortschreiten (Christiani 1953 u. a.).

Die histologische Klassifikation der Nasopharynxtumoren ist noch völlig uneinheitlich. Fast in jeder Statistik finden sich andere Angaben (vgl. Miller 1951).

Carcinome des Nasopharynx und der Nasennebenhöhlen. Unter 352 Nasenrachentumoren von Ringertz (1938) waren 264 Carcinome. Das starke Überwiegen der malignen epithelialen Tumoren geht auch aus allen anderen Statistiken hervor. Am häufigsten sind darunter wohl die epidermoiden Carcinome vom Haut- (verhornend) oder Schleimhauttyp. Daneben gibt es noch völlig anaplastische Carcinome und (seltener) Adenocarcinome. Viele Verfasser trennen noch ein sog. ,,transitional cell carcinoma" (Quick u. Cuttler 1927; Ewing 1929) als Sonderform der epidermoiden Carcinome ab. Über die Zuordnung der sog. Lymphoepitheliome (Schminke 1921) zu den mesodermalen oder epithelialen Tumoren besteht noch keine Einigkeit. Eine neuere ausführliche Studie über die Histogenese und Klassifikation der Nebenhöhlencarcinome stammt von Takashi (1956). Wesentliche Unterschiede der einzelnen Carcinomtypen im Verhalten zur Schädelbasis scheinen nicht zu bestehen, nur Titrud u. Peyton (1940) erwähnen, daß Lymphoepitheliome durch ihr besonders ausgeprägt infiltrierendes Wachstum häufiger zu Hirnnervenlähmungen führen. Über die sog. Cylindrome s. unten.

Aus dem sehr reichhaltigen *Schrifttum* über Nasopharynx- und Nasennebenhöhlencarcinome seien noch die Arbeiten von Citelli (1911), Oppikofer (1913), Marschik (1914), Meyer (1922), New (1922), Woltman (1922), Crowe u. Baylor (1923), van Bogaert u. Michielson (1926), Gardham (1929), E. G. Mayer (1929), Zuppinger (1931), Hansel (1932), Richter (1932), Friedl (1934), Jacod (1934), Geschickter (1935), v. Zalka (1935), Schinz u. Mitarb. (1936), Needles (1937), Berendes (1938), Cappell (1938), Custodis (1938), Furstenberg (1938), Hauser u. Brownell (1938), Brunner (1939), Bach u. Mitarb. (1940), Breeding (1940), Godtfredsen (1940, 1941), Seiffert (1940), Galli (1941), van Metre (1948), Legler (1949), Miller (1951) und Pellegrini (1955) genannt.

Aus dem *eigenen Beobachtungsgut* seien folgende Fälle erwähnt:

Fall 4089/42, 52jähriger Mann mit Hörstörung links seit 2 Jahren, der in den letzten 10 Wochen links erblindete. Bei Untersuchung anaplastisches, solides Carcinom der Flügelgaumengrube und Halsdrüsenmetastasen. Einbruch in die mittlere Schädelgrube und Orbita.

Fall 586/35. 29jährige Frau mit Beschwerden seit 4 Wochen, die in den beiden letzten Wochen fast völlig erblindete und ertaubte. Bei der Sektion in der linken mittleren und hinteren Schädelgrube ein fast kindsfaustgroßer Tumor, der die Dura durchwachsen und die Sella zerstört hatte.

Sogenannte Cylindrome (cylindromatöse Epitheliome, cribriforme Cylindrome, adenoidcystische Carcinome usw.). Diese Geschwulstgruppe ist in unserem Beobachtungsgut relativ häufig und spielt klinisch vor allem in der Differentialdiagnose gegen die Trigeminustumoren eine Rolle. Zülch bespricht diese Form an anderer Stelle in diesem Handbuch. Über die Einordnung der Cylindrome in das System der Geschwülste herrscht noch keine Einigkeit. v. Albertini (1955) unterscheidet zwischen Cylindromen im engeren Sinn, die als charakteristische Geschwulstform der serösen, mukösen und gemischten Drüsen des Nasopharynx vorkommen und cylindromatösen Geschwülsten wie etwa Basalzellcarcinome mit Cylinderbildung. Die Cylindrome rechnet Albertini zu den besonders gefäß- und stromaarmen Adenomen (vgl. auch Willis 1953 u. a.).

Die Cylindrome beobachteten wir vor allem im Siebbein-Keilbeinbereich und am Ganglion Gasseri.

In den ersteren Regionen wurde regelmäßig eine ausgedehnte Knochenzerstörung und eine Einwucherung in die Sella turcica gesehen, wobei die Tumoren aber stets extradural blieben und nur die Dura von der Schädelbasis abhoben. Diese Gewächse können chromophoben Hypophysenadenomen klinisch sehr ähnlich sein.

Von diesen Fällen seien erwähnt:

Fall 172/34. 40jährige Frau mit großem „Cylindrom", das sich bei der Postrhinoscopie als höckeriger, blauroter Tumor darstellte. Die Geschwulst erfüllte Keilbein- und Siebbeinhöhlen und war auch in die Orbita eingewachsen.

Fall 1126/37. 66jährige Frau mit Rezidiv eines vor 12 Jahren operierten Tumors der Siebbeinhöhle. Die Geschwulst erfüllte nun ebenfalls die Sella völlig.

Ein weiterer Fall ist in Abb. 63 und 64 dargestellt.

Die zweite Gruppe der sog. Cylindrome wird klinisch vor allem im Bereich des Ganglion Gasseri manifest, wobei bei postrhinoskopischen Untersuchungen oft kein Epipharynxtumor nachweisbar ist. Diese Tumoren bewirken meist eine nur geringe Knochenzerstörung im Umkreis des Cavum Meckeli und der Foramina, infiltrieren aber diffus das Ganglion semilunare. In mehreren Fällen konnte auch eine gleichmäßige Verdickung eines oder mehrerer Trigeminusäste bei der Operation festgestellt werden. Es erscheint uns daher naheliegend, daß es sich bei solchen

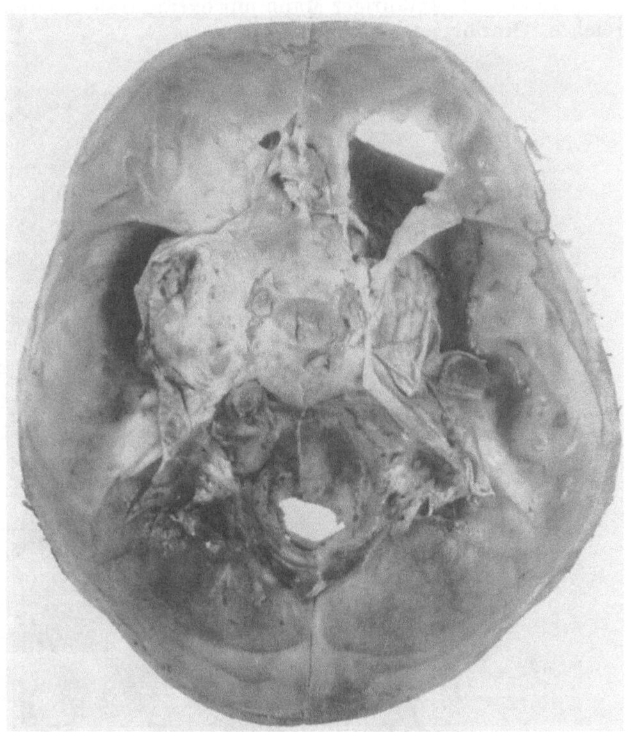

Abb. 63 (Fall 1304). Sektionspräparat eines langsam wachsenden, vom Keilbeinhöhlengebiet ausgehenden Tumors. Histologisch sog. Cylindrom.

Tumoren um ursprünglich im Epipharynx sitzende, tief gelegene Gewächse handelt, die entlang der Nervenscheiden in das Gassersche Ganglion einwuchsen. In anderen Fällen durchwuchern diese Cylindrome auch die Dura und können sogar das Hirn infiltrieren.

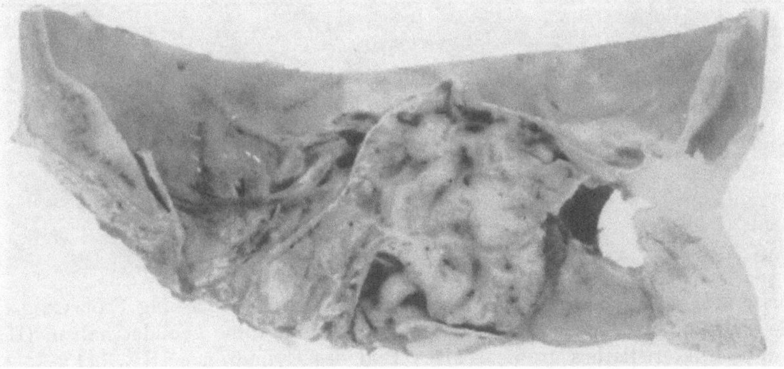

Abb. 64. Längsschnitt durch die Schädelbasis des in Abb. 64 dargestellten Falles. Intra- und extrakranielle Tumorausbreitung.

Von AHLBOM (1935) und HENSCHEN (1955) wurden Gewächse dieser Art beschrieben, die die eine Hälfte der mittleren Schädelgrube erfüllten und auch zerstörend durch das Felsenbein und den Warzenfortsatz wuchsen (vgl. auch RISSING 1938).

Von unseren Fällen, die klinisch als Trigeminusneurinome erschienen, seien folgende erwähnt (vgl. auch WALTHER 1955, ZÜLCH 1956).

Fall 3571/54. 49jährige Frau mit höckerigem extraduralem Tumor im Bereich des Ganglion Gasseri, der sich in den 2. Trigeminusast hinein erstreckte. Erste Rezidivzeichen 4 Monate nach der Operation. Fernmetastasen im Femur 1 Jahr später. Histologisch fanden sich reichlich Mitosen.

Fall 965/52. 46jähriger Mann mit extraduralem Tumor, der von der Sella bis zur Pyramidenkante reichte. Rezidivzeichen nach 1 Jahr.

Abb. 65a u. b. Aus einem sog. Cylindrom des Nasenrachenraumes (Beobachtung Prof. Gerlach, Würzburg). a Mehr solide Partien, in denen sich meist nur kleine Hohlräume gebildet haben. (HE, 144×.)
b Charakteristisches grobmaschiges Bild des Cylindroms. (HE, 144×.)

Fall 2265/54. 56jährige Frau mit kastaniengroßem Tumor im Ganglion Gasseri-Bereich, ohne nachweisbare Geschwulstbildung im Nasopharynx.

Fall 2121/53. 48jährige Frau. Der im Bereich des Ganglion Gasseri sitzende Tumor hatte die Dura durchwachsen und den Temporallappen oberflächlich infiltriert. Die A. communicans posterior war von der Geschwulst eingeschlossen.

Wie unsere und andere Beobachtungen zeigen, verlaufen viele dieser, wenn auch oft langsam wachsenden Cylindrome letzten Endes doch bösartig und metastasieren sogar in die regionären Lymphknoten und hämatogen in Lungen, Eingeweide und Skelet (vgl.

Krepuska 1898, Dercum, Keen u. Spiller 1900, Marchand 1907, Sachs 1917, Peet 1927, Learmonth u. Kernohan 1930, Cooper 1933 u. a.).

Histologisch ist das früher manchmal als Endotheliom oder „Kapselneurom" des Trigeminus (Learmonth u. Kernohan 1930) gedeutete Bild dieser Tumoren recht charakteristisch. Neben soliden epithelialen Abschnitten finden sich häufig Zapfen mit zentralen, von homogenen Massen erfüllten Hohlräumen und fließende Übergänge zu „cribriformen" Cylindromen. In den letzteren liegen die Hohlräume dicht aneinander und sind nur von schmalen Epithelbändern getrennt (Abb. 65). In manchen dieser Fälle, besonders den rasch rezidivierenden und metastasierenden, sind Zellteilungsfiguren häufig. Fließende Übergänge bestehen von den typischen Formen zu solchen Tumoren, die Basalzellcarcinomen mit vereinzelten „Cylindern" gleichen, und zu völlig anaplastischen Carcinomen. Bezüglich näherer Einzelheiten sei auf die Lehrbücher der Pathohistologie verwiesen.

Anhangsweise sei erwähnt, daß auch bösartige, von der Parotis ausgehende sog. Mischtumoren der Speicheldrüsen, wie es F. J. Lang (1929) in seiner Monographie beschreibt, in das Mittelohr und die Schädelhöhle einbrechen können.

Prof. Gerlach (Würzburg) überließ uns freundlicherweise einen ähnlichen Fall zur histologischen Untersuchung (36jährige Frau mit Parotistumor, der in die mittlere Schädelgrube, Stirnhöhle und Orbita eingewachsen war). Es handelte sich um ein meist anaplastisches Carcinom, das aber an einigen Stellen noch Inseln mit sog. Pseudoknorpel zeigte.

Eine ausführliche Darstellung der Pathologie der Schleim- und Speicheldrüsentumoren verdanken wir auch Ahlbom (1935).

Sarkome sind im Nasenrachenraum und den Nasennebenhöhlen nicht sonderlich selten. Über Fibrosarkome dieser Region siehe S. 439. Eine besondere Rolle spielen die *Lymphosarkome* und *Rethothelsarkome*. Über die neurologischen Komplikationen bei Rethothelsarkomen berichtete ausführlich Döring (1940). Wesentliche Unterschiede im Verhalten gegen Schädelbasis und Hirnnerven bestehen im Vergleich mit den Carcinomen nicht.

Im eigenen Untersuchungsgut liegen ebenfalls mehrere Fälle vor, von denen folgende erwähnt seien.

Fall 4753/55. 32jährige Frau, die seit 1 Jahr an Kopfschmerzen, Seh- und Hörverschlechterung und zuletzt Schlucklähmung litt. An einer Probeexcision aus dem großen Nasopharynxtumor, der bereits weit in den Schädel eingewachsen war, ergab sich die Diagnose Retothelsarkom.

Fall 1024/47. 46jährige Frau mit Abducenslähmung seit kurzer Zeit. Im Röntgenbild ausgedehnte Destruktion der Sella. Der Tumor war gut pflaumengroß und wuchs von der Keilbeinhöhle gegen das Chiasma vor. Histologisch Retothelsarkom.

Aus dem Schrifttum über Sarkome des Nasennebenhöhlen-Nasopharynxbereiches seien die Arbeiten von Gokus (1932), Roulet (1952), Ahlström (1933 und 1943), Griffith (1938/39) und Thiele (1932) erwähnt, sowie auf das bei den Nasopharynxcarcinomen aufgeführte Schrifttum verwiesen, unter dem sich ebenfalls zahlreiche wertvolle Beiträge über Sarkome finden.

Von den selteneren Tumoren dieser Region seien noch die *malignen Melanome* (Seiferth 1927, Fischer-Wasels 1949, Stewart 1951) und die Neurinome (Harkins 1949) erwähnt.

Das sog. Nasenrachenfibrom oder Basalfibroid ist eine Erkrankung, deren Zugehörigkeit zu den echten Geschwülsten heute meist abgelehnt wird. Die Erkrankung ist nicht häufig. In etwa 80—90% der Fälle sind männliche Personen meist im Pubertätsalter erkrankt. (Vor dem Pubertätsalter sollen Knaben und Mädchen gleich häufig betroffen sein.) Um das 20.—25. Lebensjahr erfolgt meist eine in ihren Ursachen noch ungeklärte völlige Rückbildung. Die Neubildungen gehen breitbasig, seltener gestielt vom Periost der Schädelbasis aus. Die Basalfibroide wachsen gewöhnlich langsam, aber destruierend. Sie erfüllen den Epipharynx, verlegen die Choanen, wachsen mit Ausläufern in die Nasenhöhle und in alle Nebenhöhlen ein. Durch die Sella, die

Foramina der mittleren Schädelgrube oder die Lamina cribrosa können sie in das Cavum cranii eindringen und raumbeengend wirken. Manchmal brechen sie durch die Fissura orbitalis inferior in die Orbita ein und verdrängen den Bulbus, oder durchwachsen Kau- und Schläfenmuskulatur und umscheiden die Äste des Trigeminus.

Makroskopisch erscheinen die Basalfibroide blaurötlich, knollig-höckerig, sehr derb, elastisch, manchmal knorpelhart. Eine Exulceration (Meningitis!) kommt gelegentlich vor.

Histologisch entsprechen sie zellreichen, sehr dichten Fibromen mit kollagenen Fasern und überreichlicher Capillarisierung, die die Ursache der bei der Operation oft auftretenden starken Blutung oder der bis zu Anämie führenden Spontanblutungen ist.

Aus dem Schrifttum seien die Arbeiten von Kümmel und Rockemer (1930), v. Bajkay (1934), Friedberg (1940), Blaquière u. Brun (1942), Radcliffe (1951) und Erich (1955) genannt.

Anhang: Die sog. Gliome der Nase.

Die Bezeichnung Gliom der Nase wird meist als Sammelbezeichnung für Neubildungen und Fehlbildungen im Nasenbereich verwendet, von denen man einen neuroektodermalen Ursprung annimmt. Grob kann man zwischen Fehlbildungen und echten Tumoren unterscheiden.

a) Fehlbildungen. Diese bilden die Hauptgruppe der „Gliome" der Nase und wurden auch als Encephalom, Encephalochoristoma naso-frontalis, Fibrogliom, Astrocytom und Glioblastom der Nase beschrieben, obwohl es sich sicherlich nicht um echte Geschwülste handelt.

Es können mehrere Formen unterschieden werden.

Diese „Gliome" treten als hoch oben in der Nasenhöhle hängende, polypenartige Gebilde auf, die durch einen Stiel mit dem Stirnhirn in Verbindung stehen und somit leicht als Encephalocelen erkennbar sind. Manchmal haben sie auch noch einen zentralen, von Ependym ausgekleideten Hohlraum, der mit dem Ventrikelsystem in Verbindung steht. Dieser Hohlraum kann aber auch völlig abgeschnürt oder verödet sein. Häufig besteht nur eine Verbindung mit den Hirnhäuten bzw. dem Cavum leptomeningicum. Klinisch haben die Encephalocelen eine besondere Bedeutung, da sie wie Nasenpolypen aussehen, der Entfernung aber eine Liquorfistel und eine fortgeleitete Meningitis folgen kann.

Weniger gefährlich sind jene Formen, die nur noch durch einen Bindegewebsstrang mit der Dura in Verbindung stehen, oder aber jeden Zusammenhang verloren haben und in der Nase, meist an einer Seitenwand hängen.

Als dritte Form können jene „Gliome" unterschieden werden, die an der Nasenwurzel unter der Haut liegen. Es handelt sich gewöhnlich um erbsen- bis bohnengroße derb-elastische Gebilde, die nicht genau in der Medianlinie liegen. In solchen Fällen erscheint auch die Nasenwurzel verbreitert und der Augenabstand vergrößert. Die Haut über dem „Gliom" kann glatt und bläulich sein. In seltenen Fällen besteht ein Defekt im Nasenbein, und das Gebilde besteht aus einem intra- und einem extrakraniellen Abschnitt.

Fast ausschließlich werden diese „Gliome" schon kurz nach der Geburt oder in den ersten Lebensjahren bemerkt, nur ausnahmsweise werden sie, wie in dem von L. B. Seiferth (1927) beschriebenen Fall erst bei Erwachsenen gesehen.

Bei der *histologischen Untersuchung* finden sich große Nester manchmal etwas dicht liegender Gliazellen, die faserreichen Astrocyten entsprechen. Unter den Astrocyten sind manchmal Riesenformen und pyknotische Zellen erkennbar (Abb. 54 bei Stout 1949). Sehr selten sind eingelagerte Ganglienzellen, wie sie Zettergren (1948) nachwies, oder einzelne, manchmal zu Schläuchen angeordnete Ependymepithelien. Die Astrocytennester werden durch von Fall zu Fall verschieden reichliche und dicke, gefäßführende Bindegewebsstränge getrennt.

Bei allen diesen „Gliomen" handelt es sich sicherlich um Fehlbildungen, deren Wachstum bzw. Vergrößerung nur auf der dem im frühembryonalen Leben verlagerten Hirngewebe innewohnenden physiologischen Vermehrungspotenz beruht. Nur in Einzelfällen (Seiferth 1927, Zöllner 1936, Eigler 1937, Black u. Smith 1950) wurden Rezidive nach chirurgischen Eingriffen gesehen, woraus man mit großem Vorbehalt auf die Möglichkeit eines über das Physiologische hinausgehenden Wachstums schließen könnte. (Diese Größenzunahme abgekapselter bzw. im Laufe der Entwicklung liegengebliebener Hirngewebsteile findet man aber ebenso bei den Heteropien grauer Substanz in den Wänden der Seitenventrikel. Vgl. Kleinsasser 1955.)

Für die *Pathogenese* wird heute fast allgemein die von M. B. Schmidt (1900) aufgestellte Theorie anerkannt. Schmidt meint, daß diese „Gliome" der Nase Encephalocelen seien, die den Zusammenhang mit dem Hirn verloren hätten. Die Bindegewebssepten entsprächen der Pia. Die Theorie von Süssenguth (1909), daß es sich um verlagerte Olfactoriusteile handle, wird heute ebenso wie die Ansicht, daß Teratome vorlägen, meist abgelehnt.

Aus dem Schrifttum seien noch die Arbeiten von Berblinger (1921), Rocher u. Anglade (1924), Guthrie u. Dott (1927), Davis (1942) und Banham u. Sharp (1951) genannt. Bisher wurden etwa 40—50 Fälle beschrieben, von denen die meisten von Black u. Smith (1950) zusammengestellt wurden. Im übrigen sei auf das Kapitel Mißbildungen in diesem Handbuch verwiesen.

b) Echte Geschwülste. Unter den echten Geschwülsten gibt es histologisch mehrere Formen, eine genaue Klärung der Histogenese ist aber bis jetzt nicht erfolgt.

Das sog. *Esthesioneuroepitheliom, Esthesioneurocytom oder Esthesioneuroblastom des Olfactorius* wurde erstmals von Louis Berger beschrieben (Berger, Luc u. Richard 1924; Berger u. Coutard 1926).

Diese Tumoren sollen von den Sinneszellen der Regio olfactoria ausgehen und treten bei Erwachsenen auf. Sie werden als graurot und fleischig geschildert, wachsen destruierend, metastasieren aber offenbar nicht.

Histologisch bestehen sie aus dichtgepackten, großen rundlichen Zellen mit spärlichem Protoplasma. Als besonderes Charakteristikum finden sich manchmal echte Rosetten von Geschwulstzellen mit zentralem Hohlraum, so daß eine gewisse Ähnlichkeit mit Retinoblastomen besteht (Abb. bei Frühling u. Wild 1954, Lit.!). Diese Tumoren scheinen äußerst selten zu sein.

Etwas häufiger dürfte das sog. *Neuroblastom der Nase* sein, von dem angenommen wird, daß es ebenfalls aus den Sinneszellen der Regio olfactoria oder auch aus dem Jacobsonschen Organ oder dem Ganglion sphenopalatinum entstehe. Histologisch entsprechen diese Tumoren völlig den S. 490 beschriebenen Neuroblastomen des Sympathicus. Es handelt sich also um einförmig rundzellige Tumoren ohne Zeichen einer besonderen Differenzierung.

Diese Geschwülste kommen vor allem bei Erwachsenen vor und sind in der Mehrzahl relativ gutartig, doch wurden auch bösartige, metastasierende Formen gesehen (McCormak u. Harris 1955; Fisher 1955). Seaman (1951) betont die Strahlensensibilität dieser Tumoren. Aus dem Schrifttum seien noch die Arbeiten von Portmann et al. (1930), Gricouroff u. Dulac (1943), Schall u. Lineback (1951) und Mendeloff (1957) genannt.

5. Geschwülste der Orbita.

Die Kenntnis der Tumoren der Orbita ist für den Neurochirurgen insofern von Bedeutung, als für die Entfernung dieser Geschwülste, besonders wenn sie retrobulbär liegen, heute mehr und mehr neurochirurgische Operationsmethoden Anwendung finden (transfrontaler Zugang durch das Orbitaldach, Dandy 1941, Tönnis 1949, Love u. Dodge 1953 u. a.).

In der Folge ist beabsichtigt, nur einen Überblick zu geben, wobei vielfach auf andere Kapitel in diesem Handbuch und auf die vorstehenden Abschnitte dieses Beitrages verwiesen werden kann.

Im **Schrifttum** finden wir eine überaus reichhaltige Kasuistik, aber nur wenige zusammenfassende Mitteilungen, die sich auf ein größeres Beobachtungsgut stützen. Von diesen Beiträgen seien die von BIRCH-HIRSCHFELD (1930), SCHRECK (1939), DANDY (1941), COURVILLE u. SCHILLINGER (1946), GODTFREDSEN (1946/47), WOLFF (1948), BENEDICT (1949), INGALLS (1949) und REESE (1941 und 1951) besonders erwähnt.

In der Orbita kommt eine große Zahl verschiedenartiger Geschwülste vor, die grob in:
1. Tumoren des Bulbus oculi und der Bindehäute,
2. Tumoren des N. opticus und seiner Hüllen,
3. Tumoren der Weichgewebe der Orbita, der Tränendrüsen und Tränenwege,
4. Tumoren der knöchernen Wände der Orbita einschließlich des Periosts,
5. von der Umgebung auf die Orbita übergreifende und
6. metastatische Geschwülste
eingeteilt werden können.

Die folgenden Ausführungen stützen sich vorwiegend auf die ausgezeichnete Arbeit von A. W. FORREST (1949), der ein Beobachtungsgut von 222 Tumoren der Orbita der *Registry of Ophthalmic Pathology* des *Army Institute of Pathology* bearbeiten konnte. Der Großteil des eigenen Beobachtungsgutes wurde bereits von TÖNNIS (1949), LÖHLEIN u. TÖNNIS (1949) und NOVER u. ZIELINSKI (1956) unter klinischen und pathologischen Gesichtspunkten veröffentlicht.

Art und Häufigkeit der Orbitageschwülste. FORREST (1949) gibt folgende relative Häufigkeit der einzelnen Arten an:

1. Mesenchymaler Ursprung:
Hämangiome 24
Lipome und Fibrolipome 21
Osteome 5
Fibrome 2
Chondrome 1
Rhabdomyome (gutartig) 1
Undifferenzierte Sarkome 7
Rhabdomyosarkome 4
Fibrosarkome 2
Angiosarkome 1
Lymphome und Lymphosarkome . . . 22
Lymphogranulome 2
Plasmocytome 1

2. Epithelialer Ursprung:
Mischtumoren der Tränendrüse 25

3. Neuraler und meningealer Ursprung:
Neurofibrome 17
Meningeome 17
Gliome 5
Neurofibrosarkome 9

4. Fehlbildungen:
Dermoide 17
Teratome 1
5. Metastasen 38

Gesamt: 222

Die einzelnen Geschwulstformen. Die Pathologie der Meningeome und der Opticustumoren, arteriovenösen Angiome und Aneurysmen wird in diesem Handbuch bereits ausführlich von ZÜLCH besprochen (weitere Literatur über Meningeome bei MCKCRAIG u. GOGELA 1949, TÖNNIS 1949 und NOVER u. ZIELINSKI 1956).

Bezüglich der intraoculären Tumoren, die wie das maligne Melanoblastom und das Retinoblastom nicht selten in die Orbita und entlang des Fasciculus opticus in den intrakraniellen Raum vorwachsen, sei auf die Lehr- und Handbücher der Augenheilkunde verwiesen.

Fibrome. Reine Fibrome scheinen in der Orbita recht selten zu sein. Es handelt sich gewöhnlich um gut abgekapselte, an den Muskelscheiden hängende kleine Tumoren. Histologisch können sie alle Spielarten aufweisen und werden als zellarmes, faserreiches „Fibroma durum", zellreiches, faserärmeres „Fibroma molle", von Lipocyten und Lipoblasten durchsetztes „Fibrolipom" oder „Lipofibrom", als ganz locker gebautes „Myxom", als gefäßreiches „Angiofibrom" u. dgl. klassifiziert (BLEGVAD 1944, KRAUSE 1944 u. a.).

Neurofibrome gehören zu den häufigeren Orbitaltumoren, die in allen Abschnitten der Orbita sitzen können und oft in der Ein- oder Mehrzahl im Rahmen einer klinisch deutlich manifesten Neurofibromatose auftreten. Neben gut abgekapselten Neurofibromen gibt es auch mehr flächenhaft wuchernde Rankenneurome. Über die oft schweren

Veränderungen der knöchernen Orbita und die Pathogenese dieser Veränderungen siehe S. 402. Daneben gibt es nicht allzu selten solitäre Neurofibrome, ohne sonstige Zeichen einer Neurofibromatose. Bezüglich der Histologie der Neurofibrome sei auf die Ausführungen S. 405 verwiesen. Von den Neurofibromen sind die nicht zu den Geschwülsten zählenden, manchmal nach Eingriffen in der Orbita beobachteten kleinen *Amputationsneurome* zu trennen (BLODI 1949, vgl. auch SCUDERI 1948 u. a.).

Lipome. Lipome sollen nach FORREST besonders in den vorderen Abschnitten der Orbita sitzen. Manche Lipome scheinen ebenso wie die Cavernome den Fehlbildungen nahezustehen. Doppelseitige Lipome wurden beobachtet.

Hämangiome. Die verschiedenen Formen der Hämangiome zählen in den Statistiken und nach unseren Erfahrungen (10 Fälle) zu den häufigsten Tumoren der Orbita. Sie können in allen Abschnitten der Orbita sitzen und sollen in etwa der Hälfte der Fälle retrobulbär liegen (vgl. auch JENTZER 1934). Meist treten diese wohl den Fehlbildungen sehr nahestehenden Tumoren im Kindes- und Jugendalter auf, wobei kein Geschlecht besonders bevorzugt befallen zu sein scheint.

Vorwiegend handelt es sich um einfache kavernöse Angiome mit weiten bluterfüllten Gefäßlumina, die manchmal von auch röntgenologisch nachweisbaren verkalkten Thromben eingenommen werden. In manchen Fällen sind die Bindegewebssepten zwischen den Bluträumen recht breit und hyalinisiert, so daß auch von „Angiofibromen“ und „sklerosierten“ Cavernomen gesprochen wurde. Etwas seltener sind die manchmal recht zellreichen, capillären Hämangiome und Mischformen zwischen kavernösen und capillären Hämangiomen, die auch als „gutartige Hämangioendotheliome“ bezeichnet wurden. Im Gegensatz zu ihrem manchmal infiltrierenden Wachstum und dem Zellreichtum fehlen eine Zellpolymorphie und Polychromasie sowie Mitosen meist völlig. Differential-diagnostisch wird in erster Linie ein capillarreiches Sarkom auszuschließen sein. Noch ungeklärt ist die bereits S. 469 erörterte Frage, ob es sich nicht in manchen dieser als Hämangioendotheliom u. dgl. klassifizierten Fälle um einen sog. Glomustumor handelt.

Osteome und Chondrome gehen von den knöchernen Wänden der Orbita bzw. der Nasennebenhöhlen aus und verursachen häufig einen Exophthalmus. Sie werden S. 375 und 390 näher beschrieben (vgl. auch KESSEL 1953).

Tumoren der Tränendrüse zählen zu den häufigsten Geschwülsten der Orbita. Gewöhnlich handelt es sich um gut abgekapselte, langsam wachsende Geschwülste, doch gibt es alle Übergänge zu den Carcinomen. Histologisch kommen alle die mannigfaltigen, auch an der Parotis und den übrigen Kopfspeicheldrüsen bekannten Spielarten der sog. Mischtumoren vor. Bezüglich der vielumstrittenen Frage der Histogenese dieser Gewächse (rein epithelial also Adenome, gemischt mesodermal-epithelialen Ursprungs, Ausgang vom Chordagewebe usw.) und der histologischen Details sei auf die ausführlichen Arbeiten von F. J. LANG (1929) und WILLIS (1953) verwiesen.

Die Epidermoide, Dermoide und Teratome zählen zu den Fehlbildungen und werden S. 414ff. eingehend besprochen. Hier sei nur erwähnt, daß besonders Dermoide im äußeren oberen Quadranten der Orbita sowie retrobulbäre Epidermoide, die direkt in der Orbita liegen (also nicht vom Periost überzogen sind und keine Knochenveränderungen hervorrufen), manchmal beobachtet werden (SAMUELS 1936; NEW u. DEVINE 1937; PFEIFFER 1943 u. a.). *Teratome* der Orbita sind sehr selten und werden meist schon bei Kleinkindern manifest. Sehr häufig sind sie bösartig (vgl. MANN 1937, SCHRECK 1938, BURNIER u. SALLES 1945, HARBERT 1949).

Sarkome. FORREST betont, daß die Mehrzahl der bösartigen Geschwülste der Orbita in den hinteren Abschnitten entstehen und vorwiegend Personen im Kindes- und Jugendalter befallen sind.

Es kommen als häufigste Form nicht näher bestimmbare *undifferenzierte Sarkome* vor.

Eine besondere Rolle spielt im Bereich der Orbita das *Rhabdomyosarkom* (Myoblasten-sarkom, malignes Myoblastom, Granularzellmyoblastom, embryonales Rhabdomyo-sarkom, Mesenchymom usw.). Diese Geschwulstform soll besonders häufig vom M. rectus internus ausgehen und kommt fast ausschließlich bei Kindern und Jugendlichen vor. In der Mehrzahl der Fälle handelt es sich um rasch wachsende, oft weit in den intrakraniellen Raum und die Nasennebenhöhlen vordringende Gewächse, die über den Blut- (Lunge, Skelet) und Lymphweg metastasieren. Es bestehen Übergänge von noch gutartigen Rhabdomyomen zu den hochmalignen Typen.

Histologisch dominieren in Zügen und Bändern angeordnete kurze Spindelzellen, die manchmal syncitial verbunden sind. Riesenzellen, Mitosen und eine ausgeprägte Zellpolymorphie sind häufig. In einem von Fall zu Fall verschieden reichlichen Ausmaß sind oft erst nach langem Suchen geschwulsteigene, quergestreifte Muskelfasern zu finden. Nicht selten sollen diese Gewächse cystisch sein (Sjörgren 1938, Dunnington 1948, Stobbe u. Dargeon 1950 u. a.).

Angiosarkome kommen ebenfalls relativ häufig in der Orbita vor. Diese Tumoren wurden als maligne Hämangioendotheliome, Hämangioperitheliome, Hämangiopericytome usw. mehrfach in Einzelmitteilungen beschrieben, wobei die Klassifikation in manchen der Fälle wohl fraglich bleibt. Sicherlich kommen Übergänge von gut- zu bösartigen Formen vor.

Zwei Fälle dieser Art beschrieb Nover (1953) als primäre Peritheliome der Orbita (s. weiter Adson u. Benedict 1934, Röttgen 1950). Weiterhin wurden in der Orbita *Fibrosarkome* (s. S. 439 und Czukrasz 1938) und *Liposarkome* beobachtet.

Lymphome, Lymphosarkome. Diese oft sehr schwer zu klassifizierenden Gewächse bilden zusammen mit dem auch in der Orbita vorkommenden *extramedullären Plasmocytom* (s. S. 461) und dem *Lymphogranulom* (s. S. 462) eine Hauptgruppe der intraorbitalen Gewächse. Auf Grund ihres Feinbaus werden gutartige Lymphome, Lymphosarkome, sog. Hodgkin-Sarkome, verschiedene Typen der Reticulumzellsarkome (Heath 1949, Nover 1953), Solitärherde bei Lymphadenosen usw. unterschieden. Bezüglich der genaueren Differenzierung sei auf die Lehr- und Handbücher der allgemeinen Pathologie verwiesen (Rotter u. Büngeler 1955). Über die relativ häufig in der Orbita gelegenen sog. *Chlorome* s. S. 462.

Carcinome der Orbita gehen entweder von der Tränendrüse aus oder wachsen von der Conjunctiva in die Orbita ein. Es kommen Plattenepithelcarcinome (Forbes 1948 u. a.), Adenocarcinome und die zu diesen zu zählenden sog. malignen Mischtumoren, bösartige Cylindrome (s. S. 476) usw. vor.

Metastasen. Bezüglich der Metastasen sei auf die Ausführungen S. 485ff. verwiesen. Die Orbitametastasen bei Sympathoblastomen werden S. 490 besprochen.

6. Geschwülste der Kopfschwarte.

Geschwülste der Kopfschwarte, die auf das Schädeldach und den intrakraniellen Raum übergreifen, sind selten. Courville (1956) gibt an, nur drei primäre und einen metastatischen Tumor dieser Art bei 55000 Sektionsfällen gesehen zu haben.

Carcinome der Kopfschwarte greifen manchmal im Verlauf ihres torpiden Wachstums auf das Schädeldach über. Da diese Gewächse, die histologisch meist den Basaliomen, Spinealomen oder Spiegler-Tumoren entsprechen, häufig exulcerieren, kommt es manchmal auch zu einer Begleitosteomyelitis des Schädeldaches. Courville (1956) nimmt an, daß die Einwucherung zuerst durch die feinen gefäßführenden Kanäle der Tabula externa erfolgt, dann die Diploe infiltriert wird, bis schließlich das Schädeldach gänzlich zerstört ist. Eine Durchwucherung der Dura kommt nur sehr selten vor, wurde aber ebenfalls von Courville gesehen (Einbruch in den Sinus longitudinalis superior, sogar Infiltration der Gehirnrinde). Hirnabscesse und Meningitis können in solchen weit fortgeschrittenen Fällen zum Tode führen.

Eine interessante Beobachtung teilte Burns (1935) mit. Bei einem Mann, der vor 16 Jahren durch einen Unfall skalpiert worden war, heilte die Wunde per granulationem fast völlig zu. Schließlich kam es aber wieder zu einer Exulceration, zur Osteomyelitis des Schädeldaches und zur tödlichen Meningitis. Bei der Sektion fand sich ein in das Hirn vorgewuchertes Epitheliom im Wundbereich und ein größerer Hirnabsceß.

Weitere Fälle von Kopfschwartencarcinomen, die auf das Schädeldach übergriffen, beschrieben BRAUN (1892), PENDERGRASS u. DE LORIMIER (1936), CAMP (1941), FIGI (1946), JAMES u. Mitarb. (1950), HOWELL u. RIDELL (1954), HENSCHEN (1955) u. a.

Auch Geschwülste vom Typ der Schweißdrüsenadenome (Hidradenome) und -carcinome greifen manchmal auf das knöcherne Schädeldach über, wie WOLFE u. SEGERBERG (1954) berichten. Diese Tumoren können sogar bis doppelt faustgroß werden und metastasieren in einzelnen Fällen (KEASBEY u. HADLEY 1954).

Sog. *Turban-Tumoren* können bis Kindskopfgröße erreichen (vgl. WILLIS 1953, Abb. 107, S. 276), oft sind sie multipel, kommen in einzelnen Familien gehäuft vor und sollen besonders bei Mädchen um die Zeit der Pubertät zu wachsen beginnen (GATES u. Mitarb. 1943). Histologisch entsprechen diese Geschwülste gewöhnlich den Spiegler-Tumoren.

Im Kindesalter kommen manchmal ausgedehnte *Lymphangiome* besonders der Stirn- und Gesichtspartien vor (ESCHWEILER 1939). Diese Geschwülste entwickeln sich manchmal auch in den Orbitae.

Hämangiome, die sich oft über die ganze Kopfschwarte erstrecken, werden ab und zu beobachtet (SCHILOWZEFF 1936). SUNDERMAN u. HAYMAKER (1947) sahen ein Kind, bei dem ein riesiges Hämangiom der Gesichts- und Schläfenregion bis in den Hypothalamus vorgewachsen war.

Bei den Sarkomen der Kopfschwarte handelt es sich gewöhnlich um Fibrosarkome (s. S. 441), doch kommen auch andere Typen vor.

Die neurochirurgisch wichtigen *arteriovenösen Angiome der Kopfschwarte* werden an anderer Stelle dieses Handbuches abgehandelt. Nach OLIVECRONA sind sie 20mal seltener als die des Hirns. Wir sahen sie vor allem im Gebiet der A. temporalis aber auch der A. maxillaris interna und facialis. Im übrigen sei auf die Arbeiten von TÖNNIS und OLIVECRONA u. LADENHEIM (1937) sowie auf die kasuistischen Mitteilungen von MÜLLER (1892), STIERLIN (1892), BREGMAN u. MESZ (1927), HERZOG (1927), CHIARIELLO (1934), RUNDLE (1937/38), ELKIN (1946), MORENO u. RUSSO (1946), COURVILLE (1947) und AMYES u. COURVILLE (1950) verwiesen.

III. Metastatische Geschwülste des Schädels.

Metastatische Knochentumoren sind die weitaus häufigsten bösartigen Knochengewächse und erlangen dadurch vor allem großes differentialdiagnostisches Interesse. Nur in wenigen Fällen kommt allerdings ein chirurgischer Eingriff in Frage, sei es, um durch eine Probeausschneidung die Natur des Gewächses zu klären oder aber, wenn eine solitäre Absiedlung vorzuliegen scheint, deren Entfernung eine Heilung in Aussicht stellt. Das Schrifttum über Knochenmetastasen ist überaus umfangreich, doch kann auf die ausgezeichneten Monographien von SCHOPPER (1937), WALTHER (1948), R. A. WILLIS (1952) und PIETROGRANDE (1956) verwiesen werden, in denen unsere Kenntnisse über metastatische Knochengeschwülste zusammengefaßt sind. In der Folge ist nur beabsichtigt, einen allgemeinen Überblick zu geben, wobei einzelne, auch neurochirurgisch wichtige Formen von Knochenmetastasen hervorgehoben werden sollen.

Einige **allgemeine Bemerkungen** über die Pathogenese und allgemeine Pathologie der Knochenmetastasen seien vorausgeschickt. v. RECKLINGHAUSEN legte 1891 die mehrfach bestrittene, heute aber doch allgemein anerkannte Auffassung dar, daß Knochenmetastasen stets durch embolische Verschleppung von Geschwulstzellen *auf dem Blutweg* in das Knochenmark entstehen. Genaue Untersuchungen zeigen, daß bei Knochenmetastasen sehr häufig Mikroemboli aus Tumorzellen auch in der Lunge zu finden sind, die dergestalt den Weg der verschleppten Gewächskeime anzeigen. Primäre Metastasen in das Periost sind, wenn man von den Absiedlungen bei Neuroblastomen des Sympathicus absieht, seltene Vorkommnisse. Sehr häufig ist hingegen das Periost sekundär beteiligt, da die Geschwulstzellen, wie schon v. Recklinghausen betonte, durch die perforierenden Kanäle die Corticalis durchdringen und das Periost abheben oder auch infiltrieren und durchwuchern.

Im klinischen Sprachgebrauch wird vielfach zwischen *osteoclastischen* (osteolytischen), *osteoplastischen* und *osteoneutralen* Krebsmetastasen (vgl. K. Weiss 1949 u. a.) unterschieden. Es verdient erneut betont zu werden, daß die Knochenbildung in sog. osteoplastischen Metastasen, wie sie besonders häufig bei Prostata- und Mammacarcinomen gesehen werden, nicht etwa Ausdruck einer Metaplasie von Tumorgewebe (mit anderen Worten Bildung geschwulsteigenen Knochengewebes) ist, sondern ausschließlich vom befallenen Skeletabschnitt ausgeht. [Von den zahlreichen älteren Untersuchungen über die Knochenbildung und Destruktion im Bereich von Absiedlungen seien besonders die von Assmann (1907) und Axhausen (1909) hervorgehoben, von denen die Ergebnisse der letzteren heute noch größtenteils gültig sind.]

Milch u. Changus fassen 1956 ihre Untersuchungsergebnisse etwa wie folgt zusammen: Knochenmetastasen entstehen hämatogen. Die Knochenzerstörung im Bereich der Absiedelungen erfolgt: a) durch direkten mechanischen Druck, b) durch einen physiko-chemischen Prozeß an der Knochenoberfläche, da die Tumorzellen den schützenden Zellüberzug des Knochengewebes zerstören. Die Knochenneubildung im Bereich von Absiedelungen ist ein rein reaktiv-reparatorischer Prozeß. Zwischen sog. osteoclastischen und osteoplastischen Metastasen besteht nur ein quantitativer Unterschied. Das Ausmaß der Knochenveränderungen ist nichts anderes als der Quotient zwischen Knochenzerstörung und Knochenreparation. „Osteoplastisch" bedeutet nicht mehr, als daß ein starker Reparationsprozeß vor sich geht. Die Verfasser konnten damit eine Reihe bereits früher vertretener Auffassungen bestätigen, die teilweise noch umstritten waren.

Zu erwähnen wäre ferner, daß der Knochenabbau im Bereich von Metastasen nicht etwa eine „Entkalkung" darstellt, wie der Vorgang im röntgenologischen Sprachgebrauch oft genannt wird, sondern einen parallelen Abbau der gesamten (mineralischen und organischen) Knochensubstanz (vgl. die grundlegenden Arbeiten über den Knochenabbau von Pommer 1881 und 1883).

Das Auftreten multipler Knochenmetastasen führt häufig zu *Veränderungen in der Zusammensetzung des Blutserums.* Bei raschem Abbau von Knochensubstanz durch multiple Absiedelungen kommt es manchmal zu einem beträchtlichen Anstieg der *Serum-Calciumwerte* auf 12—15 und mehr mg-%. In solchen Fällen werden (selten) sogar Kalkablagerungen (sog. Kalkmetastasen) wie beim multiplen Myelom im Nierenbecken (Ausgußsteine), aber auch in anderen inneren Organen (Lungen, Magenwand usw.) gesehen. Der *Phosphorspiegel* im Serum ist nur ausnahmsweise erhöht, wenn die Nierenfunktion beeinträchtigt ist und es damit zur Retention kommt. Die *alkalische Serumphosphatase* kann ebenfalls gelegentlich vermehrt sein (10—15—20 Bodansky-Einheiten), besonders bei sog. osteoplastischen Metastasen (aber auch bei Lebermetastasen bzw. Leberfunktionsstörungen). Die *saure Serumphosphatase* ist nur selten vermehrt (vereinzelt bei Prostatacarcinomen). Schließlich ist noch anzuführen, daß nicht nur beim Myelom, sondern auch bei multiplen Knochenmetastasen gelegentlich das Auftreten des Bence-Jonesschen Eiweißkörpers gesehen wird.

Häufigkeit von Knochenmetastasen. Bei fast jeder Form bösartiger Gewächse, mit Ausnahme der Hirntumoren neuroektodermalen Ursprungs, können Knochenmetastasen auftreten. Willis (1952) fand bei 500 Sektionsfällen von malignen Tumoren in 13,6% der Fälle Knochenmetastasen. Dieser Prozentsatz dürfte, wenn man nur Carcinome in Betracht zieht, wesentlich höher liegen. Wie oben erwähnt, überwiegen zahlenmäßig auch am Schädel die sekundären über die primären bösartigen Gewächse beträchtlich. *Eigenartigerweise fehlen in unserem Krankengut fast völlig Fälle, bei denen Schädelmetastasen und Hirnmetastasen nebeneinander auftreten. Wenn Hirnmetastasen vorliegen, fehlen mit seltenen Ausnahmen Schädelmetastasen und umgekehrt.*

Die Angaben über die relative Häufigkeit von Knochenmetastasen bei den einzelnen Gewächsen schwanken beträchtlich, je nachdem, wie genau röntgenologische oder autoptische Untersuchungen durchgeführt wurden.

KAUFMANN (1911) gibt folgende Ziffern an: Knochenmetastasen wurden bei 66,6% unter 24 Prostatacarcinomen, 52,3% bei 63 Mammacarcinomen, 34,5% bei 29 Schilddrüsencarcinomen, 10,5% bei 57 Rectumcarcinomen, 6,9% bei 101 Oesophaguscarcinomen, 3,03% bei 159 Gebärmuttercarcinomen und 2,5% bei 309 Magencarcinomen gefunden. Am häufigsten befallen war die Wirbelsäule, es folgten Femur, Becken, Rippen, Sternum, Humerus und Schädel.

COPELAND (1931) untersuchte 334 Fälle von Tumoren mit Knochenmetastasen. Dabei waren unter 757 Todesfällen von Mammacarcinomen 89mal (11,8%) Knochenmetastasen festzustellen. In 34,9% traten bei 66 Hypernephromen Knochenabsiedelungen auf. Bei 1040 Prostatacarcinomen fanden sich 134mal Knochenmetastasen, bei 42 Hodencarcinomen 1mal, bei 537 Magencarcinomen 7mal (1,03%), bei 24 Bronchuscarcinomen 4mal (16%), bei 169 malignen Melanomen 3mal (1,07%).

GESCHICKTER und MASERITZ (1939) fanden bei 5739 Carcinomfällen nur 356mal Knochenmetastasen, und zwar in 41,5% der Hypernephrome, 13% der Prostatacarcinome und 47% der Blasencarcinome.

Sehr genaue autoptische Untersuchungen liegen von ABRAMS, SPIRO u. GOLDSTEIN (1950) bei 1000 Carcinomfällen vor. Es wurden in 27,2% der Fälle Knochenmetastasen gefunden, Angaben, die der tatsächlichen Häufigkeit wohl am nächsten kommen dürften. Im einzelnen ergaben sich folgende Werte:

Art der Geschwulst	Zahl der Fälle	Zahl der Fälle mit Knochenmetastasen	Prozentsatz %
Mammacarcinome . . .	167	122	73
Bronchuscarcinome . .	160	52	32
Magencarcinome . . .	119	13	11
Dickdarmcarcinome . .	118	5	4,5
Rectumcarcinome . . .	87	11	1,13
Ovarialcarcinome . . .	64	6	11
Nierencarcinome . . .	34	8	24
Pankreascarcinome . .	32	4	12

COLEY (1949) teilt die bösartigen Geschwülste nach der relativen Häufigkeit der Metastasierung in das Skelet in *ossophile* und *ossophobe*. Zu den ersteren zählen Mammacarcinome, Prostatacarcinome, Bronchuscarcinome, Hypernephrome, Schilddrüsencarcinome und Neuroblastome des Sympathicus. Von diesen Formen zeichnen sich manchmal Schilddrüsencarcinome- bzw. -adenome sowie einzelne Hypernephrome dadurch aus, daß sie vorerst nur solitäre Absiedelungen setzen.

1. Häufig in das Skelet metastasierende Gewächse (ossophile Tumoren).

a) Metastasen von Schilddrüsenadenomen und -carcinomen.

Unter den vielfältigen Formen der Schilddrüsentumoren haben vor allem die sog. „metastasierenden Adenome" auch neurochirurgische Bedeutung, da sich die Absiedelungen besonders gerne am Schädel lokalisieren und manchmal lange solitär bleiben. In einzelnen Fällen kann daher die Entfernung des Knotenkropfes und der Metastase Heilung bringen.

Dieser erstmals von COHNHEIM (1876) als „einfacher Gallertkropf mit Metastasen" bei einer 35jährigen Frau beschriebene Gewächstyp ist inzwischen durch zahlreiche Arbeiten recht gut bekannt geworden (COATS 1887; ODERFELD u. STEINHAUS 1901 und 1903; FLATAU u. KOELICHEN 1906; KANOKY 1916; S. ERDHEIM 1921; GINSBURG 1927; CONNELL 1930; PETRES 1936; BUTTERS 1938; NISSL 1952 u. a.). Es handelt sich um Kolloidkröpfe, die histologisch gutartigen, meist großzelligen, klein- oder großfollikulären Adenomen entsprechen und eine oft jahrelang solitär bleibende Metastase in das Skelet setzen. So berichten SHERMAN und IVKER (1950) von Metastasen, die schon 7,7 und 9,5 Jahre bestanden hatten, BERGER u. RAVELLI (1952) von einer 52jährigen

Frau, bei der die solitäre Metastase am Scheitelbein von der Trägerin schon 17 Jahre bemerkt worden war. Manchmal treten solche Absiedelungen erst Jahre nach einer Strumektomie auf. Bei einer größeren Zahl von Fällen ist es schon gelungen, nach Entfernung von Erst- und Zweitgewächs Heilung zu erzielen (ALBRIGHT 1944 u. a.). JUDMAIER (1948) kennt sogar einen Fall, bei dem nur die Metastase entfernt, die Struma aber belassen wurde und der Patient 15 Jahre später noch gesund war. Viel häufiger sind allerdings die Fälle, bei denen einer vorerst solitären ersten Metastase bald weitere folgen und der Patient der Erkrankung schließlich doch erliegt.

Die zahlreichen Bezeichnungen wie „metastasierendes Adenom", „metastasierende Kolloidstruma", „Struma colloides maligna" und „gutartige metastasierende Struma" usw. spiegeln die Uneinheitlichkeit der Auffassungen. Manche Verfasser sprechen daher grundsätzlich von Adenocarcinomen und können zur Stütze ihrer Anschauung die Tatsache der Metastasierung in Anspruch nehmen. Auch soll es bei eingehender histologischer Untersuchung des Primärtumors regelmäßig gelingen, wenn auch manchmal nur mikroskopisch kleine Bezirke zu entdecken, in denen ein infiltratives Wachstum (Einbruch in Venen) erkennbar ist. Andere Verfasser halten am Begriff des metastasierenden Adenoms fest. (OUTERBRIDGE 1947, JUDMAIER 1948 und ALBERTINI 1955 diskutieren diese Fragen ausführlich.)

Die Absiedelungen der metastasierenden Adenome bevorzugen in auffälliger Weise das Schädeldach. ZAPF (1941) gibt an, daß bei 119 Fällen 56mal der Schädel betroffen und 38mal der Schädel Sitz der ersten Metastase war. UNGERECHT (1951) u. a. berichten über Einzelfälle mit Schädelbasismetastasen.

Die in der Diploe liegenden Metastasen wachsen vorwiegend nach außen, ohne raumbeengend zu wirken, können aber beträchtliche Größen erreichen. Während SHERMAN u. IVKER (1950) röntgenologisch nie eine periostale Reaktion wahrnahmen, berichten BERGER u. RAVELLI (1952) über ein Diploehämangiom durch Spiculae imitierende Absiedelung eines Kolloidkropfes. Der große Blutreichtum dieser Gewächse bedingt, daß Kropfmetastasen manchmal pulsieren, wie schon MORRIS (1880) bemerkte, und wie es unter anderem MOLLE (1943), SHERMAN u. IVKER (1950) (11 von 35 Fällen) bestätigen. Auch eine vorübergehende Vergrößerung während der Schwangerschaft und Menstruation soll vorkommen. Ferner wäre zu bemerken, daß Absiedelungen von kolloidreichen Adenomen bzw. Adenocarcinomen radioaktives Jod speichern können, wie mit Hilfe des Geigerzählers feststellbar ist.

Histologisch entsprechen die Absiedelungen völlig den bekannten Adenomen des kolloidreichen Knotenkropfes.

Auch bei den *per se malignen Formen der Schilddrüsengewächse* ist die Metastasierung in das Skelet ein häufiges Ereignis. Nur sind in diesen Fällen die Absiedlungen gewöhnlich multipel und kommen für eine chirurgische Therapie nicht mehr in Betracht. Einzelne Fälle werden von RUCKENSTEINER (1950) (Wuchernde Struma Langhans), SHAW (1952) (Hürthle-Zell-Tumor) u. a. beschrieben. Von Interesse ist der von COURVILLE u. ABBOTT (1945) beobachtete Fall einer Struma maligna, bei der eine große, lange Zeit solitär gebliebene Metastase im Schädeldach in den Sinus longitudinalis superior eingewachsen war und an der Mantelkante das Hirn infiltrierte.

Eine monströse kopfgroße Metastase über der Schädelkalotte beschrieb GUMPEL (1952). Weiter sei auf die Arbeiten von DINSMORE u. HICKEN (1934), TURNER u. GERMAN (1934) und SHERMAN u. IVKER (1950) hingewiesen.

b) Metastasen von Hypernephromen bzw. Nierencarcinomen.

Auch bei den heute allgemein zu den Carcinomen („hellzellige" Carcinome) gezählten Hypernephromen sind Knochenmetastasen oft das erste und lange einzige Zeichen der Erkrankung. In anderen Fällen treten eine oder mehrere Knochenmetastasen, Jahre oder sogar Jahrzehnte nach der Entfernung des primären Hypernephroms auf. In wenigen ausgesuchten Fällen verspricht die Entfernung einer nach genauer Untersuchung als solitär angesehenen Metastase zusammen mit der Erstgeschwulst Erfolg (GIBSON u. BLOODGOOD 1923). Nach AMMER (1932) sind in etwa 30% Hypernephrommetastasen vorerst solitär. LEHMANN (1932) und HELLNER (1950) glauben, daß dies etwa nur in $^1/_4$ der Fälle zutreffe — eine Zahl, die, wie die wenigen Heilungen zeigen, wahrscheinlich noch zu hoch gegriffen ist. Nach HELLNER (1950) treten Hypernephrommetastasen am häufigsten in der Wirbelsäule, im Femur und am Schädel auf. Nach GIBSON u. BLOODGOOD (1923) war bei 33 Fällen aus dem Schrifttum 7mal der Schädel befallen. Über Hypernephrommetastasen am Schädel berichten HARBURGER u. AGOSTINI

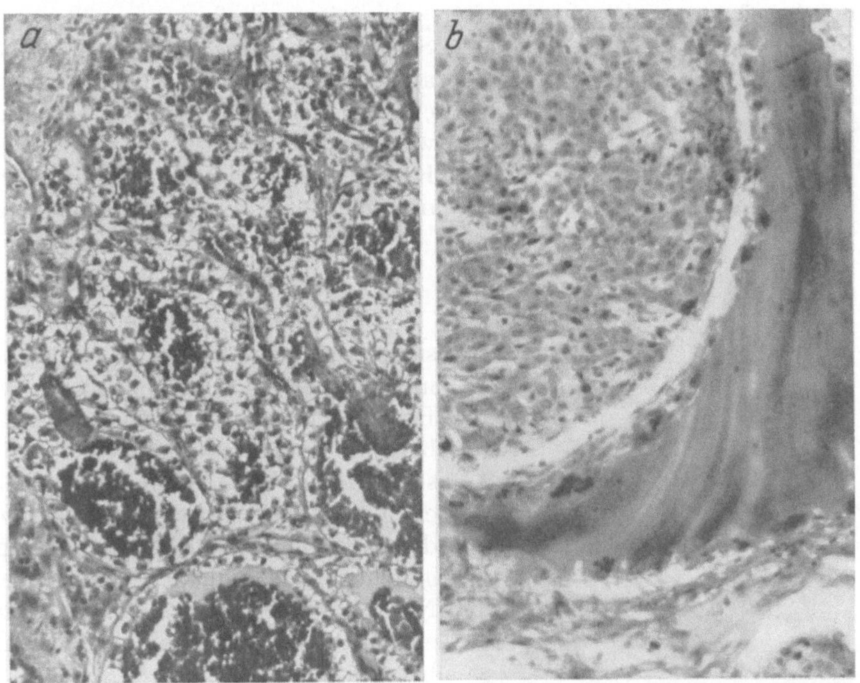

Abb. 66a u. b. Ausschnitte aus Schädeldachmetastasen (Sammlung Path. Inst. Innsbruck). a Metastase eines Hypernephroms der Niere mit typischen großen hellen Zellen und Blutungen. (HE, 144×.) b Metastase eines anaplastischen Magencarcinoms. Sogenannte osteoklastische Metastase: starker Abbau des befallenen Knochens durch zahlreiche in Howshipschen Lacunen liegende Osteoclasten. (HE, 144×.)

(1926), GREWAL (1932), DE BUSSCHER (1935), SHERMAN u. PEARSON (1948) u. a. KÜMMEL (1924), BERBERICH (1931) und OPPIKOFER (1931) beschrieben Hypernephromableger im Felsenbein.

Hypernephrommetastasen (die am Schädel bis kindskopfgroß werden können) können infolge ihres Blutreichtums ebenfalls gelegentlich pulsieren. Am Schnitt erscheinen sie graurot, sind aber oft von großen Nekrosen, Blutungsherden und Cysten durchsetzt und fleckig.

Histologisch (Abb. 66a) kann die Struktur mit den Balken pflanzenzellähnlicher glykogenreicher Zellen recht charakteristisch sein, ohne aber dabei für das Hypernephrom der Niere etwa spezifisch zu sein, da auch andere Carcinome (hellzellige Prostatacarcinome usw.) oft sehr ähnlich sind. Bei Hypernephrommetastasen unterscheidet sich zudem das Zellbild oft stark von dem des Erstgewächses, so daß gar nicht selten die Metastase zuerst etwa als primärer Knochentumor angesehen wird.

c) Metastasen von Mammacarcinomen der Frau.

Bei Mammacarcinomen treten Absiedelungen gewöhnlich multipel auf und scheiden daher für eine operative Behandlung von vornherein aus. COLEY (1949) nimmt an, daß in etwa 25—35% aller Mammacarcinome Knochenmetastasen auftreten. Im allgemeinen werden bei etwa 50—60% der tödlich verlaufenden Fälle Knochenmetastasen gefunden (vgl. Walther 1948). Abrams u. Mitarb. (s. oben) fanden sie sogar bei sehr genauen Sektionen in 73% der Fälle. (Es dürfte hinlänglich bekannt sein, daß Absiedelungen manchmal erst Jahre, sogar Jahrzehnte nach der Ablatio mammae auftreten können.) Nach Hellner (1950) sind Becken, Stammwirbel, Schultergürtel und Oberschenkel am häufigsten, der Schädel weniger oft befallen. Copeland (1931) sah bei 87 Fällen mit Knochenmetastasen 13mal einen Befall des Schädels. Carnett u. Howell (1930) sahen bei 101 Mammacarcinomen mit Knochenmetastasen 14mal Herde am Schädel.

Die Herde liegen vorwiegend am Schädeldach und sind gewöhnlich rundlich, klein, multipel und konfluieren aber auch öfter an einigen Stellen zu größeren Tumoren. Sogenannte osteoplastische Metastasen sind am Schädel selten, hingegen wird manchmal eine diffuse Carcinose der Diploeräume ohne wesentliche Knochenzerstörung beobachtet. Rubin (1936) beschrieb eine Mammacarcinommetastase an der Felsenbeinspitze.

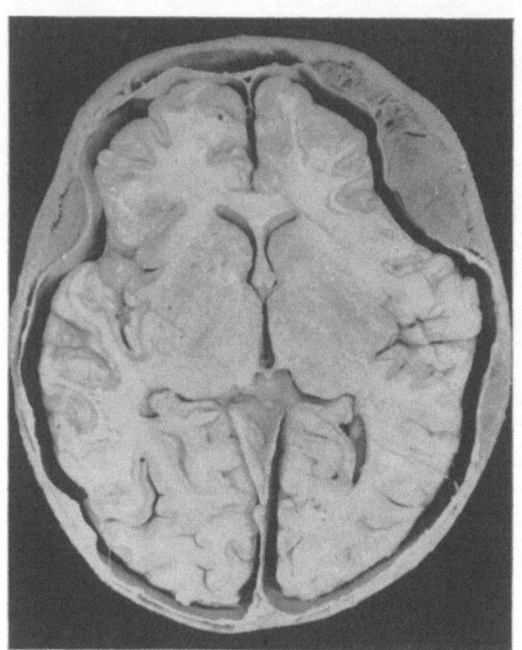

Abb. 67. Epidurale Metastasen eines Neuroblastoms des Sympathicus bei einem Kind (Sammlung Path. Inst. Innsbruck).

d) Metastasen von Prostatacarcinomen.

Auch bei Prostatacarcinomen sind Absiedelungen gewöhnlich multipel, wobei bald mehr osteoplastische, bald mehr osteolytische Formen auftreten. Schädelmetastasen sind bei Prostatacarcinomen viel seltener als solche in der Wirbelsäule und den Beckenknochen. Osteoplastische Metastasen im Schädeldach können u. U. Meningiomhyperostosen gleichen (vgl. Silcock 1884, Joll 1923). Novotny beschrieb 1949 die Absiedelungen eines Prostatakrebses im Felsenbein-Keilbeinkörperbereich.

e) Metastasen von Bronchialcarcinomen.

Auch die Absiedelungen von Lungenkrebsen sind gewöhnlich multipel und treten mit Vorliebe am Schädeldach auf, wo sie röntgenologisch dem multiplen Myelom sehr ähnlich sein können (Cosin 1935). Einzelne Fälle an der Schädelbasis werden von Pass (1938) und Fehre (1939/40) beschrieben. Histologisch können Metastasen anaplastischer Bronchuscarcinome, die oft sehr kleinzellig sind (,,oat-cell carcinoma") leicht mit primären Knochensarkomen (Ewing-Sarkom) verwechselt werden (vgl. Hirsch u. Ryerson 1928, Sternberg 1935).

f) Metastasen von bösartigen Neuroblastomen des Sympathicus.

Diese Tumoren entwickeln sich aus den Vorstufen der Ganglienzellen des Sympathicus. Sie können vom ganzen Bereich des Grenzstranges ausgehen, entstehen aber meist im Mark einer Nebenniere. Da der Primärtumor klinisch häufig nicht manifest ist, das Bild also vor allem durch die Metastasen bestimmt wird, sind die Absiedelungen der Neuroblastome von differentialdiagnostisch größerem Interesse.

Die Tumoren treten zu etwa 80% vor dem 6. Lebensjahr auf, werden manchmal sogar bei Neugeborenen gesehen (Dietrich 1952, Bachmann 1955 u. a.), kommen aber auch bei Erwachsenen vor (Bronson 1952 u. a.). Beide Geschlechter sind etwa gleich häufig befallen.

Die Absiedelungen erfolgen bei Kleinkindern bis zum 2. Lebensjahr vorwiegend nach dem sog. *Typ Pepper* in die Leber und in die Lymphknoten. In solchen Fällen werden vereinzelt durch Röntgenbestrahlung noch Heilungen erzielt (FARBER 1940, WITTENBORG 1950, BUFFONI 1955 u. a.). Am häufigsten dürfte die Metastasierung in das Skelet nach dem *Typ Hutchison* sein. Solche Fälle verlaufen in kurzer Zeit regelmäßig tödlich. Differentialdiagnostisch sind Neuroblastommetastasen vor allem von Ewing-Sarkomen (ab dem 5. bis zum 20. Lebensjahr) und Reticulumzellsarkomen (Lebensmitte) oft sowohl klinisch als auch histologisch kaum zu unterscheiden (vgl. WILLIS 1953, BETHGE 1953, KLEINSASSER u. MONTELEONE 1957 u. a.). Bei der Metastasierung

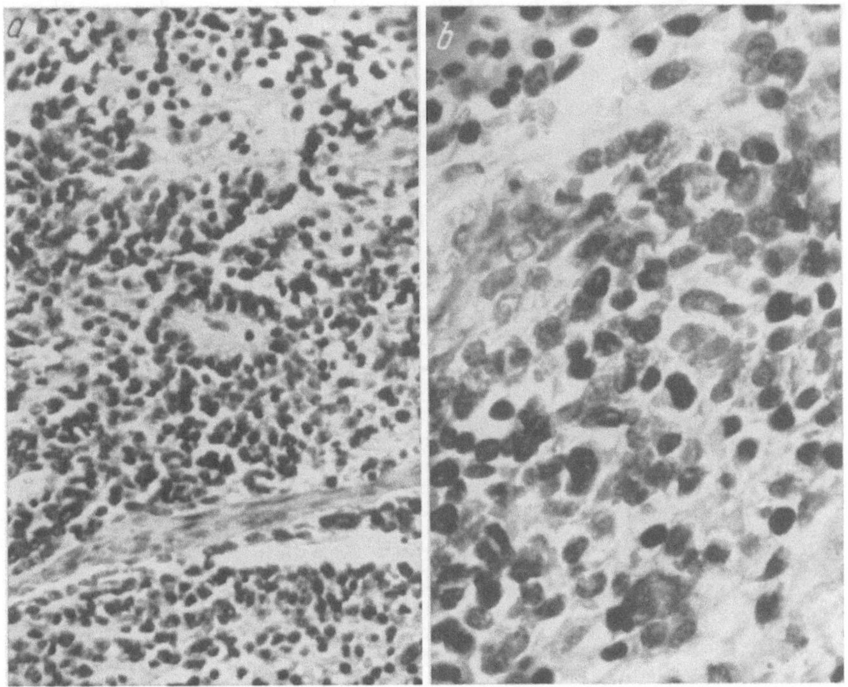

Abb. 68a u. b. Metastase eines Neuroblastoms des Nebennierenmarkes (Sympathoblastom) (Sammlung Path. Inst. Innsbruck). a Einförmige, dunkle, runde plasmaarme Geschwulstzellen in dichter Lagerung. In der Mitte des Bildes eine sog. Pseudorosette, deren Zentrum von einem wirren Filz feinster Fasern erfüllt ist. (HE 120×.) b Neben den kleinen dunklen lymphocytenähnlichen Zellen vereinzelte Zellen höheren Reifegrades mit geringerem Chromatingehalt und deutlichem Plasmasaum. (HE, 500×.)

in das Skelet ist der Schädel nach BETHGE (1953) in 57% der Fälle betroffen. Nach BACHMANN (1955) stammen die ersten klinischen Zeichen in 15% der Fälle von Schädelmetastasen, in 26% der Fälle tritt zuerst ein Exophthalmus auf (vgl. auch OLESEN u. SJONTOFT 1948). Die Schädelmetastasen entwickeln sich sowohl in der Diploe und zerstören flächenhaft das Schädeldach, als auch unter und im Pericranium in Form großer flacher Knoten. Nicht selten sind auch epidurale Metastasen, wie wir sie bei einem 13 Monate alten Mädchen (Abb. 67) sahen. In solchen Fällen kommt es manchmal zur „sekundären" Schädelnahtverbreiterung (vgl. TÖNNIS und KLEINSASSER 1959). Als Zeichen der Reaktion des befallenen Knochens sind kurze Spiculae manchmal röntgenologisch am Schädeldach erkennbar (vgl. HELGE 1958).

Histologisch entspricht das Neuroblastom einem rundzelligen Tumor und kann damit weitgehend dem Ewing- und Reticulumzellsarkom gleichen. Intercelluläre Gitterfasern wie beim Reticulumzellsarkom fehlen aber. Im Gegensatz zum Ewing-Sarkom mit seinem ungemein gleichmäßigen Zellbild sind in Neuroblastommetastasen fast immer mehr oder minder zahlreiche, etwas größere und plasmareichere, besser ausgereifte Zellen erkennbar, die sich von den undifferenzierten runden, den Sympathogonien entsprechenden Zellen abheben (Abb. 68). Manchmal, aber längst nicht immer, kann man auch in den Metastasen von Neuroblastomen sog. Pseudorosetten (Abb. 68a) finden, deren Zentrum von einem dichten Fibrillenfilz erfüllt ist (s. auch Willis 1953).

Ähnlich wie das Neuroblastom des Sympathicus verhält sich das Retinoblastom der Netzhaut, das verhältnismäßig häufig Metastasen am Schädel setzt.

2. Selten in die Schädelknochen metastasierende Tumoren.

Bei praktisch jeder bösartigen Geschwulst ist die Möglichkeit gegeben, daß einmal Schädelknochenabsiedelungen auftreten. Die meisten Befunde dieser Art werden allerdings nur nebenbei erwähnt, so daß es nicht möglich ist, sie aus dem so überaus umfang-

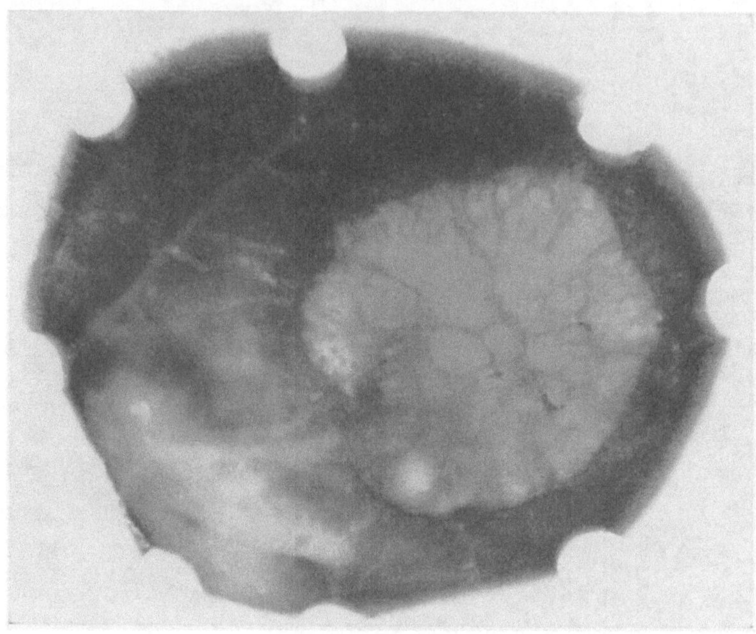

Abb. 69. Röntgenaufnahme des Operationspräparates eines malignen Melanoblastoms des Schädeldaches. Der Tumor breitet sich sowohl in der Diploe als auch unter dem Pericranium und auf der Dura aus. Ein Primärtumor an anderer Stelle wurde nicht gefunden.

reichen Schrifttum zu sammeln. Es kann daher hier nur auf einzelne Mitteilungen hingewiesen werden.

Metastasen von *Magencarcinomen* am Schädel beschrieben Kerr u. Berger (1935), Fehre (1939/40) und Coley (1949). Graf (1952) weist auf ein *Carcinom der Plica aryepiglottica* mit Metastasen im Felsenbein hin und Heymann (1948) auf ein *Parotiscarcinom* mit Schädelbasisabsiedelungen. Clairmont beschrieb 1909 ein wahrscheinlich von den *Gallengängen ausgegangenes Carcinom* mit Metastase am Occiput, Buckstein (1927) die Absiedelung eines *Coloncarcinoms* am Schädel. Cardillo (1935) sah eine *Collumcarcinommetastase* am Schädeldach. Einige Mitteilungen über Carcinommetastasen im Felsenbein stellte Graf (1952) zusammen (vgl. auch Demetriades 1925 u. a.). Über *Schädelmetastasen bei malignen Melanomen* berichten Friedmann u. Lederer (1942). Auch wir sahen kürzlich eine solitäre Melanommetastase am Schädel, die röntgenologisch vorerst einem Hämangiom sehr ähnlich war (Abb. 69). Bei der Operation zeigte sich aber, daß der Tumor schon mit der Dura verwachsen war und in der Umgebung an der harten Hirnhaut weitere Geschwulstherde lagen, die wie Tuschespritzer erschienen.

Auch *Sarkommetastasen* kommen gelegentlich am Schädel vor. So berichten Coggin u. Courville (1954) über ein *Fibrosarkom* der Wade mit Schädeldachabsiedelungen,

O'Brien (1942) über ein Fibrosarkom der Nebenhoden mit Schädelmetastasen. Walther (1948) bildet riesige Metastasen eines *Myosarkoms* des Uterus am Schädel ab. Kienböck beschrieb 1932 ausführlich ein *Chondrosarkom* (?) mit kraniellen Absiedelungen. Rehbock u. Hauser (1936) beobachten ein *Liposarkom* des Femurs, das Schädelmetastasen gesetzt hatte. Wir selbst sahen eine riesige solitäre Absiedelung eines *Reticulumzellsarkoms*

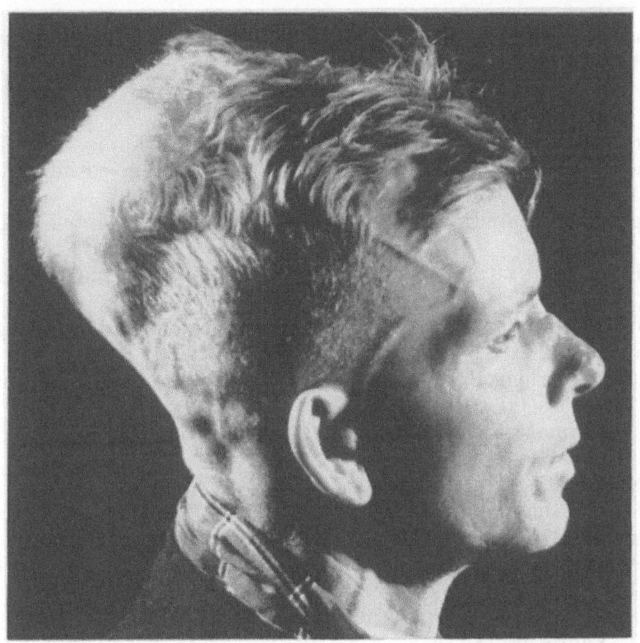

Abb. 70. Riesige Schädeldachmetastase eines primären Reticulumzellsarkoms der Clavicula.

der Clavicula am Hinterkopf eines Mannes (Abb. 70) sowie eine ebenfalls fast faustgroße Absiedelung am Stirnbein bei einem Retothelsarkom der Halslymphknoten. Das außerordentlich häufige Auftreten von Schädeldachabsiedelungen bei *Ewing-Sarkomen* wird bereits S. 449 erwähnt (vgl. auch Bethge 1953).

Literatur.

Abel, W., u. F. Hellwegen: Sarkom auf dem Boden einer Ostitis deformans Paget. Röntgenpraxis 10, 93—95 (1938).
Abbott, W. D.: Angioma of the skull. Ann. Surg. 106, 1100—1105 (1937).
— Angioma of the skull. Ann. Surg. 113, 306—311 (1941).
—, and C. B. Courville: Notes on the pathology of cranial tumors. I. Osteomas of the skull with incidental mention of their occurence in the ancient Incas. Bull. Los Angeles neurol. Soc. 10, 19—34 (1945).
Abrams, H. L., R. Spiro and N. Goldstein: Metastases in carcinoma. Cancer (Philad.) 3, 74—85 (1950).
Ackerman, A. J.: Multiple osteogenic sarcoma. Report of two cases. Amer. J. Roentgenol. 60, 623—632 (1948).
Adair, F. E., G. T. Pack and J. H. Farrior: Lipomas. Amer. J. Cancer 16, 1104—1120 (1932).
Adams, W. S.: A case of chordoma of the right frontal sinus. J. Laryng. 62, 93—95 (1948).
Adelstein, L. J.: Intradiploic epidermoid tumors. (Cholesteatoma of the skull). Amer. J. Surg. 78, 480—485 (1949).
Adler, H. J., and J. Sommer: Adenoma of the ceruminous glands. Arch. Otolaryng. (Chicago) 39, 533—535 (1944).
Adrian, C.: Über Neurofibromatose und ihre Komplikationen. Beitr. klin. Chir. 31, H. 1 (1901).
Adson, A. W., and W. L. Benedict: Haemangio-endothelioma of the orbit. Removal through transcranial approach. Arch. Ophthal. (Chicago) 12, 484—492 (1934).
— J. W. Kernohan and H. W. Woltman: Cranial and cervical chordomas; a clinical and histologic study. Arch. Neurol. Psychiat. (Chicago) 33, 247—261 (1935).

Aegerter, E. E.: The possible relationship of neurofibromatosis congenital pseudoarthrosis and fibrous dysplasia. J. Bone Jt. Surg. A **32**, 618—625 (1950).

—, and L. W. Smith: A case of diffuse neurofibromatosis involving the cranial, peripheral and sympathetic nerves, accompanied by tumor of the hypothalamus. Amer. J. Cancer **31**, 212—220 (1937).

Ahlbom, H. E.: Mucous- and salivary-gland tumours. A clinical study with special reference to radiotherapy, based on 254 cases treated at Radiumhemmet, Stockholm. Acta radiol. (Stockh.) Suppl. **23** (1935).

Ahlström, C. G.: Über Geschwülste der Reticuloendothelien der Lymphknoten. Acta path. microbiol. scand. **10**, 241—279 (1933).

— Zur Kenntnis der extra-lymphoglandulären Reticulumzellsarkome und ihrer Differentialdiagnostik. Beitr. path. Anat. **108**, 169—221 (1943).

—, u. S. Welin: Zur Differentialdiagnostik der Ewingschen Sarkome. Ein Beitrag zur Kenntnis der primären Reticulumzellensarkome des Skeletts und der sog. eosinophilen Granulome. Acta radiol. (Stockh.) **24**, 67—81 (1943).

Ajello-Ainto, L.: Contributo casistico allo studio del cordoma del clivus di Blumenbach. Cultura med. mod. **6**, 39—48 (1927).

Albernaz, G. B., and P. C. Bucy: Nonchromaffin paraganglioma of the jugular foramen. J. Neurosurg. **10**, 663—671 (1953).

Albertini, A. v.: Gutartige Riesenzellgeschwülste. Eine vergleichende histologische Untersuchung. Leipzig: Georg Thieme 1928.

— Über Sarkombildung auf dem Boden der Ostitis def. Paget. (Kasuistischer Beitrag.) Virchows Arch. path. Anat. **268**, 259 (1928).

— Bemerkungen zur sarkomatösen Entartung bei der Ostitis deformans. Fortschr. Röntgenstr. **41**, 443—444 (1930).

— Histologische Geschwulstdiagnostik. Stuttgart: Georg Thieme 1955.

Albrecht, K.: Über das Hämangiom des Schädelknochens. Zugleich ein Beitrag zur Deckung von Schädeldefekten mit dem neuen Kunststoff Supramid. Beitr. klin. Chir. **179**, 425—432 (1950).

Albright, H. L.: Carcinoma of the thyroid gland with a solitary metastasis to the skull. New Engl. J. Med. **230**, 573—576 (1944).

Alexander, E., and S. Adams: Tumor of the glomus jugulare. Follow-up study two years after roentgentherapy. J. Neurosurg. **10**, 672—674 (1953).

— P. R. Beamer and J. O. Williams: Tumor of the glomus jugulare with extension into the middle ear (non-chromaffin paraganglioma or carotid-body-type-tumor). J. Neurosurg. **8**, 515—523 (1951).

Alézais et Peyron: Contribution á l'étude des chordomes. Chordome de la région occipitale. Bull. Ass. franç. Cancer **7**, 194—217 (1934).

Alius, H. J.: Roentgensarkom. Beitr. klin. Chir. **143**, 567—573 (1928).

Alldredge, R. H.: Localized fibrocystic disease of bone; results of treatment in one hundred and fifty two cases. J. Bone Jt. Surg. **24**, 795—804 (1942).

Allison, R. G.: Bone findings in chloroma. Radiology **3**, 388—389 (1924).

Allon Pask, E. H., and S. L. Baker: Osteoclastoma of the axis vertebra. Brit. J. Surg. **25**, 866—871 (1937/38).

Alpers, B. J.: Cerebral osteochondroma of dural origin. Ann. Surg. **101**, 27—37 (1935).

— The cerebral epidermoids (cholesteatomas). Amer. J. Surg., N. S. **43**, 55—65 (1939).

Altmann, F.: Zur Kenntnis der metastatischen Karzinome des Gehörorgans. Wien. med. Wschr. **1931**, 1560.

— Über neurogene Tumoren des absteigenden Facialisteiles. Mschr. Ohrenheilk. **69**, 1032—1048 (1935).

— Zur Kenntnis der Tumoren des absteigenden Facialisteiles. Mschr. Ohrenheilk. **71**, 1287—1292 (1937).

Amman, W. C.: Case of nonchromaffin paraganglioma. Arch. Otolaryng. (Chicago) **58**, 738—739 (1953).

Ammer, J.: Knochenmetastasen bei Hypernephrom. Diss. Kiel 1932.

Amyes, E. W., and C. B. Courville: Traumatic arteriovenous aneurysm of the scalp. Review of the literature and report of a case. Bull. Los Angeles neurol. Soc. **15**, 47—58 (1950).

Anderson: Pathology. St. Louis: C. V. Mosby 1948.

Andreesen, R.: Pagetsche Erkrankung, Spontanfraktur und Sarkom. Beitr. klin. Chir. **191**, 174—179 (1955).

Andrew, J.: Osteomata of the paranasal sinuses. A report of five cases, with special reference to their treatment. Brit. J. Surg. **43**, 489—497 (1956).

Andrews, J. R.: Spheno-occipital chordoma of unusual radiosensitivity. Radiology **39**, 478—479 (1942).

Anspach, W. E.: Sunray hemangioma of bone. J. Amer. med. Ass. **108**, 617—620 (1937).

Apitz, K.: Über Knochenveränderungen bei Leukämie. Virchows Arch. path. Anat. **302**, 301—322 (1938).

Argaud, Gorse et Calmette: Ann. anat. path. **14**, 419—422 (1937). Zit. nach Faust u. Mitarb. 1944.

Armitage, G.: Osteoma of the frontal sinus: with particular reference to its intracranial complications and with the report of a case. Brit. J. Surg. **18**, 565—580 (1930/31).

Arnold, J.: Ein Fall von angeborenem lipomatösen Teratom der Stirngegend. Virchows Arch. path. Anat. **43**, 181—196 (1868).

— Zwei Osteome der Stirnhöhlen. Virchows Arch. path. Anat. **57**, 145—163 (1873).

Arnould, G., J. Dureux, Pernot et P. Tridon: Volumineux hémangiome ostéoblastique de la base du crane. J. de Radiol. **37**, 632 (1956).

Arnvig, J.: Two cases of nonchromaffin paraganglioma in the middle ear. Ann. Otol. (St. Louis) **66**, 399—405 (1957).

Asenjo, A., y R. Chiorino: Mixocondroma endocraneano. (Estudio anatomoclinico de dos casos.) Rev. esp. Oto-neuro-oftal. **15**, 15—21 (1956). Ref. Zbl. ges. Neurol. Psychiat. **138**, 232 (1956).

Askenasy, H. M., S. S. Eppenstein and E. E. Herzberger: Tumor of the glomus jugulare coexisting possibly with carotid body tumor. Acta neurochir. (Wien) **3**, 170—179 (1954).

Assmann, H.: Zum Verständnis der Knochenneubildung bei der osteoplastischen Karzinose. Virchows Arch. path. Anat. **188**, 32—44 (1907).

Aub, J. C., R. D. Evans, L. M. Hempelmann and H. S. Martland: The late effects of internally deposited radioactive materials in man. Medicine (Baltimore) **31**, 221—329 (1952).

Auerbach, O., M. Friedman, L. Weiss and H. S. Martland: Extraskeletal osteogenic sarcoma arising in irradiated tissue. Cancer (Philad.) **4**, 1095—1106 (1951).

Auriti, G.: Tumore del glomo giugulare. Clin. oto-rino-laring. **7**, 136—160 (1955).

Avizonis, P.: Zur Frage über den Zusammenhang der einseitigen Elephantiasis des Oberlides mit Erweiterung der Sella turcica. Z. Augenheilk. **63**, 235—241 (1927).

Axhausen, G.: Histologische Studien über die Ursachen und den Ablauf des Knochenumbaues im osteoplastischen Karzinom. Virchows Arch. path. Anat. **195**, 358—462 (1909).

Baasch, E.: Contribution à l'étude du „Syndrome paralytique unilatéral global des nerfs craniens" (Syndrome du R. Garcin). Schweiz. Arch. Neurol. Psychiat. **63**, 5—16 (1949).

Bach, A. C., F. L. Lederer and S. N. Palevsky: Nasopharyngeal carcinoma. Extension intracranially and metastasis by implantation into the soft palate, a clinical and pathologic study. Arch. Otolaryng. (Chicago) **31**, 529—539 (1940).

Bachmann, K. D.: Das Neuroblastoma sympathicum: Problematik und Klinik. Z. Kinderheilk. **77**, 391—412 (1955).

Backer, G. S., M. B. Dockerty and R. L. Kennedy: Fibromyxosarcoma of the skull and meninges. Report of case. Proc. Mayo Clin. **25**, 129—134 (1950).

Bade, H.: Zur Diagnostik der Schädeltumoren (Xanthom und Cholesteatom des Schädeldaches). Röntgenpraxis **11**, 223—228 (1939).

Bagdasar, D., G. Schmitzer et Fl. Bagdasar: Les ostéomes orbitaires et orbito-craniens, leur ablation par la méthode transfrontale. J. Chir. (Paris) **53**, 747—757 (1939).

Bahgat, H.: Fibrosarcoma of naso-pharynx. J. Egypt. med. Ass. **16**, 678—679 (1933).

Bailey, C. O.: Plasma cell myeloma of the humerus treated by röntgen radiation. Report of a case followed seven years. Amer. J. Roentgenol. **36**, 980—982 (1936).

— P., and D. Bagdasar: Intracranial chordoblastoma. Amer. J. Path. **5**, 439—449 (1929).

Bajkay, T. V.: Über die Schädelbasisfibrome. Z. Laryng. Rhinol. **25**, 181—187 (1934).

Baker, G. S., K. M. Simonton and R. G. Fisher: Pneumocephalus with hemiplegia secondary to osteoma of the frontal sinus: Report of a case. Proc. Mayo Clin. **23**, 528—531 (1948).

Baldenweck, L., Mallet, Thévenard, Jouveau et Dubreuil: Pneumatocèle frontale interne au cours de l'évolution d'un ostéome du sinus frontal. Ann. Oto-laryng. (Paris) **1934**, 657—668.

Balzer, R.: Zwei Fälle von echtem Fibrom der Nasennebenhöhlen. Z. Hals-, Nas.- u. Ohrenheilk. **45**, 307—311 (1939/40).

Banham, T. M., and H. S. Sharp: A case of nasal glioma. J. Laryng. **65**, 788 (1951).

Banzet, P., J. Delarue et A. Elbim: Ostéite fibreuse déformante de Paget et sarcome. Presse méd. **1935**, 1842—1844.

Barber, G. C.: Congenital bowing and pseudoarthrosis of the lower leg. Manifestations of von Recklinghausen's neurofibromatosis. Surg. Gynec. Obstet. **69**, 618—626 (1939).

Barbonneix, L., et A. Widiez: Coexistence d'un ostéosarcome avec métastase vertébrale et d'une maladie de Paget localisée. Gaz. Hôp. (Paris) **11**, 189—190 (1928).

Barnhill, J. F.: Report of a case of osteoma of the frontal sinus of large size. Operation, Recovery. Ann. Otol. (St. Louis) **27**, 1239—1240 (1918).

Barr, J., and A. Daws: Ostruction of the superior longitudinal sinus by plasmocytoma. Brit. J. Surg. **43**, 372—374 (1956).

Bartels, J.: De tumoren van het glomus jugulare. Doctorate Thesis, Groningen 1949.

Bartlett, E. J.: Periosteal lipoma; report of two cases. Arch. Surg. (Chicago) **21**, 1015—1022 (1930).

Barton, R. T., and E. J. Thee: Nonchromaffin paraganglioma: report of three cases. J. Amer. med. Ass. **151**, 619—621 (1953).

Batsakis, J. G., C. T. Klopp and W. Newmann: Fibrosarcoma arising in a juvenile nasopharyngeal angiofibroma following extensive radiation therapy. Amer. Surg. 21, 786—793 (1955).

Baty, J. M., and E. C. Vogt: Bone changes of leukemia in children. Amer. J. Roentgenol. 34, 310—314 (1935).

Baumann, M.: Sarkomentwicklung nach Röntgenbestrahlung wegen Gelenktuberkulose. Strahlentherapie 25, 373—374 (1927).

Baumeister, A.: Das Knochenhämangiom. Diss. Münster i. W. 1939.

Bayer, L.: Eine große, nach außen gewachsene Mukozele der Stirnhöhle. Röntgenpraxis 8, 610—611 (1936).

Bayrd, E. D., and F. J. Heck: Multiple myeloma; review of 83 proved cases. J. Amer. med. Ass. 133, 147—157 (1947).

Beck, A.: Zur Frage des Röntgensarkoms, zugleich ein Beitrag zur Pathogenese des Sarkoms. Münch. med. Wschr. 1922, 623—625.

— Sarcoma of the skull with metastases in lung as a result of injury. Surg. Clin. N. Amer. 5, 908 (1925). Zit. nach Vandenberg u. Coley 1950.

— J. C.: Laryngoscope (St. Louis) 40, 512 (1930). Zit. nach Gögl.

— W.: Über das Vorkommen rosettenartiger Bildungen in Knochensarkomen von der Art der Ewing-Sarkome. Virchows Arch. path. Anat. 308, 750—775 (1942).

Becker, F.: Kniegelenksarkom nach Röntgenbestrahlung. Dtsch. Z. Chir. 248, 11—23 (1936).

Beitzke, H.: Demonstration eines intraossären Hygroms des os occipitale. Verh. dtsch. path. Ges. 13, 344—345 (1909).

Bell, F. G.: Intracranial pneumatocele (pneumocephalus) associated with an orbito-ethmoidal osteoma. Aust. N.Z. J. Surg. 4, 70—74 (1934).

Benedict, W. L.: Surgical treatment of tumors and cysts of the orbit. Amer. J. Ophthal. 32, 763—773 (1949).

Beneke, R., u. A. Stieda: Ein traumatisches „Myelom" (sarcoma-myeloides giganto-cellulare) des Stirnbeins. Arch. klin. Chir. 159, 361—422 (1930).

Benjamins, C. E.: Das Osteoid-Fibrom mit atypischer Verkalkung im Sinus frontalis. Acta otolaryng. (Stockh.) 26, 26—44 (1938).

—, et F. A. L. J. Verbeek: Pneumatocéle frontale interne et ostéome du sinus frontal. Ann. Otolaryng. (Paris) 1936, 881—892.

Benson, W. R., and S. Bass: Chondromyxoid fibroma. First report of occurrence of this tumor in vertebral column. Amer. J. clin. Path. 25, 1290—1292 (1955).

Bentzon, P. G. K.: Roentgenological and experimental studies on the pathogenesis of the dyschondroplasia. Acta radiol. (Stockh.) 3, 89—112 (1924).

Berberich, J.: 1. Zwei seltene Tumoren im Bereich beider Felsenbeine. 2. Hypernephrommetastasen in der Schädelbasis und in beiden Felsenbeinen. Z. Laryng. Rhinol. 20, 136—141 (1931).

Berblinger, W.: Gliom von seltener Lokalisation. Zbl. allg. Path. path. Anat. 31, 201 (1921).

Berendes, J.: Zur Entstehung des primären Mittelohrkarzinoms. Arch. Ohrenheilk. 144, 425—429 (1938).

Berg, N. O.: Tumors arising from the tympanic gland (Glomus jugularis) and their differential diagnosis. Acta path. microbiol. scand. 27, 194—221 (1950).

Berger, H., u. A. Ravelli: Beitrag zur Kenntnis der Knochenabsiedelungen von Schilddrüsengewebe. (Zur Frage des metastasierenden Adenoms und der metastasierenden Struma.) Beitr. klin. Chir. 184, 341—351 (1952).

— L., et H. Coutard: L'esthésioneurocytome olfactif. Bull. Ass. franç. Cancer 15, 404—414 (1926).

—, Luc et Richard: L'esthésioneuroépitheliome olfactif. Bull. Ass. franç. Cancer 13, 410—421 (1924).

Bergstrand, H.: Über eine eigenartige, wahrscheinlich bisher nicht beschriebene osteoblastische Krankheit in den langen Knochen der Hand und des Fußes. Acta radiol. (Stockh.) 11, 597—614 (1930).

— H. Olivecrona u. W. Tönnis: Gefäßmißbildungen und Gefäßgeschwülste des Gehirns. Leipzig: Georg Thieme 1936.

Berlin, L.: Intracranial ceruminous adenoma. J. Neurosurg. 6, 415—418 (1949).

Bernheimer, L. B.: Primary cholesteatoma of the mastoid. Ann. Otol. (St. Louis) 46, 453—455 (1937).

Besse, B. E., D. C. Dahlin, A. Brower, H. J. Svien and R. K. Ghormley: Aneurysmal bone cyst. Proc. Mayo Clin. 28, 249—255 (1953).

— — D. G. Pugh and R. K. Ghormley: Aneurysmal bone cyst: Additional considerations. Clin. Orthop. 7, 93—102 (1956).

Bessel u. F. Hagen: Über Knochen- und Gelenkanomalieen, insbesondere bei partiellem Riesenwuchs und bei multiplen kartilaginären Exostosen. Arch. klin. Chir. 41, 420—466 (1891).

Bethge, J. F. J.: Die Ewing-Tumoren oder Omoblastome des Knochens. Die Differentialdiagnose gegenüber den Knochenmetastasen der Neuroblastome des Sympathicus. Beitr. klin. Chir. 187, 304—339 (1953).

— Die Ewingtumoren oder Omoblastome des Knochens. Differentialdiagnostische und kritische Erörterungen. Ergebn. Chir. Orthop. 39, 327—425 (1955).

BÉTOULIÈRES, P., C. ROMIEU et H. L. GULLBERT: La dégénérescence maligne de la maladie osseuse de Paget. Considérations pronostique: A propos d'une nouvelle forme histologique. Bull. Ass. franç. Cancer **35**, 47—64 (1948).

BEUTEL, A.: Zur Röntgendiagnose der Dermoide und Cholesteatome der Orbita. Fortschr. Röntgenstr. **60**, 360—370 (1939).

BEYER: Gesellschaftsbericht der Berliner otologischen Gesellschaft. Arch. Ohrenheilk. **91**, 162 (1913).

BICKERSTAFF, E. R., and J. S. HOWELL: The neurological importance of tumours of the glomus jugulare. Brain **76**, 567—593 (1953).

BIELFELD, K.: Über ein metastasierendes Zylindrom. Zbl. allg. Path. path. Anat. **93**, 353—357 (1955).

BILLING, L., and N. RINGERTZ: Fibro-Osteoma. A pathologico-anatomical and röntgenological study. Acta radiol. (Stockh.) **27**, 129—152 (1946).

BILLROTH, T.: Die allgemeine chirurgische Pathologie in fünfzig Vorlesungen. Berlin: G. Reimers 1856.

BINKHORST, C. D., P. SCHIERBEEK and G. J. PETTEN: Neoplasms of the notochord. Report of a case of basilar chordoma with nasal and bilateral orbital involvement. Acta oto-laryng. (Stockh.) **47**, 10—20 (1957).

BIRCH-HIRSCHFELD, A.: In GRAEFE-SAEMISCHs Handbuch der gesamten Augenheilkunde, Bd. 1, Teil 1 u. Bd. 9, 2. Aufl. Berlin: Springer 1930.

BIRD, C. E.: Sarcoma complicating Paget's disease of bone; report of cases, 5 with pathologic verification. Arch. Surg. (Chicago) **14**, 1187—1208 (1927).

BIRKENFELD, W.: Zur Erblichkeit der multiplen kartilaginären Exostosen. (Exostosen bei eineiigen Zwillingen.) Dtsch. Z. Chir. **226**, 397—403 (1930).

BIRRELL, J. H. W.: The vagal body and its tumour. Aust. N.Z. J. Surg. **23**, 48 (1953). Zit. nach BURMAN 1955.

— The jugular body and its tumour. Aust. N.Z. J. Surg. **24**, 195—206 (1955).

BLACK, B. K., and D. E. SMITH: Nasal glioma. Two cases with recurrence. Arch. Neurol. Psychiat. (Chicago) **64**, 614—630 (1950).

— M. J. I.: Tympanic body tumours. J. Laryng. **66**, 315—320 (1952).

BLANCHARD, C. L., and H. P. HOUSE: Two case reports of embryonal rhabdomyosarcoma with primary presentation in the ear. Arch. Otolaryng. (Chicago) **66**, 588—591 (1957).

BLAND and J. SUTTON: Tumors innocent and malignant; their clinical characters and appropriate treatment. 3. edit. Chicago: W. T. Keener 1903.

BLAQUIÈRE, G., et M. BRUN: Etude de quelques cas de fibromes saignants de la puberté masculine. Ann. Oto-laryng. (Paris) **79**, 117—132, 167—179 (1942).

BLATT, N.: Über das Chlorom der Orbita. Klin. Mbl. Augenheilk. **87**, 209—214 (1931).

BLEGVAD, O.: Myxoma of the orbit. Acta ophthal. (Kbh.) **22**, Suppl. 21, 131—140 (1944).

BLOCH, A., et P. ABOULKER: Gliome bénin du nerf facial à évolution intramastoidienne et sous-tympanale. Ann. Oto-laryng. (Paris) **57**, 753—754 (1938).

BLODI, F. C.: Amputation neuroma in the orbit. Amer. J. Ophthal. **32**, 929—932 (1949).

BLOMQUIST, E., F. LINDWALL and G. DE MARÉ: Glomus jugulare tumors in the ear. Acta oto-laryng. (Stockh.) Suppl. **116**, 50—56 (1954).

BLOODGOOD, J. C.: Central sarcoma of bone. Is there a central fibroma or fibrosarcoma and how can it be differentiated from osteitis fibrosa. J. Bone Jt Surg. **9**, 217—233 (1927).

BLOOM, S. M.: Hemangioma of nasal bone. Excision and repair by bone graft. Eye, Ear, Nose Thr. Monthly **33**, fasc. 10 (1954).

BLUMBERG, J. M., and R. HUFNER: Primary osteogenic sarcoma following x-irradiation. (Abstr.) Amer. J. Path. **28**, 563—564 (1952).

BOEMKE, F.: Zur Kenntnis der Kiefertumoren. Verh. dtsch. path. Ges. **30**, 352—357 (1937).

—, u. W. JOEST: Chordome im Bereich des Schädels. Virchows Arch. path. Anat. **297**, 351—367 (1936).

BÖSCH, J.: Differentialdiagnose des Osteoidosteoms. Z. Orthop. **85**, 185—212 (1955).

BOGAERT, L. v., et R. MICHIELSON: Destruction totale de l'hypophyse. Rev. Oto-neuro-ophthal. **4**, 12—17 (1926).

BOGDASARIAN, R. M.: Neurinoma of the facial nerve. Arch. Otolaryng. (Chicago) **40**, 291—294 (1944).

BOGGS, T. R.: Multiple congenital osteochondromata with degeneration of cranial nerves and muscular dystrophie. Bull. Johns Hopk. Hosp. **24**, 210 (1913). Zit. nach EHRENFRIED 1917.

BOHM, W.: Über „periostale" Lipome. Beitr. klin. Chir. **111**, 440—466 (1918).

BOLDREY, E., and W. I. MC NALLY: Chordoma of the basiocciput and basisphenoid. Report of four cases. Arch. Otolaryng. (Chicago) **33**, 391—400 (1941).

BOMPIANI, G., e A. ASCENZI: Lineamenti di anatomia patologica. Roma: Abruzzini 1952.

BORCHARDT, M.: Cholesteatom der hinteren Schädelgrube. Arch. klin. Chir. **77**, 892—899 (1905).

BORMANN, H.: Artdiagnose der seltenen Schädelbasisgeschwülste. Zbl. Neurochir. **11**, 33—45 (1951).

BORN, E.: Über ein ungewöhnlich großes Schädelchordom, zugleich ein Beitrag zur Frage der Geschwulstentstehung. Zbl. allg. Path. path. Anat. **93**, 337—344 (1955).

BORNHAUPT, T.: Ein Fall von linksseitigem Stirnhöhlenosteom. Nebst Bemerkungen über die in den Nebenhöhlen der Nase sich entwickelnden Osteome. Arch. klin. Chir. **26**, 589—644 (1881).

Bostroem, E.: Über die pialen Epidermoide, Dermoide und Lipome und duralen Dermoide. Zbl. allg. Path. path. Anat. 8, 1—98 (1897).

Botár, J., et L. Pribék: Corpuscule paraganglionaire dans l'orbite (note préliminaire). Ann. anat. path. 12, 227—228 (1935).

Bourdillat: Union méd. (Paris) Sér. III, 9, 394 (1870).

Bourgeois, R., et G. Frank: Le chordome malin du rhinopharynx. Ann. Oto-laryng. (Paris) 71, 755—769 (1954).

Brachetto-Brian, D.: Reticuloblastoma de los huesos. Bol. Soc. Cir. Uruguay 22, 536—550 (1951).

Brackmann: Myxom des Schädels. Z. Laryng. Rhinol. 26, 95—99 (1935).

Bradley, W. H., and J. H. Maxwell: Neoplasms of the middle ear and mastoid. Report of fifty-four cases. Laryngoscope (St. Louis) 64, 533—556 (1954).

Brailsford, J. F.: The radiology of bone and joints. London: Churchill 1948.

Braitenberg, H. v.: Zur Kenntnis der Basilar- und Sakralchordome. Frankfurt. Z. Path. 50, 509—533 (1937).

Brandt, R.: Zur Frage der Angiomatosis retinae. Albrecht v. Graefes Arch. Ophthal. 106, 127—165 (1921).

Brannan, D.: Chloroma. Bull. Johns Hopk. Hosp. 38, 189—217 (1926).

Braun, H.: Exstirpation eines den Schädel perforirenden Hautcarcinoms bei einem 14jährigen Mädchen. Verh. dtsch. Ges. Chir. 21, 439—446 (1892).

— Die dorsale Wirbelexcavation, ein selbständiges Symptom bei der Neurofibromatose Recklinghausen. Fortschr. Röntgenstr. 83, 844—847 (1955).

Braune, J.: Über hereditäre multiple Exostosenbildung. Diss. Halle 1882.

Braunwarth, K.: Gleichzeitiges Auftreten von fibröser Dysplasie (Jaffé-Lichtenstein) und extra-ossalen Fibromyxomen. Fortschr. Röntgenstr. 78, 589—594 (1953).

Breeding, E. G.: Malignancy of the nasal accessory sinuses with a report of two cases of primary carcinoma of the frontal sinus. Ann. Otol. (St. Louis) 49, 141—150 (1940).

Bregman et Mesz: Sur un cas d'angiome du crâne et du cerveau. Rev. neurol. 2, 191 (1927).

Breitner, B., u. E. Ruckensteiner: Zur Klinik und Therapie des Ewing-Sarkoms. Med. Klin. 1952, 463—464.

Breslich, P. J.: Osteogenic sarcoma of the left tibia in a patient with osteitis deformans. Arch. Surg. (Chicago) 23, 813—819 (1931).

Brock, W.: Ceruminaldrüsenadenom. Z. Laryng. Rhinol. 14, 349—350 (1926).

Broders, A. C., R. Hargrave and H. W. Meyerding: Pathological features of soft tissue fibrosarcoma. Surg. Gynec. Obstet. 69, 267—280 (1939).

Bronson, S. M.: Sympathoblastome in adults with special emphasis on its differentialdiagnosis. Diss. Basel 1953.

Brooks, B., and E. P. Lehman: The bone changes in Recklinghausen's neurofibromatosis. Surg. Gynec. Obstet. 38, 587—595 (1924).

Brown, L. A.: Glomus jugulare tumor of the middle ear. Clinical aspects. Laryngoscope (St. Louis) 63, 281—292 (1953).

Brownell, D. H.: Chondroma and fibroma of the superior maxilla: report of two cases. Ann. Otol. (St. Louis) 49, 765—770 (1940).

Bruce, J., and R. Mekie: Chordoma. Surg. Gynec. Obstet. 55, 40—47 (1937).

Brütt, H.: Intracranielles Chondrom als Hirntumor. Dtsch. Z. Chir. 231, 497—503 (1931).

Brunner, H.: Carcinoma of the epipharynx. A peculiar case. Arch. Otolaryng. (Chicago) 29, 544—549 (1939).

—, and I. G. Spiesman: Osteoma of the frontal and ethmoid sinuses. Ann. Otol. (St. Louis) 57, 714—737 (1948).

— W.: Über die plasmocytäre Reaktion des Knochenmarks, das plasmocytäre Myelom und das solitäre Plasmocytom. Dtsch. Z. Chir. 257, 718—737 (1943).

Buckstein, J.: Malignant tumor of the ascending colon with metastatic localization in the skull. Med. J. Rec. 126, 506 (1927). Zit. nach Courville u. Abbott 1945.

Bucy, P. C.: Intradiploic epidermoid (cholesteatoma) of the skull. Arch. Surg. (Chicago) 31, 190—199 (1935).

—, and C. S. Capp: Primary hemangioma of bone. With special reference to roentgenologic diagnosis. Amer. J. Roentgenol. 23, 1—33 (1930).

Büngeler, W.: Die Definition des Geschwulstbegriffes und die Abgrenzung der Hyperplasien gegenüber den Geschwülsten. Verh. Dtsch. Ges. für Path., 35. Tagg, Hannover, 1951. Stuttgart: Piscator 1952.

Bürgi, U.: Über einen Fall von solitärem Amyloidtumor des Scheitelbeines. Frankfurt. Z. Path. 50, 410—428 (1937).

Buffoni, L.: Un caso di neuroblastoma simpatico congenito ad evoluzione eccezionalmente favorevole. Minerva pediat. (Torino) 7, 3—20 (1955).

Burger, M.: Über das primäre Mittelohrsarkom. Diss. Zürich 1920. Zit. nach Graf 1952.

Burman, S. O.: The vagal body tumor. Ann. Surg. 141, 488—498 (1955).
— The chemoreceptor system and its tumor — the chemodectoma. Surg. Gynec. Obstet. 102, 330—341 (1956).
Burnier, P., and M. Salles: Teratoma of orbit. Arch. Inst. Benido Burnier 7, 114—128 (1945).
Burns, E. L.: Epithelioma following avulsion of the scalp. Arch. Surg. (Chicago) 30, 266—276 (1935).
Burrow, J. F. le, and M. J. Stewart: Malignant spheno-occipital chordoma. J. Neurol. Psychopath. 4, 205—217 (1923).
Burstone, M. S.: A histochemical study of irradiated bone. Amer. J. Path. 28, 1133—1138 (1952).
Busscher, J. de: Métastase cranienne d'un hypernéphrome. J. belge Neurol. Psychiat. 35, 741 (1935). Zit. nach Henschen 1955.
— Deux chondromes intracrâniennes. J. belge Neurol. Psychiat. 39, 81—102 (1939).
Butters, F.: Metastasenbildung gutartiger Strumen. Beitr. klin. Chir. 168, 80—86 (1938).
Cahan, W. G., Q. H. Woodard, N. L. Higinbotham, F. W. Stewart and B. L. Coley: Sarcoma arising in irradiated bone. Cancer (Philad.) 1, 3—29 (1948).
Calamandrei, G.: Sulla fina struttura di un cordoma benigno del clivus. Arch. ital. Med. sperim. 3, 637—658 (1938).
Calandriello, B.: I fibrosarcomi dello scheletro. Arch. Putti Chir. Organi Mov. 4, 343—365 (1954).
— Sul granuloma osteoide. (Il cosidetto osteoma osteoide di Jaffe.) Arch. Putti Chir. Organi Mov. 7, 263—298 (1956).
—, and G. Fineschi: Classificazione dei tumori delle ossa. Arch. Putti Chir. Organi Mov. 7, 403—454 (1956).
Camera, F., e J. F. Goidanich: Problema diagnostici in un caso di lesione rareficante circoscritta della teca cranica a proposito di un angioma capillare sottoperiostale de frontale. Chir. Organi Mov. 43, 171—188 (1956).
Camp, J. D.: Tumors of the scalp and skull and their significance as revealed by roentgenograms. Med. Clin. N. Amer. 25, 1103—1115 (1941).
—, and R. D. Moreton: Radiation necrosis of the calvarium: report of five cases. Radiology 45, 213—219 (1945).
Campbell, E. H., R. B. Gottschalk and A. B. Albany: Osteoma of frontal sinus and penetration of lateral ventricle with intermittent pneumocephalus. J. Amer. med. Ass. 111, 239—241 (1938).
Canavan, M. M.: Enostoses of the calvarium. Arch. Neurol. Psychiat. (Chicago) 38, 1240 (1937).
— Exostoses of the calvarium. Arch. Neurol. Psychiat. (Chicago) 39, 41 (1938).
Cantor, M., and D. Stern: Spheno-occipital chordoma. Report of a case. Arch. Neurol. Psychiat. (Chicago) 30, 612—620 (1933).
Cappell, D. F.: The pathology of nasopharyngeal tumours. J. Laryng. 53, 558—580 (1938).
—, and R. P. Mathers: Plasmacytoma of the petrous temporal bone and base of skull. J. Laryng. 50, 340—349 (1935).
Capps, F. C. W.: Two cases of hemangioendothelioma of the middle ear. J. Laryng. 59, 342—346 (1944).
— Glomus jugulare tumours of the middle ear. J. Laryng. 66, 302—314 (1952).
— Treatment of glomus jugulare or tympanic body tumours of the middle ear and petrous bone with particular reference to radiotherapy. Proc. 5. Internat. Congr. of Oto-Rhino-Laryng. 1957, p. 275 (1282).
Carbone, F., P. Martin et J. van den Branden: A propos d'un cas de tumeur du glomus jugulare. Acta neurol. belg. 53, 735—745 (1953).
Cardillo, F.: Le neoplasie secondarie della volta crania dal punto di vista radiologico. Radiol. med. (Torino) 22, 205—224 (1935).
Carleton, Alice, J. St. C. Elkington, J. G. Greenfield and A. H. T. Robb-Smith: Maffuci's Syndrome. (Dyschondroplasia with haemangeiomata.) Quart. J. Med., N. S. 11, 203—228 (1942).
—, and A. H. T. Robb-Smith: Kast's Syndrome. (Multiple haemangiomata associated with chondromata or Ollier's dyschondroplasia.) Proc. roy. Soc. Med. 32, 266 (1938/39).
Carmody, T. E.: Osteoma of nasal accessory sinuses. Ann. Otol. (St. Louis) 42, 911—914 (1933).
Carnett, J. B., and J. C. Howell: Bone metastases in cancer of the breast. Ann. Surg. 91, 811—832 (1930).
Caruolo, J. E., and D. C. Dahlin: Lipoma involving bone and simulating malignant bone tumor. Report of a case. Proc. Mayo Clin. 28, 361—363 (1953).
Castro, A. B. de: A cyst of interest. Indian med. Gaz. 56, 16 (1921). Zit. nach Courville 1946.
Catlin, D.: Lymphosarcoma of the head and neck. Amer. J. Roentgenol. 59, 354 (1948).
Cawthorne, T.: Peripheral facial paralysis. Some aspects of its pathology. Laryngoscope (St. Louis) 56, 653—664 (1946).
Caylor, H. D., and A. C. Nickel: Multiple myeloma simulating hyperparathyroidism. Ann. Surg. 97, 823—827 (1933).
Chamberlin, W. B., and T. L. Parry: Mucocele as a cause of proptosis. Report of six cases. Arch. Otolaryng. (Chicago) 18, 172 (1933).

CHAMBERS, W. R.: Tumor of the glomus jugulare resembling brain tumor. J. int. Coll. Surg. **22**, 691—694 (1954).

CHANDY, J., and P. ISAIAH: Orbital tumours. Indian J. Surg. **13**, 251—258 (1951). Ref. Zentr.-Org. ges. Chir. **123**, 157 (1952).

CHASE, W. D.: Solitary myeloma mistaken for frontal sinusitis. Arch. Otolaryng. (Chicago) **48**, 244—248 (1948).

CHESTERMAN, J. T.: Solitary plasmocytoma of long bones. Brit. J. Surg. **23**, 727—733 (1935/36).

CHIAPETTI, N.: L'angioma osseo primitivo o solitario del cranio. Omnia med. (Pisa) **19**, 61—92 (1941).

CHIARIELLO, A. G.: Contributo allo studio dell' angioma racemoso del cuoio capelluto. Ann. ital. Chir. **13**, 619—629 (1934).

CHILD, P. L.: Lipoma of the os calcis: Report of a case. Amer. J. clin. Path. **25**, 1050—1052 (1955).

CHILDREY, J. H.: Osteoma of the sinuses, the frontal and the sphenoid bone. Report of fifteen cases. Arch. Otolaryng. (Chicago) **30**, 63—72 (1939).

CH'IN, K. Y.: The histogenesis of glioma retinae. Amer. J. Path. **17**, 813—820 (1941).

CHIPAULT: La médicine moderne. 1895. Zit. nach BOHM.

CHOLEWA, E. R.: Über Exostosen. Diss. Halle 1869.

CHOROBSKI, J., J. JARZYMSKI and E. FERENS: Intracranial solitary chondroma. Surg. Gynec. Obstet. **68**, 677—685 (1939).

CHRISTENSEN, F. C.: Bone tumors. Analysis of one thousand cases with special reference to location, age and sex. Ann. Surg. **81**, 1074—1092 (1925).

CHRISTIANI, M.: Syndrome paralitica globale unilaterale dei nervi cranici (Bertolotti-Garcin) da tumore dell'orecchio. Riv. oto-neuro-oftal. **28**, 97—113 (1953).

CHRISTOPHERSON, W. M., and A. J. MILLER: A re-evaluation of solitary plasma-cell myeloma of bone. Cancer (Philad.) **3**, 240—252 (1950).

CINELLI, A. A.: Osteoma eburneum of the mastoid. Arch. Otolaryng. (Chicago) **33**, 421—424 (1941).

CITELLI, S.: Über 10 Fälle von primären malignen Tumoren des Nasenrachens. Z. Laryng. Rhinol. **4**, 331—346 (1911).

CLAGG, R. W.: Concurrent tumors of left carotid body and both Zuckerkandl bodies. Arch. Path. (Chicago) **18**, 635—645 (1934).

CLAIRMONT, P.: Einige Fälle von seltenen Geschwulstmetastasen. Arch. klin. Chir. **89**, 513—541 (1909).

CLARA, M.: Die arteriovenösen Anastomosen, Bd. II. Wien: Springer 1956.

CLARK, L. P., and C. E. ATWOOD: A report of cases of Landouzy Déjerine myopathie (congenital), Thomsen's disease and enchondroma of the hypophysis. N. Y. med. J. **86**, 97 (1907). Zit. nach EHRENFRIED 1917.

CLARKE, E.: Cranial and intracranial myelomas. Brain **77**, 61—81 (1954).

CLEARY, J. A.: Nonchromaffin paraganglioma (glomus jugulare tumor) of middle ear. Arch. Otolaryng. (Chicago) **56**, 378 (1952).

CLIVIO, C., e F. MASCHERPA: Osservazioni su un caso di tumore delle ossa craniche (cloroma mieloide aleucemico). Cervello 8, 229—244 (1929).

COATES, G. M.: Osteoma growing from the mastoid cortex. Arch. Otolaryng. (Chicago) **28**, 27—28 (1938).

COATS, J.: A case of simple diffuse goitre, with secondary tumours of the same structure in the bones of the skull. Trans. path. Soc. Lond. **38**, 399 (1887). Zit. nach WILLIS 1952.

CODMAN, E. A.: Epiphyseal chondromatous giant cell tumors of the upper end of humerus. Surg. Gyn. Obstet. **52**, 543—548 (1931).

COENEN, H.: Über Chondrome der Schädelbasis und deren operative Behandlung. Verh. Dtsch. Ges. Naturf. Ärzte, 84. Verslg, II. Teil, S. 117, Münster 1912.

— Das Chordom. Bruns' Beitr. klin. Chir. **133**, 1—77 (1925).

—, u. H. KORBSCH: Ein sanduhrförmiges Neurinom des Schädels. Dtsch. Z. Chir. **227**, 467—475 (1930).

COGGIN, JOAN, and C. B. COURVILLE: Metastatic fibrosarcoma of the skull. Review of the literature and report of a case. Bull. Los Angeles neurol. Soc. **19**, 228—235 (1954).

COHNHEIM, J.: Ein Fall von multiplen Exostosen. Virchows Arch. path. Anat. **38**, 561—565 (1867).

— Einfacher Gallertkropf mit Metastasen. Virchows Arch. path. Anat. **68**, 547—554 (1876).

COLES, W. C., and M. D. SCHULZ: Bone involvement in malignant lymphoma. Radiology 50, 458—462 (1948).

COLEY, B. L.: Neoplasms of bone and related conditions. New York: Paul B. Hoeber 1949.

— Diskussion zu COLEY u. HIGINBOTHAM. Ann. Surg. **139**, 559 (1954).

—, and C. C. HARROLD: An analysis of fifty-nine cases of osteogenic sarcoma with survival for five years or more. J. Bone Jt Surg. A 32, 307—310 (1950).

—, and N. L. HINGINBOTHAM: Secondary chondrosarcoma. Ann. Surg. **139**, 547—559 (1954).

— — and L. BOWDEN: Endothelioma of bone (Ewing's sarcoma). Ann. Surg. **128**, 533—560 (1948).

— — and H. P. GROESBECK: Primary reticulum-cell sarcoma of bone; summary of 37 cases. Radiology **55**, 641—658 (1950).

Coley, B. L., and G. S. Sharp: Paget's disease; predisposing factor to osteogenic sarcoma. Arch. Surg. (Chicago) 23, 918—936 (1931).
—, and F. W. Stewart: Bone sarcoma in polyostotic fibrous dysplasia. Ann. Surg. 121, 872—881 (1945).
Colley, Th.: Tumours of the lacrimal gland. Brit. J. Ophthal. 15, 305—314 (1931).
Collins, E. G., and J. S. Thomson: Neurofibroma of the facial nerve. Excision with nerve graft. J. Laryng. 67, 48—50 (1953).
Colver, B. N.: Osteomata of the frontal sinus with special consideration of the surgical removal. Laryngoscope (St. Louis) 61, 341—367 (1951).
Colville, H. C., and R. A. Willis: Neuroblastoma metastases in bones with criticism of Ewing's endothelioma. Amer. J. Path. 9, 421—430 (1933).
Cones, D. M. T.: An unusual bone tumour complicating Paget's disease. J. Bone Jt Surg. B 35, 101—105 (1953).
Congdon, C. C.: Benign and malignant chordomas. A clinicoanatomical study of twenty-two cases. Amer. J. Path. 28, 793—822 (1952).
Conley, J. J.: Removal of a frontal osteoma and correction of the defect with a tantalum implant. Arch. Otolaryng. (Chicago) 40, 295—298 (1944).
Connell, W. K.: Thyroid metastases in bone. Brit. J. Surg. 17, 523—578 (1930).
Connor, C. L.: Endothelial myeloma; Ewing; report of fiftyfour cases. Arch. Surg. (Chicago) 12, 789—829 (1926).
Constans, G. M.: Cholesteatoma of the orbit. Arch. Ophthal. (Chicago) 30, 236—246 (1943).
Cooper, A.: Surgical essays, vol. 2, p. 213. 1818. Zit. nach Courville 1946.
— J. M.: Tumors of the Gasserian ganglion. Amer. J. med. Sci., N.S. 185, 315—324 (1933).
Copeland, M. M.: Skeletal metastases arising from carcinoma and from sarcoma. Arch. Surg. (Chicago) 23, 581—654 (1931).
— Benign tumors of bone. Surg. Gynec. Obstet. 90, 697—712 (1950).
—, and C. F. Geschickter: Ewing's sarcoma: Small round cell sarcoma of bone. Arch. Surg. (Chicago) 20, 246—304 (1930).
— — The nature of Ewing's tumor. Arch. Surg. (Chicago) 20, 421—437 (1930).
— — Chondroblastic tumors of bone: Benign and malignant. Ann. Surg. 129, 724—735 (1949).
Corbett, C. C.: Calcifying or ossifying fibroma of the frontal sinus. J. Laryng. 65, 607—608 (1951).
— H. R.: Reticulum cell sarcoma of rib. J. Canad. Ass. Radiol. 1, 69—72 (1950).
Cornil, L., J. Paoli, H. Gastaut, H. Spitalier et Casanova: Les tumeurs osseuses de Paget. Sem. Hôp. Paris 49, 2357—2361 (1950).
— R. Poino, H. Gastaut et J. Charpin: Paraplegie en flexion et chordome sphénooccipital. Rev. neurol. 79, 321—329 (1947).
Cosin, L.: Pseudomyelomatous carcinomatosis. Brit. J. Surg. 23, 110—114 (1935/36).
Couch, J. H.: Epidermoid cyst in bone of skull. J. Bone Jt Surg. 18, 475—478 (1936).
Courville, C. B.: Notes on the pathology of cranial tumors. III. The embryonal neoplasms: Lipomas, dermoids, epidermoids (cholesteatoma) and chordomas. Bull. Los Angeles neurol. Soc. 11, 32—51 (1946).
— Notes on the pathology of cranial tumors. V. Vascular anomalies, angiomas and angioblastic tumors of the skull and its investments. Bull. Los Angeles neurol. Soc. 12, 79—96 (1947).
— Notes on the pathology of cranial tumors. VI. Tumors originating in the marrow of the diploe. Bull. Los Angeles neurol. Soc. 13, 19—41 (1948).
— Malignancies of the scalp with invasion of skull and intracranial space. Report of four cases with necropsy verification. Bull. Los Angeles neurol. Soc. 21, 162—174 (1956).
—, and K. H. Abbott: Notes on the pathology of cranial tumors. II. Metastatic tumors of the calvarium with incidental reference to their occurrence in american aborigines. Bull. Los Angeles neurol. Soc. 10, 129—154 (1945).
—, and H. G. Crockett: Hyperostosing osteoma of the skull. Report of case with considerations of its relationship to other types of cranial osteomas and hyperostoses. Bull. Los Angeles neurol. Soc. 13, 86—98 (1948).
—, and H. A. Edmondson: Relationship of cranial to subjacent cerebral tumors. (Fibrosarcoma eroding frontal bone, associated with underlying glioblastoma.) Bull. Los Angeles neurol. Soc. 18, 103—109 (1953).
— C. Marsh and P. Deeb: Massive deforming meningiomatous hyperostosis. Report of a case long considered to be a cranial osteogenic sarcoma. Bull. Los Angeles neurol. Soc. 17, 177—191 (1952).
—, and R. J. Schillinger: Intracranial complications of diseases of the eye and orbit. Bull. Los Angeles neurol. Soc. 11, 102—110 (1946).
— Ph. J. Vogel and A. J. Murietta: Angiomas of the cranial vault. Bull. Los Angeles neurol. Soc. 13, 1—14 (1948).
Coventry, M. B., and D. C. Dahlin: Osteogenic sarcoma: Critical analysis of 430 cases. J. Bone Jt Surg. A 39, 741—757 (1957).

Craver, L. F., and M. M. Copeland: Lymphosarcoma in bone. Arch. Surg. (Chicago) 28, 809—824 (1934).
— — Changes in the bone in Hodgkin's granuloma. Arch. Surg. (Chicago) 28, 1062—1086 (1934).
— — Changes of the bones in leukemias. Arch. Surg. (Chicago) 30, 639—646 (1935).
Critchley, M., and F. R. Ferguson: The cerebrospinal epidermoids (cholesteatomata). Brain 51, 334—384 (1928).
—, and J. G. Greenfield: Spinal symptoms in chloroma and leukemia. Brain 53, 11—37 (1930).
Crowe, S. J., and J. W. Baylor: Benign and malignant growths of the nasopharynx and their treatment with radium. Arch. Surg. (Chicago) 6, 429—488 (1923).
Cruveilhier, J.: Traite d'anatomie pathologique du corps humaine. Paris: J. B. Bailliere 1856—1862.
Culbert, W. L.: Multiple osteoma of the nasal accessory sinuses; report of a case complicated by syphilis; operation, autopsy. Ann. Otol. (St. Louis) 27, 1203—1224 (1918).
Cunningham, O. D.: Fibro-sarcoma of orbit.: Krönlein operation. Report of a case. Illinois med. J. 60, 120—124 (1931).
Cusenza, G.: Craniopharyngeal chordoma. Otorinolaring. ital. 6, 421—433 (1936).
Cushing, H.: Surgery of the head in Keen's Surgery, vol. 3. Philadelphia: W. B. Saunders Company 1908.
— The major trigeminal neuralgias and their surgical treatment based on experiences with 332 gasserian operations. Amer. J. med. Sci. 160, 157—184 (1920).
— A large epidermal cholesteatoma of the parieto-temporal region deforming the left hemisphere without cerebral symptoms. Surg. Gynec. Obstet. 34, 557—566 (1922).
— Surgical end-results in general, with a case of cavernous haemangioma in particular. Surg. Gynec. Obstet. 36, 303—308 (1923).
— Experiences with orbito-ethmoidal osteomata having intracranial complications. With the report of four cases. Surg. Gynec. Obstet. 44, 721—742 (1927).
— Intracranial tumours. Springfield and Baltimore: Ch. C. Thomas 1932.
— Intracranielle Tumoren. Bericht über 2000 bestätigte Fälle mit der zugehörigen Mortalitäts-statistik. Berlin: Springer 1935.
—, and L. H. Weed: Calcareous and osseous deposits in the arachnoidea. Bull. Johns Hopk. Hosp. 26, 367—372 (1915).
Custodis, E.: Augensymptome bei Epipharynxtumoren. Klin. Mbl. Augenheilk. 101, 49—64 (1938).
Cutler, M., F. Buschke and S. T. Cantril: The course of single myeloma of bone. Surg. Gynec. Obstet. 62, 918—932 (1936).
Czukràsz, Ida: Sarkom der Tränengrube eine Tränensackgeschwulst vortäuschend. Klin. Mbl. Augenheilk. 100, 724—729 (1938).
Czurda, O.: Angiomatöse Tumoren des Schläfenbeines. Mschr. Ohrenheilk. 82, 164—168 (1948).
— Dermoidzyste der Fossa temporalis. Mschr. Ohrenheilk. 82, 496—498 (1948).
Dabney, V.: Mucocele of the nasal accessory sinuses; two cases of pansinus involvement with recovery after interval operation. N. Y. med. J. 114, 619—623 (1921).
Dahl, B.: La chondrodysplasie — la chondromatose multiple et la maladie d'Ollier. Acta orthop. scand. 1, 127—151 (1930).
Dahlin, D. C.: Chondromyxoid fibroma of bone with emphasis on its morphological relationship to benign chondroblastoma. Cancer (Philad.) 8, 195—203 (1956).
— Bone tumors. General aspects and an analysis of 2.276 cases. Springfield, Ill.: Ch. C. Thomas 1957.
— B. E. Besse, D. G. Pugh and R. K. Ghormley: Aneurysmal bone cysts. Radiology 64, 56—65 (1955).
—, and M. B. Dockerty: Amyloid and myeloma. Amer. J. Path. 26, 581—587 (1950).
— R. K. Ghormley and D. G. Pugh: Giant cell tumor of bone: differentialdiagnosis. Proc. Mayo Clin. 31, 31—42 (1956).
—, and E. D. Henderson: Chondrosarcoma, a surgical and pathological problem. J. Bone Jt Surg. A 38, 1025—1038 (1956).
—, and E. W. Johnson: Giant osteoid-osteoma. J. Bone Jt Surg. A 36, 559—572 (1954).
—, and C. S. Mac Carty: Chordoma. A study of 59 cases. Cancer (Philad.) 5, 1170—1178 (1952).
— A. H. Wells and E. D. Henderson: Chondromyxoid fibroma of bone; report of two cases. J. Bone Jt Surg. A 35, 831—834 (1953).
Dahlmann, J.: Osteoblastisches Meningeom im Orbitaldach. Fortschr. Röntgenstr. 74, 306—315 (1951).
Dahmann, H.: Über das Osteom der Nasennebenhöhlen. Zwei neue Beiträge und ein kritisches Sammelreferat. Z. Hals-, Nas.- u. Ohrenheilk. 1, 261—284 (1922).
Daland, E. M.: Chordoma. Boston med. surg. J. 180, 571—576 (1919).
Dandy, W. E.: Hirnchirurgie. Leipzig: Johann Ambrosius Barth 1938.
— Orbital tumors. New York: Oskar Piest 1941.
— Treatment of rhinorrhea and otorrhea. Arch. Surg. (Chicago) 49, 75—85 (1944).
Danis, P., et M. van Eyck: Volumineux myxo-chondrome du carrefour ptérygo maxillaire à sympto-matologie réduite. (Névrite optique rétrobulbaire.) Acta neurol. belg. 55, 581—585 (1955).

Danziger, F.: Beitrag zur Kenntnis des Felsenbeincarcinoms. Arch. Ohrenheilk. 41, 35—44 (1896).

Dargent, M.: Tumeur mixte de la parotide à évolution cylindromateuse coexistant avec un kyste dermoide région mastoidienne homolatérale. Bull. Ass. franç. Cancer 37, 193—197 (1950).

Darol, R. T.: Glomus jugularis tumor of the middle ear. Report of an early case. Arch. Otolaryng. (Chicago) 62, 436—437 (1955).

Davie, T. B., and W. E. Cooke: The supervention of osteogenic sarcoma in Paget's disease. Brit. J. Surg. 25, 299—316 (1937/38).

Davis, E. W.: Gliomatous tumors in the nasal region. J. Neuropath. exp. Neurol. 1, 312—319 (1942).

Dawson, Edith K.: Liposarcoma of bone. J. Path. Bact. 70, 513—520 (1955).

Delkeskamp, A., u. H. Poppe: Beobachtung atypischer, vom reticuloendothelialen System (RES) abstammender, medullogener Knochensarkome. Beitr. klin. Chir. 191, 151—166 (1955).

Démétriades, T. D.: Neuritis und Labyrinthopathia carcinomatosa. (II. Mitteilung: Zur Pathologie des Acusticus bei malignen Tumoren.) Z. Hals-, Nas.- u. Ohrenheilk. 11, 502—540 (1925).

Dénes, J.: A case of intracranial congenital teratoma consisting mainly of nerve elements. Amer. J. Cancer 40, 329—334 (1940).

Denizet, P.: Un cas de dégénérescence sarcomateuse de la maladie osseuse de Paget. Thèse Paris 1940.

Denker, A., u. D. Kahler: Handbuch der Hals-, Nasen- und Ohrenheilkunde, Bd. I—VIII. München 1925—1929.

— P. G., and S. Brock: The generalized and vertebral forms of myeloma; their cerebral and spinal complications. Brain 57, 291—306 (1934).

Denks, H.: Zur Frage des Röntgensarkoms. Arch. klin. Chir. 168, 215—227 (1931).

Dennison, W. R.: Reticulumcellsarcoma in infancy. Arch. Dis. Childh. 30, 472—474 (1955).

Dercum, F. X., W. W. Keen and W. G. Spiller: Endothelioma of the Gasserian ganglion, two successive resections of the ganglion; first by the extradural (Hartley-Krause) operation, and, secondly, by an intradural operation. J. Amer. med. Ass. 34, 1026—1033 (1900).

Dertinger, K.: Über tief sitzende Lipome. Beitr. klin. Chir. 38, 76—121 (1903).

Deuticke, P.: Über Röntgensarcome. Beitr. klin. Chir. 169, 214—239 (1939).

Dey, A. C.: Case of fibrosarcoma of the orbit. Indian med. Gaz. 71, 404 (1936).

Dickson, A. B., W. W. Ayres, M. W. Mason and W. R. Miller: Lipoma of bone of intraosseous origin. J. Bone Jt Surg. A 33, 257—259 (1951).

Dietrich, F.: Pathologisch-anatomische Auswertung von sechzehn Fällen von Neuroblastoma sympathicum (Sympathogonium), davon zwei bei Neugeborenen. Diss. Zürich 1952.

— H.: Neuro-Röntgendiagnostik des Schädels. Jena: Gustav Fischer 1954.

Dijkstra, O. H.: Zit. bei Benjamins.

Dikansky, M.: Zwei Fälle von Haemangioma cavernosum des Schädels. Dtsch. Z. Chir. 236, 648 bis 655 (1932).

Dinsmore, R. S., and N. F. Hicken: Metastases from malignant tumors of thyroid. Amer. J. Surg. 24, 202—224 (1934).

Dockerty, M. B., J. G. Love and M. M. Patton: Nonchromaffin paraganglioma of the middle ear (carotid body-like tumor, glomus-jugulare tumor). Report of a case in which the clinical aspects were those of a brain tumor. Proc. Mayo Clin. 26, 25—32 (1951).

Döderlein, W.: Zur Kenntnis der Sarkome des Mittelohres bzw. des Felsenbeines. Arch. Ohrenheilk. 92, 124—131 (1913).

Döring, G.: Traumatisch entstandene Atheromzyste. Zbl. allg. Path. path. Anat. 66, 1 (1936).

— Über das Retothelsarkom des Nasenrachenraums mit neurologischen Komplikationen. Z. ges. Neurol. Psychiat. 168, 432—447 (1940).

Dowling, J. R.: Osteoma of the frontal sinus. Arch. Otolaryng. (Chicago) 41, 99—108 (1945).

Dresser, R., and J. Spencer: Hodgkin's disease and allied conditions of bone. Amer. J. Roentgenol. 36, 809—815 (1936).

Dreyfus, G., H. Mamou et R. Weissenbach: Neurofibromatose familiale avec lacunes craniênnes multiples. Sem. Hôp. Paris 14, 1307—1313 (1950).

Ducroquet, R.: A propos des pseudarthoses et inflexions congénitales du tibia. Mém. Acad. Chir. 63, 863—868 (1937).

Düben, W.: Epidermoide des Schädelknochens und Wirbelkanals unter besonderer Berücksichtigung der Röntgenbefunde. Fortschr. Röntgenstr. 72, 484—493 (1949/50).

Dujovich, A., y M. Shraer: Lipomas periósticos. Sem. méd. (B. Aires) 1, 183—198 (1937).

Dunnington, J. H.: Granular cell myoblastoma of the orbit. Arch. Ophthal. (Chicago) 40, 14—22 (1948).

Duplay: Kyste dermoide de crâne. Med. mod. 8, 441 (1897). Zit. nach Courville 1946.

Dustin, P., et R. A. Ley: Contribution à l'étude des dysplasies osseuses: description anatomo-clinique d'un cas d'osteosarcome polymorphe chez un enfant atteint de fibroxanthomatose osseuse avec prématuration sexuelle. Rev. belge Path. 20, 52—72 (1950).

Duyse, van: Bull. Soc. belge Ophthal. 75, 70 (1937). Zit. nach Klingler.

Dwinnell, L. A., D. C. Dahlin and R. K. Ghormley: Parosteal (juxtacortical) osteogenic sarcoma. J. Bone Jt Surg. A 36, 732—744 (1954).

Dyes, O.: Fünfjahresheilungen bei Sarkomen (1925—1933). Dtsch. Z. Chir. 251, 77—110 (1938/39).

Dyke, C. G.: Roentgen ray diagnosis of diseases of the skull and intracranial contents. Diagnostic radiology. Herausgeg. von Ross Golden u. Nelson. New York 1936.

Echlin, F.: Cranial osteomas and hyperostoses produced by meningeal fibroblastomas. Arch. Surg. (Chicago) 28, 357—405 (1934).

Echols, D. H.: Giant cell tumor of the sphenoid bone. Report of a case. J. Neurosurg. 2, 16—20 (1945).

—, and L. R. J. Kleinsasser: Cavernous hemangioma of the skull. Case report. Amer. J. Surg. 60, 134—138 (1943).

Eckel, J. L., and W. F. Jacobs: Malignant spheno-occipital chordoma. Report of case. J. nerv. ment. Dis. 61, 471—486 (1925).

Eckert-Möbius, A.: Beitrag zur Histologie und Pathogenese der Nasennebenhöhlenosteome. Z. Hals-, Nas. u. Ohrenheilk. 1, 68—82 (1922).

— Gutartige Geschwülste der inneren Nase und ihrer Nebenhöhlen. In Denker-Kahlers Handbuch der Hals-Nasen- und Ohrenheilkunde, Bd. 5. 1929.

Eden, K. C.: The benign fibro-osseous tumors of the skull and facial bones. Brit. J. Surg. 27, 323 bis 350 (1939/40).

Ederli, A.: Cordoma sfeno-occipitale. Lav. neuropsichiat. 11, 199—220 (1952).

Edwards, J. E.: Primary reticulum cell sarcoma of the spine; report of a case with autopsy. Amer. J. Path. 16, 835—844 (1940).

Eggston, A. A., and Dorothy Wolff: Histopathology of ear, nose and throat. Baltimore: Williams & Wilkins Company 1947.

Ehrenfried, A.: Hereditary deforming chondrodysplasia. Multiple cartilaginous exostoses. J. Amer. med. Ass. 68, 502—508 (1917).

Eicken, C. van: Schweiz. med. Wschr. 1922, 495. Zit. nach Gögl.

—, and P. Schürmann: Zur Klinik und pathologischen Anatomie der knochenhaltigen gutartigen Gewächse der Nebenhöhlen. Mschr. Hals-, Nas.- u. Ohrenheilk. 41, 291—298 (1937).

Eigler, G.: Zur Frage der generalisierten Angiomatose. Z. Kreisl.-Forsch. 22, 249—260 (1930).

— Drei seltene Geschwülste der oberen Luftwege: Fibrorhabdomyoma laryngis, Neurofibroma laryngis, Glioblastoma nasi. Hals-, Nas.- u. Ohrenarzt 28, 320—329 (1937).

Eiselsberg, A. v.: Zur Casuistik der knöchernen Tumoren des Schädeldaches. Arch. klin. Chir. 81, 1—23 (1906).

Elkin, C. D.: Cirsoid aneurysm of the scalp. Report of four cases. Ann. Surg. 123, 591—600 (1946).

Ellermann, M.: A case of monstrous osteoma on the skull. Acta psychiat. (Kbh.) 17, 139—148 (1942).

Ellis, F.: Treatment of osteoclastoma by radiation. J. Bone Jt Surg. B 31, 268—280 (1949).

Elsberg, C. A.: Chondroma involving the Gasserian ganglion. Ann. Surg. 84, 887—888 (1926).

Endler, F.: Sarkomatöse Entartung eines Knochenfibroms des Oberschenkelhalses. Wien. med. Wschr. 1952, 862—864.

Epple, S.: Das Chordom im Bereich der Halswirbelsäule. Diss. Innsbruck 1945.

—, u. E. Ruckensteiner: Die Röntgendiagnose des Clivuschordoms. Schweiz. med. Wschr. 1946, 764—766.

Epstein, B. S.: Nasopharyngeal fibrosarcoma in a child extending into the cerebellopontine angle. Amer. J. Roentgenol. 71, 60—63 (1954).

—, and L. M. Davidoff: An atlas of skull roentgenograms. Philadelphia: Lea a. Febiger 1953.

Erasmus, J. E. P.: Carotid body tumour with invasion of the cerebello-pontine angle. S. Afr. med. J. 21, 225—227 (1947).

Erb, J. H.: Bone changes in leukemia; pathology. Arch. Dis. Childh. 9, 319—326 (1934).

Erdélyi, M., u. J. Mérei: Primärer Felsenbeinkrebs mit Gradenigo- und Vagussyndrom. Mschr. Ohrenheilk. 82, 314—318 (1948).

Erdheim, J.: Über Schädelcholesteatome. Z. Ohrenheilk. 49, 281—298 (1905).

— S.: Anatomische und klinische Untersuchungen über Primärgeschwülste vortäuschende Metastasen, insonderheit solcher des Adenocarcinoms der Schilddrüse. Langenbecks Arch. klin. Chir. 117, 274—317 (1921).

Erich, J. B.: Juvenile fibromas of the nasopharynx. Arch. Otolaryng. (Chicago) 62, 277—281 (1955).

Ernst, P.: Ungewöhnliche Verbreitung einer Knorpelgeschwulst in der Blutbahn. Beitr. path. Anat. 28, 255—295 (1900).

— Über den feineren Bau der Knorpelgeschwülste. Beitr. path. Anat. 43, 485—498 (1908).

Erös, G.: Multiples Hämangiom der Schädelknochen. Zbl. allg. Path. path. Anat. 43, 532—537 (1928).

Ersner, M. S., and M. Saltzman: Osteomas of the sinuses. Laryngoscope (St. Louis) 48, 29—37 (1938).

Eschweiler, H.: Die angeborenen Lymphangiome des Gesichtsschädels. Z. Hals-, Nas.- u. Ohrenheilk. 45, 91—108 (1939/40).

Esmarch, F.: Cholesteatom im Stirnbein, mit Hülfe des Explorativtroicarts und des Mikroskopes diagnosticiert und durch Operation entfernt. Virchows Arch. path. Anat. 10, 307—316 (1856).

Esposito, J. J.: Case of solitary myeloma of skull. Radiology 40, 195—197 (1943).

Ewald, K.: Ein chirurgisch interessanter Fall von Myelom. Wien. klin. Wschr. 1897, 169—170.

Ewing, J.: Diffuse endothelioma of bone. Proc. N. Y. path. Soc. 21, 17—24 (1921).

— The classification and treatment of bone sarcoma. Report of the Internat. Conference on Cancer. Bristol: J. Wright 1928.

— Lympho-epithelioma of the nasopharynx. Amer. J. Path. 5, 99—107 (1929).

— Neoplastic diseases, 4. edit. Philadelphia: W. B. Saunders Company 1938.

— A review of the classification of bone tumors. Surg. Gynec. Obstet. 68, 971—976 (1939).

— M. R., and F. W. Foote: Plasma cell tumors of the mouth and upper air passages. Cancer (Philad.) 5, 499—513 (1952).

Fairbanks, T. H. A.: From an atlas of general affections of the skeleton. VII. Diaphyseal aclasis. Synonyms multiple exostoses, hereditary deforming chondrodysplasia. J. Bone Jt Surg. B 31, 105—113 (1949).

— A parosteal lipoma. J. Bone Jt Surg. B 35 589 (1953).

Falconer, E. H., and M. E. Leonard: Skeletal lesions in Hodgkin's disease. Ann. intern. Med. 29, 1115—1131 (1948).

— M. A., and C. L. Cope: Fibrous dysplasia of bone with endocrine disorders and cutaneous pigmentation (Albrigth's disease). Quart. J. Med., N. S. 11, 121—154 (1942).

Falkenberg, K.: Chondrom des Kleinhirnbrückenwinkels. Mschr. Ohrenheilk. 75, 343—350 (1941).

Farber, S.: Neuroblastoma. Abstr. Amer. J. Dis. Child. 60, 749—750 (1940).

Farberov, B. J.: Röntgenologisches Schädelbild bei Neurofibromatosis Recklinghausen. Z. Augenheilk. 89, 81—95 (1936).

Fasanotti, A.: Sulla natura della sostanza fondamentale del cordoma benigno del clivo. Riv. Anat. pat. 3, 500—509 (1950).

— Il cordoma benigno del clivo (ecchondrosis physaliphora spheno-occipitalis-ecchordosis physaliphora). Riv. Anat. pat. 10, Suppl. 1, 1—115 (1955/56).

Faulwetter, F.: Über das Haemangiom des Schädels. Zbl. Neurochir. 13, 263—269 (1953).

Faust, D. B., H. R. Gilmore and C. S. Mudgett: Chordomata; a review of literature with report of a sacrococcygeal case. Ann. intern. Med. 21, 678—698 (1944).

Fedder, L.: Ostitis deformans mit sekundärer Rundzellsarkomatose. Fortschr. Röntgenstr. 31, 391—398 (1923/24).

Fehleisen: Zur Diagnostik der Dermoide des Schädels. Dtsch. Z. Chir. 14, 5—14 (1880/81).

Fehre, W.: Beitrag zur Kasuistik der primären und sekundären Tumoren des Schläfenbeins. Z. Hals-, Nas.- u. Ohrenheilk. 45, 441—451 (1939/40).

Feld, M., et L. Guillaumat: Deux cas de cholestéatome fronto orbitaire. Sem. Hôp. Paris 1952, 3664—3667. Ref. Zentr.-Org. ges. Chir. 130, 164 (1953).

Fenton, R. A.: Osteoma causing nasociliary neuralgia. Ann. Otol. (St. Louis) 42, 911—914 (1933).

Ferrero, C.: Osteofibromatose kystique (Maladie de Jaffe-Lichtenstein). Thèse No 1790, Genève 1942. Zit. nach Miller 1953.

Fetissof, A. G.: Pathogenesis of osteomas of the nasal accessory sinuses. Ann. Otol. (St. Louis) 38, 404—420 (1929).

Fieber, C.: Ein seltener Fall von Lipoma fibrosum am Kopf. Dtsch. Z. Chir. 12, 112—116 (1880).

Fielder: Zit. nach Summey u. Pressly.

Figi, A. F.: Malignant tumors of scalp. Surg. Clin. N. Amer. 26, 859—870 (1946).

—, and B. E. Hempstead: Malignant growths of mastoid process and middle ear. Arch. Otolaryng. (Chicago) 37, 149—168 (1943).

—, and A. H. Struthers: The treatment of skalp deformities. Coll. Papers Mayo Clin. 47, 375 (1955).

—, and P. A. Weisman: Cancer and chemodectoma in the middle ear and mastoid. J. Amer. med. Ass. 156, 1157—1162 (1954).

Findeisen, L., u. W. Tönnis: Über intracranielle Epidermoide. Zbl. Neurochir. 2, 301—315 (1937).

Fine, G., and A. P. Stout: Osteogenic sarcoma of the extraskeletal soft tissues. Cancer (Philad.) 9, 1027—1043 (1956).

Fineschi, G.: Displasia fibrosa e fibromi dello scheletro. Arch. Putti Chir. Organi Mov. 4, 124—162 (1954).

—, e G. Stringa: I tumori gigantocellulari dello scheletro. Arch. Putti Chir. Organi Mov. 4, 501—550 (1954).

Finlayson, R.: Osteogenic sarcoma with multiple skeletal tumours. J. Path. Bact. 66, 223—229 (1953).

Firket, C.: Etude histologique d'un enchondrome de la dura mere. Encéphale 1—3, 98—142 (1881).

Fischer, B.: Pathologie des Chondroms und Osteoms. Ergebn. allg. Path. path. Anat. 10, 678—700 (1904/05).

Fischer, B., u. Steiner: Über ein malignes Chordom der Schädel-Rückgratshöhle. Beitr. path. Anat. 40, 109—119 (1907).
— H.: Ein Chondrom der Nase. Mschr. Ohrenheilk. 88, 196—199 (1954).
— W.: Zur Kenntnis der Sarkome. Virchows Arch. path. Anat. 310, 100—105 (1943).
Fischer-Wasels, H.: Melanom der Nase und Nebenhöhlen. Z. Laryng. Rhinol. 129, 584—588 (1949).
Fisher, E. D., and Ph. J. Vogel: Epidermoid arising from the petrous portion of the temporal bone. Report of a case. Bull. Los Angeles neurol. Soc. 16, 357—361 (1951).
— E. R.: Neuroblastomas of the nasal fossa. Arch. Path. (Chicago) 60, 435—439 (1955).
— R. E., and J. B. Hazard: Nonchromaffin paraganglioma of the orbit. Cancer (Philad.) 5, 521—524 (1952).
Flaherty, R. A.: Osteoid osteoma. Amer. J. Roentgenol. 76, 1041 (1956).
Flatau, E., u. J. Koelichen: Carcinoma ossis frontalis, parietalis et cerebelli bei einem 17jährigen Mädchen, als Metastase eines Adenoma colloides glandulae thyreoideas. Dtsch. Z. Nervenheilk. 31, 177—198 (1906).
Fleischer, K.: Ausgedehnter Glomustumor des Ohres. H.N.O. (Berl.) 5, 224 (1955).
Fleischmann, L.: Osteomyxom der Siebbeinzellen. Mschr. Ohrenheilk. 81, 349 (1947).
Flesch-Thebesius, M., u. H. G. Wiegmink: Ostitis deformans cranii Paget und Oberkiefersarkom. Fortschr. Röntgenstr. 71, 828—831 (1949).
Fletcher, E. M., H. W. Woltman and A. W. Adson: Sacrococcygeal chordomas. A. clinical and pathologic study. Arch. Neurol. Psychiat. (Chicago) 33, 283—299 (1935).
Foote, F. W., and H. R. Anderson: Histogenesis of Ewing's tumor. Amer. J. Path. 17, 497—502 (1941).
Forbes, S. B.: Squamous-cell carcinoma of the orbit. Amer. J. Ophthal. 31, 1481—1484 (1948).
Forrest, A. W.: Intraorbital tumors. Arch. Ophthal. (Chicago) 41, 198—232 (1949).
Foss, H. L.: Primary sarcoma of the skull. Penn. med. J. 35, 567 (1932). Zit. nach Goldman u. Adams 1946.
Fouassier, R.: Fibrosarcome de l'orbite. Bull. Soc. Ophthal. Paris 1933, 683—685.
Fraenkel, E.: Lymphomatosis granulomatosa. In Henke-Lubarsch' Handbuch der speziellen pathologischen Anatomie und Histologie, Bd. I. Berlin: Springer 1926.
France, W. G.: Benign chondroblastoma of bone. Brit. J. Surg. 39, 357—361 (1952).
Francis, K. C., N. L. Higinbotham and B. L. Coley: Primary reticulum cell sarcoma of bone. Report of 44 cases. Surg. Gynec. Obstet. 99, 142—146 (1954).
François, J.: Tumeur osseuse volumineuse de la paroi orbitaire externe, de la grande aile du sphénoide et de la fosse temporale. Bull. Soc. franç. Ophtal. 50, 281—296 (1937).
Frangenheim, P.: Knochenveränderungen am Schädelskelett bei Neurofibromatose von Recklinghausen. Dtsch. Z. Chir. 225, 373—377 (1930).
Fraser, J.: Malignant disease of the external acoustic meatus and the middle ear. Proc. roy. Soc. Med. 23, 71—77 (1930).
— Benign giant cell tumor of bone. Clin. J. 60, 20 (1931). Zit. nach Geschickter 1936.
— J. S.: Malignant disease of external acoustic meatus and middle ear. J. Laryng. 45, 636—643 (1930).
Frazier, C. F.: An operable tumor involving the Gasserian ganglion. Amer. J. med. Sci. 156, 483—490 (1918).
— A review clinical and pathological of parahypophyseal lesions. Surg. Gynec. Obstet. 62, 1—33, 158—166 (1936).
Freeman, J.: Cranial chordoma. Arch. Otolaryng. (Chicago) 51, 237—244 (1950).
Freilich, E. B.: Angiosarcoma. Case report and review of the literature. Amer. J. Cancer 26, 269—275 (1936).
Frey, E.: Ein Beitrag zur Kasuistik der multiplen Exostosen. Diss. Dorpat 1874. Zit. nach Müller 1913/14.
Friedberg, S. A.: Osteoma of the mastoid process. Arch. Otolaryng. (Chicago) 28, 20—26 (1938).
— Vascular fibroma of the nasopharynx (nasopharyngeal fibroma). Arch. Otolaryng. (Chicago) 31, 313—326 (1940).
Friedenwald, H., and J. I. Kemler: Sarcoma of mastoid. Ann. Otol. (St. Louis) 30, 521—526 (1921).
Friedl, E.: Maligner Epipharynxtumor mit Durchbruch in das Schädelinnere. Röntgenpraxis 6, 132—133 (1934).
Friedman, H. H., and M. Lederer: Melanoblastoma, with special reference to metastatic dissemination. Amer. J., Surg., N. S. 55, 88—95 (1942).
— M. M.: Neurofibromatosis of bone. Amer. J. Roentgenol. 51, 623—630 (1944).
Friedmann, G., u. O. Kleinsasser: Beobachtung einer isolierten Osteosklerose des 7. Brustwirbelkörpers bei Lymphogranulomatose. Zbl. Neurochir. 18, 201—206 (1958).
Friedrich, H.: Über Lymphogranulomatose (Hodgkin) des Knochens. Fortschr. Röntgenstr. 41, 206—211 (1930).

Froment, S., P. Wertheimer et J. Dechaume: Chondrome de la fossa cerebrale. Lyon méd. 150, 357 (1932). Zit. nach Green u. Childrey.

Frühling, L., and C. Wild: Olfactory esthesioneuroepitheliomas of Louis Berger. Arch. Otolaryng. (Chicago) 60, 37—48 (1954).

Fry, W. E., and P. De Long: Psammoma of the orbit. Amer. J. Ophthal. 24, 664—668 (1941).

Furlow, L. T.: Intracranial chordoma; report of a case. Arch. of Neur. 34, 839—843 (1935).

Furstenberg, A. C.: Primary adenocarcinoma of the middle ear and mastoid. Ann. Otol. (St. Louis) 33, 677—686 (1924).

— Malignant neoplasms of the nasopharynx. Surg. Gynec. Obstet. 66, 400—404 (1938).

Gaffney, J. C.: Carotid body like tumours of the jugular bulb and middle ear. J. Path. Bact. 66, 157—170 (1953).

Gall, E. A., and T. B. Mallory: Malignant lymphoma. A clinico-pathologic survey of 618 cases. Amer. J. Path. 18, 381—415 (1942).

Galli, M.: Contributo allo studio dei tumori maligni del rinofaringi. Valsalva 17, 129—136 (1941).

Gardham, A. J.: Endothelioma of the nasopharynx: An infiltrating tumour of the base of the skull. Brit. J. Surg. 17, 242—263 (1929).

Gardner, E. J., and H. P. Plenk: Hereditary pattern for multiple osteomas in a family group. Amer. J. hum. Genet. 4, 31—36 (1952).

— W. J., and C. H. Frazier: Bilateral acoustic neurofibromas. Clinical study and field survey of a family of five generations with bilateral deafness in 38 members. Arch. Neurol. Psychiat. (Chicago) 23, 266—302 (1930).

—, and O. Turner: Cranial chordomas. A clinical and pathologic study. Arch. Surg. (Chicago) 42, 411—425 (1941).

Garland, L. H.: Osteogenic sarcoma of skull. Radiology 45, 45—48 (1945).

Garrettson, W. T.: Osteoma of frontal, maxillary and sphenoid sinuses with report of cases. Arch. Otolaryng. (Chicago) 5, 135—142 (1927).

Garzoni, A.: Riesenzelltumoren der Nasen- und Nasennebenhöhlen. Diss. Zürich 1952.

Gates, Olive, S. Warren and N. W. Wesley: Tumors of sweat glands. Amer. J. Path. 19, 591 bis 632 (1943).

Gatti-Casazza, Andreina: Colestéatoma vero nell'osso frontale. Osped. maggiore 25, 307—314 (1937).

Gaupp, R.: Rheostose des Felsenbeins bei intrakranieller Neurinomatose (Recklinghausen). Nervenarzt 20, 29—31 (1949).

Geissler, W.: Zur Behandlung der Stirnhöhlenosteome. Zbl. Chir. 77, 1135—1138 (1952).

Genner, V., and H. Boas: A case of generalised osteitis deformans (Paget) with secondary malignant degeneration. Acta radiol. (Stockh.) 11, 398—410 (1930).

Gentil, F., and B. L. Coley: Sacrococcygeal chordoma. Ann. Surg. 127, 432—455 (1948).

Gerstel, G., u. R. Janker: Über die Entwicklung eines Spindelzellsarkoms auf dem Boden einer monostotischen Ostitis deformans Paget. Dtsch. Z. Chir. 238, 577—603 (1933).

Geschickter, C. F.: So-called fibrosarcoma of bone; bone involvement by sarcoma of neighboring soft parts. Arch. Surg. (Chicago) 24, 231—291 (1932).

— Lipoid tumors. Amer. J. Cancer 21, 617—641 (1934).

— Bone tumors. Amer. J. Roentgenol. 34, 1—29 (1935).

— Tumors of the nasal and paranasal cavities. Amer. J. Cancer 24, 637—660 (1935).

— Primary tumors of the cranial bones. Amer. J. Cancer 26, 155—180 (1936).

—, and M. M. Copeland: Recurrent and so-called metastatic giant cell tumor. Arch. Surg. (Chicago) 20, 713—755 (1930).

— — Tumors of bone. Amer. J. Cancer 1936, 489—562.

— — Tumors of bone (including the jaws on joints). London: J. B. Lippincott Company 1949.

—, and Louisa E. Keasbey: Tumors of blood vessels. Amer. J. Cancer 23, 568—591 (1935).

—, and J. H. Maseritz: Skeletal metastasis in cancer. J. Bone Jt Surg. 11, 314—322 (1939).

— — Ewing's sarcoma. J. Bone Jt Surg. 21, 26—39 (1939).

—, u. H. Widenhorn: Über Riesenzelltumoren der Knochen. Gleichzeitig ein Beitrag zur Histogenese der Ostitis fibrosa. Virchows Arch. path. Anat. 172, 694—717 (1933).

Giani, G.: Über einen Fall von Endotheliom des Ganglion Gasseri. Mitt. Grenzgeb. Med. Chir. 19, 457—485 (1909).

Gibson, A., and J. C. Bloodgood: Metastatic hypernephroma. With special reference to bone metastasis. Surg. Gynec. Obstet. 37, 490—505 (1923).

Gierlich: Zur Symptomatologie der Tumoren des Kleinhirnbrückenwinkels. Dtsch. med. Wschr. 3, 1908. Zit. nach Graf 1952.

Giffin, Mary E., and J. G. Love: Giant cell tumor of occipital bone with increased intracranial pressure. Report of a case. Proc. Mayo Clin. 20, 284—287 (1945).

Gigglberger, H.: Über das Cholesteatom der Orbita. Klin. Mbl. Augenheilk. 114, 206—221 (1949).

Gilbert, R., S. Kadrnka et P. Bardet: Contribution à l'iconographie radiologique de la pathologie osseuse: Kyste épidermoide cranien, acro-céphalo-syndactylie d'Apert, ostéoporose de la sprue nostras, hémivertèbre lombaire. J. Radiol. Electrol. 18, 618—625 (1934).

Gildo, B., e C. Nelson: I tumori a evoluzione cilindromatosa dell'stremo cefalico. Arch. ital. Otol. 61, 115—155 (1950).

Ginsburg, S.: Bone metastasis in thyroid tumors. Amer. J. Roentgenol. 18, 203—223 (1927).

Giraldes, J.: Note sur les tumeurs dermoides du crâne. C. R. Soc. Biol. (Paris) 4, 77—83 (1867). Zit. nach Courville 1946.

Givner, J.: Ophthalmologic features of intracranial chordoma and allied tumors of the clivus. Arch. Ophthal. (Chicago) 33, 397—403 (1945).

—, and H. Wigderson: Cranial epidermoid with erosion of the roof of the orbit. Report of a case. Arch. Ophthal. (Chicago) 39, 300—304 (1948).

Gloggengiesser, W.: Angiomartige Umwandlungen des Gefäßmesenchyms als Systemerkrankung. Beitr. path. Anat. 103, 256—270 (1939).

Godtfredsen, E.: Augensymptome bei malignen Rhinopharynxtumoren. Acta ophthal. (Kbh.) 18, 336—354 (1940).

— Neurologische Symptome bei malignen Rhinopharynxtumoren. Acta psychiat. scand. 16, 47—67 (1941).

— Eye and nerve symptoms in connection with cranial chordomas. Acta ophthal. (Kbh.) 21, 224 bis 236 (1943).

— Ophthalmologic and neurologic symptoms at malignant nasopharyngeal tumours. A clinical study comprising 454 cases with special reference to histopathology and the possibility of earlier recognition. Acta ophthal. Suppl. 22, (1944).

— Studies on orbital tumours. I. Nature and incidence of orbital tumours over a period of 15 years (1932—1946) from eye department of Karolinska Sjukhuset. Acta ophthal. (Kbh.) 25, 279—293 (1946/47).

— Studies on orbital tumours. II. Exophthalmus due to malignant tumours in the paranasal sinuses. Acta ophthal. (Kbh.) 25, 295—310 (1946/47).

Gögl, H.: Das Psammo-Osteotid-Fibrom der Nase und ihrer Nebenhöhlen. Mschr. Ohrenheilk. 83, 1—10 (1949).

Göring, F.: Zur Kenntnis der angiomatösen Knochenwucherungen des Schädeldaches. Diss. Göttingen 1939.

Goerke, M.: Hypophysäres Chordom. Z. Laryng. Rhinol. 20, 9—13 (1930).

Goetsch, E.: Schädelveränderungen bei Neurofibromatose Recklinghausen. Fortschr. Röntgenstr. 83, 225—229 (1955).

Goidanich u. Battaglia: Zit. nach Goidanich 1957.

— J. F.: I tumori primitivi dell'osso. Relazione al XLI. Congresso della Societá Italiana di Ortopedia e Traumatologia, Bologna, 1956.

—, e L. Battaglia: Cordoma (Considarazione su cinque casi a localizzazione vertebrale e sacrococcigea). Chir. Organi Mov. 42, 323—364 (1955).

—, e R. Venturi: Emangioma cavernoso della tibia. Chir. Organi Mov. 43, 295—313 (1956).

Gokus, T.: Sarkom des Siebbeins unter dem Bilde eines Hirntumors. Z. Laryng. Rhinol. 23, 105—106 (1932).

Golding, J. S.: The natural history of osteoid-osteoma. J. Bone Jt Surg. B 36, 218—229 (1954).

Goldman, M., and R. D. Adams: Fibrosarcoma of the sphenoid bone, producing the syndrome of the lateral wall of the cavernous sinus. A case report. J. Neuropath. exp. Neurol. 5, 155—159 (1946).

Goldstein, J., and D. Wexler: Tumor of the orbit in a case of osteochondrofibrosarcomatosis. Arch. Ophthal. (Chicago) 12, 201—206 (1934).

Gonzalez-Revilla, A.: Neurinomas of the cerebellopontine recess. A clinical study of 160 cases including operative mortality and end results. Bull. Johns Hopk. Hosp. 80, 254—296 (1947).

Goodhart, J. F.: Two cases of hyperostosis and tumor of the bones. Symmetrical sarcoma of both ossa ilia, of spine and cranium, associated with hyperostosis of the skull and osteoarthritic changes in the vertebrae. Trans. path. Soc. Lond. 39, 175 (1878). Zit. nach Speiser 1928.

Goodof, J. J., and C. E. Lischer: Tumor of the carotid body and pancreas. Arch. Path. (Chicago) 35, 906—911 (1943).

Goorwich, J.: Chondromyxoid fibroma of rib; report of an unusual benign primary tumor. Dis. Chest 20, 186—193 (1951).

Gootnick, L. T.: Solitary myeloma; review of 61 cases. Radiology 45, 385—391 (1945).

Gould, E. P.: Bone changes occuring in von Recklinghausen's disease. Quart. J. Med. 11, 221—230 (1917/18).

— S. E.: Spheno-occipital chordoma. Report of case. Arch. Otolaryng. (Chicago) 23, 588—592 (1936).

Graf, K.: Malignes Neurinom des Ohres. Confin. neurol. (Basel) 11, 79—83 (1951).

— Geschwülste des Ohres und des Kleinhirnbrückenwinkels. Stuttgart: Georg Thieme 1952.

— Neurinom des Nervus facialis. Pract. oto-rhino-laryng. (Basel) 16, 374—379 (1954).

— Lotte: Sacrococcygeal chordoma with metastases. Arch. Path. (Chicago) 37, 136—139 (1944).

Graham, H. B.: Diskussion zu Hempstead.

GRAHL, O.: Eine Ecchondrosis physalifora sphenooccipitalis (Chordom des Türkensattels) ungewöhnlichen Umfangs mit interessanten klinischen Folgen. Diss. Göttingen 1903.

GRANT, F. C., and G. M. AUSTIN: Epidermoids: Clinical evaluation and surgical results. J Neurosurg. 7, 190—198 (1950).

GRASER, V.: Bericht über drei erfolgreich operierte Cholesteatome des Schädelbinnenraums. Dtsch. Z. Nervenheilk. 152, 13—28 (1941).

GRAUER: Bedeutung des Traumas für die Entstehung von Chordomen. Diss. Zürich 1943.

GRAUMANN, G.: Über ein traumatisch entstandenes Cholesteatom der hinteren Schädelgrube. Zbl. Chir. 64, 1154—1161 (1937).

GRCEVIC: Tumours of the glomus jugulare (two cases). Zbl. Neurochir. 16, 260—267 (1956).

GREEN, M. J., and J. H. CHILDREY: Intracranial chondroma. A case report. J. nerv. ment. Dis. 89, 650—652 (1939).

— W. T., and N. RUDO: Pseudoarthrosis and neurofibromatosis. Arch. Surg. (Chicago) 46, 639—651 (1943).

GREENWALD, C. M., T. F. MEANEY and C. R. HUGHES: Chordoma: uncommon destructive lesion of cerebrospinal axis. Amer. med. Ass. J. 163, 1240—1244 (1957).

GREIFENSTEIN, A.: Zur Kenntnis der isolierten Facialisneurinome. Arch. Ohrenheilk. 142, 50—53 (1937).

GRENET, H., R. DUCROQUET, P. ISAAC-GEORGES et M. MACÉ: Forme fruste pigmentaire et osseuse de la neurofibromatose. Presse méd. 1934, 2060—2063.

GREWAL, J. S.: A case of renal blastoma with cranial metastases. Arch. Path. (Chicago) 13, 681 (1932). Zit. nach WILLIS 1952.

GRICOUROFF, G., et G. DULAC: Neuroblastome des fosses nasales. Ann. Oto-Laryng. 60, 77—83 (1943).

GRIFFITH, A. D.: Sarcoma of ethmoid treated by intra-orbital radon. Proc. roy. Soc. Med. 32, 363 (1938/39).

GRILL, J., and J. F. KUZMA: Recklinghausen's disease with unusual symptoms from intestinal neurofibroma. Arch. Path. (Chicago) 34, 902—910 (1942).

GRIMAUD, A. R., et J. WERNER: Un cas de tumeur du glomus jugulaire. J. franç. Oto-rhino-laryng. 3, 489—492 (1954).

GRINO, A., and E. BILLET: The diagnosis of orbital tumors by angiography. Amer. J. Ophthal. 32, 879—911 (1949).

GRIZAUD, H.: Au sujet d'un ostéosarcome chez un malade atteint de maladie de Paget. J. Radiol. Electrol. 19, 119—121 (1935).

GROSS: 62. Tagg der Dtsch. Ges. für Chir. Arch. klin. Chir. 193, 137—138 (1938).

— P., F. R. BAILEY and H. W. JACOX: Primary intramedullary neurofibroma of the humerus. Arch. Path. (Chicago) 28, 716—718 (1939).

GROSSMAN, A. A., W. A. DONELLY and M. F. SMITMAN: Carcinoma of the middle ear and mastoid process. Ann. Otol. (St. Louis) 56, 709—721 (1947).

GROSSMANN, B., u. R. LEIDLER: Drei Tumoren des Ohres. Mschr. Ohrenheilk. 67, 353—357 (1933).

GRUBER, G. B.: In E. KAUFMANN, Lehrbuch der speziellen pathologischen Anatomie, 9. u. 10. Aufl., Bd. II/1. Berlin: W. de Gruyter & Co. 1938.

GRÜNBERG, K.: Zwei Fälle von perforierendem Sarkom des Schädels. Diss. Greifswald 1897.

GSCHNITZER, F., u. P. F. DE GENNARO: Das Osteoid-Osteom. Z. Orthop. 86, H. 1 (1955).

—, u. G. L. MINERVINI: Das zentrale Fibrosarkom des Knochens. Z. Orthop. 87, 76—83 (1955).

GÜTHERT, H.: Über Chordome der Wirbelsäule. Z. Krebsforsch. 48, 557—575 (1939).

— Ein malignes Neurinom des Knochens. Zbl. allg. Path. path. Anat. 88, 185—188 (1952).

GÜTTNER, H. G.: Formbeeinflussung der Nebenhöhlen des Schädels durch vorzeitige Nahtsynostosen. Beitr. path. Anat. 107, 271 (1942).

GUILD, S. R.: A hitherto unrecognized structure, the glomus jugularis in man. Anat. Rec. 79, Suppl. 2, 28 (1941).

— The glomus jugulare, a nonchromaffin paraganglion in man. Ann. Otol. (St. Louis) 62, 1045—1071 (1953).

GUILLAIN, G., T. ALAJOUANINE et R. GARCIN: Le syndrome paralytique unilatéral global des nerfs craniens. Bull. Soc. méd. Hôp. Paris, Ser. III 50, 456—460 (1920).

— D. PETIT-DUTAILLIS, S. BERTRAND et P. SCHMITE: Chondrome de la dure-mere. Bull. Soc. méd. Hôp. Paris 27, 1484—1490 (1930).

GUILLET: Un cas de lipome periostique du frontal. Année med. de Caen 38, 333—337 (1913). Ref. Zentr.-Org. ges. Chir. 1913 (2), 793.

GULEKE, N.: Über die durch Geschwülste der hinteren Schädelgrube hervorgerufenen Druckwirkungen. Zbl. Chir. 58, 2988—2993 (1931).

GUMPEL, F.: Schädelmetastase einer malignen Struma. Zbl. Chir. 77, 831—834 (1952).

GUTHRIE, D., and N. DOTT: Occurence of brain tissue within the nose: the so-called nasal glioma. J. Laryng. 42, 733—745 (1927).

GUTTMAN, M. R., and M. V. SIMON: Neurofibrosarcoma of the facial nerve involving the tympanomastoid. Arch. Otolaryng. (Chicago) 54, 162—166 (1951).

GYÖRGYI, G.: Schädelhämangiom. Mag. Röntgen Közl **17**, 204—208 (1943). Ref. Zentr.-Org. ges. Chir. **110**, 319 (1943/44).

HAASE, E.: Neurinoma of the twelfth nerve. J. Neuropath. **5**, 66—71 (1946).

HAEGGSTRÖM, A.: Ett fall av cholesteatom i pannhålan. Hygiea (Stockh.) **78**, 1122 (1916). Zit. nach HENSCHEN 1955.

HÄSSNER: Über Chordome unter gleichzeitiger Mitteilung eines Falles von seltener Größe. Virchows Arch. path. Anat. **210**, 385—406 (1912).

HAGUENAU, J., L. GALLY et P. DAUM: Ostéosarcome au cours de la maladie osseuse de Paget. Bull. Soc. méd. Hôp. Paris **18**, 786—793 (1934).

HAIG, P. V.: Primary epidermoids of the skull including a case with malignant change. Amer. J. Roentgenol. **76**, 1076—1080 (1956).

HAINTZ, E.: Ein Fall von Chlorom mit cerebralen und spinalen Symptomen. Folia haemat. **50**, 320—323 (1933).

HALLBERG, O. E. and J. W. BEGLEY: Origin and treatment of osteomas of the paranasal sinuses. Arch. Otolaryng. (Chicago) **51**, 750—762 (1950).

HALPER, H.: Chordomata, with report of a sarcrococcygeal case. Brit. J. Radiol. **22**, 88—89 (1949).

HALPERT, B., P. E. RUSSO and V. C. HACKNEY: Osteogenic sarcoma with multiple skeletal and visceral involvement. Cancer (Philad.) **2**, 789—792 (1949).

HAMPERL, H.: Über die Myothelien (myoepithelialen Elemente) der Brustdrüse. Virchows Arch. path. Anat. **305**, 171—215 (1939).

— Über die Gut- und Bösartigkeit von Geschwülsten. Verh. Dtsch. Ges. Pathol., Hannover 1951. Stuttgart: Piscator-Verlag 1952.

— Die Morphologie der Tumoren. In BÜCHNER-LETTERER-ROULETs Handbuch der allgemeinen Pathologie, Bd. VI/3, S. 18ff. Berlin: Springer 1956.

—, and R. LATTES: A study of the argyrophilia of nonchromaffin paragangliomas and granular cell myoblastomas. Cancer (Philad.) **10**, 408—413 (1957).

—, u. A. MALLER: Spontanfractur (Krebsmetastase) des Dens epistrophei ohne Schädigung des Rückenmarks. Wien. klin. Wschr. **1932**, 24.

HANDOUSA, A. S.: Nasal osteomata. J. Laryng. **55**, 197—211 (1940).

— Multiple capillary hemangioma of the skull bones. Brit. J. Surg. **34**, 326—327 (1946/47).

— Osteoclastoma in relation to the nose. J. Laryng. **65**, 549—559 (1951).

— Primary benign neoplasms of the nose. J. Laryng. **66**, 421—436 (1952).

— A frontal bone cyst of obscure etiology and nature. J. Laryng. **67**, 655—668 (1953).

HANKE, H., u. C. NEUHAUS: Geschwulstentstehung auf dem Boden chronischer Gelenktuberkulose nach Röntgenbestrahlung. Arch. klin. Chir. **158**, 685—691 (1930).

HANLEY, J. S.: Unusual case of osteoma of the nasal accessory sinuses. Laryngoscope (St. Louis) **54**, 235—237 (1944).

HANSEL, F. K.: Malignant tumors of the nasopharynx with involvement of the nervous system. Ann. Otol. (St. Louis) **41**, 74 (1932).

HARBURGER, A., et J. AGOSTINI: Métastase cranio-meningée d'un hypernephrome latent. Ann. anat. path. **3**, 75 (1926). Zit. nach WILLIS 1952.

HARDING, W. G., and C. B. COURVILLE: Bone formation in metastases of osteogenic sarcoma. Report of case with metastases to the brain. Amer. J. Cancer **21**, 787—794 (1934).

HARE, H. F.: Diseases affecting the cranial vault. Surg. Clin. N. Amer. **20**, 675—684 (1941). Ref. Zentr.-Org. ges. Chir. **109**, 405 (1943).

HARKINS, W. B.: Neurinoma of the ethmoidal sinuses. Ann. Otol. (St. Louis) **58**, 498—506 (1949).

HARTMANN, E.: La radiographie en ophthalmologie. Paris: Masson & Cie. 1936. Zit. nach KLINGLER.

— F.: Beiträge zur pathologischen Anatomie und Klinik der Geschwülste der Schädelbasis. J. Psychol. Neurol. (Lpz.) **7**, 25—81 (1905/06).

HARVEY, W. F., and E. K. DAWSON: Chordoma. Edinb. med. J. **48**, 713—730 (1941).

HASHIMOTO, S.: Zur Kenntnis der Zylindrome und Peritheliome des Gehirns. Arb. neurol. Inst. Univ. Wien **29**, 357—367 (1927).

HASLHOFER, L.: Gutartige Riesenzelltumoren der Knochen und sogenannte Knochenzysten. In HENKE-LUBARSCH' Handbuch der speziellen pathologischen Anatomie, Bd. IX. Berlin: Springer 1936.

— Das Osteoid-Osteom. (Klinik, Morphologie und Differentialdiagnose.) Wien. klin. Wschr. **1956**, 163.

HASS, G. M.: Chordomas of the cranium and the cervical portion of the spine. Review of the literature with report of a case. Arch. Neurol. Psychiat. (Chicago) **32**, 300—327 (1934).

HASSE: Ein neuer Fall von Schleimgeschwulst am Clivus. Virchows Arch. path. Anat. **11**, 395 (1857).

HATCHER, C. H.: The development of sarcoma in bone subjected to roentgen or radium irradiation. J. Bone Jt Surg. **27**, 179—195 (1945).

—, and J. C. CAMPBELL: Benign chondroblastoma of bone; its histologic variations and a report of late sarcoma in site of one. Bull. Hosp. Jt Dis. (N. Y.) **12**, 411—430 (1951).

HAUSER, I. J., and D. H. BROWNELL: Malignant neoplasma of the nasopharynx. J. Amer. med. Ass. 111, 2467—2473 (1938).

HEATH, P.: Ocular lymphomas. Amer. J. Ophthal. 32, 1213—1223 (1949).

HEIDER, K.: Über Knochenlymphogranulomatose mit besonderer Berücksichtigung der primären Erscheinungsform. Z. klin. Med. 76, 240—257 (1939).

HEIDRICH: Zur Frage der Geschwulstentstehung nach Röntgenbestrahlung von Gelenktuberkulosen. Zbl. Chir. 59, 2660—2661 (1932).

HEILMEYER, L., u. H. BEGEMANN: Blut und Blutkrankheiten. In G. V. BERGMANN-W. FREY-H. SCHWIEGKs Handbuch der inneren Medizin, Bd. II. Berlin: Springer 1951.

HEINE, J.: Über ungewöhnliche Mißbildungen bei Neurofibromatose. Beitr. path. Anat. 65, 122—159 (1927).

HELGE, HANS: Bürstenschädel bei Sympathogoniom. Beitr. path. Anat. 119, 92—103 (1958).

HELLMANN, K.: Ein malignes Chordom des Nasenrachenraumes. Verh. Ges. dtsch. Hals-, Nas.- u. Ohrenärz. 1, 111—117 (1921).

HELLNER, H.: Das Ewingsche Knochensarkom (Reticulosarkom des Knochenmarkes). Arch. klin. Chir. 183, 672—696 (1935).

— Multiple Chondrome und Hämangiome in Skelett und Weichteilen mit dem Bilde einer Ollierschen Wachstumsstörung. Beitr. klin. Chir. 163, 459—465 (1936).

— Über Strahlengeschwülste. Experimentell erzeugtes Knochensarkom. Münch. med. Wschr. 1937, 980—984.

— Die Abgrenzung der Riesenzellgeschwülste des Knochens von den Sarkomen. Arch. klin. Chir. 193, 521—536 (1938).

— Die Knochengeschwülste. Berlin: Springer 1950.

— Behandlung und Prognose der Knochensarkome. Arch. klin. Chir. 270, 54—85 (1951).

— Knochenerkrankungen und -geschwülste in der Begutachtung. Hefte Unfallheilk. 1955, H. 50.

—, u. H. POPPE: Röntgenologische Differentialdiagnose der Knochenerkrankungen. Stuttgart: Georg Thieme 1956.

HELLSTEN, M.: Ein Fall von Ganglion Gasseri-Tumor. Dtsch. Z. Nervenheilk. 52, 290—305 (1918).

HEMPSTEAD, B. E.: Osteomas of paranasal sinuses and the mastoid process. J. Amer. med. Ass. 111, 1273—1276 (1938).

HENKE, F.: Zur Frage des Riesenzellsarkoms. Verh. dtsch. path. Ges. 27, 79—81 (1934).

HENKEL, H. G.: Besondere Formen bösartiger Erkrankungen der weichen Hirnhäute. Verh. dtsch. path. Ges. 1951, 185—188.

HENSCHEN, F.: Geschwülste der hinteren Schädelgrube. Arch. Psychiat. Nervenkr. 56, 1 (1915).

— Tumoren des Zentralnervensystems und seiner Hüllen. In HENKE-LUBARSCH' Handbuch der speziellen pathologischen Anatomie, Bd. XIII/3. Berlin: Springer 1955.

HENSLEY, C. D.: The rapid development of a „subperiosteal bone cyst" in multiple neurofibromatosis. J. Bone Jt Surg. A 35, 197—203 (1953).

HENSON, R. A., J. V. CRAWFORD and J. B. CAVANAGH: Tumours of the glomus jugulare. J. Neurol. Neurosurg. Psychiat. 16, 127—138 (1953).

HERRMANN, A.: Zur Klinik und Diagnose der verschiedenen kranialen Chordomtypen. Arch. Ohrenheilk. 124, 127—135 (1929).

— Malignes Chordom. Z. Laryng. Rhinol. 22, 171—173 (1932).

HERTZ, H.: Haemangiomas of the skull. Acta med. scand. 136, Suppl. 234, 158—161 (1949).

HERZOG, E.: Angioma racemosum und venosum des Schädels und Gehirns. Beitr. path. Anat. 77, 312—317 (1927).

— G.: Die primären Knochengeschwülste (Referat-Vortrag). Verh. dtsch. path. Ges. 29, 141—177 (1937).

— Spezielle Pathologie des Skelets und seiner Teile. Die primären Knochengeschwülste. In HENKE-LUBARSCH' Handbuch der speziellen pathologischen Anatomie und Histologie, Bd. IX/5. Berlin: Springer 1944.

— Zum Wesen der angeborenen Verbiegungen und Pseudarthrosen der Unterschenkelknochen. Verh. dtsch. Ges. Path. 38, 288—295 (1954).

HESSE, W.: Zur Differentialdiagnostik wahrer und falscher Ohrcholesteatome nebst kurzer Kritik der bisher beschriebenen kongenitalen Schläfenbeincholesteatome. Arch. Ohr.- Nas.- u. Kehlk.-Heilk. 113, 242—261 (1925).

HEWER, T. F.: The histological diagnosis of undifferentiated tumours in bone. J. Fac. Radiol. (Lond.) 7, 230—236 (1956).

HEYMANN, H.: Protrusio bulbi bei Parotis-Karzinom mit Metastasen an der Schädelbasis. Klin. Mbl. Augenheilk. 100, 23—29 (1938).

HICKEY, H. L.: Chondroma of the ethmoid with report of a case. Arch. Otolaryng. 31, 645—652 (1940).

HIERONS, R.: Glomus jugulare tumour presenting with papilloedema and obscurations of vision. Proc. roy. Soc. Med. 47, 298—299 (1954).

HIGIER: Chondromyxofibroma des Kleinhirnbrückenwinkels. Ref. Zbl. Chir. 51, 549 (1924).

HILLEMANNS, H. G.: Das Osteoklastom (Jugendliche Knochenzysten und Riesenzellgeschwülste). Beitr. klin. Chir. 189, 455—479 (1954).

HIRSCH, E. F., and E. W. RYERSON: Metastases of the bone in primary carcinoma of the lung; a review of so-called endotheliomas of bones. Arch. Surg. (Chicago) 16, 1—30 (1928).

— O.: Cholesteatom der Stirnhöhle. Zbl. Hals-, Nas.- u. Ohrenheilk. 12, 734 (1928).

HIRSCHFELD, L.: Zit. nach KING v. BUTCHER.

HITTMAIR, A.: Die Frage der Metastasierung der Blutkrankheiten. Krebsarzt 5, 257—262 (1950).

HITZIG, W. H., u. R. E. SIEBENMANN: Scheinbare Schädelnahtsprengung bei Leukämie. Helv. paediat. Acta 10, 590—601 (1955).

HOBÆK, A.: Fibrous dysplasia — fibro-osteoma — osteoma of the facial bones and the skull. Acta radiol. (Stockh.) 36, 97—113 (1951).

HOBBS, A. A., W. C. FISHER and R. E. BECK: Fibrous dysplasia of skull with sarcoma. A case report. Amer. J. Roentgenol. 76, 320—323 (1956).

HODGSON, J.: A treatise on the diseases of arteries and veins. London: L. Underwood 1815. Zit. nach COURVILLE 1947.

HÖRBST, L.: Über das Plasmozytom des Nasenrachenraumes. Mschr. Ohrenheilk. 81, 316—323 (1947).

HOFF u. L. SCHÖNBAUER: Hirnchirurgie. Leipzig u. Wien: Franz Deuticke 1933.

HOLLER, W., u. W. VOLLAND: Über tumorförmiges, lokales Amyloid des Unterkiefers, ein Beitrag zur Kenntnis der Amyloidosen im Bereiche des Mundhöhlen-Kiefergebietes. Dtsch. zahnärztl. Z. 2, 362—369 (1947).

HOLLINSHEAD, W. H.: Chromaffin tissue and paraganglia. Quart. Rev. Biol. 15, 156—171 (1940).

HOLMES, E. M., W. H. SWEET and G. KELEMEN: Hemangiomas of the frontal bone. Report of three cases. Ann. Otol. (St. Louis) 61, 45—61 (1952).

HOLT, J. F., and E. M. WRIGHT: The radiologic features of neurofibromatosis. Radiology 51, 647 bis 664 (1948).

HOLZNER, H.: Ungewöhnliche Metastasierung eines Chordoms. Zbl. allg. Path. path. Anat. 92, 12—18 (1954).

HOOTON, E. A.: The Indians of Pecos. New Haven: Yale University Press. Zit. nach COURVILLE u. CROCKETT.

HOOVER, W. B., and G. HORRAX: Osteomas of the nasal accessory sinuses, with report of a case illustrating the transcranial approach to orbital structures. Surg. Gynec. Obstet. 61, 821—826 (1935).

HOPMANN, E.: Enchondrom des Keilbeins, der Siebbeine und der Nasenscheidewand. Z. Laryng. Rhinol. 21, 454—458 (1931).

HORWITZ, T.: Chordal ectopia and its possible relation to chordoma. Arch. Path. (Chicago) 31, 354—362 (1941).

HOSOI, K.: Multiple neurofibromatosis (von Recklinghausen's disease) with special reference to malignant transformation. Arch. Surg. (Chicago) 22, 258—281 (1931).

HOVELACQUE, A.: Anatomie des nerfs craniens et rachidiens et du systèm sympathique chez l'homme. Paris: G. Doin 1927.

HOWELL, J. B., and J. M. RIDELL: Cancer of forehead and scalp. J. Amer. med. Ass. 154, 13—20 (1954).

HOWSE, H. G.: Hyperostosis of the tibia, associated with curvature of the shaft (osteitis deformans) and the developement of a spindle celled sarcoma in the upper epiphysis. Trans. path. Soc. Lond. 29, 182 (1877). Zit. nach SPEISER 1928.

HÜNERMANN, T.: Die Geschwülste des Rachens. In A. DENKER u. O. KAHLERs Handbuch der Hals-, Nasen- und Ohrenheilkunde, Bd. 5. Berlin 1929.

HUG, O.: Krebsbildung in einem pialen Epidermoid. Virchows Arch. path. Anat. 308, 679—689 (1942).

HUPPLER, E. G., J. B. McBEAN and EDITH M. PARKHILL: Chemodectoma of the glomus jugulare. Report of a case with vocal cord paralysis as a presenting finding. Proc. Mayo Clin. 30, 53—58 (1955).

HUSE, H.: Sarkom der äußeren Nase. Hals-, Nas.- u. Ohrenarzt 29, 361—365 (1938).

IBBOTSON: Chondrosarcoma. Med. Press 189, 420 (1934). Zit. nach HENSCHEN 1955.

INGALLS, R. G.: Orbital tumors. Amer. J. Ophthal. 32, 1595—1596 (1949).

— Tumors of the orbit and allied pseudotumors. A report of 216 case histories. Springfield Ill.: Ch. C. Thomas 1953.

INSAUSTI, T., R. F. MATERA, J. PRADO and ELISABETH FRANKE: Epidermoides craneanos y espinales. Arch. Neurocirurg. 9, 56—91 (1952).

IRANNENEY, G., et A. LAPORTE: Note sur un sarcome ostéogènique évoluant sur une maladie de Paget. Ann. anat. path. 13, 663—673 (1936).

IRGENS, E. R.: Hemangioma of skull involving right petrous and occipital bones. Arch. Otolaryng. (Chicago) 29, 709—712 (1939).

IRVINE, R. E.: Familial Paget's disease with early onset. J. Bone Jt Surg. B 35, 106—112 (1953).

IVINS, J. C., and D. C. DAHLIN: Reticulum cell sarcoma of bone. J. Bone Jt Surg. A **35**, 835—842 (1953).

JACOB, E. H.: Case of myxoma of cranium. Trans. path. Soc. Lond. **39**, 269 (1887/88). Zit. nach COURVILLE 1948.

JACOBS, J. E., and P. KIMMELSTIEL: Cystic angiomatosis of the skeletal system. J. Bone Jt Surg. A **35**, 409—420 (1953).

JACOBSEN, L., u. B. JAMANE: Zur Pathologie der Tumoren der hinteren Schädelgrube. Arch. Psychiat. Nervenkr. **29**, 80—181 (1897).

JACOBSON, S. A.: Critique on the inter-relation ships of the osteogenic tumors. Amer. J. Cancer **40**, 375—402 (1940).

JACOD, M.: Sur la propagation intracranielle des sarcomes de la tromp d'Eustache. Rev. neurol. **28**, 33—38 (1921).

— Les paralysies oculomotrices dans les tumeurs malignes du nasopharynx. Ann. d'Oto-Laryng. **53**, 399—406 (1934).

—, et JULIETTE BUSSY: Les tumeurs a myeloplaxes de l'ethmoide. Ann. Oto-laryng. (Paris) **13**, 337—343 (1946).

JAFFE, H. L.: Hereditary multiple exostosis. Arch. Path. (Chicago) **36**, 335—357 (1943).

— Fibrous dysplasia of bone: A disease entity and specifically not an expression of neurofibromatosis. J. Mt Sinai Hosp. **12**, 364—381 (1945).

— „Osteoid-Osteoma", a benign osteoblastic tumor composed of osteoid and atypical bone. Arch. Surg. (Chicago) **31**, 709—728 (1935).

— Aneurysmal bone cyst. Bull. Hosp. Jt Dis. (N. Y.) **11**, 3—13 (1950).

—, and L. LICHTENSTEIN: Osteoid-osteoma. J. Bone Jt Surg. **22**, 645—648 (1940).

— — Solitary unicameral bone cyst. With emphasis on the roentgen picture, the pathologic appearance and the pathogenesis. Arch. Surg. (Chicago) **44**, 1004—1025 (1942).

— — Non-osteogenic fibroma of bone. Amer. J. Path. **18**, 205—221 (1942).

— — Benign chondroblastoma of bone: A reinterpretation of the so-called calcifying or chondromatous giant cell tumor. Amer. J. Path. **18**, 969—991 (1942).

— — Solitary or benign enchondroma of bone. Arch. Surg. (Chicago) **46**, 480—493 (1943).

— — Chondromyxoid fibroma of bone. A distinctive benign tumor likely to be mistaken especially for chondrosarcoma. Arch. Path. (Chicago) **45**, 541—551 (1948).

— — and R. B. PORTIS: Giant cell tumor of bone. Its pathologic appearance, grading, supposed variants and treatment. Arch. Path. (Chicago) **30**, 993—1031 (1940).

JAIN, N. S.: Rhabomyosarcoma of the orbit. Brit. J. Ophthal. 40, No 12 (1956).

JAKOB, C., y E. A. PEDACE: Fibro-condro-osteoma primitivo del cerebro. Arch. argent. Neurol. **9**, 13—20 (1933).

JAMES, A. G., R. G. ANDERSON, J. A. SCHOLL and B. C. MARTIN: Cancer of the skalp. Amer. J. Surg. **80**, 441—445 (1950).

JANES, J. M., G. M. HIGGINS and J. F. HERRICH: Beryllium induced osteogenic sarcoma in rabbits. J. Bone Jt Surg. B **36**, 543—552 (1954).

JARUSLAWSKY, W.: Kniegelenkstuberkulose und Sarkom. Zbl. Chir. **56**, 915—917 (1929).

JEFFERSON, G., and A. A. SMALLEY: Progressive facial palsy produced by intratemporal epidermoids. J. Laryng. **53**, 417—443 (1938).

—, and R. WHITEHEAD: Papilliferous cystoma of the petrous bone associated with hypernephroma and cystic pancreas. Brit. J. Surg. **19**, 55—62 (1931/32).

JELIFFE, S. E., u. J. H. LARKIN: Über ein malignes Chordom mit Symptomen von Seiten des Gehirns und Rückenmarks. Z. ges. Neurol. Psychiat. **5**, 590—604 (1911).

JENTZER, A.: Un cas d'hémangiome caverneux rétro oculaire simulant un méningiome. Opération par voi frontale; Guérison. Bull. Soc. nat. Chir. (Paris) **60**, 723—727 (1934).

JERVEY, J. W.: Osteoma of the mastoid. Ann. Otol. (St. Louis) **53**, 180—181 (1944).

JESCHEK, J.: Über Blutgefäßgeschwülste des Gehörganges und des Mittelohres. Mschr. Ohrenheilk. **70**, 1297—1302 (1936).

JEWELL, F. C., and J. E. LOFSTROM: Osteogenic sarcoma occuring in fragilitas ossium. A case report. Radiology **34**, 741—743 (1940).

JOLL, C. A.: Metastatic tumours of bone. Brit. J. Surg. **11**, 56 (1923/24). Zit. nach COURVILLE 1947.

JONAS, BAGNUOLO and DICK: Dermoid cyst simulating meningocele. Illinois med. J. **74**, 160 (1938). Zit. nach HENSCHEN 1955.

JONES, A.: Irradiation sarcoma. Brit. J. Radiol. **26**, 273—284 (1953).

— H. M.: Neurilemmoma of bone. Brit. J. Surg. **41**, 63—65 (1953).

JUDMAIER, F.: Über das metastasierende Adenom der Schilddrüse. Krebsarzt **3**, 451—456 (1948).

JUNOD A.: Über die primären bösartigen Geschwülste des Mittelohres. Schweiz. med. Wschr. 510—514. **1922**.

KAHLER, O.: Zur Kenntnis der primären Cholesteatome des Stirnbeins. Z. Laryng. Rhinol. **23**, 227—235 (1932).

Kalayjian, B. S., P. A. Herbut and L. A. Erf: Bone changes of leukemia in children. Radiology **47**, 223—233 (1946).

Kandel, Ernestine V.: Chloroma. Review of the literature from 1926—1936 and report of three cases. Arch. intern. Med. **59**, 691—704 (1937).

Kanoky, J. P.: Thyroid tumors of the bones with special reference to non malignant tumors of the skull. Surg. Gynec. Obstet. **22**, 679 (1916).

Kaplan, A., and M. Kanzer: Sunray hemangioma of the skull. Report of a case. Arch. Surg. (Chicago) **39**, 269—274 (1939).

— S., A. Schwartz and B. F. Metson: Mucocele of the frontal and ethmoid sinuses. Evaluation of the use of acrylics and tantalum in the surgical treatment. Arch. Otolaryng. (Chicago) **51**, 172—187 (1950).

Karatay, S.: Rhabdomyosarcoma of the middle ear. Arch. Otolaryng. (Chicago) **50**, 330—334 (1949).

Karsner, H. T.: Distribution of metastases of neuroblastoma of adrenal. Trans. Ass. Amer. Phycns **57**, 209—211 (1942).

Kassay, D.: Ein operierter Fall von Osteoma orbitale. Acta oto-laryng. (Stockh.) **29**, 348—352 (1941).

Kast u. F. v. Recklinghausen: Ein Fall von Enchondrom mit ungewöhnlicher Multiplication. Virchows Arch. path. Anat. **118**, 1—18 (1889).

Kaufman, J.: Isolated myeloma in a 14 year old boy. Amer. J. Surg. **69**, 129—132 (1945).

Kaufmann, E.: Lehrbuch der speziellen pathologischen Anatomie 1911.

Kautzky, R.: Die Bedeutung der Hirnhaut-Innervation und ihre Entwicklung für die Pathogenese der Sturge-Weberschen Krankheit. Dtsch. Z. Nervenheilk. **161**, 506—525 (1949).

Keasbey, Louisa E., and G. G. Hadley: Clear-cell hidradenoma. Cancer (Philad.) **7**, 934—952 (1954).

Kecht, B.: Zwei Fälle von Osteom des Warzenfortsatzes. Z. Laryng. Rhinol. **35**, 769—777 (1956).

Keegan, J. J., and C. P. Backer: Giant-cell-tumor of the frontal bone. J. Lab. clin. Med. **26**, 319—322 (1940). Zit nach McNerney.

Keiller, V. H.: Cartilaginous tumors of bone. Surg. Gynec. Obstet. **40**, 510—521 (1925).

Kelemen, G., and E. M. Holmes: Cavernous hemangioma of the frontal bone. J. Laryng. **62**, 557—563 (1948).

Kemp, T. A., and E. R. Williams: Chloroma. Brit. J. Radiol., N. S. **14**, 157—161 (1941).

Kempmann, W.: Das Cholesteatom des Schädeldaches und seine entwicklungsmechanische Differenz im Vergleich zu den basalen Perlgeschwülsten. Beitr. klin. Chir. **139**, 343—351 (1927).

Kernohan, J. W., and G. P. Sayre: Tumors of the central nervous system. Atlas of Tumor Pathology, Sect. X, Fasc. 35 and 37. Washington: A. F. J. P. 1952.

Kerr, D. H., and R. A. Berger: Bone metastases in carcinoma of the stomach. Report of five cases. Amer. J. Cancer **25**, 518—529 (1935).

Kessel, F. K.: Osteome der Nasennebenhöhlen. Helv. chir. Acta **20**, 83—106 (1953).

Kettel, K.: Neurinoma of the facial nerve. Arch. Otolaryng. (Chicago) **44**, 253—260 (1946).

— Intratemporal sarcoma of the facial nerve. Arch. Otolaryng. (Chicago) **52**, 778—781 (1950).

Key, E., u. E. Berven: Über maligne Chordome. Dtsch. Z. Chir. **225**, 354—364 (1930).

Khanolkar, V. R.: Reticulum cell sarcoma of bone. Arch. Path. (Chicago) **46**, 467—476 (1948).

Kienböck, R.: Ein Fall von Chondrosarkom der Knochen. Beitr. klin. Chir. **154**, 475—506 (1932).

—, u. H. Rösler: Neurofibromatose. Fortschr. Röntgenstr. Erg.-Bd. **42** (1932).

—, u. A. Selka: Ein Fall von Paget-Knochenkrankheit mit multiplen Sarkomen der Knochen. Beitr. klin. Chir. **162**, 246—255 (1935).

Kiepkie, G. F.: Simultaneous chromaffin tumors of the carotid body and the glomus jugularis. Arch. Path. (Chicago) **44**, 113—118 (1947).

Kimmelstiel, P., and J. Rapp: Cortical defect due to periosteal desmoids. Bull. Hosp. Jt Dis. (N. Y.) **12**, 286—297 (1951).

King, E. N.: Osteoma of the frontal sinus. Arch. Otolaryng. (Chicago) **51**, 316—324 (1950).

— J. E. J.: Extra-dural diploic and intradural epidermoid tumors (Cholesteatoma). Ann. Surg. **109**, 649—688 (1939).

— Diploic epidermoid and extra-dural pneumatocele: Cranial defects and deformity. Ann. Surg. **127**, 925—952 (1948).

— L. S., and J. Butcher: Osteochondroma arising from the base of the skull. Arch. Path. (Chicago) **37**, 282—285 (1944).

Kingma, M. J.: Observations on resection in the treatment of malignant skeletal tumors. Arch. chir. nederl. **5**, 64—75 (1953).

Kirschbaum, J. D.: Fibrosarcoma of the skull in Paget's disease. Arch. Path. (Chicago) **36**, 74—79 (1943).

Kiss, F., A. Lang u. J. Balint: Beiträge zur Anatomie des Glomus tympanicum. Anat. Anz. **103**, 209—220 (1956).

Klaue, H.: Ein Chondrom des rechten Siebbeins. Z. Laryng. Rhinol. **13**, 121—127 (1924/25).

Klebs, E.: Ein Fall von Ecchondrosis spheno-occipitalis amylacea. Virchows Arch. path. Anat. **31**, 396—399 (1864).

Kleinsasser, O.: Heterotopien grauer Substanz im Großhirn. Neue öst. Z. Kinderheilk. 1, 235—254 (1955/56).
— Die Tumoren des Glomus jugulare und der anderen nicht chromaffinen Paraganglien im Bereich der Schädelbasis. Zbl. Neurochir. 17, 155—168 (1957).
— Das Osteoidfibrom der Nasennebenhöhlen. Eine psammösen Meningeomen ähnliche, vorwiegend bei Jugendlichen auftretende eigene Form gutartiger Knochengeschwülste. Arch. Ohrenheilk. 174, 76—85 (1958).
—, u. H. Albrecht: Die Hämangiome und Osteohämangiome der Schädelknochen. Arch. klin. Chir. 285, 115—133 (1957).
— — Die Epidermoide der Schädelknochen. Arch. klin. Chir. 285, 498—515 (1957).
— — Fibrosarkom der Diploe des Scheitelbeines. Beitrag zur Frage der Histogenese und Sonderstellung der „zentralen" Fibrosarkome des Skelets. Zbl. Neurochir. 17, 274—284 (1957).
— — Die gutartigen fibroossären Tumoren des Schädels. Ein Beitrag zur Klinik und Pathologie der knochengewebsbildenden Gewächse des Schädeldaches und der Nasennebenhöhlen. Arch. klin. Chir. 285, 274—307 (1957).
— — Zur Kenntnis der Osteosarkome des Stirn- und Keilbeines. Arch. Ohrenheilk. 170, 595—603 (1957).
— — Die Riesenzelltumoren der Schädelbasis. Arch. Ohrenheilk. 172, 246—256 (1957).
—, u. P. Brandt: Die Knochenveränderungen am Schädel bei Neurofibromatose und ihre Pathogenese. Acta neurochir. (Wien) 7, 364—376 (1959).
—, u. G. Friedmann: Die Chordome der Schädelbasis. Ein Beitrag zur Klinik, Pathologie und zur Differentialdiagnose am Röntgenbild. Dtsch. Z. Nervenheilk. 177, 263—285 (1958).
— — Die Knorpelgeschwülste der Schädelbasis. Dtsch. Z. Nervenheilk. 177, 378—404 (1958).
— — Über Neurinome des Nervus facialis. Zbl. Neurochir. 19, 49—59 (1959).
—, u. M. Monteleone: Das bösartige Neuroblastom des Sympathicus. Klinik, Pathologie und Differentialdiagnose seiner Knochenmetastasen gegen das sog. Ewing-Sarkom. Forsch. Forscher Tiroler med. Ärztschule Innsbruck 3, 127—151 (1957).
—, u. P. Nigrisoli: Das sog. Osteoid-Osteom und seine Entwicklungsstadien. Frankfurt. Z. Path. 68, 1—10 (1957).
—, u. G. Scharfetter: Zeruminaldrüsenadenom mit Einbruch in Dura und Kleinhirn. Zbl. Neurochir. 17, 4—12 (1957).
Kling, K. G.: Ein Beitrag zur Kenntnis der bösartigen, kranialen Chordome. Acta path. microbiol. scand. 16, 194—203 (1933).
Klingler, M.: Über Knorpelgeschwülste der Schädelbasis mit intrakranieller Ausdehnung. Acta neurochir. (Wien) 1, 337—380 (1951).
Knapp, E.: Über ein Stirnhöhlenosteom. Mschr. Ohrenheilk. 67, 903—906 (1933).
Koch, C.: Zur Kenntnis der Schädeldeckenlipome. Münch. med. Wschr. 1887, 570.
— G.: Sturge-Webersche Krankheit. Ärztl. Forsch. 4 (I), 652—660 (1950).
Köhlmeier, W.: Zur Kenntnis der Angiome des Knochens. Wien. med. Wschr. 1937, 274.
— Primär multiples polymorphzelliges Reticulosarkom des Knochens. Virchows Arch. path. Anat. 308, 383—395 (1942).
— Über glomusartige Tumoren im Bereiche des Ohres. Mschr. Ohrenheilk. 82, 158—164 (1948).
Körner, O.: Ein Cholesteatoma verum in der hinteren Schädelgrube, durch eine akute Mittelohreiterung infiziert und vereitert. Z. Ohrenheilk. 37, 352—357 (1900).
Kohn, A.: Über den Bau und die Entwicklung der sog. Carotisdrüse. Arch. mikr. Anat. 56, 81—148 (1900).
— Das chromaffine Gewebe. Ergebn. Anat. Entwickl.-Gesch. 12, 253—348 (1902).
— Die Paraganglien. Arch. mikr. Anat. 62, 263—365 (1903).
Konjetzny, G. E.: Die sog. „lokalisierte Ostitis fibrosa". Ein Beitrag zur Kenntnis der solitären Knochenzysten und der sog. „schaligen myelogenen Riesenzellsarkome". Arch. klin. Chir. 121, 567—634 (1922).
Kooreman, P. J.: Het cranieele epidermoid. Ned. T. Geneesk. 84, 4036—4042 (1940).
Koritski, G. E.: Zur Frage der Histogenese und Lokalisation der Chordome. Zbl. allg. Path. path. Anat. 25, 638 (1914).
Kos, C. M.: Tumor of the facial nerve within the mastoid bone. Ann. Otol. (St. Louis) 49, 151—159 (1940).
Kósa, M.: Chondroblastom in der venösen Blutbahn. Virchows Arch. path. Anat. 272, 166—204 (1929).
Kottlors, W.: Über Knochenveränderungen bei Lymphogranulomatose. Z. ges. inn. Med. 2, 36—42 (1947).
Kotzareff, A.: Zit. nach Holzner 1954.
Kovács, A.: Seltener vorkommende Tumoren der Stirngegend. Fortschr. Röntgenstr. 58, 125—129 (1938).
Kraus, H.: Operativ entferntes intracranielles Chondrom. Wien. Z. Nervenheilk. 4, 210—212 (1952).
— L.: Über große Cholesteatome. Arch. Ohrenheilk. 149, 46—55 (1941).
Krause, L.: Reines Fibrom der Orbita. Klin. Mbl. Augenheilk. 110, 159—163 (1944).
— W.: Die Glandula tympanica des Menschen. Zbl. med. Wiss. 16, 736—739 (1878).

Krauspe, C.: Über hyperplasiogene Knochentumoren. Frankfurt. Z. Path. **66**, 124—134 (1955).

Krautz, S., and B. B. Gay: Primary chondrosarcoma of the occipital bone. Amer. J. Roentgenol. **79**, 598—604 (1953).

Krayenbühl, H.: Beitrag zur Kenntnis der Ewingschen Knochensarkome. Frankfurt. Z. Path. **38**, 363—378 (1929).

—, u. A. E. Schmid: Zur Lokalisation intrakranieller-orbitaler Dermoide. Ophthalmologica (Basel) **106**, 251—270 (1943).

Krejci, F.: Cholesteatom des Orbitaldaches. Mschr. Ohrenheilk. **83**, 395 (1949).

Krepuska: Primäres Sarkom des Ganglion Gasseri und seine Beziehung zur Funktion des Gehörorgans der entsprechenden Seite. Mschr. Ohrenheilk. **32**, 78—81 (1898).

Kress, H. v.: Die multiplen cartilaginären Exostosen in ihren Beziehungen zum Geschwulstwachstum. Dtsch. Arch. klin. Med. **183**, 54—79 (1938).

Krogius, A.: Über die primären Sarkome des Sinus frontalis. Dtsch. Z. Chir. **64**, 291—304 (1902).

Krogman, W. M.: The skeletal and dental pathology of an early Iranian site. Bull. Hist. Med. **8**, 28 (1940). Zit. nach Courville u. Crockett 1948.

Krumbein, C.: Ein histologisch untersuchter Fall von Chlorom des Felsenbeins. Z. Laryng. Rhinol. **15**, 209—223 (1926).

Krumbhaar, E. B.: Hodgkin's disease of bone marrow and spleen without apparent involvement of lymph nodes. Amer. J. med. Sci., N.S. **182**, 764—769 (1931).

Kümmel, W.: Drei ungewöhnliche Neubildungen des Felsenbeins. Beitr. Anat. etc., Ohr. **21**, 251—263 (1924).

—, u. K. Rockemer: Zwei ungewöhnliche Gefäßgeschwülste der Schädelbasis und des Oberkiefers. Mschr. Ohrenheilk. **64**, 1368—1376 (1930).

Küttner, H.: Zur Frage der Geschwulstentstehung nach Röntgenbestrahlung von Gelenk- und Knochentuberkulosen. Arch. klin. Chir. **164**, 5—38 (1931).

Kunkel, M., D. C. Dahlin and H. Young: Benign chondroblastoma. J. Bone Jt Surg. A **38**, 817 bis 826 (1956).

Lachapèle, A. P., R. de Grailly and J. Biraben: Schwannome malin a localisations osseuses primitives. Bull. Ass. franç. Cancer **42**, 358—365 (1955).

Ladewig, W.: Über eine intrauterin entstandene umschriebene Osteomyelitis des Schädeldaches. Virchows Arch. path. Anat. **289**, 395—408 (1953).

Landolt, R. F.: Knochenveränderungen bei kindlicher Leukämie. Über rheumatoide Leukämieformen. Helv. paediat. Acta **1**, 461—474 (1946).

Lang, F. J.: Beiträge zu den mikroskopischen Befunden bei Knochenzysten. Dtsch. Z. Chir. **172**, 193—210 (1922).

— Kopfspeicheldrüsen. In Henke-Lubarsch' Handbuch der speziellen pathologischen Anatomie, Bd. V/2. Berlin: Springer 1929.

— Zur Bewertung der Probeexcision bei Knochengeschwülsten. Zbl. Chir. **59**, 1618—1621 (1932).

— Osteodystrophia fibrosa der Kieferknochen und Epulis. Virchows Arch. path. Anat. **172**, 673 bis 693 (1933).

—, u. K. Häupl: Beiträge zur Kenntnis der Entstehung der Ostitis fibrosa. Virchows Arch. path. Anat. **262**, 383—405 (1926).

—, u. L. Haslhofer: Über die bisher als Ostitis fibrosa bezeichneten Knochenerkrankungen. Klin. Wschr. **15**, 737—741 (1936).

Lange, W.: Ein Fall von primärem Zylinderzellkarzinom des Mittelohres. Z. Ohrenheilk. **46**, 209 bis 230 (1904).

Laserre, M. Ch.: La dégénérescence maligne dans la maladie de Paget. Rev. Orthop. **33**, 547—548 (1947).

Laskiewicz, A.: Ostéome geant ethmoidal bilateral chez une filette de 14 ans. (Contribution à l'étude clinique des ostéomes des fosses nasales et de l'orbite.) Rev. Laryng. (Bordeaux) **57**, 175—193 (1936).

Lasthaus, M.: Die echten Zysten. Ergebn. Chir. Orthop. **34**, 472—557 (1943).

Lattes, R.: Nonchromaffin paraganglioma of ganglion nodosum, carotid body and aortic-arch bodies. Cancer (Philad.) **3**, 667—694 (1950).

—, and D. C. Bull: A case of glomus tumor with primary involvement of bone. Ann. Surg. **127**, 187—191 (1948).

— J. J. McDonald and Edith Sproul: Non-chromaffin paraganglioma of carotid body and orbit. Ann. Surg. **139**, 382—384 (1954).

—, and J. G. Waltner: Non-chromaffin paraganglioma of the middle ear (carotid-body-like tumor; glomus jugulare tumor). Cancer (Philad.) **2**, 447—468 (1949).

Lautenschläger, A.: Das Cholesteatom der Nasennebenhöhlen, seine Entstehung und seine Wachstumsbedingungen. Z. Hals-, Nas.- u. Ohrenheilk. **19**, 286—294 (1928).

Layani, F., et C. L. Olivier: Ostéosarcoma et maladie de Paget. Presse méd. **1946**, 145.

Leader, S. D., and M. J. H. Grand: Von Recklinghausens disease in children. Report of a case prensenting cutaneus pigmentation and bone changes. J. Pediat. **1**, 754—763 (1932).

Learmonth, J. R., and J. W. Kernohan: Tumour of the gasserian ganglion: Sheat neuroma. Brain 53, 1—6 (1930).

Lechner, M.: Über zwei Fälle von Kavernomen des Schädeldaches. Diss. München 1931.

Leclerc, G. C.: Les tumeurs malignes primitives des os. Paris: G. Doin 1938.

LeCompte, P. M.: Tumors of the carotid body and related structure (chemoreceptor system). Atlas of tumor pathology, Sect. IV, Fasc. 16. Washington, D. C.: Armed Forces Instit. Pathol. 1951.

— S. C. Sommers and F. D. Lathrop: Tumor of the carotid body type arising in middle ear. Arch. Path. (Chicago) 44, 78—81 (1947).

Legler, U.: Unsere Erfahrungen mit malignen Epipharynxtumoren. Z. Laryng. Rhinol. 129, 383—389 (1949).

Lehmann, W.: Hypernephrommetastasen des Skelettsystems. Arch. klin. Chir. 170, 331 (1932).

Leitholf, O.: Tumoren der Schädelknochen. Acta neurochir. (Wien) 4, 287—319 (1956).

Lemaître, V., et Broutmann: Un cas de schwannome du nerf facial. Ann. d'Oto-Laryng. 1940, 65—66.

Lemke, R.: Ein Fall von malignem Chordom der Schädelbasis. Virchows Arch. path. Anat. 238, 310—324 (1922).

Lemoine, J., et C. Millard: Tumeur glomique de l'oreille à forme tympanique pure. Ann. d'Oto-Laryng. 72, 806—810 (1955).

Leray, G.: Tumeurs du glomus jugulaire. 4 observations. Ann. d'Oto-Laryng. 71, 39—66 (1954).

Letterer, E.: Über heterotope Geschwülste der Aderhäute. Beitr. path. Anat. 67, 370—415 (1920).

— Über den „Bürstenschädel" und seine Bedeutung. Zbl. allg. Path. path. Anat. 85, 244—266 (1949).

Leu, A.: Zur Frage der systematischen Enchondromatose des Skelettsystems. Frankfurt. Z. Path. 37, 336—347 (1929).

Levitt, J. M.: Unilateral ophthalmoplegia totalis; parasellar osteo-chondroma. Report of a case. Arch. Ophthal. (Chicago) 12, 877—886 (1934).

Lewis, J. S., and R. N. Grant: Nonchromaffin paraganglioma of the middle ear (glomus jugulare tumor). Arch. Otolaryng. (Chicago) 53, 406—409 (1951).

— N. D. C.: A contribution to the study of tumors from the primitive notochord. Arch. intern. Med. 28, 434—452 (1921).

Lichtenstein, L.: Aneurysmal bone cyst: A pathological entity commonly mistaken for giant-cell-tumor and occasionally for hemangioma and osteogenic sarcoma. Cancer (Philad.) 3, 279—289 (1950).

— Giant cell tumor of bone: Current status of problems in diagnosis and treatment. J. Bone Jt Surg. A 33, 143—150 (1951).

— Bone tumors. St. Louis: C. V. Mosby Comp. 1952.

— Aneurysmal bone cyst: Further observations. Cancer (Philad.) 6, 1228—1237 (1953).

— Tumors of periosteal origin. Cancer (Philad.) 8, 1060—1069 (1955).

— Medical progress. Pathology: Diseases of bone. New Engl. J. Med. 255, 427—433 (1956).

— Benign osteoblastoma. A category of osteoid and bone forming tumors other than classical osteoid osteoma which may be mistaken for giant cell tumor or osteogenic sarcoma. Cancer (Philad.) 9, 1044—1052 (1956).

—, and J. E. Hall: Periosteal chondroma a distinctive benign cartilage tumor. J. Bone Jt Surg. A 34, 691—697 (1952).

—, and H. L. Jaffe: Chondrosarcoma of bone. Amer. J. Path. 19, 553—589 (1943).

— — Multiple myeloma. A survey based on thirtyfive cases, eighteen of which came to autopsy. Arch. Path. (Chicago) 44, 207—246 (1947).

— — Ewing's sarcoma of bone. Amer. J. Path. 23, 43—78 (1947).

—, and L. Kaplan: Benign chondroblastoma of bone; unusual localization in femoral capital epiphysis. Cancer (Philad.) 2, 793—798 (1949).

Lillie, H. J., and P. N. Pastore: Hemorrhagic cyst of frontal sinus which simulated mucocele. Report of two cases. Ann. Otol. (St. Louis) 50, 544—553 (1941).

Linck, A.: Chordoma malignum, ein Beitrag zur Kenntnis der Geschwülste an der Schädelbasis. Beitr. path. Anat. 46, 573—585 (1909).

—, u. Warstat: Zur Kenntnis der malignen Chordome der Sacro-Coccygealregion. Beitr. klin. Chir. 127, 618—626 (1922).

Lindenov, H.: Et tilfaelde a primaert cholesteatom i os temporale, kompliceret med abscessus cerebelli. Hospitalstidende 79, 73—78 (1936). Ref. Amer. J. Cancer 36, 170 (1936).

Lindgren, E.: Röntgenologie einschließlich Kontrastmethoden. In Olivecrona-Tönnis' Handbuch der Neurochirurgie, Bd. II. Berlin: Springer 1955.

Linn, H. J., and B. Proctor: Tumor of the ganglion nodosum of the vagus nerve. Laryngoscope (St. Louis) 66, 1577—1581 (1956).

Linthicum, F. H., C. W. Rand and D. L. Reeves: Mucocele of the sphenoid sinus. Report of a case with autopsy findings. J. Neurosurg. 3, 444—453 (1946).

Lisa, D. A. de: Tumor of the glomus jugularis. Arch. Otolaryng. (Chicago) 51, 925—927 (1950).

List, C. F.: Osteochondromas arising from the base of the skull. Surg. Gynec. Obstet. 76, 480—492 (1943).

Livingston, S. K.: Hodgkin's disease of skeleton without glandular involvement. J. Bone Jt Surg. 17, 189—194 (1934).

Livingstone: Chordoma of base of skull. Proc. roy. Soc. Med. 28, 1427—1429 (1935).

Loefgren, L.: Osteoid-osteoma. Acta chir. scand. 104, 383—404 (1952).

Löhlein, W., u. W. Tönnis: Die operative Behandlung der das Foramen opticum überschreitenden Geschwülste. Albrecht v. Graefes Arch. Ophthal. 149, 318—354 (1949).

Loeliger, H. T.: Über Fazialisneurinome (Anhand von zwei eigenen Fällen). Acta oto-laryng. (Stockh.) 35, 543—555 (1947).

Loepp, W.: Die Cholesteatome des Schädels. Arch. Ohrenheilk. 138, 65—78 (1934).

—, u. R. Lorenz: Röntgendiagnostik des Schädels. Stuttgart: Georg Thieme 1954.

Loer, J., u. H. J. Sanders: Knochenneubildung durch die Dura mater. Zbl. Neurochir. 16, 69—72 (1956).

Lövgren, O., u. P. B. Eden: Aleukämische Myelose mit Skelettveränderungen bei einem 7jährigen Knaben. Acta paediat. (Stockh.) 23, 222—228 (1938).

Loew, F.: Operative Behandlungsmöglichkeiten der Tumoren der Schädelbasis. Arch. klin. Chir. 273, 716—720 (1953).

—, u. W. Tönnis: Klinik und Behandlung der Neurinome des Nervus trigeminus. Zbl. Neurochir. 14, 32—41 (1954).

Logue, V., and K. Till: Posterior fossa dermoid cyst with special reference to intracranial infection. J. Neurol. Neurosurg. Psychiat., N. S. 15, 1—12 (1952).

Lombardi, G.: I tumori glomici timpano-giugulari. Radiol. med. (Torino) 42, 1089—1100 (1956).

Lord, O. C., and M. J. Stewart: Osteoclastoma of the temporal bone. J. Laryng. 58, 263—271 (1943).

Lorentz de Haas, A. M.: Een solitaire, myelogene tumor van de schedel. Ned. T. Geneesk. 93, 287—288 (1949).

Love, J. G.: Unilateral deafness and progressive facial palsy due to intrapetrous neurofibroma: Surgical treatment. Proc. Mayo Clin. 25, 228—232 (1950).

—, and A. A. Bailey: Intradiploic epidermoids: Report of a case with complete removal. Proc. Mayo Clin. 15, 129—132 (1940).

—, and H. W. Dodge: Transcranial removal of intraorbital tumors. Arch. Surg. (Chicago) 67, 370—379 (1953).

—, and J. W. Kernohan: Dermoid and epidermoid tumors (cholesteatomas) of central nervous system. J. Amer. med. Ass. 107, 1876—1883 (1936).

Lovett, R. W., and W. T. Councilman: A case of double teratoma. J. exp. Med. 2, 427—439 (1897).

Lowe, R. F.: Intraocular phakomata. A report of three cases. Brit. J. Ophthal. 32, 847—853 (1948).

Lubbers, J.: Gezwel van het os petrosum met gecombineerde hersenzenuwverlamming (Syndroom foramen jugulare, Burger) en gelijktijdig gezwel van glomus caroticum aan de andere zijde. Ned. T. Geneesk. 81, 2566—2567 (1937).

Lugli, G.: Condroma dell'etmoide. Arch. ital. Laring. 50, 135 (1931). Zit. nach Hickey.

Lumb, G.: Solitary plasmocytoma of bone with renal changes. Brit. J. Surg. 36, 16—22 (1948/49).

—, and D. H. Mackenzie: Round-cell tumours of bone. Brit. J. Surg. 43, 380—389 (1956).

Lundgren, N.: Diskussion zu T. Skoog. Nord. Med. 28, 2384 (1945).

— Neurinoma n. Facialis. Acta oto-laryng. (Stockh.) 35, 535—537 (1947).

— Tympanic body tumors in the middle ear (tumors of the carotid body type). Acta oto-laryng. (Stockh.) 37, 367—379 (1949).

Lupo, M.: Riv. oto-neuro-oftal. 2, 152—157 (1925).

Luschka, H.: Über gallertartige Auswüchse am Clivus Blumenbachii. Virchows Arch. path. Anat. 11, 8—12 (1857).

Luxembourg, H.: Beitrag zur Kenntnis der Osteome des Schädeldaches. Dtsch. Z. Chir. 147, 256—264 (1918).

Lyon, E.: Leukämie und Wirbelsäule. Acta radiol. (Stockh.) 17, 506—510 (1936).

Lysholm, E.: Röntgenologische Diagnostik in der Chirurgie der Gehirnkrankheiten. In Neue Deutsche Chirurgie, Bd. 50/3. Stuttgart: Ferdinand Enke 1951.

Maak, H.: Über einen Fall von Ewing-Sarkom des Felsenbeins. Z. Laryng. Rhinol. 28, 157—160 (1949).

Mabrey, R. E.: Chordoma: A study of 150 cases. Amer. J. Cancer 25, 501—517 (1935).

MacDonald, J., and J. W. Budd: Osteogenic sarcoma. I. A modified nomenclature and a review of 118 five year cures. Surg. Gynec. Obstet. 77, 413—421 (1943).

Machulko-Horbatzewitsch, G. S., u. L. L. Rochlin: Klinik, Pathomorphologie und Histogenese der Chordome. Arch. Psychiat. Nervenkr. 89, 222—262 (1930).

Mahoney, W.: Die Epidermoide des Zentralnervensystems. Z. ges. Neurol. Psychiat. 155, 416—471 (1936).

Major, R. H., and D. R. Black: A huge hemangioma of the liver associated with hemangiomata of the skull and bilateral cystic adrenals. Amer. J. med. Sci. 156, 469—483 (1918).

MAKRYCOSTAS, K.: Zur Histologie des bösartigen embryonalen Enchondroms. Virchows Arch. path. Anat. **282**, 737—760 (1931).

MALAN, E.: Chirurgia degli osteomi della cavità pneumatiche perifacciali. Contributo anatomo-clinico. Arch. ital. Chir. **48**, 1 (1938). Zit. nach TEED.

MALLET, L., L. GASNE et J. LEFÉVRE: Tumeurs à myéloplaxes et maladie de Paget. Paris méd. **1941**, 169—175.

MANASSE, P.: Demonstration zur Lehre vom primären Endotheliom des Mittelohres bzw. des Felsenbeines. Verh. dtsch. otol. Ges. **13**, 147—148 (1904).

— Über chronische Mittelohreiterung und Cholesteatom. Dtsch. med. Wschr. **1912**, 1172—1174.

MANGABEIRA-ALBERNAZ, P.: Endocranielles Epidermoid (Cholesteatom) der Kleinhirngegend. Rev. oto-laryng. (S. Paulo) **3**, 103—110 (1935). Ref. Zbl. ges. Radiol. **21**, 355 (1936).

— Brasil-méd. **53**, 120 (1939). Zit. nach ROWBOTHAM.

MANGANIELLO, L. O. J., D. L. REIMANN and J. A. WAGNER: Cerebral involvement by osteogenic sarcoma associated with Paget's disease of the skull. Arch. Neurol. Psychiat. (Chicago) **59**, 99—106 (1948).

MANOLESCU, D., M. BAGDASAR, M. NICULESCO u. G. SCHMITZER: Volumineux ostéome orbitocraniën avec suppuration du sinus frontal opéré par la voie transfrontale, Guérison. Bull. mém. Soc. méd. hop. Bucarest **16**, 285—288 (1934).

MARBURG: Die Tumoren im Bereich des Cochlearsystems und des Kleinhirns. In Handbuch der Neurologie des Ohres, S. 22. Wien: Urban & Schwarzenberg 1924—1929.

MARCHAND, F.: Beitrag zur Kenntnis der Geschwülste des Ganglion Gasseri. Festschr. für G. E. v. RINDFLEISCH, S. 265—290. Leipzig: Wilhelm Engelmann 1907.

MARCHESANI, O.: Die segmentale und nervale Gliederung des Auges. Ber. dtsch. ophthal. Ges. **54**, 192—199 (1948).

MARCUSE, P. M., and J. A. CHAMBERLIN: Multicentric paragangliomas. Case report with demonstration of intravagal paraganglionic tissue at a previousely undescribed level. Cancer (Philad.) **9**, 288—292 (1956).

MARGAREY, F. R.: Tumors of the glomus jugulare. J. Laryng. **66**, 321—326 (1952).

MARIANTSCHIK, L. P.: Haemangioma cavernosum durae matris. Arch. klin. Chir. **149**, 532—541 (1928).

MARINHO, R., and E. T. TORRE: Glomus jugularis tumor. (Nonchromaffin paraganglion of middle ear.) Laryngoscope (St. Louis) **67**, 88—92 (1957).

MARKOWICZ, H., and E. SHANON: Neurogenic tumours of the head and neck. J. Laryng. **72**, 137—143 (1958).

MARLE: Drei Fälle von multiplen Exostosen. Diss. Berlin 1868. Zit. nach E. MÜLLER 1913/14.

MARROCCO, W. A.: Multiple osteomas of the mastoid cavity. Arch. Otolaryng. (Chicago) **47**, 673—677 (1948).

MARSCH, E.: Tuberkulose und Sarkom (Röntgensarkom?). Zbl. Chir. **49**, 1057—1060 (1922).

MARSCHIK, H.: Die Pathologie und Diagnostik der malignen Geschwülste der Nase und des Nasenrachenraumes. Beitr. Anat. etc., Ohr. **7**, 327—378 (1914).

MARTEL, T. DE, A. SUBIRANA y J. GUILLEUME: Voluminosa neurinoma del ipoglosso con desarolle juxta-bulbo protuberantial. Ars med. (Barcelona) **9**, 416 (1933). Zit. nach MASSUDNIA.

MARTIN, H. E., and J. V. BLADY: Cancer of nasopharynx. Arch. Otolaryng. (Chicago) **32**, 692—727 (1940).

— J. F., P. MAYOUX, P. MEREAUD, J. B. REBATTU, BRET et ANJOU: Quatre observations des tumeurs glomiques tympano-jugulaires. J. franç. Oto-rhino-laryng. **4**, 509—519 (1955).

— P.: Volumineux myxochondrome de la faux du cerveau. Rev. neurol. **1**, 1050—1055 (1934).

MARTLAND, H. S.: The occurrence of malignancy in radioactive persons; a general review of data gathered in the study of the radium dial painters, with special reference to the occurence of osteogenic sarcoma and the inter-relationship of certain blood diseases. Amer. J. Cancer **15**, 2435—2516 (1931).

MARX, H.: Die Geschwülste des Ohres. In HENKE-LUBARSCH' Handbuch der speziellen pathologischen Anatomie, Bd. XII. Berlin: Springer 1925.

— Ein echtes Cholesteatom des Stirnbeins. Beitr. Anat. etc., Ohr **23**, 273—286 (1926).

MASSUDNIA, N.: Neurinome des Nervus hypoglossus. Diss. Köln 1956.

MATHEWS: Giant-cell tumour of the maxilla. Report of a case. Oral Surg. **2**, 719—722 (1949).

MATHIAS: Ein Beitrag zur Lehre vom malignen Chordom. Verh. dtsch. path. Ges. **19**, 198—202 (1923).

— E.: Zur Myelomfrage. Beitr. klin. Chir. **161**, 79—87 (1935).

MATOLCSY, T. V.: Über Nebenhöhlenosteome. Arch. klin. Chir. **184**, 451—458 (1936).

MATTICK, W. L., and E. M. BURKE: Glomus jugulare tumors. Laryngoscope (St. Louis) **62**, 311—322 (1952).

—, and J. W. MATTICK: Some experiences in the management of cancer of the middle ear and mastoid. Arch. Otolaryng. (Chicago) **63**, 610—621 (1951).

MAXWELL, J. H.: Extra-temporal repair of the facial nerve; case reports. Ann. Otol. (St. Louis) **60**, 1114—1133 (1951).

MAYER, E. G.: Zur Diagnose und Differentialdiagnose der Tumoren des Epipharynx. Fortschr. Röntgenstr. **39**, 262—280 (1929).
— L., and O. C. KESTLER: Aneurysmal bone cyst of spine. Bull. Hosp. Jt Dis. (N. Y.) **5**, 16—22 (1944).
MAZZINI, O. F., y D. BRACHETTO-BRIAN: Angioma de frontal. Craniectomia. Bol. Soc. Cir. B. Aires **19**, 363—369 (1935).
McCARROLL, H. R.: Clinical manifestations of congenital neurofibromatosis. J. Bone Jt Surg. A **32**, 601—617 (1950).
McCORMAK, L. J., M. B. DOCKERTY and R. K. GHORMLEY: Ewing's sarcoma. Cancer (Philad.) **5**, 85—99 (1952).
—, and M. E. HARRIS: Neurogenic tumors of the nasal fossa. J. Amer. med. Ass. **157**, 318—321 (1955).
— J. C. IVINS, D. C. DAHLIN and E. W. JOHNSON: Primary reticulum cell sarcoma of bone. Cancer (Philad.) **5**, 1182—1192 (1952).
McEVOY, J.: Plasma cell myeloma of orbit. Amer. J. Ophthal. **36**, 1745—1746 (1949).
McKENZIE, M.: A manual of diseases of the throat and nose. London 1871.
— W.: A case of haemangioma of the petrous bone. J. Laryng. **54**, 487—492 (1939).
McLEOD, J. J., D. C. DAHLIN and J. C. IVINS: Fibrosarcoma of bone. Amer. J. Surg. **94**, 431—437 (1957).
McNALLY, W. J., E. A. STUART and A. E. CHILD: Mucocele of frontal sinus. Arch. Otolaryng. (Chicago) **38**, 574 (1943).
McNEILL, K. A., and G. A. W. MILLNER: Bilateral tumour of the glomus jugulare. J. Laryng. **69**, 430—431 (1955).
McNERNEY, J. C.: Giant-cell tumor of bones of the skull. J. Neurosurg. **6**, 169—174 (1949).
MCKCRAIG, W., and L. J. GOGELA: Intraorbital meningiomas. Amer. J. Ophthal. **32**, 1663—1668 (1949).
MEDIL, E. V. v.: Primary reticulum-cell sarcoma of bone. J. Fac. Radiol. (Lond.) **8**, 102—117 (1956).
MEINERTZ, O.: Über den seltenen Fall eines Schädeldachepidermoids. Beitr. klin. Chir. **184**, 214—220 (1952).
— Subperiostales Schädeldachepidermoid. Zbl. Chir. **79**, 543—546 (1954).
MELARAGNO-FILHO, R., u. M. CUTIN: Neurologische Komplikationen durch Osteome der Nasennebenhöhlen. Hierzu ein Fall von extra-duraler Pneumatocele hervorgerufen durch Stirnhöhlenosteom. Arch. Neuro-psiquiat. (S. Paulo) **9**, 133—143 (1951). Ref. Zbl. ges. Neurol. Psychiat. **123**, 135 (1953).
MENDELOFF, J.: The olfactory neuroepithelial tumors. A review of the literature and report of six additional cases. Cancer (Philad.) **10**, 944—956 (1957).
MENNE, F. R., and W. W. FRANK: So called primary chondroma of the ethmoid. Arch. Otolaryng. (Chicago) **26**, 170—178 (1937).
MERKEL, H.: Die feineren Vorgänge bei der schleimigen Umwandlung in Knorpelgeschwülsten. Beitr. path. Anat. **43**, 485—498 (1908).
—, u. H. H. KLAUE: Der sogenannte braune Tumor des Schädels. Zbl. allg. Path. path. Anat. **93**, 492—497 (1955).
METRE, T. E. VAN: Malignant tumors of the nasopharynx. Bull. Johns Hopk. Hosp. **82**, 42—55 (1948).
MEYER, M.: Über das Carcinom des Siebbeins. (Mit neuen Beiträgen zur Knochenbildung in diesen Geschwülsten). Z. Hals-, Nas.- u. Ohrenheilk. **1**, 284—305 (1922).
MEYERMANN: Beitrag zur Kenntnis des Chordoms. Inaug.-Diss. Göttingen 1937.
MICHÁIL, D.: Cholestéatome de l'orbite. Arch. Ophthal. (Paris) **48**, 743 (1931). Zit. nach THACKER.
— P. LAVINIA u. J. PACURARIU: Die Augenmanifestationen einiger seltener primitiver Knochentumoren der Schädelbasis. Ardeal. méd. **1**, 81—87 (1941). Ref. Zentr.-Org. ges. Chir. **106**, 297 (1942).
MIGNANI, G.: Un caso di sarcoma osteogenico sclerosante a localizzazione multipla. Arch. Putti Chir. Organi Mov. **4**, 454—462 (1954).
MILCH, A., and G. W. CHANGUS: Response of bone to tumor invasion. Cancer (Philad.) **9**, 340—351 (1956).
MILLER, A.: Neurofibromatosis, with reference to skeletal changes, compression myelitis and malignant degeneration. Arch. Surg. (Chicago) **32**, 109—122 (1936).
—, and C. G. SUTHERLAND: Lesions involving the cranium and its contents. Amer. J. med. Sci. **192**, 735—744 (1936).
— D.: Nasopharyngeal cancer. Laryngoscope (St. Louis) **61**, 187—214 (1951).
— F.: Knochenveränderungen bei Leukämie im Kindesalter. Öst. Z. Kinderheilk. **1**, 11—43 (1948).
—, u. M. MONTELEONE: Die Feinstruktur der mehrkernigen Riesenzellen des gutartigen Riesenzelltumors des Knochens. Frankfurt Z. Path. **68**, 49—54 (1957).
— G.: Die Knochenveränderungen bei der Neurofibromatosis Recklinghausen. Fortschr. Röntgenstr. **78**, 669—689 (1953).
MINGRINO, S.: I cordomi del clivus. Acta neurol. (Napoli) **10**, 439—455 (1955).

MITCHELL, F. O.: Extracranial neurilemmoma of the vagus. J. Laryng. 72, 166—171 (1958).

MITTERMAIER, R.: Über Zerstörungen des Schläfenbeines, hervorgerufen durch Geschwülste. Arch. Ohr-, Nas.- u. Kehlk.-Heilk. 147, 271—280 (1940).

— Die Krankheiten der Nasennebenhöhlen, der Ohren und des Halses im Röntgenbild. Stuttgart: Georg Thieme 1952.

MOBERG, E.: Die Corticalisosteoide, ein differentialdiagnostisch interessanter Typ lokalisierter Skelettveränderungen. Arch. klin. Chir. 202, 553—579 (1941).

— The natural course of osteoid-osteoma. J. Bone Jt Surg. A 33, 166—170 (1951).

MÖLLER, H. U.: Symptômes, simulant le glaucome, dans un chordome du clivus Blumenbachii. Acta ophthal. (Kbh.) 17, 20—27 (1939).

— P., u. FLEMMING: Zwei Fälle von Riesenzelltumoren im Os occipitale. Fortschr. Röntgenstr. 53, 465—470 (1936).

MOLLE, W. E.: Pulsating tumors of sternum and occiput due to metastatic carcinoma of thyroid gland. Ohio St. med. 39, 346—347 (1943).

MONESI, B.: Sul reticolosarcoma primitivo delle ossa. Arch. Putti Chir. Organi Mov. 4, 372—385 (1954).

MONTGOMERY, A. H., and I. J. WOLMAN: Sacrococcygeal-chordomas in children. Amer. J. Dis. Child. 46, 1263—1281 (1933).

MOODIE, R. L.: Studies in paleopathology; tumors of head among pre-columbian peruvians. Ann. med. Hist. 8, 394 (1926).

— Roentgenologic studies of Egyptian and Peruvian mumies. Field. Mus. Natur. Hist. Anthropology Memoirs 3, 31—37 (1931).

MOORE, A. E.: Neurofibromatosis associated with proptosis and defect of the orbital wall. Aust. N.Z. J. Surg. 5, 314—318 (1936).

— B. H.: Some orthopaedic relationships of neurofibromatosis. J. Bone Jt Surg. 23, 109—140 (1941).

— J. A.: Osteoma of the paranasal sinuses with report of three cases. Laryngoscope (St. Louis) 61, 379—399 (1951).

— J. A.: Hemangioma of nasal bone. Report of a case. Ann. Otol. (St. Louis) 65, 1012—1019 (1958).

MORENO, J. V., y A. G. RUSSO: Aneurysma cirsoides extentido del cuevo cabelludo. Acad. arg. Cir. 30, 737 (1946). Zit. nach AMYES u. COURVILLE.

MORRIS, A. A., and R. RABINOVITCH: Malignant chordoma of the lumbar region. Report of a case with autopsy; comment unusual metastases to the brain, lungs, pancreas, sacrum and axillary and lymphnodes. Arch. Neurol. Psychiat. (Chicago) 57, 547—564 (1947).

— H.: Pulsating tumours of the left parietal bone, associated with other tumours of the right clavicle and both femora and with great hypertrophy of the heart. Trans. path. Soc. Lond. 31, 259 (1889). Zit. nach WILLIS 1952).

MORSIER, G. DE, et R. FISCHER: Un cas anatomo-clinique de chordome sphénooccipital. Rev. Oto-neuro-ophtal. 24, 207—210 (1952).

MOSER: Zur Kasuistik der Stirnhöhlengeschwülste. Beitr. klin. Chir. 25, 503—525 (1899).

MOULOK, HOUWER A. W.: Case of tumor of facial nerve. Geneesk. T. Ned.înd. 75, 1381—1383 (1935).

MOULONGUET, P., G. BACHY et S. DOBKEVITCH: Lipomes periostés. Rev. Chir. (Paris) 58, 1—9 (1939).

—, et R. ROUSIN: Le sarcome ostéolytique a cellules géantes. J. Chir. (Paris) 70, 669—690 (1954).

MÜLLER, E.: Über hereditäre multiple cartilaginäre Exostosen und Ecchondrosen. Beitr. path. Anat. 57, 232—281 (1913/14).

— H.: Über das Vorkommen von Resten der Chorda dorsalis bei Menschen nach der Geburt und über ihr Verhältnis zu den Gallertgeschwülsten am Clivus. Z. ration Med. 2, 202—230 (1858).

— Ein Fall von arteriellem Rankenangiom des Kopfes. Beitr. klin. Chir. 8, 79—91 (1892).

— H. W.: Ein Fall von Chlorom bei Myeloblastenleukämie. Frankfurt. Z. Path. 34, 575—587 (1926).

— J.: Über den feineren Bau und die Formen der krankhaften Geschwülste. 1838. Zit. nach ERDHEIM 1838.

— W.: Verh. Dtsch. Ges. Naturforsch. Ärzte 84. Verslg, II. Teil, S. 117—118, Münster 1912. Diskussion zu H. COENEN.

MULLIGAN, R. M.: Chemodectoma in the dog. (Abstract.) Amer. J. Path. 26, 680—681 (1950).

MUNRO, D., and W. WEGNER: Primary cranial and intracranial epidermoids and dermoids. New Engl. J. Med. 216, 273—279 (1937).

— J. C.: Int. Zbl. Laryng. 22, 45 (1906). Zit. nach GÖGL.

MURRAY, MARGARET R., and A. P. STOUT: The glomus-tumor; investigation of its distribution and behavior, and the identity of its „epitheloid" cells. Amer. J. Path. 18, 183—203 (1942).

— — Distinctive characteristics of the sympathicoblastoma cultivated in vitro. A method for prompt diagnosis. Amer. J. Path. 23, 429—442 (1947).

NEBELTHAU, L. A.: Über die Gallertgeschwülste am Clivus Blumenbachii. Diss. Marburg 1897.

NEEDLES, W.: Malignant tumors of the nasopharynx. J. nerv. ment. Dis. 86, 373—398 (1937).

NEIL, J. F.: Osteoma of the mastoid process. J. Laryng. 66, 519—521 (1952).

NÉLATON, E.: Mémoires sur une neuvelle espèct de tumeur bénigne des os ou tumeur à myeloplaxes. Thèse Paris 1860.

Nelvert, H., and A. B. Bilchick: Primary hemangioma of the nasal bone. Arch. Otolaryng. (Chicago) 24, 495—501 (1936).

Neuberger, F.: Drei Frühbeobachtungen tympanaler Paragangliome. Mschr. Ohrenheilk. 92, 72—80 (1958).

Neugebauer, G.: Zur Klinik des Osteolipoms. Med. Klin. 1932, 1531—1533.

Neumann, A.: Volumineux chondrome intra-cranien. J. Chir. (Brux.) 26, 157—162 (1927).

— H.: 2 Fälle von Nebenhöhlenosteom. Mschr. Ohrenheilk. 68, 1523—1525 (1934).

Neuss, O.: Die Bedeutung des chromophoben Paraganglioms (Chemodektoma) für die Hals-Nasen-Ohrenheilkunde. Z. Laryng. Rhinol. 35, 137—141 (1956).

New, G. B.: Syndrome of malignant tumors of the nasopharynx. A report of seventy-nine cases. J. Amer. med. Ass. 79, 10—14 (1922).

—, and K. D. Devine: Neurogenic tumors of nose and throat. Arch. Otolaryng. (Chicago) 46, 163—179 (1947).

—, and J. B. Erich: Dermoid cysts of the head and neck. Surg. Gynec. Obstet. 65, 48—55 (1937).

Newell, F. W.: Osteoma involving orbit. Amer. J. Ophthal. 31, 1281—1289 (1948).

Newman, F. W.: Paget's disease. A statistical study of eighty-two cases. J. Bone Jt Surg. 28, 798—804 (1946).

Nida, S. v.: Ein Beitrag zum Corticalisosteoid. Chirurg 19, 420—422 (1948).

Nielsen, J.: Primäres Lymphosarkom in den Knochen — ein überaus strahlenempfindlicher Tumor. Strahlentherapie 69, 683—694 (1941).

Nigrisoli, P.: Sui Lipomi parostali. Arch. Putti Chir. Organi Mov. 7, 177—186 (1956).

Nissl, R.: Zur Differentialdiagnose und Therapie des metastasierenden Adenoms. Radiol. Austriaca 5, 91—104 (1952).

Nittner, K., u. W. Tönnis: Symptomatologie, Diagnostik und Behandlungsergebnisse der Rückenmarks- und Wirbelangiome. Zbl. Neurochir. 10, 317—333 (1950).

Noli, G., e P. Zincone: Osteodistrofia pagetica e degeneratione sarcomatosa. Rass. ital. Chir. Med. 4, 397—415 (1955).

Norcross, N. C.: A case of epidermoid (cholesteatoma) lying under the scalp and outside pericranium. Amer. J. Roentgenol. 38, 854—858 (1937).

Nørgaard, F.: Osseous changes in Recklinghausen's neurofibromatosis. Acta radiol. (Stockh.) 18, 460—470 (1937).

Nové-Josserand, G., et L. Tavernier: Tumeurs malignes des os. Paris: G. Doin 1927.

Nover, A.: Beitrag zur pathologischen Anatomie der malignen Orbitaltumoren. Ophthalmologica (Basel) 126, 35—44 (1953).

—, u. H. W. Zielinski: Zur Diagnostik der raumfordernden Orbitalprozesse. Ber. 60. Zus.kunft Dtsch. Ophthalm.-Ges., Heidelberg, 1956.

Novick, J. N.: Osteoma of the frontal sinuses. Arch. Otolaryng. (Chicago) 46, 655—669 (1947).

Novotny, O.: Prostatakarzinom; Metastase im Schläfenbein. Mschr. Ohrenheilk. 83, 30—33 (1949).

Nowotny, K., u. A. Schüller: Subduraler Pneumocephalus bei ethmoidalem Osteom. (Status epilepticus letalis nach lumbaler Luftfüllung bei altem Morbus sacer.) Röntgenpraxis 8, 107—108 (1936).

Oberling, C.: Les réticulosarcomes et les réticuloendothéliosarcomes de la moelle osseuse (sarcomes d'Ewing). Bull. Ass. franç. 17, 259—296 (1928).

—, et C. Raileanu: Nouvelles recherches sur les réticulosarcomes de la moelle osseuse (sarcomes d'Ewing). Bull. Ass. franç. Cancer 21, 333—345 (1932).

Oberndorf, C. P.: A case of multiple exostoses coupled with syringomyelia. N. Y. med. J. 91, 479 (1910). Zit. nach Ehrenfried 1917.

Obrador, S.: Case report: Hairy teratomatous cyst in the occipito-cerebellar region. J. Neurol. Neurosurg. Psychiat. 17, 298—299 (1954).

O'Brien, M. G.: Primary sarcoma of the epididymis. Report of a case. J. Urol. (Baltimore) 47, 311—312 (1942).

Oderfeld, H., u. J. Steinhaus: Zur Casuistik der Knochenmetastasen von normalem Schilddrüsengewebe. Zbl. allg. Path. path. Anat. 12, 209—212 (1901).

— — Über Metastasen von normalem Schilddrüsengewebe. Zbl. allg. Path. path. Anat. 14, 84—85 (1903).

Oehlert, W.: Lassen sich die primären intrakraniellen Epidermoide auf Grund ihres klinischen bzw. röntgenologischen Verhaltens erkennen? Diss. Köln 1952.

Offret: Les tumeurs primitives de l'orbite. Paris: Masson & Cie. 1951. Zit. nach Danis u. van Eyck.

Ohnacker, H.: Multiple Sarkombildungen auf dem Boden einer Paget'schen Knochenerkrankung. Verh. dtsch. Ges. Path. 38, 287—290 (1954).

Ohnisi, V.: Ein Fall von Facialisneurinom mit Facialislähmung. Otologia (Tokyo) 10, 420—425 (1937), ref. Zbl. H.N.O. (Berl.) 28, 669 (1937).

O'Keefe, J. J.: Neurinoma of the facial nerve in the parotid. Ann. Otol. (St. Louis) 58, 220—225 (1949).

Olesen, H., and F. Sjøntoft: Sympathicoblastoma with metastases to the orbit. Acta ophthal. (Kbh.) 26, 76—87 (1948).

Olivecrona, H.: Die chirurgische Behandlung der Hirngeschwülste. Berlin: Springer 1935.

—, and J. Ladenheim: Congenital arteriovenous aneurysms of the carotid and vertebral arterial systems. Berlin: Springer 1957.

Ollier, M.: Sur une nouvelle affection: La dyschondroplasie. Rev. Chir. (Paris) 21, 396—398 (1900).

Olsson, O.: Echtes Cholesteatom des Stirnbeines. Röntgenpraxis 14, 387—390 (1942).

O'Neal, L. W., and L. V. Ackerman: Chondrosarcoma of bone. Cancer (Philad.) 5, 551—577 (1952).

Oppikofer, E.: Über die primären malignen Geschwülste des Nasenrachenraumes. Arch. Laryng. Rhin. (Berl.) 27, 526—564 (1913).

— Die Hypernephrommetastasen in den oberen Luftwegen und im Gehörorgan. Arch. Ohrenheilk. 129, 271—292 (1931).

— K.: Zwei Fälle von Reticulosarkom des Knochenmarks (Ewing-Sarkom). Schweiz. Z. allg. Path. 3, 200—221 (1941).

Orator, V.: Beitrag zur Chirurgie der Schädeldachosteome. Dtsch. Z. Chir. 233, 459—464 (1931).

Orlandi, N.: Über ein echtes Cholesteatom des Scheitelbeines. Virchows Arch. path. Anat. 237, 119—128 (1922).

Orth, O.: Primär-tumor oder Metastase? Zbl. Chir. 1939, 2443—2444.

Ostertag, B.: Anatomie und Pathologie der raumbeengenden Prozesse des Schädelbinnenraumes. In Neue Deutsche Chirurgie, Bd. 50/III. Stuttgart: Ferdinand Enke 1941.

Otrich, G. C.: Cholesteatoma involving the ethmoidal cells and the antrum of Highmore. Illinois med. J. 48, 397 (1925). Zit. nach Thacker.

Ott, A.: Beitrag zur Röntgendiagnostik extraossärer zystischer Neubildungen des Schädels. Klin. Med. (Wien) 10, 322—329 (1955).

— W. O.: Osteoma of the frontal bone. Ann. Surg. 97, 314—318 (1933).

Outerbridge, R. E.: Malignant adenoma of thyroid with secondary metastases to bone, with discussion of socalled „benign metastasizing goiter". Ann. Surg. 125, 282—291 (1947).

Overend, T. D.: Haemangioma of the occipital bone. Brit. J. Radiol., N. S. 6, 626—627 (1933).

Owen, C. J., L. N. Hershey and Elisha S. Gurdjian: Chordoma dorsalis of the cervical spine. Amer. J. Cancer 16, 830—840 (1932).

Packard, F. A., J. D. Steele and J. S. Kirkbride: Osteitis deformans. Amer. J. med. Sci. 122, 552—569 (1901).

Páez Allende, F.: Diffuse neurofibromatosis (von Recklinghausen's disease) involving the bulbar conjunctiva. Report of a case, with lesions of the skeletal system and skin, and intracranial involvement. Arch. Ophthal. (Chicago) 33, 110—115 (1945).

Paget, J.: Lectures on surgical pathology, vol. 2. London: Longman, Brown, Green and Longmans 1853. Zit. nach Henschen 1955.

— On a form of chronic inflammation of the bones (osteitis deformans). The Royal Medical and Chirurgical Society. Lancet 1876, 715.

— Illus. Med. News Lond. 2, 181 (1889). Zit. nach Summey u. Pressly.

Pais, C., u. R. Zanasi: Das Perithel-Sarkom des Knochenmarks (Ewing-Tumor). Klinische und anatomisch-pathologische Übersicht über 40 Fälle. Sci. med. ital. 4, 465—563 (1956). Dtsch. Ausg.

Paleari, A.: Osteocondroma della base cranica con sindrome dieencephalica. Riv. oto-neuro-oftal 15, 59—71 (1938).

Pancoast, H. K., E. P. Pendergrass and J. P. Schaeffer: The head and neck in Roentgendiagnosis. Springfield Ill.: Ch. C. Thomas 1940.

Pannerwitz, G.: Intraorbitales Osteochondrom. Röntgenpraxis 14, 110—111 (1942).

Panneton, P., et R. Roux: Un cas très rare de cholestèatome de l'orbite. Un. méd. Can. 70, 812 (1941). Zit. nach Thacker.

Paradzik: Über ein Chondrom des Siebbeins. Z. Hals-, Nas.- u. Ohrenheilk. 22, 505—506 (1929).

Parenti, G. C., u. H. Lüdeke: Sarkom auf dem Boden einer Ostitis deformans Paget. (Kasuistischer Beitrag.) Virchows Arch. path. Anat. 296, 200—211 (1936).

Parker, F., and H. Jackson: Primary reticulum cell sarcoma of bone. Surg. Gynec. Obstet. 68, 45—53 (1939).

— W. R., and Stokes: Intra-ocular sarcoma in children. J. Amer. med. Ass. 87, 1891—1897 (1926).

Parrini: Minerva orth. (Torino) 3, 120 (1952). Ref. Zbl. Chir. 132, 297 (1954).

Pass, K. E.: Zur Klinik der cerebralen Carcinommetastasen. Nervenarzt 11, 385—400 (1938).

Pastore, P. N., P. F. Sahyoun and F. B. Mandeville: Chordoma of the maxillary antrum and nares. Report of a case clinically resembling Hodgkin's disease first diagnosed by biopsie of cervical node. Arch. Otolaryng. (Chicago) 50, 647 (1949).

Patterson, N., and H. Cairns: Observations on the treatment of orbital osteoma, with report of a case. Brit. J. Ophthal. 15, 458—467 (1931).

Paul, L. W., and E. A. Pohle: Solitary myeloma of bone; a review of the roentgenologic features, with a report of four additional cases. Radiology 35, 651—666 (1940).

Paunz: Intracranial dermoid stimulating an acute mastoiditis. Acta oto-laryng. (Stockh.) **26**, 729 (1938). Zit. nach Henschen 1955.

Payne, A. E., and W. D. Jeans: A case of intracranial pneumatocele. Brit. J. Surg. **23**, 679—682 (1935/36).

Peele, J. C., and G. H. Hauser: Primary carcinoma of the external auditory canal and middle ear; review of the literature; report of a case. Arch. Otolaranyg. (Chicago) **34**, 254—266 (1941).

Peers, J. H.: Primary intramedullary neurogenic sarcoma of the ulna. Report of a case. Amer. J. Path. **10**, 811—819 (1934).

— Spheno-occipital chordoma. Amer. J. Cancer **32**, 221—226 (1938).

Peet, M. M.: Tumors of the Gasserian ganglion. With the report of two cases of extracranial carcinoma infiltrating the ganglion by direct extension througth the maxillary divison. Surg. Gynec. Obstet. **44**, 202—207 (1927).

Peimer, R.: Benign giant-cell tumors of skull and nasal sinuses. Arch. Otolaryng. (Chicago) **60**, 186—193 (1954).

Pellegrini, A.: I tumori dell'etmoide. Arch. ital. Otol. **66**, Suppl. 24, 3—199 (1955).

Pendergrass, E. P., and J. W. Hope: An extracranial meningioma with no apparent intracranial source. Report of a case. Amer. J. Roentgenol. **70**, 967—970 (1953).

—, and D. Kirsh: Roentgen-manifestations in the skull of metastatic carotid body tumor (paraganglioma), of meningioma and of mucocele. A report of three unusual cases. Amer. J. Roentgenol. **57**, 417—428 (1947).

—, and A. A. de Lorimier: Osteolytic lesions involving the calvarium. Amer. J. Roentgenol. **35**, 9—29 (1936).

— J. P. Schaeffer and P. J. Hodes: The head and neck in Roentgendiagnosis, 2. Aufl. Oxford: Blackwell Scientific Publ. 1956.

Penfield, W., and F. McNaughton: Dural headache and innervation of the dura mater. Arch. Neurol. Psychiat. (Chicago) **44**, 43—75 (1940).

Penkert, M.: Das antesakrale Chordom in seinem Frühstadium. Zbl. Gynäk. **57**, 80—88 (1935).

Pérez-Toledo, A. and J. E. Taveras: Glomus jugulare tumor. Report from Puerto Rico. Arch. Otolaryng. (Chicago) **60**, 49—54 (1954).

Pertuiset, B.: Les tumeurs osseuses de la voûte du crâne et les cranioplasties. These Paris 1949.

Peters, W.: Struma maligna-Metastasen im Schädelknochen. Röntgenpraxis 8, 255 (1936).

Petit-Dutaillis, D., A. Bloch, F. Berdet et R. Messimy: Paraganglioma de l'espace sous-parotidien posterieur associé a une tumeur vraisemblablement de même nature de l'oreille moyenne et se présentant cliniquement sous l'aspect d'un aneurysme. Ann. d'Oto-Laryng. **69**, 657—666 (1952).

— R. Messimy et Benhain: A propos du diagnostic des chordomes sphénooccipitaux. Rev. Otoneuro-ophtal. **24**, 202—206 (1952).

—, et B. Pertuiset: Le diagnostic clinique des tumeurs osseuses de la route du crane. Presse méd. **57**, 655—657 (1949).

Peyton, W. T., and D. R. Simmons: Neurofibromatosis with defect in wall of orbit. Report of 5 cases. Arch. Neurol. Psychiat. (Chicago) **55**, 248—265 (1946).

Pfeiffer, R. L.: Roentgenography of exophthalmus with notes on the Roentgen-ray in ophthalmology. Amer. J. Ophthal. **26**, 724—741, 816—833 (1943).

—, and R. J. Nicholl: Dermoid and epidermoid tumors of orbit. Arch. Ophthal. (Chicago) **40**, 639—664 (1948).

Phemister, D. B.: Chondrosarcoma of bone. Surg. Gynec. Obstet. **50**, 216—233 (1930).

— Cancer of bone and joint. J. Amer. med. Ass. **136**, 545—554 (1948).

—, and K. S. Grimson: Fibrous osteoma of the jaws. Ann. Surg. **105**, 564—583 (1937).

Pia, H. W.: Zur Pathogenese und Frühbehandlung der ,,wachsenden Schädelfraktur des Kindesalters''. Dtsch. Z. Nervenheilk. **172**, 1—11 (1954).

—, u. W. Tönnis: Die wachsende Schädelfraktur des Kindesalters. Zbl. Neurochir. **13**, 1—23 (1953).

Pich, Gertraude: Über das Osteoangiom des Schädeldaches. Beitr. path. Anat. **101**, 181—188 (1938).

Pierson, J. W., G. Farber and J. E. Howard: Multiple hemangiomas of bone propably congenital. J. Amer. med. Ass. **116**, 2145—2148 (1941).

Pietrogrande, V.: I tumori dell osso. I. tumori metastatici dello scheletro. Relazione al XLI. Congresso della Societa Italiana di Ortopedia e'Traumatologia. Bologna, 18—20 Ottobre 1956.

Pike, M. M.: Paget's disease with associated osteogenic sarcoma. Arch. Surg. (Chicago) **46**, 750—754 (1943).

Pincus, F.: Über ,,Cholesteatom'' der Orbita. Klin. Mbl. Augenheilk. **90**, 145—153 (1933).

Pindborg, J. J.: Fibrous dysplasia or fibro-osteoma. Acta radiol. (Stockh.) **36**, 196—203 (1951).

Pique, J. A., y F. Schajowicz: Tumores de los huesos. Buenos Aires: El Ateneo 1948.

Pistolesi, G. F., e C. Ruffato: Cisti epidermoide dell'osso frontale. (Considerazioni anatomoradiologiche.) Riv. Anat. Pat. 8, 1—10 (1954).

PLATT, H.: Sarcoma in abnormal bones. Brit. J. Surg. **34**, 232—239 (1947).
— Survival in bone sarcoma. J. Bone Jt Surg. A **29**, 6—10 (1947).
PLENK, H. P., and E. J. GARDNER: Osteomatosis (leontiasis ossea). Hereditary disease of membranous bone formation associated in on family with polyposis of the colon. Radiology **62**, 830 bis 840 (1954).
PLETTNER: Beitrag zur Kenntnis der tief gelegenen (subfascialen) Lipome. Diss. Halle 1885. Zit. nach BOHM.
PÖSCHL, M.: Skelettveränderungen am Schädel bei kavernösen Gefäßgeschwülsten. Fortschr. Röntgenstr. **84**, 209—213 (1956).
POIRRIER, A.: Des exostoses ostéogéniques de la voûte du crâne. Paris 1895. Arch. Surg. (Chicago) **28**, 357—405 (1934). Zit. nach ECHLIN.
POLITZER, A.: Lehrbuch der Ohrenheilkunde. Stuttgart: Ferdinand Enke 1878.
POMMER, G.: Über die lacunäre Resorption in erkrankten Knochen. S.-B. Akad. Wiss. Wien, III. Abt. **83**, 1—124 (1881).
— Über die Osteoklastentheorie. Virchows Arch. path. Anat. **92**, 296—363, 449—516 (1883).
— Untersuchungen über Osteomalacie und Rachitis nebst Beiträgen zur Kenntnis der Knochenresorption und -apposition in verschiedenen Altersperioden und der durchbohrenden Gefäße. Leipzig: F. C. W. Vogel 1885.
— Schädel- und Gehirnasymmetrie, verursacht durch ein Kephalämatoma internum. Beitr. Anthropologie Tirol **1894**, 159—210.
— Zur Kenntnis des inneren Schädelblutsackes (Kephalhaematoma internum) und seiner Folgeveränderungen. Wien. klin. Wschr. **1916**, Nr 27/28.
— Zur Kenntnis der progressiven Hämatom- und Phlegmasieveränderungen der Röhrenknochen auf Grund der mikroskopischen Befunde im neuen Knochenzystenfall H. v. HABERERs. Arch. orthop. Unfall-Chir. **17**, 17—69 (1920).
— Erläuternde Bemerkungen zu den Einwänden gegen die von Prof. SCHEIBE aufgestellte sogenannte Osteoporoseform der „schwammartigen Veränderungen des Warzenfortsatzes". Z. Hals-, Nas.- u. Ohrenheilk. **16**, 68—75 (1926).
POPPEL, M. H., J. F. ROACH and H. HAMLIN: Cavernous hemangioma of the frontal bone. With report of a case of sinus pericranii. Amer. J. Roentgenol. **59**, 505—510 (1948).
POPPEN, J.: Surgical technic for removal of solitary destructive neoplastic lesions of the cranium. Amer. J. Surg., N. S. **54**, 439—442 (1941).
— J. L., and A. B. KING: Chordoma: Experience with thirteen cases. J. Neurosurg. **9**, 139—163 (1952).
—, and P. A. RIEMENSCHNEIDER: Tumor of carotid body type presumably arising from the glomus jugularis. Arch. Otolaryng. (Chicago) **53**, 453—459 (1951).
PORRETTA, C. A., D. C. DAHLIN and J. M. JAMES: Sarcoma in Paget's disease of bone. J. Bone Jt Surg. A **39**, 1314—1329 (1957).
PORTA, C. F.: Myeloplaxoma of the frontal sinus. Arch. ital. Otol. **61**, 33—44 (1950).
— R.: Sopra un caso di angioma della volta cranica. Quad. Radiol., N. S. **3**, 379—380 (1938). Zit. bei PSENNER 1946.
—, e C. CLIVIO: Sopra un nuova caso di emangioma della volta cranica. Radiol. med. (Torino) **25**, 723—730 (1938). Zit. bei PSENNER 1946.
PORTER, J. L., R. C. LONERGAN and F. D. GUNN: Ewing's sarcoma (endothelial myeloma). Case report with necropsy. Surg. Gynec. Obstet. **62**, 969—976 (1936).
PORTMANN, M. M., BONNARD u. MOREAU: Sur un cas de tumeurs nerveuse des fosses nasales (esthésioneuroblastome). Acta oto-laryng. (Stockh.) **13**, 52—56 (1930).
POTOTSCHNIG, G.: Ein Fall von malignem Chordom mit Metastasen. Beitr. path. Anat. **65**, 356—362 (1919).
POTOZKY, H., and J. R. FREID: Osteomyelitis of the occipital bone complicating the roentgen treatment of a nasopharyngeal lymphosarcoma. Amer. J. Roentgenol. **43**, 584—586 (1940).
POURSINES, Y., et J. E. PAILLAS: Les chordomes sphéno-occipitaux et les tumeurs du foramen ovale. Rev. Oto-neuro-ophtal. **23**, 65—114 (1951).
POUYANNE, H., P. LEMAN et M. GOT: Angiome du crane; ablation sous ganglioplégique et prothèse immediate en mésacryl. Rev. neurol. **87**, 593—598 (1952).
POYNTON, F. J., and A. MONCRIEFF: Subcutaneous nodules in the scalp in fatal cases of glandular enlargement with mononucleosis. Lancet **1929**, 812—814.
PRECECHTEL, A.: Tumors and inflammation of the middle ear; anatomico-pathologic and clinical relations. Acta oto-laryng. (Stockh.) **26**, 321—340 (1938).
PREWITT, L. H., and E. BRENTAN: Fibrochondroma in an infant four weeks old. Arch. Otolaryng. (Chicago) **36**, 232—235 (1942).
PRICE, C. H. G.: Osteogenic sarcoma: An analysis of the age and sex incidence. Brit. J. Cancer **9**, 558—574 (1955).
PROCTOR, B., and J. R. LINDSAY: Tumors involving the petrous pyramid of the temporal bone. Arch. Otolaryng. (Chicago) **46**, 180—194 (1947).

Prossor, T. M.: Treatment of giant-cell tumors of bone. J. Bone Jt Surg. B **31**, 241—251 (1949).
Psenner, L.: Die Hämangiome im Bereich des Kopfes und ihre Erkennung aus den Nativbildern des Schädels. Klin. Med. (Wien) **1**, 164—186 (1946).
— Die Veränderungen am Schädelskelett bei parasellären Tumoren. Radiol. Austriaca **2**, 57—71 (1949).
— Beitrag zur Klinik und zur Röntgendiagnostik des Chordoms der Schädelbasis. Fortschr. Röntgenstr. **77**, 425—433 (1952).
— Ein weiterer Bericht über ein rein intraossäres Meningeom. Radiol. Austriaca **7**, 91—94 (1954).
— Beitrag zur Röntgensymptomatologie der raumbeengenden Prozesse der Orbita. Fortschr. Röntgenstr. **85**, 125—141 (1956).
Quade, R. H., and W. McK Craig: Unusual dermoid and epidermoid cranial cysts. Proc. Mayo Clin. **14**, 459—462 (1939).
Quick, D., and M. Cutler: Transitional cell epidermoid carcinoma. Surg. Gynec. Obstet. **45**, 320 bis 321 (1927).
— — Neurogenic sarcoma; a clinical and pathological study. Ann. Surg. **86**, 810—829 (1927).
Radcliffe, A.: Ethmoidal fibro-angioma. J. Laryng. **65**, 768—787 (1951).
Rahm, H.: Generalisierte Hämangiomatose des Skelettsystems unter dem Bilde einer Osteopathia fibrosa generalisata Recklinghausen. Zbl. Chir. **34**, 1890—1894 (1938).
Rainer, V.: Une cas de neurinome du nerf facial. Ann. Oto-Laryng. (Paris) **71**, 770—778 (1954).
Ramadier et A. Tournay: Une observation de tumeur à myéloplaxes du rocher. Rev. Oto-neuro-ophtal. **15**, 29 (1937). Zit. nach Lord u. Stewart.
Ramamurthi, B., G. S. Visvanabathan and K. M. Pillai: Osteoclastoma of the skull. J. Neurosurg. **12**, 287—290 (1955).
Ramsey, F. W., H. W. Laws, J. E. Pritchard and H. Elliott: Posttraumatic granuloma of bony orbit simulating tumor. Canad. med. Ass. J. **59**, 206—211 (1948).
Rand, C. W.: Osteoma of the skull. Report of two cases, one being associated with a large intracranial endothelioma. Arch. Surg. (Chicago) **6**, 573—586 (1923).
— Tumour of the left gasserian ganglion. Surg. Gynec. Obstet. **40**, 49—54 (1925).
—, and D. L. Reeves: Dermoid and epidermoid tumors (chlosteatomas) of the central nervous system. Report of twenty-three cases. Arch. Surg. (Chicago) **46**, 350—376 (1943).
Raney, R. B., and C. B. Courville: Multiple hemangioblastomas of the central nervous system. Bull. Los Angeles neurol. Soc. **2**, 104—113 (1937).
Rao, R. V.: Two cases of glomus jugulare tumor. Ann. Otol. (St. Louis) **64**, 1132—1136 (1955).
Rathcke, L.: Teratoide Geschwulst am kindlichen Kopf. Beitr. klin. Chir. **168**, 610—615 (1938).
Ratkóczy, N.: Die Pathologie und Therapie der Lymphogranulomatose. Leipzig: Georg Thieme 1940.
Rausch, F. J.: Typische Knochenveränderungen der Schädelbasis beim Neurinom des Nervus V und XII. Acta neurochir. (Wien) **4**, 433—448 (1956).
Ravelli, A., u. H. Jud: Osteoid-Osteom Jaffé- und zwei nicht-ossifizierende Knochenfibrome Jaffé-Lichtenstein an einem Femur. Wien. klin. Wschr. **1956**, 789—791.
—, u. L. Winkler: Extrakranielle subperiostale Epidermoidzyste am Stirnbein. Radiol. clin. (Basel) **26**, 13—20 (1957).
Raven, R. W., and R. A. Willis: Solitary plasmocytoma of the spine. J. Bone Jt Surg. B **31**, 369—375 (1949).
Recklinghausen, F. v.: Ein Fall von multiplen Exostosen. Virchows Arch. path. Anat. **35**, 203—207 (1866).
— Über die multiplen Fibrome der Haut und ihre Beziehungen zu den multiplen Neuromen. Berlin: August Hirschwald 1882.
Reese, A. B.: Orbital tumors and their surgical treatment. Amer. J. Ophthal. **24**, 386—394 und 497—507 (1941).
— Tumors of the eye. New York: P. B. Hoeber 1951.
Rehbock, D. J., and H. Hauser: Liposarcoma of bone. Report of two cases and review of literature. Amer. J. Cancer **27**, 37—44 (1936).
Reichel, R.: Ein „Sarkoma psammosum" der Nasen-, Kiefer- und Siebbeinhöhle. Diss. Erlangen 1934. Zit. nach Gögl.
Reischauer: Präparat, Röntgenbilder und Mikrophotogramme eines Falles von Knochenhämangiom der Scheitelbeine. Zbl. Chir. **60**, 582—583 (1933).
Rejtö, A.: Fall eines vom Gesichtsnerven ausgehenden Tumors. Mschr. Ohrenheilk. **73**, 615—617 (1939).
Revilla, A. G.: Differentialdiagnosis of tumors at the cerebellopontine angle. Bull. Johns Hopk. Hosp. **83**, 187—212 (1948).
Ribbert, H.: Über die experimentelle Erzeugung einer Ecchondrosis physalifora. Verh. dtsch. Kongr. inn. Med. **13**, 455—464 (1895).
— Geschwulstlehre für Ärzte und Studierende. Bonn: Friedr. Cohen 1904.
—, u. H. Steiner: Über die Ecchondrosis physalifora sphenooccipitalis. Zbl. allg. Path. path. Anat. **5**, 457—461 (1894).

Riccabona, A.: Angeborenes Cholesteatom. Mschr. Ohrenheilk. 81, 304—321 (1947).

Ricci, G., and A. Giagnoni: I cordomi sfeno-occipitali. Boll. Mal Orecch. 69, 408—435 (1951).

Richmond, D. A.: Lipoma causing a posterior interosseous lesion. J. Bone Jt Surg. B 35, 83 (1953).

Richter, H.: Zur Klinik, pathologischen Anatomie und Therapie der bösartigen Geschwülste des Ohres, der oberen Luft- und Speisewege (nach Erfahrungen der Erlanger Klinik aus den Jahren 1919 bis 1931). Z. Hals-, Nas.- u. Ohrenheilk. 31, 169—192 (1932).

Richthammer, H.: Osteoangiom des Schädeldaches. Krebsarzt 5, 62—64 (1950).

Ridpath, R. I.: Chordoma: with report of two cases. Ann. Otol. (St. Louis) 47, 649—658 (1938).

Riemenschneider, P. A., G. D. Hoople, D. Brewer, D. Jones and A. Ecker: Roentgenographic diagnosis of tumors of the glomus jugularis. Amer. J. Roentgenol. 69, 59—65 (1953).

Ringertz, N.: Pathology of malignant tumors arising in the nasal and paranasal cavities and maxilla. Acta oto-laryng. (Stockh.) Suppl 27 (1938).

Rissing: Primärer maligner Tumor des Felsenbeins vom Typus der Speicheldrüsenmischgeschwulst. Beitr. path. Anat. 100, 582 (1938).

Roberts, G. J.: Neurinoma of facial nerve in the middle ear and mastoid; case report. Arch. Oto-laryng. (Chicago) 37, 62—73 (1943).

Robinson, G. A.: Cancer of the ear. Laryngoscope (St. Louis) 41, 467—473 (1931).

Rocher, H. L., et Anglade: Les fibrogliomes de la région nasale. Rev. Chir. (Paris) 72, 147—178 (1924).

Rock, T.: Contributo alla conoscenza dei fibrosarcomi dell'osso. Tumori 39, 475—488 (1953).

Rockliffe-Parsons, H.: Plexiform neuroma of the orbit. Trans. path. Soc. Lond. 55, 27—38 (1904).

Rodin: Cisti epidermoide della regione occipitale a sede epidurale ed a sviluppo endosseo. G. ital. Chir. 3, 595 (1947). Zit. nach Henschen 1955.

Rössing, F.: Struma eines akzessorischen Glomus caroticum. Arch. klin. Chir. 181, 571—574 (1935).

Röttgen, P.: Über ein retrobulbäres Angioendotheliom mit pulsierendem Exophthalmus. Klin. Mschr. Augenheilk 116, 256—257 (1950).

Rogers, L.: Pott's puffy tumours. Brit. J. Surg. 36, 315—316 (1949).

Rohmer: Zit. nach Birch-Hirschfeld.

Rokitansky, C.: Lehrbuch der pathologischen Anatomie, Bd. III. Wien: Beaumüller 1856.

Rosen, S.: Glomus jugulare tumor of the middle ear with normal drum. Improved biopsy technique. Ann. Otol. (St. Louis) 61, 448 (1952). Zit. nach Shambough 1955.

Rosenbaum, H. E., and W. B. Seaman: Neurologic manifestations of nasopharyngeal tumors. Neurology (Minneap.) 5, 868—874 (1955).

Rosenbusch, H.: Über das Karzinom des Nasenrachenraumes im frühen Kindesalter. Frankfurt. Z. Path. 31, 507—523 (1925).

Rosendal, T.: Some cranial changes in von Recklinghausen's neurofibromatosis. Acta radiol. (Stockh.) 19, 373—390 (1938).

— Two cases of sympathicoblastoma of the suprarenal gland with metastases to the cranium and the tubular bones. Acta radiol. (Stockh.) 23, 462—472 (1942).

— On reticulum cell sarcoma in bones. Acta radiol. (Stockh.) 26, 210—221 (1945).

Rosenwasser: Primary cholesteatoma of the occipital bone. J. med. Ass. Sinai Hosp. 2, 56 (1935). Zit. nach Henschen 1955.

— H.: Neoplasms involving the middle ear. Arch. Otolaryng. (Chicago) 32, 38—53 (1940).

— Carotid body tumor of the middle ear and mastoid. Arch. Otolaryng. (Chicago) 41, 64—67 (1945).

— Glomus jugularis tumor of the middle ear (carotid body tumor, tympanic body tumor, non-chromaffin paraganglioma). Laryngoscope (St. Louis) 62, 623—633 (1952).

Rosselet, A., u. P. Decker: Über einen Fall von plasmocytärem Myelom mit nur einem Krankheitsherd. Strahlentherapie 56, 337—340 (1936).

Rossi, G.: I paragangli non-cromaffin e la loro patologia neoplastica. Minerva otorinolaring. (Torino) 4, 55—73 (1954).

— Considerazioni anatomo-patologiche sui paragangliomi noncromaffini timpano gingulare. Valsalva 30, 14—25 (1954).

Rothschild, H.: Chlorome der Dura mater mit atypischer Symptomatologie. Dtsch. Z. Nervenheilk. 91, 57—76 (1926).

Rotter, W., u. W. Büngeler: Blut und blutbildende Organe. In E. Kaufmann u. M. Staemmler, Lehrbuch der speziellen pathologischen Anatomie, Bd. I/1. Berlin: W. de Gruyter & Co. 1955.

Roulet, F.: Weitere Beiträge zur Kenntnis des Rethothelsarkoms. Virchows Arch. path. Anat. 286, 702—732 (1932).

Rowbotham, G. F.: Epidermoids arising in the diploe of the skull. Brit. J. Surg. 26, 506—514 (1938).

— Haemangiomata arising in the bones of the skull. Brit. J. Surg. 30, 1—8 (1942).

— An osteoclastoma of the skull. Brit. J. Surg. 39, 527—529 (1952).

— Neoplasms that grow from the bone-forming elements of the skull; a survey of 20 cases. Brit. J. Surg. 45, 123—134 (1957).

Roy, J. N.: Volumineux ostéome orbito-cranien. Absces cerebral consecutif, d'origine nasale. Ann. Oculist. (Paris) 171, 339—347 (1934).

Rubaltelli, E.: Voluminoso condroma etmoide sinistro con mucocele pan-sinusale e grave sindrome oculare. Riv. oto-neuro-oftal. 14, 48 (1937). Zit. nach Hickey.

Rubaschow, S.: Zur onkologischen Kasuistik: Chordom mit ungewöhnlichem Sitz. Zbl. Chir. 56, 137—138 (1929).

Rubin, H.: Metastasis to the petrous apex following carcinoma of the breast. Arch. Otolaryng. (Chicago) 24, 95 (1936). Zit. nach Courville u. Abbott 1945.

Ruckensteiner, E.: Zur Differentialdiagnose der meningeomatösen Schädelveränderungen. Fortschr. Röntgenstr. 72, 698—703 (1950).

— Über die echten Osteome des Schädeldaches. Radiol. Austriaca 8, 87—92 (1955).

Ruf, H.: Raumbeengende Erkrankungen im Schädelinneren. In v. Bergmann, Frey u. Schwiegks Handbuch der inneren Medizin, 4. Aufl., Bd. V/3. Berlin: Springer 1953.

Rumpf, G.: Psammöse Geschwülste im Nasennebenhöhlengebiet. Z. Laryng. Rhinol. 37, 163—167 (1958).

Rundle, F.: A case of cirsoid aneurysm of the scalp. Brit. J. Surg. 25, 872—878 (1937/38).

Russell, Dorothy, S.: The pathology of intracranial tumors. Postgrad. med. J. 15, 150 (1939). Zit. nach Henschen 1955.

— Malignant osteoclastoma and the association with Paget's osteitis deformans. J. Bone Jt Surg. B 31, 281—290 (1949).

Russo, P. E., and B. H. Brown: Solitary myeloma of bone. A case report. Amer. J. Roentgenol. 76, 972—976 (1956).

Rutishauser, E.: Zur Frage der solitären Myelome. Zbl. allg. Path. path. Anat. 58, 355—360 (1933).

Sabanas, Alvina O., D. C. Dahlin, D. S. Childs and J. C. Ivins: Postradiation sarcoma of bone. Cancer (Philad.) 9, 528—542 (1956).

Sabrazès, J., G. Jranneney et R. Mathey-Cornat: Les tumeurs des os. Paris: Masson & Cie. 1932.

— Richou, G. Jranneney et R. Mathey-Cornat: Tumeur maligne et maladie de Paget. J. Méd. Bordeaux 15, 670—671 (1926).

Sachs, E.: Tumors of the gasserian ganglion. With report of an operated case. Ann. Surg. 66, 152—158 (1917).

Sack: Cholesteatom der Stirnhöhle. Röntgenpraxis 9, 645—646 (1937).

Sättler, A.: Osteome der Stirnhöhlen. Z. Hals-, Nas.- u. Ohrenheilk. 43, 464—479 (1938).

Salamanca, F. E. de, u. J. M. Lopez-Porrua: Sobre un caso de epidermoide extradural intracraneal. Acta neurochir. (Wien) 3, 137—145 (1954).

Salkeld, C. R.: A case of glomus jugulare tumour — second report. J. Laryng. 70, 491—494 (1956).

Samuels, B.: Dermoid cysts of orbit. Trans. Amer. ophthal. Soc. 34, 226—230 (1936).

Sangalli, G.: Sul modo di formarsi del tessuto cartilagineo morboso. Ann. Univ. Medic. 164, 41 (1858). Zit. nach Coenen 1925.

— Storia clinica ed anatomica dei tumori 2, 264 (1860). Zit. nach Courville 1947.

Santi, P. R. W. de: A case of multiple fibro-sarcomata of the scalp of nineteen years duration; removal of growths; sub-sequent recurrence in lungs. Trans. path. Soc. Lond. 50, 234 (1899). Zit. nach Willis 1952.

Santo, D. A. de: Ewing's tumor. (Primary intracortical and subperiostal lymphangio-endothelioma). Arch. Surg. (Chicago) 28, 66—82 (1934).

—, and E. Burgess: Primary and secondary neurilemmoma of bone. Surg. Gynec. Obstet. 71, 454—461 (1940).

Sattler, C.: Die bösartigen Geschwülste des Auges. Leipzig 1926.

Scaglietti, O., e B. Calandriello: Il sarcoma parostale ossificante. Arch. Putti Chir. Organi Mov. 6, 9—37 (1955).

—, e G. Fineschi: I sarcomi giganto-cellulari. (Varietá a malignilá locale.) Arch. Putti Chir. Organi Mov. 7, 40—120 (1956).

Schade, R.: Tumours of the glomus jugulare and glomus caroticum. Brit. J. Cancer 7, 449—451 (1953).

— Über Tumoren des Glomus tympanicum. Zbl. allg. Path. u. path. Anat. 91, 440—445 (1954).

Schajowicz, F., e M. Polak: Patologia e histogenesis del reticulosarcoma de los huesos. Rev. Asoc. méd. argent. 63, 1—19 (1949).

Schall, L. A.: Neoplasms involving the middle ear. Arch. Otlaryng. (Chicago) 22, 548—553 (1935).

—, and M. Lineback: Primary intranasal neuroblastoma. Report of 3 cases. Ann. Otol. (St. Louis) 60, 221—229 (1951).

Scheinker, J.: Myelom und Nervensystem. Über eine bisher nicht beschriebene mit eigentümlichen Hautveränderungen einhergehende Polyneuritis bei einem plasmacellulären Myelom des Sternums. Dtsch. Z. Nervenheilk. 147, 247—273 (1938).

Schellenberg, W.: Eigenartiger Tumor des Schädeldaches als Folge eines Schädeltraumas. Frankfurt. Z. Path. 38, 319—324 (1929).

Scherer, E.: Exostosen, Enchondrome und ihre Beziehungen zum Periost. Frankfurt. Z. Path. 36, 587—605 (1928).

SCHIERSMANN, O.: Zur röntgenologischen Diagnose des Pneumocephalus epiduralis (Pneumatocele interna extraduralis). Röntgenpraxis 15, 419—422 (1943).

SCHILOWZEFF: Zur operativen Therapie ausgedehnter Angiome des Kopfes. Langenbecks Arch. klin. Chir. 184, 179—182 (1936).

SCHINZ, H. R., W. E. BAENSCH, E. FRIEDL u. E. UEHLINGER: Lehrbuch der Röntgendiagnostik, 5. Aufl., Bd. I. Stuttgart: Georg Thieme 1952.

—, u. R. BAUMANN-SCHENKER: Zur Histologie, Biologie und Therapie des transitional cell carcinoma. Fortschr. Röntgenstr. 53, 560—580 (1936).

SCHIRMER: Zit. nach BIRCH-HIRSCHFELD.

SCHLAEPFER VON SPEICHER, E.: Über das Rippen-Enchondrom. Dtsch. Z. Chir. 15, 525—581 (1881).

SCHLITTLER, E.: Über das Enchondrom der Nasennebenhöhlen. Z. Laryng. Rhinol. 10, 495 (1922).

— Ein Chondrom des Siebbeins. (Operation, Dauerheilung.) Z. Hals-, Nas.- u. Ohrenheilk. 13, 489—494 (1926).

SCHMIDT, C.: Neurinom des Nervus facialis. Schweiz. med. Wschr. 8, 190—191 (1931).

— C. F., and J. E. COMROE: Functions of the carotid and aortic bodies. Physiol. Rev. 20, 115—157 (1940).

— M. B.: Über seltene Spaltbildungen im Bereich des mittleren Stirnfortsatzes. Virchows Arch. path. Anat. 162, 340—370 (1900).

— Allgemeine Pathologie und pathologische Anatomie der Knochen. Ergebn. allg. Path. path. Anat. 7, 221—361 (1900/01).

SCHMINKE, A.: Über lymphoepitheliale Geschwülste. Beitr. path. Anat. 68, 161—170 (1921).

SCHNEEGANS, E., et MANDIGAS: Bull. Soc. Pédiat. Paris 36, 535 (1938). Zit. nach HOLZNER 1954.

SCHNEIDER, E.: Zur Kenntnis der Schädelosteome und der Hyperostosis frontalis. Med. Klin. 1936, 487—490.

SCHÖNE, G.: Über einen Fall von myelogenem Hämangiom des Os occipitale. Beitr. path. Anat. 7, 685 (1905).

SCHOLZ, W.: Isoliertes Siebbeinosteom in der Orbita. Z. Hals-, Nas.- u. Ohrenheilk. 45, 86—88 (1939/40).

SCHOPPER, W.: Metastatische Knochengeschwülste. In HENKE-LUBARSCH' Handbuch der speziellen pathologischen Anatomie und Histologie, Bd. IX/4. Berlin: Springer 1937.

SCHRECK, E.: Zur Frage des Anophthalmus congenitus. Ein Ophthalmoteratoid. Klin. Mbl. Augenheilk. 100, 74—89 (1938).

—- Zur Klinik und pathologischen Anatomie der Orbitaltumoren. Klin. Mbl. Augenheilk. 103, 1—44 (1939).

SCHRØDER, R.: Les paralysies laryngéales associées. Acta psychiat. (Kbh.) 4, 163—191 (1929).

— Et tilfaelde of neurinom i. n. facialis. Hosp.-Tid. 74, 56—60 (1931).

SCHRÖER, R.: Genetische Betrachtungen über die Knochengeschwülste der Nasennebenhöhlen. Arch. Ohr-, Nas.- u. Kehlk.-Heilk. 166, 161—178 (1954).

SCHULZE: Erkrankungen des Schädels. In BUMKE-FOERSTERS Handbuch der Neurologie, Bd. X. Berlin 1936.

— H. E.: Chondrom der mittleren und hinteren Schädelgrube. Ein Beitrag zur Diagnostik der seltenen Schädelbasisgeschwülste. Zbl. Neurochir. 14, 113—117 (1954).

SCHUMACHER, S.: Histologie des Nasenrachen. In A. DENKER u. O. KAHLERS Handbuch der Hals-, Nasen- und Ohrenheilkunde, Bd. I. München 1925.

SCHWAB, W.: Über maligne Schädelchordome. H.N.O. (Berl.) 2, 6—8 (1950).

— Zur Pathologie und Klinik der Carcinommetastasen im Schläfenbein. H.N.O. (Berl.) 2, 19—20 (1950).

SCHWABACH, D., u. M. BIELSCHOWSKY: Ein Fall von Myxofibrom des Felsenbeins mit multipler Hirnnervenlähmung. Dtsch. med. Wschr. 1909, 793—795.

SCHWARTZ et CHEVRIER: Des lipomes osteoperiostiques. Rev. Chir. (Paris) 33, 76—100, 260—289, 469—498 (1906).

— C. W.: Cranial osteomas from a roentgenologic viewpoint. Amer. J. Roentgenol. 44, 188 bis 196 (1940).

— Cranial and intracranial epidermoidomas from a roentgenological viewpoint. Amer. J. Roentgenol. 45, 18—26 (1941).

— Solitary myeloma of the frontal bone. Amer. J. Roentgenol. 53, 573—574 (1945).

—, and L. C. COLLINS: The skull and brain roentgenologically considered. Springfield Ill.: Ch. C. Thomas 1951.

— CH. W. Vascular tumors and anomalies of the skull and brain. Amer. J. Roentgenol. 41, 881—900 (1939).

— Osteofibroma of the cranium from a roentgenologic viewpoint. Amer. J. Roentgenol. 43, 53—57 (1940).

SCHWEINGEL, S.: Über intraossale epitheliale Geschwülste des Schädeldaches. Arch. Psychiat. Nervenkr. 117, 137—160 (1944).

SCHWERDTFEGER: Beitrag zur Pathologie und Therapie der Chondrome der Nase und ihrer Nebenhöhlen. Z. Laryng. Rhinol. **3**, 581—595 (1911).

SCOTT, M., and H. T. WYCIS: Intracranial neurinoma of the hypoglossal nerve; successful removal. Case report. J. Neurosurg. **6**, 333 (1949).

— P., and L. COLLEDGE: Discussion on malignant disease of the ear (excluding the pinna). J. Laryng. **54**, 576—605 (1939).

SCUDERI, G.: The neurinoma of the orbit. Boll. Oculist. **27**, 507—530 (1948).

SEAMAN, W. B.: Olfactory esthesio-neuroepitheliomas. Radiology **57**, 541—546 (1951).

—, and L. T. FURLOW: Anomalies of the bony orbit. Amer. J. Roentgenol. **71**, 51—59 (1954).

SEAR, H. R.: Some notes on the diagnosis of bone tumours. Brit. med. J. **1936**, 49—53.

SECRETAN, J. P.: A propos d'ostéite fibrokystique localisée à l'ethmoide. Acta oto-laryng. (Stockh.) **29**, 360—384 (1941).

SEIDEL, W.: Zur Differentialdiagnose der Schädeldefekte unter besonderer Berücksichtigung eines Dermoids der Hinterhauptschuppe mit übergroßem Knochendefekt. Zbl. Chir. **80**, 1193—1199 (1955).

SEIFFERT, A.: Endotheliom des Mittelohres, kompliziert durch Sinusthrombose. Z. Hals-, Nas.- u. Ohrenheilk. **35**, 348—351 (1934).

— Zur Behandlung maligner Nasenrachentumoren. Arch. Ohr.-, Nas.- u. Kehlk.-Heilk. **148**, 246—251 (1940).

SEIFERTH, L. B.: Beiträge zur Lehre von den Geschwülsten der Nasennebenhöhlen unter besonderer Berücksichtigung der Multiplizität und Ätiologie der Tumoren. Beitr. Anat. etc., Ohr. **25**, 177 bis 226 (1927).

SELBERG, W.: Die Geschichte eines Schädeldachhämangioms. Zbl. allg. Path. path. Anat. **93**, 418 (1955).

SELSØ, S.: Et tifælde af kæmpecelletumor i mellemoret. Nord. Med. **33**, 546 (1947).

SENNET, J. E.: Chordoma: Its roentgendiagnostic aspects and its response to roentgentherapy. Amer. J. Roentgenol. **69**, 613—622 (1953).

SERAFINI: Lipoma a sede rara. Policlinico **1910**. Zit. nach BOHM.

SEVERINI, P., e G. CASTORINA: Condromixoma parasellare. Lav. neuropsichiat. **17**, 55—66 (1955).

SEWALL, E. C.: Osteoma of the frontal sinus, with a report of a case. Ann. Otol. (St. Louis) **27**, 275—287 (1918).

SÈZE, S. DE, J. ROBIN, S. JURMAND et J. C. RÉNIER: Dégénérescence sarcomateuse de la maladie de Paget. 4 nouvelles observations. Bull. Soc. méd. Hôp. Paris **68**, 555—560 (1952).

SHAHEEN, H. B.: Psammoma in the maxillary antrum. J. Laryng. **46**, 117 (1931).

SHAMBAUGH, G. E.: Surgical approach for so-called glomus jugulare tumors of the middle ear. Laryngoscope (St. Louis) **65**, 185—198 (1955).

SHAW, C. R.: Metastasizing goitre „Hürthle cell" tumour of the thyroid and skull. Brit. J. Surg. **39**, 25—31 (1952).

SHERIDAN, M. R., and T. M. BAUHAM: Progressive facial nerve palsy due temporal epidermoid. J. Laryng. **62**, 170—172 (1948).

SHERMAN, MARY S.: Osteoid-osteoma. Review of the literature and report of 30 cases. J. Bone Jt Surg. A **29**, 483—490, 918—930 (1947).

— Capillary hemangioma of bone. Arch. Path. (Chicago) **38**, 158—161 (1944).

— R. S., and M. IVKER: The roentgen appearance of thyroid metastases in bone. Amer. J. Roentgenol. **63**, 196—203 (1950).

—, and T. A. PEARSON: Roentgenographic appearance of renal cancer metastasis in bone. Cancer (Philad.) **1**, 276—285 (1948).

—, and RUTH E. SNYDER: Roentgen appearance of primary reticulum cell sarcoma of bone. Amer. J. Roentgenol. **58**, 297—306 (1947).

SHRIVASTAV, J. B., and K. D. SHARMA: Osteoclastoma from the temporal bone. Indian J. Surg. **16**, 100—101 (1954). Zit. nach RAMAMURTHI.

SHUFFSTALL, R. M., and J. E. GREGORY: Osteoid formation in giant cell tumors. Amer. J. Path. **29**, 1123—1128 (1953).

SIEDENBIEDL, H.: Brauner Tumor der Orbita (Gutartiger Riesenzelltumor). Klin. Mbl. Augenheilk. **122**, 86—90 (1953).

SIEKERT, R. G.: Neurologic manifestations of tumors of glomus jugulare. Chemodectoma, non-chromaffin paraganglioma or carotid-body-like tumor. Arch. Neurol. Psychiat. (Chicago) **76**, 1—12 (1956).

SILCOCK, A. Q.: Cancer of the prostate with secondary ossific deposits in the cranium and femur. Trans. path. Soc. Lond. **35**, 244 (1884). Zit. nach COURVILLE u. ABBOTT 1945.

SILLEVIS SMITT, W. G.: Neurofibromatose van het gelaat met skeletafwijkingen. Ned. T. Geneesk. **94**, 2888—2894 (1950).

SILVERMAN, F. N.: The skeletal lesions in leukemia. Clinical and roentgeopgraphic observations in 103 infants and children, with a review of the literature. Amer. J. Roentgenol. **59**, 819—844 (1948).

— G.: Multiple osteogenic sarcoma. Arch. Path. (Chicago) **21**, 88—95 (1936).

Simmons, C. C.: Bone sarcoma, factors influencing prognosis. Surg. Gynec. Obstet. 68, 67—75 (1939).

Simon, O.: Das vertebrale Chordom. Dtsch. Z. Chir. 241, 805—820 (1933).

Simonton, K. M., and J. X. Medwick: Epidermoid-like lesions of frontal bone simulating mucocele. Report of two cases. Trans Amer. laryng. rhin. otol. Soc. 52, 131—141 (1948).

Simpson, J. C., and R. Dallachy: A review of tumours of the glomus jugulare with reports of three further cases. J. Laryng. 72, 194 (1958).

— W. L., D. G. Graham and S. H. Sanders: Fibroma of the ethmoid and frontal region with case report. Ann. Otol. (St. Louis) 53, 344—348 (1944).

Sjögren, H.: Myoblastic sarcoma in the orbit. Acta ophthal.)Kbh.) 14, 277—278 (1938).

Sjöqvist, O.: Surgery of the cranial nerves. In Olivecrona-Tönnis Handbuch der Neurochirurgie Bd. VI. Berlin: Springer 1957.

Skolnik, E. M., E. J. Fornatto and J. Heydemann: Osteogenic sarcoma of skull following irradiation. Ann. Otol. (St. Louis) 65, 895—910 (1956).

Skoog, T.: Zit. bei Lundgren 1947.

Smelt, G. J.: Het osteoide fibroom van de neusbijholten. Ned. T. Geneesk. 95, 714—717 (1951).

Smith, A. G., and A. Zavaleta: Osteoma, ossifying fibroma and fibrous dysplasia of facial and cranial bones. Arch. Path. (Chicago) 54, 507—527 (1952).

— A. T.: Osseous lesions of nose and sinuses. With special reference to hypertrophic changes and tumor formations. Arch. Otolaryng. (Chicago) 31, 289—312 (1940).

Smitt, S. W. G.: Über intracraniale Chondrome. Dtsch. Z. Nervenheilk. 109, 170—177 (1929).

Snyder, H. L.: Giant cell tumor: Report of a case involving mastoid. J. Kans. med. Soc. 36, 189 bis 192 (1935).

Soboroff, B. J.: Chondrosarkoma of the nasal cavity. Arch. Otolaryng. (Chicago) 61, 717—718 (1955).

Sölder, P. v.: Ein Fall von Osteo-Osteoidsarcom der Leptomeningen. Wien. Z. Nervenheilk. 11, 330—337 (1955).

Sommer, G.: Über das primäre kavernöse Hämangiom der Schädelknochen. Beitr. klin. Chir. 168, 101—131 (1938).

Sonnenschein, H.: Ein Fall von multipler Exostosis cartilaginea. Diss. Berlin 1873. Zit. nach E. Müller (1913/14).

Soper, G. R., and T. C. Galloway: Transseptal removal of chondroma replacing sphenoid sinus and sella. Arch. Otolaryng. (Chicago) 36, 126—130 (1942).

Speiser, F.: Ein Fall von systematisierter Enchondromatose des Skeletts. Virchows Arch. path. Anat. 258, 126—160 (1925).

— Sarkomatöse Entartung bei der Ostitis deformans. Arch. klin. Chir. 149, 274—295 (1928).

Spencer, F. R.: Primary cholesteatoma of sinus and orbit. Report of a case of many years duration followed by carcinoma and death. Trans. Amer. laryng. rhin. otol. Soc. 36, 543—549 (1930).

— J., and R. Dresser: Lymphoblastoma (Hodgkin's and sarcoma type) of bone, with report of 3 cases simulating primary malignant tumor of bone. New Engl. J. Med. 214, 877—879 (1936).

Spitz, S., and N. L. Higinbotham: Osteogenic sarcoma following prophylactic roentgen-ray therapy, report of a case. Cancer (Philad.) 4, 1107—1112 (1951).

Sprenger, W., u. F. Prietzel: Ceruminaldrüsenadenom des Gehörganges. Mschr. Ohrenheilk. 73, 722—725 (1939).

Sprong, D. H., and F. G. Kirby: Familial carotid body tumors; report of nine cases in 11 siblings. Ann. west. Med. Surg. 3, 241—242 (1949). Zit. nach Le Compte.

Spuler, R.: Über den feineren Bau der Chondrome. Beitr. path. Anat. 32, 253—265 (1902).

Staerkle, A., u. W. Pulver: Spontaner Pneumocephalus internus ventricularis. Praxis 38, 855 bis 858 (1949).

Stahnke, E.: Über Knochenveränderungen bei Neurofibromatose. Dtsch. Z. Chir. 168, 6—18 (1922).

Stalman, A.: Nerven-, Haut- und Knochenveränderungen bei der Neurofibromatosis Recklinghausen und ihre entstehungsgeschichtlichen Zusammenhänge. Virchows Arch. path. Anat. 289, 96—126 (1933).

Starke, H.: Zur Genese der Cholesteatome des Gesichtsschädels. Z. Laryng. Rhinol. 11, 189—196 (1923).

Steiner, P. E.: Hodgkin's disease; the incidence, distribution, nature and possible significance of the lymphogranulomatous lesions in the bone marrow. Arch. Path. (Chicago) 36, 627—637 (1943).

— Multiple diffuse fibrosarcoma of bone. Amer. J. Path. 20, 877—893 (1944).

Steinsleger y Slulittel: Lesiones óseas en la neurofibromatosis. Sem. méd. (B. Aires) 1, 481 (1934). Zit. nach Henschen 1955.

Stender, A.: Über frontoorbitale Dermoidzysten. Zbl. Neurochir. 2, 114—123 (1937).

Sternberg, C.: Zur Frage des sog. Ewings Tumors. Frankfurt. Z. Path. 48, 524—532 (1935).

Steudel: Multiple Enchondrome der Knochen in Verbindung mit venösen Angiomen der Weichteile. Beitr. klin. Chir. 8, 503—521 (1892).

Stevenson, L. D., and E. D. Friedman: Chordoma involving ventral aspect of pons and medulla; two cases. Brain 59, 291—301 (1936).

Stewart, H. L., and M. M. Lieber: Squamous cell carcinoma of the Eustachian tube. Arch. Path. (Chicago) **30**, 518—532 (1940).

— M. J., and J. F. le Burrow: Ecchordosis physaliphora spheno-occipitalis. J. Neurol. Psychiat. **4**, 218—220 (1923/24).

—, and J. E. Morin: Chordoma: A review with report of a new sacrococcygeal case. J. Path. Bact. **29**, 41—60 (1926).

—, and A. L. Taylor: Observation on solitary plasmocytoma. J. Path. Bact. **35**, 541—547 (1932).

— T. S.: Nasal malignant melanoma. J. Laryng. **65**, 560—574 (1951).

Stierlin, R.: Zur Kasuistik pulsierender Geschwülste am Kopf. Beitr. klin. Chir. **8**, 330—363 (1892).

Stigliani, R.: Arch. De Vecchi Anat. pat. **7**, 349 (1945). Zit. nach Klingler.

Stincer: Osteoma occipital. Rev. Med. y Cir. Habana **35**, 515 (1936). Zit. nach Henschen 1955.

Stobbe, G., and H. W. Dargeon: Embryonal rhabdomyosarcoma of the head and neck in children and adolescents. Cancer (Philad.) **3**, 826—836 (1950).

Stocks, P.: Diaphyseal Aclasis, Eugenics Lab. Mem XXII. Treasury of Human Inheritance. by K. Pearson. Vol. III. Hereditary disorders of bone development London 1925. Zit. nach Jacobson 1940.

Stöhr, F.: Über Sarkombildung bei Ostitis deformans Paget. Wien. med. Wschr. 1929, 1231—1233.

Stolz, E., et R. Fontaine: Chondromatose du squelette avec grand chondrome de l'ethmoide. Ref. Bull. Soc. Anat. Paris **93**, 291 (1923). Zit. nach Schlittler 1926.

Stoppani, F., and V. Silvestrini: Contributo allo studio del plasmocitoma del cranio. Cancro **4**, 167—173 (1933).

Stout, A. P.: The peripheral manifestations of the specific nerve sheat tumor (neurilemoma). Amer. J. Cancer **24**, 751—796 (1935).

— Malignant tumors of peripheral nerves. Amer. J. Cancer **25**, 1 (1935).

— A discussion of the pathology and histogenesis of Ewing's tumor of bone marrow. Amer. J. Roentgenol. **50**, 334—354 (1943).

— Fibrosarcoma, the malignant tumor of fibroblasts. Cancer (Philad.) **1**, 30—63 (1948).

— Tumors of the peripheral nervous system. In: Atlas of tumor pathology, Sect. II, Fasc. 6. Washington: A. F. J. P. 1949.

— Tumors of the soft tissues. Atlas of tumor pathology, Sect. II, Fasc. 5. Washington: A. F. P. J. 1953.

—, and F. R. Kenney: Primary plasma-cell tumors of the upper air passages and oral cavity. Cancer (Philad.) **2**, 261—278 (1949).

—, and E. W. Verner: Chondrosarcoma of the extraskeletal soft tissues. Cancer (Philad.) **6**, 581—590 (1953).

Strange, V. M., and A. A. de Lorimier: Reticulum cell sarcoma primary in the skull. Amer. J. Roentgenol. **71**, 40—50 (1954).

Strong, M. S.: Glomus jugulare of the middle ear. A clinical note. Arch. Otolaryng. (Chicago) **60**, 145—148 (1954).

Stuart, E. A.: Osteoma of the mastoid. Report of a case with an investigation of the constitutional back ground. Arch. Otolaryng. (Chicago) **31**, 838—854 (1940).

Stuhl, L.: Angiomes osseux vertébral et céphalique sur les images radiologiques et le traitement radiothérapique. Bull. Soc. franç. Electrothér. et Radiol. Méd. **42**, 284—289 (1933).

Suarez Lopez, F.: Rhabdomyom als Primärtumor des Kleinhirnbrückenwinkels. Z. ges. Neurol. Psychiat. **150**, 242—251 (1934).

Süssenguth, L.: Über Nasengliome. Virchows Arch. path. Anat. **195**, 537—544 (1909).

Summey, T. J., and C. L. Pressly: Sarcoma complicating Paget's disease of bone. Ann. Surg. **123**, 135—153 (1946).

Sunderman, W. F., and W. Haymaker: Hypothermia and elevated serum magnesium in a patient with facial hemangioma extending into the hypothalamus. Amer. J. med. Sci. **213**, 562—571 (1947).

Sutherland, C. G.: The roentgenographic image in the diagnosis of lesions of bone. Brit. J. Radiol., N. S. **10**, 295—317 (1937).

Szekér, J.: Operativ geheilter Fall von Chordom des Nasenrachenraumes. Mschr. Ohrenheilk. **71**, 1436—1444 (1937).

Szutu, C., and C. K. Hsieh: Primary reticulum cell sarcoma of bone; report of 2 cases with bone regeneration following roentgen-therapy. Ann. Surg. **115**, 280—291 (1942).

Takashi, M.: Carcinoma of paranasal sinuses: its histogenesis and classification. Amer. J. Path. **32**, 501—520 (1956).

Tamari, M. J., R. J. McMahon and E. H. Bergendahl: Carotid body like tumors of the temporal bone: With particular reference to glomus jugulare tumors. Ann. Otol. (St. Louis) **60**, 350—363 (1951).

Tanner, K.: Angiographische Darstellung eines Glomustumors der Paukenhöhle. H.N.O. (Berl.) **5**, 85—86 (1955).

Tartakowsky, B. S.: Über einen Fall von retropharyngealem Fibrosarkom. Zbl. Chir. **54**, 583—584 (1927).

Tartarini, E. A., A. Muratorio and R. Crudeli: Giant cell tumor of the sphenoid bone (Osteoclastoma). Zbl. Neurochir. 15, 323—329 (1955).

Tavernier, L., et G. C. Leclerc: Le plasmocytome solitaire de os, tumeur de malignité atténuée. J. Chir. (Paris) 57, 273—291 (1941).

Teed, A. W.: Cholesteatoma verum tympani, its relationship to the first epibranchial placode. Arch. Otolaryng. (Chicago) 24, 455—474 (1936).

— Primary osteoma of the frontal sinus. Arch. Otolaryng. (Chicago) 33, 255—292 (1941).

Thacker, E. A.: Epidermoid tumors of the frontal bone, sinus and orbit. Arch. Otolaryng. (Chicago) 51, 400—413 (1950).

Thannhauser, S. J.: Neurofibromatosis (von Recklinghausen) and osteitis fibrosa cystica localisata et disseminata (von Recklinghausen): Study of common pathogenesis of both diseases. Differentiation between „hyperparathyroidism with generalized decalcification and fibrocystic changes of skeleton and osteitis fibrosa cystica disseminata". Medicine (Baltimore) 23, 105—149 (1944).

Theissing, G.: Sarkom der Felsenbeinspitze unter dem Bild einer Pyramidenspitzeneiterung. Z. Laryng. Rhinol. 27, 232 (1948).

— Zur Differentialdiagnose von Schädelknochenerkrankungen. Z. Laryng. Rhinol. 35, 616—628 (1956).

Thiebaut, F., F. Rohmer, Dany et Gagniere: Á propos d'un cas de chordome basilaire. Rev. Oto-neuro-ophthal. 24, 211—215 (1952).

Thiele, C. F.: Vom Epipharynx ausgehendes Rundzellsarkom der Schädelbasis. Beitr. klin. Chir. 185, 403—409 (1952).

Thomas, A.: Vascular tumors of bone. Surg. Gynec. Obstet. 74, 777—795 (1942).

Thornhill, E. H., and B. Anderson: Extradural diploic epidermoids producing unilateral exophthalmus. Amer. J. Ophthal. 27, 477—483 (1944).

Thurner, J., u. P. Nigrisoli: Multiple bösartige Gewächse: Sarkom bei Ostitis deformans Paget, Ösophagus- und Prostatakarzinom. Zbl. allg. Path. path. Anat. 96, 161—167 (1957).

Tilden, J. L.: Solitary myeloma of the skull, preliminary report. Proc. Straub Clin. (Honolulu) 7, 79—83 (1941).

Tillmanns, H.: Über todte Osteome der Nasen- und Stirnhöhle. Langenbecks Arch. klin. Chir. 32, 677—690 (1855).

Titrud, L. A., and W. T. Peyton: Nasopharyngeal tumors and their neurological complications. J. nerv. ment. Dis. 92, 727—747 (1940).

Tönnis, W.: Die Chirurgie des Gehirns und seiner Häute. In Kischner-Nordmann, Bd. III. Berlin u. Wien: Urban & Schwarzenberg 1948.

— Anzeigestellung zur operativen Behandlung der Geschwülste im Bereich des Türkensattels. Klin. Mbl. Augenheilk. 114, 1—18 (1949).

— Die operative Behandlung der das Foramen opticum überschreitenden Geschwülste. Acta neurochir. (Wien) 1, 52—71 (1950).

— Operationen am Schädel und Gehirn. In Bier-Braun-Kümmell, Chirurgische Operationslehre, Bd. II. Leipzig: Johann Ambrosius Barth 1954.

— Diagnose und Differentialdiagnose der Erkrankungen des Kleinhirnbrückenwinkels. Arch. Ohr.-, Nas.- u. Kehlk.-Heilk. 169, 257—276 (1956).

—, u. Hertha Lange-Cosack: Klinik, operative Behandlung und Prognose des arteriovenösen Angioms des Gehirns und seiner Häute. Dtsch. Z. Nervenheilk. 170, 460 (1953).

—, u. O. Kleinsasser: Über die röntgenologischen Zeichen erhöhten Schädelinnendruckes im Kindes- und Jugendalter. Z. Kinderheilk. 82, 387—411 (1959).

—, u. F. Loew: Raumbeengende Prozesse im Inneren des Schädels. In Cobet-Gutzeit-Bock, Klinik der Gegenwart, Bd. IV, S. 545—602. München u. Berlin: Urban & Schwarzenberg 1957.

—, u. K. Nittner: Die Sanduhrgeschwülste des Wirbelkanals. Zbl. Neurochir. 14, 238 (1954).

—, u. W. Schiefer: Zur Frage des Wachstums arteriovenöser Angiome. Zbl. Neurochir. 14, 145 bis 150 (1955).

— — u. F. J. Rausch: Sellaveränderungen bei gesteigertem Schädelinnendruck. Dtsch. Z. Nervenheilk. 171, 351—369 (1954).

Töpfer, D.: I. Über ein infiltrierend wachsendes Hämangiom der Haut und multiple Kapillarektasien der Haut und inneren Organe. II. Zur Kenntnis der Wirbelangiome. Frankfurt. Z. Path. 36, 337—345 (1928).

Tolosa, E., et F. Duran: Ostéome fronto-ethmoïdo-orbitaire complique d'èmpyème des sinus. Exstirpation radicale par voie transfrontale. Rev. neurol. 81, 144—147 (1949).

Tonelli, L.: I tumori della notochorda. Clinica della diverse localizzazioni, studio istologico e proposta di un nuovo schema ordinativo. Arch. De Vecchi Anat. pat. 15, 471—607 (1950).

Tonndorf, W.: Über einen Fall von Ostitis fibrosa circumscripta cystica am Schädel. Z. Hals-, Nas.- u. Ohrenheilk. 7, 233—238 (1924).

Torrigiani, C. A.: Encondroma del seno sfenoidale e della sella turcica con sindrome oculo-ipofisario. Riv. oto-neuro-oftal. 1, 265 (1923/24). Zit. nach Klingler.

Touzard, Darbon et Verger: Fibrome osseux de la région mastoïdienne. Rev. Orthop. 36, 139—143 (1950).

Towson, C. E., and W. H. Shofstall: Carcinoma of ear. Arch. Otolaryng. (Chicago) 51, 724—738 (1950).

Toynbee, J.: An account of two vascular [tumors developed in the substance of bone. Lancet 1845, 677. Zit. nach Courville 1947.

Trauner, R.: Über Hyperostosen der Kiefer- und Schädelknochen. Virchows Arch. path. Anat. 303, 623—705 (1938).

Tremble, G. E., and W. Penfield: Operative exposure of the facial canal with removal of a tumor of the greater superficial petrosal nerve. Arch. Otolaryng. (Chicago) 23, 573—579 (1936).

Troell, A.: Zwei Fälle von Riesenzelltumor in Knochen beobachtet 3¹/₂ bzw. 18 Jahre. Acta chir. scand. 67, 906—913 (1930).

Tschipper, W.: Ein Fall von zentralem Oberkieferfibrom. Mschr. Ohrenheilk. 5, 1166—1167 (1931).

Tuci, P.: Per la base anatomica della sindrome di Garcin: reticolosarcoma (cosidetto tumore di Ewing) delle ossa della base cranica, con compromississione di tutti i nervi cranici di sinistra. Clinica (Bologna) 4, 217 (1938). Zit. nach Pais u. Zanasi 1956.

Tupa, A.: Etude histopathologique d'un schwannome localisé sur le trajet d'un rameau du nerf facial. Arch. roum. Path. exp. Microbiol. 8, 383—405 (1936).

Turner, A. L.: Mucocele of the nasal accessory sinuses. Edinb. med. J., N. S. 22, 396—410 (1907).

— O., and W. J. German: Metastases in skull from carcinoma of thyroid. Surgery 9, 403—414 (1941).

— O. A., and W. M. Craig: Osteogenic sarcoma of meningeal origin; report of a case of meningeal tumor with both osteoblastic and osteoclastic activity. Arch. Path. (Chicago) 32, 103—111 (1941).

Uehlinger, E.: Über Knochenlymphogranulomatose. Virchows Arch. path. Anat. 288, 36—118 (1933).

— Die Skelettveränderungen bei Leukämie. Fortschr. Röntgenstr. 77, 263—276 (1952).

— C. Botsztejn u. H. R. Schinz: Ewingsarkom und Knochenreticulo-Sarkom: Klinik, Diagnose und Differentialdiagnose. Oncologia (Basel) 1, 193—245 (1948).

—, u. O. Schürch: Über experimentelle Erzeugung von Sarkomen mit Radium und Mesothorium. Dtsch. Z. Chir. 251, 12—33 (1938/39).

Uffenorde, W.: Die Chondrome der Nasenhöhle und Mitteilung eines Falles von Enchondrom des Siebbeines mit allgemeiner Besprechung der Operationsmethoden für die Nasennebenhöhlen. Arch. Laryng. Rhin. (Berl.) 20, 255—274 (1908).

— Seltene Geschwulstbildungen im Stirnhöhlengebiet. Hals-, Nas.- u. Ohrenarzt, 30, 246—269 (1939).

Uhlmann, E., and A. Grossman: Von Recklinghausen's neurofibromatosis with bone manifestations. Ann. intern. Med. 14, 225—241 (1940/41).

Uhr, N., and J. Churg: Hypertrophic osteoarthropathie; report of a case associated with a chordoma of the base of the skull and lymphangitic pulmonary metastases. Ann. intern. Med. 31, 681—691 (1949).

Uihlein, A., and R. H. Miller: Unusual intraorbital tumors. Report of 3 cases. Proc. Mayo Clin. 27, 402—406 (1952).

Ungerecht, K.: Metastase eines Schilddrüsenadenoms im Felsenbein. Arch. Ohr.-, Nas.- u. Kehlk.-Heilk. 160, 199—208 (1951).

Unterberger, F.: Ein echtes Cholesteatom der Schädelknochen. Dtsch. Z. Chir. 81, 90—96 (1906).

Urbantschitsch, E.: Angiosarkom des Mittelohres, Schrumpfung durch kontinuierliche Einwirkung von frischem Zitronensaft. Z. Ohrenheilk. 67, 365—366 (1913).

Vadala, A. J., and K. Sommers: Osteoma of the frontal sinus. Arch. Otolaryng. (Chicago) 50, 618—633 (1949).

Valach, V.: Die extrarenalen Paragangliome. Zbl. allg. Path. path. Anat. 97, 251—264 (1957).

Valentin, G.: Über eine gangliöse Anschwellung in der Jacobsonschen Anastomose des Menschen. Arch. Anat. Physiol. wiss. Med. 1840, 287—290.

Valls, J., D. Muscolo and F. Schajowicz: Reticulum cell sarcoma of bone. J. Bone Jt Surg. A 34, 588—598 (1952).

— C. E. Ottolenghi and F. Schajowicz: Epiphyseal chondroblastoma of bone. J. Bone Jt Surg. A 33, 997—1009 (1951).

— J. E. Valls y F. Schajowicz: Reticulosarcoma del radio. Rev. Ortop. Traum. 14, 169—176 (1945).

Vandenberg, H. J., and B. L. Coley: Primary tumors of the cranial bones. Surg. Gynec. Obstet. 90, 602—612 (1950).

Vernengo, M. J.: Lipoma periostico del radio. Bol. Soc. Cir. B. Aires 18, 236—261 (1934).

Vetter, R.: Die Knochenlymphogranulomatose, ihre Pathogenese, Klinik, Morphologie und Behandlung. Wien. Z. inn. Med. 27, Beih. 1 (1946).

Vidau, A.: Mucocele gigante del frontale. Clin. oto-rino-laring. 2, 345 (1950).

Vieta, J. O., H. L. Friedell and L. F. Craver: A survey of Hodgkin's disease and lymphosarcoma in bone. Radiology 39, 1—14 (1942).

Vincent, C., et P. Bregeat: A propos d'un cas de névralgie du trijumeau droit avec hémangiome osseux du basisphenoide droit. Rev. neurol. 71, 433—439 (1939).

VINCENT, C., et D. MAHOUDEAU: Sur un cas d'ostéome ethmoido-orbitaire avec pneumatocèlopéré par la méthode de Cushing. Rev. neurol. **63**, 993—1002 (1935).

VIRCHOW, R.: Untersuchungen über die Entwicklung des Schädelgrundes im gesunden und krankhaften Zustande und über den Einfluß derselben auf Schädelform, Gesichtsbildung und Gehirnbau. Berlin: G. Reimer 1857.

— Die krankhaften Geschwülste. Berlin: August Hirschwald 1863—1867.

— Über die Entstehung des Enchondroma und seine Beziehungen zur Enchondrosis und Exostosis cartilaginea. Mber. kgl. preuß. Akad. Wiss. **1875**.

VIVHELIN, H.: Ein vor 12 Jahren operierter Fall von Plasmocytom. Folia neuropath. estoniana **17**, 44—48 (1938).

VIX, E.: Beiträge zur Kenntnis der angeborenen multiplen Exostosen. Diss. Gießen 1856.

VÖLGER, G.: Beobachtung eines Karzinoms an der Schädelbasis bei einem zweieinhalb Jahre alten Kind. Z. Laryng. rhinol. **23**, 235—236 (1933).

VOGEL, K.: Über Riesenzellgeschwülste der Nasennebenhöhlen. H.N.O. (Berl.) **6**, 194—196 (1957).

VOGELER: Amyloidtumor des Schädels im Röntgenbild. Arch. klin. Chir. **180**, 37—39 (1934).

VOGT, A.: Einseitige Elefantiasis des Oberlides bei erweiterter Sella turcica. Klin. Mbl. Augenheilk. **72**, 507—509 (1924).

VOLLAND, W.: Über multiple Chondrome der Dura mater spinalis. Zbl. allg. Path. path. Anat. **69**, 162—167 (1938).

VULPIAN, P. DE, J. ENEL et J. KIRSCH: Sarcomes et tumeurs à myeloplaxes des pagetiques. Bull. Ass. franç. Cancer **37**, 256—265 (1950).

VYSLONZIL, E.: Osteoidsarkom des Ohres. Mschr. Ohrenheilk. **83**, 34—36 (1949).

— Osteoidbildender Tumor des Schläfenbeines. Klin. Med. (Wien) **10**, 251—257 (1955).

— Über ein intraossäres Meningeom des Stirnbeines und 'seine Beziehungen zum Wachstum dieses Knochens. Krebsarzt **10**, 169—172 (1955).

WAARDENBURG, P. J.: Neurofibromatosis en vergroting van de sella turcica. Ned. T. Genesk. **95**, 1814—1817 (1951).

WADE, J. S. H.: Neurinoma of the facial nerve simulating parotid tumor. Brit. J. Surg. **39**, 86 (1951/52).

WAGENEN, W. P. VAN: Chordoblastoma of the basilar plate of the skull and ecchordosis sphenooccipitalis. Suggestions for diagnosis and surgical treatment. Arch. Neurol. Psychiat. (Chicago) **34**, 548—563 (1935).

WAHREN, H.: Ein Fall von multiplen kartilaginären Exostosen. Acta orthop. scand. **1**, 236—244 (1930).

WALD, L. T. LE: Congenital absence of the superior orbital wall associated with pulsating exophthalmus. Report of four cases. Amer. J. Roentgenol. **30**, 756—764 (1933).

WALTER, W.: Über die sog. Zylindrome an der Hirnbasis. Zbl. allg. Path. path. Anat. **93**, 422 (1955).

WALTHARD, B.: Zirkumskriptes myelogenes Plasmozytom der Wirbelsäule. Schweiz. med. Wschr. **1924**, 285—288.

WALTHER, H. E.: Krebsmetastasen. Basel: Benno Schwabe 1948.

WALTNER, J. G., and S. KARATAY: Cysts of the mastoid bone. Arch. Otolaryng. (Chicago) **46**, 398—404 (1947).

WANKE, R.: Ostitis fibrosa und Sarkom. Dtsch. Z. Chir. **201**, 358—366 (1927).

— Sarkom bei Ostitis deformans und Osteodystrophia fibrosa. Dtsch. Z. Chir. **237**, 198—233 (1932).

WARD, G. E., and J. W. HENDRICK: Diagnosis and treatment of tumors of the head and neck (not including the central nervous system). Baltimore: Williams & Wilkins Company 1950.

WARREN, S., and OLIVE GATES: Carcinoma of the ceruminous glands. Amer. J. Path. **17**, 821—826 (1941).

WATANBE, T.: Dermoid of the mastoid antrum, case. Oto-Rhinol.-Laryng. **11**, 506 (1938). Zit. nach BRADLEY u. MAXWELL 1954.

WATSON, W. L., W. D. McCARTHY and M. WATTLES: Blood and lymphvessel tumors. Surg. Gynec. Obstet. **71**, 567—588 (1940).

WATTLES, M.: A case of benign giant-cell tumor of the ethmoid labyrinth with a review of the literature. Ann. Otol. (St. Louis) **46**, 212—222 (1937).

WATZKA, M.: Paraganglion tympanicum? Anat. Anz. **74**, 241—249 (1932).

— Die Paraganglien. In MÖLLENDORFFs Handbuch der mikroskopischen Anatomie des Menschen, Bd. VI/4. Berlin: Springer 1943.

—, u. J. H. SCHARF: Die Paraganglien am Ganglion nodosum vagi und dessen Umgebung beim erwachsenen Menschen. Z. Zellforsch. **36**, 141 (1951).

WEBER, E.: Die Teratome und Teratoide des Zentralnervensystems. Zbl. Neurochir. **4**, 47—57 (1939).

— F. P.: Cutaneous neurofibromatosis with a left lateral (suprazygomatic) meningocele. Proc. roy. Soc. Med. **18**, 1—4 (1925).

—, and J. R. PERDRAU: Periosteal neurofibromatosis, with a short consideration of the whole subject of neurofibromatosis. Quart. J. Med. **23**, 151—166 (1929/30).

WEBER, O.: Zur Geschichte des Enchondroms namentlich in Bezug auf dessen hereditäres Vorkommen und secundäre Verbreitung in inneren Organen durch Emoblie. Virchows Arch. path. Anat. **35**, 501—522 (1866).

WEGEMER, E.: Über die Lymphogranulomatose der Wirbelsäule. Virchows Arch. path. Anat. **289**, 386—393 (1933).

WEIDER, H. S.: A case of giant cell tumor of the septa nasi. Laryngoscope (St. Louis) **42**, 786—787 (1932).

WEILLE, F. L., and C. S. LANE: Surgical problems involved in the removal of glomus-jugulare tumors. Laryngoscope (St. Louis) **61**, 448—459 (1951).

WEINLECHNER: Demonstration eines durch Trepanation geheilten Cholesteatoms der Stirnhöhle. Wien. klin. Wschr. **1899**, 136—138.

WEINMANN, J. P., and H. P. SICHER: Bone and bones. Fundamentals of bone biology, II. edit. London: Henry Kimpton 1955.

WEISS, H.: Halbbasissyndrom (Syndrom Garcin) bei Glomustumoren (nicht chromaffine Paragangliome) des Mittelohres. Nervenarzt **26**, 289—291 (1955).

— K.: Die osteoneutrale Krebsmetastase. Radiol. Austriaca **2**, 127—135 (1949).

— Über das primäre Reticulosarkom (Reticulum-cell-sarcoma) des Schädelknochens. Radiol. Austriaca **8**, 99—108 (1955).

— R. S.: Curvature of the spine in von Recklinghausen's disease. Arch. Derm. Syph. (Chicago) **3**, 144—151 (1929).

WELLS, G. H.: Adipose tissue a neglected subject. J. Amer. med. Ass. **114**, 2177—2183, 2284—2289 (1940).

WERTHEIMER, R.: Über ein Cholesteatom des Schädels. Fortschr. Röntgenstr. **38**, 656—662 (1928).

WESSELY, E. A.: Klinik der Hals-Nasen- und Ohrenerkrankungen, 4. Aufl. Berlin u. Wien: Urban & Schwarzenberg 1944.

WHEELER, J. M.: Pulsation of the eyeball associated with defects in the wall of the orbit. Bull. neurol. Inst. N. Y. **5**, 476—484 (1936).

WHERRY, G.: Brit. med. J. **2**, 743 (1896). Zit. nach SUMMEY u. PRESSLY.

WICHTL, O.: Durch Röntgenbestrahlung geheiltes Reticulumzellsarkom (Reticulumzell-Lymphosarkom) des Schädeldaches. Klin. Med. (Wien) **3**, 842—847 (1948).

WIEGMANN, E.: Ein Fall von Psammom der Orbita. Klin. Mbl. Augenheilk. **82**, 232—236 (1929).

WILD, H.: Ein Beitrag zur Kenntnis der Tumoren der Orbita. Münch. med. Wschr. **1950**, 766.

WILDEGANS, H.: Intrakranielle Pneumatocele. Langenbecks Arch. klin. Chir. **183**, 414—417 (1935).

WILLIAMS, H. L., D. S. CHILDS, PARKHILL, M. EDITH and O. G. PUGH: Chemodectoma of the glomus jugulare (nonchromaffin paragangliomas). With especial reference to their response to Röntgentherapy. Ann. Otol. (St. Louis) **64**, 546—567 (1955).

—, and P. N. PASTORE: Neurofibroma of the facial nerve in the facial canal; destruction of the labyrinth and mastoid process. Arch. Otolaryng. (Chicago) **29**, 977—981 (1939).

— R. R., D. C. DAHLIN and R. K. GHORMLEY: Giant-cell tumor of bone. Cancer (Philad.) **7**, 764 bis 773 (1954).

WILLIS, A. G., and J. H. W. BIRELL: The structure of the carotid body tumor. Acta anat. (Basel) **25**, 220—265 (1955).

— R. A. Metastatic neuroblastoma in bone presenting the Ewing syndrome, with a discussion of „Ewing's sarcoma". Amer. J. Path. **16**, 317—332 (1940).

— Solitary plasmocytoma of bone. J. Path. Bact. **53**, 77—85 (1941).

— The pathology of osteoclastoma or giant-cell tumour of bone. J. Bone Jt Surg. B **31**, 236—240 (1949).

— Teratomas. Atlas of tumor pathology, Sect. III, Fasc. 9. Washington: A. F. I. P. 1951.

— The spread of tumours in the human body. London: Butterworth 1952.

— Pathology of tumours. 2. Aufl. London: Butterworth & Co. 1953.

WINDEYER, B. W., and P. B. WOODYATT: Osteoclastoma. A study of thirty-eight cases. J. Bone Jt Surg. B **31**, 252—267 (1949).

WINKELBAUER, A.: Die Veränderungen am Schädelskelett bei der Neurofibromatosis. Dtsch. Z. Chir. **205**, 230—257 (1927).

WINSHIP, T., C. T. KLOPP and W. H. JENKINS: Glomus-jugularis tumors. Cancer (Philad.) **1**, 441 bis 448 (1948).

—, and J. LOUZAN: Tumors of the glomus jugulare not associated with the jugular vein. Arch. Otolaryng. (Chicago) **57**, 378—383 (1951).

WITHALM, A.: Destruierendes Chordom. Mschr. Ohrenheilk. **83**, 137—139 (1949).

WITTENBORG, M. H.: Roentgen therapy in neuroblastoma; a review of seventy-three cases. Radiology **54**, 679—688 (1950).

WOLF, A., and F. ECHLIN: Osteochondrosarcoma of the falx invading the frontal lobes of the cerebrum. Bull. neurol. Inst. N. Y. **5**, 515—525 (1936).

WOLFE, A. M., and W. C. BLACK: Rocky Mtn med. J. **37**, 586—587 (1940). Zit. nach MANGANIELLO et al. 1948.

Wolfe, J. J., and W. R. Platt: Postirradiation osteogenic sarcoma of the nasal bone. A report of two cases. Cancer (Philad.) 2, 438—446 (1949).

—, and L. H. Segerberg: Metastasinzig sweat-gland carcinoma of the scalp involving transverse sinus. Amer. J. Surg. 88, 849—851 (1954).

Wolff, E.: Pathology of eye and orbit. 1948. Zit. nach Lattes.

Woltman, H. W.: Malignant tumors of the nasopharynx with involvement of the nervous system. Arch. Neurol. Psychiat. (Chicago) 8, 412—429 (1922).

Wood, E. H., and G. M. Himadi: Chordomas: a roentgenologic study of sixteen cases previousley unreported. Radiology 54, 706—716 (1950).

Woodruff, G. H.: Ossifying fibroma of the ethmoid cells and the frontal sinus. Ann. Otol. (St. Louis) 54, 582—585 (1945).

Wotruba, C.: Über ein Cholesteatom im Stirnbein. Wien. klin. Wschr. 1889, 899—901.

Wrenn, R. N., and A. G. Smith: Chondromyxoid fibroma. Sth. med. J. (Bgham, Ala.) 47, 848—854 (1954).

Wright, W. B.: Solitary plasmocytoma of the skull. Confin. neurol. (Basel) 13, 6—9 (1953).

Wyke, B. D.: Primary hemangioma of the skull: A rare cranial tumor. Review of the literature and report of a case with special reference to the roengenographic appearances. Amer. J. Roentgenol. 61, 302—316 (1949).

Wysotskaja, L. G.: Zit. nach Graf.

Young, R. de: The developement of sarcoma in bone subjected to irradiation. A case report. Amer. Surg. 18, 816—819 (1952).

Zacks, S. J.: Chemodectomas occurring concurrently in the neck (carotid body), temporal bone (glomus jugulare) and retroperitoneum. Report of a case with histochemical observations. Amer. J. Path. 34, 293—301 (1958).

Zajaczkowski, A.: Ein Fall von Angioma cavernosum des Stirnbeines. Zbl. Chir. 28, 507—508 (1901).

Zalka, E. v.: Über Lymphoepitheliom und Reticulumsarkom. Z. Krebsforsch. 41, 139—147 (1935).

Zapf, L.: Über metastasierende Kolloidstrumen. Frankfurt. Z. Path. 55, 168—187 (1941).

Zdansky, E.: Zwei seltene Fälle von Knochenhämangiomen. Fortschr. Röntgenstr. 54, 263—269 (1936).

Zeitlin, H., and S. A. Levinson: Intracranial chordoma. Arch. Neurol. Psychiat. (Chicago) 45, 984—991 (1941).

Zeiss, E.: Ein Fall von Chlorom. Z. Augenheilk. 62, 373—381 (1927).

Zenker, F. A.: Über die Gallertgeschwülste des Clivus Blumenbachii. Virchows Arch. path. Anat. 12, 108—110 (1857).

Zettergren, L.: On the so-called nasal gliomas. Acta path. microbiol. scand. 25, 672—680 (1948).

Zielinski, H. W.: Augensymptome bei intracraniellen Aneurysmen und Angiomen. Beih. klin. Mbl. Augenheilk. 1957, Nr 28.

Zimmerman, J. L.: Ewing's sarcoma of the mastoid; case. Penn. med. J. 37, 654—656 (1934).

Zöllner, F.: Angeborenes Gliom der Nase. Frankfurt. Z. Path. 49, 82 (1936).

Zülch, K. J.: Biologie und Pathologie der Hirngeschwülste. Dieses Handbuch Bd. III.

Zuppinger, A.: Maligne Pharynx und Larynxtumoren. Leipzig 1939.

Sonstige Erkrankungen der Schädelknochen von gewisser neurochirurgischer Bedeutung.

Von

W. Volland und O. Kleinsasser.

Mit 16 Abbildungen.

I. Unspezifische Osteomyelitis [1].

Die eitrige Osteomyelitis des Schädels war früher besonders als Komplikation von Nasennebenhöhlen- und Ohrerkrankungen die häufigste und daher wichtigste entzündliche Erkrankung der Schädelknochen. Seit der Einführung der Antibiotica hat die Erkrankung an Häufigkeit sowie Gefährlichkeit und damit an Bedeutung viel verloren, doch begegnet sie uns heute, da in zunehmendem Maße Trepanationen durchgeführt werden, in anderer Form wieder, und zwar im Gefolge von Einheilungsstörungen wiedereingesetzter Knochenstücke.

Anatomische Grundlagen. Die Entstehung und Ausbreitung der Osteomyelitis des Hirnschädels sowie das Auftreten intrakranieller Komplikationen stehen in enger Beziehung zum Blutgefäßsystem des Schädels. Eine kurze Rekapitulation der Anatomie des Gefäßverlaufs sei daher vorausgeschickt.

Die arterielle Blutversorgung der Schädelknochen erfolgt fast ausschließlich durch Zweige der Arteria carotis externa. Das Pericranium und die Tabula externa werden vorwiegend durch feine Sticharterien, die von den frontalen, temporalen und occipitalen Arterien an die Schädelknochen herantreten, versorgt. Perforierende Kanäle in der Tabula externa, durch die Blutgefäße aus- und eintreten, finden sich in besonders großer Zahl im Bereich der Muskelansätze am Schädel. An der Schädelbasis versorgen Äste der Arteriae maxillares, pharyngeae ascendentes und occipitales Teile des Knochens. Die Hauptblutversorgung der Schädelknochen wird jedoch durch die zahlreichen von den Meningealarterien in die Diploe abgehenden feinen Zweige gewährleistet. Während also die arterielle Versorgung der Schädelknochen und Dura durch Äste der A. carotis externa erfolgt, schließen sich die venösen Abflüsse sowohl dem intra- als auch dem extrakraniellen Venensystem an. Bekanntlich hat Breschet 1826 die später nach ihm benannten Venen der Diploe erstmals genauer untersucht. Seine Untersuchungen wurden später von Wanke und Wischnewski ergänzt. Breschet unterschied 4 Hauptkanäle an jeder Seite: einen frontalen, einen vorderen und hinteren temporalen (bzw. parietalen) und einen occipitalen, die miteinander durch zahllose kleine Zweige netzartig verbunden sind. Eine besondere Regelmäßigkeit der Anordnung der großen Venenkanäle besteht aber, wie jede größere Serie von Röntgenbildern zeigt, nicht, denn vielfach fehlt der eine oder andere Hauptkanal gänzlich. Mosher konnte aber an 200 Röntgenbildern nur 2mal überhaupt keine großen Diploekanäle finden. Sitsen wies histologisch nach, daß manche Diploevenen auch quer durch das Bindegewebe der Schädelnähte verlaufen. Das System der Diploevenen kommuniziert nun an vielen Stellen mit dem intrakraniellen Venensystem

---

[1] Bearbeitet von O. Kleinsasser.

der Sinus durae matris und dem extrakraniellen System der Venen der Kopfschwarte, der Nasennebenhöhlen, des Ohres, der Orbita und des Gesichtes. Das Blut aus allen drei Teilsystemen wird letztlich durch die Vena jugularis interna und die oberflächlichen Drosselvenen zum Truncus brachiocephalicus abgeleitet. Zwischen den Venen beider Seiten bestehen allerorts wiederum reichliche Querverbindungen. Erst wenn man sich diese zahllosen Kommunikationen vor Augen hält, wird man alle Möglichkeiten der Ausbreitung und Komplikation eines an irgendeiner Stelle angreifenden Entzündungsprozesses erfassen können.

Besonderes Interesse für unsere Frage beanspruchen die Venen des Mucoperiosts der Stirnhöhlen. Diese führen größtenteils durch Knochenkanäle in die Diploe und sind damit dem großen, über das ganze Schädeldach gespannten Venennetz unmittelbar angeschlossen. Die Diploevenen münden nun an zahlreichen Stellen wiederum in die Duravenen und in die Sinus durae matris, die ihrerseits das Blut aus den Piavenen und tieferen Hirnabschnitten über die Brückenvenen sammeln. Ein anderer Teil des Diploevenenblutes fließt aber über die Emissarien in die Venen der Kopfschwarte und weiter über die oberflächlichen Gesichts- und Halsvenen ab. MELLINGER weist auf ständige Druckschwankungen zwischen intra- und extrakraniellem Venensystem und dadurch vermutlich bedingte — allerdings nicht erforschte — besondere Strömungsverhältnisse in der Diploe hin, durch die die Ansiedelung von Erregern begünstigt werden könnte. Einen eindrucksvollen Nachweis der zahlreichen Kommunikationen führte ZUCKERKANDL (zit. nach APFELSTAEDT) durch, indem er in den vorderen Sinus sagittalis superior eine Farblösung injizierte, woraufhin sich sofort die Diploevenen und die Venen der Stirnhöhlen und Nasenschleimhaut füllten.

Ätiologie und Pathogenese. Der bei Schädelosteomyelitiden am häufigsten nachgewiesene Erreger ist der Staphylococcus aureus haemolyticus. Seltener sind hämolysierende Streptokokken, der Staphylococcus albus, der Streptococcus viridans (BRUNNER), Pneumokokken vom Typ III (BRUNNER), Colibakterien (MOSHER) und Mischinfektionen mit Pilzen (WEINHOLD) gefunden worden. Besonders häufig wird eine Schädelosteomyelitis nach Grippe, Masern, manchmal auch Scharlach beobachtet, Erkrankungen, die wohl durch Resistenzminderung des Körpers der eitrigen Entzündung den Boden bereiten. Zusammenhänge zwischen Erregertyp und Verlaufsform sind bisher nicht nachgewiesen worden.

Die eitrige Osteomyelitis kommt an allen Knochen des Schädels, selbst an den Nasenbeinen (ZÖLLNER) vor, ist aber sicherlich im Stirnbein am häufigsten. Unter den verschiedenen vorgeschlagenen Einteilungen der Schädelosteomyelitis befriedigt der auf pathogenetischen Prinzipien beruhende Vorschlag von KRAINZ u. LANG unseres Erachtens am meisten. Wir unterscheiden demnach (in etwas veränderter Reihenfolge) eine

1. primäre hämatogene Osteomyelitis,
2. sekundäre hämatogene (metastatische) Osteomyelitis,
3. fortgeleitete Osteomyelitis,
4. traumatische Osteomyelitis.

Die hämatogene primäre Osteomyelitis entsteht im Verlauf einer Allgemeininfektion, bei der sich die im Blute kreisenden Erreger im Knochenmark ansiedeln und eine eitrige Entzündung auslösen. ZÖLLNER bestätigte auf Grund klinischer Erfahrungen, daß diese Form der Schädelosteomyelitis viel häufiger ist, als allgemein angenommen wird (vgl. auch PENNOYER, APFELSTAEDT, WEINHOLD).

Bei der hämatogenen metastatischen Osteomyelitis besteht bereits an einer oder mehreren Stellen des Körpers ein Entzündungsherd, von dem Erreger in die Blutbahn gelangen und sich im Knochenmark ansiedeln. Derartige metastatische Osteomyelitiden des Schädels wurden bei Bronchiektasien, bei Pyodermien (SITSEN), Cystitis (SERFLING u. a.), nach septischem Abortus (COHEN) und verschiedenen anderen chronischen Entzündungen gesehen. Einen Fall von hämatogener metastatischer Felsenbeinosteomyelitis beschrieb Richter bei chronischer Osteomyelitis von langen Röhrenknochen. Eine scharfe Grenze zwischen primären und metastatischen hämatogenen Osteomyelitiden wird zugegebenermaßen nicht immer zu ziehen sein, da der Primärherd bei der metastatischen Osteomyelitis zumindest klinisch nicht immer nachweisbar ist. Die embolische Verschleppung von Erregern mit dem Blutstrom spielt überdies auch bei der Ausbreitung jeder Form der Osteomyelitis innerhalb des Schädeldaches eine Rolle.

Für den Kliniker wird die Kenntnis der hämatogenen Osteomyelitis, sei sie primärer oder sekundärer Art, wie Zöllner betont, von großer Bedeutung sein, da er in seine differentialdiagnostischen Erwägungen auch dieses Krankheitsbild einbeziehen muß, wenn eine Nebenhöhlenentzündung fehlt. Die Erkrankung kann insofern noch verschleiert werden, als mehrmals nachgewiesen wurde, daß hämatogene Osteomyelitiden sekundär in die Nebenhöhlen oder das Mittelohr einbrachen und dadurch eine fortgeleitete Osteomyelitis vortäuschten (Zöllner u.a.).

Das umfangreichste Schrifttum existiert über die fortgeleitete Osteomyelitis insbesondere des Stirnbeines, bei der es sich um die häufigste Form der Schädeldachosteomyelitis überhaupt handeln dürfte (Adson u. Hempstead, Apfelstaedt, Bayer, Behrens, Brown, Brunner, Burger, Chavany u. Quénu, Decloux u. Mitarb., Harrison, Hirst, Jones, McKinney, Laskiewicz, Longo u. Lombardo, Majer, Mirmelstein, Powell u. Mitarb., Schmidt, Schröder, Simpson, Sitsen, Stevens, Williams u. Heilmann, Zöllner u.a.; erste ausführliche Beschreibung von Schilling).

Bei der Stirnhöhlenentzündung dringen die Erreger entlang oder innerhalb der Venen des Mucoperiosts in die Diploevenen fort. Für das Fortschreiten der Entzündung am Schädeldach hat nach Fürstenberg und Sitsen die Entstehung epiduraler und subperiostaler Abscesse große Bedeutung. Durch die Exsudatansammlung kommt es zur Abdrängung der Beinhäute vom Knochen, wodurch die arterielle Versorgung des Schädeldaches gestört wird und das untergehende Gewebe den in den perforierenden Kanälen vordringenden Entzündungsprozeß keinen Widerstand entgegensetzen kann. Die Stirnbeinosteomyelitis entwickelt sich besonders beim Vorliegen von Stirnhöhlenempyemen, wie sie wiederum nach einfachen Erkältungen, Grippe, Scharlach, Masern, Infektionen durch Schwimmen und Tauchen, Verlegung des Ductus nasofrontalis, bei Nasenscheidewandverkrümmungen, Nasenpolypen usw. entstehen. Besonders gefürchtet war die Stirnbeinosteomyelitis früher nach Operationen der Stirnhöhle. Die Morbidität und Mortalität der fortgeleiteten Osteomyelitis sind allerdings seit der Einführung der Antibiotica sicherlich beträchtlich zurückgegangen.

Nicht nur Eiterungen in den Stirnhöhlen, sondern auch in den Siebbeinzellen und Kieferhöhlen (Schubert) können — allerdings seltener — Ausgangspunkt einer fortgeleiteten Osteomyelitis sein. In den letzteren Fällen wird angenommen, daß sich der Prozeß über Spongiosainseln im Processus frontalis des Oberkiefers in das Stirnbein fortsetzt. Auch bei Agenesie der Stirnhöhle wurde von Lewy eine Stirnbeinosteomyelitis beobachtet. Der Entzündungsprozeß kann durch Arrosion des Stirnhöhlendaches und dadurch bedingte Freilegung der Diploe oder durch Vermittlung der perforierenden Venen fortgeleitet werden. Von den Klinikern werden circumscripte chronische, oft über Jahre verlaufende Formen der Stirnbeinosteomyelitis von den foudroyant ablaufenden Fällen, die sich rasch über das ganze Schädeldach ausbreiten, unterschieden. Scharfe Grenzen lassen sich allerdings nicht ziehen. Die Osteomyelitis kann durch die Schädelnähte vorerst in ihrem weiteren Fortschreiten gehemmt werden, überschreitet aber auch öfter diese natürliche Grenze. Der Entzündungsprozeß breitet sich entweder kontinuierlich aus oder wird durch bakterielle Embolie im Diploevenensystem gefördert, so daß in kürzester Zeit Dutzende miteinander schließlich konfluierende Einschmelzungsherde entstehen können.

Im Prinzip gleich der fortgeleiteten Stirnbeinosteomyelitis entstehen die Osteomyelitiden des Felsenbeins (sog. Petrositis) und die Osteomyelitiden des Keilbeinkörpers, indem Entzündungen (meist Empyeme) der pneumatischen Räume in die Spongiosa des

Felsenbeins oder aus der Keilbeinhöhle in die Markräume des Basisphenoids und Basioccipitale fortgeleitet werden. MOSHER wies direkte Verbindungen zwischen den Markräumen der Pyramidenspitzen und des Keilbeins nach. In 20 % der Fälle sollen Keilbein und Pyramidenspitzen knöchern verbunden sein. BALLENGER fand, daß die Pyramidenspitzeneiterung häufig auf den Keilbeinkörper übergreift, während MOSHER meint, daß auch der umgekehrte Weg vorkomme. PODESTA ist der Ansicht, daß es sich bei der Pyramidenspitzeneiterung häufiger um ein Empyem der Zellen als um eine echte Osteomyelitis handelt. Die Keilbeinosteomyelitis soll nach MOSHER, KAUFMANN und HARTMERE u.a. öfter zur Zerstörung des Dorsum sellae führen. MESSERKLINGER sah Arrosionsblutungen aus Schädelbasisgefäßen bei Osteomyelitis (vgl. weiter KAHN, LAWSON, RICCABONA und SPAR und WILLIAMS). Nach ADELSTEIN und COURVILLE ist ein Übergreifen einer Petrositis auf die hintere Schädelgrube sehr selten. Bei der Schläfenbeinosteomyelitis ist schließlich noch zu erwähnen, daß es neben der Osteomyelitis in der Pyramide, die nach RICHTER bis zur Sequestration des Labyrinths fortschreiten kann, auch auf den Warzenfortsatz, den Processus zygomaticus und die Schläfenschuppe beschränkte Formen gibt, die besonders für den Otologen von Bedeutung sind und hier nicht näher diskutiert werden sollen.

Bei einem uns zur Begutachtung zugewiesenen Patienten entstand ausgehend von einer Unterkieferosteomyelitis eine chronische Schädelbasisosteomyelitis, die im Verlaufe von 15 Jahren immer wieder aufflackernde Meningitiden zur Folge hatte. Im Laufe der Zeit fielen rechts der I.—VII. Hirnnerv völlig aus, und es gelang erst nach Anwendung von Antibiotica in höchsten Dosen und nach mehrfachen Kieferoperationen, den Prozeß zum Stillstand zu bringen. Um die Beschreibung der seltenen *dentogenen und tonsillogenen* fortgeleiteten Osteomyelitis der Schädelbasis haben sich besonders HAYMAKER und KRÜCKE und LEPP verdient gemacht. Nach Extraktion von Mahlzähnen, sei es im Ober- oder Unterkiefer, wird in seltenen Fällen eine phlegmonöse Entzündung des lockeren parapharyngealen Gewebes beobachtet, die in die Flügelgaumengrube und die Kau- und Schläfenmuskulatur fortschreitet. Durch direktes Übergreifen auf den Boden der mittleren Schädelgrube oder nach vorhergehenden Keilbeinhöhlenempyemen oder Orbitalphlegmonen kann es in der Folge zur fortgeleiteten Osteomyelitis der Schädelbasis kommen. KRÜCKE und LEPP weisen noch besonders auf die Thrombophlebitis des Plexus pterygoydeus als Ausbreitungsweg der Entzündung hin. In analoger Weise wie die dentogene Osteomyelitis entsteht die tonsillogene, in seltenen Fällen aus Tonsillar- oder Peritonsillarabscessen. Eine von einem Nasenseptumabsceß ausgehende Stirnbeinosteomyelitis beobachtete BENJAMINS. Ebenfalls relativ selten sind fortgeleitete Osteomyelitiden, die von Kopfschwartenphlegmonen, -abscessen, vereiterten Atheromen, exulcerierten Carcinomen usw. (COURVILLE, COHEN) ausgehen. Unter einem großen Kopfschwartenabsceß sahen wir in einem unserer Fälle eine ossifizierende Periostitis und Spiculabildungen. Die Diploe darunter war völlig verödet.

Als letzte und wohl seltenste Form der fortgeleiteten Schädelosteomyelitis ist die *meningogene* Form zu erwähnen. So beschrieb BONELL einen Fall bei einem Kleinkind, bei dem es zur Osteomyelitis der hinteren Schädelgrube nach Meningitis gekommen war. Über die von den Zahnsäckchen ausgehende *Oberkieferosteomyelitis bei Säuglingen* und Kleinkindern siehe McCASH und ROWE sowie die Lehrbücher der Rhinologie.

Die *traumatische Osteomyelitis* fanden ADELSTEIN und COURVILLE sechsmal bei 6000 Kopfverletzungen (vgl. auch FISCHER, RAMIREZ-CORRIA, REISSNER, ältere Beschreibungen von LANNELONGUE und BERGMANN). Bei Wunden der Kopfschwarte sowie penetrierenden Verletzungen des Schädeldaches kommt es nicht selten zur direkten Inoculation von Keimen in das Periost oder die Diploe, eine in der vorantiseptischen Ära besonders gefürchtete Komplikation von Schädelverletzungen. Bei Quetschungen ohne Durchtrennung der Epidermis wird angenommen, daß der Entzündungsprozeß von infizierten Haarfollikeln ausgehen kann. Im angloamerikanischen Schrifttum werden die fluktuierenden Schwellungen der Kopfschwarte über dem erkrankten Knochen manchmal als „POTT'S puffy tumors" bezeichnet. Loebell beschrieb Osteomyelitis als Spätkomplikation nach Schußbruch der Stirnhöhle.

Nach osteoplastischer Trepanation sind nicht allzu selten Fälle zu beobachten, bei denen auch unter streng sterilen Kautelen der Knochendeckel nicht mehr einheilt, sondern zugrunde geht und entfernt werden muß. Vielfach findet sich dann eine eitrige sequestrierende Osteomyelitis, die meist auf den Knochendeckel beschränkt bleibt, oft auch nur Teile desselben betrifft. Wir glauben, daß bei der Entstehung dieser Sonderform der eitrigen traumatischen Osteomyelitis die mangelhafte Blutversorgung des Knochen-

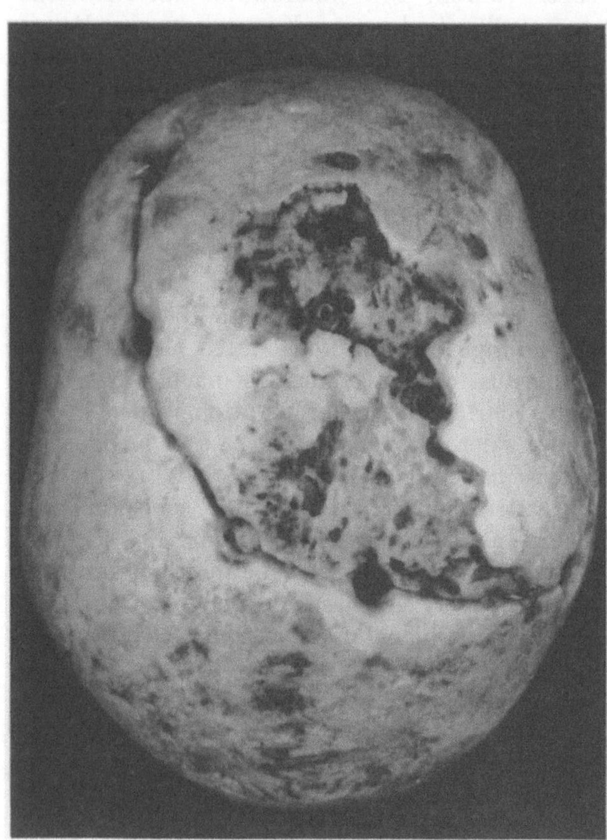

Abb. 1. Chronische sequestrierende Osteomyelitis an einem teilweise eingeheilten Knochendeckel (Zustand nach Exstirpation eines Meningeoms).

deckels eine wesentliche Rolle spielt, indem Krankheitserreger in dem teilweise abgestorbenen Gewebe einen besonders günstigen Nährboden finden. Der chronische, sich über Jahre hin erstreckende Verlauf einzelner solcher Fälle wird durch die Abb. 1 besonders eindrucksvoll demonstriert. Das Schädeldach stammt von einer älteren Frau, die vor Jahren wegen eines Meningioms operiert worden war, und bei der Monate nach der Operation eine Osteomyelitis auftrat. Am Schädeldach ist erkennbar, daß der Knochendeckel bereits stellenweise wieder eingeheilt war, daneben aber Abbauvorgänge mit reaktiver Knochenneubildung im Bereich der Entzündung wechselten (Abb. 2).

Morphologie. Das Kopfschwartengewebe über den erkrankten Bezirken erscheint bei Einschneiden in den meisten Fällen sulzig ödematös durchtränkt und beherbergt manchmal auch kleine Eiteransammlungen. In manchen Fällen sind auch Fistelgänge zu verfolgen, die bis in die Diploe und bis in den Epiduralraum reichen können. Das Periost erscheint oft schwärzlich-grau, nekrotisch oder ist durch subperiostale Abscesse, die sich manchmal in der Mehrzahl finden, vom Knochen abgehoben. Vielfach sieht man bei der Operation nur noch mißfarbene Reste des Periosts auf der Knochenoberfläche. Bei den chronisch verlaufenden Fällen kann das Pericranium aber auch verdickt sein und fest am Knochen haften. Die Knochenoberfläche erscheint rauh und gleicht entrindetem, wurmstichigem Holz. Häufig sind unregelmäßig konfigurierte multiple Defekte der Tabula externa, die auch oft die ganze Dicke des Schädeldaches durchsetzen und von Eiter oder schmierigem Granulationsgewebe erfüllt sind, in dem Sequester eingebettet liegen. Drückt man etwa mit einer Luerschen Zange auf den morschen Knochen, so quellen aus den Volkmannschen Kanälen Eiterpünktchen und Granulationspfröpfe. Die Abgrenzung gegen die gesunde Umgebung ist makroskopisch meist nicht mit Sicherheit erkennbar.

Mikroskopisch ist im Frühstadium das Gewebe der Markräume ödematös durchtränkt, und es finden sich Entzündungszellen in lockerer Streuung. Die Blutgefäße sind meist strotzend voll Erythrocyten. Es folgt die Ausbildung von konfluierenden Abscessen, Fettgewebsnekrosen (Sitsen) und Untergang des roten Markes. Die Entzündung schreitet vielfach in den Venen weiter fort, was sich anhand der zahlreichen, mit vereiterten Thromben erfüllten Gefäßquerschnitten leicht nachweisen läßt. Im gleichen Maße hat aber auch das ganze lockere Knochenmarksgewebe an der Ausbreitung der Entzündung teil. In diesem eitrig-nekrosierenden Stadium der Osteomyelitis zeigen sich die ersten

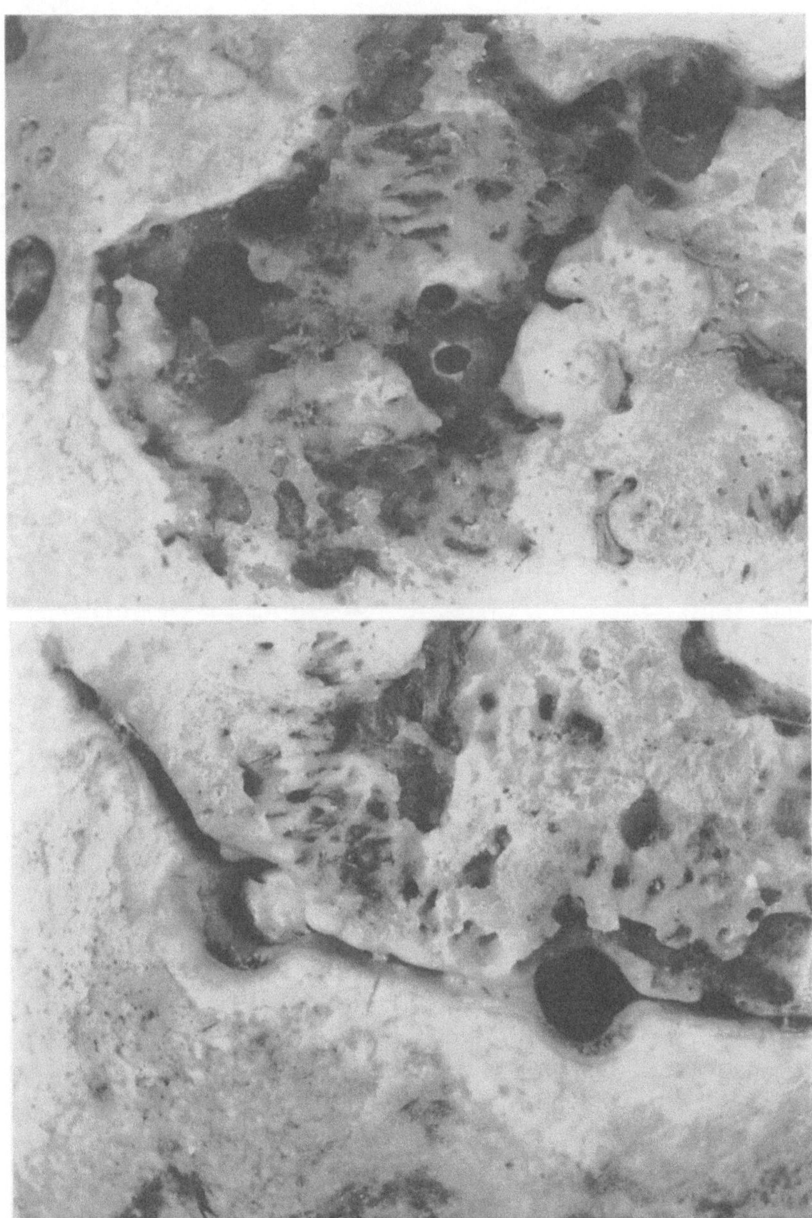

Abb. 2. Oben: Knocheneinschmelzung neben reaktiver Knochenneubildung bei chronischer Schädeldach-osteomyelitis. Unten: Einheilung des Knochendeckels an mehreren Stellen. Verschluß eines Bohrloches durch eine von der Tabula interna vorwachsende Knochenlamelle (gleicher Fall wie Abb. 1).

Veränderungen am Knochengewebe selbst. Aus dem Endost hervorgehende Osteoclasten bauen Knochenbälkchen ab (Abb. 3), während andernorts Osteoblastensäume Anbauvorgänge anzeigen (vgl. auch Kos). Diese örtlich in bunter Folge wechselnden Umbauvorgänge im Knochen könnten natürlich nur so lange vorangehen, als die äußeren und inneren Beinhäute nicht durch den toxischen Einfluß der Entzündung inaktiviert und

zerstört sind. SITSEN hat als interessantes Detail nachgewiesen, daß die Entzündungszellen auch rein mechanisch den Knochenabbau zu steuern vermögen, indem sie die
Osteoclasten aus ihren Lacunen verdrängen (Abb. 3), betont aber die bekannte Tatsache, daß Eiter nie Knochengewebe zu zerstören vermag. FÜRSTENBERG wies wohl als

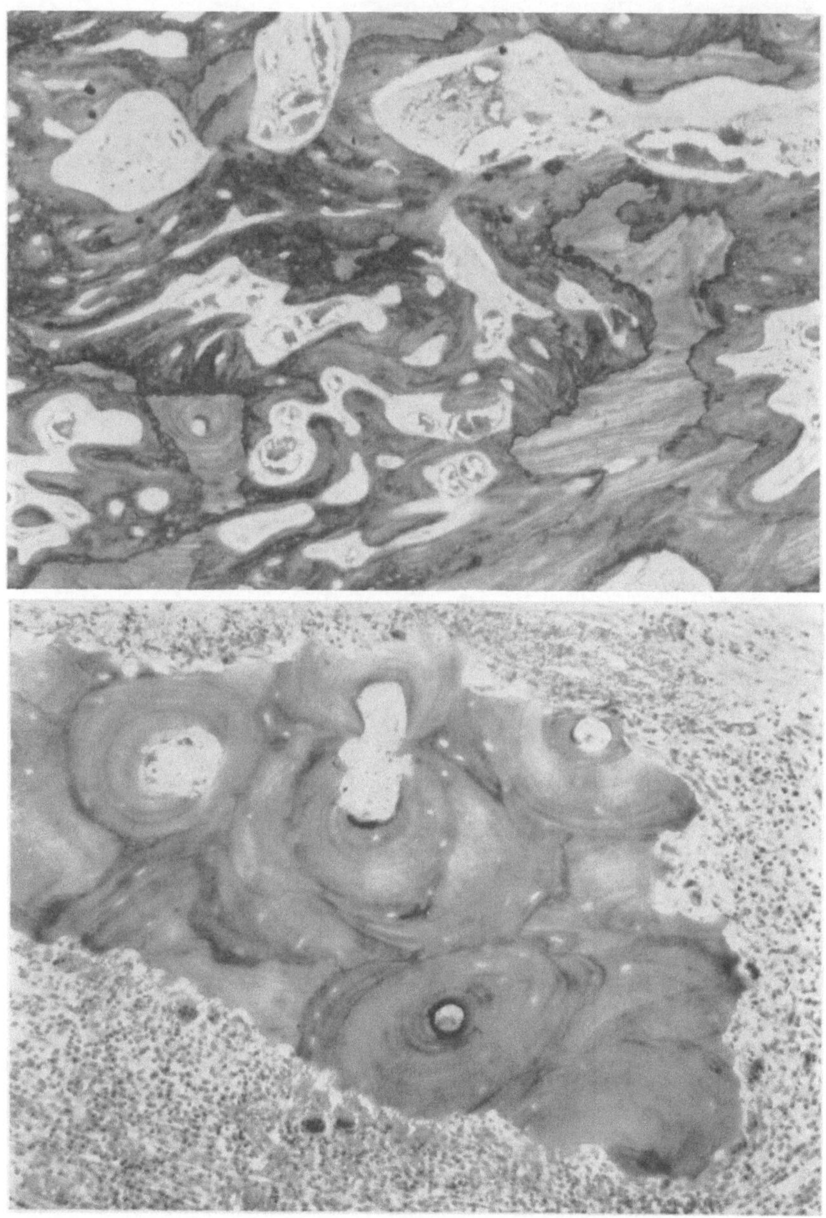

Abb. 3. Oben: Schädeldachosteomyelitis in einem späteren Stadium. Noch erhaltene Reste des Altknochens
sind in den reaktiv neugebildeten Knochen eingeschlossen. (HE, 30× vergr.) Unten: Sequester bei Schädeldachosteomyelitis. Das Granulationsgewebe und Entzündungszellen haben die Osteoclasten teilweise aus den
Lacunen verdrängt. (HE 120× vergr.)

erster auf die überraschend schnelle Bildung einer reaktiven Fibrose des Markbinde-
gewebes hin, durch welche die Entzündungsherde zum mindesten teilweise abgekapselt
werden. Spätere Untersucher (SCHMIDT, SITSEN, APFELSTAEDT u.a.) bestätigten das
bunte Nebeneinander von Exsudation, Nekrose und Eiterung sowie der Proliferation

von jungem Bindegewebe. Im Proliferationsstadium der Osteomyelitis beginnt auch wieder die reparatorische Neubildung von Knochenbälkchen, die mitten im Granulations-gewebe durch direkte Ossifikation entstehen (Abb. 4). Sogar Sequester können in das neugebildete Knochengewebe wieder weitgehend eingeschlossen werden (Abb. 3). Nach SITSEN bleibt das Knochengewebe der Diploe im anfänglichen Abbauprozeß am längsten erhalten. Die Tabulae werden durch unregelmäßig gebaute und ungleichmäßig verkalkte Knochenbälkchen weitgehend ersetzt. In manchen Fällen herrschen die proliferativen Vorgänge im Rahmen einer chronischen, oft über Jahre sich hinziehenden Osteomyelitis so stark vor, daß es zu enormen Knochenverdickungen (vgl. PICKL, COHEN) kommt. Wir sahen in einem solchen Fall eine ungleichmäßige, im Röntgenbild beträchtliche Ver-dickung der gesamten Schädelkalotte. Man kann diese chronisch schleichend verlaufende

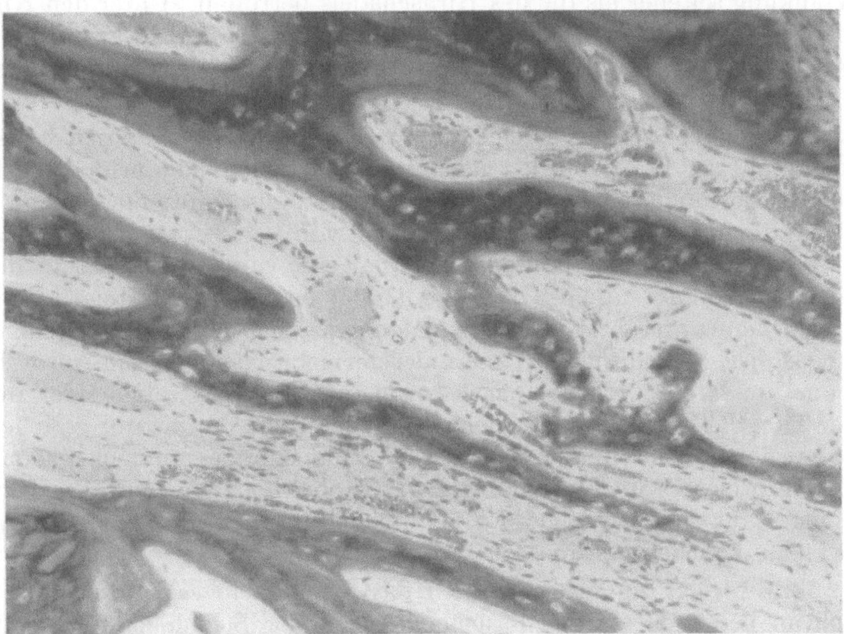

Abb. 4. Reaktive Knochenneubildung bei Schädelosteomyelitis. Ödem des Markes. (HE 120× vergr.)

sklerosierend-hyperostosierende Form wohl am ehesten mit der sog. Osteomyelitis Garrè der Röhrenknochen vergleichen.

Komplikationen. Die Osteomyelitis des Schädels ist vor allem wegen der Häufigkeit von Komplikationen gefürchtet. Durch die oben geschilderten reichen Venenkommuni-kationen kommt es besonders häufig zu intrakraniellen Folgeerkrankungen. Die häufigste Komplikation ist der Epiduralabsceß, den APFELSTAEDT in 6 von 7 und SCHMIDT in 8 von 12 Fällen fand. Die Epiduralabscesse können bis handflächengroß werden und raum-beengend wirken. Subdurale Empyeme werden wesentlich seltener gefunden (COURVILLE u.a.) die meisten Todesfälle sind auf eitrige Meningitiden, Sinusthrombosen und Hirn-abscesse zurückzuführen. Bei den Stirnbeinosteomyelitiden handelt es sich meist um Stirnpolabscesse, die sich in der Ein- oder Mehrzahl entwickeln. Die Sinusthrombosen beschränken sich nicht nur auf den Sinus longitudinalis superior, sondern schreiten auch auf den Sinus cavernosus und die Piavenen fort. Bei den Schädelbasisosteomyelitiden finden sich nicht allzu selten Senkungsabscesse, die von der Felsenbeinspitze oder entlang des Carotiskanals in den Retropharynx absacken, und auf die vor allem ZÖLLNER u.a. aufmerksam gemacht haben. Zu den selteneren Komplikationen gehören weiterhin Orbi-talabscesse, metastatische multiple Lungenabscesse und Knochenmarksabscesse in anderen Skeletteilen (APFELSTAEDT, KRÜCKE u, LEPP, SITSEN).

II. Osteomyelitis cranii tuberculosa [1].

Obwohl die Tuberkulose der Schädelknochen, speziell des Schädeldaches, wie Erdheim (1932) und andere dargelegt haben, bereits seit der ersten Hälfte des vorigen Jahrhunderts bekannt ist, hat man ihrer klinisch-neurochirurgischen Bedeutung nicht immer die nötige Beachtung geschenkt, wie von de Vet (1949) unter Bezugnahme auf Dandy (1932), Davis (1946) und Strauss (1931) mit Recht betont worden ist.

Bezüglich der *Lokalisation* der Tuberkulose der Schädelknochen herrscht unter den Autoren insofern Einigkeit, als von den platten Knochen des Schädeldaches am häufigsten das Scheitelbein und Stirnbein betroffen werden. Eine gewisse Rolle spielt auch die tuberkulöse Osteomyelitis des Schläfenbeins. Seltener ist eine Lokalisation im Bereiche des Hinterhauptbeins. Die Knochen des Gesichtsschädels werden von der in Frage stehenden Erkrankung seltener als die des Hirnschädels betroffen. Unter den Knochen des Gesichtsschädels spielt außer der Tuberkulose des Jochbeins die Orbita eine gewisse Rolle, bei welcher speziell die äußeren und unteren Abschnitte der Orbitalränder den Sitz der Erkrankung darstellen.

Übereinstimmung herrscht bei den Autoren bezüglich der *Pathogenese*, daß in der überwiegenden Zahl der Fälle von den genannten Schädelknochen primär die Diploe auf hämatogenem Wege infiziert wird. Pathologisch-anatomisch interessant sind in diesem Zusammenhang die histologischen Untersuchungen von Grünberg (1928), welcher unter 14 Fällen von kindlicher Miliartuberkulose 12mal eine miliare Aussaat in den Felsenbeinen verifizieren konnte. Auch Theissing (1953) bestätigte das relativ häufige Auftreten von Knochenmarkstuberkeln im Schläfenbein auf Grund eigener feingeweblicher Untersuchungen bei generalisierten Tuberkuloseformen. Nach diesem Autor handelt es sich meist nur um latente Knochenmarksherde in Gestalt einzelner oder in Gruppen angeordneter Tuberkelknötchen bzw. kleiner Verkäsungsherde mit nur geringer Tendenz zur Zellproliferation, welche im Bereich der Pyramidenspitze, im nichtpneumatisierten Teil des Warzenfortsatzes und im periostalen Gewebe der Labyrinthkapsel angetroffen werden können. Nur selten erfolgt hier die Ausbildung größerer Konglomerattuberkel mit nachfolgenden knochenzerstörenden Prozessen.

Nach de Vet werden von den Knochen des Schädeldaches häufiger das Stirnbein und Scheitelbein betroffen als die übrigen Knochen der Schädelkalotte, weil die erstgenannten Knochen mehr Diploe enthalten, im Bereich welcher sich, wie oben bereits erörtert, in der überwiegenden Zahl der Fälle auf hämatogenem Wege der in Frage stehende Krankheitsprozeß zunächst lokalisiert. Im übrigen ist wegen der hämatogenen Streuung das Vorkommen multipler Herde durchaus verständlich. Wesentlich seltener als die hämatogene Entwicklung kommt eine lymphogene Ausbreitung pathogenetisch bei der Tuberkulose der Schädelknochen in Betracht, welche von einer Halslymphknotentuberkulose ihren Ausgang nimmt (Strauss 1933). Der Vollständigkeit halber sei endlich erwähnt, daß ausnahmsweise ein Lupus vulgaris der Nase und Nasennebenhöhlen durch Übergreifen auf die platten Knochen des Hirnschädels das in Frage stehende Krankheitsbild bedingen kann (Strauss 1933). Da der häufigste Infektionsmodus der hämatogene ist, welcher von den Schichten der Schädelknochen primär die Diploe in Mitleidenschaft zieht, ist es nach Konschegg (1934) verständlich, daß bei Kindern im allgemeinen die Gegend der Nahtlinien vermieden wird, weil die platten Schädelknochen hier im Kindesalter noch keine spongiöse Auflockerung aufweisen.

Völlig hypothetisch ist nach Konschegg das Zustandekommen der Schädelknochentuberkulose infolge einer tuberkulös infizierten Hautwunde. Andererseits wird keineswegs von allen Autoren die von Konschegg nachdrücklich vertretene Auffassung geteilt, nach welcher bei der Tuberkulose der Schädelknochen pathogenetisch Traumen keine Rolle spielen sollen. Einen anderen Standpunkt vertritt de Vet, welcher auf Strauss und

---

[1] Bearbeitet von W. Volland.

ältere Autoren (SCHÜLLER 1878 und VOLKMANN 1880) hinweist, indem er m.E. durchaus mit Recht betont, daß Stirn- und Scheitelbeine erfahrungsgemäß Traumen mehr ausgesetzt sind als andere Teile des Schädels. Ferner weist DE VET in diesem Zusammenhang darauf hin, daß die zahlreichen Traumen im Kindesalter hier vielleicht eine Rolle spielen. Im gleichen Sinne läßt sich nach diesem Autor die Tatsache auswerten, daß, wie statistisch nachgewiesen worden ist, das männliche Geschlecht, welches bekanntlich stärker als das weibliche Traumen ausgesetzt ist, häufiger von der Tuberkulose der Schädelknochen betroffen wird als das weibliche.

Übrigens wird auch bezüglich der Knochentuberkulose der Orbita von A. PETERS (1931) die Auffassung vertreten, daß Kontusionen das auslösende Moment bilden können.

Grundsätzlich handelt es sich bei der Tuberkulose der Schädelknochen um eine stets ernst zu nehmende Erkrankung, obgleich bezüglich der Prognose die einzelnen *Verlaufsformen* unterschiedlich zu bewerten sind. KONSCHEGG unterscheidet 3 Typen, nämlich 1. die sequestrierende Tuberkulose des Schädels, welche mit einer käsigen Ostitis beginnt. Relativ häufig kommt es bei dieser Verlaufsform zu einer Perforation des Schädeldaches, und zwar wird die Tabula interna meist stärker aufgelöst als die Tabula externa. Dieses von den Autoren immer wieder hervorgehobene Verhalten ist auch im röntgenologischen Schrifttum gewürdigt worden (s. LINDGREN im Bd. II dieses Handbuches). Diese Form der Tuberkulose der platten Schädelknochen zeigt eine große Tendenz zur Bildung sog. kalter Abscesse. Gelegentlich imponiert eine Anschwellung am Kopfe, welche

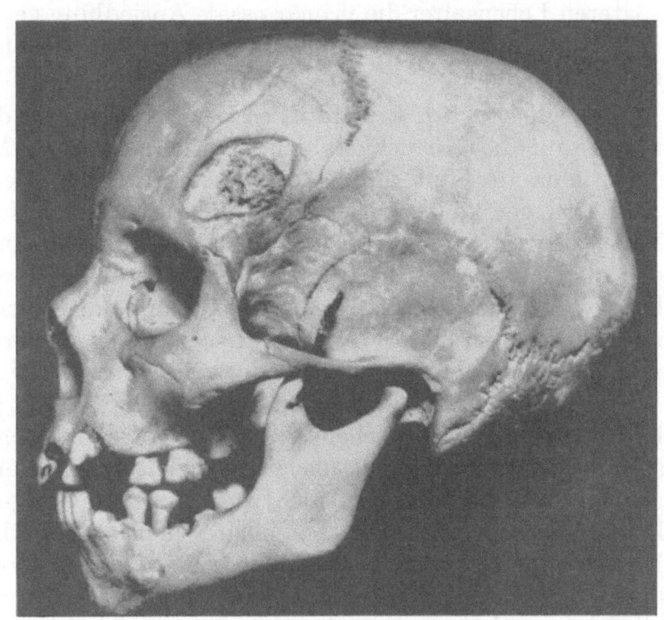

Abb. 5. Tuberkulose des Schädeldaches. In der Mitte ein festhaftender Sequester, ringsum oberflächliche Caries mit geringer Periostitis am Rande. (Nach KONSCHEGG.)

durch einen subperiostalen Absceß bedingt ist. Wie die Knochentuberkulose schlechthin findet sich auch hier im Gegensatz zur Knochensyphilis keine große Tendenz zur Osteophytbildung, eine Tatsache, auf welche wir noch unten bei Besprechung der Differentialdiagnose zurückkommen werden.

Als 2. Typ kennzeichnet KONSCHEGG die produktive Form der Schädeltuberkulose, bei welcher der Knochen durch spezifisches Granulationsgewebe allmählich zerstört werden kann. Bei dieser Form bildet nach STRAUSS und DE VET in wenigen Fällen das Granulationsgewebe eine sich tumorartig gegen den Schädelinnenraum vorwölbende Masse, durch welche die klinischen Symptome der intrakraniellen Druckerhöhung wie bei einem Hirntumor bedingt sind. Gelegentlich hat man bei derartigen Fällen durch Irritation der Großhirnrinde das Auftreten von epileptischen Anfällen beobachtet.

Von diesen beiden Verlaufsformen ist als 3. grundsätzlich der diffuse progressive Typ zu unterscheiden. Bei letzterem breitet sich der spezifische Prozeß in einem unscharf begrenzten Bezirke des Schädels relativ schnell aus, so daß eine operative Behandlung besonders schwierig und wenig erfolgversprechend ist. Im Gegensatz zur 1. Form fehlt hier eine von Tuberkeln durchsetzte „Absceßmembran", da größere Knochenabschnitte durch schnell verkäsende spezifische Granulationen und Sequester zerstört werden. Übrigens greift nach THEISSING (1953) auch bei diesem Krankheitsbild der Prozeß häufig von der Diploe auf die Tabula interna über. Manchmal weisen die tuberkulösen Herde eine infarktähnliche Beschaffenheit auf.

Bezüglich der *Häufigkeit* der Tuberkulose der Hirnschädelknochen ist festzustellen, daß es sich hierbei zweifellos um eine seltene Lokalisation der Knochentuberkulose handelt. Nach Konschegg schwanken die Angaben der einzelnen Autoren zwischen 1 und 4% aller Fälle von Knochentuberkulose.

Immer wieder wird von den Fachforschern konstatiert, daß das Kindesalter bevorzugt betroffen ist. Wie aus der Übersichtsarbeit von Strauss zu entnehmen ist, liegen in der Weltliteratur über 200 genauer beschriebene Beobachtungen von Tuberkulose der platten Schädelknochen vor. Nach de Vet (1949) treten $^3/_4$ aller Fälle vor dem 20. Lebensjahr in Erscheinung. Bezüglich der Mittelohrtuberkulose betont Theissing, daß im späteren Lebensalter die primär ossale Ansiedlung gegenüber der primär mukösen zurücktritt, was vielleicht mit der Umwandlung des hämatopoetischen Zellmarks in Fettmark zusammenhängt.

Bezüglich der *Komplikationen* der Tuberkulose der platten Schädelknochen sei zunächst auf die Möglichkeit der Entwicklung einer Meningitis tuberculosa hingewiesen. Angesichts der unterhöhlenden Ausbreitungsart der Schädeldachtuberkulose ist eine Affektion der harten Hirnhaut durchaus verständlich, bezüglich welcher Erdheim die Pachymeningitis tuberculosa externa von der Duratuberkulose trennt. Falls im Bereich der harten Hirnhaut die von dem letztgenannten Forscher beschriebene fibröse Umwandlung von Tuberkeln in „Schwielenkugeln" unterbleibt, besteht die Gefahr der Leptomeningitis tuberculosa. Konschegg nennt als weitere Komplikationen die Arrosion von venösen Sinus mit anschließender Sinusthrombose sowie die Arrosion von Arterien. Wiederholt wird im Schrifttum auch der Konglomerattuberkel des Gehirns als Komplikation der Schädelknochentuberkulose angesprochen. Jedoch muß u. E. bei der Entstehung des Konglomerattuberkels speziell dann an eine direkte hämatogene Entstehung gedacht werden, falls sich nicht der Beweis erbringen läßt, daß sich die Schädeltuberkulose per continuitatem fortgeleitet hat. Mehr theoretisches Interesse hat die von Erdheim beschriebene Tuberkulose der Pacchioni-Zotten. Freilich gibt es auch, wie bei anderen Knochentuberkulosen, einen fistulösen Durchbruch nach außen. Über die vom allgemein-pathologischen Standpunkt aus durchaus verständliche Epidermisierung und Hautauskleidung der Fistelgänge und über die Beschaffenheit des Höhleninhalts nach Entleerung des tuberkulösen „Käses" sowie über die Mischinfektion der „Höhle" hat Erdheim ausführlich berichtet. Andererseits gab es bereits vor Einführung der modernen Tuberkulosebehandlung Beobachtungen über die Ausheilung der Hirnschädelknochentuberkulose auf dem Wege über eine fibröse Umwandlung des Markes mit anschließender Osteosklerose (Konschegg). Obwohl die Therapie des in Frage stehenden Krankheitsbildes nicht Gegenstand dieses Beitrags ist, bleibe nicht unerwähnt, daß Wegemer, welcher beim kalten Absceß die Eröffnung und Sequestrotomie empfiehlt, grundsätzlich vor einem allzu forschen Vorgehen bei der Schädeltuberkulose wegen der Gefahr einer Aktivierung der gesamten Tuberkulose warnt.

Bezüglich der *Differentialdiagnose* der Caries tuberculosa cranii, welche sich morphologisch der übrigen Knochentuberkulose durchaus ähnlich verhält, wie unter anderem Konschegg ausgeführt hat, ist zu betonen, daß in typisch gelagerten Fällen, auch unter Zuhilfenahme der Röntgendiagnostik der Befund so charakteristisch ist, daß eine Abgrenzung gegenüber anderen Knochenerkrankungen keine Schwierigkeiten bereitet. Unter Hinweis auf die Ausführungen von Lindgren im 2. Bd. dieses Handbuches sei auch vom pathologisch-anatomischen Standpunkt aus bestätigt, daß der Krankheitsbeginn in der Diploe charakteristisch ist. Bezüglich der großen Tendenz zur Osteolyse muß es nach unseren obigen Ausführungen verständlich sein, daß der Knochendefekt der Tabula interna größer ist als der im Bereich der Tabula externa. Mit Recht hat ja Erdheim von der unterhöhlenden Ausbreitungsart der Schädeltuberkulose gesprochen. Die später fakultativ einsetzenden reaktiven Veränderungen sind weniger stark als bei den syphilitischen Knochenprozessen. Im übrigen unterscheidet sich die Lues der Schädelknochen dadurch von der Tuberkulose, daß bei der Lues die reaktiven Prozesse zu Exostosen bzw. Hyperostosen namentlich im Bereich des äußeren Periosts neigen. Andererseits ist DE VET beizupflichten, wenn er betont, daß u. U. die Differentialdiagnose gegenüber der Syphilis nicht nur in bezug auf das klinische und röntgenologische Bild, sondern auch hinsichtlich der morphologischen Befunde schwierig sein kann. Jeder Pathologe weiß ja, daß die syphilitische, d. h. gummöse Verkäsung der tuberkulösen durchaus ähnlich sein kann, und daß die Abgrenzung eines miliaren Gummas gegenüber einem Tuberkel manchmal nur unter Anwendung von Spezialmethoden möglich ist. Man wird vielfach nach Tuberkelbacillen im histologischen Schnitt fahnden müssen; doch gibt es bekanntlich auch tuberkulöse Verkäsung und tuberkulöses Granulationsgewebe, bei welchem die bakterioskopische Untersuchung im Stiche läßt. Es ist nicht Aufgabe dieses morphologischen Beitrages, den differentialdiagnostischen Wert der Tuberkulinproben und der serologischen Reaktionen für die Luesdiagnose in ihrer differentialdiagnostischen Bedeutung zu erörtern. Angesichts der Tatsache, daß ein Patient sowohl syphilitisch als auch tuberkulös infiziert sein kann, ist die Feststellung wichtig, daß die Altersverteilung bei den beiden in Frage stehenden Krankheitsbildern eine verschiedene ist, indem die Tuberkulose der Schädelknochen stärker als die Lues das Kindesalter bevorzugt. STRAUSS weist ausdrücklich darauf hin, daß die Knochensyphilis im Gegensatz zur Schädeltuberkulose häufiger bei Erwachsenen vorkommt.

Auch andere infektiös entzündliche Prozesse der Schädelknochen müssen differentialdiagnostisch in Betracht gezogen werden. An erster Stelle ist hier die akute bzw. chronische eitrige Osteomyelitis zu nennen. Da auf dem Wege über die oben beschriebenen tuberkulösen Fisteln eine Mischinfektion mit Eitererregern möglich ist, kann natürlich auch hier die bakterioskopische und bakteriologische Untersuchung im Hinblick auf die Differentialdiagnose im Stich lassen. WEGEMER würdigt in bezug auf die Differentialdiagnose die seltene typhöse Osteomyelitis der Schädelknochen. DE VET weist darauf hin, daß in sehr seltenen Fällen auch die Aktinomykose in Betracht kommt. Ferner werden gutartige und bösartige Tumoren des Schädeldaches, wie Osteome, Osteosarkome, Angiome und Myelome in bezug auf die Differentialdiagnose von den Autoren gewürdigt. Wenn eine fungöse Form des Schädeldaches vorliegt, welche durch Einwachsen in den intrakraniellen Raum die Erscheinungen eines raumfordernden Prozesses auslöst, kommt eventuell differentialdiagnostisch auch ein Gliom in Betracht. Auch jene Erkrankungen der Schädelknochen, welche heute teils zu den echten Blastomen, teils zu den geschwulstartigen Erkrankungen gerechnet werden, nämlich die Ostitis fibrosa generalisata und die Ostitis deformans, müssen endlich bei der Differentialdiagnose der Schädelknochentuberkulose erwähnt werden (WEGEMER).

Bezüglich der *Tuberkulose der Orbita* kann man mit PETERS (1931) zwischen der Tuberkulose der Orbitalwandungen und der Tuberkulose des retrobulbären Gewebes unterscheiden.

Bei der Tuberkulose der Orbitalwandungen bilden nach PETERS Kontusionen manchmal das auslösende Moment[1]. Der Krankheitsprozeß ist am häufigsten im Bereiche des Periosts lokalisiert. Namentlich am Orbitalrand kommt es zu kalten Abscessen, Periostitis und oberflächlicher Caries, welche zur Abstoßung von Sequestern führen kann. Selten greift der Prozeß auf die Nebenhöhlen über. Vorzugsweise werden jugendliche Individuen betroffen, obwohl auch Beobachtungen über Erkrankungsfälle im Greisenalter vorliegen, wie PETERS unter Hinweis auf SCHMIDLER ausführt. Bei der Tuberkulose der Orbitalwandungen wird selten Exophthalmus beobachtet, während die Lider und die Bindehaut häufig durch ödematöse Schwellungen in Mitleidenschaft gezogen werden.

---

[1] Auch ENGELKING (1929) würdigte bereits die prinzipielle Bedeutung von Kontusionen und anderen mechanischen Gewebsschädigungen als dispositionellen Faktor im Rahmen der Pathogenese der Tuberkulose des Auges einschließlich der Orbita.

Es liegt auf der Hand, daß auch ein tuberkulöser Prozeß der Nasennebenhöhlen auf die Orbitalwandungen übergreifen kann. Unter Hinweis auf die zusammenfassenden Darstellungen von Engelking und Peters sei auf diesbezügliche kasuistische Mitteilungen hier nicht näher eingegangen.

Von der Tuberkulose der Orbitalwandungen kann mit Peters die Tuberkulose des retrobulbären Gewebes unterschieden werden. Diese nicht häufige Manifestation der in Frage stehenden spezifischen Infektionskrankheit imponiert als einseitige oder doppelseitige Granulationsgeschwulst, welche im älteren Schrifttum als „entzündlicher Pseudotumor" bezeichnet worden ist (Birch-Hirschfeld). Bemerkenswerterweise betrifft diese Affektion nach Peters meistens das spätere Lebensalter. Im Rahmen dieses Handbuchbeitrages bleibe angesichts der neurochirurgischen Bedeutung, die neuerdings der Exophthalmus erlangt hat, nicht unerwähnt, daß die Tuberkulome der Orbita, abgesehen von Beweglichkeitsbeschränkungen des Augapfels, zentralem Skotom usw., auch einen Exophthalmus bedingen können, wie Engelking unter Bezugnahme auf einen Fall dargelegt hat, welcher eine 52jährige Frau betraf. Histologisch handelt es sich vorzugsweise um die produktive Form der Tuberkulose. Hinsichtlich der Pathogenese der Tuberkulose des retrobulbären Gewebes wird im ophthalmologischen Schrifttum ein Übergreifen des Krankheitsprozesses vom Augapfel besonders hervorgehoben. Allerdings kann der Entzündungsprozeß auch von den Orbitalknochen seinen Ausgang nehmen. (Zusammenfassende Literatur bei Engelking 1929 und Peters 1931.)

III. Syphilis der Schädelknochen[1].

Wie Beitzke (1934) in seiner Übersichtsarbeit über die erworbene Knochensyphilis ausgeführt hat, werden die Schädelknochen im Vergleich zum übrigen Skelet häufig von der in Frage stehenden Infektionskrankheit betroffen. Der Hirnschädel weist im Vergleich mit dem Gesichtsschädel bezüglich seiner syphilitischen Erkrankungsformen wesentliche Unterschiede auf, die ihrerseits mit dem Bau und der Lagerung zu den äußeren und inneren Oberflächen in Zusammenhang stehen. Von den einzelnen Abschnitten des Hirnschädels wird nach Beitzke das Stirnbein weitaus am häufigsten befallen. Seltener betroffen sind die Scheitelbeine, die Schläfenbeine und das Hinterhauptsbein. Manchmal machen nach Beitzke die syphilitischen Veränderungen an der Lambdanaht geradezu halt.

Die syphilitische Schädelperiostitis kann früh, eventuell schon bald nach Auftreten des Primäraffektes Erscheinungen machen. Entweder heilt sie spurlos ab, oder es entwickeln sich syphilitische Exostosen an der Tabula externa und interna. Auch gibt es ausgebreitete syphilitische Hyperostosen des Schädeldaches ohne jeglichen gummösen Knochenabbau. Das Stirnbein kann hierbei 1—1,5 cm dick und elfenbeinhart werden. Auch Frangenheim (1928) kennzeichnet den syphilitisch veränderten Schädel vielfach als schwer und eburnisiert. Infolge enger Perforationsöffnungen hat er eine wurmstichige Beschaffenheit. Die osteophytären Wucherungen lassen seine Oberfläche unregelmäßig erscheinen. In diesem Fall hat Gangolphe bereits im Jahre 1884 von einer hyperostotischen Form der Schädelsyphilis gesprochen, welcher man eine ulceröse, destruktive Form gegenüberstellen kann. Diese Feststellung schließt freilich nicht aus, daß an ein und demselben Schädel gleichzeitig beide Manifestationen angetroffen werden können.

Bezüglich der gummösen Form der Schädelsyphilis läßt sich nach Beitzke oft nicht entscheiden, ob der Krankheitsprozeß von innen oder außen seinen Ausgang genommen hat. Bereits Virchow hat umschriebene periostale Gummen beobachtet, welche mit Hinterlassung von sternförmigen Knochennarben ausgeheilt waren.

In der Umgebung der Gummen am Schädeldach wird nach Frangenheim oft Knochenneubildung beobachtet. Ein Übergreifen des gummösen Prozesses auf das Endocranium kommt nur selten vor. Manchmal, aber keineswegs immer, bilden sich Sequester. Kaufmann (1922) sah am Schädeldach Sequester von über Mannshandtellergröße, die sich

---

[1] Bearbeitet von W. Volland.

nach Abziehen der Kopfschwarte leicht abheben ließen. Nach FRANGENHEIM unterbleibt oft eine komplette Demarkation der Sequester bei der gummösen Ostitis der Schädelknochen. Infolgedessen kommt es vor, daß die Sequester nach Ulceration der sie bedeckenden Kopfhaut frei zutage liegen. Manchmal lösen sich die Sequester erst nach Jahren, was zur Folge hat, daß nachher in der Tiefe des Knochendefektes die Dura frei zutage liegt. Nach BEITZKE sind die syphilitischen Sequester, welche sich langsamer entwickeln als die Knochennekrosen bei der eitrigen Osteomyelitis cranii, grobporig, siebartig durchlöchert und manchmal von verdichteter, elfenbeinartiger Konsistenz. Es liegt auf der Hand, daß nach Perforation eines Gummas eitrige bzw. jauchige Sekundärinfektion erfolgen kann, die ihrerseits möglicherweise Komplikationen in Form von Sinusthrombose, eitriger Leptomeningitis und Hirnabsceß nach sich zieht. Einen seltenen Befund stellt nach FRANGENHEIM die gummös bedingte Caries syphilitica der knöchernen Schädelbasis dar.

In der Unfallbegutachtung spielt die Frage der Auslösung tertiärsyphilitischer Knochenprozesse durch Traumen eine beachtliche Rolle. Während viele Gutachter einen Kausalzusammenhang ablehnen unter Hinweis darauf, daß trotz der Häufigkeit der Traumen leichtester und schwerster Form im ersten Weltkrieg die diesbezügliche Kasuistik kaum bereichert worden ist, hat MICHAEL (1929) über einen Fall von Schädelsyphilis berichtet, in welchem ein ursächlicher Zusammenhang mit einem vorhergegangenen Unfall anerkannt worden war.

Bezüglich des Gesichtsschädels sind nach BEITZKE die Orbitalwände ein Lieblingssitz der erworbenen Syphilis der Schädelknochen. Wie PETERS (1931) ausführt, steht in diesem Zusammenhang die syphilitische Periostitis des oberen Orbitalrandes an erster Stelle. Letztere kann syphilitische Exostosen zur Folge haben. In anderen Fällen kommen mit dem Knochen in Verbindung stehende tumorartige Gummen im Orbitalbereich vor, welche einen Exophthalmus bedingen können. Auch doppelseitiger Exophthalmus auf dem Boden der erworbenen Syphilis ist nach PETERS beschrieben worden. Unter Hinweis auf die zusammenfassende Darstellung von BEITZKE sowie auf das einschlägige ophthalmologische Schrifttum sei in diesem Zusammenhang auf Sehstörungen bei orbitaler Knochensyphilis nicht näher eingegangen.

Daß eine gummöse Zerstörung der Siebbeinplatte stets Meningitisgefahr bedeutet, braucht an dieser Stelle nicht näher ausgeführt zu werden.

In Zusammenhang mit der Differentialdiagnose der erworbenen Syphilis der Schädelknochen werden von FRANGENHEIM die eitrige Osteomyelitis, die Schädeltuberkulose und Tumoren erwähnt. Bei der Tuberkulose ist das Knochengewebe gleichmäßig rarifiziert.

Nicht nur im Hinblick auf die Differentialdiagnose besitzt die Syphilis der Schädelknochen eine gewisse neurochirurgische Bedeutung; denn obgleich die antisyphilitische Therapie ganz im Vordergrund steht, muß an dieser Stelle erwähnt werden, daß eine operative Entfernung syphilitischer Sequester selbstverständlich den Heilungsverlauf des Knochenprozesses günstig zu beeinflussen vermag.

IV. Ostitis deformans Paget[1].

Die Ostitis deformans Paget ist nach heute allgemein vertretener Ansicht eine eigenständige, klinisch, röntgenologisch und histologisch genau umrissene Knochenerkrankung unbekannter Ätiologie. Die Erkrankung kommt nach HIRSCH in allen Erdteilen, bei allen Rassen und Bevölkerungsschichten etwa gleich häufig vor. Sie ist vor allem in klinisch latenter Form keineswegs selten: SCHMORL fand sie in 2,5 % aller Sektionen von über 40 Jahre alten Personen (138 Fälle unter 4614 Autopsien), COLLINS sogar in 3,7 % vom 40. Lebensjahr ab. Nach MOORE kommt die Erkrankung auch bei Affen vor, nach ORR eine ähnliche Erkrankung bei Kaninchen.

---

[1] Bearbeitet von O. KLEINSASSER.

Die erste Beschreibung der Erkrankung verdanken wir J. PAGET, der 1876 in London 5 Patienten demonstrierte, die grobe Verdickungen und Deformierungen einzelner Knochen aufwiesen. In der Meinung, es handele sich um eine chronische Entzündung, sprach er von einer „Ostitis deformans", eine Bezeichnung, die vor ihm für andere Erkrankungen schon von CZERNY (1873) und SCHMIDT (1874) gebraucht worden war. PAGET konnte in den folgenden Jahren weitere Beobachtungen sammeln und war 1889 in der Lage, über 23 Fälle zu berichten. Es hat allerdings lange — bis in die Dreißigerjahre dieses Jahrhunderts — gedauert, bis die Ostitis deformans allgemein als eigene Erkrankung Anerkennung fand. Die Meinung RECKLINGHAUSENs, daß die von ENGEL 1864 beschriebene cystenbildende Knochenerkrankung und die Ostitis deformans Paget nur verschiedene Ausdrucksformen ein- und derselben Erkrankung seien, konnte erst durch den erstmals 1926 von MANDL erbrachten Nachweis der kausalen Zusammenhänge zwischen Epithelkörperchenüberfunktion und Osteodystrophia fibrosa generalisata Engel-Recklinghausen sicher widerlegt werden. Die histologischen Untersuchungen, besonders von SCHMORL, ERDHEIM, JAFFE und HASLHOFER brachten die endgültige Bestätigung, daß zwischen der *Recklinghausenschen* und *Pagetschen* Knochenerkrankung auch wesentliche Unterschiede im Feinbau der befallenen Knochen bestehen.

Das *Schrifttum* über die Ostitis deformans ist heute nicht mehr zu überblicken. MOORE gibt an, daß bis 1951 bereits 914 einschlägige Arbeiten erschienen seien. Die wichtigsten Einzelheiten sind aber in den Darstellungen von ERDHEIM, JAFFE und HASLHOFER (pathohistologisch), MICHAELIS und HIRSCH (klinisch) und KIENBÖCK und WEISS (röntgenologisch) zusammenfassend beschrieben, denen auch heute kaum noch etwas Neues hinzuzufügen bleibt.

Die Pagetsche Erkrankung des Skelets äußert sich bei den meisten Patienten zuerst durch ziehende rheumatoide Knochenschmerzen. Später kann eine Spontanfraktur oder die zunehmende Verdickung des Schädels oder eine Verkrümmung und Verdickung eines langen Röhrenknochens auf die Erkrankung aufmerksam machen. Beim sog. Voll-Paget — ein Stadium, das erst nach Jahrzehnten erreicht wird — entsteht infolge der weitverbreiteten deformierenden Veränderungen ein recht charakteristisches Bild. Der Hirnschädel wirkt klobig, oft unregelmäßig ausladend und über den selten befallenen Gesichtsschädel vorspringend, wobei die Schädelhöhe meist etwas verringert ist. An den unteren Extremitäten kommt es infolge der Belastung der wenig widerstandsfähigen Knochen oft zu Verkrümmungen und Spontanfrakturen. Die Schenkelköpfe werden in die Hüftpfannen eingepreßt, das Becken dabei ähnlich wie bei der Rachitis kartenherzförmig deformiert. Skoliosen tragen das Ihre zur Verringerung der Körperhöhe und zu dem nach vorne geneigten, watschelnden Gang auf kurzen, krummen Beinen mit scheinbar überlangen, baumelnden Armen und mächtigem Schädel bei.

Die Erkrankung betrifft, von sehr seltenen Ausnahmen abgesehen, nur Personen, die älter als 40 Jahre sind und wird am häufigsten im 6.—8. Dezennium manifest. Männer und Frauen sind annähernd gleich häufig betroffen. Nach KIENBÖCK u.a. halten die meisten publizierten Beobachtungen von Ostitis deformans bei jüngeren Patienten einer Kritik nicht mehr stand. HIRSCH fand bei 136 eigenen Beobachtungen folgende Altersverteilung:

Dezennium:	III.	IV.	V.	VI.	VII.	VIII.	IX.
Zahl der Fälle:	1	6	18	41	51	15	4

Die Pagetsche Knochenerkrankung befällt einen, mehrere oder viele Knochen und breitet sich, wenn auch sehr langsam, so doch fortschreitend aus. Es kommt aber nie so weit, daß wie bei der Recklinghausenschen Erkrankung ein Befall des gesamten Skelets, also eine echte Generalisierung, erfolgt, sondern die Erkrankung ist, wenn auch auf viele Knochen ausgebreitet, so doch immer lokalisiert. Da zwischen befallenen Knochen oft nicht erkrankte liegen, hat man von einer „schachbrettartigen" Ausbreitung gesprochen. Ein vorgezeichneter Ausbreitungsmodus ist nicht bekannt, jedoch eine Prädilektion für einzelne Skeletabschnitte. Aus den verschiedenen Untersuchungen (s. Zusammenstellung bei HIRSCH) geht eindeutig hervor, daß die Körperachse und die achsennahen Skeletabschnitte bei weitem bevorzugt erkranken.

Schon im älteren Schrifttum (KLIPPEL und WEIL) wurde über die gesteigerte Hauttemperatur über den befallenen Knochen berichtet. Nach neueren Messungen kann die Temperatur um 2—5° C höher als an korrespondierenden, nichterkrankten Stellen sein. EDHOLM u. Mitarb. konnten feststellen, daß eine von Ostitis deformans befallene Gliedmaße etwa 10mal stärker durchblutet wird als die gesunde. Gleichzeitig hat das aus dem erkrankten Gebiet abströmende Venenblut eine erhöhte Sauerstoffsättigung und einen erhöhten Druck. Bei Schädelbefall ist z.B. das Jugularvenenblut sauerstoffreicher als gewöhnlich. Mittels Herzkatheter konnte festgestellt werden, daß bei einem Befall eines Drittels des Skeletes das Herzminutenvolumen von 4—6 Liter/min auf bis zu 13 Liter/min ansteigt, was natürlich eine beträchtliche Zusatzbelastung und kompensatorische Hypertrophie des Herzens bedingt. Angiographische Studien von STORSTEEN und JONES zeigten, daß die zuführenden Arterien entsprechend erweitert sind und die Zahl der Kollateralgefäße erhöht ist (vgl. weiter HOWARTH, LEQUIME u. Mitarb., SCHWIEGK und LANG, SORNBERGER und SMEDAL). RUTISHAUSER wies nach, daß die gesteigerte Durchblutung des Knochens durch eine Eröffnung der Doanschen „Schlummercapillaren" des Knochenmarks und eine Capillarneubildung ermöglicht wird. Sicherlich ist die außergewöhnliche Kreislaufbelastung mitbestimmend für die bei Morbus Paget selbst in peripheren Gefäßen beobachtete ausgeprägte Arteriosklerose und die von HIRSCH angegebene auffällige Häufung von Schlaganfällen bei relativ jungen Patienten.

Im Gegensatz zur Osteodystrophia fibrosa generalisata Recklinghausen ist der Calcium- und Phosphorsäurespiegel im Blut bei der Ostitis deformans mengenmäßig nicht wesentlich verändert. Der Calciumspiegel kann bei den ausgeprägten polyostotischen Formen nach HIRSCH sogar um ein geringes absinken. Die alkalische Serumphosphatase kann dagegen enorm vermehrt sein; nach ALBRIGHT und REIFENSTEIN werden bei Morbus Paget die höchsten Werte bei allen Knochenerkrankungen überhaupt beobachtet (vgl. auch GUTMANN, GUTMANN und KASABACH).

Über die *Ätiologie* der Pagetschen Erkrankung gibt es bis heute nur Vermutungen. Meist wird angenommen, daß es sich um eine Sonderform einer chronischen Entzündung handelt. STEMMERMANN mißt auf Grund einiger Beobachtungen der Erblichkeit einige Bedeutung zu. Zusammenhänge mit der Lues, einer Hyperthyreose sowie die Ansicht, es handele sich um einen neoplastischen Prozeß (HERZOG) oder um eine Vitamin A-Stoffwechselstörung fanden kaum Anhänger. Auf Grund der veränderten Durchblutungsverhältnisse vermutet MOORE einen Ausfall oder eine Dysfunktion der Gefäßinnervation.

Ostitis deformans des Schädels. Nach annähernd übereinstimmenden Angaben ist der Schädel in etwa 60 % der polyostotischen Formen des Morbus Paget beteiligt. Wesentlich seltener dürfte hingegen ausschließlicher Befall des Schädels sein.

Das wahrscheinlich obligate Frühstadium der Pagetschen Erkrankung des Schädels ist die *Osteoporosis circumscripta* des Schädeldaches. Es handelt sich, wie der Name sagt, um meist rundliche, am Röntgenbild als Aufhellungsherde erkennbare, scharf begrenzte Veränderungen, die nach KASABACH und GUTMANN manchmal bis zu 2 Jahrzehnten vor dem Auftreten anderer Skeletherde feststellbar sein sollen. Diese Veränderungen wurden erstmals von MOORE 1923 beobachtet, der sie aber ebenso wie SCHÜLLER, der dafür die Bezeichnung „Osteoporosis circumscripta" prägte, nicht sicher als Ausdruckformen der Pagetschen Erkrankung erkannte. 1929 demonstrierte SCHÜLLER drei weitere Fälle, von denen bei einem von CUSHING eine Probetrepanation durchgeführt worden war. An den entfernten Knochenstückchen fanden sich Veränderungen, die histologisch denen bei Morbus Paget vergleichbar waren. Die Osteoporosis circumscipta wurde daher in den folgenden Jahren meist als atypische Sonderform der Ostitis deformans angesehen und erst von WEISS 1930 als Frühstadium und von MEYER-BORSTEL als obligates Frühstadium der Schädelveränderungen erkannt. Erdheim erbrachte schließlich durch eine meisterhafte Untersuchung eines derartigen Herdes den Nachweis, daß dieser zur Gänze aus Paget-Knochen in seinen verschiedenen Entwicklungsstadien besteht. An der Schädelbasis und an den Röhrenknochen sind übrigens gleichartige röntgenologische Veränderungen wie die Osteoporosis circumscipta, wohl infolge andersartiger statischer Beanspruchungen des Knochens, nicht bekannt.

Makroskopisch zeichnen sich die Herde der Osteoporosis circumscripta durch eine ungemein scharfe Begrenzung und ihre tiefrotviolette Farbe inmitten der gelblichgrauen Umgebung aus. Die Herde haben gewöhnlich rundliche, seltener polycyclische Umrisse und erreichen einen Durchmesser von 1 cm bis zu Handtellergröße und mehr. An der Oberfläche sind die an Zahl und Durchmesser vermehrten Gefäßquerschnitte auffällig; an der Schnittfläche erkennt man, daß die gewöhnliche Dreiteilung des Schädeldaches verlorengegangen ist und der Prozeß die ganze Dicke desselben einnimmt. Meist besteht nur ein Herd, der keine besondere Region zu bevorzugen scheint, seltener sind multiple Herde von Osteoporosis circumscripta am Schädeldach. Nach den röntgenologischen Untersuchungen von Weiss gewinnen die Herde im Laufe eines Jahres etwa 1 cm an Durchmesser. Wenn das ganze Schädeldach befallen, aber noch nicht verdickt ist, ist nach Weiss der Prozeß schon mindestens 15 Jahre alt. Nach 15 und mehr Jahren kommt es, hauptsächlich durch perikranielle Apposition neuen Knochens, zu langsam zunehmender Knochenverdickung. Die blauviolette Verfärbung blaßt ab und macht einem grauweißen Kolorit Platz. Besonders am macerierten Präparat erscheint der Knochen bimssteinartig porös und ist unvermutet leicht. Die Knochenverdickung ist, wenn auch diffus, so doch keineswegs überall gleich stark; die Dicke der Schädelkapsel kann z.B. an einer Stelle 7—8 cm betragen, an einer anderen aber fast normal sein (Abb. 6). Die Schädelnähte verschwinden im Verlaufe der Erkrankung, während die Gefäßfurchen an der Innenseite der Kalotte sich tief einprägen. Auch an der Schädelaußenseite sind infolge des gesteigerten Blutzuflusses durch die Äste der A. carotis externa oft Gefäßabdrücke zu erkennen. Die Knochenverdickung erfolgt vorwiegend exzentrisch, doch gibt es einzelne Fälle, bei denen auch innen so viel neues Knochengewebe angelagert worden ist, daß es zu einer beträchtlichen Einengung des Schädelbinnenraumes kommt (vgl. Abb. 7 bei Goldenberg). Bei weit vorgeschrittenen Fällen kann der Schädelumfang 70 und mehr cm erreichen.

Durch den gesteigerten Knochenumbau an der *Schädelbasis*, dessen Resultat ein statisch minderwertiger Knochen ist, entstehen die oft beträchtlichen und lebensgefährlichen Deformierungen. Die rings um das Hinterhauptsloch gelegenen Partien beginnen langsam abzusinken, wodurch die Clivusregion eine scheinbare Elevation erfährt und die Pyramidenspitzen mehr und mehr nach oben zeigen. Die Folgen dieser Deformation sind eine Einengung der hinteren Schädelgrube, eine langsame Kompression des Hirnstammes und eine Verzerrung und Einengung der basalen Foramina mit mannigfaltigen Hirnnervensyndromen. Relativ häufig kommt es zu einer Einengung des Porus und Meatus acusticus internus. Auch kann der Knochenumbau auf die Labyrinthkapsel übergreifen und durch eine Stapesankylose eine otoskleroseähnliche Schalleitungsstörung entstehen (Brunner, Lindsay und Perlmann). (An Röntgenaufnahmen des erkrankten Felsenbeines sollen übrigens nach Kettunen die Bogengänge überdeutlich erkennbar sein.) Relativ häufig sind auch Trigeminusäste bei ihrem Durchtritt durch die Schädelbasis betroffen. Die dann auftretende symptomatische Neuralgie erfordert manchmal eine chirurgische Intervention, die durch den Blutreichtum des Paget-Knochens erschwert sein kann. Viel seltener ist eine Stenose der Canali optici und Erblindung (Gregg, v. Lehoczky, Mufson und Chodoff). Schließlich wird manchmal eine unregelmäßige Obliteration der Nasennebenhöhlen beobachtet, in deren abgeschnürten Buchten sich Mucocelen bilden können (Childrey, Harris). Im Gegensatz zum Hirnschädel wird der Gesichtsschädel selten befallen. Bei Befall des Gesichtsschädels kann das Bild der sog. Leontiasis ossea entstehen (Laroche u. Hochfeld, Trolle). Fast alle Patienten mit

Schädelbefall klagen über Kopfschmerzen. Häufig sollen psychoseartige Veränderungen auftreten (Courville und Langmade). Meist sind die Kranken mürrisch, unduldsam und mißtrauisch (Ertaubung!). Eine typische Begleitpsychose ist aber bei Morbus Paget nicht bekannt. Sicherlich spielt bei der Entstehung der Wesensveränderungen auch die fast regelmäßig zu beobachtende Cerebralsklerose eine Rolle, die ihrerseits die Häufung apoplektischer Insulte begünstigt.

Histologie. Das mikroskopische Bild des erkrankten Knochens ist für die Ostitis deformans charakteristisch und kaum zu verkennen. Der erkrankte Knochen ist oft so

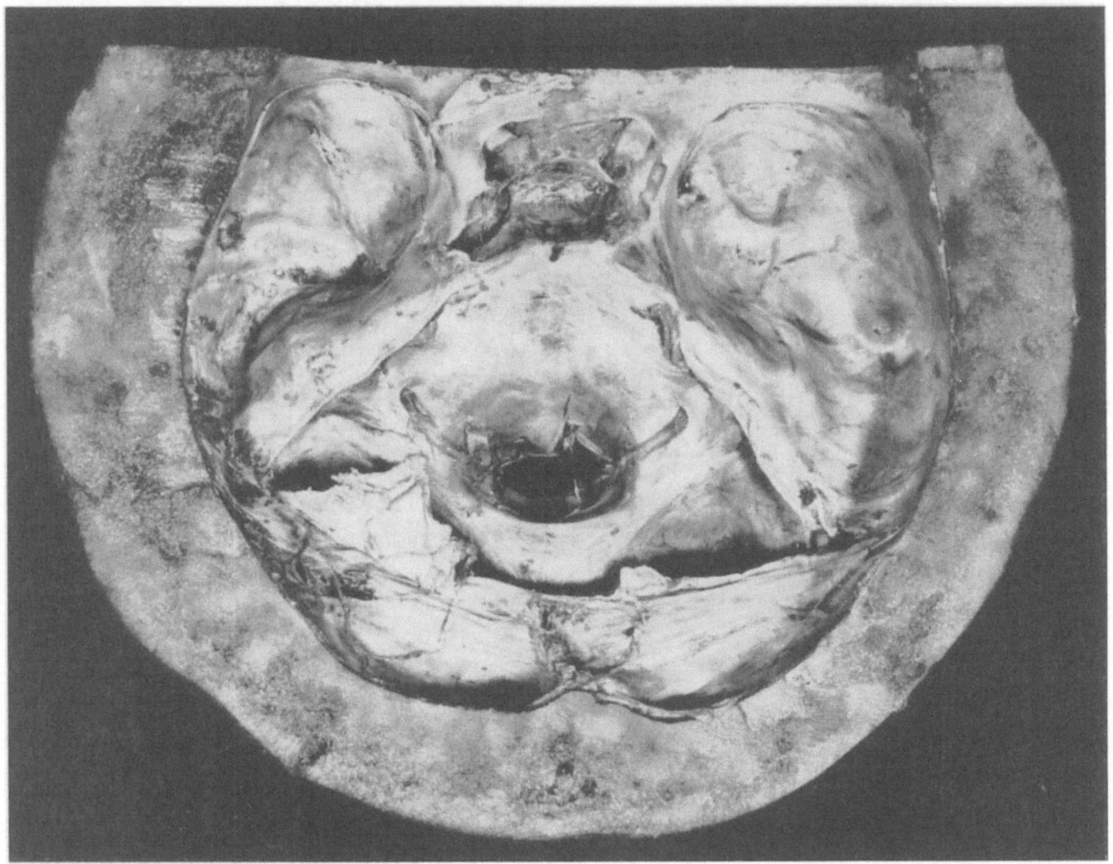

Abb. 6. Enorme Verdickung der Schädelbasis mit scheinbarer Elevation des Clivus bei Ostitis deformans Paget (Sammlung Path. Inst. Köln).

scharf gegen den gesunden Knochen abgegrenzt, daß die Trennlinie quer durch ein einzelnes Knochenbälkchen zu verfolgen ist. Nach Rutishauser beginnen die histologisch faßbaren Knochenveränderungen aber schon etwas peripher vom umgebauten Knochen. In dieser Zone, die dem „Stadium des Prä-Paget" entspricht, sind die Venensinus im Knochenmark weiter, zahlreicher und mit Erythrocyten vollgepfropft. Diese elektive Erweiterung der Venensinus und Eröffnung der Doanschen Schlummercapillaren — die Arteriolen bleiben englumig — sind die ersten morphologischen Zeichen der Pagetschen Erkrankung. In dem Gebiet, in dem schlagartig die Knochenveränderungen einsetzen, beginnen nun auch die Arteriolen zu sprossen und zu wuchern.

Diese neugebildeten Capillaren zeigen auffällig zahlreiche Verzweigungen und Anastomosen sowie einen bogenförmigen Verlauf. Gleichzeitig erweitern sich die Venensinus mehr und mehr und beginnen, wenn auch in einem geringen Maße, zu sprossen. Hand in Hand mit den Gefäßveränderungen stellt sich eine Zell- und Faservermehrung des

Knochenmarkes ein. Ihren deutlichsten Ausdruck finden diese tiefgreifenden Veränderungen des Bindegewebes im Knochenumbau. Allerorts und völlig unregelmäßig verstreut tauchen Osteoclasten auf, die tiefe Lacunen in die Tela ossea fressen, während daneben Osteoblasten neue, noch unverkalkte Knochengrundsubstanz anlagern. Die rasch

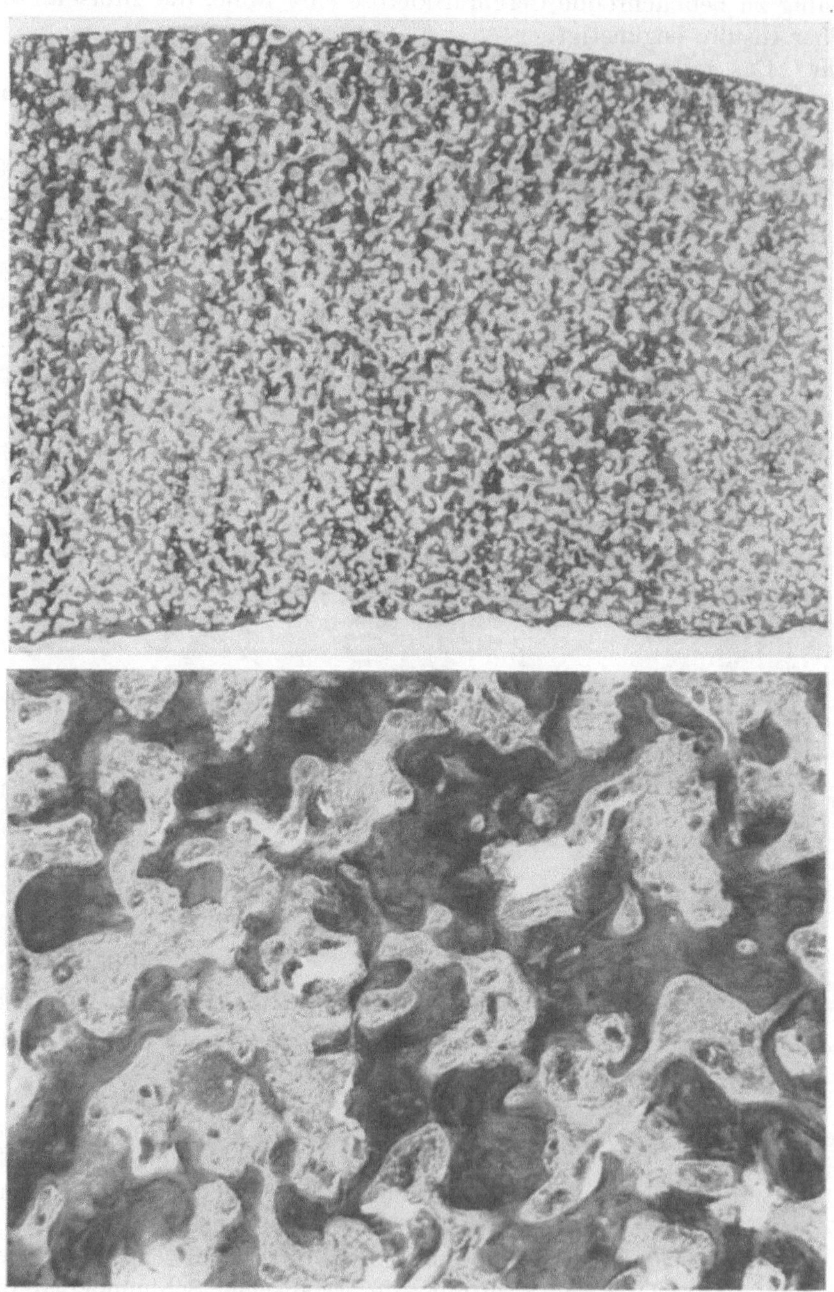

Abb. 7. Oben: Vollständiger Umbau des gesamten Schädeldaches bei Ostitis deformans Paget. Eine Abgrenzung der Tabulae bzw. der Diploe ist nicht mehr zu erkennen. (HE 10× vergr.) Unten: Vollständig ungeordnete Lagerung, Form und Größe der Knochenbälkchen bei Morbus Paget. (HE 30× vergr.)

vor sich gehenden An- und Abbauvorgänge lassen keinerlei Gesetzmäßigkeit erkennen. Das Resultat dieses völlig ungeordneten Knochenumbaues ist ein von polycyclischen, sich gegenseitig regellos kreuzenden Kittlinien durchzogener Knochen ohne gerichtete Strukturen, den Schmorl treffend mit einem Mosaik verglichen hat. Echte Mosaikstrukturen sind für den Paget wohl pathognomonisch; es gibt allerdings eine Reihe anderer Knochenerkrankungen mit einem „pagetoiden" Knochenumbau, der mit echten Mosaikstrukturen verwechselt werden kann (z.B. posttraumatischer Knochenumbau unter dem Bild des „Remaniement pagétoide post-traumatique von LIÈVRE — vgl. ROHNER). Rückt man

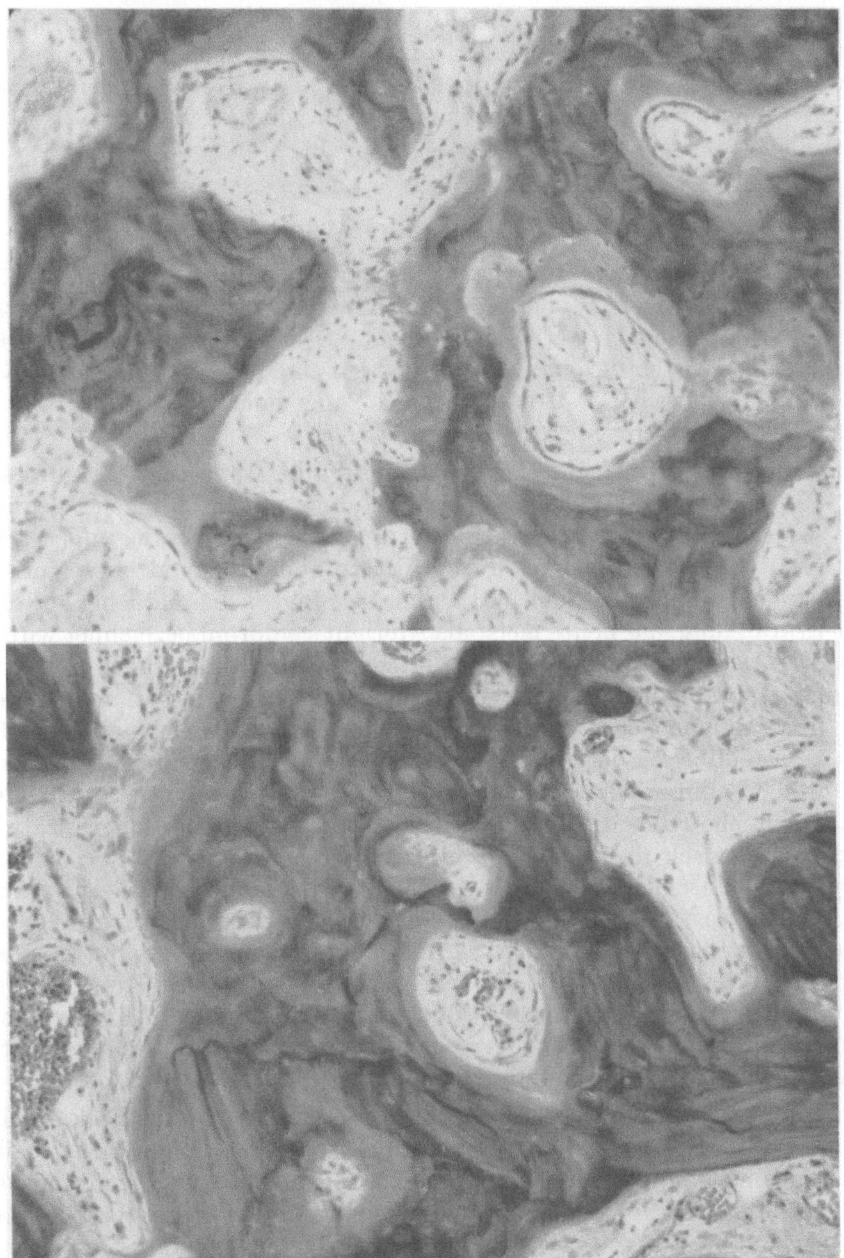

Abb. 8. Ostitis deformans Paget. Oben: Starker Knochenanbau. Unten: Echte Mosaikstrukturen, entstanden durch den regellosen Knochenumbau. (HE 130× vergr.)

aus diesem „Stadium der Entwicklung des Paget-Markes" (RUTISHAUSER) mehr gegen das Zentrum des Herdes in das „Stadium des Voll-Paget" vor, so erkennt man, daß der Knochenumbau immer noch aktiv ist, sich aber wieder Fettmarkinseln bilden und die Proliferation der feinen Gefäße und die Markfibrose nachlassen. Dieses Stadium sehen wir bei der histologischen Untersuchung am häufigsten. Im weiteren Verlauf

(,,Stabilisierung") kommen die Umbauvorgänge am Knochen langsam zum Stillstand. Blaue Grenzscheiden trennen die Tela ossea mit ihren Mosaikstrukturen von dem nun wieder faser- und capillararmen Knochenmark als Zeichen, daß die Knochenumbauvorgänge zu einem vorläufigen Abschluß gekommen sind. Ganz zur Ruhe dürfte der Paget-Knochen aber wohl nie kommen. Das noch nach Jahren periostal neu angelagerte Knochengewebe verfällt neuerlich dem Umbau, die den Röntgenologen wohlbekannten Skleroseherde müssen gebildet werden, und schließlich kann auch am Schädeldach sich nach vielen Jahren Bestandes eines verdickten röntgenologisch als watteflockenartig strukturierten Schädeldaches eine mehr strähnige Knochenstruktur entwickeln (Weiss).

Über das Paget-Sarkom siehe S. 444.

V. Fibröse Knochendysplasie[1].

Die fibröse Dysplasie ist eine der häufigsten und wichtigsten Knochenerkrankungen des Schädels. Nach heutigem Stand der Kenntnisse umfaßt diese Erkrankung vor allem jene Fälle, die früher vielfach als Ostitis fibrosa, Ostitis fibrosa localisata, Cystofibromatose, Hyperostose, Osteofibrome, Leontiasis ossea und als ,,atypische", ,,juvenile" und ,,unilaterale" Sonderform der Ostitis deformans Paget oder der Osteodystrophia fibrosa generalisata Recklinghausen gedeutet wurden.

Eine Sondergruppe dieser früher beschriebenen Fälle (Weil 1922, Gaupp 1932, Borak und Doll 1934, Goldhamer 1934 u.a.) griffen, angeregt durch eigene Beobachtungen, erstmals 1937 McCune und Bruch und Albright u. Mitarb. heraus und beschrieben sie als eigenes Syndrom, gekennzeichnet durch die Kombination von polyostotischen Knochenveränderungen, Pigmentflecken und Pubertas praecox bei Mädchen. Neben diesem Vollbild der Erkrankung, das heute meist als Albright-Syndrom bezeichnet wird, beschrieb 1938 Lichtenstein eine Reihe von Fällen mit gleichartigen Knochenveränderungen mit oder ohne Pigmentanomalien auch bei männlichen Kranken und sprach von einer polyostotischen, fibrösen Knochendysplasie. Diese Bezeichnung hat sich neben der Benennung Uehlingers ,,Osteofibrosis deformans juvenilis" heute allgemein eingebürgert. In den nächsten Jahren erkannten vor allem Lichtenstein und Jaffe, Uehlinger und Schlumberger, daß auch jene Fälle, die bisher vorwiegend als Ostitis fibrosa localisata bezeichnet wurden, sich histologisch nicht von den einzelnen Knochenherden der polyostotischen, fibrösen Dysplasie unterscheiden, und reihten sie als monostotische Form dem übergeordneten Begriff der fibrösen Knochendysplasie zu. Erwähnenswert ist, daß Trauner in Zusammenarbeit mit Haslhofer (1939), unabhängig von den erwähnten Arbeiten, eine besonders genaue klinische und histologische Studie der fibrösen Knochendysplasie am Schädel veröffentlichte und zur Ansicht kam, daß es sich seiner Meinung nach um eine eigenständige Erkrankung handele, der er, solange über deren Genese nichts Näheres bekannt sei, die neutrale Bezeichnung ,,Hyperostose" gab.

Nach Strassburger u. Mitarb. wurden bis 1951 schon etwa 200 Fälle publiziert, was an sich schon für die Häufigkeit und Bedeutung der Erkrankung spricht. Die Zahl der Veröffentlichungen ist im letzten Jahrzehnt weiter sprunghaft gestiegen und heute kaum mehr zu übersehen. Unter den ausführlicheren, zusammenfassenden Arbeiten seien die von Boenheim und McGavack, Dockerty u. Mitarb., Falconer u. Mitarb., Fineschi, Furst und Shapiro, Hellner, Hopf, Lichtenstein, Lichtenstein und Jaffe, Pritchard, Russell und Chandler, Schlumberger, Strassburger u. Mitarb. und Uehlinger hervorgehoben. Autopsiebefunde veröffentlichten Uehlinger, Sternberg und Joseph und Morvay und Lechner (Fall von McCune und Bruch).

Die fibröse Knochendysplasie wurde bei den verschiedenen Rassen in Europa, Nord- und Südamerika, Australien, Asien und Afrika beschrieben (Boenheim und McGavack, Hara u.a.) und scheint demnach ebenso universell verbreitet zu sein wie die Ostitis

---

[1] Bearbeitet von O. Kleinsasser.

deformans Paget. Gewöhnlich werden heute 3 Formen unterschieden, denen die mikroskopische Struktur der Knochenveränderungen gemeinsam ist:

1. das Albright-Syndrom,
2. die polyostotische, fibröse Dysplasie mit oder ohne Pigmentflecken,
3. die monostotische, fibröse Dysplasie.

Das sog. **Albright-Syndrom** ist gekennzeichnet durch die Trias Pubertas praecox, polyostotische Knochenveränderungen und Pigmentflecke. Das Syndrom wurde bisher nur bei Mädchen beschrieben; bei Knaben ist die Kombination von Knochenveränderungen und Pubertas praecox bisher nicht bekannt.

Die Menstruation kann bei dieser Erkrankung schon in den ersten Lebensmonaten einsetzen. Nach der Zusammenstellung von BOENHEIM und McGAVACK trat die Menarche 4mal im ersten, 18mal im 2.—5. und 13mal im 6.—10. Lebensjahr ein. Ebenso entwickeln sich die sekundären Geschlechtsmerkmale meist schon im 1. Lebensjahrzehnt. Die Pigmentationen können schon bei der Geburt vorhanden sein oder entwickeln sich im vollen Ausmaße erst im Verlauf der ersten beiden Lebensjahrzehnte. Es handelt sich um ganz unregelmäßig begrenzte, verschieden große Flecke, die überall am Körper auftreten können und keine Region zu bevorzugen scheinen. Zahl und Ausdehnung der Pigmentflecke wechseln ebenso von Fall zu Fall wie das Kolorit von einem blassen Hellgelb bis zu einem tiefen Braunschwarz. Die Knochenveränderungen entstehen ebenso meist schon in den ersten Lebensjahren und können in seltenen Fällen offenbar schon bei der Geburt vorhanden sein. An Zahl und Umfang nehmen die Knochenveränderungen meist einige Jahre lang zu, bis dann in der Regel im 2.—3. Lebensjahrzehnt der Prozeß stationär wird, ohne daß in der Folge jemals eine Rückbildung beobachtet worden wäre. Fast regelmäßig wird ein vorzeitiger Epiphysenschluß, also eine Voralterung des Skelets beim Albright-Syndrom angegeben.

Die **polyostotische fibröse Knochendysplasie** unterscheidet sich klinisch vom Albright-Syndrom im wesentlichen nur durch das Fehlen der Pubertas praecox. LICHTENSTEIN u. a. fassen daher das Albright-Syndrom nur als eine besonders schwere Erscheinungsform der polyostotischen, fibrösen Dysplasie auf. Pigmentanomalien treten bei der polyostotischen Form um so häufiger auf, je mehr Knochen erkrankt sind. Nach BOENHEIM und McGAVACK hatten 26 von 44 in der Literatur erwähnten männlichen Patienten mit polyostotischen Knochenveränderungen abnorme Pigmentationen. Nach LICHTENSTEIN und JAFFE hatten 32 von 90 Patienten mit monostotischen oder polyostotischen Herden irgendwelche abnorme Pigmentationen. Bei Fällen mit zahlreichen Knochenveränderungen werden die ersten klinischen Erscheinungen meist schon in den ersten Lebensjahren bemerkt. Wenn nur wenige Knochen erkrankt sind (oligostotische Form), werden die Veränderungen aber auch nicht selten erst im späteren Leben auffällig. Wie beim Albright-Syndrom kommt der Erkrankungsprozeß meist im 2. oder 3. Dezennium zur Ruhe, kann aber offenbar später noch einmal aufflackern oder auch kontinuierlich langsam fortschreiten. Die polyostotische, fibröse Dysplasie ist wohl nur ausnahmsweise — im Gegensatz zur unbehandelten Osteodystrophia fibrosa generalisata Recklinghausen — lebensbedrohlich. Allerdings können als Folgeerkrankungen Kyphosen (Cor kyphoscolioticum), Lähmungen oder aber als Seltenheit ein Knochensarkom auf dem Boden der fibrösen Dysplasie (ALLDREDGE, COLEY und STEWART, JAFFE, HOBBS u. Mitarb., KNAGGS, DUSTIN und LEY, PLATT, SUTRO, ungesicherte Fälle von HELLNER und GILBERTSON und GOOD s. auch S. 448) die sonst gute Prognose trüben.

Der einzelne Knochenherd entsteht durch eine Zerstörung der normalen Knochen- und Knochenmarksstrukturen im Innern des Knochens, an deren Stelle ein faserreiches Bindegewebe tritt, das regellos gelagerte, ungleichmäßig aufgebaute Knochenbälkchen bildet. Durch den fortschreitenden Abbau des Altknochens infolge der Ausdehnung des Erkrankungsherdes und den reparatorischen Ersatz der zerstörten Knochenrinde durch das noch voll funktionsfähige Periost kommt es allmählich zu einer ungleichmäßigen, oft buckeligen oder knotigen Verdickung des erkrankten Knochens. Die statische Minderwertigkeit des betreffenden Skeletabschnittes äußert sich in Verbiegungen der Femura und unregelmäßigen Krümmungen der Tibiae, Auftreibungen der Oberarmknochen und Rippen, seltener Kyphosen und Beckendeformitäten.

Nach der Zusammenstellung von Pritchard von allen Formen der fibrösen Knochendysplasie bestand folgende Verteilung der Einzelherde: 118mal untere und 87mal obere Extremität, 52mal Schädel, 31mal Gesichtsschädel, 49mal Stammskelet. Relativ selten finden sich die Veränderungen an den kleinen Knochen der Hand- und Fußwurzel und der Phalangen. Auffällig häufig sind hingegen die Rippen befallen (Zimmer u. Mitarb.). Bei ausgeprägten polyostotischen Formen findet man nicht selten wie beim Albright-Syndrom, daß ganz bevorzugt nur eine Hälfte des Skelets befallen ist. (Gerade diese Fälle wurden früher nicht selten als Halbseitenform der Recklinghausenschen Erkrankung beschrieben. Vgl. Borak u. Doll, Freund u.a.) Hervorzuheben ist schließlich, daß an den Röhrenknochen vorzüglich der Metaphysenbereich, seltener die Schaftmitte erkrankt ist, ausnahmsweise aber auch die Epiphysen befallen sein können (Hellner). Auch bei sehr ausgedehnter Skeleterkrankung (161 von 200 Knochen bei einem von Morvay u. Lechner autoptisch untersuchten Fall) ist aber doch nie das ganze Skelet erkrankt. Es handelt sich also, ebenso wie bei der Ostitis deformans Paget, um eine wohl polyostotische, aber doch lokalisierte Knochenerkrankung und nicht um eine generalisierte Skeleterkrankung wie bei der Osteodystrophia fibrosa generalisata Recklinghausen.

Röntgenologisch äußert sich die Erkrankung in den Frühstadien durch cystenartige Aufhellungen mit unregelmäßigem sklerosiertem Rand, die meist etwas exzentrisch im Schaft eines Röhrenknochens gelegen sind. Diese Pseudocysten, deren Umrisse mit Kerzenflammen verglichen werden, werden langsam größer, konfluieren und erfüllen schließlich die ganze Markhöhle, die ausgeweitet und unregelmäßig mehrkammerig septiert erscheint, während die Corticalis verdünnt und ausgebuchtet, aber nicht durchbrochen ist.

Die **monostotische fibröse Dysplasie** ist histologisch und röntgenologisch nicht von einem Einzelherd der polyostotischen Form zu unterscheiden. Auch diese Form tritt bei männlichen und weiblichen Kranken etwa gleich häufig auf und wird meist schon in der Jugend manifest, wenn auch die Fälle, die erstmals bei älteren Erwachsenen bemerkt werden, nicht eben selten sind, was zum Teil wohl auf die Symptomenarmut des Prozesses zurückzuführen ist. Bei 69 Fällen fibröser Dysplasie der Kiefer, die Zimmermann u. Mitarb. beschrieben, war der jüngste Patient 2, der älteste 69 Jahre alt, das Durchschnittsalter betrug 22 Jahre. Mehr als die Hälfte der Patienten waren zwischen 10 und 30 Jahre alt. Es ist allerdings nicht ausgeschlossen, daß die ersten Anfänge der Erkrankung in manchen Fällen tatsächlich viel später anzusetzen sind. Nach den Angaben von Zimmermann u. Mitarb. u.a., sollen an fibröser Dysplasie der Kiefer weibliche Patienten häufiger erkrankt sein (70 %). Ob die monostotische Form wirklich die leichteste Verlaufsform der fibrösen Dysplasie ist, kann heute noch nicht ganz als geklärt gelten. Wenn klinisch auch alle Übergänge bei verschiedenen Fällen zwischen der monostotischen, oligostotischen und polyostotischen Form gesehen werden, so wurde, wie Schlumberger betont, doch nie ein Übergang von der monostotischen in die polyostotische Form beim gleichen Patienten beobachtet. Ebenso fand Schlumberger nie Pigmentanomalien oder endokrine Störungen bei seinen Fällen. Unter den 67 Fällen Schlumbergers, der bisher das größte Material veröffentlichte, lag der Herd 29mal in einer Rippe, 9mal am Femur, 8mal an der Tibia, 7mal am Oberkiefer, 5mal am Schädeldach, je 2mal am Unterkiefer, am Humerus, an der Ulna und je 1mal an einem Wirbel, am Becken und an der Fibula.

Von besonderer differentialdiagnostischer Bedeutung ist das Fehlen wesentlicher *Veränderungen im Calcium-, Phosphorsäure- und Fermentgehalt des Blutserums*. Als wichtigster Gegensatz zur Recklinghausenschen Knochenerkrankung bleiben bei der fibrösen Dysplasie nach übereinstimmenden Angaben die Phosphorsäure und Calciumwert im Serum normal. Ebenso wurden noch nie Epithelkörperchentumoren bzw. Hyperplasien gesehen, obwohl schon häufig danach gesucht wurde (ALBRIGHT u. Mitarb., GAUPP, PRIESEL u. WAGNER u. a.). Nach BOENHEIM u. MCGAVACK können allerdings temporäre Schwankungen im Calcium- und Phosphorsäurespiegel auftreten, insbesondere kann bei Kindern der Phosphorsäurespiegel vorübergehend erniedrigt sein. Die alkalische Phosphatase wird nach zahlreichen Berichten (DOCKERTY u. Mitarb., FALCONER u. Mitarb., STRASSBURGER u. Mitarb., u.a.) in vielen Fällen etwas vermehrt gefunden (von 10 auf 20—30 King-Armstrong-Einheiten). Die Werte für saure Phosphatase sollen nicht verändert sein (SERFLING u. PARNITZKE). Keinerlei Abweichungen bei allen diesen Werten werden bei der monostotischen Form gefunden.

Die *Ätiologie der fibrösen Knochendysplasie* ist bis heute unklar. Am meisten hat wohl die Ansicht von LICHTENSTEIN u. JAFFE Anklang gefunden, daß eine abnorme Entwicklung des undifferenzierten fibrösen Gewebes vorliegt, welches dadurch nicht mehr in der Lage sein soll, eine normale Spongiosa und ein normales Knochenmark aufzubauen. WEIL, der die erste Beobachtung eines Albright-Syndroms publizierte, glaubte es mit einer ungewöhnlichen Spielart der Osteopsathyrose in Zusammenhang mit Nebennierenfunktionsstörungen zu tun zu haben. MCCUNE u. BRUCH vermuteten, ebenso wie später THANHAUSER, FERRERO, AEGERTER u. a., Beziehungen zur Neurofibromatosis Recklinghausen, Anschauungen, die aber von JAFFE, RUSSEL u. CHANDLER u. a. entschieden abgelehnt wurden. Auch übergeordnete Störungen der Hypophysen- und Zwischenhirnfunktionen (ALBRIGHT u. a.), zentralnervöse Störungen (IVIMEY), konstitutionelle Schwächen der gesamten Skeletanlage (BOENHEIM u. MCGAVACK), Beziehungen zum Ollier-Syndrom (s. S. 387, SANTE u. Mitarb., VALLS u. Mitarb.) wurden erwogen. WARRICK fand einmal Hinweise auf eine familiäre Häufung. SNAPPER vermutete wegen der nicht selten zu beobachtenden Schaumzellnester Beziehungen zu den Lipoidgranulomatosen. FREUND und HATCHER glauben, daß durch Störungen der Gefäßinnervation und dadurch veränderte Durchblutungsverhältnisse die Knochenerkrankungen entstünden. (In diesem Zusammenhang ist die Beobachtung von DICKSON u. RICHARDSON interessant, die 9 Jahre einen Kranken mit fibröser Dysplasie beobachteten, der schließlich an einem Oesophaguscarcinom verstarb, welches ausschließlich in den fibrös dysplastischen Knochen metastasiert hatte, was wohl auf besondere Durchblutungsverhältnisse schließen läßt.) Bei der Entstehung der monostotischen Form spricht SCHLUMBERGER der Einwirkung von Traumen eine besondere Rolle zu und greift damit die wiederholt von F. J. LANG, KONJETZNY u. a. vertretenen Ansichten über die Pathogenese der Ostitis fibrosa localisata wieder auf.

Fibröse Dysplasie der Schädelknochen. Am Schädel kommt die fibröse Dysplasie in allen ihren Erscheinungsformen vor. Beim Albright-Syndrom ist der Schädel fast regelmäßig in einem mehr oder minder starken Maße beteiligt. Nach PRITCHARD, ETTER u. HURST u. a. steht in der Reihenfolge der Häufigkeit der erkrankten Knochen der Schädel an dritter Stelle nach den Femura und Oberarmknochen. BERGER u. JAFFE und WINDHOLZ schätzen, daß etwa in der Hälfte der polyostotischen und in 10% der monostotischen Formen Schädelknochen erkrankt sind. Genauere Zahlen lassen sich darüber noch nicht ermitteln, da in zahlreichen Fällen fibröser Dysplasie des Schädels, die zur Veröffentlichung gelangten, das übrige Skelet nicht ausreichend untersucht wurde. Der Schädel kann nicht selten auch ausschließlich betroffen sein, ebenso können Schädelveränderungen die ersten Zeichen der polyostotischen Erkrankung sein (PSENNER u. HECKERMANN, WINDHOLZ, JAKOBSEN u. VRAA-JENSEN u. a.).

Speziell über die Schädelveränderungen bei fibröser Knochendysplasie existiert bereits eine umfangreiche *Literatur*, aus der folgende Arbeiten angeführt seien: AGAZZI u. BELLONI, AMELI, BERGER u. JAFFE, BALL, BAUER u. KERR, COLLINS, COOKE u. POWERS, EDEN, GIACOBBI u. MUZZIOLI, HANKEY, HARA, HEIDSIEK, KANTHAK u. Mitarb., KLEINSASSER u. FRIEDMANN, LEDERER, LIECHTI, PAGET u. Mitarb., PHEMISTER u. GRIMSON, PINDBORG, PUGH, ROBB, RUSHTON, SCHLORHAUFER, SCHLUMBERGER, SCHWARTZ, SERFLING

u. Parnitzke, Smith u. Zavaleta, Stamm, Taylor, Theissing, Touzard u. Mitarb., Towson, Trauner, Turner, Windholz, Zimmermann u. Mitarb.

Soweit sich dies aus der Literatur ersehen läßt, scheint am Schädel die Oberkiefer- und Jochbeinregion am häufigsten befallen zu sein. Diese Fälle wurden früher häufig

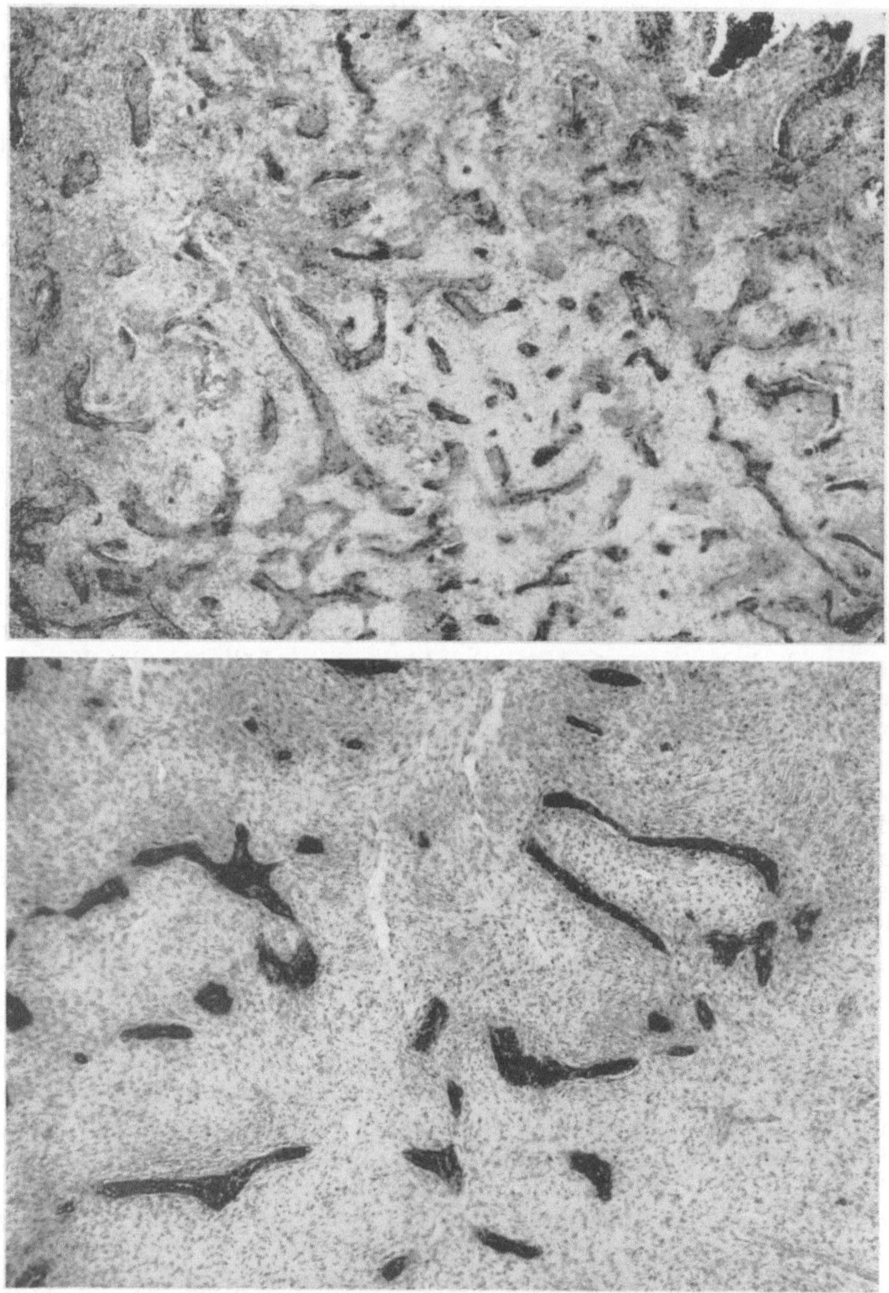

Abb. 9. Fibröse Knochendysplasie. Inmitten eines faserreichen Bindegewebes liegen zahlreiche Knochenbälkchen verschiedenster Form und Größe, aber ohne funktionell gerichtete Strukturen. Im Grundgewebe nur vereinzelte Capillaren (oben: HE 38 × vergr., unten: HE 98 × vergr.).

als zentrales Kieferfibrom, Fibroosteom, ossifizierendes Fibrom usw. beschrieben. (Zusammenstellung bei Trauner). Thoma u. a. sind allerdings der Meinung, daß nicht alle fibrösen ossifizierenden Prozesse der Kiefer nun der fibrösen Dysplasie zugeordnet werden dürften, wie dies heute meist geschieht (Smith u. Zavaleta fassen sogar die Höhlen-osteome als Endstadien der fibrösen Dysplasie auf). Besonders im Hinblick auf die verschiedenen Formen der gutartigen fibroossären Tumoren (s. S. 369) möchten wir die Ansicht Thomas unterstreichen. Etwas weniger häufig scheinen Stirnbein, Schädeldach,

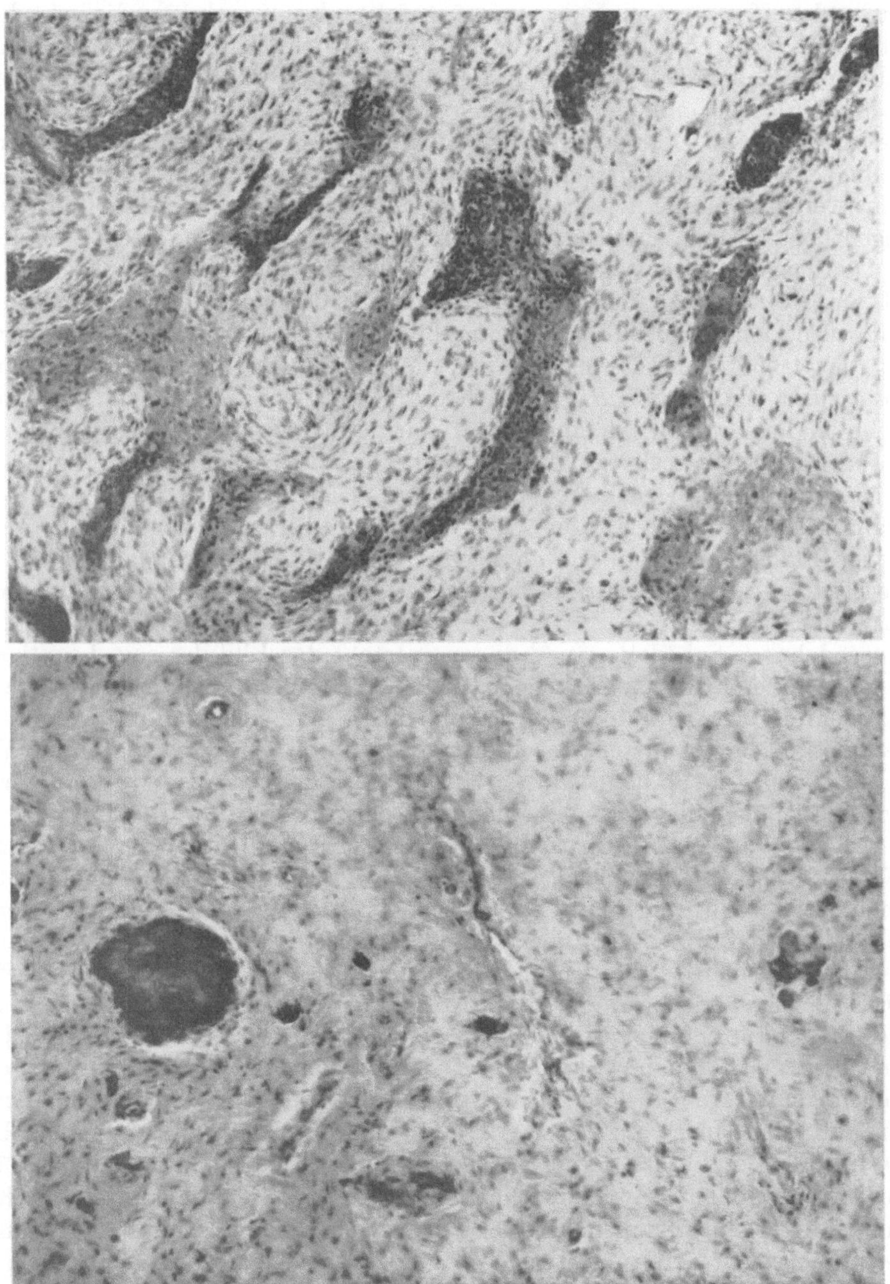

Abb. 10. Oben: Junge Knochenbälkchen bei fibröser Dysplasie. Man erkennt deutlich die direkte Ossifikation des Bindegewebes. (150× vergr.) Unten: Nicht selten findet man bei fibröser Dysplasie auch fast rein bindege-webige zellarme faserreiche Abschnitte mit nur einzelnen eingelagerten Knochengewebsinseln. (HE 140× vergr.)

Schädelbasis und Occipitalregion erkrankt zu sein. Nicht selten ist bei der polyostotischen bzw. der oligostotischen Form vorwiegende, aber meist nicht streng eingehaltene Bevorzugung einer Schädelhälfte. Die Veränderungen können auf einen Knochen beschränkt sein, sich gleichzeitig an mehreren voneinander getrennten Knochen entwickeln oder sich aber auch annähernd gleichmäßig über mehrere benachbarte Knochen weithin über den Schädel ausbreiten.

Klinisch fällt die fibröse Dysplasie des Schädels meist durch eine Gesichtsasymmetrie auf, die durch die diffuse Verdickung der Oberkiefer-Jochbeinregion, manchmal auch des Stirnbeines oder Unterkiefers bedingt ist. Infolge der Knochenverdickung kommt es nicht selten auch zu einer Einengung der Orbita, manchmal begleitet von einer Stenose des Canalis opticus und zur Protrusio und Dislocatio bulbi (Kleinsasser u. Friedmann). Seltener sind Stenosen anderer Nervenaustrittslöcher des äußeren oder inneren Gehörganges (Schlumberger, Towson, Touzard u. Mitarb.) oder des Tränennasenkanales. Die Nasennebenhöhlen können bei frühzeitiger Ausbreitung des Knochenprozesses entweder zum Teil überhaupt nicht angelegt sein oder aber sekundär obliterieren, wobei sich gelegentlich in abgeschnürten Buchten Mucocelen, Empyeme oder cholesteatomähnliche Detritusmassen entwickeln (Kleinsasser u. Friedmann). Vielfach erkennt man erst am Röntgenbild die wahre Ausdehnung der Knochenveränderungen. Fast pathognomonisch sind eine diffuse gleichmäßige knochendichte Sklerosierung und Verplumpung des Oberkiefers sowie eine oft enorme Verdickung und Sklerosierung der Schädelbasis und der Stirnbeinregion. An der Kalotte bilden sich nach Windholz in Frühstadien manchmal solitäre, manchmal multiple cystenartige Aufhellungen, die in einem unregelmäßig sklerosierten Areal liegen. Besonders Solitärherde zeigen oft eine blasenartige, vorspringende, äußere dünne Knochenschale, während die Veränderungen nur in ganz seltenen Fällen in den Schädelbinnenraum hineinragen. Bei weiter vorgeschrittenen Fällen sieht man ein ungleichmäßig verdicktes Schädeldach, in dem unscharf begrenzte Aufhellungsbezirke mit meist rundlichen Umrissen inmitten sklerosierten Knochens liegen.

Bei ausgedehnten Schädelveränderungen entsteht das Bild der sog. **Leontiasis ossea.** Es wird heute übereinstimmend angenommen, daß die sog. Leontiasis ossea nur ein Symptom mehrerer Grundkrankheiten ist und nicht eine eigenständige Knochenerkrankung, wie man nach der ersten Beschreibung Virchows vielfach annahm. Windholz gibt an, daß etwa $^1/_3$ der Fälle, die als Leontiasis ossea beschrieben wurden, der fibrösen Dysplasie zuzurechnen sind (Zusammenstellung bei Bardenheuer u. Lossen, Bockenheimer, Evans, Freedman, Kienböck, Knaggs, Marx, Philips, Reiss, Way, Windholz u. Cutting). Christeller betonte allerdings, daß mit diesen ,,schönen, teils prähistorischen, teils ehrwürdigen alten Dickschädeln" ohne histologische Untersuchung nicht viel anzufangen sei. Neben der fibrösen Dysplasie kommt als weitere häufige Ursache der Leontiasis die Pagetsche Knochenerkrankung in Betracht. Differentialdiagnostisch ist erwähnenswert, daß die ausgeprägte, zur Leontiasis ossea führende Pagetsche Erkrankung fast ausschließlich bei älteren, im 6. und 7. Lebensjahrzehnt stehenden Personen vorkommt, die fibröse Dysplasie aber eine Erkrankung ist, die schon in der Jugend einsetzt. Die Pagetsche Erkrankung breitet sich meist ziemlich gleichmäßig und diffus aus und betrifft relativ selten den Oberkiefer und nur ausnahmsweise den Unterkiefer. Die fibröse Dysplasie befällt mit Vorliebe den Gesichtsschädel und den Kiefer und bevorzugt vielfach deutlich eine Seite. Die Recklinghausensche Knochenerkrankung führt wohl nur ausnahmsweise zur Leontiasis ossea, d. h. nur dann, wenn sich Resorptionscysten (,,Braune Tumoren") bilden, die eine Knochenverdickung verursachen. Röntgenologisch zeigen sich dann blasige, tumorartige Knochenveränderungen inmitten eines allgemein feingranulär demineralisierten Skelets. Schließlich ist noch der sog. *Cherubismus* (wegen des posaunenengelähnlichen Aussehens der Kinder) zu erwähnen, eine seltene Erkrankung, die familiär auftritt und zu symmetrischen, knotigen, röntgenologisch cystenartigen Verdickungen der Unterkiefer, seltener der Oberkiefer, führt. Die Erkrankung wird etwa im 3. Lebensjahr manifest und bildet sich etwa zur Pubertät weitgehend zurück (Näheres s. bei Caffey u. Williams, Jones u. Mitarb., Small u. Young). Viel seltener, als man früher annahm, dürften luische Osteomyelitiden bzw. Periostitiden Ursache einer Leontiasis ossea sein. Hingegen können unspezifische, chronisch verlaufende Osteomyelitiden zu beträchtlichen Knochenverdikkungen und unter Umständen auch zum Bild der Leontiasis Anlaß geben, wie eine eigene Beobachtung zeigt. Die durch Oberkiefertumoren bedingten Verdickungen, die Akromegalie, Meningiomhyperostosen, halbseitige Hypertrophie des Schädels und Gehirns infolge von Entwicklungsstörungen (vgl. M. B. SCHMIDT) usw. geben kaum mehr jemandem Anlaß, von einer Leontiasis ossea zu sprechen. Übrigbleiben schließlich noch einige seltene, in ihrer Pathogenese meist unklare Knochenerkrankungen wie etwa die Melorrheostosis Leri, die unter Umständen zur symptomatischen Leontiasis ossea führen können.

Morphologie. Das fibrös dysplastische Knochengewebe wird meist als auffällig weich und bröckelig, leicht mit einem Messer schneidbar, wenig blutreich und gelblichweiß „wie vertrockneter Käse" (SCHLUMBERGER) beschrieben. Am Macerationspräparat ist der erkrankte Knochen bimssteinartig porös wie Paget-Knochen, schließt im Gegensatz zu diesem aber auch verschieden große Hohlräume ein. Histologisch erkennt man, daß die veränderte Zone oft noch von einer Kapsel scheinbar gesunder Knochenrinde umgeben ist. Diese ist allerdings erst durch die Tätigkeit des Periosts neu gebildet worden, welches ständig die von innen heraus zerstörte Knochenrinde durch Ablagerung neuer Knochenlamellen „repariert" hat. Es läßt sich daraus ablesen, daß der Erkrankungsprozeß offensichtlich im Innern des Knochens begonnen hat und das Periost in seiner Funktion ungestört geblieben ist. Der Übergang zwischen Altknochen und Erkrankungsherd ist manchenorts scharf, während man an vielen anderen Stellen nicht immer sicher unterscheiden kann, ob die in den Herd einstrahlenden Bälkchen neu gebildet sind oder als reaktive Bildungen dem Altknochen angehören. Das Grundgewebe in dem erkrankten Bezirk ist ein meist sehr faserreiches derbes Bindegewebe, dessen Bündel sich gegenseitig regellos durchflechten und unregelmäßig geformte Knochenbälkchen ohne irgendeine erkennbare besondere Anordnung einschließen. Der Faserreichtum und Zellgehalt des Grundgewebes sowie Zahl und Reifegrad der neugebildeten Knochenbälkchen wechseln von Ort zu Ort meist beträchtlich.

An den zellreichen faserarmen Stellen findet man meist recht viele Knochenbälkchen, an den faserreichen, zellarmen Gebieten wenig und kleine Trabekel. Schließlich gibt es sogar rein fibromartige Partien, aus derbem, kollagenem oder auch aus stark aufgelockert, spinnwebartig erscheinendem Grundgewebe. Im allgemeinen tritt die Knochenneubildung in der Peripherie des Herdes stärker hervor, während in den zentralen Partien das Grundgewebe mehr Fasern und weniger Knochenbälkchen bildet. Bei den röntgenologisch ausgesprochen sklerotisch erscheinenden Formen kann die Knochenneubildung schließlich so ausgeprägt sein, daß ein, wenn auch ganz irreguläres, so doch einigermaßen geschlossenes, dichtes Maschenwerk von Knochenbälkchen entsteht. Der Gefäßgehalt des Grundgewebes ist durchschnittlich recht gering, es finden sich fast nur gestreckte, weitlumige Capillaren mit einfacher Endothelschicht, selten einmal ein größeres Gefäß.

Die Knochenbälkchen wechseln außerordentlich in der Form und Größe. Allerdings wiederholen sich bestimmte Formen besonders gerne: zierlich bogenartig gekrümmte Bälkchen, U-Formen, Angelhakenformen, Y-förmige Gabeln und ab und zu sogar vollständige Ringe. Wenn das Grundgewebe sehr faserreich ist, sind die Knochengewebseinschlüsse oft nur kleine kugelförmige Gebilde, die manchmal übermäßig stark verkalkt sind, so daß sie wie Psammomkörper aussehen (AGAZZI u. BELLONI, LICHTENSTEIN u. JAFFE, SCHLUMBERGER u. a., Differentialdiagnose zum Osteoidfibrom s. S. 384). Gemeinsam ist allen Knochenbälkchen, daß sie durch direkte Ossifikation aus dem Bindegewebe entstehen, wie man allerorts am mikroskopischen Bild ablesen kann. Die Knochenbälkchenbildung beginnt an zelldichten Stellen, an denen sich die Fibroblastenkerne abrunden, während die Bindegewebsfasern sich immer stärker mit Eosin anfärben und zur homogenen Knochengrundsubstanz verquellen. In diesem Grundstock des Knochenbälkchens, in dem die Fibroblastenkerne nun eingeschlossen sind, strahlen von allen Seiten ähnlich Sharpeyschen Fasern, wie Pinselhaare die noch nicht zur Knochengrundsubstanz umgewandelten Bindegewebsfasern der Umgebung ein. Daneben lagern sich stellenweise an die Ränder des Knochenbälkchens neue Bindegewebszellen als Osteoblasten an und helfen am weiteren Aufbau mit. Im Zentrum des Knochenbälkchens beginnen sich bald Kalksalze, allerdings in örtlich stark wechselnder Dichte, niederzuschlagen, während die Ränder noch aus kalkloser Knochengrundsubstanz bestehen. Die Entwicklung ist bei fast jedem einzelnen Knochenbälkchen verschieden weit fortgeschritten, so daß sich ein recht buntes Bild ergibt. Manche bestehen nur aus unverkalkter Grundsubstanz mit bläschenförmigen Osteocyten, andere haben breite, kalklose Säume und bestehen nur im Zentrum aus unregelmäßig verkalktem Knochengewebe, und schließlich gibt es reife, wenn auch nicht ganz regelmäßig, so doch bis an den Rand verkalkte Bälkchen mit kleinen pyknotischen Osteocyten, an denen bereits wieder einzelne Osteoklasten abzubauen beginnen. Im allgemeinen finden sich aber mehrkernige Riesenzellen vom Typ der Osteoklasten recht selten. Als degenerative Erscheinungen findet man manchmal größere oder kleinere cystische Hohlräume, frische Blutungen, manchmal auch Hämosiderinniederschläge als Zeichen älterer Blutungen, einzelne Schaumzellennester und kleine eingelagerte Kalkschollen. Knorpelinseln, wie sie von ALBRIGHT u. Mitarb., BRAID, DOCKERTY u. Mitarb., LICHTENSTEIN u. JAFFE, STERNBERG u. JOSEPH, TELFORD, STRASSBURGER u. Mitarb. u. a. beschrieben wurden, scheinen an den bindegewebig angelegten Schädelknochen nicht vorzukommen. ZIMMERMANN u. Mitarb. weisen darauf hin, daß beim Vorliegen von Knorpelinseln in fibrös dysplastischen Herden an den Kiefern differentialdiagnostisch immer an ein Osteosarkom zu denken ist.

VI. Die Lipoidgranulomatose oder Hand-Schüller-Christiansche Krankheit[1].

Eine wegen ihrer auffallenden Schädelveränderungen neurochirurgisch wichtige Speicherungskrankheit ist die zu den Cholesterinosen, mithin also zu den Lipoidosen gehörende Lipoidgranulomatose oder Hand-Schüller-Christiansche Krankheit.

HAND, welcher diese Krankheit auf Grund eines Sektionsfalles im Jahre 1893 erstmalig beschrieb, deutete sie als besondere, atypische Manifestation der Tuberkulose. Nach LETTERER (1938/39) ist diese vom äußeren Erscheinungsbild abgeleitete Deutung gar nicht so falsch, wie sie zunächst scheinen könnte; denn LETTERER hat meiner Auffassung nach durchaus mit Recht den granulomatösen Charakter des in Frage stehenden Krankheitsbildes wieder in den Vordergrund gerückt, worauf wir unten noch näher zurückkommen. SCHÜLLER machte im Jahre 1915 auf die bei dieser Krankheit vorkommenden Schädelveränderungen aufmerksam. CHRISTIAN (1919), welcher das Syndrom als „Defects in Membraneus Bones, Exophthalmus and Diabetes Insipidus", möglicherweise auf Grund eines atypischen Dyspituitarismus charakterisierte, verdanken wir die erste zusammenfassende klinische Darstellung des in Frage stehenden Krankheitsbildes. Als HAND eine weitere einschlägige Beobachtung unterlief sowie die von CHRISTIAN klinisch beschriebenen Fälle bekannt waren, als ferner von KAY (1905/06) ebenfalls ein derartiger Fall mitgeteilt worden war, gruppierte HAND diese Beobachtungen zu dem neuen Krankheitsbild. Infolgedessen gebührt HAND nach LETTERER das Verdienst, als erster die Krankheit pathologisch-anatomisch beschrieben zu haben. Nach CHESTER (1930/31) und LETTERER (1939) ist vom pathologisch-anatomischen Standpunkt aus die Bezeichnung „Lipoidgranulomatose" wohl am zutreffendsten.

Für das Verständnis der Lipoidspeicherung bei dem in Frage stehenden Krankheitsbild ist eine Erörterung des Cholesterinstoffwechsels notwendig, auf welche aber im Rahmen dieses Handbuchbeitrages verzichtet werden muß. Es sei deshalb auf das einschlägige physiologisch-chemische Schrifttum verwiesen, besonders auch auf die sowohl biochemischen als auch pathologisch-anatomischen Fragestellungen in gleicher Weise

---

[1] Bearbeitet von W. VOLLAND.

Rechnung tragende Arbeit von HEINLEIN (1933) über den Cholesterin- und Phosphatidstoffwechsel.

Was die *Häufigkeit* des Krankheitsbildes betrifft, so konnte ATKINSON bis zum Ende des Jahres 1935 144 aus der Literatur bekannte Fälle mit 28 Sektionen zählen. Im Jahre 1938 stützte sich LETTERER in seinem Referat über die allgemeine Pathologie und pathologische Anatomie der Lipoidosen bereits auf 150 Beobachtungen, von denen etwa $^1/_5$ autoptisch belegt ist.

Bezüglich der *Geschlechtsverteilung* bei der Hand-Schüller-Christianschen Krankheit vermerken LETTERER (1938/39), HELLNER (1950), LOEPP und LORENZ (1954) ein Überwiegen der männlichen Patienten.

Nach LETTERER (1938/39) ist für die Hand-Schüller-Christianschen Krankheit Erblichkeit bisher nicht festgestellt worden. Es überrascht deshalb, daß THANNHAUSER (1953) in seiner Übersichtsarbeit über die mit Lipoidstoffwechselstörungen einhergehenden Krankheiten des Nervensystems die Hand-Schüller-Christiansche Krankheit als familiäre hypercholesterinämische Xanthomatose charakterisiert. Dieser Auffassung widersprechen auch die Forschungsergebnisse von HERNDON (1954) über die Genetik der Lipoidosen, nach denen sich keine sicheren Anhaltspunkte dafür finden, daß bei der Hand-Schüller-Christianschen Krankheit genetische Faktoren eine ausschlaggebende Rolle spielen.

Was die *Altersverteilung* der Hand-Schüller-Christianschen Krankheit betrifft, so sind nach LOEPP und LORENZ (1954), HENSCHEN (1955) u. a. Kinder und Jugendliche bevorzugt betroffen, während nach HELLNER die Myelome und die Ostitis fibrosa generalisata v. Recklinghausen seltener das frühe Jugendalter befallen. Doch kann man mit HENSCHEN eine infantile, juvenile, adulte und senile Unterform der Hand-Schüller-Christianschen Krankheit unterscheiden. In diesem Zusammenhang sei erwähnt, daß der klinisch von HOCHSTETTER (1922), pathologisch-anatomisch von VEIT (1922) untersuchte Fall einen 38jährigen Mann betraf, welcher seit etwa 6 Jahren unter Diabetes insipidus und Kopfschmerzen gelitten hatte. Bei dem 50jährigen Patienten von HANSON und FOWLER (1935) bestanden seit 9 Jahren klinische Symptome, während es sich bei einem, nach HENSCHEN etwas unsicheren Fall von SOSMAN (1930) um einen 55jährigen Patienten handelte.

Bezüglich der nosologischen Stellung der Hand-Schüller-Christianschen Krankheit neigt heute die Mehrzahl der Fachforscher [CEELEN (1933), CHESTER (1930), GERSTEL (1935), HEINE (1935), SIEGMUND (1938), WÄTJEN (1936) u. a.] zur Annahme der von LETTERER (1939) mit Nachdruck vertretenen Granulomtheorie. Hingegen sind andere Autoren, wie BÜRGER (1934), CHIARI (1930), L. PICK (1930), ROWLAND (1928) und THANNHAUSER (1948) Vertreter der Theorie einer primären Lipoidstoffwechselstörung im Sinne der sog. Xanthomtheorie. HEILMEYER und BEGEMANN (1942) wiederum nehmen eine Mittelstellung ein, indem ihrer Ansicht nach die Deutung der schwer festzulegenden nosologischen Stellung der Hand-Schüller-Christianschen Krankheit noch der weiteren Forschung überlassen bleiben muß. Meiner Auffassung nach ist LETTERER beizupflichten, nach dessen Überzeugung es sich bei der Hand-Schüller-Christianschen Krankheit — im Gegensatz zu gewissen anderen Lipoidosen, nämlich der Gaucherschen, der Niemann-Pickschen Krankheit und der amaurotischen Idiotie mit ihren verschiedenen Unterformen — um einen entzündlichen granulierenden Prozeß handelt, welcher streng an das Gefäßbindegewebssystem gebunden ist, und dessen gelegentliche Auswirkungen auf die Parenchymzellen der Organe als etwas nur Sekundäres zu betrachten sind. Obwohl nach LETTERER bei der Hand-Schüller-Christianschen Krankheit grundsätzlich die Möglichkeit der Erkrankung aller Organe und Organsysteme an solchen granulomatösen Wucherungen besteht, ist im Rahmen dieses Handbuchbeitrages die bevorzugte Lokalisation im Knochensystem, speziell auch im Bereich der Schädelknochen bemerkenswert. So resultiert infolge der oft ausgedehnten Zerstörung der Schädelknochen, der bekannte Lücken- oder Landkartenschädel. Neurochirurgisch und neuropathologisch wichtig sind ferner die zu den Lieblingssitzen gehörenden Augenhöhlen, die Hypophysenregion und die harte Hirnhaut.

Makroskopisch imponiert die Lipoidverfettung der Granulome durch ihre typische schwefelgelbe Farbe. Mikroskopisch steht die Bildung von Schaumzellen aus Histiocyten, Adventitiazellen und Fibrocyten im Vordergrund. Die Doppelbrechung dieser Schaumzellen, die sich übrigens nicht selten in Riesenzellen verschiedener Art umwandeln können, beruht, wie sich in Verbindung mit der chemischen Gewebsanalyse zeigt, auf einem überwiegenden Gehalt an Cholesterinester.

Gewisse Ähnlichkeit zeigt nach Letterer das Gewebsbild der Hand-Schüller-Christianschen Krankheit mit dem der Lymphogranulomatose, und zwar insofern, als

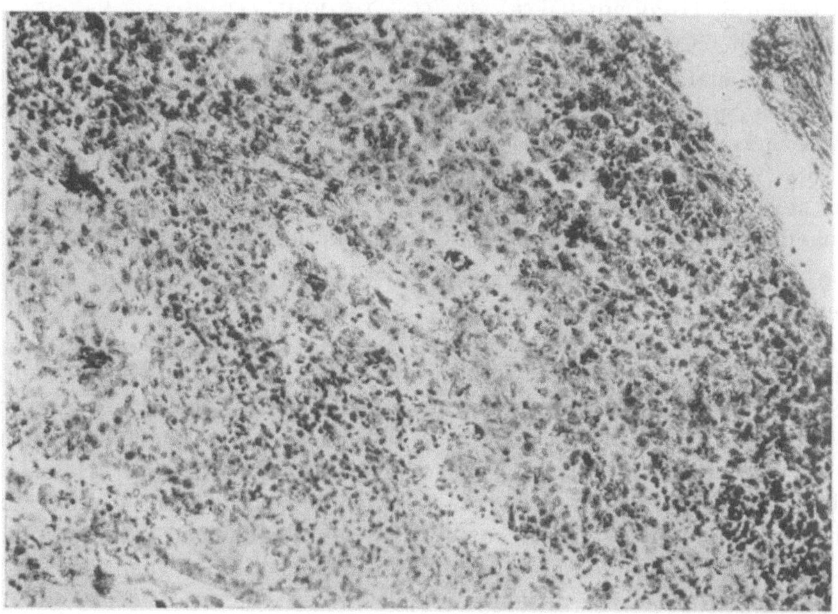

Abb. 11. Handsche Krankheit. Schaumzellenreiches Granulationsgewebe eines frischen Herdes. (Nach Letterer.)

bei beiden Krankheiten die granulierende Entzündung mit einer reticulohistiocytären Zellneubildung beginnt, bei welcher Plasmazellen, Lymphocyten, Leukocyten, zuweilen auch Eosinophile ebenfalls hinzutreten. Später kann es bei beiden Krankheiten zur Ausprägung eines mehr und mehr sich verdichtenden oder hyalinisierenden Bindegewebes mit Übergang in Narbengewebe kommen. Auch ein Rezidiv des frischen Prozesses in der Narbe ist bei beiden Krankheiten möglich. Differentialdiagnostisch wichtig ist jedoch das Fehlen der typischen Sternbergschen Riesenzelle bei der Hand-Schüller-Christianschen Krankheit, unterscheidend ist ferner die für das in Frage stehende Krankheitsbild charakteristische Schaumzellbildung, d. h. die xanthelasmatöse Umwandlung der Granulome. Trotz der auffallenden Ähnlichkeit des Frühstadiums der Hand-Schüller-Christianschen Krankheit und der Lymphogranulomatose mit den echten Retikulosen warnt Letterer vor Anerkennung einer Wesensgleichheit, da die gewebliche Weiterentwicklung der genannten Krankheitsbilder deutliche Unterschiede erkennen läßt und sich überdies die Prädilektionsstellen der zur Hand-Schüller-Christianschen Krankheit gehörenden Schaumzellengranulationsgeschwülste markant von denen der Lymphogranulomatose unterscheiden.

Nach Henschen (1955), der auf Thannhauser Bezug nimmt, und zahlreichen anderen Autoren sind die Hand-Schüller-Christiansche Krankheit, speziell die Skeletform der Xanthomatose mit ihren bekannten Schädelveränderungen und das eosinophile xanthöse Granulom nahe verwandte Krankheitsprozesse, obgleich das eosinophile Granulom, im

Gegensatz zur Hand-Schüller-Christianschen Krankheit, oft nur solitäre Knochenveränderungen aufweist. Auch nach HEILMEYER und BEGEMANN (1951) bestehen nosologische Beziehungen zwischen Hand-Schüller-Christianscher Krankheit, eosinophilem Granulom und Abt-Letterer-Siwescher Krankheit, deren Deutung nach HEILMEYER und Mitarb. noch weiterer Forschung überlassen bleiben muß.

Durch die Lokalisation des Krankheitsprozesses, der nach LETTERER feingeweblich dergestalt den Charakter einer spezifischen Entzündung hat, daß man genau wie bei der Tuberkulose, der Lues und der Lymphogranulomatose von einem spezifischen Granulom zu sprechen berechtigt wäre, finden die klinischen Kardinalsymptome ihre Erklärung. Letztere sind Landkartenschädel, Exophthalmus und Diabetes insipidus, Symptome,

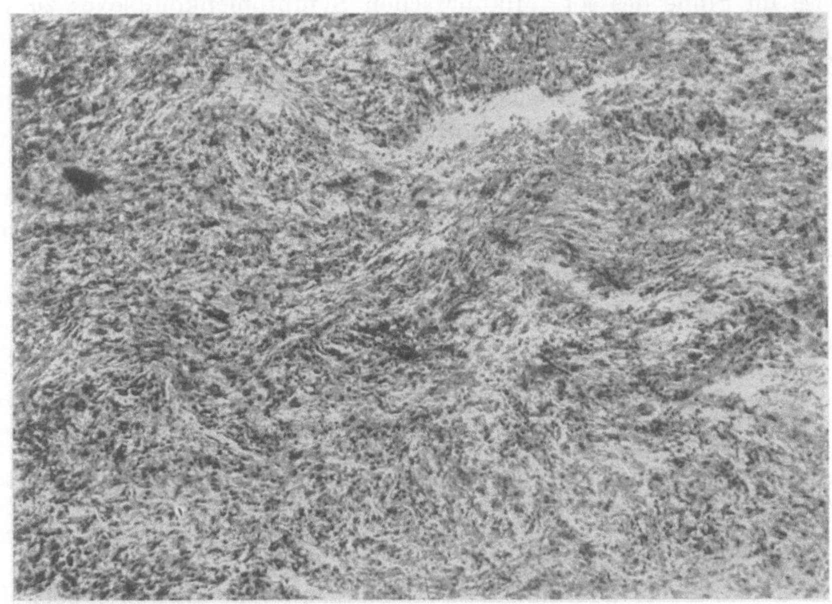

Abb. 12. Handsche Krankheit. Bindegewebsreiches Ausheilungsstadium eines granulomatösen Schaumzellenherdes. (Nach LETTERER.)

welche mit SCHOEN und TISCHENDORF (1954) unter dem Begriff der Christianschen Trias zusammengefaßt werden.

Der *Diabetes insipidus* ist bedingt durch die Lokalisation des Krankheitsprozesses im Hypophysenhinterlappen, Hypophysenstiel und im Bereich des Türkensattels. Seltener sind nach HELLNER bei der Hand-Schüller-Christianschen Krankheit andere hypophysäre Störungen, wie etwa Dystrophia adiposogenitalis, hypophysärer Zwergwuchs und Simmondsche Kachexie.

Ursache des *Exophthalmus* ist die häufige Entwicklung von Granulationsgeschwülsten in einer oder beiden Orbitae. Nach SCHOEN und TISCHENDORF (1954) kann im Bereich der auf diese Weise mehr oder weniger stark zerstörten knöchernen Orbitalwand das Periost zur Knochenneubildung veranlaßt werden. Im Hinblick auf diese Lokalisation des Krankheitsprozesses ist das Vorkommen von Sehstörungen durch Druckwirkung der Lipoidgranulome im Bereich der Orbitae oder auch der Hypophysenregion, einschließlich des Türkensattels, auf den Sehnerven bzw. auf die Sehnervenkreuzung und den Tractus Nervi optici verständlich. Infolgedessen konsultieren die Patienten nicht selten den Ophthalmologen, welcher gelegentlich die Exstirpation der in der Orbita befindlichen Lipoidgranulome veranlaßt und dann diese Fälle allzu einseitig vom Blickpunkt seines Spezialfaches aus zu publizieren pflegt. Es liegt auf der Hand, daß sich auf Grund dieser Publikationen nicht immer mit Bestimmtheit entscheiden läßt, ob eine echte Hand-Schüller-Christiansche Krankheit vorgelegen hat. Da im Rahmen dieses Handbuches auch die Pathologie der Augenhöhle abgehandelt werden soll, zumal bei Fällen von Exophthalmus verschiedener Genese neuerdings vielfach eine neurochirurgische Behandlung in Betracht kommt, sei auf einige dieser Fälle näher eingegangen.

Peters (1931) erwähnt unter den entzündlichen „Pseudotumoren" der Orbita den wegen seines Reichtums an lipoidspeichernden Zellen als „Xanthom" gedeuteten Fall von Franklin und Cordes (1922). Wätzold (1927) vertritt hinsichtlich dieses Falles, welchem er eine ähnliche Beobachtung von Elschnig in seiner Übersichtsarbeit über die Gewächse des Auges einschließlich der Orbita an die Seite stellt, den Standpunkt, daß es sich bei diesen beiden Fällen offensichtlich um eine Systemerkrankung gehandelt habe, da auch Schwellungen der Tränendrüsen, Speicheldrüsen und Lymphdrüsen, möglicherweise im Sinne des sog. Mikuliczschen Symptomenkomplexes zu verzeichnen waren. Histologisch bestanden die in Frage stehenden „Orbitaltumoren" aus xanthomähnlichen Zellen, fibrösem Gewebe mit Riesenzellen sowie Entzündungsherden, welche Lymphocyten, Plasmazellen und eosinophile Leukocyten aufwiesen. Obwohl offenbar nicht die typische Christiansche Trias vorlag und die seinerzeit gestellte Diagnose zwischen Xanthom mit Infektion und chronischer Entzündung mit xanthomatoider Reaktion schwankte, muß man nach dem heutigen Forschungsstand hier ernstlich an das Vorliegen einer Hand-Schüller-Christianschen Krankheit denken, bei der bekanntlich die Kardinalsymptome nicht immer voll ausgeprägt zu sein brauchen.

Auch der von Wätzold (1927) und Peters (1931) zitierte Fall von Feigenbaum und Sondermann (1924) mit doppelseitigem Exophthalmus und Abnahme des Sehvermögens muß hier erwähnt werden. Er betrifft einen 29jährigen Mann, bei welchem am rechten Auge spontan ein Bluterguß aufgetreten war. Bei der von Krönlein vorgenommenen Operation fand sich eine, den Sehnerven umwachsende orangegelbe „Orbitalgeschwulst". Die von Aschoff durchgeführte histologische Untersuchung des operativ gewonnenen Materials ergab ein spindelzelliges lipoidreiches Gewebe, mit reichlichen Ablagerungen von Hämosiderin. Nach der Ansicht von Aschoff handelte es sich um ein Xanthofibrom mit Übergang zum Xanthosarkom. Während mithin bei diesem Fall sogar von einem hervorragenden Pathologen histologisch ein malignes Wachstum nicht sicher ausgeschlossen werden konnte, war der Heilungsverlauf insofern günstig, als nach $2^1/_2$ Jahren noch kein Rezidiv aufgetreten war.

Über mehrere ähnliche „xanthomatöse Orbitaltumoren" hat, wie oben bereits angedeutet, Elschnig (1925) unter Berücksichtigung des Falles von Kubik (1924) berichtet. Während ein Fall von Elschnig als xanthöses Fibrom, ein anderer als osteoplastisches Riesenzellsarkom gedeutet wurde, handelte es sich bei dem dritten um eine 32jährige Patientin mit einer den Sehnerven umwachsenden, tumorartigen Gewebsmasse, die, wie sich nach der Exstirpation zeigte, eine chromgelbe Farbe aufwies. Histologisch lag einwandfrei lipoidreiches Granulationsgewebe vor. Daß es sich bei diesem Fall wohl sicher um die Hand-Schüller-Christiansche Krankheit gehandelt haben dürfte, wird durch die Tatsache sehr wahrscheinlich gemacht, daß sich kurz vor der Operation des „Orbitaltumors" aus einer Vorwölbung in der Schläfengegend gelblichrötliche Flüssigkeit entleert hat. Man geht schwerlich in der Annahme fehl, daß dieser temporalen Vorwölbung ein Schädelknochendefekt durch xanthöses Granulationsgewebe entsprach, d. h. außer dem Exophthalmus ein Lückenschädel bestand, wie er zur Hand-Schüller-Christianschen Krankheit gehört.

Vertritt man den meiner Auffassung nach auch heute noch berechtigten Standpunkt, daß die pathologische Anatomie die Grundlage für die klinische Medizin, einschließlich der Neurochirurgie darstellt — beispielsweise mag die in diesem Handbuch verfaßte Beschreibung der Hirngeschwülste durch Zülch, wie ich glaube, geeignet sein, diese Auffassung zu bestätigen —, so geht aus der obigen Darstellung der orbitalen Lipoidgranulome bei der Hand-Schüller-Christianschen Krankheit zur Genüge hervor, daß es vom Blickpunkt der allgemeinen Pathologie aus nur zu bedauern ist, wenn der Pathologe sich auf die makroskopische und mikroskopische Auswertung von operativ gewonnenen „Orbitaltumoren" oder richtiger Lipoidgranulationsgeschwülsten beschränken muß. Nicht zuletzt im Hinblick auf die Erörterung des in diesen Handbuchabschnitt gehörenden weiteren Kardinalsymptoms, nämlich des *Landkarten-* oder *Lückenschädels*, ist es deshalb zu begrüßen, daß in der Literatur Fälle von Hand-Schüller-Christianscher Krankheit niedergelegt sind, die sich auf die pathologisch-anatomische Untersuchung des ganzen Körpers einschließlich des Skelets stützen. In diesem Zusammenhang bedarf der von GERSTEL (1935) mitgeteilte Fall einer eingehenderen Würdigung, weil die Arbeit von GERSTEL auf der am wachsenden Kind systematisch durchgeführten Untersuchung des gesamten Skelets basiert.

Der Fall von GERSTEL betrifft ein 2 Jahre 4 Monate alt gewordenes Mädchen, bei welchem die klinische Untersuchung bereits Schädelveränderungen aufgedeckt hatte: Stirnhöcker und unterer Teil der Hinterhauptsschuppe sprangen vor. Seitlich vom rechten Stirnhöcker bis zur Augenhöhle fehlte die Knochenlage in einem Bezirk von 5 cm Durchmesser. Am Schädeldach fanden sich zahlreiche unregelmäßige 1—5 cm große Knochenlücken, die röntgenologisch teils zackig, teils rundlich begrenzt waren. Bei der von GERSTEL durchgeführten Obduktion fielen nach Abziehen der Kopfschwarte multiple, teils dunkelrote, teils gelbe, vielbogig begrenzte Knochenlücken des Schädeldaches auf. Während das Gehirn nebst Hypophyse und Hypophysenstiel ohne Abweichungen war, ergab die Schädelsektion bei diesem Fall von Hand-Schüller-Christianscher Krankheit ohne Diabetes insipidus bzw. andere hypophysäre Störungen ausgedehnte, die Knochen zerstörende Lipoidgranulome im Schädeldach (beide Stirnbeine, beide Scheitelbeine, Hinterhauptsbein), im Bereiche der Schädelbasis (vordere und mittlere Schädelgruben, Türkensattelrücken und rechte Orbita). Histologisch fanden sich tuberkelähnliche, jedoch an das Gefäßbindegewebe gebundene, zum Teil schaumzellreiche Granulome, welche mit Buchten in die Knochensubstanz vorsprangen, und zwar im Sinne einer hochgradigen lacunären Resorption. Daneben konnten aber auch Zeichen von Knochenneubau festgestellt werden. Die Untersuchung des übrigen Skelets ergab ebenfalls Lipoidgranulome, und zwar der-

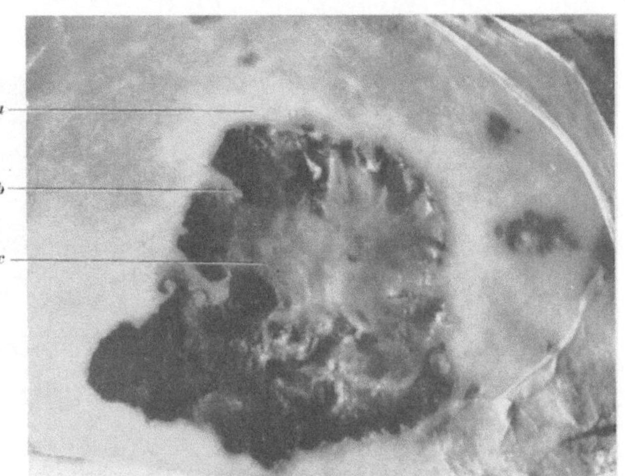

Abb. 13. Herd aus rechtem Scheitelbein. Ausgesprochen polcyclische Begrenzung und deutliche Knochenverdichtung um den Herd. *a* Herd, *b* Knochenspieß, *c* Eburnisation. Lichtbild, natürliche Größe, auf $^{19}/_{20}$ verkleinert. (Nach GERSTEL 1935.)

gestalt, daß von einer elektiven Bevorzugung der Schädelknochen aus atavistischen Gründen keine Rede sein konnte. Wie GERSTEL darlegt, waren übrigens die Knochenherde, ähnlich wie bei der Syphilis in ihrer Größe nach Maßgabe des sog. Wegnerschen Gesetzes abgestuft[1]. Gegen die Theorie der primären Lipoidstoffwechselstörung machte GERSTEL mit Recht geltend, daß sich feingeweblich die frischen Granulome im Gegensatz zu den älteren und größeren als lipoidfrei erwiesen. Im Bereiche der schaumzellhaltigen lipoidreichen Granulome verhielt sich chemisch der Wert für das freie Cholesterin zu dem des verestert gebundenen wie 1 zu 2,23. Unter Bezugnahme auf GERSTEL bemerkt LETTERER (1938), eine Ähnlichkeit mit den spezifischen Granulomen weise die Hand-Schüller-Christiansche Krankheit auch insofern auf, als ihre Ausbreitungsweise beim Kinde, dessen Skelet noch rasch wächst, biologischen Gesetzen folgt und speziell dem Wegnerschen Gesetz gemäß verläuft.

In diesem Sinne wird heute von der Mehrzahl der Pathologen mit BÜCHNER, LETTERER, CHIARI, CHESTER, GERSTEL, HEINE, RÖSSLE, WÄTJEN u. a. die Auffassung vertreten, daß die Granulombildung und nicht etwa eine primäre Lipoidstoffwechselstörung das Wesen der Hand-Schüller-Christianschen Krankheit darstellt. Einen vermittelnden Standpunkt vertreten allerdings HEILMEYER und BEGEMANN. Nach Ansicht dieser Autoren nimmt die Lipoidgranulomatose klinisch und histologisch eine Mittelstellung ein zwischen den Lipoidosen einerseits und bestimmten Retikulosen andererseits, speziell

---

[1] Auf eine Erörterung des Wegnerschen Gesetzes im Sinne von GERSTEL und LETTERER kann in diesem Zusammenhang nicht näher eingegangen werden; doch sei auf die Arbeit von GERSTEL über die Morphologie und Entstehung der knolligen periostalen Knochenbildungen im Bereich der Epidiaphysengrenze bei angeborener Syphilis, Virchows Arch. path. Anat. **289**, 516 (1933) verwiesen, in welcher auch die an den Namen WEGNER geknüpfte Osteochondritis syphilitica berücksichtigt wird.

der Abt-Letterer-Siweschen Krankheit. In Bestätigung zu den Ausführungen von Letterer legen Heilmeyer und Begemann dar, daß das Gewebsbild der Hand-Schüller-Christianschen Krankheit an dasjenige der Lymphogranulomatose erinnere, und zwar insofern, als bei beiden Krankheiten eosinophile Leukocyten und Riesenzellen, letztere freilich nicht vom Sternberg-Typ, vorkommen. Das gleiche gilt für Lymphocyten, Plasmazellen und Histiocyten.

Ausgesprochene Anhänger der Xanthomtheorie sind hingegen u. a. Pick (1930), Bürger (1951), Chiari (1930/31) und Thannhauser (1953). Der letztgenannte Kenner der Lipoidosen begründet seine Auffassung damit, daß die Hand-Schüller-Christiansche Krankheit humoralpathologisch eine hypercholesterinämische Xanthomatose darstelle[1]. Dieser Interpretation ist freilich mit Letterer entgegenzuhalten, die in der „Cholesterinära" experimentell-pathologisch ausgiebig ausgewertete Erkenntnis, daß Speicherung von appliziertem Cholesterin bzw. Estercholesterin Entzündungsfolgen haben kann, ist nicht geeignet, das Wesen der Lipoidgranulombildung bei dem in Frage stehenden Krankheitsbild zu erklären; denn gerade die histologische Untersuchung ganz frischer, kleiner, lipoidfreier Granulome bei der Hand-Schüller-Christianschen Krankheit spricht ja eindeutig in dem Sinne, daß die Cholesterinverfettung hier keineswegs als Ursache der spezifischen Granulombildung in Frage kommt. Es geht, wie Letterer unserer Auffassung

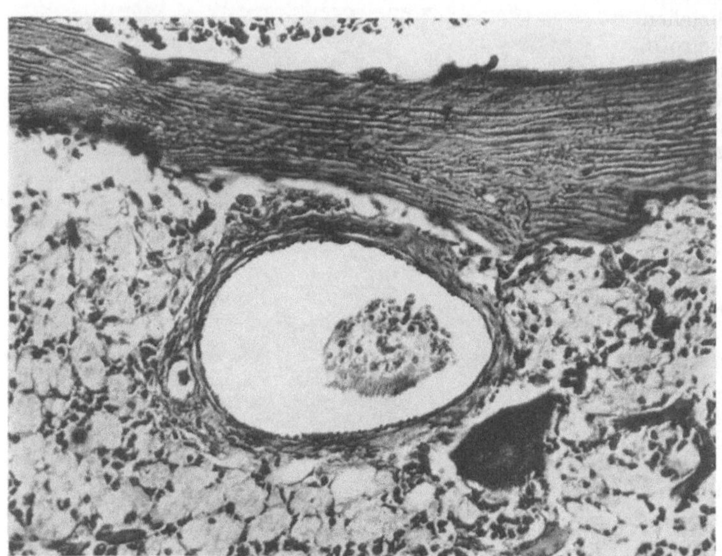

Abb. 14. Schädel (H.-E.) 200fache Vergrößerung. Xanthomatöser Schaumzellherd in der Spongiosa um eine kleine Arterie. (Nach Brehmer und Lübbers.)

nach mit Recht betont, nicht an, die Verhältnisse bei den familiär gehäuft auftretenden Hautxanthelasmatosen auf die bei der Hand-Schüller-Christianschen Krankheit zu übertragen; denn bei letzterer spielt, wie oben bereits angedeutet, offensichtlich ein erblicher Faktor keine Rolle. Besteht mithin kausalgenetisch ein prinzipieller Unterschied zwischen der Hand-Schüller-Christianschen Krankheit und den übrigen Formen von essentiellen Xanthomatosen, so kann es nicht überzeugen, wenn Bürger gewisse gemeinsame Störungen auch im Kohlenhydratstoffwechsel, deren Erörterung an dieser Stelle zu weit führen würde — wir verweisen deshalb auf die Arbeit von Brehmer und Lübbers (1950) —, als Stütze für die Xanthomtheorie der Hand-Schüller-Christianschen Krankheit geltend macht. Chiari erblickte in der Hand-Schüller-Christianschen Krankheit unter anderem deshalb eine primäre Lipoidstoffwechselstörung, weil die Hypercholesterinämie zu den führenden Symptomen gehört. Hingegen haben, wie oben bereits ausgeführt, andere Untersuchungen ergeben, daß die Cholesterinverfettung nicht Ursache der Granulombildung sein kann (Letterer, Gerstel u. a.). Nach Brehmer und Lübbers spricht sogar eine starke Hyperlipämie gegen das Vorliegen einer Hand-Schüller-Christianschen Krankheit. Zöllner (1957) erblickt das Wesen der Lipoidgranulomatose, bei der das Plasmacholesterin normale Werte aufweise, in einer proliferativen Reaktion

---

[1] Wir verweisen in diesem Zusammenhang auf unsere 1943 erschienene Arbeit über Solidarpathologie und Humoralpathologie in der modernen Krankheitsforschung.

des RES auf unbekannte Reize. Übrigens konnte sich auch CHIARI, obwohl er die Niemann-Picksche und Gauchersche Krankheit der Lipoidgranulomatose an die Seite stellte, nicht dem Eindruck entziehen, daß, abgesehen von der chemisch verschiedenen Struktur des jeweils gespeicherten Lipoids, prinzipielle Unterschiede zwischen dem Morbus Niemann-Pick und der Hand-Schüller-Christianschen Krankheit zu verzeichnen sind, indem von letzterer nicht Angehörige der jüdischen Rasse vornehmlich betroffen werden und sich ferner grundsätzliche Unterschiede in bezug auf das Erkrankungsalter nachweisen lassen. Daß sich die Lipoidgranulomatose prinzipiell anders verhält, als die Gauchersche und Niemann-Picksche Krankheit, hat jüngst auch BÜCHNER (1959) wieder hervorgehoben. Nach diesem bekannten Pathologen liegt bei der Hand-Schüller-Christianschen Krankheit, deren Ätiologie bisher noch unbekannt ist, eine *sekundäre* Speicherung von Cholesterinestern in den multiplen Granulomen vor, welch letztere im Krankheitsbeginn lipoidfrei sind. Mithin muß nach BÜCHNER die ursprüngliche Auffassung, daß der Cholesterinesterspeicherung ein vermehrtes Angebot des Lipoids vom Blute her, also eine primäre Hypercholesterinämie zugrunde liegt, aufgegeben werden. Während die familiäre Hypercholesterinämie, deren Bedeutung für die Pathogenese der Xanthelasmatose der Haut auch von BÜCHNER nicht bestritten wird, von der Hand-Schüller-Christianschen Krankheit scharf abzugrenzen ist, stellt offenbar bei letzterer eine Störung des Zellstoffwechsels der Granulome, also nicht etwa eine erhöhte Anflutung von Cholesterinestern die Ursache der Lipoidspeicherung dar.

Bezüglich der *formalen Genese* des *Landkarten-* oder *Lückenschädels* ist auch vom Blickpunkt der pathologischen Anatomie des in Frage stehenden Krankheitsbildes die mit röntgenologischer Methodik gewonnene Erfahrung wichtig, daß der Krankheitsbeginn oft im Scheitel- und Schläfenbein zu verzeichnen ist, und daß die Prozeßausbreitung daselbst vom Periost, von der Dura oder auch von der Diploe aus erfolgen kann (LOEPP u. LORENZ 1954).

Die Kopfsektion des oben bereits kurz erwähnten Falles von HOCHSTETTER und VEIT (1922) ergab ausgedehnte Knochendefekte von teils rundlicher oder länglicher Form, teils zackiger Begrenzung in den Scheitelbeinen und im Stirnbein. Auch fanden sich derartige Lücken an der Schädelbasis und im Bereich der rechten Orbitalwandung. Makroskopisch bereits erkennbare Lipoidgranulome hafteten der harten Hirnhaut an und waren auch in der Hypophyse sowie im Türkensattel nachweisbar.

Bei dem von DIETRICH (1913) beschriebenen Fall von „Fibroxanthosarkom mit eigenartiger Ausbreitung", den wir in Übereinstimmung mit CHIARI (1931) zur Hand-Schüller-Christianschen Krankheit rechnen möchten, handelte es sich um eine 29jährige Frau. Autoptisch fanden sich in der Wand des Sinus longitudinalis der Dura mater flache, gelbe Höcker. Die Sinus transversi und sigmoidei waren fast ganz von gleichartigen Massen ausgefüllt, desgleichen die Sinus cavernosi. Hierdurch war eine Verdrängung der Hypophyse aus der Sella erfolgt. Daß es sich histologisch bei den in Frage stehenden „Geschwulstmassen", welche übrigens auch, die Sehnerven umscheidend, innerhalb beider Orbitae gefunden wurden und einen hochgradigen Exophthalmus hervorgerufen hatten, um Lipoidgranulome und nicht etwa um Sarkomgewebe gehandelt hat, geht daraus hervor, daß das schaumzellreiche, stellenweise schwielige Gewebe von Leukocyten und Plasmazellen durchsetzt war.

Der typische Fall von Hand-Schüller-Christianscher Krankheit, welchen CHIARI (1930) seziert hat, ist namentlich deshalb vom neurochirurgischen Standpunkt aus wichtig, weil klinisch wegen zunehmender intrakranieller Drucksteigerung an das Vorliegen eines Hirntumors gedacht worden war.

Es handelte sich um einen 26 Jahre alt gewordenen Mann, der einige Jahre vor dem Tode über Kopfschmerzen geklagt hatte. Neurologisch fanden sich die Zeichen des gesteigerten Hirndruckes mit doppelseitiger Stauungspapille. Bemerkenswert waren ferner ein rechtsseitiger Exophthalmus und flache weiche Eindellungen im Bereich der Scheitelbeine. Röntgenologisch entsprachen diesen Herden multiple scharfrandige Knochendefekte im Bereich des Schädeldaches, die sich während des mehrmonatigen Klinikaufenthaltes vergrößerten, so daß Lücken am Schädel resultierten. Kurz vor dem Tode trat ferner Diabetes insipidus auf. Der Blutcholesterinwert war auf 192 mg-% erhöht. Autoptisch fand sich nach Abziehen der Galea im Bereich der scharfrandigen Knochendefekte teils grauweißliches, teils gelbliches, stellenweise auch schwieliges Gewebe. Das Tentorium war in Form knolliger, bis taubeneigroßer Knoten von gelber Farbe mächtig verdickt, so daß eine Druckwirkung auf das Klein- und Großhirn resultierte. Gleichartige Gewebsmassen füllten beide Augenhöhlen aus, so daß hierdurch der oben erwähnte Exophthalmus erklärt werden konnte. Auch der Hypophysenstiel war knötchenförmig verdickt. Histologisch fand sich im Bereich aller Stellen, die makroskopisch durch ihre gelbe Farbe aufgefallen waren, ein schaumzellreiches, stellenweise bereits fibrös umgewandeltes Granulationsgewebe, welches reichlich eosinophile Leukocyten und mehrkernige Riesenzellen enthielt. Histochemisch konnte der Inhalt der Schaumzellen als Cholesterin identifiziert werden.

Die quantitativ-chemische Analyse des Granulationsgewebes ergab, berechnet auf 100 g Trockensubstanz. folgende Werte: Gesamtätherrückstand 34,68 mg-%, davon freies Cholesterin 3,23 mg-%, Cholesterinester 12,74 mg-%; folglich betrug der Gesamtcholesterinwert 15,97 mg-%. Der Lecithingehalt belief sich auf 1,64 mg-%, während der Wert der Neutralfette 17,07 mg-% betrug.

Wie Chiari ausführte, lehrt dieser Fall von Hand-Schüller-Christianscher Krankheit, daß die umfangreichen tumorähnlichen Granulationsgewebswucherungen imstande sind, das klinische Bild eines Hirntumors vorzutäuschen.

Im Hinblick auf die *Differentialdiagnose* der Hand-Schüller-Christianschen Krankheit ist die Kenntnis vom histologischen Aufbau der Lipoidgranulome wichtig; denn vom röntgenologischen Standpunkt aus kommen nach Lindgren (1954) Epidermoide des Schädels in Betracht, obwohl Mitbeteiligung von Orbita und Türkensattel mehr zugunsten der Hand-Schüller-Christianschen Krankheit spricht. Nach Loepp und Lorenz (1954) bestehen auf Grund des Röntgenbildes des Schädels ferner Verwechselungsmöglichkeiten mit multiplen Myelomen, Tumormetastasen, Osteoporosis circumscripta, Ostitis fibrosa generalisata v. Recklinghausen, welche freilich nach Hellner (1950) mehr die Röhrenknochen als den Schädel in Mitleidenschaft zu ziehen pflegt, und Caries tuberculosa. Das Fehlen von Sequestern spricht nach Loepp und Lorenz mehr für Hand-Schüller-Christiansche Krankheit als für syphilitische bzw. unspezifische osteomyelitische Prozesse. Daß die multiplen Myelome ähnlich der Hand-Schüller-Christianschen Krankheit Landkartenbilder am Schädel verursachen können, wird auch von Hellner betont. Dieser Autor konnte übrigens einen Fall von multiplen Myelomen beobachten, bei welchem außer dem Schädeldach der Boden des Türkensattels und die Lamina cribrosa durch Myelomknoten zerstört waren. Selten wird nach Hellner auch eine Protrusio bulbi bei den multiplen Myelomen beobachtet.

Daß die Hand-Schüller-Christiansche Krankheit nicht die einzige, die Schädelknochen in Mitleidenschaft ziehende Skeleterkrankung ist, bei welcher Diabetes insipidus, eventuell auch andere hypophysäre Störungen vorkommen, lehrt das Schrifttum über die *Hyperostosis cranialis diffusa* (Literatur bei Schatter 1953). Da bei dieser Krankheit nach Schatter eine neurochirurgische Behandlung nicht in Betracht kommt, kann auf ihre Besprechung an dieser Stelle verzichtet werden. Es bleibe jedoch im Hinblick auf das klinische Bild der Hand-Schüller-Christianschen Krankheit nicht unerwähnt, daß bei der Hyperostosis cranialis diffusa unter den klinischen Symptomen auch Schwerhörigkeit und neurologische Phänomene, wie Hemiparesen, Krämpfe, Neuralgien, Paraesthesien, Kopfschmerz und Schwindel beobachtet worden sind, also Symptome, die fakultativ bei der Hand-Schüller-Christianschen Krankheit vorkommen.

Obwohl die Lymphogranulomatose an anderer Stelle dieses Handbuches abgehandelt worden ist, bedarf an dieser Stelle vom Standpunkt der Pathologie des Stoffwechsels die *xanthöse Lymphogranulomatose*, welche, wie unten ausgeführt, gelegentlich auch die Schädelknochen in Mitleidenschaft ziehen kann, einer kurzen Erwähnung. Nach Fresen (1958) besteht histo-morphologisch zwar eine gewisse Ähnlichkeit zwischen der von Letterer (1934) beschriebenen seltenen xanthösen Lymphogranulomatose und der Lipoidgranulomatose (Hand-Schüller-Christian); doch unterscheidet sich letztere durch das klinische Bild, das Auftreten im Kindesalter, den bevorzugten Befall der platten, speziell der Belegknochen des Schädels und durch eine gelegentliche Cholesterinämie von der xanthösen Lymphogranulomatose. Im übrigen sind nach der Auffassung von Letterer und Fresen, welcher bekanntlich im Gegensatz zu einer Anzahl anderer neuerer Autoren der Lymphogranulomatose keinen blastomatösen Charakter zuschreibt, beide Erkrankungen zwar als entzündlich-granulomatöse Prozesse verwandt, aber nicht wesensgleich, nachdem sich das anatomisch-histologische Substrat der Lymphogranulomatose als charakteristisch und typisch erwiesen hat und damit für die Diagnose verbindlich ist. Daß die xanthöse Lymphogranulomatose in Gestalt knotiger Infiltrate auch das Schädeldach befallen kann, lehrt ein von BREDT (1949) morphologisch und chemisch eingehend untersuchter Fall, welcher einen 36jährigen Mann betrifft. Neurologisch war eine trotz Röntgenbestrahlung und anderer therapeutischer Maßnahmen 4 Monate vor dem Tode zunehmend stärker werdende Stauungspapille bemerkenswert.

Die pathologisch-anatomische Diagnose lautete: Xanthöse Lymphogranulomatose mit knotiger Durchsetzung der Milz, Beteiligung der cervicalen, tracheobronchialen, perigastrischen, peripankreatischen, paraaortalen, mesenterialen, inguinalen und axillaren Lymphdrüsengruppen, knotige Infiltrate im Schädeldach, in der Dura, der Wirbelsäule, dem rechten Oberschenkel, der linken vierten Rippe, der Pleura costalis und in beiden Beckenschaufeln. Hochgradige Abzehrung. Beidseitiger Hydrothorax. Atherosklerose der Aorta. Rechtsseitiges doppeltes Nierenbecken mit Ureter fissus.

Die Schädelsektion ergab ein rundliches, deutlich gelbes, granulomatöses Infiltrat auf der Außenseite der harten Hirnhaut, welches sich in einem an Ausdehnung geringeren Granulomknoten des Schädeldaches fortsetzte und dasselbe zerstörte. In der Außenseite des knöchernen Schädels war hier ein etwa fünfmarkstückgroßes, fast 1 cm erhabenes, derbes Infiltrat erkennbar. Dieser Schädelknochendefekt wies nicht die für die Hand-Schüller-Christiansche Krankheit charakteristische landkartenartige Begrenzung auf. Histologisch fand sich das typische Bild der Lymphogranulomatose mit zahlreichen Sternbergschen Riesenzellen, wechselndem Zellgehalt und Übergang in Narbengewebe mit — möglicherweise auf die vorausgegangene Röntgentherapie zu beziehenden — Nekrosen. Bemerkenswert war die eigenartige örtliche Verfettung, indem fettfreie Gewebsteile ziemlich scharf an stark verfettete, faserhaltige zentrale Bezirke angrenzten. Offenbar hatten hier Histiocyten eine Umbildung in Schaumzellen erfahren. Daneben fanden sich aber auch verfettete Fibrocyten. Nach LETTERER und BREDT handelt es sich bei dieser Schaumzellbildung wahrscheinlich um einen zusätzlichen Vorgang bei der xanthösen Niederschlagsbildung, welcher möglicherweise mit der Einwirkung von Phosphatiden zusammenhängen könnte. Einige Präparate zeigten eine Auskristallierung der in Schaum- und Faserzellen befindlichen Lipoide. Auf diese Weise war die Entstehung ganzer Beete von büschelartigen Kristalldrusen zu erklären, welche durchweg Doppelbrechung aufwiesen und sich mit Sudan III gar nicht oder nur blaßgelb anfärbten. Gegen eine mechanische oder chemische Läsion des Gewebes durch die Cholesterinkristalle sprach das Fehlen einer stärkeren entzündlichen Reaktion in ihrer unmittelbaren Umgebung. Hinsichtlich der Histopathogenese vertrat BREDT den Standpunkt, daß zuerst jugendliches proliferierendes und destruierendes lipoidfreies Granulomgewebe entsteht, aus welchem sich sekundär lipoidhaltiges Narbengewebe entwickelt. Möglicherweise würde infolge eines trägen Zell- und Gewebsstoffwechsels mit Abschwächung des Zellfermentsystems die normale Umesterung der Lipoide zu Neutralfett bzw. ihr Abbau verhindert. Folglich sei im Sinne von LETTERER die Lipoidspeicherung durch eine endogene Zellstörung bedingt. Mit anderen Worten ist die Cholesterinverfettung nicht als Ursache der Granulombildung anzusprechen. In diesem Sinne lehnt BREDT grundsätzlich die Hypothese ab, nach welcher eine primäre humorale Lipoidstoffwechselstörung dem in Frage stehenden Krankheitsbilde zugrunde liege; denn die besondere Lokalisation der Lipoidablagerungen läßt sich nicht mit der Annahme einer Dyskrasie in Einklang bringen. Die von KLENK durchgeführte chemische Untersuchung des Granulationsgewebes ergab eine deutliche Erhöhung des veresterten Cholesterins gegenüber dem nichtveresterten Lipoid. In dem vorliegenden, die Pathologie der Schädelknochen betreffenden Beitrage sei auf die übrigens vom allgemein-pathologischen Standpunkte aus bemerkenswerte Feststellung nicht näher eingegangen, daß sich quantitativ-chemisch die für die xanthösen Knochengranulome ermittelten Werte von denen der xanthösen Lymphknoten deutlich unterschieden. Mithin ist die chemische Formel der Speichersubstanz im Organismus nicht ubiquitär gleich. Einen gegenüber von Kontrollmaterial verminderten Gehalt an Neutralfetten bezog Bredt auf einen Verbrauch ihrer Fettsäureradikale bei der Veresterung. Die von Bredt beobachtete auffällige xanthöse Granulomatose der Dura und des Schädeldaches läßt sich zugunsten der Annahme einer nahen Beziehung zwischen der Hand-Schüller-Christianschen Krankheit einerseits, der xanthösen Form der Lymphogranulomatose andererseits deuten, zumal auch die chemischen Unterschiede nach Bredt und Klenk nur quantitativer, nicht qualitativer Natur sind.

Eine erschöpfende Darstellung der Lymphogranulomatose der Schädelknochen kann im übrigen unter Hinweis auf die Ausführungen von Kleinsasser in diesem Handbuch unterbleiben. Doch sei an dieser Stelle erwähnt, daß nach Henschen (1955) eine Mitbeteiligung des Skelets, einschließlich des Schädels bei der Lymphogranulomatose häufiger ist, als meist angenommen wird. Diese Mitbeteiligung der Schädelknochen in Gestalt osteoplastischer und osteoklastischer Prozesse kann klinisch eventuell Hirn- bzw. Hirnnervensymptome bedingen.

Speziell die oben erwähnte xanthöse Unterform der Lymphogranulomatose ist, wie Letterer und Bredt mit Recht betont haben, ein Krankheitsbild, welches die nahen Beziehungen zwischen der Lymphogranulomatose einerseits, der Hand-Schüller-Christianschen Krankheit andererseits in morphologischer und metabolischer Hinsicht illustriert, auch wenn die knotigen Infiltrate in Schädeldach und Dura des Falles von Bredt keine landkartenartigen Knochendefekte verursacht hatten.

Auch ein der Hand-Schüller-Christianschen Krankheit in vieler Hinsicht nahe stehender Fall, welcher von Brehmer und Lübbers (1950) unter der Bezeichnung „Generalisierte Xanthomatose mit Knochenbefall und diffuser Plasmazellwucherung im Knochenmark bei essentieller Hyperlipämie" beschrieben worden ist, bedarf an dieser Stelle der Erwähnung, weil er auch eine Schädel- und Gehirnbeteiligung aufwies.

Es handelte sich um einen 55jährigen Mann, der klinisch unter anderem starke Hinterkopfschmerzen, Schwäche und Gangunsicherheit, Nachlassen der geistigen Leistungsfähigkeit, später ein psychotisches Bild mit Sinnestäuschungen, Beeinträchtigungsideen und Merkfähigkeitsstörung geboten hatte. Die Sternalpunktion ergab außer einer Plasmocytose typische Schaumzellen. Die röntgenologische Untersuchung des Schädels zeitigte multiple kleine bis linsengroße Aufhellungsherde. Bei der Schädelsektion fanden sich sowohl im Bereich der Kalotte als auch der gesamten Basis zahlreiche, dem inneren Periost anhaftende leuchtendgelbe Herde von Sagokorn- bis Kleinbohnengröße, ohne daß durch dieselben die Knochenfestigkeit beeinträchtigt wurde oder gar eine Lückenbildung resultierte. Auf der Sägefläche breiteten sich diese Herde innerhalb der Diploe aus. In der mittleren Schädelgrube war eine besondere Anhäufung größerer Herde zu verzeichnen. Auch Türkensattel und Felsenbeine, nicht hingegen die Orbitae waren von zum Teil über kirschkerngroßen schwefelgelben Herden durchsetzt. Die mikroskopische Untersuchung der Schädelknochen ergab außer hyperostotischen Bezirken Abschnitte mit vermehrter Knochenresorption und Spongiosabälkchentrümmern, Plasmazellreichtum und geringer Eosinophilie, perivasculäre, rein xanthomatöse Schaumzellherde. Im Hypophysenstiel war eine stärkere, teilweise doppelbrechende Verfettung histiocytärer Elemente zu verzeichnen. Neuropathologisch konnten überdies ubiquitär verteilte, meist perivasculäre Schaumzellherde in der grauen und weißen Substanz des Gehirns unter Bevorzugung der oberen Rindenschichten der Stirn- und Hinterhauptslappen nachgewiesen werden. Desgleichen fanden sich typische Schaumzellherde im Rückenmark unter Bevorzugung der Hinterstränge, aber auch an der Grenze von Vorderhorn und Seitenstrang.

Die pathologisch-anatomische Untersuchung des übrigen Skelets und der Körperorgane ergab unter anderem xanthomatöse Herde in Sternum, Rippen, Becken, Wirbelsäule und Femur, Xanthoma palpebrarum, diffuse Xanthose der Haut, Xanthomatose der Milz, der Lungenhiluslymphknoten und der Harnblasenschleimhaut sowie beiderseits zwei haselnußgroße xanthomatöse Adenomknoten in der Schilddrüse.

Gegen die Auffassung, diesen Fall als atypischen Hand-Schüller-Christian anzusprechen, machten die Autoren meiner Ansicht nach durchaus mit Recht einmal das völlige Fehlen jeglicher granulomatöser Veränderungen, zum anderen das Ergebnis der chemischen Analysen geltend; denn die Aufarbeitung zahlreicher Organe ergab nicht das für die Hand-Schüller-Christianschen Krankheit charakteristische Übergewicht des Estercholesterins, wie es Anders (1931), Bürger (1934), Dietrich (1913), Epstein (1931/37), Kleinmann (1931), Thannhauser (1948) u. a. gefunden hatten. Blutchemisch imponierte eine nicht zum typischen Bild der Hand-Schüller-Christianschen Krankheit gehörende, im venösen Blut stärker als im arteriellen ausgeprägte hochgradige Hyperlipämie, welche bei Fehlen der bisher bekannten Ursachen als „essentiell" angesehen werden mußte. Das milchige Blutplasma setzte bei längerem Stehen eine dicke „Fettschicht" ab, die vornehmlich durch Phosphatide, verestertes und freies Cholesterin bedingt war. Trotz der Plasmazellwucherung fand sich nie der Bence-Jonessche Eiweißkörper im Urin. Desgleichen wurde autoptisch eine die Plasmazellwucherung begleitende Paramyloidose vermißt.

VII. Die generalisierte Retikulose[1].

Über die *generalisierte Retikulose* liegen nach FRESEN (1957) bisher 114 autoptisch verifizierte einschlägige Mitteilungen vor. Letztere können alle Lebensalter betreffen und finden sich relativ häufig auch bei Kindern. Die Knochenveränderungen bedingen

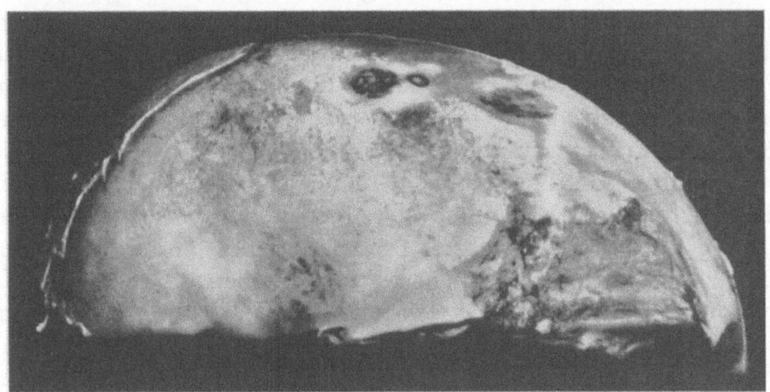

Abb. 15. Schädeldach mit ausgedehnten Knochendefekten bei generalisierter Retikulose.
(Nach SCHULTZ, WERMBTER und PUHL.)

nach FRESEN lokale Destruktionen, diffuse Osteoporose oder umschriebene cystenartige Aufhellungen. Daß derartige Knochenveränderungen auch die Schädelkalotte betreffen können, geht aus der Arbeit von SCHULTZ, WERMTER und PUHL (1924) hervor.

Der Fall dieser Autoren betrifft ein $2^3/_4$ Jahre alt gewordenes Mädchen mit Hyperplasie des reticuloendothelialen Apparates, vor allem im Bereiche der Milz, der Leber und der Lymphknoten. Auch das Knochensystem wies großzellige Wucherungen reticulärer Zellen bei Schwund von Knochensubstanz und hämatopoetischem Zellmark auf. Am Schädel war der Knochenabbau besonders ausgesprochen. Auf diese Weise hatte durch Osteolyse das Schädeldach teils locheisenartig ausgestanzte, scharf begrenzte, teils zackig geformte Knochenlücken aufgewiesen, die durch häutige Membranen gedeckt waren. An der Schädelbasis fanden sich ausgedehnte Knochendefekte, die durch großzellige Wucherungen und Narbengewebe ersetzt waren. Während das Gehirn keine Veränderungen zeigte, waren die weichen Hirnhäute von großen reticuloendothelialen Zellelementen infiltriert, die vielfach Pigment und Lipoidtropfen enthielten, zum Teil auch rote Blutkörperchen phagocytiert hatten.

Daß grundsätzlich von der generalisierten Reticulose der Schädel gar nicht so selten in Mitleidenschaft gezogen ist, geht übrigens auch aus der wichtigen Monographie von CAZAL (1946) „La Réticulose histiomonocytaire" hervor. Nach diesem erfahrenen Fachforscher können die ausgedehnten ovalen oder polycystischen Knochenlacunen, falls sie zahlreich sind und zusammenfließen, das Bild des Landkartenschädels wie bei der Hand-Schüller-Christianschen Krankheit hervorrufen. CAZAL erinnert in diesem Zusammenhang an den oben bereits erwähnten Fall von SCHULTZ u. Mitarb. sowie an die Beobachtungen von VAN CREVELD und TER POORTEN (1935) und WALLGREN (1939).

Der Fall von VAN CREVELD u. Mitarb. betrifft ein $4^1/_2$ Monate alt gewordenes Mädchen mit Landkartenschädel, Cysten im linken Femur und in der linken Tibia. Die generalisierte Retikulose mani-

---

[1] Bearbeitet von W. VOLLAND.

festierte sich unter anderem in einer Schwellung von Leber und Milz in Verbindung mit einer Beteiligung der Lymphknoten. Im Gegensatz zu anderen derartigen Fällen war das Blutbild normal.
Der Tod trat unter dem Bilde einer Bronchopneumonie ein. Auch der Fall von Wallgren, bei
welchem es sich um ein 4 Monate altes Mädchen handelte, betraf eine generalisierte Retikulose mit
Schwellung von Milz und Leber ohne Veränderungen des Blutbildes. In diesem Zusammenhang
interessiert die Tatsache, daß ein Lückenschädel vorlag. Im übrigen war das Krankheitsbild durch
Blutungsneigung und Anämie gekennzeichnet.

VIII. Das eosinophile Granulom der Schädelknochen [1].

Dieses oben bereits bei der Besprechung der Hand-Schüller-Christianschen Lipoidgranulomatose kurz erwähnte, erst seit wenigen Jahrzehnten bekannte Krankheitsbild,
von welchem bisher über 200 kasuistische Mitteilungen im Schrifttum vorliegen (vgl.
u. a. Kothé), ist nicht zuletzt deshalb von neurochirurgischer Bedeutung, weil es am
häufigsten im Bereiche der Knochen der Schädelkalotte vorkommt. Es wurde im Jahre
1940 von Jaffé und Lichtenstein, aber fast gleichzeitig unabhängig von diesen Autoren
von Otani und Ehrlich beschrieben. Ausdrücklich sei aber darauf hingewiesen, daß
über das gleiche Krankheitsbild unter anderen Bezeichnungen bereits früher berichtet
worden ist. Finzi, welcher die in Frage stehende Knochenerkrankung im Jahre 1929
als eosinophiles Myelom bezeichnete, hat es wahrscheinlich als erster gesehen. Schairer
beschrieb 1938/40 das Frühstadium der Krankheit, die er „Osteomyelitis mit eosinophiler Reaktion" nannte. Beneke kennzeichnete im Jahre 1930 die gleiche Läsion als
„gutartiges, riesenzellhaltiges Reticulom des Knochenmarkes mit Eosinophilie". Die
von Pliess (1942) gewählte Bezeichnung „eosinophiles Granuloreticulom" ist nach
Güthert u. a. insofern durchaus berechtigt, als in allen Stadien der Krankheit, auf
welche wir unten noch zurückkommen werden, dem Reticulum die führende Rolle zukommt, während die eosinophilen Leukocyten und einige andere Zellarten das Gesamt-
bild lediglich vervollständigen. Übrigens betrachten auch Heilmeyer und Begemann
die dem vorliegenden Krankheitsbild eigentümliche Gewebseosinophilie, welche nur
manchmal mit einer mäßigen Blut- und Knochenmarkseosinophilie vergesellschaftet ist,
lediglich als Ausdruck einer Abwehrreaktion und nicht etwa als Manifestation des „Tumor-
geschehens" selbst. Infolgedessen muß mit Heilmeyer und Begemann das eosinophile
Granulom von der eosinophilen Leukämie scharf abgegrenzt werden. Letztere kommt
differentialdiagnostisch nur dann in Betracht, wenn auch das periphere Blut eine starke
Linksverschiebung der Eosinophilen zu den Myelocyten und eventuell zu den Promyelo-
cyten und Myeloblasten aufweist. Lebhaft diskutiert wird hingegen, wie oben bereits
angedeutet, in vielen neueren, einschlägigen Arbeiten die Frage der nosologischen Beziehung des eosinophilen Knochengranuloms zur Hand-Schüller-Christianschen Krankheit, eine Frage, welche insofern berechtigt ist, als während der Entwicklung des eosinophilen Knochengranuloms vielfach, wenn auch offensichtlich nicht regelmäßig, ein
xanthöses Stadium beobachtet wird. Nach Thannhauser, welcher vom Standpunkt
der Lipoidstoffwechselstörung das eosinophile xanthöse Granulom wegen der meist
normalen Blut-Cholesterin-Werte von der öfters mit Hypercholesterinämie einhergehenden Hand-Schüller-Christianschen Krankheit abgrenzt, unterscheidet bei dem vorliegenden Krankheitsbild folgende Stadien: nämlich das I. Stadium, welches durch
histiocytäre Proliferationen in Verbindung mit Gewebseosinophilie gekennzeichnet ist,
zweitens das Stadium des granulomatösen Gewebsbildes mit Riesenzellen und lipoid-
haltigen Makrophagen, drittens das ausgesprochen xanthomatöse Stadium und endlich
das IV. Stadium mit Tendenz zur fibrösen Vernarbung. Da nach Pliess die Schaumzellen vorwiegend Neutralfett, hingegen nur seltener bzw. weniger anisotrope Lipoide
enthalten, leugnet dieser Autor das Vorkommen eines xanthomatösen Stadiums. Infolgedessen bestreitet dieser Autor von anderen Untersuchern beschriebene Übergänge zur

---

[1] Bearbeitet von W. Volland.

Hand-Schüller-Christianschen Krankheit und erkennt lediglich das proliferative oder erste, das granulomatöse oder zweite und das fibröse oder Heilungsstadium an. Andererseits haben Analysen, über welche HELLNER berichtet, ergeben, daß beim eosinophilen Granulom der Wert des Gesamtcholesterins im Gewebe 7—20mal höher ist als in entsprechenden Gewebsstücken normaler Individuen. Auf die Deutung dieser örtlichen Lipoidanreicherungen durch HELLNER, welcher auf THANNHAUSER Bezug nimmt, kommen wir unten zurück.

Bezüglich der Lokalisation wurde bereits die Bevorzugung der Schädelkalotte gewürdigt. Seltener ist der Warzenfortsatz als Krankheitssitz beschrieben worden. Aber auch viele andere platte Knochen, das knöcherne Becken, die Wirbelsäule und die Rippen sowie die proximalen Partien der langen Röhrenknochen kommen als Krankheitssitz des sowohl solitär als auch multilokulär beobachteten eosinophilen Granuloms in Betracht. Vom klinischen Standpunkt aus kontrastiert der röntgenologisch nachweisbare osteolytische Prozeß in Gestalt einer oft runden oder ovalen Aufhellung zu der Geringfügigkeit der Beschwerden in Gestalt von Kopfschmerz, Schmerz bei Berührung, eventuell einer palpatorisch wahrnehmbaren prall-elastischen Beule am Orte des osteolytischen Prozesses, der nur ausnahmsweise bis zur Dura reicht, wie HENSCHEN unter Bezugnahme auf die Arbeiten von CAMPBELL und ALEXANDER sowie WALTHARD und ZUPPINGER ausführt. Übrigens kommen nach HELLNER sehr selten Sklerosierungen des Knochens in der Umgebung des Aufhellungsherdes zur Beobachtung. Speziell nach operativer Behandlung kann nach den Erfahrungen des letztgenannten Autors eine zwiebelschalenartige lamelläre Schichtung resultieren. Als weitere Symptome sind leichtes Fieber in Verbindung mit mäßiger Bluteosinophilie bekannt. Die Blutkörperchensenkungsgeschwindigkeit ist manchmal beschleunigt. Beim Aufschießen der Herde kann der Blut-Calcium-Spiegel erhöht sein (PLIESS), desgleichen der Wert für die alkalische Phosphatase im Blut. Der Krankheitsbeginn ist meist schleichend, sofern nicht eine Spontanfraktur auftritt.

Das makroskopische Bild des eosinophilen Granuloms ist recht unspezifisch. Meist findet sich im Bereich der Knochenzerstörung ein weiches, gelbliches Granulationsgewebe, welches sich ohne feingewebliche Untersuchung schwer von einer unspezifischen Osteomyelitis, von einer Knochentuberkulose oder von Tumorgewebe abgrenzen läßt. Daß differentialdiagnostisch lediglich an Hand des Röntgenbefundes, abgesehen von Knochenmetastasen, auch die Osteoporosis circumscripta und das Hämangiom bzw. Osteohämangiom der Schädelknochen in Betracht gezogen werden muß, ist kürzlich von KLEINSASSER und ALBRECHT hervorgehoben worden. Auch auf Verwechselungsmöglichkeiten mit Sarkomen, leukämischen Infiltraten, Plasmocytomen, Chondromen, braunen Tumoren, Knochencysten, Atheromen und Morbus Paget sei unter Bezugnahme auf KOTHÉ sowie LOEPP und LORENZ u. a. aufmerksam gemacht. Es liegt deshalb auf der Hand, daß der mikroskopischen Sicherstellung der Diagnose des eosinophilen Granuloms eine beachtliche praktische Bedeutung zukommt. Die Rolle der Reticulumzellen und Eosinophilen im Rahmen des Gewebsbildes wurde oben bereits kurz gewürdigt. Desgleichen erwähnten wir die Bedeutung der Xanthomzellen. Ferner kommen Plasmazellen, Lymphocyten und Fibrocyten vor. Letztere beherrschen das Bild des Vernarbungsstadiums. Erwähnt sei überdies, daß Blutungsherde und Blutungsreste in Gestalt von Hämosiderinablagerungen vorkommen können. Die von vielen Autoren beschriebenen Riesenzellen weisen nach PLIESS 2—30 lose im Protoplasmaleib angeordnete Kerne auf.

Daß in seltenen Fällen das eosinophile Knochengranulom als Ursache eines Exophthalmus in Betracht kommen kann, lehren die Beobachtungen von GROSS und JACOX (1942), WHEELER (1946) und PSENNER (1956).

Während der Fall von GROSS und JACOX ein 4jähriges Mädchen betraf, handelte es sich bei der Beobachtung von WHEELER um einen 34jährigen Mann mit rechtsseitigem Exophthalmus. Die röntgenologische Untersuchung ergab einen Knochendefekt von etwa 2,5 cm Durchmesser am oberen

Orbitalrand, welcher nicht mit den Nasennebenhöhlen kommunizierte. Bei der Operation fand sich im Bereiche dieses röntgenologisch sichtbaren Knochendefektes in unmittelbarer Nähe der Tränendrüse eine unscharf begrenzte, weiche, rosa gefärbte Masse, welche zunächst als talgreicher Inhalt einer Dermoidcyste angesprochen wurde. Diese Masse ließ sich wegen ihrer sehr weichen Konsistenz nur mit Hilfe einer Curette entfernen. Histologisch handelte es sich um zum Teil nekrotisches Granulationsgewebe mit kleinen Knochenspiculae. Dieses Gewebe enthielt außer massenhaft eosinophilen, aber auch neutrophilen Leukocyten histiocytäre Elemente und mehrkernige Riesenzellen. Der postoperative Heilungsverlauf war komplikationslos.

Psenner berichtete über ein histologisch von Chiari verifiziertes eosinophiles Granulom der linken Orbita bei einem 36jährigen Patienten, das ebenfalls einen Exophthalmus verursacht hatte. Im Röntgenbild war bei diesem Fall eine unscharf begrenzte Knochenarrosion des Orbitalbodens bzw. des Kieferhöhlendaches erkennbar.

Auch in dem uns zur Verfügung stehenden Einsendungsmaterial befinden sich mehrere Fälle von eosinophilem Granulom der Schädelknochen, welche in der hiesigen Neurochirurgischen Universitätsklinik (Direktor: Prof. Dr. W. Tönnis) operativ behandelt wurden. Nachstehend sei beispielhaft kurz über zwei dieser Fälle berichtet.

Der Fall Adolf B. betraf einen 32jährigen Mann mit einem Knochendefekt an der Stirnhaargrenze links. Makroskopisch stellte das Excisionsmaterial ein Gewebsstück von 3,5:2,5 cm Durchmesser und 1,2 cm Dicke dar. Auf einem Schnitt durch den größten Durchmesser dieses Gewebsstückes zeigte sich, daß dasselbe eine grauweißliche bis gelbliche Farbe und mittelfeste Konsistenz aufwies. In den Randpartien, aber auch mehr zentral, konnten Knochenbälkchen nachgewiesen werden. Stellenweise waren makroskopisch überdies stecknadelkopfgroße, blutigrote Fleckchen erkennbar. Histologisch handelte es sich um ein Granulationsgewebe mit massenhaft eosinophilen Leukocyten, epitheloidzellähnlichen histiocytären Elementen, darunter ziemlich reichlich große Zellen, die vom Typ der Xanthomzellen mit Fett- bzw. Lipoidtropfen angefüllt waren und sich infolgedessen mit Scharlachrot anfärbten. Außerdem fanden sich Lymphocyten, Plasmazellen, frische Blutextravasate und fibröses Bindegewebe. Diagnose: eosinophiles Granulom.

Der histologisch von Herrn Dr. W. Müller (Max-Planck-Institut für Hirnforschung, Köln-Lindenburg) untersuchte Fall B. (Nr. 5960) betraf einen 35jährigen Mann, der röntgenologisch rechts frontotemporal eine daumennagelgroße Aufhellung infolge Arrosion des Knochens aufwies. Die Anamnese war gekennzeichnet durch hinter das Ohr ausstrahlende, rechtsseitige Stirnkopfschmerzen. Palpatorisch fand sich eine kirschkerngroße Anschwellung im Bereich der rechten Kranznaht. Beim Betasten dieser Anschwellung wurde lokaler Druckschmerz angegeben. Histologisch massenhaft eosinophile Leukocyten in den Maschen eines reticulären Grundgewebes, ferner Riesenzellen und schaumzellähnliche Elemente.

Da, wie bereits oben erörtert, dem Reticulum feingeweblich beim eosinophilen Granulom eine führende Rolle zukommt, da überdies einige Fälle des Schrifttums histologisch Übergänge zur akuten Reticuloendotheliose des Kindesalters vom Typ der Siwe-Lettererschen Krankheit zeigen, wie Hellner unter Bezugnahme auf die Arbeiten von Engelbrecht-Holm, Teilum und Christensen ausführt, ist es nach Ansicht von Hellner berechtigt, das eosinophile xanthöse Granulom zusammen mit der Siwe-Lettererschen Krankheit und der generalisierten xanthomatösen Lipoidose oder Hand-Schüller-Christianschen Krankheit als nosologische Einheit zu betrachten; denn eine solche Auffassung ist nach Hellner geeignet, das Verständnis für die Übergänge und für die von einzelnen Beobachtern zu Unrecht auseinandergehaltenen Phasen einer einheitlichen Erkrankung zu erleichtern. Bezüglich der dem eosinophilen Granulom eigentümlichen Xanthomzellenbildung nimmt Hellner an, daß reticuläre Zellelemente die Fähigkeit besitzen, Cholesterin neu zu bilden und innerhalb ihres Zelleibes zu speichern; denn bei der Hypothese einer cellulären Infiltration sei eine Hypercholesterinämie zu fordern, desgleichen lehnt Hellner die Auffassung ab, daß sich Makrophagen elektiv mit Cholesterin anreicherten, welches cellulärem Detritus entstammt. Vom allgemein-pathologischen Standpunkt aus könnte hierzu freilich bemerkt werden, daß bei einem Vergleich mit anderen Stoffwechselstörungen nicht immer homologe Verhältnisse vorliegen. Beispielsweise beruht nicht jede Verkalkung des Gewebes auf Hypercalcämie, ebensowenig wie etwa jede Siderose eine Hypersiderämie zur Voraussetzung haben muß und keineswegs immer eine celluläre Glykogenspeicherung das Resultat einer Kohlenhydratstoffwechselstörung darstellt, welche sich unter allen Umständen humoral-pathologisch in einer Hyperglykämie manifestieren muß. Im übrigen ist aber auch unserer Auffassung nach vom Standpunkt der

Pathologie des Stoffwechsels im vorliegenden Falle durchaus die Annahme naheliegend, daß bei dem in Frage stehenden Krankheitsbild die Lipoide bzw. Fette am Orte der Gewebsläsion neu gebildet und gespeichert werden.

Die oben erörterte Tendenz des eosinophilen Granuloms zur Ausheilung unter dem Bilde der fibrösen Vernarbung, welche für eine Gutartigkeit, jedenfalls bei der Mehrzahl der Fälle, spricht, läßt es unseres Erachtens als im höchsten Grade fragwürdig erscheinen, ob es angängig ist, das eosinophile Granulom lediglich als Anfangsphase der Hand-Schüller-Christianschen Krankheit zu bewerten, wie mehrere Autoren behauptet haben (vgl. auch SCHOEN und TISCHENDORF 1954). Vielmehr neigen wir zu der von FRESEN (1957) vertretenen Auffassung. Nach diesem erfahrenen Kenner des RES ist histologisch das Vollbild des eosinophilen Granuloms, der Lipoidgranulomatose und der Reticulose doch so unterschiedlich, daß erhebliche Zweifel in die präjudizierten Beziehungen dieser Erkrankungen untereinander gesetzt werden müssen. Nur im Anfangsstadium der Erkrankungen besteht, um mit LETTERER zu sprechen, eine gewisse Isomorphie des feingeweblichen Bildes. Der wechselnde Lipoidgehalt des älteren histiocytären Granulationsgewebes kann nach FRESEN nicht als aussagendes Kriterium für die Anerkennung einer nosologischen Einheit gelten. Infolgedessen ist es sowohl vom klinischen als auch vom pathologisch-anatomischen Standpunkt aus unserer Auffassung nach nicht angängig, das eosinophile Granulom als benigne Unterform der Hand-Schüller-Christianschen Krankheit zu charakterisieren. Wir möchten also SCHOEN und TISCHENDORF beipflichten, wenn sie nicht von einer Wesensgleichheit sprechen, sondern enge Beziehungen zwischen den eosinophilen Knochengranulom und der Hand-Schüller-Christianschen Lipoidgranulomatose für wahrscheinlich halten. Angesichts dieser Stellungnahme schließen wir uns grundsätzlich der von HERTLE vertretenen Auffassung an, daß bei der noch völlig ungeklärten Ätiologie und in Anbetracht der Tatsache, daß Übergangsformen Seltenheiten bilden, die nosologische Abgrenzung zwischen der Letterer-Siweschen Reticulose, der Hand-Schüller-Christianschen Lipoidgranulomatose und dem eosinophilen Granulom absolut gerechtfertigt und zweckmäßig ist.

Wie soeben erwähnt, ist die Ätiologie des eosinophilen Granuloms noch unbekannt. Wenn sich auch manchmal ein Trauma in der Anamnese findet (LOEPP und LORENZ u.a.), so ist damit natürlich keineswegs der Beweis für eine traumatische Genese erbracht. Die Annahme von PLIESS, nach welcher in Anbetracht der Gewebseosinophilie eine Wurminvasionskrankheit vorliegen könnte, darf vorläufig ebenfalls als noch nicht hinreichend bewiesen gelten. Das gleiche gilt unserer Ansicht nach für die Annahme einer allergischen Diathese. Auch für das Vorliegen einer Virusinfektion fehlen vorläufig jegliche Anhaltspunkte.

Ob das eosinophile Granulom des Knochens in den letzten beiden Jahrzehnten häufiger geworden ist, wie einige Autoren glauben, ist unserer Auffassung nach recht zweifelhaft und in Anbetracht der zunehmenden Vervollkommnung der modernen Röntgendiagnostik schwer beweisbar, zumal bei der in Frage stehenden, prognostisch meist günstigen Knochenaffektion, welche auf Strahlentherapie und neurochirurgische Behandlung gut anspricht, Spontanheilungen bekannt sind. Wahrscheinlich wird infolgedessen das eosinophile Granulom heute häufiger diagnostiziert als früher.

IX. Die Paramyloidose der Schädelknochen[1].

Nach HENSCHEN (1955) wird die Ablagerung von Amyloid bzw. Paramyloid in den Schädelknochen in Form sog. Amyloidtumoren nur ganz ausnahmsweise beobachtet. Dieser Autor erwähnt im Zusammenhang mit ihrer Differentialdiagnose hinsichtlich der röntgenologisch nachweisbaren Knochendefekte Verwechslungsmöglichkeiten mit Hyper-

---

[1] Bearbeitet von W. VOLLAND.

nephrommetastasen und nimmt Bezug auf die kasuistischen Mitteilungen von Vogeler (1934) und Bürgi (1937).

Der Fall von Vogeler betraf einen 52jährigen Mann, welcher angeblich im Anschluß an eine Schlägerei und eine hierdurch bedingte traumatische Einwirkung auf den Schädel an den Verletzungsstellen eine „Geschwulstentwicklung" beobachtet hatte. Bei der Untersuchung entstand zunächst der Eindruck, das Schädeldach sei von multiplen Atheromen besetzt. Jedoch befanden sich die indolenten „Tumoren" von teigig-elastischer Konsistenz innerhalb des Knochens. Außer diesen Knochengeschwülsten fand sich noch ein Tumor in den Weichteilen der linken Brustseite und am rechten Schlüsselbein. Röntgenologisch war die Schädelkapsel durchsetzt von zahlreichen, miteinander konfluierenden Löchern, die fast den Eindruck eines diffusen Prozesses machten, obwohl es sich um einzelne Herde handelte. Auf Grund des Röntgenbildes war an Hypernephrom-, Krebs- bzw. Sarkommetastasen zu denken. Auch eine Osteomyelitis mußte in Betracht gezogen werden. Für das Vorliegen eines syphilitischen Prozesses fanden sich klinisch und serologisch keine Anhaltspunkte. Die mikroskopische Untersuchung des Probeexcisionsmaterials durch Rössle ergab massive Anhäufungen von Amyloid, welche in ein reticuloendotheliomartiges Gewebe eingeschlossen waren, während sich für das Vorliegen eines Plasmocytoms kein Anhalt fand.

Da übrigens auch eine Ausscheidung des Bence-Jonesschen Eiweißkörpers vermißt wurde, spricht dieser Fall nach Vogeler eindeutig in dem Sinne, daß es zweifellos atypische Amyloidosen ohne das gleichzeitige Vorhandensein eines Myeloms bzw. Plasmocytoms gibt. Weil der Patient innerhalb von 3 Jahren keine Hinweise auf eine Progredienz seines Leidens geboten hatte, wurde von einer eingreifenderen Behandlung bewußt Abstand genommen. Andererseits ist es in Anbetracht der von Magnus-Levy (1930/31), Apitz (1937/40), Aktinson (1937), Warren (1930), Krücke (1959), Volland (1937) u. a. eingehend diskutierten Beziehungen zwischen dem multiplen Myelom bzw. Plasmocytom und der atypischen Amyloidose oder Paramyloidose nicht überraschend, daß auch im Bereich des Schädeldaches die Kombination von multiplen Myelomen mit knötchenförmigem Amyloid beobachtet worden ist. So berichten Lichtenstein und Jaffé (1947) in ihrer grundlegenden Arbeit über das multiple Myelom, welche sich auf die Untersuchung von 35 einschlägigen Fällen, darunter 18 autoptisch verifizierten Beobachtungen stützt, über einen mikrophotographisch belegten Fall, welcher im Bereich des Schädeldaches den Knochen arrodierende knötchenförmige Herde von Amyloid aufwies, die ihrerseits von Myelomzellen umgeben waren.

Kein Plasmocytom, jedoch lokale Plasmazellinfiltrate in Verbindung mit eosinophilen Leukocyten bot der neurochirurgisch behandelte Fall von solitärem Amyloidtumor des Scheitelbeines, über welchen Bürgi (1937) in einer unter Leitung von Uehlinger verfaßten Arbeit berichtet hat.

Dieser Fall betrifft einen 59jährigen Mann mit einer faustgroßen Amyloidgeschwulst des rechten Scheitelbeins, die auf das Stirnbein übergegriffen hatte. Anamnestisch war ein Schädeltrauma vorausgegangen. Das *klinische Bild* war gekennzeichnet durch zunehmenden Kopfdruck und Störungen von seiten der rechten Zentralwindung in Gestalt von Schwindelanfällen, Unsicherheit im Gehen, Schwäche im linken Arm und Bein sowie Gedächtnisabnahme. *Lokalbefund:* Im Bereich des rechten Scheitelbeins fast faustgroße, kegelförmige, pulsionslose, harte, grobhöckrige, nicht druckempfindliche Geschwulst, die mit dem Knochen fest verbunden war. Im Randgebiet konnte stellenweise Pergamentknittern festgestellt werden. Die Haut über der Geschwulst, deren Durchmesser 4 cm betrug, war reizlos und gut verschieblich. *Röntgenologisch* fand sich ein großer Knochendefekt, welcher vom rechten Scheitelbein auf das Stirnbein übergriff. Die Defektränder waren durch ausgedehnte periostale Knochenneubildungen stark verdickt und unregelmäßig gestaltet. Am hinteren Geschwulstrand wechselten sklerotische Gebiete mit porotischen Partien ab.

Auf Grund des Röntgenbildes wurde ein Sarkom des rechten Scheitelbeins diagnostiziert, welches auf Strahlentherapie nicht ansprach. Wegen zunehmender Hirndruckerscheinungen mit Bewußtseinsstörungen und kompletter Lähmung des linken Nervus facialis, des linken Armes und Beines entschloß man sich zur Exstirpation der Geschwulst. *Makroskopisch* war die Schnittfläche graurötlich und grobkörnig mit zahlreichen grauweißen, glasig-transparenten Einsprengungen, zwischen denen sich gelbweißes, elfenbeinhartes Gewebe nachweisen ließ. *Histologisch* fanden sich mantelförmig von Riesenzellen umgebene, in ein plasmacellulär infiltriertes Granulationsgewebe eingelagerte homogene Schollen mit den färberischen Eigenschaften des Amyloids. (Positive Reaktion mit

Kongorot, Methylviolett und Jod-Jodkalilösung.) Durch Zusammenlagerung der Amyloidschollen hatten sich große, polycystische, traubenförmige Gebilde entwickelt. Differentialdiagnostisch mußte man nach Bürgi auf Grund des Röntgenbildes, abgesehen von einem Sarkom, an Krebsmetastasen sowie an die landkartenartigen Knochendefekte des Schädeldaches bei der Hand-Schüller-Christianschen Krankheit denken. Konnte in diesem Fall autoptisch sowohl das multiple Myelom als auch eine andere Grundkrankheit sicher ausgeschlossen werden, so lag nach Bürgi im Hinblick auf das einschlägige Schrifttum der Gedanke nahe, daß dem vorausgegangenen Schädeltrauma eine gewisse pathogenetische Bedeutung im Sinne der Ausführungen von Wolpert (1920), Vogeler (1934) und Bonsdorf (1936) zugebilligt werden müsse, obwohl bekanntlich erfahrungsgemäß

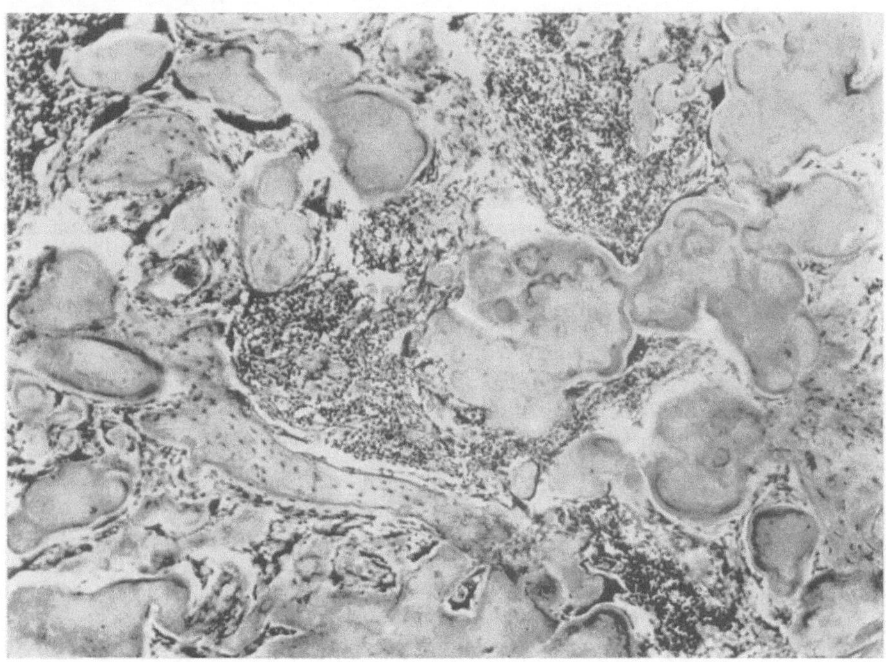

Abb. 16. Amyloidgeschwulst des Scheitelbeines. Polycystisch begrenzte Amyloidschollen, mantelförmig von Riesenzellen umgeben und eingelagert in plasmacellulär infiltriertes Granulationsgewebe. (Nach Bürgi.)

nur sehr selten im Anschluß an ein Trauma eine lokale Amyloidgeschwulstbildung beobachtet wird. Auf die Annahme pathogenetisch wesentlicher, vorläufig noch unbekannter konstitutioneller Zusatzfaktoren könne man folglich nicht verzichten. Über eine histologisch durchaus ähnliche Amyloidgeschwulst des Unterkiefers ohne Trauma in der Anamnese mit plasmacellulärer Infiltration in der Umgebung der Amyloidschollen haben wir 1947 gemeinsam mit Holler berichtet. Bei diesem Fall war von klinischen und röntgenologischen Standpunkt aus an ein Adamantinom gedacht worden.

Daß in seltenen Fällen auch die Schädelbasis von der Paramyloidose oder atypischen Amyloidose betroffen sein kann, geht aus der Arbeit von Bauer und Kuzma hervor. Diese Autoren berichteten über tumorförmiges Amyloid im Bereiche des Keilbeins mit Übergreifen auf das Hinterhauptbein.

Es handelte sich um einen 57jährigen Mann, bei welchem sich außerdem Amyloidablagerungen im neunten Brustwirbel und in der neunten linken Rippe ohne erkennbare Ursachen autoptisch gefunden hatten. Ein Entzündungsprozeß in den Mittelohren und Nasennebenhöhlen konnte durch die Sektion mit Sicherheit ausgeschlossen werden. Desgleichen fand sich kein Anhalt für das Vorliegen einer Tuberkulose oder Syphilis.

Es würde im Rahmen dieses Handbuchbeitrages zu weit führen, die Frage der Eiweißstoffwechselstörung bei der Amyloidose bzw. Paramyloidose erschöpfend zu erörtern.

Unter Hinweis auf die bekannten Lehr- und Handbücher sowie die Übersichtsarbeiten von Leupold (1925) und Krücke (1959) verzichten wir bewußt auf eine Besprechung der Hyperglobulinämie in ihrer Bedeutung für das Amyloid (Letterer 1926—1953), für das Plasmocytom und die Plasmocytosen. Abschließend bleibe übrigens nicht unerwähnt, daß, wie bereits Virchow in der Bezeichnung „Amyloid" zum Ausdruck gebracht hat, auch der Kohlenhydratstoffwechsel bei der Amyloidose eine Rolle spielt. Wright (1950) charakterisiert die Beziehung des Amyloids zum Eiweiß- und Kohlenhydratstoffwechsel folgendermaßen „At the present time it is generally considered to be a glycoprotein, in which the carbohydrate ester, chondroitin sulphuric acid, has become attached to a globulin." Neuere chemische Untersuchungen von Klenk und Faillard (1955) über den Neuraminsäurereichtum des Amyloids sind geeignet, diese Zusammenhänge näher zu beleuchten.

Literatur.

I. Unspezifische Osteomyelitis.

Adelstein, L. J., and C. B. Courville: Traumatic osteomyelitis of the cranial vault with particular reference to pathogenesis and treatment. Arch. Surg. (Chicago) 26, 539—569 (1933).

Adson, A. W.: The treatment of cranial osteomyelitis and brain abscess. Ann. Surg. 108, 499—519 (1938).

—, and B. E. Hempstead: Osteomyelitis of frontal bone resulting from extension of suppuration of frontal sinus; Surgical treatment. Arch. Otolaryng. (Chicago) 25, 363—372 (1937).

Apfelstaedt, O.: Beitrag zum Krankheitsbilde der Osteomyelitis cranii rhinogenen Ursprungs. Arch. Ohrenheilk. 144, 315—336 (1938).

Ballenger, H. C.: Osteomyelitis of the sphenoid bone: Report of five cases with autopsy findings. Ann. Otol. (St. Louis) 48, 95—102 (1939).

Bayer, H. G. A.: Die Osteomyelitis des Stirnbeins I—III. Z. Hals-, Nas.- u. Ohrenheilk. 47, 202—332 (1940).

— Stellungnahme zu dem Aufsatz von Fritz Zöllner. Z. Hals-, Nas.- u. Ohrenheilk. 48, 117 (1940); 48, 120 (1941).

Behrens, H. C.: Osteomyelitis of the skull of otitic and paranasal sinus origin. Arch. Otolaryng. (Chicago) 25, 272—304 (1937).

Benjamins, C. E.: Osteomyelitis der Schädelknochen bei entzündlicher Erkrankung der Nasenscheidewand. Arch. Ohrenheilk. 126, 133—139 (1930).

Bergmann, A.: Über acute Osteomyelitis speciell der flachen Knochen. St. Petersburg. med. Wschr. 1, 381 (1884). Zit. nach Cohen.

Bonell, G.: Osteomyelitis des Hinterhauptbeines, Chronische Staphylokokkenmeningitis. Kinderärztl. Prax. 14, 8—10 (1943).

Breschet: Rechérches anatomiques, physiologiques et pathologiques les canaux veineux des os. 1830.

Brown, L. A.: Osteomyelitis of the frontal bone. Arch. Otolaryng. (Chicago) 39, 485—491 (1944).

Brunner, H.: Spetimia in ostemyelitis of the skull. Pract. oto-rhino-laryng. (Basel) 9, 175—185 (1947).

— Self-limited osteomyelitis of the skull and the paranasal sinuses. J. Laryng. 65, 575—579 (1951).

Burger, H.: Akute Stirnbeinosteomyelitis und Röntgenbild. Arch. Ohr-, Nas.- u. Kehlk.-Heilk. 165, 423—428 (1954).

Burke, B. R.: An anatomical study of the nasopharynx as a pathway to the intra-carotid portion of the petrous pyramid. Ann. Otol. (St. Louis) 49, 924—938 (1940).

Chavany, J. A., et J. Quénu: Osteomyelitè aiguede l'os frontal. Presse méd. 1936 I, 845—846.

Cohen, Ira: Osteomyelitis of the skull. Ann. Surg. 97, 733—748 (1933).

Colbert, R. M.: Osteomyelitis of the frontal bone treated with penicillin. Ann. Otol. (St. Louis) 53, 522—530 (1944).

Courville, C. B.: Subdural empyema secondary to purulent frontal sinusitis. A clinico-pathological study of forty-two cases verified at autopsy. Arch. Otolaryng. (Chicago) 39, 211—230 (1944).

Decloux, P., G. Patoir et H. Bédrine: L'osteomyélite diffuse envahissante des os du crâne, consecutive aux suppurations sinusiennes au otiques. J. Chir. (Paris) 47, 232—247 (1936).

Echols, D. H., and J. A. Colclough: Subtotal craniectomie for osteomyelitis of the skull. Amer. J. Surg. 76, 443—445 (1948).

Eicken, C. van: Osteomyelitis cranii. Dtsch. med. Wschr. 1935, II, 1926—1927.

Feist, G. H.: Akute Osteomyelitis der platten Schädelknochen. Zbl. Chir. 1938, 1442—1446.

Fischer, H.: Die Osteomyelitis traumatica purulenta cranii. Dtsch. Z. Chir. 56, 100, 449 (1900).

Fürstenberg, A. C.: The pathology of the spread of ostomyelitis of the skull. Laryngoscope (St. Louis) 44, 470—476 (1934).

Garrè, C.: Über besondere Formen und Folgezustände der akuten infektioesen Osteomyelitis. Bruns' Beitr. klin. Chir. **10**, 237 (1893).

Gaus, W.: Ein Beitrag zur Therapie der akuten Osteomyelitis des Stirnbeins. Arch. Ohr.-, Nas.- u. Kehlk.-Heilk. **147**, 353—363 (1940).

Gollmitz, H.: Die Oberkieferosteomyelitis der Säuglinge und Kleinkinder. HNO (Berl.) **6**, 289—293 (1958).

Harrison, M. S.: Osteomyelitis of the frontal bone. J. Laryng. **68**, 282—294 (1954).

Haymaker, W.: Fatal infections of the central nervous system and meninges after tooth extraction. Amer. J. Orthodont., Oral. Surg. **31**, 117—188 (1945).

Herberts, G.: Frontal osteomyelitis. Its treatment and some experimental observations on the effect of heparin in combination with sulphonamide and penicillin therapy. Acta oto-laryng. (Stockh.) **37**, 321—333 (1949).

Hirst, O. C.: Osteomyelitis of the skull complicating mastoiditis and frontal sinusitis. Report of two cases. Arch. Otolaryng. (Chicago) **29**, 24—38 (1939).

Jones, A. C.: Osteomyelitis of the frontal bone with report of thirteen cases. Ann. Otol. (St. Louis) **49**, 713—727 (1940).

Kahn, K. M.: Osteomyelitis of the sphenoid bone. Report of case with complete recovery. Arch. Otolaryng. (Chicago) **45**, 348—351 (1947).

Kaufmann, A., and S. J. Hartmere: Latent osteomyelitis of the sphenoid bone reactivated by trauma with death from meningitis. Laryngoscope (St. Louis) **44**, 477—487 (1934).

Kazanjian, W. H., and J. M. Converse: Reconstruction after radical operation for osteomyelitis of the frontal bone. Experience in eighteen cases. Arch. Otolaryng. (Chicago) **31**, 94—112 (1940).

Kettel, K.: Osteomyelitis of the frontal bone. Surgical treatment: Which way of approach is the best? Arch. Otolaryng. (Chicago) **31**, 622—625 (1940).

Killian: Die Thrombophlebitis des oberen Längsblutleiters nach Entzündung der Stirnhöhlenschleimhaut. Z. Ohrenheilk. **38**, 343 (1900).

King, J. E. J.: Treatment of osteomyelitis of the cranial vault. Surgery **1**, 401—424 (1937).

Kos, C. M.: Microscopic changes in osteomyelitis of the frontal bone. Ann. Otol. (St. Louis) **49**, 510—513 (1940).

Krainz, W., u. F. J. Lang: Die Osteomyelitis des Schädeldaches. Wien. klin. Wschr. **1938 II**, 1030—1032.

Krücke, W., u. H. Lepp: Über fortgeleitete odontogene Schädelosteomyelitis mit Hirnabszess. Dtsch. zahnärztl. Z. **17**, 581—594 (1947).

Krüger, D. W.: Die Behandlungen der Verletzungen im Bereich der vorderen Schädelbasis und derer Folgezustände. Dtsch. Z. Nervenheilk. **160**, 337—372 (1949).

Ladewig, W.: Über eine intrauterin entstandene umschriebene Osteomyelitis des Schädeldaches. Virchows Arch. path. Anat. **289**, 395—408 (1953).

Laskiewicz, A.: Les osteomyélitis des os plats du crâne d'origine nasale et otique. Rev. Laryng. (Bordeaux) **60**, 185—217 (1939).

Lawson, L. J.: Osteomyelitis of the sphenoid bone: A report of two cases. Arch. Otolaryng. (Chicago) **25**, 1—10 (1937).

Lengemann, P.: Zur operativen Behandlung der Schädelosteomyelitis. Münch. med. Wschr. **1942 I**, 246.

Lewy, R. B.: Osteomyelitis of the frontal bone in the absence of frontal sinuses. Arch. Otolaryng. (Chicago) **33**, 425—429 (1941).

Lipscomb, W. R.: Treatment of chronic osteomyelitis of the skull. J. nerv. ment. Dis. **105**, 83 (1947).

Loebell, G.: Spätkomplikationen nach alten Schädelverletzungen im Bereich der Nasennebenhöhlen. Arch. Ohrenheilk. **165**, 290—296 (1954).

Longo, V., e V. Lombardo: Contributo alla conoscenza dell' osteomielite delle ossa craniche. Riv. Pat. nerv. ment. **46**, 523—530 (1935).

Lunze, H.: Halbseiten-phlegmonen des Kopfes. Dtsch. Zahn-, Mund- u. Kieferheilk. **2**, 116—121 (1935).

Majer, E. H.: Hirnabszeß nach Stirnbeinosteomyelitis. Mschr. Ohrenheilk. **81**, 385—391 (1947).
— Intrakranielle Komplikationen nach Stirnbeinosteomyelitis. Pract. oto-rhino-laryng. (Basel) **10**, 449—467 (1948).

Markus, H.: Beitrag zur Kenntnis der Schädelosteomyelitis infolge Entzündung der Nasennebenhöhlen. Münch. med. Wschr. **1941**, Nr. 41.

McCash, C. R., and N. L. Rowe: Acute Osteomyelitis of the maxilla in infancy. J. Bone Jt Surg. B **35**, 22—32 (1953).

McKCraig, W.: Multiple tumors of the skull simulating osteomyelitis. Arch. Neurol. Psychiat. (Chicago) **26**, 393—396 (1931).

McKinney, R.: Osteomyelitis of the frontal bone. Report of eight cases. Arch. Otolaryng. (Chicago) **28**, 1—9 (1938).

Mellinger, W.: The venous circulation as a factor in osteomyelitis of the skull. Ann. Otol. (St. Louis) **49**, 438—446 (1940).

Messerklinger, W.: Eine seltene Beobachtung von schwersten Blutungen aus den Gefäßen der Schädelbasis bei Schädelbasisosteomyelitis. Z. Laryng. Rhinol. 28, 243—253 (1949).

Mirmelstein, A. B. H.: Osteomyelitis of the frontal bone. Laryngoscope (St. Louis) 62, 1359—1368 (1952).

Mosher, H. P.: Osteomyelitis of the frontal bone. Notes on three cases. J. Amer. med. Ass. 107, 942—947 (1936).

— Osteomyelitis of the skull. Collective review. Surg. Gynec. Obstet. 69 (Int. Abstr. Surg.) 417—421 (1939).

— A talk to house officers and the pharyngomaxillary approach to the tip of the temporal bone. Ann. Otol. (St. Louis) 49, 3—37 (1940).

— Osteomyelitis of the frontal bone, as a complication of frontal sinusitis. J. Amer. med. Ass. 115, 1179—1183 (1940).

Pendergrass, E. P., and A. A. de Lorimier: Osteolitic lesions involving the calvarium. Amer. J. Roentgenol. 35, 9—29 (1936).

Pennoyer, G. P.: Osteomyelitis of the skull. Ann. Surg. 97, 626—627 (1933).

Pickl, H.: Die tumorförmige Osteomyelitis des Stirnbeins. Bruns' Beitr. klin. Chir. 185, 381—383 (1952).

Podesta, R.: Ein neuer Beitrag zur Histopathologie der otogenen Senkungsabszesse zum Nasenrachen mit Betrachtungen über die sekundäre Osteomyelitis der Pyramidenspitze. Arch. Ohrenheilk. 149, 60—80 (1941).

Potozky, H., and J. R. Freid: Osteomyelitis of the occipital bone complicating the roentgen treatment of a nasopharyngeal lymphosarcoma. Amer. J. Roentgenol. 43, 584—586 (1940).

Pott, P.: Chirurgical works, Vol. I. T. Lowndes, London 1873. Zit. nach Adelstein v. Courville.

Powell, L., H. Tilley, C. A. S. Ridout and H. F. Diggle: Discussion on osteomyelitis of the frontal bone. Proc. roy. Soc. Med. 32, 1435—1446 (1938/39).

Psenner, L.: Die Osteomyelitis der Schädelkapsel. Fortschr. Röntgenstr. 63, 141—154 (1941).

Ramirez-Corria, C.: Osteomyelitis des Stirnbeins mit Sequester und eingekapseltem Gehirnabszeß infolge eines neuen Traumas an einer schon früher getroffenen Stelle. Cirug. ortop. Traum. 5, 266—274 (1937). Ref. Zentr.-Org. ges. Chir. 88, 391 (1938).

Reissner, O.: Zur Frage der intermediären Trepanation bei Osteophlebitis cranii. Bruns' Beitr. klin. Chir. 8, 522—546 (1892).

Riccabona, A.: Akute Osteomyelitis des Felsenbeins. Mschr. Ohrenheilk. 83, 127—130 (1949).

Richter, H.: Über metastatische Entzündungen des Felsenbeines. Zugleich ein Beitrag über hieraus entstehende Mittelohrentzündungen und über die sogenannte Osteomyelitistaubheit. Arch. Ohrenheilk. 147, 292—324 (1940).

Ronsisvalle, A.: Il problema terapico dell' osteomielite delle ossa craniche, di fronte alla terapia antibiotica. Arch. ital. Otol. 61, 93—100 (1950).

Scherer, F.: Die Osteomyelitis des Schädeldaches. Ergebn. Chir. Orthop. 36, 412—450 (1950).

Schilling, R.: Über die Osteomyelitis der flachen Schädelknochen im Anschluß an Entzündungen der Stirnhöhle und des Mittelohres. Z. Ohrenheilk. 48, 52—100 (1904).

Schmidt, H.: Osteomyelitis der platten Schädelknochen, insbesondere des Stirnbeins. Arch. Ohr-, Nas.- u. Kehlk.-Heilk. 143, 115—188 (1937).

Schröder, F.: Diffuse Osteomyelitis der Schädelkapselknochen im Anschluß an eine Nasennebenhöhlenerkrankung. Chirurg 6, 412—415 (1934).

Schubert, K.: Die Osteomyelitis des Stirnbeins nach Kieferhöhlenoperation. Arch. Ohr-, Nas.- u. Kehlk.-Heilk. 155, 1—14 (1947).

Serfling, H. J., K. H. Parnitzke u. H. Fritzsche: Standpunkte und Erfahrungen beim Hirnabszeß. Zbl. Chir. 81, 425—441 (1956).

Simpson, W. L.: Osteomyelitis of the skull resulting from infection in the sinuses. Arch. Otolaryng. (Chicago) 37, 463—490 (1943).

Sitsen, A. E.: Über die Osteomyelitis der Schädelknochen. Mschr. Ohrenheilk. 72, 729—776 (1938).

Spar, A. A., and H. L. Williams: Osteomyelitis of the basisphenoid and basiocciput with meningitis and cranial nerve palsies as a complication of nasopharyngeal packing for control of epistaxis, report of a case with recovery. Arch. Otolaryng. (Chicago) 46, 473—477 (1947).

Stevens, J. B.: Osteomyelitis of the frontal bone. Report of three classified cases. Arch. Otolaryng. (Chicago) 33, 694—706 (1941).

Taillens, J. P.: L'ostéomyelite du maxillaire superieur du nourisson. Pract. oto-rhino-laryng. (Basel) 20, 104 (1958).

Teng, P., and F. L. Meleney: The treatment of intracranial and cranial suppuration with reference to the local and systemic use of bacitracin. Surgery 33, 321—332 (1953).

Vengerovskiji, J. S.: Schädelosteomyelitis bei Kindern. Ref. Zentr.-Org. ges. Chir. 97, 174 (1940).

Wagenen, W. P. van: A method for the prevention of osteomyelitis of the bones of the skull. Surg. Gynec. Obstet. 71, 797—801 (1940).

Wanke: Beitrag zur Pathologie der Schädelknochen. Zbl. Chir. 1936, 1072—1073.

WEINBERG, M. H., and ST. N. ROWE: Multiple cranial lesions with porropsia and hyperacusis. Amer. J. Surg. N. S. **52**, 133—137 (1941).

WEINHOLD, H.: Beitrag zur Unterscheidung der primären hämatogenen und sekundären fortgeleiteten Stirnbeinosteomyelitis. Arch. Ohrenheilk. **149**, 377—389 (1941).

WILLIAMS, H. L., and F. R. HEILMAN: Spreading osteomyelitis of the frontal bone secondary to disease of the frontal sinus with a preliminary report as to bacteriology and specific treatment. Arch. Otolaryng. (Chicago) **25**, 196—207 (1937).

ZÖLLNER, F.: Über die Frage der hämotogenen (metastatischen und primären) Osteomyelitis. Ergänzende Bemerkungen zur Arbeit der Osteomyelitis des Stirnbeines von HEINZ G. A. BAYER. Z. Hals-, Nas.- u. Ohrenheilk. **48**, 117—119 (1941).

— Über die hämatogene (primäre und metastatische) Osteomyelitis der Schädelknochen. Arch. Ohr.-, Nas.- u. Kehlk.-Heilk. **147**, 89—102 (1942).

— Die Entzündung des retropharyngealen Raumes bei Schädelbasis-Osteomyelitis. Z. Laryng. Rhinol. **29**, 564—574 (1950).

II. Osteomyelitis cranii tuberculosa.

BIRCH-HIRSCHFELD, A.: Krankheiten der Orbita. In Handbuch der gesamten Augenheilkunde, 2. Aufl. Bd. 9, Kap. 13.

DANDY, W. E.: The brain. In Lewis' practice of surgery, Vol. 12, p. 1—682. Hagerstown, Md.: W. F. Prior Co. 1955.

DAVIS, L.: The principles of neurological surgery. Philadelphia: Lea & Febiger 1946.

ENGELKING, E.: Die Tuberkulose des Auges. (Ergebnisbericht der Jahre 1913—1925.) LUBARSCH-OSTERTAG, Ergebnisse der Pathologie, 21, Erg.-Bd. 2,2, S. 722—994. 1929.

ERDHEIM, J.: Über Tuberkulose des Knochens im allgemeinen und die des Schädeldaches im besonderen. Virchows Arch. path. Anat. **283**, 354—412 (1932).

GRÜNBERG, K.: Zit. nach TH. KONSCHEGG.

KONSCHEGG, TH.: In Handbuch der speziellen pathologischen Anatomie und Histologie von LUBARSCH-HENKE-RÖSSLE, Bd. 9, Teil 2. Die Tuberkulose der Knochen, S. 377—432. Berlin: Springer 1934.

— Pathologische Anatomie der Knochen- und Gelenktuberkulose (ohne Wirbelsäulentuberkulose). Ergebn. ges. Tuberk.-Forsch. 7, 443—493.

PETERS, A.: Orbita: Handbuch HENKE-LUBARSCH, Bd. 11, Auge, Teil 2, S. 359—515. Berlin: Springer 1931.

SCHMIDLER: Zit. nach PETERS.

SCHÜLLER: Zit. nach DE VET.

STRAUSS, D. C.: Tuberculosis of the flat bones of the vault of the skull. Surg. Gynec. Obstet. **57**, 384 (1933).

THEISSING, G.: Ausgedehnte Schädeldachtuberkulose mit Beteiligung des Schädelbeines. Z. Laryng. Rhinol. **32**, 135—140 (1953).

VET, A. C. DE: Caries cranii (Tuberculosis of the flat bones of the vault of the skull). J. Neurosurg. **6**, 269—278 (1949).

VOLKMANN, R.: Die perforierende Tuberkulose des Schädeldaches. Zbl. Chir. 7, 3—7 (1880).

WEGEMER, E.: Ein Beitrag zur Schädeltuberkulose. Beitr. Klin. Tuberk. **92**, 109—115 (1938).

III. Syphilis der Schädelknochen.

BEITZKE, D. A.: Die erworbene Syphilis der Knochen. In Handbuch der speziellen pathologischen Anatomie und Histologie von HENKE-LUBARSCH, Bd. 9, Teil 2, S. 468—520. Berlin: Springer 1934.

FRANGENHEIM, P.: Die Syphilis der Knochen. In Handbuch der Haut- und Geschlechtskrankheiten von JADASSOHN, Bd. 17, Teil 3, S. 168—212. Berlin: Springer 1928.

GANGOLPHE, M.: Contribution à l'étude des localisations osseuses de la syphilis de l'ostéomyélite des os longs. Lyon méd. **47** (1884).

— Maladies des os. Paris: Masson & Cie. 1894.

KAUFMANN, E.: Lehrbuch der speziellen pathologischen Anatomie, 7. u. 8. Aufl. Berlin u. Leipzig 1922.

MICHAEL, M.: Syphilis und Trauma. In Handbuch der Haut- und Geschlechtskrankheiten von JADASSOHN, Bd. 15, Teil 2, S. 167—191. Berlin: Springer 1929.

PETERS, A.: Orbita. In Handbuch HENKE-LUBARSCH, Bd. 11, Teil 2, S. 359—515. Berlin: Springer 1931.

IV. Ostitis deformans Paget.

ABEL, W.: Sogenannte Osteoporosis circumscripta cranii (kasuistischer Beitrag). Röntgenpraxis **13**, 255—258 (1941).

ALBRIGHT, F., and E. C. REIFENSTEIN: The parathyroid glands and metabolic bone disease. Baltimore: Williams & Wilkins Company 1948.

BLACK, B. K., and L. V. ACKERMANN: Tumors of the parathyroid. A review of twentythree cases. Cancer (Philad.) **3**, 415—444 (1950).

Bogaert, L. van: Über eine hereditäre und familiäre Form der Pagetschen Ostitis deformans mit Chorioretinitis pigmentosa. Z. ges. Neurol. Psychiat. 147, 327 (1933).

Brunner, H.: Zur Pathologie der Ostitis deformans (Paget) des Schläfenbeines. Klin. Wschr. 1931 II, 2174—2176.

—, u. E. Grabscheid: Zur Kenntnis der Ostitis deformans (Paget) der Schädelbasis I. Das Schläfenbein. Virchows Arch. path. Anat. 298, 195—227 (1936).

Childrey, J. H.: Paget's disease of the bones of the skull with obliteration of the sinuses. Arch. Otolaryng. (Chicago) 31, 333—338 (1940).

Christeller, E.: Referat über die Osteodystrophia fibrosa. Verh. dtsch. path. Ges. 21, 7—47 (1926).

Collins, D. H.: Paget's disease of bone; incidence and subclinical forms. Lancet 1956 II, 51—57.

Collip, J. B.: J. biol. Chem. 63, 395—438 (1925).

Courville, C. B., and C. F. Langmade: The significance of neurologic and psychiatric manifestations in the presence of Paget's disease of the skull. Bull. Los Angeles neurol. Soc. 12, 111—138 (1948).

Czerny, von: Eine lokale Malazie des Unterschenkels. Wien. med. Wschr. 1873 II, 898. Zit. nach Stemmermann.

Doan, C. A.: The circulation of the bone marrow. Contr. Embryol. Carneg. Instn 14, 27—46 (1922).

— The capillaries of the bone marrow of the adult pigeon. Bull. Johns Hopk. Hosp. 33, 222—226 (1922).

Dubois-Ferrièr, H.: Cyphose du clivus consécutive à la localisation crâniénne de la maladie de Paget. Schweiz. Z. allg. Path. 3, 22—37 (1940).

Edholm, O. G., S. Howarth and J. McMichael: Heart failure and bone blood flow in osteitis deformans. Clin. Sci. 5, 249—260 (1945).

— — — Studies on the peripheral circulation in osteitis deformans. Clin. Sci. 12, 277—285 (1953).

Erdheim, J.: Tetania parathyreopriva. Mitt. Grenzgeb. Med. Chir. 16, 632—744 (1906).

— Über die Genese der Pagetschen Knochenerkrankung. Beitr. path. Anat. 96, 1—60 (1935/36).

Estridge, M. N.: Paget's disease and intracranial tumor. Bull. Los Angeles neurol. Soc. 15, 87—92 (1950).

Frangenheim, P.: Koreferat über die Klinik der Osteodystrophia fibrosa. Verh. dtsch. path. Ges. 21, 49—70 (1926).

Gilbertson, Eva, L., and A. C. Good: Roentgengeographic signs of tumors of the brain. Amer. J. Roentgenol. 76, 226—247 (1956).

Goldenberg, R. R.: The skull in Paget's disease. J. Bone Jt Surg. A 33, 911—922 (1951).

Gregg, D.: Neurologic symptoms in osteitis deformans. Arch. Neurol. Psychiat. (Chicago) 15, 613 bis 616 (1926).

Gutman, A. B., E. B. Gutman and H. H. Kasabach: Serum phosphatase activity in seventeen cases of osteoporosis circumscripta of the skull. Proc. Soc. exp. Biol. (N. Y.) 33, 295—297 (1935).

Hare, H. F.: Roentgen changes in the cranial vault accompanying diseases resulting from metabolic disturbances. Radiology 36, 706—711 (1941).

Harris, H. E.: Paget's disease of skull complicated by mucocele of frontal sinuses. Cleveland Clin. Quart. 11, 74—76 (1944).

Haslhofer, L.: Die Pagetsche Knochenkrankheit. In Henke-Lubarschs Handbuch der speziellen pathologischen Anatomie und Histologie, Bd. 9/II, S. 551 ff. Berlin: Springer 1937.

Howarth, S.: Cardiac output in osteitis deformans. Clin. Sci. 12, 271—275 (1953).

Jaffe, H. L.: Paget's disease of bone. Arch. Path. (Chicago) 15, 83—131 (1933).

Kasabach, H. H., and A. B. Gutman: Osteoporosis circumscripta of the skull and Paget's disease. Fifteen new cases and a review of the literature. Amer. J. Roentgenol. 37, 577—602 (1937).

Kettunen, K.: Roentgen demonstration of the semicircular canals in Paget's disease. Amer. J. Roentgenol. 70, 564—565 (1953).

Klippel, M., et M. P. Weil: Maladie osseuse de Paget unilatérale avec hyperthermie locale et nodosités d' Heberden du côté correspondent. Rev. neurol. 16, 2028—2029 (1908).

Laroche, G., et M. Hochfeld: Un cas rare de Paget avec localisation faciale à type de léontiasis ossea. Rev. Rhum. 14, 229—231 (1947).

Lehoczky, T. v.: Ostitis deformans (Paget) an den Schädelknochen mit neurologischen Symptomen. Orv. Hetil. 1939, 865—866. Ref. Zentr.-Org. ges. Chir. 96, 687 (1940).

Lequime, J., H. Denolin et A. Verniory: La circulation au cours de la maladie de Paget. Acta cardiol. (Brux.) 7, 318—326 (1952).

Lindsay, J. R., and H. B. Perlmann: Paget's disease and deafness. Arch. Otolaryng. (Chicago) 23, 580—587 (1936).

Meyer, E., u. H. Borstel: Die circumscripte Osteoporose des Schädels als Frühsymptom der Pagetschen Knochenerkrankung. Fortschr. Röntgenstr. 42, 589—596 (1930).

Michaelis, L.: Ostitis deformans (Paget) und Ostitis fibrosa (v. Recklinghausen). Ergebn. Chir. Orthop. 26, 381—489 (1933).

Moore, S.: Observation on osteitis deformans. Amer. J. Roentgenol. 10, 507—518 (1923).

— Osteitis deformans. A theory of its etiology. J. Bone Jt Surg. A 33, 421—430 (1951).

MUFSON, J. A., and P. CHODOFF: Convulsions in Paget's disease. Elektroencephalographic observations. Ann. intern. Med. 16, 762—771 (1942).

MULERT, D.: Multilokuläre Ostitis fibrosa (Paget) des Gesichtsschädels in Verbindung mit Akromegalie und Stoffwechselstörungen. HNO (Berl.) 2, 384—387 (1951).

ORR, J. W.: Osteoporosis in a rabbit with osseous changes resembling Paget's diease. J. Path. Bact. 45, 29—33 (1937).

PAGET, J.: On a form of chronic inflamation of bones (Osteitis deformans). Med.-chir. Trans. 60, 37—64 (1876).

— Additional cases of osteitis deformans. Med.-chir. Trans. 65, 225—236 (1882).

— Remarks on osteitis deformans. Illus. med. News. 2, 181—182 (1889).

REICH, C., and A. E. BRODSKY: Coexisting multiple meyeloma and Paget's disease of bone treated with stilbamidine. J. Bone Jt Surg. A 30, 642—646 (1948).

RIESE, W.: Ostitis deformans (Paget) der hinteren Schädelgrube. Klin. Wschr. 1931 I, 215—217.

ROHNER, E.: Pagetoider Umbau des Knochens („Remaniement pagétoide post traumatique" von Lièvre). Virchows Arch. path. Anat. 329, 628—655 (1957).

RUTISHAUSER, E., CH. ROUILLER et VEYRAT: La vascularisation de l'os. État actual de nos connaissance. Arch. „Putti" 5, 9—40 (1954).

—, u. E. VEYRAT: Gefäßveränderung bei Osteoporosis circumscripta. Eine anatomisch-pathologische Untersuchung. Verh. dtsch. orthop. Ges. 42, 86—91 (1955).

— — et CH. ROUILLER: La vascularisation de l'Os pagétique. Presse méd. 62, 654—657 (1954).

SCHMIDT, B.: Ein Fall von Ostitis deformans. Arch. Heilk. 15, 81—82 (1874).

SCHMORL, G.: Zur Kenntnis der Ostitis deformans Paget. Verh. dtsch. path. Ges. 25, 205—214 (1930).

— Über Ostitis deformans Paget. Virchows Arch. path. Anat. 283, 694—751 (1932).

SCHNEIDER, E., u. C. E. WILDMANN: Die hepatohormonale Steuerung des Vitamin A-Umsatzes und die Ätiologie der Ostitis deformans Paget. Klin. Wschr. 1935 II, 1786—1790.

SCHÜLLER, A.: Dysostosis hypophysaria. Brit. J. Radiol. 31, 156—158 (1926).

— Über circumscripte Osteoporose des Schädels. Med. Klin. 25, 631—632 (1929).

SCHWIEGK, H., u. N. LANG: Kreislaufveränderung bei Ostitis deformans. Verh. dtsch. Ges. Kreisl.-Forsch. 17, 290—293 (1951).

SORNBERGER, C. F., and M. J. SMEDAL: The mechanism and incidence of cardiovascular changes in Paget's disease (osteitis deformans). A critical review of the literature with case studies. Circulation 6, 711—726 (1952).

SOSMANN, M. C.: Radiology as an aid in the diagnosis of skull and intracranial lesions. Radiology 9, 396—404 (1927).

STEMMERMANN, W.: Die Ostitis deformans Paget unter Berücksichtigung ihrer Vererbung. Ergebn. inn. Med. Kinderheilk., N. F. 3, 185—219 (1952).

STORSTEEN, K. A., and J. M. JONES: Arteriography and vascular studies in Paget's disease of bone. J. Amer. med. Ass. 154, 472—474 (1954).

TROLLE, ELLI: Ostitis deformans Paget mit symptomatischer Leontiasis ossea. Familiäres Vorkommen von Pagetscher Krankheit. Ugeskr. Laeg. 1942, 1197—1203 (1943). Ref. Zentr.-Org. ges. Chir. 109, 154 (1943).

WEISS, J.: Über die Pathogenese der Ostitis deformans Paget. Radiol. Austriaca 1, 3—25 (1948).

— K.: Die Ostoporosis circumscripta Schüller: eine seltene aber typische Erscheinungsform der Pagetschen Knochenerkrankung. Fortschr. Röntgenstr. 41, 8—16 (1930); 42, 376—378 (1930).

WINDHOLZ, F.: Osteoporosis circumscripta cranii, its pathogenesis and occurrence in leontiasis ossea and in hyperparathyroidism. Radiology 44, 14—22 (1945).

WRIGHT, P. B.: An unusual case of Paget's disease presenting an extraordinary degree of osteoblastic activity. J. Bone Jt Surg. A 33, 239—247 (1951).

V. Fibröse Knochendysplasie.

ADAMS, C. O., E. L. COMPERE and J. JEROME: Regional fibrocystic disease. Surg. Gynec. Obstet. 71, 22—32 (1940).

AEGERTER, E. E.: The possible relationship of neurofibromatosis, congenital pseudarthrosis and fibrous dysplasia. J. Bone Jt Surg. A 32, 618—626 (1950).

AGAZZI, C., u. L. BELLONI: Osteosklerosierende Veränderungen der fibrösen Dysplasie der Knochen (Jaffe u. Lichtenstein) in ihren Beziehungen zur Leontiasis ossea. Arch. Ohrenheilk. 165, 428—437 (1954).

— — Displasia osteo-fibrosa dello scheletro cranio-faciale. Arch. ital. Otol. 66 (Suppl. 21) 1—100 (1955).

ALBRIGHT, F., A. M. BUTTLER, A. O. HAMPTON and PATRICIA SMITH: Syndrome characterised by osteitis fibrosa disseminata areas of pigmentation and endocrine dysfunction, with precocious puberty in females. Report of five cases. New Engl. J. Med. 216, 727—746 (1937).

— B. SCOVILLE and H. W. SULKOWITCH: Syndrome characterized by osteitis fibrosa disseminata, areas of pigmentation and a gonadal dysfunction. Endocrinology 22, 411—421 (1938).

Alldredge, R. H.: J. Bone Jt Surg. 24, 795 (1942). Zit. nach Pritchard.

Ameli, N.: Fibrous displasia of the skull. Lancet 1955, 480—482.

Bakwin, H., and A. Krida: Familial metaphyseal dysplasia. Amer. J. Dis. Child. 53, 1521—1527 (1937).

Ball, S.: Ossifying fibroma of the frontal sinus. Arch. Otolaryng. (Chicago) 53, 460—465 (1951).

Bamatter, F.: Dysplasie polyostototique fibreuse de Jaffe-Lichtenstein et diathése hémorragique. Ann. paediat. (Chicago) 159, 249—255 (1942).

Bardenheuer, R., u. P. Lossen: Leontiassis ossea. Festschrift zur Eröffnung der Akademie für praktische Medizin in Köln 1904, S. 154.

Bauer, F., and A. S. Kerr: Fibrous dysplasia of the skull. J. Laryng. 70, 44—49 (1956).

Behrend, A.: Albright's syndrome. Report of a case associated with multiple pathologic fractures, disseminated fibrous dysplasia of bones, a precocious puberty and multiple pigmented nevi. Ann. Surg. 121, 245—252 (1945).

Berger, H., and H. L. Jaffe: Fibrous (fibro-osseous) dysplasia of jaw-bones. J. oral Surg. 11, 2—17 (1953).

Bingold, A. C.: A case of polyostotic fibrous dysplasia. Brit. J. Surg. 36, 22—26 (1948/49).

Bockenheimer, F.: Über die diffusen Hyperostosen des Schädels und der Gesichtsknochen. Langenbecks Arch. klin. Chir. 83, 285—291 (1908).

Boenheim, F., u. Th. H. McGavack: Polyostotische fibröse Dysplasie. Ergebn. inn. Med. Kinderheilk., N. F. 3, 157—184 (1952).

Bogart, F., and A. Imler: Fibrous dysplasia of bone. Amer. J. Roentgenol. 58, 478—485 (1947).

Borak, J., u. B. Doll: Halbseitige Recklinghausensche Knochenkrankheit mit Pubertas praecox. Wien. klin. Wschr. 47, 540—541 (1934).

Borst, W. H., and F. E. Revers: Albright's disease. Acta med. scand. 85, 91—97 (1949).

Braid, F.: Osseous dystrophy following icterus gravis neonatorum: generalized osteitis fibrosa with areas of pigmentation of the skin and precosious puberty in the female. Arch. Dis. Childh. 14, 181—202 (1939).

Bremer, J. L.: Osteitis fibrosa localisata: an experimental study. Arch. Path. (Chicago) 32, 200—210 (1941).

Burger, R. A., and E. P. Lehmann: Leontiasis ossea complicated by Marjolin's ulcer: Observation of a case for twelve years. Surgery 16, 542—556 (1944).

Caffey, J., and J. L. Williams: Familial fibrous swelling of jaws. Radiology 56, 1—14 (1951).

Chaudhry, A. P.: Periapical fibrous dysplasia (cementoma). J. oral Surg. 16, 483 (1958).

Chorobski, J., and Davis: Cyst formations of the skull. Surg. Gynec. Obstet. 58, 12—31 (1934).

Christeller, E.: Referat über die Osteodystrophia fibrosa. Verh. dtsch. path. Ges. 21, 7—47 (1926).

Coley, B. L., and F. W. Stewart: Bone sarcoma in polyostotic fibrous dysplasia. Ann. Surg. 121, 872—881 (1945).

Collins, E. G.: Osseous affections of maxillary sinus. J. Laryng. 54, 121—132 (1939).

Cooke, S. L., and W. H. Powers: Monostotic fibrous dysplasia. Report of two cases. Arch. Otolaryng. (Chicago) 50, 319—329 (1949).

Dahlin, D. C.: Bone tumors. General aspects and an analysis of 2,276 Cases. Springfield, Ill.: Ch. C. Thomas 1957.

Denstad, T.: Polyostotic fibrous dysplasia. Acta radiol. (Stockh.) 21, 143—150 (1940).

Dickson, J. W., and W. W. Richardson: Polyostotic fibrous dysplasia with carcinoma of the oesophagus. Brit. J. Surg. 44, 7—9 (1956).

Dockerty, M. B., Ghormley, R. Kennedy and D. R. Pugh: Albright's syndrome (Polyostotic fibrous dysplasia with cutaneous pigmentation in both sexes and gonadal dysfunction in females.) Arch. intern. Med. 75, 357—375 (1945).

— H. W. Meyerding and G. T. Wallace: Albright's syndrome: (Fibrous dysplasia of bone with cutaneous pigmentation in both sexes and gonadal dysfunction in females.) Proc. Mayo Clin. 19, 81—88 (1944).

Dustin, P., et R. A. Ley: Contribution à l'étude des dysplasies osseuses: description anatome-clinique d'un cas d'ostéosarcome polymorphe chez un enfant atteint de fibroxanthomatose osseuse avec prématuration sexuelle. Rev. belge Path. 20, 52 (1950).

Eden, K. C.: The benign fibro-osseous tumors of the skull and facial bones. Brit. J. Surg. 27, 323—350 (1939/40).

Etter, L. E., and J. W. Hurst: Polyostotic fibrous dysplasia. Radiology 41, 70—74 (1943).

Evans, J.: Leontiasis ossea. A critical review with reports of four original cases. J. Bone Jt Surg. B 35, 229—243 (1953).

Falconer, M. A., C. L. Cope, and A. H. T. Robb-Smith: Fibrous dysplasia of bone with endocrine disorders and cutaneous pigmentation (Albright disease). Quart. J. Med., N. S. 11, 121—154 (1942).

Ferrero, C.: La maladie de Jaffe-Lichtenstein (ostéofibromatose kystique). Presse méd. 13, 142—143 (1947).

Fineschi, G.: Displasia fibrosa e fibromi dello scheletro. Arch. Putti 4, 124—162 (1954).

Freedmann, E.: Leontiasis ossea. Radiology 2, 8—13 (1933).

FREUND, E.: Osteodystrophia fibrosa unilateralis. Report of a case. Arch. Surg. (Chicago) **28**, 849—866 (1934).

—, and G. B. MEFFERT: On the different forms of non-generalized fibrous osteodystrophy: The localized, the diffuse monostotic, the unilateral and the monomelic forms. Surg. Gynec. Obstet. **62**, 541—561 (1936).

FURST, N. J., and R. SHAPIRO: Polyostotic fibrous dysplasia: review of the literature with two additional cases. Radiology **40**, 501—515 (1943).

GAUPP, V.: Pubertas praecox bei Osteodystrophia fibrosia. Mschr. Kinderheilk. **53**, 312—322 (1932).

GIACOBBI, L., e G. MUZZIOLI: Sopra un raro caso di osteodystrofia a localizzazione cranica. Quad. radiol., N. S. **1**, 444—449 (1937). Ref. Zentr.-Org. ges. Chir. **88**, 330 (1938).

GOLDHAMER, K.: Osteodystrophia fibrosa unilateralis (kombiniert mit Pubertas praecox und mit gleichseitigen osteosklerotischen Veränderungen des Schädels). Fortschr. Röntgenstr. **49**, 456—482 (1934).

GORHAM, L. W., E. H. CAMPBELL, W. P. HOWARD, J. L. DONHAUER and N. H. RUST: Albright's syndrome. A group of cases characterized by osteitis fibrosa disseminata, areas of pigmentation and a gonadal dysfunction. Clinics **1**, 358—385 (1942).

HANKEY, G. T.: Osteitis fibrosa of maxilla and cranium. Proc. roy. Soc. Med. **28**, 1676—1679 (1935).

HARA, H. J.: Ossifying fibroma of the superior maxilla. Arch. Otolaryng. (Chicago) **40**, 180—188 (1944).

HATCHER, C. H.: The pathogenesis of localized fibrous lesions in the metaphyses of long bones. Ann. Surg. **122**, 1016—1030 (1945).

HEIDSIEK, C.: Die fibröse Dysplasie Jaffé-Lichtenstein im Bereich des Gesichtsschädels und ihre Differentialdiagnose. Zbl. Chir. **70**, 1473—1488 (1954).

— Die Bedeutung der Uehlingerschen Erkrankung (fibröse Dysplasie Jaffé-Lichtenstein) für den Gesichtsschädel. Fortschr. Kiefer- u. Gesichtschir. **1958**, 352—363.

HELLNER, H.: Die Begrenzung der Ostitis fibrosa. Chirurg **1947**, 145—153, 199—207.

— Echte und unechte Oberkiefergeschwülste. HNO (Berl.) **1**, 385 (1949).

— Die Osteofibrosis deformans juvenilis und ihre Differentialdiagnose. Langenbecks Arch. klin. Chir. **277**, 160—189 (1953).

— Diagnostik und Differentialdiagnostik der bösartigen Knochengeschwülste im Gesichts-Kieferbereich. Fortschr. Kiefer- u. Gesichtschir. **3**, 23—40 (1957).

HERZOG, G.: Die primären Knochengeschwülste. In HENKE-LUBARSCH: Handbuch der speziellen pathologischen Anatomie und Histologie, Bd. 9, Teil 5. Berlin: Springer 1944.

HOBBS, A. A., W. C. FISHER and R. E. BECK: Fibrous dysplasia of skull with sarcoma. A case report. Amer. J. Roentgenol. **76**, 320—323 (1956).

HOPF, M.: Zur Kenntnis der polyostotischen fibrösen Dysplasie (Jaffé-Lichtenstein). Radiol. clin. (Basel) **18**, 129—158 (1949).

HUMMEL, R.: Zwei Fälle von Ostitis deformans Paget juvenilis. Röntgenpraxis **6**, 513—519 (1934).

IVIMEY, M.: Bone dystrophy with characteristics of leontiasis ossea, osteitis deformans and osteitis fibrosa cystica in a child, suggestion as to influence of central nervous system. Amer. J. Dis. Childh. **38**, 348—360 (1929).

JACOBSEN, H. H., and G. VRAA-JENSEN: Fibrous dysplasia of bone. Acta radiol. (Stockh.) **31**, 1 (1949).

JAFFE, H. L.: Klin. Wschr. **9**, 1717—1719 (1930).

— Fibrous dysplasia of bone. A disease entity and specifically not an expression of neurofibromatosis. J. Mt Sinai Hosp. **12**, 364—381 (1945).

— Fibrous dysplasia of bone. Bull. N. Y. Acad. Med. **22**, 588—604 (1946).

— Giantcell reparative granuloma, traumatic bone cyst and fibrous (fibro-osseous) dysplasie of the jaw bones. Oral Surg. **6**, 159—174 (1953).

JERVIS, G. A., and H. SCHEIN: Polyostotic fibrous dysplasie (Albrigt's syndrome) report of a case showing central nervous system changes. Arch. Path. (Chicago) **51**, 640—650 (1951).

JONES, W., J. GERRIE and J. E. PRITCHARD: Cherubism — A familial fibrous dypalsia of the jaws. J. Bone Jt Surg. B **32**, 334—347 (1953).

KANTHAK, F. F., W. G. HAMM and CH. P. YARN: Fibrous dysplasia of the facial bones. Plast. reconstr. Surg. **15**, 41—55 (1955).

KIENBÖCK, R.: Leontiasis ossea faciei Virchow. Bruns' Beitr. klin. Chir. **171**, 25—52 (1940).

— Roentgendiagnostik der Knochen und Gelenkkrankheiten. 1941.

KINDLER, W.: Weitere Beobachtungen über Ostitis fibrosa localisata im Schädelgebiet. Arch. Ohr-, Nas.- u. Kehlk.-Heilk. **152**, 39—48 (1943).

KLEINSASSER, O.: Das Osteoidfibrom der Nasennebenhöhlen. Eine psammösen Meningeomen ähnliche, vorwiegend bei Jugendlichen auftretende eigene Form gutartiger Knochengeschwülste. Arch. Ohrenheilk. **174**, 76—85 (1958).

—, u. H. ALBRECHT: Die gutartigen fibroossären Tumoren des Schädels. Ein Beitrag zur Klinik und Pathologie der knochengewebsbildenden Gewächse des Schädeldaches und der Nasennebenhöhle Langenbecks. Langenbecks Arch. klin. Chir. **285**, 274—307 (1957).

Kleinsasser, O., u. H. Albrecht: Zur Kenntnis der Osteosarkome des Stirn- und Keilbeines. Arch. Ohr.-, Nas.- u. Kehlk.-Heilk. **170**, 595—603 (1957).
—, u. G. Friedmann: Die fibröse Knochendysplasie des Gesichts- und Hirnschädels. Z. Laryng. Rhinol. 1960 (im Druck).
Knaggs, R. L.: Leontiasis ossea. Brit. J. Surg. **11**, 347—379 (1923/24).
— The inflammatory and toxic diseases of bone. Bristol: J. Wright 1926. Zit. nach Pritchard.
Konjetzny, G. E.: Sogenannte lokalisierte Ostitis fibrosa und Trauma. Mschr. Unfallheilk. **46**, 572—577 (1939).
Kornblum, K.: Polyostotic fibrous dysplasia. Amer. J. Roentgenol. **46**, 145—159 (1941).
Lang, F. J.: Verhdl. dtsch. path. Ges. **21**, 141 (1926).
— Osteodystrophia fibrosa der Kieferknochen und Epulis. Virchows Arch. path. Anat. **172**, 673—693 (1933).
—, u. K. Häupl: Beiträge zur Kenntnis der Entstehung der Ostitis fibrosa. Virchows Arch. path. Anat. **262**, 383—405 (1926).
—, u. L. Haslhofer: Über die bisher als Ostitis fibrosa bezeichneten Knochenerkrankungen. Klin. Wschr. **15**, 737—741 (1936).
Lange, K.: Zur Ostitis fibrosa generalisata. Zbl. Chir. **65**, 2368 (1938).
Laskiewicz, A.: Ostéome geant ethmoidal bilateral chez une filette de 14 ans (Contribution à l'étude clinique des ostéomes des fosses nasales et de L'orbite). Rev. Laryng. (Bordeaux) **57**, 175—193 (1936).
Lederer, F. L.: Idiopathic hyperostoses of skull. Arch. Otolaryng. (Chicago) **34**, 88—98 (1941).
Lichtenstein, L.: Polyostotic fibrous dysplasia. Arch. Surg. (Chicago) **36**, 874—898 (1938).
—, and H. L. Jaffe: Fibrous dysplasia of bone. A condition affecting one, several or many bones, the graver cases of which may present abnormal pigmentation of skin, premature sexual development, hyperthyroidism or still other extrasceletal abnormalities. Arch. Path. (Chicago) **33**, 777 bis 816 (1942).
Liechti, A.: Über die Schädel-Lokalisation der fibrösen Dysplasie der Knochen. Radiol. clin. (Basel) **15**, 191—214 (1946).
Lièvre, J. A.: La dysplasie fibreuse des os. Bull. Soc. méd. Hôp. Paris **63**, 410—419 (1947).
Looser, E.: Zur Pathogenese der Ostitis fibrosa. Verh. dtsch. Ges. Path. **21**, 91—93 (1926).
Mandl, F.: Therapeutischer Versuch bei einem Falle von Ostitis fibrosa generalisata mittels Exstirpation eines Epithelkörperchentumors. Zbl. Chir. **51**, 260—264 (1926).
Marx, H.: Zur pathologischen Anatomie der Leontiasis ossea. Beitr. path. Anat. **77**, 501—524 (1927).
Maurice, Milliez et Lhermitte: Bull. Soc. med. Hôp. Paris **64**, 372 (1948).
McCart, H.: Fibrous dysplasia. Laryngoscope **62**, 496—513 (1952).
McCune, D. S., and Hilde Bruch: Osteodystrophia fibrosa. Amer. J. Dis. Child. **54**, 806—848 (1937).
Moehlig, R. C., and F. Schreiber: Polyostotic fibrous dysplasia. Report of case with unilateral involvement. Amer. J. Roentgenol. **44**, 17—23 (1940).
Mondor, H., R. Ducroquet, L. Leger et G. Laurence: Un cas d'ostéite fibro-geodique disséminée avec pigmentation cutanée et puberté précoce. J. Chir. (Paris) **53**, 593 (1939).
Morvay, E., u. H. Lechner: „Generalisierte" fibröse Dysplasie. Radiol. Austr. **7**, 51—77 (1959).
Murray, R. C., H.-J. R. Kirkpatrik and E. Forrai: A case of Albright's syndrome (osteitis fibrosa disseminata). Brit. J. Surg. **34**, 48—57 (1946/47).
Nélaton, E.: D'une nouvelle espécé de tumeurs bénignes des os ou tumeurs à myéloplaxes. Paris: A. Delahaye 1860.
Neller, L. J.: Osteitis fibrosa cystica (Albright). Amer. J. Childh. **61**, 590—605 (1941).
Nonne, M.: Die Ostitis fibrosa in ihren neurologischen Beziehungen. Dtsch. Z. Nervenheilk. **105**, 35 (1928).
Paget, J., G. Fricker and A. Verbrugghen: Osteitis fibrosa cystica localisata of the skull. J. Neurosurg. **7**, 447—450 (1950).
Petit-Dutaillis, D., et B. Pertuiset: Le diagnostic clinique dés tumeurs osseuses de la voute du crane. Presse méd. **57**, 655—657 (1949).
Phemister, D. B., and K. S. Grimson: Fibrous osteoma of the jaws. Ann. Surg. **105**, 564—583 (1937).
Philips, S.: Ophthalmological complications of leontiasis ossea. Brit. J. Ophthal. **23**, 729—738 (1939).
Pia, H. W., u. W. Tönnis: Die wachsende Schädelfraktur des Kindesalters. Zbl. Neurochir. **13**, 1—23 (1953).
Pindborg, J. J.: Fibrous dysplasia or fibro-osteoma. Acta radiol. (Stockh.) **36**, 196—203 (1951).
Platt, H.: Sarcoma in abnormal bones. Brit. J. Surg. **34**, 232—239 (1947).
Plenk, H. P., and E. J. Gardner: Osteomatosis (Leontiasis ossea). Hereditary disease of membranous bone formation associated in one family with polyposis of the colon. Radiology **62**, 830—840 (1954).
Priesel, R., u. R. Wagner: Ostitis fibrosa cystica generalisata (Osteodystrophia fibrosa). Z. Kinderheilk. **53**, 146—161 (1932).

Pritchard, J. E.: Fibrous dysplasia of the bones. Amer. J. med. Sci. **222**, 313—323 (1951).

Psenner, L., u. F. Heckermann: Fortschr. Röntgenstr. **74**, 265 (1951).

Pugh, D. G.: Fibrous dysplasie of the skull: a probable explanation for leontiasis ossea. Radiology **44**, 548—555 (1945).

Recklinghausen, v.: Die fibröse oder deformierende Ostitis, die Osteomalacie und die osteoplastische Karzinose in ihren gegenseitigen Beziehungen. Festschr. der Assistenten für Virchow 1891.

Reiss, M.: Über die bisher in der Literatur beschriebenen Fälle von Leontiasis ossea. Langenbecks Arch. klin. Chir. **184**, 320—348 (1936).

Robb, J. M.: Polyostotic fibrous dysplasia of mastoids complicated by acute mastoiditis. Ann. Otol. (St. Louis) **50**, 330 (1941).

Rowbotham, G. F.: Neoplasms that grow from the bone-forming elements of the skull; a survey of 20 cases. Brit. J. Surg. **45**, 123—134 (1957).

Ruckensteiner, E.: Die Beziehungen der Osteofibrosis deformans juvenilis zum fibrozystischen Formenkreis von Knochenerkrankungen. Fortschr. Röntgenstr. **64**, 183—188 (1943).

Rütt, A.: Osteofibrosis deformans juvenilis. Z. Orthop. **83**, 284—296 (1953).

Rushton, M. A.: Regional ostitis fibrosa affecting the facial bones. Proc. roy. Soc. Med. **40**, 316 (1946/47).

Russel, L. W., and F. A. Chandler: Fibrous dysplasia of bone. J. Bone Jt Surg. A **32**, 323—337 (1950).

Sante, L. R., W. M. Bauer and R. M. O'Brien: Polyostotic fibrous dysplasia (Albright's syndrome) and its comparison with dyschondroplasia (Ollier's disease). A correlation of the radiological and pathological findings. Radiology **51**, 676—690 (1948).

Schlagenhaufer, F.: Wien. klin. Wschr. **1915**, 1362.

Schlorhaufer, W.: Osteodysplasia fibrosa deformans juvenilis der rechten Schädelhälfte. Pract. oto-rhino-laryng. (Basel) **14**, 47—53 (1952).

Schlumberger, H. F.: Fibrous dysplasia (ossifying fibroma) of the maxilla and mandible. Amer. J. Orthodont. and Oral Surg. **32**, 579—587 (1946).

— Fibrous dysplasia of single bones (monostotic fibrous dysplasia). Mil- u. Surg. **99**, 504—527 (1946).

Schmidt, M. B.: Über halbseitigen Riesenwuchs des Schädels und seine Beziehungen zu Leontiasis und Ostitis fibrosa. Beitr. Anat. etc. Ohr. **23**, 594—616 (1926).

Scholder, B. M.: The syndrome of precocious puberty, fibro-cystic bone disease and pigmentation of the skin. 11 years observation of a case. Ann. intern. Med. **22**, 105—118 (1945).

Schwartz, Ch. W.: Osteofibroma of the cranium from a roentgenologic view-point. Amer. J. Roentgenol. **43**, 53—57 (1940).

Sedgenidse, G. A.: Konstitutionelle und vererbliche Faktoren in der Entstehung der fibrösen Osteodystrophien. Langenbecks Arch. klin. Chir. **184**, 349—360 (1936).

Serfling, H. J., u. K. H. Parnitzke: Zur Diagnose der fibrösen Dysplasie (Jaffé-Lichtenstein-Uehlinger) des Schädels. Zbl. Chir. **79**, 1249—1263 (1954).

Shallard, B. J.: Osteitis fibrosa disseminata. Med. J. Aust. **1**, 558—560 (1940).

Small, J. A., and M. C. Young: Familial osseous dysplasia of the jaws. J. oral Surg. **16**, 35—45 (1958).

Smith, A. G., and A. Zavaleta: Osteoma ossifying fibroma and fibrous dysplasia of facial and cranial bones. Arch. Path. (Chicago) **54**, 507—527 (1952).

Snapper, J., and C. Parisel: Xanthomatosis generalisata ossium. Quart. J. Med. **2**, 407—417 (1939).

Stamm, C.: Fibrous dysplasia of facial bones. Arch. Otolaryng. (Chicago) **64**, 293—306 (1956).

Stauffer, H. M., R. K. Arbuckle and E. E. Aergerter: Polyostotic fibrous dysplasia with cutaneous pigmentation and congenital arterio-venous aneurysms. J. Bone Jt Surg. **23**, 323—334 (1942).

Sternberg, W. W., and Joseph, Vera: Osteodystrophia fibrosa combined with precocious puberty and exophthalmic goiter. Pathologic report of a case. Amer. J. Dis. Child. **63**, 748—783 (1942).

Strassburger, P., C. Z. Garber and H. Hallock: Fibrous dysplasia of bone. J. Bone Jt Surg. A **33**, 407—420 (1951).

Sutro, C. K.: Osteogenic sarcoma of the tibia in a limb affected with fibrous dysplasia. Bull. Hosp. Jt Dis. (N. Y.) **12**, 17—228 (1951).

Taylor, J.: Osteitis fibrosa of right frontal and sphenoid bones. Proc. roy. Soc. Med. **28**, 1521—1522 (1935).

Telford, E. D.: A case of osteitis fibrosa (with formation of hyaline cartilago). Brit. J. Surg. **18**, 409—414 (1931).

Teng, P., S. W. Gross and C. M. Newman: Compression of spinal cord by osteitis deformans (Paget's diasease), giantcell-tumor and polyostotic fibrous dysplasia (Albright's syndrome) of vertebrae. J. Neurosurg. **8**, 482—493 (1951).

Thannhauser, S. J.: Neurofibromatosis (von Recklinghausen) and osteitis fibrosa cystica localisata et disseminata (von Recklinghausen). Medicine (Baltimore) **23**, 109—148 (1944).

Theissing, G.: Zur Differentialdiagnose von Schädelknochenerkrankungen. Z. Laryng. Rhinol. **35**, 616—628 (1956).

Thoma, K. H.: Differential diagnosis of fibrous dysplasia and fibro- osseous neoplastic lesions of the jaws and their treatment. J. oral. Surg. **14**, 185—194 (1956).

Touzard, Darbon et Verger: Fibrome osseux de la région mastodiénne. Rev. Orthop. **36**, 139—143 (1950).

Towson, C. E.: Monostotic fibrous dysplasia of the mastoid and the temporal bone. Arch. Otolaryng. (Chicago) **52**, 709—724 (1950).

Trauner, R.: Über Hyperostosen der Kiefer- und Schädelknochen. Virchows Arch. path. Anat. **303**, 623—705 (1939).

Turner, O. A.: Fibrous dysplasia of bone. Neurosurgical considerations in two cases. Yale J. Biol. Med. **23**, 501—504 (1950/51).

Uehlinger, E.: Osteofibrosis deformans juvenilis (Polyostotische fibröse Dysplasie Jaffe-Lichtenstein). Virchows Arch. path. Anat. **306**, 255—299 (1940).

— Osteofibrosis deformans juvenilis. Fortschr. Röntgenstr. **64**, 41 (1941).

Valls, J., M. Pollak and F. Schajowicz: Fibrous dysplasia of bone. J. Bone Jt Surg. A **32**, 311—337 (1950).

Warrick, C. K.: Polyostotic fibrous dysplasia-Albright's syndrome. A review of the literature and report of four male cases, two of which were associated with preccocious puberty. J. Bone Jt Surg. B **31**, 175—183 (1949).

Way, C. B.: Leontiasis ossium. Lancet **1948 II**, 457.

Weil, A.: Pubertas praecox und Knochenbrüchigkeit. Klin. Wschr. **1**, 2114—2115 (1922).

Weinmann, J. P., and H. P. Sicher: Bone and bones. Fundamentals of bone biology. II. London: Henry Kimpton 1955.

White, E. H.: Polyostotic fibrous dysplasia. Surgery **11**, 607—623 (1942).

Wichtl, O.: Zur Kenntnis der fibrösen Knochendysplasie (Osteofibrosis deformans juvenilis). Radiol. Austriaca **5**, 61—84 (1952).

Windholz, F.: Cranial manifestations of fibrous dysplasia of bone. Their relation to leontiasis ossea and to simple bone cysts of the vault. Amer. J. Roentgenol. **58**, 51—63 (1947).

—, and W. C. Cutting: Leontiasis ossea. Stanf. med. Bull. **3**, 69—81 (1945).

Zimmer, J. F., D. C. Dahlin, D. H. Pugh and O. Th. Clagett: Fibrous dysplasia of bone: Analysis of 15 cases of surgically verified costal fibrous dysplasia. J. thorac. Surg. **31**, 488—496 (1956).

Zimmermann, D. C., D. C. Dahlin and E. C. Stafne: Fibrous dysplasia of the maxilla and mandible. Oral. Surg. **11**, 55—68 (1958).

VI. Die Lipoidgranulomatose oder Hand-Schüller-Christiansche Krankheit.

Anders, E.: Über einen Fall von Christian-Syndrom. Verh. dtsch. path. Ges. **1931**, 321. Zit. nach Brehmer u. Mitarb.

Aschoff, L.: Zit. nach Feigenbaum u. Sondermann.

Atkinson, F. R. B.: Schüller-Christian's disease. Brit. J. Child. Dis. **34**, 28—47 (1937).

Begemann, H.: Siehe Heilmeyer.

Bredt, H.: Zur Frage der morphologischen und chemischen Eigenart der xanthösen Form der Lymphogranulomatose. Dtsch. Z. Verdau.- u. Stoffwechselkr. **9**, 39—51 (1949).

Brehmer, W., u. P. Lübbers: Über eine generalisierte Xanthomatose mit Knochenbefall und diffuser Plasmazellwucherung im Knochenmark bei essentieller Hyperlipämie. Virchows Arch. path. Anat. **318**, 394—431 (1950).

Büchner, F.: Allgemeine Pathologie, 3. Aufl. München u. Berlin: Urban & Schwarzenberg 1959.

Bürger, M.: Klinik der Lipoidosen. In: Neue Deutsche Klinik, Handbuch der praktischen Medizin, Bd. 12, Erg.-Bd. 2, S. 583—650. Berlin: Urban & Schwarzenberg 1934.

— Verdauungs- und Stoffwechselkrankheiten. Stuttgart: Ferdinand Enke 1951.

Ceelen, W.: Über die Lipoidgranulomatose (Hand-Schüller-Christiansche Krankheit). Dtsch. med. Wschr. **59**, 680—681 (1933).

Chester, W.: Über Lipoidgranulomatose. Virchows Arch. path. Anat. **279**, 561 (1930).

Chiari, H.: Über eine Störung des Fettstoffwechsels. Verh. dtsch. path. Ges. **25**, 347—350 (1930).

— Die generalisierte Xanthomatose vom Typus Schüller-Christian. In Lubarsch-Ostertag, Ergebnisse der Pathologie, Bd. 24, S. 396—450. 1931.

Christian, H. A.: Defects in mambranous bones, exophthalmus and diabetes insipidus. An unusual syndrome of dyspituitarism, a clinical study. Contributions to medical and biological research. Bd. 1, S. 391. New York: Hoeber 1919.

Cordes: Siehe Franklin.

Dietrich, A.: Über eine Fibroxanthosarkose mit eigenartiger Ausbreitung und über eine Vena cava superior sinistra bei dem gleichen Fall. Virchows Arch. path. Anat. **212**, 119—139 (1913).

Elschnig, H. H.: Xanthomatöses Fibrom im Muskeltrichter. Klin. Mbl. Augenheilk. **74**, 723 (1925).

— Xanthomatöse Tumoren der Orbita. Albrecht v. Graefes Arch. Ophthal. **115**, 487 (1925).

Epstein, E.: Der gegenwärtige Stand der Lehre vom Chemismus der Zellen und Gewebe zur Pathologie der allgemeinen Lipoidosen (Gauchersche, Neimann-Picksche Krankheit, Christian's Syndrom, Xanthose usw.). Klin. Wschr. 10, 1601—1607 (1931).

—, u. K. Lorenz: Beitrag zur Pathologie und Pathochemie der cholesterinigen Lipoidose vom Typus Bogaert-Scherer. Klin. Wschr. 16, 1320—1323 (1937).

Feigenbaum, A., u. G. Sondermann: Retrobulbäres Xanthoma orbitae. Klin. Mbl. Augenheilk. 73, 448—459 (1924). Zit. nach Peters.

Fowler, L. H.: Siehe Hanson.

Franklin, W., and F. C. Cordes: An unusual orbital tumor. Zbl. ges. Ophthal. 9, 66 (1923). Zit. nach Peters.

Fresen, O.: Zur pathologischen Anatomie und Nosologie der Lymphogranulomatose. Ergebn. inn. Med. Kinderheilk., N. F. 9, 38—86 (1958).

Gerstel, G.: Über die Hand-Schüller-Christiansche Krankheit auf Grund gänzlicher Durchuntersuchungen des Knochengerüstes. Virchows Arch. path. Anat. 294, 278—303 (1935).

Hand, H.: Defects of membranous bones, exophthalmus and polyurica in childhood. Amer. J. med. Sci. 162, 509 (1921).

Hanson, W. A., u. L. H. Fowler: Schüller's Xanthomatosis. Minn. Med. 18, 627 (1935). Zit. nach Henschen.

Heilmeyer, L., u. H. Begemann: Lipoidgranulomatose. In Handbuch der inneren Medizin von Bergmann-Staehelin, Bd. 2, S. 701. Berlin: Springer 1942.

— — Blut und Blutkrankheiten. In Handbuch der inneren Medizin von Bergmann-Staehelin, Bd. 2. Berlin: Springer 1951.

Heine, J.: Beitrag zur Schüller-Christianschen Krankheit. Beitr. path. Anat. 94, 412 (1935).

Heinlein, H.: Die Rolle der Leber im Cholesterin- und Phosphatidstoffwechsel. Klin. Wschr. 1933, 1513.

Hellner, H.: Die Knochengeschwülste, 2. Aufl. Berlin-Göttingen-Heidelberg: Springer 1950.

Henschen, F.: Über Christians Syndrom und dessen Beziehungen zur allgemeinen Xanthomatose. Acta paediat. (Uppsala) 12, Supp. 6, 1 (1931).

— Tumoren des Zentralnervensystems und seiner Hüllen. In Handbuch der speziellen pathologischen Anatomie und Histologie Lubarsch-Henke-Rössle, Bd. 13, Teil 3, S. 413—1040. Berlin-Göttingen-Heidelberg: Springer 1955.

Herndon, C. N.: Genetics of the lipoidoses. Res. Publ. Ass. nerv. ment. Dis. 33, 239—258 (1954).

Hochstetter, F.: Beitrag zur Klinik der multiplen Blutdrücsensklerose. Med. Klin. 21, 647 (1922).

Kay, L.: Acquired hydrocephalus with atrophic bone changes, exophthalmus and polyurica. Pennsylvania med. J. 9, 520 (1905/06).

Kleinmann, H.: Beitrag zur Lipoidchemie der granulomatösen Xanthomatose (sog. Schüller-Christianschen Krankheit). Virchows Arch. path. Anat. 282, 613—620 (1931).

Klenk, E.: Lipoidosen. Physiologisch-chemisches Referat. Verh. Dtsch. Path. Ges. 31. Tagg 1938, S. 6—12. Jena: Gustav Fischer 1939.

Krönlein: Zit. nach Feigenbaum-Sondermann.

Kubik, J.: Xanthomatöse Tumoren der orbita. Klin. Mbl. Augenheilk. 73, 508 (1924).

Letterer, E.: Über eine xanthomatöse Lymphogranulomatose mit besonderer Beteiligung des Skeletts. Veröff. Gewebe- u. Konstitutionspath. 1934, H. 36.

— Allgemeine Pathologie und pathologische Anatomie der Lipoidosen. Verh. Ges. Verdauungs- und Stoffwechselkrankh., 14. Tagg in Stuttgart, 21. Sept. 1938, S. 12—51.

— Allgemeine Pathologie und pathologische Anatomie der Lipoidosen. Verh. Dtsch. Path. Ges., 31. Tagg 1938, S. 12—51. Jena: Gustav Fischer 1939.

Lindgren, E.: Röntgenologie. In Handbuch der Neurochirurgie von Olivercrona-Tönnis, Bd. II. Berlin-Göttingen-Heidelberg: Springer 1954.

Lorenz, R., u. W. Loepp: Röntgendiagnostik des Schädels. Stuttgart: Georg Thieme 1954.

Lübbers, P.: Siehe Brehmer.

Peters, A.: Orbita. In Handbuch Henke-Lubarsch, Bd. 11, Teil 2, Auge, S. 359—515. Berlin: Springer 1931.

— Gerd: Die Hand-Schüller-Christiansche Krankheit. In Handbuch der speziellen pathologischen Anatomie und Histologie von Lubarsch-Henke-Rössle, Bd. 13, Nervensystem, Teil 2, Bandteil B, S. 1850—1859. Berlin-Göttingen-Heidelberg: Springer 1958.

Pick, L.: Diskussionsbem. zu Chiari. Verh. dtsch. path. Ges. 25, 352 (1930).

Rössle, R.: Zit. nach Letterer.

Rowland, R. S.: Xanthomatosis and the reticuloendothelial system. Arch. intern. Med. 42, 611—674 (1928).

Schatter, K.: Zur Klinik und Therapie der Hyperostitis cranialis diffusa. Dtsch. med. Wschr. 1953, 90.

Schoen, R., u. W. Tischendorf: Krankheiten der Knochen, Gelenke und Muskeln. In Handbuch der inneren Medizin von G. v. Bergmann, W. Frey u. H. Schwingk, 4. Aufl., Bd. 6, Teil 1, S. 647—1005. Berlin: Springer 1954.

Siegmund, H.: Lipoidzellhyperplasie der Milz bei chronischem Nierenleiden. Zbl. allg. Path. path. Anat. **70**, 328—332 (1938).
— Cardiovasculäre Xanthomatose als Todesursache bei Jugendlichen, ein Beitrag zum Formenkreis der Lipoidosen. Münch. med. Wschr. **85**, 1617—1619 (1938).
Sosman, M. C.: Xanthomatosis (Schüller's disease; Christian's syndrome). A report of three cases treated with roentgen rays. Amer. J. Roentgenol. **23**, 581—597 (1930).
Thannhauser, S. J.: Klassifizierung der xanthomatösen Erkrankungen. Ärztl. Forsch. **2**, 295—301 (1948).
— Diseases of the nervous system associated with disturbances of lipide metabolism. Res. Publ. Ass. nerv. ment. Dis. **32**, 238—268 (1953).
Tischendorf, W.: Siehe R. Schoen.
Veit, B.: Ein Beitrag zur pathologischen Anatomie der Hypophyse. (Die Stellung der multiplen Blutdrüsensklerose zur hypophysären Kachexie und Adipositas hypogenitalis.) Frankfurt. Z. Path. **28**, 1—20 (1922).
Wätjen, J.: Beitrag zur Kenntnis des Morbus Schüller-Christian. Beitr. path. Anat. **96**, 443—465 (1936).
Wätzold, P.: Die Gewächse des Auges. In Lubarsch-Ostertag, Ergebnisse der Path. 21, Bd. 1, S. 211—439. 1927.
Zöllner, N.: Stoffwechsel der Steroide und Carotinoide. In Thannhausers Lehrbuch des Stoffwechsels und der Stoffwechselkrankheiten, 2. Aufl., S. 647—688. Stuttgart: Georg Thieme 1957.
Zülch, K. J.: Biologie und Pathologie der Hirngeschwülste. In Handbuch Neurochirurgie von Olivercrona und Tönnis, Bd. 3. Berlin-Göttingen-Heidelberg: Springer 1955.

VII. Die generalisierte Retikulose.

Cazal, P.: La réticulose histomonocytaire. Paris: Masson & Cie. 1946.
Creveld, S. van, and F. H. ter Porten: Infective reticuloendotheliosis chiefly localized in lungs, bone-marrow and thumas. Arch. Dis. Childh. **10**, 125—142 (1935).
Fresen, O.: Das retotheliale System; seine physiologische Bedeutung, morphologische Bestimmung und Stellung in der Haematologie. In Handbuch der gesamten Haematologie von L. Heilmeyer — u. A. Hittmair, Bd. 1, Teil 1, S. 489—544. München-Berlin-Wien: Urban & Schwarzenberg 1957.
Schultz, A. F. Wermbter u. H. Puhl: Eigentümliche granulomartige Systemerkrankung des haematopoetischen Apparates (Hyperplasie des reticuloendothelialen Apparates). Virchows Arch. path. Anat. **252**, 519—549 (1924).
Ter Porten, F. H.: Siehe S. Creveld.
Wallgren, A.: Von reticulo-endothelios i anslutning till 2 fall. Nord. Med. **3**, 2293 (1939).

VIII. Das eosinophile Granulom der Schädelknochen.

Ackermann, A. J.: Eosinophilic granuloma of bones associated with involvement of the lungs and diaphragm. Amer. J. Roentgenol. **58**, 733—740 (1947).
Auld, D.: Eosinophilic granuloma of lung. Arch. Path. (Chicago) **63**, 113—131 (1957).
Beck, W.: Gutartiges Knochenmarksreticulom mit Eosinophilie. Virchows Arch. path. Anat. **311**, 569—592 (1944).
Beneke, R., u. A. Stieda: Ein traumatisches „Myelom" (Sarcoma myeloides gigantocellulare) des Stirnbeines. Langenbecks Arch. klin. Chir. **159**, 361—422 (1930).
Dill, J. L.: Eosinophilic granuloma of temporal bone associated with diabetes insipidus. Ann. Otol. (St. Louis) **57**, 531—537 (1957).
Dingley, A. R.: Eosinophil granuloma of the temporal bone. J. Laryng. **66**, 285—287 (1957).
Dundon, C. C., H. A. Williams and T. C. Laipply: Eosinophilic granuloma of the bone. Radiology **47**, 433 (1946).
Engelbrecht-Holm, J. G., G. Teilum and E. Christensen: Eosinophilic granuloma of bone. Acta med. scand. **118**, 107, 181 (1955).
Finzi, O.: Mieloma con prevalenza delle cellule eosinofile circoscritto all'osso frontale in un giovane di 15 anni. Minerva med. (Torino) **9**, 239—241 (1929).
Garsche, R.: Über das eosinophile Granulom des Knochens. Arch. Kinderheilk. **145**, 115—137 (1952).
Green, W. T., and S. Farber: Eosinophilic or solitary granuloma of bone. J. Bone Jt Surg. **24**, 499—526 (1942).
Gross, P., and H. W. Jacox: Eosinophilic granuloma and certain other reticuloendothelial hyperplasias of bone. A comparison of clinical radiologic and pathologic features. Amer. J. med. Sci. **203**, 673—687 (1942).
— R., G. Hellweg u. K. Lambers: Zur Frage der eosinophilen Leukämie. Z. Kinderheilk. **77**, 208—226 (1955).
Güthert, H.: Zur Morphologie des eosinophilen Granuloms des Knochens. Zbl. Path. **89**, 388—392 (1952).

HADDERS, H. N.: Eosinophiel granuloom van het skelet. Acad. thesis Groningen. New York: Te Assen-Van Gorcum and Comp. 1948.

HEILMEYER, L., u. H. BEGEMANN: Blut und Blutkrankheiten. In Handbuch der inneren Medizin von BERGMANN-STAEHELIN, Bd II. 1951.

HELLNER, H.: Das eosinophile Granulom des Knochens. Langenbecks Arch. klin. Chir. 286, 564—581 (1958).

— Die Knochengeschwülste, 2. Aufl. Berlin-Heidelberg-Göttingen: Springer 1950.

HENDERSON, E. D., D. C. DAHLIN and W. H. BICKEL: Eosinophilic granuloma of bone. Proc. Mayo Clin. 25, 534—541 (1950).

HENSCHEN, C.: Das eosinophile Granulom des Knochens. Schweiz. med. Wschr. 1943, 451.

— F.: Tumoren des Zentralnervensystems und seiner Hüllen. In Handbuch der speziellen pathologischen Anatomie und Histologie von LUBARSCH-HENKE-RÖSSLE, Bd. 13, Teil 3, S. 413—1040. Berlin u. Göttingen: Springer 1955.

HERTLE, W.: Die Schädelosteomyelitis und das eosinophile Granulom in der HNO-Heilkunde mit Behandlung der Beziehungsfrage zwischen dem eosinophilen Granulom und anderen Reticulosen. Z. Laryng. Rhinol. 35, 44—53 (1956).

HILL, R. M.: Non-specific (eosinophilic) granuloma of bone. Brit. J. Surg. 37, 69—76 (1949).

HAMILTON, J. B., J. L. BARNER, P. C. KENNEDY and J. J. MC. CORT: Osseous manifestations of eosinophilic granuloma. Radiology 47, 445—456 (1946).

JAFFÉ, H. L., and L. LICHTENSTEIN: Eosinophilic granuloma of bone. A condition affecting one, several or many bones, but apparently limited to the skeleton and representing the mildest clinical expression of the peculiar inflammatory histiocytosis also underlying Letterer-Siwe-Disease and Schüller-Christian-Disease. Arch. Path. (Chicago) 37, 99—118 (1944).

JONES, W. A., and M. N. ESTRIDGE: Eosinophilic granuloma of the skull. Report of a case. Bull. Los Angeles neurol. Soc. 12, 142—147 (1947).

KLEINSASSER, O., u. H. ALBRECHT: Die Haemangiome und Osteohaemangiome der Schädelknochen. Langenbecks Arch. klin. Chir. 285, 115—133 (1957).

KOTHÉ, W.: Das eosinophile Granulom des Knochens. Fortschr. Röntgenstr. 79, 453 (1953).

LAAGE, G.: Eosinophiles Knochengranulom des Stirnbeines. HNO (Berl.) 5, 183—184 (1955).

LICHTENSTEIN, L., and H. L. JAFFÉ: Eosinophilic granuloma of bone. Amer. J. Path. 16, 595—604 (1940).

— — Fibrous dysplasia of bone. Arch. Path. (Chicago) 33, 777 (1942).

LINDGREN, E.: Röntgenologie. In Handbuch der Neurochirurgie von OLIVERCRONA-TÖNNIS, Bd. II. Berlin-Göttingen-Heidelberg: Springer 1954.

LOEPP, W., u. R. LORENZ: Röntgendiagnostik des Schädels. Stuttgart: Georg Thieme 1954.

MERTENS, G. H., u. K. ULLRICH: Die neurologische und ophthalmologische Klinik des eosinophilen Granuloms. Nervenarzt 25, 97—104 (1954).

OSTBORNE, R. L., E. D. FREIS and A. G. LEVIN: Eosinophilic granuloma of bone presenting neurologic signs and symptoms. Arch. Neurol. Psychiat. (Chicago) 51, 452—456 (1944).

OTANI, S., and J. C. EHRLICH: Solitary granuloma of bone, simulating primary neoplasm. Amer. J. Path. 16, 479—491 (1940).

PARKINSON, T.: Eosinophilic xanthomatous granuloma with honeycomb lungs. Brit. med. J. 1, 1029—1030 (1949).

PICHLER, C.: In surgical treatment of the nervous system. Von F. W. BANCROFT and C. PICHLER. Philadelphia-London-Montreal: J. B. Lippincott Company 1946.

PLIESS, G.: Das eosinophile Granuloreticulom. Virchows Arch. path. Anat. 321, 355—377 (1952).

PSENNER, L.: Beitrag zur Röntgensymptomatologie der raumbeengenden Prozesse der Orbita. Fortschr. Röntgenstr. 85, 125—141 (1956).

RIECHERT, T.: Neurochirurgische Therapie. In Handbuch der inneren Medizin, Bd. II 4. Aufl. Neurologie, Teil I, S. 1473—1543. Berlin-Göttingen-Heidelberg: Springer 1953.

SCHAIRER, E.: Über eine eigenartige Erkrankung des kindlichen Schädels (Osteomyelitis mit eosinophiler Knochenreaktion). Zbl. allg. Path. path. Anat. 71, 113—117 (1938).

SCHENK ZU SCHWEINSBERG, H. G.: Das eosinophile Granulom. Mschr. Kinderheilk. 97, 407 (1949).

SCHOEN, R., u. W. TISCHENDORF: Krankheiten der Knochen. In Handbuch der inneren Medizin von G. V. BERGMANN, W. FREY u. H. SCHWIEGK, Bd. VI, 1954.

SCHÜMANN, H.: Ein eosinophiles Granulom des Schädels. Chirurg 22, 375—377 (1951).

SCHUKNECHT, H. F., and H. B. PERLMANN: Hand-Schüller-Christian'-Disease and eosinophilic granuloma of the skull. Ann. Otol. (St. Louis) 57, 643—676 (1948).

SCHWARTZ, C. W., and L. C. COLLINS: The skull and brain roentgenologycally considered. Springfield, Ill: Ch. C. Thomas.

SEELIGER, A.: Das Krankheitssymptom des Landkartenschädels. Zbl. Chir. 1932, 2542—2543.

SWAIN, G., and J. M. WILLIAMS: Eosinophilic granuloma of bone. Report of a case. J. Neurosurg. 10, 185—188 (1953).

THANNHAUSER, S. J.: Eosinophilic granuloma of bone. J. Amer. med. Ass. 134, 1437—1438 (1947).

— Diseases of the nervous system associated with disturbances of lipide metabolism. Res. Publ. Ass. nerv. ment. Dis. 32, 238 (1953).

Walthard, B., u. A. Zuppinger: Das eosinophile Granulom des Knochens. Schweiz. med. Wschr.
    79, 618—623 (1949).
Weinstein, A., H. C. Francis and B. F. Sprofkin: Eosinophilic granuloma of bone. Arch. intern.
    Med. 79, 176—184 (1947).
Weissenborn, W., u. H. Wurm: Lipoidgranulome des Schädeldaches ohne allgemeine Lipoid-
    granulomatose (Hand-Schüller-Christiansche Krankheit) bei generalisierter Tuberkulose. Chirurg
    10, 462—467 (1938).
Wheeler, M.: Exophthalmus caused by eosinophilic granuloma of bone. Amer. J. Roentgenol.
    29, 980—984 (1946).
Wilson, R. G., D. W. Minter and J. D. Hayes: Report of a case of eosinophilic granuloma of bone
    with röntgenographic demonstration of a sequestrum. Amer. J. Roentgenol. 69, 936—939 (1953).
Zuppinger, A.: Siehe Walthard.

IX. Die Paramyloidose der Schädelknochen.

Apitz, K.: Über die Bildung Russelscher Körperchen in den Plasmazellen multipler Myelome. Virchows
    Arch. path. Anat. 300, 113—129 (1937).
— Die neuen Anschauungen von Plasmozyten des Knochenmarks, dem sog. multiplen Myelom.
    Klin. Wschr. 1940, 1025—1029.
— Die Paraproteinosen. Virchows Arch. path. Anat. 306, 631—699 (1940).
Atkinson, F. R. B.: Multiple myelomata. Med. Press 195, 312—327 (1937).
Bauer, W. H., and J. F. Kuzma: Solitary „tumors" of atypical amyloid (paramyloid). Amer. J.
    clin. Path. 19, 1097—1112 (1949).
Bonsdorf, B. v.: Zur Kenntnis der atypischen Amyloidose. Arb. path. Inst. Helsingfors, N. F. 7,
    369—418 (1933).
Bürgi, Urs.: Über einen Fall von solitärem Amyloidtumor des Scheitelbeins. Frankfurt. Z. Path.
    50, 410—428 (1937).
Dahlin, D. C., and M. B. Dockerty: Amyloid and myeloma. Amer. J. Path. 26, 581—587 (1950).
Henschen, F.: Tumoren des Zentralnervensystems und seiner Hüllen. In Handbuch der speziellen
    pathologischen Anatomie und Histologie von Lubarsch-Henke u. Rössle, Bd. 13. Nerven-
    system, Teil 3, S. 413—1083. Berlin-Göttingen-Heidelberg: Springer 1955.
Holler, W., u. W. Volland: Über tumorförmiges, lokales Amyloid des Unterkiefers. Ein Beitrag
    zur Kenntnis der Amyloidosen im Bereich des Mundhöhlen-Kiefergebietes. Dtsch. zahnärztl. Z.
    H. 11, 361—369 (1947).
Klenk, E., u. H. Faillard: Über das Vorkommen von Neuraminsäure im Lebereiweiß bei amyloider
    Degeneration. Hoppe-Seylers Z. physiol. Chem. 299, 191—192 (1955).
Krücke, W.: Die Paramyloidose. Ergebn. inn. Med. Kinderheilk., N. F. 11, 299—378 (1959).
Letterer, E.: Studien über Art und Entstehung des Amyloids. Beitr. path. Anat. 75, 486—588
    (1926).
— Neue Untersuchungen über die Entstehung des Amyloids. Virchows Arch. path. Anat. 293,
    34—72 (1934).
—, u. G. Schneider: Die Bedeutung des Bluteiweißbildes bei der Amyloidkrankheit. Plasma (Milano)
    1, 263—276 (1953).
Leupold, E.: Amyloid und Hyalin. Ergebn. allg. Path. path. Anat. 21, Abt. 1, 120—181 (1925).
Lichtenstein, L., and H. L. Jaffé: Multiple myeloma. A. survey based on 35 cases, 18 of which
    came to autopsy. Arch. Path. (Chicago) 44, 207—246 (1947).
Magnus-Levy, A.: Myelom und Amyloid. Z. klin. Med. 116, 510 (1930).
— Bence-Jones-Eiweiß und Amyloid. Z. klin. Med. 116, 510—531 (1931).
— Ein nachträglich aufgefundener Myelomfall mit Amyloid. Z. klin. Med. 117, 664 (1931).
Vogeler, H.: Amyloidtumor des Schädels im Röntgenbild. Langenbecks Arch. klin. Chir. 180,
    37—39 (1934).
Volland, W.: Zur Kenntnis der atypischen und lokalen Amyloidose. Mit Wiedergabe eines Falles
    von atypischer Amyloidose bei multiplen Myelomen. Virchows Arch. path. Anat. 298, 660—685
    (1937).
Warren, S.: Generalized amyloidosis of the muscular systems. Amer. J. Path. 6, 161—167 (1930).
Wolpert, J.: Beitrag zur Kenntnis der metastasierenden Amyloidtumoren. Virchows Arch. path.
    Anat., Beih. zu 227, 173—193 (1920).
Wright, G. P.: An introduction to pathology. London-New York-Toronto: Longmans Green & Co.
    1950.

Die operative Behandlung des Hydrocephalus.

Von

T. Riechert und W. Umbach.

Mit 28 Abbildungen.

Beim Hydrocephalus entstehen durch die intrakranielle Drucksteigerung schwere, häufig zum Tode führende Hirnschäden und Krankheitssymptome. Auch bei einer Hirngeschwulst kommen — neben der lokalen Schädigung — ähnliche Krankheitserscheinungen durch einen allgemeinen oder umschriebenen Hirndruck zur Beobachtung. Eine intraventrikuläre Druckmessung ergibt bei beiden Krankheitsbildern ungefähr die gleichen Werte.

Hinsichtlich unseres therapeutischen Vorgehens und der zu erwartenden Dauerresultate scheint auf den ersten Blick der Hydrocephalus ungleich viel günstiger zu sein; nimmt man doch an, daß es sich beim Hydrocephalus in den meisten Fällen um eine rein mechanisch bedingte Störung handele. Damit käme es nur darauf an, dem Liquor neue Abflußwege oder neue Resorptionsstätten zu schaffen. Die Chirurgie hat aber ihre größten Triumphe immer dann gefeiert, wenn ihr die Aufgabe gestellt wurde, rein mechanisch bedingte Fehlleistungen zu beseitigen. Über der Hirngeschwulst schwebt in einem hohen Prozentsatz das Damoklesschwert eines Rezidivs, auch wenn der Patient den primären Eingriff überstanden hat und der intrakranielle Druck normalisiert ist. Mit dem Rezidiv des bösartigen Tumors droht ständig die Gefahr einer neuen örtlichen oder allgemeinen Hirnschädigung.

Wie sieht nun die klinische Wirklichkeit aus? Beim Tumor schwankt die primäre Sterblichkeit zwischen 6—12%, und es ist in 30—50% mit Rezidiven zu rechnen. Nach den großen Sammelstatistiken (s. bei Zülch) kann man — abgesehen von Medullo- und Glioblastomen — mit 40—50% Überlebenszeit nach 5 Jahren, häufig sogar mit einer Dauerheilung rechnen. Beim frühkindlichen Hydrocephalus — und um diese Form handelt es sich ja in der überwiegenden Zahl der Fälle — ist die primäre Mortalität ebenfalls sehr hoch. Sie beträgt nach dem Eingriff 12—40% und mehr. Nach einer Statistik von Bachs-Walker lebten nach 5 Jahren von 238 operierten Patienten noch über 20%, aber nur bei höchstens 10% konnte man es ein lebenswertes Dasein nennen. Die übrigen waren in intellektueller und körperlicher Hinsicht schwerst geschädigt.

Diese nüchternen Zahlen bedeuten, daß der Hydrocephalus eine heimtückische und in seiner Genese und seinem Verlauf weitgehend unbekannte Krankheit ist. Trotz oder vielleicht wegen der zahlreichen Eingriffe, die für seine Behandlung angegeben wurden, steigt der intrakranielle Druck nach der Operation in vielen Fällen wieder an. Damit wird rücksichtslos, gleichsam im Zuge einer Selbstvernichtung, normales Hirngewebe durch die gleiche Flüssigkeit, die normalerweise zur Erhaltung des Nervengewebes beiträgt, durch Druck zum Schwinden gebracht. Das bedeutet in den meisten Fällen körperliches und geistiges Siechtum und schließlich den Tod.

Es fragt sich, worin die Gründe zu suchen sind, daß unsere Operationen, die etwa beim Hydrocephalus occlusus doch einfach erscheinen, so häufig von einem Mißerfolg begleitet sind.

Die Gründe liegen einmal in unserer Unkenntnis der nosogenetischen Ursache und damit zu einem großen Teil auf diagnostischem Gebiet. Die bisher bekannten Passage- und Resorptionsprüfungen sind mit einer großen Fehlerquelle belastet, eben weil die Kenntnisse über die Physiologie der Liquordynamik lückenhaft und teilweise widersprechend sind.

Die Pathogenese des Hydrocephalus ist zudem mannigfaltig und wandelbar. Wird ein Hydrocephalus occlusus operiert, so kann sich trotz wiederhergestellter Passage ein erhöhter Hirndruck einstellen. Wir können dies nur darauf zurückführen, daß jetzt ein Hydrocephalus aresorptivus manifest wird, weil die Resorptionsstätten des Liquors entweder infolge der langen Krankheitsdauer oder durch intraoperative Blutungen funktionsunfähig geworden sind. So wird das anfangs so einfach erscheinende Problem des Hydrocephalus bei näherer Kenntnis immer komplizierter.

Unser diagnostisches und therapeutisches Vorgehen sollte daher nicht nur von einer allzu einfachen rein mechanischen Auffassung des Krankheitsbildes beherrscht werden. Ein Hydrocephalus — es wäre falsch von *dem* Hydrocephalus zu sprechen — stellt eine Erkrankung des gesamten Hirns dar.

A. Die Pathophysiologie des Hydrocephalus.

I. Die Ätiologie des Hydrocephalus.

Jeder operativen Behandlung eines Hydrocephalus muß der Versuch der ätiologischen Klärung seiner Entstehung voraufgehen. Leider wird dies nicht in allen Fällen möglich sein. Wir wissen heute trotz eingehender Untersuchungen und vieler Experimente nur bei einem Teil der Hydrocephali über Ursache und Auslösung Bescheid. Selbst seine Erscheinungsform ist nicht immer sicher festzulegen. Diese Unsicherheit der nosogenetischen Klärung spiegelt sich auch in der Vielzahl der vorgeschlagenen Behandlungsmethoden wider.

1. Geschichtliches.

Eine ausführliche Darstellung findet sich bei Walker. Schon Hippokrates (460 bis 377 v. Chr.) war der Hydrocephalus bekannt. Von ihm stammt auch bereits der erste Behandlungsvorschlag. In der irrigen Ansicht, daß es sich bei dieser Erkrankung um eine periencephale Flüssigkeitsansammlung handle, schlug er eine frontale Entlastungstrepanation vor. Er soll aber auch bereits Ventrikelpunktionen empfohlen haben.

Galen (131—201 n. Chr.) kannte zwar bereits die Kommunikation der Hirnventrikel, er glaubte aber fälschlich, daß dort der „spiritus animalis" durch den Liquor gereinigt, die Abfallstoffe durch die Hypophyse in die Nase abgeschieden würden. Seine Vorstellungen hielten sich bis in das späte Mittelalter, bis Vesal (1514—1564) das Vorhandensein eines „spiritus animalis" leugnete. Die Vorstellung jedoch, daß die Hypophyse eine wichtige Ausscheidungsfunktion für den Liquor habe, finden wir noch bei Monro (1793), der auf Grund seiner Sektionen von 15 an Hydrocephalus gestorbenen Kindern eine Sklerose der Hypophyse als dessen Ursache ansah. Dabei hatte er seine eigentliche Ursache — arachnoideale Verklebungen im 4. Ventrikel — gesehen, sie aber als normal gedeutet. Dies sollte uns nicht überraschen, da selbst noch 1910 von Schmorl eine Kommunikation zwischen dem 4. Ventrikel und dem Subarachnoidealraum geleugnet wurde. Seine Einstellung allerdings ist unverständlich; denn inzwischen war bereits von 2 Anatomen an Hand von Beobachtungen und experimentell die Bildung des Liquors und sein Kreislauf nachgewiesen worden. Magendie (1783—1855) hatte schon eine klare Vorstellung von der Liquorbewegung zwischen den Ventrikeln und — durch das nach ihm benannte Foramen im 4. Ventrikel — seiner Kommunikation mit dem Subarachnoidealraum des Hirns und des Rückenmarks. Er deutete auch bereits die Beobachtung von Verstopfungen im Aquädukt und am Ausgang des 4. Ventrikels richtig als eigentliche Ursache eines Hydrocephalus. Leider hatte er die irrige Ansicht, daß der Liquor nur in der Pia gebildet würde.

Die von KEY und RETZIUS (1875) zusammengestellten Beobachtungen über die Liquorzirkulation sind indessen heute noch gültig. Sie bedeuteten die Geburtsstunde für alle heute noch anerkannten Theorien, seither achtet man systematisch auf Wegverlegungen bei der Sektion eines Hydrocephalus. Auf ihren Vorstellungen bauten sich auch alle späteren Tierexperimente und Therapieformen auf, die entweder die Krankheit kausal anzugehen oder die schädlichen Krankheitssymptome zu beseitigen suchten.

2. Die Liquordynamik.

Der Ort der *Liquorproduktion* ist bis heute noch nicht eindeutig geklärt. Die verschiedenen Ansichten sollen aber hier nicht im einzelnen auseinandergesetzt werden. Darüber unterrichten die Arbeiten von GUTTMANN, DEMME, OSTERTAG und SCHALTENBRAND u. WOLFF (Bd. I/1 dieses Handbuchs). Unter normalen Verhältnissen scheinen die Plexus der Ventrikel die alleinigen Bildungsstätten des Liquors zu sein. Dafür sprechen vor allem die klassischen Tierexperimente von DANDY, der die einzelnen Foramina abwechselnd verstopfte und dabei isoliert in den abgeschlossenen Ventrikeln einen Hydrocephalus entstehen sah. Dem widersprechen allerdings HASSIN, BERING. Unter pathologischen Bedingungen sind auch die Meningen und das Ependym zur Liquorproduktion — allerdings abnormer Zusammensetzung — fähig. Diese Fragen sind für die Operationsverfahren nicht so wichtig, sie werden uns jedoch bei der Besprechung der verschiedenen Untersuchungsmethoden zur diagnostischen Klärung der Hydrocephalus-Art beschäftigen (s. S. 616).

Besser bekannt ist die *Liquorzirkulation* (DANDY, DANDY-BLACKFAN, GULEKE, SCHALTENBRAND, WUSTMANN, BAILEY u. a.). Aus den Seitenventrikeln geht der Liquor durch die Foramina *Monroi* in den 3. Ventrikel und durch den Aquaeductus Sylvii in den 4. Ventrikel. Von hier aus ergießt sich ein Teil durch die Foramina *Luschkae* zu beiden Seiten der Brücke direkt in die basalen Zisternen, ein anderer Teil geht durch das Foramen *Magendi* in die große Hinterhauptszisterne und von da ebenfalls in die basalen Zisternen oder in den Subarachnoidealraum des Rückenmarks.

Die Bewegung des Liquors ist von vielerlei Faktoren abhängig: Sekretionsdruck, Schwerkraft, Füllungszustand und Druck in den Gefäßen, Körperhaltung und -bewegung, Atmung (s. Bd. I, SCHALTENBRAND-WOLFF). Nach neueren Untersuchungen (EICHLER-LINDNER-SCHMEISSER) ist auch eine vom Lumbalsack nach kranial gerichtete Liquorströmung möglich. Diese Ansicht vertrat bereits SCHALTENBRAND, der eine Abwärtsströmung auf der Rückseite, eine Aufwärtsströmung dagegen auf der Vorderseite des Rückenmarks für wahrscheinlich hielt.

Von größerer Bedeutung für die hier zu behandelnden Fragestellungen ist der Ort der *Liquorresorption*. Da dieser Frage früher zu wenig Bedeutung beigemessen wurde, ist eine große Zahl von Ableitungsverfahren erdacht worden — und wird leider noch immer ersonnen oder vertreten —, die nur eine vermeintliche Ersatz-Resorptionsstätte erschließen. Diese unphysiologischen Fremdräume können meist nur kurzzeitig funktionieren. Jedoch haben diese Verfahren auch heute noch ihre Berechtigung, wenn lediglich eine interimistische Liquor-Ableitung bis zur Wiederherstellung normaler Verhältnisse erzielt werden soll. Eingehende Darstellungen des Resorptions-Problems finden sich bei GUTTMANN, DEMME, MENNE, OSTERTAG, SCHALTENBRAND-WOLFF. Sicher ist, daß der Liquor nur innerhalb des Subarachnoidealraums resorbiert wird. Ob dieser Aufsaugungsprozeß diffus im gesamten Subarachnoidealraum vor sich geht, ob dabei verschiedene Einrichtungen (Pacchionische Granulationen, die Hüllräume der Piagefäße, die peri- und endoneuralen Scheiden der Hirnnerven und Rückenmarkswurzeln) oder ob dafür vor allem die Cisterna terminalis in Frage kommt, ist von untergeordneter Bedeutung. Auf Grund der Beobachtungen bei Ableitverfahren des Hydrocephalus und bei

Tierexperimenten steht fest, daß vor allem die basalen Hüllräume des Hirns eine wesentliche Rolle spielen, die Rückresorption des Liquors in den Plexus und im Ependym auch unter Stauungszuständen nur unbedeutend ist. Unser Vorgehen muß also in erster Linie darauf gerichtet sein, den abgeschlossenen Liquor seinen natürlichen Resorptionsstellen zuzuführen. Nur wenn dies nicht möglich ist oder diese Räume ihre Funktion nicht mehr voll erfüllen, kann eine palliative Ableitung in Fremdräume erwogen werden. Weniger entscheidend ist die Frage der Resorption, wenn ein Ableitverfahren zur Anwendung kommt, bei dem der Liquor zur direkten Ausscheidung — etwa bei den Ventrikulo-Mastoidostomien und -Ureterostomien — gebracht wird.

II. Die Einteilung der verschiedenen Hydrocephalusformen.

Ein Hydrocephalus entsteht durch eine Störung innerhalb des normalen Zusammenspiels folgender Faktoren: Produktion, Zirkulation und Resorption des Liquors. Die weitere Besprechung der ätiologischen Faktoren für das Auftreten eines Hydrocephalus erfolgt am besten im Zusammenhang mit einer kritischen Sichtung der seither üblichen Gruppeneinteilungen. Daraus ergibt sich auch zwanglos die Gliederung, unter denen eine Betrachtung der verschiedenen Operationsverfahren möglich ist.

Die früher übliche Einteilung in einen *Hydrocephalus congenitus* und einen *Hydrocephalus acquisitus* erscheint wenig sinnvoll, da wir heute wissen, daß für beide Arten weitgehend gleiche Ursachen in Frage kommen. Es können also offene und Verschluß-Hydrocephali sich vor und nach der Geburt entwickeln. Zudem kann ein angeborener Hydrocephalus lange Zeit latent verlaufen und sich erst durch „erworbene" zusätzliche Schädigungen manifestieren.

Für unsere Fragestellungen ist die Unterscheidung in einen *Hydrocephalus externus* und einen *Hydrocephalus internus* vorerst ebenfalls von untergeordneter Bedeutung. Auf diese Probleme wird bei der Besprechung der hydrocephalen Erweiterung der Hirnwasserräume als Folge von Schrumpfungsvorgängen der Hirnsubstanz näher eingegangen.

Dandy stellte dem *Hydrocephalus obstrictivus sive occlusus* den *Hydrocephalus communicans* mit den beiden Unterformen: *Hydrocephalus hypersecretorius* und *Hydrocephalus male* bzw. *aresorptivus* gegenüber. Aber selbst dieses einfache und scheinbar immer passende Schema ist bereits zu starr. Abgesehen davon, daß trotz aller Verfeinerungen der Diagnostik vor einer operativen Freilegung sich eine sichere Einklassifizierung nicht immer erreichen lassen wird, sind selbst die Übergänge zwischen dem Okklusionshydrocephalus und dem kommunizierenden Hydrocephalus oftmals fließend. Seiner Entstehung liegen — vielleicht abgesehen von kompletten Verschlüssen — oft weniger pathologisch-anatomisch faßbare Schäden als eine *funktionelle* Störung innerhalb der oben genannten 3 Faktoren zugrunde. Von ihnen wird dann zwar einer der Faktoren führend, die anderen jedoch mitbestimmend für den Krankheitsverlauf sein.

Zweckentsprechender ist es deshalb, die verschiedenen Hydrocephalus-Arten nach formativen Gesichtspunkten einzuteilen. Diesen Forderungen kommt die „pathogenetische" Klassifikation nach Thiébaut oder Lazorthes nahe. Sie unterscheiden einen *aktiven* Hydrocephalus bei Wegverlegungen innerhalb der Liquorzirkulation, einen *funktionellen* Hydrocephalus bei überschüssiger Produktion oder mangelnder Resorption und einen *passiven* Hydrocephalus, wenn der Liquor lediglich die durch Hirnschrumpfung frei gewordenen Räume ausfüllt. Ist der Hydrocephalus noch kompensiert, so sprechen manche Autoren von einer *latenten* Form des funktionellen Hydrocephalus. Tönnis und Tönnis-Schaltenbrand haben dafür den Begriff der „hydrocephalischen Störung" eingeführt. Wertheimer versuchte eine Klassifikation des Hydrocephalus je nach dem Schweregrad. Unter Ausrichtung auf die Möglichkeit einer operativen Beeinflussung soll im folgenden die Besprechung der verschiedenen Formen nach klinischen Gesichtspunkten vorgenommen werden. Das von Kehrer vorgeschlagene Schema erscheint uns — nach Abänderung für unsere Belange — am besten brauchbar.

Hydrocephalus bei Störungen der Liquordynamik.

a) Hydrocephalus durch Abflußbehinderung.

Diese kann vollständig — dann resultiert daraus ein *Hydrocephalus occlusus* oder *obstructivus totalis* — oder teilweise sein — dann handelt es sich um einen *Hydrocephalus obstructivus partialis*. Bei Wegverlegungen innerhalb der Strömungswege des Liquors kommt es zu einem Rückstau des ständig weiter produzierten Hirnwassers in den abgeschlossenen Räumen und durch den erhöhten Innendruck zu einer progredienten Verdrängung und einem konsekutiven Untergang der geschädigten Hirnsubstanz. Diese Form des Hydrocephalus ist sicher sehr häufig. Die Verhältnisse wurden durch die tierexperimentellen Untersuchungen von DANDY, DANDY-BLACKFAN, GULEKE, SHARPE und in neuerer Zeit von BAKAY nachgeahmt. Sie ergaben zusammengefaßt folgendes:

Der Verschluß eines Foramen *Monroi* hat die Dilatation des entsprechenden Seitenventrikels zur Folge. Wird dabei der Plexus exstirpiert, bleibt diese Dilatation aus, es kommt sogar zu einem Ventrikelkollaps. Der Verschluß des Aquädukts hat eine symmetrische Erweiterung aller kranialwärts gelegenen Hirnkammern zur Folge. Werden beide Plexus der Seitenventrikel entfernt, so kommt es bei bereits bestehendem Hydrocephalus nicht mehr zur rückläufigen Verkleinerung der erweiterten Hirnkammern; die Liquorproduktion aus dem Plexus des 3. Ventrikels reicht aus, um die Hirnkammerdilatation zu erhalten. Der Verschluß der Foramina Magendi und Luschkae durch eine ausbleibende Differenzierung im Verlauf der frühkindlichen Entwicklung (GARDNER-ABDULLAH-McCORMACK, McFARLANE-MALONEY) oder durch entzündliche Prozesse (SCHLEGEL) ist kein extrem seltenes Krankheitsbild. Bei frühzeitiger Diagnose kann die Verklebung gelöst und damit eine völlige und bleibende Beseitigung des Hydrocephalus erreicht werden. Differentialdiagnostisch ist eine Abgrenzung zwischen dem sog. Dandy-Walker-Syndrom (= Wurmoaplasie und Foraminaverschluß: BRODAL-HAUGLIE-HANSSEN) und der Arnold-Chiarischen Mißbildung (s. nächster Abschnitt) nicht immer möglich, HEMMER (1958) versuchte diese Abgrenzung an Hand 13 eigener Fälle. Letzten Endes kommt es auf die möglichst frühe Eröffnung der hinteren Schädelgrube und Wiederherstellung der freien Passage an.

α) *Hydrocephalus bei Hirntumoren.*

Sie sind sicherlich eine häufige Ursache für das Auftreten eines Hydrocephalus. Einmal verschließen die Tumoren selbst durch ihr Wachstum besonders an den physiologisch engen Stellen die Liquorwege. Zum anderen bewirkt die begleitende Hirnschwellung zusätzlich eine Liquorblockade. Ein Hydrocephalus durch Tumor kann bei Erwachsenen und Kindern auftreten. Allerdings findet man bei dem Überwiegen von Kleinhirntumoren bei Kindern häufiger eine Obstruktion und Erweiterung aller 4 Hirnkammern. Im Erwachsenenalter sind Großhirntumoren häufiger.

Die Abb. 1 soll schematisch die Prädilektionsstellen von Tumoren zeigen, die zur Blockade der Liquorwege führen können. Wenn der Tumor in unmittelbarer Nachbarschaft der Engstellen (z. B. dem Aquädukt) sitzt, kann es zu einem seitengleichen Hydrocephalus kommen. Dies ist aber selten. Häufiger kommt es, vor allem bei frontalen, zentroparietalen und temporalen Gliomen durch die starke Hirnschwellung neben der Verschiebung des seitengleichen Ventrikels zu einer Erweiterung des gegenüberliegenden Ventrikels durch die Massenverschiebung und die funktionelle *Monroi*-Blockade. Artdiagnostische Schlüsse auf den Tumor lassen sich weiterhin gewinnen, wenn es sich um intermittierende, sog. Ventilverschlüsse kleinerer, in dem Ventrikelraum selbst gewachsener Tumoren handelt [Plexuspapillome, Ependymome, intraventrikuläre Tumoren beim Sturge-Weber (NOETZEL), Dermoide (BROWN)]. Eine eingehende Zusammenstellung findet sich bei OSTERTAG, S. 742. Ähnlich wirken auch große Kraniopharyngeome und Tumoren im vorderen 3. Ventrikel.

Besonders gefährdet durch das Wachstum auch kleinerer intra- und extracaniculärer Tumoren ist die Sylviische Wasserleitung. Sie ist trotz ihrer Länge von fast 2 cm durchschnittlich nur 1—2 mm stark, gleichzeitig kommen hierbei bereits unter Normalumständen große Varianten in der Lichtung vor (s. S. 606). Abgesehen von sehr großen Tumoren im Schläfenlappen, die durch eine schwellungsbedingte Massenverschiebung den Aquädukt blockieren können, tun dies bereits kleinste Tumoren, die vom Ependym

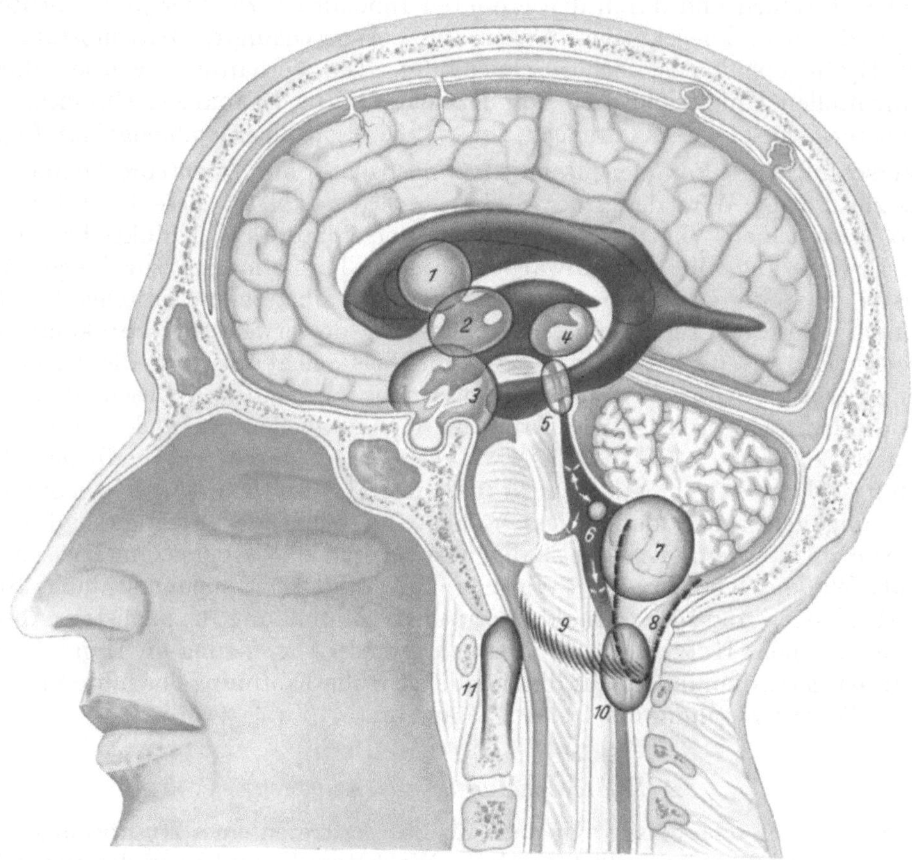

Abb. 1. Schematische Darstellung der Prädilektionsstellen für eine Liquorblockade durch Tumoren, Entwicklungsanomalien und entzündliche Verklebungen.

1 Monroe-Blockade durch Tumoren des Seitenventrikels; *2* Monroe-Blockade (häufig beiderseits) durch Kolloidcysten des 3. Ventrikels; *3* Monroe-Blockade durch sellanahe Tumoren (meist Kraniopharyngeome); *4* Aquäduktblockade durch Pinealome; *5* Aquäduktblockade durch Gliosen und Stenosen oder Tumoren der Vierhügelplatte; *6* Blockade der Foramina Luschkae und Magendi durch arachnitische Verwachsungen; *7* Blockade des 4. Ventrikels durch Kleinhirn- und Wurmtumoren; *8* Blockade im Bereich des Foramen occipitale magnum durch Arnold-Chiarische Mißbildung; *9* Blockade des Foramen occipitale durch arachnitische Verwachsungen; *10* Blockade des Foramen occipitale durch Tumoren des 4. Ventrikels und des oberen Halsmarkes; *11* Blockade des Foramen occipitale durch knöcherne Fehlbildungen (Platybasie, abnorm langer Dens epistropheus).

oder der Glia in Aquäduktnähe bzw. von der Zirbeldrüse (Pinealome) ausgehen. Am häufigsten allerdings sind Geschwülste der Vierhügelplatte (Lysholm, Tönnis). Auch Tumoren im hinteren Anteil des 3. Ventrikels können mit und ohne Blockade eines oder beider Foramen *Monroi* (Kolloidcysten, Kessel-Olivecrona, Cairns-Mosberg) eine Aquäduktabklemmung verursachen. Ähnlich verhängnisvoll wirken sich große Hypophysengeschwülste, vor allem die Hypophysengangs-Geschwülste (Kraniopharyngeome) aus. Gerade sie bleiben oft so lange symptomlos, bis sich eine totale oder funktionelle Blockade der Liquorwege einstellt.

Die Tumoren der hinteren Schädelgrube sind — bis auf kleinere Ponstumoren — fast immer Ursache eines hochgradigen, symmetrischen Hydrocephalus aller Hirnkammern. Die Kleinhirnbrückenwinkeltumoren engen dabei durch ihre Wachstumsrichtung am ehesten den Aquädukt ein. Die Tumoren der Kleinhirnhemisphären, des Wurms, der Medulla oblongata und im 4. Ventrikel schließen — anfänglich oft intermittierend (passagerer Ventilverschluß = Syndrom der Kleinhirneinklemmung) — später völlig die Abflußwege aus den 3 Foramina des 4. Ventrikels oder durch das große Hinterhauptsloch. PARKINSON-CHILDE beschrieben 1952 2 Kolloidcysten des 4. Ventrikels, ein vorher nicht beschriebener Befund. Auch hier versucht der Organismus lange Zeit kompensatorisch mit einer partiellen Blockade fertig zu werden. Zum Zusammenbruch des labilen Gleichgewichtssystems kommt es dann häufig durch äußere Einflüsse (Insolation, Infektion, körperliche Überlastung) und diagnostische Maßnahmen (Encephalographie, Ventrikulographie, UMBACH).

Zur teilweisen oder vollständigen Abflußbehinderung durch Blockade im Foramen occipitale kann auch die angeborene Verlängerung der Kleinhirntonsillen (Arnold-Chiarische Mißbildung) führen [CARREA-LEMOINE, LEVI (Literatur!), VERBIEST (1), (2), SHAPIRO-ROBINSON, KRAYENBÜHL]. Sie ist oft gekoppelt mit weiteren Fehl- und Spaltbildungen des Rückenmarkskanals. Trotz erfolgreicher Operation, z. B. einer Meningocele oder einer Spina bifida, kann das Operationsergebnis durch einen Hydrocephalus wegen einer unerkannten Arnold-Chiarischen Mißbildung — oder auch wegen der Verminderung der Resorptionsfläche (WUSTMANN, s. S. 610) — beeinträchtigt werden. Wenn diese Mißbildung auch meist im Kindesalter bereits zu schweren Störungen und ohne rechtzeitige Dekompression des blockierten Hinterhauptsloches zum Exitus führt, zeigt eine eigene Beobachtung, daß in einzelnen Fällen sich diese Fehlbildung auch erst im Erwachsenenalter bemerkbar machen und erfolgreich operiert werden kann.

Therapie. Natürlich sollte bei diesen Tumoren generell eine kausale Therapie, d. h. eine Tumorentfernung und damit eine Beseitigung der Passagebehinderung angestrebt werden. Leider aber ist dies bei den zentral gelegenen Tumoren sehr oft technisch nicht möglich bzw. nicht mit einem Weiterleben vereinbar. Oftmals kann aber nach Schaffung normaler Druckverhältnisse durch einen palliativen Eingriff der Tumor in einer zweiten Sitzung doch noch entfernt werden. Als palliative Eingriffe sind die später (s. S. 632) zu beschreibenden Ableitungen des Liquors in physiologische Räume anzusehen. Nur (entgegen der Ansicht z. B. von RANSOHOFF) in Ausnahmefällen kann eine Ableitung in Fremdräume erforderlich werden. Dagegen ist oftmals eine Dauerableitung des Liquors über einige Tage im geschlossenen System zur Renormalisierung des Druckgefälles vor einer Ventrikulographie oder Operation dringend empfehlenswert (s. S. 645).

β) Hydrocephalus bei knöchernen Fehlbildungen.

Es handelt sich hier meist wie bei der Arnold-Chiarischen Mißbildung um angeborene Anomalien verschiedenster Art, die zu einer Verformung des knöchernen Schädels und damit zu Einengungen der Liquorpassage führen. Am bekanntesten ist die Platybasie (RUSSELL), bei der neben der Deformität der Schädelbasis auch andere Mißverhältnisse zwischen dem Hirnstamm, den Hüllräumen und dem Knochen vorliegen können (FEREY et al.). Systemerkrankungen der Knochenbildung (Osteogenesis imperfecta, Rachitis, Osteomalacie, Chondrodystrophie und Paget) können ebenfalls zum Krankheitsbild der „basalen Impression" (GRAWITZ) Anlaß geben. Ähnlich wie die Einstauchung der Halswirbelsäule in die Schädelbasis kann auch eine Fehlgelenkbildung zwischen Atlas und Epistropheus (BECKER) oder eine abnorme Dens-Verlängerung zu Abflußbehinderungen im Bereich der großen Hinterhauptszisterne führen (HART, s. Abb. 1). Gleichsinnig kann auch eine von dorsalwärts das Mark und die Abflußwege blockierende knöcherne Fehlbildung des Planum nuchale wirken. RIECHERT beschrieb diese Fehlbildung eingehend und nannte sie — in Analogie zu der häufigeren basalen — die „nuchale Impression".

Therapie. Von entscheidender Bedeutung ist die diagnostische Auswertung orthograder Röntgenbilder unter Berechnung der Normabweichungen (Bergerhoff) und in Zweifelsfällen die Einbeziehung der Tomographie (Fishgold, Ferey et al.). Luftdarstellungen der Hirnkammern sind dann meist entbehrlich. Eindringlich ist zu warnen vor Suboccipitalpunktionen, da es durch die abnormen Verhältnisse zu lebensbedrohlichen Markverletzungen und Blutungen kommen kann.

Operativ kommt bei hydrocephalischen Dekompensationserscheinungen nur eine breite Freilegung der hinteren Schädelgrube in Betracht. Dabei kann die knöcherne Einengung beseitigt und gleichzeitige Foramina Luschka- bzw. Magendi-Obstruktionen — sehr oft verursacht durch begleitende häutige Verschlüsse — gelöst oder durch Entdachung des 4. Ventrikels und Freipräparieren der Cisterna magna von Bindegewebssepten umgangen werden. Sehr oft sind diese Mißbildungen jedoch noch mit Atresien in den höher gelegenen Abflußwegen gekoppelt. Dann ist vor allem die Ventrikulo-Zisternostomie nach Torkildsen angezeigt. Selbstverständlich wird man neben der Entfernung des Occiputs zumindest den hinteren Atlas, in einzelnen Fällen auch den 2. Wirbelbogen wegnehmen.

γ) *Hydrocephalus bei Entwicklungsstörungen innerhalb der Abflußwege.*

Hier spielt eine mannigfache Zahl von angeborenen oder entwicklungsbedingten Gliosen, Stenosen und Atresien in den Engstellen des Liquorsystems eine Hauptrolle. Russell nimmt bei der frühkindlichen Form des Hydrocephalus in 99 % derartige Fehlbildungen im Aquäduktbereich an, Voris 66²/₃ %, P. Martin 80 %. Diese Entwicklungsstörungen aus der Zeit der Umdifferenzierung des Neuralrohrs resultieren selten in einfachen Stenosen, viel häufiger in Aufsplitterung („forking", Russell) oder Septenbildung. Alle Übergangsformen von der einfachen Einengung bis zu nur mikroskopisch sichtbaren Durchgängen und schließlich zu völligen Wegverlegungen kommen vor. Dementsprechend ist auch das Erscheinungsbild der

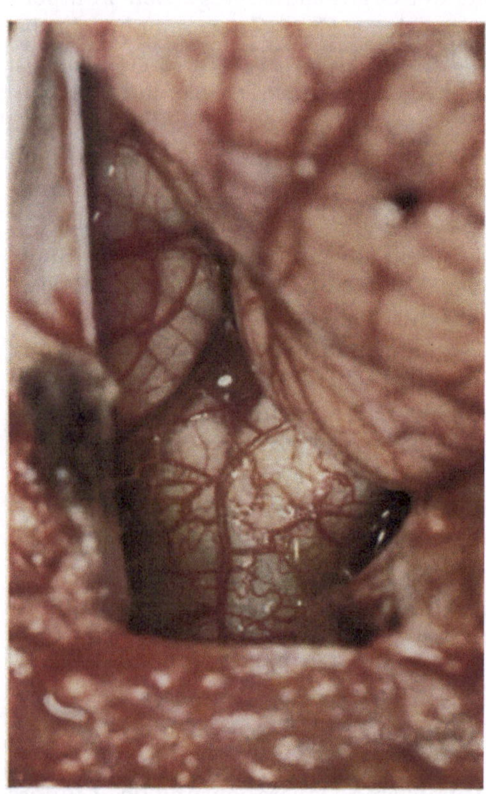

Abb. 2. Hydrocephalus bei Dandy-Walker-Syndrom. Über der Medulla oblongata und zwischen den Kleinhirn-Hemisphären sieht man — bei fehlendem Wurm — den arachnoidalen Verschluß des 4. Ventrikels (der weiße Punkt in der Mitte der Membran entsteht durch einen Reflex auf der prall vorgewölbten Arachnoidea).

sich entwickelnden Hydrocephali sehr unterschiedlich. Ein völliger Verschluß führt meist zur Totgeburt oder zum Exitus in den ersten Tagen. Nicht vollständige Verschlüsse werden oft lange toleriert, erst hinzukommende Zweitschädigungen (Infektionen) führen dann zur Dekompensation und zu klinischen Hydrocephalus-Erscheinungen. Sowohl Stenosen durch Entwicklungshemmung wie Gliosen (abnorme polsterartige Auftreibungen der Stützsubstanz) erzeugen derartige Aquäduktblockaden (Russell, Pennybacker, Petit-Dutaillis et al., Colmant). Seltener finden sich diese Anlageanomalien im Bereich der anderen Passageengen. Kongenitale Septenbildungen am Foramen *Magendi* und den Foramina *Luschkae* wurden beschrieben (Colemann und Troland). Benda stellte bei 13 Fällen von Okklusionshydrocephalus 6mal das sog. Dandy-Walker-Syndrom fest, d. h. eine Atresie des Foramen *Magendi* zusammen mit einer mangelhaften Entwicklung des Kleinhirnwurmes (s. Abb. 2 und 3). Sie treten aber in ihrer Häufigkeit gegenüber den erworbenen mesenchymalen Verschlüssen zurück.

Da ihre Behandlung mit denen der entzündlichen Verschlüsse zusammenfällt, wird die *Therapie* dort (s. unten) besprochen. Eine Sonderbehandlung ist höchstens bei den Atresien der Foramina des 4. Ventrikels bei der Chondrodystrophie und dem Turmschädel angezeigt. Sie ergibt sich indessen zwanglos aus den röntgenologisch diagnostizierbaren Veränderungen.

δ) *Hydrocephalus bei entzündlichen Veränderungen.*

Hier handelt es sich nicht mehr um einen reinen Okklusionshydrocephalus, sehr oft sind es Mischformen mit dem *Hydrocephalus male resorptivus.* Auf Grund der bindegewebigen Verödung fallen die wichtigen basalen Resorptionsflächen aus, aus dem gleichen Grund wird der Abfluß des Liquors zur Konvexität des Hirns und in die Spinalräume großenteils behindert. Verhängnisvoll wirkt sich vor allem eine mechanische

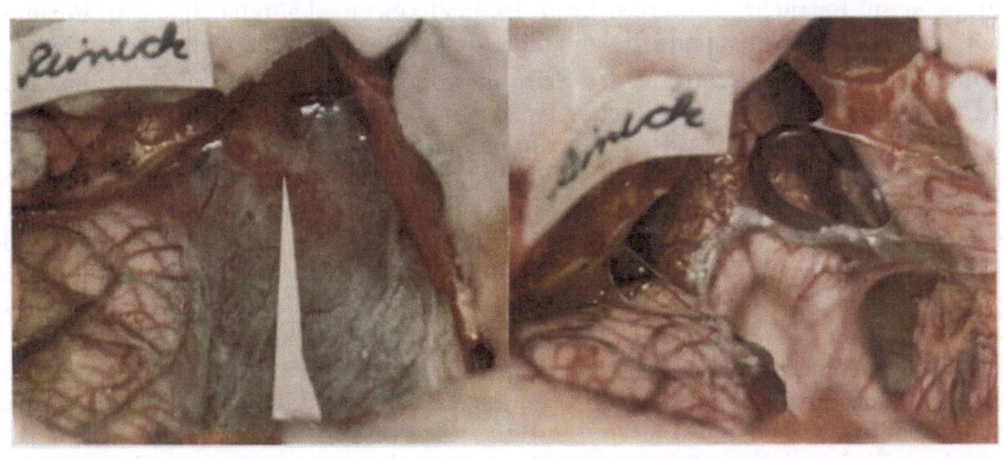

a   b

Abb. 3 a u. b. Hydrocephalus bei Dandy-Walker-Syndrom. a Nach Eröffnung der Dura über der hinteren Schädelgrube zeigt sich, daß der Wurm und großenteils auch die linke Kleinhirnhemisphäre nicht angelegt sind. (Die Aufnahme entspricht dem Einblick des Operateurs in die hintere Schädelgrube bei einer Operation in Bauchlage.) Der Pfeil auf der bedeckenden Arachnoidea zeigt auf das Foramen Magendi. b Situs nach Eröffnung der arachnoidalen Membran: jetzt sind Medulla oblongata (unten), völlig fehlender Wurm und linke Kleinhirnhemisphäre bei etwa normaler rechter Kleinhirnhemisphäre gut zu beurteilen. Ebenso ist das Gebiet des 4. Ventrikels von Schrumpfungscysten durchsetzt. Links aus der Tiefe wölbt sich die Schlinge eines aberrierenden Vertebralisgefäßes vor.

Wegverlegung durch *arachnitische* Membranbildungen im Bereich der Foramina des Ventrikelsystems und in der Gegend des großen Hinterhauptsloches aus (s. Abb. 4).

Neben fetalen Entzündungen und blanden Ependymitiden als intrapartale Blutungsfolge (an Toxoplasmose und Rh-Unverträglichkeit denken!) sind später vor allem Meningitiden bakterieller (Meningokokken, Staphylokokken), parasitärer (Cysticerken, Echinokokken, Toxoplasma Gondii) und granulärer (Lues) Genese Ursache für die meisten kindlichen „chronischen" Hydrocephali. Früher liefen sie unter dem unverbindlichen Namen „idiopathischer" Hydrocephalus.

Eine große Bedeutung hat heute auch die tuberkulöse, vorwiegend an der Basis sich abspielende Meningitis. Früher verlief sie immer tödlich, jetzt können sehr viele Kranke durch Tuberculostatica geheilt werden. Entscheidend wirkt sich aber die frühzeitige Erkennung und die sachgemäße Behandlung des begleitenden Hydrocephalus aus. Er ist Folge einer entzündlichen Hypersekretion und einer mangelhaften Resorptionsfähigkeit der verdickten basalen Hirnflächen (LÜCHTRATH), seltener membranöser Verschlüsse der Foramina. Es kommt hier vor allem darauf an, durch zeitweilige Dauerdrainagen oder vorübergehende Ableitungen des überschüssigen Liquors in Fremdräume (Orbita, Mastoid) das akute und subakute Stadium zu überbrücken. Eine derartige Liquorableitung in körpereigene Fremdräume kann natürlich nur dann erwogen werden, wenn der Patient durch einen ausreichend hohen Tuberculostatica-Spiegel vor Eigeninfektionen geschützt ist.

Die spätere *Therapie* unterscheidet sich nicht grundsätzlich von der anderer postmeningitischer Folgen. Auch die Folgen einer intra-uterinen oder intra-partalen Schädigung mit Untergang von Hirngewebe bei Mangeldurchblutung (J. E. Meyer) und Ausfüllung der aplasiebedingten Hohlräume mit Liquor (Brenner) wirkt sich ähnlich aus. Diese Erkrankung steht in engem Zusammenhang mit den hier nicht im einzelnen zu besprechenden Hydranencephalien (Dontenwill, Lefèvre et al.) und Hydro-Encephalo-Dysplasien (Picaza-Cardelle-Jiminez, Polman). Es kann sich aber ebensogut um echte Druckatrophien des Kleinhirns handeln als Folge von entzündlich entstandenen *Arachnoidealcysten* (Bengochea-Blanco).

Trowbridge-French stellten 1951 5 Literatur-Fälle und einen eigenen Fall zusammen. Demnach kommen ätiologisch sowohl ein Trauma wie Entzündungen und angeborene Mißbildungen in Betracht. Letztere fand Pennybacker ebenfalls 2mal in Form von Verwachsungen im Tonsillenbereich bei (oder durch?) abnormen Gefäßverläufen.

„Ähnlich können die Divertikel der Seitenkammern bzw. die arachnoidealen Cysten in der Cisterna ambiens . . . . als ziemlich seltene Folge eines Verschlußhydrocephalus angesehen (Kajtor-Haberland) werden, umgekehrt kann die Cyste als Entzündungsfolge entstanden sein, die ihrerseits durch Aquaedukt-Komprimierung zum Hydrocephalus führt" (Noetzel, zit. nach Hemmer). Aquäduktstenosen auf Grund reaktiver Gliawucherungen, membranöse Narbenbildungen in den mesenchymalen Häuten, vor allem in der Cisterna ambiens, dem 4. Ventrikel und der Hinterhauptszisterne sind hier am häufigsten (Dandy 1925). Lobkova fand bei 56 traumatischen und infektiösen Aquäduktstenosen, daß über 70% sich (erst?) zwischen dem 16.—30. Lebensjahr bemerkbar machen; Therapie durch Ventrikulostomie nach Stookey-Scarff. Nur in einem Teil der Fälle läßt sich durch Lösen der Fibrosen der Hydrocephalus beheben. Meist müssen die palliativen Eingriffe einer Liquorableitung angewandt werden (s. S. 632), weil ein Großteil der physiologischen Resorptionsflächen des Liquors verödet sind.

Über den Hydrocephalus als Blutungsfolge und nach Sinusverschlüssen siehe S. 609 und unter Abschnitt 1c, traumatischer Hydrocephalus.

b) Hydrocephalus bei vermehrter Liquorproduktion (Hydrocephalus hypersecretorius).

Er entsteht bei einem Mißverhältnis zwischen übermäßig produzierter Liquormenge und Resorptionsfähigkeit der physiologischen Organe. Strömungsbehinderungen und verminderte Resorptionsflächen sollen der Einfachheit halber vorerst außer Betracht gelassen werden. Natürlich spielen sie — darauf wurde bereits früher hingewiesen — eine konkomitierende Rolle. Wolff hält — im Gegensatz zu Schaltenbrand — einen eigentlichen Hydrocephalus hypersecretorius für unwahrscheinlich. Nach seiner Ansicht müssen stets gleichzeitig Resorptionsstörungen vorliegen. Pathogenetisch kommen verschiedene Ursachen in Frage, wie z. B. Störungen des osmotischen Gleichgewichts, der Capillarpermeabilität, des Gewebsstoffwechsels und der Vitaminversorgung (Vitamin A-Mangel: Rokkones, Millen-Woollam; Vitamin B_{12} bzw. Folsäure: Overholser et al.). Marie-Sée beschrieben im Gegensatz dazu ein akutes Auftreten einer Liquorhypersekretion mit Fontanellenspannung direkt im Anschluß an 300 000—400 000 E Vitamin A-Gaben bei Säuglingen, das nach Absetzen in 1—2 Tagen wieder schwand.

Als häufigste Ursache finden sich Papillome und Hyperplasien der Plexus chorioidei. Analog zu den Verhältnissen im uropoetischen System kommt es durch die Hypertrophie der Sekretionszellen zu einer Luxusproduktion an Liquor (Kahn-Luros geben eine Übersicht über 100 Literatur-Fälle und fügen 7 eigene hinzu); denkbar ist auch eine gleichzeitige Resorptions-Beeinträchtigung als Folge der rezidivierenden Blutungen, wie dies McGuire-Greenwood-Newton bei einem beidseitigen Plexuspapillom wahrscheinlich machen konnten. Eine besonders reichhaltige Literatur findet sich über die lokale Hydrocephalus-Entstehung bei Papillomen. Sie soll hier nicht einzeln aufgeführt werden (s. bei Carrea, Folena, Sourander, Zülch, Ray-Peck).

Ob es auch nichttumorbedingte Plexushypertrophien gibt, ist noch nicht geklärt. Es ist wahrscheinlicher (RUSSELL, BERTRAND), daß entzündliche Prozesse in den Plexus gleichzeitig mit Meningitiden und Encephalitiden ablaufen. LUND fand bei 8 von 12 progredienten frühkindlichen Hydrocephali ohne Blockade der Liquorwege eine Vascularisierung des Plexus-Stromas, die an angiomatöse Mißbildungen erinnerte und bei 10 Fällen hochcylindrische Epithelzellen mit Zeichen einer erhöhten Sekretion. Diese Veränderungen werden als Ausdruck einer Fehlbildung oder aber einer mangelhaften Differenzierung frühembryonaler Strukturen angesehen. Den z. T. gefundenen chronisch entzündlichen Prozessen wird für die Hydrocephalus-Genese nur eine untergeordnete Bedeutung zugemessen. Die Liquorhypersekretion als Begleiterscheinung irgendwelcher Entzündungen ist jedoch wohlbekannt. Häufig bestehen dabei auch mangelhafte Resorptionen und Störungen der Liquorströmung. Alle diese verschiedenen Faktoren begünstigen die Ausbildung eines Hydrocephalus.

Man nahm früher an, daß Stauungen bzw. Thrombosen in der V. cerebri media (GALENI) eine Liquorüberproduktion durch Rückstau auslösten. Darauf basierte das — heute verlassene — Operationsverfahren der *Falcitomie* nach PAYR. Es sollte die spitzwinklige Einmündung der V. Galeni in den Sinus rectus und damit die Stauung beseitigen. Obwohl DANDY-BLACKFAN im Tierexperiment durch Blockade der V. Galeni einen Hydrocephalus erzeugen konnten, wird diese Möglichkeit der Hydrocephalus-Entstehung durch die Nachuntersucher (GULEKE, RUSSELL) abgelehnt. An Hand der neueren Untersuchungen von GERLACH aber scheinen diese Stauungen zumindest bei der Entstehung des Hirnödems eine Rolle zu spielen. Auch BERING-SALIBI konnten durch tierexperimentelle Erhöhung des intrakraniellen Venendrucks bei 15 von 21 Hunden einen Hydrocephalus erzeugen.

Ungeklärt ist weiterhin bis heute noch der nosogenetische Einfluß einer Sinusthrombose als Folge entzündlicher Erkrankungen im Hals-Nasen-Ohrenbereich (BELLONI). Einmal nimmt man an, daß es durch die akute und chronische hyperergische Sensibilisierung zu einer echten Plexus-Hypersekretion kommen kann. Die Entstehung eines meningitischen Hydrocephalus hypersecretorius (oder eines Abscesses) hängt nach BLOHMKE-LINK von der intakten Duraschranke im Bereich der basalen Zisternen, besonders in der Cisterna pontis lateralis ab. Um einen Durchbruch zu verhindern, schlagen sie als *Therapie* eine möglichst frühzeitige Eröffnung (im Trautmannschen Dreieck) und Drainage (300—400 cm³ täglich spontane Liquorrhoe) und Durchspülung (auch mit Antibiotica) vor, um die bakteriellen und ,,toxischen" Produkte herauszuschaffen. Neben diesen ,,toxischen" Hydrocephali ist aber auch bei ausgedehnten Thrombophlebitiden besonders der basalen *Sinus*, in selteneren Fällen auch der konvexitätsnahen Sinus (DONELLY-RADLEY-SMITH) ein kombinierter Hydrocephalus durch Hypersekretion und durch mangelhafte Resorption wahrscheinlich gemacht worden.

Von Wichtigkeit sind weiterhin die Beobachtungen, daß *innersekretorische* Störungen (Thyreotoxikose, ovarielle Dysfunktion — zusammengestellt bei GUTTMANN), gestatorische und traumatische Überfunktionen des Hypophysen-Hinterlappens zur Liquorüberproduktion und zur Ausbildung eines Hydrocephalus hypersecretorius führen können.

Eine kausale und wohlbegründete *Therapie* (Plexusexstirpation, Tumorentfernung, Plexusverkleinerung) kann nur in den Fällen einer tumorösen oder angiomatösen Hyperplasie eines Plexus durchgeführt werden. Diese Neubildungen in den hauptsächlichen Liquor-Produktionsstätten finden sich am häufigsten im ersten Lebensjahrzehnt. Naturgemäß sind all unsere therapeutischen Maßnahmen bei den anderen Hydrocephalus-Fällen von vornherein durch einen gewissen Unsicherheitsfaktor belastet, da sehr oft die eigentliche Ursache nicht bekannt ist, manche einen reinen Hydrocephalus hypersecretorius überhaupt für unwahrscheinlich halten. Man muß eine Ausheilung des Grundleidens versuchen. Zeitweilige Ableitungen des Liquors durch Umgehungsdrainagen in physiologische

Resorptionsräume (s. S. 632) oder auch Ableitungen in Fremdräume (s. S. 644) werden sich nicht immer umgehen lassen. Sie sollten aber nur unter Beachtung der jeweiligen nosogenetischen Faktoren und einer kausalen Therapie geplant werden.

c) Hydrocephalus bei mangelhafter Resorption (Hydrocephalus male resorptivus).

Hier soll zuerst der *traumatische* Hydrocephalus besprochen werden, obwohl er sich nur bedingt in diese Kategorie einordnen läßt. Sicher sind an seinem Zustandekommen auch echte Hypersekretionen (s. S. 608) mit beteiligt. Unberücksichtigt sollen vorerst die Fälle eines äußeren und inneren Hydrocephalus bleiben, die „passiv" als Folge konvexitäts- oder basisnaher Kontusionen oder traumatischer Schrumpfungsvorgänge im Mark „ex vacuo" entstehen. Bei den häufigen gedeckten Hirnverletzungen spielen anfänglich Hypersekretionsphasen (sie können durch Punktionen gut beherrscht werden, Raaf) durch veränderte Gefäßpermeabilität auf Grund des Schocks, Zirkulationsbeschränkungen durch Thrombosen und lokale und diffuse traumatische Ödeme (passagerer Aquädukt- verschluß, Zisternenverquellung, thrombotische Foramenblockade: Schaltenbrand- Tönnis), vor allem aber Resorptionsstörungen als End- und Dauerzustand eine Rolle. Sie entstehen vor allem als Folge blutungsbedingter Hämosiderin-Ablagerungen. Eine mangelhafte Durchblutung durch die vegetative Fehlsteuerung begünstigt in dem bereits geschädigten (verquollenen, vernarbten) Resorptionsraum die Resorptionsverzögerung. Auch traumatische Sinus longitudinalis-Thrombosen (Martin, Foley) können den Liquorabfluß blockieren. Sie können durch die direkte Kontrastdarstellung der Sinus („Sinographie", Umbach) nachgewiesen werden.

Als Modellfall für die Entstehung eines Hydrocephalus male resorptivus kann die tierexperimentelle Einbringung von Tusche u. ä. gelten. Hierdurch kommt es zur Ver- minderung der Resorptionsfläche. Ähnliches gilt für die arachnitischen und pialen Ent- zündungen wie für die rezidivierende Subarachnoidealblutungen (Krayenbühl-Lüthy). Die bindegewebige, flächenhafte Membranbildung vor allem über der Basis (s. Abb. 4), aber auch über der Konvexität kann einmal die kranialwärts gerichtete Liquorströmung (Dandys klassische Versuche) verzögern, wichtiger ist jedoch der weitgehende Ausfall der physiologischen Resorptionsräume (Dandy 1925, Schönbauer, Heidrich).

In diesem Zusammenhang müssen die relativ häufigen *intrapartalen* Schädigungen erwähnt werden. Neben einer asphyktischen Gewebsschädigung mit nachfolgender Cortexschrumpfung können Blutungen zu Verstopfungen der Passage-Engen und damit auch zur Resorptionsbehinderung führen (Dontenwill).

Durch die Mangeldurchblutungen unter der Geburt ist das Hirn ebenfalls erhöht an- fällig für infektiöse Schädigungen, die natürlich zusätzlich zur Verödung der Resorptions- flächen führen können. Über diese Fragen der Asphyxie und der Gefäßzerreißungen während der Geburt mit ihrem Einfluß auf die Entstehung eines Hydrocephalus unterrichten die Arbeiten von Russell, Siegmund u. a. (zusammengestellt bei Kehrer). Da sowohl meningitische Prozesse wie ein Hirnödem gleichermaßen zu Behinderungen der Liquor- strömung führen, ist der Hydrocephalus sicherlich zum Teil als „male resorptivus", zum Teil als „obstructivus" aufzufassen.

Die Differentialdiagnose läßt sich manchmal durch die verschiedenen Passage- bzw. Farbstoffprüfungen (s. S. 617) stellen. Unsere *Therapie* muß sich leider in der über- wiegenden Anzahl der Fälle auf palliative Ableitungen in Fremdräume beschränken, bei gleichzeitiger Strömungsblockade kommen Umgehungsdrainagen (s. S. 636) in Frage.

Es sollte aber folgendes nicht vergessen werden: Durch den langdauernden Überdruck im Ventrikel- und Subarachnoidealraum entwickelt sich — entweder druckbedingt oder als Folge einer Selbstheilungstendenz des Organismus — eine relative Liquorsekretions- Minderung. Werden diese Hydrocephali jetzt durch einen Eingriff brüsk „entleert", so kommt es nicht selten — bei der Funktions-„Untüchtigkeit" der Plexus — zu einer Hypo- bzw. zu einer Aliquorrhoe. Ein Ventrikelkollaps oder ex vacuo-Blutungen in den Subduralraum sind die verhängnisvollen Folgen (SCHALTENBRAND, ANDERSON, DAVIDOFF-FEIRING, VORIS). Es wirken hier ähnliche Faktoren wie bei der Pachymeningosis der alten Leute. Eine vorsichtige, den jeweiligen Druckverhältnissen im Liquorraum angepaßte Ableitung ist darum geboten.

d) Hydrocephalus bei Schwund des Hirngewebes (Hydrocephalus ex vacuo).

Wahrscheinlich gibt es — in Analogie zu den bekannten Hemmungsmißbildungen — auch einen kongenitalen, in der embryonalen Umbildungsphase durch eine Aplasie des

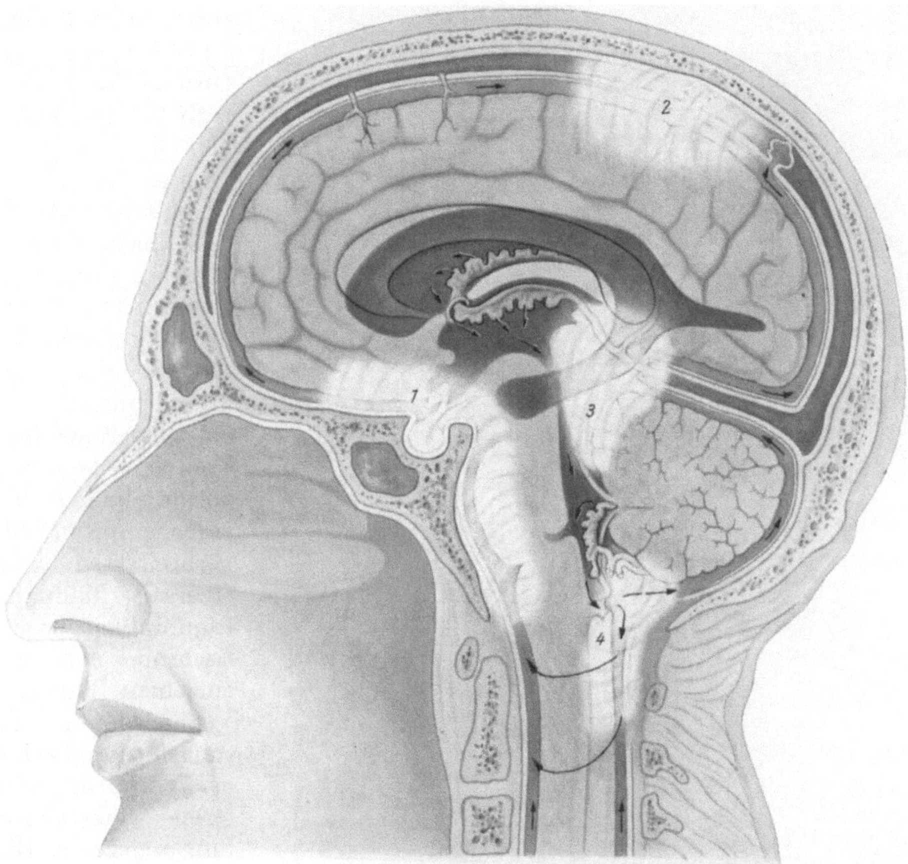

Abb. 4. Schematische Darstellung der Liquorströmungsverhältnisse und der (entzündlichen) Verwachsungs-lokalisationen.

Die eingezeichneten Pfeile zeigen die Liquorströmung aus den (hauptsächlichen) Liquorquellen in den Plexus der Ventrikel, seine Ausbreitung durch die Foramina des 4. Ventrikels zu den basalen und konvexitäts-nahen Resorptionsflächen des Groß- und Kleinhirns und um das Rückenmark. Die mattierten Bezirke sollen schematisch die wichtigsten Arachnoideaverdickungen und -entzündungen andeuten, die zur Strö-mungsblockade und zur Resorptionsverschlechterung führen: *1* im Bereich der basalen Zisterne, *2* im Bereich der Konvexität, *3* im Bereich der medialen Zisterne, *4* im Bereich des 4. Ventrikels und der großen Hinterhauptszisterne.

Hirngewebes entstandenen Hydrocephalus ex vacuo. Eine zwingende Beweisführung für diese Entstehung ist bis heute nicht erbracht. RUSSELL nimmt eher an, daß alle diese frühkindlichen Hydrocephali allein auf dem Boden von Liquor-Passagestörungen entstehen. Es wurden jedoch bereits mehrfach gleichzeitiges Vorhandensein von Hydrocephalus und anderen, auf mangelndem Schluß des Medullarohrs und Gefäßaplasie beruhenden Mißbildungen beschrieben (Hydranencephalie, Cyclencephalie, mangelnde Unterteilung des Großhirns, Balkenmangel und Cavum vergae-Cysten). ROBINSON stellte

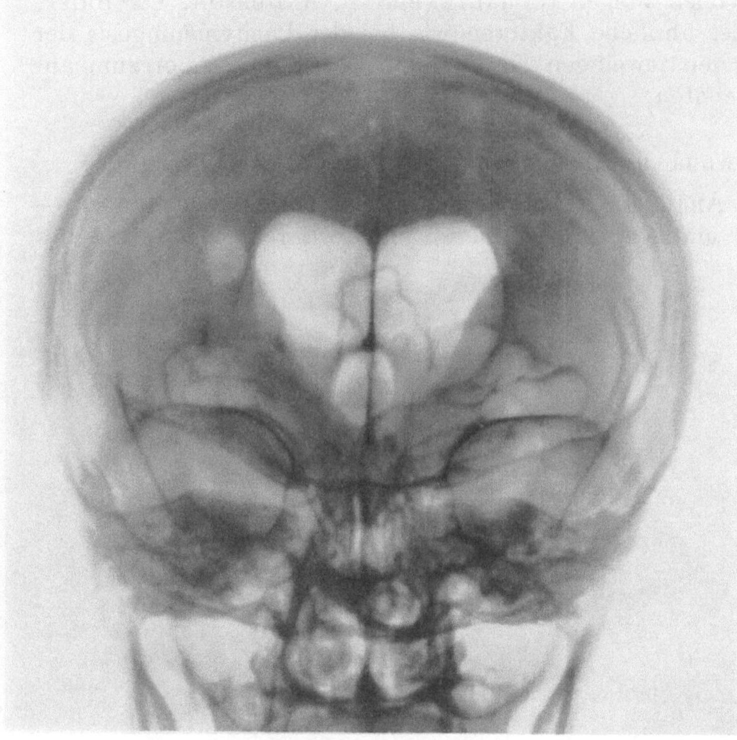

a

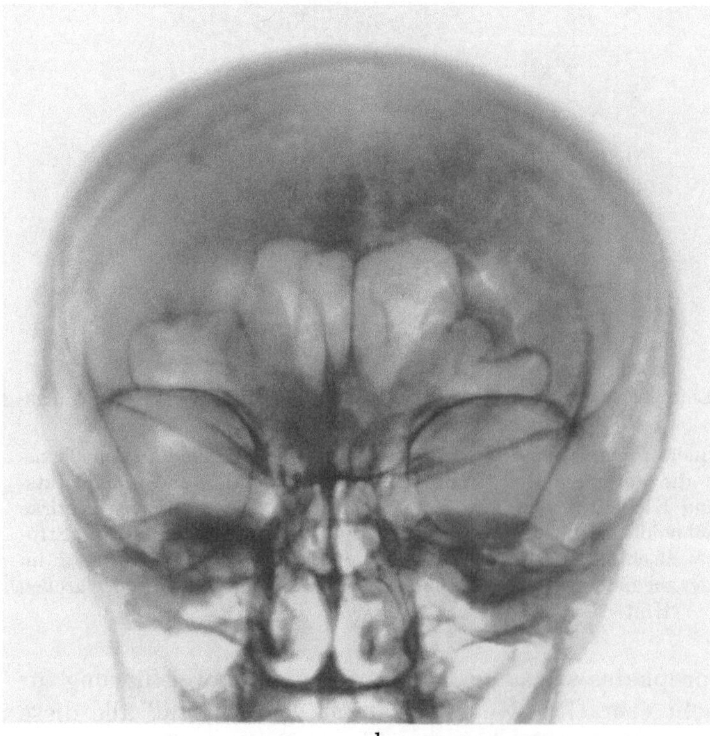

b

Abb. 5a u. b. Encephalogramm vor (a) und 2 Jahre nach (b) Lösung von Verwachsungen im Bereich der hinteren Schädelgrube. Die subjektiven Beschwerden und die Stauungspapille stellten sich nach einem Bagatelltrauma erstmals ein. Nach Lösung der Verwachsungen ohne weitere Drainage bildete sich der Hydrocephalus weitgehend zurück.

15 Literatur-Fälle und 2 eigene Fälle zusammen von Aplasie des Temporallappens und Ersatz des Hirns durch eine große Cyste, die unter Druck stand.

Sehr oft sind bei diesen „passiven" Hydrocephali Produktion und Resorption im Gleichgewicht. Nur bei einer partiellen Obstruktion kann ein operatives Vorgehen erforderlich werden (s. Abb. 5). Dies gilt auch für die physiologischen Alters- und Systematrophien der Hirnsubstanz sui generis (Pick, Alzheimer, Panencephalitis, Thrombangiitis obliterans). Im Encephalogramm stellen sich neben einer meist symmetrischen Ventrikelerweiterung Luftansammlungen über den geschrumpften Gyri und verbreiterten Sulci dar. Operative Maßnahmen zur Liquorableitung sind praktisch nie notwendig. In einzelnen Fällen ist ein Versuch mit durchblutungsfördernden Eingriffen zur Verhütung einer weiteren Substanzschrumpfung angezeigt. Diagnostische Schwierigkeiten können sich hier nur in Begutachtungsfällen ergeben, wenn über vorausgegangene degenerative Erkrankungen nichts bekannt ist.

Nach schweren gedeckten Hirnverletzungen kommt es als Folge einer ausgedehnten (oftmals auf der Schädigungsseite verstärkten) Parenchymatrophie zur hydrocephalen Ventrikelausweitung. Meist ist gleichzeitig ein erheblicher Hydrocephalus ex vacuo externus vorhanden.

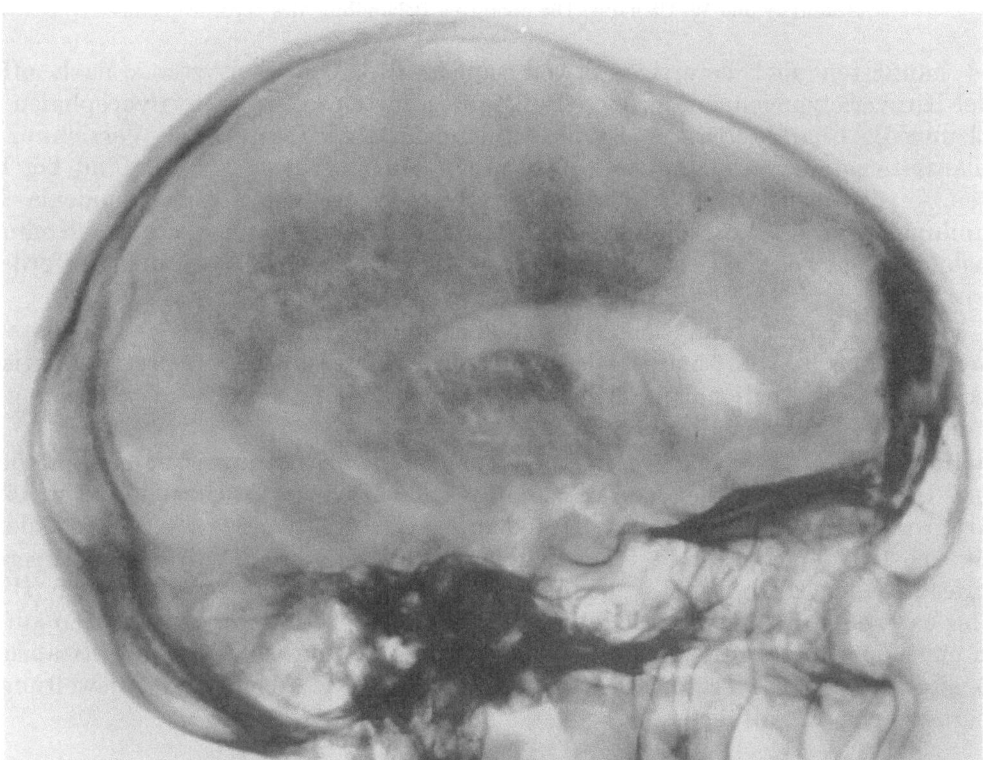

Abb. 6. Encephalogramm 2 Jahre nach schwerer offener Stirnbein-Frontalhirnverletzung. Das gesamte Frontalhirnmark ist durch eine atrophische Schrumpfungscyste ersetzt. Sie steht durch eine breite Kommunikation mit dem (praktisch normalen) Vorderhorn in Verbindung, reicht bis etwa zur Dura und weist einen erheblichen Innendruck auf. Hinter das Stirnbein projiziert sich der Schatten eines (außerhalb ohne diagnostische Klärung der Hirnwunde) eingelegten Plastikspans.

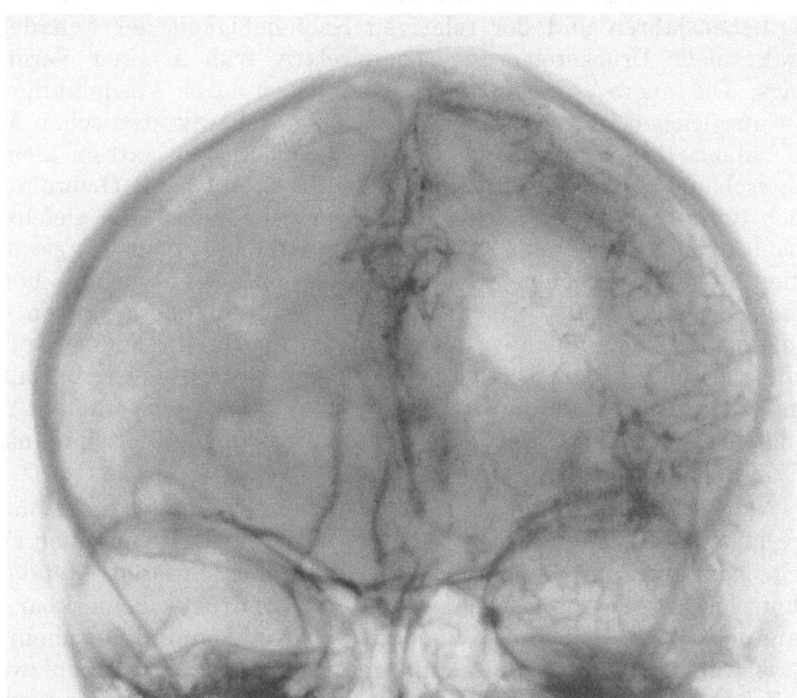

Abb. 7. Patient von Abb. 6; Arteriogramm links zeigt 9 Tage nach der Encephalographie noch immer Luft in der Schrumpfungshöhle, eine Auseinanderdrängung von Media + Anterior und vor allem eine Verschiebung der Anterior auf die Gegenseite, da die traumatische Cyste unter erhöhtem Druck stand und so Erscheinungen wie ein progredienter raumbeengender Prozeß machte.

Am häufigsten sind derartige Erweiterungen des Ventrikelsystems nach offenen Schädel-Hirnverletzungen mit großen Substanzverlusten oder nach pyocephalen Einschmelzungen. Charakteristisch ist im Pneumencephalogramm die Verziehung des Ventrikelsystems zur verletzten Seite hin und — im Gegensatz zum Befund bei Hirntumoren — die gleichzeitig über derselben Seite vermehrte subarachnoideale Luftansammlung. Narbige Verziehungen der Foramina können dann operative Kommunikationsbildungen zwischen dem Ventrikel und den peripheren Liquorräumen erforderlich machen.

In schweren Fällen kann sich klinisch aber auch das Bild eines raumbeengenden Tumors entwickeln (s. Abb. 6 und 7). Die porencephale Höhle ist Folge des posttraumatischen Markschwundes. Die ballonartige Aufblähung der Cyste und die Seitenverdrängung sind Folge mangelhafter Resorptionsverhältnisse.

Hydrocephale Erweiterungen der inneren und äußeren Hirnwasserräume entwickeln sich praktisch bei allen Fällen von Mark- und Rindenschwund. Ursache dafür können alle Arten von Hirnschwellung und Hirnödem sein. Auch nach Hungerdystrophie entwickelt sich ein derartiges Bild nicht selten, selbstverständlich führen auch operative Eingriffe zu einer Hirnatrophie und einem lokalen oder auch generalisierten Hydrocephalus ex vacuo. Das gleiche gilt für Schrumpfungen bestimmter Hirnpartien auf dem Boden einer durchblutungsbedingten Agenesie, für die Robinson 1958 die Erfahrungen von 5 eigenen und 2 Literaturfällen mit temporaler, cystenbedingter Ausweitung des knöchernen Schädels anführte.

B. Die Klinik des Hydrocephalus.

1. Die Symptomatologie des Hydrocephalus.

Der Hydrocephalus des frühen Kindesalters weist eine andere Symptomatologie auf als der des Jugendlichen und des Erwachsenen. Bei der fehlenden Nahtverknöcherung in den ersten Lebensjahren und der relativen Nachgiebigkeit der Schädelkapsel zeigt sich eine intrakranielle Drucksteigerung schon relativ früh in einer Vergrößerung des Schädelumfangs. Die innere Volumenzunahme kann sich durch Ausdehnung bis zu einem gewissen Grad ausgleichen. Es kommt dann zu einem charakteristischen Mißverhältnis zwischen dem ballonartig aufgetriebenen Hirnschädel und dem extrem klein wirkenden, spitzen Gesichtsschädel (Abb. 8 und 9). Durch den Druck auf beide Orbitaldächer werden die Augen nach unten und etwas nach außen getrieben. Durch die gleichzeitige Blickerschwernis nach oben entsteht eine typische Augenstellung, man hat sie mit dem Bild des aufgehenden Mondes verglichen. Bei der Perkussion des Calvariums hört man einen viel dumpferen „Schenkelschall". Wenn die Nähte auseinandergewichen sind, kommt es zum pathognomonischen „Schädelscheppern" (Bruit du pot felé). Röntgenologisch ist das Auseinanderweichen der Schädelknochen an den verbreiterten Nähten, der sog. Nahtsprengung, zu sehen. Durch die Druckatrophie des Knochens entsteht der charakteristische „Wolkenschädel", die Sellalehnen sind abgebaut, die Sella ausgewalzt, die knöchernen Foramina erweitert.

Nach der Nahtverknöcherung ist diese Ausweichmöglichkeit nicht mehr gegeben. Nur in sehr geringem Maße können sich dann bei längerem Bestehen auch einmal druckatrophische Erscheinungen am knöchernen Schädel dokumentieren. Jetzt machen sich zuerst die klinischen Erscheinungen des erhöhten Hirndrucks bemerkbar. Es kommt zuerst zu Spannungs- bzw. Druckkopfschmerzen, zu Einklemmungserscheinungen in der hinteren Schädelgrube mit Sprengungsgefühl und schmerzbedingter Kopfzwangshaltung, zu zentralem Erbrechen (nüchtern, unabhängig von der Nahrungsaufnahme, im Strahl), zu Augenmuskelparesen, vor allem des Abducens, zu Nystagmus, zu Stauungen am Augenhintergrund, später zu Sehverschlechterungen durch die Druckatrophie des Sehnerven bis zur völligen Erblindung. Hypothalamische und diencephale Fehlsteuerungen

(HENNEBERG, PRIMROSE) zeigen sich zuerst in einer gesteigerten Schlafsucht. Reflexsteigerungen, Ataxien, selbst Lähmungen und schließlich sogar Krampfanfälle sind in fortgeschrittenen Stadien nicht selten. Psychisch sind die Kranken stumpf, apathisch,

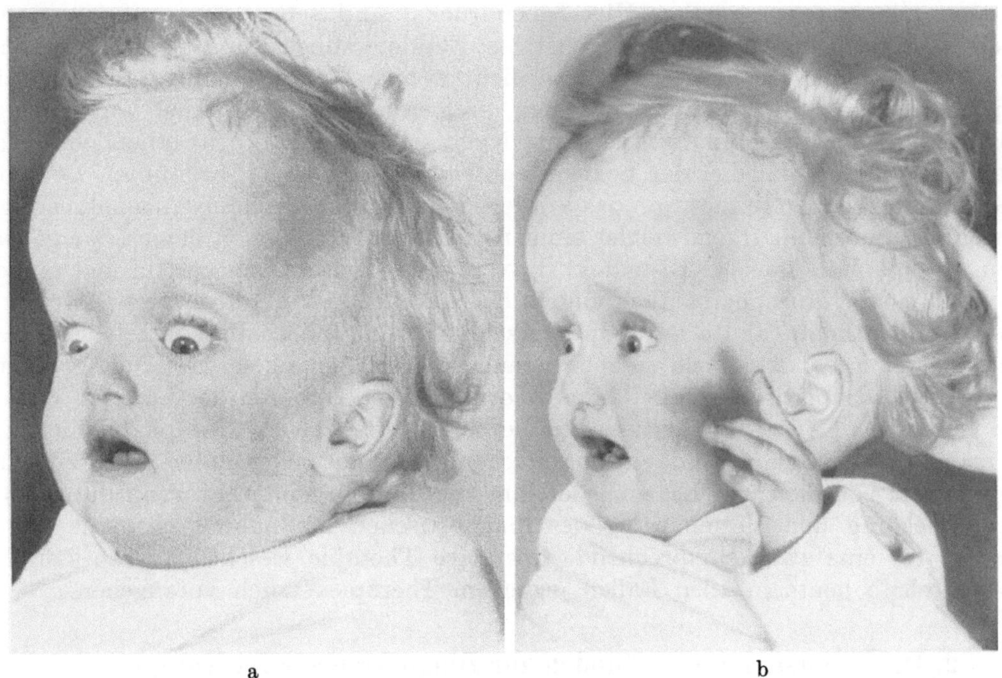

a   b

Abb. 8a u. b. Typische Kopfform und Augenstellung, Ausweitung des gesamten Hirnschädels, Vorbuckelung des Stirnbeines und Hinterhauptbeines bei einem frühkindlichen kommunizierenden Hydrocephalus. Gutes Allgemeinbefinden, noch normale seelische Äußerungen. Im Ventrikulogramm betrug der Hirnmantel mehr als 2 cm. Dieser Fall ist operabel.

antriebslos, bei Erwachsenen kommt es nicht selten zu depressiv-melancholischen oder paranoid-halluzinatorischen Bildern und verschiedenartigsten Zwischenhirnstörungen (Zusammenstellung bei KEHRER), wobei Bewußtseins-Einschränkungen nur selten auf-

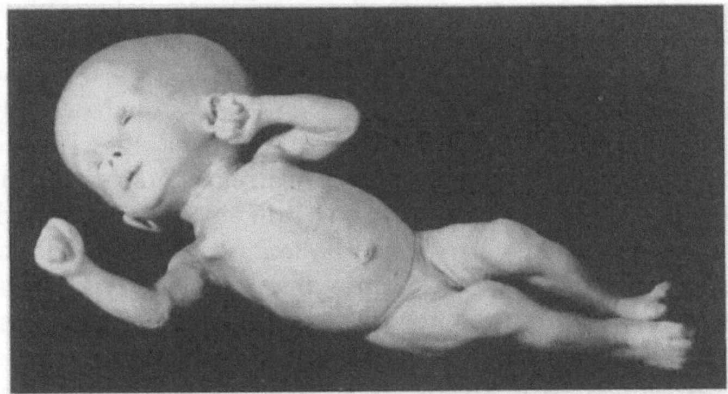

Abb. 9. Schwer rachitisches, apathisches Kind mit nicht mehr operablem Hydrocephalus communicans. Hier fällt das Mißverhältnis zwischen spitzem, dreieckigem Gesichtsschädel und dem enorm erweiterten Hirnschädel deutlich auf. Hirnmantel unter $1^1/_2$ cm.

treten. Sie zeigen dann ein bedrohliches Stadium der akuten Mittelhirneinklemmung im Tentoriumschlitz oder — nach brüsker Druckentlastung — einen Ventrikelkollaps mit dem Zusammenbruch der lebenssteuernden Zentren an.

Ein krankheitsspezifisches Symptomenbild gibt es beim Hydrocephalus nicht. Familiäres Auftreten wurde beobachtet (Zimmer, Polman). Die oben geschilderten Erscheinungen können bei den verschiedensten Störungen im Schädelinnern vorhanden sein, die mit einer Drucksteigerung einhergehen. Plötzliche Druckerhöhungen hingegen, abwechselnd mit Zeiten normalen Hirn-Innendrucks, sind schon eher auf einen intermittierenden Hydrocephalus mit kurzzeitigen Einklemmungen und passageren Ventilverschlüssen verdächtig. Es gibt dagegen nicht wenige Hydrocephalus-Fälle, die jahre- und jahrzehntelang einen symptomenarmen, praktisch beschwerdefreien Verlauf zeigen, ehe es zu klinischen Erscheinungen kommt. Nicht selten werden sogar erhebliche Hydrocephali erst durch Zufall bei der Sektion entdeckt. Von einigen bekannten Leuten ist auf Grund ihrer Kopfkonfiguration das Vorliegen eines Hydrocephalus anzunehmen, ohne daß sich bei Lebzeiten irgendwelche eindeutige Krankheitszeichen bemerkbar gemacht hätten (Helmholtz, Menzel, Bismarck, Ravel u. a.: Henneberg). Auf der anderen Seite kann ein Hydrocephalus auch einmal einen torpiden Verlauf nehmen. Schaltenbrand veröffentlichte akute Aquäduktverschlüsse, die innerhalb kürzester Zeit zum Tode führten, ohne daß es noch zu einer nennenswerten Ventrikelerweiterung gekommen wäre. Ähnlich dramatisch können Liquorblockaden bei Tumoren der hinteren Schädelgrube verlaufen. Da es krankheitsspezifische Zeichen für den Hydrocephalus nicht gibt, muß man beim klinischen Verdacht entsprechende diagnostische Maßnahmen zu seinem Nachweis und vor allem zur Klärung der ihm zugrunde liegenden Störung durchführen. Die Entwicklung und Verfeinerung der diagnostischen Maßnahmen hat die Voraussetzungen für eine zweckentsprechende operative Therapie wesentlich verbessert. Sie müssen deshalb heute in allen Fällen jeglichem Therapieversuch vorangehen.

2. Die Untersuchungsmethoden zur Diagnose eines Hydrocephalus.

a) Die Luftfüllung.

Die wichtigste Entscheidung für das weitere Vorgehen ist die diagnostische Klärung, ob es sich um einen Hydrocephalus occlusus oder einen Hydrocephalus communicans handelt. Dies ist am besten mit der Luftfüllung der inneren und äußeren Liquorräume möglich. Durch den Nachweis eines Stops der aufsteigenden Luft bei der lumbal oder suboccipital vorgenommenen Punktion oder durch entsprechende Kopflagerung bei der direkten Ventrikelfüllung kann eine Lokalisation des Verschlusses und — eventuell durch eine Koppelung der beiden Methoden — auch eine Artdiagnose des obstruierenden Prozesses gestellt werden. Auf die Methoden der Encephalographie und Ventrikulographie braucht hier nicht mehr näher eingegangen zu werden; siehe darüber die zusammenfassenden Veröffentlichungen von Guttmann, Guleke, Schiersmann und Lindgren (dieses Handbuch Bd. II). Die Gefahren der lumbalen bzw. suboccipitalen Encephalographie beim intrakraniellen Überdruck (Stauungspapille!, tödliche Einklemmung der Kleinhirntonsillen in das Hinterhauptsloch, direkte Markverletzung oder Blutung bei verstrichener Hinterhauptszisterne) sind so allgemein bekannt, daß sie hier nicht mehr besprochen werden sollen. In diesen Fällen ist die Ventrikulographie mit Luft vorzuziehen. Vor allem beim Säugling sollte man der Ventrikulographie den Vorzug geben, da hier die Punktion durch die noch offenen Fontanellen technisch am einfachsten und schonendsten ist. Auch der plötzliche und große Luft-Liquor-Austausch ist gefährlich, siehe darüber auf S. 610. Mit der fraktionierten Einblasung geringer Luftmengen — zuerst ohne Liquorentnahme — können durch entsprechende Kopfhaltung isoliert die basalen Zisternen, die inneren Hirnwasserräume oder auch die Kleinhirnhemisphären dargestellt werden. Sie kann eher auch noch bei leichten Überdruckverhältnissen im Schädel angewandt werden und führt nicht zur reaktiven Überproduktion von Liquor. Sie sollte deshalb gerade beim Hydrocephalus bevorzugt werden. Von einer Ventrikeldarstellung mit einem jodhaltigen Kontrastmittel (Jodipin, Lipiodol, auch Pantopaque-Schurr-McLaurin-Ingraham) müssen wir dringend abraten. Es kommt zur reaktiven

Entzündung des Ventrikelependyms und der Arachnoidea. Damit besteht die Gefahr einer zusätzlichen Wegverlegung in den Abflußwegen. Die Anwendung des früher üblichen Thorotrasts stellt einen Kunstfehler dar! Neben entzündlichen Veränderungen und Blockaden kann es zu malignen Geschwülsten (Thorotrastomen) kommen.

Mit der Luftfüllung lassen sich Stenosen in den Liquorwegen am eindeutigsten nachweisen. Die Lokalzeichen für die blockierenden Tumoren sind auf S. 629 zusammengestellt. Diagnostische Schwierigkeiten entstehen bei partiellen Verschlüssen und bei „funktionellen" Minderfüllungen, z. B. eines Seitenventrikels oder aller 4 Hirnkammern, bei der lumbalen Encephalographie. Bevor man sich auf die Diagnose eines Verschlusses festlegt, sollte man — in einigem zeitlichem Abstand (8—14 Tage) — die Luftfüllung wiederholen oder durch direkte Hirnkammerdarstellung den Verschluß sichern. Die Gründe für diese „zufälligen" Minderfüllungen sind bei SCHIERSMANN näher besprochen. Man kann annehmen, daß eine fehlende Füllung bei der Wiederholung unter Beachtung der erforderlichen Vorsichtsmaßregel (Kopfhaltung, fraktionierte Einblasung mit Durchleuchtungskontrolle, u. U. Normalisierung eines RR-Unterdrucks) den Schluß auf einen nicht mehr normalen Befund erlaubt. Umschriebene Füllungsdefekte sind — unter der Voraussetzung, daß genügend Luft injiziert wurde — immer pathologisch. Dagegen ist die Nichtfüllung eines Seitenventrikels bei mittelständigem anderem Ventrikel nicht als pathologisch zu betrachten, solange der gefüllte Ventrikel normal groß und nicht verzogen ist.

In seltenen Fällen stellt der diagnostische Eingriff der (eventuell wiederholten) Punktion und Lufteinblasung beim akuten Hydrocephalus auch eine Therapie dar (GARDOS). Hypersekretionsphasen können damit überbrückt, arachnitische Verklebungen gelöst werden (HENSCHEN, BRENNINGHAUS, PAYR, LYON, GÖPPERT; zit. bei MENNE). Dies gilt besonders für die akuten entzündlichen tuberkulösen Hydrocephali, bei denen Entlastungspunktionen mit intrathecaler Instillation von Antibiotica oder Tuberculostatica die Methode der Wahl darstellen.

b) Die Passage- und Resorptionsprüfungen.

α) Die Farbstoff-Proben.

Neben einer beschränkten Anwendung dieser Methoden zum Nachweis eines Passagehindernisses — für die heute die verschiedenen Luftdarstellungen geeigneter sind —, hat man mit ihnen die Möglichkeit, sich einen Überblick über die Menge und den Ort des produzierten Liquors, über die Liquorströmung, über den Ort und die Menge des je Zeiteinheit resorbierten Liquors und damit auch über Resorptionsstörungen zu verschaffen. Verwandt wurden Indigo-Carmin, Methylenblau, Brom; bewährt haben sich 1 cm³ neutrales Phenolsulfonphthalein (DANDY-BLACKFAN) oder 1—2 cm³ 10%iges Jod-Natrium (FOERSTER). Beide machen in einigen Fällen Kopfschmerzen, seltener auch stürmischere Reaktionen (zentrale Temperaturen, Bewußtseinsstörungen). Die Injektion soll deshalb erst nach Vermischen mit 10 cm³ Liquor erfolgen. Ein Nachweis des Phenolsulfonphtalein kann im Liquor durch Natronlauge (Rosafärbung), des Jod durch die Jod-Stärke-Reaktion mit einem Stärke-Salpetersäurereagens (GUTTMANN) durchgeführt werden. Bei freier Passage muß nach Injektion des Farbstoffes in einen Seitenventrikel dieser sofort im anderen Seitenventrikel, nach Aufsetzen des Patienten nach spätestens 3 min in der Hinterhauptszisterne und nach spätestens 6 min im Lumbalsack nachweisbar sein. Längere Zeiträume sind auf eine partielle Strömungsbehinderung verdächtig; ist nach etwa $^1/_2$ Std kein Farbstoff in den caudalen Partien, so handelt es sich um einen Stop. Ganz zuverlässig ist diese Methode jedoch nicht, da mit der Verteilung auch gleichzeitig Resorptionen vor sich gehen. Eine sichere Passageprüfung wäre nur mit corpusculären Stoffen möglich (Tusche), doch wendet man sie wegen ihrer Schädigung der Resorptionsfläche nicht mehr an.

Die Schnelligkeit und Intensität der Farbstoff-Ausscheidung im Urin (intakte Nierenfunktion vor dem Versuch prüfen!) ergibt ein Anhaltsmaß für die Resorptionsfähigkeit des Liquorsystems und mittelbar auch einen Anhalt, ob die Strömung zum Subarachnoidealraum unterbrochen ist, denn hier findet ja die Haupt-Resorption statt. Durch fortlaufende Urinkontrollen (Katheter! viertelstündlich Urin entnehmen) und graphische Darstellung kann man sich ein Bild über die Ausscheidung machen. Beim quantitativen Nachweis des Phenolsulfonphtaleins muß die Hälfte der injizierten Menge in 2—3, spätestens in 4 Std im Urin erschienen sein. Bei der Jod-Probe soll das Kontrastmittel zwischen $^1/_2$—1 Std nach der Injektion erscheinen, die Normalausscheidung hält 20 bis 30 Std an. Fehler können sich einschleichen, da der Körper — individuell verschieden — einen Teil des Jods speichert. Fälle mit relativer Passagebehinderung zeigen eine Verzögerung des Ausscheidungsbeginns auf 4—6 und der Gesamtausscheidung auf 35 bis 44 Std. Kommt es bei der kombinierten Luft-Farbstoffprobe trotz nachgewiesener freier Passage und Ventrikelausweitung innerhalb der Normalzeit im Urin zur Jodausscheidung, so liegt ein Hydrocephalus hypersecretorius vor. Weitere hier nicht interessierende Einzelheiten der diagnostischen Anwendung dieser Methoden siehe bei Guttmann. In der relativ großen Untersuchungsserie von Bachs-Walker — unsere Ergebnisse weichen von ihren kaum ab — rechnen sie bei Farbstoff-Injektionen in den Lumbalraum und Kontrolle der Ausbreitung durch Liquorentnahme aus dem Ventrikel mit etwa 8% Fehler (von 111 Tests waren 9 falsch). Bei der umgekehrten Testung dürfte die Fehlerquote kleiner sein. Ganz verläßlich ist auch sie nicht. Leider läßt keine Untersuchungsmethode bis jetzt unbedingt bindende Schlüsse auf Ursache und Typ eines Hydrocephalus zu. (Selbst die Ventrikulographie ist nicht ganz zuverlässig, denn Bachs-Walker fanden bei 28 Ventrikulographien 10mal, daß z. B. keine Passagebehinderung operativ nachgewiesen werden konnte, obwohl sich der 3. und 4. Ventrikel nicht mit Luft füllten). Ein positiver Ausfall der Farbstoffprüfung, also ein Übertreten in den Lumbalsack, wurde beschrieben, obwohl der Aquädukt so stark eingeengt war (operativ bzw. autoptisch bestätigt), daß ein Hydrocephalus entstand. Weiter weiß man, daß die Farbstoffe auch durch dünne arachnoidale Verschlüsse der Foramina hindurch diffundieren können, die Methode ist also auch bei Obstruktionen nicht sicher. Unter Umständen sagt auch (z. B. bei der Arnold-Chiarischen Mißbildung) weder das Fehlen noch das Vorhandensein von intraventrikulär eingebrachten Farbstoffen im lumbalen Endsack etwas über die tatsächlichen Strömungsverhältnisse und den Resorptionsraum des Liquors aus. Trotz freier Farbstoffpassage kann die Strömung zu den basalen Resorptionsräumen mangelhaft sein und damit ein Hydrocephalus male resorptivus vorliegen; schließlich wurde auch beobachtet, daß der Farbstoff nicht bis zum Lumbalsack gelangte, obwohl keines der Foramina verlegt war. Aus verschiedenen, technischen und biologischen Gründen sind also die Passageprüfungen mit Farbstoffen nicht ganz zuverlässig, sie müssen mit Vorsicht gewertet werden. Zur Sicherung der Diagnose sollten deshalb stets mehrere Testverfahren und Untersuchungen herangezogen werden. Diese Phenolsulphonphthaleinausscheidung im Urin wurde neuerdings noch genauer durch Laurence (1959) bei 205 Patienten mit insgesamt 332 Tests mit neutralisiertem, bzw. alkalisch gemachtem Farbstoff (3 mg Phenolrot) geprüft. In bestimmten Zeitabschnitten, vor allem 6 Std nach der intraventrikulären bzw. intrathecalen Injektion, wurde die ausgeschiedene Farbstoffmenge fotoelektrisch bestimmt. Bei intrathecaler Injektion wurden in dieser Zeit zumindest 40%, bei intraventrikulärer Injektion 25% bei freier Passage wiedergefunden. Bei Blockaden kamen nur etwa 5% wieder im Urin zum Nachweis. Genauere Einzelheiten sollten dieser mit graphischen Vergleichen gut ausgestatteten Arbeit entnommen werden; für die Ortsbestimmung des blockierenden Hindernisses ist das Verfahren nicht geeignet.

β) Die radioaktiven Isotope.

Da alle diese Farbstoffe Reizerscheinungen im Gefolge haben, hat man sich in den letzten Jahren mehr und mehr minimalster Mengen (sog. Tracerdosen) radioaktiver Isotope bedient. Anfänglich waren sie nur zu Untersuchungen über die Permeabilitätsverhältnisse an der Blut-Liquorschranke gedacht, sie haben sich aber auch für die Untersuchung der Liquordynamik bewährt. Über die Permeabilitätsprüfungen siehe SCHALTEN-BRAND-WOLFF. ROEDER wies mit Thorium B, GERLACH mit Thorium X nach, daß intraventrikulär eingebrachte Isotope nach 10 min im Blut erscheinen müssen. Auch Jod[131] muß nach EICHHORN unter Normalumständen nach etwa 1—5 min im Blut erscheinen, nach etwa 24 Std aus dem Liquorraum verschwunden sein. Mit Natrium[24] glaubten EICHLER-LINDNER-SCHMEISSER eine — allerdings nicht unwidersprochen gebliebene — Liquorströmung von lumbal nach kranial nachweisen zu können. HOWARD-KOPPER (zit. RIECHERT-PHILIPP), RIECHERT-PHILIPP (1953) und ADAMS haben mit intraventrikulärer Gabe von Phosphor[32] die Durchgängigkeit des Liquorsystems und an Hand des Verdünnungsgrades eine Schätzung der Ventrikelgröße und der Liquorbewegung geprüft (SWEET-LOCKSLEY). Ebenso wie sie hat BERING (1954, 1955) mit intravenösen Gaben von Na[24], K[42], D_2O (schwerem Wasser) und J[131]-Serum-Albumin und späterer Plexektomie die bereits von HASSIN angezweifelte Liquorsekretion ausschließlich in den Plexus (nach DANDY 1919) zu widerlegen versucht. Ganz überzeugend sind seine Versuche nicht, denn man weiß (SCHALTENBRAND 1953), daß unter pathologischen Verhältnissen verschiedene Gewebe an der Liquorproduktion teilnehmen. Normalerweise sollen 10—20 cm³ Liquor je Tag gebildet werden. Als Kriterium für einen Hydrocephalus male bzw. aresorptivus kann gelten, wenn das Aktivitätsmaximum verspätet — normal im Venensystem nach 20 min — und die Absorptionskurve abgeflacht, d. h. verzögert zur Darstellung kommen. ADAMS empfiehlt die Methode zur Differentialdiagnose des Hydrocephalus hypersecretorius und des Hydrocephalus male resorptivus.

Bei den zur Anwendung kommenden minimalen Mengen sind Schädigungen praktisch ausgeschlossen. Trotzdem stehen der Verwendung radioaktiver Isotope bei Kindern — vor allem von therapeutischen Dosen und γ-Strahlern — die Bedenken entgegen, daß man bis jetzt noch nicht sicher weiß, inwieweit sie sich schädlich (bösartige Tumoren, Chromosomen-Mutationen) auswirken können. Wir wenden strahlende Stoffe bei ihnen zur Zeit nicht an.

γ) Die Methoden der kombinierten Druckmessung.

Bei Flachlagerung und völliger Entspannung herrscht in allen Teilen des Liquorsystems der gleiche Druck, Atmungsschwankungen übertragen sich auf die Liquorsäule. Daß der Liquordruck und insbesondere die liquordynamischen Verhältnisse von der Durchgängigkeit des Systems abhängig sind, war bereits QUINCKE (1872) bekannt. QUECKENSTEDT (1916) baute auf den Erkenntnissen der Monro-Kelly-Doktrin (das Verhältnis zwischen Hirn, Blut und Liquor ist konstant) seinen bekannten Versuch der Jugulariskompression auf. Nur wenn die Druckerhöhung im Schädelinnern durch den venösen Rückstau sich sofort und in vollem Ausmaß im lumbalen oder suboccipitalen Steigrohr bemerkbar macht, besteht eine freie Kommunikation (z. B. beim offenen Hydrocephalus). Fehlender Druckanstieg läßt auf einen völligen Verschluß schließen, bei einem partiellen Verschluß kommt es zu einem verzögerten und verminderten Ansteigen unterhalb des Hindernisses.

Verbesserungen der Methode führten GRANT-CONE (zit. HENNEBERG) durch Anlegen einer aufblasbaren Manschette um den Hals und Registrierung bei genau dosierten Druckerhöhungen ein. Auch das von ELSBERG-HARE (1932) eingeführte Verfahren (Einatmung von Amylnitrit führt zur sofortigen Liquordruckerhöhung durch Gefäßdilatation) läßt sich für die Differentialdiagnose kommunizierender und offener Hydrocephali anwenden, da die Gefäßerweiterung im Rückenmarksbereich relativ gering ist.

Nicht nur der Initialdruck, auch der jeweilige Druckabfall nach Ablassen einer bestimmten Liquormenge kann diagnostische Schlüsse zulassen. Der Ausgangsdruck und der nach einer Entnahme von genau 10 cm³ Liquor gemessene Enddruck ergeben nach AYALA einen bestimmten Index:

$$\frac{\text{Enddruck}}{\text{Anfangsdruck}} \times 10 = \text{Ayala-Index.}$$

Normalerweise entsteht bei Ablassen von 10 cm³ ein Druckabfall von 30—50 mm Wasser, der Normalindex bewegt sich zwischen 5,5 und 6,5. Ist das verfügbare Liquorreservoir klein, z. B. bei einem Tumor, bei einer Blockade des Subarachnoidealraums oder bei einem obstruierenden Hydrocephalus, so führt die entnommene Liquormenge bereits zu einem deutlichen Druckabfall. Der Index wird also um oder unter 5 liegen. Ist das Liquorreservoir groß, z. B. bei einem hypersekretorischen Hydrocephalus oder einer Hirnatrophie, dann hat die Entnahme der gleichen Menge nur einen minimalen Druckabfall zur Folge. Der Index liegt dann über 7. Die Methode ist aber nicht sehr verläßlich.

Deshalb haben spätere Untersucher wieder die erstmals 1913 von Marie-Foix-Robert angegebene Methode der Doppelpunktion aufgegriffen und sie unter anderem für die Hydrocephalus-Diagnose weiter ausgebaut. Wenn kein Druckgefälle durch Passagehindernisse besteht, so ist der intrathecale Druck von den hydrostatischen Verhältnissen und den Arterien- bzw. Venendrucken abhängig. Diese sind an den punktierten Orten praktisch gleich groß. Während bei Erhöhung des Binnendruckes — freie Passage vorausgesetzt — sich sofort eine Druckerhöhung an allen Punktionsstellen bemerkbar machen muß, werden Kippbewegungen aus der Horizontalen sich sofort an einer gegenläufigen Ansteig- bzw. Absinkbewegung des Liquordrucks bemerkbar machen.

Technisch sind jedoch einige Punkte zu beachten, wenn man vergleichbare und der Wirklichkeit angenäherte Registrierungen erhalten will. Bei Verwendung von Steigrohren (einheitlicher Durchmesser 1 mm²!) werden sich nur dann fehlerlose Werte ergeben, wenn sie und die Verbindungsstücke vorher mit (hochsteriler!) Kochsalzlösung ohne Luftblasen gefüllt sind. Auch geringe Liquorverluste verfälschen die Werte. Schwierig ist immer die absolut gleiche Höheneinstellung der Steigrohre, störend macht sich die Capillardepression (12—20 mm Wasser) bemerkbar. Versucht man eine graphische Registrierung durch eine auf dem Steigrohr angebrachte Mareysche Kapsel, so wird die Wiedergabe durch die differente Druckverteilung und die unterschiedliche Dämpfung innerhalb der verschiedenen Medien sehr ungenau. Aneroid- oder Hg-Manometer sind wegen ihrer Trägheit nur bedingt verwendbar, mechanische Schreiber wegen der hohen Massenträgheit ungeeignet. Eine hohe Empfindlichkeit und Wiedergabetreue sind unerläßlich für alle Registriereinrichtungen. Lagergreen brauchte die ersten optischen Registrierungen. Er diskutiert auch bereits alle Probleme, die sich bei den Liquordruckmessungen ergeben. Weiteres siehe bei Schaltenbrand u. Wolff (dieses Handbuch, Bd. I/1).

Riechert und Heines haben zu diesem Zweck besonders empfindliche Franksche Kapseln verwandt. Die Druckschwankungen werden trägheitsarm über kleine Spiegel auf photokymographischem Weg auf Filme bei zeitlicher Koinzidenz der Aufzeichnung projiziert (s. Legende Abb. 10).

Eckel hat 1952 einen „Liquortonographen" angegeben, der dreifache Registrierung mit Frankschen Kapseln (gleichzeitige Atemschreibung) und eine Filmregistrierung bei wechselweise einschaltbarer Ausschlaghöhe der Zeiger und variabler Null-Linieneinstellung zuläßt. Wenn auch ein Liquorverlust weitgehend vermieden wird, so werden auch hierbei die Druckwellen über eine Luftsäule übertragen, die abweichende physikalische Verhältnisse bedingt.

Ein einfacherer graphischer Apparat ist der von Trattner angegebene „Hydrophorograph". Der Liquor wird nach Druckregistrierung über eine Mareysche Kapsel von einem elektrischen Tropfenzähler gemessen. Die Druckverhältnisse an verschiedenen Punktionsstellen und unter wechselnden Druckverhältnissen können damit bestimmt werden. Das Gerät kann aber nicht an verschiedenen Meßstellen verwandt werden, da der Liquorverlust vergleichbare Meßbedingungen ausschließt.

Zusammenfassend ergeben sich folgende Änderungen des Liquordrucks:

In horizontaler Ruhelage wird bei intraventrikulärer, suboccipitaler und lumbaler Punktion der Druck in allen Röhren gleich hoch sein. Bei freier Kommunikation kommt es bei fußwärts gerichteter Kippung des Tisches zum Anstieg im lumbalen und zum identischen Abfall im intraventrikulären Bereich. Umgekehrt kommt es zum sofortigen Ausgleich bei der Rückwärtsbewegung. Beim Queckenstedt oder der Kompression des Bauchraums (= passive Druckprobe) und beim Valsalva (= aktive Druckprobe) steigt in beiden Röhren der Druck sofort und gleichmäßig an, er sinkt nach Beendigung der

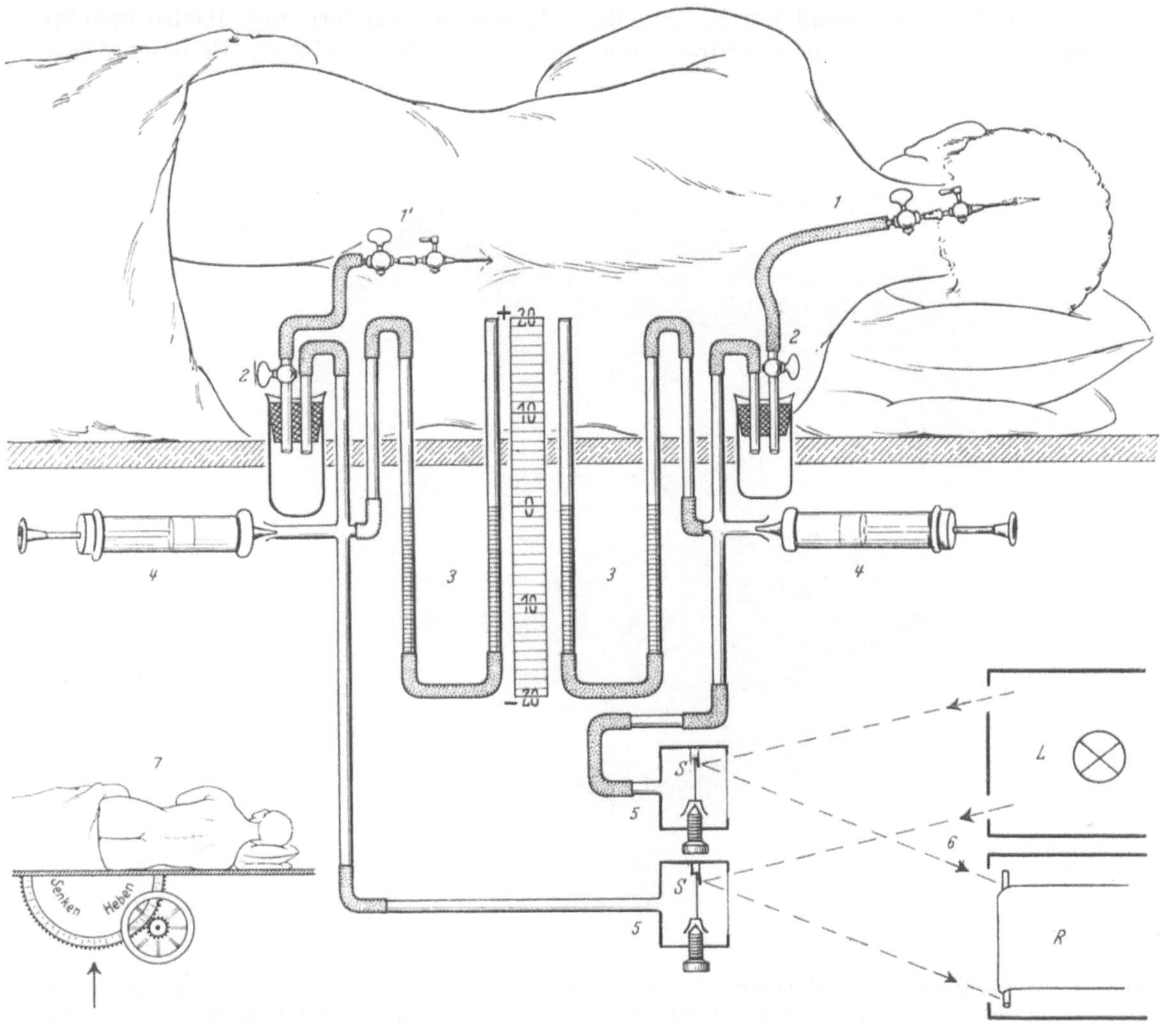

Abb. 10. Kombinierte Messung und fortlaufende Registrierung des intraventrikulären und lumbalen Liquordruckes (schematisch).

1 und *1'* intraventrikuläre bzw. lumbale Punktionsnadel mit Hahn und Rekordansatz und kurzem Schlauchstück mit Hahn zum luftdichten Einsetzen in die Punktionsnadel. Das Schlauchstück stellt über einen Sicherheitshahn mit Überlaufgefäß (*2*) eine Verbindung zum Registriersystem her, bestehend aus: je 1 U-Meßrohr (*3*), je 1 Rekordspritze (*4*) und je 1 modifizierten Differentialkapsel (*5*). *6* Lichtzeigerregistrierung mit Lichtquelle (*L*) (Spaltlicht), *S* = Hohlspiegel, *R* = Registrierkassette. — Zu *5* = modifizierte Differentialkapsel: die Rändelschraube einer normalen Differentialkapsel (nach Wezler und Böger) ist luftdicht eingeschliffen, so daß man den Kapselraum vor der 0,06 mm starken, spiegeltragenden Glasmembran luftdicht vom Raum hinter der Membran abtrennen kann. *7* Vorrichtungen (am Operationstisch) zum meßbaren Heben und Senken des Kopfendes des Patienten. (Zur praktischen Registrierung sind relativ längere Schläuche und kürzere Glasröhren zu verwenden.)

Probe augenblicklich wieder auf die Ausgangswerte. Befindet sich ein Liquorblock zwischen den beiden Registrierstellen, so wird oberhalb und unterhalb bei der Kippung des Tisches keine Änderung eintreten, beim Queckenstedt wird nur oberhalb, bei der passiven Bauchpresse nur unterhalb, beim Valsalva hingegen in beiden ein Anstieg zu verzeichnen sein. Läßt man beim Block lumbal Liquor ab, so kommt es nur hier, nicht aber intraventrikulär zum Druckabfall. Die Durchgängigkeit bei partiellen Verschlüssen kann durch Einspritzen geringer Mengen physiologischer Kochsalzlösung, entweder lumbal oder ventrikulär an Hand der Geschwindigkeit der Druckausbreitung zum anderen Meßort noch feiner geprüft werden. In jüngster Zeit hat Hemmer (1959, 1960) sehr umfangreiche Druck- und Produktionsuntersuchungen des Liquors bei Kindern mit Hydrocephalus und Erwachsenen mit Liquorüberdruck und -unterdruck durchgeführt. Er beschäftigte

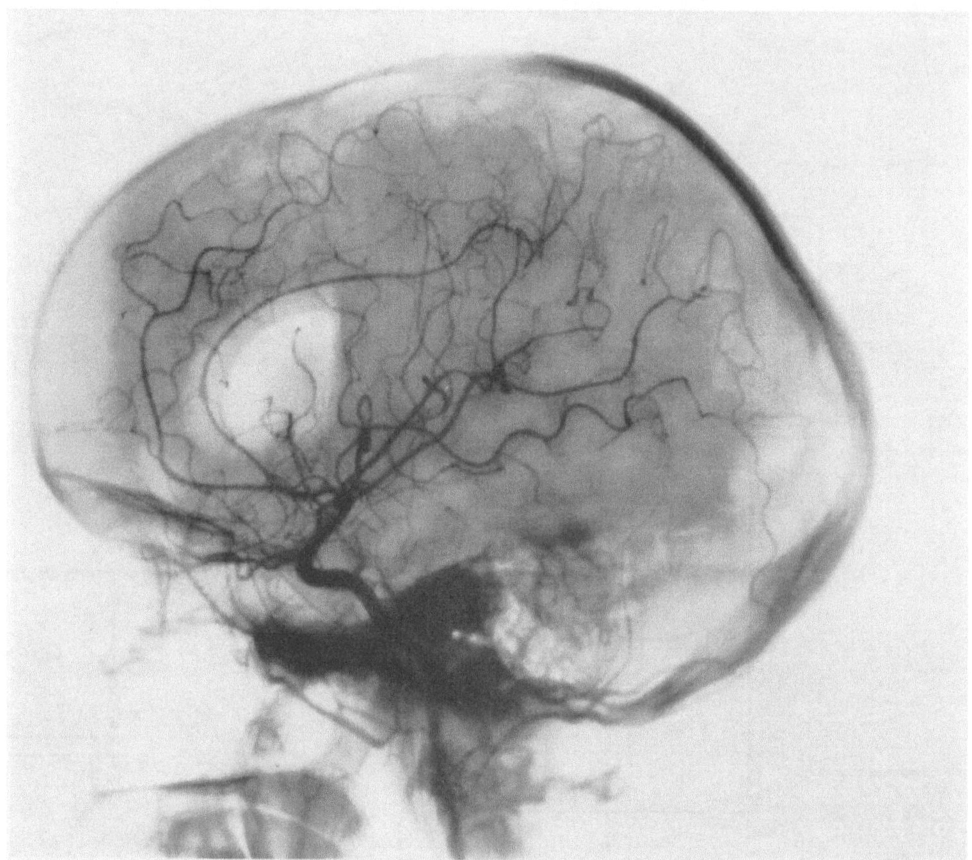

Abb. 11. Arteriogramm bei mittelschwerem Hydrocephalus, der im 5.—7. Schwangerschaftsmonat zusammen mit (eklamptischen?) Anfällen und Nephrolithiasis entstand. Jetzt generalisierte Krampfanfälle, psycho-organisches Syndrom. Als Folge der Schwangerschaftstoxikose besteht eine symmetrische Hirnschrumpfung. In der arteriellen Phase bogenförmige Ausweitung der Anterior bei Luftrest im Ventrikelsystem (Encephalo-graphie 2 Tage vorher), Streckung und Spannung aller Hirngefäße.

sich neben Ableitverfahren (s. S. 645) vor allem auch mit der medikamentösen Beeinflussung der gesteigerten und verringerten Liquorproduktion, der Hirndurchblutung und des Hirnödems.

Mit diesen Methoden kann in vielen Fällen eine genügend sichere diagnostische Klärung des Hydrocephalus erzielt werden. Technisch sind diese Methoden aber nicht einfach durchzuführen, da Bewegungen des Patienten, Änderungen der Atemrhythmik und viele kleine, im einzelnen oft nicht überschaubare Faktoren (s. bei Schaltenbrand u. Wolff) die Druckwerte beeinflussen. Man sollte sich deshalb in Zweifelsfällen nicht allein auf diese Druckuntersuchungen verlassen, sondern die Diagnose durch mehrere diagnostische Hilfsmittel und -untersuchungen sichern.

c) Die Angiographie.

Die Angiographie der Hirngefäße wird zur Diagnose eines Hydrocephalus nur in seltenen Fällen herangezogen werden. Die klinische und vor allem die luftencephalographische Untersuchung sind der Arteriographie bei weitem überlegen. Dies gilt in besonderem Maße für den kindlichen Hydrocephalus. Beim Erwachsenen wird man zum Ausschluß eines Tumors oder zur Klärung von Hirndruckzuständen die Angiographie öfter mit Erfolg zur Differentialdiagnose heranziehen. Sehr oft aber wird sich ein Hydrocephalus rein zufällig im Arteriogramm darstellen. Den für einen großen Hydrocephalus charakteristischen Befund zeigt die Abb. 11: Der normalerweise enge Bogen der A. cer. ant. ist hochgradig erweitert, alle Anterior-Gefäße sind „gestreckt"

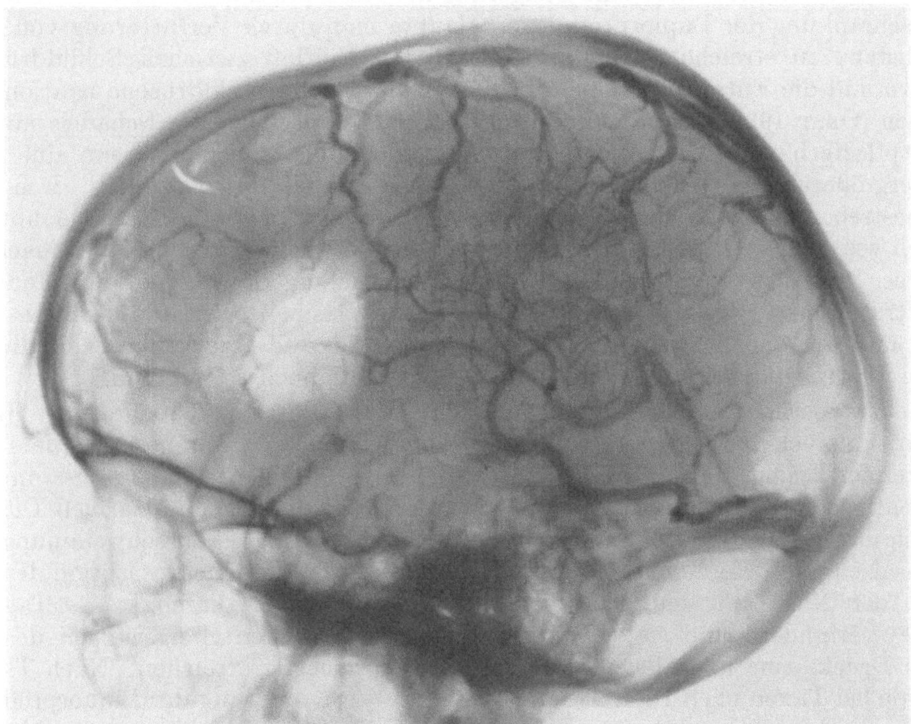

Abb. 12. Phlebogramm des gleichen Falles. Typisches Bild bei Hydrocephalus mit Ausweitung der Ampulla Galeni; kein Anhalt für einen Sinusverschluß.

und konvexitätswärts verlagert. Auch die Mediagefäße sind ausgezogen und zeigen nicht mehr die sonst übliche Schlängelung. In manchen Fällen ist die gesamte Sylviische Gruppe nach der Basis zu verlagert, auch die Inselgefäße hinabgedrängt. Besonders eindeutig ist die „spinnenbeinartige" Streckung und Auseinanderdrängung der Gefäße beim kindlichen Hydrocephalus. Auf dem ap.-Bild ist eine nach basalwärts konvexe Verlagerung des normalerweise praktisch waagerechten Verlaufes der Teilungsgabel der Carotis zu sehen.

Das Hirnvenenbild (Phlebographie) kann in einzelnen Fällen die Diagnose eines Hydrocephalus stützen. Es kommt zu einer dem Grad der Ventrikelerweiterung entsprechenden Verschiebung der V. cerebri media (GALENI) nach basal und hinten (s. Abb. 12). Dies gilt jedoch nur beschränkt für Hydrocephalus-Fälle im Gefolge eines raumbeengenden Prozesses der hinteren Schädelgrube, da diese durch ihre transtentorielle Druckwirkung die V. Galeni nach vorne und oben stauchen können (UMBACH).

C. Die Therapie des Hydrocephalus.

I. Die konservative Therapie.

1. Durch dehydrierende und sekretionshemmende Maßnahmen.

Die ersten Versuche, den Hydrocephalus allein durch medikamentöse Maßnahmen zu bessern oder zu heilen, entstammen fast alle der Zeit, als man Operationen noch nicht durchführen konnte. Sie haben, abgesehen von Maßnahmen zur Beseitigung einer akuten intrakraniellen Druckerhöhung, heute vorwiegend nur noch historisches Interesse. Deshalb sollen sie nur kurz gestreift werden.

Man suchte die vermehrte Flüssigkeitsansammlung im Kopf entweder durch eine Hemmung der Produktion oder eine Steigerung der Resorption des Liquors zu reduzieren. Eine Einschränkung der Liquorproduktion glaubte man durch Verfütterung von Schilddrüsensubstanz zu erreichen. Ein antagonistischer Einfluß zwischen Schilddrüse und Stammhirn und die Entstehung eines Hydrocephalus nach Schilddrüsenoperation wurde beschrieben (Obst 1938). Selbst eine mechanische Kompression des Schädels mit Gips- oder Heftpflasterbinden wurde noch Ende des Jahrhunderts versucht, um eine weitere Schädelvergrößerung zu verhindern. Diese Methode dünkt mittelalterlich. Das Selbstheilungsbestreben des Körpers wurde durch diese unphysiologische Methode unterbunden. Doch wurden 2 Heilungen berichtet. Weitere Versuche waren heiße Einpackungen des Kopfes, methodische Sonnenbestrahlung, Bepinselung des Kopfes mit Jodtinktur oder Auftragen von Brechweinsteinsalbe, Senfkataplasmen (bereits von Celsus angewandt) und Crotonoel. Erfolgreich war wohl nur die Jod-Quecksilberbehandlung bei luetischen Hydrocephalusformen, die jedoch heute nur noch selten sind.

Eine entwässernde Behandlung durch Diuretica (Diuretin, Theobromin, Hg oder Laxantien, Calomel, insbesondere salinische Abführmittel wie Magnesiumsulfat) wurde mit zeitweisem Erfolg durchgeführt (Heep). Diese Medikamente haben zusammen mit hochprozentigen Zuckerlösungen und in Verbindung mit einer kochsalzarmen Diät auch heute noch ihre Berechtigung. Es kommt zur verstärkten Wasserausschwemmung durch den Kochsalzentzug. Heute kann man auch noch die tubuläre Rückresorption des Kochsalzes in der Niere mit den Carbo-anhydrase-Inhibitoren (Diamox, 3—5 Tage lang 1 Tablette) verhindern und so bei akuten, lebensbedrohlichen Steigerungen des intrakraniellen Drucks eine u. U. lebensrettende Druckminderung erreichen. Nach Tschirgi et al. wurde bei Tieren nach Diamox eine erhebliche Verminderung der Liquorproduktion im ZNS beobachtet, die nach ihrer Meinung auf einer CO_2-Blockierung innerhalb der Blut-Hirn- bzw. Blut-Liquorschranke beruhen könnte. Zur Operationsvorbereitung und zur Behebung der postoperativen Schwellungsphase sind diese Medikamente sehr nützlich. Allerdings wirken sie nur beschränkte Zeit und sind nicht ungefährlich. Es bedarf einer ständigen klinischen Kontrolle, da sowohl ein Unterdruck im Liquorsystem mit seinen bedrohlichen Folgen als auch — reaktiv nach vorübergehender Entwässerung — eine vermehrte Anschoppung und Druckerhöhung auftreten kann. Auch Fisher-Copenhaver erzielten eine merkliche Reduktion der Liquorproduktion. Ihre liquorchemischen Untersuchungen bestechen durch die Sauberkeit ihrer Methode.

Eine protrahierte Wirkung versuchten wir mit den Kationenaustauschern zu erreichen. Wir gaben Natrantit (Erwachsene 2—3mal tägl. 20,0, Kinder 1—2mal tägl. 20,0 per os). Diese Kunstharze binden im Darm selektiv Kationen, besonders die Na-Ionen durch ihre Nebenvalenzen und können so eine milde Diurese über einige Zeit ermöglichen. Vorsicht ist bei längerer Einnahme geboten, da es gleichzeitig auch zu einer Ka-Verarmung führen kann. Als vorübergehende zusätzliche Maßnahme (besonders vor Operationen) sind diese Medikamente angebracht, eine eigentliche Hydrocephalus-Therapie ist damit nicht zu erzielen.

Eine vorwiegend prophylaktisch bedeutsame Frage haben Feldmann-Behar-Samueloff im Tierexperiment zu lösen versucht. Man kann durch intrathecale Gabe von Cortison und Hydro-Cortison die Ausbildung experimentell erzeugter pia-arachnoidealer Adhäsionen eindeutig vermindern. In der Zwischenzeit hat sich diese Behandlung mit Corticosteroiden als äußerst segensreich erwiesen. Sie ist geeignet, in der überwiegenden Zahl der Fälle bei tuberkulösen Meningitiden des Kindes- und des Erwachsenenalters die pia-arachnoidalen Adhäsionen zu verhindern. Selbst eine Rückbildung der Verwachsungen und damit eine spontane Wiedereröffnung vorher blockierter Liquorabflußwege ist möglich. Als Anfangsdosis werden 200 mg Cortison intramuskulär oder 50 mg Dehydrocortison oral, als Erhaltungsdosis 100 mg Cortison bzw. 20—30 mg Dehydrocortison bei Erwachsenen gegeben. Bei den Kindern muß die Dosis entsprechend dem Lebensalter reduziert werden. Da die proliferativen Veränderungen der Hirnhäute nur langsam zurückgehen, ist eine temporäre Ventrikeldrainage, wie sie auf S. 646 beschrieben wird, zur Überwindung des akuten Überdruckstadiums dringend angezeigt. Erfahrungsgemäß wird damit nicht nur der Liquorblock umgangen, sondern auch das Stadium der entzündlichen Liquorüberproduktion meist innerhalb weniger Tage beseitigt. Selbstverständlich müssen genau angepaßte Gaben von Tuberkulostatica zur Bekämpfung des Grundleidens, eventuell Antibiotica zur Verhinderung einer Aktivierung inapparenter Infektionen gegeben werden. Wir haben in Zusammenarbeit mit den Kinderkliniken durch dieses Verfahren mehr als $^2/_3$ der früher nahezu immer tödlichen tuberkulösen Basis-Meningitiden zur Ausheilung bringen können. Auch eine Instillation der Corticosteroide lumbal und durch die Ventrikeldrainage intraventrikulär (10 bis 25 mg/die) ist angezeigt und ohne Schaden möglich. Über die Ergebnisse dieser höchst segensreichen Behandlung berichten vom neurochirurgischen Standpunkt PINTO-MUGGIATI-PESSOA, vom internistischen Standpunkt aus SCHIRMEISTER, bei dem auch die sehr ausgedehnte Erfahrungsliteratur über diese Methode zusammengestellt ist.

Man hat die Liquorproduktion durch Blockaden des Sympathicus zu verringern versucht, die Untersuchungen von BAKAY ließen auf eine aktive Tätigkeit bei der Sekretion schließen. Erfahrungsberichte über diese Methode sind uns nicht bekanntgeworden.

2. Durch Strahlenbehandlung.

Die Röntgenbestrahlung des Hirns und damit der Plexus (MARBURG, SGALITZER, ERB) ist eine der konservativen Maßnahmen, die insbesondere beim Hydrocephalus hypersecretorius einige Aussicht auf Erfolg bieten. Dabei gibt nicht nur — wie man früher glaubte — die sekretionshemmende Einwirkung der Röntgenstrahlen auf die Plexus allein den Ausschlag. Durch die gleichzeitige Strahlenwirkung auf entzündliche Verklebungen (BELLONI, CAMPAILLA) oder blockierende Tumoren (HEEREN-NICKEL) wird die Hypersekretion vermindert und die Passagebehinderung verringert. Diese Möglichkeiten, aber auch die Gefahren bei der Röntgenbestrahlung des Hydrocephalus bespricht VIETEN sehr ausführlich. Als Sofortreaktion kommt es sehr oft zu einer bedrohlichen Zunahme der Hirnschwellung, deshalb soll in den ersten 14 Tagen mit minimalen Dosen nur eine „Probebestrahlung" durchgeführt werden. Leider ist gerade das kindliche Hirn — der größte Teil der auf Übersekretion beruhenden Hydrocephali kommt ja bei ihnen vor — gegen Röntgenbestrahlung sehr empfindlich. Es kommt zu bedrohlichen Nebenwirkungen. TÖNNIS, der die Methode an sich empfiehlt, weist besonders darauf hin.

Um eine selektive Strahlenwirkung nur auf die Plexus und das Ventrikelependym zu erreichen, injizierten wir (RIECHERT 1953) radioaktiven Phosphor (P^{32}) in Tracer-Dosen intraventrikulär. Die ausgesandten β-Strahlen haben nur eine Reichweite von etwa 4 mm, eine Schädigung der Hirnsubstanz ist also kaum zu erwarten. Vorübergehende Sekretionshemmung wurde beobachtet, ein Dauererfolg stellte sich nicht ein. Gleichzeitige Applikation von Hyaluronidase brachte keine nennenswerte Resorptionssteigerung, wie das von SCHWARTZMANN (1949) berichtet worden war. Da eine Gen-Schädigung beim kindlichen Organismus möglich bzw. bis jetzt noch nicht abzusehen ist, sollte man — in Übereinstimmung mit den Richtlinien der Deutschen Gesellschaft für Kinderheilkunde — eine Isotope-Behandlung bei Kindern vor allem mit γ-Strahlern nicht durchführen. Zu erwähnen wären noch die Versuche, durch Einbringen von speziellen Farbstoffen eine Schädigung der sezernierenden Zellen innerhalb der Ventrikel zu erreichen. Mundinger (1960) hat beim offenen Hypersekretionshydrocephalus durch eine Kombination verschiedener Farbstofffe (Brillantcresylblau, Cresylechtviolett, Bismarckbraun, Nilblau A) eine Wachstumshemmung der innerhalb der Hirnventrikel liquorproduzierenden Zellen erreicht. Die tatsächliche Wirksamkeit hat er vorher im Tierversuch an Hand einer innerhalb von 6 Tagen auftretenden Aliquorrhoe bewiesen. In den letzten 7 Jahren wurden dann bei 19 Kleinkindern anfänglich in kürzeren, nach Rückgang der Hypersekretion in größeren Zeitabständen zuerst 10—15 mg und später bis zu 60 mg des Farbstoffs intraventrikulär eingebracht. Nur anfänglich kommt es zu kurzdauernden Temperatursteigerungen, manchmal sind Ventrikelentlastungen erforderlich. Später sind keine nennenswerten Reaktionen mehr aufgetreten. Etwa 7—12 Injektionen sind meist ausreichend. Von den 19 Kindern waren nach 3—7 Jahren 11 am Leben, bei 6 war ein Wachstumsstillstand, bei 5 eine signifikante Wachstumsverlangsamung eingetreten. Vier Kinder starben, da die Progredienz nicht aufhaltbar war, 4 weitere mußten operiert werden und kamen dann ad exitum. Diese sehr sorgfältig gegliederte Arbeit und die Methode verdient u. E. eine Kontrolle und breitere Anwendung.

Damit sind die sinnvollen konservativen Behandlungsmöglichkeiten bereits aufgezählt. Bedeutung haben nur die dehydrierenden und diuresefördernden Maßnahmen für eine beschränkte Zeit, vor allem als Vorbereitung für operative Eingriffe. In einigen Fällen können die Bestrahlungsmethoden unterstützend herangezogen werden. Möglicherweise erobern sich die Farbstoffmethoden einen Platz in der Behandlung.

II. Die operative Therapie.

1. Die lokalen Eingriffe bei umschriebener Passagebehinderung.

Lokale Eingriffe bei umschriebener Passagebehinderung werden sich nur in bestimmten Fällen und nach genauer diagnostischer Abgrenzung durchführen lassen. Es sollen deshalb die lokaldiagnostischen Zeichen zusammen mit den Operationsverfahren besprochen werden.

a) Beim Monroi-Verschluß.

Basisnahe Tumoren der mittleren Schädelgrube können ein oder beide Foramina Monroi und die freie Passage durch den 3. Ventrikel blockieren (s. Abb. 1, Ziff. 3). Besonders gilt dies für Kraniopharyngeome, deren oftmals großer cystischer Anteil derartige Störungen verursacht; die Punktion der Cyste (stereotaktisch) oder ihre Dauerableitung in einen Ventrikel durch eine Drainage (Riechert, Schürmann-Sassner) kann einen partiell obstruierenden Hydrocephalus beseitigen (s. Abb. 13a und b). Es darf dabei nicht verschwiegen werden, daß hier, wie bei allen anderen „zentralen" Tumoren durch die Zwischenhirnbeteiligung das Operationsrisiko groß ist. Diagnostisch findet sich außer den manchmal fehlenden endokrinen und Gesichtsfeldstörungen eine sekundär durch den Hydrocephalus verursachte intrakranielle Drucksteigerung, im Ventrikulogramm ist die Tumorkontur deutlich zu sehen. Ist der Tumor solide, so kann nur eine Umgehungsdrainage nach Torkildsen, evtl. beider Ventrikel bei Aquäduktkompression (seltener, Dandy) durchgeführt werden, s. S. 636.

Auch Tumoren im 3. Ventrikel, d. h. Ependymome, Plexuspapillome und Kolloidcysten führen zu ein- oder beidseitigem Monroi-Verschluß. Charakteristisch aus der Vorgeschichte sind periodisch sich verstärkende Kopfschmerzen, Erbrechen und Stauungspapille ohne Nackensteifigkeit als Zeichen eines zeitweiligen Ventilverschlusses am Foramen Monroi. Ventrikulographisch lassen sie sich relativ häufig einwandfrei diagnostizieren (Dandy):

1. Bei totaler Blockierung beider Foramina kein Luftübertritt von einem zum anderen Seitenventrikel.

2. Bei partiellem Block ist der vordere Anteil des 3. Ventrikels durch die meist deutlich sichtbare Tumorkontur eingeengt.

3. Der Aquädukt ist durchgängig.

4. Es besteht keine Seitenverschiebung.

Es kommen auch beiderseitige Ventrikelerweiterungen vor, die Verziehung des Septum pellucidum geschieht dann nach *der* Seite, deren Foramen Monroi *zuletzt* verschlossen wurde (TÖNNIS).

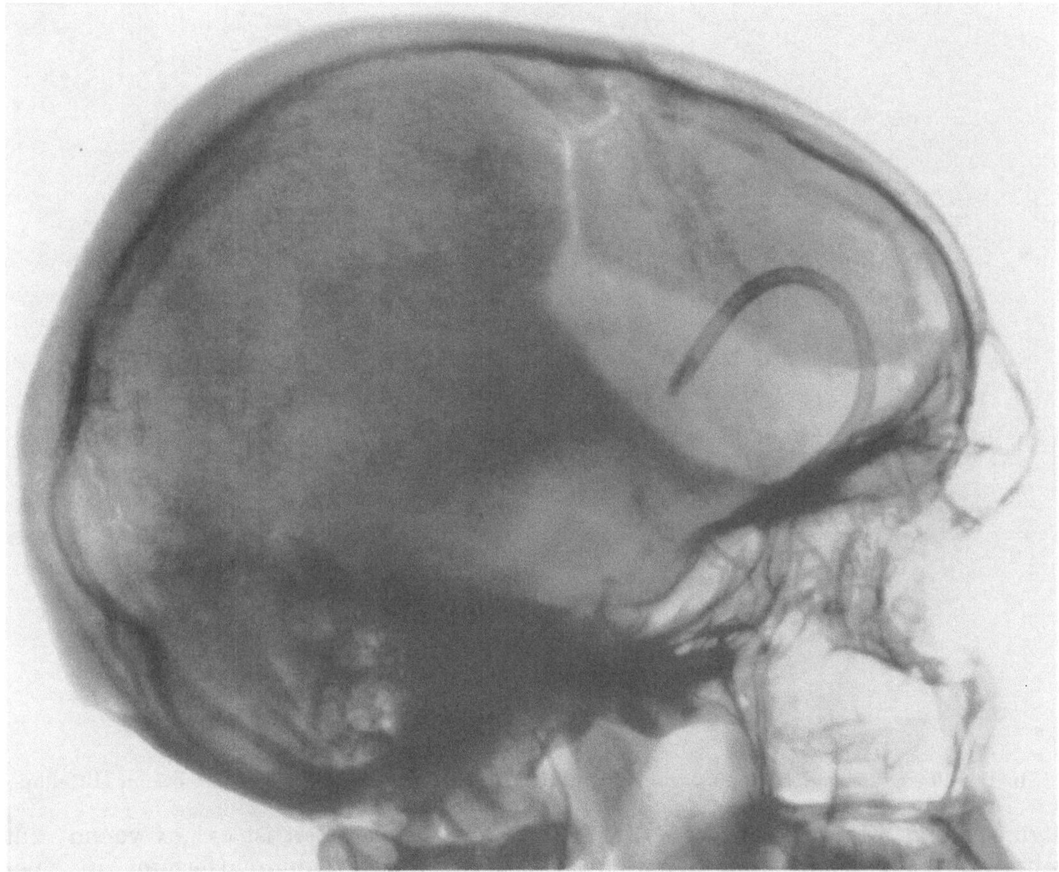

Abb. 13a. Drainage eines cystischen Kraniopharyngeoms in den Seitenventrikel, seitliche Aufnahme.

Die Füllungsdefekte nach dem hinteren Anteil des 3. Ventrikels zu lassen bei Wachstumsrichtung von oben (Pinealome, Teratome) oft eine basale und mehr basalkonvexe Verdrängung des Anfangsteils des Aquädukts erkennen. Ist die Tumorbegrenzung, die sich im ap.-Bild des 3. Ventrikels darstellt, unscharf, oder gleitet im seitlichen Bild nur auf *einer* Seite Luft bis zum Recessus suprapinealis, dann bestehen Verwachsungen mit dem Thalamus, d. h. der Tumor ist maligne und meist inoperabel (LYSHOLM). Der operative Zugangsweg ist durch den erweiterten Seitenventrikel und das meist große Foramen Monroi möglich, das noch gespalten werden kann. Die Tumoren sind meist cystisch, eine Blutung droht nur bei der Verletzung des Plexus chorioideus, der auch in einzelnen Fällen in direkter Tumorverbindung steht und deshalb vor der Enucleation geklipt werden muß. Bei weit kleinhirnwärts sich erstreckenden Tumoren des 3. Ventrikels empfiehlt DANDY das Vorgehen wie bei der Pinealomentfernung, die Gefahren sind hier aber wesentlich größer.

40*

Vom Seitenventrikel ausgehende Tumoren (Ependymome und Papillome) können ebenfalls das Foramen Monroi, meist nur einer Seite, verschließen. Alexander-Botterell beschreiben 2 Abscesse, die zur Monroi-Blockade führten und durch Entfernung (bei Ventrikeleröffnung) geheilt wurden. Sie zeichnen sich durch eine isolierte Erweiterung des Seitenventrikels aus, meist besteht ein totaler Stop des Foramen Monroi; ihre Umrisse lassen sich im Luftbild oft nachweisen. Operativer Zugang je nach Lage des Tumors, meist unter Opferung eines Teiles oder des gesamten Stirnhirnpols der subdominanten Hemisphäre. Ist die Ventrikel-Erweiterung nicht sehr stark, soll in der

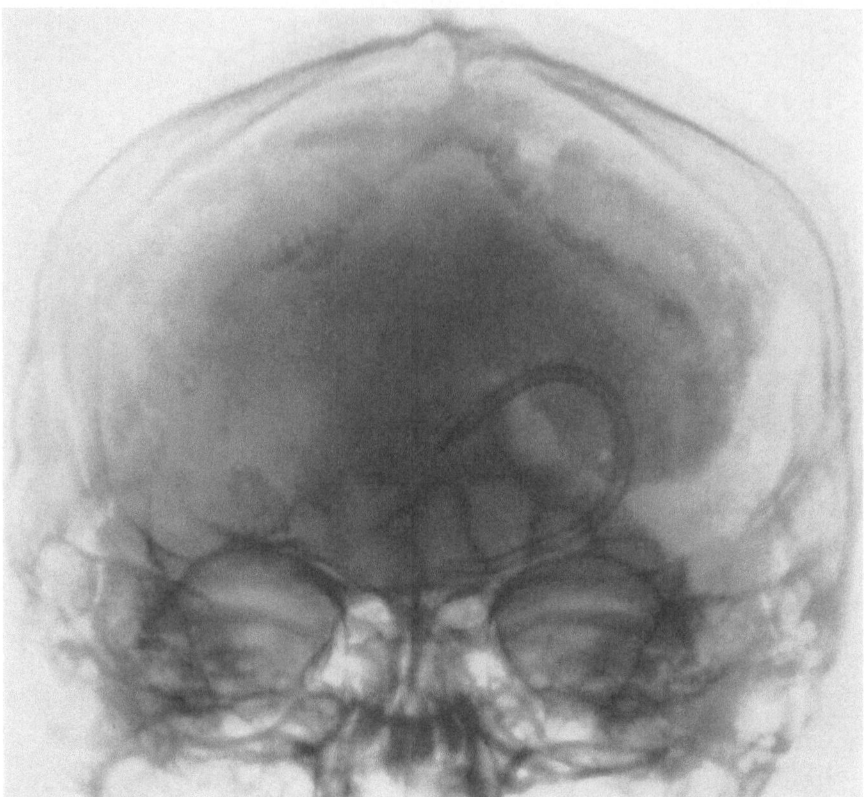

Abb. 13b. Derselbe Drainage-Fall in ap.-Strahlenrichtung. Die Spitze des Drains reicht fast bis zur Mittellinie.

1. Sitzung nur der Frontalpol reseziert werden. Nach einiger Zeit ist es „ex vacuo" zur Erweiterung gekommen; dann kann die transventrikuläre Tumorentfernung in einer 2. Sitzung angeschlossen werden. Die Blutversorgung vom Plexus aus ist oft sehr reichlich und bedarf besonderer Aufmerksamkeit.

b) Beim Aquäduktverschluß.

Hier sind im Ventrikulogramm beide Seiten- und der 3. Ventrikel erweitert, die Sylviische Wasserleitung ist oft im Anfangsteil erweitert und scharfrandig, meist spitz (tütenförmig) unterbrochen, der 4. Ventrikel ist nicht dargestellt (s. Abb. 14). Es ist von grundsätzlicher Bedeutung, ob es sich um Tumoren handelt, die von außen komprimierend den Aquädukt einengen bzw. verschließen, oder um Stenosen des Aquädukts selbst. Daher sollen die differentialdiagnostisch wichtigsten ventrikulographischen Zeichen hier noch einmal zusammengefaßt werden. Nur mit ihrer Hilfe kann entschieden werden, ob Tumorentfernung, Aquäduktsondierung oder Umgehungsoperation vorzuziehen ist.

Tumoren der Vierhügelplatte. Die Kontur des 3. Ventrikels ist nicht verändert. Der Aquädukt ist im ap.-Bild streng mittelständig und im Seitenbild nach unten (evtl. leicht konvex) verdrängt.

Aquäduktstenosen. (Meist etwa 1 cm nach dem Abgang aus dem 3. Ventrikel.) Im ap.-Bild streng mittelständig, im seitlichen Bild kaum nach unten verlagert. Hochgradig kolbig aufgetrieben, tütenartiger Verschluß (s. Abb. 14). Falls bei partiellem Verschluß der 4. Ventrikel dargestellt ist, so ist dieser unverändert.

Ponstumoren. ap.-Bild: Die Seitenverschiebung ist unbedeutend. Seitliches Bild: Der hintere Teil des 3., der Aquädukt und manchmal auch der 4. Ventrikel sind von unten her konkav nach parietal und occipital zu eingedellt.

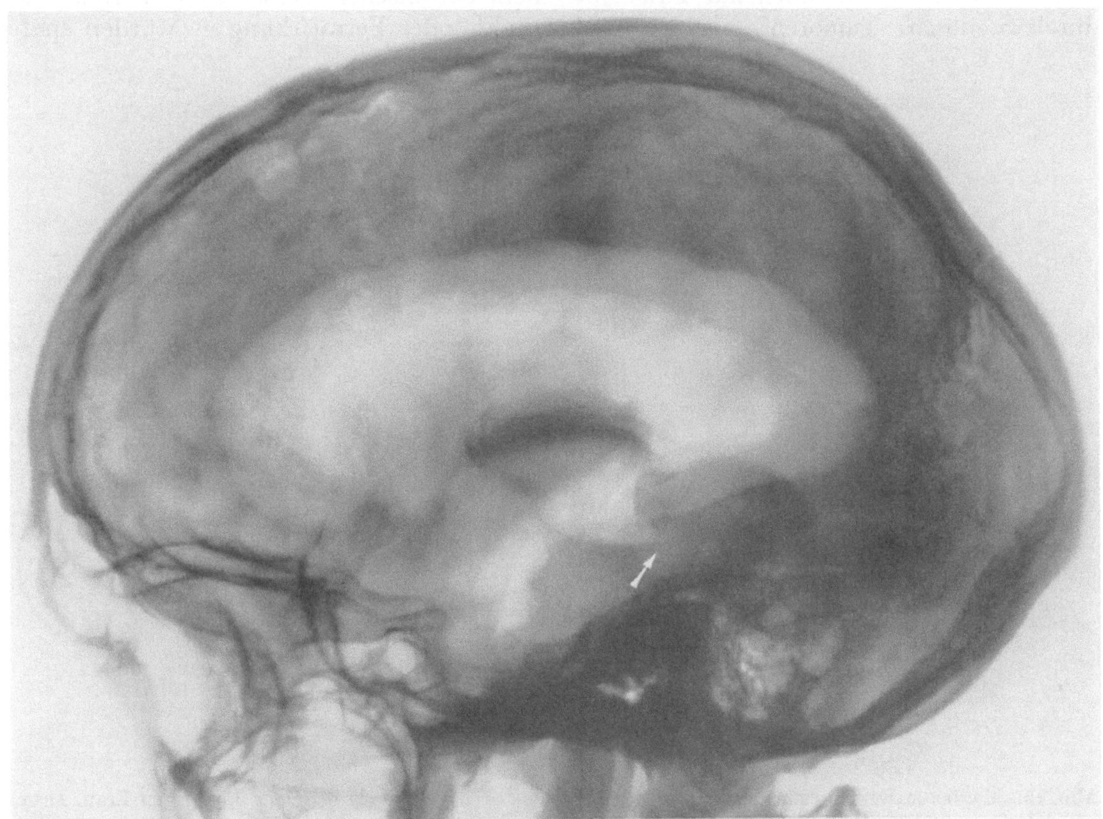

Abb. 14. Hochgradige symmetrische Erweiterung aller inneren Hirnwasserräume, angedeuteter Wolkenschädel. Die Pfeilspitze zeigt auf den spitzen („tütenförmigen") Verschluß des Anfangsteiles des Aquäduktes bei einer (postinfektiösen?) Stenose. Auch die hochgradige Erweiterung des 3. Ventrikels und des Foramen Monroe ist gut zu beurteilen.

Acusticusneurinome. ap.-Bild: Seitenverschiebung des Aquädukts deutlich! Seitliches Bild: Ganz geringe Dorsalverdrängung des Aquädukts.

Kleinhirn- und Wurmtumoren. ap.-Bild: Seitenverschiebung möglich. Seitliches Bild: Abknickung des (meist nicht völlig) verschlossenen Aquädukts in Höhe des Tentoriumrandes. Er verläuft in einem nach vorne offenen Winkel, da der Endteil des Aquädukts und der 4. Ventrikel meist clivuswärts vorgeschoben sind.

Falls nicht sicher ein Verschluß durch einen supratentoriellen Tumor nachgewiesen ist, gibt die Eröffnung der hinteren Schädelgrube den meisten Platz. Sie erlaubt auch eine Erweiterung der Operation über das Kleinhirnzelt hinaus und gestattet die Anwendung einer Palliativoperation, falls eine Tumorentfernung nicht durchführbar ist. Die Tumorentfernung sollte natürlich immer angestrebt werden, zumindest muß möglichst eine Probeexcision entnommen werden, bevor eine Palliativdrainage, evtl. mit dem Ziel einer späteren Operation, angelegt wird. Oft kann eine Zweitoperation an Hand der histologischen Untersuchung (z. B. beim Medulloblastom) vermieden und eine frühzeitige

Röntgenbestrahlung vorgenommen werden. Durch einfaches Anheben des Wurmes können die (nicht so seltenen) entzündlichen oder atretischen Membranverschlüsse der Aquäduktmündung in den 4. Ventrikel oder auch der Foramina Luschkae und Magendi eröffnet werden.

Die Aquäduktdrainage.

Von der hinteren Schädelgrube aus kann auch die Sondierung des verlegten Aquädukts vorgenommen werden. Die erste Aquäduktsondierung wurde 1920 von Dandy durchgeführt. In Frage kommen nur Fälle mit einem chronischen Verschluß des Aquädukts durch Stenosen. Tumoren — sei es durch Direkt- oder Fernwirkung — würden später

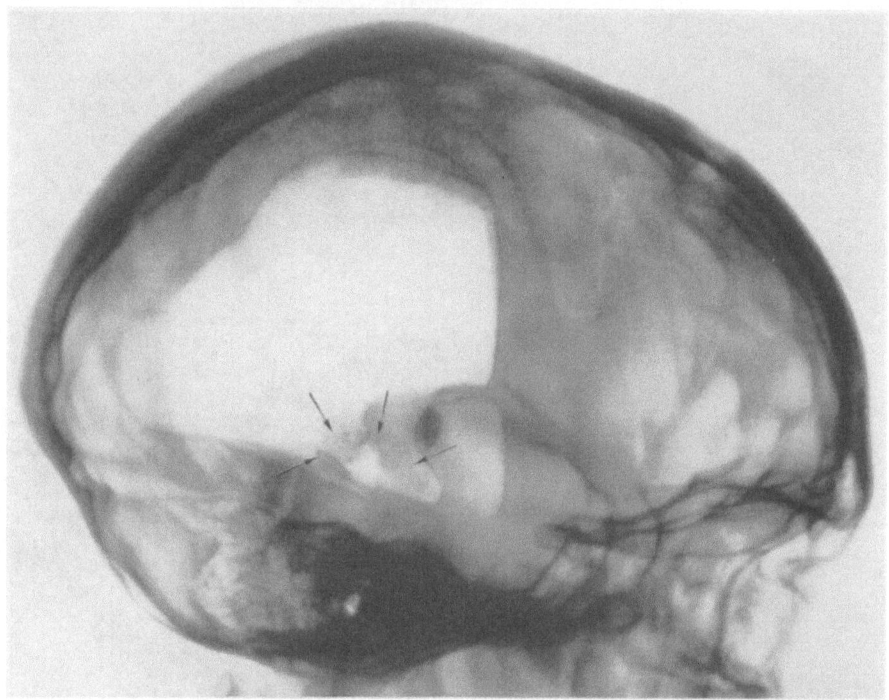

Abb. 15. Maximale Erweiterung der Seitenventrikel und des 3. Ventrikels bei einer 35jährigen Frau, Druck-schädel. Ursache war eine praktisch vollständige und lange bestehende Aquädukteinengung durch ein teilweise verkalktes Pinealom (Tumor durch Pfeile eingerahmt). Nach der Totalexstirpation einwandfreie Liquor-passage. Heilung bis auf die Sehverschlechterung als Folge der Sehnervenatrophie.

den Aquädukt wieder komprimieren. Nach Anheben des Kleinhirnwurmes und Einführen eines Katheters durch das Foramen Magendi — der 4. Ventrikel ist in Fällen von Aquäduktverschluß liquorfrei! — wird der Wurm in seinem unteren Anteil gespalten, bis die verschlossene Aquäduktmündung an der oberen Spitze der Rautengrube gut zu überblicken ist. Vorsichtig wird in der vermuteten Verlaufsrichtung des Aquädukts ein dünnster Katheter (beginnend etwa mit 2—3 Charrière) vorgeschoben, bis nach höchstens 3 cm der 3. Ventrikel erreicht ist, d. h. der Liquor sich im Strahl entleert. Nach Bougierung mit dickeren Kathetern wird zum Abschluß ein Gummikatheter (Dicke 8—9 Charrière) mit einer seitlichen Öffnung für den 4. Ventrikel belassen, das am Durarand vor dem Verschluß fixiert wird. Dandy entfernte nach 2—3 Wochen das Drain wieder, eine freie Passage soll dann bestehenbleiben. Die Gefahren bei dieser Operation sind sehr groß. Durch die Sondierung und den Fremdkörper kommt es zur Reizung des zentralen Höhlengraus. Die direkte Folge sind schwere Bewußtseinsstörungen, Erbrechen, zentrale Hyperthermien. Greenwood erlebte einen akuten Atemstillstand (2 andere Patienten zeigten über 2 Jahre eine gute Ableitfunktion), der nach Entfernung des Katheters wieder schwand. In den folgenden Tagen herrschte ein somnolentes Bild mit zentralen Temperatursteigerungen und sonstigen schwersten vegetativen Reizerscheinungen vor. Die Mortalität ist etwa 50%. Sie ist durch die Ganglienblocker und die „künstliche Hibernisation" mit den „potenzierenden" Narkosemitteln heute nicht mehr ganz so hoch. Ein abschließendes Urteil über ihre erfolgreiche Anwendung ist jedoch noch nicht möglich. FRASER-DOTT führten ebenfalls nur die Sondierungen durch, sie legten kein Drain ein. Bei 12 Fällen hatten sie 5 Todesfälle direkt nach dem Eingriff, 2 Besserungen, 3 Heilungen; 2mal war die Nachbeobachtungszeit noch zu kurz.

LEKSELL führte nach Sondierung eine 3 cm lange und 3 mm im Durchmesser betragende Drahtspirale aus Tantal (Drahtstärke 0,2 mm) über dem Gummikatheter im Aquädukt bis zum 3. Ventrikel hoch (s. Abbildung 16). Der Katheter wird entfernt, eine gebogene Silberkanüle wird dabei über den Katheter gezogen und hält die Spirale während des Herausziehens fest. Die Spirale soll auch bei längerem Belassen keine Reizung hervorrufen. Bei 13 Fällen 4 Exitus (2 davon waren vorher schon nach TORKILDSEN operiert worden), 2 nicht gebessert, 7 wesentlich gebessert über $4^{1}/_{2}$ Jahre. NORLÉN berichtet ebenfalls günstig über diese Methode. Nach 2 Jahren war das Befinden seiner 2 operierten Patienten (♀, 17 und 19 Jahre) gut, die Spirale röntgenologisch am richtigen Platz.

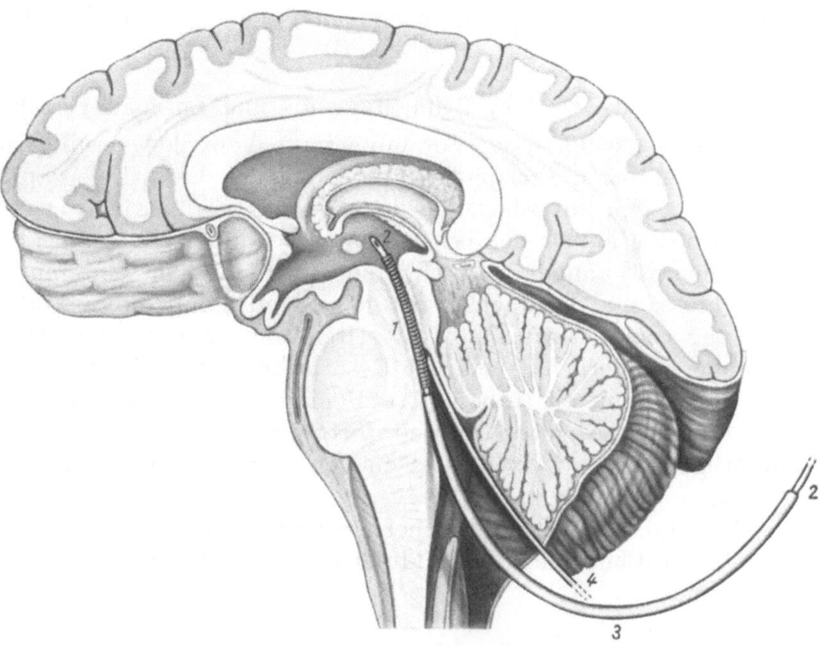

Abb. 16. Schematische Darstellung der Aquäduktdrainage nach LEKSELL. Das Kleinhirn ist von der eröffneten hinteren Schädelgrube aus mit einem Spatel (*4*) angehoben. Mit einem Gummikatheter (*2*) wird der Aquädukt sondiert, die Spitze des Katheters liegt im 3. Ventrikel. Über den Katheter wird eine Tantalspirale in den Aquädukt eingeführt (*1*). Um ein Herausrutschen der Spirale zu verhindern, wird ein gebogenes Silberröhrchen (*3*) über den Katheter geschoben, der die Tantalspirale in loco hält, bis der Gummikatheter herausgezogen ist.

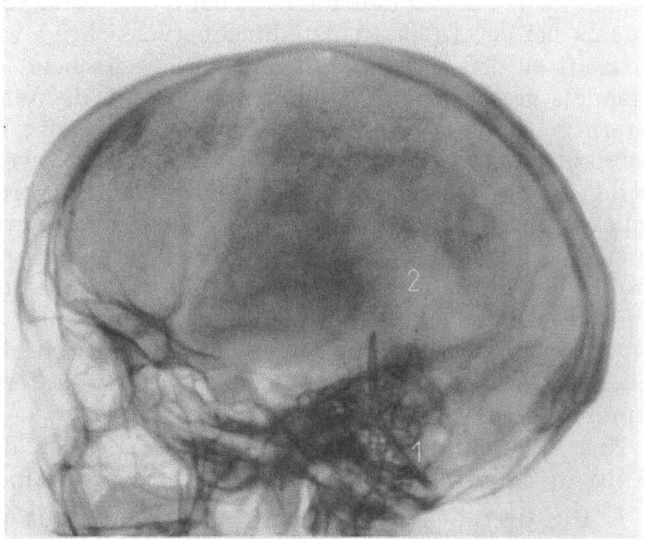

Abb. 17. Seitliche Kontrollaufnahme mit minimaler Luftfüllung der Seitenventrikel + des 3. Ventrikels (*2*), um die unveränderte Lage einer Leksell-Drainage mit einem Kunstharzschlauch (*1*) und die Liquorpassage zu sichern.

Man muß sich vor Anwendung dieser Methode immer darüber klar werden, ob man dem Patienten den Eingriff zumuten kann, oder ob in den meist reduzierten Fällen nicht eine Umgehungsdrainage den gleichen Effekt bei geringerem Risiko erzielt. Wir haben an Stelle der Tantalspirale in einigen Fällen einen kurzen Polyäthylenschlauch (lichte Weite 3 mm) verwandt (s. Abb. 17).

c) Beim Magendi- und Luschka-Verschluß.

Diese Verschlüsse der Foramina im 4. Ventrikel verhindern ein Aufsteigen der Luft bei der lumbalen Encephalographie, bei der Ventrikulographie ist das gesamte Hirnkammersystem mit Einschluß des 4. Ventrikels maximal erweitert. Die klinische Symptomatologie ähnelt der bei Tumoren der hinteren Schädelgrube. Auch das operative Vorgehen ist ähnlich. Durch eine Eröffnung der hinteren Schädelgrube können die Verschlüsse und Verwachsungen gelöst und damit die normale Liquorzirkulation wieder in Gang gebracht werden. Nur selten sind Einlagen von Drains zur Offenhaltung der Passage erforderlich. Wenn die Resorptionsstätten des Liquors an der Basis nicht durch die Grundkrankheit (tuberkulöse Meningitis) verödet und der druckbedingte Untergang des Hirngewebes nicht zu weit fortgeschritten ist, so gehören diese Operationen der Beseitigung eines Verschlusses zu den dankbarsten der Hydrocephalus-Chirurgie überhaupt.

Auf die Koppelung knöcherner und bindegewebiger Fehlbildungen und die Rolle der Arnold-Chiarischen Mißbildung in diesem Rahmen ist auf der S. 605 bereits Bezug genommen.

2. Die palliativen Eingriffe bei inoperablen Passagebehinderungen oder bei allgemeiner Liquorüberproduktion.

a) Die Umleitung des Liquors in physiologische Räume.

α) Die operative Verbindung des 3. Ventrikels mit den Subarachnoidalräumen (Ventrikulostomie).

Eine Reihe von Eingriffen versucht bei einer verlegten Liquorpassage das Hindernis in der Weise zu umgehen, daß der 3. Ventrikel direkt mit dem Subarachnoidalraum verbunden wird. Hierbei muß die Lage der 3. Hirnkammer nahezu im Zentrum des Ventrikelsystems bei der Indikationsstellung berücksichtigt werden. Wegen seiner engen Nachbarschaft zu den großen basalen Zisternen erscheint der 3. Ventrikel für eine Ableitung besonders geeignet. Hinzu kommt noch, daß die Wand zwischen ihm und den basalen Zisternen besonders dünn ist, so daß nur eine dünne Gewebsschicht den abgeschlossenen ventrikulären Liquor von der subarachnoidalen Nervenflüssigkeit trennt. Besonders ausgeprägt ist dies bei einem Hydrocephalus, der den vorderen Teil des 3. Ventrikels mit einschließt. Dieser Befund läßt sich schon auf dem Ventrikulogramm erheben, die Recessus nervi optici und infundibuli sind stark ausgebuchtet, die Lamina terminalis ist vorgewölbt und projiziert sich in die Hypophysengrube und ventralwärts von ihr. Es kommt zum Knochenumbau und zu dem bekannten Bild einer sekundären Erweiterung der Hypophysengrube. Bei der Freilegung zeigt es sich, daß die Substanz des Zwischenhirns weitgehend geschwunden ist, und daß die Lamina terminalis nur noch aus einer dünnen Membran besteht, die leicht einreißbar ist.

Eine Eröffnung des 3. Ventrikels zum Zwecke der Liquorableitung ist zuerst von Dandy im Jahre 1921 gemacht und später von verschiedenen Autoren modifiziert worden.

1. Die Operation nach Dandy (Ventriculostomia posterior). Das zuerst angegebene Originalverfahren nach Dandy verbindet den 3. Ventrikel mit der Cisterna interpeduncularis (s. Abb. 18). Es wird eine Trepanationsöffnung über dem Ohr angelegt, so daß das Temporalhorn punktiert und das Ventrikelsystem entlastet werden kann. Mit einem Hirnspatel wird dann das Hirn von der Basis abgehoben. Etwaige Venen, die von der basalen Dura zur Unterfläche des Schläfenlappens ziehen, werden coaguliert und durchtrennt. Die Sylviische Gefäßgruppe muß sorgfältig geschont werden.

Beim weiteren Vordringen an der Basis — es wird dieser Akt der Operation zweckmäßig noch durch eine Senkung des Kopfes unterstützt — kommt die Cisterna interpeduncularis mit ihren seitlichen Recessus zum Vorschein. Sie wird mit einem feinen gebogenen Häkchen geöffnet, wodurch noch weiter Raum gewonnen wird. Es sind jetzt die Incisurae tentorii und die seitliche Wand der 3. Hirnkammer sichtbar. Die Ventrikelwand wird in der gleichen Weise eingerissen, und zwar occipitalwärts von der A. carotis und medial und oberhalb vom N. oculomotorius. Damit ist eine Verbindung vom 3. Ventrikel zum Subarachnoidealraum hergestellt. Gelegentlich kann sich die A. communicans posterior bei diesem Manöver darstellen, deren Verletzung besonders sorg-

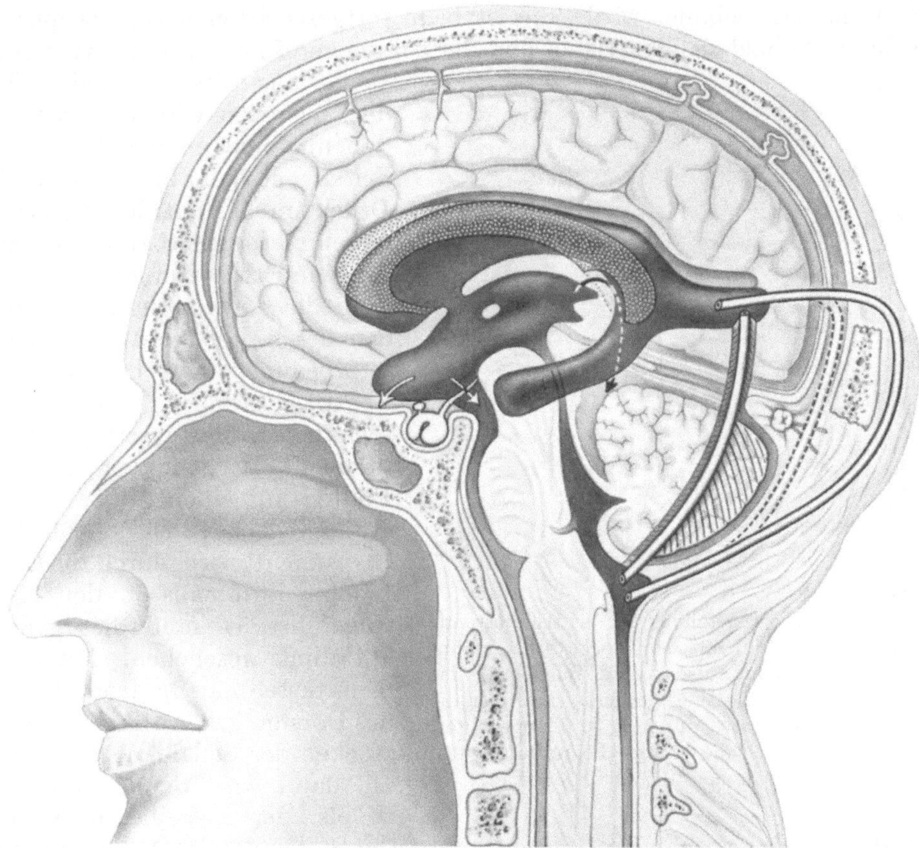

Abb. 18. Schematische Darstellung der gebräuchlichsten Verfahren zur Umleitung des abgeschlossenen Liquors in physiologische Räume.

Der vorderste Pfeil deutet die Eröffnung der vorgebuckelten Lamina terminalis des 3. Ventrikels nach STOOKEY-SCARFF an. Der mittlere (basale) Pfeil zeigt die Ableitung aus dem 3. Ventrikel in die hinteren basalen Zisternen nach DANDY. Der punktierte Pfeil erklärt das Verfahren nach NAKATA: Eröffnung des oberen-hinteren Anteils des 3. Ventrikels unter teilweiser Wegnahme des Balkens (getüpfelt), so daß der Liquor in die Cisterna ambiens abfließen kann. Das am weitesten occipital angelegte Drain gibt die Originalmethode der Ventrikulo-Zisternostomie nach TORKILDSEN mit extrakranieller Schlauchführung, das gestrichelte Röhrchen die gebräuchlichste Modifikation unter Führung des Drains zwischen Knochen und Dura wieder. Das Verfahren nach RIECHERT ist gekennzeichnet durch eine transtentorielle Schlauchführung nach Teilresektion des Kleinhirns (schraffiert) und Unterbindung des Sinus transversus.

fältig vermieden werden muß, da eine Blutstillung in diesem Bereich der Schädelbasis verhältnismäßig schwierig ist.

2. Die Operation nach STOOKEY-SCARFF (Ventriculostomia anterior). Sie wurde 1936 angegeben und als „puncture of the lamina terminalis and floor of the third ventricle" beschrieben. Wie der Name besagt, stellen die Autoren eine Anastomose zwischen dem vorderen Teil des 3. Ventrikels und den entsprechenden benachbarten Zisternen her (s. Abb. 19). Dementsprechend ändert sich auch die angewandte Technik. Bei Rechtshändern wird ein rechtsseitiger frontaler Haut-Knochenlappen nach Dandy angelegt. Der Schnitt soll dabei die Mittellinie erreichen und der Knochenlappen im frontalen Bereich so weit nach basal angelegt werden, als dies die Ausdehnung der Stirnhöhlen erlaubt. Hierdurch wird die Darstellung des vorderen Teiles des 3. Ventrikels wesentlich erleichtert. Zweckmäßigerweise wird der Seitenventrikel punktiert, so daß sich das Chiasma nach dem Anheben des Frontallappens gut sichtbar machen läßt. Von dessen Oberfläche zieht eine dünne arachnoidale Membran zur Basis des Frontallappens. Unmittelbar dahinter liegt die Cisterna chiasmatis, deren occipitale Begrenzung durch die Lamina terminalis gebildet wird. Sie ist beim fortgeschrittenen Hydrocephalus durchsichtig dünn. Sobald sie eingerissen und die Zisterne eröffnet ist, entleert sich im Schuß

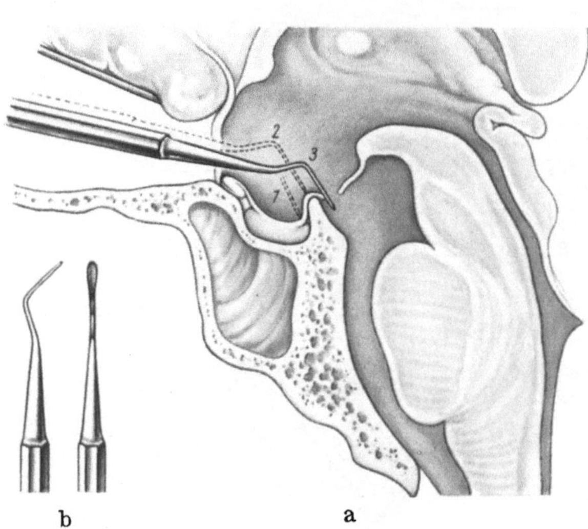

Abb. 19. Schematische Darstellung der Ventrikulostomie nach Stookey-Scarff (a) mit dem hockeyschlägerähnlichen Instrument (b, in Aufsicht und Quersicht), das durch die Lamina terminalis eingeführt, sich über die hintere Sellalehne (Schritte durch 1, 2, 3 angedeutet) vortastet und schließlich die hintere Begrenzungswand des 3. Ventrikels in der Mittellinie eröffnet.

Liquor aus dem 3. Ventrikel. Dieser Akt der Operation wird dadurch erleichtert, daß nur eine mäßige Menge Liquor im Seitenventrikel abgelassen wird, um den Druck im 3. Ventrikel zu erhalten und diesen besser sichtbar machen zu können. Als eine Erweiterung der Operation wird noch die Verbindung zwischen dem Boden des 3. Ventrikels und der Cisterna interpeduncularis hergestellt (hintere Ventrikulostomie). Hierfür ist es vorteilhaft, ein hockeyschlägerähnliches Instrument zu benutzen, das in seinem Endteil auf eine Länge von etwa 1 cm etwas abgebogen ist (s. Abb. 19). Dieses Instrument wird durch die Öffnung der Lamina terminalis in den 3. Ventrikel eingeführt, es muß dies genau in der Mittellinie geschehen. Mit dem Instrument tastet man die frontale Begrenzung des Dorsum sellae ab, gleitet es über den Rücken der Sellalehne nach dem Clivus zu, dann wird der Boden des 3. Ventrikels, der sich diesen Knochenteilen

beim Hydrocephalus anschmiegt, durchtrennt. Die Spitze des Instrumentes erreicht die Cisterna interpeduncularis. Sie wird hier noch etwas seitlich bewegt, um die Öffnung zu erweitern. Die abgebogene Spitze wird durch den abgeknickten Schaft am Dorsum sellae so arretiert, daß sie nicht zu weit an der Schädelbasis entlang nach hinten gleiten und dort Gefäße des Hirnstamms verletzen kann. Wird jetzt das Ventrikelsystem vom Seitenventrikel aus mit Kochsalzlösung aufgefüllt, so kann man sehen, daß die Passage vom Seitenventrikel über den 3. Ventrikel zu den basalen Zisternen wiederhergestellt ist.

Viele Chirurgen beschränken sich lediglich auf die Eröffnung der Lamina terminalis und lassen den Boden des 3. Ventrikels geschlossen. Für 34 Fälle, die nach der Methode von Stookey-Scarff operiert worden waren, vergleicht Scarff die Resultate dieses verschiedenen Vorgehens. Es zeigte sich — soweit eine zuverlässige Entscheidung zur Zeit der Nachbeobachtung möglich war —, daß bei der einfachen Operation die operative Sterblichkeit 5 % niedriger war als bei der Eröffnung der Lamina terminalis und des Bodens des 3. Ventrikels. Dafür waren aber die Dauerresultate in 15 % schlechter. Scarff weist selbst darauf hin, daß die Operation nicht durchgeführt werden kann, wenn der hypothalamische Anteil des 3. Ventrikels durch Tumormassen ausgefüllt oder verdrängt ist. In diesen Fällen muß das Verfahren nach Torkildsen oder nach Hyndman angewandt werden. Die Methode ist ohne Erfolg, wenn die Cisterna chiasmatis und interpeduncularis durch fibröse Narbenzüge und Entzündungen verschlossen ist, so daß eine Resorption und Weiterleitung des Liquors hier nicht mehr stattfinden kann. Crezee u. Ziedses des Plantes haben 1957 ein Verfahren angegeben, bei dem sie mit Hilfe eines stereotaktischen Zielgeräts die Lamina terminalis eröffnet haben, um beim kommunizierenden Hydrocephalus und als Vorbereitung zur Operation passageblockierender Tumoren dem Ventrikelliquor einen Abfluß in die basalen Cisternen zu schaffen. Behn-Eschenburg hatte bei 36 derartigen Operationen nach dem Originalverfahren eine Operationsmortalität von 8,3 % und in 11 % eine Funktionsuntüchtigkeit der Öffnung.

3. **Die Operation nach Nakata (Ventriculostomia posterior-superior).** Bei dem Verfahren von Nakata wird die Ventrikulostomie nicht im Bereich der Lamina terminalis oder am Boden des 3. Ventrikels ausgeführt, sondern im oberen Teil der 3. Hirnkammer zwischen der Cisterna ambiens und dem Recessus suprapinealis (s. Abb. 18). Dieser Vorschlag war von Schöller im Jahre 1948 gemacht worden, Nakata führte ihn in einer veränderten Form erstmals bei einer 23jährigen Patientin mit einem Aquäduktverschluß aus. In Bauchlage wurde zunächst eine rechtsseitige parietooccipitale Kraniotomie ausgeführt. Nach einer Punktion des Seitenventrikels war es leicht möglich, das Hirn von der Falx abzudrängen. Das Splenium des Corpus callosum wurde in der Mittellinie in 3 cm Länge gespalten, so daß der hinterste Teil des 3. Ventrikels zur Darstellung kam. Unter Vermeidung der V. Galeni wurde die Wand in einem Ausmaß von 5×5 mm gespalten, bis sich Liquor aus dem 3. Ventrikel entleerte. Gleichzeitig wurde die Cisterna ambiens dargestellt und eröffnet. Vom Splenium corporis callosi wurde so viel durch Absaugen entfernt, daß die Anastomose zwischen Cisterna ambiens und 3. Ventrikel offen bleiben konnte. Der weitere Heilungsverlauf war ungestört, aus dem Zurückgehen der klinischen Symptomatologie wurde darauf geschlossen, daß der Liquorabfluß nunmehr nicht weiter behindert war. Ein ähnliches Verfahren durch Spalten des hinteren Balkenanteils haben Kluzer und Geuna in 8 Fällen angewandt.

Die Verfahren der hinteren Ventrikulostomie kommen vor allem in den Fällen in Frage, in denen der vordere Teil des 3. Ventrikels verlegt ist, ohne daß eine Blockade der Foramina Monroi besteht. Sie können auch angewandt werden, wenn das Hindernis im Aquädukt sitzt. Bei allen Prozessen, die zu einer ein- oder doppelseitigen Blockade des Foramen Monroi führen, ist die Operation naturgemäß ohne Effekt.

4. **Die Operation nach Hyndman (Ventriculostomia lateralis).** Hyndman macht für die Mißerfolge der bisher beschriebenen Ventrikulostomien die Tatsache verantwortlich, daß unter Verletzung der Arachnoidea die Öffnungen des Ventrikels von der Außenseite der Hirnkammer her angelegt werden. Dadurch ist der ventrikuläre Liquor nicht gezwungen, in den Subarachnoidalraum abzufließen; er wird sich vor allem in den Subduralraum ergießen, wo seine Resorption schon nach kurzer Zeit nicht mehr gewährleistet ist. Seine Operation beruht auf folgenden Überlegungen, die er experimentell erhärtet hat. Für die Hydrocephalusoperationen im Bereich des Plexus ist die Tela chorioidea von entscheidender Wichtigkeit. Sie begleitet den Plexus als Falte der Pia mater zwischen den beiden Fornices und dem Dach des 3. Ventrikels. Ihr Aufbau ähnelt einem Handschuhfinger. Das vordere Ende dieses Handschuhfingers im 3. Ventrikel ist auf Grund seiner Entwicklung geschlossen, während das hintere in die Cisterna venae magnae und in die Cisterna ambiens einmündet. Die Innenseite dieses Handschuhfingers muß als subarachnoidaler Raum gelten, für den Hyndman die Bezeichnung Cisterna venae parvae vorschlägt. Solange diese Tela chorioidea intakt ist, kann kein Liquor aus dem Seitenventrikel in die Cisterna ambiens gelangen. Diese Verhältnisse ändern sich, sobald die dünne Membran an irgendeiner Stelle verletzt ist. Experimentell konnte dies Hyndman in folgender Weise erhärten: Bei einem normal fixierten Hirn wird nach einer entsprechenden Rindenresektion der Seitenventrikel geöffnet. Es wird dann das Foramen Monroi mit Baumwolle und Kollodium verschlossen und der Seitenventrikel mit einer Farblösung gefüllt. Es trat auch nach längerer Zeit keine Farbe in die Cisterna ambiens und Cisterna venae Galeni über. Wurde dann der Plexus mit einer Zange gezerrt und

damit die Tela chorioidea verletzt, so kam es zu einem Abfließen des Farbstoffs in die Cisterna ambiens. Hyndman nimmt an, daß die Erfolge der Plexuskoagulation weniger auf der Ausschaltung des Plexus als liquorproduzierendem Organ beruhen, als vielmehr auf einer Verletzung der Tela chorioidea infolge einer Dislokation des Plexus im Bereich der Fissura chorioidea.

Technik. Auf Grund der oben angeführten Überlegungen hat Hyndman sein Operationsverfahren ausgebildet und es besonders bei Kindern mit einem kongenitalen Hydrocephalus angewandt. Vor der Operation werden bei den Kindern durch die große Fontanelle hindurch regelmäßig in Abständen von einigen Tagen Liquorentnahmen gemacht. Die Kinder, die anfangs auf die Druckherabsetzung mit hohem Fieber reagieren, werden später unempfindlich dagegen und überstehen damit besser den eigentlichen Eingriff. Bei der Operation wird in Bauchlage im Bereich des Parieto-occipital-Gebietes ein Trepanloch angelegt. Von einem vollständigen Ablassen des Liquors wird möglichst Abstand genommen, da dies schlecht vertragen wird, selbst wenn der Liquor verhältnismäßig rasch wieder injiziert wird. Aus diesem Grunde arbeitet Hyndman mit einem cystoskopähnlichen Instrument. Nach dem Anlegen des Trepanloches wird die Dura gespalten und das Instrument durch den Cortex in den Seitenventrikel eingeführt. Auf eine Kauterisation des Plexus zum Zwecke der Blutstillung wird verzichtet. — Der Plexus wird mit einer Alligatorzange gefaßt und im Bereich der Fissura chorioidea disloziert und gequetscht. Hierdurch kommt es zu der schon beschriebenen Kommunikation zwischen Seitenventrikel und — auf dem Wege über die Cisterna venae parvae — mit der Cisterna vena Galeni und ambiens. Nach der Meinung von Hyndman ist der Eingriff auch von Erfolg begleitet, wenn infolge einer basalen Meningitis diese Zisternen verödet sind, da die Kommunikation oberhalb dieser Zisternen gelegen ist. Erst wenn sämtliche Zisternen verödet sind, ist der Eingriff zwecklos. Dann ist entweder eine Exstirpation des Plexus oder/und eine Ableitung in Fremdräume zu erstreben. Hyndman hat seine Methode auch bei Tumoren der hinteren Schädelgrube mit Hydrocephalus occlusus ausgeführt. In diesen Fällen hat er den Seitenventrikel breit eröffnet. Am günstigsten ist es seiner Meinung nach, die Tela chorioidea im Bereich des Glomus zu unterbrechen, weil diese Stelle den kürzesten Weg zur Cisterna venae Galeni darstellt. Er berichtet über 5 Fälle, die nach dieser Methode operiert wurden. Die klinischen Erscheinungen gingen nach der Operation zurück, auch die Prüfungen mit Phenolsulphonphthalein fielen entsprechend günstig aus.

β) *Die Drainage des Seitenventrikels nach* Torkildsen *und ihre Abwandlungen.*

1. Die Ventrikulo-Zisternostomie nach Torkildsen. Die beim Hydrocephalus occlusus am häufigsten angewandte Methode ist die Ventrikulo-Zisternostomie nach Torkildsen. Torkildsen führte diese Operation erstmalig 1937 aus und gab im Jahre 1948 in Form einer Monographie eine Übersicht über 32 behandelte Patienten, von denen 31 Kranke an einem Verschluß-Hydrocephalus litten. In 25 Fällen lebte der Patient lange genug, um den Verlauf des Hydrocephalus und der Drainage zu studieren. In der Zwischenzeit ist diese Operation häufig ausgeführt worden, es liegen auch von anderen Autoren Beobachtungen über ihre Erfolge vor (Paine-McKissock, Finchner, Herlin), auf die noch später eingegangen werden soll. Das Prinzip des Eingriffs besteht darin, daß eine Blockade des normalen Liquorabflusses im 3. oder 4. Ventrikel mit Hilfe einer Drainage zwischen dem Hinterhorn eines Seitenventrikels und der Cisterna cerebello-medullaris umgangen wird (s. Abb. 18). Von hier aus kann der Liquor in die basalen Hirnwasserräume und in den Rückenmarkskanal abfließen. Die Operation schafft dem Liquor also nur einen neuen Abflußweg, sie verzichtet bewußt auf eine Beseitigung der Obstruktion. Man wird sie nur anwenden, wenn eine Beseitigung des Hindernisses entweder unmöglich oder doch mit einer nicht tragbaren operativen Mortalität verbunden ist. Die günstigsten Voraussetzungen sind bei einem Aquäduktverschluß gegeben, der sich weder durch eine

Sondierung noch durch andere Maßnahmen beheben läßt. Auch kleine Tumoren im 3. Ventrikel oder in Aquäduktnähe sind hierfür geeignet. Sie sind verhältnismäßig lange mit dem Leben vereinbar, wenn die Blockade beseitigt bzw. durch eine operative Umleitung ein guter Liquorabfluß gewährleistet wird. Bei den häufig sehr langsam wachsenden Tumoren kommt es sehr viel später erst zu bedrohlichen Symptomen durch den lokalen Tumordruck, die direkte Zerstörung medialer Hirnteile durch den wachsenden Tumor und zu einer sekundären intrakraniellen Drucksteigerung infolge der Volumenzunahme des Tumors.

Diesen Überlegungen entsprechend gestaltete sich auch die *Indikationsstellung,* die TORKILDSEN zuerst für seinen Eingriff angab. Sie hat sich später nur in unwesentlichen Punkten geändert. In erster Linie wurde der Eingriff bei der Aquäduktstenose ausgeführt. Die verhältnismäßig gute Verträglichkeit der Methode zeigt sich darin, daß unter seinen Patienten auch ein Kind von 7 Monaten war. Von 13 in dieser Gruppe operierten Patienten überstanden 9 den Eingriff. Die zweite Gruppe umfaßt Geschwülste im Bereich des 3. Ventrikels und des Aquädukts. TORKILDSEN unterscheidet hier Neoplasmen der Pinealis selbst und solche, die vom 3. Ventrikel außerhalb der Pinealisregion ihren Ursprung nehmen. Bei den Geschwülsten der Pinealis ist es einerseits die hohe Sterblichkeit, die eine Radikaloperation der Geschwulst mit sich bringt, andererseits die Tatsache, daß die meisten dieser Geschwülste verhältnismäßig langsam wachsen, die die Ventrikulozisternostomie indizieren. Die Geschwülste im Bereich des 3. Ventrikels außerhalb der Pinealisregion werden bezüglich ihrer Operationsindikation hauptsächlich nach rein topographischen Gesichtspunkten zusammengefaßt, weniger nach ihrem histologischen Aufbau. Die Ventrikulozisternostomie hat neben der Beseitigung der akuten Hirndrucksymptome bei diesen Tumoren oft noch den Vorteil, daß die akuten Erscheinungen zurückgehen, so daß genügend Zeit für eine Röntgenbestrahlung gewonnen wird. TORKILDSEN selbst weist bereits darauf hin, daß durch die Ventrikulozisternostomie die Möglichkeit geschaffen wird, eine genauere Diagnose bezüglich der Lage und Größe des Tumors im 3. Ventrikel zu stellen. Nachdem der Hirndruck ausgeglichen ist, ist es ungefährlicher, genügende Luftmengen in den 3. Ventrikel hineinzubringen, die Luftfüllung kann sogar auf lumbalem Wege vorgenommen werden.

Es könnte nun fast scheinen, daß in jedem Fall die Operation der Geschwülste des 3. Ventrikels durch die Ventrikulozisternostomie ersetzt werden sollte. Diese Meinung ist sicherlich in dieser doktrinären Form nicht haltbar. Es wird von Fall zu Fall entschieden werden müssen, ob ein direktes Angehen der Geschwulst zweckentsprechend ist. Die operative Technik ist durch die Einführung neuer Methoden (Ganglienblockade, Hibernation) heute weiter fortgeschritten, damit ist vielleicht schon in naher Zukunft eine Radikaloperation möglich, die auf die Dauer gesehen doch wirksamer ist. Auf der anderen Seite läßt sich durch neue therapeutische Hilfsmittel, wie die stereotaktische Anwendung radioaktiver Isotope in Zukunft u. U. ein direktes Angehen einiger Geschwülste dieser Gegend vermeiden, wenn vorher durch eine Ventrikulozisternostomie die akuten Hirndruckerscheinungen beseitigt worden sind.

Nicht geeignet für die Ventrikulozisternostomie sind im allgemeinen nach der Ansicht von TORKILDSEN die raumverdrängenden Prozesse der hinteren Schädelgrube, die zu einem Hydrocephalus occlusus geführt haben. Aber auch von dieser Regel gibt es immer wieder Ausnahmen, wie dies FINCHER u. a. auf Grund ihrer operierten Fälle zeigen konnten.

Technik. Der Eingriff wird entweder in Bauchlage oder in sitzender Stellung durchgeführt, je nachdem, welche Position der Operateur bei der Freilegung der hinteren Schädelgrube bevorzugt. Besteht von vornherein nur die Absicht, eine Ventrikulozisternostomie durchzuführen, so wird zuerst ein Bohrloch für das Einführen des Katheterendes in den Seitenventrikel angelegt. Der Knochen wird von einem Längsschnitt (2—3 cm Länge, etwa 3 cm lateral und 8 cm oberhalb der Protuberantia occipitalis) freigelegt, das Periost sorgfältig abgeschoben. Es ist günstig, den unteren Rand des angelegten Bohrlochs mit einer Luerschen Zange etwas abzuflachen, damit der Katheter später nicht an der scharfen Kante des Knochens abgeknickt wird. Eine kleine Kreuzincision in der Dura ist so klein zu halten, daß der Katheter satt hindurchgeführt werden muß und allseits an der Dura gut abschließt. Hierdurch wird vermieden, daß neben dem Katheter subarachnoidaler Liquor vorbeifließt und Anlaß zu einer subgalealen Cyste gibt. Bei der Punktion des Ventrikels mit der Cushing-Nadel darf man nicht zu viel Liquor ablassen, damit der Druck nicht zu sehr absinkt. Das Einführen des Katheters und die spätere Kontrolle, ob der Katheter im Ventrikel liegt, ist sonst erschwert. Unter Umständen muß der normale Druck durch Reinjektion von Liquor oder Kochsalz wieder hergestellt werden. Besonders bei einem dünnen Hirnmantel kann es bei zu brüsker Druckherabsetzung leicht zu subependymären Ventrikelblutungen oder aber zum Einreißen von Mantelkantenvenen kommen.

Torkildsen benutzt einen Gummikatheter mit einem Lumen von 2—3 mm und einer Wanddicke von 1—$^1/_2$ mm. Die Wände des Katheters müssen genügend stark sein, damit er nicht durch die Galea oder den Muskel komprimiert wird. In letzter Zeit wird als Material auch Kunststoff verwandt. Nach unseren Erfahrungen eignet sich aber ein Gummikatheter besser für die Drainage. Der Katheter wird mit seinem vorderen Ende durch die Duralücke in den Ventrikel eingeführt, die Länge von der Knochenoberfläche beträgt im Durchschnitt 6 cm. Sie hängt davon ab, ob der Hirnmantel schon sehr stark verdünnt ist oder aber, ob der Hydrocephalus sich erst im Beginn befindet. Meist genügt die Starre des Gummirohrs, um auf dem durch die Punktion mit der Cushing-Kanüle gegebenen Weg den Katheter in den Ventrikel einzuführen. Ist dies nicht der Fall, so kann in den Katheter ein dünnes Mandrin eingeführt werden, das später wieder entfernt wird. Torkildsen fixiert außen am Katheter ein Mandrin, das nahe seinem Ende eine kugelförmige Verdickung trägt. Damit wird ein zu weites Durchstoßen des Katheters verhindert. Die Länge wird zweckmäßig vorher durch eine Seidenligatur um den Katheter markiert, um ein nachträgliches Verrutschen sofort zu bemerken. Noch besser ist es, die freien Fadenenden sofort mit dem Periost des Bohrloches zu vernähen. Es ist in jedem Fall günstig, mehrere seitliche Öffnungen (Augen) in dem intraventrikulären Katheterende anzubringen, damit der Liquorabfluß sicher gewährleistet ist.

Dann erfolgt die Darstellung der Cisterna cerebello-medullaris, der Schnitt liegt hierfür zweckmäßig streng in der Mittellinie, um unnötige Blutungen zu vermeiden. Er beginnt ungefähr 1 cm unter der Protuberantia occipitalis externa und endet in Höhe des 2. bis 3. Halswirbeldorns. Es ist immer zweckmäßiger, den Schnitt weiter nach unten als nach oben zu legen, da caudalwärts die Muskulatur für die Vernähung der Wunde stärker ist, so daß die Gefahr einer Liquorfistel dadurch geringer wird. Die Muskulatur wird vom mediobasalen Teil der Hinterhauptsschuppe und vom Atlasbogen abgeschoben. Bei guter Lage des Patienten (starke Beugung des Kopfes nach der Brust zu) stellt sich die Membrana atlanta-occipitalis gut dar. Besonders bei fettleibigen Kranken mit untersetztem Hals ist es aber doch zweckmäßiger, auch noch den hinteren Bogen des Atlas abzutragen. Diese Maßnahme gibt bei heruntergedrängten Kleinhirntonsillen auch noch eine weitere günstige Entlastung. Die Hinterhauptsschuppe im Bereich des Foramen occipitale wird in einer Breite von etwa 2×2 cm abgetragen. Es können entweder 1—2 Bohrlöcher im betreffenden Bezirk angelegt werden, oder aber der Knochen wird mit einer entsprechenden Stanze von der Umrandung des Foramen occipitale aus entfernt. Die sehr gefäßreiche Dura wird mit abgebogenen Elevatorien sorgfältig abgeschoben. Durch einen Längsschnitt wird dann die Dura im Bereich der Cisterna cerebello-medullaris eröffnet. Es ist günstig, die Arachnoidea hierbei noch nicht zu verletzen. Mit feinsten Wattetupfern kann sie jeweils vorsichtig aus dem weiteren Schnittbereich abgeschoben werden. Mit dieser Maßnahme vermeidet man, daß Blutungen, die in dieser Gegend leicht aus der mit venösen Blutleitern durchsetzten Dura entstehen, in den 4. Ventrikel oder die Subarachnoidalräume der Schädelbasis eindringen.

Mit einer Cooper-Schere und einer Kornzange wird zwischen Galea und Knochen eine Verbindung zwischen Ventrikelbohrloch und dem Knochenrand im Bereich der Zisterne hergestellt. Durch diesen Tunnel kann man das freie Ende des Drains hindurchziehen. Anfänglich verlängerte TORKILDSEN den Hautschnitt bis zum Trepanloch im Bereich des Occipitale, um für den Katheter eine Knochenrinne anzulegen. Später hat es sich jedoch gezeigt, daß die oben beschriebene Tunnellung völlig ausreichte, und daß dieser Eingriff die Gefahr einer Liquorfistel verringert. (Über die häufig ausgeführte subossale Drainführung s. S. 642.)

Die Arachnoidea der großen Hinterhauptszisterne wird nun gespalten und an der Dura fixiert. Man kann Arachnoidea und Dura im Bereich des Schnittes mit Clips aneinander fixieren. Die Clips müssen aber nach der Einführung des Katheters wieder entfernt werden, da sie sonst leicht zu epiduralen Cysten Anlaß geben. Zweckmäßiger geschieht die Fixation der Arachnoidea an der Dura mit feinsten Seidennähten, die dann liegenbleiben. Durch diese Maßnahmen muß erreicht werden, daß das distale Ende des Katheters auf jeden Fall subarachnoideal zu liegen kommt, damit der Abfluß des Liquors in die subarachnoidealen Räume gewährleistet wird.

Der Katheter wird bis zu einer genügenden Länge gekürzt, er muß auch bei maximaler Beugung des Kopfes auf die Brust noch lang genug sein. Ungefähr 1 cm vor seinem caudalen Ende wird ein Fenster eingeschnitten. Zwischen den Kleinhirntonsillen wird dann das Ende des Katheters unter Dura und Arachnoidea geschoben, so daß es im oberen Teil der Zisterne zu liegen kommt und das in seine Wand hineingeschnittene Fenster in ventraler Richtung offen ist. Die Fixation erfolgt mit feinsten Seidennähten. Wir vermeiden es hierbei, den Katheter zu durchstechen, damit sich nicht an dem im Lumen befindlichen Faden Blutungen und Zelltrümmer ansetzen können, die die Verstopfung des Katheters einleiten könnten. Vor dem Wundschluß empfiehlt sich eine nochmalige Prüfung des Katheters auf seine gute Durchgängigkeit. Zu diesem Zweck wird er an einer Stelle vorübergehend abgeklemmt. Durch eine kranialwärts von dieser Klemme vorgenommene Punktion mit einer feinen Kanüle und durch Injektion bzw. Aspiration von Kochsalzlösung wird die Durchgängigkeit des im Ventrikel liegenden Endes geprüft. Das gleiche Verfahren wird dann caudal von der Abklemmung vorgenommen, um auch einen guten Sitz des Katheters im Bereich der Cisterna cerebello-medullaris sicherzustellen. Der Wundschluß muß besonders im Bereich der occipitalen Punktionsstelle sehr sorgfältig in 2 Schichten erfolgen, um eine Liquorfistel zu vermeiden. Diese Gefahr ist im Bereich der cerebellaren Wunde geringer, trotzdem sollte hier auch eine exakte Naht der Muskulatur und des subcutanen Gewebes durchgeführt werden.

In der *Nachbehandlung* empfehlen sich neben den üblichen Maßnahmen Lumbalpunktionen im Abstand von 1—2 Tagen, um den Liquorfluß im Drainagesystem offen zu halten und besonders im Bereich der occipitalen Operationswunde eine Liquorfistel zu vermeiden. Hierdurch wird auch die intrakranielle Drucksteigerung, die in der ersten Zeit nach der Operation häufig noch vorhanden ist, herabgesetzt. Bei einzelnen Patienten kann es bei gut funktionierender Drainage zu einem intrakraniellen Unterdruck und in Fällen mit einem jahrelang bestehenden Verschlußhydrocephalus zu einer vorübergehenden Aliquorrhoe kommen. Da diese Zustände klinisch oft täuschend eine Erhöhung des Druckes imitieren, die Therapie aber entgegengesetzt ist, muß diese Komplikation immer besonders in Erwägung gezogen werden. Ihre rechtzeitige Erkennung und Behandlung kann sich entscheidend für den weiteren Verlauf auswirken.

Komplikationen. Es sollen hier nur Komplikationen besprochen werden, wie sie speziell bei der Ventrikulozisternostomie auftreten können. Die intrakranielle Drucksteigerung kann, wie schon weiter oben angedeutet, noch Tage bis Wochen auch bei einer verhältnismäßig gut funktionierenden Drainage anhalten. Sie wird meist hervorgerufen durch eine mangelhafte Liquor-Resorption infolge intraoperativer Blutungen in die Subarachnoidealräume und in die Ventrikel. Während der Periode der intrakraniellen Drucksteigerung bestehen meist auch zentrale Temperaturen, im Liquor findet sich

eine Zellvermehrung bis zu einigen 100/3 Zellen. In der Regel handelt es sich um Lymphocyten. Mit der Sanierung des Liquors geht auch die intrakranielle Drucksteigerung
zurück. Die beste Therapie besteht aus Lumbalpunktionen, die von den Kranken in
diesem Stadium auffallend gut vertragen werden und auch zu einer Herabsetzung der
Temperaturen führen. Mit den Druckschwankungen im Zusammenhang stehend kommt
es in der ersten postoperativen Periode häufig auch zu Kreislauf- und Atmungsanomalien,
verbunden mit Störungen der Bewußtseinslage. Diese Symptome pflegen aber nur selten
so hochgradig zu sein, daß sie zusätzlich eingreifendere Maßnahmen wie z. B. eine potenzierte Narkose, u. U. kombiniert mit Unterkühlung, notwendig machen.

Eine Folge der intrakraniellen Drucksteigerung kann eine Insuffizienz der Nähte
mit einer Liquorfistel sein. Diese Fisteln treten, worauf auch Torkildsen hinweist,

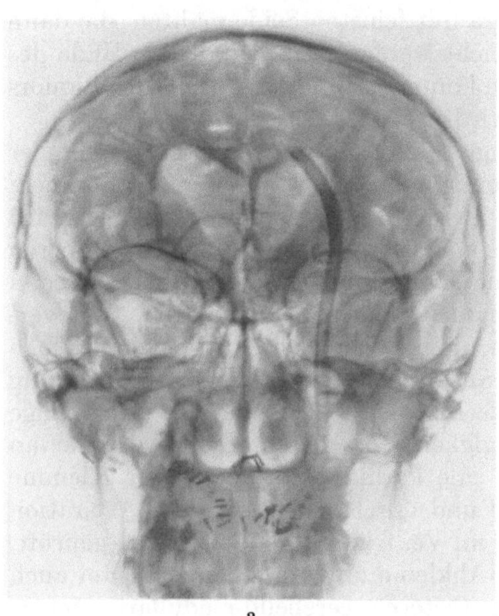
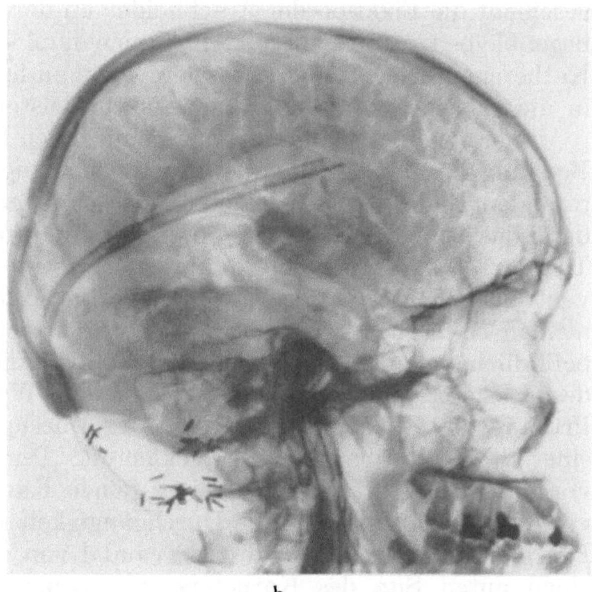

a   b

Abb. 20a u. b. Kontroll-Röntgenaufnahme im ap.- und frontalen Strahlengang einer Torkildsen-Drainage
(Gummirohr) in situ bei einem Operationsfall mit inoperablem hochsitzendem Tumor. Durchgängigkeit
durch die Luftfüllung des Seitenventrikels nachgewiesen. Deutlicher Rückgang des Hydrocephalus occlusus.

häufiger an der occipitalen Wunde auf. Sie lassen sich durch Punktionen immer gut
beherrschen, wenn nicht eine leichte Infektion der Wunde mit Abstoßen von subcutanen
Fäden vorliegt. Eine Sekundärnaht ist nur selten nötig. Falls eine Liquorfistel sich aber
auf die üblichen Maßnahmen nicht schließt, sollte diese Sekundärnaht nicht zu spät
ausgeführt werden. Im späteren Stadium kann es zu Liquoransammlungen unter der
Galea oder der Muskulatur von oft beträchtlichem Ausmaß kommen. Wenn diese Cysten
auch einen gewissen Druckausgleich bilden, was besonders bei schlecht funktionierender
Drainage von Vorteil sein kann, so wirkt sich ihr Bestehen auf die Dauer doch recht
störend aus und kann die Indikation zu einer Revision der Drainage bilden. Vor einer
operativen Revision versuchen wir immer durch ausgiebige Punktionen und einen sog.
Druckverband eine Ausheilung der Cyste zu erreichen. Als Druckverband werden
— nachdem durch eine ausgiebige Punktion ein Zusammenfallen der Cyste erreicht
worden ist — 1—2 fest zusammengerollte Mulltupfer auf der Haut im Bereich der Cyste
mit festen Heftpflasterstreifen fixiert. Diese Verbände bleiben dann mehrere Tage liegen,
sie verhindern eine erneute Füllung der Cyste. Während dieser Zeit erfolgen häufige
Lumbalpunktionen zur Druckentlastung. Sehr oft beruhen größere Cysten im Bereich
der cerebellären Operationsstelle auf einer Insuffizienz der Drainage. Gewöhnlich liegt
dann das untere Ende des Katheters nicht subarachnoidal, der Liquor fließt in den Sub-

bzw. Epiduralraum und führt zu einer Insuffizienz der Muskelnähte. Bei einer Revision finden sich dann neugebildete Membranen, das Ende des Katheters ist in Granulationsgewebe eingebettet und verstopft. In diesen Fällen kann es wegen der Verwachsungen schwierig sein, einen neuen subarachnoidalen Abflußweg zu gewinnen. In einem Fall haben wir uns in der Weise geholfen, daß wir die Bögen des 2. und 3. Halswirbels wegnahmen und die Drainage mittels feinster Polyäthylenschläuche in diesem Raum verlängerten. (Der Kranke ist seit 8 Jahren beschwerdefrei.)

Hat die Torkildsen-Drainage in den ersten Wochen funktioniert, so pflegt es später kaum zu Störungen zu kommen, es sei denn, es handelt sich um einen progredienten tumorösen Prozeß. BEHN-ESCHENBURG beobachtete bei 56 Torkildsen-Drainagen eine Rezidivhäufigkeit von 5,3%, eine Operationsmortalität von 3,6% und eine Funktionsuntüchtigkeit in 7,1%. Der Katheter wird meist jahrelang gut vertragen, wie die Untersuchungen von TORKILDSEN und unsere eigenen Befunde zeigen. Aber auch hier kann es gewisse Ausnahmen geben, wir konnten einen solchen Fall erleben, der bisher noch nicht referiert sein dürfte. Bei einem Jungen im schulpflichtigen Alter mit einem Verschluß des Aquädukts hatte die Torkildsen-Drainage einige Jahre gut funktioniert. Bei dem Jungen, der in einem abgelegenen Bauerndorf lebte, stellten sich dann Störungen ein, die der begleitende Vater sehr anschaulich schilderte. Die Haut über dem Hinterhaupt wurde dünner, schließlich entleerte sich „Wasser" an einer umschriebenen Stelle, und es zeigte sich im Bereich dieser Stelle ein schlauchförmiges Gebilde aus Gummi. Der Junge begann hoch zu fiebern und wurde bewußtseinsgetrübt. Der herbeigerufene Landarzt entfernte mit einer Pinzette den Katheter. Von diesem Moment an erwachte der Junge zu neuem Leben. Die Liquorfistel schloß sich; der Junge erschien mehrere Monate später strahlend in Begleitung seines Vaters in der Ambulanz der Klinik. Ich glaube aber trotz allem nicht, daß diese Behandlung zur Methode der Wahl erklärt werden sollte.

Eine ernste Komplikation bedeutet es, wenn die intrakranielle Drucksteigerung auch nach der ersten postoperativen Phase anhält. Dann muß angenommen werden, daß die Drainage nicht funktioniert. Eine Insuffizienz kann meist mit den üblichen Passageprüfungen nachgewiesen werden, wie sie auf S. 617 beschrieben worden sind. FINCHER macht darauf aufmerksam, daß bei einer Injektion von Farbstoffen in den Ventrikel diese auch bei offensichtlich funktionierender Drainage häufig nicht im Lumballiquor erscheinen. Den gleichen Irrtümern ist man unterworfen, wenn kleine Mengen von Luft in den Ventrikel injiziert werden. Er hält es für sicherer, den Farbstoff mittels einer feinen Kanüle direkt durch Punktion des Katheters im Bereich der Kopfschwarte zu injizieren. Dieser Injektion folgt dann noch eine Injektion von Luft. Mit dieser Methode lassen sich vor allem Blindsäcke gut darstellen. Überhaupt sollte bei der Beurteilung der Durchgängigkeit vor allem auch der klinische Befund berücksichtigt werden. Wie wir bereits auf S. 618 ausführten, sind sämtliche Prüfungsverfahren mit einer Fehlerquelle belastet, die bei einzelnen Methoden 8% beträgt.

2. Modifikationen des Originalverfahrens. Eine abgeänderte Operationstechnik ergibt sich meist in den Fällen, in denen nach dem Ventrikulogramm der zur Obstruktion führende Prozeß in der hinteren Schädelgrube liegt. In diesen Fällen sind bereits meist occipitale Trepanlöcher für die Ventrikulographie und eine breite Eröffnung der hinteren Schädelgrube mit Resektion des Atlas vorangegangen. Bei einem Teil dieser Kranken kann es sich im Verlauf der Operation zeigen, daß der dem Hydrocephalus zugrunde liegende Prozeß nicht zu beseitigen ist, weil es sich um einen inoperablen tiefliegenden Tumor handelt. Kann eine freie Liquorpassage auch nach Resektion des Atlas und breiter Freilegung der hinteren Schädelgrube nicht erzielt werden, so empfiehlt sich eine liquorableitende Operation im Sinne von TORKILDSEN, um einer späteren intrakraniellen Drucksteigerung vorzubeugen. Diese Komplikation tritt besonders leicht ein, wenn die Dura breit eröffnet worden ist. In der ersten postoperativen Zeit läßt sich dieser Zustand dadurch vermeiden, daß ein Ureterenkatheter in einen Seitenventrikel eingelegt und mit einem Druckausgleichsgerät verbunden wird (s. S. 643). Der Ventrikeldruck kann damit auf gleicher Höhe gehalten werden, bis die akuten Operationsreaktionen abgeklungen sind. Diese Art der Behandlung ist wegen der Infektionsgefahr aber nur einige Tage anwendbar. Ist nach Lage des Falles eine Liquorpassage nicht zu erwarten, so ist es besser, für länger dauernden Druckausgleich zu sorgen. Die Voraussetzungen für eine Torkildsen-Drainage sind jedoch nicht so günstig, weil die Kleinhirntonsillen tief heruntergedrängt sind und die Cisterna cerebello-medullaris stark verkleinert ist. Sie sollte in diesen Fällen — wenn dies der Zustand des Patienten gestattet — trotzdem versucht werden. Das schon für die Ventrikulographie angelegte Trepanloch wird wieder freigelegt und der Katheter in der oben beschriebenen Weise in den Seitenventrikel eingeführt, während das freie Ende zur Trepanationsöffnung im Bereich der hinteren Schädelgrube hindurchgezogen und an der Dura und Arachnoidea durch Nähte befestigt wird. Die Lage des caudalen Katheterendes richtet sich nach der Ausdehnung und Verlagerung der Cisterna cerebello-medullaris. Gelegentlich kann es vorkommen, daß infolge der Schwellung im Bereich der hinteren Schädelgrube die Dura sich nicht vollständig verschließen läßt; in diesen Fällen muß besonders sorgfältig auf eine gute Fixation und Subarachnoideallage des Katheters geachtet werden. Ergibt der klinische Verlauf, daß die Drainage nicht durchgängig ist, so kann bei bedrohlichen Erscheinungen noch immer der schon erwähnte direkte Druckausgleich durch temporäres Einführen eines Katheters in einen Seitenventrikel geschaffen werden. Unter Umständen wird hierfür ein gesondertes frontales Trepanloch angelegt.

In diesen — und auch manchmal in reinen Torkildsen-Fällen mit Freilegung der hinteren Schädelgrube — haben wir noch eine Abänderung bezüglich der Führung des Drains benutzt, wie sie jetzt auch von Tönnis angewandt wird. Der Katheter wird nicht zwischen Galea und Knochen, sondern zwischen Dura und Knochen durchgeführt (s. Abb. 18, 20). Mit Hilfe eines gebogenen Dissektors oder einer Uhrfedersonde läßt sich die Dura verhältnismäßig leicht abschieben. Beim Zurückziehen wird ein Faden mit durchgezogen, das andere Ende des Fadens wird am distalen Ende des Drains fixiert und an ihm der Gummikatheter mühelos in die hintere Schädelgrube gezogen. Um ein epidurales Hämatom zu vermeiden, wird die Dura zweckmäßig jeweils mit 2 Nähten im Bereich der occipitalen wie der cerebellaren Operationsöffnung an das Periost hochgenäht. Durch diese subossale Lage läßt sich die Länge des Drains verkürzen, es kommt seltener zu Liquoransammlungen im subcutanen Gewebe.

3. Die bilaterale Operation nach Torkildsen. Tumoren im vorderen Teil des 3. Ventrikels und Hypophysengangsgeschwülste führen nicht selten zu einer doppelseitigen Blockade der Foramina Monroi und damit zum Hydrocephalus beider Seitenventrikel. Bei einer nur einseitigen Ableitung eines Seitenventrikels kann sich ein gefährlicher Überdruck im noch weiter hydrocephalen Seitenventrikel entwickeln. In manchen Fällen kann es zu einer spontanen Perforation des Septum pellucidum und damit zu einem Druckausgleich kommen, wenn eine Perforation nicht schon vor der Operation vorhanden war. Meist können wir diese Selbstheilung nicht abwarten, es empfiehlt sich von vornherein ein bilaterales Vorgehen nach Torkildsen (Pia, Dandy). Zweckmäßigerweise vereinigen einige Operateure die beiden Katheter Y-förmig, so daß nur ein Drain in die Cisterna cerebello-medullaris eingenäht werden muß. Frugoni gab 1958 eine Methode an, die ebenfalls beide Ventrikel abdrainieren soll, wobei jedoch nur 1 Drainageschlauch erforderlich ist. Er führt den mit mehreren seitlichen Öffnungen (Augen) versehenen Schlauch mit Hilfe einer Führungskanüle durch das occipitale Bohrloch in den Ventrikel ein. Die seitliche Öffnung der Führungskanüle ist im Winkel von 35⁰ abgeschrägt. Schiebt er nun den Schlauch durch das Führungsröhrchen vor, so perforiert es — ähnliches Umlenkprinzip wie der Alberransche Hebel am Cystoskop — das Septum pellucidum und gelangt in den kontralateralen Seitenventrikel.

4. Die Vereinfachung der Torkildsen-Operation nach Schlesinger. Die Modifikation ist nur in Fällen indiziert, bei denen ein Abflußhindernis im Mittelhirn oder im

3. Ventrikel gelegen und durch die Ventrikulographie gesichert ist. Wenn eine breite Freilegung der hinteren Schädelgrube geplant oder durchgeführt ist, so ist sie natürlich nicht angebracht. Das obere Bohrloch für die Drainage des Seitenventrikels und die Fixation des Katheters wird in der üblichen Weise vorgenommen. Dagegen wird über der hinteren Schädelgrube, vom üblichen Schnitt aus, 4 cm oberhalb und etwa 4 cm seitlich des Randes des Foramen occipitale nur ein Bohrloch für das distale Ende des Katheters angelegt. Nachdem die Dura incidiert ist, wird festgestellt, ob bis hierhin die obere Begrenzung der Cisterna cerebello-medullaris reicht, meist muß das Trepanloch weiter in Richtung auf das Foramen occipitale magnum zu erweitert werden. Sobald sich in das cerebellare Loch die Arachnoidea der großen Cisterne vorwölbt, wird sie ebenfalls mit einem feinsten Häkchen incidiert und der Katheter — nachdem er in der üblichen Weise vom occipitalen Bohrloch aus durchgezogen und gekürzt wurde — unter die Dura und Arachnoidea in die Cisterna cerebello-medullaris geschoben. Eine Fixation des Katheters durch Nähte ist nicht nötig. SCHLESINGER hat die Operation bisher in 4 Fällen mit dem Erfolg einer Herabsetzung des intrakraniellen Druckes und einer Besserung der klinischen Symptomatologie ausgeführt. Wir haben mit dieser Methode keine eigenen Erfahrungen.

5. Die transtentorielle Ableitung des Liquors nach RIECHERT. Bei der Methode wird von der hinteren Schädelgrube aus durch eine Incision im Tentorium der Seitenventrikel von der Basis aus punktiert und ein Katheter eingeführt (s. Abb. 18). Das andere Ende des Katheters wird in der Cisterna cerebello-medullaris in der typischen Weise befestigt. Der Liquor fließt dann direkt vom Seitenventrikel in die große Cisterna. In späteren Fällen wurde die Öffnung im Tentorium und in der basalen Großhirnrinde so groß angelegt, daß der Liquorabfluß auch ohne Drainage von der betreffenden Hirnkammer durch das Tentorium direkt in die hintere Schädelgrube und in die Cisterna gewährleistet war. Durch dieses Vorgehen sollte folgendes erreicht werden:

1. Die Drainage ist wesentlich kürzer.

2. Sie liegt in der Tiefe des Operationsgebietes, ohne mit oberflächlichen Gewebsschichten in Berührung zu kommen. Hierdurch ist die Gefahr des Fremdkörperreizes, der Infektion bzw. einer Nahtinsuffizienz und Liquorfistel geringer.

3. Ist die Öffnung im Tentorium und in der basalen Hirnrinde genügend groß, so kann gleichzeitig von der hinteren Schädelgrube aus eine Koagulation des Plexus erfolgen. Auf diese Weise wird der Hydrocephalus von 2 Seiten her behandelt, einmal durch die Schaffung neuer Abflußwege und zum anderen durch die Verminderung der Liquorsekretion. Dies ist besonders wichtig, wenn es durch einen lang dauernden Krankheitsprozeß gleichzeitig zu einer Verödung der liquorresorbierenden Räume gekommen ist.

Der Nachteil der Methode liegt darin, daß der Eingriff größer ist als beim Torkildsen. Sie ist deshalb nur in den Fällen indiziert, in denen bereits eine breite Freilegung der hinteren Schädelgrube erfolgte und eine Beseitigung des Grundleidens nicht möglich war, also bei Geschwülsten, die sich nicht vollständig entfernen lassen und die Liquorpassage nicht freigeben. Andererseits muß aus den oben angegebenen Gründen mit allen Mitteln versucht werden, einen genügenden Abfluß des Ventrikelliquors zu erreichen. Diese Methode ist auch bei Tumoren in der Ebene des Tentoriums, die sich von der hinteren Schädelgrube allein nur schlecht erreichen lassen, in Erwägung zu ziehen. Voraussetzung für die Operation ist die präoperative Erweiterung der Seitenventrikel, so daß sie sich weit tentoriumwärts vorwölben. Prinzipiell kann die Operation auch beim Aquäduktverschluß ausgeführt werden. Dabei muß man sich aber bewußt sein, daß sie eingreifender ist als die Operation nach TORKILDSEN.

Technik. Bei der ein- oder doppelseitigen Freilegung der hinteren Schädelgrube wird die Squama occipitalis möglichst weit kranialwärts bis zum Sinus transversus entfernt, um das Tentorium besser darstellen zu können. Der Kopf des Patienten muß möglichst stark flektiert sein. Durch vorsichtiges Abschieben des Kleinhirns mit Wattetupfern kann man das Tentorium zur Darstellung bringen. Zweckmäßiger ist es jedoch, das Kleinhirn in den tentoriumnahen Abschnitten zu resezieren (Abb. 18). Die

Teilresektion des Kleinhirns hat bei diesen zur Operation kommenden Tumoren mit einer Drucksteigerung der hinteren Schädelgrube gleichzeitig den günstigen Effekt einer „inneren Entlastung" und eines besseren Liquorabflusses. Hierbei müssen sorgfältig die Venen zwischen der Kleinhirnoberfläche und dem Tentorium coaguliert werden, da sie leicht einreißen können. Da das Tentorium verhältnismäßig gefäßreich ist, wird zunächst die Incisionsstelle coaguliert und dann die Rindengefäße des Occipitallappens versorgt. Mit einer entsprechend gebogenen Hirnkanüle wird der Seitenventrikel punktiert und anschließend der Katheter in den Seitenventrikel eingeführt. Es ist zweckmäßig, den Katheter am Tentorium durch 1—2 Nähte zu befestigen, um ein nachträgliches Verrutschen zu verhindern. Das freie Ende des Katheters wird entweder nach der Torkildsen-Methode in der Cisterna cerebello-medullaris fixiert, oder der Katheter bleibt subarachnoidal im Bereich der Resektionsstelle des Kleinhirns liegen. Wurde die Öffnung im Tentorium und in der Großhirnrinde erweitert — etwa beim Versuch, von der hinteren Schädelgrube aus den Plexus des Seitenventrikels zu coagulieren, so kann sich das Einlegen einer Drainage erübrigen. Bei einigen Patienten haben wir die Operation noch dahingehend erweitert, daß unter entsprechender Verlängerung des Schnittes und Fortnahme des Knochens der Sinus transversus unterbunden (Abb. 18) und von hier das Tentorium gespalten wurde, um einen besonders breiten Zugang zu supra- und subtentoriellen Gebieten zu erreichen. Wie sich bei Reoperationen zeigte, bleibt die direkte Verbindung zwischen Seitenventrikel und hinterer Schädelgrube funktionstüchtig. Über die mit dieser Operation behandelten Patienten liegen genauere Nachbeobachtungen von Menne vor. Dabei handelte es sich um inoperable Tumoren des Mittelhirns und der hinteren Schädelgrube. Die meisten Patienten überlebten den Eingriff, die Stauungserscheinungen gingen zurück.

Graf u. Hamby haben 1957 eine Modifikation der Schlauchführung durch das Tentorium angegeben, um die Länge der Torkildsendrainage zu verringern. Etwas Neues bringt diese Methode jedoch nicht.

b) Die Ableitung des Liquors in Fremdräume.

In all den Fällen, in denen eine Liquorüberproduktion besteht oder die liquorresorbierenden Räume verödet und unfähig sind, mit dem überproduzierten Liquor fertig zu werden, kann man ihn in Fremdräume ableiten. Unter „Fremdräumen" versteht man alle extraarachnoideal gelegenen Gewebe! Diese Eingriffe basierten ursprünglich auf der Beobachtung, daß es beim Hydrocephalus mit starker Verdünnung der Hirnsubstanz vereinzelt zu Spontanperforationen durch die Dura gekommen war, die sogar in einigen Fällen eine Heilung im Gefolge hatten. Damit sind nicht die „inneren" Spontanperforationen mit intracerebraler Kommunikationsbildung gemeint, wie sie de Lange, Zülch, Torkildsen u. a. beschrieben; auf sie ist auf S. 635 näher eingegangen. Beschrieben wurden Spontandrainagen nach der Nase, dem Mund, den Augenhöhlen, den Ohren und in die Muskel- und Fascienräume des Schädels. Die verschiedenen Berichte über derartige Spontan-Perforationen — die ersten erfolgten schon vor über 100 Jahren — sollen hier nicht noch einmal referiert werden, da sie für das praktische Vorgehen und für unsere therapeutischen Maßnahmen unbedeutend sind. Sie haben heute lediglich noch historisches Interesse. Zusammenstellungen darüber finden sich bei Guleke, Guttmann, Menne, Walker.

Diese spontanen Liquorfisteln sind natürlich immer durch aufsteigende Infektionen schwer gefährdet; in den meisten Fällen kam es auch sehr bald durch die Infektion zu einer Meningitis und damit zum Exitus. Einzelne Kommunikationen mit der Außenwelt aber bestanden nur vorübergehend oder nur in Zeiten stark erhöhten Hirndrucks und konnten so über längere Zeit hinweg das Leben des Patienten erhalten. Diese spontanen Fistelbildungen sind nicht nur durch die Gefahr der aufsteigenden Infektion bedroht; sehr oft kommt es durch den zu raschen Liquorabfluß zu einer überschnellen Entlastung des vorher stark erhöhten Hirninnendrucks und damit zu einem Ventrikelkollaps. Das hat meistens Temperatursteigerungen, Schweißausbrüche, Lähmungen und Krämpfe, d. h. alle die Zeichen eines raschen Zusammenbruchs der vegetativen zentralen Steuerung im Gefolge. Spontan-Perforationen in Fremdräume ohne Kommunikation mit der Außenwelt, also unter die Haut, in die Fascie, in die Muskulatur, in den Knochen, sind zwar weniger infektionsgefährdet. Sie haben aber den Nachteil — und das gilt grundsätzlich für die meisten der noch zu schildernden Operationsverfahren —, daß diese Gewebe für eine Liquorresorption nicht vorbereitet sind. Sie veröden (fibrinös, bindegewebig) daher innerhalb sehr kurzer Zeit, eine weitere Resorption findet dann nicht mehr statt.

α) *Punktionen und Dauerdrainagen.*

Die einfachste Methode der Liquorableitung besteht in wiederholten *Punktionen* entweder des Lumbalraums, des Suboccipitalraums oder der Ventrikel selbst. HENSCHEN stellte 63 Fälle aus früheren Zeiten zusammen, von denen 15 geheilt worden sein sollen, allerdings berichtet er auch über 24 Todesfälle. Diese Punktionen haben auch heute noch ihre Berechtigung in den Fällen, in denen rasch und für kurze Zeit eine Entlastung des Liquorraums erforderlich ist. In erster Linie kann das Stadium einer Überproduktion von Liquor bei akut entzündlichen Prozessen (z. B. bei der tuberkulösen Meningitis) oder auch bei blanden, reaktiven Hypersekretionen, beispielsweise nach Eingriffen im Bereich des Hirns und des Rückenmarks, damit überbrückt werden. Es muß dabei aber beachtet werden, daß die innere Entlastung durch das Ablassen von Liquor nicht zu rasch oder übermäßig stark geschieht, der normale Binnendruck (um 100 mm Wasser) soll erhalten bleiben. Neben der Gefahr einer Infektion des Liquorraums kann es durch mehrfache Punktionen auch zu einer reizbedingten Liquor-Übersekretion oder — was gar nicht so sehr selten ist — zu einem Versiegen der Produktion und damit zu einem Liquorunterdruck kommen. Daß Lumbalpunktionen beim tumorbedingten Hydrocephalus wegen der drohenden Einklemmungserscheinungen mit unmittelbarer Lebensgefahr kontraindiziert sind, bedarf keiner weiteren Ausführung. Eine regulierbare Druckentlastung hat HEMMER 1959 angegeben, bis jetzt hat sich das Verfahren nur tierexperimentell bewährt. In das Unterhorn des hydrocephal erweiterten Seitenventrikels wird ein dünnes Ableitröhrchen eingeführt, das unter der Haut in die Mundhöhle durchgezogen wird. In eine vorbestehende oder neugeschaffene Zahnlücke wird mit Hilfe einer zahnärztlichen Brückenkonstruktion zur Fixation an den benachbarten Zähnen ein Metallröhrchen in den Alveolarkamm eingelassen. In das obere Ende wird der Ventrikelschlauch eingeführt. Der in die Mundhöhle reichende Teil des Metallrohrs ist durch eine Schraubkappe wasser- und bakteriendicht abgeschlossen. Nun kann nach Bedarf, etwa beim Ansteigen des intraventrikulären Drucks über ein bestimmtes Maß, durch Öffnen der Schraubkappe eine entsprechende Liquormenge abgelassen, eventuell auch Farbstoffe oder Medikamente (Corticostereoide) in den Ventrikel injiziert werden. Bakteriologische Untersuchungen zeigten, daß unter entsprechenden Vorsichtsmaßnahmen eine Infektion des Liquorraumes im Tierexperiment nicht eintrat, da offenbar der Mundspeichel eine baktericide Wirkung hat. Eine Anwendung beim Menschen hat das Verfahren vorerst noch nicht gefunden.

Dauerdrainagen aus dem Lumbalraum oder auch aus der Cisterna magna werden heute praktisch nicht mehr angewandt. Direkte Drainagen des Ventrikelsystems sind dagegen angezeigt, wenn ein länger bestehender, sehr starker Hirndruck vor einer Ventrikulographie oder einer Operation langsam dem Normaldruck angeglichen werden soll. Das gleiche gilt für einen Hydrocephalus hypersecretorius auf dem Boden einer traumatischen oder meningitischen Reizung. Diese Dauerdrainagen erfordern allerdings Erfahrung und ein entsprechendes Instrumentarium; sie dürfen nur unter strengsten aseptischen Kautelen vorgenommen werden. Bei Erwachsenen kommt eine Punktion der Seitenventrikel von occipitalen oder von frontalen Bohrlöchern aus in Frage. Bei noch nicht geschlossenen Nähten oder Fontanellen kann die Drainage auch — unter Schonung des Sinus longitudinalis superior! — von hier aus erfolgen. Am günstigsten ist die Punktion der Vorderhörner von frontalen Bohrlöchern aus, da so eine Verletzung wichtiger Hirnteile und größerer Gefäße leichter vermieden wird. Darüber hinaus ist es einfacher, den bettlägerigen Patienten mit einer Ventrikeldrainage aus dem vorderen Schädel zu pflegen. Diese frontalen Bohrlöcher können und sollen prophylaktisch in all den Fällen angelegt werden, wenn eine länger dauernde Ableitung des Liquors, vor

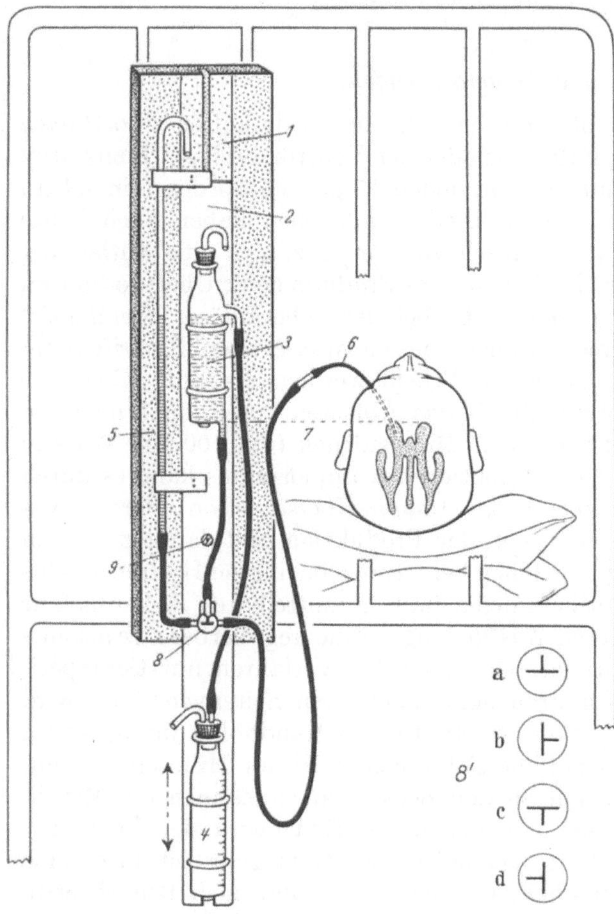

Auf einem am Bett festgeschraubten Halter (1) ist ein Träger (2) verschiebbar und in jeder Stellung durch einen Arretierungsknopf (9) feststellbar angebracht. Er trägt die mit 100 cm³ Kochsalzlösung gefüllte Zu- und Überlaufflasche (3) und die graduierte Auffangflasche (4). Ein Dreiwegehahn (8) stellt wahlweise die Verbindung zwischen Zulauf aus der Flasche (3), dem Hirnkammersystem über Schlauch und intracerebralem Katheter (6) und einem graduierten Steigrohr (5) her. Aus dem Überlaufstutzen der Flasche (3) führt ein Gummirohr zur Auffangflasche (4). In Normalstellung soll der Boden der Flasche (3) mit dem Oberrand des Ventrikelsystems abschließen (Linie 7), dann herrscht im gesamten System ein Normaldruck von 100 cm³ Wassersäule. Durch Heben oder Senken des Trägers kann das System einem anderen Anfangsdruck angeglichen werden. Bei Überdruck im Ventrikel läuft je nach Einstellung der Linie (7) eine bestimmte Menge Liquor über Katheter (6) und die Flasche (3) nach der Auffangflasche (4). Hier kann die Menge abgelesen werden. Bei Unterdruck läuft aus der Flasche (3) eine entsprechende Menge sterile Kochsalzlösung zu. Das gesamte Flaschen- und Röhrensystem ist steril und muß vor Inbetriebnahme blasenfrei mit steriler Kochsalzlösung [natürlich mit Ausnahme von (4)] gefüllt sein. In Schema 8' sind die verschiedenen Stellungen des Dreiwegehahns aufgezeichnet. a Ventrikel-Zulaufflasche-Steigrohr sind in Verbindung. b Nur Ventrikel-Zulaufflasche sind in Verbindung. c Nur Ventrikel-Steigrohr sind verbunden = Messung des reellen Ventrikel-Innendruckes. d Gerät außer Betrieb.

Abb. 21. Gerät und Methode zur Dauerdrainage der Hirnventrikel im geschlossenen System nach Pampus.

allem vor Operationen in der hinteren Schädelgrube oder einer Meningocele, erforderlich werden kann. Bei Druckkrisen kann dann sofort eine Ventrikeldrainage eingeführt werden. Falls es die Situation erlaubt, sollte man die Bohrlöcher so früh anlegen, daß inzwischen die Wunden ausheilen können. Damit verringern wir die Infektionsgefahr beträchtlich.

Um die Infektionsgefahr einer offenen Ventrikeldrainage zu verringern, hat man einige Methoden angegeben, die durch ein geschlossenes System den Überdruck im Ventrikel auszugleichen versuchen. Allerdings kann es auch bei dieser Methode zu einem Einwandern von Bakterien entlang dem eingeführten Katheter kommen. Wir haben es uns deshalb zur Regel gemacht, die Wunden nach Anlegen der Bohrlöcher abheilen zu lassen, die Drainagen meist nicht länger als 3, im Höchstfalle 7 Tage liegen zu lassen. Unter Umständen kann man mit den Seiten abwechseln.

Von frontalen oder occipitalen Bohrlöchern aus wird ein dünner Nélaton-Katheter (Nr. 5—7) in den Seitenventrikel eingeführt und an der Haut fixiert. An diesen Nélaton-Katheter wird ein Überlauf-System angeschlossen. Das von ROBINSON (1948) und das von GÁTAI-PÁSZTOR (1955) angegebene Gerät (eine einfache, wahlweise einschaltbare Zulaufkugel, gekoppelt mit einem verstellbaren Überlaufrohr, erscheint uns weniger praktisch. Wir haben deshalb ähnlich wie PAMPUS (1953) ein völlig geschlossenes System mit Überlaufflasche und einem gleichzeitigen Zulauf konstruiert. Damit können sowohl Überdruck wie auch evtl. Unterdruckverhältnisse beherrscht werden (Abb. 21). Durch die veränderbare Einstellung des Überlaufgefäßes kann eine allmähliche und kontrollierte Senkung des Ventrikeldrucks durchgeführt und die Gefahren einer plötzlichen Drucksenkung vermindert werden. Man hat eine Kontrolle über den abgeflossenen Liquor und die Menge der evtl. beim Unterdruck zufließenden Ringerlösung. Gleichzeitig können damit auch Ventrikulographien vorgenommen und — nach durchgeführter Ventrikulographie — mit dem gleichen Gerät ohne Schwierigkeiten durch Umkehrung des Systems der Liquor wieder in das Hirnkammersystem unter Austausch mit der Luft zurückgebracht werden. Damit ist natürlich die Infektionsgefahr weitgehend verringert. Wenn auch diese Methode komplizierter und ohne Frage zeitraubender ist als das offene Verfahren der Liquorentnahme, so bietet sie die Gewähr dafür, daß brüske Druckschwankungen vermieden werden. Das sehr labile intracerebrale Gleichgewicht beim Hydrocephalus bleibt erhalten, die zentrale vegetative Steuerung wird nicht gestört. PAMPUS hat, um ein unverrückbares Festsitzen im Ventrikel zu gewährleisten, einen durchbohrten Gummistopfen an den Katheter anvulkanisiert und in das Trepanloch eingeführt.

Beim chronischen Hydrocephalus hypersecretorius sind die Erfolge mit der Ventrikelpunktion und der Ventrikeldrainage relativ gering. In seltenen Fällen kann es einmal durch die kurzzeitige Drainage und die Entlastung des Ventrikelsystems auch zu einer Lösung von Verklebungen zwischen dem Hirn und den physiologischen Resorptionsräumen des Liquors an der Schädelbasis kommen. Wahrscheinlich beruhen die früher beschriebenen Heilerfolge durch mehrfache Punktionen (HENSCHEN, GÖPPERT) auf einem derartigen Ingangkommen der normalen Liquorresorption durch Lösung von Verwachsungen. Sehr wichtig und eventuell lebenserhaltend sind diese Drainagen dagegen für Überwindung der akut bedrohlichen Phase bei der tuberkulösen Meningitis (s. S. 625) und den einklemmungsgefährdeten Patienten mit Tumoren der hinteren Schädelgrube. Hier kann die präoperative Druckentlastung auch in anfänglich deletär erscheinenden Fällen zumindest in der Hälfte der Fälle sich segensreich auswirken (PINTO-MUGGIATTI).

β) Die Ableitung des Liquors in Bindegewebsräume.

Als Dauerbehandlung des kommunizierenden Hydrocephalus hat man bereits früher versucht, den übermäßig produzierten oder den nichtresorbierbaren Liquor über kürzere oder längere Zeit in Fremdräume abzuleiten. Unter Fremdräumen versteht man dabei seit DANDYs Untersuchungen alle extra-arachnoidealen Gewebe, da bekanntlich die physiologische Liquorresorption nur innerhalb des arachnoidealen Mantels um Hirn und Rückenmark vor sich geht. Derartige Drainagen in letztlich unphysiologische Räume wurden bereits seit über 100 Jahren durchgeführt. In den meisten Fällen hatten sie keinen Dauererfolg, sehr oft waren sie auch durch eine aufsteigende Infektion gefährdet. Nur in einigen Fällen konnte damit eine Selbstheilung herbeigeführt werden. Es soll deshalb auch nicht mehr im einzelnen über die vorwiegend *historischen Eingriffe* berichtet werden (Zusammenstellung bei MENNE, HEMMER). Sie haben für das heutige Vorgehen nur noch geringes Interesse. Als Drainagematerial wurden verschiedenartige Materialien zwischen Ventrikel und Unterhautfettgewebe bzw. Epiduralraum eingelegt. Verwandt wurden Pferdehaarbündel, Seiden- oder Catgutfäden, Baumwollfäden, z. T. verstärkt mit Silberdraht, Drains aus Glaswolle, Gold- oder Silberröhrchen, Silberdrahtnetze, späterhin Gummi- und Kunststoff-Katheter, körpereigene oder körperfremde, z. T. gehärtete Arterien oder Venen und Knochenstücke (ACHUNDOV). Unter den autoplastischen Materialien ist noch zu erwähnen das Einschlagen von Duralappen, von Muskelbündeln, besonders aus dem Temporalmuskel, von frei transplantiertem Netz aus der Bauchhöhle oder auch des mobilisierten Bichatschen Fettpfropfens in die Hirnkammern. Alle diese historischen Methoden führten nur in seltenen Fällen zu einer kurzzeitigen, in ganz vereinzelten Fällen auch zu einer länger dauernden Besserung des kommunizierenden Hydrocephalus. Die Infektionsgefahr, die zu rasche Druckentlastung und die bindegewebige Verödung der unphysiologischen Fremdräume führten entweder zum Exitus oder zu einem relativ raschen Aufhören der Liquorresorption. So dürfte auch das von Hakim-Jiménez-Rosas (1955) veröffentlichte Verfahren der Ableitung des Ventrikel-Liquors in das epidurale Fettgewebe sich kaum bewähren. Die heute noch — unter strenger Indikationsstellung — brauchbaren Methoden sollen im einzelnen etwas näher betrachtet werden.

Für bestimmte Fälle kann eine Liquorableitung in den *spongiösen Wirbelknochen* (Ziemnowicz) angezeigt sein. So empfiehlt sie Wustmann bei der Operation der lumbalen Meningocele, da hier eine wichtige Liquor-Resorptionsstätte durch die Entfernung des Sackes ausgeschaltet wird. Bohrt man nach Abtragung des Sackes und Eröffnung der ventralen Dura eine hohle Schraube in den 3.—5. Wirbelkörper (s. Abb. 22), so kann bis zur Funktionsanpassung des Körpers an andere Resorptionsstätten der Liquor im spongiösen Knochen resorbiert werden. Schulze berichtete (1956) — auch beim Hydrocephalus communicans aus anderer Ursache — Gutes (6 Fälle, 1 Exitus, 5 gute Ergebnisse bis zu 6 Jahren) über diese Ableitmethode. Man sollte trotzdem daran denken, daß gleichzeitig mit der Meningocele weitere Mißbildungen (Arnold-Chiari!) die Liquordynamik stören können.

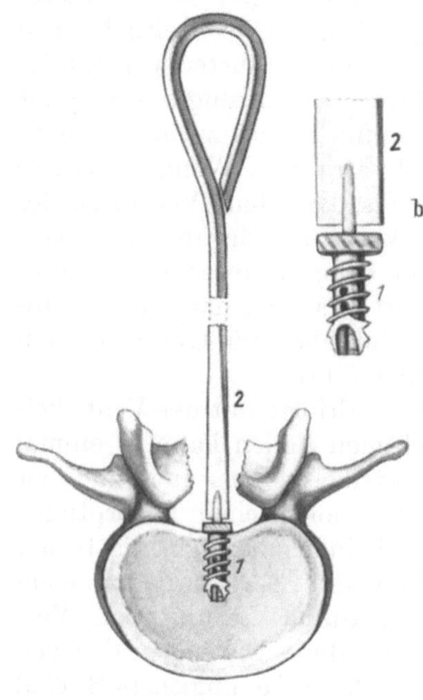

Abb. 22. Schematische Darstellung der transduralen Einführung (a) einer mehrfach durchbohrten Hohlschraube (*1*) mit einem Schraubenzieher in den spongiösen Wirbelkörpern nach Ziemnowicz, um damit eine Liquor-Ableitung in den Knochen zu unterhalten. In Skizze (b) ist die Schraube vergrößert gezeichnet.

γ) Die Ableitung des Liquors in die Blutgefäße.

Eine Ableitung des überschüssigen Liquors in die Venen, z. B. den Sinus longitudinalis superior, die V. jugularis oder facialis, wurde lange Zeit nur noch selten angewandt (s. Abb. 24). Payr hatte (1908) als erster diese Methoden angegeben. Praktisch in allen Fällen wurde aber weder von ihm noch von anderen (Haynes, Henle, Enderlen, Krause) ein Dauererfolg erzielt, die meisten Patienten starben sehr rasch. Ingraham-Matson-Alexander-Woods zeigten 1948 an Hand von sehr sorgfältigen Tierversuchen, daß diese Methode erst dann gerechtfertigt wäre, wenn man ein funktionstüchtiges Ventil einbauen könnte, das den Rückstrom von Blut in das Liquorsystem sicher und auf Dauer verhindert. Dereymaker hat aber 1950 von 2 Patienten mit arachnitischem Verschluß der hinteren Schädelgrube berichtet, bei denen er als „neues" Verfahren eine *ventrikulo-transversale* Drainage, d. h. eine Liquorableitung aus dem Seitenventrikel in den Sinus transversus der gleichen Seite mit Kunststoffröhrchen ausgeführt hat. Über das Dauerergebnis ist nichts bekannt.

Sikkens (1957) versuchte die mannigfachen Schwierigkeiten der Ableitung in das Blutgefäß-System (Reflux, Verstopfung) durch ein Doppelventil zu überwinden. Er legt ein Gummiröhrchen in den hinteren Anteil des Seitenventrikels ein und führt es subgaleal hinter dem Ohr in ein Kunststoffröhrchen, das in die Vena jugularis eingeführt wird. Zwischen beide wird eine „Ventilkammer" geschaltet. Sie hat am ventrikelnahen

Ende ein Rückschlagventil aus einem kleinen Metallkügelchen, das bei Absinken des ventrikulären Innendrucks unter den Blutdruck in der Vene die Ableitung nach dem Ventrikel zu abdichtet und das Liquorsystem verschließt. Ein zungenförmig gestaltetes Gummiventil mit Öffnung nach der Jugularseite verhindert zusätzlich ein Aufsteigen venösen Blutes. Hat sich durch Verstopfung doch eine Blockade ausgebildet, so kann durch manuellen Druck auf das Drainagesystem, das hinter dem Ohr auf dem Mastoid aufliegt, der Liquor herzwärts durch das Zungenventil „ausgemolken" und so die Verstopfung durch Blutgerinnsel beseitigt werden. Durch den Unterdruck in der Kammer kommt es zum Nachstrom von Liquor, ein Reflux ist nicht möglich. Von 6 Fällen wurden 2 für (insgesamt ?) 6 Monate gebessert, 4 starben bald.

PUDENZ et al. haben (1957) nach Tierversuchen eine ähnliche Variante der Liquorableitung aus dem Seitenventrikel durch die Vena facialis und jugularis bis in das rechte Herzohr angegeben (s. Abb. 24a); hier ist eine Verstopfung nicht so leicht möglich wie in der relativ engen Vene. Auch sie benutzten ein Rückschlagventil aus Silikon, das sich nur herzwärts öffnet. Sie geben eine Literaturübersicht über die verschiedenen intravenösen Ableitverfahren und berichten ausführlich über ihre Tierexperimente und Materialprüfungen. Von 15 Fällen starben 3 (nicht an Ursachen, die mit der Methode selbst zusammenhängen), bei 9 Fällen wurde der Liquorüberdruck (bis zu 14 Monaten) herabgesetzt. In der Zwischenzeit wurde das Verfahren auch von anderen Neurochirurgen, vor allem von ANDERSON (1959) erprobt. Es scheint sich demnach zu bewähren. Deshalb muß etwas näher auf die technischen Einzelheiten, die Ergebnisse und die Gründe für die einzelnen Mißerfolge eingegangen werden. Das Material muß einige Voraussetzungen erfüllen, z. B. keine entzündlichen Reaktionen hervorrufen, das Drainagerohr nicht hart werden. Diese Bedingungen scheinen erfüllt. Die Einführung ist durch die Gefahr einer Luftembolie und durch einen reflektorischen Herzstillstand bei Einführen in das Herzohr (unter Röntgenkontrolle!) bedroht, praktisch sollen diese Zwischenfälle nicht aufgetreten sein. Die technische Durchführung ist relativ einfach, der Austausch bei verstopftem System oder Zu-klein-werden des Schlauchsystems ist leicht möglich. Darüber hinaus braucht bei dieser Ventrikulo-Auriculostomie nicht eine gesunde Niere geopfert oder ein zu starker Elektrolytverlust befürchtet zu werden. ANDERSON berichtet über insgesamt 48 Fälle mit einer Sterblichkeit von 15 Patienten, bei 28 funktionierte die Ableitung (bis zu 2 Jahre zum Zeitpunkt der Veröffentlichung) gut, das Kopfwachstum und die cerebrale Gesamtentwicklung normalisierte sich. Nur in 2 Fällen waren später andere ableitende Operationen erforderlich.

δ) Der Balkenstich und das Balkenfenster.

Eine weitere, in einzelnen Fällen auch heute noch brauchbare Methode war die von ANTON und BRAMANN im Jahre 1907 eingeführte Methode des Balkenstichs. Von einer kleinen parasagittalen Trepanation (2×3 cm) aus wurde unter Beiseitedrängung der Hemisphären durch den Balken (auf der Grenze zwischen vorderem und mittlerem Drittel) mit Hilfe einer Nadel oder eines Katheters ein Loch in den Ventrikel vorgebohrt. Damit wurde eine Verbindung zwischen dem Ventrikelsystem und — wenigstens zum Teil — mit dem Subarachnoidealraum hergestellt. Die Erfolge, die ANTON und BRAMANN in ihrer Monographie (1913) angaben, konnten von den Nachuntersuchern nicht immer bestätigt werden. Der Vorteil der Methode lag darin, daß kein Fremdmaterial verwandt wurde. Auf der anderen Seite blieben die meisten der Balkenstichöffnungen nur kurzzeitig offen, sehr oft kam es bald zu einer narbigen Verklebung oder Verödung des Stichkanals. Nach dem gleichen Prinzip haben außer den Erfindern auch KRAUSE, FOERSTER, BABITZKI und HEIDRICH ebenso wie SCHLOFFER und DANDY Fälle von Hydrocephalus hypersecretorius meist nur mit geringem Erfolg behandelt. Die meisten haben von einer größeren Trepanation aus unter Sicht des Auges und damit unter Vermeidung der sehr stark blutenden Gefäße diesen Balkenstich ausgeführt. LAEWEN hat dann 1922 die *Fensterung des Balkens* vorgeschlagen, um erstens ein Verwachsen der Punktionsöffnung, zweitens um unter Sicht des Auges arbeiten und eine Blutung verhindern zu können und um drittens evtl. eine Plexus-Exstirpation anschließen zu können. Auch diese Methode hat sich nicht durchgesetzt, schon deshalb, weil der abgeleitete Liquor großenteils die wichtigsten physiologischen Räume für die Resorption, die basalen Zisternen, nicht erreicht. Wenn man die Ergebnisse des Balkenstiches und der Balkenfensterung kurz zusammenfaßt, so muß heute festgestellt werden, daß „die großen Hoffnungen, die diese Methode anfänglich erweckt hatte, nicht erfüllt wurden. Beim angeborenen Hydrocephalus bringt er nur sehr selten, beim erworbenen Hydrocephalus in einigen Fällen etwas günstigere Erfolge. Meist kommt es aber auch hier nur zu einem vorübergehenden Verschwinden der allgemeinen Druckerscheinungen. Über Dauerresultate ist bisher sehr wenig bekannt" (Heidrich, Babitky).

Diese Entlastungsmethode ohne Einlage von Fremdmaterial bedeutete unter den damaligen Umständen ein vermindertes Operationsrisiko. Unter den heutigen aseptischen Operationsbedingungen und unter dem Schutz der Antibiotica und der Sulfonamide können in einzelnen, geeigneten Fällen auch heute noch Einlagen von Nylon- oder Kunststoff-Kathetern durch den Balken in den Subarachnoidealraum erwogen werden. Es ist selbstverständlich, daß hierfür keine Hydrocephalusfälle in Frage kommen, bei denen eine tumoröse oder sonstige Okklusion der liquorableitenden Räume vorhanden ist.

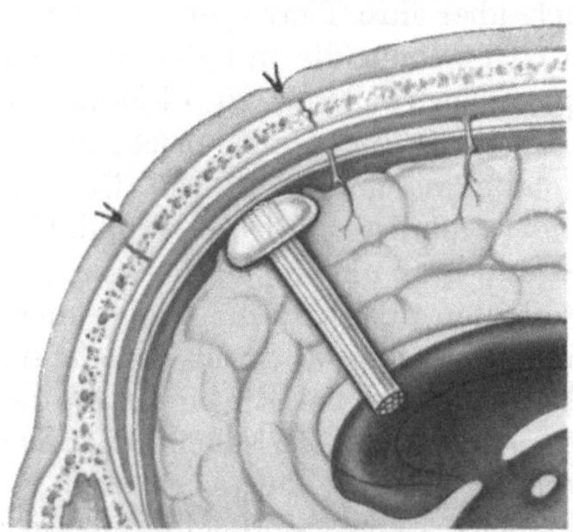

Abb. 23. Ventrikeldrainage zwischen Vorderhorn und frontaler Konvexität nach Thiry. Der Knopf ruht subarachnoidal auf dem Cortex, der Schaft reicht in den Ventrikel. Durch das mehrfach durchbohrte Gerät kann der Liquor in die Resorptionsräume der Konvexität abfließen.

Thiry beschreibt 1954 eine Kommunikationsherstellung zwischen dem Vorderhorn des (rechten) Seitenventrikels und dem Subarachnoidealraum (? oder Subduralraum) durch einen von Christophe angegebenen pilzförmigen Plexiglasknopf, der in einen Zapfen mit mehrfacher röhrenförmiger Perforation übergeht. Der Zapfen wird in den Ventrikel eingeführt, sein aufgesetzter Knopf ruht auf dem Cortex (s. Abb. 23). Bei Säuglingen kann diese Einlegung vom äußersten rechten Winkel der großen Fontanelle aus vorgenommen werden, bei Erwachsenen ist eine Kraniotomie erforderlich. 15 Fälle mit „*ventrikulocorticaler*" Ableitung wurden beschrieben. In 8 Fällen waren die Resultate sehr gut; 4 Exitus. Forrest et al. haben 1957 ebenfalls eine Schlauchverbindung (Kunstharz) zwischen Seitenventrikel und Cortexoberfläche beschrieben. Sie lassen den perforierten Katheter zwischen zwei etwa einmarkstückgroßen Platten aufgerollt enden, die miteinander verbunden sind und auf dem Cortex aufgelegt werden. Durch diese Anordnung soll eine Verlegung der Katheteröffnung mit Dura- oder Hirnsubstanz ausgeschaltet werden.

ε) *Die Ventrikulo-Orbitostomie.*

Soll für kürzere Zeit eine Ventrikelableitung angelegt werden, so ist die von Hildebrand (1923) angegebene Ableitung des Liquors aus dem erweiterten Vorderhorn in das orbitale Fettgewebe ebenfalls brauchbar. Diese Methode zeichnet sich durch ihre Ungefährlichkeit und ihre technische Einfachheit aus. Sie kommt meist beim kindlichen Hydrocephalus communicans zur Anwendung. Sie ist auch noch bei Patienten möglich, denen wegen des schlechten Allgemeinzustands kein größerer Eingriff mehr zugemutet werden kann. In einigen Fällen haben sich dabei auch länger dauernde Besserungen eingestellt, die nur so zu erklären sind, daß mit der transfrontalen Kommunikationsbildung der Liquor gleichzeitig den physiologischen Resorptionsräumen auf der Basis zugeleitet wird.

Mit einem Troikart (ähnlich wie bei der transorbitalen Leukotomie), Durchmesser 3 mm, wird unter dem Oberlid durch das Orbitadach und die verdünnte Hirnrinde eine

Kommunikation mit dem Vorderhorn des Seitenventrikels hergestellt. Durch leichtes Hin- und Herbewegen des Troikarts wird der Kanal etwas erweitert. Man kann für 1—3 Tage einen Nélaton-Katheter (Stärke 8—10) einführen. Da die Öffnung am tiefsten Punkt des Vorderhorns liegt, sind verhältnismäßig günstige Abflußbedingungen sowohl zu den basalen Hüllräumen des Hirns wie zur Periorbita geschaffen. Störend macht sich allerdings in der Anfangszeit ein ziemlich starkes Lidödem bemerkbar.

Um das zu vermeiden, hat VANNA eine kleine Trepanationsöffnung über dem Os zygomaticum angelegt und eine ähnliche Verbindung zwischen dem Vorderhorn und dem subcutanen Fettgewebe im Bereich der Schläfe hergestellt. Wenn auch die beiden

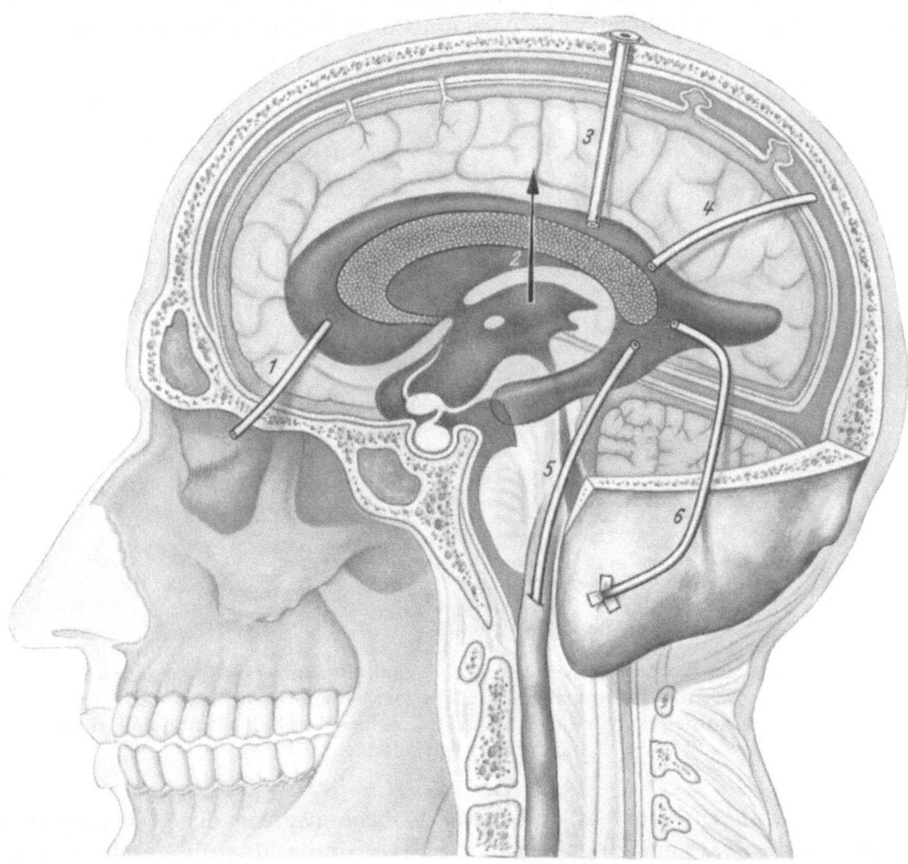

Abb. 24a. Schematische Darstellung der Ableitungsmethode des Liquors in Fremdräume im Schädelbereich. *1* Ventrikulo-Orbitostomie mit einem Kunststoffröhrchen; *2* Prinzip des Balkenstichs nach ANTON-BRAMANN zwischen 3. Ventrikel durch den Balken (getüpfelt) zur Cisterna interhemispherica; *3* Ableitung des Liquors aus dem Seitenventrikel mit Hilfe eines Silberröhrchens in die Subgalea (ursprünglich von PAYR angegeben); *4* Drainageverbindung zwischen Seitenventrikel und einem Sinus des Hirns (PAYR) und *5* zwischen Unterhorn und V. jugularis (PAYR, SIKKENS); *6* Ventrikulo-Mastoidostomie nach NOSIK mit Fixation des Drainagerohrs im Mastoid durch ein Tantalkreuz.

Methoden nur beschränkt anwendbar sind, so haben sie schon wegen ihrer geringen Gefährlichkeit, z. B. wenn es unmöglich ist, dem Patienten größere Eingriffe zuzumuten, auch heute noch ihre Berechtigung. Man sollte vorsichtshalber vor Anlegen der Stich-öffnung evtl. vorhandene Bakterien im Konjunktivalsack durch bakteriostatische Mittel bekämpfen. Selbst wenn die Öffnung in den Konjunktiven einige Zeit offen bleibt, so wird eine aufsteigende Meningitis durch die Bactericidität der Tränenflüssigkeit ver-hindert. Wir haben diese Methode, meist einseitig oder abwechselnd auf beiden Seiten, bei Säuglingen bzw. Kleinkindern auch angewandt, um die Hypersekretionsphase bei einer Meningitis bis zur Ausheilung zu überbrücken.

ζ) Die Ventrikulo-Mastoidostomie.

Auch das von Nosik (1950) veröffentlichte Operationsverfahren (angewandt seit 1947) der Ventrikulo-Mastoidostomie, das von Svien-Dodge (1952) technisch modifiziert wurde, ist geeignet, den intraventrikulären Überdruck durch Ausscheidung des Liquors nach außen herabzusetzen. In erster Linie kommen wieder kommunizierende Hydrocephali in Frage, nur ausnahmsweise z. B. auch Aquäduktverschlüsse. Nosik stellte ursprünglich eine intrakranielle Drainage zwischen Temporalhorn und Antrum tympanicum her, Svien-Dodge führten den Katheter aus dem Hinterhorn subcutan. Von einem hinteren temporalen Bohrloch aus wird ein Polyäthylen-Röhrchen in das erweiterte

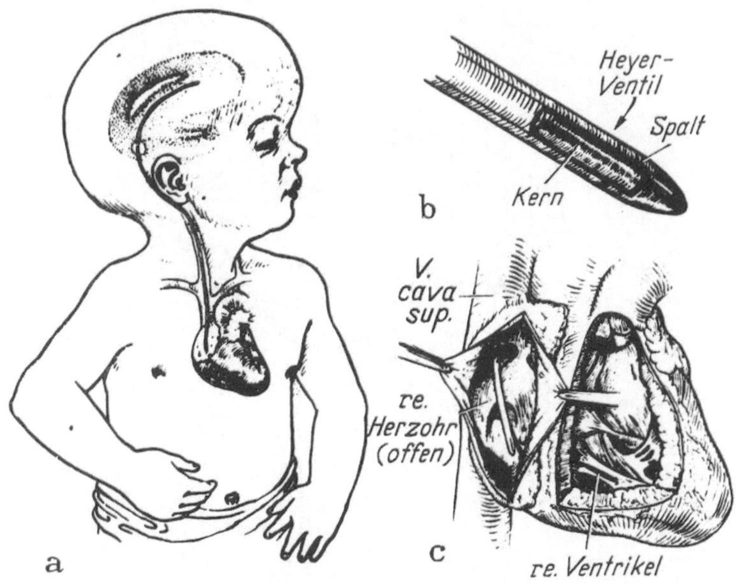

Abb. 24b. Situationsskizze der Ventrikulo-Auriculostomie nach Pudenz (1958). a läßt die Situation der Kommunikationsbildung zwischen Seitenventrikel und Herzohr erkennen; b zeigt den Ventilmechanismus des Rückschlagventils in der Katheterspitze und c zeigt die Lage des durch die Vena jugularis bis ins Herzohr eingeführten Katheters.

Hinter- oder Temporalhorn eingelegt und dieses Röhrchen unter der Galea durchgezogen und in das Antrum des Mastoids eingeführt. Die Fixation im Mastoid geschieht am besten mit Hilfe eines kleinen Tantalkreuzes, das mit umgebogenen Spitzen in das Mastoid eingetrieben wird (s. Abb. 24a). Der aus dem Temporalhorn in das vacuoläre Mastoid fließende Liquor wird durch das Mittelohr und die Tuba Eustachii in den Nasen-Rachen-Raum abgeleitet. Die Infektionsgefahr soll nicht sehr groß sein, da der Flimmer-Strom in der Tube nach außen gerichtet ist und das Einwandern von Bakterien verhindert. Leider wurden aber doch bis zu 50 % Meningitiden beobachtet (Zusammenstellung bei Bachs-Walker, Brihaye-Périer).

Es ist vor allem eine gründliche otologische Voruntersuchung erforderlich, alle chronischen Infektionen im Nasen-Rachen-Ohrengebiet sind für das Verfahren ungeeignet. Der Katheter darf nicht weiter als 1 mm sein, sonst kommt es durch eine zu rasche Ventrikelentlastung zu zentralen Regulationsstörungen. Carrea-Burlo-Girado empfehlen die Methode auch bei der tuberkulösen Meningitis. Von ihren 12 Fällen (Alter 27 Tage bis 42 Jahre) waren 10 sehr gut, dazu gehörten 5 Tbc-Meningitiden; Todesfälle hatten sie keine, nur vorübergehend zeigte sich eine durch Aufwanderung entstandene infektiöse Meningitis in 2 Fällen.

η) Die Ableitung des Liquors in die Brust- bzw. Bauchhöhle.

Ein heute noch geübtes Verfahren ist es, den Liquor in die Bauch- bzw. Pleurahöhle abzuleiten, die bekanntlich eine sehr große Resorptionsfähigkeit haben.

Als erster drainierte FERGUSON (1898) den Duralsack der Lendenwirbelsäule in die Bauchhöhle. Verschiedene andere Autoren (NICOLL, ENDERLEN, HEILE) gaben ebenfalls einen günstigen Erfolg an. Als Einlage wurden Gummi- und Glaskatheter verwandt. ENDERLEN glaubte auf Grund von Tierversuchen, daß mit Drainageröhren ein zu rascher Liquorabfluß und damit ein Kollaps der Hirnventrikel eingeleitet wird. Er forderte deshalb eine capilläre Drainage und nahm Seidenfäden oder gebündelte Catgutfäden. Man kam dann aber doch wieder auf Gummirohre zurück, neuerdings verwendet man Kunststoffkatheter, da es sich erwies, daß weder die Capillardrainage noch überpflanzte Venenstücke ein dauerndes Offenbleiben gewährleisteten. Verschiedentlich wurden später diese Verfahren modifiziert oder weiter ausgebaut.

Die Indikation ist vor allem bei der kommunizierenden Form des Hydrocephalus gegeben. Weiter kommen angeborene bzw. lang bestehende Aquäduktstenosen in Betracht, bei denen die basalen und konvexitätsnahen physiologischen Resorptionsräume (z. B. durch entzündliche Fibrosen oder Druckschädigung) obliteriert sind.

Technik. Anfänglich wurde die Anastomose zwischen dem Duralsack (meist nach Hemilaminektomie) in Höhe des 12. Brust- oder des 1. Lendenwirbels und einer parallel zur 12. Rippe angelegten Laparotomie in den oberen Bauchraum eingeführt. Heute wird (s. Abb. 25/4) für diese Lumbo- oder besser Subarachnoideo-Peritonostomie die Dura meist zwischen dem 1.—3. (2.—4.) Lendenwirbelkörper eröffnet. Der Katheter wird durch Untertunnelung der Rückenmuskulatur mit der Kornzange schräg nach vorne unten gezogen. Von einem Wechsel- oder Pararectalschnitt (wie bei der Appendektomie) wird er in den Peritonealraum eingebracht. Der Katheter (meist aus Kunstharz) wird unter der Arachnoidea 2—3 cm in den Lumbalsack und ebenso tief in das Peritoneum eingeführt und fixiert. Vorsichtshalber sollen mehrere seitliche Augenöffnungen an beiden Enden des Katheters angebracht werden, da es zu Verlegungen der Öffnung kommen kann. Man muß ausreichend lange Katheter verwenden, damit sie bei zunehmendem Körperwachstum nicht herausrutschen. Er darf auch nicht zu weit sein (eine Weite von 2—3 mm ist ausreichend), weil sonst der Abfluß in den Peritonealraum zu rasch vor sich geht und dadurch ein Ventrikelkollaps entstehen kann.

Eine technische Schwierigkeit besteht darin, daß sehr häufig Teile des Darmes oder des Netzes oder auch eine Falte des Peritoneums sich vor die Öffnung des Katheters legen oder Blut- und Fibringerinnsel den engen Kanal verschließen. Deshalb haben SCOTT u. a. an das Ende des Katheters ein kleines, etwas über 1 cm langes Zylinderchen aus rostfreiem Stahl (s. Abb. 25/2b) mit mehrfachen Perforationsöffnungen gehängt, um die Verklebungsgefahr zu verringern. HARSH schlug (1954) zur Vermeidung dieser Komplikation eine Modifikation der Methode vor: Der in die Bauchhöhle eingeführte Katheter wird in die Tuba Faloppii 2—3 cm weit ovarwärts vorgeschoben bzw. von der Fimbria aus vorgezogen und fixiert, nachdem das uterusnahe Ende des Eileiters verschlossen wurde. Seine Methode ist als *Ventrikulo-* bzw. *Lumbosalpingostomie* zu bezeichnen (s. Abb. 25/2a). Sie ist natürlich nur bei Mädchen durchführbar, und es bleibt abzuwarten, ob nicht später evtl. Komplikationen eintreten. Von 8 Fällen mit salpingothecaler Anastomose überleben 7 für bis jetzt 1—2 Jahre mit befriedigendem Erfolg, von 4 Ventrikulo-Salpingostomien überleben 3 (1 nicht sicher durchgängig). Die Nachbeobachtungszeit ist noch kurz. RESNIKOFF hat inzwischen das Verfahren erfolgreich bei einem 18jährigen Mädchen mit Hydrocephalus wegen Cysticerkose angewandt.

Nicht nur zwischen lumbalem Duralsack, sondern auch zwischen Seitenventrikel und Bauchhöhle wurden derartige Anastomosen hergestellt (Abb. 25/3a). Diese *ventrikuloperitoneale Anastomose* wurde zuerst von KAUSCH, späterhin von CONE, SCOTT et al., JACKSON-SNODGRASS mehrfach durchgeführt. Sie wurde (außer in Fällen mit obstruktivem

Hydrocephalus, bei dem sie nach unserer Ansicht nur bedingt eine Berechtigung hat) beim kommunizierenden Hydrocephalus angewandt, wenn Verklebungen oder Verödungen im Bereich der hinteren Schädelgrube und der Basis eine freie Kommunikation zum Lumbalraum verhindern. Hydrocephalusfälle, die nicht mehr in das Gebiet des Hydrocephalus communicans fallen, sollten möglichst mit anderen Methoden behandelt werden.

Technik. Es wird von einem Bohrloch in der Hinterhauptsgegend ein Drain aus Kunstharz oder Gummi mit mehreren seitlichen Öffnungen in das Hinterhorn des Ventrikels vorgeschoben und am Periost fixiert. Unter Zuhilfenahme von kleineren Hautschnitten und einer subcutanen Untertunnelung über Nacken, Rücken und Lendenregion wird der Katheter mit der Kornzange bis in die Gegend des oberen oder unteren Bauchquadranten vorgeführt. Dann wird er ebenfalls im Peritonealraum fixiert. Entweder heftet man ihn über der Leber am Lig. falciforme an oder benutzt eine der vorstehend geschilderten Methoden.

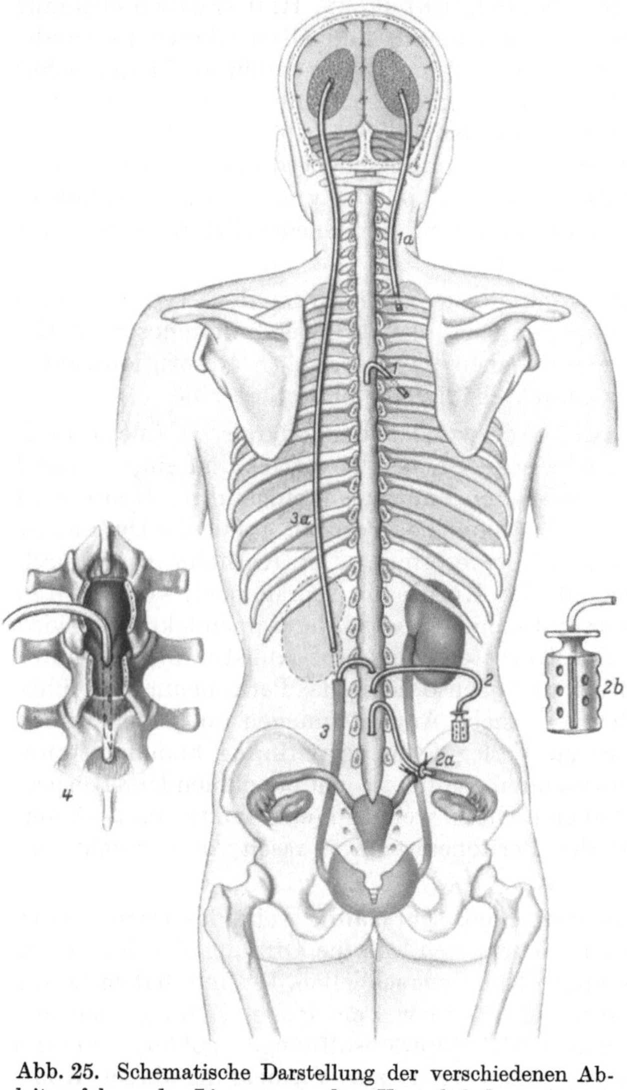

Das Verfahren hat neben technischen Mängeln (Abknicken, Herausrutschen aus dem thecalen Raum und dem Resorptionsraum, arachnitische Reaktion, cystische Hohlraumbildung durch Verklebungen des Omentum majus) noch ein weiteres Handikap, auf das bereits Cushing aufmerksam machte. Die mit dem Liquor ausgeschiedenen Hypophysenhormone führen nicht selten zu einer Änderung der Darmmotilität, meist im Sinne einer Hyperperistaltik. Dagegen ist nicht bekanntgeworden, inwieweit bei jahrelangem Funktionieren der Drainage die Resorptionsfähigkeit des Bauchraumes durch fibröse Auflagerungen abnahm, wie sie als Folge des Eiweißgehaltes im Liquor zu erwarten wären.

Ergebnisse. Scott berichtete 1952 über 21 Fälle: 1 starb bei der Operation, 3 in den nächsten Monaten, die übrigen 17 wurden bis zu $2^1/_2$ Jahre beobachtet, 11 funktionierten ausgezeichnet. 1955 berichteten Scott-Wycis-Murtagh-Reyes über insgesamt 32 Kinder (10 nichtkommunizierend, 22 kommunizierend). Die Dauererfolge (bis zu 4 Jahren) waren gering, nur 9% zeigten eine „Heilung“. Die mannigfachen Komplikationen (Wegverlegung, Abknicken oder Zukurzwerden des

Abb. 25. Schematische Darstellung der verschiedenen Ableitverfahren des Liquors aus dem Ventrikel- bzw. Spinalraum in Fremdräume.

1 Spino-Pleurostomie (heute ungebräuchlich). *1a* Ventrikulo-Pleurostomie (Heile-Ransohoff). *2* Lumbo-Peritonostomie (Ferguson) mit der Modifikation der (*2a*) Lumbo-Salpingostomie (Harsh) und der (*2b*) Anhängung eines perforierten kleinen Stahlzylinders nach Scott. *3* Lumbo-Ureterostomie (Heile) und (*3a*) Ventrikulo-Ureterostomie (Matson), beide nach Exstirpation einer Niere (schwächer angetönt). *4* Einlage des Verbindungskatheters in den Dural-(Subarachnoideal-!) Raum bei den Verfahren *1, 2, 2a, 3*.

Schlauches) machten insgesamt 67 Operationen erforderlich. Die Operationsmortalität betrug dabei 5%, die Fallmortalität 38%.

JACKSON-SNODGRASS führten bei 42 Kindern (jüngstes 3 Tage alt) und 20 Erwachsenen (ältester 65 Jahre) insgesamt 115 derartige Operationen aus; die Zweitoperationen wurden wegen der oben geschilderten technischen Zwischenfälle notwendig. 50 bestanden aus einer Ventrikulo-Peritoneal- und 62 aus einer Lumbo-Peritoneal-Anastomose. 32 Patienten starben (20 mit, 12 ohne erhöhten Hirndruck). Nur 24 der Kurzschlüsse funktionierten länger als 1 Jahr, 11 über 2 Jahre, 4 über 3 Jahre und 1 über 4 Jahre. Insgesamt zogen 39% der operierten Patienten einen länger dauernden Nutzen aus dem Eingriff. 22 sind (mehrfache Operationen!) nach 4 Jahren ohne, 7 weitere mit erhöhtem Hirndruck am Leben. Offenbar sind nach der Autoren Untersuchungen auch einige Fälle beschwerdefrei, obwohl aus klinischen Anzeichen zu schließen ist, daß die „Shunts" nicht mehr durchgängig sind. CHAPTAL et al. berichteten von 17 Fällen, von denen 8 starben. Von den Überlebenden zeigten 5 ein ausgezeichnetes Ergebnis, bei 4 hatte die Methode keinen Erfolg. Die Nachbeobachtungszeit war noch kurz. ARENDT (zit. BACHS-WALKER) hatte bei 60 dieser Anastomosen 4 Todesfälle; nach 2 Jahren funktionierten noch 41. LUYENDIJK-NOORDIJK berichteten 1959 über die Erfahrungen mit dieser Methode bei 22 Kindern aus einer Serie von 28 z.T. mit weniger erfolgreichen Methoden Behandelten. Sie umhüllten das intraabdominale Katheterende mit einem „Petticoat" aus Kunststoff, um Verklebungen zu verhindern. Fünf dieser Kinder starben in 2—12 Monaten. Vier Fälle wurden nicht ausgewertet, da die Operation erst kurze Zeit zurücklag. Bei 13 Kindern sistierte nicht nur das Schädelwachstum, auch die intellektuelle Entwicklung war befriedigend.

Die Ableitung des überschüssigen Liquors durch ein Drainagesystem in den Pleuralraum wurde bereits 1914 von HEILE angegeben und späterhin verschiedentlich modifiziert. Die Anastomose zwischen thorakalem Spinalraum und Pleura wurde nicht allzu häufig ausgeführt (s. Abb. 25/1). Die *Ventrikulo-Pleurostomie* (s. Abb. 25/1a) funktioniert in den meisten Fällen schlechter als die Verbindungen zwischen Duralraum und Peritoneum.

Technik. Von einem typischen occipitalen Bohrloch aus wird ein dünner Gummikatheter mit mehreren seitlichen Öffnungen etwa 3—5 cm in das Hinterhorn des erweiterten Seitenventrikels eingeführt. Nach Befestigung des Katheters an der Dura bzw. dem Periost wird er durch einen subcutanen Tunnel entlang der Hinterseite des Nackens und der hinteren Thoraxfläche durchgezogen bis etwa in die Höhe des 4. oder 5. Zwischenrippenraumes. Dann wird der Katheter (Seitenöffnungen) zwischen den Rippen und durch eine kleine Öffnung der Pleura (Überdrucknarkose erforderlich!) etwa 3—6 cm in die Pleurahöhle eingeführt. Vor dem Verschluß der Pleura wird die Lunge durch Überdruck zur Ausdehnung gebracht, anschließend die Wunde in Schichten verschlossen. Es ist notwendig, den Kopf ständig 30° über der Höhe des Pleuraraumes zu halten, um einen ordnungsgemäßen Abfluß des Liquors in die Pleurakuppel zu gewährleisten.

Soweit aus der Literatur ersichtlich, scheint der Erfolg dieser palliativen Operation nur gering. Die Pleura hat eine wesentlich geringere Resorptionsfähigkeit und weniger Resorptionsraum. Die unter atmosphärischem Druck stehende Lunge verschließt sehr häufig die Katheterenden, die reizbedingte Fibrinausschwitzung verstopft die enge Öffnung. 1954 wurde eine größere Serie der ventrikulo-pleuralen Anastomosen von RANSOHOFF veröffentlicht. Er hält die Methode für relativ einfach und glaubt, sie auch bei obstruierenden Prozessen und bösartigen Tumoren empfehlen zu können. Dieser Ansicht möchten wir uns nicht anschließen. Beim Verschlußhydrocephalus ist eine Ableitung des Ventrikelliquors in physiologische Resorptionsräume (s. S. 626) unbedingt anzustreben.

INGRAHAM-SEARS-WOODS-BAILEY (1949) kamen an Hand sehr ausgedehnter Tierversuche zu dem Schluß, daß eine Ableitung des Liquors in den Pleuralraum beim

Menschen nicht empfohlen werden kann. Ähnliches gilt für die Liquorableitung in den Ductus thoracicus, eine Methode, die man als *Ventrikulo-Lymphangiostomie* bezeichnet hat. In den meisten Fällen kommt es zum baldigen Verschluß entweder am Ventrikel oder noch eher am intrapleuralen Ende des Katheters bzw. im Ductus thoracicus.

ϑ) Die Ableitung des Liquors in den Ureter und die Blase.

Eine sehr sinnvolle Operation, um den überschüssigen Liquor zur Ausscheidung zu bringen, führte Heile 1925 aus. Er exstirpierte eine Niere (Technik s. unten) und vernähte den freien Ureter über einer Öffnung in der Dura in Höhe der Lendenwirbelsäule. Der Vorteil dieser spinalen *Dura-Ureterostomie* war, daß keinerlei Fremdkörper zur Drainage verwandt werden (s. Abb. 25/3). Jedoch wird beim Wachstum der Ureter rasch zu kurz. Zudem kann mit zwischengeschalteten Kunststoff- oder Gummiröhrchen eine Fixation im Subarachnoidalraum sicherer durchgeführt werden. Nachteile der *Subarachnoideo-Ureterostomie* sind die Opferung einer gesunden Niere und die Gefahr einer aufsteigenden Infektion der Liquorräume bei einer evtl. Cystitis. Diese Komplikation soll allerdings durch zwischengeschaltete Katheter z. T. verhindert werden (?). Die reaktionslose Einheilung des Ureters im Arachnoidealraum und die gute Funktion der Drainage wurden im Tierexperiment bestätigt. Der Ureter ist in der ersten Zeit nach dem Eingriff atonisch, es kommt also meist nicht zu einer zu schnellen Sturzentleerung des Liquorraumes. Allerdings beschrieben Davidoff-Feiring (1953) ähnlich wie Anderson (1952) und Voris (1948) subdurale Hämatome nach Anastomosenoperationen (ebenso wie nach beidseitigen Plexus-Exstirpationen) auf Grund der postoperativen Druckdifferenz im Schädelinnern. Dauererfolge über mehrere Monate, in einigen Fällen sogar über 1—2 Jahre waren zu verzeichnen. In einer Zusammenstellung von Matson starben von 64 Fällen 19, bei 8 Fällen kam es zur Meningitis, davon starben 3. Bei 10 Patienten wurde der Exitus wahrscheinlich durch den ständigen Elektrolytverlust mitverursacht. Von den überlebenden 45 Patienten zeigten 42 zwischen 6 Wochen und 4 Jahren nach der Operation eine gute, 3 eine mäßige Funktion. In den von Dees (1951) berichteten 11 Fällen (Alter 6—12 Monate) kam es bei 2 Patienten zum Exitus, wahrscheinlich ebenfalls wegen des Elektrolytverlustes durch die Blase, die übrigen waren bis zu 3 Jahren gebessert.

1951 berichtete Matson über eine ähnliche Operation. Sie wird häufiger durchgeführt als die eben geschilderte. Er stellte eine Kommunikation zwischen einem Seitenventrikel und dem Ureter der exstirpierten Niere durch einen schmalkalibrigen Polyäthylenschlauch her.

Technisch geht er bei der *Ventrikulo-Ureterostomie* (s. Abb. 25/3a) folgendermaßen vor: In Seitenlage wird die gesamte Körperregion von der Hüfte bis zum Hinterkopf jodiert und steril abgedeckt. Dann wird von einem üblichen Schnitt aus die Niere freigelegt, der Ureter freipräpariert, seine Gefäße aber geschont. Nach Ligatur der übrigen Gefäße wird die Niere entfernt. Als nächstes wird wie bei der occipitalen Ventrikulographie ein Bohrloch angelegt, die Dura geschlitzt und 2 Haltefäden im Durarand vorläufig angebracht. Dann werden 2 cm lange Hautincisionen in der tiefen Halsregion, etwa über der 6. und der 12. Rippe, angelegt. Sie erlauben eine subcutane Untertunnelung mit der Kornzange. Von caudal nach kranial zieht man dann den dünnen Polyäthylenschlauch vor, versenkt ihn 5—6 cm in das Hinterhorn, nachdem man seitlich 1—2 Öffnungen angebracht hat, verknotet die Haltefäden und schließt die Wunde. Im unteren Bereich wird der Polyäthylenschlauchstumpf durch die lange Rückenmuskulatur durchgezogen, etwa 5 cm (seitliche Öffnungen!) in den Ureter eingelegt und an ihm und der Psoasfascie fixiert. Dabei darf man keine Zirkulärnähte legen. Der Polyäthylenschlauch soll auf keinen Fall — auch nicht bei maximaler Vorwärtsbeugung — angespannt sein. Der übliche Wundverschluß beendet die Operation.

Der Nachteil dieser sehr langen Katheterverbindung besteht darin, daß noch leichter Verlegungen des langen Rohres eintreten als bei der kurzen Verbindung zwischen dem Duralsack und der Bauchhöhle. Sie werden auch bei dem raschen Längenwachstum der Jugendlichen — und um solche handelt es sich ja fast ausnahmslos — sehr bald zu kurz; sie müssen deshalb alle 1—1$^1/_2$ Jahre erneuert werden. Daran ändert auch das Einlegen des Katheters in mehreren Schlingen wenig. Sie sollten sich bei zunehmendem Wachstum selbsttätig aufziehen und damit eine erneute Einlage eines Katheters überflüssig machen. 1954 hat THIRY angegeben, die dünnen Polyäthylenschläuche vom Ventrikel und vom Ureter im Rückenbereich nebeneinander in einen dritten, dickeren Polyäthylenschlauch einzulegen. Beim Wachstum werden die dünneren Schläuche auseinandergezogen, der dickere Schlauch hält die Kommunikation offen.

Während der Nachbeobachtungszeit von 2—15 Monaten (insgesamt 9 Fälle) waren MATSONs Ergebnisse gut, es starben allerdings 4 direkt im Anschluß an die Operation. Über die Notwendigkeit, den zu kurz gewordenen Katheter auszuwechseln, berichtet er nichts. In einer vorläufigen Sammelstatistik (BACHS-WALKER 1952) über ventrikuläre und lumbale Anastomosen mit dem Ureter, ausgeführt von verschiedenen Operateuren, ergab sich: Bei 84 Patienten traten 6 operative Todesfälle auf. Nach 2 Monaten waren 19 gestorben, 59 funktionierten gut. Nach 2 Jahren war die Anastomose nur noch in 17 Fällen einwandfrei, weitere 28 waren gestorben. Das Ergebnis dieser „Shunts" ist also, auf die Dauer gesehen, nicht sehr erfreulich.

Neben dem Herausrutschen und der Verlegung der Katheter spielen aufsteigende Infektionen, Sturzentleerungen und Störungen des Elektrolyt- und Eiweißstoffwechsels eine Hauptrolle. Eine tägliche Zulage von 2—3 g Kochsalz ist notwendig. Auch Blasen-Entleerungsstörungen (Polyurie, Nykturie, Inkontinenz, Tenesmen) wurden vereinzelt berichtet, hielten sich aber in erträglichen Grenzen.

c) Plexusexstirpation und -koagulation.

DANDY hatte durch seine tierexperimentellen Untersuchungen festgestellt, daß der größte Teil des Liquors von den Plexus chorioides der 4 Ventrikel sezerniert wird. Bis heute sind gegen dieses Postulat noch keine schlagenden Gegenbeweise erbracht worden, dagegen viele bekräftigende Untersuchungen. Er schätzte (1918), daß beim Hydrocephalus communicans etwa $^4/_5$ des Liquors entweder überproduziert oder nicht resorbiert werden können. Diese Menge — nahm er an — würde vor allem von den Plexus der beiden Seitenventrikel produziert. Er führte deshalb die *Plexusexstirpation* ein, die allerdings bereits 1910 von LESPINASSE auf endoskopischem Wege durch Koagulation versucht worden war und die in einem seiner 2 Fälle einen Dauererfolg zeitigte.

Technik. Um einem Übereinanderschieben der Schädelknochen nach der Druckentlastung vorzubeugen, wird vor der Operation ein enger Gipsturban angelegt, der nur für den Operationsbereich gefenstert wird (s. Abb. 26b). Von einem osteoplastischen Lappen (bei beidseitiger Exstirpation bilden diese Lappen eine Schmetterlingsfigur) wird die Dura eröffnet, der Cortex und das verdünnte Mark blutleer durchtrennt. Der Liquor wird abgesaugt und steril aufbewahrt (KLEIN). Da das Hirn kollabiert, muß es durch Spatel (bewährt haben sich hier die „selbstleuchtenden" Plexiglasspatel) zurückgehalten werden. Dann wird schrittweise der Plexus vom Foramen Monroi aus nach hinten und anschließend vom Hinter- und Temporalhorn nach vorne zu durch vorsichtige Koagulation und Clips verödet und wenn möglich abgetrennt. Auf exakteste Blutstillung ist zu achten. Die Ventrikelhöhle muß nachher wieder mit dem entnommenen Liquor (u. U. auch mit physiologischer Kochsalzlösung) aufgefüllt, die Dura, Knochen und Haut sorgfältig (!) verschlossen werden. Eine Liquorfistel führt bei den reduzierten Kindern meist zu einem deletären Ergebnis.

Bei DANDY starben von 4 Kindern 3 nach der Operation, eines zeigte innerhalb von 10 Monaten kein erneutes Hydrocephalus-Wachstum. Er versuchte auch (1922) eine *endoskopische* Kauterisation der Plexus beider Seitenventrikel vom gleichen Zugangsweg (s. Abb. 26a). Für besondere Fälle sollte auch der Plexus des 4. Ventrikels — nach Freilegung der hinteren Schädelgrube — koaguliert werden. Diese Koagulationen wurden aber von ihm wieder verworfen und erst von PUTNAM und SCARFF, unabhängig voneinander, 1934 wieder aufgenommen. DANDYs schlechte Erfahrungen beruhten vielleicht auf seiner Vorliebe, die endoskopische Koagulation nicht im flüssigen Medium vorzunehmen. Er mußte deshalb die Ventrikel leersaugen. Obwohl er nach dem Eingriff den Liquor in die Ventrikel zurückbrachte, kam es zu Kollapsen mit tödlichem Ausgang.

Demgegenüber erlaubten die aus Cystoskopen entwickelten Geräte von PUTNAM und SCARFF eine Koagulation im liquorgefüllten, evtl. durch Zulaufenlassen von vorgewärmter physiologischer Kochsalzlösung ständig auf Normaldruck gehaltenen Ventrikelsystem. Eine bipolare Koagulation wird vorwiegend angewandt, dann kommt es nicht zu schädigenden Stromschleifen und Erwärmungen des Hirns. Die verschiedenen Ventrikuloskop-Modelle sind im Prinzip ähnlich, in Abb. 27 ist das von uns verwandte Modell dargestellt. Der Schaftdurchmesser beträgt etwa 4 mm. In dem Schaftrohr sind

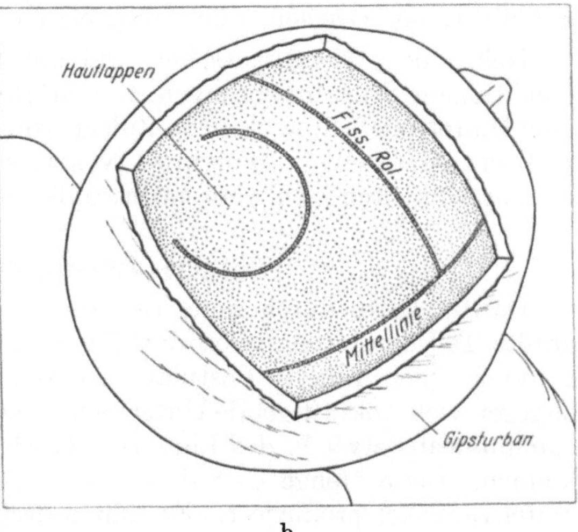

Abb. 26a u. b. a Lagerung zur offenen oder endoskopischen Koagulation des Plexus mit dem Infusionsgerät + Ventrikuloskop; b Schnittführung zur Plexektomie.

Beleuchtung, Optik mit Geradeausblick (orthograd) und Brenner (Kaltkaustik) enthalten. Als Beleuchtungsquelle ist ein Handgriff mit Batterie vorgesehen, die gegebenenfalls auch durch einen Transformator ersetzt werden kann. Der Brenner läßt sich an dem seitlich vom Okular angebrachten Griff federnd nach vorn schieben und erscheint nach Einführung des Gerätes in der Mitte des Gesichtsfeldes. Der Dorn dient zur Durchbohrung der Dura nach entsprechend kleiner Hautincision und Anlegung einer kleinen Knochenöffnung. Verschließbare Anlage für den Liquorabfluß bzw. für die intraventrikuläre Infusion. Das Endstück ist mit einer isolierenden Membran versehen. Das Ventrikuloskop darf nicht zu dick sein. damit der Kanal des stumpf durch Cortex und Mark vorgeschobenen Ventrikuloskops nicht zu weit wird. Die Gefahr einer postoperativen Liquorfistel würde sonst — auch bei sorgfältiger Schichtnaht — vergrößert. Einige Autoren empfehlen, zwischen Dura und Pia eine Haltenaht zu legen, um die spätere Abdichtung zu bessern (?) und einen Ventrikelkollaps zu verringern. Das Ventrikuloskop darf aber auch nicht zu dünn sein, da dies auf Kosten der Beleuchtung und der Operationsfeld-Übersicht ginge.

Vom hinteren Ende der Cella media aus kann der gesamte Plexus chorioideus vom Foramen Monroi über den Glomus und bis in das Hinter- bzw. Temporalhorn übersehen und schrittweise koaguliert werden. Einseitiges Vorgehen und Koagulation der anderen

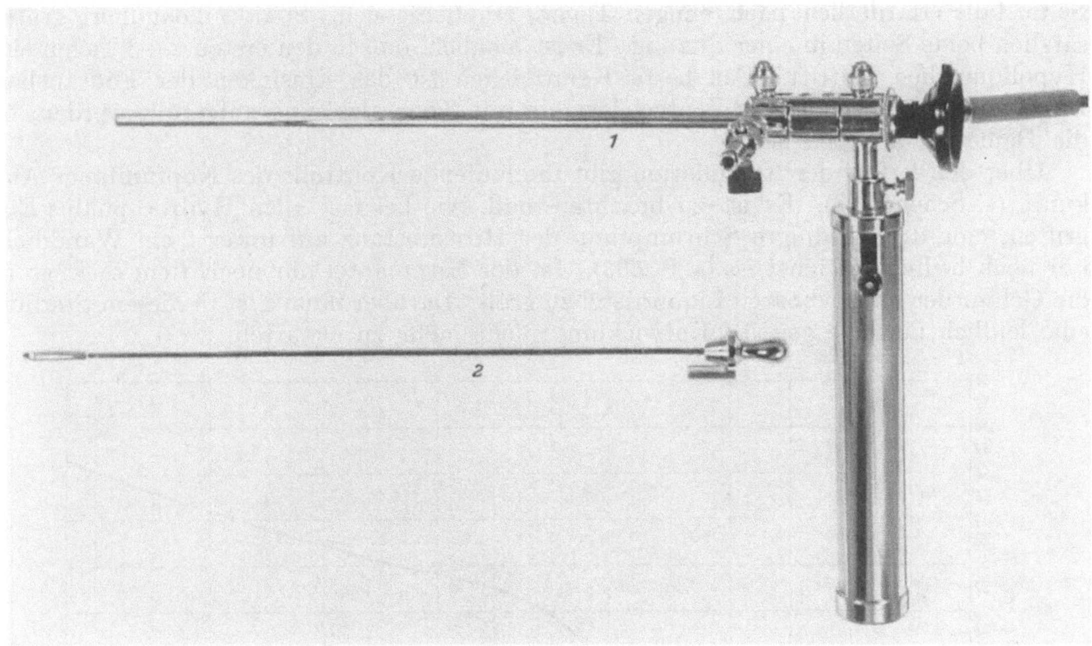

a

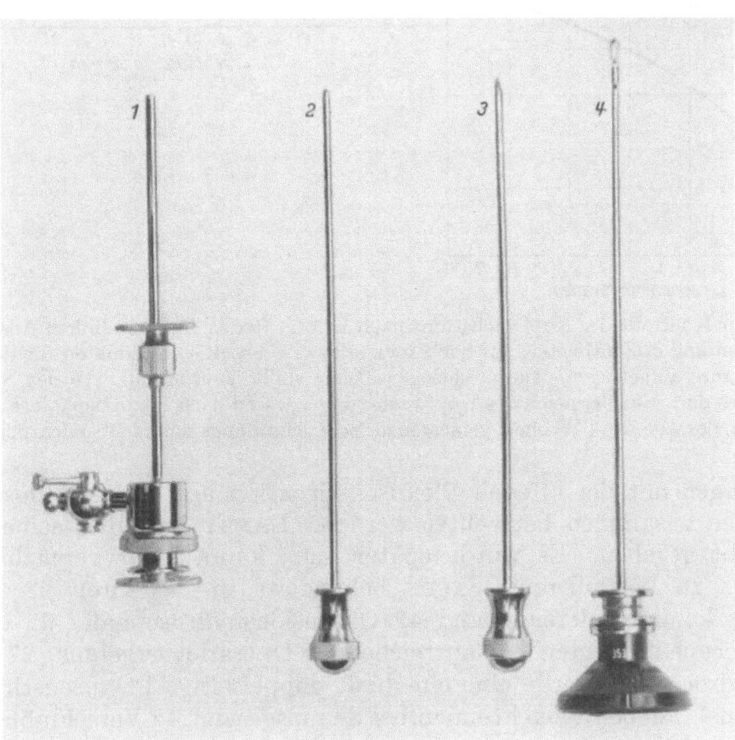

b

Abb. 27 a u. b. Endoskop zur direkten Betrachtung des Inneren eines Ventrikels (Ventrikuloskop nach NEU-GEBAUER). Die Schaftdicke beträgt 4 mm. Die Optik ist genügend lichtstark. Die einzelnen Teile sind: *1* Schafthülse mit einer Feststellschraube, die verstellt werden kann. Ein Wasserhahn dient zum Ablassen des Liquors bzw. zum Auffüllen der Ventrikel. Die Einführungsöffnung am Kopfstück ist durch eine federnde Platte luftdicht abgeschlossen; *2* Stumpfer Dorn zur Einführung des Gerätes; *3* Spitzer Dorn zur Durchbohrung der Haut; *4* Optik mit Okular und Lichtquelle. Hersteller: Deutsche Endoskopbau Gesellschaft Saß und Wolf, Berlin N 30, Neue Bayreuther Straße 4.

Seite, falls erforderlich nach einigen Tagen, empfiehlt sich. Scarff koaguliert grundsätzlich beide Seiten in einer Sitzung. Es ist möglich, daß in den ersten 2—3 Tagen eine Hypoliquorrhoe auftritt. Das beste Kennzeichen ist das Einsinken der Fontanellen. Dann muß von hier aus das Ventrikelsystem mit Kochsalzlösung aufgefüllt werden, bis die Depletion behoben ist.

Über den Erfolg der Koagulation gibt die laufende Kontrolle des Kopfumfangs Auskunft (s. Schema 28). Es ist zu beachten, daß, wie bei fast allen Hydrocephalus-Eingriffen, eine druckbedingte Schrumpfung der Hirnsubstanz auf unter 2 cm Wanddicke nur noch bedingt geeignet ist (s. S. 663). Ist der Hirnmantel nur noch 1 cm dick, so ist die Gefahr der unbehebbaren Liquorfistel zu groß. Darüber hinaus ist in diesem Stadium eine leidlich normale geistige Entwicklung nicht mehr zu erwarten.

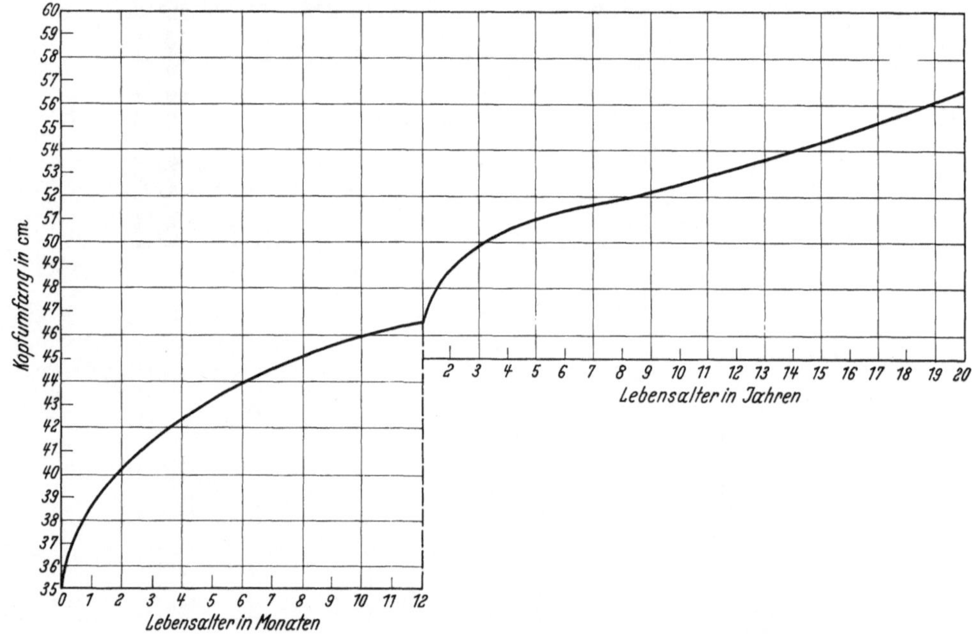

Abb. 28. Schema zur Kontrolle des Kopfwachstums nach Klein, Paris. Auf dem linken Abschnitt ist auf der Ordinate der Kopfumfang in Zentimeter, auf der Abszisse das Lebensalter in Monaten für das 1. Jahr, rechts für die folgenden Jahre aufgetragen. Die ausgezogene Linie stellt die Normalkurve des Schädelwachstums bei gesunden Kindern dar. Ein Vergleich des Kopfwachstums vor und nach Hydrocephaluseingriffen ist durch Einzeichnung des alle 2—4 Wochen gemessenen Schädelumfangs sofort übersichtlich möglich.

Die Erfahrungen mit der offenen Plexusexstirpation und der geschlossenen Plexuskoagulation sollen zusammen betrachtet werden. Dandy hat über seine Fälle keinen Erfahrungsbericht gegeben. Es wurde später auch kaum mehr versucht, den Plexus des 4. Ventrikels zu koagulieren. Sachs behandelte in 25 Jahren 98 Hydrocephali, davon waren 54 kommunizierende und 42 Okklusionshydrocephali. 22 der kommunizierenden Hydrocephali zeigten ein ausreichendes Operationsergebnis, 27 starben. Bei 42 dieser 54 Hydrocephali wurde eine ein- bzw. doppelseitige Plexusexstirpation durchgeführt (25 Exitus). Sieben Plexektomien bei den insgesamt 42 Verschlußhydrocephalien waren von 6 Todesfällen gefolgt, 1 mußte später noch mit einer Anastomosenoperation nachbehandelt werden.

Davidoff (1948) berichtet über 32 Plexektomien, 19 doppelseitige und 13 einseitige, ausgeführt im Alter zwischen 5 Wochen und 15 Monaten. Neun der Kinder hatten gleichzeitig Meningocelen. Nach seiner Ansicht geht die Beseitigung des Hydrocephalus vor, da danach die quasi als „Sicherheitsventil" angesehene Meningocele entweder zurückgehe oder leichter operativ zu versorgen sei. Sieben Kinder starben nach dem Eingriff, 3 davon an Infektionen. Sieben weitere starben in den nächsten Monaten.

Insgesamt starben 8 der nur einseitig Behandelten, der Eingriff hatte keinen durchschlagenden Erfolg. Andererseits zeigten 4 von den Überlebenden einen zufriedenstellenden Wachstumsstillstand des Hydrocephalus. Elf der doppelseitig Exstirpierten zeigten zwischen 1—4 Jahren einen guten Erfolg. FELD (1957) berichtet über 14 mit dem Scarffschen Gerät bipolar koagulierte Fälle: 9 gute Ergebnisse, 5 davon beidseitig koaguliert, 5 starben im Verlauf einiger Wochen nach der Koagulation, wahrscheinlich mit deshalb, weil sie multiple dysraphische Mißbildungen hatten. Die Langzeit-Erfolge hält er auch bei aufgehaltenem Hydrocephaluswachstum nicht für sehr günstig, da die intellektuelle Entwicklung meist doch erheblich reduziert ist.

Die größte Anzahl operierter Fälle (etwa 200) überblickt KLEIN (1957). In seiner Monographie gibt er leider keinen aufgeschlüsselten Erfahrungsbericht über die weitere Entwicklung seiner Patienten, er hat sie z.T. auch mit subtilen psychologischen Tests nachuntersucht. An Hand des von ihm entwickelten Schemas über das Kopfwachstum (Abb. 28) läßt sich leicht entscheiden, ob die Ausschaltung des Plexus einer Seite ausreicht, oder ob und wann der andere Plexus ebenfalls noch koaguliert werden muß. Er legt mit Recht besonderen Wert auf eine völlige Entfaltung des Hirns nach der Koagulation durch Reinjektion von Flüssigkeit, da sonst ein Hydrom zwischen Dura und Hirn den operativen Erfolg verschlechtern kann. Er hat in einigen Fällen auch die Paraphyse am Dach des 3.Ventrikels koaguliert, da auf Grund der tierexperimentellen Untersuchungen eine aktive, eventuell sogar steuernde Funktion dieses Organs bei der Liquorproduktion möglich schien. Die Ausschaltung der Paraphyse hat jedoch bei seinen Fällen keinen praktischen Erfolg, d. h. keinen Rückgang der Überproduktion an Hirnwasser gezeitigt.

SCARFF berichtet (1952) über seine Serie von 20 endoskopisch zwischen 1935—1941 behandelten Kinder: 3 starben postoperativ, 7 wiesen keinen deutlichen Hydrocephalus-Wachstumsstillstand auf, 10 weitere waren gut. Vier davon starben (5, 9, 10 und 13 Jahre) später. Von den 6 Überlebenden haben sich 3 körperlich und geistig normal entwickelt, 3 andere sind geistig zurückgeblieben. Die zweite Serie (1941—1946) umfaßt 19 Kinder: 1 p. o. Tod, 3 ohne Rückgang des Hirndrucks, aber 15 mit eindeutiger Besserung. Bis zur Veröffentlichung zeigten 11 von ihnen eine normale geistige Entwicklung. 1957 gab er in einem Kongreßreferat bekannt, daß von den von ihm operierten (und sicher sorgfältig ausgewählten) Kindern insgesamt gegen 50% einen Rückgang des Hydrocephaluswachstums zeigten, daß 20% von allen Kindern die Schule besuchen können. Zusammengefaßt lauten PUTNAMs (1943, 1953) Ergebnisse der endoskopischen Plexuskoagulation: 91 Koagulationen wurden bei 52 Patienten durchgeführt. Von den ersten 17 starben 7 bei oder nach dem Eingriff, von weiteren 35 (bis 1943) starben nur noch 4, bei den späteren 10 (1943—1953) keine mehr intra- oder postoperativ. Es wird von 3 Spättodesfällen berichtet.

In der Übersicht von BACHS-WALKER werden weitere Ergebnisse mit diesen beiden Methoden referiert: RITCHIE (9 Fälle) hatte 2 p. o. Exitus, von den übrigen sind nur noch 3 am Leben, Zustand unbekannt. SACHS aus dem Mount Sinai-Hospital koagulierte 49 Kinder mit einer operativen Mortalität von 16. Nach 2 Monaten waren noch 19, nach 2 Jahren noch 5, nach 5 Jahren nur noch 1 am Leben.

Von den 75 Patienten des John Hopkins-Hospital starben bei oder unmittelbar nach der Plexusverödung 41. Nach 2 Monaten waren noch 16, nach 2 Jahren noch 8 und nach 5 Jahren nur noch 6 am Leben. In den Händen eines erfahrenen Operateurs, der natürlich auch eine Auswahl hinsichtlich der Eignung für diesen Eingriff der Plexusexstirpation treffen wird, sind die Ergebnisse nicht allzu schlecht. Die primäre Mortalität hängt von der Erfahrung des Operateurs ab. Die Dauerergebnisse sind sehr unterschiedlich.

D. Der Hydrocephalus beim Säugling und Kleinstkind.

Nicht die verschiedenen Hydrocephali der Jugendlichen und der Erwachsenen, sondern der frühkindliche progrediente Hydrocephalus, einerlei, ob er angeboren ist oder sich in den ersten Lebensjahren aus „erworbenen" Ursachen entwickelt, stellt uns leider heute noch vor ein oft unlösbares Problem. Unter den dringlichen Operationen im Kleinkindesalter nimmt die optimale Bekämpfung des Hydrocephalus eine besonders wichtige Stelle ein (Umbach 1957). Eine kaum noch überschaubare Zahl von Einzelbeobachtungen ergänzt laufend die nach verschiedenen Gesichtspunkten versuchten Gruppeneinteilungen. Dennoch ist die nosogenetische Ursache des Hydrocephalus nur in einem Teil der Fälle zu eruieren. Ebenso ist bei der Vielzahl der konkurrierenden pathoplastischen Faktoren leider trotz aller bis heute entwickelter Untersuchungsmethoden weder für den Einzelfall noch weniger für den komplexen Krankheitsbegriff eine ätiologische Klärung möglich. Auch die Erbforschung läßt uns bis jetzt im Stich. Erbliche Hydrocephalusformen bei Tieren sind wahrscheinlich, beim Menschen weiß man mit Sicherheit nur, daß zusammen mit anderen, dysraphischen Störungen Hydrocephalien auftreten können. Alle anderen Untersuchungen — zusammengestellt bei Kehrer — lassen eine Entscheidung nicht zu, ob es sich tatsächlich um genbedingte Hydrocephali oder um intrauterine Schädigungen handelt. Von einer generellen Lösung dieses Problems sind wir noch weit entfernt. Demgemäß sind auch unsere operativen Versuche zur Behandlung dieser intra- und extraventrikulären Störung der Liquordynamik noch nicht befriedigend. Selbst wenn es sich nur um scheinbar einfache Wegverlegungen handelt, ist durch Beseitigung der Obstruktion noch keine Heilung gewährleistet. Sehr oft entwickelt sich nach diesem Eingriff erst ein vorher latenter, offener Hydrocephalus. Einer Nachprüfung wert ist die Angabe von Klein (1957) über eine zusätzliche Plexuskoagulation beim Hydrocephalus occlusus oder bei den Mischformen zwischen offenem und geschlossenem Hydrocephalus. Die Dauererfolge sind seiner Ansicht nach bei diesem Vorgehen wesentlich besser.

Nur einzelne der zahlreichen Arbeiten haben sich bis jetzt mit einer kritischen Gesamtschau befaßt, in der die diagnostischen Verfahren, die auf ihnen aufgebauten Operationsmethoden und ihre Dauerergebnisse verglichen oder eine selbstkritische Rückschau an Hand der Sektionsergebnisse versucht werden. Dies wäre aber beinahe wichtiger als die meisten bisherigen Veröffentlichungen. Es nützt weder dem Patienten noch dem Arzt, wenn ein neues oder modifiziertes Operationsverfahren an Hand eines oder weniger Beispiele gepriesen wird. Eine Heilung sollte erst nach längerer Beobachtung als solche anerkannt werden. Eine Langzeitbeobachtung von mindestens 2, besser noch von 5 Jahren — wie sie Bachs-Walker und Scarff durchführten, — ist unerläßlich, um über den Wert einer Behandlung aussagen zu können.

Sehr wichtig ist auch die weitere Erforschung der Ursachen. Nach den bis jetzt umfassendsten Veröffentlichungen (Russell, Scarff, Putnam und Bachs-Walker) kommen als Ursache eines frühkindlichen Hydrocephalus in einem Drittel der Fälle angeborene Mißbildungen, vor allem Stenosen und Atresien des Aquädukts, in einem weiteren Drittel Geburtstraumen, in einem Sechstel Infektionen und bei dem Rest verschiedene, z. T. unbekannte Faktoren in Betracht. Im Jugendlichenalter — willkürlich das Ende des 2. Lebensjahres als Grenze gesetzt — spielen dagegen in $^2/_3$ der Fälle Infektionen und Traumen, seltener spät-dekompensierte Mißbildungen im Hirnwassersystem eine Rolle.

Eine kausale Therapie ist nur in wenigen Fällen möglich. Unseren operativen Bemühungen sind deshalb enge Grenzen gezogen, weil sich oft die Ursache bei Lebzeiten nicht klären läßt oder weil der Patient erst dann zur Behandlung kommt, wenn sich verschiedene Störungsfaktoren bereits überlagern. Aus dem John Hopkins-Hospital in Baltimore werden folgende Nachbeobachtungsergebnisse berichtet: Von 238 Hydrocephalusfällen — die „offenen" wurden vorwiegend durch Plexusexstirpation, die „geschlossenen" vorwiegend durch eine Ventrikulostomie der 3. Hirnkammer behandelt — waren nach 5 Jahren nur etwa 4 % geheilt. Darunter ist zu verstehen, daß sowohl ihr Kopfwachstum wie ihre körperliche und geistige Entwicklung annähernd normal waren. Weitere 7 % zeigten zwar ebenfalls kein weiteres abnormes Schädelwachstum, bei ihnen blieb aber als Folge der Hirnsubstanz-Schädigung eine Störung der körperlichen und geistigen Entwicklung mittleren Grades zurück. Bei weiteren 3,5 % waren trotz des Hydrocephalus-Stillstandes die verbleibenden neurologischen Störungen (Lähmung, Blindheit, Krampfanfälle) und die psychisch-intellektuellen Ausfälle so schwer, daß eine soziale Eingliederung nicht möglich war. 3,5 % waren unverändert oder schlechter nach dem Eingriff. 40 % der Kinder starben bei oder bald nach der Operation, über 30 % in den folgenden 5 Jahren, auch wenn mehrere Versuche gemacht worden waren, das Leiden aufzuhalten. Das Schicksal der übrigen ist unbekannt.

Dieses niederschmetternde Ergebnis hat auf dem neurochirurgischen Gebiet nur noch eine Parallele in der Behandlung der bösartigen, rasch wachsenden Hirntumoren. Es ist deshalb verständlich, daß viele Operateure in der Hydrocephalusbehandlung eine sehr pessimistische Haltung einnehmen. Darunter finden sich auch Neurochirurgen, die sich um die Lösung dieses Problems früher sehr verdient gemacht haben. Anstatt uns jedoch von den Gefühlen eines therapeutischen Nihilismus leiten zu lassen, sollten wir unvoreingenommen eine Reihe von operativen Leitlinien beachten und eine bestimmte Untersuchungstechnik einhalten. Wir haben darüber in einer Kurzfassung für den Gebrauch in der Praxis und Klinik berichtet (UMBACH 1959). Sie sollen uns Aufschluß über die Fragen geben: ,,Welcher Eingriff ist in diesem Fall möglich und sinnvoll? Bestehen noch Chancen für eine sinnvolle Lebenserwartung?'' Nur wenn wir diese Fragen bejahen können, ist ein sofortiger (!), nach Lage des Falles optimaler Eingriff anzuschließen. In allen anderen Fällen ist eine offene Ablehnung einer Operation das vernünftigste. Sie ist jedenfalls besser, als wenn durch irgendwelche unvollkommenen Verlegenheitsableitungen falsche Hoffnungen erweckt werden. Durch den unweigerlich eintretenden Mißerfolg wird nur das Vertrauen zum Arzt untergraben.

Folgende Punkte sollten beachtet werden:

1. Jeder Verschlußhydrocephalus muß operiert werden. Ist durch die Luftfüllung, durch Farbstoffproben oder sonstige Passageprüfungen die Lokalisation des Verschlusses gesichert, dann sollte sie, wenn irgend möglich, beseitigt werden. Nur wenn dies nicht durchführbar ist, wird man eine der Drainagemethoden innerhalb des Liquorraumes vornehmen. Extraarachnoideale Liquorableitungen sollten möglichst unterbleiben.

2. Jeder Eingriff ist so früh wie irgend möglich durchzuführen. Jeder progrediente Hydrocephalus im 1. Lebensjahr endet tödlich, wenn nichts dagegen unternommen wird. Eine operative Intervention ist angezeigt, wenn der Liquordruck bei ruhiggestelltem Kind über 250 mm Wasser beträgt. Die Aussichten für eine Heilung und eine normale körperliche und geistige Entwicklung sind nur so lange gut, wie es noch nicht zur druckatrophischen Hirnzerstörung gekommen ist. Ideal wäre es, wenn die Kinder bereits bei den ersten Zeichen der intrakraniellen Druckerhöhung, kenntlich an der gespannten oder vorgewölbten Fontanelle, in unsere Behandlung kämen. Leider wird dies nicht oft der Fall sein. Ist aber die Diagnose gesichert, so ist es sinnlos und gefährlich, abzuwarten, ob sich nicht doch noch von selbst eine Einregulierung der gestörten Liquorproduktion oder -dynamik einstellen könne. Wenn unser Vorgehen erfolgreich sein soll, dann ist nur ein sofortiger optimaler Eingriff geeignet, den fatalen Ausgang aufzuhalten.

3. Der Kopfumfang soll das Normalmaß nicht mehr als 15 % überschreiten. Monströse Wasserköpfe sind immer gekoppelt mit schweren Hirnzerstörungen; hier ist jeder Eingriff sinnlos. Die Grenze bei 50 cm Kopfumfang festzulegen ist nicht gerechtfertigt. Man sollte das Normalschema (s. Abb. 28) für das jeweilige Lebensalter der Berechnung zugrunde legen. Fälle mit Überschreitungen um 15 % sind nur noch bedingt, solche mit mehr als 20 % sind nicht mehr für einen Eingriff geeignet. Die Nahtsprengung und die basale bzw. occipitale Ausbauchung des Knochens im seitlichen Röntgenbild sind keine verläßlichen Zeichen.

4. Der Hirnmantel im Ventrikulogramm soll 1,5—2 cm nicht unterschreiten. Ist die druckbedingte Atrophie der Hirnsubstanz weiter fortgeschritten, so ist eine leidlich normale intellektuelle Entwicklung auch nach operativer Beseitigung der Hydrocephalusursache nicht mehr zu erwarten. Darüber hinaus steigen damit die Gefahren eines postoperativen Ventrikelkollapses oder einer Liquorfistel unverhältnismäßig hoch an. Ist durch den länger dauernden intrakraniellen Überdruck die Hirnsubstanz stärker zerstört, so sind praktisch auch immer die basalen Resorptionsräume verödet und die villösen Septen bindegewebig vernarbt. Auch nach Druckbeseitigung kommen dann die wichtigsten physiologischen Resorptionsstätten nicht wieder zur Funktion.

5. Der körperliche Zustand muß halbwegs normal sein. Eine gleichzeitige Meningocele bedeutet keine Kontraindikation gegen einen Hydrocephalus-Eingriff, solange nicht schwere Paraparesen der unteren Extremitäten und Sphincterlähmungen bestehen. Wir stehen nicht auf dem Standpunkt einiger Autoren (z. B. Putnam), daß die Operation zur Beseitigung des Hydrocephalus der Meningocelenoperation in jedem Fall voraufgehen müsse. Wir haben sogar den Eindruck, daß sich nach Beseitigung des macerationsgefährdeten Meningocelensackes und einer ventrikulären Druckentlastung (im geschlossenen System und unter aseptischen Kautelen) für die ersten Wochen die Liquor-Überproduktion eher normalisiert. Dies wirkt sich natürlich auch auf die Progredienz des Hydrocephalus und damit auf unsere weitere Behandlung günstig aus. Schwere kongenitale Mißbildungen an Herz, Lunge, Gastro-Intestinal- und Uro-Genitaltrakt, wie sie nicht selten mit dem Hydrocephalus zusammen auftreten, bedeuten dagegen meist eine Kontraindikation.

6. Die intellektuelle Entwicklung soll noch nicht weit unter der Norm liegen. Es hat keinen Zweck, noch eine Operation zu versuchen, wenn die normalen Lebensäußerungen und das geistige Verhalten bereits schwer gestört sind. Außer den üblichen Testmethoden für Kleinstkinder (Bühler-Hetzer) gibt uns eine fehlende Reaktion auf Schmerzreize, eine schwere Apathie z. B. bei der Nahrungsaufnahme einen Hinweis darauf, daß wir mit dem Eingriff keinen Erfolg mehr erzielen werden, wenn sich diese geschilderten Störungen trotz mehrtägiger ventrikulärer Druckentlastung, durch mehrfache Punktionen oder besser durch eine Dauerableitung, nicht zurückbilden.

Ein Zugeständnis hinsichtlich der Intelligenzausfälle kann man machen, wenn die Punkte 2 und 3 erfüllt sind. Auch bei merklicher Intelligenzherabsetzung ist in einigen seltenen Fällen nach der Operation eine teilweise Renormalisierung eingetreten. Eine beschränkte soziale Wiedereingliederung in einfache Berufe ist dann möglich. Es bleibt aber zu bedenken, daß bei diesen Kindern die Gesamt-Lebenserwartung geringer ist, da sie erfahrungsgemäß gegen Infektionskrankheiten wesentlich weniger widerstandsfähig sind. Schwierigkeiten in unserer operativen Planung werden sich immer dann ergeben, wenn gleichzeitig Hydranencephalien bestehen. Für diese Fälle lassen sich allgemeingültige Richtlinien nicht aufstellen. Man kann sie nur nach Lage des Falles beurteilen.

7. Beim kommunizierenden Hydrocephalus ist die Plexus-Exstirpation der physiologischste Eingriff. Die Methoden sind auf S. 657 beschrieben. Wenn der Hydrocephalus schon lange bestand, dann ist u. U. eine zusätzliche Ventrikulostomie erforderlich, da es durch bindegewebige Verödungen an der Basis zu Zirkulationsstörungen gekommen sein kann. Das Operationsrisiko bei den Plexektomien ist vor allem bei geringer Erfahrung groß. Unbedingt ist eine Wiederauffüllung des Ventrikelsystems nach der offenen Exstirpation erforderlich (Hydromentwicklung). Eine Ventrikeldrainage über mehrere Tage ist sowohl nach der offenen wie nach der ventrikuloskopischen Verödung dringend anzuraten, um Über- wie Unterdruckzustände rechtzeitig abzufangen.

Die Anastomosenoperationen (s. S. 647) in Fremdräume oder zur Ausscheidung des Liquors in Blase und Nasen-Rachenraum sind zwar ungefährlicher und zeigen vielleicht auch etwas häufiger günstige Früherfolge; auf die Dauer gesehen sind sie jedoch meist erfolglos. In einigen Fällen sind auch sie als Zusatzoperation nach einer Plexusexstirpation angezeigt. Anfänglich können die Plexus des 3. und 4. Ventrikels noch eine Überproduktion unterhalten. Durch eine Dauerableitung über einen längeren Zeitraum geben wir dem Organismus die Möglichkeit, die fehlgesteuerte Produktion den Normalverhältnissen wieder anzugleichen.

8. Beim akuten entzündlichen Hydrocephalus sind Punktionen angezeigt. Tägliche offene Punktionen der Ventrikel oder des Lumbalkanals sind technisch meist schwierig und wegen der abrupten Druckänderung auch gefährlich. Die Dauerableitung im geschlossenen System (s. S. 645) unter Angleichung an die jeweiligen Druckverhältnisse ist schonender und verhütet eher zusätzliche Infektionen. In subchronischen Fällen, z. B. tuberkulösen Meningitiden, können (nach Behebung der Auto-Infektionsgefahr!) gelegentlich Ableitungen in Fremdräume (s. S. 647) angezeigt sein.

Literatur.

Handbuchbeiträge und Monographien.

ANTON, G., u. F. G. BRAMANN: Behandlung der angeborenen und erworbenen Gehirnkrankheiten mit Hilfe des Balkenstiches. Berlin: S. Karger 1913. 188 S.

GULEKE, N.: Die Eingriffe am Gehirnschädel, Gehirn, an der Wirbelsäule und am Rückenmark. In KIRSCHNER, Operationslehre Bd. II. Berlin: Springer 1950. 589 S.

GUTTMANN, L.: Physiologie und Pathologie der Liquormechanik und Liquordynamik, S. 1—107. In Handbuch der Neurologie, Bd. VII/2 von BUMKE-FOERSTER. Berlin: Springer 1936.

HALLERVORDEN, J.: Kindlicher Hydrocephalus. In Handbuch der inneren Medizin, Bd. V/3, S. 957 bis 965. Berlin: Springer 1953.

KEHRER, H. E.: Der Hydrocephalus internus und externus. Seine klinische Diagnose und Therapie. Basel: S. Karger 1955. 190 S.

KESSEL, B.: Die chirurgische Behandlung des Hydrocephalus. In Chirurgische Operationslehre, Bd. I, S. 49—76. München: Urban & Schwarzenberg 1955.

KLEIN, M. R.: Hydrocephalie du nourrisson. Étude clinique et traitement. Paris: Masson & Co. 1957.

OSTERTAG, B.: Die Pathologie des neuraxialen Hüllraums sowie der intra- und extracerebralen Liquorräume. In Handbuch der speziellen pathologischen Anatomie und Histologie, Bd. IV/11, S. 717—774. Berlin: Springer 1956.

RUSSELL, D.: Observations on the pathology of hydrocephalus. London: His Majesty's Station. Office 1949. 138 S.

SCHIERSMANN, O.: Einführung in die Enzephalographie (Pneumenzephalographie). (64. Erg.-Bd. der Fortschritte auf dem Gebiete der Röntgenstrahlen vereinigt mit Röntgenpraxis.) Stuttgart: Georg Thieme 1952. 135 S.

TÖNNIS, W.: Die Chirurgie der Gehirns und seiner Häute. In KIRSCHNER-NORDMANN, Bd. 3. Wien: Urban & Schwarzenberg 1948.

TORKILDSEN, A.: Ventriculocisternotomy. A palliative operation in different types of noncommunicating hydrocephalus. Oslo: J. Grundt Tonum Verlag 1947. 240 S. u. Addendum 1948, 16 S.

WALKER, A. E.: A history of neurological surgery. Baltimore: Williams & Wilkins 1951

Einzelarbeiten.

ACHUNDOV, S. G.: Neuer Zugangsweg bei der Behandlung der geschlossenen Formen des Hydrocephalus internus. Fr. Neurochir. (Moskau) 12, 15 (1948).

ADAMS, J. E.: Tracer studies with radioactive phosphorus (P^{32}). On the absorption of cerebrospinal fluid and the problem of hydrocephalus. J. of Neurosurg. 8, 279—288 (1951).

ALEXANDER, E., and E. H. BOTTERELL: Unilateral hydrocephalus resulting from occlusion of foramen of Monro. J. of Neurosurg. 6, 197—206 (1949).

ANDERSON, F. M.: Subdural hematoma, a complication of operation for hydrocephalus. Pediatrics 10, 11—18 (1952).

— Ventriculo-auriculostomy in treatment of hydrocephalus. J. of Neurosurg. 16, 551—557 (1959).

AYALA, G.: Über den diagnostischen Wert des Liquordrucks und einen Apparat zu seiner Messung. Z. Neur. 84, 42—95 (1923).

BABITZKY: Woran liegt es, daß der Balkenstich in der Praxis nicht die glänzenden Erfolge ergibt, welche er theoretisch zu versprechen scheint? Zbl. Chir. 52, 963 (1925).

BACHS, A., and EARL WALKER: Surgical clinic of hydrocephalus. Surg. Clin. N. Amer. 32, 1347—1361 (1952).

BAKAY, L.: Experimental hydrocephalus and obliteration of the ventricles. J. of Neuropath. 8, 194—203 (1949).

BAKAY jr., L. v.: Innervation der Pia mater, der Plexus chorioidei und der Hirngefäße, mit Rücksicht auf den Einfluß des sympathischen Nervensystems auf die Liquorsekretion. Arch. f. Psychiatr. 113, 412 (1941).

BECKER, H.: Eine klinisch und anatomisch ungewöhnliche Beobachtung einer Atlasassimilation mit basaler Impression; ihre Bedeutung und die Zuordnung dieser Umbildung. Arch. f. Psychiatr. 111, 139 (1940).

Behn-Eschenburg, H.: Erfahrungen über 93 in der Züricher Neurochirurgischen Klinik ausgeführten Ventrikulostomien nach Scarff-Stookey und Torkildsen. Inaug.-Diss. Zürich 1956.
Belloni, I.: Idrocefalo otitico o corio-meningo-encefalopatia iperergica focale. Marg. otol. 6, 492—498 (1950).
— Consideration sur l'hydrocephalie otitique. Confinia neur. (Basel) 11, 307 (1951).
Benda, C. E.: The Dandy-Walker syndrome or the so-called atresia of the foramen Magendi. J. of Neuropath. 13, 14—29 (1954).
Bengochea, F. G., and F. L. Blanco: Arachnoidal cysts of the cerebellopontine angle. J. of Neurosurg. 12, 66—71 (1955).
Bergerhoff, W.: Beurteilung von Form und Größe des Hirnschädels im Röntgenbild auf mathematisch-statistischer Grundlage. Homo (Göttingen) 5, 90—93 (1956).
—, u. M. Martin: Messungen von Winkeln und Strecken am Röntgenbild des Schädels von Säuglingen und Kleinkindern. Fortsch. Röntgenstr. 80, 742—749 (1954).
Bering, E. A.: Water exchanges in the brain and cerebrospinal fluid. Studies on the intraventricular instillation of deuterium. J. of Neurosurg. 11, 234—242 (1954).
— Studies on the role of the choroid plexus in tracer exchanges between blood and cerebrospinal fluid. J. of Neurosurg. 12, 385—392 (1955).
—, and B. Salibi: Production of hydrocephalus by increased cephalivenous pressure. Arch. of Neur. 81, 693—698 (1959).
Blohmke, A., u. R. Link: Die Bedeutung der Cisterna pontis lateralis für die Pathogenese und Therapie der otogenen Meningitis. Arch. Ohren- usw. Heilk. u. Z. Hals- usw. Heilk. 157, 457—466 (1951).
Brenner, W.: Die Röntgenologie des Hydrocephalus im Kindesalter unter besonderer Berücksichtigung der Grenzen des Normalen. Fortschr. Neur. 20, 445—468 (1952).
Brihaye, J., u. O. Périer: Les complications du drainage ventriculo-mastoidien dans le traitement de l'hydrocéphalie. Acta neurochir. (Wien) 4, 1—7 (1954).
Brodal, A., and E. Hauglie-Hanssen: Congenital hydrocephalus with defective development of the cerebellar vermis (Dandy-Walker-Syndrom). J. Neurol. Neurosurg. Psychiatr. 22, 99—108 (1959).
Brown, Howard, A.: A dermoid tumor of the lateral ventricle associated with internal hydrocephalus. J. of Neurosurg. 4, 472—476 (1947).
Cairns, H., and W. H. Mosberg jr.: Colloid cysts of the III. ventricle. Surg. etc. 92, 545—570 (1951).
Campailla, G.: Röntgenstrahlenbehandlung des Hydrocephalus bei mit Streptomycin behandelter tuberkulöser Meningitis. Münch. med. Wschr. 1954, 4.
Carrea, R.: Observaciones sobre la fisiopatogenia de las hidrocefalias. I. Hidrocefalia por hipersecretion y papilomas de los plexos coroideus. Presentación de un caso poco común y análisis de la literature sobre el tema. Acta neuropsiquiatr. argent. 1, 258—272 (1955).
— J. M. Burlo y M. Girado: Ventriculomastoidostomia en el tratamento de las hidrocefalias. Arch. argent. Pediatr. 24, 26—44 (1953).
—, y E. Lemoine: Hidrocefalia y estado disrafico. Opurtunidad del tratamiento quirurgico del meningocele. Meningocele e hidrocefalia. Arch. argent. Pediatr. 35, 3—20 (1951).
Chaptal, J., Cl. Gros, R. Jean, Cl. Campo et Vlahovitch: Résultats obtenus dans le traitement chirurgical de l'hydrocéphalie progressive de l'enfant. A propos de 27 cas. Pédiatr. (Lyon) 10, 415—420 (1955).
Cohen, Ira: Third ventriculostomy proved patent after fifteen years. J. of Neurosurg. 6, 89—94 (1949).
Coleman, Claude C., and Charles E. Troland: Congenital atresia of the foramina of Luschka and Magendi. With report of two cases of surgical cure. J. of Neurosurg. 5, 84—88 (1948).
Colmant, H. J.: Der Aquäduktverschluß. Dysgenetische Gliosen und verwandte Prozesse. Arch. f. Psychiatr. u. Z. Neur. 134, 17—35 (1953).
Crezee, P., and B. G. Ziedses des Plantes: Stereotaxic perforation of the lamina terminalis in hydrocephalus internus. I. Internat. Congr. Neurol. Sciences, Brüssel, 1957.
Dandy, W. E.: Extirpation of the choroid plexus of the lateral ventricles in communicating hydrocephalus. Ann. Surg. 37, 569—579 (1918).
— Experimental hydrocephalus. Ann. Surg. 37, 129—142 (1919).
— Intracranial tumours and abscesses causing communicating hydrocephalus. Ann. Surg. 81, 199 bis 207 (1925).
— The operative treatment of communicating hydrocephalus. Ann. Surg. 108, 194—202 (1938).
—, u. K. D. Blackfan: Hydrocephalus internus. Eine experimentelle, klinische und pathologische Untersuchung. Bruns' Beitr. 93, 392 (1914).
Davidoff, L. M.: Hydrocephalus, and hydrocephalus with meningocele. Surg. Clin. N. Amer. 1948, 416—431.
—, and E. H. Feiring: Subdural haematoma occurring in surgically treated hydrocephalic children. J. of Neurosurg. 10, 55—63 (1953).
Davis, Loyal: A contribution to the physio-pathology of the choroid plexus. J. of Neurosurg. 7, 368—369 (1950).

DECKER, K.: Zur Technik der Torkildsen-Operation. Zbl. Neurochir. 9, 308—313 (1949).

DEES, J. E.: Uretero-subarachnoid anastomosis for communicating hydrocephalus. J. of Urol. 65, 994—997 (1951).

DEMME, H.: Der Liquor. Fortschr. Neur. 24, 113—148 (1956).

DEREYMAKER, A.: Le drainage ventriculo-transversaire. Premiers résultats dans l'arachnoidite de la fosse postérieure. Révue neur. 82, 438—441 (1950).

DONELLY, JOHN, and E. J. RADLEY-SMITH: Thrombotic „Hydrocephalus" in insulin therapy. Lancet 1950, 904—909.

DONTENWILL, W.: Beitrag zur Genese des Hydrocephalus bzw. der beginnenden Hydranencephalie und zur Frage der Liquorabflußwege. Frankf. Z. Path. 63, 493—503 (1952).

ECKEL, K.: Der Liquortonograph, ein klinisches Gerät für Untersuchungen über die Liquordynamik. Acta neurochir. (Wien) 2, 431—440 (1952).

EICHHORN, O.: Untersuchungen über Strömung und Resorption des spinalen Liquors. Dtsch. Z. Nervenheilk. 174, 31—41 (1955).

EICHLER, O., F. LINDNER u. K. SCHMEISSER: Über die Bildung von Liquor im Lumbalraum, nachgewiesen mit Radionatrium. Klin. Wschr. 1951, 9.

ENDERLEN, P.: Zur Behandlung des Hydrocephalus. Beitr. klin. Chir. 76, 888 (1911).

ERB: Erfolg mit Röntgenbestrahlung bei Hydrocephalus internus. Zbl. Chir. 43, 1462 (1927).

FELD, M.: La coagulation des plexus choroides par ventriculoscopie directe dans l'hydrocéphalie non obstructive du nourrisson. Neuro-Chirurgie 3, 70—79 (1957).

FELDMANN †, S., J. BEHAR, and M. SAMUELOFF: Effect of cortisone and hydrocortisone in piarachnoid adhesions. Arch. of Neur. 74, 681—687 (1955).

FEREY, D., J. FEREY, A. JAVALET, CH. STABERT, P. H. DABOST u. J. FUSET: Contribution à l'étude de l'impression basilaire. Neuro-Chirurgie 2, 180—197 (1956).

FINCHER, E. F., G. J. STREWLER and H. S. SWANSON: The Torkildsen procedure. A report of 19 cases. J. of Neurosurg. 5, 213—229 (1948).

FISHER, R. G., and J. H. COPENHAVER: The metabolic activity of the choroid plexus. J. of Neurosurg. 16, 167—176 (1959).

FISHGOLD, H., et J. METZGER: Étude radio-tomographie de l'impression basilaire. Rev. Rhumat. 19, 3 (1952).

FOLENA: Su un particolare tipo di idrocefalo congenito da ipertrofia dei plessi corioidei ventricoli laterali. Riv. Clin. pediatr. 38, 93—106 (1940).

FOLEY, J.: Benign forms of intracranial hypertension — „toxic" and „otitic" hydrocephalus. Brain 78, 1—41 (1955).

FORREST, D. M., K. M. LAURENCE and G. H. MacNAB: Ventriculo-subdural drainage in infantile hydrocephalus. Lancet 1957, 1274—1277.

FRASER and DOTT: Hydrocephalus. Brit. J. Surg. 10, 38 (1922).

FRAZIER, CH., and M. M. PEET: Influence of dijodthyrosin and jodothyrin on secretion of cerebrospinal fluid. Amer. J. Physiol. 37, 1 (1915).

FRUGONI, P., e G. DALLE ORE: Ventriculocisternostomia posteriore secondo Torkildsen in casi di non communicazione dei ventriculi laterali: variante di tecnica. Min. neurochir. 2, 30—32 (1958).

GARDNER, J., and R. J. GOODALL: The surgical treatment of Arnold-Chiari malformation in adults; an explanation of its mechanism and importance of encephalography in diagnosis. J. of Neurosurg. 7, 199—206 (1950).

— A. F. ABDULLAH and L. J. McCORMACK: The varying expressions of embryonal atresia of the fourth ventricle in adults. J. of Neurosurg. 14, 591—607 (1957).

GARDOS: Mit Lufteinblasungen geheilter Fall von nach Meningitis entstandenem Hydrocephalus externus. Mschr. Kinderheilk. 81, 124—127 (1939).

GÁTAI, G., and E. PÁSZTOR: Continuous drainage of cerebral ventricles in the treatment of changes of intracranial pressure. Acta Med. 7, 227—238 (1955).

GERLACH, JOACHIM: Die Untersuchung der Liquorzirkulation mittels der Indikatormethode mit radioaktiven Substanzen. Zbl. Neurochir. 9, 206—209 (1949).

GRAF, C. J., and W. B. HAMBY: A modification of Torkildsen's ventriculocisternostomy. J. of Neurosurg. 14, 470—472 (1957).

GREENWOOD jr., J.: Behandlung des Aquaeduktverschlusses durch Einlegen eines Gummikatheters. Amer. J. Surg. 80, 253 (1950).

GUILLAUME, J., et G. MAZARS: Indications et résultats de la ventriculostomie susoptique dans l'hydrocéphalie de l'adulte. Revue neur. 82, 421—424 (1950).

HAKIM, S., A. JIMÉNEZ u. F. ROSAS: Drainage of the cerebrospinal fluid into the spinal equidural space: A new technique for the treatment of hydrocephalus. Acta neurochir. (Wien) 4, 224—227 (1955).

HARSH, G.: Peritoneal shunt for hydrocephalus utilizing the fimbria of the fallopian tube for entrance to the peritoneal cavity. J. of Neurosurg. 11, 284—294 (1954).

HART, A.: Traumatischer chronischer Hydrocephalus bei Subluxation des Epistropheus. Zbl. Neurochir. 9, 197—206 (1949).

Hassin, G. B.: So-called circulation of the cerebrospinal fluid. J. Amer. Med. Assoc. **101**, 821—823 (1933).

Haynes: Cisterna-sinus-drainage for hydrocephalus. Arch. of Pediatr. **30**, 670 (1913).

Heeren, I. G., u. R. Nickel: Zur Strahlentherapie der Hirntumoren. Strahlenther. **76**, 67 (1946).

Heidrich, L.: Der Hydrocephalus. Erg. Chir. **22**, 678 (1929).

Heile, B.: Zur chirurgischen Behandlung des Hydrocephalus internus durch Ableitung der Cerebrospinalflüssigkeit nach der Bauchhöhle und nach der Pleurakuppe. Arch. klin. Chir. **105**, 501 (1914).

— Über neue operative Wege zur Druckentlastung bei angeborenem Hydrocephalus. (Ureter-Dura-anastomose.) Zbl. Chir. **52**, 2229—2236 (1925).

— Zur Behandlung des Hydrocephalus mit Ureter-Duraanastomose. Zbl. Chir. **54**, 1859 (1927).

— Zur Dauerableitung des Liquors bei Hydrocephalus mit Einheilungsresultaten der Inplantate. Bruns' Beitr. **145**, 46 (1928).

Hemmer, R.: Der Hydrocephalus. Zbl. Neurochir. **12**, 36—46, 108—118 (1952).

— Zum Hydrocephalus occlusus infolge congenitaler Mißbildung am Ausgang des 4. Ventrikels. Arch. f. Psychiatr. **197**, 206—214 (1958).

— Die Störungen der Liquordynamik und ihre Beeinflussung. Habilitationsthese Freiburg 1959, 228 S.

— Der Liquordruck. Stuttgart: Georg Thieme 1960 (im Druck).

Henneberg, R.: Die Hydrocephalien. In Neue Deutsche Klinik, Bd. V, S. 169—192. 1930.

Herlin, L.: Ventriculocisternostomy according to Torkildsen. A report of twenty-two cases. J. of Neurosurg. **7**, 403—411 (1950).

Hildebrand, O.: Eine neue Operationsmethode zur Behandlung des Hydrocephalus internus chronicus der Kinder. Arch. klin. Chir. **127**, 178 (1923).

Hinrichsmeyer: Resektion des Plexus chorioideus bei linksseitig hochgradigem Hydrocephalus internus (traumatischer Ventrikelcyste). Arch. klin. Chir. **122**, 742 (1923).

Hugo-Osswald, H. v.: Der Hydrocephalus occlusus und seine chirurgische Behandlung. Inaug.-Diss. Frankfurt 1944.

Hyndman, O. R.: Hydrocephalus. A contribution related to treatment. J. of Neurosurg. **3**, 426—443 (1946).

Ingraham, E. D., E. Alexander and D. Matson: Experimental hydrocephalus. J. of Neurosurg. **4**, 164—176 (1947).

— F., D. Donald, D. Matson, E. Alexander and P. Woods: Studies on the treatment of experimental hydrocephalus. J. of Neuropath. **7**, 123—143 (1948).

— D. R. A. Sears, P. Woods and O. T. Bailey: Further studies on the treatment of experimental hydrocephalus. Attempts to drain the cerebrospinal fluid into the pleural cavity and the thoracic duct. J. of Neurosurg. **6**, 207—215 (1949).

Jackson, J., and S. R. Snodgrass: Peritoneal shunts in the treatment of hydrocepahlus and increased intracranial pressure. J. of Neurosurg. **12**, 216—222 (1955).

Kahn, E. A., and J. T. Luros: Hydrocephalus from overproduction of cerebrospinal fluid (and experiences with other papillomas of the choroid plexus). J. of Neurosurg. **9**, 59—67 (1952).

Kajtor, F., u. K. Haberland: Durch Hydrocephalus bedingtes Kammerdivertikel in der Cisterna ambiens. Arch. f. Psychiatr. u. Z. Neur. **185**, 95—104 (1950).

Kausch: Die Behandlung des Hydrocephalus der kleinen Kinder. Arch. klin. Chir. **87**, 709 (1908).

Key u. Retzius: Anatomie des Nervensystems und des Bindegewebes. Stockholm 1875.

Kluzer, G., e E. Geuna: Considerazioni sul trattamento palliativo dell' idrocefalo da occlusione tumorale del terzo ventricolo. Indicazioni della ventricolo-cisternostomia diretta transcallosa posteriore. Minerva chir. (Torino) **1955**, 11.

Kopylov, M. B.: Roentgen signs in hydrocephalus and their diagnostic value. Amer. J. Roentgenol. **36**, 659—673 (1936).

Kraus, F., E. Lysholm, H. Olivecrona u. B. Ostertag: Neue Deutsche Chirurgie, Bd. 50. Stuttgart: Ferdinand Enke 1941.

Krayenbühl, H.: Chronischer Hydrocephalus infolge einer der Arnold-Chiarischen Entwicklungsstörung nahestehenden Fehlbildung des Kleinhirns. Schweiz. med. Wschr. **1941**, 414—416.

— u. F. Lüthy: Hydrocephalus als Spätfolge geplatzter basaler Hirnaneurysmen. Schweiz. Arch. Neur. **61**, 7—21 (1949).

— A. Werner et F. Martin: Le traitement de l'hydrocéphalie interne occlusive (H. J. O.) par la ventriculostomie susoptique. Résultats obtenus dans 17 cas. Rev. neur. **83**, 256—267 (1950).

Laewen, A.: Über Operationen an den Plexus chorioidei der Seitenventrikel und über offene Fensterung des Balkens bei Hydrocephalus internus. Bruns' Beitr. **125**, 1 (1922).

Lange, C. de: Klinische und pathologische Mitteilungen über Hydrocephalus chronicus congenitus und acquisitus. Z. Neur. **120**, 433 (1929).

Laurence, K. M.: Some applications of the urinary phenolsulphonphtalein excretion test in hydrocephalus and related conditions. Brain **82**, 551—565 (1959).

Lazorthes, G.: De la classification des hydrocéphalies. Zbl. Neurochir. 14, 21—25 (1954).
— H. Anduze-Acher, L. Campan et J. Espagno: La ventriculocisternostomie transcalleuse. Neurochirurgie 3, 59—64 (1957).
Le Beau, J., et S. Daum: L'ouverture de la corne temporale droite dans le traitement des hydrocephalies. Revue neur. 73, 140—146 (1941).
Lefèvre, A. B., J. Zaclis e M. Valente: Hidrocefalia on hidranencephalia. Arqu. Neuro-Psiquiquiatr. 13, 325—337 (1955).
Leksell, L.: A surgical procedure for atresia of the aquaeduct of sylvius. Acta psychiatr. (København.) 24, 559—568 (1949).
Levi, P. G.: La sindrome di Arnold-Chiari. Sistema nerv. (Milano) 5, 1—25 (1953).
Lindner, F., O. Eichler u. K. Schmeisser: Nachweis einer Liquorzirkulation mit radioaktiven Isotopen und ihre Bedeutung für die Lumbal- bzw. Spinalanästhesie. Arch. klin. Chir. 267, 286 (1950).
Lobkova, E. F.: Klinische und chirurgische Behandlung des latenten Hydrocephalus durch Verschluß des Aquaedukts bei Erwachsenen. Vopr. Nejrochir. 5, 50—53 (1951).
Lüchtrath, H.: Die Vernarbung bei der tuberkulösen Meningitis. Frankf. Z. Path. 63, 504—518 (1952).
Lund, O. E.: Histologische Befunde an den Plexus chorioides bei frühkindlichem Hydrocephalus hypersecretorius. Arch. f. Psychiatr. u. Z. Neur. 1956.
Luyendijk, W., and J. A. Noordijk: Surgical treatment of internal hydrocephalus in infants and children. Acta neurochir. (Wien) 7, 483—501 (1959).
Marburg, O.: Zur Therapie des Hydrocephalus. Arch. ital. Chir. 52, 789 (1938).
Marie, J., u. G. Sée: Hydrocéphalie aigue bénigne du nourisson après ingestin d'une dose massive unique de vitamine A. Ann. paediatr. (Basel) 180, 308—314 (1953).
Martin, P.: L'hydrocéphalie interne. Brux. méd. 32, 1555—1564 (1952).
— Signs of obstruction of the superior longitudinal sinus following closed injuries (traumatic hydrocephalus). Brit. Med. J. 1955, 467—475.
Maspes, P. E., e V. A. Fasano: Su di un nuovo metodo di trattamento chirurgico dell' idrocefalo communicante progressivo infantile. Minerva chir. (Torino) 6, 23 (1951).
Matson, D.: A new operation for the treatment of communicating hydrocephalus. Report of a case secondary to generalized meningitis. J. of Neurosurg. 6, 238—247 (1949).
— Ventriculoureterostomy. J. of Neurosurg. 8, 398—404 (1951).
— Hydrocephalus treated by arachnoid-ureterostomy. Pediatrics 12, 326—334 (1953).
— The treatment of hydrocephalus. Surg. Clin. N. Amer. 1955, 1021—1035.
McFarlane, A., and A. F. J. Maloney: The appearance of the aquaeduct and its relationship to hydrocephalus in the Arnold-Chiari-malformation. Brain 80, 479—491 (1957).
McGuire, T. H., J. Greenwood and B. L. Newton: Bilateral angioma of the chorioid plexus. J. of Neurosurg. 11, 428—430 (1954).
Menne, B.: Drainage-Operation des Hydrocephalus internus. Ein Rückblick und Bericht über 36 Fälle. Inaug.-Diss. Freiburg 1953.
Michel, H.: Plexus- und Ependymcysten als Ursache für die Entstehung eines Hydrocephalus internus mit akut tödlichem Ausgang. Schweiz. med. Wschr. 1948, 540—543.
Millen, J. W., and D. H. Woollam: The effect of the duration of vitamin-A-deficiency in female rabbits upon the incidence of hydrocephalus in their young. J. Neurol., Neurosurg. a. Psychiatry 19, 17—20 (1956).
Mundinger, F.: Die intraventrikuläre Injektion basischer Vitalfarbstoffe als neue Methode zur Beeinflussung des frühkindlichen Hydrocephalus hypersecretorius communicans. Arch. f. Psychiatr. u. Z. ges. Neur. 200, 462—479 (1960).
Nakata, M., T. Sakai and Y. Soma: Postero-superior third ventriculostomy (a new operation method for occlusive hydrocephalus). Fol. psychiatr. et neur. jap. 4, 225—229 (1950).
Nicoll: Case of hydrocephalus in which peritoneo-meningeal drainage has been carried out. Glasgow Med. J. 63, 187 (1905).
Norlén, G.: Contribution to the surg. treatment of inoperable tumours, causing obstruction of the Sylvian aqueduct. Acta psychiatr. (København.) 24, 629—637 (1949).
Nosik, W. A.: Ventriculomastoidostomy: technique and observation. J. of Neurosurg. 7, 236—239 (1950).
Obst, G.: Einige Beiträge zur Kenntnis der Meningitis serosa und des Hydrocephalus aquisitus. Inaug.. Diss. Halle 1938.
Overholser, M. D., J. R. Whitley, B. L. O'Bell and A. G. Hogan: The ventricular system in hydrocephalic rats produced by a deficiency of vitamin B_{12} or of folic acid in the maternal diet. Anat. Rec. 120, 917—936 (1954).
Paine, K. W. E., and W. McKissock: Aqueduct stenosis. Clinical aspects, and results of treatment by ventriculocisternostomy (Torkildsen's operation). J. of Neurosurg. 12, 127—145 (1955).
Pampus: Zur Technik der Ventrikeldrainage. Zbl. Neurochir. 13, 219—223 (1953).
Parkinson, D., and A. E. Childe: Report of a case of two colloid cysts of the fourth ventricle. J. of Neurosurg. 9, 404—409 (1952).

Payr, E.: Drainage der Hirnventrikel mittelst frei transplantierter Blutgefäße; Bemerkungen über Hydrocephalus. Arch. klin. Chir. **87**, 801 (1908).
— Elfjähriger Dauererfolg einer Ventrikeldrainage bei Hydrocephalus. Med. Klin. **1919**, 1247.
Peirce, C. B., and J. Bouchard: Role of radiation therapy in the control of malignant neoplasms of the brain and brain stem. Radiology **55**, 337—343 (1950).
Pennybacker, J.: Obstructive hydrocephalus. Ann. Roy. Coll. Surg. **12**, 51—62 (1952).
Petit-Dutaillis, B., F. Thiébaut, F. Berdet et Barbizet: Les hydrocéphalies par sténose intrinsèque de l'aqueduc de Sylvius. D'après 19 cas. . . . . de 1928—1950. Semaine Hôp. **1951**, 201—213.
Pia, H. W.: Zur Frage der Umgehungsdrainage nach Torkildsen. Zbl. Neurochir. **13**, 102—107 (1953).
Picaza, J. A.: The posterior-peritoneal shunt technique for the treatment of internal hydrocepahlus in infants. J. of Neurosurg. **13**, 289—293 (1956).
— G. Cardelle and R. M. Jimenez: Hydroencephalo-dysplasia. J. of Neurosurg. **12**, 535—549 (1955).
Pinto, J. P., e R. de Muggiati: Drenagem ventricular continua. Rev. med. Paran. **27**, 59—64 (1958).
— — e P. M. Pessoa: Drenagem ventricular continua e hidrocortisona intraventricular no tratamento da meningite basal tuberculosa. Rev. med. Paran. **28**, 145—154 (1959).
Polman, A.: Anencephaly, spina bifida and hydrocephaly. A contribution to our knowledge of the causal genesis of congenital malformations. Genetica (s'Gravenhage) **25**, 29—78 (1950).
Primrose, D. A.: Polycythaemia in association with hydrocephalus. Lancet **1952**, 1111.
Pudenz, R. H.: Experimental and clinical observations on the shunting of cerebrospinal fluid into the circulatory system. Chir. Neurosurg. **5**, 98—115 (1957).
— F. E. Rusell, A. H. Hurd and C. H. Shelden: Ventriculo-auriculostomy. A technique for shunting cerebrospinal fluid into the right auricle. J. of Neurosurg. **14**, 171—179 (1957).
Putnam, T. J.: Results of the treatment of hydrocephalus by endoscopic coagulation of the choroid plexus. Arch. of Pediatr. **52**, 676—685 (1935).
— Mentality of infants relieved of hydrocephalus by coagulation of choroid plexuses. Amer. J. Dis. Childr. **55**, 990—999 (1938).
— Surgical treatment of infantile hydrocephalus. California Med. **78**, 29—32 (1953).
Queckenstedt: Zur Diagnose der Rückenmarkskompression. Dtsch. Z. Nervenheilk. **55**, 325 (1916).
Quincke: Zur Pathologie der Cerebrospinalflüssigkeit. Zit. Guttmann.
Raaf, J.: Internal hydrocephalus, a complication of acute cerebral trauma. Amer. J. Surg. **87**, 431 bis 436 (1954).
Ranke, v.: Jodinjektion in den Gehirnventrikel bei einem 10 Monate alten, an vorgeschrittenem Hydrocephalus chronicus internus leidenden Kinde. Jb. Kinderheilk. **39**, 359 (1895).
Ransohoff, J.: Ventriculo-pleural anastomosis in the treatment of midline obstructional neoplasms. J. of Neurosurg. **11**, 295—298 (1954).
Ray, Br. S., and Fr. C. Peck jr.: Papilloma of the choroid plexus of the lateral ventricles causing hydrocephalus in an infant. J. of Neurosurg. **13**, 317—322 (1956).
Resnikoff, S.: External hydrocephalus caused by cysticerkosis treated by subarachnoid-peritonal anastomosis utilising the Fallopian tube. J. of Neurosurg. **12**, 520—522 (1954).
Riechert, T.: Beitrag zur Klinik des kindlichen Hydrocephalus. Crianca Port. **12**, 1—14 (1953).
— Über eine Operation zur Beseitigung des Hydrocephalus occlusus. Dtsch. Z. Nervenheilk. **160**, 299—307 (1949).
— Die Impression im Planum nuchale eine Ursache des Hydrocephalus occlusus. Allg. Z. Psychiatr. **125**, 40—47 (1949).
— Ein abgeändertes Verfahren zur Operation der Hypophysengangstumoren. Arch. f. Psychiatr. u. Z. Neur. **188**, 120—125 (1952).
—, u. K. Philipp: Über einige diagnostische und therapeutische Anwendungen des radioaktiven Jods. Strahlentherapie **89**, 118—127 (1953).
Ritschie, N. P.: Experiences in the treatment of hydrocephalus in infants. Minnesota Med. **30**, 790—794 (1947).
Robinson, F.: An apparatus for continous ventricular drainage and intraventricular therapy. J. of Neurosurg. **5**, 320—323 (1948).
— R. G.: Intracranial collections of fluid with local bulging of the skull. J. of Neurosurg. **12**, 345 bis 353 (1955).
— Local bulging of the skull and external hydrocephalus due to cerebral agenesis. Brit. J. Radiol. **31**, 691—700 (1958).
Roeder, F.: Prüfung der Liquorpassage und der Liquorresorption mit Hilfe der radioaktiven Testsubstanz Thorium B. Z. Neur. **161**, 553—557 (1938).
Rokkones, T.: Experimental hydrocephalus in young rats. Int. Rev. Vit. Res. **26** (1955).
Sá, A. E. de: Hydrocephalus. (A study of 80 cases.) Indian J. Surg. **14**, 201—210 (1952).
Sachs, E.: Hydrocephalus, analysis. 89 cases with special reference to electrocoagulation of plexus and use of Hartmann's solution. J. Mt. Sinai Hosp. **9**, 767—791 (1952).
Sandbank, U.: Le syndrome d'Arnold-Chiari. Contribution clinique et neuropathologique par l'étude de quatre cas infantiles. Revue neur. **93**, 529—563 (1955).

Scarff, J. E.: Endoscopie treatment of hydrocephalus. Description of a ventriculoscope and preliminary report of cases. Arch. of Neur. **35**, 835—861 (1936).
— Treatment of obstructive hydrocephalus by puncture of the lamina terminalis and floor of the third ventricle. J. of Neurosurg. **8**, 204—213 (1951).
— Nonobstructive hydrocephalies. Treatment by endoscopic cauterization of the choroid plexus. Long term results. J. of Neurosurg. **9**, 164—174 (1952).
—, and B. Stoockey: Treatment of obstructive hydrocephalus by third ventriculostomy. Report of two cases. Arch. of Neur. **36**, 1400 (1936).
Schaltenbrand, G.: Die Liquorzirkulation und ihre anatomische Grundlage. Dtsch. Z. Nervenheilk. **140**, 67 (1936).
— Neuere Anschauungen zur Patho-Physiologie der Liquorzirkulation. Zbl. Neurochir. **3**, 290 (1938).
— Normal and pathological physiology of the cerebrospinal fluid circulation. Lancet **1953**, 805—816.
—, u. E. Dorn: Plexus und Meningen, Saccus vasculosus. In Handbuch der mikroskopischen Anatomie des Menschen, Bd. IV/2. S. 195. Berlin: Springer 1955.
—, u. T. J. Putnam: Untersuchungen zum Kreislauf des Liquor cerebrospinalis mit Hilfe intravenöser Fluorescineinspritzungen. Dtsch. Z. Nervenheilk. **96**, 123 (1927).
—, u. W. Tönnis: Traumatischer Hydrocephalus. Zbl. Neurochir. **1**, 42—51 (1936).
—, u. H. Wolff: Die Produktion und Zirkulation des Liquors und ihre Störungen. Dieses Handbuch, Bd. I/1.
Scheuermann, W. G., and R. A. Groff: Membranous obstruction of aqueduct of Sylvius (internal hydrocephalus) producing syndrome of midline cerebellar tumor. J. of Neurosurg. **5**, 399—403 (1948).
Schlegel, H.: Okklusivhydrocephalus bei Verschluß der Foramina Monroi, Magendii und Luschkae. Acta neurochir. (Wien) **6**, 241—265 (1958).
Schlesinger, B.: A simplification of the Torkildsen operation. Acta neurochir. (Wien) **2**, 159—163 (1952).
Schmorl: Liquor cerebrospinalis und Ventrikelflüssigkeit. Zbl. Path. **21**, Erg.-h. (1910).
Schürmann, K., u. A. Sassner: Beitrag zur operativen Behandlung der Hypophysengangszysten. Zbl. Neurochir. **12**, 285—291 (1952).
Schulz, H.-E.: Die Behandlungsmöglichkeit des Hydrocephalus communicans durch intravertebrale Schraubendrainage im Lumbalbereich. Chirurg **27**, 425—427 (1956).
Schurr, P. H., R. L. McLaurin and E. D. Ingraham: Experimental studies on the circulation of the cerebrospinal fluid. J. of Neurosurg. **10**, 515—525 (1953).
Schwartzmann, J. J.: Pediatrics **34**, 559 (1949).
Scott, M.: Diagnosis and treatment of hydrocephalus. Med. Clin. N. Amer. **36**, 1739—1750 (1952).
— H. T. T. Wycis, Fr. Murtagh and V. Reyes: Observations on ventricular and lumbal subarachnoid peritoneal shunts in hydrocephalus in infants. J. of Neurosurg. **12**, 165—175 (1955).
Sgalizer, F.: Neue Erkenntnisse auf dem Gebiet der Röntgenstrahlenwirkung bei Hirntumoren. Strahlenther. **22**, 168 (1926).
Shapiro, R., and F. Robinson: The roentgenographic diagnosis of the Arnold-Chiari malformation. Amer. J. Roentgenol **73**, 390—395 (1955).
Siegmund, H.: Neue Untersuchungen über die Encephalitis interstitialis congenita Virchow. Klin. Wschr. **1922**, 2274.
Sikkens, T. B.: Traitement de l'hydrocéphalie du nourrisson par ventriculo-jugulo-stomie. Neuro-Chirurgie **3**, 65—69 (1957).
Simmonds, W. J.: The subarachnoid space: some experimental approaches to its pathology. Med. J. Austral. **19**, 452—456 (1953).
Sokolov: Operative Behandlung des inneren Hydrocephalus der Kinder. Nov. chir. Arch. (russ.) **48**, 201—206 (1941).
Sourander, P.: A case of hydrocephalus in infancy caused by choroid papilloma. Ann. med. int. fenn. **36**, 679—686 (1947).
Steimlé, R., et S. A. Martinez: Sténose de l'aqueduc de Sylvius due à un spongio-blastome sous-épendymaire. Étude anatomoclinique. Presse méd. **1954**, 206—207.
Stender, H.: Concerning Queckenstedt and his test. J. of Neurosurg. **6**, 337—340 (1948).
Svien, H. J., H. W. Dodge jr. and C. F. Lake: Ventriculomastoid shunt in the management of obstruction to the aqueduct of Sylvius in the adult: report of case. Proc. Staff Meet. Mayo Clin. **27**, 215—218 (1952).
Swanson, H. S., and G. Perret: Bilateral Torkildsen procedure. Its application in instances of occlusion of both foramina of Monro J. of Neurosurg. **7**, 115—120 (1950).
Sweet, William H.: Spontaneous cerebral ventriculostomy. Arch. of Neur. **44**, 532—540 (1940).
— W. H., and H. B. Locksley: Formation, flow and reabsorption of cerebrospinal fluid in man. Proc. Soc. Exper. Biol. a. Med. **84**, 397—402 (1953).
Thiry, S.: Contribution an traitement chirurgical des hydrocéphalies. Act. clin. belg. **53**, 25—73 (1954).
Tönnis, W.: Idrocefalo da disturbi circolatori del liquor. Riv. Pat. nerv. **55**, 129—147 (1940).

Torkildsen, A.: Should extirpation be attemted in cases of neoplasms in or near the third ventricle of the brain? Experiences with a palliative method. J. of Neurosurg. 5, 249—275 (1948).
— Spontaneous rupture of the cerebral ventricles. J. of Neurosurg. 5, 327—339 (1948).
— Brain operation in cases of obstructive hydrocephalus. J. Roy. Egypt. Med. Assoc. 36, 77—92 (1953).
— A new operative technique for the treatment of hydrocepalus externus. J. Egypt. Med. Assoc. 36, 836—846 (1953).
Trattner, H. R.: Graphic recording of spinal fluid pressure with the hydrophorograph. J. Amer. Med. Assoc. 98, 1081—1082 (1932).
Trowbridge, W. V., and J. B. French: Benign arachnoid cysts of the posterior fossa. J. of Neurosurg. 8, 398—404 (1951).
Tschirgi, R. D., R. W. Frost and J. L. Taylor: Inhibition of cerebrospinal fluid formation by a carbonic anhydrase inhibitor, 2-Acetylamino-1, 3,4-Thiadiazole-5-Sulfonamide (Diamox). Proc. Soc. Exper. Biol. a. Med. 1954, 373.
Umbach, W.: Untersuchungen zur Phlebographie der Hirngefäße. Fortschr. Röntgenstr. 77, 179 bis 187 (1952).
— Neuere Erkenntnisse über Kleinhirnhaemangiome. Fortschr. Neur. 22, 357—368 (1954).
— Dringliche neurochirurgische Eingriffe bei Säuglingen und Kleinkindern. Med. Klin. 52, 1569 bis 1577 (1957).
— Zweckmäßige Verfahren für die Diagnose und Therapie des Hydrocephalus im Kindesalter. Neurochir. 2, 1—25 (1959).
Verbiest, H.: The Arnold-Chiari malformation in adults without concomitant anomalies of the skull or the vertebral column. Fol. psychiatr. neerl. 56, 544—557 (1953).
— The Arnold-Chiari malformation. J. Neurol., Neurosurg. a. Psychiatry 16, 227—233 (1953).
Vieten, Heinz: Möglichkeiten und Gefahren der Röntgenbestrahlung des Hydrocephalus. Strahlenther. 88, 377—383 (1952).
Voris, H.: Third ventriculostomy in treatment of obstructive hydrocephalus in children. A.M.A. Arch. Neur. 65, 265—271 (1951).
Wertheimer, P.: Les hydrocéphalies de l'adulte. Revue neur. 82, 335—376 (1950).
Wustmann, O.: Bewegungsvorgänge im Liquorsystem. Ein experimenteller Beitrag zur Vermeidung des postoperativen Hydrocephalus nach Meningocelenoperationen. Zbl. Chir. 78, 1297—1300 (1953).
Ziemnowicz, St.: A new trial of operative treatment of hydrocephalus communicans progressivus. Zbl. Neurochir. 10, 11—17 (1950).
Zimmer, K.: Über familiäres Auftreten von Hydrocephalus. Geburtsh. u. Frauenheilk. 12, 447—451 (1952).
Zülch, K. J.: Zur Pathologie der äußeren Liquorräume. Beobachtungen über die Entstehung der Arachnoidalcysten und der liquormechanischen Vorgänge beim Hydrocephalus occlusus. Zbl. Neurochir. 10, 25—38 (1950).

Die tierischen Parasiten und Pilzinfektionen im zentralen Nervensystem.

Von

A. Mattos-Pimenta und P. Brandt[1].

Mit 19 Abbildungen.

A. Würmer.

I. Schistosomose.

Von

A. Mattos-Pimenta.

1. Allgemeines.

Plathelminthae: Trematodae: Schistosomidae:
Schistosoma haematobium (Bilharz 1852).
Schistosoma japonicum (Katsurada 1904).
Schistosoma mansoni (Sambon 1907).

Von den drei bei dieser Beschreibung in Frage kommenden Parasiten findet sich der Schistosoma haematobium im venösen Blasenplexus, Schistosoma mansoni in den Vv. mesentericae inferiores und Schistosoma japonicum in dem Venennetz des Dünndarms und im portopulmonalen System. Der Einfachheit halber wollen wir nur den Schistosoma haematobium beschreiben, da die beiden anderen ihm sowohl in Morphologie als auch Cyclus ähneln. Es handelt sich bei diesen Parasiten um zweigeschlechtliche Würmer, die im Venensystem leben, wo sie sich fortpflanzen. Der männliche Schistosom ist ein Parasit von 10—15 mm Länge und etwa 1 mm Breite, der am Kopfende 2 Saugnäpfe, einen vorderen und einen ventralen, besitzt, hinter denen sich der Körper bandförmig verbreitert, aber auf seiner Längsachse zu einem offenen Zylinder aufgerollt ist, der den Canalis gynecophoralis bildet. Während der Copula kommt der weibliche Schistosom in diesen Kanal zu liegen, aus dem er dank seiner größeren Länge (15—20 mm) an beiden Enden herausragt. In seiner Form ist der weibliche Schistosoma zylindrisch und wird vom Kopf- zum Schwanzende breiter. Er wandert nach Befruchtung in die feineren Venen ein, wo er seine Eier in „Nestern" ablegt, die zu dem Verschluß des betreffenden Gefäßes führen. Die Eiablage wiederholt sich in dieser Form mehrfach und führt so zu einer immer größeren Verlegung der venösen Abflüsse. Die Eier, die ovoidale Form haben und etwa 150 μ lang und etwa 60 μ breit sind, sind mit einem Sporn versehen, mit dem sie Wände der Gefäße durchdringen und auf diese Art in die Schleimhaut der Blase oder des Darms eindringen, von wo aus sie mit den Exkrementen ins Freie gelangen. Sie enthalten einen Embryonen, der in etwa 4 Tagen ausreift und, sobald das Ei sich im Freien und im Wasser befindet, das Ei als Miracidium verläßt. Diese Zwischenform des Schistosomen ist mit einem Ciliarapparat ausgerüstet, mit dem er sich im Wasser

---

[1] Der Beitrag wurde durch P. Brandt erweitert und teilweise ergänzt durch das Material des Instituto de Oncologia „Angel H. Roffo" Servicio de Neurocirurgia (Dr. R. Carrea), Universidad de Buenos Aires.

an seinen Zwischenwirt, einen Mollusken der Art Bullinus, Planorbis oder Melania heran-
bewegt, um sich in dessen Tegumenten abzusiedeln. Dort verwandelt sich das Miracidium
in einen Sporocyten, dessen Tochtersporen in den hepatopankreatischen Apparat des
Zwischenwirts einwandern. Die Tochtersporen entwickeln sich dort zu Cercarien (Furko-
cercarien), einer neuen Zwischenform, die sobald sie in Freiheit gelangt sind, aufgrund
des ihnen eigentümlichen Tropismus, den endgültigen Wirt aufsuchen. Dank ihres Saug-
napfes, um den herum ein Drüsenapparat endet, dessen Sekret verdauend wirkt, haftet
die Cercarie an der durch das Wasser bereits aufgeweichten Haut des endgültigen Wirts,
verliert ihr Schwanzende und perforiert die Epidermis innerhalb kurzer Zeit (weniger als
30 min). Die Cercarie hat eine beschränkte Lebensdauer, nach einigen Autoren nur
24 Std, nach anderen bis zu 3 Tagen, wird aber von den infizierten Wasserschnecken
während 10—75 Tagen ausgeschieden. Nach Durchdringen der Haut des endgültigen
Wirts sucht die Larve eine Vene auf, von wo sie ihr definitives Habitat erreicht und in
2—3 Monaten zum reifen Parasiten auswächst.

a) Vorkommen, Häufigkeit.

Der Schistosoma haematobium kommt in Süd- und Ostafrika, in Ägypten, Arabien,
Syrien, Australien und Japan vor. Die Durchseuchungsquote ist verschieden und beträgt
in Südafrika zwischen 8 und 76%, in Ostafrika zwischen 50 und 83% und in Ägypten
zwischen 30 und 80% der Bevölkerung, je nach Lebensart. Der Schistosoma mansoni
ist in Afrika (Ägypten, Guinea, Kongo), Antillen, Panama, Venezuela, Kolumbien, Peru
und Brasilien beobachtet worden, am häufigsten in Brasilien.

Die Durchseuchungsquoten sind nicht genau bekannt. Beim Schistosoma japonicum
handelt es sich um einen Parasiten, der nur in Japan, Nordchina, den Philippinen und
Celebes heimisch ist, in Japan recht häufig vorkommt.

b) Lokalisation und Diagnose.

Durch die Blasen- und Darmlokalisation der Parasiten wird die Diagnose des Befalls
relativ vereinfacht, da sich die Eier im Harn und Stuhl, bei Schistosoma japonicum und
Mansoni mit großer Sicherheit auch durch Probeexcision im Rectum nachweisen lassen.
Durch ihre Ablagerung in den Venen rufen die Parasiten lokale Entzündungserscheinungen
hervor, die zur Venenthrombose mit ihren charakteristischen Erscheinungen führt. Die
Diagnose kann weiterhin anhand der Komplementbindungsreaktion nach Fairley
erfolgen und bietet bei Titern zwischen 1:3200 bis 1:4000 in 93% aller Fälle positive
Resultate. Diese Reaktion gewinnt an Bedeutung, wenn der Nachweis der Eier in den
Exkrementen nicht zu führen ist, d. h. also während des Inkubationsstadiums und vor
der Eiablage, bei chronischen protrahierten Fällen und dort, wo es sich um unisexuelle
Infekte handelt. Die Intracutanreaktion (Fairley) bietet genau so sichere Resultate
und fällt in etwa 95% positiv aus. Beide Reaktionen sind hochgradig spezifisch.

Selbst kurzdauernde Exposition in frisch infizierten Gewässern kann zu Infekten
führen, die sich nach erfolgter Durchdringung der Haut durch die Cercarie durch Derma-
titiden äußern. Das Inkubationsstadium weist schlecht definierbare Fieberzustände,
Gewichtseinbuße, angioneurotische Ödeme und anscheinend banale Abdominalbeschwerden
auf. Schon während dieser Phase zirkulieren Antikörper, und es besteht eine Leukocytose
und Eosinophilie. Nach etwa 1—4 Monaten kommt es dann zu den klinischen Zeichen
der stattgehabten endgültigen Lokalisation.

c) Behandlung.

Man unterscheidet die symptomatische von der spezifischen Therapie, von der uns
nur die letztere interessiert. Sie erfolgt am besten mit Fuadin oder Stibophen, die allerdings keine Wirkung auf den Schistosoma japonicum haben. Man verwendet 6,3%ige
Lösungen dieser Antimonpräparate zur intramuskulären Injektion in steigenden Dosen.
Etwa am 1. Tag 1,5 ml, am 2. Tag 3,5 ml und ab dann täglich 5 ml bis eine Gesamtmenge

von 60—100 ml, je nach Toleranz, erreicht ist. Nach Literaturangaben ist hierbei in etwa 80% der Fälle mit guten Heilungsaussichten zu rechnen.

Bei Schistosoma japonicum sowohl wie auch den anderen Schistosomen erweist sich die Behandlung mit Emetin, Kalium oder Natrium-Antimon-Tartrat (Seignettesalz) in 0,5—1,5%iger Lösung als nützlich. Um mit einer möglichst großen Toleranz rechnen zu können, kann man sich an folgendes, von KANE und MOST vorgeschlagene Schema halten: Von einer 0,5%igen Lösung von Kalium-Antimon-Tartrat werden in steigenden Dosen 8, 12, 16, 20, 24 und 28 ml intravenös verabreicht, bis eine Gesamtdosis von 444 ml erreicht ist. Zusammenfassend kann man sagen, daß bis heute noch keine ideale Behandlung gefunden worden ist.

2. Neurologisch-Neurochirurgisches.

a) Infektionsweg.

Die Schistosomiasis des Gehirns kann auf 2 Arten zustande kommen, die bis heute nicht mit Sicherheit nachgewiesen werden konnten. Man nimmt einesteils an, daß nach erfolgter Paarung das Weibchen zur Eiablage in die Gehirngefäße kommt und sich in den Venen ablagert. Der Weg wäre dann über die anastomotischen Epidural- und Rückenmarksvenen zu denken, in denen sich der Parasit, wie er es ja im allgemeinen tut, entgegen der Richtung des Blutstroms bewegt.

Als zweite Infektionsart käme eine arterielle Embolie mit Ovae der verschiedenen Schistosoma-Arten in Frage. Da man bei den wenigen autoptisch untersuchten Fällen noch nie einen erwachsenen Parasiten in den Gehirngefäßen gefunden hat, andererseits aber die Eier in solcher Zahl beieinander in „Nestern" zusammenliegen, daß man die Anwesenheit des befruchteten Weibchens als Voraussetzung empfindet, läßt sich bis heute noch keine sichere Aussage über den möglichen Infektionsmodus machen.

b) Häufigkeit.

Soweit sich aus den bis heute bekannten Untersuchungen ergibt, finden sich bei etwa 2% aller Schistosomosen neurologische Symptome, die auf eine Infektion des zentralen Nervensystems schließen lassen. Beim Mann ist der Befall mit Parasiten häufiger als bei der Frau und läßt sich leicht durch den höheren Grad der Infektionsmöglichkeit des ersteren erklären. Das Maximum der Fälle liegt zwischen 15 und 40 Jahren.

c) Pathologie.

Die Invasion des zentralen Nervensystems ist eine relativ seltene Komplikation der Schistosomiasis. Es sind in der Weltliteratur bis heute 60 Fälle bekanntgeworden, von denen in etwa 58% die Infektion auf Schistosoma japonicum, in 29% auf Schistosoma haematobium und in 13% auf Schistosoma mansoni zurückzuführen sind. Sowohl Schistosoma haematobium als auch Schistosoma mansoni scheinen eine Lokalisation im Rückenmark vorzuziehen, wo sie häufiger zu finden sind als Schistosoma japonicum, der sich hauptsächlich im Großhirn findet. Die Eier des Parasiten werden sowohl in den Gefäßen als auch im Parenchym gefunden. Dort rufen sie lokale Reaktionen hervor, die auf die Anwesenheit der Ovae (Gefäßverschluß, Stase), Fremdkörperreaktion (körperfremdes Eiweiß) und auf die Absonderung eines Toxins durch die Eier, die anscheinend nur bei lebenden Parasiten stattfindet, zurückzuführen sind. Die Eier sind in allen Zonen des Großhirns und seiner Häute gefunden worden, hauptsächlich aber in der Leptomeninx, Cortex, Subcortex, Basalganglien, Capsula interna und Plexi chorioidei, also denjenigen Gebieten, die die stärkste Blutversorgung aufweisen. Über die Lokalreaktion hinaus führt der Prozeß zu einer langsamen Heilung, deren hervorstechendste Eigenschaften die Einlagerung von Kalksalzen und die Bildung von Narbengewebe sind.

Makroskopisch handelt es sich um einen Absceß mit allen seinen typischen Nachbarschaftsveränderungen, die hier wohl kaum beschrieben zu werden brauchen. Mikroskopisch lassen sich nach Shimidzu (1935) 4 Zonen abgrenzen. Als innerste findet man eine zentrale, nekrotische Schicht mit wenigen spindelförmigen Zellen und eosinophilen Granulocyten. Es folgt eine mittlere Zone, die hauptsächlich aus epitheloiden Zellen und wenigen Lymphocyten besteht. In diesen beiden vorgenannten Schichten finden sich die Ovae und ihre Reste. Weiter nach außen folgt eine zellreiche Schicht von Lymphocyten, Plasmazellen, eosinophilen Granulocyten, Fibroblasten und ein enges Netzwerk von Gitterzellen. Sowohl die mittlere Zone als auch die Zellschicht wird durch die radiäre Anlage von epitheloiden Zellen und Fibroblasten gekennzeichnet. Als äußerste Zone findet sich eine Randschicht, die sich mit besonderen Gliafärbungen darstellt, und in der sich protoplasmatische Astrocyten, Hortegasche Gliazellen und Fettzellen anhäufen. Das Vorkommen von Fremdkörper-Riesenzellen ist nicht konstant. Die um diesen „parasitären Absceß" liegenden Neuronen zeigen fortgeschrittene degenerative Veränderungen. Die umliegenden Venen, aber nicht die Arterien, weisen eine starke Zellinfiltration auf. In keinem Falle konnte bisher der Nachweis von erwachsenen Parasiten geführt werden. Der Absceß als solcher weist große Ähnlichkeit mit dem tuberkulösen und luischen auf.

d) Symptomatologie.

In 95% aller Fälle beginnt die Krankheit plötzlich und in akuter Form. Im allgemeinen pflegt die Inkubationszeit zwischen der Infektion und dem Ausbruch der neurologischen Zeichen 3—12 Wochen zu betragen, im Mittel etwa 10 Wochen. Das durchschnittliche Intervall zwischen den ersten allgemeinen klinischen Symptomen und den neurologischen beträgt etwas über 3 Wochen (zwischen 0 und 7 Wochen). In der Vorgeschichte kann eine mögliche Infektion durch Kontakt mit verseuchten Gewässern in 100% aller Fälle nachgewiesen werden. Die Prodromalzeichen des stattgehabten Infekts sind bei 84% Fieber, gastrointestinale Beschwerden bei 76%, Husten bei 44% und allergischer Hautausschlag oder angioneurotisches Ödem bei 40% der Fälle.

Als Symptome der eigentlichen Infektion lassen sich in allen Fällen Kopfschmerzen feststellen, die aber von keinerlei lokalisatorischem Wert sind. Störungen des Bewußtseins liegen oft vor und können bis zu 14 Tage anhalten. Während dieser Zeit kommt es nicht zu Krampfanfällen, insbesondere wenn es sich dabei um semikomatöse Patienten handelt. Bei geringeren Bewußtseinstörungen kann es zu Krampfanfällen jeglichen Typs kommen, die verschiedenartige Folgeerscheinungen wie Paresen, Hypaesthesien usw. aufweisen können. Bei denjenigen Fällen, wo aufgrund der neurologischen Symptome eine Operation angezeigt erschien, waren bei 80% Sehstörungen festzustellen, bei 48% Störungen der Sprache und bei allen Patienten Schwäche der Extremitäten. Bei diesen chirurgischen Fällen war eine Bevorzugung zur Lokalisation in der linken Hemisphäre zu beobachten. Im Gegensatz zu den chirurgischen Fällen war der Verlauf der Symptome bei den nichtchirurgischen ein viel gutartigerer und wurde im allgemeinen von keinerlei Zeichen einer intrakraniellen Drucksteigerung begleitet.

Diese Einteilung in chirurgische und nichtchirurgische Fälle basiert auf einem rein klinischen Kriterium, das durch das Vorhandensein von Zeichen einer intrakraniellen Drucksteigerung bestimmt wird. Bei den nichtchirurgischen Fällen ähnelt der Verlauf der Krankheit einer mehr oder weniger akuten Meningoencephalitis.

e) Laborbefunde.

Die systematische Untersuchung des Liquors hat bis heute keinerlei Charakteristika ergeben. In einigen Fällen ließ sich eine Eosinophilie von nichtkonstantem Charakter nachweisen. Es bestanden in fast allen Fällen wenig charakteristische Allgemeinveränderungen im Sinne eines infektiösen Prozesses. Die Untersuchung des Blutes ergibt ihrerseits auch die Zeichen einer allgemeinen Infektion, allerdings ist die Eosinophilie häufiger und, wenn vorhanden, konstant.

f) Röntgenbefunde.

Der Röntgenbefund bei den nichtchirurgischen Fällen ist normal. Bei 50% der Patienten, bei denen eine chirurgische Behandlung notwendig war, waren Zeichen einer intrakraniellen Drucksteigerung röntgenologisch nachweisbar (Drucksella, Vermehrung der Impressiones digitorum).

Die kontrastierte Radiologie des Schädels erlaubt in diesen Fällen den Nachweis einer raumfordernden Läsion, ohne allerdings irgendwelche Zeichen zu bieten, die eine Artdiagnose ermöglichen.

g) Elektroencephalographie.

Der EEG-Befund war, soweit die Patienten überhaupt untersucht wurden, in 80% fokal, ohne irgendwelche charakteristische Besonderheiten aufzuweisen.

h) Diagnose und Differentialdiagnose.

Die klinische Diagnose der Schistosomiasis des Großhirns fußt auf den anamnestischen Erhebungen und dem Nachweis von Parasiteneiern im Stuhl. Der Befund, der zu Beginn der Krankheit in 90% aller Fälle negativ ausfällt, wird im weiteren Verlauf der Krankheit — etwa 1 Monat nach erfolgter Infektion — zu 88% positiv. „Das Vorhandensein von abnormen neurologischen Befunden (besonders Pyramidenstrangsyndromen oder klinischen Bildern, die das Vorhandensein einer raumfordernden intrakraniellen Läsion vorspiegeln) bei Fällen, wo die klinische Diagnose einer Schistosomiasis gestellt werden kann, oder bei Patienten, die sich in einem endemischen Gebiet aufgehalten haben, sollte den Verdacht auf Befall des Großhirns durch Eier dieses Trematoden erwecken" (KANE, CH. A.; MOST, H.). Die klinische Diagnose fußt auf ähnlichen Überlegungen und hat ihre Hauptanhaltspunkte an dem Nachweis der Parasiteneier im Stuhl, der Möglichkeit einer Infektion durch vorangegangenen Aufenthalt in verseuchten Gebieten, den allgemeinen klinischen Symptomen und dem Nachweis der Eosinophilie. Bei der neurologischen Diagnose sind sämtliche Abscesse nichtparasitologischer Natur als erste Differentialdiagnose abzugrenzen. Fernerhin kommen natürlich parasitologische Erkrankungen des Großhirns wie z. B. die Coenurose, die Parangonimiase und die Cysticerkose usw. in Frage.

i) Behandlung.

Aus dem vorher schon Gesagten geht hervor, daß die Behandlung sowohl konservativ als auch chirurgisch sein kann.

α) Konservativ.

Bis heute hat sich die Behandlung mit Antimonsalzen als die erfolgversprechendste bewährt. Anhand der zugängigen Literatur erscheint als aussichtsreichstes Vorgehen das mit einer 0,5%igen Antimon-Kalium-Tartratlösung. Es läßt sich folgendes Behandlungsschema aufstellen: Es werden am ersten Tag 8 cm³ dieser Lösung vorsichtig intravenös injiziert und an den jeweilig folgenden 12, 16, 20, 24 und 28 cm³, um an jedem 2. Tag, mit jeweils 28 cm³ fortzufahren, bis eine Gesamtdosis von 444 cm³ erreicht ist. Leichte toxische Erscheinungen wie z. B. Husten, Gelenkschmerzen und leichte Veränderungen im Elektrokardiogramm stellen keine Veranlassung dar, diese Behandlung zu unterbrechen.

β) Chirurgisch.

Die chirurgische Behandlung der Schistosomiasis des Großhirns ist auf die Ausräumung des parasitären Abscesses abgestellt.

Keine dieser beiden Behandlungsmethoden kann mehr erreichen als eine Besserung der Krankheits-Symptome und führt kaum je zu dem Ziel einer endgültigen Gesundung des Patienten. Selbst die chirurgische Behandlung des Abscesses, die auf den ersten Blick als erfolgversprechendste Methode ins Auge sticht, führt in den seltensten Fällen zu mehr als einem Rückgang der Symptome der intrakraniellen Drucksteigerung. Soweit aus den

Statistiken ersichtlich ist, lassen sich bei 88% aller Patienten weiterhin Symptome der Krankheit, selbst 1 Jahr nach abgeschlossener Behandlung, nachweisen.

k) Prognose.

Obwohl die Schistosomiasis eine Krankheit ist, die selten ad exitum führt, ist die Prognose eine schlechte, da das Abheilen der durch den Parasiten hervorgerufenen Läsionen nur äußerst langsam erfolgt, zwar durch die Therapie beschleunigt wird, aber keinesfalls zur Restitutio ad integrum führt. Aufgrund der Narben und der degenerativen Veränderungen des Gewebes bleiben bei fast allen Patienten Restsymptome bestehen (Paresen, sensible Störungen, Krampfanfälle usw.).

Die Schistosomiasis des Rückenmarks, die hauptsächlich durch Schistosoma mansoni und Schistosoma haematobium hervorgerufen wird, ist in ihrer Häufigkeit und Pathologie durchaus dem oben Gesagten anzugleichen. Durch die Lokalisation sind die Symptome die einer Rückenmarkskompression. Diagnose und Differentialdiagnose sowohl als auch Behandlung und Prognose sind dieselben der Schistosomiasis des Großhirns.

II. Cysticerkose.

Von

A. Mattos-Pimenta.

1. Allgemeines.

Plathelminthae: Cestodae: Cyclophyllideae:
Taenidae: Taenia solium (Linné 1758).

Der Schweinebandwurm wird etwa 2—8 m lang und hat sein normales Habitat im Darm des Schweines. Dort setzt er sich mit seinem Kopf, der etwa 1—2 mm mißt und mit einer doppelten Hakenkrone und 4 Saugnäpfen ausgestattet ist, fest. Dem Kopf der oft ein schwärzliches Pigment hat, folgt ein kurzes Halssegment, an dem die Glieder, etwa 800—900 Stück, von denen nur jeweils die letzten 10—15 reif sind, ansetzen. Die unreifen Glieder sind breiter als lang und kleiner, je näher sie dem Kopf sind, die reifen sind 16—20 mm lang und 5—7 mm breit. Letztere fallen zu 5—10 zusammen ab und werden passiv mit den Exkrementen aus dem Darm entleert. In den abfallenden Gliedern sind die Eier enthalten, von ovoidaler Form, deren Durchmesser 30—35 μ beträgt. Diese Embryophoren, wie man sie wohl am besten bezeichnet, sind blaß- bis walnußbraun und haben eine dicke Hülle, die ihnen ein langes Überdauern am Boden sichern. Geraten sie nun bei der Nahrungsaufnahme — seltener durch Autoinfektion durch zurückfließenden Darminhalt — in den Magen, so wird die Schale durch den Magensaft aufgelöst und der sechshakige Embryo wird frei. Dieser durchdringt die Magendarmwände und gelangt in die Blutgefäße, wo er fortgeschwemmt wird. Aufgrund der enormen Elastizität des Embryos, der von seinem normalen Durchmesser von 20 μ bis auf 5—7 μ zusammengepreßt werden kann, gelingt es ihm, das Capillarnetz zu durchlaufen und sich in den Geweben abzusiedeln. Dort schwillt er rasch zu einer hydropischen Blase an, in die der Kopf eingestülpt ist, und erreicht seine volle Größe als Larve in 2—3 Monaten. Diese Larve, die Cysticercus cellulosae genannt wird, ist etwa 15 mm lang und 7 mm breit und findet sich im Muskelgewebe, Augen, Hirn usw. des Zwischenwirts, der zwar normalerweise das Schwein ist, aber auch häufig der Mensch, Hund und andere Haustiere sein können.

Durch Genuß infizierten Fleisches kann der Mensch zum endgültigen Wirt des Schweinebandwurmes werden. Im Magen stülpt sich der Kopf der Larve aus und verankert sich mit seinen Haken im Dünndarm. Im Rahmen dieses Kapitels ist allerdings die Rolle des Menschen als Zwischenwirt und seine Infektion mit Embryonen interessanter. Diese kann durch Genuß schlecht gewaschenen Rohgemüses, durch Eiübertragung an den Händen usw., häufig durch wenig hygienische Lebensweise stattfinden. Es bliebe noch die Autoinfektion, bei der reife Bandwurmglieder durch Antiperistalsis in den Magen des Wirts gelangen, zu nennen. Diese Art der Infektion kommt recht selten vor. Beim Wirt ruft der Parasit durch Absonderung seiner Toxine eine Art von Immunität hervor, die die weitere Absiedlung von Würmern verhindert. Multiple Infektionen sollen nur durch multiple gleichzeitige Infekte stattfinden.

a) Vorkommen.

Es handelt sich um einen weitverbreiteten Parasiten, der allerdings bei Mohammedanern und Juden aus religiösen Gründen unbekannt ist (Verbot des Genusses von Schweinefleisch). Die Taenia solium wird häufig in Asien (Indien, China, Japan) in Süd- und Mittelamerika, USA, Jugoslawien, Rumänien, Rußland, Portugal, Spanien und vereinzelt in Deutschland angetroffen.

b) Behandlung.

Den Befall von Würmern behandelt man am besten mit ätherischem Extrakt von Aspidium, 3 Dosen von 0,6—1,2 g, nachdem man am Abend vorher mit Glaubersalz abgeführt hat, und gibt nach dieser Kur nochmals ein salines Abführmittel. Als therapeutisches Agens kann auch noch Emetin oder Tetrachlorkohlenstoff (3 ml) verwandt werden. Bei Befall mit Cysticercus cellulosae scheint die chirurgische Behandlung, wenn diese durch die vorhandenen Symptome angezeigt ist, die Methode der Wahl.

c) Prognose.

Ist eine gute beim Befall mit Würmern und Larven, was allerdings die Lokalisationen der letzteren im ZNS anbetrifft, siehe den folgenden Abschnitt.

2. Neurologisch-Neurochirurgisches.

a) Infektionsweg.

Die Aussaat der Embryonen der Taenia solium im ZNS findet, nachdem sie Magen- und Dünndarmwand aktiv durchdrungen haben und in die Gefäße gelangt sind, auf dem Blutwege statt. Dieser Infektionsmodus erklärt die Lokalisationseigenheiten der Cysticerken im Gehirn und seinen Häuten.

b) Häufigkeit.

Die Häufigkeit der Cysticerkose hat in den letzten Jahrzehnten stark abgenommen, und wenn früher bis zu 6 % der obduzierten Leichen Befall aufwiesen, so kann man heute bestenfalls von 2 % oder weniger sprechen. Untersucht man das Material auf neurologische Lokalisationen, so finden sich 1,3 % unter 5469 Aufnahmen in die neurochirurgische Klinik in Santiago de Chile (Arana Iñiguez, R., und Asenjo, A.). Innerhalb der Tumorstatistik derselben Klinik sind die Cysticerkosen mit 12,5 % vertreten, allerdings finden sich andererseits Angaben bis zu 25 % (Mexiko). Der Befall des ZNS bei Cysticerkose beläuft sich bis auf 82 % (Dressel, zit. Henneberg). Die Krankheit zeigt keine Unterschiede im Befall der Geschlechter und ist im Alter zwischen 20 und 50 Jahren am häufigsten. Nur bei ventrikulärer Cysticerkose scheint das männliche Geschlecht etwa doppelt so häufig befallen wie das weibliche. Bei Kindern ist sie recht selten, da der Magensaft nicht genügend stark ist, um die Kapsel, die den Embryonen umhüllt, aufzulösen und denselben freizulassen.

c) Pathologie.

Der Parasit tritt im ZNS in Form einer kugelförmigen Blase von 6—14 mm Durchmesser auf, die gelegentlich bis zu einer Größe von 50 mm anwachsen kann. In sie sind Hals und Scolex des Embryos eingestülpt. Entsprechend dem Gewebe, in das der Cysticercus eingelagert ist, nimmt er verschiedene Formen an. In den Muskeln sind die Spindeln, die er bildet, charakteristisch, im ZNS, sobald sein Wachstum unbehindert ist,

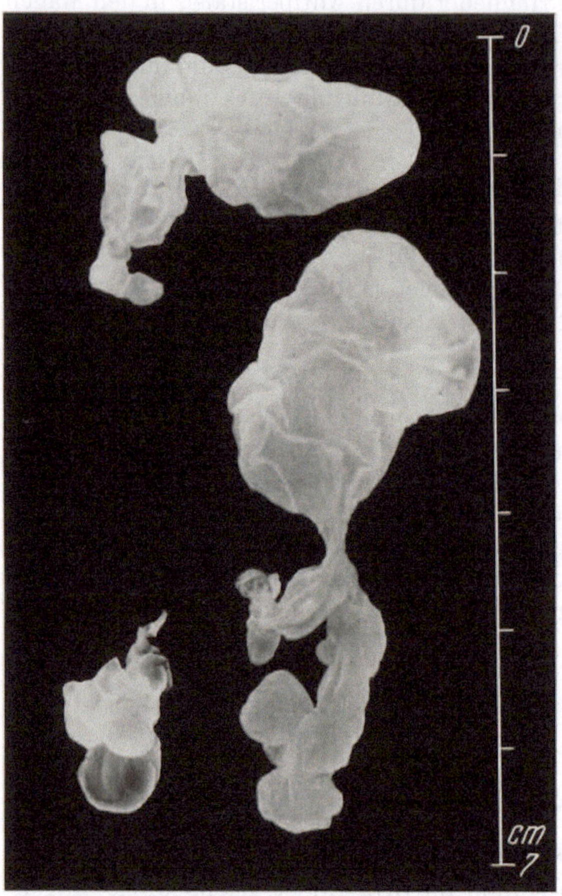

Abb. 1. Multilokuläre Cysten (Cysticerkose). (Freundlichst von Prof. Dr. Olivecrona zur Verfügung gestellt.)

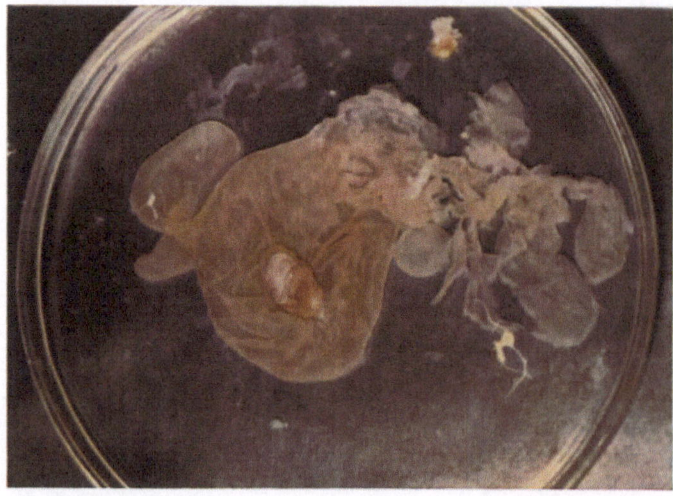

Abb. 2. Bei der Operation aus der hinteren Schädelgrube entfernte
frische Cysten.
(Freundlichst überlassen von Prof. E. D. Rocca, Lima.)

findet er sich als kugelige oder ovoidale Blase, sind aber die Raumverhältnisse ungünstig, so kommt es zur Ausbildung der racemösen Form. Weitaus am häufigsten ist die cystische Form, die sich sowohl subpial als auch im Parenchym findet und gleichzeitig auch die charakteristischste Art seines Auftretens darstellt. Es finden sich weißliche, erbsengroße Blasen mit in ihrer Dicke wechselnder Kapsel, die manchmal verkalkt sein kann. Bevor sich jedoch eine Kapsel ausgebildet hat, ist der Parasit auf Schnitten sehr leicht zu übersehen, da er in dem umgebenden Gewebe untergeht.

Die racemöse Form findet sich hauptsächlich in den basalen Zisternen, von wo aus sie sich häufig bis in die hintere Schädelgrube erstreckt. Sie ist durch ihr traubenförmiges Wachstum hinreichend gekennzeichnet, kann aber auch aus multilokulären kleineren Blasen bestehen. Meist ist die Kapsel außerordentlich dünn, ein Faktor, der bei der chirurgischen Behandlung beachtet werden muß. Die abgestorbenen Blasen degenerieren unter Ausbildung einer stärkeren Kapselwandung, deren Fragmente manchmal die einzigen Reste der ehemaligen Infektion darstellen. Anzahl und Lokalisation der Cysticerken im ZNS sind sehr großen Variationen unterworfen und man kann mit Recht die Behauptung aufstellen, daß kein Fall dem anderen ähnelt.

Es lassen sich mit Huhn fünf verschiedene Arten von Läsionen abgrenzen, die sich meist kombiniert, sonst allerdings nur selten in ihrer reinen Form finden. Es wären eine corticale Form mit Einlagerung solitärer Cysten in die Furchen der Rinde, die corticalen Subarachnoidalräume und die weichen Hirnhäute, und eine parenchymatöse Form mit multiplen Cysten im Marklager als erste zwei Arten voneinander zu differenzieren. An den Hirnhäuten entstehen entzündliche Veränderungen, die wahrscheinlich auf toxische Erscheinungen — oder auf gleichzeitige Mischinfektionen — zurückzuführen sind. Es handelt sich dabei um eine starke kleinzellige Infiltration der Pia, die in Gefäßnähe am ausgeprägtesten ist. Die Pia ist an der Abkapselung der Cysten, die häufig an ihr gestielt sind, beteiligt. Die Hirnrinde ist meist nicht oder nur geringfügig im Sinne einer Entzündung oder einer Atrophie verändert. Im Marklager liegende Cysten werden von einer Wirtskapsel umgeben, die sich in 3 Schichten aufgliedert, eine innerste aus Fibroblasten und Fremdkörperriesenzellen, eine mittlere, gefäßarme Zone aus kollagenen Bindegewebsfasern, die mit Granulocyten schwach durchsetzt ist, und eine äußere, die aus einem gefäßreichen Granulationsgewebe besteht. Es zeigen sich hier deutliche Gefäßreaktionen in Form eines starken perivasculären Infiltrats, Intimawucherung, Aufspaltung der Elastica, aber keine Thromben.

Diese ausgeprägten entzündlichen und degenerativen Gefäßveränderungen finden sich vielfach auch als Fernsymptome der Parasiten und können im Sinne einer toxischen Reaktion aufgefaßt werden. Als dritte pathologische Art der Läsion findet sich die chronische basale Zisternenmeningitis, die sich hauptsächlich in den basalen, hirnstammnahen Zisternen lokalisiert, seltener in der Cisterna magna oder pontocerebellaris, oder den Subarachnoidalräumen der vorderen oder mittleren Schädelgrube. Die dort abgesiedelten Cysticerken haben durch die diesen Zonen eigentümlichen Raumbesonderheiten ein eigenartig traubenförmiges Wachstum, in dem sie sich den örtlichen Gegebenheiten anpassen. Sie rufen dort eine chronische Entzündung der Hirnhäute hervor, sei es allein durch eine angenommene toxische Wirkung, sei es durch das gleichzeitige Bestehen einer sekundären Mischinfektion. Makroskopisch kann die Diagnose durch die enormen Verwachsungen sehr erschwert werden, insbesondere, da die Blasen degenerativ entarten können und dadurch fast völlig verschwinden. Mikroskopisch handelt es sich um eine chronische fibröse Entzündung mit schwieliger Entartung

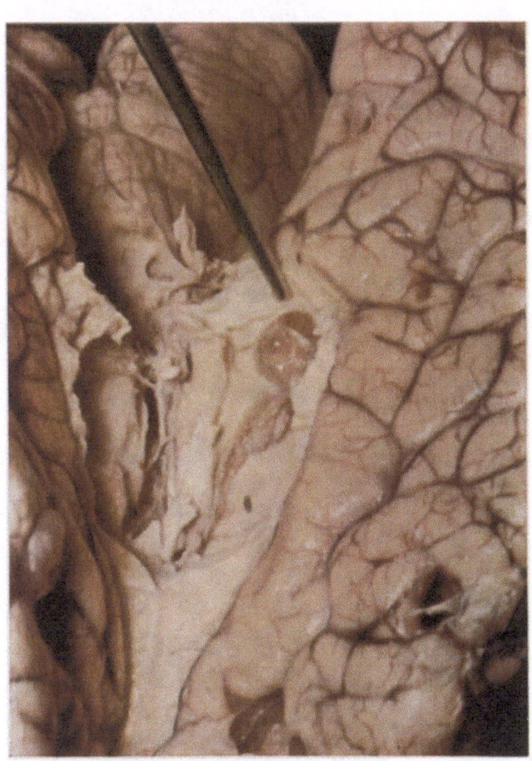

Abb. 3. Multiple Cysten im Cortex. Cyste im Corpus callosum. (Freundlichst überlassen von Prof. E. D. Rocca, Lima.)

der Hirnhäute. Kleinzellige Infiltrate, die, wie bereits oben gesagt, besonders in Gefäßnähe auftreten, erinnern an Gummata. In diesem degenerativ veränderten Gewebe finden sich die verkalkten oder entarteten Cysticerkenreste. Der Aufbau der Kapsel ist derselbe, wie er schon beschrieben wurde. Zu diesen lokalen Veränderungen kommen dann noch die Zeichen eines Hydrocephalus internus occlusus, der durch die Verlagerung der Liquorabflußwege und durch die entzündlichen Veränderungen und den auf die Sinus ausgeübten Druck entsteht. Als vierte Form wäre die ventrikuläre Cysticerkose anzuführen. Sie ist relativ häufig und stellt nach einer Statistik von SATO (zit. HENNEBERG) etwa 37% der Fälle des Gesamtmaterials dar. Die Embryonen gelangen auf dem Blutwege in die Plexi und von dort in die Seitenventrikel, um hier durch den Liquorstrom weiterbefördert zu werden. Weitaus am häufigsten zeigt sich der 4. Ventrikel befallen (etwa 50% der ventrikulären Cysticerkosen), wo die Blasen in etwa 25% der Fälle frei liegen. Nach ASENJOs Statistik treten in 80% der zentralnervösen Cysticerkosen Lokalisationen in der hinteren Schädelgrube auf, rund ein Drittel davon im 4. Ventrikel. Aber offenbar bestehen regionäre Unterschiede, da sich bei KRAUSE bei 88 Fällen nur 18 mit ventrikulärer Absiedlung fanden. Im allgemeinen sind die Cysten durch zarte Membranen mit der Ventrikelwand verhaftet, können gelegentlich aber auch — allerdings sehr selten —

in der subependymären Schicht gefunden werden. Abgestorbene Blasen werden stark
von Gliazellen umwuchert und können makroskopisch zu beträchtlichen diagnostischen

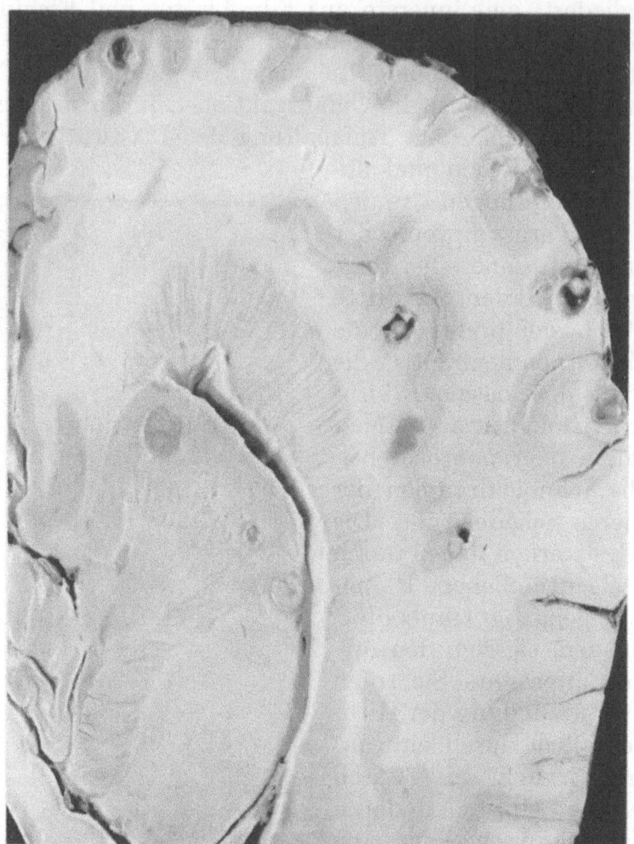

Abb. 4.

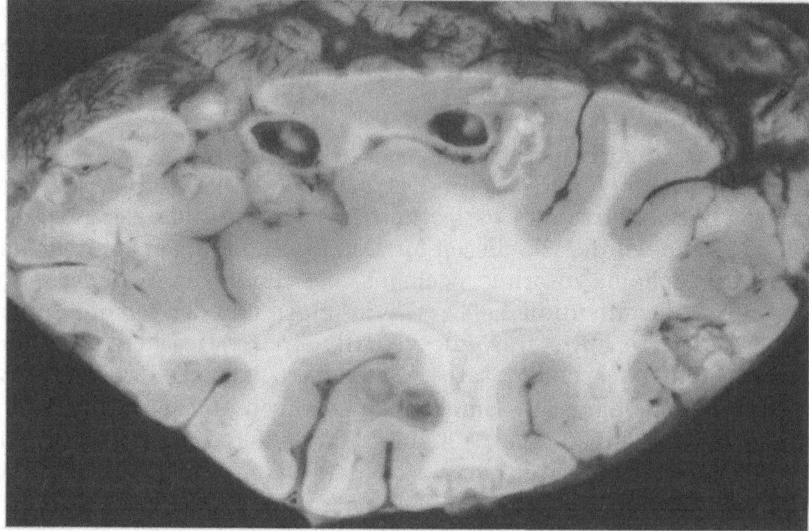

Abb. 5.
Abb. 4 u. 5. Multiple Cysten des nervösen Parenchyms (Max-Planck-Institut, Köln).

Schwierigkeiten führen, da sie gliomatösen Neubildungen sehr ähneln und die Cysticerkenreste manchmal nur unter Schwierigkeiten erkennbar sind. Durch eine gleichzeitige

Ependymitis chronica kommt es zu einer intermittierenden Verlagerung der Liquorbahnen und zur Entstehung eines bilateralen, symmetrischen Hydrocephalus internus. Das mikroskopische Bild dieser Form des Befalls ist dem weiter oben bereits beschriebenen gleichzustellen. Schließlich ist als letzte Form die meningeoencephalitische zu beschreiben, die erstmals bei CHANDY und ISAIAH (1952) erwähnt wird. Es handelt sich hierbei um herdförmige Erweichungen, wie sie bei den Encephalitiden zu finden sind, mit mehr oder weniger starken entzündlichen Veränderungen der Hirnhäute. Auch diese Form führt zu einem Hydrocephalus internus, der in späteren Entwicklungsstadien meist mit einer fronto-temporalen Atrophie vergesellschaftet ist.

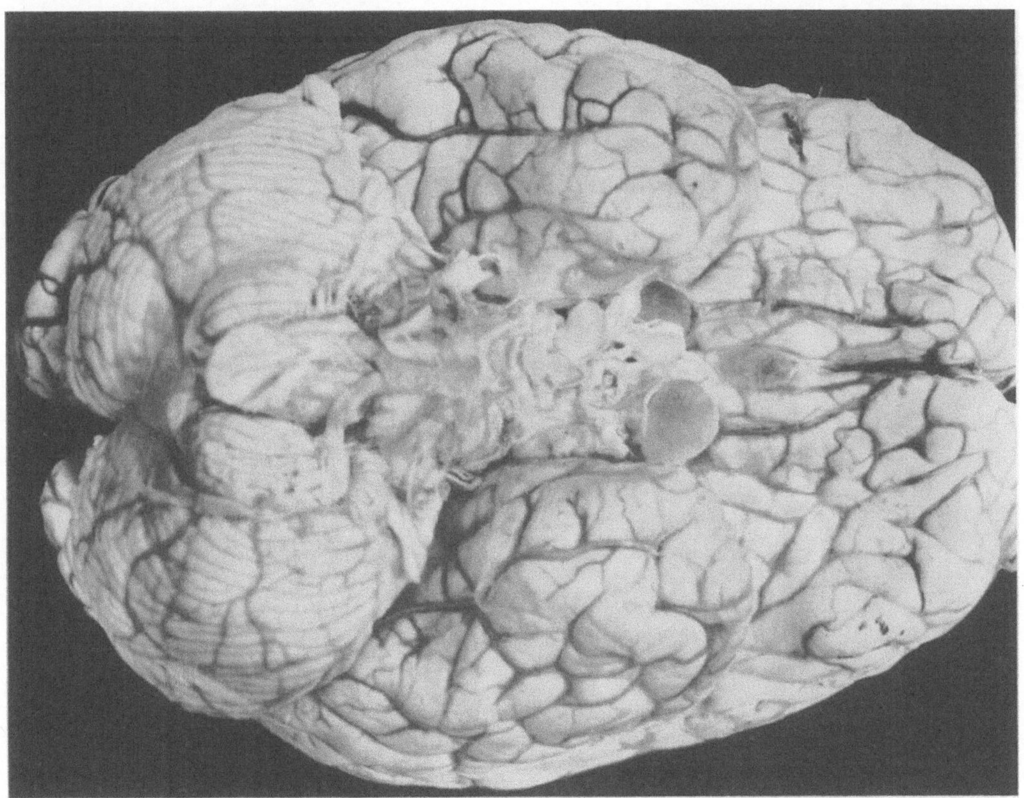

Abb. 6. Racemöse Cysticerkose der Hirnbasis. (Freundlichst von Prof. Dr. OLIVECRONA zur Verfügung gestellt.)

Wenn man die Läsionen zusammenfassend betrachtet, so lassen sich folgende charakteristische Reaktionen herausstellen:

1. **Im Nervengewebe** weisen die Ganglienzellen Zeichen einer toxisch-infektiösen, ischämischen oder systemischen Schädigung auf, während das Parenchym eine polymorphe, durch Astrocyten beherrschte Reaktion zeigt.

2. **Das Gefäßsystem** reagiert mit perivasculären, lymphocytären Infiltraten. Thrombosen, durch eine Pan- oder Endoarteritis hervorgerufen, wurden häufiger beschrieben. Diese häufig sehr ausgebreiteten Gefäßveränderungen tragen zum Verständnis des polymorphen Verlaufs bei. Auch Venen können in Mitleidenschaft gezogen werden [cysticerkotische Endophlebitis (LEHMANN)].

3. **Am Ependym** treten chronische granulomatöse Entzündungserscheinungen auf, die sich von der Neurolues nur durch die Größe ihrer Granula unterscheidet.

4. Die Veränderungen **an den Hirnhäuten** sind im Sinne einer chronischen Leptomeningitis aufzufassen, mit reichhaltiger eosinophiler Infiltration. An der Hirnbasis

kommt es zu einer hyperplastischen Meningitis, die sich durch ihren chronischen Verlauf von den infektiösen Meningitiden der Basis unterscheidet. Dazu gesellt sich noch die durch den Einfluß der Toxine hervorgerufene Arachnoiditis.

d) Symptomatologie.

Die Symptome der Cysticerkose des ZNS sind außerordentlich verschieden, und es läßt sich im großen und ganzen nur vom Bild einer organischen Hirnaffektion ohne pathognomonische Zeichen sprechen. Trotzdem findet OBRADOR (1948), daß das gleichzeitige Bestehen von Krampfanfällen, Hirndruckerscheinungen, geistigen Störungen und progredientem Visusverlust auf die Cysticerkose deuten. Die klinischen Zeichen stehen

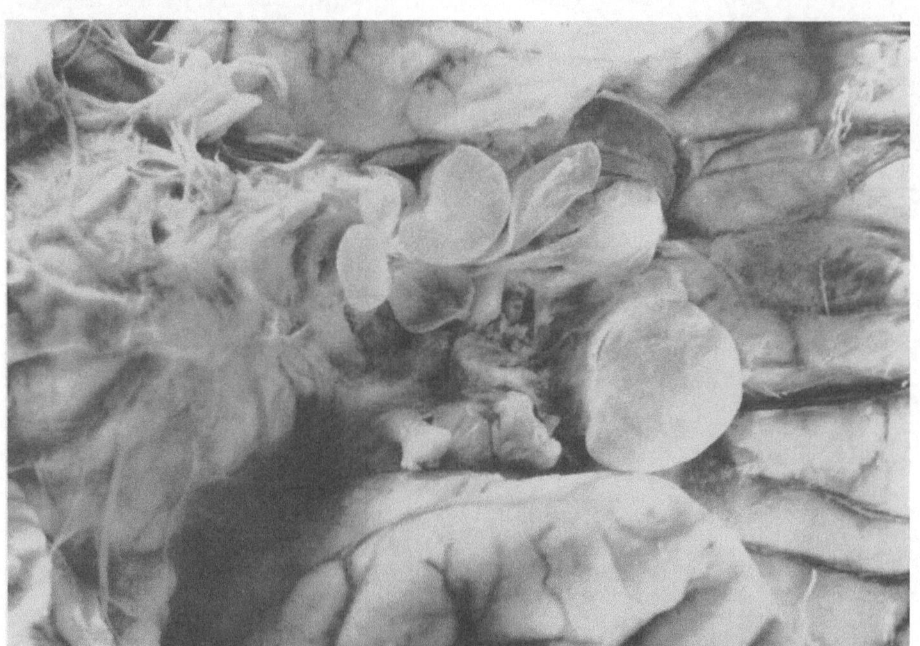

Abb. 7. Multilokuläre Cysten bei einer racemösen Cysticerkose der Basis.
(Freundlichst von Prof. Dr. OLIVECRONA zur Verfügung gestellt.)

in Zusammenhang mit der Anzahl der abgesiedelten Parasiten, ihrem Entwicklungsstadium, ihrem Sitz und den stattgehabten pathologischen Veränderungen. Man wird im allgemeinen mit den ersten klinischen Zeichen eines Befalls des ZNS etwa 2—4 Monate nach erfolgter Infektion rechnen dürfen, und ihre Dauer dürfte mit 3—30 Jahren wohl kaum zu ausgedehnt angesetzt sein. Allerdings steht die Evolution der Symptome in engstem Zusammenhang mit dem Sitz der Parasiten, und im Falle einer ventrikulären Cysticerkose dürfte nur mit einer durchschnittlichen Dauer von etwa 9 Monaten zu rechnen sein.

Man kann nicht von Symptomkomplexen als solchen sprechen, da, wie die Obduktionsbefunde genügend klar erwiesen haben, eine Cysticerkose ohne klinische Anzeichen bestehen kann, andererseits aber häufig genug die Symptome nicht in Zusammenhang mit der Lokalisation der Parasiten zu bringen sind. Doch finden sich unspezifische Zeichen wie Kopfschmerzen, die in vielen Fällen vorangehen, die meist keinen, manchmal einen unsicheren lokalisatorischen Wert haben, Übelkeit, Schwindelgefühl, kurz, Symptome eines zunehmenden intrakraniellen Drucks. Später treten diese Hirndrucksymptome immer mehr in den Vordergrund und werden meist von Zeichen begleitet, die zwar einen topisch-diagnostischen, aber keinen ätiologischen Wert haben. Häufig handelt es sich um Krampfanfälle, durch rindennahen Sitz der Blasen hervorgerufen, oder

Hirnnervenparesen, die auf eine Beteiligung der basalen Abschnitte oder des Hirnstamms schließen lassen. Bei Sitz im 4. Ventrikel lassen sich Kleinhirnsymptome deutlich abgrenzen, die häufig zu chirurgischen Eingriffen führen, bei denen sich die Diagnose klärt. Patienten mit massiven Infektionen weisen häufig psychische Symptome auf, die zu Fehldiagnosen führen. Es können alle möglichen psychiatrischen Syndrome auftreten, die einen typischen Verlauf nehmen, zumindest im Beginn, bis dann die zunehmenden Hirndruckerscheinungen auf einen hirnorganischen Prozeß hinweisen.

Die ventrikuläre Cysticerkose verläuft unter dem Bild eines intermittierenden Hydrocephalus mit akut auftretenden Hirndruckschüben. Diese Schübe wurden ver-

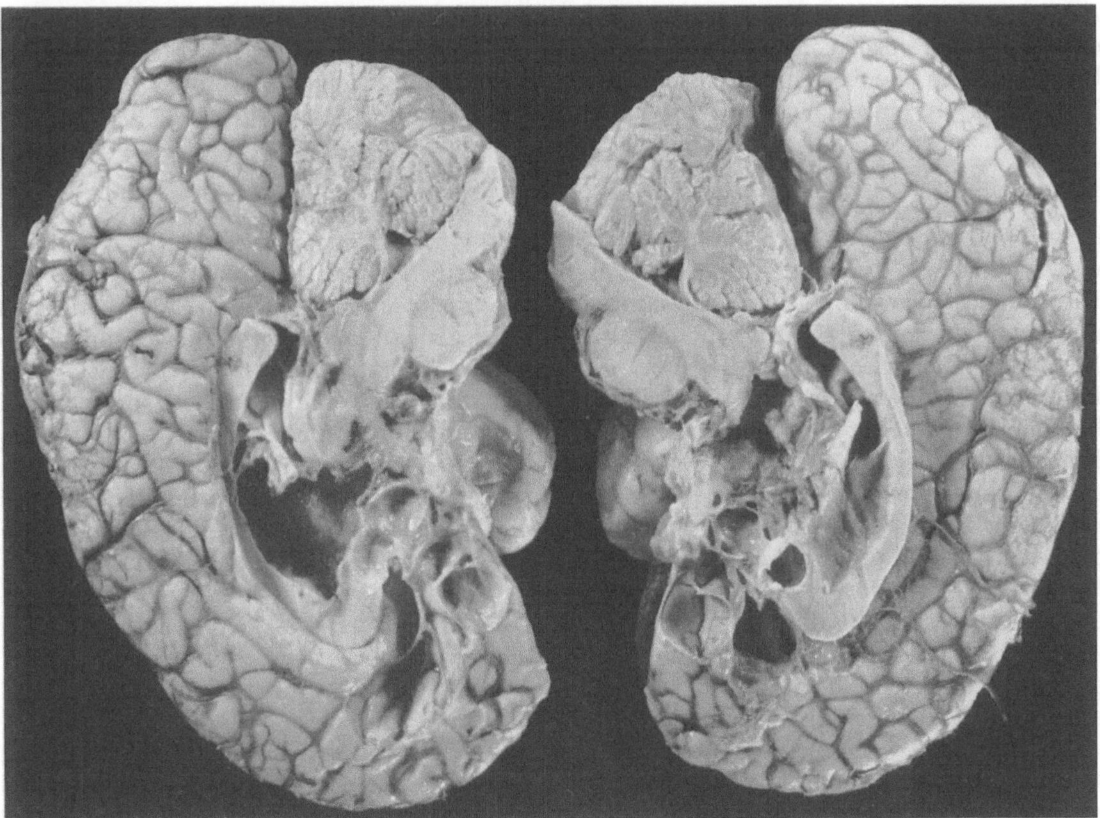

Abb. 8. Sagittalschnitt bei gleichzeitigem Befall des Parenchyms, des 3. Ventrikels und der Hirnbasis. (Freundlichst von Prof. Dr. OLIVECRONA zur Verfügung gestellt.)

schiedentlich auf freiliegende Blasen zurückgeführt, deren Verlagerung durch plötzliche heftige Bewegungen der Patienten zu akutem Verschluß der Liquorwege führt (OBRADOR 1948). Andererseits wäre wahrscheinlicher, daß durch die entzündlichen Ependymveränderungen ein Ventilverschluß des Aquädukts zustande kommt, da das Auftreten der Verschlechterungen nur in seltenen Fällen mit plötzlichen Lageveränderungen des Patienten in Zusammenhang zu bringen sind. Zwischen den Verschlechterungsperioden liegen häufig beschwerdefreie Intervalle, die öfters bis zu Wochen anhalten.

Der Cysticercus racemosus, der die chronische basale Cysticerkenmeningitis hervorruft, bietet das charakteristische Bild einer chronischen Entzündung der Hirnhäute der Schädelbasis. Sie nimmt meist einen langsamen, progredienten Verlauf unter den Anzeichen einer Infektion und zunehmendem Hirndruck. Nicht selten treten Symptome einer Neuritis optica mit Stauungspapille und Visusverschlechterung auf, zu der sich dann Hirnnervenparesen gesellen, die in ihrer Stärke wechseln. Das Bild, das durch die Entwicklung eines Cysticercus racemosus der Basis entsteht, variiert je nach Lage,

Ausdehnung und der früher oder später auftretenden Verlegung der Liquorabflußwege. Bei Sitz im Kleinhirnbrückenwinkel — meist beiderseits — entsteht selten ein Syndrom, das differentialdiagnostisch vom Acusticusneurinom abzugrenzen wäre, meist aber ein solches, das an einen Tumor der lateralen Abschnitte der hinteren Schädelgrube erinnert. Das Wachstum des Parasiten und die damit verknüpfte Bedrohung der Liquorabflußwege und wichtiger Stammhirnzentren sind ausschlaggebend für den Verlauf und können zu einem akuten oder subakuten Exitus führen.

Die bereits oben angeführten psychischen Syndrome finden sich häufiger bei Sitz der Blasen in Nähe des 3. Ventrikels und der fronto-basalen Hirnabschnitte.

Die meningoencephalen Formen verlaufen mit den für Prozesse dieser Art charakteristischen Zeichen, häufiger mit Krampfanfällen und Psychosyndromen. Je nach Art der Symptome werden sie mehr auf meningitischen oder parenchymatösen Befall schließen lassen. Durch die bereits beschriebene fronto-temporale Atrophie werden im späteren Verlauf die psychischen Symptome mehr und mehr in den Vordergrund gedrängt.

e) Diagnose und Differentialdiagnose.

Die Diagnose der verschiedenen Formen der Cysticerkose des ZNS ist in Gebieten, in denen kein endemischer Befall der Bevölkerung vorliegt, nur sehr schwierig zu stellen, wenn man nicht durch in Haut und Muskeln liegende Finnen darauf hingewiesen wird. Die Symptome, wie oben schon gesagt, sind nur von topisch-diagnostischer Wichtigkeit und erlauben keinen Schluß auf die Art der vorliegenden Affektion. In Gegenden, wo Befall mit Taenia solium häufiger ist, wird man sich zuerst einmal durch Palpation der Haut und Muskeln Klarheit zu verschaffen suchen. Auch eine gründliche ophthalmologische Untersuchung erscheint angezeigt, obwohl die Befunde recht selten eine positive Diagnose ermöglichen, da die Absiedlung in Tegumenten, Muskeln oder orbitären Geweben beim zentralnervösen Befall durch Cysticerken nur einen mehr oder weniger zufälligen Befund darstellen. Anhand der *Laborbefunde*, die im Blut eine Vermehrung der eosinophilen Granulocyten wie der Leukocyten überhaupt zeigen, ist ein erster Hinweis auf die Möglichkeit einer Parasitose gegeben. Allerdings bedeutet das Fehlen einer Eosinophilie — die nur in etwa 50% aller Fälle auftritt — keinen sicheren Ausschluß des parasitären Befalls. Was für die hämatologische Untersuchung gesagt wurde, gilt auch für den Liquor, der die Zeichen eines entzündlichen Prozesses aufweist. Allerdings hat die Eosinophilie hier eine größere Bedeutung, da sie erstens häufiger auftritt als im Blut und zweitens eindeutiger auf eine allergisch-toxische Reaktion des ZNS hinweist. Die Drucksteigerung läßt nur auf eine Erhöhung des intrakraniellen Drucks schließen und ist in Verbindung mit der Zunahme eosinophiler Granulocyten nicht diagnostisch. Die Komplementbindungsreaktion nach Weinberg (1909) bietet allerdings in Händen einiger Autoren große diagnostische Sicherheit. Obrador (1948) findet sie in 100% seiner Fälle positiv, setzt seine Ansprüche auf Spezifität dieser Reaktion aber 1955 auf nur 63% herab. Die Antigenzubereitung ist bei der durch Obrador verwandten Methode etwas verschieden von der ursprünglich von Weinberg erdachten, da alkoholische Extrakte von Cysticerken verwandt werden. Außer den genannten Veränderungen findet sich häufig ein hoher Eiweißwert und eine Linksverschiebung der Kolloidkurven im Sinne einer Paralyse oder Meningitis. Von der cutanen Immunoreaktion läßt sich kein Beitrag zur Diagnose erwarten, da sie sich als unspezifisch erwiesen hat.

Unter unserem Material (35 Fälle chirurgisch bestätigter Cysticerkose mit Liquoruntersuchung) fanden sich nur 2 Fälle mit einer Eosinophilie von über 20%, 5 zwischen 10 und 20%, 16 unter 10% und 13 ohne Eosinophilie.

Die bei 33 Fällen angewandte Komplementbindungsreaktion ergab in 20 Fällen ein positives und in 13 Fällen ein negatives Resultat. Positive, nichtspezifische Reaktionen können durch eine gleichzeitig bestehende Lues hervorgerufen werden, so daß man nur bei einer negativen Wassermannschen Reaktion von einem spezifischen Wert dieser Analyse sprechen kann.

Zusammenfassend beschreibt REIS die folgenden Liquor-Syndrome, die auf einen Befall des ZNS mit Cysticerken schließen lassen:

1. Leichte lymphocytäre Pleocytose und Eosinophilie.

2. Geringe Erhöhung des Gesamteiweißes, manchmal nur der Globuline.

3. Verschiebungen in der Mastix-Kurve in den ersten beiden Zonen, bei positivem Ausfall der Globulinreaktionen nach PANDY, NONNE-APPELT und WEICHBRODT.

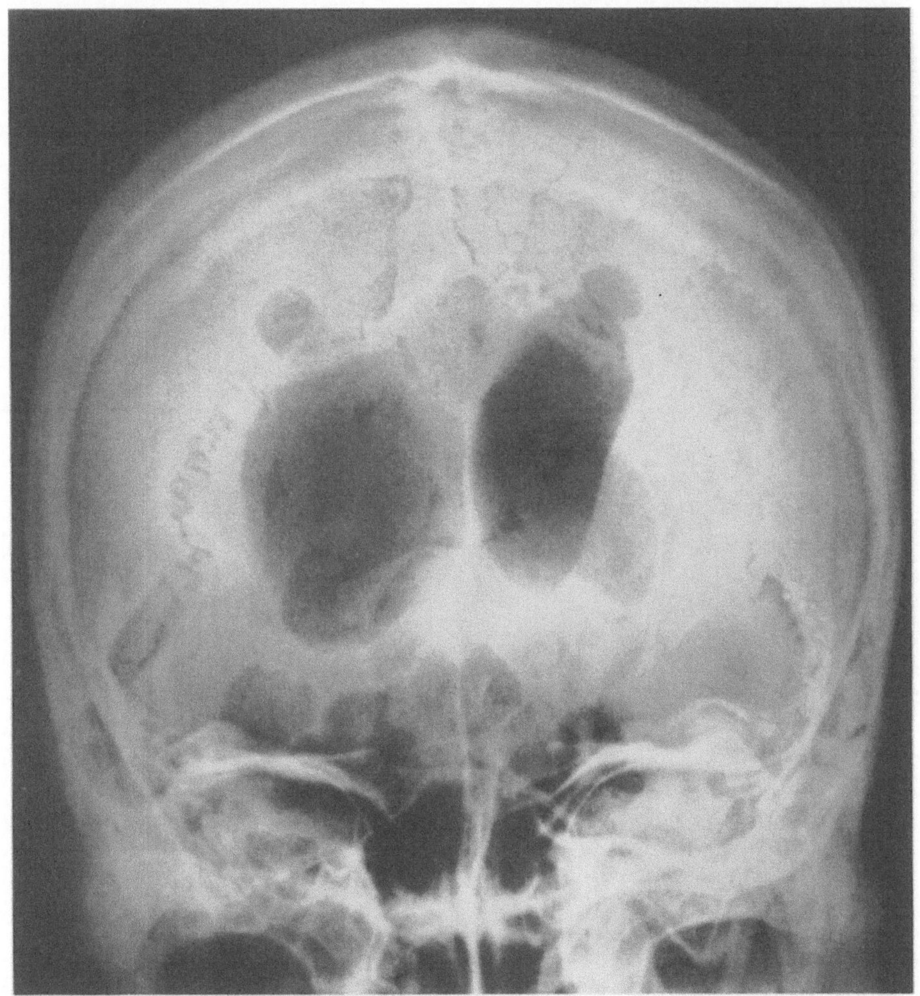

Abb. 9. Encephalographie des gleichen Falles wie Abb. 7 u. 8. Deutliche Erweiterung der basalen Zisternen auf dem p. a.-Bild. Keine Darstellung des 3. Ventrikels, asymmetrischer Hydrocephalus. (Freundlichst von Prof. Dr. OLIVECRONA zur Verfügung gestellt.)

4. Positive Komplementbindungsreaktion, bei gleichzeitig negativer Wassermann.

5. In einigen Fällen niedrige Zuckerwerte und

6. variierender Druck.

Die Röntgenuntersuchung erlaubt weitere Schlüsse auf die Natur des Prozesses. Die Angaben über die Häufigkeit der intrakraniellen Verkalkungsschatten variieren bei den verschiedenen Autoren, was sich einesteils auf regionäre Unterschiede, anderenteils wohl auf ein Fehlen der Kenntnis der Eigentümlichkeiten des Kalkniederschlages zurückführen läßt. So finden z. B. DIXON und HARGREAVES (1944) in 75% aller von ihnen gesichteten Fälle Verkalkungen, während dies nur bei 30% der Patienten von OBRADOR (1948) vorkam. Bei HUHN (1956) findet sich folgende Einteilung in 3 Gruppen, die zur diagnostischen Kenntnis beiträgt:

1. Bei *früh abgestorbenen* Cysticerken lassen sich stecknadel- bis senfkorngroße Kalkschatten, die in Hirnhäuten, Rinde und Mark eingebettet liegen, nachweisen.

2a. Bei *Schrumpfungsbeginn* finden sich puffreisförmige, erbsen- bis linsengroße, paarige Kalkschatten,

2b *bei maximaler Schrumpfung* strichförmige oder krümelige Massen, während

2c *lagebedingte Abwandlungen im Schrumpfungsprozeß* lanzettartige oder dreieckige Kalkschatten hervorbringen.

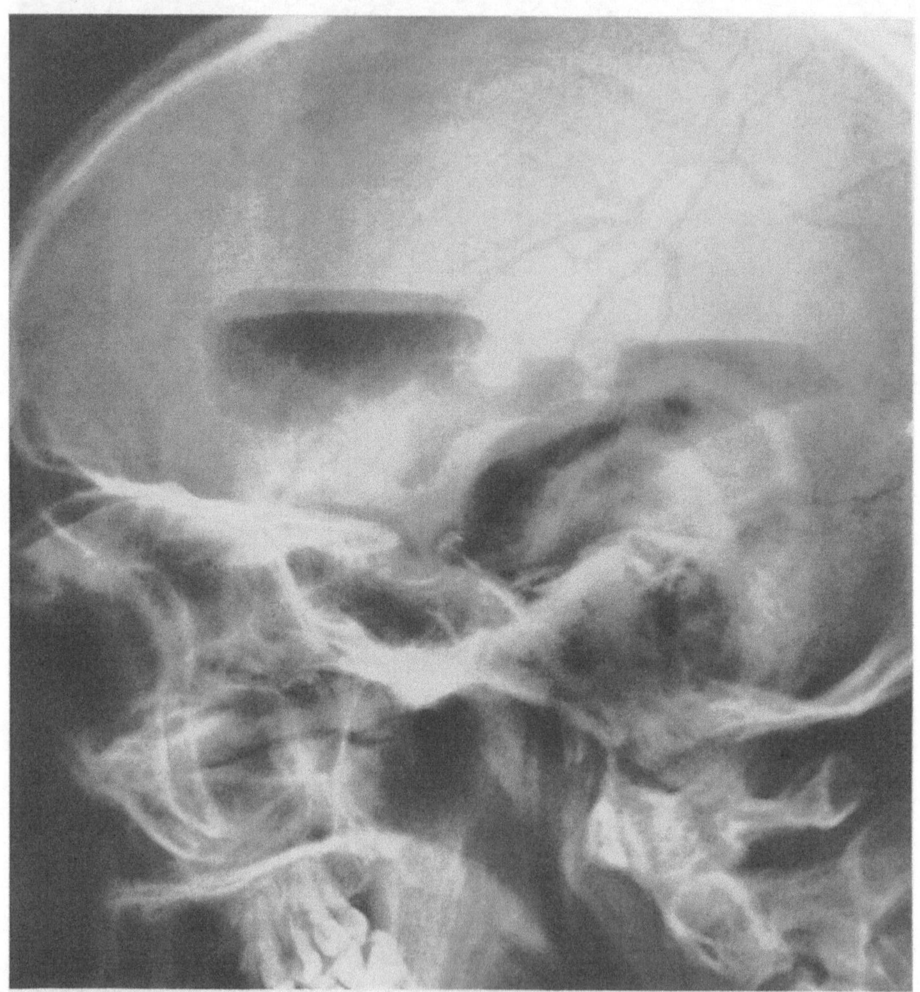

Abb. 10. Seitenbild zu Abb. 9. Eindellung am Boden des 3. Ventrikels. Erweiterung der basalen Zisternen und der Seitenkammern. (Freundlichst von Prof. Dr. OLIVECRONA zur Verfügung gestellt.) (Beide Bilder entstammen der Röntgenabteilung des Serafimerlazarettes [Prof. LINDGREN].)

3. Bei *nichtschrumpfenden Blasen* werden blasige, kalkdicht umrandete Schatten in Erbsen- bis Linsengröße gefunden, falls überhaupt eine Ablagerung von Kalksalzen stattfindet. Sonst lassen sich nur unspezifische Zeichen am Röntgenbild, wie etwa die sekundären Veränderungen, die durch Anstieg des intrakraniellen Drucks hervorgerufen werden, nachweisen.

Sowohl in der Literatur, wie auch bei unserem Material konnten Verkalkungen röntgenologisch in der Mehrzahl der Fälle nicht festgestellt werden. Zu erwähnen wäre, daß auch die Verkalkung der Tuberkulome eine Seltenheit darstellt (ASENJO, ROCCA).

Die **Luftencephalographie** liefert in verdächtigen Fällen eine von ARANA IÑIGUEZ und ASENJO (1945) beschriebene Symptomentrias, die aus einer hochgradigen Erweiterung des Aquädukts und partiellem Verschluß desselben und des 4. Ventrikels, guter Luftpassage in die Cisterna magna und Anhäufung von Luft um das Kleinhirn (Atrophie) besteht. Manchmal lassen sich die intraventrikulären Blasen auf den Röntgenbildern deutlich erkennen und ermöglichen so die Diagnose.

Bei 14 unserer Fälle wurde eine Luftfüllung der hinteren Schädelgrube vorgenommen, die in 7 Fällen auf eine Arachnoiditis und in den restlichen auf eine Cysticerkose schließen ließ.

Die **Arteriographie** kann keine spezifischen Zeichen liefern und zeigt nur die typischen hydrocephalen Gefäßverschiebungen. Das *Elektroencephalogramm* zeigt die Erscheinungen einer diffusen Hirnschädigung, kann aber auch fokale Reizerscheinungen bei rindennaher Absiedlung der Blasen bieten.

Differentialdiagnostisch ist die Cysticerkose je nach Art des zentralnervösen Befalls von Tumoren der hinteren bzw. der mittleren Schädelgrube, von chronischen Meningoencephalitiden (Tuberkulose und Lues), Entmarkungskrankheiten (multiple Sklerose, Schilder), Gefäßprozessen (Arteriosklerose, Thromboangitiden) und Psychosen abzugrenzen. Um nur die wichtigsten, in Frage kommenden Differentialdiagnosen zu besprechen, läßt sich sagen, daß das Bild der Cysticerkose der Gehirnkammern in Schüben verläuft, während deren es zur Rückbildung der Symptome kommt. Wenn zwar bei der Untersuchung auch der Eindruck eines raumfordernden Prozesses zustande kommt, so zeigt doch die Anamnese das Fehlen eines stetig progressiven Verlaufs. Was die Abgrenzung gegenüber den spezifischen entzündlichen Erkrankungen der Hirnhäute betrifft, so lassen sich diese relativ einfach anhand der Laborbefunde [Erregernachweis (Tbc), Serologie] erkennen und sind besonders bei den tuberkulösen durch die auftretende Hyperthermie gekennzeichnet. Gegenüber den Entmarkungskrankheiten (multiple Sklerose) unterscheidet sich die Cysticerkose des ZNS durch ihre vollständigen Remissionen, durch ihren Verlauf, der zu Hirndruckerscheinungen führt, und die Laborbefunde.

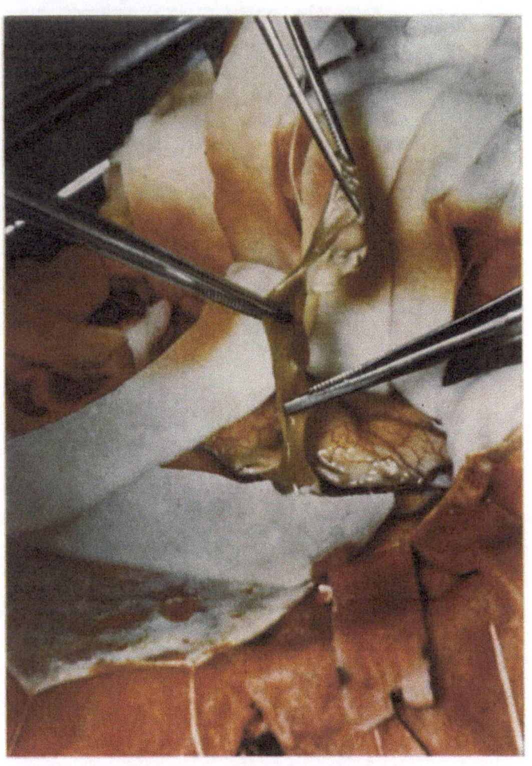

Abb. 11. Operative Entfernung einer Cyste aus der Cisterna sylvii. (Freundlichst überlassen von Prof. E. D. Rocca, Lima.)

f) Behandlung.

α) *Konservativ.*

Es sind die verschiedensten Behandlungsmöglichkeiten versucht worden, von der Erkenntnis ausgehend, daß die Krankheit durch Verkalkung und Tod der Parasiten spontan zu einer Art Heilung führt, die allerdings nur zweifelhafter Natur ist, da die pathologischen Veränderungen ihrerseits zu Reizerscheinungen führen. So sind diese therapeutischen Versuche hauptsächlich darauf abgestellt, ein Absterben des Parasiten herbeizuführen und wurden mit Jodkalium, Schmierkuren, Röntgenbestrahlung usw. unternommen. Sie haben in keinem Fall zu dauerhaften Resultaten geführt, sondern waren nur in der Lage, die allerdings relativ häufigen sekundären Mischinfektionen einzudämmen.

β) Chirurgisch.

Die chirurgische Behandlung der Cysticerkose kommt nur bei den ventrikulären Formen, dem Befall der hinteren Schädelgrube und bei einzelnen, rindennahe gelegenen Blasen in Frage. Beim parenchymatösen Befall steht sie wegen der multiplen Absiedlungen nur zur Diskussion, wenn der Nachweis gelingt, daß zwischen Lokalisation der Blasen und Symptomenkomplex ein Zusammenhang besteht, der den Eingriff rechtfertigt. Der Cysticercus racemosus der Basis ist chirurgisch in praxi kaum anzugehen, da sein eigentümliches Wachstum, die arachnoidalen Verwachsungen und die operativen

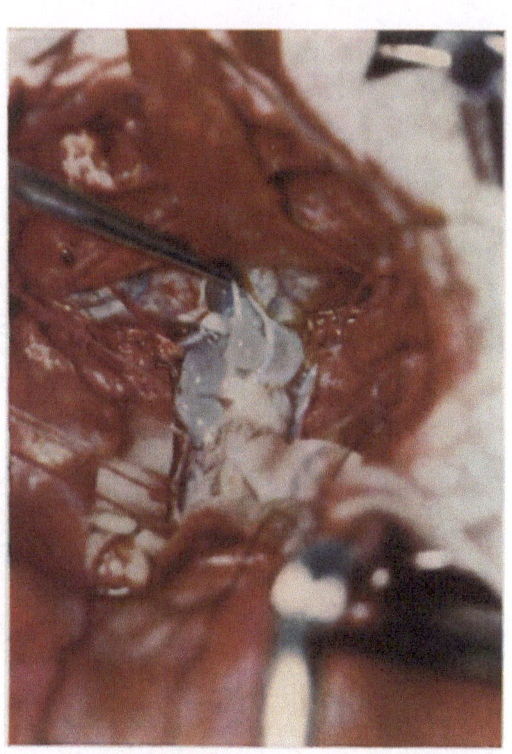
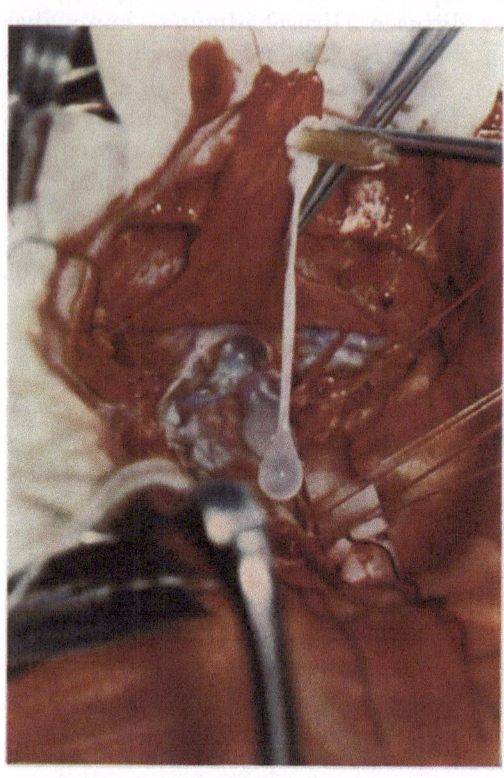

Abb. 12.   Abb. 13.

Abb. 12. Cysten in situ in der Cisterna magna und anschließenden Anteilen des Cervicalkanals.
(Freundlichst überlassen von Prof. E. D. Rocca, Lima.)

Abb. 13. Ausräumung einer Cyste aus der Cisterna magna. Man beachte die aus den seitlichen Anteilen der hinteren Schädelgrube hervordrängenden Cysticerkenblasen.
(Freundlichst überlassen von Prof. E. D. Rocca, Lima.)

Schwierigkeiten, die dadurch entstehen, eine vollständige Ausräumung des Parasiten unmöglich machen. Es ist daher von verschiedenen Autoren eine subtemporale Entlastungsoperation vorgeschlagen worden, die verschiedentlich zu gutem Erfolg geführt hat. Aus der Statistik von Stepien und Chorobski (1949) ist ersichtlich, daß durch chirurgisches Vorgehen eine Besserung in fast $^3/_4$ aller Fälle erreicht werden kann.

Da bei den meisten chirurgischen Fällen der Cysticercus im vierten Ventrikel, Aquädukt oder Cisterna cerebello-medullaris frei liegt, stellt seine Entfernung keine Schwierigkeit dar. Im Aquädukt zeigt sich die Blase aber doch im allgemeinen stärker fixiert, und ihre Entfernung gestaltet sich dadurch schwierig, wenn nicht unmöglich. Man hat daher vielfach zu einer Torkildsen-Drainage geraten.

Bei den racemösen Formen der Basis hat Rocca eine zweizeitige Operation vorgeschlagen. In der ersten Phase wird eine ausgiebige Kraniotomie der hinteren Schädelgrube mit Laminektomie bis zu C_2 vorgenommen und dabei die Blasen entfernt. Man sollte nicht unterlassen, bei der von einem Mittelschnitt aus erfolgenden Freilegung beide Kleinhirnbrückenwinkel und den vierten Ventrikel zu inspizieren. Nach 14 Tagen wird eine beidseitige frontale Freilegung vorgenommen, bei der sowohl die Gegend der Basis (Cisterna optochiasmatica) als auch beide Temporalpole und die Sylviische Furche untersucht werden. Anschließend wird eine Ventrikulostomie des dritten Ventrikels nach SCARFF und STOOKEY durchgeführt.

Wir haben in der Escola Paulista de Medicina, São Paulo, die nebenstehend aufgeführten 45 Fälle operiert.

Vollständige Heilungen kamen nur in 3 Fällen zur Beobachtung, bei denen die Operation 2, $2^{1}/_{2}$ und 6 Jahre zurückliegt (davon eine racemöse Cysticerkose). Bei den restlichen Fällen wurde nur ein teilweiser Erfolg beobachtet, nachdem es nach längeren oder kürzeren Zeitspannen zum Wiederauftreten der Symptome, mit zeitweiligen Remissionen, kam.

Tabelle 1.

		Cystisch	Racemös
Osteoplastische Kraniotomien . .	6	2 (2[1])	7 (2[1])
Subtemporale Entlastung . . .	3	3 (1[1])	
Suboccipitale Kraniektomien . .	35	10 (3[1])	25 (15[1])
Laminektomien	1	1	

Todesfälle bis zu 2 Jahren nach der Operation.

g) Prognose.

Durch die der Krankheit anhaftenden Lokalisationseigentümlichkeiten ist der Verlauf ein außerordentlich verschiedener und wird als solcher noch durch die Neigung der Parasiten im Gewebe abzusterben, beeinflußt. Der Tod der Cysticerkenblase bedeutet allerdings in den meisten Fällen keine einschneidende Veränderung des Verlaufs, da die verkalkten und geschrumpften Cysten einesteils zu Reizerscheinungen führen können, andernteils schwere progressive Entzündungen auf Grund sekundärer Infektion relativ häufig vorkommen. Im Ventrikelsystem treten häufiger eine Ependymitis und chronischer Hydrocephalus durch das Vorhandensein der Blase zutage, die dann der Krankheit den charakteristischen Verlauf in Schüben verleihen. Soweit sich anhand der zugängigen Literatur feststellen läßt, werden die Verkalkungen als Ausdruck des Todes des Parasiten zwischen 3 und 30 Jahren nach stattgehabter Infektion gefunden, ohne damit eine definitive Aussage über die Lebensdauer des Cysticercus im ZNS machen zu wollen. Im allgemeinen kann der Verlauf akut, subakut oder chronisch sein, je nach Anzahl und Lokalisation der Blasen und dem gleichzeitigen Bestehen einer Sekundärinfektion. Die kürzeste Dauer fand sich bei der ventrikulären Cysticerkose mit durchschnittlich 9 Monaten, die längste bei parenchymatösem, rindennahem Befall, wo Fälle mit Krankheitsdauer bis zu 30 Jahren bekannt sind. Die Prognose der chirurgisch zu behandelnden Fälle ist eine relativ gute, wie die Erfahrungen ASENJOs zeigen, wird aber immer dort einzuschränken sein, wo durch das Fehlen eines endemischen Befalls die Schwierigkeiten der klinischen Diagnose wachsen.

Die spinale Cysticerkose ist ausgesprochen selten, wahrscheinlich auf Grund der Besonderheiten der Gefäßversorgung des Rückenmarks und stellt etwa 10% der Fälle bei zentralnervösem Befall. Sie ist in den oberen Abschnitten des Halsmarks etwas häufiger anzutreffen, meist aber als Ausdehnung eines Cysticercus racemosus der hinteren Schädelgrube aufzufassen. Als mögliche Erscheinungsform ist die Kompressionsschädigung des Rückenmarks durch subarachnoidalen Sitz der Blasen die häufigste, dann folgt die meningitische Form, während durale oder intramedulläre Absiedlungen zu den äußersten Seltenheiten gehören. Als Symptome treten radikuläre Schmerzen, später im Verlauf Querschnittssyndrome auf, es können auch tabische Erscheinungsbilder vorkommen, wahrscheinlich auf Grund der Gefäßschädigung, die durch den Druck der Cysten entsteht. Bei den meningitischen Bildern kommt es häufig zu pachymeningitischen

Reaktionen, die die klinische Unterscheidung von spezifischen Infekten sehr erschweren. Die Behandlung der Wahl ist, soweit dies durch die Symptomatologie angezeigt erscheint, die chirurgische.

III. Echinokokkose.

Von

A. Mattos-Pimenta.

Plathelminthae: Cestodae: Cyclophyllideae:
Echinococcus granulosus (Goeze 1782).

1. Allgemeines.

Der ausgewachsene Echinococcus granulosus, der im Dünndarm des Hundes und anderer Wirte lebt, ist der kleinste unter den Bandwürmern. Er wird zwischen 3 und 6 mm lang, wozu der Kopf nur etwa 300 μ mißt. An ihm befinden sich eine doppelte Hakenkrone mit 28—50 Haken, und die Saugnäpfe, mittels derer er sich im Darm verankert. Dem Kopf folgen 3—4 Glieder, von denen das letzte das größte ist, etwa 2 mm lang und 0,6 mm breit. Diese Proglottide ist reif und enthält in ihrem Sexualapparat zwischen 400 und 800 Embryophoren. Sie löst sich vom Bandwurm und wird vom Darminhalt mitgeführt, wobei manchmal das Glied platzt und die Eier mit dem Stuhl vermengt werden. Die Embryophoren sind eiförmig und messen zwischen 32 und 36 μ in der Länge und zwischen 21 und 30 μ im Durchmesser. In ihnen ist ein sechshakiger Embryo enthalten, der im Magen-Darmtrakt des Zwischenwirts durch Auflösung der ihn umgebenden Kapsel frei wird. Die Eier sind verhältnismäßig widerstandsfähig und können noch nach 16 Tagen fruchtbar sein.

Der freie Embryo durchdringt die Magen-Darmwände und gelangt in die Venen, von wo aus er, dem Strom folgend, in Leber und Lunge eingeschwemmt wird. In den Lebercapillaren bleiben 70 % der Embryonen stecken und beginnen dort ihr Wachstum. Es bildet sich eine hydropische Cyste, die sich äußerst langsam entwickelt. Sie wird durch eine Kapsel von dem umliegenden Gewebe abgegrenzt. Erst nach 6 Monaten wird sie fruchtbar und hat dann einen Durchmesser von etwa 1 cm erreicht. Die Cyste besteht aus einer Membrana germinativa, die von einem zellarmen Syncytium umgeben ist. Von der Membrana germinativa wachsen Scolices in die Cyste ein, die sich, nachdem sie eine ausreichende Größe erlangt haben, ablösen und zu Tochterblasen werden. Diese Tochterblasen zeigen dieselbe Struktur wie die Cyste, von der sie ausgegangen sind. Nicht alle Cysten sind fruchtbar, manche bleiben acephal.

Während des Wachstums der Blase kommt es zu einer Sensibilisierung des Wirts, die sich durch Zunahme der zirkulierenden Eosinophilen im Blut und durch spezifische Antikörper bemerkbar macht, Tatsache, auf der die biologischen Reaktionen zur Diagnose der Echinokokkose fußen.

Das Vorkommen der Echinokokkenblasen beim Menschen steht in ursächlichem Zusammenhang mit der Infektionshäufigkeit bei Schafen, Vieh und Schweinen, den hauptsächlichsten Verbreitern dieser Parasitose. Daher ihre Häufigkeit in Agrarländern mit viel Viehzucht. Die wichtigsten endemischen Foci sind heutzutage Argentinien, Uruguay, Südbrasilien, Paraguay, Südaustralien, Neuseeland, Nord- und Südafrika, Sibirien, Mongolei, Nordchina, Syrien, Libanon und Palästina. In Europa ist der Echinococcus selten, wird aber in Pommern, Mecklenburg, Tirol und auf dem Balkan angetroffen. Bei Kindern ist der Befall mit Larven des Parasiten häufiger als beim Erwachsenen, da sie durch engen Kontakt mit Haustieren der Infektion stärker ausgesetzt sind.

Die pathologische Wirkung des Parasiten ist auf eine toxisch-mechanische Schädigung des Gewebes zurückzuführen. Man unterscheidet die unilokuläre von der alveolären Form, letztere ist aber weitaus seltener anzutreffen. Man wird fast immer Einzelcysten finden, vereinzelt mehrere, wobei es sich um die gleichzeitige Entwicklung verschiedener

Embryonen oder um eine sekundäre Aussaat handeln kann. Die Ursache für die Seltenheit der multiplen Cysten ist in der Zerstörung der Embryophoren durch Makrophagen zu suchen. Zur sekundären Aussaat kommt es bei Sprung der Cyste, sei es durch Trauma, sei es durch unsachgemäße chirurgische Behandlung.

Die alveoläre Echinokokkose wurde ursprünglich auf einen anderen Erreger zurückgeführt, heute wissen wir aber mit Sicherheit, daß der Echinococcus granulosus diese Entwicklungsabart seiner Larve aufweist. Über die Entstehung derselben herrscht noch keine Klarheit. Einesteils führt man sie darauf zurück, daß in einem festen Gewebe die Ausbreitungsmöglichkeiten der Larve während ihres Wachstums beschränkt sind, es dadurch zu einem Sprung in der äußeren Membran kommt, durch den Teile der Membrana germinativa vorgewölbt werden. So käme es zu einem exogenen Wachstum der Larve im Gegensatz zum endogenen der unilokulären Echinokokkenblase. Andere Autoren nehmen an, daß die Entwicklung zur alveolären Larve von einer plasmoidalen Form des Embryos bedingt sei. Die gleichzeitige starke toxische Wirkung führt zur Nekrose des umgebenden Parenchyms und Einwachsen des Parasiten in das Gewebe, und so käme es zur Ausbildung einer multilokulären Cyste, die makroskopisch einem Kolloidkrebs sehr ähnelt.

Durch das langsame Wachstum der Blasen kommt es erst relativ spät zur Ausbildung von Symptomen, die hauptsächlich auf die mechanische Wirkung zurückzuführen sind. Am häufigsten finden sich die Cysten in der Leber (57—75%). Man kennt aber auch andere Lokalisationen, wie z. B. in der Bauchhöhle (1—18%), in der Lunge (4—14%), Haut und Muskeln (0,5—9%), Milz (1—9%), zentrales Nervensystem (0,16—2%) usw.

Die angezeigte Behandlung dürfte wohl in den allermeisten Fällen die chirurgische sein. Zweck der Operation ist, die gut vom Gewebe zu trennende Echinokokkenblase zu entfernen, wobei eine Öffnung der Cyste tunlichst zu vermeiden ist, da ihr Inhalt zu schweren anaphylaktischen Schockzuständen, und aufgrund der in ihr enthaltenen Scolices zu Rezidiven führt. Es ist deshalb ratsam, soweit es ohne weitere Schwierigkeiten möglich ist, die Cyste uneröffnet in toto zu entfernen. Wenn eine solche Möglichkeit nicht gegeben ist, muß die Blase so weit vom übrigen Gewebe isoliert werden, daß eine Punktion derselben mit einem möglichst geringen Risiko der Reinfektion durch Cystenflüssigkeit verbunden ist. Dann entfernt man durch Aspiration den Blaseninhalt und spült mit 5—10%igem Formol aus, worauf die kollabierte Blase ohne Schwierigkeiten entfernt werden kann. Unter Umständen kann es zur Ablösung von Teilen der äußeren Membran kommen, die sorgfältig aus dem Lager der Blase entfernt werden müssen. Sollte es doch während der Punktion zum Erguß von Cystenflüssigkeit gekommen sein, so spült man die Wunde ausgiebig mit physiologischer Kochsalzlösung, anschließend mit einer 1%igen Formollösung, deren Reste mit physiologischer Kochsalzlösung entfernt werden. Während der Nachbehandlung kann versucht werden, mit der biologischen Therapie CALCAGNOs die Entwicklung eines Rezidivs zu hemmen. Diese Methode fußt auf der Bildung von Antikörpern nach Injektion von Echinokokkenantigen. Trotz all dieser Maßnahmen kommt es in 50% aller operativ behandelten Fälle zum Rezidiv. Als konservative Behandlung kommt nur die biologische Therapie in Frage, deren Wert aber zweifelhaft ist.

Die Prognose der Echinokokkose ist im allgemeinen eine gute, variiert aber je nach dem Sitz der Blase.

2. Neurologisch-Neurochirurgisches.

a) Infektionsweg.

Die Infektion kann auf zweierlei Arten erfolgen: Primär, nach dem Durchdringen der Darmwand durch einen keimfähigen Embryonen, der das Capillarnetz der Leber und der Lunge durchdringt und sich endlich in den feinen Arterien des Großhirns absetzt, oder als sekundäre Absiedlung nach Ruptur einer primären Cyste der Leber, der Lunge oder direkt in eine der Herzkammern. Eine weitere Möglichkeit entsteht durch Ruptur einer primären Cyste des Gehirns bei einem chirurgischen Eingriff. Die Cyste entwickelt sich in loco, ohne das Gewebe weiter zu schädigen, zumindest während ihrer anfänglichen Entwicklung.

b) Häufigkeit.

Aus den Statistiken läßt sich entnehmen, daß in etwa 2% aller Echinokokkosen eine Lokalisation im Gehirn, sei es primär oder sekundär, stattgefunden hat. Die cerebrale Form der Echinokokkose ist beim Kind etwa 7mal häufiger als beim Erwachsenen, und nach Morquio stellt sie etwa 50% der Gehirntumoren bei Kindern in endemisch verseuchten Gebieten.

c) Pathologie.

Da der Infektionsweg ein hämatogener ist, siedeln sich die keimfähigen Embryonen in kleineren Gefäßen ab, was ihre Häufigkeit in den subcorticalen Gebieten des Großhirns erklärt. Sie werden besonders oft links fronto-parieto-temporal gefunden, was durch den erhöhten Blutzustrom in jene Areale erklärt werden kann. Nach erfolgter Absiedlung des sechshakigen Embryonen erfährt dieser ein progredientes Wachstum, welches nach mechanischen Gesetzen durch den zunehmenden Hirndruck immer langsamer wird. Wie experimentell festgestellt werden konnte, beträgt die Zunahme des Durchmessers etwa 1 cm in der Zeit von 3—16 Monaten, während bei klinischen Fällen ein Wachstum bis zu 2,5 cm in 8 Monaten (Philipps) oder bis zu 8 cm in 21 Monaten (Carrea)

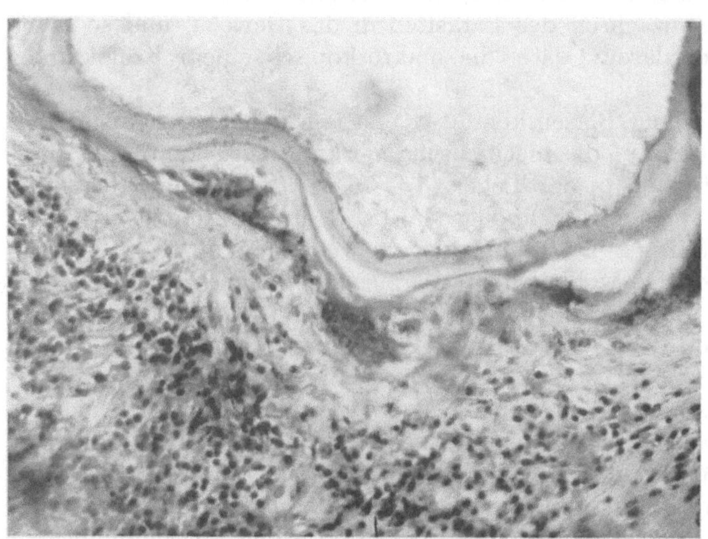

Abb. 14. Membran eines Echinococcus im Parenchym. Deutliche Abgrenzung der Läsion durch Kapselbildung. Verdrängung des Parenchyms.

stattfinden kann. Es handelt sich im allgemeinen um Einzelcysten des Großhirns, die in Südamerika 99% aller Fälle darstellen, während man in Europa die multiple Form häufiger vorfindet. Es ist bis heute noch nicht endgültig geklärt, ob es sich hierbei um verschiedene Entwicklungsarten des Echinococcus handelt, oder ob regionäre Unterschiede eine Rolle spielen. Das Wachstum der Cyste wird durch die Druckerscheinungen, die ihre eigene Volumenzunahme bedingt, auf mechanischem Wege gesteuert, d. h., daß das Wachstum des Parasiten im umgekehrten Verhältnis zu seiner Größe steht. Die Cyste selbst hat im allgemeinen eine ovale oder kugelige Form und besteht aus einer weißlichen, festen Kapsel, in die eine kristallklare Flüssigkeit variierender chemischer Zusammensetzung eingeschlossen ist, die Scolices und Tochtercysten enthält. Die Scolices sind zum Teil keimfähig, zum Teil degeneriert, die Tochtercysten fast alle fruchtbar. Der Durchmesser einer solchen ausgewachsenen Cyste kann 8 und mehr Zentimeter betragen und ihr Inhalt 500 cm³ überschreiten. Sie ist fast immer in das Gewebe eingebettet und meist nur von einer dünnen Cortexschicht überdeckt. Wie weiter oben bereits gesagt, ist sie oft fronto-parieto-temporal links gelagert und nach dieser Lokalisation vielleicht am häufigsten frontal. Andere Großhirnlokalisationen kommen vor, sind aber äußerst selten. Es wurden sowohl supra- als auch infratentorielle Absiedlungen beschrieben, die wegen ihrer Seltenheit keine weitere Beachtung verdienen. Das Gewebe um die Cyste herum ist stark verdrängt, weist aber makroskopisch keine weiteren Besonderheiten auf.

Gegen die Kapsel der Cyste hat sich eine glatte Wandung des Nervenparenchyms gebildet, die sich bei mikroskopischer Untersuchung als degenerativ-regressiv verändert erweist. Es zeigt sich ein Zerfall des Myelins, Phagocytose desselben durch Elemente der Mikroglia und nekrotische Erscheinungen an den Nervenfasern, die sich durch Fragmentierung und lokale Verdickung derselben charakterisieren. Als Reaktion der parenchymatösen Elemente zeigt sich eine Gliose mit starker Vermehrung der Astrocyten. Es treten wenig entzündliche Veränderungen auf, die durch eine relative Ansammlung lymphocytärer Elemente im Perivascularspatium gekennzeichnet werden. Eine Bindegewebsreaktion läßt sich im allgemeinen nicht feststellen.

Die Cyste selbst besteht aus Keimblatt und Cuticula und ist die acephale Form der Larve. Die Cuticula stellt die äußere Umhüllung der Cyste dar, ist im allgemeinen sehr fein und funktioniert als osmotische Membran. Im Laufe der weiteren Entwicklung erfährt sie eine Verdikkung durch Bildung neuer Schichten. Die Keimschicht (Germinativa) ist ein Zellsyncytium, an dem sich die in der Blase enthaltenen Scolices festsetzen und durch Nistung zur weiteren Bildung von Cysten im Inneren der Blase führen können. Jeder Scolex, der sich frei in der Larve befindet, kann zur Bildung neuer Parasiten führen, sobald er keimfähig ist und auf ein seinen Lebensbedingungen entsprechendes Gewebe fällt. Durch sekundäre Infektion der Echino-

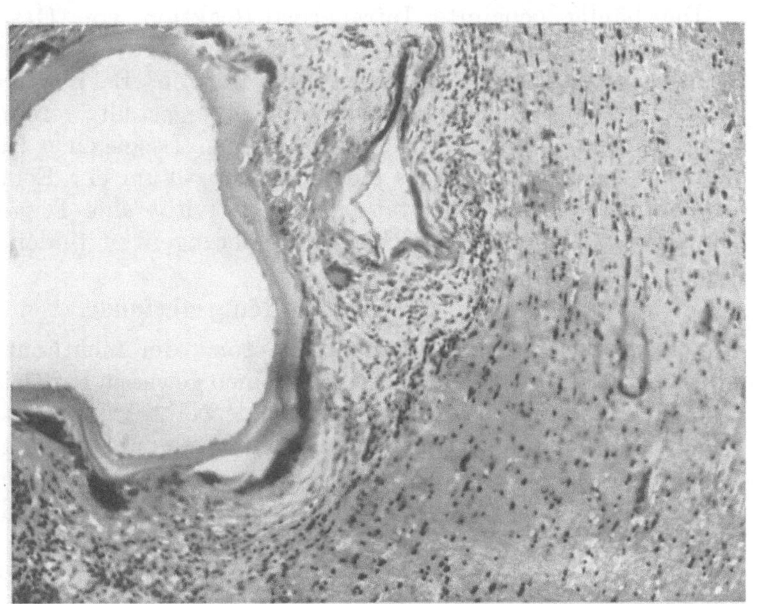

Abb. 15. Infiltratzellen in der Nähe der Echinokokkenblase.

kokkenblase kann es zur Bildung eines Abscesses kommen (OBRADOR), der sich nur durch seinen Inhalt, der von Resten der Cyste gebildet wird, von den nichtparasitären unterscheidet.

d) Symptome.

Im Anfangsstadium verläuft die Krankheit symptomlos. Im Laufe der weiteren Entwicklung treten die Zeichen einer langsam wachsenden Geschwulst, die anfänglich ohne intrakranielle Drucksteigerung verläuft, auf. Es können also motorische Ausfälle, im Sinne einer Parese, sensible Störungen wie Hyperaesthesien oder Hypaesthesien oder Reizerscheinungen in Form einer Jackson-Epilepsie auftreten, Symptome, die also keinesfalls irgendwie charakteristisch sind. Die Entwicklung der Krankheitszeichen hängt vom Alter des Patienten ab, und während obiges für den Erwachsenen zutreffend ist, kann bei Kindern häufig ein zweistufiger Verlauf eintreten. Die erste Phase im Sinne des oben Beschriebenen würde sich bis zur Öffnung der Schädelnähte erstrecken, worauf sich nach Minderung des intrakraniellen Drucks die Symptome zurückbilden, um später, nach weiterem Wachstum des Parasiten, wieder aufzutreten. Aufgrund der Statistiken läßt sich eine Reihenfolge der Häufigkeit der Symptome aufstellen, anhand derer die Zeichen einer intrakraniellen Drucksteigerung im Vordergrund stehen. So wird von einigen Autoren die Stauungspapille als ein Zeichen beschrieben, welches sich bei allen Fällen fand. In 50—60% aller Fälle konnten ein beidseitiger feinschlägiger Tremor,

Paresen, Kleinhirnsyndrome, Hypotonie und eine Hemianopsie festgestellt werden. Bei einem Drittel aller Fälle lagen eine Herabsetzung des Allgemein- und Ernährungszustandes, ein positives MacEwensches Zeichen (Perkussionsscheppern) und Atrophie des N. opticus vor. Im allgemeinen zeigt die Krankheit keine psychischen Syndrome und unterscheidet sich dadurch von den Tumoren gleicher Lokalisation.

Zusammenfassend kann gesagt werden, daß die Echinokokkose des Großhirns keine charakteristischen Zeichen aufweist. Bei Patienten aus endemischen Gebieten, die eine intrakranielle Drucksteigerung und diffuse neurologische Symptome aufweisen, die auf die Beeinträchtigung großer Hirnareale hinweisen, ist ein gewisser Anhalt für die Natur des Prozesses gegeben.

e) Laborbefunde.

Die häufig genannte Intradermal-Reaktion von Casoni und die Komplementbindungsreaktion von Lorenz-Ymaz-Ghedini geben keinesfalls sichere Anhaltspunkte für das Vorhandensein eines cerebralen Parasiten. Bei positivem Ausfall dieser Reaktionen kann nur eine Wahrscheinlichkeitsdiagnose gestellt werden, während ihre Negativität den Ausschluß der Krankheit nicht erlaubt. Desgleichen ist die Eosinophilie des Blutes oder des Liquors keineswegs ein Charakteristikum der Echinokokkose und ebensowenig ein Befund, dessen Positivität oder Negativität eine Diagnose ermöglicht. Im Liquor sind keinerlei charakteristischen Veränderungen zu finden.

f) Röntgenbefunde.

Obwohl die röntgenologischen Symptome der nichtkontrastierten Radiologie keinesfalls typisch sind, ermöglichen sie doch einen gewissen Hinweis auf die Natur des Prozesses. Man findet bei Kindern häufig klaffende Nähte. Eine lokale Arrosion des Knochens, wobei die Tabula interna sich stark der externa nähert, gelegentlich auch der Durchbruch beider Tabulae, weisen durch ihr Vorhandensein auf die mögliche Natur des Prozesses hin. Ein weiterer Befund ist die asymmetrische Makrocephalie, die sich allerdings nur bei Kindern findet.

Bei Erwachsenen gibt es kein Bild, das die Diagnose ermöglicht, denn die Zeichen einer intrakraniellen Drucksteigerung (Zunahme der Impressiones digitiformes, Sekundärsella usw.) sind dieselben, auf die wir bei jeder Verlagerung der Liquorabflußwege stoßen. Ein Seltenheitsbefund ist die Darstellung einer teilweise verkalkten Cyste.

Der Befund bei **Arteriographie** ist ein durchaus typischer. Es findet sich eine starke Verdrängung der Gefäße, die einen avasculären Tumor, wie mit dem Zirkel gezogen, umspannen. Diese, von Obrador „Spinnbeingefäße" genannten Arterien charakterisieren sich durch ihren durchgehend gleichmäßigen Durchmesser und ihren bogenförmigen Verlauf. Es entsteht dadurch der Eindruck eines enormen, meist kugelförmigen Tumors, der ein Charakteristikum der Echinokokkose des Großhirns darstellt.

Sowohl **Encephalographie** als auch **Ventrikulographie** sind kontraindiziert. Erstere aus Gründen der intrakraniellen Drucksteigerung, letztere wegen der Gefahr der unwissentlichen Punktion des Parasiten und der darauffolgenden sekundären Aussaat. Beide Methoden können nur röntgenologische Zeichen einer Massenverschiebung und einer Ventrikelerweiterung geben, in den seltensten Fällen aber einen Hinweis auf die eigentliche Diagnose liefern. Wenn bei der Ventrikulographie versehentlich die Cyste punktiert wurde, so stellt sich diese dar, während die normale Darstellung der Gehirnkammern fehlt.

Im **Elektroencephalogramm** zeigt sich eine Abnahme der bioelektrischen Hirnaktivität über dem Areal des Parasiten, welches von einem „Wall" von Deltawellen umgeben ist. Recht häufig finden sich, als Ausdruck der Massenverschiebung, kontralaterale Reizfoci, die einesteils verwirrend wirken, anderenteils den Verdacht auf einen großen Tumor mit enormer Verlagerung des Hirns erwecken.

g) Diagnose und Differentialdiagnose.

Wie bereits oben gesagt, ist die Diagnose des Echinokokkenbefalls des Großhirns, wenn zwar nicht unmöglich, so doch sehr schwierig. Im großen und ganzen kann sie nur gestellt werden, wenn es sich um einen Patienten aus einem endemischen Gebiet handelt, oder wenn ein vorheriger Befall der Leber oder der Lunge bekannt ist. Als hauptsächlichste Differentialdiagnosen kommen die anderen parasitären Erkrankungen des zentralen Nervensystems in Frage, wie auch die gutartigen Geschwülste, die mit Cystenbildung verlaufen.

Die genaue vorherige Diagnose ist nur durch die Arteriographie möglich, die durchaus charakteristische Bilder liefert. Wie aus dem eingangs über die Häufigkeit dieser Krankheit Gesagten hervorgeht, muß bei Kindern und in endemisch verseuchten Ländern der Verdacht auf Echinokokkenbefall bei jedem langsam fortschreitenden Tumorsyndrom in den Vordergrund gerückt werden.

h) Behandlung.

α) Konservativ.

Die konservative Behandlung der Echinokokkose des ZNS hat durchweg den Tod des Patienten aufgrund der intrakraniellen Drucksteigerung zur Folge. Die Versuche, die bis jetzt unternommen worden sind, um bei zufälliger Punktion der Cyste ein Rezidiv durch biologische Behandlungsmethoden zu verhindern, haben bisher zu keinem Resultat geführt. Diese Behandlung wird mit Extrakt von Echinokokkencysten vorgenommen, welches subcutan gespritzt wird.

β) Chirurgisch.

Die einzige Behandlungsmethode, die zu irgendwelchen Erfolgen geführt hat, ist die operative. Von den verschiedenen Methoden hat sich bis heute die von DOWLING 1929 entwickelte als die der Wahl erwiesen. Die Punktion der Cyste unter Absaugung der in ihr enthaltenen Flüssigkeit und spätere Auffüllung mit Formol, Lugol oder Zenkerscher Lösung hat sich als nicht genügend sicher erwiesen. Die von dem argentinischen Neurochirurgen entwickelte Operationsweise ist gleichzeitig auch diejenige, die den Besonderheiten dieser Krankheit (Massenverschiebung, Drucksteigerung) die größte Rechnung trägt. Nach Eröffnung des Schädels in der üblichen Weise unter Anlegung eines genügend großen Knochenlappens und breiter Eröffnung der Dura wird eine kleine corticale Incision angelegt und anschließend die „Geburt" der Cyste herbeigeführt. Unter größtmöglichster Schonung des umliegenden Gewebes durch Abdeckung mit Watte wird die Echinokokkenblase durch Umspülen mit physiologischer Kochsalzlösung langsam aus ihrem Lager gehoben. Dadurch kann sich das normale Druckverhältnis innerhalb des Schädels während einer fast physiologisch zu nennenden Rückverschiebung der Gewebemassen wiederherstellen. Mit dieser Methode operierte Patienten haben, soweit sich heute die Statistiken überblicken lassen, in mehr als zwei Drittel aller Fälle ihre vorherige Tätigkeit aufnehmen können und dürfen als definitiv geheilt angesehen werden. ARANA führt die Dowlingsche Operation mit einer kleinen Variante aus: Durch ein Bohrloch wird der Ventrikel der gesunden Seite punktiert, und nach Eröffnung der Knochenbresche, Dura und des Cortex wird unter langsamem Injizieren von körperwarmer physiologischer Kochsalzlösung der Druck in der Seitenkammer vorsichtig erhöht. Durch die so entstehenden veränderten hydraulischen Verhältnisse wird die Cyste langsam aus ihrer Loge gleichsam herausgehoben. Beide Verfahren, sowohl das Dowlingsche als auch das Aranasche sind wegen der schonungsvollen Behandlung der Gehirnmassen als Methoden der Wahl anzusehen. Die Wiederherstellung der physiologischen Funktionen nach der Operation ist eine außerordentlich schnelle und ermöglicht eine rasche Entlassung des Patienten. Solange die Cyste unverletzt entfernt wurde, besteht keine Gefahr eines Rezidivs.

Sollte sich zufällig während der Operation die Cyste geöffnet haben, so ist als weiteres Verhalten eine möglichst weitgehende Beseitigung der in der Cystenflüssigkeit enthaltenen und auf das Gewebe gefallenen Scolices durch Ausspülung der Blasenhöhle und eventuelle Instillation von 1%iger Formollösung zu empfehlen. Aber auch auf diese Art läßt sich ein Rezidiv kaum vermeiden.

Unter Umständen bleiben Reste der Cuticula, die sich während der Operation abgelöst haben, liegen, deren Übersehen zur sekundären Infektion und Absceßbildung führen kann.

i) Prognose.

Der Verlauf der unbehandelten Echinokokkose des Großhirns führt unter zunehmenden Druckerscheinungen und neurologischen Ausfällen zum Tode des Patienten. Die Prognose der Krankheit hat sich nach Einführung der Dowlingschen Operationsmethode sehr gebessert, und man kann heute mit Fug und Recht von bedeutenden Heilungsaussichten der Patienten sprechen, die sich nach der Operation fast alle in vollem Maße ihrer vorher ausgeübten Tätigkeit wieder widmen können. Die Prognose nach erfolgtem Rezidiv ist, soweit dieses früh genug erkannt wird, genau so günstig oder ungünstig wie die der primären Echinokokkose.

3. Die Echinokokkose der Wirbelsäule.

a) Infektionsweg.

Genau wie bei der Echinokokkose des Großhirns lassen sich hier ein primärer und ein sekundärer Befall unterscheiden. Beim primären handelt es sich um eine hämatogene Infektion mit Absiedlung des Parasiten in den kleinen Gefäßen der Spongiosa des Wirbelkörpers, bei der sekundären meist um eine Invasion aus der Nachbarschaft oder um die durch Ruptur einer Cyste hervorgebrachte sekundäre Aussaat.

b) Häufigkeit.

Nach der von Ivanissevich 1934 erhobenen Statistik, die auf über 400 Fällen fußt, beträgt die Häufigkeit des Knochenbefalls als solche etwa 2% aller Echinokokkosen, von denen etwa 50% in der Wirbelsäule lokalisiert sind. Bei dieser besonderen Art der Echinokokkose werden Männer im Verhältnis von 3:2 häufiger als Frauen befallen, meist in einem Alter zwischen 21 und 30 Jahren (etwa 31%). Es sind Erkrankungen zwischen der Altersgrenze von 6—75 Jahren beschrieben worden. Im allgemeinen stammen die Patienten aus einer landwirtschaftlichen Umgebung, wo die Infektionsmöglichkeiten die größten sind.

c) Pathologie.

Bei Erkrankungen des Knochens handelt es sich um eine diffuse infiltrative, mikrovesiculär-policystische Läsion, die sich in 54% aller Fälle in der Brustwirbelsäule findet und meistens im Wirbelkörper selbst lokalisiert ist.

In Häufigkeit des Befalls folgen Lendenwirbelsäule, sacrale Wirbelsäule und Halswirbelsäule. Die häufigste Komplikation (bei 84% aller Fälle) ist der Durchbruch der Corticalis unter Bedrohung des Rückenmarks oder die Invasion des Rippenbogens (38%) (Devé).

Frühe pathologische Untersuchungen sind selten, da die Krankheit benigne verläuft und in diesen Stadien fast immer asymptomatisch ist. Daher ist es nur möglich, anhand fortgeschrittener Fälle den Hergang zu rekonstruieren. Das Aussehen der Wirbel variiert makroskopisch je nach Ausdehnung des Prozesses. Die Spongiosa hat ihre rosige Färbung verloren, und die Knochenbälkchen sind durch die mechanische Wirkung der unilokulären Mikro-Acephalocyste zerstört.

Die Reaktion auf das beginnende Wachstum des Parasiten im Knochen ist am besten mit einer sog. „kalten Entzündung" zu vergleichen, also einer rein mechanischen

Zerstörung der Knochenstruktur, ohne periostale hyperostotische Veränderungen. Dieses von den üblichen Knochenzerstörungen so abweichende Bild ist durch die mechanische Einwirkung der Cyste bestimmt, zu welcher später eine geringe toxisch-cytolytische Wirkung des Parasiten kommt, und die osteoklastische Aktivität der Phagocyten, die durch den Druck, den die Larve ausübt, hervorgerufen wird. Die physische Einwirkung der Parasiten führt zur Arrosion und Zerstörung der Knochenbälkchen und dadurch zur Kompression vasculärer und nervöser Elemente, die Ischämie und Nekrose des Gewebes zur Folge haben. Die Corticalis kann für lange Zeit unberührt bleiben, wird aber in fortgeschrittenen Fällen in den Zerstörungsprozeß mit einbegriffen. Dasselbe kann der Fall mit den Bandscheiben und dem Bänderapparat der Wirbelsäule sein, wobei dann benachbarte Strukturen (Gelenke, Rückenmark) in Mitleidenschaft gezogen werden. Als Reaktion auf diese Invasion der Nachbargebiete können eine Pachymeningitis, Wurzel- und Rückenmarkskompression auftreten, oder aber der Parasit dehnt durch seinen Durchtritt den Wirbelkanal und die Wirbellöcher aus. Das Fortschreiten des Prozesses ist im allgemeinen ein langsames, allerdings wird aber über einen Fall von akuter Querschnittslähmung in der Literatur berichtet.

Im Verlauf besteht die Möglichkeit der Infektion mit darauffolgender Absceßbildung, bei der man dann einen fibrösen Sack mit trübgelblichem, flüssigem Inhalt vorfindet, der Chitinmembranen, Tochtercysten, Sequester und große Mengen Cholesterol enthält. Entgegen dem Verhalten der tuberkulösen Abscesse sucht der parasitäre keinen Weg zur Ruptur oder Fistel. Eine andere Komplikationsmöglichkeit wird durch die pathologische Fraktur des Wirbelkörpers, die sehr selten ist und im allgemeinen asymptomatisch verläuft, gegeben.

Die Wirbelkörper können im vorderen, hinteren oder seitlichen Abschnitt befallen werden. Da die Parasiten den Wirbelkanal sekundär erreichen, werden häufig auch Wirbelbogen und Rippe mit einbezogen. Im großen und ganzen handelt es sich um Einzelcysten, während multiple einen Seltenheitsbefund darstellen.

d) Symptomatologie.

In frühen Stadien verläuft die Krankheit asymptomatisch, führt im Laufe von Monaten aber zu Zeichen einer Wurzel- oder Rückenmarkskompression. Man unterscheidet die Initialsymptome nach Durchbruch der Corticalis, in Form des Radikulärschmerzes, der durch Husten und Anstrengungen verstärkt wird, von der langsam auftretenden spastischen oder flacciden Paraplegie, die als fast konstantes Zeichen das klinische Stadium kennzeichnet. Dazu können sich noch Sphincterstörungen gesellen, je nach Ausdehnung der Kompression.

e) Diagnose und Differentialdiagnose.

Während des präklinischen Stadiums (Absiedlung im Knochen und erstes Wachstum) ist die Affektion asymptomatisch und stellt einen Zufallsbefund bei Röntgenuntersuchungen dar. In der weiteren Entwicklung kommt es dann zu Symptomen, wenn der Wirbelkörper durchbrochen ist, welche aber keineswegs diagnostisch sind. Die Diagnose kann anhand der ländlichen Herkunft des Patienten, der langsamen Evolution und der gleichzeitigen Wirbelkörperläsion eventuell gestellt werden. Die Laboratoriumsbefunde tragen in keiner Weise zur Diagnose bei, die eigentlich nur anhand der *röntgenologischen Untersuchung* gestellt werden kann. Das Auftreten einer alveolären osteolytischen Läsion mit deutlichem Entkalkungsschatten ohne osteogenetische noch periostale Reaktion charakterisiert das Röntgenbild der Wirbelkörperechinokokkose.

Als hauptsächlichste differentialdiagnostische Fragen treten die Wirbelkörpertuberkulose und Knochentumoren in den Vordergrund. Der Pottsche Absceß findet sich meist bei Kindern und Jugendlichen, bevorzugt die Halswirbelsäule und zieht sowohl Knochen als Gelenk in Mitleidenschaft. Die Schmerzen, die Zeichen und Symptome einer Systeminfektion, sowohl als auch die weitere Entwicklung zum migratorischen

Absceß und zur Fistel kennzeichnen dieses Krankheitsbild. Die radiologischen Charakteristika können deutlich abgegrenzt werden, da frühzeitig eine osteogenetische Reaktion, eine periostale Verdickung und eine Invasion des Gelenks vorliegen.

Sowohl Chondrom als auch Hämangiom können ein der Echinokokkose ähnliches Bild aufweisen. Der Riesenzelltumor des Wirbelkörpers bietet praktisch keine Anhaltspunkte zur Abgrenzung von der Parasitose. Wirbelkörpermetastasen lassen sich verhältnismäßig leicht durch die Vorgeschichte des Patienten unterscheiden.

f) Behandlung.

α) Konservativ.

Bei dem langsamen Fortschreiten der Symptome ist man geneigt, eher einer konservativen Behandlungsmethode nachzugehen, ein Fehler, der meist auf eine falsche Diagnose zurückzuführen ist. Die bei der Echinokokkose des Großhirns bereits genannte biologische Behandlungsmethode von Calcagno zeitigt bei dem Wirbelkörperbefall zumindest eine Erleichterung des Radikulärschmerzes, ändert aber keinesfalls die Prognose, noch verhindert sie das Fortschreiten der Läsion.

β) Chirurgisch.

Bei korrekter Diagnose läßt sich an eine chirurgische Behandlung denken, deren Zweck die Curettage der Knochenläsion und Ausräumung des Parasiten ist. Da bei dieser Behandlung meist die Cysten zerstört werden und es zu einer sekundären Aussaat kommt, sind die Resultate, trotz anfänglich verheißungsvoller Erfolge, recht schlecht. Nach der Operation tritt eine relativ schnelle Erholung der gestörten Funktionen ein, da es sich um eine gutartige, langsam wachsende Läsion handelt. Das Rezidiv tritt aber nach mehr oder minder kurzer Zeit ein.

g) Prognose.

Die Prognose ist trotz der Gutartigkeit der Erkrankung und ihrem langsamen Fortschreiten schlecht. Im Verlauf der Krankheit kommt es nach anfänglichen Radikulärschmerzen allmählich zur Paraplegie, und der Patient erliegt im allgemeinen einer interkurrenten Infektion.

IV. Parangonimiasis.

Von

P. Brandt.

1. Allgemeines.

Plathelminthae: Trematodae: Troglotremidae: Parangonimidae: Parangonismus Ringeri. (Cobbold 1880.)

Der Parangonismus ist ein Parasit der Lunge, wo man ihn nach erfolgter Absiedlung eingekapselt findet. In seiner Form und Größe ähnelt er einer Kaffeebohne und mißt 8—16 mm in der Länge, 4—8 mm in der Breite und im Durchmesser 3—5 mm. Die Färbung variiert etwas, ist im allgemeinen aber rostbraun. Der Körper des Lungenegels, der eiförmig ist — vorn etwas mehr abgerundet als hinten —, ist mit kleinen, sägezahnartigen Widerhaken versehen. Am vorderen Pol findet sich ein Saugnapf, an dem ein blind endender Verdauungsapparat mündet, an der ventralen Seite ein weiterer Saugnapf, an dessen hinterem Rand sich der Genitalporus öffnet. Der Parasit besitzt einen zweigeschlechtigen Sexualapparat. Die Reizung der Bronchien und die Schleimsekretion, die durch den Parasiten hervorgerufen werden, sichern die Fortpflanzung insofern, als die abgelegten, unreifen Eier im Auswurf des Patienten ins Freie gelangen. Die braunrötlichen Ovae, mit einem Operkel versehen, sind zwischen 85 und 120 μ lang und messen zwischen 50 und 67 μ im Durchmesser. Um ausreifen zu können, müssen sie ins Wasser kommen, wo nach 16 Tagen bis mehreren Wochen die Eier ausreifen und Miracidien frei werden. Diese suchen einen Molusken (Melania) auf, in dessen Körper sie eindringen. Dort bilden sich Sporocyten, die in den hepatopankreatischen Apparat des ersten Zwischenwirts einwandern, wo sich die Umwandlung über Rediae zu Cercariae vollzieht. Die Cercarie, eine besondere Zwischenform in der Entwicklung, ist mit einem Stachel ausgerüstet. Nach Verlassen des ersten Zwischenwirts sucht die Cercarie ein Süßwasserschalentier, das als zweiter Zwischenwirt dient. In dessen Muskeln und inneren Organen wächst die Larve in 42—54 Tagen zur reifen Metacercarie aus, die dann den definitiven Wirt erreicht. Bei der Nahrungsaufnahme, wobei die infizierten Schalentiere in rohem oder halbrohem Zustand genossen werden, werden die Metacercarien frei, die dann aktiv die Magendarmwände durchdringen und von der Bauchhöhle durch das Zwerchfell in die Lungen einwandern, wo sie sich zu erwachsenen Parasiten entwickeln. Dieser Evolutionsweg des Parasiten ist allerdings noch nicht in allen seinen Phasen völlig gesichert. Im Gewebe beträgt die durchschnittliche Lebensdauer des Parasiten etwa 6 Jahre.

Der Lungenegel kommt hauptsächlich in Ostasien (Japan, Korea, China, Formosa, Indochina, Philippinen, Neuguinea, Salomonen, Indien), auch in Süd- und Mittelamerika (Peru, Ecuador, Venezuela, Mexiko) und in Afrika (Belgisch-Kongo) vor. In Japan, Korea und Nordchina ist die Krankheit sehr häufig. Man spricht für Gesamtkorea von einem Befall von 7,4% der Bevölkerung, der in einigen Teilen des Landes sogar bis 50% betragen soll. Dieser hohe Befall ist erklärlich, wenn man die Ernährungsgewohnheiten der Bevölkerung berücksichtigt, die weitgehendst von Schalentieren, die häufig roh genossen werden, leben. Viele der Metacercarien sterben im Magendarmtrakt, aber die häufig wiederholten Infekte führen zur Lungenparangonimiase (endemische Hämoptoe, pulmonale Distomiasis). Massive Infekte führen zu ektopischen Läsionen im Abdomen und Becken, Bauchhüllen, im Retroperitonealraum, Scrotum, inneren Genitalien, Mediastinum, Hals, Lymphknoten oder periorbitärem Gewebe.

Der Parangonimus befällt hauptsächlich Menschen, kommt aber auch häufiger bei Hunden, Katzen und Schweinen vor. Er führt zu einer Lungeninfiltration mit charakteristischen Läsionen. Als typisches Zeichen gelten der Husten und die im Auswurf vorkommenden Eier, anhand deren die Diagnose gestellt wird. Es empfiehlt sich, die Ovae des Parasiten auch im Stuhl zu suchen. Öfters kommt es zur Arrosion eines kleineren Gefäßes, die sich am blutigen Sputum erkennen läßt. Die abdominalen Formen der Parangonimiase sind wenig charakteristisch.

Die Behandlung mit Emetin und Prontosil hat relativ gute Heilungsaussichten. Beide Medikamente, sowohl einzeln als auch zusammen, führen zu einem Absterben der Parasiten, ausschlaggebend für die Evolution aber sind die bereits vorhandenen Schädigungen und ihre Anzahl. Dadurch ist die Prognose in großen Zügen festgelegt. Sie ist relativ schlecht, eine restitutio ad integrum ausgeschlossen und der Verlauf durch die Verhütung weiterer Infekte und Stützung des geschädigten Organismus bestimmt.

2. Neurologisch-Neurochirurgisches.

a) Infektionsweg.

Während seiner frühen larvären Phase kann der Lungenegel bei massiv infizierten Patienten aus dem Thorax entlang der Bindegewebsräume, die die Gefäße und Nerven umgeben, in das ZNS einwandern. An seiner definitiven Lokalisation angelangt, reift der Parangonimus aus und deponiert an Ort und Stelle seine Eier, allerdings ist es fraglich, ob der Parasit tatsächlich immer bis ins Gehirn gelangt, da sein Nachweis bisher nur in 4 Fällen gelang. Die Hypothese, die die Anwesenheit des Parasiten im Gehirn zur Voraussetzung hat, wurde von YOGOKAWA (1921) aufgestellt, der annahm, daß der Parangonimus im Gewebe abstürbe und sich aufgrund nekrobiotischer Phänomene auflöse. Andere Autoren nehmen an, daß die Eier von erwachsenen Parasiten auf hämatogen-embolischem Wege in das ZNS gelangen.

b) Häufigkeit.

Bei der Parangonimiase des ZNS handelt es sich um eine seltene Erkrankung, von der bisher 165 Fälle bekannt sind. In Japan, Korea und Formosa, wo die Allgemeinerkrankung aufgrund der Ernährung mit Schalentieren endemisch ist, sollen bis 50% der Bevölkerung Befall mit Lungenegeln aufweisen, der sich zu 80% auf das männliche Geschlecht verteilt. Die Erkrankung ist weitaus häufiger in der Jugend, und 76% aller Fälle stehen im Alter unter 20 Jahren.

c) Pathologie.

Der ausgewachsene hermaphroditische Parasit wird nur äußerst selten im ZNS gefunden, da er wie Yogokawa annimmt, im Gewebe abstirbt und zerstört wird, während seine Eier, die nach Ansicht anderer Autoren auf embolischem Wege ins Parenchym gelangt sind, häufig im Innern der sich bildenden Cysten zu finden sind. Viele der Ovae sind der Auflösung nach ihrem Absterben unterworfen, aber ihr Nachweis gelingt in fast allen Fällen.

Die Läsionen, von denen sich 3 Typen unterscheiden lassen, werden häufig von unspezifischen entzündlichen Vorgängen an den Hirnhäuten begleitet. Die hauptsächlichsten Lokalisationen sind Cortex und Subcortex, obwohl auch gelegentlich Absiedlungen in der inneren Kapsel, Basalganglien, Ventrikel, oder im Kleinhirn vorkommen. Histologisch finden sich

1. exsudative Reaktionen als Antwort auf die erfolgte Infektion. Es handelt sich um eitrige Exsudate, die in großer Zahl Ovae, Makrophagen, Riesenzellen und Granulocyten enthalten. Die Anzahl eosinophiler Granulocyten ist weniger auffallend als bei der Schistosomiasis, wahrscheinlich weil die allergischen Phänomene, da es sich um nicht embryonierte Eier handelt, geringer sind;

2. granulomatöse und cystische Läsionen, die entweder auf die erfolgte Migration und Zerstörung des Parasiten in situ, oder als sekundäre Erweichungsherde zufolge einer Thrombose mit Ovae aufzufassen sind. Sie bestehen aus einem nekrotischen Kern, häufig käsigen Aussehens, in welchem sich Eier finden. Diese zentrale Masse von Zellresten wird von einer kollagenen Bindegewebskapsel eingeschlossen, die im weiteren Verlauf sehr dicht und relativ zellarm werden kann. An ihr können mit größter Sicherheit Eizellen des Parasiten nachgewiesen werden. Um die größeren Läsionen findet sich noch ein Ring chronischer unspezifischer entzündlicher Veränderungen, ab und an mit eosinophilen Zellnestern durchsetzt. Diese wenig charakteristischen Abscesse können verflüssigen, worauf eine weitere Imbibition mit Flüssigkeit stattfindet, die zu Hirndruckerscheinungen führen kann. Als weniger häufige Möglichkeit können diese Abscesse verkalken.

3. Kleine Fremdkörpergranulome sind von einem konzentrischen Ring fibroblastischer Lamellen umgeben, die sich durch ihren Inhalt von Riesenzellen mit Eiresten charakterisieren. Sie sind viel kleiner als die vorgenannten Läsionen und können mit der Zeit zu zell-losen Knötchen dichten kollagenen Bindegewebes verheilen.

d) Symptomatologie, Diagnose und Differentialdiagnose.

Die Symptome der Parangonimiase des ZNS sind keineswegs typisch und können die verschiedensten Krankheitsbilder vortäuschen. So können Infekte als raumfordernde intrakranielle Prozesse, Hirnblutungen, Embolien, Meningoencephalitiden, Abscesse usw. auftreten. Sind solche Symptome bei Kindern und Jugendlichen männlichen Geschlechts aus einem endemischen Gebiet vorhanden, sollte als Verdachtsdiagnose die Parangonimiase in den Vordergrund gerückt werden. Das Auffinden von Ovae in Sputum, Stuhl oder, wenn auch nur in ganz seltenen Fällen, im Liquor, sind diagnostisch. Allerdings schließt ihr Fehlen den Befall des ZNS mit Lungenegeln nicht aus. Der Liquor zeigt die Allgemeinveränderungen einer Entzündung, ebenso das Blut.

Durch das Fehlen charakteristischer Merkmale entstehen Schwierigkeiten, die die Diagnose in nicht endemischen Gebieten fast unmöglich machen. Als Differentialdiagnose kommen die oben angeführten Prozesse in Betracht, die sich nur bei Nachweis des Parasiten sicher voneinander abgrenzen lassen.

e) Behandlung.

α) *Konservativ.*

Die klinische Behandlung der Parangonimiase scheint bei leichteren Fällen eine relativ aussichtsreiche zu sein, da die Läsionen außerdem eine natürliche Tendenz zum Abheilen aufweisen. Sie geschieht am sichersten mit Antimon-Präparaten, die, wenn sie auch nicht eine völlige Abheilung, so doch das Absterben der Parasiten zur Folge hat und weitere Absiedlungen verhindert.

β) *Chirurgisch.*

Die chirurgische Behandlung ist wenig aussichtsreich, da die multiplen und diffusen Herde eine völlige Ausräumung derselben nicht erlauben.

f) Prognose.

Der Verlauf der Krankheit ist häufig ein protrahierter (bis zu 2 Jahren), und es lassen sich Remissionen feststellen. Trotzdem ist die Prognose eine ungünstige, da die Abheilung eine relativ seltene Entwicklung zu sein scheint.

V. Coenurose.

Von

P. BRANDT.

Plathelminthae: Cestodae: Cyclophyllideae.
Taenia multiceps (LESKE 1780).

1. Allgemeines.

Bei diesem Bandwurm handelt es sich um einen Parasiten des Hundes, der etwa 40—60 cm Länge erreicht. Der Kopf ist birnenförmig und etwa 0,8 mm lang. Durch eine doppelte Hakenkrone, die aus 22—32 kleinen Häkchen besteht, verankert sich der Wurm im Darm. An den Kopf schließen sich die einzelnen Segmente an, zuerst relativ schmale, längliche, die auf etwa 15—20 cm vom Kopf viereckig werden. Nur die letzten 12—15 Proglottiden werden reif und messen 8—10 mm in der Länge und 3—4 mm in der Breite. In ihnen findet sich ein Uterus, medial gelegen, mittlerer Länge mit 16 bis 26 Ästen auf jeder Seite, die wenig verzweigt fast parallel verlaufen. Darin sind die Embryophoren enthalten, mehr oder weniger kugelförmig und von 31—36 μ Durchmesser. Diese Embryophoren werden vom Zwischenwirt, als welche in erster Linie Schafe, aber auch Ziegen, Gazellen, Antilopen, Pferde, Makakken und Menschen in Frage kommen, aufgenommen. In deren Darm vollzieht sich die Umwandlung zur Oncosphäre, die dann durch die Darmwände in die Blutgefäße einwandern. Von dort werden sie in das ZNS eingeschwemmt, wo sich die Larve endgültig entwickeln kann. Die häufigsten und auch obligaten Zwischenwirte sind Pferd und Schaf, bei denen der Befall durch die Coenurus genannte Larve typische Symptome hervorruft.

Der endgültige Wirt ist der Hund, seltener der Wolf, der durch den Genuß von infizierten Hirnen die Larve aufnimmt, die sich dann im Darm zum Parasiten auswächst.

Beim Coenurus handelt es sich um eine cystische Larvenform aus Cuticula und Membrana germinativa bestehend. Vom Keimblatt aus wachsen multiple Scolices in die Blase ein. Auffallend ist der Tropismus der Larve zum Hirn ihrer Zwischenwirte Schaf und Pferd. Gerät sie in das ZNS anderer Tiere, kommt die Larve nicht zu einem regulären Wachstum und entartet. Der Befall des Menschen durch Coenuren ist äußerst selten. Die Prognose ist eine schlechte, da eine spezifische Therapie unbekannt ist. Näheres siehe im folgenden Abschnitt.

2. Neurologisch-Neurochirurgisches.

a) Infektionsweg.

Die Infektion des ZNS durch Larven der Taenia multiceps findet auf dem Blutwege statt. Da es sich um Zufallsbefunde handelt, da der Mensch nicht einer der normalen Träger dieser Parasiten ist, läßt sich Näheres nicht mit Bestimmtheit sagen.

b) Häufigkeit.

Es handelt sich bei der Coenurose des ZNS um eine äußerst seltene Krankheit, von der bis heute 13 Fälle in der Literatur bekannt sind.

c) Pathologie.

Die Lokalisation der Parasiten im ZNS scheint eine äußerst verschiedene und diffuse zu sein, und es werden, je nach Lagerung derselben, Fälle mit Invasion der Meningen und der Basalzisternen (2 Patienten), des nervösen Parenchyms (2 Patienten), der Seitenventrikel (3 Patienten), der hinteren Schädelgrube (3 Patienten) und des Rückenmarks (3 Patienten) beschrieben. Makroskopisch finden sich multiple Cysten von etwa 5—15 mm Größe an den Meningen, in den Subarachnoidalräumen und Basalzisternen bis zu Reiskorngröße und im Parenchym solche, die etwa im Durchmesser einer Erbse gleichkommen. Die Hirnhäute und auch das Parenchym weisen eine Gefäßstauung auf. Trotz der eingangs genannten Lokalisationen handelt es sich um diffuse Läsionen, bei denen die gleichzeitige Absiedlung entweder in den Basalzisternen und Meningen oder Seitenventrikel und Rückenmark, die offenbar häufigste Kombination darstellt. Es kann hierbei zur Bildung eines bilateralen, symmetrischen Hydrocephalus kommen. Histologisch läßt sich eine starke meningeale Reaktion nachweisen, mit hauptsächlich lymphocytärer Infiltration der Hirnhäute, wobei das Fehlen eosinophiler Granulocyten auffällt. Bei Befall der Meningen haften die Cysten derselben manchmal wie Trauben an. Im Parenchym selbst lassen sich makroskopisch keine Reaktionen ablesen, während die histologische Untersuchung eine Wucherung der Astroglia, Riesenzellen und Siderophagen aufweist. In einem Fall fand sich eine riesige, mit über 200 Cysten angefüllte Höhle in den Basalkernen (Schwanzkern und Putamen).

d) Symptomatologie, Diagnose und Differentialdiagnose.

Es gibt keine Zeichen, die für die Coenurose des ZNS typisch wären. Meist treten Symptome einer Meningoencephalitis oder eines intrakraniellen, raumfordernden Prozesses auf, die völlig uncharakteristisch sind. Die Diagnose kann nur durch das zufällige Auffinden der Parasitenlarven bei einer Operation wegen Hirndrucksymptomen gestellt werden. Aber auch der Nachweis der Parasiten bei der Operation ist ein schwieriger, einesteils wegen der diffusen Läsion, andererseits aufgrund der morphologischen Veränderungen, die derselbe während seines Aufenthaltes im menschlichen Organismus erfährt. Als differentialdiagnostische Elemente sind andere Meningoencephalitiden auf parasitärer oder bakterieller Grundlage und raumfordernde intrakranielle Geschwülste abzuklären.

e) Behandlung.

α) *Konservativ.*

Eine spezifische Therapie ist nicht bekannt.

β) *Chirurgisch.*

Durch die diffuse Lokalisation des Parasiten ist mit der völligen Ausräumung desselben bei Operationen kaum zu rechnen.

f) Prognose.

Durch die Schwierigkeiten der Diagnose ist die Prognose stark beeinträchtigt, und die Mehrzahl der Fälle kommt ad exitum.

B. Pilze.

Von

P. BRANDT.

I. Aktinomykose.

1. Allgemeines.

Hyphomycetae: Microsiphonatae: Actinomycetae breviores. Actinomyces israeli (KRUSE 1896).

Von den Aktinomyceten sind heutzutage etwa 48 Arten bekannt. Charakteristisch für die Infektion mit diesen Pilzen ist der Eiter, der die sog. Drusen enthält. Diese sind unregelmäßig geformte Körner bis zu 150 μ Durchmesser, deren Farbe zwischen weiß oder hellgelb bis hellbraun, und in manchen Fällen bis schwarz schwankt. Werden diese Körner, die massenhaft im Eiter enthalten sind, mikroskopisch untersucht, so erweisen sie sich aus einem strahlenförmigen Kranz keulenförmiger Elemente aufgebaut, die einen scheinbar amorphen Mittelpunkt umliegen. Bei Schnitten zeigt sich dieser amorphe Kern aus eng beieinanderliegenden Mycelien bestehend. Je nach Vorkommen der keulenförmigen Elemente an den Drusen und ihrer Farbe, die bisweilen schwarz (Actinomyces paraguayensis) oder rötlich (Nocardia somaliensis, N. micetomae, N. argentinae) sein kann, werden die Pilze in die verschiedenen Arten unterteilt. Man kennt sowohl aerobe als auch anaerobe Stämme, von denen die ersten stets die Lungenaktinomykose hervorrufen. Die Anaeroben werden in Mundhöhle und Magendarmtrakt gefunden, wo sie, wie auch die aeroben in der Lunge, obligate Parasiten sind. Ihre Pathogenität entstünde erst bei Einschleppung in die Gewebe, und auch dort wirken sie nur dann krankheitsauslösend nach Meinung einiger Autoren, wenn sie gleichzeitig mit eiterbildenden Bakterien vorhanden sind. Es handelt sich bei den Aktinomyceten um ubiquitäre Parasiten, deren Wirt auch der Mensch ist, obwohl dessen Infektion selten eine Aktinomykose hervorruft.

Die durch den Actinomyces hervorgerufenen Läsionen sind mykotische Tumoren, die im Verlauf ihrer Entwicklung eine Nekrose und Erweichung unter Eiterbildung erfahren. Häufig kommt es dabei zur Bildung von Fisteln, durch die sich der charakteristische Eiter entleert. Die Aktinomykose rechnet zu den mykotischen Tumoren und tritt in einer cervico-facialen Form auf, die etwa 60% aller Fälle ausmacht. Weiterhin kennt man eine pleuropulmonale (13%), eine abdominelle (16%), eine zentralnervöse (2—4%) und eine cutane Form (4%). Die Krankheit kommt spontan zur Heilung, allerdings stellt diese Möglichkeit den Ausnahmefall dar. Sonst ist sie von langsam progredientem Verlauf und führt allmählich durch die ihr vergesellschafteten Mischinfektionen ad exitum. Als Mittel der Wahl verwendet man bei Behandlung der Aktinomykose Jodkalium am besten, bei alten Fällen am günstigsten mit einer gleichzeitigen chirurgischen Ausräumung des Tumors. Auch Antibiotici können zur Verwendung kommen, aber sie müssen erst auf ihre entwicklungshemmenden oder lytischen Eigenschaften an Kulturen der betreffenden Species untersucht werden, da die Sensibilität derselben enormen Schwankungen unterworfen ist.

2. Neurologisch-Neurochirurgisches.

a) Infektionsweg.

Es bieten sich drei verschiedene Infektionsmodi, von denen die hämatogene Aussaat mit metastatischer Abszeßbildung im ZNS weitaus die häufigste ist. Auf diese Art kommen etwa 60% aller Fälle zustande, und man glaubte, bei einigen einer primären Infektion gegenüberzustehen, da sich kein Herd, von dem die Aussaat ausgegangen war, finden ließ. Heutzutage wissen wir, daß die Heilung der aktinomykotischen Prozesse fast einer restitutio ad integrum gleichzustellen ist, und andererseits mikroskopische

Foci ausreichen, um die Absiedlung in anderen Geweben herbeizuführen. Weiterhin kommt die direkte Einwanderung des Strahlenpilzes längs den Nervenscheiden aus Hals-, Rachen- und Nasenraum öfters vor. In dem laxen Gewebe, das die Nerven bei ihrem Austritt aus der Hirnbasis begleitet, ist das Vordringen in den Gehirnschädel möglich und kommt öfter längs des N. olfactorius oder trigeminus vor. Sie führt zur Bildung von Abscessen oder Granulomen am Stirnhirn, in Sellanähe, am Ganglion Gasseri usw. Es ist auch eine Einwanderung längs der Eustachischen Röhre beschrieben worden, die aber als äußerst selten anzusprechen ist. Als dritte Möglichkeit besteht die Ausbreitung des Prozesses bei langdauernden Phlegmonen des Halsbereiches, die durch Arrosion der knöchernen Basis ins Schädelinnere gelangen, wo sie zu subduralen Empyemen und Sinusthrombosen führen.

b) Häufigkeit.

Die Aktinomykose des ZNS hat in ihrer Häufigkeit eine starke Abnahme erfahren, und wenn 1890 unter 100 Patienten mit Aktinomykose noch 6 eine zentralnervöse Absiedlung aufwiesen, so beträgt sie heute nur noch etwa 2% aller Fälle. Die Krankheit findet sich meistens bei Landbewohnern im Alter von etwa 20—30 Jahren und bevorzugt nur unwesentlich das männliche Geschlecht gegenüber dem weiblichen.

c) Pathologie.

Es lassen sich 2 Arten von pathologischen Veränderungen klar voneinander trennen: 1. der Absceß mit mehr oder weniger flüssigem Inhalt, 2. die entzündlichen Vorgänge an den Hirnhäuten mit diffuser Beteiligung beider Häute und Bildung eines subduralen Empyems. Bei den Abscessen handelt es sich um scharfbegrenzte Eiterhöhlen, die haupt-

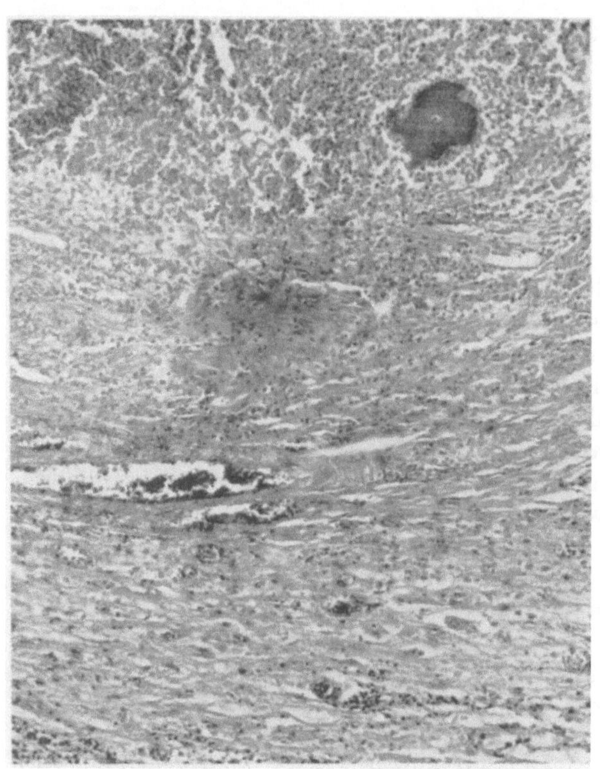

Abb. 16. Aktinomykotisches Granulom.

sächlich rundkernige Entzündungszellen, randständige phagocytische Fettkörnchenzellen und nekrotische Hirnsubstanz enthalten. Dazwischen finden sich die typischen Actinomycesdrusen eingestreut und zahlreiche große, chromatinarme, mit Kern versehene Zellen. Da häufig die Infektion nicht allein durch Actinomycesstämme, die öfter nur wenig pathogen sind, sondern durch sekundär beigemengte eitererregende Bakterien hervorgerufen wird, ist es schwierig, allein mikroskopisch den Prozeß als durch den Strahlenpilz hervorgerufen zu erkennen. Nur allzuoft entgeht dem Untersucher die Körnung des Eiters, und erst bei der mikroskopischen Untersuchung und Auffindung der typischen Drusen wird die Natur der Affektion geklärt. Umgeben wird die Eiteransammlung von einer lockeren, reticulären Kapsel mit konzentrischer Schichtung und reichlicher Lymphocyteninfiltration, die sich in Gefäßnähe besonders deutlich hervorhebt. Die entzündlichen Veränderungen führen zu einer beträchtlichen Stase, reichen aber nicht weit in das Gewebe hinein, das in unmittelbarer Nähe des Prozesses entweder fast unverändert, oder durch Ödem aufgelockert erscheint.

Bei Lage des Abscesses in Nähe des 3. Ventrikels kommt es zur Bildung von tumorähnlichen Granulomen, bis zu 3 cm im Durchmesser, die einen gelatinösen Kern haben, in dem die charakteristischen Drusen gefunden werden. Diese Läsionen sind durch eine

Grenzmembran abgekapselt und haben keine oder nur eine sehr geringe Umgebungs-reaktion des Gewebes zur Folge. Aufgrund dieser Befunde glaubt man annehmen zu dürfen, daß es sich um reine aktinomykotische Abscesse handelt, bei denen eine Ein-schleppung von sekundären Eitererregern nicht stattgefunden hat. Bei dieser Absiedlung hat meist eine Einwanderung längs des Olfactorius stattgefunden. Die Abscesse können je nach Infektionsmodus einzeln oder multipel sein. Bei sellanaher Lage, also Ein-wanderung längs der Nervenscheiden, findet sich meist nur eine einzige Läsion, bei hämatogener Aussaat multiple Abscesse im Marklager.

Sowohl bei der Einwanderung der Parasiten längs der Nervenscheiden als auch bei direktem Durchbruch durch die knöcherne Basis kommt es zu entzündlichen Veränder-ungen an den Hirnhäuten, die charakteristisch sind. Die Pachymeninx wie auch die Leptomeninx weisen erhebliche Veränderungen auf, und es kommt, wie bereits oben gesagt, zur Bildung von subduralen Em-pyemen, subpialen Abscessen und Sinusthrombosen. Die Ver-legung der Blutleiter muß sorg-fältig gesucht werden, da es durch die langsame Evolution des Prozesses frühzeitig zur Bil-dung eines Kollateralkreislaufs kommt und meist die klinischen Anhaltspunkte für eine Throm-bose fehlen. Es handelt sich bei diesen Läsionen häufig um sehr große Prozesse, die von der Schädelbasis ausgehend sehr weit reichen können. Sie können nur an dem makroskopisch mehr oder weniger charakteristischen gelbkörnigen Eiter erkannt und der Erreger mikroskopisch nach-gewiesen werden.

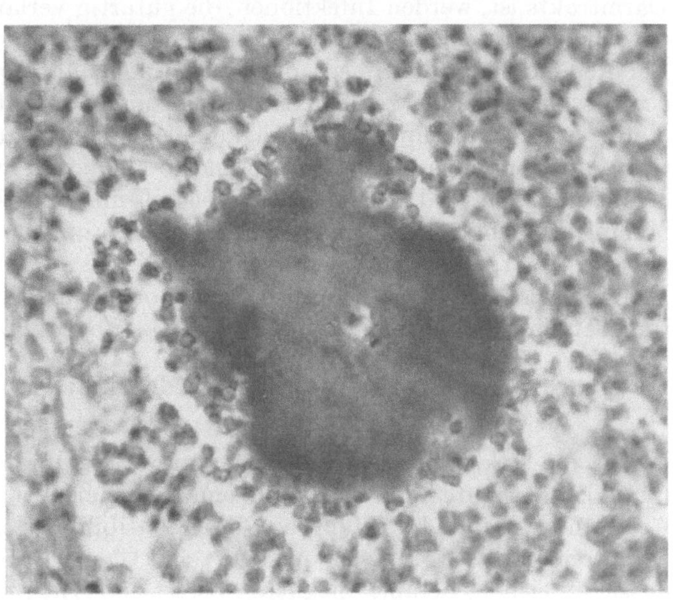

Abb. 17. Typische Actinomycesdruse.

d) Symptomatologie.

Es läßt sich kein charakteristisches Krankheitsbild der Aktinomykose des ZNS be-schreiben. Da in einem Drittel der Fälle eine anderweitige Infektion mit dem Strahlenpilz nicht nachgewiesen werden kann, und so nur die topisch-diagnostischen Zeichen eines Tumors in Nähe des 3. Ventrikels, eines raumfordernden intrakraniellen Prozesses oder einer Meningoencephalitis zustande kommen, ist die äthiologische Diagnose sehr erschwert. Es gibt natürlich Patienten, bei denen die Erkennung der Krankheit außer Frage steht, z. B. wenn bei einer fistulösen Phlegmone des Halsbereiches die Anzeichen einer zentral-nervösen Beteiligung auftauchen. Da aber in der Großzahl der Fälle solche Prozesse nicht vorliegen, sondern es sich um pulmonale, oft winzig kleine Herde handelt und der Verlauf der Krankheit ein relativ schneller ist, kann die Diagnose meist erst bei der Operation oder erst auf dem Sektionstisch gestellt werden.

Die Laborbefunde sind völlig uncharakteristisch. Sie weisen nur auf das Vorhandensein eines infektiösen Prozesses hin, dessen klinische Lokalisation allein schon schwierig sein kann, da häufig während der ersten Wochen nach stattgehabter Infektion des ZNS nur uncharakteristische Zeichen von zweifelhaftem lokalisatorischem Wert, wie Kopfschmerzen, Übelsein usw. auftreten. Durch das häufig vorhandene Ödem, nicht durch den eigentlichen Absceß, kommt es später zu Zeichen eines gesteigerten Hirndrucks, plötzlich zu fokalen Reizerscheinungen, die zu einem akuten Exitus führen können.

Stauungspapille sowohl als auch Fieber können völlig fehlen.

Röntgenleeraufnahmen, Pneumencephalographie und Arteriographie sind irreführend durch die gleichzeitig mit der Krankheit auftretende Hirnschwellung und geben nur selten Anhaltspunkte für die lokalisatorische Diagnose. Aber selbst bei der Operation braucht die Diagnose nicht immer klargestellt zu werden, da meist die Körnung des Eiters nicht beachtet wird und erst die nicht immer durchgeführte mikroskopische Untersuchung die Diagnose erbringt.

e) Diagnose und Differentialdiagnose.

Wie bereits aus dem vorhergehenden Abschnitt ersichtlich, ist die Diagnose der Aktinomykose des ZNS eine außerordentlich schwierige, abgesehen von der Ausbreitung in den Schädel einer Halsphlegmone. Da der Pilz nach neueren Forschungsergebnissen nur geringfügig pathogen und ein obligater Parasit der Mundhöhle und des Magen-Darmtrakts ist, werden Infektionen, die gutartig verlaufen, meist übersehen und erlauben natürlich auch keinerlei Rückschlüsse auf die Ätiologie des zentralnervösen Prozesses. Bei den aeroben Stämmen, die stets Lungenaktinomykose hervorrufen, und die für etwa zwei Drittel der zentralnervösen Läsionen verantwortlich sind, sind die pulmonalen Herde häufig nur unter Schwierigkeiten als solche zu erkennen (meist als Tuberkulose oder Carcinom angesprochen) oder sind so klein, daß ihr Nachweis erst autoptisch gelingt. In diesen Fällen wird die Hirnläsion meist als metastatisch angesprochen oder als sekundäre Meningoencephalitis. Auch der Verlauf der Krankheit, der häufig erst die Aufmerksamkeit auf sich lenkt, wenn es für ein Eingreifen fast schon zu spät ist, erschwert die Diagnose. Differentialdiagnostisch sind also Meningoencephalitiden, multiple Abscesse, Metastasen und raumfordernde intrakranielle Prozesse abzugrenzen.

f) Behandlung.

α) *Konservativ.*

Ist die Erkrankung als solche erkannt, bietet die Multiplizität der Erregerstämme (man kennt heute über 40) noch eine Schwierigkeit. Erst nach der Bestimmung der Actinomycesart und Prüfung auf ihre Sensibilität gegenüber Antibiotici wie Penicillin, Streptomycin, Terramycin, Aureomycin, Chloromycetin und Sulfonamiden wird eine aussichtsreiche Therapie möglich. Es ist natürlich bei der Behandlung auch das Ansprechen der eventuell vorhandenen nicht-aktinomykotischen Eitererreger zu berücksichtigen. Aber diese Behandlung führt selten zu einem Resultat, da die Abkapselung der Läsionen eine Wirkung der eingesetzten Therapie meist verhindert. Nur die

β) *chirurgische Behandlung*

hat Aussicht auf Erfolg. Seit 1949 (erste chirurgische Heilung) sind insgesamt 12 Fälle operiert worden, von denen 5 als geheilt entlassen werden konnten. Die nach Ansicht verschiedener Autoren von dem Vorhandensein einer gut ausgebildeten Kapsel abhängige Erfolgschance der Operation dürfte unter prä- und postoperativer Behandlung mit Antibiotici hinfällig werden und die Heilungsaussichten der Patienten mehr von der Existenz multipler Abscesse, die einer chirurgischen Behandlung weniger zugängig sind, abhängen. Die besten Erfolgsaussichten in chirurgischer Hinsicht haben die Granulome in Sellanähe, deren Ausräumung meist keine anderen Schwierigkeiten als die rein technischen bereitet.

g) Prognose.

Unter den diversen Voraussetzungen, die weiter oben ausgeführt worden sind, dürften heutzutage die Heilungsaussichten bei der Aktinomykose des ZNS in etwa 50% der Fälle gut sein. Die restliche Hälfte der Patienten, die aufgrund multipler Abscesse oder ihres perakuten und akuten Verlaufs entweder nicht behandelt werden kann oder ad exitum kommt, kann in ihrer bis vor kurzen infausten Prognose bei genügender Beachtung der Möglichkeit eines aktinomykotischen Infekts und unter der Ausnutzung der durch die modernen Antibiotici gebotenen Voraussetzungen verringert werden.

II. Moniliasis.

Hyphomyceteae: Thallosporidae: Blastosporidae.
Candida albicans (ROBIN 1853).

1. Allgemeines.

Die Monilia albicans ruft beim Menschen die als Soor (Muguet) bekannte Erkrankung des Hals-Nasen-Rachenraumes hervor. Dort findet sie sich, dünne, schmutzigweiße Membranen bildend, die sich bei mikroskopischer Untersuchung als aus zylindrischen Filamenten des Pilzes bestehend erweisen. Diese Hyphen erreichen eine Länge von 50—600 μ bei einer Breite von 3—5 μ und bestehen aus aneinandergereihten, mehr oder weniger rechteckigen Zellen. Diese Filamente sind häufig verästelt, und man findet an ihren Enden, manchmal auch mitten im Filament die typischen Chlamydosporen, kugelige, stark lichtbrechende Gebilde von 5—7 μ Durchmesser.

Es handelt sich bei dieser Pilzart um einen relativ harmlosen Parasiten der Mundhöhle und des Verdauungskanals, einen obligaten und kosmopoliten Parasiten des Menschen. Er wird nur dann pathogen, wenn die Widerstandskräfte des Körpers herabgesetzt sind und bildet dann die typischen Membranen in der Mundhöhle, die durch Behandlung mit doppeltkohlensaurem Natrium sehr schnell verschwinden. Bei der heutigen Verbreitung der Behandlung mit Antibiotici allerdings kommt es häufig durch die dadurch hervorgerufene Störung des Gleichgewichts der Darmflora zu Infekten des Magen-Darmtrakts, bei dem eine Sepsis mit Candida vorkommen kann. Diese führt in seltenen Fällen zu sekundären Lokalisationen in den Körperhöhlen (Perikard, Pleura, Peritoneum, Meningen).

Im großen und ganzen ist die Prognose dieser Erkrankung eine gute, die Infekte des Verdauungskanals können mit Mycostatica beseitigt werden, und es kommt zur Heilung. Über die Prognose des zentralnervösen Infekts siehe das Folgende.

2. Neurologisch-Neurochirurgisches.

a) Infektionsweg.

Es dürfte sich um einen hämatogenen Infektionsmodus handeln, meist als Sekundärerscheinung nach Ruptur einer mykotischen Läsion in die Blutgefäße.

b) Häufigkeit.

Es handelt sich bei der Moniliasis des ZNS um eine äußerst seltene Erkrankung, von der bis 1946 nur 4 Fälle bekannt waren und, soweit ersichtlich, bis heute sechs weitere Fälle veröffentlicht wurden, die sich hauptsächlich bei Kleinkindern fanden.

c) Pathologie.

Bei den oben angeführten Fällen fanden sich basale, granulomatöse Meningoencephalitiden. In den Subarachnoidalräumen findet sich ein eitriges Exsudat unter der verdickten Leptomeninx, an der miliare Granulomata in großer Anzahl vorhanden sind. In einem Fall (GEIGER et al.) fanden sich Erweichungsherde im Schwanzkern, Thalamus und Putamen sowie ein mykotisches Aneurysma des parieto-temporalen Astes der A. cerebri media. Histologisch handelt es sich um eine Wucherung des Bindegewebes der Meningen mit Tuberkelbildung, um einen nekrotischen Kern, der von Riesenzellen des Langhansschen oder Fremdkörpertyps umringt ist. Innerhalb dieses Randwalls fanden sich in einigen Fällen Mycelien, frei oder in Riesenzellen eingebettet, und als konstanter Befund eine Ansammlung von Lymphocyten, polimorphkernigen Granulocyten und ab und an Fibroblasten. Die Erweichungsherde in den Basalkernen ließen sich auf Gefäß-Obstruktionen mit Fibrin zurückführen.

d) Symptomatologie.

Es finden sich die allgemeinen Symptome der Meningoencephalitiden ohne irgendwelche Zeichen, die die Infektion als durch Candida albicans hervorgerufen charakterisieren.

e) Laborbefunde.

Soweit bekannt, konnte in einem der Fälle die Diagnose aufgrund der Isolation des Erregers durch Kultur des Liquors sichergestellt werden. Alle anderen Befunde sind unspezifisch.

f) Diagnose und Differentialdiagnose.

Die Diagnose der Infektion des ZNS durch Candida albicans ist, wenngleich nicht eine unmögliche, so doch eine sehr schwierige. Sie kann offensichtlich nur unter Schwierigkeiten, anhand der Kultur des Liquors und Isolation des Erregers aus der Kultur gestellt werden. Somit kommen als hauptsächlichste differentialdiagnostische Elemente alle anderen Meningoencephalitiden, sei es auf bakterieller oder parasitärer Grundlage, in Frage.

Wie schon oben gesagt, läßt sich diese Differentialdiagnose nur aufgrund des Nachweises des Erregers im Liquor stellen.

g) Behandlung.

Alle bisherigen Behandlungsversuche sind fehlgeschlagen. Es mag sein, daß anhand der heutigen Mycostatica neue Wege für die Behandlung dieser Krankheit vorliegen.

h) Prognose.

Aufgrund des oben Dargelegten ist die Prognose eine infauste.

III. Torulosis.

Hyphomycetae: Thallosporidae: Blastosporidae: Torulopsiedae: Cryptococcus neoformans (San Felice 1894).

1. Allgemeines.

Dieser kosmopolite Parasit, der beim Menschen allerdings selten zur Infektion der Lunge und des ZNS führt, ist ein rundzelliger Pilz von etwa 6—7 μ Durchmesser, der von einer starken gelatinösen Kapsel umschlossen ist. Er gehört den Hefen an, bildet aber keine Mycelien und Acrosporen und pflanzt sich durch Knospung fort. Der Cryptococcus neoformans kann pathogen werden und läßt sich dann von den nicht pathogenen Arten durch Agglutinationsproben und Toxicitätsprüfung an Tieren unterscheiden. Es handelt sich um einen ubiquitären Parasiten, doch sind die meisten der bekannten Fälle in den USA beschrieben worden, einige in Südamerika, und wenige in Europa. Soweit bekannt, werden Frauen etwa um die Hälfte weniger häufig befallen als Männer, und in fast 81% aller Fälle fanden sich Zeichen einer zentralnervösen Läsion.

Die Prognose der Fälle scheint sich mit der Dauer der Krankheit zu bessern und ist offensichtlich von den pathogenen Eigenschaften des Parasiten abhängig. Behandlungsversuche blieben bis heute fast alle ohne Erfolg, obwohl anhand der Literatur ein therapeutischer Versuch mit Polimyxin B und Actidion gerechtfertigt erscheint. Actidion ist ein Antibioticum, das vom Streptomyces griseus her bekannt ist und mit Polimyxin B zusammen, zumindest in den Laborversuchen, gute Resultate gezeigt hat.

2. Neurologisch-Neurochirurgisches.

a) Infektionsweg.

Die Infektion des ZNS mit Cryptococcus neoformans findet auf hämatogenem Wege statt, wobei meist gleichzeitig die Lunge beteiligt ist.

b) Häufigkeit.

Es handelt sich um eine seltene Krankheit, von der bis heute ein paar hundert Fälle (240) bekannt sind, von denen weitaus die meisten in den USA vorkamen (etwa 90%).

In 81% aller Fälle kam es zur Infektion des ZNS. Die Krankheit bevorzugt das männliche Geschlecht, das ungefähr doppelt so häufig wie das weibliche befallen wird.

c) Pathologie.

Es können vier typische Formen von Torulosis unterschieden werden. 1. Die meningitische Form, die sich durch die Bildung von Exsudaten verschiedener Stärke, hauptsächlich an den basalen Anteilen der weichen Hirnhäute und der subarachnoidalen Räume auszeichnet. Es entstehen Trübungen und Verdickungen, in schweren Fällen kommt es zur Bildung einer gelblichweißen Masse, die sich häufig in den Basalzisternen und im Lumbalsack findet. Histologisch handelt es sich um eine granulomatöse Meningitis, die gewisse Ähnlichkeit mit der tuberkulösen aufweist. Chronische entzündliche Veränderungen der weichen Hirnhäute, angiitische Gefäßveränderungen und Bildung von Granulationsgewebe sind Charakteristika der Läsion. In den Granulationen finden sich einige wenige Riesenzellen, die eingeschlossene Cryptokokken enthalten, die ab und an auch frei in den Subarachnoidalräumen zu finden sind.

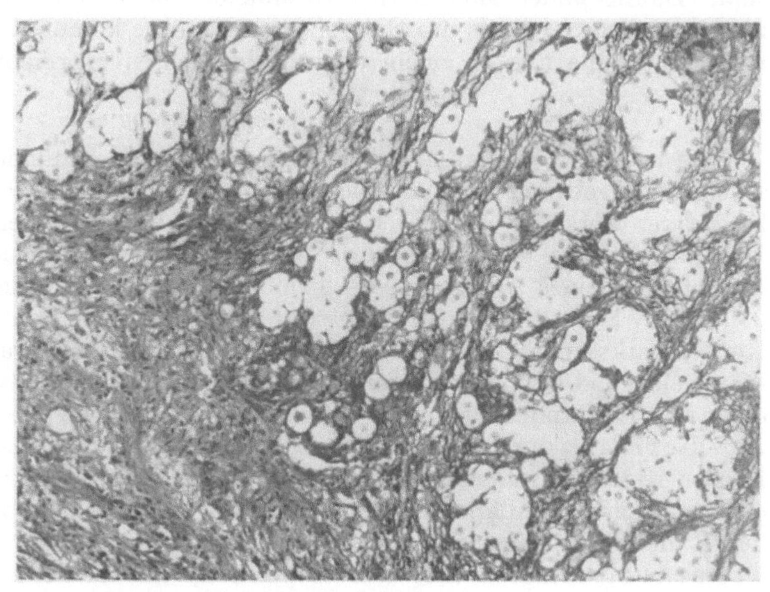

Abb. 18. Granulombildung durch Torula. Typisch ist die Vacuolenbildung.

2. Die meningoencephalitische Form wird durch dieselben meningitischen Veränderungen charakterisiert, die eingangs beschrieben wurden, zu denen sich chronisch-entzündliche und degenerative Läsionen des Cortex, der Basalganglien und des Thalamus gesellen. Auf Grund der Häufigkeit solcher entzündlicher Zeichen im perivasculären Raum (Virchow-Robinsches Perivasculärspatium) kann angenommen werden, daß die pathologischen Veränderungen von hier ausgegangen sind.

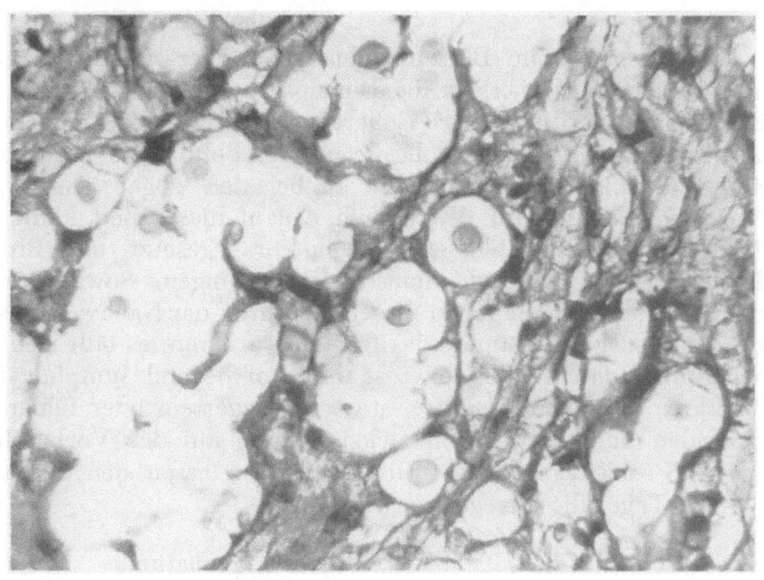

Abb. 19. In den Vacuolen kann man die Erreger beobachten: Cryptococcus neoformans.

3. Die Bildung von Granulomata, die eine gewisse Ähnlichkeit mit luischen Gummata aufweisen, und die von den Gefäßen aufgrund von Mikroembolien mit Cryptokokken ausgehen. Solche Granulome finden sich sowohl im Großhirn als auch im Kleinhirn, desgleichen auch im Rückenmark und sind durch ihre Abhängigkeit und ihren Ausgang von den Gefäßen charakterisiert. Selten finden sich größere Anhäufungen von Cryptokokken, die meist deutlich nekrobiotische Veränderungen aufweisen.

4. Entzündungsvorgänge an den Plexi chorioidei mit Bildung von Granulomen. Diese letzte Form, die äußerst selten ist, charakterisiert sich durch entzündliche Veränderungen an den Gefäßen der Plexi, die auf multiple Mikroembolien mit Erregern zurückzuführen sind. Häufig bilden sich hierbei Granulome, die in ihrer histologischen Konstitution nur durch den Nachweis des Erregers zur Diagnose kommen. Es sind bis heute 15 Fälle beschrieben, die alle in einem oder beiden Seitenventrikeln lagen.

d) Symptomatologie.

Wie aus oben Gesagtem hervorgeht, lassen sich zumindest drei klinisch zu unterscheidende Syndrome herausschälen, die in keiner Weise spezifisch sind und nur anhand besonderer Merkmale als durch Cryptokokken hervorgerufen erkannt werden können. Es entstehen also bei der Torulosis des ZNS die allgemeinen Zeichen einer Meningitis, Encephalitis, eines Abscesses oder Tumors des Hirns oder des Rückenmarks. Bei etwa 23% aller Fälle einer zentralnervösen Absiedlung wurden Zeichen eines Hirn- oder Rückenmarkstumors beschrieben, die sich aus 50% supratentoriellen, 37,5% infratentoriellen und 12,5% Rückenmarkssyndromen zusammensetzten, die das Vorhandensein eines raumfordernden Prozesses wahrscheinlich machten. Bei Operationen erwiesen sich 25% der Fälle als durch eine abzugrenzende, granulomatöse Läsion hervorgerufen, während bei den restlichen nur meningitische oder meningoencephalitische Veränderungen (10%) oder gar kein Befund erhoben werden konnte. Bei Rückenmarkskompressionssyndromen liegen die Verhältnisse ähnlich.

Aus oben Gesagtem läßt sich entnehmen, daß fokale Torulagranulomata vorliegen können, ohne notwendigerweise zentralnervöse Symptome hervorzurufen, oder nur solche einer diffusen oder umschriebenen Leptomeningitis ergeben. Andererseits kann als Ausdruck einer diffusen Hirnhautentzündung ein Tumorsyndrom auftreten (es fanden sich bei 40% aller zentralnervösen Torulosen Zeichen einer Stauungspapille).

e) Laborbefunde.

Es lassen sich im Blut im allgemeinen Veränderungen einer chronischen Infektion nachweisen. Was aber für die Diagnose von Wichtigkeit ist, ist die Möglichkeit, durch Blutkulturen den Erreger zu isolieren. Es kann nicht genügend darauf bestanden werden, die Kultur, auch bei erstmalig negativem Befund, zu wiederholen und vor allen Dingen genügend lange im Brutschrank zu belassen, sogar bis zu 20 Tagen, wie von einigen Autoren verlangt wird. Erst nach Ablauf dieser Zeit kann mit genügender Sicherheit die Torulosis ausgeschlossen werden, vorausgesetzt, daß Probe-Excision und Nachweis des Erregers im Harn und Sputum nicht gelingen. Soweit aus den vorliegenden Arbeiten ersichtlich, gelingt aufgrund dieser Verfahren der Nachweis des Erregers in 68% der Fälle. Die Untersuchungsbefunde des Liquors variieren, es läßt sich aber mit einiger Sicherheit behaupten, daß eine Pleocytose mit vorwiegend lymphocytären Elementen, geringer Zunahme des Eiweißgehaltes, stark verringertem oder fehlendem Zucker, verminderten Chloriden und deutlicher Drucksteigerung auf das Vorhandensein einer Blastomykose des ZNS schließen lassen. Auch im Liquor lassen sich durch länger dauernde Kulturen (14—20 Tage) die Erreger nachweisen.

f) Röntgenbefunde.

Wie aus der Literatur zu entnehmen ist, waren bei 31 Fällen die Schädelleeraufnahmen bei 18 Patienten normal, Zeichen einer intrakraniellen Drucksteigerung waren bei 8 vorhanden, Verkalkungsschatten bei 3, Verlagerung der verkalkten Pinealis und Arrosion der Schädelknochen bei jeweils einem Fall. *Ventrikulographie* und *Angiographie* können lediglich Zeichen einer Massenverdrängung ergeben und sind wie auch die Schädelleeraufnahmen keineswegs charakteristisch. Die Ergebnisse der ventrikulographischen Untersuchung von 21 Patienten zeigten in 4 Fällen normale Bilder, nicht tumorbedingte Hydrocephalien bei 6, Zeichen eines Tumors der hinteren Schädelgrube bei 2, porencephalische Cysten bei einem Patienten, während in den restlichen 8 Fällen unvollständige Angaben vorlagen.

g) Diagnose und Differentialdiagnose.

Es läßt sich nicht genügend darauf hinweisen, daß die Diagnose der Torulosis nur aufgrund der Blut- und Liquorkultur gestellt werden kann. Zeichen einer diffusen Meningitis oder Meningoencephalititis, eines intrakraniellen raumfordernden Prozesses, einer akuten Myelitis oder einer Rückenmarkskompression können auf das Vorhandensein einer Blastomykose deuten, deren Diagnose erst durch den parasitologischen Nachweis des Erregers erfolgt. Wie aus dem bereits Gesagten hervorgeht, muß die Blastomykose von allen anderen entzündlichen Prozessen des ZNS, Abscessen oder Geschwülsten abgegrenzt werden.

h) Behandlung.

Jeder der bis heute unternommenen Behandlungsversuche zeitigte keine nennenswerten Ergebnisse. Trotzdem erscheint der Versuch einer kombinierten Therapie mit Polimyxin B und Actidion anhand der Literaturangaben angezeigt.

IV. Aspergillose.

Ascomycetae: Plectomycetae: Plectascalidae.
Aspergillus fumigatus (FRESENIUS 1863).

1. Allgemeines.

Der Aspergillus fumigatus gehört einer Pilzart an, die sich morphologisch durch ihre langgezogenen Fäden charakterisiert, an denen sich am freien Ende eine kolbenförmige Erweiterung findet. Diese wird Coccidiophore genannt, und an ihr befinden sich in strahlenförmiger Anordnung die Sporen. Sie sind rundlich oder oval und schließen in ihrem Innern 4—8 Acrosporen ein, Elemente, die zur Fortpflanzung der Species dienen. Die verschiedenen Aspergillusarten können untereinander sowohl anhand der Coccidiophoren als auch durch Art und Lagerung der Sporen und der ihnen eigentümlichen Färbung erkannt werden. Nach Ansicht einiger Autoren charakterisieren sich die pathogenen Arten durch ihr optimales Wachstum bei 37,0° im Brutschrank. Der Aspergillus fumigatus gehört zu den Schimmelpilzen, die überall vorkommen. Infektionen mit diesen Ascomyceten sind sehr selten, da sie für den Gesunden im allgemeinen nicht pathogen zu sein scheinen, und die eingeatmeten Sporen, die auch bei ungünstigem Milieu sehr lange überleben, werden fast reaktionslos im Körper beseitigt und unschädlich gemacht. Der häufigste Sitz bei seinem Auftreten als Parasit und pathogener Faktor ist in der Lunge, wo er zur Bildung mykotischer Granulome führt, die meist spontan ausheilen. Bei gleichzeitiger Infektion mit Tuberkelbacillen führt dieser Mischinfekt allerdings unweigerlich ad exitum. Andere, weniger häufige Lokalisationen sind die Otomykose (Meatus acusticus externus) und die Absiedlung in der Nase und ihren Nebenhöhlen und der Bindehaut des Auges. Bei pulmonalem Infekt benutzt man mit relativ guten Aussichten Jodkalium zur Behandlung, bei den anderen Infekten Spülungen mit Wasserstoff-Superoxyd oder mit 1—2%iger Lösung von Kaliumpermanganat. Bei diesen letzten Lokalisationen ist eine Neigung zum Rezidiv häufig vorhanden.

2. Neurologisch-Neurochirurgisches.

a) Infektionsweg.

Es lassen sich 3 Arten der Infektion unterscheiden. Als erste käme das Übergreifen der Infektion von infizierten Nebenhöhlen des Gesichtsschädels auf die Hirnhäute und die Hirnsubstanz in Frage, als zweite die hämatogene Aussaat, von einer pulmonalen Aspergillose ausgehend, und als dritter Modus die akute Erkrankung des Gehirns oder seiner Häute durch eine hämatogene Aussaat von bekannter oder unbekannter Eintrittspforte ausgehend.

b) Häufigkeit.

Es lassen sich aus der Weltliteratur, soweit sie sich heute überblicken läßt, 10 Fälle zusammenstellen.

c) Pathologie.

Es handelt sich bei der Pilzencephalitis um eine Meningoencephalitis mit hauptsächlicher Beteiligung des nervösen Parenchyms. Es finden sich außer einer Verdickung der Meningen, miliare perivasculäre hämorrhagische Erweichungsherde. Nach Absiedlung der Pilzfäden in den Gefäßen tritt durch eine cytolytische Wirkung des sezernierten Pilzgiftes eine progressive Zerstörung des Endothels ein, wonach eine Auflockerung und spätere Nekrose der gesamten Gefäßwand eintritt. Als Folge stellt sich eine Imbibition der umliegenden Gewebe ein mit hauptsächlich perivasculärer Auflockerung. Dieser Vorgang wird von gleichzeitiger Einwanderung von Leukocyten begleitet, die ihrerseits die die Gefäßwandung durchstoßenden Pilzfäden umringen. Bei ihrem Zerfall werden Glia und Neuronen mit vernichtet. Es entstehen dadurch miliare perivasculäre hämorrhagische Erweichungsherde, die untereinander konfluieren und ein charakteristisches Bild ergeben. Diese Erscheinungen treten am häufigsten in denjenigen Hirngebieten auf, wo die Gefäßversorgung am dichtesten ist. Die Meningen weisen ihrerseits nur eine starke zellige Infiltration auf, zeigen aber keinen Pilzbefall.

d) Symptomatologie, Diagnose und Differentialdiagnose.

Die Symptomatologie der Aspergillose des ZNS ist die einer Meningoencephalitis. Wie auch schon bei der Moniliasis gesagt, läßt sich diese nur durch Kultur des Liquors diagnostizieren. Als differentialdiagnostische Elemente sind die übrigen parasitären und bakteriellen Meningoencephalitiden abzugrenzen.

e) Behandlung.

Alle bisherigen Behandlungsversuche verliefen negativ, doch ist es möglich, daß anhand der neuen Mycostatica sich neue Behandlungsmöglichkeiten ergeben.

f) Prognose.

Die Infektion des ZNS durch pathogene Arten des Aspergillus fumigatus ist bisher in allen Fällen tödlich verlaufen.

C. Protozoen.

Von

P. Brandt.

Toxoplasmose.

Protozoae: Sporozoae: Toxoplasmidae.
Toxoplasma gondii (Nicolle und Manceaux 1908).

1. Allgemeines.

Dieser ubiquitäre Parasit hat, sobald er frei, z. B. in Exsudaten, gefunden wird, ein halbmondförmiges Aussehen und mißt in der Länge 4—6 μ und in der Breite 2—3 μ. In frischen Präparaten hat er ein hyalines Aussehen und kommt einzeln oder in Paaren vor. Der Parasit bietet eine gewisse morphologische Ähnlichkeit mit der Leishmania, wurde aber nie als Flagellat beobachtet. Meistens wird er jedoch in Zellen gesehen — in Makrophagen, epitheloiden Zellen, Neuronen —, wo er teils rund, teils oval ist, und in seinen Ausmaßen etwas größer als die freie Form. Er wird intracellulär in ovaler Form, mit einem runderen und einem spitzeren Pol gefunden. Der Parasit, der von einer dünnen

Membran umgeben ist, enthält in seinem Protoplasma einen Kern, der meist rund oder oval ist mit einem lockeren Chromatinnetz, aber keinem Centrosom. Bei seinem endocellulären Vorkommen kann der Toxoplasma, dadurch, daß sich mehrere in einer Wirtszelle ansammeln, Pseudocysten bilden, die von der schließlich noch übriggebliebenen Membran und wenigen Zellresten umgeben sind. Die Vermehrung findet durch Spaltung statt, aber es ist auch die Bildung von 20—30 Kernen in einem Parasiten mit nachfolgender schizogoner Teilung beobachtet worden.

Es handelt sich beim Toxoplasma gondii um einen ubiquitäten Parasiten, Kosmopolit der Haustiere, bei denen er eine tödliche Infektion hervorrufen kann. Es sind bis jetzt Erkrankungen beim Menschen, die durch die große Verbreitung des Parasiten bei den Haustieren möglich werden, aus den USA, Südamerika, Schweden, Holland, England, Deutschland, Schweiz, Italien, Balkan, Ägypten und Ceylon bekannt. Der Infektionsmodus ist unbekannt. Es kann eine konnatale Infektion der Frucht durch die infizierte Mutter stattfinden, wie aber die Infektion des Erwachsenen vor sich geht, konnte bis heute noch nicht geklärt werden. Seine Lokalisation ist beim Menschen hauptsächlich das ZNS, weniger häufig die Lunge und Körperhöhlen (Pleura, Perikard, Bauchhöhle), Lokalisationen, die beim Tier weitaus häufiger sind.

Da die Infektion mit Toxoplasma gondii zur Bildung von Antikörpern führt, eine Tatsache, die man sich bei der Sabin-Feldmannschen Reaktion zunutze macht, wird auch eine Behandlung mit entsprechenden Immunsera möglich.

Experimentell hat sich diese jedoch bislang als unzulänglich erwiesen, genau wie die mit Antibiotici (Sulfonamiden, Erythromycin, Aureomycin) vorgenommene, aber es scheint, daß die kombinierte Behandlung erfolgversprechender ist. Einzelne Autoren haben mit ihr gute Erfolge erzielt.

2. Neurologisch-Neurochirurgisches.

a) Infektionsweg.

Die Annahme, daß die Infektion transplacentär von der befallenen Mutter aus geschieht, kann heute als gesichert gelten. Es findet dabei eine gefäßabhängige Absiedlung im Gehirn statt, meist in den subependymalen Schichten. Bei der beim Erwachsenen auftretenden Toxoplasmose ist es strittig, ob es sich um konnatale, erst später aktivierte kindliche Infekte handelt, oder ob tatsächlich eine primäre Absiedlung im ZNS bei infizierten Menschen stattfinden kann.

b) Häufigkeit.

Man hält heute in einigen Ländern (Skandinavien) eine allgemeine Verseuchung von 20—30 % der Bevölkerung mit Toxoplasmose für wahrscheinlich, bei einem Durchschnittsalter der Patienten von etwa 30 Jahren. SABIN stellte 1953 bei 92 % serologisch positiver Kranken Verkalkungsherde im Gehirn fest, die auf Infektion mit dem Parasiten schließen lassen. Die Infektion wurde bis heute meist bei Kindern festgestellt und scheint beim Erwachsenen relativ seltener zu sein.

c) Pathologie.

Es handelt sich um einen chronischen Entzündungsprozeß mit Granulombildung im subependymalen Gebiet des Großhirns, den mittleren und unteren Rindenschichten sowohl als auch im Plexus und Glomus chorioideus. Bei konnatalem Befall kommt es fast immer zur Bildung eines Hydrocephalus internus occlusus aufgrund der Verlegung des Aquädukts durch eine Ependymitis granularis.

Zusammenfassend kommt also eine gefäßabhängige, metastatische Herdencephalitis mit blandem Verlauf oder ein schleichender hydrocephaler Prozeß mit häufig uncharakteristischen Liquorveränderungen als pathologische Läsionen zustande. Auf dem Boden der metastatischen Herdencephalitis kann es zur Ausbildung von großen Toxoplasma-granulomen kommen, die leicht mit Tumoren verwechselt werden können.

Mikroskopisch finden sich miliare, gefäßabhängige Granulome, die aus Makro- und Mikrogliazellen, Plasmazellen und Endothelzellen bestehen. Die Läsion zeigt eine natürliche Neigung zur Abheilung unter Kalkniederschlägen, die sich dann teils frei im Gewebe, teils intracellulär und in deutlicher Gefäßabhängigkeit zeigen. Diese Neigung zur Bildung von Kalkherden ist bei keiner anderen Krankheit so häufig wie bei Toxo-plasmose. Der Erreger läßt sich in den Läsionen in Form von Pseudocyten nachweisen. In der pathomorphologischen Entwicklung lassen sich 3 Phasen unterscheiden. Eine erste, während der es durch Gefäßwandschädigung zu einer serösen oder hämorrhagischen Exsudation kommt, die zum Verschluß der Lichtung des Gefäßes oder zu seiner Thrombose führt. Als zweites tritt eine entzündliche Reaktion mit Wucherung des ekto- und meso-dermalen Stützgewebes auf, der eine Gewebsschädigung mit sekundärer Organisation folgt. Im Anschluß daran kommt es zur Reparationsphase mit Vernarbung, Cysten-bildung und Verkalkung.

d) Symptomatologie.

Die Krankheit verläuft bei Kindern mit einer Symptomentrias, die die Diagnose erlaubt. Sie besteht aus 1. den Zeichen einer blanden, chronischen Herdencephalitis, mit oder ohne konkomitantem Hydrocephalus, 2. intrakraniellen, meist bilateral sym-metrischen, röntgenologisch nachweisbaren Verkalkungen, die den Ventrikelwandungen anliegen oder sich in den Basalkernen finden, und 3. einer isolierten Retinitis (Chorioiditis) mit dichten schwarzen Pigmentherden. Als klinische Symptome finden sich die Zeichen einer Encephalitis, Krampfanfälle, Hirndruckerscheinungen wie bei beginnenden Tumoren, Zeichen von unklaren, umschriebenen Gefäßprozessen oder langsam progredienten Hydro-cephalien. Beim Erwachsenen tritt die eingangs genannte Symptomentrias nicht auf bzw. findet man nur die Zeichen des encephalitischen Prozesses, selten Verkalkungen. Die Symptome sind längst nicht so ausgeprägt wie beim Kind, meist diffus und schwer vom Patienten genau zu beschreiben.

Klinisch läßt sich die Toxoplasmose (Wende) in eine infantile Form mit fast aus-schließlicher Lokalisation im ZNS und eine juvenile Form, die im Verlauf einer akuten Encephalitis gleichkommt, aufteilen. Dazu kommt noch die Erwachsenentoxoplasmose mit ihrer charakteristischen Kombination von atypischer Pneumonie, Myokarditis und Encephalitis im Verein mit einem fleckfieberähnlichen Exanthem und Muskelschmerzen, und endlich noch die Erkrankungsformen ohne typische Erscheinungen, aber mit positivem Sabin-Feldmann-Test. Allerdings muß während der Erkrankung ein Titeranstieg bemerk-bar sein, damit die Komplementbindungsreaktion als positiv gewertet werden kann.

e) Laborbefunde.

In den Vordergrund sind die verschiedenen biologischen Teste zu stellen, die eine positive Diagnose ermöglichen. Als erstes wäre die Intracutanprobe zu nennen, die einen hohen Spezifitätsgrad (90 und mehr Prozent) hat, und deren positiver Ausfall die Diagnose sicherstellt. Nach diesem Test ist die Komplementbindungsreaktion nach Sabin-Feld-mann die zuverlässigste Probe, die in 83% bei einem Titer von 1:25 und höher positiv ausfällt. Der serologische Befund wird allerdings mit fortschreitender Heilung der Herde (Verkalkung) allmählich negativ, selbst bei kongenitalen Toxoplasmosen. Als unspezifische Reaktion wäre ein positiver Ausfall des Lues-Tests in 6% anzuführen. Im Liquor gelingt der Nachweis des Parasiten in einigen Fällen. Sonst sind nur Allgemeinveränderungen wie bei jeder Encephalitis zu finden. Dasselbe gilt für den Blutstatus.

f) Röntgenbefunde.

Wie eingangs gesagt, fand Sabin bei 92% des von ihm gesichteten Krankenmaterials mit positivem Ausfall der Komplementbindungsreaktion Verkalkungsherde, die typisch waren. Es handelt sich um bilaterale, meist symmetrische Herde, die bogenförmig den Ventrikelwandungen folgen, den Plexi oder dem Glomus chorioideus angelagert oder in den Basalkernen nachzuweisen sind. Diese Befunde, im Einklang mit dem *encephalographisch* nachweisbaren Hydrocephalus internus, ohne Beteiligung des 4. Ventrikels und der unteren Aquäduktabschnitte, ermöglichen, die Verdachtsdiagnose auf Toxoplasmose zu stellen.

g) Diagnose und Differentialdiagnose.

Wie oben bereits gesagt, gibt es eine Symptomtrias, die die Diagnose ermöglicht. Sie besteht aus intrakraniellen Kalkablagerungen, den klinischen und encephalographischen Zeichen eines Hydrocephalus internus und dem gleichzeitigen Vorhandensein von Chorioretinopathien. Allerdings kann die Diagnose erst dann als gesichert gelten, wenn gleichzeitig noch der positive Nachweis des Parasiten, sei es an Hand der Serologie oder von Intracutanproben, sei es durch direktes Auffinden im Liquor, gelingt. Die Differentialdiagnose mit der Meningitis tuberculosa steht im Vordergrund. Die Toxoplasmose kann ohne weitere Entzündungserscheinungen verlaufen, während bei der Infektion durch Tuberkelbacillen die infektiösen Zeichen dominieren. Die intrakraniellen Verkalkungen bei Toxoplasmose sind charakteristisch genug, um sie von den meningealen Kalkeinlagerungen kindlicher tuberkulöser Hirnhautentzündungen zu unterscheiden. Weiterhin muß der parasitäre Befall des Gehirns durch Toxoplasmosa gondii von anderen Encephalitiden, Hydrocephalien, Gefäßsprossen usw. differenziert werden, was meist an Hand der Schädelleeraufnahmen und der Fundusuntersuchung gelingt.

h) Behandlung.

α) *Konservativ.*

Die bisher unternommenen Behandlungsversuche sind fast alle ohne Erfolg geblieben. Es sind mit Antibiotici und Sulfonamiden Versuche unternommen worden, die vereinzelt zu Resultaten geführt haben. So berichtet man bei Behandlung mit Aureomycin (MOHR und WESTPHAL) von einer Titersenkung der Sabin-Feldmannschen Reaktion und klinischen Besserung nach 2—4wöchentlicher Behandlung. Andere Autoren (WEISSE und KRÜCKE) berichten über vereinzelte Erfolge mit einer Kombination von Erythromycin und Sulfathiazol.

β) *Chirurgisch.*

Die operative Behandlung der Toxoplasmose kommt nur bei den infantilen Formen mit Bildung eines Hydrocephalus internus und bei den großen Toxoplasmagranulomen in Frage. Bei der infantilen Form, bei der es durch eine Ependymitis granularis zur Verlegung des Aquädukts kommt, ist die Torkildsen-Drainage oder die Ventrikulostomie des III. Ventrikels nach SCARFF und STOOKEY angezeigt. Sie kann die weitere Entwicklung des Hydrocephalus verhindern — und damit eine Gewebsschädigung — und gewinnt die für die Heilung des parasitären Prozesses notwendige Zeit. Bei den großen Granulomen ist die chirurgische Ausräumung derselben angezeigt.

i) Prognose.

Im allgemeinen darf man wohl von einer günstigen Prognose der Toxoplasmose sprechen, wenn man auf die Heilung des entzündlichen Prozesses Bezug nimmt. Da die Erkrankung aber selten frühzeitig genug erkannt wird und die Behandlung meist zu spät einsetzt, bleiben Residualsymptome, deren Schwere und Zahl einesteils von der Heftigkeit des Infekts, andernteils von der Größe und Zahl der Läsionen als auch von der Frühzeitigkeit der Behandlung abhängig ist.

Literatur.

A. Würmer.

I. Schistosomose.

Abbott, P. H., and H. Spencer: Transverse myelitis due to ova of schistosoma mansoni. Trans. roy. Soc. trop. Med. Hyg. 47, 221—223 (1953).

Bassett, R. C., and K. Loewenberg: Cerebral schistosomiasis. J. Neuropath. exp. Neurol. 8, 220 bis 225 (1949).

Bayoumi, M. L.: Bilharzial myelitis. J. Egypt. med. Ass. 22, 457—461 (1939).

Brumpt, E.: Précis de parasitologie, 6. edit. Paris: Masson & Cie. 1949.

Canelas, H. N., O. Aidar e E. Pimenta da Campos: Esquistossomiase com lesões meningo-radiculo-medulares. Arch. Neuro-psiquiat. (S. Paulo) 9, 48—55 (1951).

Carmichael, F. A., and H. S. Cowley: Schistosomiasis of the brain. J. Neurosurg. 9, 620—634 (1952).

Chang, T. H., J. W. Smith, F. R. Riesenmann and E. F. Alston: Cerebral granuloma due to schistosomiasis. J. Amer. med. Ass. 136, 230—238 (1948).

Chang Yuan-Ch'ang, Chu Chen-Ch'ing and Fan Wei-K'o: Cerebral Schistosomiasis japonica. Chin. J. Neurol. 2, 179—189 (1956).

— — — Cerebral schistosomiasis. An observation of forty-five cases. Chin. med. J. 75, 892—907 (1957).

Couto, D.: Acerca da algumas parasitoses do sistema nervoso. Med. contemp. 72, 173—189 (1954).

—, e N. Costa: Esquistossomose da medula. J. brasil. Neurol. 1, 189—241 (1949).

Craig, C. P., and E. C. Faust: Clinical Parasitology, 5. edit. Philadelphia, Lea and Febiger 1951.

Cutler, J. G.: Schistosomiasis of the central nervous system. J. nerv. ment. Dis. 104, 425—431 (1946).

Day, H. B., and M. R. Kenawy: A case of bilharzial myelitis. Trans roy. Soc. trop. Med. Hyg. 30, 222—224 (1936).

Espin, J.: Mielitis producida por huevos de schistosoma mansoni. Rev. Policlin. (Caracas) 1, 245—259 (1941).

Faust, E. C.: An inquiry into the ectopic lesions in schistosomiasis. Amer. J. trop. Med. 28, 175—199 (1948).

França Neto, A., y V. Amato Neto: O liquido cefalorraquidiano na esquistossomose mansoni. Rev. paul. Med. 46, 274—281 (1955).

Gama, C.: Compression granuloma of spinal cord, caused by schistosoma mansoni ova. J. int. Coll. Surg. 19, 665—674 (1953).

—, e J. Marques Sá: Esquistossomose medular. Arch. Neuro-psiquiat. (S. Paulo) 3, 334—346 (1945).

Greenfield, J. G., and B. Pritchard: Cerebral infection with schistosoma japonicum. Brain 60, 361—372 (1937).

Hambery, J. W.: Cerebral schistosomiasis japonica. A case report. Stanf. med. Bull. 6, 382—387 (1948).

Harrax, G., J. M. Ruiz Rodriguez y R. Castillo: Lesiones medulares de origen bilharziano. Gac. méd. Caracas 64, 253—258 (1957).

Henneberg, R.: Die tierischen Parasiten des zentralen Nervensystems. In Bumcke-Foersters Handbuch der Neurologie, Bd. 14, S. 287—352. Berlin: Springer 1936.

Hernández Morales, F., and J. F. Maldonado: The diagnosis of schistosomiasis mansoni by a rectal biopsy technique. Amer. J. trop. Med. 26, 811—820 (1946).

Hoff, K., and J. A. Shaby: Nervous and mental manifestations of bilharziosis and their treatment. Trans. roy. Soc. trop. Med. Hyg. 33, 107—111 (1939).

Hunt, W. E., W. Abramson and T. A. Weaver: Cerebral schistosomiasis. Report of a case simulating cerebral neoplasma. J. Amer. med. Ass. 136, 686—689 (1948).

Kane, Ch. A., and H. Most: Schistosomiasis of the central nervous system. Experiences in world war II and a review of the literature. Arch. Neurol. Psychiat. (Chicago) 58, 141—183 (1948).

Lichtenstein, B. W., and A. Simon: Cerebral schistosomiasis producing epilepsy in a veteran of the Pacific. J. Neuropath. Clin. Neurol. 1, 81—87 (1951).

Ling, C. C., and W. J. Cheng and H. L. Chung: Clinical and diagnostic features of schistosomiasis japonica. A review of 200 cases. Chin. med. J. 67, 347—366 (1949).

Liu, J., Cheng Wei-Ju, Huang Ming Hsin, P'an Ju-Sun, Chiang Shao-Chi, Hsu Chao-Yueh, Hsu Pao-Yuan and T'ang Ching-Yi: Acute schistosomiasis japonica. Chin. med. J. 76, 229—242 (1958).

Maciel, Z., B. Coelho et B. Bath: Myelitis schistosomique par schistosoma mansoni. Etude anatomo-clinique. Rev. neurol. Paris 91, 241—259 (1954).

Mitsuno, T.: Cerebral granuloma caused by schistosoma japonicum. J. Neurosurg. 12, 291—299 (1955).

Most, H., C. A. Kane, P. H. Lavietes, E. F. Schroeder, A. Behm, L. Blum, B. Katzin and J. M. Hayman: Schistosomiasis japonica in American military personel; Clinical study of 600 cases during the first year after infection. Amer. J. trop. Med. 30, 239—299 (1950).

NIOCHET, A. M., y L. POTENZA: Bilharziosis manzoni de la medula espinal simulando tumor. Acta neurol. lat.-amer. **2**, 72—76 (1956).

PERKINS, R. F., and A. UIHLEIN: Cerebral schistosomiasis. J. nerv. ment. Dis. **107**, 207—219 (1948).

PIGANIOL, G., A. HERVE et S. POURPRE: Complications cerebrales de la bilharziose a schistosoma. Bull. Soc. Path. exot. **26**, 312—322 (1956).

PIQUET CAMEIRO, A., F. GUERRA ALVARIZ e J. PUIG SERRA: Mielite esquistossomotica. Hospital (Rio de J.) **47**, 237—253 (1955).

PONDE, E.: Meningite linfocitaria de origem esquistossomotica. Bahia méd. **13**, 1—6 (1942).

REEVES, D. L., and R. W. KERR: Schistosomiasis japonica with intracerebral granuloma. Operative removal with recovery. Arch. Neurol. Psychiat. (Chicago) **38** (1947).

RODRIGUEZ MOLINA, R., and H. SCHWACHMAN: Fuadin therapy in 150 cases of schistosomiasis mansoni, with a follow up study of 70 cases. Amer. J. trop. Med. **27**, 117—127 (1947).

ROSS, G. L., J. W. NORCROSS and G. HORRAX: Spinal cord involvement by schistosomiasis mansoni. New Engl. J. Med. **246**, 823—826 (1952).

SALIS, H., and W. C. SMITH: Cerebral schistosomiasis. Ann. intern. Med. **34**, 238—243 (1951).

SHIMIDZU, K.: Ein Operationsfall von Schistosoma cerebri. Arch. klin. Chir. **182**, 401—404 (1935).

SPEIGEL, I. J.: Cerebral schistosomiasis. Report of a case with surgical removal of an intracerebral mass of schistosoma ovae. J. Neurosurg. **4**, 72—80 (1947).

SOFIA, F.: Su un raro caso di localisazzione cerebrale dello schistosoma mansoni in un ragazzo eritreo. Acta med. ital. Mal. infett. **5**, 13—16 (1950).

SWANSON, H.: Cerebral granuloma due to schistosomiasis japonica. A case report. J. Neurosurg. **3**, 538—542 (1946).

THOMSON, F. A.: Transverse myeleitis due to ova of schistosoma mansoni. Trans. roy. Soc. trop. Med. Hyg. **47**, 438 (1953).

TILLMAN, A. S. B.: Schistosomiasis japonica with cerebral manifestations. Report of seven cases. Arch. intern. Med. **19**, 36—61 (1947).

TJIU, F. D., u. C. S. CHEN: Schistosomiasis japonica cerebri. Bericht über einen operativ behandelten Fall. Zbl. Chir. **78**, 1985—1991 (1953).

WATSON, C. W., F. MURPHY and S. C. LITTLE: Schistosomiasis of the brain due to schistosoma japonicum. One case. Arch. Neurol. Psychiat. (Chicago) **51**, 199—210 (1947).

WELLER, T. H.: The diagnosis of schistosoma mansoni infections. Amer. J. trop. Med. **27**, 41—44 (1947).

II. Cysticerkose.

ADELSTEIN, L. J.: Cysticercus cyst of fourth ventricle with surgical removal. J. nerv. ment. Dis. **92**, 623—629 (1940).

ALÉS REINLEIN, J. M., E. ARJONA TRIGUEROS y S. OBRADOR ALCALDE: Contribución al diagnóstico de la cisticercosis del neuroeje por el estudio del líquido céfaloraquideo. Rev. clin. esp. **40**, 12—18 (1951).

APPLEBAUM, I. L., and L. E. WEXBERG: Cysticercosis. Eosinophilia in cerebrospinal fluid. J. Amer. med. Ass. **124**, 830—831 (1944).

ARANA IÑIGUEZ, R., and A. ASENJO: Ventriculographic diagnosis of cysticercosis of the posterior fossa. J. Neurosurg. **2**, 181—190 (1945).

— H. MALOSETTI, R. TÁLICE y J. SAN JULIÁN: Cisticercosis racemosa de la fosa posterior. Consideraciones clínicas y quirúrgicas. Pren. méd. argent. **37**, 1232—1239 (1950).

ARSENI, C., and D. C. SAMITCA: Cysticercosis of the brain. Brit. med. J. **1957**, No 5043, 494—497.

ASENJO, A.: Setenta y dos casos de cisticercosis en el Instituto de Neurocirugia. Rev. Neuro-psiquiat. **13**, 337—358 (1950).

—, u. E. BUSTAMENTE: Die neurochirurgische Behandlung der Zystizerkose. Dtsch. med. Wschr. **1950**, 1180—1183.

— J. ESPINOZA y R. ROCCA: Experimental cysticercosis. Actas Congreso Sudam. Neurocir. **1**, 450 bis 461 (1945).

—, y E. ROCCA: Compromiso de los pares craneanos en la cisticercosis cerebral. Rev. méd. Chile **74**, 605—612 (1946).

BAER, J. G., u. S. SCHEIDEGGER: Cysticercosis. Tetraplegia of parasitic origin in monkey. Schweiz. Z. Path. **9**, 61—66 (1946).

BAERTSCHI, W., E. J. ROCHAIX and J. DE LA CUADRA: Spinal cord cysticercosis. Helv. med. Acta **13**, 192—197 (1946).

BAILEY, F. W.: Cysticercus cellulosae of the cisterna magna. Report of case. Bull. Los Angeles neurol. Soc. **20**, 193—196 (1955).

BARINI, O.: Cisticerco macrositico intramedular: extirpacão cirúrgica. Arch. Neuro-psiquiat. (S. Paulo) **12**, 264—270 (1954).

BICKERSTAFF, E. R.: Cerebral cysticercosis. Common but unfamiliar manifestations. Brit. med. J. **1955**, 1055—1058.

— P. C. P. CLOAKE, B. HUGHES and W. T. SMITH: The racemose form of cerebral cysticercosis. Brain **75**, 1—18 (1952).

720   A. Mattos-Pimenta und P. Brandt: Die tierischen Parasiten und Pilzinfektionen im ZNS.

Brailsford, J. F.: Cysticercus cellulosae; radiographic detection in musculature and central nervous system. Brit. J. Radiol. 14, 79—93 (1941).

Brotto, W.: Aspectos neurológicos da cisticercose. Arch. Neuro-psiquiat. (S. Paulo) 5, 258—294 (1947).

Brumpt, E.: Précis de parasitologie, 6. edit. Paris: Masson & Cie. 1949.

Cabieses Molina, F., and J. R. Ravena: Cysticercosis of the central nervous system. Trans. Amer. neurol. Ass. 77, 76 (1952).

Chandy, J., and P. Isaiah: Clinical manifestations of cysticercosis of the brain. Indian J. Surg. 14, 53—56 (1952).

Chung, H. L., and C. U. Lee: Cysticercosis cellulosae in man with special reference to involvement of central nervous system. Chin. med. J. 49, 429—445 (1935).

Craig, C. P., and E. C. Faust: Clinical parasitology, 5. edit. Philadelphia: Lea and Febiger 1951.

Cuadra, M.: Cisticercosis y eosinofilia en el líquido céfalorraquídeo. Rev. Neuro-psiquiat. 12, 339—366 (1949).

Da Silva, J. A. C.: Cisticercose cerebral. Resultados obtidos com tratamento sulfamídico. Arch. Neuro-psiquiat. (S. Paulo) 9, 43—47 (1951).

Dent, J. H.: Cysticercosis cerebri-cestode infestation of human brain. J. Amer. med. Ass. 164, 401—405 (1957).

Dickmann, G. H.: Cisticercosis de la fosa posterior. Rev. Neurol. B. Aires 11, 160—179 (1946).

Dixon, H. B. F., and W. H. Hargreaves: Cysticercosis, its radiology. Quart. J. Med. 13, 107—121 (1944).

Duarte Santos, L. A., y H. Chaves Cruz: Um caso de morte súbita por cisticercosis cerebro-meningea. Médico (Lisboa) 4, 990—996 (1953).

Elsaesser, K. H.: Zur Symptomatologie, Diagnostik und Therapie der Hirnzysterzerkose. Z. ges. Neurol. Psychiat. 177, 323—362 (1944).

Encyclopedie Médico-chirurgicale, 4. edit. Paris 1954. Maladies infectieuses, Bd. 3, 8106 A 10.

Escobar, A.: Cisticercosis cerebral (con el estudio de veinte casos). Arch. méx. Neurol. Psiquiat. 1, 149—167, 171—187 (1953).

Gros, Cl., B. Vlahovitch et J. Costeau: Un cas de cysticercose encephalique. Neuro-chirurgie 3, 203—208 (1957).

Henneberg, R.: Die tierischen Parasiten des zentralen Nervensystems. In Bumcke-Foersters Handbuch der Neurologie, Bd. 14, S. 286—322. Berlin: Springer 1936.

Huhn, A.: Die Zystizerkose des Gehirns und Rückenmarks. Fortschr. Neurol. Psychiat. 24, 7—26 (1956).

Insausti, T.: Cisticercosis cerebral. Neuropsiquiatria 1, 269—298 (1950).

Jewett, J. S., A. M. Burner and C. J. Holt: Cysticercosis cellulosae. Report of a case. Amer. J. clin. Path. 21, 590—592 (1951).

Knittel, W., u. R. M. Schmidt: Kasuistischer Beitrag zur Hirnzystizerkose. Psychiatr. Neurol. med. Psychol. (Lpz.) 8, 372—379 (1956).

Krause, F.: In: Die allgemeine Chirurgie der Gehirnkrankheiten, Bd. 2, S. 34. Stuttgart: Ferdinand Enke 1914.

Kufs, H.: Multiple Zystizerken im Gehirn und Entwicklung von unbefruchteten Bandwurmeiern in den Zystizerkenmembranen. Arch. Psychiat. Nervenkr. 186, 361—372 (1951).

— Über einen durch chirurgischen Eingriff geheilten Fall von Cysticercus cerebri und über den Cysticercus tenuicollis. Psychiat. Neurol. med. Psychol. (Lpz.) 5, 13—15 (1953).

Lafon, R., Cl. Gros, R. Labauge, B. Vlahovitch et M. Ribstein: A propos de trois cas de cysticercose du nevraxe. Rev. neurol. 96, 9—18 (1957).

Lamartine de Assis, J., E. Pimenta de Campos e L. C. Mattosinho França: Sindrome parkinsoniano na cisticercose cerebral. Estudo anatomo-clinico de um caso. Arch. Neuro-psiquiat. (S. Paulo) 13, 44—49 (1955).

—, e R. A. Tenuto: Cisticerco racemoso intraventricular. Arch. Neuro-psiquiat. (S. Paulo) 6, 247 bis 253 (1948).

Ley, A.: Nueva aportación sobre el valor de la estreptomicina en el tratamiento de la cisticercosis cerebral. Cirug. Ginec. Urol. 4, 269—274 (1952).

—, y G. Bravo: Cisticercosis cerebral. Acta pediát. esp. 11, 862—867 (1953).

Liu Yen-Fang, Teng Ching-Lan and Liu K'ai: Cerebral cysticercosis as a factor aggravating japanese B encephalitis. Chin. med. J. 75, 1010—1017 (1957).

Napanga, J.: Reacción de fijación del complemento en la cisticercosis. Rev. méd. Hosp. Obrero (Lima) 2, 121—126 (1953).

Nosik, W. A., and R. J. Goodall: Intracraneal cysticercosis. Cleveland Clin. Quart. 16, 74—80 (1949).

Obrador Alcalde, S.: Cisticercosis manifestaciones clínicas y diagnóstico. Act. luso-esp. Neurol. Psiquiat. 6, 27—42 (1947).

— Clinical aspects of cysticercosis. Arch. Neurol. Psychiat. (Chicago) 59, 457—468 (1948).

— Parasitosis del encéfalo (revisión clínica de 41 casos de cisticercosis e hidatidosis). Acta neurol. lat.-amer. 1, 35—45 (1955).

Obrador Alcalde, S., y E. Lamas: Cisticerco solitario del cuarto ventrículo. Rev. clin. esp. **59**, 42—64 (1955).

Owen, T., and M. Lenczner: Generalized cysticercosis with cerebral infestation. Canad. med. Ass. J. **75**, 213—216 (1956).

Parnitzke, K. H.: Die Hirnzystizerkose im Röntgenbild. Ärztl. Wschr. **1954**, 956—971.

Pinto Pupo, P., W. Cardoso, J. B. Reis y C. P. da Silva: Cisticercosis. Arch. Assist. Psicop. Estado (S. Paulo) **10/11**, 3—118 (1945/46).

— y J. B. Dol Reis: Evolucão favoravel de um caso de cisticercose cerebral observado durante 10 anos. Arch. Neuro-psiquiat. (S. Paulo) **12**, 267—271 (1954).

—, y A. Mattos Pimenta: Cisticercose do quarto ventriculo. Arch. Neuro-psiquiat. (S. Paulo) **7**, 274—290 (1949).

— — Cisticercose do quarto ventriculo. Consideracões anatomo-clinicas. Rev. paul. Med. **34**, 347 bis 349 (1949).

Reddy, G. D., and B. Ramamurthy: Ventriculographic changes in cysticercosis of the brain. Brit. J. Surg. **41**, 11—12 (1953).

Reis, J. B., A. Bei y H. B. Diniz: Dificultades no diagnostico diferencial entre a cisticercose encefálica e a neurolues. Arch. Neuro-pisquiat. (S. Paulo) **7**, 156—164 (1949).

Richland, K. J.: Parasitic cyst of the temporal lobe with associated auditory hallucinations. Bull. Los Angeles neurol. Soc. **29**, 114—117 (1954).

Rocca, E. y E. Monteagudo: Tratamiento quirúrgico en la neurocisticercosis racemosa. Bol. Acad. Perú Cir. **6**, 34—38 (1953).

— — Neurocisticercosis racemosa y su conducta quirûrgica. Rev. méd. Hosp. Obrero (Lima) **3**, 141—146 (1954).

Scott, R. A., R. E. Johnson and D. Holzmann: Trichinosis with neurologic and mental manifestations. New Engl. J. Med. **247**, 512—514 (1952).

Spina Franca, A.: Cisticercose do sistema nervoso central. Rev. paul. Med. **48**, 59—70 (1956).

Stepien, L., and L. Chorobski: Cysticercosis cerebri and its operative treatment. Arch. Neurol. Psychiat. (Chicago) **61**, 499—527 (1949).

Sutherland, J. M., and J. M. Rosie: Cerebral cysticercosis with mental symptoms. J. ment. Sci. **102**, 343—344 (1956).

Thurel, R., et J. Grenier: La cysticercose meningée. Sem. Hôp. Paris **1953**, 1347—1349.

Tolosa, E.: Expérience neuro-chirurgicale sur les hydrocéphalies par cysticercose. Rev. neurol. **82**, 441—446 (1950).

— Cysticercose cérébrale: aspects cliniques et possibilités thérapeutiques. Rev. neurol. **90**, 187—208 (1954).

—, y F. Duran: Cisticercosis del cuarto ventrículo. Rev. clin. esp. **45**, 243—248 (1952).

—, y P. Fuenmayor: Experiencia neuroquirurgica sobre la epilepsia por cisticercosis cerebral. Rev. clin. esp. **66**, 21—30 (1957).

Trelles, J. O., E. Rocca y R. Ravens: Estudio sobre la neurocisticercosis. Rev. Neuro-psiquiat. **15**, 1—35 (1952).

—, y S. D. Rödenbeck: Estudio sobre la neurocisticercosis. Rev. Neuro-psiquiat. **17**, 15—26 (1954).

White, J. C., W. H. Sweet and E. P. Richardson: Cysticercosis cerebri. A diagnostic and therapeutic problem of increasing importance. New Engl. J. Med. **256**, 479—486 (1957).

Zarate, J. C. O., R. Pardal y R. F. Matera: Epilepsia sensorial por cisticercosis parietal. Rev. Asoc. méd. argent. **64**, 65—67 (1950).

III. Echinokokkose.

Arana Iñiguez, R., N. Azambuja, J. Dighiero and A. Garcia Guelfi: Sound transmission in cerebral hydatic cyst. Acta neurol. lat.-amer. **4**, 294—299 (1958).

— C. R. García y N. Canberrere: Hidatidosis vertebral. Día méd. **20**, 19—27 (1948).

— R. Rodriguez Barrios y J. San Julián: Nueva técnica para la extirpación del quiste hidático cerebral. Arch. urug. Med. **40**, 71—82 (1952).

—, and J. San Julián: Hydatid cysts of the brain. J. Neurosurg. **12**, 323—335 (1955).

Barcía Goyanes, J. J.: Nueva aportación a la casuistica de la hidatidosis cerebral en España. Med. esp. **30**, 462—465 (1953).

Begg, N. C., y R. G. Robinson: Primary hydatid disease of the brain. Its diagnosis, radiological investigation, treatment and prevention. N.Z. med. J. **56**, 84—98 (1957).

Brage, D., y E. A. Pedace: Estupor hipotalamico por hidatide diencefalohipofisaria. Mutismo aquinetico de Cairns. Pren. méd. argent. **43**, 2954—2959 (1956).

Brumpt, E.: Précis de Parasitologie, 6. edit. Paris: Masson & Cie. 1949.

Calcagno, B. E.: Terapéutica biológica de la equinococcosis. Arch. int. Hidatid. **5**, 360—389 (1941).

Campo, J. C. del: Equinococcosis vertebral. Arch. urug. Med. **36**, 337—357 (1950).

Carrea, R., y D. Brandes: Quistes hidáticos primitivos del cerebro en el niño. (Tratamiento quirúrgico). Anales del Instituto de Medicina Experimental „Angel H. Roffo", 1950, Comunicacion al VII. Congr. Int. de Cirugía, Buenos Aires, 1950.

Casiraghi, J. C.: Equinococcosis vertebral. Acad. arg. Cir. 34, 835—846 (1950).

Cavina, C.: Contributo alla casuística dell'echinococco vertebrale. Boll. Mem. Soc. tosco-umbra. Chir. 10, 466—477 (1949).

Chiasserini jr., A.: Alcune osservazioni su due casi di cisti di echinococco cerebrali. Lav. neuropsichiat. 12, 359—368 (1953).

Corbella, T., e G. Ramella: Echinococcosi del sistema nervoso centrale. Neuropsichiatria 11, 487—527 (1955).

Craig, C. P., and E. C. Faust: Clinical parasitology, 5. edit. Philadelphia: Lea and Febiger 1951.

Devé, F.: L'echinococcose secondaire. Paris: Masson & Cie. 1946.

— L'echinococcose osseuse. Montevideo: Monteverde 1948.

Dew, H. R.: Primary cerebral hydatid disease. Austr. N.Z. J. Surg. 24, 161—171 (1955).

D'Oelsnitz, M., J. Duplay et R. Champeau: Volumineux kyste hydatique temporal opere chez un enfant de dix ans. Pédiatrie 12, 84—87 (1957).

Donoso, M., y V. Steinle: Hidatosis espinal. Neurocirugía 9 (1953).

Dowling, E., y R. Orlando: Quiste hidático del lóbulo frontal derecho. Rev. Neurol. Psiquiat. Med. legal. 3, 201—209 (1929).

Estella, L.: Sobre la equinococcosis hidatídica del encéfalo. Cirug. Ginec. Urol. 1, 165—183 (1950).

Feroy,Wolinetz et Monticer: Kyste hidatique du cervelet operé. Rev. neurol. 80, 208—209 (1948).

Foster, P. S.: Hydatid cyst of the brain. Austr. N.Z. J. Surg. 18, 228 (1949).

Frugoni, P., e L. Bianchini: Voluminosa cisti di echinococco cerebrale primaria. Radiologia (Roma) 4, 191—202 (1948).

Furtado, D., V. Marquez, M. Azevedo Gomes e M. Ferreira: Quistes hidáticos da coluna vertebral com possivel propagação medular. Gaz. méd. port. 1, 127—133 (1948).

Fuster, B., C. Castells and H. Gastaut: The electroencephalographic study of hydatid cysts of the brain. Electroenceph. clin. Neurophysiol. 7, 415—420 (1955).

Goinard, P., et P. Descuns: Les kystes hydatiques du nevraxe. Rev. neurol. 86, 369—415 (1952).

— — et G. Cerace: Les kystes hydatiques du cerveau. Sem. Hôp. Paris 26, 658—661 (1950).

Griponissiotis, B.: Hydatid cyst of the brain and its treatment. Neurology (Minneap.) 7, 789—792 (1957).

Henneberg, R.: Die tierischen Parasiten des zentralen Nervensystems. In Handbuch der Neurologie, von O. Bumke u. O. Foerster, S. 287—352. Berlin: Springer 1936.

Ivanissevich, O.: Hidatidosis ósea. Buenos Aires: Seb. Amorrortu 1934.

Obrador Alcalde, S., J. L. Rodriguez Miñon, J. Alés y J. J. Sánchez: Hidatidosis raquimedular asociada a cisticercosis generalizada. Rev. clin. esp. 40, 323—326 (1951).

—, and P. Urquiza: Two cases of cerebral abscess of unusual nature. J. Neurosurg. 5, 572—576 (1948).

Pagni, G.: Considerazioni sulla echinococcose mielovertebrale. G. Psichiat. Neuropat. 85, 55—65 (1957).

Paillas, J. E., et J. Talamet: Les kystes hidatiques du cerveau. Med. trop. 1, 89—100 (1951).

Palma, E. C.: Angiografía cerebral en el diagnóstico del quiste hidatídico en el niño. Arch. Pediat. Uruguay 23, 18—29 (1952).

— Quiste hidatídico intracraneano en el niño. Arch. Pediat. Uruguay 23, 235—244 (1952).

Papi, R.: Quistes hidáticos encefálicos. Rev. esp. Oto-neuro-oftal. 11, 110—125 (1952).

Philipov, Ph.: Echinococcus cerebri with suplement to its surgical treatment. Annuaire de L'Université de Sofia, Faculté de Médicine, 25, 153—193, 1945—1946.

— New method of operative removal of cerebral echinococcus. Chir. et Orthop. (Sofia) 2, 78—88 (1949).

Phillips, G.: Primary cerebral hydatid cysts. J. Neurol. Neurosurg. Psychiat. 11, 14—28 (1948).

Rhodes, P. L.: Unusual case of hydatid cyst of the brain. Brit. med. J. 1954, No 4890, 793.

Robinson, R. G.: Primary hydatid disease of the brain. N.Z. med. J. 52, 194—196 (1953).

Sami Haddad, F.: Hydatid disease of the brain. Some considerations of its recurrence. Arch. int. Hydatid. 16, 445—447 (1957).

Schroeder, A. H., and J. Medoc: Hydatid disease of the spinal column. J. nerv. ment. Dis. 116, 1025—1045 (1952).

— — Quiste hidático de cerebro. Arch. Pediat. Uruguay 24, 559—580 (1953).

Sendra, L., C. Pheline, G. Legeais et R. Touboul: A propos d'un kyste hydatique du cerveau chez un enfant de sept ans. Pédiatrie 12, 75—77 (1957).

Shelley, H., and G. Marangos: Hydatid disease in a child producing Horner's symptom. Cyprus med. J. 7, 2—3 (1954).

Vazquez Añon, J. J.: Quistes equinococcicos de localización craneoencefálica. Rev. clin. esp. 49, 1—16 (1953).

Zülch, K. J.: In Handbuch der Neurochirurgie, Bd. III, S. 591—597. Berlin: Springer 1956.

IV. Parangonimiasis.

BRUMPT, E.: Précis de parasitologie, 6. édit. Paris: Masson & Cie. 1949.

BUSCH, E., and M. COOPER: Parangonimiasis, a case with metastasis to the brain. Surgical removal. Acta med. scand. 142, Suppl. 266, 343—348 (1952).

CHUNG, Y.-CH., T.-J. WU, T.-CH. LEE and T.-CH. YANG: Four cases of cerebral parangonimiasis. J. Formos. med. Ass. 52, 801—814 (1953).

CRAIG, C. P., and E. C. FAUST: Clinical parasitology, 5. édit. Philadelphia: Lea and Febiger 1951.

DIACONITA, GH., G. GOLDIS and P. NAGY: Researches on histogenesis and anatomo-pathological forms of cerebral distomatosis (Parangonimiasis). Acta med. scand. 159, 155—166 (1957).

— G. H., and P. NAGY: Contributions to the study of intrarachidian localization of distoma (Paraangonimiasis). Acta med. scand. 159, 151—154 (1957).

GERMER, W. D.: Differentialdiagnose und Pathogenese der extrapulmonalen Parangonimiasis. Z. Tropenmed. Parasit. 6, 206—212 (1955).

HOOPER, R. S.: Cerebral parangonimiasis. J. Neurosurg. 11, 318—323 (1954).

JINNAI, D., S. YAMANE and T. SATOO: Surgical experience with brain abscesses and cysts caused by parangonimus westermani. J. int. Coll. Surg. 18, 32—39 (1952).

KIM, S. K.: Cerebral parangonimiasis. Report of four cases. J. Neurosurg. 12, 89—94 (1955).

MITSUNO, T., TAKEYA-SIKÔ, K. INANAGA and L. E. ZIMMERMAN: Cerebral parangonimiasis. A neurosurgical problem in the far east. J. nerv. ment. Dis. 116, 685—714 (1952).

SUNG, S.: Extrapulmonary parangonimiasis. Review of the literature with a case report of cerebral parangonimiasis. J. Formos. med. Ass. 51, 500—507 (1952).

WANG, S. K., and C. J. SHIH: Cerebral parangonimiasis. Report of three cases. J. int. Coll. Surg. 26, 312—322 (1956).

YOGOKAWA, S., M. RO, K. WALEISAKA and K. SO: Studies on the treatment of parangonimiasis II. Acta jap. Med. Trop. 2, 23—54 (1940).

V. Coenurose.

BECKER, B. J., and S. JACOBSON: Infestation of the human brain with coenurus cerebralis. Lancet 1951 II, 1202—1204.

BOGAERT, L. VAN, S. DUBOIS, P. G. JANSSENS, J. RADERMECKER, G. TVERDY and M. WANSON: Encephalitis in loa-loa filariasis. J. Neurol. Neurosurg. Psychiat. 18, 103—119 (1955).

BONNAL, G., CHR. JOYEUX et P. BOSCH: Un cas de cénurose humaine du à multiceps serialis. Bull. Soc. Path. exot. 26, 1060—1071 (1933).

BROWNE, S. G.: Nematodosis of the central nervous system. J. trop. Med. 57, 229—233 (1954).

BRUMPT, E.: Précis de parasitologie, 6. édit. Masson & Cie. Paris: 1949.

—, M. E. DUVOIR et J. SAINTON: Un cas de cénurose humaine du au coenurus serialis. Ann. Parasit. hum. comp. 12, 371—383 (1934).

BUCKLEY, J. J. C.: Coenurosus from human spinal cord. Trans. roy. Soc. trop. Med. Hyg. 41, 7—11 (1947).

CANNON, D. A.: A case of human infection with a species of coenurus. Ann. trop. Med. Parasit. 63, 32—34 (1942).

CLAPHAM, P. A.: An English case of coenurus cerebralis in the human brain. J. Helminth. 19, 84—86 (1941).

— Cerebral coenurosis. J. Helminth. 20, 31—34 (1942).

CRAIG, C. P., and E. C. FAUST: Clinical parasitology, 5. édit. Philadelphia: Lea and Febiger 1951.

CRUSZ, H.: On an English case of intramedullary spinal coenurus in man, with some remarks on the identity of coenurus spp. infesting man. J. Helminth. 22, 73—76 (1948).

DASTUR, D. K.: Microfilarial lesions in the human brain. Indian J. med. Sci. 8, 709—711 (1954).

DUPLAY, J., M. BÉRARD-BADIER, P. COSSA et J. RANQUE: Apropos d'un cas de cénurose cérébrale. Presse méd. 1955, 625—626.

GULLATT, R.: Dog roundworm infestations in children. Gen. Pract. Clin. 12, 98—100 (1955).

JOHNSTONE, H. G., and O. W. JONES jr.: Cerebral coenurosis in an infant. Amer. J. trop. Med. 30, 431—441 (1950).

KARLEN, M.: Fatal ascariasis. Gastroenterology 16, 497—500 (1950).

KENNEY, M., and R. HEWITT: Psychoneurotic disturbances in filariasis and their relief by removal of adult worms or treatment with hetrazan. Amer. J. trop. Med. 30, 895—899 (1950).

KIVITS, M.: Quatre cas d'encéphalite mortelle avec invasion du liquide céphalo-rachidienne par microfilaria loa. Ann. Soc. belge Méd. trop. 32, 235—242 (1952).

MÖNNIG, H. O.: Veterinary helmithology and entomology, 3. edit. London: Ballière, Tindal & Cox 1949.

RANQUE, J., et R. N. NICOLI: Considérations parasitologiques sur la cénurose cérébrale. Ann. Parasit. hum. comp. 30, 22—42 (1955).

ROGER, K., J. SAUTET et J. E. PAILLAS: Un cas de cénurose de la fosse cérébrale postérieure. Rev. neurol. 74, 319—321 (1942).

WATSON, K. C., and W. LAURIE: Cerebral coenuriasis in men. Lancet 1955 II, 1321—1322.

B. Pilze.

I. Aktinomykose.

Bernstein, J. L., J. E. Cook, H. Plotnick and F. J. Tenezar: Nocardiosis: three case records. Ann. intern. Med. 36, 852—863 (1952).

Brumpt, E.: Précis de parasitologie, 6. édit. Paris: Masson & Cie. 1949.

Edwards, C., W. A. Elliott and K. J. Randall: Spinal meningitis, due to actinomyces bovis, treated with penicillin and streptomycin. J. Neurol. Neurosurg. Psychiat. 14, 134—136 (1951).

Elsässer, K. H.: Über die Aktinomykose und ihre Lokalisation im zentralen Nervensystem. Klinik, Bakteriologie, pathologische Anatomie. Dtsch. Z. Nervenheilk. 164, 123—142 (1950).

Erschul, J. W., and M. L. Koch: Cerebral nocardiosis with coexistant pulmonary tuberculosis. Report of a fatal case. Amer. J. clin. Path. 25, 775—781 (1955).

Franchi Padé, H., C. Oehninger, M. Liberoff y J. Stanham: Actinomicosis sistémica a localización pulmonar, cerebral, muscular y renal. An. Fac. Med. Montevideo 40, 28—41 (1955).

Jacobson, J. R., and R. B. Cloward: Actinomycosis of the central nervous system. J. Amer. med. Ass. 137, 769—771 (1948).

Kloss, K., u. J. Thurner: Aktinomykotische Hirnabszesse. Klin. Med. (Wien) 10, 489—502 (1955).

Krueger, E. G., L. Norsa, M. Kenny and P. A. Price: Actinomycosis of the brain. J. Neurosurg. 11, 226—230 (1954).

Lewin, W., and A. D. Morgan: Actinomycosis of the brain. J. Neurol. Neurosurg. Psychiat. 10, 163—170 (1947).

Ley, E., P. Peraito y E. Ley: Granuloma actinomicótico cerebral. Rev. clin. esp. 41, 234—241 (1951).

List, C. F., J. R. Williams, C. B. Beeman and C. A. Payne: Actinomycosis of the nervous system. J. Neurosurg. 11, 394—395 (1954).

Maltby, G.: Intracraneal actinomycosis. Report of an unusual case. J. Neurosurg. 8, 674—678 (1951).

Muller, B., Ph. Raoul-Duval, J. Boyle, R. Bonvet et G. Naudin: Un cas de méningite à actinomyces israeli. Guérison par traitment antibiotique. Bull. Soc. med. Hôp. Paris 70, 277—284 (1954).

Munslow, R. A.: Actinomycotic (nocardia asteroides) brain abscess with recovery. J. Neurosurg. 11, 399—402 (1954).

Rankin, J., and M. Javid: Nocardiosis of the central nervous system. Neurology, 5, 815—820 (1955).

Rush, W. E., J. P. Truant, J. C. Sieracki and G. Manson: Actinomycosis. Cerebral infection presenting as a brain tumor. Henry Ford Hosp. med. Bull. 4, 217—223 (1957).

Schneider, R. C., and R. W. Rand: Actinomycotic brain abscess. Complete excision with recovery. J. Neurosurg. 6, 255—259 (1949).

Stevens, H.: Actinomycosis of the nervous system. Neurology 3, 761—772 (1953).

Testard, E., F. Mariat, J. Gaches et J. le Beau: Abscés cérébraux multiples dus à une espèce inhabituelle de nocardia. Rev. neurol. 91, 92—101 (1954).

Tinsley, M., and A. Froman: Actinomycotic brain abscess. Illinois med. J. 98, 303—306 (1950).

Turner, O. A.: Brain abscess caused by nocardia asteroides. J. Neurosurg. 11, 312—318 (1954).

II. Moniliasis.

Brumpt, E.: Précis des parastilogie, 6. édit. Paris: Masson & Cie. 1949.

Burry, A. F.: Hydrocephalus after intra-uterine fungal infection. Arch. Dis. Childh. 32, 161—163 (1957).

Carrón, E., et P. Chavanis: Meningite a candida albicans après antibiothérapie prolonguée locale et générale. Pédiatrie 9, 387—390 (1954).

Craig, W. K., and E. M. Gates: Metastatic mycotic abscesses of the brain. Arch. Neurol. Psychiat. (Chicago) 62, 314—321 (1949).

De Oliveira Campos, J.: Meningoencéphalite mycosique chez un enfant agé de sept jours. Rev. clin. Inst. matern. (Lisboa) 2, 39—44 (1951).

Erudin, W., and M. H. Finlayson: Moniliasis of the central nervous system in a child, with recovery. S. Afr. med. J. 1954, 868—871.

Fine, J. M., D. A. Franklin and A. S. Lieberthal: Mycotic meningitis due to candida albicans. A four year recovery. Neurology 5, 438—443 (1955).

Geiger, A. J., A. H. Wenner, H. D. Axilrod and St. H. Durlacher: Mycotic endocarditis and meningitis. Report of a case due to monilia albicans. Yale J. Biol. Med. 18, 259—268 (1954).

Gessler, U., u. W. Laux: Beitrag zur Klinik der Monilia Meningitis. Ärztl. Wschr. 12, 899—902 (1957).

Halpert, B., and H. Wilkins: Mycotic meningitis due to candida. J. Amer. med. Ass. 130, 932—934 (1946).

Kohout, J., and V. Vlach: Meningitis due to candida albicans. Neurol. psychiat. čsl. 18, 449—457 (1955). Ref. Zbl. ges. Neurol. Psych. 136, 220 (1956).

Miale, J. B.: Meningitis due to candida albicans. Arch. Path. (Chicago) 35, 427—432 (1943).

Rezza, E.: Meningite da „mycotorula albicans" in lattante affetto da TB miliare polmonare. Minerva pediat. (Torino) 2, 587—591 (1950).

III. Torulosis.

Agustoni, C. B., N. A. Vivot y L. C. Marini: Criptococcosis (torulosis) cerebromeningea. Pren. méd. argent. **1950**, 1055—1059.

Anderson, H. B.: Torulosis with hepatic involvement. Rep. Scott. White Clin. **1**, 5—8 (1954).

André, L., P. Dessausse, L. Moncourier, J. Billiotet et R. Deletraz: Un cas mortel de blastomycose thoracique avec envahissement du canal médullaire. Bull. Soc. méd. Hôp. Paris **66**, 1046—1049 (1950).

Appelbaum, E., and S. Shtokalko: Cryptococcosis arrested with Amphotericin B. Ann. intern. Med. **47**, 346—351 (1957).

Atkinson, J. B., W. E. Delaney and F. R. Miller: Cryptococcus meningitis in a case of congenital haemolytic anemia. Ann. intern. Med. **44**, 1015—1019 (1956).

Beeson, P. B.: Cryptococcic meningitis of nearly sixteen years duration. Arch. intern. Med. **89**, 797—801 (1952).

Brumpt, E.: Précis de Parasitologie, 6. édit. Paris: Masson & Cie. 1949.

Canela, H. M., F. Pinto Lima, J. M. T. Bittencourt, R. P. Araujo y A. Anghinah: Blastomycose do sistema nervoso. Arch. Neuro-psichiat. (S. Paulo) **9**, 203—222 (1951).

Carton, C. A.: Treatment of central nervous system cryptococcosis, a review and report of four cases trated with actidione. Ann. intern. Med. **37**, 123—154 (1952).

—, and C. S. Liebig: Treatment of central nervous system cryptococcosis. Laboratory results. Trans. Amer. neurol. Ass. **1953**, 233—234.

—, and L. A. Mount: Neurosurgical aspects of cryptococcosis. J. Neurosurg. **8**, 143—156 (1951).

Clausell, D. T.: Infecção primitiva do sistema nervoso centrale por torulopsis neoformans. An. Fac. Med. Porto Alegre **9**, 71—77 (1949).

Daniel, P. M., F. Schiller and R. L. Vollum: Torulosis of the central nervous system. Lancet **1953 I**, 53—56.

Evans, E. E., and E. R. Hawell jr.: Cryptococcosis (torulosis). Univ. Mich. med. Bull. **18**, 43—63 (1952).

Fisher, A. M.: The clinical picture associated with infections due to cryptococcus neoformans. (Torula histolytica.) Bull. Johns Hopk. Hosp. **86**, 833—414 (1950).

Greenwood, R. C., and H. C. Vories: Systemic blastomycosis with spinal cord involvement. J. Neurosurg. **7**, 450—454 (1950).

Halpert, B., F. C. Withcome, C. C. McRoberts and C. A. Carton: Systemic and central nervous involvement in cryptococcosis and coccidioidomycosis. Sth. med. J. (Bgham, Ala.) **47**, 633—642 (1954).

Haspel, R., J. Baker and M. B. Moore jr.: Disseminated cryptococcus neoformans. New Orleans med. surg. J. **101**, 573—575 (1949).

Holmes, S. J., and G. K. Hawks: Torulosis of the central nervous system. Canad. med. Ass. J. **68**, 143—146 (1953).

Howe, G. W.: An atypical case of meningoencephalitis due to cryptococcus neoformans (torula histolytica). Review of literature. Sth. med. J. (Bgham, Ala.) **43**, 649—651 (1950).

Laporte, A., R. Houdart, R. Caldera et G. Manigaud: La meningite à cryptococcus neoformans (torula histolytica). Un nouveau cas d'évolution rapide. Sem. Hôp. Paris **1954**, 44—47.

Lepow, H., L. Rubenstein, F. Chu and J. Shandra: A case of cryptococcus neoformans meningoencephalitis complicating Boecks sarcoid. Pediatrics **19**, 377—386 (1957).

Ley, A., R. Jacas and C. Oliveras: Torula granuloma of the spinal cord. J. Neurosurg. **8**, 327—335 (1951).

Liu, C. T.: Intracerebral cryptococcic granuloma. J. Neurosurg. **10**, 686—689 (1953).

Manganiello, L. O. J., and P. Nichols: Intraventricular torula granuloma. J. Neurosurg. **12**, 306—310 (1955).

Markham, J. W., D. L. Alcott and R. Morton Manson: Cerebral granuloma caused by cryptococcus neoformans. J. Neurosurg. **15**, 562—568 (1958).

Martin, J., and F. Padberg: Torulosis of the brain. Arch. Neurol. Psychiat. (Chicago) **62**, 679—680 (1949).

Mosberg, W. H., and J. G. Arnold: Torulosis of the central nervous system: Review of literature and report of five cases. Ann. Intern. Med. **32**, 1153—1183 (1950).

Nanda, S., I. Kass, M. Cohn and S. H. Dressler: Coexistence of tuberculous and cryptococcal meningitis. Pediatrics **20**, 45—52 (1957).

O'Neill, F. J., A. L. Newcomb and C. S. Nielson: Cerebral torulosis. Naval med. Bull. **49**, 300—305 (1949).

Radcliffe, H. E., and W. R. Cook: Cryptococcosis. U.S. armed Forces med. J. **1**, 957—969 (1950).

Ring, E. D., and T. H. Williams: Torulosis. Canad. med. Ass. J. **67**, 360—361 (1952).

Robertson, H. C., and V. Moseley: Cryptococcus meningitis. Report of a case of survival after fourteen months. Ann. intern. Med. **36**, 1538—1540 (1952).

Smith, G. W.: The treatment of torula meningo-encephalitis with Amphotericin. J. Neurosurg. **15**, 572—575 (1958).

Smith, G. W., W. H. Moseley, L. O. J. Manganiello and J. A. A. de Choudens: Torulosis of the central nervous system in the laboratory animal. Bull. Sch. Med. Maryland **38**, 32—41 (1953).

Spota, B. B., J. L. Monserrat and C. A. Bardeci: Meningoencefalitis torulósica. Rev. Asoc. méd. argent. **65**, 53—57 (1951).

Stevenson, L. D., F. S. T. Vogel and V. Williams: Cryptococcosis of the central nervous system and incidental cryptococcic granuloma. Arch. Path. (Chicago) **49**, 321—332 (1950).

Susman, M. P.: Torula infection of the lung. Aust. N.Z. J. Surg. **23**, 296—299 (1954).

Wade, L. J., and L. D. Stevenson: Cryptococcosis of the central nervous system. Yale J. Biol. Med. **13**, 467—476 (1941).

Wilson, H. M., and A. W. Duryea: Cryptococcus meningitis (torulosis) treated with a new antibiotic, actidione. Arch. Neurol. Psychiat. (Chicago) **66**, 470—480 (1951).

— J. W.: Crypococcosis (Torulosis, european blastomycosis, Busse-Buschle's disease) J. chron. Dis. **5**, 445—459 (1957).

IV. Aspergillose.

Akkoyunlu, A., et F. Yucel: Aspergillose bronchopulmonaire et encephalo-meningee chez un nouveau né de 20 jours. Arch. franç. Pédiat. **14**, 615—622 (1957).

Attal, C.: Mycose cérébro-meningée. Amer. Med. (Philad.) **51**, 445—494 (1950).

Aufdermauer, M., M. Piller u. E. Fischer: Sporotrichose des Hirns. Schweiz. med. Wschr. **1954**, 167—169.

Bauer, H., L. Ajello, E. Adams and D. U. Hernandez: Cerebral mucormycosis: pathogenesis of the disease. Amer. J. Med. **18**, 822—831 (1955).

Brumpt, E.: Précis de Parasitologie, 6. édit. Paris: Masson & Cie. 1949.

Eger, W., u. P. Kührt: Über akute Pilzencephalitis (Aspergillose) beim Menschen und im Tierexperiment. Dtsch. Z. Nervenheilk. **171**, 370—387 (1954).

Fellmann, H.: Über einen Fall von Sporotrichose des Gehirns. Helv. med. Acta **20**, 370—374 (1953).

Grekin, R. M., E. P. Cawley and B. Zhentlin: Generalized aspergillosis. Arch. Path. (Chicago) **49**, 387—392 (1950).

Iyer, S., P. R. Dodge and R. D. Adams: Two cases of aspergillus infection of the central nervous system. J. Neurol. Psychopath. **15**, 152—163 (1952).

Jackson, J. J., K. Earle and J. Keni: Solitary aspergillus granuloma of the brain. J. Neurosurg. **12**, 53—61 (1955).

Kurrein, F.: Cerebral mucormycosis. J. clin. Path. **7**, 141—144 (1954).

Martin, F. P., J. M. Lukeman, R. F. Ranson and L. J. Geppert: Mucormycosis of the central nervous system associated with thrombosis of the internal carotid artery. J. Pediat. **44**, 437—442 (1954).

McKee, E. E.: Mycotic infection of the brain with arteritis and subarachnoid haemorrhage. Amer. J. clin. Path. **20**, 381—384 (1950).

Tobler, W., u. W. Minder: Generalisierte chronische Aspergillose beim Kind und ihre Beziehung zur antibiotischen Therapie. Helv. paediat. Acta **9**, 209—230 (1954).

C. Protozoen.

Toxoplasmose.

Adams, F. H.: Toxoplasmosis in children. Postgrad. Med. **12**, 93—96 (1952).

Arendt, A., u. W. Wünscher: Beitrag zur Toxoplasmose im zentralen Nervensystem beim Erwachsenen. Psychiat. Neurol. med. Psychol. (Lpz.) **6**, 35—40 (1954).

Brumpt, E.: Précis de parasitologie, 6. édit. Paris: Masson & Cie. 1949.

Cain, H.: Encephalitis und Toxoplasmose. Frankf. Z. Path. **64**, 171—184 (1953).

Desmonts, G.: Etat actuel du probleme de la toxoplasmose humaine. Arch. franç. Pédiat. **11**, 51—71 (1954).

Eicke, W. J.: Toxoplasmose Encephalitis. Nervenarzt **25**, 387—398 (1954).

Eyles, D. E., and N. Coleman: Antibiotics in the treatment of toxoplasmosis. Amer. J. trop. Med. **2**, 64—69 (1953).

Farquhar, H. G., and W. M. L. Turner: Congenital toxoplasmosis. Arch. Dis. Child. **24**, 137—142 (4949).

Fisher, G. D.: Toxoplasma infection in English children. A survey with toxoplasmin intradermal antigen. Lancet **1951 II**, 904—906.

Frenkel, J. K.: Pathogenesis, diagnosis and treatment of human toxoplasmosis. J. Amer. med. Ass. **140**, 369—377 (1949).

—, and H. C. Naffziger: An early fatal case of infantile toxoplasmosis in California. Calif. Med. **72**, 174—176 (1950).

Garnham, P. C. C.: Symposium on toxoplasmosis. Trans. roy. Soc. trop. Med. Hyg. **51**, 93—95 (1957).

Jelke, H.: Ein Beitrag zur Kenntnis humaner Toxoplasmose. Ann. paediat. (Basel) **175**, 434—456 (1950).

Kass, E. H., S. B. Andrus, R. D. Adams, F. C. Turner and H. A. Feldman: Toxoplasmosis in the human adult. Arch. intern. Med. **89**, 759—782 (1952).

Koch, E., H. Bohn, E. Fenner u. A. Grutzner: Die chronische Erwachsenentoxoplasmose. Dtsch. Arch. klin. Med. **199**, 340—358 (1952).

Kühl, J.: Über einen Fall von Toxoplasmose-Encephalitis bei einem zehn-ein-halb-jährigen Knaben. Zbl. allg. Path. path. Anat. **90**, 385—391 (1953).

Leitritz, E.: Beobachtungen an dem Krankheitsbild der chronischen toxoplasmotischen Encephalomyelitis. Med. Klin. **1956**, 340—341.

Lelong, M.: La toxoplasmose humaine. Progr. med. **79**, 228—235 (1951).

Maestri, A. de: Il quadro radiólogico della toxoplasmose. Radiología (Roma) **6**, 33—40 (1950).

Middendorf, L.: Zur Frage der connatalen und erworbenen Toxoplasmose. Med. Mschr. **6**, 501—505 (1952).

Mohr, W., u. A. Westphal: Zur Klinik und Therapie der Toxoplasmose. Med. Klin. **1950**, 1167—1168,

Mouriquand, G., N. Boulez, C. Fayard et R. Combe: Sur la toxoplasmose. J. Méd. Lyon **31**, 411—418 (1950).

Mutschler, D.: Über ein retino-cerebrales, toxoplasma-positives Syndrom. Sitzungsber. der Ges. dtsch. Neurologen und Psychiater 1953. Zbl. Ges. Neurol. Psychiat. **128**, 336—338 (1954).

Nelson, Th. L., and F. A. Mantz: Active infantile toxoplasmosis. J. Pediat. **25**, 378—380 (1949).

Paige, H. B., D. Cohen and A. Wolf: Toxoplasma encephalomyelitis. V. Amer. J. Dis. Child. **63**, 474—514 (1942).

Parnitzke, K. H.: Verkalkungsbefunde der Toxoplasmose-Encephalitis. Ärztl. Wschr. **1954**, 1167 bis 1172.

Pinkerton, H., and R. G. Henderson: Adult toxoplasmosis. J. Amer. med. Ass. **116**, 807—814 (1941).

—, and D. Weinman: Toxoplasma infection in man. Arch. Path. (Chicago) **30**, 374—392 (1940).

Reid, J. D., and J. D. Manning: Clinical manifestations of toxoplasmosis in New Zealand. N.Z. med. J. **55**, 448—456 (1956).

Sabin, A., H. Eichenwald, H. A. Feldman and L. Jacobs: Present status of clinical manifestations of toxoplasmosis in man. J. Amer. med. Ass. **150**, 1063—1069 (1952).

— A. B.: Toxoplasmosis: Current status and unsolved problems. Amer. J. Trop. Med. Hyg. **2**, 360 bis 364 (1953).

Sauna, A., and W. Neri: Sulla toxoplasmosi. Igiene Med. **45**, 45—52 (1952).

Schaltenbrand, G.: Die chronischen Meningitiden. Dtsch. Z. Nervenheilk. **171**, 275—297 (1954).

Wende, S.: Die Bedeutung der Toxoplasmose für die Neurologie und Psychiatrie. Arch. Psychiat. Nervenkr. **194**, 179—199 (1956).

Weisse, K., u. W. Krücke: Die Toxoplasmose-encephalitis. Z. Kinderheilk. **72**, 597—624 (1953).

Wolf, A., D. Cowen et R. Pluvinage: L'encéphalomyélite à toxoplasmes. Rev. neurol. **81**, 262—275 (1949).

Wright, W. H.: A summary of the newer knowledge of toxoplasmosis. Amer. J. clin. Path. **28**, 1—17 (1957).

Wyllie, W. G., H. J. W. Fisher and I. A. B. Cathie: Congenital toxoplasmosis. Quart. J. Med. **19**, 57—66 (1950).

Namenverzeichnis.

Die *kursiv* gesetzten Seitenzahlen beziehen sich auf die Literatur.

Sachverzeichnis.